W0269361

HANDBUCH DER INNEREN MEDIZIN

BEGRÜNDET VON

L. MOHR† UND R. STAEHELIN

ZWEITE AUFLAGE

BEARBEITET VON

W. ALWENS - FRANKFURT · G. v. BERGMANN - BERLIN · E. BILLIGHEIMER - FRANKFURT · R. BING - BASEL · K. BINGOLD - HAMBURG · O. BUMKE - MÜNCHEN · C. CHAGAS - RIO DE JANEIRO · M. CLOETTA - ZÜRICH · H. CURSCHMANN - ROSTOCK · G. DENECKE - MARBURG · R. DOERR - BASEL · H. ELIAS - WIEN · H. EPPINGER - KÖLN · W. FALTA - WIEN · E. ST. FAUST † - BASEL · A. GIGON - BASEL · E. GLANZMANN - BERN · K. GOLDSTEIN - BERLIN · F. GÖPPERT † - GÖTTINGEN · C. HEGLER - HAMBURG · K. HÜBENER - LUCKENWALDE · G. KATSCH - GREIFS- WALD · M. KLOTZ - LÜBECK · F. KÜLBS - KÖLN · F. LEWANDOWSKY † - BASEL · L. LICHTWITZ - ALTONA · W. LÖFFLER - ZÜRICH · F. LOMMEL - JENA · M. LÜDIN - BASEL · R. MASSINI - BASEL · EDMUND MEYER - BERLIN · ERICH MEYER † - GÖTTINGEN · ERNST MEYER - KÖNIGSBERG · P. MORAWITZ - LEIPZIG · EDUARD MÜLLER † - MARBURG · M. NADOLECZNY - MÜNCHEN · Y. RODENHUIS - s'GRAVENHAGE · F. ROLLY † - LEIPZIG · C. SCHILLING - BERLIN · A. SCHITTEN- HELM - KIEL · H. SCHOTTMÜLLER - HAMBURG · F. SEILER - BERN · R. STAEHELIN - BASEL · E. STEINITZ - HANNOVER · J. STRASBURGER - FRANKFURT · F. SUTER - BASEL · F. UMBER - BERLIN · R. VON DEN VELDEN - BERLIN · O. VERAGUTH - ZÜRICH · F. VOLHARD - FRANKFURT · K. WITTMAACK - HAMBURG · H. ZANGGER - ZÜRICH · F. ZSCHOKKE - BASEL

HERAUSGEGEBEN VON

G. v. BERGMANN UND R. STAEHELIN
BERLIN · BASEL

SECHSTER BAND · ZWEITER TEIL

DIE DOPPELSEITIGEN HÄMATOGENEN NIERENERKRANKUNGEN
(BESONDERER TEIL)
DIE EIN- UND BEIDSEITIG AUFTRETENDEN NIERENKRANKHEITEN
BLASE · PROSTATA · HODEN UND NEBENHODEN · SAMENBLASEN
FUNKTIONELLE SEXUALSTÖRUNGEN

SPRINGER-VERLAG BERLIN HEIDELBERG GMBH 1931

NIEREN UND ABLEITENDE HARNWEGE

BEARBEITET VON

F. VOLHARD · F. SUTER

ZWEITER TEIL

MIT 205 ZUM TEIL FARBIGEN ABBILDUNGEN

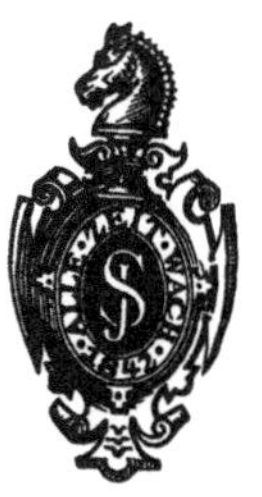

SPRINGER-VERLAG BERLIN HEIDELBERG GMBH 1931

ISBN 978-3-662-42701-9   ISBN 978-3-662-42978-5 (eBook)

DOI 10.1007/978-3-662-42978-5

Besonderer Teil.

VIII. Die Nephrosen, die primären Parenchym- und Mesenchymdegenerationen.

Inhalt:

Einleitung und Begriffsbestimmung. Das Krankheitsbild der primären Nierenentartung ist ausgezeichnet klinisch neben höchstgradiger Eiweißausscheidung durch stärkste Neigung zu Wassersucht, geringe zu Niereninsuffizienz; anatomisch durch primär degenerative Veränderungen am Parenchym, die vollständig denen gleichen, die für die sekundären der subchronischen Verlaufsart der diffusen Nephritis charakteristisch sind.

Die Abgrenzung des Begriffes der Nephrose gründet sich klinisch darauf, daß das pathognomonische Symptom der Nephritis, die Blutdrucksteigerung, immer und — im Stadium guter Nierenfunktion — dauernd, das 3. Kardinalsymptom, die Hämaturie, gewöhnlich fehlt, anatomisch darauf, daß histologisch keine Anhaltspunkte dafür zu finden sind, daß die degenerativen Prozesse in derselben Weise zustande kommen wie bei der Nephritis.

Der Unterschied besteht also in der Entstehungsweise, der Pathogenese. Bei der Nephritis erscheinen die — in beiden Fällen gleichartigen — Parenchymveränderungen abhängig von der Durchblutungs- und Funktionsstörung der Glomeruli, bei der Nephrose nicht.

Bei der Nephritis wie bei der Schwangerschaftsniere halten wir die allgemeine und renale Gefäßkontraktion, welche die Durchblutung der Glomeruli beeinträchtigt, für den Faktor, der die Parenchymdegeneration herbeiführt, bei der Nephrose fehlt dieser wichtige pathogenetische Faktor, und es fehlen histologisch die der Nephritis eigenen Erscheinungen an den Glomeruli, die auf die Störung ihrer Durchblutung hinweisen.

Auch hier hat sich die Fragestellung mit wachsendem Verständnis für die Pathogenese verschoben. Maßgebend war ursprünglich der Wunsch, die wirklich entzündlichen von den einfach degenerativen Veränderungen zu unterscheiden. F. v. Müller, der für die letzteren die Bezeichnung Nephrose vorgeschlagen hat, schien eine Unterscheidung gar nicht oder nur mit Hilfe der Ätiologie möglich.

Kaiserling hat (1895) den doppeltbrechenden Charakter der fettartigen Stoffe, die Virchow als nervenmarkähnliche, als Myeline bezeichnet, Adolf Schmidt als Protagon erkannt hatte, entdeckt und mit Orgler ihr Vorkommen in der gesunden Nebenniere und in kranken Nieren beschrieben und hier als Ausdruck eines nekrobiotischen Prozesses in der Zelle gedeutet. Munk war der erste Kliniker, der auf die Möglichkeit des Nachweises doppeltbrechender Lipoide im Urinsediment und auf ihre klinische Bedeutung eindringlich hingewiesen hat. Stoerk, der sich schon 1906 eingehend mit dem Vorkommen von Protagon, d. h. doppeltbrechender Substanz in den Nieren beschäftigt und die diagnostische Verwertbarkeit des Lipoidnachweises im Harnsediment bereits erwähnt hat, hebt als bemerkenswert hervor, daß sie bei „rein" degenerativen Prozessen, sowohl bei der trüben Schwellung wie bei der sog. fettigen Degeneration fehlt. Als Beispiel solcher typischer „fettiger Degeneration" führt er die Nieren der Phosphorvergiftung, des Diabetes und gewisser chronischer Tuberkuloseformen an. Er fand die doppeltbrechende Substanz bei den verschiedenen Formen der Nephritiden sowie der Amyloidniere und der arteriosklerotischen (auch der Blei-) Schrumpfniere, unter der Voraussetzung, daß der Prozeß seit langer Zeit besteht, zum mindesten über das (nach Tagen zu zählende) Anfangsstadium hinaus ist. „Der Reichtum der pathologischen Niere an dieser Substanz wächst mit der Dauer der Affektion."

Die chemische Untersuchung des aus den Nieren dargestellten Präparates durch Panzer ergab, daß die Substanz aus Estern des Cholesterins mit Fettsäuren bestand und, da frei von Stickstoff und Phosphor, nicht als Protagon bezeichnet werden kann.

Der Befund der doppeltbrechenden Substanz scheint Stoerk ein Merkmal zu sein, welches zur schärferen Abgrenzung des Nephritisbegriffes gegenüber degenerativen Prozessen beiträgt, aber in dem Sinne, daß das Auftreten der doppeltbrechenden Substanz anzeigt, daß statt der einfachen „fettigen Degeneration" = Mehraufnahme von Fett, ein — entzündlich bedingter — Protoplasmaabbau stattfindet.

Die Änderung unserer Auffassung von der fettigen Degeneration hat zu einer genau entgegengesetzten Bewertung des Vorkommens der doppeltbrechenden Substanz in der Niere geführt. Sie ist geradezu zum wichtigsten Merkmal der eigentlichen fettigen Degeneration geworden. Munk sah in dem Nachweis doppeltbrechender Lipoide im Harnsediment ein sicheres Kriterium, ob eine Nephritis noch als eine entzündliche oder schon als eine degenerative Form der Nierenerkrankung aufzufassen und zu behandeln sei. In dem Auftreten der Lipoide im Harn bei einer Nephritis erblickte er den Beginn eines Degenerationsprozesses des epithelialen Gewebes, der schließlich zur sogenannten sekundären Schrumpfniere führt. In dieser prognostischen Bewertung der lipoiden Degeneration als eines rückbildungsunfähigen Prozesses hat ihm die weitere Erfahrung freilich nicht recht gegeben.

Munk hat bereits versucht, diese sekundär degenerative (d. h. chronisch gewordene) Nephritis von einer primär degenerativen Nierenerkrankung zu unterscheiden. Er vermag aber als Kennzeichen nur anzuführen, daß diese sich schleichend und unbemerkt, also nicht aus einer „akuten" Nephritis entwickelt, und von vorneherein die Neigung zu „Chronizität" an den Tag legt.

Da er diese parenchymatös degenerative Form, „die Nephrose katexochen F. v. Müllers", wegen ihres meist chronischen Verlaufes neben den indurativen Nephritiden für die häufigste und wichtigste der diffusen Nierenerkrankungen hält, so sind, schon wegen der großen Seltenheit der Nephrosen unbekannter Ätiologie, seine vermeintlich primären Degenerationen ebenso wie die F. v. Müllers sicher zum größten Teil, wenn nicht alle, sekundäre „Pseudonephrosen" gewesen, soweit es sich nicht um die von ihm zuerst als Paradigma besonders herausgestellte ätiologisch charakterisierte degenerative Syphilisniere gehandelt hat. Diese hat Munk zuerst richtig als primäre Parenchymdegeneration erkannt. „Klinisch genommen ist unser Typ der Syphilisniere nun allerdings eine akute „Nephritis", pathologisch-anatomisch aber von vorneherein eine degenerative, nicht entzündliche Veränderung des Organs — wenn man will — von „chronischem Charakter."

Daß auch F. v. Müller zunächst vorwiegend oder ausschließlich sekundäre Parenchymdegenerationen im Auge hatte, als er die Bezeichnung Nephrose vorschlug, daran war nicht zu zweifeln, nachdem Loehlein den Nachweis erbracht hatte, daß mit einer einzigen Ausnahme in allen Fällen, in denen die klinische Diagnose auf „chronisch parenchymatöse" Nephritis gestellt worden war, ein Ausgangs- oder vorgeschrittenes Stadium einer Glomerulonephritis vorgelegen hat.

Es war daher ein neues Krankheitsbild, als Volhard und Fahr Fälle von primärer Parenchymdegeneration, nicht luischer Ätiologie, beschrieben, die klinisch durch Fehlen von Hämaturie und Blutdrucksteigerung, anatomisch durch Fehlen entzündlicher Veränderungen an den Glomeruli sich von den chronisch-parenchymtösen Glomerulonephritiden Loehleins abgrenzen ließen. Neu war vor allem auch die Vorstellung, daß das klinische „parenchymatöse" Zustandsbild, d. h. die Neigung zu hochgradigem Ödem nicht mit einer — „salinen" — Funktionsstörung der Niere, sondern mit dem degenerativen Prozeß im Parenchym irgendwie zusammenhänge.

Damals (1913) handelte es sich auch für uns noch darum, die primär degenerativen Formen von den primär entzündlichen zu unterscheiden, eine Fragestellung, die auch heute noch denjenigen vorschwebt, die das Wesen der Glomerulonephritis in einer Entzündung erblicken und wie F. v. Müller und Munk nach dem vorherrschenden Charakter der Veränderungen unterscheiden. Diese Fragestellung trifft aber nicht den Kern. Denn auch bei einer subchronischen Verlaufsart der Nephritis mit sekundärer Parenchymdegeneration beherrschen die degenerativen Veränderungen durchaus das Bild, nicht nur an den Harnkanälchen, sondern auch an den Knäueln, deren plumpe, verklumpte, hyalinisierte Schlingen kaum noch hier und da eine für „entzündlich" zu verwertende Zellvermehrung erkennen lassen.

Der degenerative Prozeß kann sich ferner auch bei dieser Spielart, der „chronisch parenchymatösen Nephritis" der Alten, scheinbar primär, d. h. „ohne klinisch nachweisbare (akut) entzündliche Erscheinungen" entwickeln, und das gleiche ist ohne Einschränkung der Fall bei den sekundären Parenchymdegenerationen der Schwangerschaftsniere, die daher von Munk und Fahr und vielen anderen Autoren zu den Nephrosen gerechnet wird.

Ob man die hochgradige Störung der Glomerulidurchblutung bei der diffusen Nephritis für entzündlich, bei der Schwangerschaftsniere für degenerativ erklärt oder anders, ist hier unwesentlich, wesentlich, ja von grundlegender Bedeutung ist die Vorstellung, die wir vor allem Loehlein verdanken, daß die degenerativen Veränderungen im Parenchym bei der Glomerulonephritis abhängig sind von einer Störung der Glomerulidurchblutung.

Aschoff und Fahr sind freilich der Meinung, daß bei der Glomerulonephritis für die tropfige Degeneration andere Faktoren maßgebend sind, einmal die direkte Giftwirkung von den die Kanälchen umspinnenden Kapillaren aus, und zweitens die Stockung des mit giftigen Produkten und Abfallmassen geschwängerten Sekretstromes.

Ich betrachte es als die wichtigste und als eine unvergängliche Tat Loehleins, daß er uns die Abhängigkeit der Kanälchenveränderungen von der Durchblutung und Leistung der Knäuel gelehrt hat.

Schon Weigert hat, wie Wagner glaubt, mit Recht die Anämie bei der großen weißen Niere für die Ursache der Epithelverfettung gehalten, im Gegensatz zu anderen (z. B. Johnson), nach denen die weiten verfetteten Harnkanälchen die Gefäße komprimieren sollten. Der Parallelismus zwischen Glomeruli- und Tubuliveränderungen war auch schon Langhans und besonders Nauwerck aufgefallen. Loehlein hat aber als erster die grundlegende Auffassung vertreten, daß die Veränderung der Glomeruli in ganz hervorragendem Maße für das Schicksal des Parenchyms verantwortlich ist. Hier ist besonders von Bedeutung, daß er aus der großen Ähnlichkeit der Parenchymveränderungen bei der chronischen Nephritis und dem Amyloid die wichtige Anschauung gewonnen hat, daß mäßige Grade von Erkrankung aller Glomeruli zu degenerativen Prozessen Anlaß geben. Schon 1911 wirft er Einwänden gegenüber direkt die Frage auf: „Wie denn die fettig degenerativen und anderweitigen regressiven Prozesse bei Amyloid und bei chronischer diffuser Nephritis, die in gleichartiger Verteilung bei anderen Nierenerkrankungen nicht vorkommen, anders erklärt werden sollen, als durch Beeinträchtigung der Glomerulizirkulation." Er schränkt diese klare Stellungnahme freilich wieder ein, indem er es dahingestellt läßt, ob es bei der gestörten Korrelation zwischen Knäuel und Kanälchen auf die Störung der Zirkulation oder auf die Störung der Funktion der Knäuel ankommt. Auf diese fragliche Funktionsstörung der Glomeruli hat Loehlein noch 1918 so viel Gewicht gelegt, daß er auch bei der Nephrose eine Schädigung aller Knäuelkapillaren als Grundlage der degenerativen Tubuliveränderungen vermutet hat. Gerade mit Rücksicht darauf, daß er ähnliche Parenchymveränderungen auch bei der Schwangerschaftsniere gefunden hatte und auch bei dieser Wandverdickung der Knäuelkapillaren hatte feststellen können, kommt er 1918 zu dem Schluß: nicht die Art der Strukturveränderungen also, sondern eine bisher nicht genau erfaßbare Funktionsstörung der Knäuel scheint maßgebend für die Entstehung der von mir als „sekundär" angesprochenen Tubuliveränderungen zu sein."

Wir dürfen hier wohl einen Schritt weiter gehen und als Ursache sowohl der Tubuliveränderungen als auch jener nicht genau erfaßbaren Funktionsstörung der Knäuel die Störung der Glomerulidurchblutung betrachten, die bei der chronischen Nephritis und der Amyloidose der Glomeruli morphologisch sichtbar, organisch, bei der akuten Nephritis und der Schwangerschaftsniere funktionell, angiospastisch bedingt ist. Die Störung der Durchblutung kann allerdings auch hier post mortem aus der Blutarmut der Knäuel erkannt, vor allem aber aus der im Leben feststellbaren allgemeinen Gefäßkontraktion geschlossen werden.

Die Fragestellung sekundär oder primär bedeutet daher heute nicht mehr entzündlich oder degenerativ, sondern: ist die Parenchymdegeneration infolge einer Störung der Glomerulidurchblutung entstanden oder selbständig, ohne solche? In der **Art** der Parenchymdegeneration liegt kein Unterscheidungsmerkmal. Von großer Bedeutung ist aber die Tatsache, daß das Schicksal der sekundär degenerierenden Elemente ausschließlich davon abhängt, ob die Durchblutung der Glomeruli sich wieder herstellt oder nicht, und daß eine Wiederherstellung um so unwahrscheinlicher wird, je länger die Störung der Glomerulidurchblutung bestanden hat. Demgegenüber ist die Regenerationsfähigkeit der primär degenerierenden Epithelien fast unbegrenzt, der Untergang zahlreicher sekretorischer Elemente daher bei der sekundären Degeneration die Regel, bei der primären die sehr seltene Ausnahme.

Wir verstehen also unter Nephrosen diejenigen Parenchymveränderungen degenerativer Art, die primär und selbständig,

d. h. **nicht** infolge einer Störung der Glomerulidurchblutung entstehen.

Unter den Begriff der primären Stoffwechselstörungen der Niere, der Nephro-
dystrophien, fällt auch die Erkrankung scheinbar rein degenerativer Art, die
das Mesenchym, insbesondere die Glomeruli und Gefäße befällt, die Amyloiddegeneration.

Ihre Beziehungen zu der primären Parenchymdegeneration zu entwirren,
macht besondere Schwierigkeiten, weil die Ätiologie für beide die gleiche ist,
und insbesondere deshalb, weil die Amyloiddegeneration der Gefäße unter
2 verschiedenen Bedingungen auftreten kann; sie kann 1. im Verlaufe einer
primären Parenchymdegeneration (selten auch einer chronischen Nephritis)
gewissermaßen sekundär, nachträglich, oder auch gleichzeitig, als eine
wesentliche oder unwesentliche, aber nebengeordnete Komplikation der
Nierenerkrankung auftreten, 2. kann die amyloide Mesenchymdegeneration
auch primär eine vorher gesunde Niere ergreifen. In beiden Fällen kann die
amyloide Infiltration der Glomeruli so hohe Grade erreichen, daß es zu einer
Störung der Glomerulidurchblutung kommt, die ihrerseits alle die degenerativen
Veränderungen am Parenchym entstehen lassen könnte, die wir bei der
subchronischen Glomerulonephritis zu sehen gewohnt sind. In den letzteren
Fällen würde die Parenchymdegeneration sekundär entstehen als Folge
der durch die Mesenchymdegeneration gestörten Glomerulidurchblutung, im
ersteren Falle entsteht die Mesenchymdegeneration sekundär auf dem
Boden oder gleichgeordnet neben einer primären Parenchymdegeneration
ohne ursächliche Beziehung. In jedem Falle tritt mit der Amyloidinfiltration
der Glomeruli ein neues selbständiges Moment hinzu, das bei genügendem
Grade der Durchblutungsstörung den Untergang der sekretorischen Elemente
und damit eine Störung der bei der reinen primären Parenchymdegeneration
kaum beeinträchtigten Nierenfunktion nach sich ziehen kann.

Unsere Annahme, daß bei Amyloid die Parenchymdegeneration auch primär, selbständig
und unabhängig von einer Störung der Glomerulidurchblutung auftreten kann, bedeutet
bereits eine Durchbrechung des Prinzips von Loehlein, der gerade bei Amyloid eine Abhängigkeit der Epithelveränderungen von der Funktions- und Durchblutungsstörung der
Glomeruli angenommen hatte (vgl. S. 1028). Es ist die große Frage, ob nicht die gleiche
Konzession auch für die degenerativen Veränderungen bei der subchronischen Glomerulonephritis, der „Pseudonephrose" gemacht werden muß, und ob wir nicht auch hier mit
der Möglichkeit rechnen müssen, daß neben und unabhängig von der Störung der Glomerulidurchblutung auch eine selbständige toxoinfektiöse oder dyskrasische Parenchymdegeneration auftreten kann, was zur Annahme einer wirklichen Mischform, d. h. einer Kombination von 2 selbständigen krankhaften Vorgängen führen würde.

Bei der Gleichheit der Ätiologie und des Krankheitsbildes kann es im einzelnen
Fall schwer oder unmöglich sein zu entscheiden, ob es sich um eine primäre
Parenchymdegeneration mit komplizierender Amyloiddegeneration oder um
eine primäre Amyloiddegeneration mit sekundärer Parenchymdegeneration
handelt. Theoretisch ist die Unterscheidung notwendig und auch praktisch
insofern von Bedeutung, als bei der primären Mesenchymdegeneration Grad
und Ausdehnung des Prozesses den Verlauf und das Schicksal des Kranken viel
entscheidender bestimmt als bei der primären Parenchymdegeneration, wobei
noch zu berücksichtigen ist, daß eine primäre Amyloidinfiltration auch in
reiner Form ohne sekundäre Parenchymdegeneration, ja ohne irgendwelche
Erscheinungen von seiten der Niere vorkommen kann.

Um die pathogenetischen Unterschiede zum Ausdruck zu bringen, kann man
die primäre Parenchymdegeneration, die sich mit Amyloid kompliziert, als
Nephrose mit Amyloid bezeichnen, die primäre Amyloiddegeneration mit
sekundärer Parenchymdegeneration, als Amyloidniere oder - Glomerulonephrose, wenn man unter dieser von Fahr geprägten Bezeichnung verstehen

will, daß der degenerative Prozeß an den Glomeruli beginnt und den Grad der Durchblutungsstörung bewirkt, der eine sekundäre Parenchymdegeneration zur Folge hat. Diese Bezeichnung war ursprünglich für die Schwangerschaftsniere geprägt (Fahr, Heynemann), ist aber deshalb für diese verwirrend, weil hier der degenerative Prozeß an den Glomeruli allem Anschein nach erst die Folge der — durch Angiospasmus — gestörten Glomerulidurchblutung ist.

Die Frage, ob im Laufe der primären Parenchymdegeneration auch eine Mesenchymdegeneration hyaliner, nicht amyloider Art zustande kommen und zur Verödung der sekretorischen Elemente führen kann, wird uns bei der Besprechung der nephrotischen Schrumpfniere beschäftigen.

Einteilung. Die morphologischen Veränderungen an den Nierenepithelien sind im wesentlichen die gleichen, ob es sich um eine sekundäre oder um eine primäre Parenchymdegeneration handelt.

Ohne das eigentliche Wesen der Stoffwechselstörungen in der Zelle zu kennen, unterscheiden wir je nach der Natur der im Zellprotoplasma krankhafterweise sichtbar werdenden Einlagerungen eine albuminöse und eine fettige bezw. lipoide Degeneration.

Die albuminöse Degeneration umfaßt die Vorgänge, die man als trübe Schwellung, tropfige Entmischung, körnige und hyalintropfige Degeneration bezeichnet. Es handelt sich dabei wahrscheinlich um eine Änderung des kolloidalen Zustandes der Eiweißkörper des Protoplasmas, die in Form feinster Körnchen oder als kleinere oder größere glänzende Tropfen von hyalinartiger Natur ausfallen. Die Frage, ob es sich dabei um wesensverschiedene Vorgänge oder nur um Gradunterschiede eines einheitlichen Vorganges handelt, kann füglich unerörtert bleiben, solange über die kolloidchemischen Vorgänge in der Zelle und ihre Ursachen noch keine Einigung besteht.

Die dabei zu beobachtende Schwellung und Vergrößerung der Zelle bis zur vakuolären und hydropischen Degeneration spricht dafür, daß auch die Hydrophylie der Zellkolloide eine Änderung erfährt oder erfahren kann, und daß die Fähigkeit der Zelle zu entquellen gelitten hat.

Zu der albuminösen Degeneration gesellt sich bei genügendem Grade und vor allem genügender Dauer der Zellschädigung die fettige Degeneration, welche von der einfachen Verfettung wohl zu unterscheiden ist.

Die Verfettung ist etwas ungemein häufiges. Schon normalerweise wird in den Henleschen Schleifen Fett nie vermißt (Fischer, Prym), während die Hauptstücke frei von Fett gefunden werden. Unter krankhaften Verhältnissen kommt auch eine stärkere, ja diffuse Verfettung der Niere einschließlich der Hauptstücke vor, ohne daß von einer degenerativen Erkrankung des Organes gesprochen werden kann. Diese Art der Nierenverfettung findet sich z. B. bei Phosphor- und Pilzvergiftung, bei der akuten gelben Leberatrophie und Leberzirrhose, bei Diabetes, kurz bei Zuständen, bei denen auch Lipämie und Fettleber beobachtet werden. Es handelt sich hier um eine Fettspeicherung vorwiegend infolge von Mehrangebot aus dem abnorm fettreichen Blute, um eine „Fettinfiltration aus extrarenalen Ursachen" (Fahr), um eine Reaktion der Nierenepithelien auf abnorme Bedingungen, nicht aber um eine abnorme Reaktionsweise (E. Meyer), d. h. um eine Störung des Stoffwechsels im allgemeinen, nicht der Nierenzelle für sich allein. Ähnlich liegen wohl auch die Verhältnisse bei der Fettinfiltration der Nieren nach Kohlenoxyd- und Chloroformvergiftungen, bei schweren Anämien, bei Basedow, Pemphigus (Loehlein), Phthise und Kachexien der verschiedensten Art.

Klinisch verrät sich diese Form der einfachen Verfettung der Nieren entweder gar nicht oder durch eine sehr geringfügige Eiweißausscheidung mit vereinzelten verfetteten Zellen oder freien Fetttröpfchen im Harnbodensatz.

Da es sich hier gar nicht um ein Nierenleiden handelt, — die Epithelien erfahren hier keine bis zum Untergang und zur Abstoßung führende Schädigung — halte ich es nicht für richtig, von einer Fettnephrose (Munk, Fahr) zu sprechen.

Von einer Erkrankung des Nierenparenchyms im Sinne einer fettigen Degeneration = regressiven Fettinfiltration (Aschoff) können wir erst dann reden, wenn die Epithelien auch andere Zeichen schwererer Schädigung, wie Nachlaß oder gar Verlust der Kernfärbbarkeit aufweisen, eine Schädigung, die schließlich zum Untergange oder zur Abstoßung der Zellen führt oder führen kann. Zum Unterschied von der einfachen Verfettung der Niere wird bei der regressiven Fettinfiltration auch niemals die albuminöse Degeneration am Epithel des erkrankten Organes vermißt. Auch pflegt die fettige Degeneration nicht so diffus, sondern mehr herdförmig aufzutreten (Loehlein). Das wichtigste Kennzeichen der degenerativen Verfettung besteht aber darin, daß neben dem einfach brechenden Neutralfett auch stark lichtbrechende Tropfen von doppelt brechenden Lipoiden auftreten, die vorwiegend aus Cholesterinestern der Fettsäuren bestehen. Endlich kann vielleicht noch als charakteristisch für diese degenerative Fettinfiltration oder lipoide Degeneration bezeichnet werden, daß auch das Zwischengewebe und die Lymphbahnen mehr oder weniger reichlich Fett und doppeltbrechende Lipoide enthalten, während jene auch bei den höchsten Graden der einfachen Verfettung frei von Fett gefunden werden.

Den höchsten Grad der Zellschädigung stellt die Nekrose dar. Handelt es sich bei den degenerativen Prozessen um eine Stoffwechselstörung der Zelle, die im wesentlichen in unveränderter, ja gesteigerter Stoffaufnahme, aber verminderter Verbrennung besteht, so hört bei der Nekrose jeder Stoffwechsel auf. Das Protoplasmaeiweiß gerinnt, es wird gewissermaßen denaturiert, die Kernfärbung verschwindet, die Zelle wird abgestoßen und es tritt günstigenfalls eine Regeneration in Form flacher, endothelartiger Neubildungen in die Erscheinung.

Hier fällt ein wichtiges Moment fort, die Wechselbeziehung zwischen der Nierenerkrankung und dem Blute bzw. dem Gesamtorganismus, eine Wechselbeziehung, die auf das klinische Bild von entscheidendem Einfluß zu sein scheint; und es entfällt die Möglichkeit eines „chronischen" Leidenszustandes von längerer Dauer. Tod oder Erholung lautet hier, von seltenen Ausnahmen abgesehen, die Alternative.

Auch für die albuminöse Degeneration ist mehr minder rasche Erholung und vollständige Wiederherstellung nach Wegfall der schädigenden Ursache die Regel, und auch hier fehlt merkwürdigerweise die eigenartige Wechselbeziehung zwischen der erkrankten Niere und dem Gesamtorganismus, die sich klinisch vor allem in der Ödembereitschaft äußert. Diese finden wir sozusagen ausschließlich bei denjenigen Formen der primären Parenchymdegeneration, bei denen sich die albuminöse Degeneration mit einer fettigen Degeneration, d. h. mit einer regressiven Infiltration mit Fett und doppeltbrechenden Lipoiden kombiniert.

Diese Tatsache bereitet dem Verständnis nicht geringe Schwierigkeiten und erschwert auch die Einteilung der Nephrosen insofern, als der pathogenetische Sammelbegriff der Nephrosen alle Arten der primären Parenchymschädigung enthält, während der Kliniker unter der eigentlichen Nephrose im engeren Sinne nur die Form versteht, die das klinische Bild der „chronisch-parenchymatösen" d. h. hochödematösen Nephritis bietet. Gerade über ihre Stellung im Rahmen der parenchymatösen Degenerationen besteht noch keine Einigkeit.

Munk unterscheidet nach der vorherrschenden oder ausschließlichen Form der vorliegenden Degeneration:

1. eine albuminöse Nephrose, die praktisch dem Krankheitsbild der febrilen Albuminurie entspricht und als Fiebernephrose bezeichnet werden kann,

2. eine Fettnephrose, die als Begleiterscheinung schwererer dyskrasischer Erkrankungen oder der Phosphorvergiftung vorkommt,

3. eine Lipoidnephrose, die ein selbständiges Krankheitsbild einer Nierenerkrankung darstellt (bisher zur parenchymatösen Nephritis gerechnet),

a) die Syphilis-, b) die Schwangerschaftsniere,

4. eine nekrotische Nephrose oder Nekronephrose, für die er die von Volhard und Fahr vorgesehene Bezeichnung bestimmt charakterisierte Nephrose zutreffend findet,

a) die Veronal-, b) die Sublimat-, c) die Salvarsan, d) die Diphtherie-, e) die Typhus-, f) die Choleranephrose.

5. die Amyloidnephrose.

In seiner 2. Auflage unterscheidet Munk:

1. Die Fiebernephrose.

2. Die nekrotische Nephrose, die Veronal-, Sublimat-, Salvarsannephrose.

3. Die Fettnephrose.

4. Die Nierenerscheinungen und Nierenveränderungen bei den akuten Infektionskrankheiten: 1. Typhus, 2. Fleckfieber, 3. Dysenterie, 4. Cholera asiatica, 5. Diphtherie, 6. Malaria und Gelbfieber, 7. Febris recurris, 8. Pneumonie, 9. Grippe, 10. Sepsis, Erysipel.

Unter diesen lassen sich als Typen abtrennen: 1. Die Fiebernephrose („febrile Albuminurie", „trübe Schwellung", „alterative Degeneration", „parenchymatöse Entzündung" der Niere). 2. Die Nekronephrose (Typhus, Diphtherie). 3. Die Infektnephritis („hämorrhagischer Katarrh", „hämorrhagische Nephritis", „herdförmige Glomerulonephritis").

5. Die Lipoidnephrose.

6. Die Syphilisnephrose.

7. Die Schwangerschaftsnephrose.

8. Die Amyloidosis der Niere.

Daß mit der Einreihung der Infektnephritis unter die Nephrosen das pathogenetische Einteilungsprinzip durchbrochen wird, ist klar.

Fahr hatte in unserer gemeinsamen Monographie einfache und bestimmt charakterisierte Nephrosen unterschieden.

Bei der einfachen Nephrose unterschied er 4 Stadien.

1. Das Stadium der trüben Schwellung (der parenchymatösen Nephritis Aschoffs),
2. das Stadium der histologisch nachweisbaren degenerativen Veränderungen,
3. das Stadium der entzündlichen Reaktion im Gefäßbindegewebe,
4. das Narbenstadium.

Unter den bestimmt charakterisierten Nephrosen führte Fahr die nekrotisierende Nephrose auf; das Amyloid bezeichnete er als komplizierte Nephrose, und er erwähnt hier noch 2 Fälle von Lipoidnephrose mit Quellung und Hyalinisierung der Glomerulischlingen.

Ich selbst habe die trübe Schwellung und albuminöse Degeneration als Vorstadium, die Lipoidnephrose als Dauerstadium, die nephrotische Schrumpfniere als Endstadium bezeichnet und die Nekrose besonders besprochen.

Fahr hat seinen Standpunkt neuerdings geändert und ist mit Munk der Meinung, daß der Lipoidnephrose eine völlige Sonderstellung zukommt.

Er unterscheidet auch heute noch einfache und bestimmt charakterisierte Nephrosen, aber er rechnet heute die Lipoidnephrose zu den letzteren.

1. Bei der einfachen Nephrose unterscheidet Fahr 3 Stadien (3 Intensitätsgrade),

a) im 1. Stadium findet sich Schwellung, albuminöse (körnige) Degeneration der Epithelien bei gut erhaltener Kernfärbung, klinisch nur Eiweißausscheidung.

Dauert die schädigende Wirkung längere Zeit, oder ist die Wirkung auf die Nierenzelle stärker, so finden wir

b) das 2. Stadium (2. Intensitätsgrad). Für dieses Stadium ist das Auftreten von sicher degenerativen Prozessen charakteristisch: die hyaline Tropfenbildung in den Epithelien der Hauptstücke. Außerdem kommt es infolge der Zellschädigung zu einer — intrazellulär bedingten — Fettspeicherung. Übergänge von der albuminösen Degeneration zur hyalinen Tropfenbildung sind vielfach zu beobachten, ebenso Übergänge zwischen der albuminösen Verfettung mit und ohne degenerative Verfettung. Das Fett ist ganz überwiegend einfach brechend.

c) Als 3. Stadium (3. Intensitätsgrad) der einfachen Nephrose bezeichnet Fahr die nekrotisierende Form, die Nekrose. Sie ist als Steigerung der vorhergehenden zu betrachten, weil Gifte, die zu ausgedehnter Nekrose führen, bei Applikation geringer Mengen albuminöse Degeneration und tropfige Entartung hervorrufen (Groß, Suzuki).

2. Die bestimmt charakterisierten Nephrosen zeigen Besonderheiten, die der einfachen Nephrose fehlen. Diese sind nach Fahr durch extrarenale Momente bedingt (besonders bei den Speicherungsnephrosen, aber auch bei der Lipoid- und Amyloidnephrose).

Fahr knüpft hier an die oben erwähnte Beobachtung von Fällen an, die degenerative Veränderungen an den Glomerulischlingen geboten hatten, und er glaubt, daß es sich bei diesen Veränderungen an den Glomerulikapillaren zum Teil wenigstens um infiltrative Vorgänge analog der Amyloidosis handelt, zu deren Erklärung man ebenso wie bei dieser eine Erkrankung des Gesamtorganismus heranziehen muß.

Fahr nimmt demnach bei der Lipoid- wie bei der Amyloidnephrose 2 verschiedene Vorgänge an, einen primär degenerativen und einen infiltrativen, und er macht für den infiltrativen Vorgang eine Stoffwechselstörung analog der beim Amyloid verantwortlich, als deren Symptom er die Cholesterinämie betrachtet.

Munk sieht eine primär-degenerative Nierenerkrankung in der Lipoidnephrose; aber er meint, die Lipoidnephrose sei sowohl in Ätiologie wie in Pathogenese vollkommen verschieden von der albuminösen Nephrose, direkte Übergänge kämen kaum vor. Auch der einer lipoiden Degeneration voraufgehende Vorgang in den Epithelzellen sei nicht identisch mit der albuminösen Degeneration.

Abgesehen davon, daß noch niemand die der lipoiden Degeneration voraufgehenden Vorgänge in den Epithelzellen gesehen hat, widerspricht Munk sich selbst, wenn er bei Besprechung der albuminösen Degeneration sagt: diese bilde den Übergang zu der fettigen und lipoiden Degeneration, „sodaß wir auch auf dem Bilde der Lipoidnephrose manche Stellen der Harnkanälchen im Stadium der tropfigen Entmischung, der albuminösen Degeneration befindlich antreffen".

Auf die Frage der Allgemeinerkrankung soll später (vgl. S. 1076) eingegangen werden Hier handelt es sich um die Frage, ob und wie sich die Lipoidnephrose einreihen läßt in die anderen Formen der primären Parenchymdegeneration.

Wenn wir mit Fahr 3 Intensitätsgrade (die Bezeichnung Stadium bleibt besser für die Beziehung des Verlaufs zur Niereninsuffizienz vorbehalten) unterscheiden, die albuminöse Degeneration im Sinne der trüben Schwellung als leichtesten, die hyalintropfige Degeneration als schwereren, die Nekrose als schwersten Grad der degenerativen Zellschädigung betrachten, so haben sie das gemeinsam, daß es sich dabei um akut einsetzende und relativ kurz dauernde Schädigungen des Parenchyms handelt, die rascher Rückbildung evtl. durch Regeneration fähig sind und nicht zu einer chronischen Erkrankung führen, weil die verursachende Erkrankung entweder mit Tod oder mit Genesung endet.

Dem Intensitätsgrade nach steht die lipoide Degeneration der hyalin-tropfigen Degeneration etwa gleich, und diese wird auch in keinem Falle von Lipoidnephrose vermißt. Das was aber diese kennzeichnet, ist der schleichende Beginn, der chronische Charakter und die Dauer der Erkrankung. Man kann daher wohl die der Lipoidnephrose eigentümliche Kombination von hyalin-tropfiger mit lipoider Degeneration als den Ausdruck einer chronischen Schädigung des Zellstoffwechsels von mäßigem Grade, aber längerer Dauer betrachten, d. h. man kann sich vorstellen, daß bei genügender Dauer einer nicht zu schweren degenerativen Zellschädigung, die nicht bis zur Nekrose führt, eine regressive Infiltration des degenerativ erkrankten Parenchyms mit Neutralfett und Lipoiden nicht ausbleibt.

Ein Gegenstück dazu sehe ich in dem Verhalten der Niere bei der Störung der Glomerulidurchblutung. Auch hier kommt es bei dem schwersten Grad der Durchblutungsstörung rasch zum Untergang der epithelialen Elemente, während die — in diesem Fall sekundäre — Parenchymdegeneration, d. h. die Kombination von hyalin-tropfiger Entartung mit lipoider Degeneration charakteristisch ist für eine lang anhaltende Durchblutungs- und Stoffwechselstörung mäßigen Grades (Loehlein).

Die merkwürdige Tatsache, daß in beiden pathogenetisch so verschiedenartigen Fällen, sowohl bei der primären wie bei der sekundären chronischen Parenchymdegeneration das gleiche klinische Bild der „alten chronisch parenchymatösen Nephritis" beobachtet wird, hatte mich zu der Annahme gezwungen, daß das eigenartige durch größte Neigung zu Hydrops und hochgradige Albuminurie ausgezeichnete klinische Bild auf einer Wechselbeziehung zwischen den degenerativen Prozessen der Niere und dem Organismus beruht.

Welcher Art diese den akuten Parenchymdegenerationen fehlende Wechselbeziehung ist, die ihren sinnfälligen Ausdruck in der Hyper-Cholesterinämie findet, davon wird später die Rede sein. (Vgl. S. 1073.)

Eigene Einteilung:

Wir unterscheiden also vom pathogenetischen Standpunkt primäre und sekundäre Parenchymdegenerationen.

Die primäre, nicht durch Durchblutungsstörung bewirkte Degeneration unterteilen wir nach klinischen Gesichtspunkten folgendermaßen:

1. Akute Nephrosen, besondere Unterart die Nekrosen;
2. chronische Nephrosen, Früh-, Dauer- und Endstadien;
3. Nephrosen mit Amyloid und Amyloidnephrosen.

Bemerkungen zur Namengebung:

Um der Tatsache Rechnung zu tragen, daß die chronisch-hydropischen Glomerulonephritiden auch histologisch neben den Gefäß -und Glomerulusveränderungen der Nephritis alle Merkmale schwerer Parenchymdegeneration aufweisen und sich klinisch nur durch eine oft sehr bescheidene Blutdrucksteigerung und Herzhypertrophie von den Nephrosen unterscheiden, hatten wir jene als Mischformen, d. h. als eine Mischung von Nephritis und Nephrose bezeichnet (Volhard und Fahr).

Da aber diese Bezeichnung zu wenig bestimmt und auch auf andere Mischungen verschiedenartiger Erkrankungen in einer Niere anwendbar ist, z. B. auf die häufige Kombination von diffuser Nephritis mit einer herdförmig-infektiösen oder auf die Kombination von embolischer Herdnephritis mit interstitieller und mit Nephrose, so habe ich, um jene besondere Mischform genauer zu kennzeichnen, lieber anatomisch von diffuser Glomerulonephritis mit sekundärer Parenchymdegeneration oder klinisch von einer Nephritis mit nephrotischem Einschlag gesprochen.

Siebeck hat diesen Ausdruck beanstandet und darin eine Durchbrechung des Prinzips gesehen. Zu Unrecht, er sollte nur die Ähnlichkeit des Krankheitsbildes der subchronisch verlaufenden Nephritis mit dem der Nephrose und die Vorstellung zum Ausdruck bringen, daß diese bei beiden gleich in die Augen springenden degenerativen Epithelveränderungen zu der Ähnlichkeit der Krankheitsbilder in Beziehung steht.

Floyd wünscht, er hätte statt nur einer tausend Zungen, um gegen dieses „Zauberwort" nephrotischer Einschlag zu protestieren, weil ihm scheint, daß Wassersucht und Nephrose synonym gebraucht werde. Im Hinblick auf die zahllosen Fälle von „einfacher" oder akuter Nephrose hat Floyd nicht so unrecht. Gemeint ist der eigentümliche „nephrotische Symptomenkomplex", der einer chronischen Nephritis ein besonderes Gepräge gibt. Nachdem wir heute Grund haben anzunehmen, daß dieses besondere Gepräge auf der Eiweißverarmung des Blutes beruht (vgl. S. 1075), so könnte man das beanstandete Wort durch hypalbuminämischen oder dyskrasischen Einschlag ersetzen.

Der Name Nephrose ist von anatomischer Seite mehrfach (Jores, Aschoff) beanstandet worden, insbesondere mit der Begründung, daß die Endung „ose" eine ganz besondere Bedeutung hat, nämlich ein „voll von etwas sein" oder „in vermehrter Menge vorhanden sein", z. B. Amyloidose, Anthrakose, Hydronephrose. Nephrose würde für sich allein bedeuten „voll von Nierengewebe" (Aschoff).

Diese Beanstandung mag zutreffen für den ursprünglichen Vorschlag v. Müllers, mit diesem Namen alle nicht entzündlichen Nierenerkrankungen zu bezeichnen, wonach, wie Aschoff bemerkt hat, die genuine Schrumpfniere ein Paradigma der Nephrose wäre. Nach unserem Vorschlag sollen aber nur die primär degenerativen Nierenerkrankungen im engsten Sinne als Nephrose bezeichnet werden. Hier kann die Endung ose wirklich in dem üblichen Sinne gebraucht und dahin verstanden werden, daß es sich bei der Niere um den Zustand der degenerativen Infiltration, das „Vollsein" von Eiweiß, Fett und doppeltbrechendem Lipoid handelt, was z. B. nach dem Vorschlag Munks durch den Zusatz Lipoidnephrose zum Ausdruck gebracht werden kann.

Pathologische Anatomie der Nephrosen.

Bei dem ersten Intensitätsgrad der akuten Epithelschädigung, die als trübe Schwellung oder als Fiebernephrose (Munk) oder als albuminöse

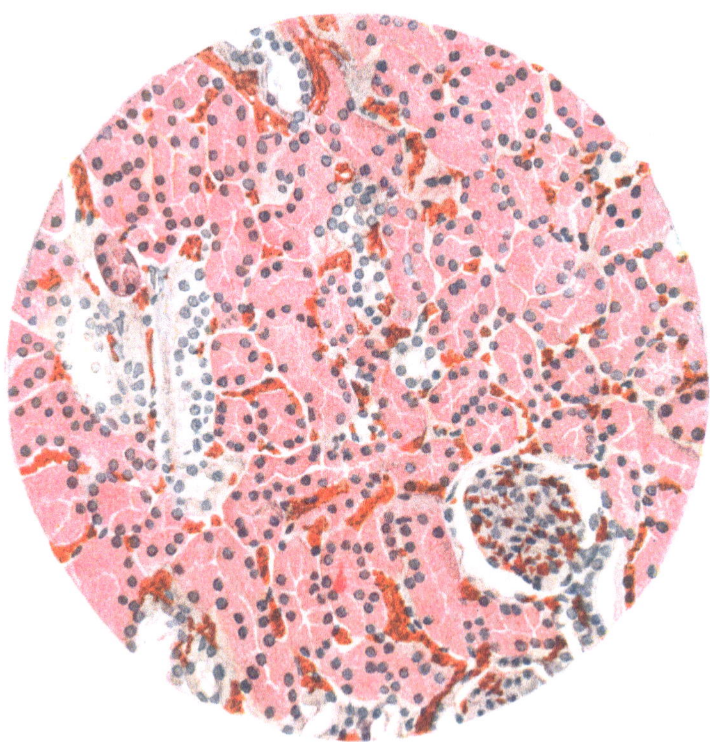

Abb. 94. Albuminöse Degeneration bei kruppöser Pneumonie.
(Aus Fahr: Pathologische Anatomie des Morbus Brightii. [Handbuch der speziellen pathologischen Anatomie und Histologie.] 1925. S. 196.)

Degeneration bezeichnet zu werden pflegt, ist makroskopisch entweder keine deutliche Abweichung von der Norm, oder eine mäßige Schwellung und Trübung der Rindensubstanz zu sehen. Mikroskopisch sind die Epithelien der

gewundenen Harnkanälchen erster Ordnung, der Hauptstücke, bis zur Verlegung der Lichtung geschwollen. Im frischen unfixierten Präparat zeigt ihr
Protoplasma feine Körnchen, die die Eiweißreaktionen geben, sich in Alkalien und nach Quellung bei Säurezusatz lösen. Im frisch fixierten Präparat erscheinen die Altmannschen Granula vielfach vergrößert und unregelmäßig gelagert (Fahr). Die feinere Zellstruktur der Kerne bleibt erhalten,
die intertubulären Kapillaren wie die Knäuel sind gut gefüllt; in den Kapseln
und Kanälchenlichtungen ist, wenn im Harn Eiweiß ausgeschieden wurde,
dieses in Form feiner Gerinnungen nachzuweisen (Fahr).

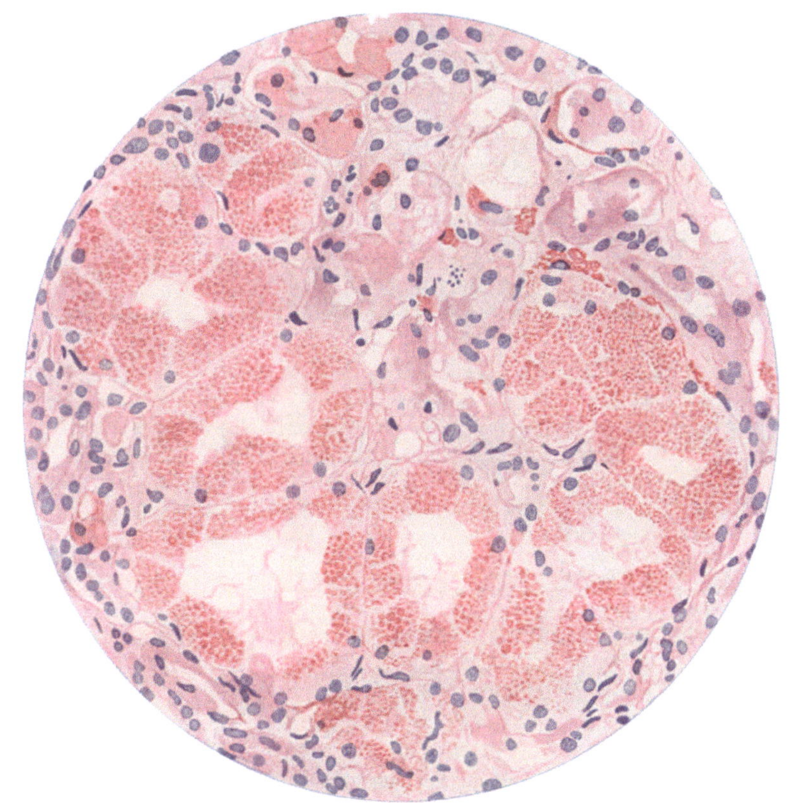

Abb. 95. Hyalin-tropfige Degeneration der Hauptstücke. (Aus Volhard-Fahr).

Bei dem 2. Intensitätsgrad der akuten (einfachen) Nephrose ist die
Niere vergrößert, die Rinde verbreitert, von etwas schmutzigem Aussehen
und graugelber Farbe.

Mikroskopisch lassen sich Übergänge von der albuminösen Degeneration
bis zur hyalinen Tropfenbildung und zur Verfettung nachweisen. Die Zellkerne bleiben lange erhalten. Die Zellen sind vergrößert, von kleinen und großen
glänzenden Tropfen erfüllt, die bei der Hämatoxylin-Eosinfärbung leuchtend
rot, bei der Weigertschen Fibrinfärbung dunkelblau erscheinen. Die tropfig
degenerierten Zellen können sich abstoßen und durch neue ersetzt werden.
Das Fett ist überwiegend einfach brechend. Auch hier spielen sich die Veränderungen wesentlich in den Hauptstücken ab.

Die Knäuelschlingen sind gut gefüllt, es fehlt jede Zell- und Kernvermehrung. Die Kapselepithelien können Schwellung und auch leichte Fettbestäubung aufweisen. Der Kapselraum enthält geronnenes Eiweiß und gelegentlich abgeschilferte Epithelien. Das Zwischengewebe bleibt frei von sog. entzündlichen Veränderungen.

Das Hauptkontingent für diesen Grad der akuten Nephrose liefert die im Verlauf der Diphtherie auftretende Nierenschädigung (Fahr).

Bei dem 3. Intensitätsgrad der akuten (einfachen) Nephrose, d. h. bei ihrer nekrotisierenden Form findet man die Epithelien der Hauptstücke

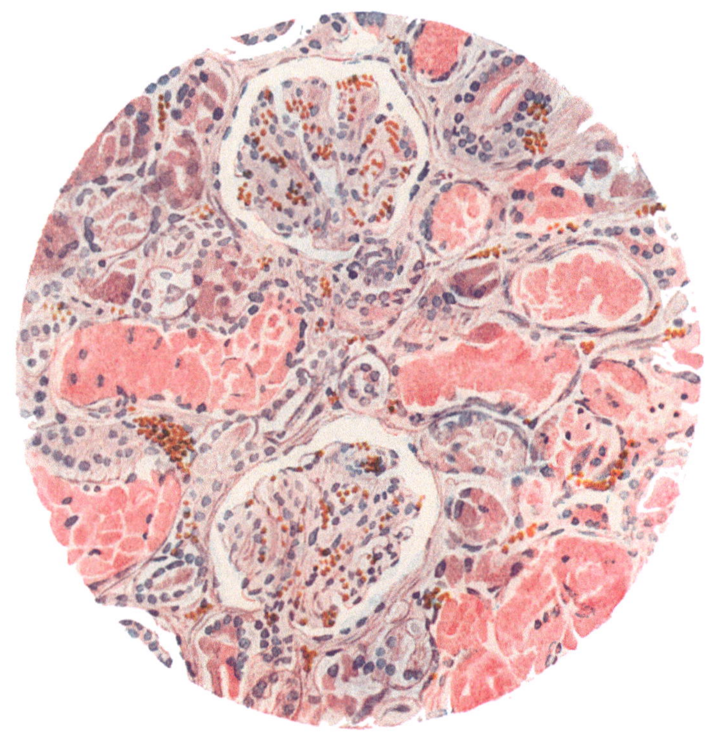

Abb. 96. Nekrotisierende Nephrose bei Sublimatvergiftung.
Epithelregeneration unter den nekrotisierten und abgestoßenen Zellagen.
Glomeruli gut bluthaltig, ohne Veränderungen. (Aus Fahr l. c. S. 218).

in Form klumpiger, das Lumen völlig ausfüllender Massen im Zustand der Koagulationsnekrose, ohne Kernfärbung. Eine genauere Besprechung wird bei Beschreibung der Sublimatnekrose erfolgen (S. 1159).

Bei der eigentlichen chronischen Nephrose, der von den früheren Autoren zur chronisch parenchymatösen Nephritis gerechneten sog. Lipoidnephrose stehen, wie schon mehrfach erwähnt, die chronisch degenerativen Prozesse an den Epithelien, im wesentlichen wiederum der Hauptstücke, ganz im Vordergrund. Die Knäuel sind bei der Lipoidnephrose im schroffen Gegensatz zu der Nephritis gut mit Blut gefüllt, die Schlingen zart; nur die Epithelien weisen auch am Glomerulus eine feine Fettstäubung auf. Es fehlt also die Blutleere der Knäuel, die nach Volhard, die „Endokapillaritis", die nach Fahr das Wesen der Nephritis ausmacht. In den Kapseln ist reichlich geronnenes Eiweiß, auch wohl gelegentlich abgeschilfertes Epithel zu sehen.

Am Kanälchenepithel lassen sich alle Stadien der Degeneration, von der trüben Schwellung bis zum Zelltod beobachteten (Fahr). Die Zellen sind mit kleinen und großen Tropfen erfüllt (hyalin-tropfige Degeneration), die Kernfärbung kann verschwinden; in anderen Zellen ist schon eine ausgesprochene Verfettung nachzuweisen, das Fett ist einfach- oder doppelbrechend, auch in den Zellen und Lymphbahnen des Zwischengewebes sind Einlagerungen doppelbrechender Substanz zu sehen. Die abführenden Wege enthalten abgestoßene, verfettete Epithelien, Zylinder, aber gewöhnlich kein Blut und keine oder wenig Leukozyten. Die intertubulären Kapillaren und die des Markes sind gut gefüllt.

Makroskopisch ist die Niere vergrößert, weich, glatt, die Kapsel leicht abziehbar, auf der Oberfläche sind keine Blutungen zu sehen, aber eigentümlich glänzende, opake, kommaförmige Stippchen. Die Farbe der Niere im Frühstadium ist schmutziggraugelblich oder blaßgrau. Je nachdem die hyalintropfige Degeneration oder die Verfettung überwiegt, überwiegt die mehr grauweiße oder mehr gelbe Farbe. Die Rinde hebt sich scharf von dem blutreichen Mark ab. Die Glomeruli sind als rote Pünktchen erkennbar.

Im Dauerstadium, das sich von dem Frühstadium klinisch nicht anders als durch die Fortdauer der Krankheit abgrenzen läßt, und durchaus nicht unbedingt das Eintreten rückbildungsfähiger Prozesse wie bei der Nephritis in sich schließt, ist die Niere noch groß, glatt, von sehr bezeichnender, buttergelber Farbe (vgl. Abb. 97). Mikroskopisch tritt die

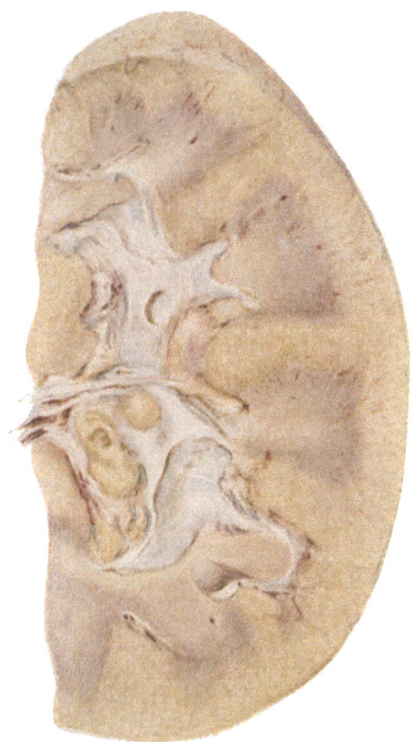

Abb. 97. Nephrose im II. Dauerstadium. (Vgl. Klin. Beisp. S. 1099 u. Abb. 98.) (Aus Volhard-Fahr.)

Verfettung der Kanälchenepithelien ganz in den Vordergrund, sie zeigen wabigen Bau, Regenerationserscheinungen, wie starke Abschilferung und Neubildung minderwertiger Zellen; es findet sich reichlich doppelbrechendes Lipoid in den Epithelzellen, im Zwischenbindegewebe, wo es lebhafte Phagocytose anregt, in den angelockten Leukocyten (Fettkörnchenzellen) und in dem Inhalt der Kanälchen, der neben Zylindern auch spärliche Blutkörperchen aufweisen kann. Aber auch die Epithelien der Knäuel und ihrer Kapseln können mit Fett und doppeltbrechendem Lipoid erfüllt angetroffen werden. Die Bezeichnung Dauerstadium ist auch histologisch insofern gerechtfertigt, als tatsächlich fleckweise Vorgänge einsetzen, über deren Rückbildungsfähigkeit man zweifelhaft sein kann.

Bezeichnend für dieses Stadium ist nämlich die Reaktion des Zwischengewebes; es findet sich hier und da kleinzellige Infiltration und Verbreiterung des Zwischenbindegewebes, die z. T. durch die dauernde Gegenwart und Aufsaugung der Cholesterinester entstehen mag (Abb. 98). Vor allem ist es der vereinzelte Untergang der spezifischen Elemente, der in bekannter Weise zu einem Überhandnehmen des unspezifischen Nachbargewebes führt (Weigert).

Man hat darin eine — sekundäre — „Komplikation mit entzündlichen Prozessen" erblickt, eine Bezeichnung, die zumal bei der Uneinigkeit über den Entzündungsbegriff wieder zu groben Mißverständnissen führen kann. Wie man sich auch zu jenem stellen

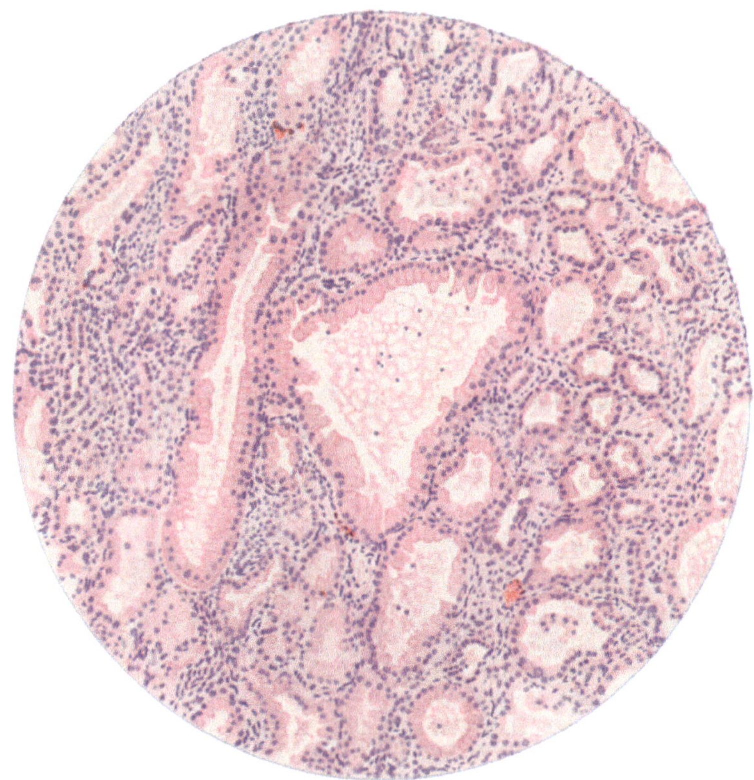

Abb. 98. Schnitt von demselben Falle. Stärkere Entwicklung interstitieller Prozesse. Hauptstücke vielfach erweitert und in Epitheldegeneration begriffen. (Aus Volhard-Fahr).

mag, so liegt doch meines Erachtens gar keine Veranlassung vor, sei es in der Aufräumungsarbeit der — durch den chemotaktischen Reiz der Zelltrümmer und vielleicht auch der Lipoide angelockten — weißen Blutkörperchen, sei es in der raumausfüllenden Nachbarschaftswucherung des Bindegewebes einen entzündlichen Vorgang zu erblicken.

An die Stelle der allzu mechanisch aussehenden, wohl nicht so gedachten Raum- oder „Shiwa"-Theorie von Weigert würden wir heute die biokolloidchemische Vorstellung setzen: Untergang und Autolyse von Parenchymzellen führt zum Auf- und Austreten von sauren Abbauprodukten; die Folge ist Quellung, Steigerung der Plasmaaufnahme im Mesenchym und des Plasma- und Leukozytenaustrittes aus den Blutkapillaren, Saftstauung, Aktivierung und Wucherung der Bindegewebszellen unter Phagozytieren der Zelleichen des Parenchyms.

Im Prinzip, qualitativ und kolloidchemisch, sind die „reparatorischen" Vorgänge den entzündlichen „defensiven" gleich, der Unterschied ist wohl nur ein quantitativer, bezüglich des Ausmaßes der chemischen und biologischen Veränderungen, vielleicht auch bezüglich der Gewebsatmung.

So wie die plötzliche toxische oder bakteriotoxische Nekrose sich von dem allmählichen Absterben der Parenchymzellen nur nach der Intensität der Gewebsschädigung unterscheidet, so unterscheiden sich auch die Reaktionen der Umgebung nur graduell, was nicht ausschließt, daß im ersten Fall zunächst eine Steigerung des O_2-Verbrauchs, im anderen Falle von vornherein eine Abnahme der Atmung gefunden werden mag.

Es kommt zu herdweiser Verödung des Parenchyms unter Wucherung von Bindegewebe, aber auch hie und da sekundär (?) zu Verödung und hyaliner Entartung von Glomerulis und zu konzentrischer Verdickung der Kapsel; doch ist die Mehrzahl der Glomeruli in diesem Stadium noch gut erhalten.

Fahr legt neuerdings größeren Wert als früher auf das Vorkommen degenerativer Prozesse an den Knäueln, die davon aber keineswegs gleichmäßig befallen werden.

Sie bestehen in Verbreiterung und Quellung der Schlingenwand und des parietalen Kapselblattes; schließlich kommt es zu hyaliner Verklumpung der Schlingen, die an die amyloide Degeneration der Glomeruli erinnern. An den hyalin verklumpten Partien kommt es gelegentlich zu Verkalkungen, ja sogar zu Andeutungen von — geringfügiger — Proliferation, die sich in einer leichten Verdickung und Vermehrung der Kerne des Knäuelepithels äußert.

Aber auch in der — reparativen — Proliferation von Knäuel- oder Kanälchenepithel, in Verklebung des Knäuels mit der Kapsel, in der perikapsulären konzentrischen Bindegewebs- oder Elastikawucherung vermag ich hier so wenig wie bei der sog. Nephritis die Reaktion auf einen „entzündlichen" — exogenen — „Reiz", oder eine „defensive Regulation" zu erblicken, sondern nur die Antwort auf Abstoßung von untergegangenen Zellen und Funktionseinstellung des Knäuels (vgl. S. 1218).

Eine andere, sehr schwer zu entscheidende Frage ist es freilich, ob es sich in solchen Fällen wirklich um echte Nephrosen handelt.

Im Endstadium treten die degenerativen Prozesse an den Epithelzellen mehr zurück, die narbige Schrumpfung des phagozytär in der Umgebung atrophierender Kanälchen gewucherten Bindegewebes beherrscht das Bild. Das Bindegewebe ist nun allgemein verbreitert, herdförmig besonders stark entwickelt, verödete Knäuel und atrophische Kanälchen einschließend. Dazwischen sieht man Inseln wohl erhaltener und erweiterter Kanälchen. Die Glomeruli sind vielfach verödet, die erhaltenen vergrößert und gut durchblutet. Sie bilden zusammen mit den zugehörigen erweiterten Inseln von Kanälchen den funktionsfähigen Nierenrest als Oase in der Wüste von untergegangenen sekretorischen Elementen (vgl. S. 186).

Bei den mit **Amyloid** komplizierten Nephrosen kann die amyloide Degeneration gleichmäßig, sozusagen alle Glomeruli befallen, sie pflegt aber doch diese selbst nicht vollständig, sondern nur schlingenweise zu verschließen, die Blutzufuhr durch die Vasa afferentia bleibt lange erhalten. Vielleicht ist das der Grund, daß es nicht oder nur ausnahmsweise zu den stürmischeren histologischen Reaktionserscheinungen wie bei plötzlicherem Abschluß eines Knäuels kommt.

Die mikroskopischen Veränderungen am Parenchym sind im Prinzip fast die gleichen wie bei der reinen Nephrose, bestehend in tropfiger Entmischung und Verfettung, nur findet sich in der Media der kleinen Arterien und unter dem Endothelrohr der Kapillaren in einzelnen oder vielen Schlingen, einzelnen oder vielen der vergrößerten Knäuel und in der Tunica propria der Kanälchen die bekannte Ablagerung von Amyloid; aber es bleiben sehr lange zwischen den amyloiden Schollen noch bluthaltige, sogar erweiterte (Jores) Schlingen bestehen. Die Bindegewebsentwicklung ist mehr diffus, entsprechend der mehr gleichmäßigen Einschränkung der Durchblutung der Glomeruli und Kapillaren, die je nach dem Grade der Amyloidose viel oder wenig zur Atrophie der Kanälchen beiträgt; dementsprechend ist auch die Schrumpfung im Endstadium eine gleichmäßigere.

Makroskopisch ist die Amyloidnephrose weniger ockergelb, mehr graugelb, sehr blaß, durchscheinend, mit den gleichen, nur noch deutlicher hervortretenden, gelblichen Stippchen, bisweilen enorm vergrößert, im Endstadium etwas verkleinert. Die Konsistenz ist fester, steifer, die Markstrahlen heben sich sehr deutlich von der Rinde ab.

Fahr unterscheidet morphologisch 4 Stadien: Neben der Amyloidose bestehen im 1. Stadium nur eine albuminöse Degeneration, im 2. schwere degenerative Veränderungen,

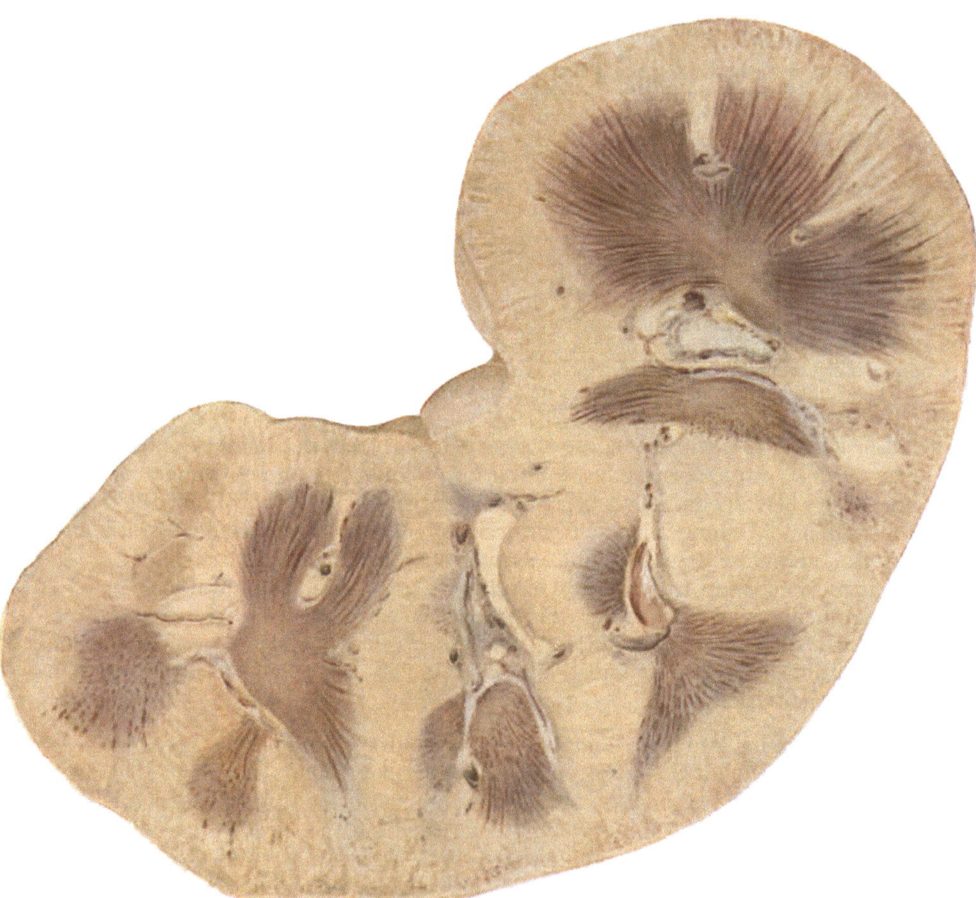

Abb. 99. Amyloidnephrose. (Subakuter Verlauf bei Pyonephrose der anderen Niere.)
(Aus Volhard-Fahr.)

im 3. Stadium treten deutliche reparative Prozesse an den Interstitien auf, und das 4. Stadium ist gekennzeichnet durch eine Schrumpfung des Organs mit ausgedehnter Veränderung der Glomeruli und Kanälchen.

Das Auftreten reparativer Prozesse hat natürlich auch hier, wo es sich darum handelt, Zelleichen und Zelltrümmer zu beseitigen, vielleicht auch Amyloidinfiltrationen aufzusaugen, auch dann nichts mit „Entzündung" zu tun, wenn eine ausgedehnte Leukozytenemigration zu konstatieren ist.

Man kann also daraus keinen Gegensatz konstruieren zu unserer Auffassung der Nephrose als eines degenerativen Prozesses, wie Floyd das getan hat.

Nach Fahr bieten die Veränderungen in den Tubuli grundsätzlich das gleiche Bild wie bei der Lipoidnephrose, unterscheiden sich aber dadurch, daß die Lipoidablagerung geringer, die hyalintropfige Degeneration stärker ist als bei der Lipoidnephrose. Sehr viel stärker sei ferner die Vakuolenbildung, wie auch Raubitscheck betont. Fahr bezeichnet als charakteristisch für Amyloidniere die geradezu ungeheuerliche Zylinderbildung in manchen Fällen. Es gäbe keine Nierenaffektion, bei der man so reichlich Zylinder in den Kanälchen finde. Für die Klinik gilt, was schon die Alten wußten (Bartels), das Gegenteil, und die Erklärung Fahrs, daß die Zylinder stecken blieben, befriedigt nicht.

Koch hat den scheinbaren Widerspruch dahin aufgeklärt, daß es sich nicht um Zylinder, sondern um bei der Fixation geronnenes Eiweiß handelt, das sich bis zu dem Abgang des Kanälchen vom Glomerulus verfolgen läßt (vgl. Abb. 100).

Auch Widal ist diese Zylinderarmut bei Amyloidose im Gegensatz zur parenchymatösen Nephritis aufgefallen. Pasteur Vallery-Radot bemerkt noch, wenn man einmal Zylinder finde, so seien es ausschließlich hyaline („kolloide"), nicht Epithelial- oder granulierte Zylinder, die allein eine Desquamation der Tubuli anzeigen.

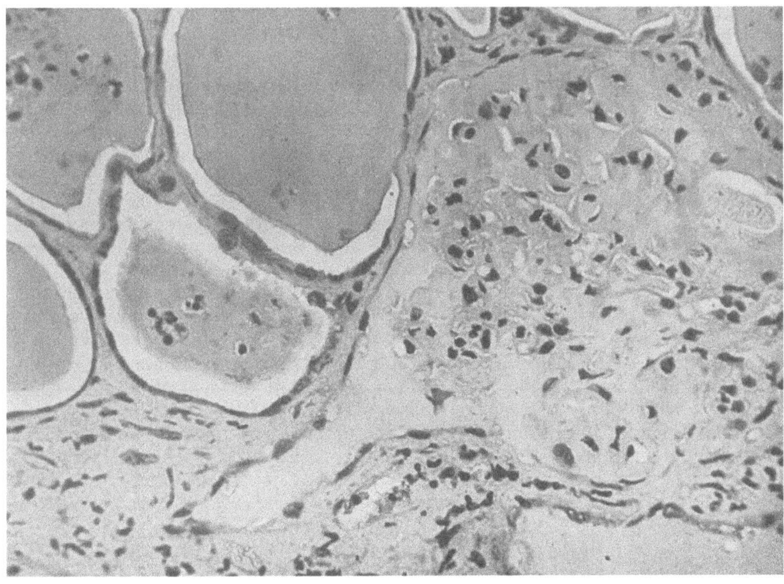

Abb. 100. Eiweiß in Kapselraum und Kanälchen bei Amyloid.
Aus Koch: Krankheitsforschung Bd. 4.

Es bedeutet ein Problem für sich, warum es bei der Amyloidnephrose viel weniger leicht zu Zylinderbildung kommt als bei der Nephritis.

Koch hat die Vermutung geäußert, daß bei der Nephritis Bluteiweiß dem Harn beigemengt sei, wofür der Nachweis von Erythrozyten spreche, während bei der Amyloidose das Fehlen dieser auf ein reines Filtrat oder Sekret hinwiese. Er verwertet für seine Ansicht die Feststellung Raubitschecks, daß bei der Glomerulonephritis stets Fibrin im Kapselraum auftritt, bei Amyloidose und frischer Stauung nie.

Vielleicht hängt der Unterschied auch mit dem Verhalten der Kanälchen zusammen. Bei der reinen Nephrose, bei der sich wenigstens in dem Frühstadium viel Zylinder, Epithelien und Epithelzylinder finden, findet eine viel stärkere Desquamation statt, auch auf den histologischen Bildern ist der Unterschied sehr deutlich.

Man könnte daran denken, das Verhalten der Zylindrurie zur Differentialdiagnose zwischen Nephrose und Amyloidnephrose zu verwenden, wenn nicht in den Spätstadien der chronischen Nephrose auch oft sehr wenig Zylinder gefunden würden.

Über die Frage, ob die Tubuliveränderungen abhängig sind von dem Grade der Glomerulusveränderungen äußert sich Fahr folgendermaßen: Es gibt zweifellos Fälle mit starker Amyloidosis, die auch mit starker hyaliner Tropfenbildung vergesellschaftet sind, und andererseits Fälle, wo bei ganz geringer Amyloidosis auch die hyalintropfige Degeneration zurücktritt; aber ein eindeutiger Parallelismus besteht keineswegs. So sehr Fahr mit

Loehlein darin einverstanden ist, daß der zur Schrumpfung führende Gewebsuntergang im weitesten Ausmaß von der Glomerulusveränderung abhängig ist, so sehr möchte er
andererseits betonen, daß die hyaline Tropfenbildung nicht an die Glomeruluserkrankung
gebunden ist, daß wir es hier vielmehr mit einer selbständig erzeugten, mit der Glomeruluserkrankung parallel gehenden — toxisch bedingten — Affektion zu tun haben.

Zum Beweis seiner Auffassung führt Fahr an, daß wir auf der einen Seite Fälle sehen
können, die geringe Amyloidose mit gut durchgängigen Schlingen bei völlig erhaltener
Struktur, dabei ausgedehnte, sehr erhebliche hyalintropfige Degeneration, namentlich in
den unteren Abschnitten der Hauptstücke zeigen, während wir dann andererseits Fällen
begegnen mit erheblicher Amyloidose, an die sich schon vielfach partielle VeTödung des
Parenchyms angeschlossen hat, bei denen aber die hyalintropfige Degeneration den erstgenannten Fällen gegenüber ganz und gar zurücktritt. Das gleiche gilt für die an den Epithelien auftretenden Verfettungen. Das scheint mir aber nicht gegen die Abhängigkeit
der Kanälchenveränderungen zu sprechen; nur ist bei erheblicher Amyloidose mit beginnender Parenchymverödung, also sehr hochgradige Störung der Glomerulidurchblutung, nicht
mehr dasselbe Bild zu erwarten, das Loehlein mit einer „mäßigen Störung der Glomerulidurchblutung" in Beziehung gebracht hat.

Ich zweifle aber, wie oben schon erwähnt, nicht, daß es Fälle gibt, die als Nephrose
beginnen und bei denen erst sekundär Amyloidinfiltration hinzutritt.

Loeschcke hat z. B. bei einer Lungentuberkulose bereits Amyloid der Milz, aber noch
kein Amyloid der Niere, aber hier starke hyaline Tropfenbildung gefunden (mündliche
Mitteilung).

Auch Koch betont den Unterschied in den Tubuliveränderungen, insbesondere werde
die bei Amyloid so häufige vakuolige Degeneration bei der einfachen Nephrose nie gefunden,
und auch er nimmt keine Abhängigkeit derselben vom Grade der Durchblutungsstörung
der Glomeruli an, sondern daß Amyloidablagerung und Tubuliveränderung auf dem Boden
der gleichen Schädlichkeit entstehen. Eine sichere Entscheidung ist hier so wenig wie
bei der subchronischen Nephritis zu treffen.

Die Gegengründe, daß Amyloid auch ohne Tubuliveränderungen vorkommt, sind,
da in solchen Fällen auch Eiweißausscheidung fehlt, ebensowenig sicher beweisend wie die
von Fahr, da wir den Grad der Durchblutungsstörung nicht beurteilen können.

Koch hat in seiner für das Verständnis des Verlaufes der Amyloiderkrankung so wichtigen klinischen und histologischen Untersuchung noch auf einen wesentlichen Unterschied
zwischen sekundärer nephritischer und sekundärer Amyloidschrumpfniere hingewiesen:
Während dort laufende Übergänge von völlig verödeten, strukturlosen Glomeruli zu solchen
mit noch völlig erhaltenen Schlingen anzutreffen sind, werden diese Übergangsstadien
bei der Amyloidschrumpfniere vermißt. Die Glomeruli sind entweder völlig strukturlos
oder im Stadium frischer subakuter Amyloidinfiltrate.

Koch schließt daraus auf eine **schubweise** Infiltration mit Amyloid, der auch der
klinische Verlauf der mitgeteilten Fälle entspricht.

Ätiologie der Nephrosen.

Primär degenerative Nierenerkrankungen von **akutem** Charakter und
leichteren Grades finden sich sehr häufig bei allen möglichen **akuten Infektionskrankheiten,** doch gehen sie selten über das Stadium der trüben
Schwellung und körnigen Degeneration, noch seltener über das der hyalin tropfigen Degeneration hinaus und wenn, so treffen wir vereinzelt oder auch in
ausgedehnterem Maße den Zustand der Zellnekrose (bei Lungenentzündung,
Masern, Fleckfieber, Ruhr, Typhus, Sepsis, Cholera, Diphtherie usw.). Aber
der chronische Zustand der lipoiden Degeneration wird nicht erreicht, und es
kommt auch nicht zu dem charakteristischen chronisch-hydropischen Krankheitsbild der Nephrose in engerem Sinne; mit Abheilen der Infektionskrankheit
schwindet auch das Eiweiß aus dem Harn, und die Niere spielt überhaupt im
Krankheitsbilde kaum eine Rolle, wenn die Nekrose nicht sehr ausgedehnt ist.

F. v. Müller hat in seiner Sammlung die Nierenpräparate von 2 Fällen akuter schwerster
Sepsis (darunter eine Puerperalsepsis), in welcher die Hauptstücke der Harnkanälchen
eine so schwere Degeneration der Epithelien mit Kernnekrose zeigen, wie man das sonst
nur bei intensiver Giftwirkung zu sehen bekommt.

Bei dem **Typhus abdominalis** kann noch am ersten der Eindruck einer
ernsteren Nierenerkrankung erweckt werden, daher die den Alten geläufige

Bezeichnung des Nephrotyphus. In der Mehrzahl der Fälle beruht die begleitende Albuminurie und Zylindrurie auf einer einfachen albuminösen Degeneration (Munk), in selteneren Fällen kommt es zu Epithelnekrosen, und auch die nicht seltene Hämaturie führt Munk auf „einfache (nekrotische ?) Schädigung der Kapillaren" zurück. „Die Nekrose ist in manchen Fällen außerordentlich stark, auch das Kapselepithel desquamiert, die Gefäße, namentlich die Schlingen sind mit Blut gefüllt."

Ich vermute, daß diese herdförmige Kapillarschädigung mit Hämaturie dem entspricht, was man früher als hämorrhagische Nephritis bei Typhus bezeichnet hat, und ich würde in solchen Fällen von einer infektiösen Herdnephritis sprechen. Ich habe einen Fall gesehen, bei dem die Überfüllung der Glomerulikapillaren mit Blut und die Blutaustritte aus den Glomeruli so hochgradig waren, daß ich mich gefragt habe, ob das nicht den Zustand der eigentlichen „Entzündung" vorstellt, denn es ist im Vergleich zu dem, was wir sonst unter Entzündung verstehen, fast grotesk, blutarme oder blutleere Kapillaren als entzündet, oder gar die Blutleere der Glomeruli als „Stigma der Entzündung" (Munk) zu bezeichnen.

In der Regel steht das degenerative Moment bei der Typhusniere so in dem Vordergrunde, daß man wohl die akute albuminöse Nephrose und ihre Steigerung bis zur Nekronephrose als die dem Typhus eigentümliche Form der Nierenerkrankung bezeichnen kann. Die Schwere der Nierenveränderungen geht etwa der Schwere der Allgemeinerkrankung parallel, und der Zustand der Niere und ihrer Funktion hat auf den Verlauf gewöhnlich keinen Einfluß.

Ich habe nur einen Fall von schwerem (aus Italien mitgebrachten Austern-) Typhus gesehen, bei dem die Nierenerkrankung die Todesursache gewesen ist. Es trat etwa gegen Ende der 1. Woche eine Anurie ein, der der Kranke erlag, und nach dem Tode fand sich eine große grauweiße Niere. Leider fehlt der histologische Befund, es ist möglich, daß es sich um eine ausgedehnte Nekrose gehandelt hat.

In der älteren Literatur sind noch andere Formen von Nierenschädigungen bei Typhus beschrieben, Wagner unterscheidet

1. die sogenannte parenchymatöse Degeneration, welche der gewöhnlichen Albuminurie zugrunde liegt,

2. die akute hämorrhagische Nephritis, meist ohne, seltener mit interstitiellen Veränderungen (vgl. Kap. X),

3. die lymphomatöse Form, ähnlich der bei Scharlach beobachteten,

4. eine im Anfang ähnliche, bei etwas längerer Lebensdauer zur interstitiellen eitrigen Entzündung führende Form, bedingt durch Bakterien in den Glomerulischlingen und den Stromakapillaren,

5. endlich die Hämoglobinurie kombiniert mit anderen Formen.

Ausnahmsweise soll auch eine echte diffuse Glomerulonephritis mit Wucherung der Kapselepithelien und Ödem vorkommen. Es ist möglich, daß es sich hier um Mischinfektionen mit Streptokokken handelt, doch habe ich einen Fall von hypertonischer Nephritis nach Typhus gesehen, bei dem sich Typhusbazillen im Harne nachweisen ließen.

Auch in der Arbeit von Herz und Herrnheiser über die Bakteriurie von Typhus- und Paratyphusbazillen wird eine hämorrhagische Nephritis erwähnt. Außerdem fand sich in allen zur Sektion gekommenen Fällen eine herdförmige Erkrankung der Niere, die der 3. und 4. Form von Wagner entspricht. Die Herde treten als kleine stecknadelkopfgroße Knötchen von grauweißer Farbe an der Ober- bezw. Schnittfläche der Niere hervor und sind von einem hämorrhagischen Hof umgeben. Manche dieser Herde imponieren als Abszesse, die auch konfluieren können. Im Zentrum der aus Proliferationszellen bestehenden Herde, wie man sie in den Lymphdrüsen oder Peyerschen Haufen bei Typhus findet, ist es zur Nekrose gekommen. Neben den herdförmigen Nierenaffektionen, die wir heute als infektiöse hämorrhagische und interstitielle, lymphomatöse oder eitrige Herdnephritiden bezeichnen würden, fand sich in allen Fällen parenchymatöse oder fettige Degeneration der Nieren.

Eine chronische, den Infekt überdauernde Lipoidnephrose ist meines Wissens nach Typhus nicht beobachtet worden.

Daß Typhuskranke und -genesende Eberthbazillen ausscheiden, ist etwas ganz Gewöhnliches und von der Nierenbeteiligung durchaus unabhängig. Uchiyama gibt an, wenn im Harne längere Zeit Typhusbazillen ausgeschieden werden, ohne daß eine Pyelitis oder Zystitis besteht, so finde man immer Nierenabszesse, gewöhnlich miliare kleine, selten solitär.

Ganz ähnlich, nur noch schwerer, sind die degenerativen Veränderungen bei der **Cholera,** die bei der letzten großen Choleraepidemie in Hamburg 1892 von Fränkel und Simmonds eingehend untersucht worden sind. Sie fanden hier auch trübe Schwellung mit albuminöser Degeneration, ausnahmsweise auch exquisite (neutrale) Verfettung der einzelnen, übrigens mit wohl erhaltenen Kernen versehenen und dabei ganz außerordentlich geschwollenen Epithelien in den gewundenen Kanälchen und endlich ausgesprochene Nekrosen.

Über die Pathogenese finden sich dieselben Meinungsverschiedenheiten in der Literatur wie über die der Sublimatnekrose (vgl. S. 1162). Auf Grund der älteren Tierversuche von Hermann und derjenigen von Litten, der bei zeitweiser Unterbindung der Nierenarterie ähnliche Befunde erhoben hatte, haben Cohnheim, Bartels und Leyden die Nekrosen auf Ischämie bezogen infolge der bei Cholera im asphyktischen Stadium eintretenden starken Blutdrucksenkung. Fränkel und Simmonds nehmen eine unmittelbare Giftwirkung des Choleragiftes auf die Epithelien an. Denn Simmonds konnte die gleichen Zellnekrosen auch bei Meerschweinchen nach intraperitonealer Einspritzung von Cholerakulturen erzielen und beim Menschen schon nach mehrstündiger Erkrankung eine Schädigung, nach einer Krankheitsdauer von wenigen Tagen schon schwerste Zerstörung des Parenchyms nachweisen.

Beides würde freilich nicht dagegen sprechen, daß die Nekrosen nicht durch schwere Störung der Blutversorgung, die allerdings nur in Stase bestehen könnte, zustande kommen. Unabhängig davon wird bei der Cholera zweifellos die Harn- und damit die Giftausscheidung sehr beeinträchtigt durch den enormen Wasserverlust durch den Darm; wir haben, wie auf Seite 117 erwähnt, wiederholt schon bei Cholera nostras mit heftigen Durchfällen eine so schwere Ausscheidungsbehinderung gesehen, daß Reststickstoffwerte von über 200 mg% gefunden wurden.

Wahrscheinlich macht das Choleragift (wie das Sublimat) eine unmittelbare Zellschädigung, und diese Stase; jene wird dabei um so schwerer ausfallen, je mehr die Harn- und Giftausscheidung durch extrarenale Momente (Wasser- und Salzverlust) beeinträchtigt ist.

Die einzige akute Infektionskrankheit, die einen etwas nachhaltigeren, den Infekt überdauernden dystrophischen Einfluß auf die Niere gewinnen kann, ist die **Diphtherie,** deren Gifte ja auch auf den Zirkulationsapparat und vor allem das Nervensystem noch lange nachwirken können.

Wir finden wie bei den oben genannten akuten Infektionskrankheiten während des akuten Infekts Albuminurie und Zylindrurie, sehr selten vielleicht auch Hämaturie, und histologisch die erwähnten degenerativen Veränderungen, in ganz vereinzelten Fällen auch hier bis zur Nekrose gesteigert.

Bei Munk findet sich eine Abbildung einer anscheinend diffusen Epithelnekrose bei Diphtherie ohne klinische Angaben. So hohe Intensitätsgrade müssen aber sehr selten sein, denn Fahr hat unter vielen hunderten von Fällen nur einen Fall gesehen, den er mit den schweren Nekrotisierungen beim Sublimat z. B. in Parallele setzen möchte, und zwar bei einem 8jährigen Jungen, der am 9. Tage unter den Erscheinungen der Herzschwäche gestorben ist. Angaben über Diurese und Harnbefund fehlen auch hier leider. Histologisch handelte es sich um eine richtige, ziemlich gleichmäßige Koagulationsnekrose. An der Nierenoberfläche fanden sich makroskopisch kleinste Blutpünktchen, denen mikroskopisch Zerreissungen stark ausgedehnter intertubulärer Kapillaren zugrunde liegen. Glomeruli blutreich, in den Kapseln spärlich geronnenes Eiweiß, sonst o. B.

Häßner hat einen Fall von akuter Epithelialnekrose infolge von Diphtherie beschrieben (Tod am 14. Krankheitstage an Schlucklähmung und Myokarddegeneration), bei dem sich in geradezu massenhafter Weise Regenerationsvorgänge fanden, wie sie uns wohl von der Sublimatnekrose, aber nicht von der akuten Nephritis geläufig sind (vgl. Abb. 101).

Es handelt sich also auch bei der Diphtherie nicht um eine Nephritis, sondern um eine primär degenerative Nierenerkrankung (Volhard und Fahr).

Übrigens hatte Heubner schon den grundlegenden Unterschied zwischen Scharlach und Diphtherie erkannt, als er feststellte, daß das Scharlachgift die stärkste Affinität zum Gefäßbaum habe, während das Diphtheriegift nur das Parenchym schädige.

Natürlich kann auch bei einer als Diphtherie imponierenden Streptokokkenangina oder bei einer Mischinfektion von Diphtherie mit Streptokokken nicht nur eine hämorrhagisch-infektiöse oder septisch interstitielle Herdnephritis, sondern auch einmal eine echte diffuse Glomerulonephritis auftreten. In solchen nicht häufigen Fällen von entzündlichen Nierenveränderungen bei Diphtherie hat die Annahme einer Mischinfektion trotz sterilen Leichenblutes jedenfalls mehr für sich, als die Vorstellung, daß die Diphtheriegifte variabel seien und bald degenerative, bald entzündliche Veränderungen bewirken könnten (Fahr). In zwei von sieben Fällen teils herdförmiger, teils diffuser hämorrhagischer

Nephritis bei Diphtherie konnte Deussing Streptokokken als die komplizierenden Erreger im Harn nachweisen.

Stockenius hat eine fast vollständige und doppelseitige Rindennekrose bei Diphtherie beschrieben. Hier setzte die Nierenerkrankung blitzartig mit Schüttelfrost und so heftigen Nierenschmerzen ein, daß an Nierensteinkolik gedacht und die darauffolgende 7 Tage andauernde Anurie für reflektorisch gehalten wurde. Es fand sich aber eine ausgedehnte hyaline Thrombosierung der ganzen Interlobulararterien bis zu ihren Endverzweigungen. Hier waren nicht nur die Harnkanälchen, sondern auch die Glomeruli und das Zwischengewebe in den nekrotischen Bezirken untergegangen. Ganz gleichartige Befunde hat Patrassi bei Kaninchen nach intravenöser Einspritzung großer rasch tödlich wirkender Dosen von Diphtherietoxin erzielt. Es fanden sich schwere Parenchymnekrosen, die das gesamte System der Harnwege betreffen. In den Gefäßen befinden sich Thromben. Das interstitielle Gewebe ist ödematös, von Infiltrationsherden durchsetzt, die sich vor allem um die Gefäße finden. Bei Tieren, die kleine Toxinmengen erhielten und 5 bis 12 Tage noch lebten, fanden sich ausgesprochene degenerative Veränderungen an den Glomeruli, die vor allem an die Gefäße gebunden erscheinen, und proliferative Vorgänge an den Epithelien und Endothelien. Das Kapillarnetz im Glomerulus ist erweitert, zum Teil mit thrombosierenden Blutmassen ausgefüllt (Blutzystenbildung in den Kapillaren). Bei Tieren, die bis zu 30 Tagen überlebten, fanden sich im vergrößerten Glomerulus enge Kapillaren, Lymphozyteninfiltrationen und Bindegewebswucherung. Dabei ist bald die Gesamtheit der Glomeruli, bald sind nur einzelne Sektoren im Glomerulusgebiet betroffen. Bei anderen Tieren verbindet sich mit diesen Veränderungen eine Wucherung des parietalen Epithels der Kapsel, die am Gefäßpol beginnt. Neben den Glomerulusveränderungen finden sich mehr oder weniger schwere Störungen am tubulären Anteil (Patrassi).

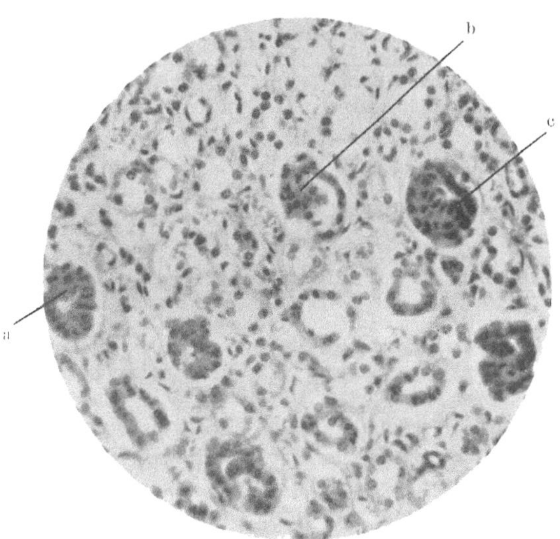

Abb. 101.
Regeneration von Nierenepithelien bei Diphtherie.
(Nach H. Häßner.)
a) Kernanordnung fast regelmäßig, b) Riesenzellen in das Lumen hineinragend, c) regellose Kernanordnung.

Danach sieht es so aus, als ob als Reaktion auf eine akute degenerative Schädigung durch das Diphtheriegift auch die gemeinhin als entzündlich bezeichneten — reparativen — Glomerulusveränderungen auftreten können.

Die Diphtherie ist diejenige akute Infektionskrankheit, bei der wir am häufigsten das Fortschreiten der einfachen Nephrose vom Stadium der albuminösen zu demjenigen der hyalin tropfigen zu sehen bekommen (Fahr). Beispiele von Übergang von der albuminösen zur hyalin-tropfigen und fettigen Degeneration sind in dem Werke von Fahr (S. 207—209) enthalten.

Dem entspricht auch der klinische Verlauf; denn während bei den übrigen akuten Infekten, die zu primär degenerativen Veränderungen am Parenchym führen, die Albuminurie meist geringfügig ist und den Infekt nicht überdauert, kommen bei der Diphtherie auch Fälle vor mit höhergradiger und länger andauernder oder gar erst nach dem Infekt einsetzender Albuminurie.

Diese Fälle könnte man klinisch wie histologisch als Übergangsstadien zu der eigentlichen (chronisch-hydropischen) Nephrose betrachten: klinisch, denn man kann bisweilen eine gewisse, wenn auch geringe Ödembereitschaft beobachten; histologisch insofern, als sich neben hyalin-tropfiger und fettiger Degeneration auch spurweise lipoide Infiltration nachweisen läßt.

Nach Rosenstein gehört Ödem zu den größten Seltenheiten bei der Diphtherie. Munk hat nie Ödeme bei der Diphtheriere beobachtet und im Harn niemals doppeltbrechende Lipoide gefunden. Dagegen haben wir in einem Fall von postdiphtherischer Nephrose Lipoide im Harn nachweisen können (Strauß und Schubardt) und Reinike hat an der Czernyschen Klinik solche bei zwei vierjährigen Knaben mit Diphtherienephrose gesehen; bei dem einen fand sich zweimal ein doppeltbrechendes Tröpfchen im Harnbodensatz, er war drei Wochen in Behandlung, hatte anfangs $12^0/_{00}$ Eiweiß und reichlich Zylinder. Bei dem anderen verlief die Diphtherie in drei Tagen tödlich, bei enormer Zylindrurie ließ sich einmal ein doppeltbrechender Tropfen feststellen. Das histologische Präparat ergab beginnende partielle Epithelnekrose in den Tubuli contorti 1. Ordnung, perivaskuläre Infiltrate und lipoide Degeneration, letztere auch in den Schaltstücken. Fahr hat bei Fällen ohne Ödem an den Hauptstücken diffuse Verfettung, doppeltbrechende Substanz nur in geringer Menge, erhebliche hyaline Tropfenbildung bei gut durchbluteten Glomeruli gefunden. Einen bei Volhard und Fahr als Beispiel angeführten Fall von Paralyse mit Diphtherie und Gaumensegellähmung, der klinisch und histologisch das Bild einer Nephrose geboten hatte, wage ich nicht mehr als reine Diphtheriefolge zu verwerten, nachdem Munk ihn als Syphilisnephrose in Anspruch genommen hat.

In den der Lipoidnephrose sich nähernden Übergangsfällen (vgl. S. 1098) kann die Albuminurie bisweilen erst nachträglich auftreten und länger bestehen bleiben.

In einem unserer Fälle stellte sich die Eiweißausscheidung erst vier Wochen nach dem Infekt ein und zwar gleichzeitig mit einer leichten Polyneuritis mit Gaumensegellähmung und Doppeltsehen. In einem Falle Munks, der auch schwere Herzstörungen und Gaumensegellähmung hatte, war der Urin neun Wochen eiweißhaltig ($1-2^0/_{00}$), und der Harnbodensatz enthielt Epithelien, Leukozyten, vereinzelte granulierte Zylinder, keine roten Blutkörperchen.

Aber eine Steigerung des Prozesses bis zu dem Bilde einer echten chronisch-hydropischen Nephrose und überhaupt ein Chronischwerden der stets von selbst abheilenden Erkrankung haben wir nie gesehen.

Diphtheriebazillen sind wiederholt im Harn gefunden worden (Munk, Dorner), doch ist der Nierenbefund von der Bazillenausscheidung unabhängig.

Die Diphtheriere als Folge einer den akuten Infekt überdauernden Giftwirkung bildet den Übergang zu den halb als chronisch parenchymatöse Nephritis, halb als Amyloidniere imponierenden echten **chronischen Nephrosen** oder **Lipoidnephrosen.**

Konnte man die erstgenannten mehr weniger **akuten** degenerativen Veränderungen von der albuminösen Degeneration bis zur Nekrose als die typischen Folgen der Toxine **akuter** Infekte bezeichnen, so stehen in der Ätiologie der eigentlichen — von vornherein chronischen — Nephrosen

I. die **chronischen Infektionen** an der Spitze.

Dabei ist sehr bemerkenswert, daß diese auch in der Ätiologie des Amyloids eine große Rolle spielen und daß die durch chronische Infektionen hervorgerufenen Nephrosen sich gerne mit Amyloid kombinieren.

Ia. An erster Stelle ist hier die **Syphilis** zu nennen. Sie kann im Frühstadium dieser ihrem ganzen Wesen nach wohl als chronisch zu bezeichnenden Allgemeininfektion eine plötzlich einsetzende und unter Umständen rasch abheilende „akute" Erkrankung vom Typus der Lipoidnephrose hervorrufen, im Spätstadium eine ganz schleichend beginnende und ganz chronisch verlaufende primäre Parenchymdegeneration von genau dem gleichen Typus machen (Beispiele vgl. S. 1121 u. 1141).

Wir selbst haben mehrere rasch abheilende Fälle luetischer Ätiologie gesehen und unter den chronischen einen eigenartigen Fall mit ganz chronischem, dem der genuinen Nephrose vollkommen gleichenden Verlauf bei einem Manne, der vor 11 Jahren eine regulär behandelte Lues durchgemacht hatte. Hier schloß sich das schwere Krankheitsbild aber aus scheinbarer Gesundheit heraus an einen Unfall an. Der Patient war aus Stockwerkhöhe auf das Kreuz gefallen und hatte sich eine ziemlich starke Kontusion ohne äußere Verletzung zugezogen. Als er drei Wochen später zum ersten Male aufstand, bemerkte er eine Schwellung der Füße, und es entwickelte sich in wenigen Tagen ein allgemeiner Hydrops, der monatelang, ein chronisches Nierenleiden, das jahrelang anhielt und das typische Krankheitsbild der „genuinen" Nephrose bot.

Eine größere Reihe von Fällen rein degenerativer Nierenerkrankung — das Fehlen der Blutdrucksteigerung wird nur in einem Falle erwähnt — ist zuerst von Munk aus der Krausschen Klinik beschrieben worden, aus denen hervorgeht, daß der Syphilis eine große Bedeutung für die Ätiologie der Nephrosen zukommt.

Daß es sich bei der luetischen Lipoidnephrose des Früh- wie des Spätstadiums zweifellos nicht um sekundäre, sondern um primäre Parenchymdegenerationen handelt, das geht sowohl aus der Schilderung Munks — der in einem Falle trübe Schwellung und lipoide Degeneration „ohne entzündliche Erscheinungen" fand, die Glomeruli waren vollkommen intakt —, als auch aus den Beschreibungen von Fällen gleicher Ätiologie durch Fahr mit Sicherheit hervor.

Doch scheint die Syphilis ausnahmsweise auch eine echte diffuse hypertonische Nephritis machen zu können (vgl. S. 1248).

Komplikation mit Amyloid kommt vor (ein Beispiel findet sich bei Mc Elroy); sie kann aber auch bei jahrelangem Verlauf ausbleiben; andrerseits kann sich auch auf dem Boden der Lues eine selbständige primäre Amyloidose ganz chronischer Verlaufsart entwickeln.

Ib. Ganz ähnlich wie bei der Lues liegen die Verhältnisse bei der häufigsten chronischen Infektionskrankheit, der **Tuberkulose.** Auch hier kommen Lipoidnephrosen vor, häufig mit, selten aber auch ohne Amyloid, doch ist hier bei längerer Dauer der Nierenerkrankung stets mit der Möglichkeit dieser Komplikation oder mit einer primären Amyloid-Glomerulonephrose zu rechnen.

Meinem früheren Mitarbeiter Kieffer ist an der Filiale für Lungenkranke in Mannheim unter 850 Fällen von Lungentuberkulose 15 mal das klinische Krankheitsbild der Nephrose begegnet, allermeist mit Amyloid. In allen Fällen von Nephrose mit Amyloid handelte es sich um schwere Lungentuberkulosen, die fast alle mit schwerer Darmtuberkulose kompliziert waren. Einmal lag gleichzeitig eine eiternde Knochentuberkulose vor, in zwei Fällen bestand ein Empyem bei Pneumothorax, zweimal trafen schwere nephrotische Veränderungen in der Niere und Amyloid gleichzeitig mit Nierentuberkulose zusammen.

Als Beispiel einer typischen Nephrose tuberkulöser Ätiologie noch ohne Amyloid kann ein von Beumer beschriebener Fall angeführt werden:

Siebenjähriger Knabe, mit 20 Monaten zuerst Halsdrüsen- und Knochentuberkulose. Befund: Hydrops, Aszites, Pleuratranssudate. Eiweiß im Harn 14 $^0/_{00}$. Cholesterin im Serum 690 mg $^0/_0$, Blutdruck 110, Konzentration 1030. Außerordentlich zahlreiche tuberkulöse Knochenherde an den meisten Finger-, beiden Fußgelenken und Unterarmen; fistelnde große Halsdrüsen. Unter Harnstoffgaben und Trockenkost rasche Entwässerung. Durch Sonnenbehandlung glänzende Besserung des Grundleidens und des Allgemeinzustandes, so daß der Gedanke an Amyloid fallen gelassen wurde.

Landouzy und Bernard haben 1901 eine Néphrite parenchymateuse chronique des Tuberculeux beschrieben, die vollständig dem Krankheitsbild der Nephrose entspricht. Bernard betont später nochmals die tuberkulöse Ätiologie; die Néphrite hydropigène tuberculeuse, die sich durch eine gute Nierenfunktion (normale oder übernormale Durchlässigkeit gegen Methylenblau) und durch Fehlen von Blutdrucksteigerung und Fehlen der „Petits signes du brigthisme" Dieulafoys auszeichnet, kann sekundär bei schwerer Tuberkulose, aber auch primär als larvierte Form der Tuberkulose auftreten.

Bernard spricht auch von einer Néphrite méiocrasique, weil sie infolge der gesteigerten Durchlässigkeit der Niere zu einer Verminderung der Molekularkonzentration des Blutes führe, und er leitet die Erkrankung auf eine „Tuberkulisation" der Niere zurück.

Zu diesen tuberkulösen Nephritiden rechnet Bernard auch die von Marfan beschriebenen chronisch-hydropischen Kindernephritiden von langer Dauer.

Daß die Nephrose mit einer gewissen Vorliebe jugendliche Individuen befällt, ist auch uns aufgefallen.

Ic. Als 3. chronische Infektionskrankheit, bei der gelegentlich eine primäre chronische Parenchymdegeneration unter dem Bilde der echten Lipoidnephrose auftritt, nenne ich das Geschwisterkind der Tuberkulose, die **Hodgkinsche Krankheit, das maligne Granulom.** Auch hier besteht große Neigung zu Amyloid. Die Fälle meiner Beobachtung waren mit Amyloid kompliziert; auch Lichtwitz erwähnt, schwere amyloide Nephropathie in zwei Fällen von Granulom gesehen zu haben.

Auch Fahr hat unter seinen Fällen von Nephrose einen 20jährigen Mann mit Hodgkinscher Krankheit. Hier fand sich außer starken degenerativen Veränderungen (hyalintropfige Degeneration, Verfettung und Lipoidinfiltration) eine nur mäßige Amyloidose, Schlingen der Glomeruli dabei gut bluthaltig.

Es kommen aber auch reine Lipoidnephrosen ohne Amyloid vor.

Stepp hat einen solchen Fall mit hochgradigem Ödem, Albuminurie um $20^0/_{00}$, Blut-Cholesterin von 600 mg Prozent beschrieben, der seine Ödeme unter Harnstoff verlor. Die Albuminurie ging bis auf $^1/_2{}^0/_{00}$, der Cholesterinwert bis zur Norm (bis 168 mg Prozent) zurück, und die Autopsie ergab als Ursache der Nephrose ein Granulom der Mesenterialdrüsen; die Degenerationserscheinungen an den Nieren waren in Rückbildung begriffen.

Id. In früheren Zeiten und Lehrbüchern (Bartels) ist auffallend oft von chronisch-parenchymatöser Nephritis nach **Malaria** die Rede. Soweit sich aus der Beschreibung ersehen läßt, hat es sich dabei um echte hochhydropische Nephrosen gehandelt. Sie sind mit der Ausrottung der Malaria und raschen Heilung sporadischer Fälle durch Chinin ganz aus unseren Krankenhäusern verschwunden.

Ascoli gibt an, daß die Malaria sehr oft „Nephritis" macht. Diese verläuft oft ohne Symptome, heimtückisch, manchmal kommen Ödeme vor, Urämie ist sehr selten. Besonders die Quartana scheint gerne zu hydropisch-degenerativen Nierenaffektionen zu führen, die unter Chininbehandlung ausheilen (vgl. Larbeck). Über Malarianephritis vgl. S. 1242.

Während des Krieges muß trotz der außerordentlichen Häufigkeit der Malariainfektionen eine klinisch hervortretende Beteiligung der Niere ungemein selten vorgekommen sein. Munk hat unter mehreren Tausenden von Fällen nicht ein einziges Mal die Erscheinungen einer Nephritis gesehen. Nach Munk ist bei Malaria meist eine ausgedehnte fettige Degeneration, bei den akuten Todesfällen der Malaria typhosa jedoch auch daneben oder ausschließlich eine Epithelnekrose vorhanden.

Ich selbst habe in meinem Nierenlazarett einen Fall von Lipoidnephrose gesehen, der möglicherweise auf eine chronische Malariainfektion zurückgeführt werden konnte:
Sergeant, 36 Jahre. Dez. 1916 Rumänien, April Champagne, feuchte Unterstände, Mitte April 1917 Malaria, Rückfall Ende Mai; neuer Rückfall Ende Juli. Kurz vorher vorübergehend geschwollene Füße.
1. Aug. Lazarett, viel Eiweiß. 15. Dez. Nierenlazarett. Nur nach der Reise leichte Knöchelödeme. Blutdruck 100 mm Hg. Albumen $15—38^0/_{00}$. Rest-N 20—30 mg Prozent. NaCl im Blut $0,67^0/_0$, schlechte Diurese, keine Ödeme. Spez. Gewicht 1032. 30. Dez. 1917 bis 5. Jan. 1918 Pleuritis. Ab 11. Februar Aszites, zunehmende Ödeme. Nach täglich 50 g Harnstoff Entwässerung.
12. März 40^0 Fieber, Schüttelfrost, doppeltseitige eitrige Pleuritis, Peritonitis, Exitus. Im Blut hämolytische Streptokokken; im Aszites Streptokokken in langen Reihen. Autopsie: Peritonitis, eitrige Pleuritis beiderseits. Mandeln groß, gerötet, weich, beim Einschneiden Eiter in den Buchten.
Niere: groß, schwer, glatt. Rinde breit, gelb. Mikroskopisch: Epithelien vielfach geschwollen, fein vakuoliert, mit feintropfigem, meist doppeltbrechendem Fett erfüllt. Glomeruli zum Teil leichte Schlingenverfettung und Schwellung der Kapselepithelien. Zahl der Kerne eher vermindert.

Auch in der Ätiologie des Amyloids hat in früheren Zeiten die chronische Malariainfektion eine große Rolle gespielt.

Ie. Endlich wäre noch die große Gruppe der chronischen **septischen Allgemeininfektionen** und der chronischen Eiterungen einschließlich der chronischen Pilzinvasionen zu nennen; doch tritt bei letzteren die reine

Nephrose mehr zurück hinter der Amyloidniere. Das gilt sowohl für das bei chronischen Eiterungen aller Art zu beobachtende Krankheitsbild der Lipoidnephrose wie für die chronischen Infektionen mit Aktinomykose und Streptotrichose (Glaser und Hart).

Doch können chronische Eiterungen auch Nephrosen ohne Amyloid hervorrufen.

Bei einer chronischen Nephrose von monatelanger Dauer im ödemfreien Stadium, bei der der primäre Infektionsherd in den Mandeln vermutet wurde, trat nach ihrer Ausschälung eine perakute tödliche Sepsis auf. Die Autopsie ergab einen alten kleinen periostalen Eiterherd an einer Rippe als Ursache der autoptisch bestätigten nicht schweren Nephrose ohne Amyloid.

Clausen meint, die Nephrose (= parenchymatöse Nephritis) werde meist durch einen primären Infektionsherd, und zwar durch Staphylokokken hervorgerufen.

In 11 einschlägigen Fällen bestand regelmäßig eine Nebenhöhlenentzündung, deren Verschlimmerung von Zunahme der Nierenerscheinungen begleitet war. Nur durch erfolgreiche Behandlung der Nebenhöhlenerkrankung konnte eine wesentliche Besserung der Nephrose herbeigeführt werden.

Auch Aldrich hat in einem seiner Fälle den Staphylococcus albus als Erreger festgestellt.

Bei einem 3jährigen Mädchen, das mit Aszites, mächtigen Ödemen, viel Eiweiß ohne B.K. im Sediment, Blutdruck 90/50, Rest-N 36, Blut U+ 18, Cholesterin 203 mg $^0/_0$ aufgenommen war, konnten 7 Anfälle von schwerstem Ödem beobachtet werden. Nach Entfernung der Mandeln, der Adenoiden, wurde schließlich Eiter aus dem linken Antrum aspiriert, der in Reinkultur Staphylococcus albus enthielt. Nach einigen Wochen Wohlbefinden kam sie wieder mit starker Albuminurie. Nach Eröffnung beider Kieferhöhlen war schon am nächsten Tag die Albuminurie verschwunden.

Auch bei chronischer Sepsis (ohne und mit Endocarditis lenta und Pankarditis) kommen primäre Parenchymdegenerationen mit dem klinischen und histologischen Bilde der Lipoidnephrose vor, und zwar auch ohne Amyloid, aber meist nicht rein, sondern kombiniert mit anderen, infektiösen Prozessen, wie embolische und interstitielle Herdnephritis.

Munk gibt an, in einem Falle von chronischer Pneumokokkensepsis mit vereiterten Thromben eine große weiße Niere (Lipoidnephrose) gesehen zu haben.

Allem Anschein nach spielen auch chronische Pneumokokkeninfektionen eine wichtige Rolle für die Ätiologie der Nephrose. Ihre Rolle ist deshalb umstritten, weil wir die auffallende, späterhin vielfach bestätigte Beobachtung gemacht haben, daß sich im Laufe der hydropischen Nephrose nicht selten eine tödliche Pneumokokkenperitonitis einstellt, die man auch für die Folge eines Sekundärinfektes halten kann.

Wir werden auf diese Frage bei Besprechung der unbekannten Ätiologie der sog. genuinen Nephrose zurückkommen.

Die Untersuchungen von Randerath sprechen sehr für die Möglichkeit der Entstehung echter Nephrosen mit Lipoidurie lediglich durch langdauernde Pneumokokkeninfektionen. Der Satz, daß die Pneumokokken bei jeder Pneumonie in den Kreislauf und die Organe übergehen, gilt auch für die so häufige Pneumokokkeninfektion des Kindesalters, insbesondere die Lobulärpneumonie. Randerath konnte nicht nur bei generalisierten Pneumokokkeninfektionen stets, sondern auch bei einfachen Bronchopneumonien im frischen Abstreichpräparat und im fixierten Gewebsschnitt der Niere Pneumokokken nachweisen.

Die schwersten Nierenveränderungen hat er dann gefunden, wenn das Krankheitsbild durch eine Peritonitis fibrinöser oder eitrig-fibrinöser Natur kompliziert war. Während bei unkomplizierter Bronchopneumonie die Nierenveränderungen nicht über das Stadium der trüben Schwellung hinausgingen, fand er im Falle generalisierter Pneumokokkeninfektion die Niere stark geschwollen, von schlaffer Konsistenz, die Schnittfläche trübe, feucht, gequollen, mit verwaschener Zeichnung, die Farbe blaß, grau bis gelbgrau; histologisch trübe Schwellung, hyalintropfige Entmischung der Tubuliepithelien, auch gelegentlich Schwellung der Glomeruliepithelien, ganz feine Verfettung der Glomerulusschlingen. An den Tubuliepithelien konnten herdförmig ausgebreitete Verfettungen, aber in keinem Fall doppeltbrechende Lipoide nachgewiesen werden. Zweifellos hat es sich bei den 3 Fällen von Randerath, die klinisch ausgesprochene Nierenerscheinungen — Albuminurie, Ödeme, Aszites — aufgewiesen hatten, um frühe Stadien der echten chronischen Nephrose gehandelt.

Besonders lehrreich ist der erste Fall eines 3jährigen Mädchens, bei dem die Erkrankung im April mit Fieber, Ödemen am ganzen Körper und Aszites begonnen hatte. Am 5. Juni Aufnahme mit $12^0/_{00}$ Albumen, Zylinder; spärlich Erythrozyten, Leukozyten und Lipoide. Am 8. 6. eitriger, Pneumokokken enthaltender Liquor, am 9. 6. Exitus. Hier fand sich das oben geschilderte typische Bild der Nephrose mit starker Alteration der Niere in Form von trüber Schwellung, hyalintropfiger Entmischung und Verfettung ohne Lipoide. Daneben die Zeichen einer schweren Allgemeininfektion durch Pneumokokken. Die Schleimhaut der Bronchien war stark gerötet und aufgelockert, Blähung der vorderen Lungenabschnitte und interstitielles Emphysem wiesen auf eine überstandene Entzündung hin.

Hier kann man schon von einer subchronischen Nephrose sprechen, und man kann mit ziemlicher Sicherheit annehmen, daß der Fall, wenn die Allgemeininfektion mit Pneumokokken weniger schwer, die Meningitis nicht tödlich gewesen wäre, später das Bild der chronischen — scheinbar genuinen — Lipoidnephrose geboten haben würde.

Daß die Pneumokokkenmeningitis nicht immer eine sekundär aufgepfropfte Infektion bedeutet, sondern eine der Nephrose parallelgehende Manifestation der primären Infektion sein kann, das lehrt ein von Crouzon beschriebener Fall, der in einem komatösen, von Krämpfen unterbrochenen Zustand in die Klinik kam mit 10 g Eiweiß im Urin. Lumbalpunktion ergab polynukleäre und Pneumokokken. Die Pneumokokkeninfektion hatte gleichzeitig eine akute Nephrose und eine Meningitis hervorgerufen, die zur Heilung kamen.

Ob hierher auch die chronisch-hydropische mit sehr starker Eiweißausscheidung einhergehende Parenchymerkrankung der Niere gehört, die Heubner bei Mädchen im Anschluß an chronische Pyelitis (bakteriologisch gewöhnlich Koli, einmal Streptokokken) gesehen und beschrieben hat, wage ich mangels eigener Erfahrung und genauerer Angabe über Blutdruck und Glomerulibefund nicht zu entscheiden. Histologisch fand Heubner eine mit Anschwellung der Rinde verbundene ausgebreitete Epithelerkrankung.

Unter Urotropinbehandlung verlor sich der Hydrops und der Zylinder- und Leukozytengehalt des Urins, allmählich auch das Eiweiß.

If. Mir sind sechs chronisch-hydropische Nephrosen (mit Amyloid) begegnet, die sich an eine ungemein chronisch und fieberlos verlaufende polyartikuläre hypertrophische und deformierende **Arthritis** angeschlossen haben, und zwar bei Männern, die frei von Lues und Tuberkulose waren.

1. Der eine Kranke (25 Jahre) starb nach vierjährigem Bestand des schmerzhaften, zu Beugekontraktur der Knie führenden Gelenkleidens und einjähriger Dauer des Nierenleidens an Pneumokokkenperitonitis, und die Autopsie ergab eine Amyloidniere.

2. Der andere Kranke (53 Jahre) hatte im 24. und seit dem 38. Jahre fieberlose Schwellungen und Schmerzhaftigkeit der Hand- und Fußgelenke, seit vier Jahren zunehmende Albuminurie bis $12^0/_{00}$ bei mäßiger Ödemneigung und normalem Blutdruck; er ist (zu Hause) an Niereninsuffizienz gestorben, was ebenfalls die Annahme von Amyloid nahelegt.

3. H. Z., 12 Jahre. Seit etwa einem Jahr bemerkt die Mutter zu- und abnehmende Schwellungen im Gesicht des Knaben und auch des Bauches. Schwellung der Kniegelenke, öfter punktiert.

13. Februar Befund: Für Alter schlecht entwickelt, 25 kg, blaß. Sehr ausgesprochene Trommelschlegelfinger. Gesicht gedunsen, mäßige Ödeme. Blutdruck 100/60 mm Hg.

Haut: Erythema exsudativum. Milztumor. Drüsenschwellung in Leistenbeuge und Achselhöhlen. Hydrops beider Kniegelenke r $>$ 1. Alb. $15^0/_{00}$. Bodensatz: einige rote und weiße Blutkörperchen, reichlich doppeltbrechende Lipoide. Wassermann negativ. Intrakutanreaktion mit Tuberkulin negativ.

Blut: 4 Mill. rote Blutkörperchen, 16 000 weiße Blutkörperchen. $67^0/_0$ Segm. Kern. $2^0/_0$ Stabkern. $1^0/_0$ Übergangsformen, $5^0/_0$ gr. Mononukl., $25^0/_0$ Lympho.

17. Februar Ambard 0,1. Harnstoff im Serum 14,4 mg Prozent, Cholesterin 175 mg Prozent.

20. Februar plötzlicher Temperaturanstieg bis 39°. Puls klein, beschleunigt. Blut: 30 000 weiße Blutkörperchen. $91^0/_0$ Segm. Kern. $1^0/_0$ Stabkern. $8^0/_0$ Lympho.

Unter dem Bild der Peritonitis mit paralyt. Ileus Exitus.

Autopsie: Eitrig fibrinöse Peritonitis, Pneumokokken +. Chron. Entzündung beider Kniegelenke, reichlich Pneumokokken. Chronische Lymphadenitis (Pneumokokken +). Nephrose mit Amyloid. Milzamyloid.

Niere: Oberfläche übersät mit zahllosen gelblichen kommaförmigen Stippchen. Weiße Niere.

Histologisch: Amyloidinfiltration der Arterien, besonders der Vasa afferentia und Glomeruli. Starke Verfettung (meist doppeltbrechende Fettkugeln und Kristalle) der gewundenen Kanälchen, besonders aber in den Lymphgefäßen des Interstitiums.

4. Polizeiassistent, 62 Jahre. Seit 1914 chronische Polyarthritis besonders des rechten Knies. Seit 1923 Alb. +, $3-12^0/_{00}$. Oktober 1927 Bauchkoliken, Januar 1928 U+ 104 mg $^0/_0$ ansteigend auf 320, Durchfälle, Anurie. Kongorotversuch +. Exitus. Amyloidnephrose.

5. Arzt, 43 Jahre. 1907 Rheumatismus des rechten Schultergelenks. Alb. Spuren. 1910 Bechterew. 1925 Müdigkeit Alb. +++. 1929 Kniegelenkerguß. Karbolspülung. Seitdem Verschlechterung. Appetitlosigkeit, Erbrechen, Kräfteverfall. Bei der Aufnahme 26. 6. Alb. $9^0/_{00}$, Lipoide +, spez. Gewicht 1012 bei 250 ccm Menge. Blut U+ $314-385$ mg $^0/_0$ 8,4—9,5 U⁻, Indikan +++, Xanthoprotein +++. Exitus im urämischen Koma. Niere: Amyloid, subakute Verlaufsart.

6. Lehrer, 64 Jahre. 1925 „Herzneurose". B.D. 165—185. Gelenkrheumatismus. Januar 1929 Verschlimmerung der Gelenkschmerzen. April Ödem. Alb. $8^0/_{00}$. August 1929 heftige Durchfälle, zunehmende Ödeme, multiple schmerzhafte Gelenkschwellung. Appetitlosigkeit, Schwäche, zum Schluß Anurie. U+ 110 mg $^0/_0$. Indikan +++, zunehmender Verfall. Krämpfe. Exitus Februar 1930. Niere: ausgedehnte Amyloidose.

Ehrmann hat kürzlich über 5 ganz ähnliche Fälle von chronisch multipler Gelenkaffektion vom Charakter der Arthritis deformans, zum Teil mit besonderer Beteiligung der Wirbelsäulengelenke berichtet, die das Krankheitsbild einer typischen chronischen Nephrose darboten. In 2 Fällen, die zur Autopsie kamen, fand sich Amyloidose der Glomeruli. Die Fälle wiesen die für Nephrose charakteristische Vermehrung des Fibrinogen- und Globulingehaltes des Blutes auf, was die Autoren als Zeichen des gestörten Eiweißstoffwechsels betrachten.

Auch Zadek hat unter seinen an Urämie gestorbenen Fällen von Schrumpfniere den eines 25jährigen Schlossers, der seit 1926 allmählich zunehmende, anfangs schmerz- und fieberfreie Schwellung der Kniegelenke bekommen hatte. Anfang 1928 nahmen die Schmerzen zu, es trat unregelmäßiges remittierendes Fieber auf. Bei der Aufnahme im März 1928 bestand eine chronisch schleichende Infektarthritis beider Knie- und in geringerem Grade der Fußgelenke mit erheblicher leukozytärer Exsudatbildung und starker Beteiligung der periartikulären Weichteile, septisch remittierendes Fieber, Milzschwellung, leichter Aszites, Knöchelödem und eine zwischen $^1/_2$ und $24^0/_{00}$ schwankende Albuminurie mit Zylindern, sehr wenig doppeltbrechenden Lipoiden ohne Erythrozyten. Blutdruck normal, Konzentration bis 1045, bei Alkalibelastung pH bis 8,0. Mitte April 1928 tritt eine plötzliche Änderung der Nierenfunktion ein. Spezifisches Gewicht fällt ohne Erhöhung der Harnmenge auf 1005—1010, typische Isosthenurie. Der Blutdruck steigt auf 150, es treten die Erscheinungen der echten Urämie auf, U+ 241 mg $^0/_0$, RN 199 mg $^0/_0$, Indikan 0,64 mg $^0/_0$, Urorosein +; schwere Azidose, Alkalireserve 22,6. Bei der Obduktion fand sich eine einige Wochen alte Thrombose beider Nierenvenen, erheblich vergrößerte Niere und schwere Amyloidose der Glomeruli, der Milz, der Leber. Chronisch serofibrinöse Infektarthritis beider Kniegelenke ohne Anhalt für Tuberkulose. Leider fehlt eine bakteriologische Untersuchung.

Das klinische Bild entsprach zunächst dem einer reinen Nephrose. Der plötzliche Umschwung ist wohl auf die Nierenvenenthrombose zurückzuführen, doch kann der gleiche — subakute — Verlauf zur Urämie nach unseren Erfahrungen auch ohne solche Komplikation bei rasch zunehmender Amyloidose eintreten (vgl. S. 1129).

Diese Fälle von chronischer Arthritis, bei denen man im Zweifel sein könnte, ob neben den chronisch-infektiösen Prozessen auch ein konstitutionelles bzw. endokrines Moment im Spiele ist, leiten über zu einer zweiten Gruppe von chronischen, vielleicht für die Ätiologie der Nephrose in Betracht kommenden Zuständen.

II. Endokrine und Stoffwechsel-Störungen. Fettspeicherung in der Niere kommt bei Basedow und Diabetes vor, ausnahmsweise vielleicht auch hier und da eine geringe Infiltration mit doppeltbrechenden Lipoiden. Ich halte es aber nicht für richtig, die Fett- und Glykogenspeicherung, z. B. in der Diabetikerniere, mit den degenerativen Prozessen gleichzustellen und als glykämische und lipämische Nephrose zu bezeichnen. Das gibt doch ein falsches Bild. Eine echte primäre chronisch-hydropische Nephrose habe ich bisher weder bei Basedow noch bei Diabetes gesehen, wohl aber zu Hydrops neigende Fälle von Diabetes mit stärkerer Albuminurie, Retinitis albuminurica und mit Blutdrucksteigerung, aber nur in höherem Alter und nie ohne stärkere arteriosklerotische Veränderungen, also Nephrosklerosen mit sekundärer Parenchymdegeneration.

Dazu rechne ich auch die von F. v. Müller erwähnten „Nierenveränderungen degenerativer und zwar chronischer Art beim Diabetes", die sich oft nach langdauernder hochgradiger Zuckerausscheidung einstellen, wobei F. v. Müller annimmt, daß durch diese und vielleicht auch durch die Azidose die Nierenepithelien allmählich geschädigt werden. „Nach einleitender allmählich immer stärker werdender Albuminurie können sich schwere Ödeme einstellen und schließlich das volle Bild einer ernsten Nierenerkrankung mit Augenhintergrundsveränderungen und Herzhypertrophie, während der Zuckergehalt des Harnes dabei gewöhnlich sinkt und oft bis 0 heruntergeht; der Blutzucker bleibt aber hoch 0,2—0,6$^0/_0$ als Zeichen, daß das Zuckerausscheidungsvermögen gelitten hat." Letzteres spricht vielleicht, die Herzhypertrophie mit Sicherheit dafür, daß hier eine schwere Durchblutungsstörung der Niere zugrunde liegt, die eine sekundäre Parenchymdegeneration zur Folge hat.

Auch in dem von F. v. Müller angeführten Fall einer 62jährigen Frau, die an einer hochgradigen S t r u m a und an einer monatelang anhaltenden Albuminurie mit Ödem und pseudochylösem Aszites litt, hat es sich zweifellos um eine sekundäre Parenchymdegeneration gehandelt, denn es bestand Konzentrationsunfähigkeit (1012) und eine hochgradige Blutdrucksteigerung bis 210 mm Hg nebst Herzhypertrophie.

v. Monakow hat an der F. v. Müllerschen Klinik einen Fall von Basedow beschrieben mit hochgradiger Albuminurie und Ödem, schlechter Kochsalz- und guter Stickstoffausscheidung.

Graupner hat bei 2 Fällen von schwerem Basedow mit stark vergrößertem Thymus, die kurz nach der Operation unter Delirium cordis starben, degenerative Nierenveränderungen festgestellt, in dem einen Falle nekrotische Flecken und Streifen, besonders im Epithel der graden Harnkanälchen der Rinde und in den gewundenen Kanälchen, und feinkörnige basale Verfettung in den noch Kernfärbung aufweisenden Kanälchen, im anderen Falle hochgradige feinkörnige Verfettung in allen Arten von Harnkanälchen. Über die zweifelhafte Rolle der Hypothyreose in der Ätiologie der Nephrose vgl. S. 1070.

Daß auch dem allgemeinen Ernährungszustand in der Ätiologie der Lipoidnephrose eine große Bedeutung zukommt (Munk), glaube ich nicht. Es sind durchaus nicht immer schwächliche, von Haus aus anämische Individuen, welche an diesem seltenen Nierenleiden erkranken; und die Neigung der Kriegsnephritis zu sekundärer Lipoiddegeneration hat unmittelbar sicher nichts mit den veränderten Ernährungsbedingungen, Entbehrungen und Überanstrengungen des Kriegsdienstes zu tun. Wenn Munk auf die Hungerödeme hinweist, so lehren gerade diese, daß chronische Unterernährung zwar ein hydropisches Krankheitsbild, aber keine hydropische Nephrose machen kann.

Zuzugeben ist aber, daß bei bestehendem Nierenleiden eine zu eiweißarme Ernährung das Auftreten des hyperlipämischen Syndroms begünstigen kann (vgl. S. 1075).

Zu der Gruppe der Stoffwechselstörungen könnte man auch die S c h w a n g e r s c h a f t rechnen, und ich war früher irrtümlicherweise geneigt, auch die Parenchymdegenerationen in der Schwangerschaft für primäre zu halten. Seitdem wird die Schwangerschaft stets in der Ätiologie der Nephrosen erwähnt, und F. v. Müller ebenso wie Munk, Fahr, Elwyn u. a. rechnen die Schwangerschafts- und Eklampsieniere zu den Nephrosen, wobei Fahr allerdings ihr eine Sonderstellung einräumt; F a h r und H e y n e m a n n bezeichnen sie als G l o m e r u l o n e p h r o s e, aber doch wohl auch im Sinne einer p r i m ä r e n Degeneration mit Verbreiterung, Schwellung, Fettbestäubung und hyaliner Degeneration der blutarmen Schlingen.

Aber gerade die Schwangerschaftsniere scheint mir ein typisches Beispiel dafür zu sein, daß es für die pathogenetische Unterscheidung nicht darauf ankommt, ob die degenerativen Veränderungen das Bild beherrschen, sondern darauf, wie diese zustande kommen, ob d u r c h oder o h n e Störung der Glomerulidurchblutung. Daß eine solche bei der Schwangerschaftsniere bestehen und funktionell bedingt sein muß, das lehrt, abgesehen von der in Blutdrucksteigerung sich äußernden, chemisch bewirkten allgemeinen Gefäßkontraktion, die bis zur Retinitis angiospastica führen kann, einmal die Blutarmut der Glomerulischlingen, die sich nach dem Tode leicht injizieren lassen (Hülse, vgl. Abb. S. 601 u. 602), zum anderen die rasche und vollständige Rückbildung aller Nierenerscheinungen mit Abfall des erhöhten Blutdrucks nach der Geburt. Ich zweifle daher nicht, daß es sich bei der Schwangerschafts- und Eklampsieniere (wie an der Netzhaut) um sekundäre Degenerationen handelt.

Nach Fahr besteht an dem Epithel albuminöse Degeneration, die sich bis zur tropfigen Degeneration steigern kann, gelegentlich finden sich auch an den Hauptstücken mehr oder weniger ausgedehnte Verfettungen, die in der Regel keine Doppeltbrechung zeigen, mitunter läßt sich aber auch stellenweise doppeltbrechende Substanz nachweisen.

Es kommt allerdings, wie es scheint selten, auch bei Schwangerschaft ein nephroseartiges Zustandsbild von Ödem und Albuminurie ohne Blutdrucksteigerung und ohne Neigung zu Eklampsie vor. Die vereinzelten Fälle dieser Art, die wir gesehen haben, zeichneten sich durch Gutartigkeit und leichte Beeinflußbarkeit des Zustandes aus. Auch andere Autoren berichten über derartige älle. Über einen autoptischen Befund ist mir nichts bekannt geworden.

Rockwood, Mussey und Keith erwähnen in ihrem Bericht über Nephritis bei Schwangerschaft aus der Mayoklinik 2 Fälle von „akuter Nephrose", ohne Blutdrucksteigerung, mit mäßigem Ödem, Eiweißausscheidung ohne Formelemente, bei normalem Blut U+. Nach der normalen Geburt verschwanden die Ödeme; die eine Frau hat später noch 3 Schwangerschaften ohne Nierenerscheinungen durchgemacht, die andere hatte, als sie 4 Monate später zur Extraktion der Zähne erschien, im Urin noch Eiweiß.

Im Schrifttum ist auch von einer **traumatischen Nephrose** durch Verschüttung die Rede und manche Autoren (Borst, Hackradt) sind geneigt, sie auf traumatische Gefäßspasmen zu beziehen und als akute vasomotorische Nephrosen zu bezeichnen. Demnach wären sie nicht zu den primären, sondern zu den sekundären, ischämischen Parenchymdegenerationen zu rechnen. Da aber in den beschriebenen tödlich verlaufenen Fällen stets schwerste Muskelnekrosen bestanden haben, so möchte ich diese Form von akutester Parenchymdegeneration den gleichsinnigen Nierenveränderungen bei Verbrennung an die Seite stellen und als toxische Folgen des Eiweißzerfalles deuten und die dabei auftretende Anurie den S. 194 erwähnten postoperativen autotoxischen Anurien zurechnen. Sie würden damit zu den perakuten autotoxischen Nephrosen mit primärer Parenchymläsion gehören, als deren Folge die gelegentlich beobachtete Erscheinung von Stase aufzufassen wäre.

Pick und Minami haben ausgesprochene Zirkulationsstörungen in ihren Fällen nicht feststellen können, wohl aber Methämoglobininfarkte, und auch sie fassen die akute Parenchymdegeneration sowie den in Methämoglobinurie sich äußernden Blutzerfall als Folge einer akuten Autointoxikation durch den akuten Zerfall von Muskeleiweiß auf.

Ob durch ein die Nieren treffendes **Trauma** auch eine chronische Nephrose hervorgerufen werden kann, ist nicht sichergestellt.

In unserem oben S. 1047 erwähnten Falle, in dem das Trauma die Krankheit ausgelöst hat, war Lues vorhanden. In einem von Diebold als Lipoidnephrose beschriebenen Falle, bei dem die Nierenerkrankung im Anschluß an ein Trauma — eine Gipsfigur war der Patientin in die linke Nierengegend gefallen — aufgetreten war, hat sich bei dem ein Jahr später erfolgten Tode ein retroperitonealer Abszeß hinter dem Sigmoid gefunden und nach der Beschreibung („Blutdruck nicht über 150/95") dürfte es sich um eine Pseudonephrose gehandelt haben.

Die Möglichkeit, daß durch ein Trauma eine chronische Stoffwechselstörung der Niere ausgelöst werden könnte, kann nicht ohne weiteres von der Hand gewiesen werden, denn es scheinen auch nach einer Verbrennung chronische autotoxische Nephrosen vorzukommen.

Als Beispiele möchte ich 2 Fälle von Osman anführen, bei denen als Ursache eine Verbrühung angenommen wird und die lange Dauer der Erkrankung besonders merkwürdig ist.

1. 3¹/₂jähriges Mädchen. Mit 2 Jahren schwere Verbrühung von Brust und Schultern, 6 Wochen Krankenhausbehandlung. Kaum entlassen Ödeme. Wieder aufgenommen, „Nephritis". Kaum entlassen wieder Ödeme, 14 Tage vor der Wiederaufnahme Erbrechen und beträchtliche Zunahme der Ödeme. Befund: Husten und intermittierende Ödeme. Durchfall. Trousseau u. Chvostek +. Urin sauer, pH 5,5. Albumen $6\,^0/_{00}$. Nach jeder Mahlzeit Erbrechen. Plasma $NaHCO_3$ 0,040 molar (normal 0,035) = Alkalose. Nach Alkaligaben Tetanie. Nach 3 Monaten Bettruhe Ödem fast verschwunden. Alb. Spur; gebessert entlassen. (Bemerkenswert ist hier die Blutalkalose infolge von Erbrechen und Durchfall und dabei stark saurer Urin.)

2. 14jähriger Knabe: schwere Verbrennung am rechten Arm und Hüfte mit 3 Jahren. In der Genesung Hämaturie und Ödem. Seitdem nie frei von Ödem. Bei der Aufnahme: Blutdruck 125, 2 Tage später und fernerhin 118, 118, 102. Herz normal. Retina o. B. Harn: Albumen $14\,^0/_{00}$. pH 5,2. Blut: $NaHCO_3$ 0,0262 (statt 0,035) molar. $NaCl$ 0,586. U^+ 39 mg $^0/_0$. Plasma extrem lipämisch. Behandlung mit Alkali. Lipämie nimmt ab, sobald der Plasma-Bikarbonatgehalt normal geworden ist. Gleichzeitig Ödem verschwunden. Albumen $0,5-1\,^0/_{00}$. Der vorher arbeitsunfähige Kranke ist seitdem arbeitsfähig, nimmt dauernd Alkali (rund 6 g täglich), Sobald er mit der Dosis zurückgeht, nimmt die Albuminurie zu, und es treten Ödeme an den Beinen auf.

Zu dieser Gruppe von — akuten — autotoxischen Nephrosen möchte ich mit Vorbehalt auch die Fälle von lebensbedrohender Oligurie und Anurie rechnen, die bei schwerem Ikterus, bei der Weilschen Krankheit, aber auch bei schweren Cholangitiden und Leberzirrhosen auftreten, und ebensolche Zustände, die im Coma diabeticum beobachtet worden sind.

Die pathogenetische Beurteilung dieser Fälle wird sehr erschwert durch die anscheinend infolge der Anurie auftretende Blutdrucksteigerung, die sich auch auf die Niere auswirken und hier ein an die akute Glomerulonephritis erinnerndes histologisches Bild machen kann (vgl. S. 200).

Ehrmann und seine Schüler (Jungmann, Dinkin, Metzger) haben besonders auf das Auftreten eines Coma uraemicum mit RN - Erhöhung, Blutdrucksteigerung und Anurie während und nach der Beseitigung des Coma diabeticum aufmerksam gemacht und wegen des relativ geringfügigen Nierenbefundes („Glykogennephrose", trübe Schwellung, einzelne Nekrosen, Fett- und Glykogenanhäufung sowie kleine Blutungen) angenommen, daß es sich bei der RN-Vermehrung nicht nur um eine verminderte Ausscheidung, sondern auch um eine Mehrproduktion, eine überstürzte Bildung von Eiweißspaltprodukten infolge Störung im intermediären Eiweißstoffwechsel handelt.

Weiß hat 3 Fälle von tödlicher Anurie nach insulinbehandeltem Koma mitgeteilt ohne genaueren histologischen Befund, aber mit der Angabe, daß in einem Falle eine Hämoglobinurie gefunden worden sei. Er denkt an eine Schädigung der Niere durch funktionelle Überlastung infolge reichlicher Wasser-, Zucker- und Azetonkörperausscheidung, wobei die während des Komas verursachte Schädigung der Niere auch noch nach dem Aufhören weiterer Schädigungen zu einer irreparablen Funktionsstörung und zu Urämie geführt habe.

Ich sehe in der Beobachtung der Hämoglobinurie ein Analogon zu der Niere bei Verbrennung und nach Verschüttung und halte es für möglich, daß es sich hier um eine schwere Nierenschädigung infolge toxischen Gewebszerfalls handelt so wie in Fällen von hepatischem Koma. Es könnte sich aber auch um eine reine Azidosewirkung handeln (vgl. S. 1087 Mc Nider).

Kraus und Selve haben 3 weitere Fälle von tödlicher Anurie nach Coma diabeticum histologisch beschrieben. In allen 3 Fällen fand sich eine Verstopfung der Schaltstücke mit stark eosinophilen, körnig-scholligen Massen; großtropfige, hydropisch vakuoläre Degeneration des Epithels der Tubuli contorti; die Epithelien sind geschwollen, der Zelleib von kleinsten, aber auch größeren farblosen Tropfen durchsetzt; sie sind hier und da auch kernlos und bieten Zeichen des beginnenden Zerfalls. Makroskopisch war die Niere stark geschwollen, und in allen Fällen bestand eine auffallende Anämie der Niere, besonders der Rinde, und hier wiederum der Glomeruli. Diese zeichneten sich durch Blutleere aus, und in 2 Fällen fand sich eine farblose, mehr oder weniger deutliche Durchtränkung der Gefäßwände der Glomeruli und eine mehr oder weniger ausgesprochene Kernvermehrung, wodurch die Glomeruli geschwollen erschienen und den Kapselraum ganz ausfüllten. Die Autoren halten es für möglich, daß es sich hier um die ersten Anfänge einer Glomerulonephritis handelt, um eine besondere Form der akuten Nephritis, über deren Ursache sie abgesehen von dem anzunehmenden Zusammenhang zwischen dem mit Insulin behandelten Koma und der schweren Nierenschädigung nichts Besonderes aussagen können. Die beginnenden glomerulonephritischen Veränderungen und die hochgradige Anämie der Niere lassen sich vielleicht auf die anurische Blutdrucksteigerung bzw. die ihr zugrunde liegende allgemeine Gefäßkontraktion infolge der Anurie zurückführen.

III. Unter den chronischen Schädigungen, die primäre Nephrosen ohne und mit Amyloid zur Folge haben können, sind endlich noch die **bösartigen Geschwülste** zu erwähnen.

Es handelt sich dabei nicht nur um verjauchende Karzinome (vorwiegend des Uterus und der Mamma), die wohl mehr durch die chronische Eiterung zu Amyloid führen; auch allgemeine Sarkomatose ist in der ätiologischen Tabelle der 1. Auflage einmal als Ursache einer chronischen Nephrose erwähnt, und auch F. v. Müller bestätigt, daß dabei bisweilen Nierenschädigungen mit starker Albuminurie vorkommen.

Nach Munk findet man in manchen Fällen von Tumoren, namentlich beim Karzinom, eine rein lipoide Degeneration der Epithelien. Es kommt dann mitunter zur Ausscheidung doppeltbrechender Lipoide im Harn, aber nicht zu stärkerer Albuminurie und Ödemen. Eine klinisch ausgesprochene Lipoidnephrose beobachtete er jedoch in einem Fall von Hypernephrom.

Einer 38jährigen Frau war wegen eines Hypernephroms die rechte Niere operativ entfernt worden. Schon vor der Operation bestanden Ödeme und Albuminurie. 2 Monate nach der Operation traten wieder starke Ödeme am ganzen Körper auf. Sie kam in die Klinik mit dem in stärkstem Maßstabe ausgeprägten charakteristischen Krankheitsbild der Lipoidnephrose: Stärkste Ödeme, massenhaft Albumen (etwa 12 $^0/_{00}$ Esbach), reichlichst Zylinder und Lipoide, Oligurie (etwa 300—500 ccm p. d.). Obgleich der Patientin nur noch eine Niere verblieben war, bestand ausreichende Harnstoffausscheidung (Rest-N = 35 mg $^0/_0$). Bei entsprechender Behandlung, die hauptsächlich in einer Entwässerung durch Bauchpunktion und Hautdrainage, ferner in kräftigender gemischter Diät, täglicher Anwendung des elektrischen Lichtbogens bestand, erholte sie sich von diesem überaus schweren Krankheitszustand und verließ nach längerer Beobachtung die Klinik ödemfrei, mit geringer Eiweißausscheidung im Harn, Blutdruck 95 mm Hg R.R.

Auf die besondere Neigung gerade der Hypernephrome zu Amyloid hat Pick aufmerksam gemacht. Lubarsch möchte den starken Nukleinzerfall in diesen Gewächsen dafür verantwortlich machen.

Eine chronische Nephrose mit deutlicher Ödemneigung habe ich bei einem Myelom gesehen, und die nach dreijährigem Verlauf erfolgte Autopsie ergab eine nephrotische Schrumpfniere ohne Amyloid (vgl. S. 1119).

Bemerkenswerterweise ist die einzige sichere nephrotische Schrumpfniere, die seither und zwar von Thannhauser und Krauß in der Literatur beschrieben worden ist, ebenfalls auf dem Boden eines Myeloms entstanden (vgl. S. 1120).

In einem Falle Guggenheimers, der klinisch das Bild einer Nephrose geboten hatte, fand sich eine diffuse Durchsetzung der Rinden- und angrenzenden Marksubstanz mit myeloischen Zellen und mäßige fettige Degeneration der gewundenen und geraden Harnkanälchen. In einem zweiten klinisch diagnostizierten Fall von Myelom fanden sich perivaskulär Rundzellenansammlungen, zahlreiche kleine Schrumpf- und Entzündungsherde mit reichlicher Lipoidablagerung in den Glomerulikapillaren. In Mark und Rinde ausgesprochener, sehr starker fein- und großtropfiger Fettinfarkt.

Krauß hat Kaninchen wiederholt den Bence-Jonesschen Eiweißkörper ins Blut gespritzt und Veränderungen der Niere im Sinne einer Nephrose erhalten: Eiweißausscheidung bis zu 0,5 $^0/_0$, starke Zylindrurie, starke Hydrämie, Störung der Kochsalzausscheidung, normalen Blutdruck, keine roten Blutkörperchen.

Histologisch fand er bei einem Kaninchen, das innerhalb eines Monats 7 Injektionen von Bence-Jonesschem-Eiweiß erhalten hatte, alle Erscheinungen einer Nephrose: Das Protoplasma sämtlicher gewundener Harnkanälchen ist schwer verändert. Alle Stadien der Degeneration sind nebeneinander zu beobachten bis zur völligen Atrophie. An manchen Stellen ist das Kanälchensystem vollkommen in Unordnung geraten. Das Epithel desquamiert. Hier finden sich im angrenzenden Zwischengewebe auch geringe Anhäufungen von Rundzellen. Selten sind Partien mit gänzlich verödetem Kanälchensystem. Regellos liegen Rundzellen und Epithelkerne durcheinander. Neben diesen schwer geschädigten Tubuli sieht man andere, die stark erweitert sind. Das Epithel ist hier flach, endothelartig. Ähnliche Veränderungen ihres Protoplasmas zeigen ferner die dicken Henleschen Schleifen. Vakuolige Veränderungen wechseln mit tropfiger Entmischung.

An den Glomeruli ist bei Hämatoxylin-Eosin-Färbung nichts Abnormes zu entdecken. Im Kapselraum ist manchmal ein feines Netz geronnener Massen zu erkennen. Bei der Sudanfärbung finden sich vereinzelte Glomeruli, die wie fein bestäubt mit Fettkügelchen aussehen. Auch das parietale Blatt der Glomeruluskapsel zeigt ab und zu einige Fettkörnchen in seinem Epithel.

Auch amyloide Degeneration der Niere ist bei Myelom beschrieben worden (Jochmann und Schumm).

IV. Experimentell lassen sich durch eine große Anzahl von **Giften** Nierenveränderungen erzeugen, die nicht als entzündlich, sondern als degenerativ zu bezeichnen sind; doch ist es bisher noch nicht gelungen, eine dem menschlichen Krankheitsbilde gleichende chronische Nephrose im Tierexperiment zu erzielen. Ob wirklich beim Menschen eine chronische Nierenerkrankung unter der Giftwirkung geringerer und wiederholter Quecksilbergaben vorkommt, das ist noch sehr unsicher (vgl. S. 1138). Die in der Regel zu beobachtenden schwereren Grade der akuten Quecksilbervergiftung führen zu einer vollständigen Nekrose der Epithelien, deren klinische Erscheinungen von denen der chronisch degenerativen Erkrankung ganz verschieden sind. Eine gewisse Ödembereitschaft und hochgradige Albuminurie kann aber auch bei der Quecksilbernephrose vorkommen (vgl. S. 1165).

Eine sehr merkwürdige klinische Beobachtung verdient an dieser Stelle erwähnt zu werden. Ich habe eine chronisch hydropische Nierenerkrankung ganz vom Typus der Nephrose gesehen bei einer Dame mit folgender Vorgeschichte: Nach drei normalen Geburten erhielt sie bei der 4. Schwangerschaft als Gegenmittel Kaliumpermanganatpillen, und es trat schon nach wenigen Tagen der gewünschte Erfolg ein. Bei einer abermaligen Schwangerschaft — die Regel war am 8. Nov. ausgeblieben — nahm sie aus eigenem Antrieb wieder die gleichen Pillen, diesesmal aber länger und ohne Erfolg. Dagegen trat am 22. Nov. Schwellung der Füße und Eiweiß im Urin auf. Im Mai des folgenden Jahres kam sie mit leichtem Knöchelödem zur Aufnahme mit folgendem Befund: Eiweiß $17^0/_{00}$, Blutdruck 128, 118, 121 mm Hg. Nierenfunktion tadellos, Wasserversuch überschießend. Von $1^1/_2$ l wurden 1540 ccm in zwei, 1928 in vier Stunden ausgeschieden bei einer größten Halbstundenportion von 600 ccm, Konzentration 1033. Ambard 0,088. Kongoprobe: ungewöhnlich starke, 24 Stunden anhaltende Farbstoffausscheidung. Die Kranke wurde in gutem Allgemeinzustand, aber mit Albuminurie entlassen.

Bei akuter tödlicher Kaliumpermanganatvergiftung fand Siegel die Glomeruli sehr kernreich und geschwollen, das Epithel der Tubuli contorti stark aufgequollen und völlig nekrotisch, Verfettung vornehmlich im Bereich der Hauptstücke.

Sehr bemerkenswert ist, daß nach CO-Vergiftung eine — akute — Nephrose auftreten kann.

Rosenberg hat einen Fall dieser Ätiologie, die auch von Munk erwähnt wird, beschrieben: 17jähriges Mädchen atmet am 23. 10. 25 $1^1/_2$ Stunden Leuchtgas. Kopfschmerz, Schwindel, Erbrechen. Am anderen Morgen wiederholt sie die Leuchtgaseinatmung und wird nach 2 Stunden bewußtlos gefunden. Krankenhaus. Blutzucker am 24. 10. 363 mg$^0/_0$. Im Harn kein Zucker, Albumen Spuren, hyaliner und granulierter Zylinder. 28. 10. Albumen $1^0/_{00}$, 31. 10. $12^0/_{00}$, 1. 11. $13^0/_{00}$, dann schneller Abfall auf $1^0/_{00}$. Keine Ödeme. Blutdruck 105/50. Harnmenge 600—1000 ccm. 1030. Lipoide im spärlichen Harnsediment. Nierenfunktion intakt. 8. 12. 25 mit $^1/_2{}^0/_{00}$ Alb., vereinzelten Leukozyten und hyalinen Zylindern, Blutdruck 105/60 entlassen.

Über die nephrotoxische Wirkung von Aminosäuren vgl. S. 1256.

V. Als **genuine Nephrosen** habe ich diejenigen Fälle bezeichnet, bei denen keine der genannten ätiologischen Möglichkeiten sich ermitteln ließ.

Mißbräuchlicherweise hat man in der Literatur die Nephrosen bekannter Ätiologie als sekundäre den genuinen gegenübergestellt nach Analogie zur sekundären und genuinen Schrumpfniere. Das gibt aber wieder zu größten Mißverständnissen Anlaß, denn die degenerativen oder nephrotischen Prozesse sind auch bei den (irrtümlich sekundär genannten) Nephrosen bekannter Ätiologie primäre, d. h. nicht durch Durchblutungsstörung der Glomeruli bedingt, während wir als sekundär diejenigen degenerativen Prozesse nach Art der Nephrose bezeichnen, die infolge Störung der Glomerulidurchblutung entstehen. Das Gegenstück zu den (stets primären) genuinen Nephrosen = Nephrosen unbekannter Ätiologie, sind die oben aufgeführten (stets primären) Nephrosen bekannter Ätiologie.

Das Ziel der Forschung muß sein, das Beiwort genuin aus der Welt zu schaffen, d. h. auch die Ätiologie dieser Nephrosen zu klären.

Ich habe nun zugleich mit der ersten Schilderung des — übrigens recht seltenen — Krankheitsbildes die überraschende Beobachtung mitgeteilt, daß alle genuinen Nephrosen unserer Beobachtung, die zur Sektion gekommen sind, nicht an dem Nierenleiden, sondern an einer akuten oder auch mehr chronisch verlaufenden Pneumokokkenperitonitis gestorben sind, eine Beobachtung, die mir in der älteren Literatur bis dahin nicht begegnet war.

In dieser Beobachtung zusammengehalten mit der Mitteilung Franks, daß die Amyloidose als Folge einer primären oder sekundären Infektion mit Kapselbazillen anzusehen sei, glaubte ich einen Fingerzeig zu erblicken, auch bei den nicht mit Amyloid komplizierten genuinen Nephrosen, bei denen es sich um einen der Amyloidinfiltration außerordentlich verwandten Vorgang zu handeln scheint, nach einer gleichartigen bakteriotoxischen Ätiologie zu fahnden und nach chronischen Infektionen mit wenig virulenten, aber toxinbildenden Bakterien zu suchen.

Schon der Verlauf unseres ersten Falles, der im folgenden eingehend beschrieben werden soll, erweckt den Verdacht, daß die Pneumokokkenperitonitis mehr als eine zufällige Komplikation sein könnte: Die Krankheit beginnt hier mit krampfhaften Schmerzen im Bauch und Durchfällen. Sie bessert sich nach Operation der Pneumokokkenperitonitis, verschlechtert sich während der Bildung eines Skrotal- und Bauchdeckenabszesses, in dem mein Mitarbeiter Keller ebenfalls Pneumokokken in Reinkultur feststellen konnte, und sie heilt spontan aus nach Eröffnung und Abheilung der Abszesse. Nach einem Monat tritt ein Rückfall der Nierenerkrankung auf, häufig Bronchitis und Durchfall, und nach $^3/_4$ Jahren erfolgt der Tod an einem Rückfall der Pneumokokkenperitonitis.

Am auffallendsten ist hier der gutartige Verlauf der ersten Peritonitis, aber diese Verlaufsart ist den Chirurgen gerade von der Pneumokokkenperitonitis geläufig.

Auch der erste Fall von Nephrose, der mir in Halle begegnet ist, war der Pneumokokkenätiologie verdächtig.

Der sechsjährige Junge hat mit $1^1/_4$ Jahren ein Empyem gehabt (der vorerwähnte Fall in der Kindheit Lungenentzündung).

Mit $5^3/_4$ Jahren Halsentzündung, Schwellung der Drüsen des Halses und der Augenlider. Ödeme, Oligurie, Albuminurie, nie Blut. Nach vorübergehender Besserung, in der das Eiweiß von 8 auf $^3/_4{}^0/_{00}$ fällt, Verschlechterung, erneute Gesichtsschwellung, Schmerzen um den Nabel und in der Oberbauchgegend. Blutdruck 115, Eiweiß $12^0/_{00}$, spez. Gewicht 1030. Im Harnbodensatz reichlich Zylinder, weder weiße noch rote Blutkörperchen. Im Blut Leukozytose von 37 000. Unruhe, Durchfälle, am nächsten Tage Sensorium getrübt, Nackenstarre, Muskelspannung. Lumbalpunktion: Druck über 400, Liquor eitrig getrübt, bakteriologisch grampositive Kokken. Exitus. Nierenbefund (Dr. Hülse): Große glatte Niere mit gelblich weißer Schnittfläche. Mikroskopisch: Glomeruli vollständig frei und gut bluthaltig. Tubuliepithelien geschwollen, vielfach abgestoßen, enorm verfettet, viel Lipoide auch in den Interstitien.

Dagegen ist der von Bohnenkamp beschriebene Fall von trüber Schwellung bei einer Pneumonie im Stadium der roten Hepatisation und Pneumokokkensepsis, bei dem sich in der Niere intertubulär grampositive Diplokokken fanden, für die Frage der Ätiologie der genuinen Nephrose nicht zu verwerten. Bohnenkamp schreibt zwar, dieser Fall wäre auch nach der Todesart als eine typische Volhardsche Nephrose zu bezeichnen, aber es hat sich hier weder um einen Tod an Pneumokokkenperitonitis noch um eine chronische Lipoidnephrose gehandelt.

Sehr viel besser verwertbar sind die von Stolz aus der Ortnerschen Klinik mitgeteilten Fälle:

1. Dreijähriges Kind, vor 1 Jahr Lungenentzündung, vor 14 Tagen an zunehmenden Ödemen erkrankt, trotzdem lustig und bei sehr gutem Appetit, klagt seit einem Tag über Bauchschmerzen und kommt mit allgemeiner Anasarka, Herpes labialis, geschwollenen Halsdrüsen zur Aufnahme. Alb. $6^0/_{00}$, kein Blut; Blutdruck 80 mm. Anfangs kleine Temperatursteigerungen, am 10. Tag zunehmendes remittierendes Fieber bis $38,5^0$, zunehmender Aszites, hochgradige Atemnot, Lungenödem. Pleurapunktion ergibt dünne, undurchsichtige, gelblichweiße Flüssigkeit mit reichlich Eiterzellen und zahlreichen Pneumokokken. Am 14. Tage trat der Exitus ein. Obduktion: eitrige Peritonitis, Tonsillen groß, mit kleinen Abszessen durchsetzt. Nieren vergrößert, graugelb; Glomerulischlingen gut mit Blut gefüllt, ohne Kernvermehrung, in einzelnen Glomerulis Fettstäubchen, auch an der Kapsel Fetttröpfchen.

Tubuli contorti schlechte und fehlende Färbbarkeit der Epithelkerne, das Protoplasma springt an manchen Stellen zapfenartig in das Lumen vor und zeigt wabigen Bau; sehr oft sieht man das Epithel abgeschilfert, die Schlingen der Kanälchen sind teilweise erweitert, mit hyalinen Zylindern und abgeschilferten Epithelien erfüllt. Gute Füllung der intertubulären Gefäße, ohne besondere Vermehrung der Leukozyten in ihnen, keine Vermehrung des Zwischenbindegewebes, keine Infiltrate. Tubuli contorti stark verfettet, am Zwischengewebe kleine Fetttröpfchen um die Gefäße.

Massenhaft grampositive Diplokokken (lanceolatus) in den Glomeruli, vorwiegend an den Gefäßwänden, selten im Gefäßlumen, nur einzeln, häufiger in den Epithelien der Tubuli contorti und im Zwischengewebe; manche intratubulären Kapillaren sind erfüllt von Diplokokken.

2. 51jähriger Mann mit hereditärer Ichthyosis, der im Felde seit $1^1/_2$ Jahren unter den Erscheinungen des Hungerödems erkrankt war und wegen zunehmender Ödeme die Ortnersche Klinik aufgesucht hatte. Hier war der Harn eiweißfrei gefunden und die Diagnose auf Myokarditis, Pleuritis exsudativa links, adhaesiva rechts gestellt worden. Nach dreimonatlichem Wohlbefinden traten wieder Ödeme und diesesmal auch Eiweiß auf. In der Klinik fand man $5—10^0/_{00}$ Alb., kein Blut. Blutdruck 75 mm Hg, im Sputum und in der Pleuraexsudatflüssigkeit sehr reichlich Diplococcus lanceolatus.

Die Erscheinungen der Pleuritis gehen zurück, nach vier Monaten tritt doppelseitiger Hydrothorax auf, Punktionsflüssigkeit klar, steril, 1003 spez. Gewicht. Nach fünfmonatlichem Kliniksaufenthalt unter zunehmenden Ödemen Tod.

Obduktion: Lipoidnephrose, eitrige Pleuritis beiderseits, Peritonitis, diffuse eitrige Bronchitis. Milz vergrößert von zerfließender Konsistenz.

Bakteriologisch: In der Pleuraflüssigkeit mikroskopisch und kulturell Pneumokokken, in der Aszitesflüssigkeit Mischinfektion, doch keine Pneumokokken.

Nieren deutlich vergrößert, schmutzig graugelb, mit zahlreichen dichtstehenden goldgelben Stippchen, die auch auf der Schnittfläche die Rinde durchsetzen.

Mikroskopisch: Glomerulischlingen zart und gut mit Blut gefüllt, nur einzelne bindegewebig verödet. Die Endothelkerne derselben sind an manchen Stellen gebläht, das Protoplasma geschwellt und vakuolisiert. Zwischen den Gefäßschlingen sieht man sehr spärliche polymorphkernige Leukozyten. Keine Verstopfung der Schlingen, keine Kapselexsudate.

Epithelien der Tubuli contorti hochgradig geschwellt, von wabigem Bau, stellenweise abgeschilfert.

Fett in feinsten Stäubchen in der Wand der Glomerulischlingen und im Protoplasma der Leukozyten, stärker in der Glomerulikapsel, starke Anhäufung und Fetttropfen an der Basis der gewundenen Kanälchen und im Zwischengewebe. Pneumokokken ganz vereinzelt im Epithel der Tubuli und im intratubulären Bindegewebe.

Über die Auffassung, daß hier eine Entzündung in den Tubuli sich abgespielt hat und daß die Fettstäubchen in den Glomerulis daran erinnern, daß auch diese eine „Entzündung" überstanden haben (!), will ich mit Stolz nicht rechten. Seine Fälle sind klassische Beispiele einer primären, selbständigen, nicht durch Durchblutungs- und Funktionsstörung der Glomeruli bedingten Parenchymdegeneration infolge chronischer Pneumokokkeninfektion.

Für eine ätiologische Bedeutung der chronischen Pneumokokkeninfektion in diesen beiden Fällen möchte ich viel weniger die fast selbstverständliche Tatsache in Anspruch nehmen, daß nach dem an Pneumokokkenperitonitis und -sepsis erfolgten Tode Kapselkokken in den Nieren sich nachweisen ließen, als vielmehr den positiven Befund im Sputum und Pleuraexsudat fünf Monate vor dem Tode im letzten und den Beginn mit Bauchschmerzen und Herpes im ersten Falle.

In diesem Sinne scheint mir auch der von Bock und Mayer mitgeteilte Fall verwertbar zu sein:

43jährige Frau, 1918 Grippe, seit Mitte Juni 1919 nach leichter Erkältung an Wassersucht erkrankt, 12. Juli Krankenhaus. Befund: hochgradige Ödeme, Albuminurie $> 12^0/_{00}$ bei fehlender Blutdrucksteigerung. Temperatursteigerung bis 38,9 vom 28. bis 31. Juli.

13. Sept. Nach Punktion der Ödeme Kollaps, Erbrechen, Stuhlverhaltung, übelriechende Durchfälle. 18. Sept. Exitus.

Sektion: Eitrige Peritonitis bei glatter, aber mehr als normal geröteter Serosa, Pneumokokken positiv.

Die Nieren von hellgelber Farbe der Rinde mit deutlicher roter Radiärstreifung zeigen das typische Bild der Nephrose, weder die Glomeruli, noch die Arteriolen irgendwelche krankhaften Veränderungen.

Von den von Govaerts und Cordier mitgeteilten Fällen von Nephrose hat ein Fall zweimal Pneumonie und wiederholt Bronchitis gehabt, ein anderer starb an einer Pneumokokkenseptikämie, ein dritter an Pneumonie. Vgl. auch das Beispiel von zweimaliger Heilung einer Nephrose durch Pneumonie S. 1023.

Auch der folgende Fall, dessen Krankengeschichte ich Herrn Prof. Kißling und Herrn San.-Rat Dr. Hanser in Mannheim verdanke, ist sehr der Pneumokokkenätiologie verdächtig.

Oes......, Suse, 7 Jahre. Mit 2 Jahren Keuchhusten, sonst gesund. 1922 Wundscharlach, keine Nierenschädigungen. 1925, etwa 4 Monate vor der Endeckung der Nierenkrankheit, Umkippen mit einem Küchenstuhl, Bluterguß der Nasenwurzel, 2 Schneidezähne eingeschlagen; glatte Heilung.

1925, gegen Ende Juni, Auftreten von Müdigkeit, dann viel Durst, trank viel Wasser. 30. 7. Blässe, gedunsenes Gesicht, 3. 8. Halsbeschwerden, aber nur geringe Rötung, 4. 8. Fieber bis 38^0, Eiweiß bis 30$^0/_{00}$.

8. 8. Mattigkeit, starker Durst. Gedunsen, blaß, ungleiche Ödeme an Sternum und Extremitäten. Keine Stauungsleber. Aszites. Sehr starke Bronchitis, besonders linker Oberlappen. Kein Sputum. Mischflora ohne erkennbare Pneumokokken. Röntgenaufnahme negativ. Wassermann neg. Vergrößerung beider Tonsillen, keine Rötung, linke Tonsille große Kluft, Augenhintergrund: Keine Degenerationsherde.

Befund: Gewicht 29 kg. RR. 98—100. Eiweiß 24$^0/_{00}$, zahlreiche Zylinder, keine Erythrozyten. Rest-N 38 mg%, Urin klar. Am 3. Tage Einsetzen der Diurese, Gewichtsabnahme bis 25,9 kg in 7 Tagen, Ödeme nicht mehr vorhanden, kein Aszites, Bronchitis verschwunden. Eiweiß sinkt auf 3 und 2$^0/_{00}$. Am 16. und 17. Tage Eiweiß wieder 15 und 30$^0/_{00}$, langsame Zunahme der Ödeme, Gesicht wieder gedunsen; auch wieder Aszites. Rest-N 38 mg %, trotz Harnstoffgaben. Sediment: Hyaline und Wachszylinder, mäßig Leukozyten, sehr reichlich doppeltbrechende Substanz. Am 36. Tage Fieber 39^0, Bauchschmerzen, auch in der Lumbalgegend. Leukozyten 38 000, Operation. Peritonitis: Pneumokokken +, auch in der rechten Nierenkapsel (Dekapsulation). Am 42. Tage Exitus: Nieren beide 100 g, linke Kapsel leicht abziehbar, nur geringe Fibrinbeläge der Serosa, Oberfläche glatt, blaß mit leichtem, gelblichem Farbton. Einige Schleimhautblutungen im Nierenbecken, rechte Niere ohne Kapsel, etwas größer und blutreicher, Rinde über der Oberfläche vorquellend, Zeichnung undeutlich. Herzgewicht 120 g. Bronchialdrüsen ohne Verkalkungen, Leber und Milz sowie Schilddrüse mittelgroß, sehr kleiner Thymusrest. Leber und Milz o. B.
Histologisch:
Loeschcke: Nephrose, starke Verfettung, doppeltbrechende im Interstitium, Glomeruli intakt.

Aschoff: Glomeruli unverändert, 3. und 4. Abschnitt feintropfige Verfettung und hydropische Schwellung der Granula, anders als bei Amyloid, wo die Tropfen größer werden und sich anders färben. Systemartige Stoffwechselstörung der Hauptstücke in den distalen Abschnitten.

Koch: Glomeruli: gut durchblutet, zarte Schlingen, keine Hyalinisierung, keine Kernvermehrung, Kapselraum eng und frei, ohne Fettbestäubung oder doppeltbrechende Substanz.

Tubuli: ausgedehnte Verfettung, meist kleintropfig. Im allgemeinen ist das Fett gleichmäßig in den Zellen sichtbar, nur gröbere Fetttropfen sind basal gestellt. Die Zellen der Hauptstücke gequollen, oft derartig, daß das Lumen völlig verlegt ist, feinkörnig, feine hyalintropfige Degeneration; abschilfernd, in allen Stadien des Untergangs auch neben Eiweißmassen im Lumen. Deutliche Regeneration mit zuerst endothelartigen Zellen. In den Hauptstücken sind diese Degenerationserscheinungen am stärksten. Die dünnen Schleifenschenkel und die Sammelröhrchen sind am geringsten verändert. Reichlich doppeltbrechendes Fett auch im Interstitium.

Auch die oben angezogene Kombination von Pneumokokkensepsis mit großer weißer Niere (Lipoidnephrose), deren Munk bei Besprechung der Ätiologie der Nephritis nebenbei Erwähnung tut, gewinnt hier an Bedeutung.

Ebenso möchte ich die auf Seite 1150 mitgeteilten Fälle von Osman als Pneumokokkennephrosen betrachten.

Diese Fälle sowie die Angaben anderer Kranker mit Nephrose, daß sich das Nierenleiden im Anschluß an Arbeit im Nassen, an Erkältungen, ja an Halsentzündungen angeschlossen, daß es mit Husten oder Leibschmerzen begonnen, sich im Verlauf eines ,,Asthmas'' entwickelt hat, sind doch sehr geeignet, den Verdacht zu bestärken, daß eine chronische Infektion auch häufig der ,,genuinen''

Nephrose zugrunde liegt, und die oben mitgeteilten Erfahrungen von Randenath machen es sehr wahrscheinlich, daß deren Erreger der Pneumokokkus ist.

Auffallend ist dabei nur, daß das infektiöse Moment in dem Krankheitsbilde so stark zurücktritt und in der Mehrzahl der Fälle während des eintönigen chronischen Krankheitsverlaufes ganz verborgen bleibt, bis eine Punktion, eine forcierte Entwässerung oder die eintretende Kachexie die latente Infektion plötzlich aufflammen läßt und den Tod an Pneumokokkenperitonitis herbeiführt. Daß selbst bei dieser morphologisch das entzündliche Moment auffallend zurücktritt, das zeigt der oft erhobene Befund von eitriger mit Fibrinflocken untermischter Flüssigkeit in der Bauchhöhle bei glatter spiegelnder Serosa. Dem entspricht auch der relativ gutartige und bisweilen ausgesprochen chronische Verlauf der Pneumokokkenperitonitis ohne Nephrose, die lange Zeit latent bestehen kann, ohne klinische Erscheinungen zu machen.

Die Leere der Vorgeschichte von manchen Fällen genuiner Nephrose, in denen gar nichts auf einen Infekt hinweist, hat sie mit manchen Fällen von Sepsis gemeinsam. Ich vermute, daß das Beiwort genuine bei der Nephrose ebenso wie das Beiwort kryptogenetische bei der Sepsis um so mehr verschwinden wird, je sorgfältiger auf latente Infektionen (Lues, Tuberkulose, versteckte kleine Eiterherde, latente Mandelgruben-, Nebenhöhlen-, Bronchialinfektionen) gefahndet wird.

Daß es gelingt, durch eine energische Entwässerung, z. B. durch Punktion, durch Harnstoff, ja durch Schilddrüsendarreichung Heilung herbeizuführen, also durch Maßnahmen, die auf das kausale Moment der Infektion kaum einen Einfluß ausüben können, ließe sich zur Not noch verstehen, insofern als auch ein günstiger Einfluß der Entwässerung auf die Abwehrkräfte des Organismus zu erwarten ist.

Stutzig machen könnten allerdings die Tatsachen, daß

1. der Tod an Pneumokokkenperitonitis gar nicht spezifisch ist für die „genuine" Nephrose, sondern auch bei Nephrosen bekannter Ätiologie, bei der luischen, bei Amyloid, ja bei der subchronischen Nephritis vorkommt;

2. daß die tödliche Peritonitis bei der genuinen Nephrose auch einmal durch Streptokokken bedingt sein kann;

3. daß die chronisch-hydropischen Nierenerkrankungen zu septischen Infektionen überhaupt (Erysipel, Empyem, Pneumonie) sehr geneigt und durch sie sehr gefährdet sind, wobei eine akute aufgesetzte Infektion mit Pneumokokken wegen der Häufigkeit der Bronchitis und der fast ständigen Anwesenheit jener Erreger in den Luftwegen am nächsten liegt (vgl. auch S. 1126).

Mit der Möglichkeit, daß die finalen Infekte sekundärer Natur sind, muß man also rechnen.

Früher war ich geneigt, Beobachtungen wie die, daß in einer Familie zwei Knaben, beide mit Eintritt in die Entwicklungsjahre, an der gleichartig verlaufenden Nephrose erkrankten, oder die, daß nach vollständiger Ausheilung mit Vorliebe Rückfälle auftreten, im Sinne einer erblichen Disposition = Krankheitsbereitschaft der Niere zu verwerten. Beides könnte man heute besser für die infektiöse Ätiologie in Anspruch nehmen.

Für die primär infektiöse Ätiologie sprechen aber ganz eindeutig die Fälle von typischer Nephrose, bei denen nach Auffindung und Beseitigung eines Infektionsherdes (Eröffnung vereiterter Nebenhöhlen, Durchbruch eines Abszesses usw.) sofort die Albuminurie verschwunden ist. Hier ist an der ursächlichen Bedeutung der Infektion, z. B. auch des Peritoneums nicht zu zweifeln.

An unseren ersten Fall erinnert sehr ein Fall, den Fanconi aus der Feerschen Klinik mitgeteilt hat. Er ist aus dem gleichen Grunde für die Ätiologie in positivem Sinne verwertbar.

2jähriger Knabe, seit 2 Monaten bei bestem Wohlbefinden geschwollen, kommt wegen hochgradiger Zunahme der Ödeme am 5. 9. 24 in die Klinik. Typischer Befund. Blutdruck 100 mm Hg. Kein Fieber. Auf den Lungen einige feuchte bronchitische Rasselgeräusche. Albumen $10^0/_{00}$, massenhaft Zylinder, keine doppeltbrechende Substanz, keine Erythrozyten. RN 32 mg $^0/_0$, Konzentration 1037. Serum milchig. Petrolätherextrakt nach Bang 338 mg $^0/_0$ statt 70, freies Cholesterin 62 mg $^0/_0$ statt etwa 50 mg $^0/_0$.

Trotz aller Behandlung nehmen die Ödeme zu.

13. 10. heftige Bauchschmerzen, Fieber, Erbrechen. 18 800 weiße Blutkörperchen. Pneumokokkenperitonitis wird angenommen.

Ödeme nehmen noch mehr zu. 21. 10. auf je $^1/_2$ Ampulle Szillaren und Theophyllin intensive Diurese. In 11 Tagen Gewichtsabnahme von 21 auf 15,4 kg. Seit 29. 10. Ödeme nehmen wieder zu. Temperatur 38—39°. Erbrechen. Schmerzhafte Dämpfung im linken Unterbauch. Abszeß. 10. 11. Albumen im Urin seit einigen Tagen verschwunden.

18. 11. Abszeß kindskopfgroß, fluktuiert, ist mit Bauchwand verwachsen. 19. 11. Abszeß bricht in den Darm durch. Es entleert sich massenhaft gelber, fade riechender Eiter, in welchem es von großen, grampositiven, gekapselten Diplo (Pneumo-) kokken wimmelt. Kein Fieber mehr, Ödeme nehmen rasch ab, verschwinden, Harn bleibt eiweißfrei. 2. 1. 25 geheilt entlassen.

Man wird daher auch für die vermeintlich genuine Nephrose eine infektiöse Ätiologie annehmen müssen und in Zukunft viel mehr als bisher in jedem Falle auf chronische Staphylokokken- oder Pneumokokkeninfektion fahnden müssen.

Gegen die Pneumokokkenätiologie könnte man andererseits vielleicht auch noch die noch unklaren Beziehungen der Nephrose zur Hypothyreose und ferner die auffallende Tatsache anführen, daß gerade bei den genuinen Nephrosen die Komplikation mit Amyloid noch nicht beobachtet worden ist.

Jedenfalls bedarf das Problem der latenten chronischen Pneumokokkeninfektion, das hiermit aufgeworfen worden ist, und ihrer Eingangspforten (Tonsillen, Mittelohr, Bronchien, Blinddarm?) dringend einer eingehenden Bearbeitung.

Anmerkung bei der Korrektur: Inzwischen ist eine Mitteilung von Schwarz und Cohn aus der pädiatrischen Abteilung des Mount Sinai Hospitals in New York erschienen, die sehr für die ätiologische Bedeutung chronischer, insbesondere Pneumokokkeninfektionen spricht.

Die Autoren berichten über 9 Fälle von typischer Lipoidnephrose bei Kindern im Alter von $2^{1}/_{2}$—12 Jahren. In 6 von diesen Fällen konnten im Laufe der Beobachtung ein oder mehrmals Kokken im Blute, in 5 Fällen solche in der Aszitesflüssigkeit nachgewiesen werden. In einem Falle (6) gelang der Nachweis von Pneumokokken im Blute am 24. 7. 24 und am 13. 4. 25 und in einem aus einem Erysipeloid entstandenen Hautabszeß am 8. 10. 24. In einem anderen Falle (7) fanden sich vom 23. 6. 25 bis 23. 4. 28 4mal Pneumokokken und 2mal hämolytische Streptokokken. In einem weiteren Falle wurden nur diese, in allen anderen 5 Fällen Pneumokokken im Blute gefunden. Der Nachweis gelang gewöhnlich nur in den ersten Tagen eines Fieberanstieges. Erysipeloide der Haut wurden öfter beobachtet. Die häufigste Todesursache war eine „interkurrente" Pneumokokkenperitonitis.

Die Autoren unterscheiden bei den Fällen mit positiver Blutkultur 2 Typen, einen abdominalen und einen rhinopharyngealen Typus. Beim ersten treten im Stadium des allgemeinen Ödems, mit oder ohne Temperaturanstieg, plötzlich heftige Leibschmerzen, Übelkeit, Erbrechen und starke Bauchspannung auf, und die Erscheinungen gehen in einigen Tagen zurück, doch können diese Attacken sich mehrfach wiederholen.

Beim rhinopharyngealen Typus kommt es plötzlich zu einer Entzündung der Nasenrachenwand oder der oberen Luftwege, oft mit Exsudat auf der Uvula, hohen Temperaturen und in wenigen Tagen kann sich eine Pneumonie oder Peritonitis entwickeln. Während bei dem letzten Typus die Annahme einer akuten Superinfektion naheliegt, scheint der erste Typus doch mehr für eine Exazerbation eines dauernd vorhandenen (Pneumokokken) Infektes zu sprechen.

Über die Ätiologie des **Amyloid** ist wenig mehr hinzuzufügen. Sie ist dieselbe wie die der chronischen Nephrose. Der Kachexie als solcher kann ich ebensowenig eine ätiologische Bedeutung zumessen wie der Unterernährung bei der Nephrose.

Man darf wohl sagen, daß alle chronischen Infektionen, unter denen die Tuberkulose naturgemäß an erster Stelle steht, ausnahmslos zu Amyloid führen können, daß chronische Eiterungen bei genügend langer Dauer mit großer Sicherheit, chronische Arthritiden nicht selten Amyloidablagerungen hervorrufen, und daß bei Tumoren jeder Art gelegentlich Amyloid beobachtet wird.

Bemerkenswert ist, wie gering die Eiterung zu sein braucht. Wir sahen einen Fall unter dem typischen Bilde der Nephrose, scheinbar genuin entstanden, bei einer 32jährigen Frau, die im Anschluß an Erkältung ohne voraufgegangene Infektion Jan. 1919 Kniegelenkschwellung bemerkt hatte. Juni bis Dezember 1919 starke Ödeme und $8\,^0/_{00}$ Albumen, 13. Jan. 1920 Aufnahme in die Klinik mit starken Ödemen, Aszites, Hydrothorax; Blutdruck dauernd unter 90 mm Hg. Eiweiß von 21—$3\,^0/_{00}$ schwankend, im Harnbodensatz viel doppeltbrechendes Fett. Blut-Cholesterin 370 mg Prozent. Gute Nierenfunktion. Ambard 0,08. Rest-N 18—28 mg Prozent. Also das typische Bild der Lipoidnephrose. Ende Feburar 1920 Tod an Kachexie. Sektion: Abgelaufene Bauchfellentzündung, winziger Perforationsabszeß an der Spitze des Wurmfortsatzes, der niemals klinische Erscheinungen gemacht hatte, und Rektalfistel in den Abszeß hineinführend. An der Niere schwerste Verfettung der Tubuli contorti, vereinzelt starke hyalin-tropfige Entartung. Die intertubulären Lymphspalten vielfach vollgestopft mit doppeltbrechender Substanz, die sich in den Epithelzellen nur spärlich findet. Glomerulischlingen plump, amyloid degeneriert, aber recht gut mit Blut gefüllt. Amyloide Entartung auch der mittleren und kleinen Arterien.

Die Vorstellung von Frank, daß die amyloide Degeneration als Ausdruck einer primären oder sekundären Infektion mit Kapselbazillen anzusehen wäre, deren Hauptvertreter der Bazillus Friedländer ist, hat sich als sicher zu eng erwiesen. Kuczynski hat z. B. bei seinen chronischen Streptokokkeninfektionen an Mäusen bei maximaler Dauer der Infektion (3—4 Monate) öfter amyloide Entartungen der Bauchorgane beobachtet.

Immerhin ist im Hinblick auf die mutmaßliche Bedeutung der chronischen Pneumokokkeninfektion für die Ätiologie der Nephrose von besonderem Interesse, daß Frank für die Ätiologie der der chronischen Nephrose so nahestehenden Amyloidose ausschließlich Kapselbazillen in Anspruch hat nehmen wollen.

Beitzke hat in einem Falle von Amyloidschrumpfniere unklarer Ätiologie mit starker albuminöser und fettiger Entartung der nicht atrophischen Harnkanälchen als Ursache eine rezidivierende fibrinöse Pneumonie angenommen, die er auf Grund der Vorgeschichte und des Befundes von beiderseitiger Pleuraobliteration und Karnifikationen verschiedenen Alters in der Lunge nachträglich diagnostiziert.

Lichtwitz hat bei einer Pneumonie (Pneumobazillen Friedländer), die nach 3 wöchentlichem Bestand noch nicht gelöst war und zum Tode geführt hat, eine hochgradige Oligurie (Max. 200 ccm) beobachtet. Die Autopsie ergab eine schwere Nephropathie mit leichter Amyloidose der Nieren und einer schweren Amyloidose der Milz.

Eine der oben erwähnten Amyloidnephrosen war wie die primäre Infektarthritis durch chronische Pneumokokkeninfektion hervorgerufen worden.

Bei den mit harter Milz und Lebertumor einhergehenden Amyloidnieren ohne nachweisbare Ätiologie ist immer in erster Linie an eine versteckte Lues zu denken.

Für die Ätiologie der Amyloidschrumpfniere ganz chronischer Verlaufsart ohne nephrotisches Vorstadium spielt die Lues die Hauptrolle.

Mitunter bleibt auch die Autopsie uns die Antwort auf die Frage nach der Ätiologie des Amyloids schuldig, und die der genuinen Nephrose analoge Bezeichnung genuines Amyloid ist ein schwacher Trost für diese Lücke unserer Erkenntnis.

Pathogenese der Nephrose.

Bei den akuten Zellschädigungen der „einfachen" Nephrose dürfen wir wohl von einer Giftwirkung auf die Nierenzelle sprechen, und man kann sich vorstellen, daß bei den akuten Infektionskrankheiten, sei es aus den Bazillenleibern, sei es aus der Wechselwirkung zwischen Wirt und Erreger, Gifte entstehen, die die Nierenzelle in analoger Weise schädigen, wie die bekannten Nierengifte des Tierversuches.

Eine gewisse Schwierigkeit, diese toxischen Nierenschädigungen zum Vergleich bei der Nephrose heranzuziehen, bestand in der Angabe Schlayers, daß bei seinen Tierversuchen Nephritiden auftreten, und zwar zwei prinzipiell verschiedene Formen, tubuläre Nephritiden nach Sublimatvergiftung, vaskuläre nach Arsen-, Kantharidin- und Diphtherievergiftung. Hatten aber schon Suzuki und Groß diese scharfe Unterscheidung nicht gerechtfertigt gefunden, so hat dann Fahr gezeigt, daß beide Formen der toxischen Tiernephritis zu den degenerativen Nierenschädigungen gehören, und daß es sich um toxische Einwirkungen auf die Epithelien handelt, die zu degenerativen Veränderungen, das eine Mal vorwiegend an den Tubuliepithelien, das andere Mal vorwiegend an den Glomeruliepithelien führen. Man könnte demnach die tubulären Nephritiden Schlayers als tubuläre Nephrosen, seine vaskulären Nephritiden als Glomerulonephrosen (Fahr) bezeichnen.

Die akuten degenerativen Nierenveränderungen bei den akuten Infekten können mit diesen tubulären Nephrosen des Tierversuches in Parallele gestellt werden. Die akute Glomerulonephrose aber, die im Tierexperiment durch Diphtheriegift erzeugt wird, ist beim Menschen nicht zu beobachten, selbst nicht bei der Diphtherie, wenn auch Fahr das Vorkommen prinzipiell ähnlicher aber graduell niemals gleicher Veränderungen an den Epithelien der Glomeruli festgestellt hat.

Auch insoferne können die toxischen Nierenveränderungen des Tierversuches mit den akuten Nephrosen bei den akuten Infektionskrankheiten auf eine Stufe gestellt werden, als in beiden Fällen die Schädigung bis zur Nekrose sich steigern kann.

Dagegen fehlt noch ganz eine experimentelle Analogie zur eigentlichen Nephrose, d. h. zu der chronischen Lipoidnephrose und ihrem klinischen Bilde. Es ist bisher noch nicht gelungen, etwa durch chronische Vergiftung ein der menschlichen Lipoidnephrose auch nur ähnliches Krankheitsbild zu erzeugen, und die Pathogenese dieser eigenartigen chronischen Nierenerkrankung ist ebenso wie die der Nephritis noch sehr in Dunkel gehüllt.

Die viel erörterte Streitfrage, ob wir es bei der Nephrose nicht mit einer Nephritis, einer entzündlichen Nierenerkrankung zu tun haben, hat für uns keine Bedeutung, da wir den „entzündlichen" Charakter der Nephritis leugnen und die vermeintlich entzündlichen Veränderungen auf Störung der Glomerulidurchblutung infolge der (allgemeinen und) renalen Arterienkontraktion zurückführen (vgl. S. 1183). Die Veränderungen an dem Epithelapparat der Tubuli sind in beiden Fällen gleich und „degenerativ"; sie kommen nach Loehlein bei der Nephritis sekundär durch Störung der Glomerulidurchblutung zustande, bei der Nephrose halten wir sie für das Primäre. Denn hier fehlt die allgemeine Gefäßkontraktion — der Blutdruck ist niedrig, die renale — die Glomeruli sind gut durchblutet.

Das einzig Positive, was wir also über die Pathogenese der Nephrose aussagen können, ist die negative Feststellung, daß hier die degenerativen Vorgänge am Parenchym nicht die Folge einer Störung der Glomerulidurchblutung sein können.

Genauer gesagt, nicht die Folge einer Störung der Glomerulidurchblutung, die durch — angiospastische — Verengerung der vorgeschalteten Arterienstrecke bewirkt wird. Denn über das Maß und die Geschwindigkeit der Glomerulidurchblutung bei der Nephrose wissen wir nichts. Wir können nur histologisch feststellen, daß die Füllung der Glomerulikapillaren im Gegensatz zu der Nephritis gut ist, und klinisch, daß die Blutdrucksteigerung, aus der wir auf eine allgemeine und renale Gefäßkontraktion schließen, fehlt. Die Möglichkeit, daß aus anderen (chemischen) Gründen die Strömung in den — erweiterten — Glomerulikapillaren verlangsamt ist, können wir nicht sicher ausschließen. Der höchste Grad dieser nach Ricker als peristatische Hyperämie zu bezeichnenden Stromverlangsamung würde sich in Stase äußern; eine solche ist aber bei den hier in Rede stehenden Formen der Nephrose nicht beobachtet worden, was aber nur dem relativ milden und chronischen Verlauf der Erkrankung entsprechen würde. Dagegen kann gegen die Annahme einer peristatischen Stromverlangsamung in erweiterten Kapillaren geltend gemacht werden, daß weder eine ausgesprochene Erweiterung der Kapillaren noch Diapedesisblutungen zu sehen sind.

Anmerkung bei der Korrektur: Ganz neuerdings hat Bell eine histologische Studie über Lipoidnephrosis veröffentlicht. Er findet in 4 klinisch als reine Lipoidnephrose imponierenden Fällen Veränderungen der Glomeruli, die bei der gewöhnlichen Hämatoxylin-Eosinfärbung normal erscheinen bis auf Leukozytenvermehrung in einzelnen Kapillaren. Bei der Malloryfärbung mit Anilinblau erwiesen sich aber die Kapillaren mit geschwollenen, verfetteten Endothelzellen erfüllt, die Basalmembran verdickt, die Kapillaren sind teilweise verengt, und die Glomeruli sind blutarm oder blutleer. Es besteht also eine große Ähnlichkeit mit dem Befund bei Glomerulonephritis, nur die Endothelschwellung ist nicht so ausgesprochen, es fehlen hyaline Fasern in den Kapillaren und die Kapillarlichtungen sind nur teilweise verschlossen.

In 3 Fällen von Nephritis mit nephrotischem Einschlag, die klinisch sich nur durch Blutdrucksteigerung von einer reinen Nephrose unterschieden, konnten die Nieren makroskopisch nicht von einer reinen Lipoidnephrose unterschieden werden. Die Glomeruli zeigten Übergänge zu dem typischen Befund bei Glomerulonephritis. In allen Fällen fand sich Verdickung der Basalmembran der Glomerulikapillaren, Vergrößerung der Epithelzellen der Glomeruli, Vermehrung und Schwellung der Endothelzellen. Eine scharfe Unterscheidung zwischen reiner Glomerulonephritis, dem gemischten Typ und reiner Nephrose ist unmöglich, die Unterschiede sind mehr quantitativer als qualitativer Art.

Der Hauptunterschied scheint zu sein, daß die Glomerulikapillaren bei der Glomerulinephritis ganz, bei der Lipoidnephrose nur teilweise verschlossen sind. Der Effekt ist verschieden: Vollständiger Verschluß macht Hyalinisierung der Glomeruli, Atrophie der Tubuli, Schrumpfniere und Urämie. Teilweiser Verschluß macht Lipoidinfiltration der Tubuli (Löhlein), und der klinische Verlauf ist der der Nephrose.

Man könne daher die Lipoidnephrose betrachten als eine Form der Glomerulonephritis, bei der die Glomerulikapillaren geschädigt, aber nicht ganz obstruiert werden, so daß sie weiter funktionieren und Tubuliatrophie ausbleibt. Insofern sei die Unterscheidung typischer Fälle klinisch berechtigt und wichtig, als es sich um eine Form von Nephritis handelt, die nicht zu Urämie führt. Bell hat keinen Fall gesehen, in dem das klinische Bild der Lipoidnephrose zu einer Schrumpfniere geführt hätte.

Nach dieser Auffassung würde auch bei der Nephrose die sog. Parenchymdegeneration nicht als primär, sondern im Sinne von Loehlein als sekundär, als Folge einer — mäßigen — Störung der Glomerulidurchblutung zu betrachten sein.

Die für die Pathogenese entscheidende Frage würde danach auch hier lauten, wie kommt die Störung der Glomerulidurchblutung zustande? Ist die Veränderung der Glomerulikapillaren, bestehend in Schwellung und Abstoßung der Endothelzellen, Verdickung der Basalmembran bereits die Folge einer — funktionellen — Durchblutungsstörung geringen Grades wie bei der „milden" Glomerulonephritis? Oder ist die (toxische?) Schädigung der Deckzellen der Glomerulikapillaren das Primäre, deren Erkrankung die Folge und die Ursache der Durchblutungsstörung?

Im ersten Falle hätten wir uns die Gefäßkontraktion (die Konzentration pressorischer Stoffe?) so gering vorzustellen, daß nur die Nierengefäße verengert werden, ohne daß es zu einer Blutdrucksteigerung kommt, eine Möglichkeit, die wir für manche Fälle von Nephritis annehmen, und die in den Tierversuchen von Koppány und Dooley S. 1382 ihr Analogon finden würde.

Oder hat es sich in den Fällen Bells nicht um echte Nephrosen gehandelt? Das klinische Bild entspricht ganz dem der sog. Lipoidnephrose, und 3 von den 4 Fällen sind an Peritonitis gestorben, einer allerdings nach einem für Nephrose charakteristischen remittierenden Verlauf in Krämpfen und Koma im ödemfreien Stadium, und es fehlen die Angaben über Blutdruck und RN in diesem. Von den 3 Übergangsfällen mit Blutdrucksteigerung ist einer an eitriger Peritonitis gestorben, bei den anderen ist die Todesursache nicht angegeben, Niereninsuffizienz bestand nicht.

Auffällig ist aber in Bells „reinen" Fällen, daß die Phenolsulfophthaleinausscheidung schlecht war und daß histologisch die Glomeruli blutleer gefunden wurden. Das steht nicht in Einklang mit unseren und anderer Befunden bei echter Nephrose, bei der wir die Glomeruli durchweg gut durchblutet und die Farbstoffausscheidung abnorm gut finden. Man könnte daher aus der Arbeit von Bell auch schließen, daß reine Fälle von echter Nephrose nicht vorgelegen haben, daß aber klinisch eine Unterscheidung zwischen dieser und zwischen dem nephroseartigen Verlauf der Nephritis bisweilen unmöglich ist.

Eine Entscheidung der Frage, ob es eine selbständige, primäre, degenerative Erkrankung der Niere gibt, wird nicht eher zu treffen sein, ehe wir ein Verständnis dafür gewonnen haben, was im allerersten Beginn der Nephritis vorgeht, wodurch die Blutdrucksteigerung dabei zustande kommt, und wie sich die typischen Fälle von Glomerulonephritis mit initialer und deutlicher Blutdrucksteigerung pathogenetisch von den Nephritiden nephroseartiger Verlaufsart unterscheiden. Ganz unverständlich ist bis jetzt, warum die typischen Fälle von Nephritis mit schwerster Störung der Glomerulidurchblutung und Blutdrucksteigerung oft so wenig, die mit geringer Störung der Glomerulidurchblutung und fehlender Blutdrucksteigerung so viel Albumen ausscheiden, warum die Neigung zu Ödemen bei Fällen mit starker Blutdrucksteigerung oft gering, bei Fällen ohne Blutdrucksteigerung oft von Anfang an — ehe der dyskrasische hypalbuminämische Faktor eine große Rolle spielen kann — so groß ist. Das spricht alles für die Möglichkeit einer selbständigen — toxischen? — Schädigung der Membranen. Genug, das Nephritis-Nephroseproblem ist heute ungeklärter denn je.

Das Problem der Pathogenese der chronischen Nierenerkrankung ist nicht zu trennen von dem der Pathogenese des eigenartigen klinischen Syndroms. Beide beeinflussen sich gegenseitig so stark, daß es die größten Schwierigkeiten macht, reinlich zu scheiden, was im klinischen und histologischen Bilde auf Rechnung der degenerativen Erkrankung des Parenchyms zu setzen ist, was nicht. Nur über einen Punkt waren wir uns schon bei der ersten Beschreibung des Krankheitsbildes klar, daß ein Versagen der Nierenfunktion keine Rolle spielt.

Über die

Pathogenese des nephrotischen Symptomenkomplexes

herrschen die größten Meinungsverschiedenheiten: Das am meisten in die Augen springende Symptom ist

klinisch die große Neigung zu Ödem und der milchige Charakter der
Ergüsse, der durch eine abnorme Fett- und Lipoid- bzw. Cholesterinvermehrung
im Blute bewirkt wird, und das Auftreten doppeltbrechender Elemente, also
von Cholesterinestern im Harnbodensatz;

histologisch die Erfüllung der — degenerativ veränderten — Tubuliepithelien mit doppeltbrechenden Cholesterinestern.

Ich habe früher mit Loehlein geglaubt, daß diese ein Ausdruck der lipoiden
Degeneration der Epithelzellen sei. Da sich die gleichen Lipoide oft in großen
Mengen und schon makroskopisch sichtbar in den Lymphbahnen des Zwischengewebes finden, so hatte ich angenommen, daß die Lipoide aus den degenerierenden Nierenzellen durch die Lymphbahn in das Blut transportiert würden,
und daß auf diese Weise die Lipoidüberschwemmung des Blutes zustande käme.

Diese Vorstellung gründete sich auch hauptsächlich darauf, daß wir die
gleiche Lipoidüberfüllung der Epithelzellen und des Blutes auch bei der sekundären Parenchymdegeneration (bei der subchronischen Glomerulonephritis)
fanden, und wir hatten geglaubt, die klinische Gleichartigkeit der Krankheitsbilder auf diese gemeinsame Eigentümlichkeit zurückführen zu können.

Kollert hat schon früh darauf aufmerksam gemacht, daß die Hypercholesterinämie des Blutes rein quantitativ nicht aus der Niere stammen könne.

Andererseits haben Aschoff und M. B. Schmidt gezeigt, daß die Lipoidüberfüllung der Epithelien nicht durch Degeneration des Protoplasmas, wie
man früher allgemein angenommen hatte, sondern durch Infiltration zustande
kommt.

Es scheint als ob das Wesen des Vorganges, den wir als Degeneration bezeichnen, in einer Überfüllung der Zelle mit Nahrungsstoffen besteht, die nicht
genügend verbrannt und assimiliert werden können. So besteht die hyalin
tropfige Degeneration wohl in einer Überfüllung der Zelle mit einem fibrin-
ähnlichen Eiweiß, die fettige Degeneration in einer Überfüllung der Zelle mit
Fett, das durch die Veresterung mit Cholesterin schwer verseif- und verbrenn-
bar wird.

Da wir dieselben degenerativen Prozesse in ausgedehntestem Maße sekundär
in der Niere wie in der Netzhaut antreffen unter Bedingungen, die zu einer
Beeinträchtigung der Blut- und Sauerstoffversorgung führen (in der Niere bei
Störung der Glomerulidurchblutung, in der Netzhaut bei sichtbarer arterieller
Ischämie), so könnte man geneigt sein, die degenerative Infiltration mit Eiweiß,
Fett und Lipoid auf eine Störung der intrazellulären Verbrennung zurückzu-
führen. Finden wir die gleichen degenerativen Prozesse primär ohne Störung
der Durchblutung, so werden wir hier eine primäre Störung des Zellstoffwechsels
annehmen dürfen, die vielleicht in einer Störung der inneren Atmung, der
Zelloxydationen besteht.

Die schwierigste Frage der Pathogenese ist nun die, ob sich diese Stoffwechsel-
bzw. Atmungsstörung der Zellen auf die Niere beschränkt, oder ob sie den ganzen
Organismus ergreift.

Munk verbindet mit den Nierenerscheinungen bei der Lipoidnephrose die
Vorstellung einer Allgemeinerkrankung des ganzen Organismus, und er
denkt, daß der pathologische Zustand der Nierenzellen die Folge einer bestimmten allgemeinen „konstitutionellen“ Veränderung der Blutbeschaffenheit ist, und daß nicht allein die Nierenzellen, sondern in adäquater Weise auch
die übrigen Gewebszellen oder selbst das gesamte Organeiweiß, die gesamten
Kolloide des Organismus, betroffen sind. Dafür spreche u. a. die Ätiologie,
„in der die konstitutionelle Syphilis mit ihren bekannten kolloidalen Blut-
serumveränderungen (abgesehen von den unbekannten Ursachen, wohl ebenfalls
konstitutioneller Natur) eine Hauptrolle spielt“.

Munk betrachtet es als eine „bewiesene Tatsache", daß wir bei der Lipoidnephrose einen Symptomenkomplex vor uns haben, „der offensichtlich auf einer Störung im Aufbau der Körperkolloide, und zwar in einer Verschiebung von den Solen zu den Gelen, von den hydrophilen zu den hydrophoben Gruppen beruht."

„Aus dieser Tatsache ,erklären sich' alle Kardinalsymptome der Krankheit: Die Vermehrung der ,hydrophoben' Kolloide im Gewebe bedingt eine Erhöhung des Quellungsdruckes und damit die Oligurie und das Ödem. In dem Bestreben, eine für den Flüssigkeitsaustausch zwischen Körpersäften und Geweben optimale kolloide Zusammensetzung der Körpersäfte (Serum) aufrecht zu erhalten, werden die ausgefällten grobdispersen Eiweißkolloide von der Niere ausgeschieden = Albuminurie. Zu diesen gehören auch die Lipoide, insbesondere der Cholesterinester = Cholesterinämie, der sich als Ausdruck der kolloidalen Störung in doppeltbrechenden Sphärokristallen befindet = Lipoidurie" (Munk, 2. Aufl., S. 309).

Fahr sieht in der Nephrose einen der Amyloidose analogen Vorgang, zu dessen Erklärung man eine Erkrankung des Gesamtorganismus heranziehen muß.

Diese komme in der Ödemneigung zum klinischen Ausdruck, und Fahr nimmt an, daß beim nephrotischen Ödem das extrarenale Moment, das nach Volhard für jede Form von Ödem maßgebend sei, bei der Lipoidnephrose von vorneherein selbständig, bei der Amyloidnephrose von der Niere aus bedingt auftritt. Dieses extrarenale Moment finde seinen faßbaren Ausdruck in einer Störung des Lipoidstoffwechsels, die in Beziehung steht zu Kapillar- resp. Gewebsschädigungen in der Peripherie, Schädigungen, die im Gegensatz zu den entzündlichen Kapillarschädigungen bei der Nephritis degenerativer Natur sind.

„Bei einem Vergleich von Lipoidnephrose einerseits, die sehr starke Lipoidablagerung neben — anfänglich — geringen sonstigen Parenchymveränderungen zeigt, und Amyloidnephrose und Glomerulonephritis andererseits — bei denen starke Nierenveränderungen neben geringeren Lipoidablagerungen gefunden werden — wird man doch zu dem Wahrscheinlichkeitsschluß kommen, daß in dem ersten Fall die Cholesterinablagerung selbständig, im zweiten von der Niere aus — mittelbar — bedingt ist, zumal wenn man außerdem bedenkt, daß bei der Lipoidnephrose schon im Beginn des Leidens Lipoidablagerung vorhanden ist, während sie bei der Amyloidnephrose und Glomerulonephritis erst im Verlauf der Erkrankung auftritt" (Fahr, S. 252).

Ich glaube nicht, daß zeitlich ein so durchgreifender Unterschied besteht, denn in frühen Stadien der subchronischen Nephrose fehlt die Lipoidinfiltration ebenso wie bei der Nephritis (vgl. die Fälle von Randenath).

Fahr ist also mit Munk insofern einer Meinung, als auch er bei der Lipoidnephrose eine Allgemeinerkrankung annimmt. Während aber Munk die Lipoidinfiltration als Ausdruck der degenerativen nekrobiotischen Prozesse in der Niere als eine besondere, wenn auch selbständige Form der Nierendegeneration ansieht und diese als die Folge einer allgemeinen „konstitutionellen" Veränderung der Blutbeschaffenheit und der gesamten Kolloide des Blutes betrachtet, tritt bei Fahr der degenerative Prozeß an der Niere ganz in den Hintergrund, und die dunkle selbständige Allgemeinerkrankung (Störung des Lipoidstoffwechsels) macht eigentlich das Wesentliche der Erkrankung aus. Danach hätten wir es bei der Lipoidnephrose nicht mehr mit einer Nierenerkrankung, sondern mit einer selbständigen Stoffwechselerkrankung zu tun, die gewissermaßen das Bild einer Nierenerkrankung vortäuscht. Ähnlich hatte auch Schlayer sich die Sache vorgestellt, als er die degenerativen Veränderungen an der Niere für unwesentlich, die toxische Allgemeinschädigung der Gefäße für die Hauptsache erklärte.

Elwyn hat über die Pathogenese der Lipoidnephrose folgende Vorstellung entwickelt.

Die Krankheit tritt auf entweder allein oder in Kombination mit diffuser Glomerulonephritis oder mit Amyloid. Das erste Symptom ist die Albuminurie. Die Albuminurie ist die Folge einer mehr oder weniger andauernden Schädigung der Glomeruli- und Kapselepithelien durch eine voraufgegangene akute Nephritis, die abgeklungen ist, oder — bei Kombination mit Amyloid — durch die betreffenden Toxine. Die Oligurie hat regulatorische Bedeutung und den Zweck, den Organismus vor dem Eiweißverlust zu bewahren.

Die absolute Zunahme der Globulinfraktion im Blut hat ebenfalls kompensatorische, regulative Bedeutung und den Zweck, die Proteine im Blute dadurch zu erhalten, daß der Albuminverlust durch ein Protein von größerem Molekül ersetzt wird, das weniger leicht das beschädigte Glomerulusfilter passiert [1].

---

[1] Diese Auffassung hat schon Erben 1903 vertreten.

Das Ödem bedeutet das regulative Bemühen des Organismus, die normale Blutmenge zu erhalten und zu verhüten, daß diese infolge der notwendigen Oligurie zunimmt.

Um ein Entweichen von Plasmaproteinen in die Ödemflüssigkeit zu verhüten, werden die Kapillaren weniger durchlässig durch eine Steigerung ihrer Kontraktion. Die Folge ist die Blässe der Haut und eine Abnahme der Ernährung und Sauerstoffversorgung der Gewebe und Organe.

Die Folge davon ist eine Störung der intrazellulären Oxydation und der Ausnutzung der Nährstoffe.

Die Folge ist eine Abnahme des Grundumsatzes, Abmagerung und eine verminderte Widerstandsfähigkeit gegen Infekte.

Die Abnahme der Ausnutzung der Nahrung verursacht eine Zunahme der Lipoide in den Zellen und später in dem Blute mit dem Resultat einer Hypercholesterinämie.

Die Blutlipoide passieren das geschädigte Glomerulusfilter; dazu kommen die bereits in den Tubulizellen gebildeten Lipoide, und diese erscheinen im Urin.

Die Haupterscheinungen der Lipoidnephrose werden also von dem Standpunkt einer Regulationseinrichtung des Organismus betrachtet, die den Zweck hat, den primären Albuminverlust zu kompensieren und einen größeren zu verhüten.

Bei Besprechung der Ödempathogenese wurde schon hervorgehoben, daß diese Vorstellung gar zu unwahrscheinlich ist, und daß der Albuminverlust durch Zunahme der Harnmenge durchaus nicht entsprechend größer wird. Und von einer — zweckmäßigen — Abnahme der Kapillardurchlässigkeit durch Engerstellung aller Kapillaren kann angesichts der Ödeme und des niedrigen Blutdrucks kaum gesprochen werden.

Der Gedanke der Allgemeinerkrankung wird auch von Stolte und Knauer vertreten.

Sie führen zum Vergleich an, daß Säuglinge bei Wasserverarmung infolge sehr wasserarmer Kost oder hochgradiger Durchfälle einen Harnbefund bieten, der dem der Nephrose aufs Haar gleicht: wenig Urin, viel Zylinder und Eiweiß, trübe Schwellung der Epithelien und Ödembereitschaft. Die Nephrose brauche also keine primäre Nierenkrankheit zu sein, sondern könne zum Teil nur der Ausdruck der durch ein zu geringes Wasserangebot in der Niere bedingten Schädigung sein. Die Autoren denken auch an eine konstitutionelle Disposition nach Art der exsudativen Diathese und Pastositas, die sich durch Neigung zu Ödem, Gewichtsschwankungen und Neigung zu NaCl-Retention auszeichnet. Die von ihnen beobachteten Kinder mit Nephrose waren alle in die Gruppe der pastösen und lymphatischen Kinder einzureihen. Leider hat es sich in den als Beispiel mitgeteilten 7 Fällen in keinem um eine sicher primäre Parenchymdegeneration im Sinne der Nephrose gehandelt. Neuerdings nimmt Knauer an, daß die Leber bei der Eiweiß-, Fett- und Mineralstoffwechselstörung, die bei der Nephrose angenommen wird, eine äußerst wichtige Rolle spielt. Blutzuckeruntersuchungen ergaben regelmäßig eine Hypoglykämie. Es wurden Nüchternwerte von 0,022—0,058% gefunden.

Konstant fehlt im Blute die „trypanozide Substanz" (Leichtentritt), was ebenfalls auf Dysfunktion der Leber zurückgeführt wird. Auch die bei der Lipoidnephrose bestehende Störung des Wasserstoffwechsels könnte auf einer — vagotonischen — Lebervenensperre beruhen im Hinblick auf die regelmäßig bei der Nephrose festzustellende Vagotonie. In einigen Fällen von Nephrose ist Fettleber beobachtet worden, es könnte sich also um eine Fettwanderung in die Leber zur Ausfüllung des Glykogenmangels (Rosenfeld) handeln.

Auf das Fehlen der trypanoziden Substanz würde ich nicht so viel Gewicht legen. Sie beweist wohl weniger eine Dysfunktion der Leber als eine Insuffizienz des retikulo-endothelialen Apparates, und die trypanozide Substanz fehlt auch bei alimentären Ödemen; sie ist im Hunger und bei Eiweißmangel vermindert (Leichtentritt), und in einem Falle von hochgradiger Nephrose (12%₀₀ Albumin) bei einer käsigen Pneumonie, den Grünmandel und Leichtentritt erwähnen, war die trypanozide Substanz vorhanden.

Auch Major und Helwig haben in einem Falle von nephrotischem Symptomenkomplex von einjähriger Dauer eine intensive Lipoidinfiltration der Leber gefunden und daraus auf eine primäre Stoffwechselstörung bei der Nephrose geschlossen.

Da im Leben ein Blutdruck von 140/90 mm Hg und nach dem Tode „ein milder Grad von akuter Glomerulonephritis" festgestellt worden ist, so hat es sich hier zwar um eine große weiße Niere, eine Myelinniere, aber wahrscheinlich nicht um eine echte primäre Nephrose, sondern um eine sekundäre Parenchymdegeneration, eine Pseudonephrose gehandelt, und es liegt keine Veranlassung vor, bei dieser eine primäre und selbständige Stoffwechselstörung anzunehmen.

Ebenso hat Lichtwitz die Vermutung ausgesprochen, daß Funktionsanomalien der Leber sowohl an der krankhaften Beschaffenheit des Eiweißstoffwechsels als des Cholesterinstoffwechsels das Wesentliche sind.

Jungmann geht von der Nierenveränderung beim Gelbfieber aus, bei dem eine Störung des Glykogenbestandes der Leber und damit des ganzen Kohlenhydratstoffwechsels stattfindet. „Hiermit unmittelbar verknüpft ist dann eine weitere allgemeine Stoffwechselstörung, die im wesentlichen auf einer Anhäufung saurer Produkte im Blut und in den Geweben beruht." In der schweren gleich zu Beginn einsetzenden Nierenerkrankung sieht er eine echte sogenannte genuine Nephrose, die ebenfalls als Ausdruck einer bestimmten Stoffwechselstörung zu betrachten sei, in deren Mittelpunkt die Leber steht.

„Finden wir doch ganz ähnliche nephrotische Nierensymptome bei den verschiedenartigsten akuten und chronischen Lebererkrankungen, bei denen trotz ganz verschiedener Ätiologie Glykogenschwund und Verfettung charakteristisch sind. Hierher gehören die Phosphorvergiftung, die Chloroformvergiftung, die Knollenblätterschwammvergiftung, die akute gelbe Leberatrophie und auch die Eklampsie. Bei allen diesen Erkrankungen finden wir, ebenso wie bei der sog. genuinen Nephrose, eine Hypoglykämie, eine Verschiebung des Bluteiweißbildes, die auf einer Vermehrung der Globuline beruht, und eine ausgesprochene Lipämie und Lipoidämie, von der die Verfettung in der Niere abhängig ist." Das nierenschädigende Moment sieht Jungmann einmal in spezifischen Gewebsprodukten, die durch die Vermehrung der Krankheitserreger entstehen (abnormen Eiweißabkömmlingen, die den spezifischen Geruch der Gelbfieberkranken und den identischen der Kulturen der Erreger bewirken); insofern wäre die Nierenerkrankung den einfachen Ausscheidungsnephrose gleichzusetzen; dazu kommt die Störung im intermediären Eiweißstoffwechsel infolge Schädigung der Leberfunktion noch hinzu.

Aschoff ist der Meinung, daß es sich vielfach um infektiös-toxische Schädigungen des Gesamtorganismus handelt, welche, vielleicht infolge physikochemischer oder chemischer Zustandsänderungen des Blutplasmas eine besondere Durchlässigkeit der Glomeruluskapillaren für Eiweißkörper und Lipoide bedingen, so daß es durch resorptive Prozesse im tubulären System im Sinne Cushnys oder durch sekretorische bald zu hyalintropfigen eiweißartigen, bald zu fettartigen Einlagerungen in die Tubulusepithelien kommt.

Auch Löwenthal, in dessen Arbeiten sich eine sehr sorgfältige Übersicht über das bereits unübersehbar gewordene in- und ausländische Schrifttum über den kaum 15 Jahre alten Nephrosebegriff befindet, sieht in der Krankheit eine primäre Stoffwechselstörung und in der Niere nur ein sekundär beteiligtes Ausscheidungsorgan. Er stellt die experimentelle Cholesterinkrankheit des Kaninchens (Schönheimer und Chuma) mit der Nephrose in Parallele.

Er findet bei jener makroskopisch im Gebiet der Markrindengrenze bzw. in den innersten Rindenschichten in radiären Streifen angeordnet eine riesige Infiltration der Zelleiber der Epithelien mit doppeltbrechenden Lipoiden und mikroskopisch ausgedehnte Cholesterinesterverfettung der Übergangsstücke, verhältnismäßig geringe Veränderungen der Epithelien der übrigen Kanälchenteile, ebenso der Glomeruli, dagegen starke Erweiterung aller höher gelegenen Teile des Systems bis zum Kapselraum und herdförmige hydronephrotische Narbenbildungen. Die Befunde gleichen sehr denen, die Löwenthal selbst bei 2 Fällen von Lipoidnephrose gesehen hat. Auch Lipoidurie und, wenn auch spät, Albuminurie wird bei diesen Cholesterinkaninchen beobachtet; Ignatowski hat sogar Aszites bei den mit Eigelb und Milch gefütterten Kaninchen erhalten. Andererseits hat Löwenthal die für die Cholesterinkrankheit des Kaninchens charakteristische Atherosklerose bei seinen kindlichen Fällen von Nephrose gefunden. Der Cholesterinkrankheit des Kaninchens fehlt die starke Neigung zu Wassersucht und die Verschiebung des Eiweißblutbildes, der menschlichen Nephrose fehlt die Hypertonie (vgl. S. 464), der Arcus corneae und das Xanthom, sowie die ausgedehnte Fetteinlagerung in den Elementen des makrophagen Systems, die für die Cholesterinkrankheit des Kaninchens typisch sind.

Was in dieser primären Lipoidstoffwechselstörung die erste Abweichung von der Norm ist, das muß Löwenthal unentschieden lassen; er meint, man solle den irreführenden Namen „Nephrose" fallen lassen und im Sinne von Epstein durch „Diabetes lipoidoproteinicus" ersetzen.

Löwenthal kommt zu dem Schluß, die Lipoidnephrose ist eine der Möglichkeiten der primären Störungen des menschlichen Lipoidstoffwechsels; die so auffälligen Veränderungen der Niere sind sekundärer Natur. Die Niere ist dabei nur als Ausscheidungsorgan für die Produkte eines krankhaften Stoffwechsels aufzufassen.

Die ätiologische Bedeutung der Infektion beurteilt Löwenthal skeptisch.

Die Reihenfolge lautete bei seinen Fällen: Fall 1: Masern, Keuchhusten, chronischer Schnupfen, Nephrose, Nasendiphtherie, Erysipel, Phlegmone, Tod ohne Zeichen einer neuen Infektion; Fall 2: Keuchhusten, Nephrose, Parotitis, Bronchopneumonien, Peritonitis, Tod an derselben; Fall 3: Masern, Pneumonie, Nephrose, Fieber, Kolitis, Tod an derselben; Fall 4: Pleuritis, Grippe, Nephrose, Bronchitis, Erysipel, Tod an demselben; Fall 5: Masern, Diphtherie, Nephrose, Angina, Parotitis, Bronchopneumonie, Tod an derselben.

Er bemerkt aber zu dieser Zusammenstellung: „Diese einzelnen vorangehenden Infektionen stehen oft ohne irgendeinen zeitlichen Zusammenhang mit dem bemerkten Nephrosebeginn, und sie sind sicherlich auch nicht häufiger als bei zahllosen anderen Menschen, die niemals in ihrem Leben irgendwelche nephrotischen Symptome zeigen. Außerdem ist bei genauer Durchsicht der Krankengeschichten zu erkennen, daß noch viel mehr kürzere oder etwas längere, manchmal bis mehrere Tage dauernde, leichte oder etwas höhere Fieberzacken, sogar bis 39° vorkommen, und zwar besonders bei den am langsamsten verlaufenden Fällen, und daß diese Temperatursteigerungen anscheinend gegen das Ende der Krankheit hin eher reichlicher sind als am Anfang. Dabei wird es sich bei der Chronizität des Leidens und dem oft nicht feststellbaren schleichenden klinischen Beginn nicht entscheiden lassen, ob eine Infektion der Anfang einer Nephrose oder Folge der bereits vorhandenen nephrotischen Disposition zu Infekten ist.

Die Ansicht, zu der man über diesen Punkt kommt, hängt sehr von der Sorgfalt der Anamnese ab. Wenn wir aber glauben, daß die Stoffwechselstörung vorher da ist als die klinischen Erscheinungen, wozu wir ja gute Gründe haben, so ist eine solche Betrachtungsweise von vornherein zur Unfruchtbarkeit verdammt."

Eine ähnliche Vorstellung hat Kollert geäußert, er trennt unter den Nephrosen zwei Typen, unsere nekrotisierende Nephrose von unserer Lipoidnephrose und meint, daß bei jener die Schädigung an der Niere angreift, der Gesamtorganismus aber vorwiegend sekundär geschädigt wird. Bei der Lipoidnephrose dagegen würden die verschiedensten Gewebe (primär) geschädigt, und der Nierenprozeß sei nur eine Teilerscheinung des Gesamtleidens. Er versteht darunter eine allgemeine Zellschädigung, die sich in Hyperinose und Hypercholesterinämie äußert.

„Infolge einer Infektion (z. B. mit Treponema pallidum) oder Intoxikationen (?) kommt es zu einer längerdauernden Schädigung zahlreicher Körperzellen, die sich in ihrer Gesamtheit als eine Stoffwechselstörung äußert. Diese ist zunächst für Nephrosen nicht spezifisch und bringt allein noch nicht den bekannten Symptomenkomplex zur Entwicklung. Ebenso wie andere Körperzellen sind dabei auch die Tubuluszellen geschädigt (etwa in Form trüber Schwellung). Wird ein derart veränderter Organismus von einer Nierenaffektion befallen, die ihrerseits Tubulusveränderungen bedingt, so addieren sich allmählich die Folgen der jetzt deutlichen Funktionsstörung des Kanälchenepithels zu der Allgemeinerkrankung, und der nephrotische Symptomenkomplex wird klinisch manifest. Das Nierenleiden ist in den meisten Fällen eine Glomerulonephritis, gelegentlich eine Gefäßveränderung im Sinne der Amyloidose (oder der Nephrosklerose?), selten eine isolierte Läsion der Tubuli selbst (z. B. im Anschluß an Infektion der peritubulären Kapillaren? Stolz). Auch die Schwangerschaftsniere ist hierher zu zählen."

Diese Auffassung verlangt demnach zur Entwicklung des nephrotischen Symptomenkomplexes das Vorhandensein einer Stoffwechselstörung und das — zufällige — Hinzutreten einer tubulären Nierenerkrankung mit einer — bei der echten Nephrose stets fehlenden — Funktionsstörung des Kanälchenepithels, die sich gegenseitig ungünstig beeinflussen.

Das Unwahrscheinliche an dieser Auffassung dürfte das rein zufällig gedachte Zusammentreffen der tubulären Nierenerkrankung mit jener Stoffwechselstörung sein. Wenn man schon eine solche annimmt, dann wird man doch auch die Nierenerkrankung irgendwie damit in Beziehung bringen wollen.

Etwas bestimmter als diese sehr allgemeine Vorstellung ist die konkrete einer endokrin bedingten Herabsetzung des Gesamtstoffwechsels. Eppinger hat schon die Nephrose in enge Beziehung zur Hypothyreose gebracht, und es fragt sich, ob wir die Hypothyreose als einen der ätiologischen Faktoren oder als Grundlage aller Fälle von Lipoidnephrose zu betrachten haben. Am weitesten geht darin Epstein, der die Nephrose geradezu als Stoffwechselkrankheit, verwandt oder verbunden mit Hypothyreose bezeichnet.

Das Myxödem repräsentiert nach Epstein gewissermaßen den höchsten Grad einer Stoffwechselstörung von der Art, wie sie bei der Nephrose uns entgegentritt. Es ist ja in der Tat auch sehr bemerkenswert, daß Eppinger, Volhard und späterhin Epstein und andere amerikanische Autoren bei der Nephrose gute Erfolge von Schilddrüsenpräparaten gesehen haben, und fernerhin sehr bemerkenswert, daß der Grundumsatz bei der Nephrose herabgesetzt ist, wobei freilich noch unentschieden bleibt, ob das Ursache oder Folge ist. Der Fall von Epstein, bei dem sich Jahre nach dem Überstehen einer Nephrose (zweifelhafter Natur) ein echtes Myxödem entwickelt hat, gibt sehr zu denken. Nicht in dem Sinne, als ob die Nephrose etwa gleichbedeutend wäre mit einer Hypothyreose; aber man könnte sich vorstellen, daß ungenügende Schilddrüsenfunktion einer der konstitutionellen Faktoren wäre, die die Entstehung oder vielleicht das Chronischwerden einer Parenchymdegeneration im Sinne der Nephrose ermöglichen, wobei der — fehlende — regenerationsbefördernde Einfluß des Schilddrüsenhormones (Eppinger und Hofer) eine Rolle spielen könnte. Nur darf man über diesen vielleicht disponierenden Bedingungen nicht vergessen, daß chronische Infektionen (u. a. Syphilis!) die ausschlaggebende, ursächliche Rolle spielen.

Neuerdings (1928) hat Epstein in einem für die Festschrift zu Ehren von H. Strauß bestimmten Aufsatz das Ergebnis seiner vieljährigen Studien über die Pathogenese der Nephrose, die er als Diabetes albuminuricus bezeichnet, folgendermaßen zusammengefaßt.

Epstein geht davon aus, daß bei Zuständen, in denen Erweiterung der Kapillaren oder erhöhte Durchlässigkeit für Eiweiß angenommen wird, z. B. bei geringer, durch Nierenstauung, Herzschwäche, Pfortaderstauung und Leberzirrhose auftretender Albuminurie, das Eiweiß sich wie ein Transsudat verhält; es besteht das gleiche Verhältnis von Albumin und Globulin wie im Blut.

Bei der Nephrose dagegen wird sehr viel Eiweiß und hauptsächlich Albumin ausgeschieden, obwohl der größere Teil des Bluteiweißes Globulin ist. Es muß also eine — chemisch nicht faßbare — biologische Veränderung des Albumins im Blute stattfinden, so daß die Niere es als Fremdkörper genau so wie körperfremdes Eiweiß ausscheidet. „Ähnlich wie die Glykosurie im Diabetes mellitus die Folge einer Perversion des Kohlehydratumsatzes ist, so ist bei dieser Krankheit (der sogenannten Nephrose) die Albuminurie die Folge einer perversen Ausnutzung des Eiweißes." Epstein meint damit Nichtausnutzung. Er bezeichnet den Vorgang daher als Diabetes albuminuricus.

Dieser kann allein vorkommen (Nephrose) oder in Gemeinschaft mit entzündlichen Krankheiten der Niere (Glomerulonephritis mit nephrotischem Einschlag). Amyloidose ist eine „Proteinintoxikation" und kann das Endresultat des Diabetes albuminuricus sein oder ein additioneller Degenerationsprozeß. Die klinischen Erscheinungen, Blutveränderung. Ödem und Oligurie sind die — sekundären — Folgen dieses Diabetes albuminosus. Die Blutveränderungen infolge der Albuminurie — sie kann 5—50 g täglich betragen bei einem Gesamtbluteiweißgehalt von 210 g bei einem 70 kg schweren Erwachsenen — bestehen in Abnahme des Eiweißgehaltes des Blutes.

Epstein hat schon 1912/13 bei „chronisch parenchymatöser Nephritis" Werte gefunden, die nur 2,7% betrugen. Außerdem ändert sich das Verhältnis Albumin/Globulin, das normal 1:2 ist, derart, daß in einem Falle, dessen Gesamteiweiß 2,7% betrug, Albumin 0,1, Globulin 2,6 g % oder 95% des Gesamteiweißes betrug. Die Zunahme des Globulins kann nicht nur relativ, sondern auch absolut sein, muß also vom Gewebsprotoplasma teilweise neu entstanden sein. Verschiedene Infektionen und Intoxikationen führen zu einer Zunahme des Globulins. Diese ist bei Diabetes albuminuricus das Resultat einer sog. Desintegration.

Auch Eiweißverluste anderer Art führen zu Abnahme des Eiweißgehaltes im Blut, aber nie zu einer solchen Inversion des Albumin/Globulin-Verhältnisses wie beim Diabetes albuminuricus, der das Resultat einer Konstitutionsstörung ist.

Weiterhin ist charakteristisch die Anreicherung des Blutes an Lipoiden, von denen das Cholesterin intensiver studiert worden ist. Epstein hat Werte von 1300 mg $\%$ beobachtet. Der Grund für diese Hypercholesterinämie ist ungewiß. Sie ist bestimmt assoziiert mit Stoffwechselstörungen wie Diabetes mellitus und Diabetes albuminuricus. Zweifellos besteht ein Zusammenhang mit gewissen Drüsen der inneren Sekretion wie der Nebenniere und der Schilddrüse.

Die Lipämie des Diabetes albuminuricus ist offensichtlich verschieden von der des Diabetes mellitus. Sie steht in keinem Zusammenhang mit dem Kohlehydratstoffwechsel und ist nicht assoziiert mit Azidose oder Ketogenese. Sie scheint entweder direkt durch eine eigenartige Störung des Eiweißstoffwechsels oder durch Verlust von Eiweißstoffen entstanden zu sein. Das Fett rahmt ab beim Diabetes, bei der Nephrose nicht. Es scheint in irgendeinem physikalischen oder chemischen Zusammenhang mit den Bluteiweißkörpern zu stehen.

Zustände, die den Stoffwechsel herabsetzen, machen eine Zunahme des Cholesteringehaltes im Blute (Hunger, Eiweißverlust oder Nichtausnutzung) und umgekehrt (Eiweißzufuhr, Pyrexie, Schilddrüsengaben).

Die Lipoidämie steht in einem gewissen Grade im Verhältnis zu dem Verluste an Eiweißstoff im Blute und sicher noch mehr zu dem Grade der körperlichen Störungen, die sie begleiten. Sie ist das beste Maß für den Gewebshunger und die Perversion des Stoffwechsels.

Die Ödeme kommen extrarenal zustande, und zwar, wie Epstein schon 1917 ausgesprochen hat, durch Abnahme des osmotischen Druckes der Bluteiweißkörper gegenüber dem Kapillardruck. Der kritische Punkt, bei dem Ödem austritt, beträgt 5 g $\%$ Eiweiß im Blut. Das Ödem ist also die Folge der Albuminurie. Auch die enorme Anhäufung von Lipoiden im Blut und ihre eigenartige Beziehung zum Bluteiweiß tragen zu der Störung des Flüssigkeitsaustausches zwischen dem Blut und den Geweben bei.

Für die Ätiologie ist zu berücksichtigen, daß der Diabetes albuminuricus eine Perversion des Stoffwechsels ist. Sie ist am häufigsten bei jungen Individuen, häufiger in den ärmeren Klassen; die disponierten Individuen haben einen eigenartig schlaffen Typ, sind oft korpulent. Anfälle von Urtikaria kommen vor. Manchmal wird die Krankheit durch Infektion, Schwangerschaft, endokrine Störungen eingeleitet. Syphilis und Tuberkulose sind nicht direkte Ursachen, sondern lediglich erregende Momente. Es besteht ein relativer Schilddrüsenmangel. Der Grundumsatz ist nicht so stark und stabil erniedrigt wie beim Myxödem (40 $\%$), sondern 10—22 $\%$ unter normal und schwankend. Die Grundstörung bei den drei Arten von Nephrose ist der Diabetes albuminuricus. Die Anwesenheit von Nierenschädigungen (Glomerulonephritis und amyloide Degeneration) ist eine zufällige oder eine Begleiterscheinung.

Das gemeinschaftliche pathologische Zeichen ist eine Entartung der Tubularepithelien. Gegen die Annahme, daß diese bei der chronischen Nephrose durch Intoxikation entsteht, wie die akute Nephrose durch Sublimatvergiftung, Diphtherie, Gelbfieber und andere Infektionskrankheiten spricht der schleichende Beginn. Die Nephrose wird oft nur durch zufällige Harnuntersuchung entdeckt oder spät, wenn erst Oligurie und Ödem sich entwickelt haben. Epstein nimmt an, daß die pathologischen Veränderungen in der Niere das Resultat einer tiefgehenden körperlichen Störung sind, die zu Diabetes albuminuricus führt.

Die Lipoidansammlung in der Niere bildet nicht eine besondere Varietät in der Krankheit, sondern ein vorgeschrittenes Stadium.

Für die Behandlung ist wichtig, daß die grundlegende Störung die Untergrabung des Eiweißstoffwechsels ist. Die Albuminurie, die Hypalbuminose, das Ödem, die Lipoidämie, der reduzierte Grundumsatz und andere Beweise von Gewebshunger: alle sind das Resultat dieser grundlegenden Störung. Daher besteht die Behandlung in eiweißreicher Kost und Schilddrüsenextrakt.

Von Komplikationen kommen am häufigsten Infektionen durch Pneumokokken vor. Die biochemischen Veränderungen sind besonders günstig für Haften von Infektionen, Sinusitis, Mittelohrentzündung, Mastoiditis, Sinusthrombose, Lungenentzündung, Erysipel, Thrombophlebitis der Extremitäten. Am meisten ist das Peritoneum der Infektion ausgesetzt. Die Glomerulonephritis oder Nierenentzündung ist diejenige Komplikation, die am meisten zu fürchten ist.

Epsteins Vorstellung von dem Körperfremdwerden des Albumins berührt sich mit Munks Gedanken, daß die Niere die Tendenz habe, das bei einer pathologischen kolloidalen Verschiebung der Serumeiweiße ausflockende Englobulin auszuscheiden. Doch ist gegen diesen geltend zu machen, daß die nephrotische Niere ganz vorwiegend Albumin und nicht Globulin ausscheidet.

Allen diesen Erklärungsversuchen ist das gemeinsam, daß sie die Niere ganz in den Hintergrund treten lassen. Das Primäre ist die allgemeine Stoffwechselstörung:

eine Störung des Lipoidstoffwechsels — die Nierenerkrankung ist die Folge der Hypercholesterinämie;

eine Störung des Eiweißstoffwechsels — die Nierenerkrankung ist eine Teilerscheinung dieser Allgemeinerkrankung oder eine zufällige Kombination;

eine biologische Denaturierung des Bluteiweißes, eine allgemeine kolloidale Störung — Albuminurie und Nierenerkrankung sind die Folge.

Dagegen müssen folgende Einwände erhoben werden:

1. Hyperlipämie und Hypercholesterinämie machen nicht das Krankheitsbild der Nephrose. Das Cholesterinkaninchen weist keinen nephrotischen Symptomenkomplex auf, und die Cholesterinniere des Kaninchens ist keine Nephrose.

Der schwere Diabetiker kann genau dieselbe und noch höhergradige Lipocholesterinämie oder kurz gesagt Lipoidämie aufweisen, ohne das Krankheitsbild der Nephrose zu bieten. Die Zusammensetzung des Ätherextraktes kann bei beiden gleich sein; auch die diabetische Lipoidämie zeichnet sich durch hohen Cholesteringehalt aus (B. Fischer, Klemperer und Umber).

Als Beispiel stelle ich Zahlen gegenüber, die von Feigl bei Diabetes und von Hiller, Linder, Lundsgaard und van Slyke, Müller, Knauer, Wahl bei Nephrose erhoben worden sind, wobei ich zu den Nephrosewerten in ihrer Größenordnung passende relativ niedrige Diabetikerwerte ausgesucht habe.

	Cholesterin	Lezithin	Fettsäure	
Normal . . .	160—195 mg⁰/₀	190—250 mg⁰/₀	360—545 mg⁰/₀	(amerik. Autoren)
Diabetes . .	570 ,,	330 ,,	1040 ,,	(Feigl)
Nephrose . .	580 ,,	730 ,,	950 ,,	(amerik. Autoren)
Nephrose . .	683 ,,	688 ,,	2497 ,,	(nach J. Müller)

Es kommen aber bei Diabetes wie bei Nephrose noch weit höhere Cholesterin- und Fettwerte vor, z. B.

Diabetes . . .	1200 mg⁰/₀	300 mg⁰/₀	1730 mg⁰/₀	(Feigl)
	1410 ,,	620 ,,	6500 ,,	(Feigl).
Nephrose	1000—1400 ,,	1000 u. mehr ,,	2500 ,,	(Knauer)
,,	1510 ,,	1005 ,,	6680 ,,	(Wahl)
			(Gesamtfett)	

Dennoch fehlt beim Diabetes sowohl klinisch das nephrotische Syndrom als auch histologisch das charakteristische Bild; wir finden bei Diabetes zwar Infiltration der Niere mit Neutralfett, aber nicht Eiweiß- und Cholesterinesterinfiltration wie bei der Nephrose.

2. Störung des Eiweißstoffwechsels ist nicht gleichbedeutend mit Verschiebung des Eiweißblutbildes. Darüber, daß die Ausnutzung des Eiweißes gestört ist, oder daß der Eiweißstoffwechsel in falschen Bahnen verläuft, ist nichts bekannt.

Verschiebungen des Eiweißblutbildes, Zunahme des Globulins, selbst eine erhebliche Hypalbuminose, wenn auch nicht so hochgradig wie bei der Nephrose, toxischer Eiweißzerfall, kommen auch bei allen möglichen anderen Krankheitszuständen vor, ohne das nephrotische Krankheitsbild zu erzeugen.

3. Die Annahme einer primären Proteinintoxikation ist bei der Nephrose und besonders beim Amyloid nicht so ohne weiteres abzulehnen (vgl. Amyloid). Dagegen ist es höchst unwahrscheinlich, daß bei der subchronisch verlaufenden Nephritis der nephrotische Symptomenkomplex, den wir hier als nephrotischen Einschlag bezeichnen, auf eine primäre oder sekundäre biologische Umwandlung des Bluteiweißes zurückgeführt werden kann, und ganz unglaubhaft, daß die Glomerulonephritis eine Komplikation der Nephrose sein soll. Eher könnte man das Umgekehrte annehmen.

Ich glaube sogar, man muß für die Erklärung der Pathogenese der Nephrose von dieser Tatsache ausgehen, daß sich das charakteristische nephrotische Syndrom unter zwei ganz verschiedenen Bedingungen findet:

erstens bei der primären degenerativen Erkrankung des Nierenparenchyms, d. h. bei der Nephrose (und bei der als Nephrose beginnenden Amyloidnephrose);

zweitens bei der sekundären degenerativen Erkrankung des Nierenparenchyms, bei der eine chronische Durchblutungsstörung der Glomeruli besteht, d. h. bei der diffusen intrakapillären Glomerulonephritis mit subchronischer Verlaufsart, ferner bei der angiospastischen Schwangerschaftsnierenerkrankung (und vielleicht bei primärer Amyloidose der Glomeruli).

Fassen wir die beiden Haupttypen, die Nephrose und die subchronische Nephritis ins Auge, so ist das klinische Gesamtbild so einheitlich, daß es oft schwer, ja unmöglich erscheint, sie zu unterscheiden, wenn nicht das Verhalten des Blutdrucks und vielleicht der Beginn der Erkrankung als „Nephritis" mit Hämaturie die Unterscheidung ermöglicht. In beiden Fällen besteht die charakteristische Trias: Ödemneigung, Hypalbuminämie und Lipoidämie. Dabei zweifelt bis heute wenigstens niemand, daß bei dem zweiten Typus, bei der subchronischen Nephritis, die Niere im Mittelpunkt der Erkrankung und der Pathogenese des nephrotischen Symptomenkomplexes steht. Doch ist freilich auch hier die Bedeutung des chronischen Infektes für den Verlauf der Nierenerkrankung und für die Pathogenese des klinischen Syndroms noch nicht geklärt.

a) Das Ödem. Über das nephrotische Ödem ist schon eingehend gesprochen worden (vgl. S. 313—330). Vieles spricht dafür, daß die Hypalbuminämie eine wichtige, vielleicht die ursächliche Rolle spielt; die Möglichkeit, daß bakterielle Toxine ursächlich oder mitwirkend in Frage kommen, mußte offen gelassen werden. Für die subchronische Verlaufsart der Nephritis ist die letztere Möglichkeit weniger wahrscheinlich, die Abnahme des Bluteiweißgehaltes als Ursache des Ödems wahrscheinlicher.

Daß hochgradige Albuminverarmung des Blutes Hydrops bewirken kann, ist durch die Versuche von Leiter (S. 320) bewiesen. Der Mechanismus dieser dyskrasischen Ödeme steht hier nicht zur Diskussion. Für diejenigen, welche die Eiweißverarmung des Plasmas als Ursache von Filtrationsödemen ansehen, ist die Frage geklärt. In beiden Fällen sowohl bei der Nephrose wie bei der subchronischen Nephritis mit nephrotischem Einschlag ist eine starke Abnahme des kolloidosmotischen Druckes des Blutes vorhanden. Wir möchten annehmen, daß mit der Eiweißverarmung des Blutes eine Änderung der Permeabilität der Membranen oder eine Schädigung des Gewebsstoffwechsels verknüpft ist, die die Bedingungen schafft, daß nicht nur mehr Wasser aus der Blutbahn austritt, sondern auch weniger durch die Lymphbahn ins Blut zurückgeführt wird (vgl. S. 265).

Daß die nephrotische Lipoidämie das Ödem verursacht, ist angesichts der ganz gleichartigen diabetischen Lipoidämie sehr unwahrscheinlich.

b) Die Lipoidämie. Ist sie das Zeichen einer allgemeinen primären Störung des Lipoidstoffwechsels? Schon der primäre Charakter dieser Störung ist sehr unwahrscheinlich, da sie nicht nur bei der Nephrose, sondern auch bei der subchronischen Nephritis, und in beiden Fällen erst nach einer gewissen Zeit auftritt. Die Annahme (Epstein und Rotschild), daß eine Störung der Fettausnutzung, eine Verlangsamung der Fettverbrennung (Bloor) besteht, hat sich nicht bestätigt. Bei hohem Lipoidwert im Blut macht Fettzufuhr zwar einen stärkeren Anstieg des Fettes im Blut als bei Normalen (Bing und Heckscher), genau wie bei der diabetischen Lipämie, aber die Fettverbrennung ist nicht gestört, so wenig wie beim Diabetiker. Der respiratorische Quotient verhält sich ebenso wie beim Normalen, wie Hiller, Linder, Lundsgaard und van Slyke nachgewiesen haben. Sie nehmen daher eine Störung des Fettransportes vom Blut in die Gewebe an.

Sollte es nicht, wie beim Diabetiker umgekehrt sein? Allein schon deswegen, weil nicht nur das Neutralfett, sondern alle fettartigen Substanzen im Blut vermehrt sind, kann die Hyperlipämie beim Diabetiker nur durch Mobilisation von Gewebefett erklärt werden (Blix), und das gleiche liegt bei der nephrotischen Hyperlipämie vor.

Fragen wir uns, worin das Gemeinsame besteht. Die Unterschiede sind ja im übrigen groß genug, so groß, daß Fahr meint, die Cholesterinämie bei der Nephrose sei sicher anderen Ursprungs als beim Diabetes; und er stellt die Arbeitshypothese auf, „daß die Cholesterinanhäufung im Blute bei der Nephrose mit einer Alteration der Kapillarendothelien zusammenhängt, im Gegensatz zu der durch Erkrankung der endokrinen Drüsen bedingten diabetischen Lipämie".

Das Gemeinsame scheint mir darin zu bestehen, daß wir in der Lipolipoidämie in beiden Fällen eine Fettmobilisation und Fettwanderung aus den Geweben ins Blut zu sehen haben, also ein Symptom des Hungers, des Bedürfnisses nach Steigerung der Neubildung von Kohlehydrat aus Fett. Dazu würde der niedrige Blutzuckerspiegel bei der Nephrose gut passen.

Diese Reaktion des Organismus wird beim Diabetes trotz Hyperglykämie durch die Störung des Kohlehydratstoffwechsels hervorgerufen.

Diese Reaktion tritt aber auch beim Normalen bei Hunger (Wendt), besonders nach Aderlässen auf (Morawitz und Pratt, Boggs und Morris, Feigl[1], Edelmann, Ellermann und Meulengracht[2]). Ja durch wiederholte Aderlässe kann man beim Kaninchen eine richtige Lipoidämie mit dem charakteristischen milchigen Aussehen des Blutserums erzeugen. A. M. Fishberg und E. H. Fishberg haben auf diese Weise den Wert für die Gesamtfette von etwa 500—600 auf über 4000 mg$^0/_0$, den für Cholesterin von 100 bis 160 auf 300—400 mg $^0/_0$ steigern können. Die bei derartigen Versuchen eintretende starke Abnahme des Bluteiweißgehaltes (maximale Abnahme von 5,75 auf 2,2$^0/_0$), von der das Albumin stärker als das Globulin betroffen wird, muß als Ursache dieser Lipoidämie betrachtet werden, wie das Bing, Heckscher und Jessen schon vermutet hatten. Denn die Aderlaßhyperlipämie blieb in den Versuchen von Ellermann und Meulengracht aus, wenn das Serum des entnommenen Blutes reinjiziert wurde. Fishberg und Fishberg sahen auch eine Verschiebung des Albumin-Globulinverhältnisses zugunsten des Globulins eintreten, und zwar ohne Albuminurie, so daß eine raschere Regeneration des Globulins angenommen werden muß. Die Autoren glauben, daß diese Lipämie als ein Kompensationsmechanismus anzusehen sei, indem der Organismus Fettsäure, Cholesterin und Lezithin mobilisiert, um die Erniedrigung des kolloidosmotischen Druckes wieder auszugleichen; und Ella H. Fishberg hat auch den osmotischen Druck pro Gramm Protein im lipämischen Blute höher gefunden als im entsprechend verdünnten nicht lipämischen.

Ich glaube, daß es sich um eine Fettwanderung infolge Eiweißmangels handelt. Dafür spricht auch die Erschöpfung der Fettdepots und Abmagerung der Tiere zum Skelett, der wir die gleichen Beobachtungen an Nephrosekranken an die Seite stellen können. Auch die Beobachtung von Fettinfiltration der Leber bei manchen Fällen von Nephrose ließe sich wohl so erklären.

---

[1] Die Anstiege sind bei Gesunden und Kranken erheblich. „Es ist zu bedenken, daß wiederholte geringe oder einmalige große Blutentziehung zu künstlich hervorgerufener Lipämie führen können, auch wenn sie die üblichen oder zulässigen klinischen Eingriffe nicht übersteigen" (Feigl).

[2] Schrifttum vgl. Milbradt, Lipämiestudien. Biochem. Z. **223**, 278 (1930).

Damit können wir auch das zweite Kardinalsymptom, die Hyperlipoidämie auf die Hypalbuminose des Blutes zurückführen. Es fragt sich nun, wodurch diese zustande kommt.

c) **Die Hypalbuminämie.** Es ist nicht nötig, bei der subchronischen Nephritis eine primäre Störung des Eiweißstoffwechsels für die Abnahme des Eiweiß- und insbesondere des Albumingehaltes im Blut in Anspruch zu nehmen. Ihre Abhängigkeit von dem Grade der Albuminurie ist nicht zu bestreiten. Ist es bei der Nephrose anders? Wir kennen, abgesehen vom Hungerödem, keine so erhebliche und dauernde Hypalbuminämie primär, etwa infolge der ätiologisch in Betracht kommenden Krankheiten, wie sie bei der Nephrose mit starker Albuminurie besteht. Und die Verschiebung des Bluteiweißbildes läßt sich, wenn auch die Mitwirkung der infektiösen Komponente zugegeben werden muß, durch den starken Albuminverlust genügend erklären, da bei Eiweißverlust, z. B. durch Aderlässe, Fibrinogen am raschesten, Globulin stärker und rascher ersetzt wird als Albumin (Kerr, Hurwitz und Whipple). Wenn durch Eiweißunterernährung die gleiche Hypalbuminämie erzeugt wird, so kommt auch das gleiche klinische Bild ohne die Albuminurie zustande (vgl. Beispiel S. 1078).

Damit kommen wir zu dem Schlusse: Der hohe Grad der chronischen **Albuminurie** genügt, um das Auftreten des **nephrotischen Syndroms** bei manchen Fällen von Nephritis wie bei der Nephrose zu erklären. Ihre Folge ist die Eiweißverarmung des Blutes, und deren Folgen sind einmal die Mobilisierung von Fett und seiner für den Transport unentbehrlichen Trabanten Cholesterin und Lezithin, zweitens die Verschiebung des Eiweißblutbildes und drittens das Ödem.

Wir verstehen nun, warum die subchronische Nephritis und die Nephrose einschließlich der Amyloidnephrose zu demselben nephrotischen Symptomenkomplex führen können; das Gemeinsame ist die hochgradige Albuminurie. Es gibt keine chronische Nephritis mit nephrotischem Einschlag ohne hochgradige Albuminurie, so wenig wie es das typische klinische Bild der chronischen Lipoidnephrose bei einer primär degenerativen Nierenerkrankung oder beim Amyloid gibt ohne starke Eiweißausscheidung.

d) **Die Albuminurie.** Es fragt sich nun noch, wie kommt die hochgradige Albuminurie zustande und in welcher Beziehung steht sie zu der Parenchymdegeneration?

Bei der subchronischen Nephritis nehmen wir mit Loehlein als Ursache sowohl des degenerativen Prozesses im Parenchym wie der Albuminurie eine gewisse, nicht sehr hochgradige (,,mäßige" Loehlein) Störung = Verminderung, Verlangsamung der Glomerulidurchblutung an. Wir verstehen darunter eine Schädigung der Be- und Entlüftung des Gewebes, bei der die sekretorische Funktion nicht leidet, das Leben der Zelle erhalten bleibt, aber doch eine Änderung der Kapillar- und Parenchym-Zellkolloide im Sinne erhöhter Flüssigkeitsaufnahme und abnormer Durchlässigkeit zustande kommt, also ein Zustand der Quellung ähnlich wie beim Ödem, das auch die Funktion der Gewebe, der Muskeln, der Nerven, der Drüsen nicht wesentlich beeinträchtigt.

Daß ein gleichartiger Zustand auch ohne Störung der Glomerulidurchblutung, ohne abnorme Engerstellung der Arterien zustande kommen kann, das lehrt uns die Albuminurie, die kurzdauernd bei der akuten Nephrose, längerdauernd, aber doch stets vorübergehend unter dem Bilde einer mehr subchronisch verlaufenden Parenchymdegeneration bei der Diphtherie auftritt. Es ist möglich, daß es dabei, unter dem Einfluß der aus den geschädigten Parenchymzellen herausdiffundierenden sauren Abbauprodukte auch zu einer peristatischen Verlangsamung der Kapillardurchblutung kommt, und daß diese für den Übertritt von Eiweiß in den Harn eine wichtige Rolle spielt; aber hier erscheint die Zellschädigung als das Primäre, die fragliche peristatische Hyperämie als das Sekundäre. Wir vermögen nicht zu sagen, wie diese Parenchymschädigung unter dem Einfluß von nephrotropen Giften und bakteriellen Toxinen zustande kommt und worin sie besteht. Vielleicht spielt die Konzentrierung solcher Gifte im Ausscheidungsorgan eine Rolle und möglicherweise hemmen sie die Oxydationen in der Zelle.

Aber wir wissen, daß solche Gifte in stärkerer Konzentration Nekrobiose (und sekundär Stase), in geringerer Konzentration „Pathobiose", d. h. Parenchymschädigungen von degenerativem Charakter machen können.

Wir dürfen daher wohl auch annehmen, daß gleichartige Veränderungen wie die, die bei akuter Intoxikation und akuter Infektion entstehen und cessante causa mehr weniger rasch vorübergehen, auch durch chronischen Infekt und chronische Intoxikation hervorgerufen werden können, und daß unter diesen Umständen auch die Parenchymveränderungen trotz der erstaunlichen Regenerationsfähigkeit der Tubuli einen chronischen Charakter annehmen.

Tatsächlich handelt es sich bei der chronischen Nephrose bekannter Ätiologie immer auch um chronische Infekte oder chronische Schädlichkeiten, oder um persistierende Infekte wie Sinusitis, Ohreiterung, Bronchitis usw., und es spricht nichts mehr für die infektiöse oder infektiöstoxische Ätiologie auch der chronischen Nephrose, als das, daß die Albuminurie und damit das ganze imposante Krankheitsbild mit einem Schlage verschwinden kann, wenn es gelingt, den Infektionsherd zu beseitigen.

Ich für meine Person möchte auch glauben, daß alle chronischen Nephrosen unbekannter Ätiologie infektiösen Ursprungs sind. Wie schwer bei der Autopsie der Infektionsherd bisweilen zu finden ist, wissen wir von der sog. kryptogenetischen Sepsis her, und ich bin sehr im Zweifel, ob in allen negativen Fällen z. B. die sämtlichen Nebenhöhlen genau auf versteckte Entzündungs- und Eiterherde untersucht worden sind. Daß die Infekte auch eine zweite Rolle spielen können und die größte Gefahr für den Nephrosekranken bilden, darauf habe ich schon bei der ersten Beschreibung aufmerksam gemacht. Über die zweifelhafte Rolle der Pneumokokken dabei ist schon gesprochen worden. Es darf aber nicht unerwähnt bleiben, daß — akute — Infekte bisweilen geradezu günstig wirken und einen Umschwung des Krankheitsbildes herbeiführen können (vgl. Beispiel S. 1123), eine Beobachtung, die nach bekannten Analogien auch für die chronisch-infektiöse Ätiologie zu verwerten ist.

Bisher haben wir die Albuminurie ausschließlich als Folge einer Schädigung, Erkrankung der Niere, betrachtet. Könnte nicht auch die Nierenschädigung die Folge der Albuminurie, diese der Ausdruck einer primären Stoffwechselstörung, einer Allgemeinkrankheit sein?

e) Die Allgemeinkrankheit. Nachdem wir Grund haben, die Albuminurie in den Mittelpunkt des nephrotischen Symptomenkomplexes zu rücken, und alle die Erscheinungen, die die erwähnten Autoren veranlaßt haben, eine primäre Stoffwechselstörung anzunehmen, als sekundär, als Folge der langdauernden hochgradigen Albuminurie zu betrachten, so könnte als primäre Allgemeinkrankheit nur noch eine solche in Frage kommen, die primär zu Albuminurie führt, ohne daß die Niere anders als durch den Vorgang der Eiweißausscheidung selbst geschädigt würde.

Als Beispiel könnte die Bence-Jonessche Albuminurie dienen, die das Krankheitsbild der Nephrose hervorrufen und infolge der durch die Eiweißausscheidung erlittenen Schädigung zur nephrotischen Schrumpfniere führen kann. Hier könnte man von einem Diabetes albuminuricus im Sinne von Epstein sprechen.

Es ist noch ein großes Problem, wieweit Sekretion körperfremd gewordener Eiweißstoffe bei der Nephrose und besonders beim Amyloid eine Rolle spielen, und wieweit eine primäre Nierenschädigung durch verstärkten Eintritt von Eiweiß durch die abnorm durchlässig gewordenen Zellelemente zu Sekretion von körpereigenem Eiweiß führen kann (vgl. S. 818). Aber diese Form der primären Allgemeinkrankheit als Ursache der Albuminurie wäre wohl zu unterscheiden von der sekundären „Stoffwechselstörung", die uns in dem „nephrotischen" Syndrom als Hypalbuminämie, Lipoidämie usw. entgegentritt.

Für den sekundären Charakter dieser Stoffwechselstörung spricht, daß der nephrotische oder wie wir jetzt vielleicht sagen dürfen, der hypalbuminämische Symptomenkomplex selbst einen merkwürdigen und ungünstigen Einfluß auf den Krankheitszustand ausübt.

Wenigstens lehrt die klinische Erfahrung, daß das Krankheitsbild sich rasch wesentlich bessert, ja bisweilen zur Heilung kommt, wenn es gelingt, eine Entwässerung des wassersüchtigen Kranken herbeizuführen. Es gilt das durchaus nicht nur für die Tyroxinbehandlung, sondern für jede, die Entwässerung herbeiführt, mag diese nun durch Harnstoff oder Quecksilberpräparate oder große Alkaligaben oder durch Hautdrainage gelungen sein.

Mit Ausschwemmung der Ödeme läßt die Albuminurie erheblich nach, und die Besserung macht rasche Fortschritte. Dieser Erfolg einer rein symptomatischen Behandlung, durch die die Krankheitsursache nicht getroffen werden kann, ist gar nicht anders zu verstehen, als daß auch hier ein Circulus vitiosus waltet. Der als Folge der Albuminurie eingetretene hydropische Zustand der Hypalbuminämie bildet gewissermaßen eine „zweite Krankheit" für sich, mit der infolge des Gewebehungers, des Zustandes allgemeiner Gefäßdurchlässigkeit, wie die Erfahrung lehrt, eine außerordentliche Widerstandsunfähigkeit gegen sekundäre Infektionen verbunden ist, so daß, wie Stolte hervorhebt, bei dem klassischen Bild der „Lipoidnephrose" die geringsten Infekte genügen, um innerhalb weniger Stunden eine enorme Verschlimmerung des Leidens zu bewirken. Der Zustand ist etwa ähnlich dem hydropischen Nährmehlschaden, von dem es heißt, „kein Kind ist so resistenzlos wie das Mehlkind" (Leichtentritt). Die Folge dieser hydropischen Insuffizienz des retikuloendothelialen Systems, die sich z. B. in völligem Verlust der trypanoziden Substanz äußern kann (vgl. S. 1067), wird auch die sein, daß die Antikörperproduktion auch gegen den ursprünglich ursächlichen Infekt ganz darniederliegt (womit man vielleicht, nebenbei bemerkt, das Ausbleiben der Amyloidinfiltration des retikuloendothelialen Systems bei der „genuinen" Nephrose in Beziehung bringen könnte, vgl. S. 1095).

Mit Beseitigung des Hydrops kommt es zu einer Erholung der Funktion des endothelialen Systems, zu einer Abnahme der Eiweißdurchlässigkeit der Niere, zu einem Anstieg des Albumins im Blute und damit zu einer Unterbrechung des unglücklichen Zirkels.

Der bisher sehr verschwommene Begriff der sog. Allgemeinkrankheit, den manche Autoren so in den Vordergrund gestellt haben, daß sie die Nierenerkrankung nur als eine mehr weniger unwesentliche Teilerscheinung dieser betrachten, läßt sich jetzt schärfer formulieren. Vom Standpunkt der Ätiologie ist jede diffuse Nierenerkrankung eine Allgemeinkrankheit, meist die Folge eines Infekts, im weitesten Sinne eine Proteinintoxikation. Aber so wie die chronische Nephritis durch die allgemeine Gefäßkontraktion den ganzen Körper in Mitleidenschaft zieht, so wird die chronische Nephrose und ebenso die subchronische Nephritis durch den Eiweißverlust eine — zweite — Allgemeinkrankheit, eine Dyskrasie, die den Organismus viel stärker in Mitleidenschaft zieht, als der funktionellen Schädigung der Niere entspricht. Diese zweite Allgemeinkrankheit ist unabhängig von der sekretorischen Leistung der Niere, aber abhängig von der Albuminurie und ein Moment, das ihrerseits die Niere schädigt und die Nierenerkrankung unterhält und steigert.

Daß der Hungerzustand an sich die Nierenepithelien im Sinne einer Nephrose schädigt, hat Okuneff im Tierversuch gezeigt. Es kommt zu Eiweißausscheidung und zu trüber Schwellung, Tropfenbildung und Abstoßung degenerierter Epithelien.

Doch ist bei den zahllosen während des Weltkrieges aufgetretenen Fällen von Hungerödem beim Menschen eine Nierenerkrankung als Folge der Ödemkrankheit nicht beobachtet worden.

Dagegen könnte man sich sehr wohl vorstellen, daß der Zustand des Eiweißhungers und der Eiweißverarmung des Organismus und des Blutes da, wo schon eine degenerative Nierenerkrankung besteht, höchst ungünstig auf den Ersatz verbrauchten Zellmaterials, auf die Regeneration untergegangener Zellen wirkt und so die vorhandene Nierenschädigung steigert, ihre Rückbildung verhindert.

Ob abgesehen von der konstitutionellen Krankheitsbereitschaft — wohl zu unterscheiden von der Vorstellung einer „konstitutionellen Erkrankung" oder „Konstitutionsstörung" — endokrine Momente, relative Insuffizienz der Schilddrüse, eine Rolle spielen, ist mir sehr zweifelhaft. Die häufig aber nicht regelmäßig gefundene Herabsetzung des bei ödematösen Kranken überdies sehr schwer zu beurteilenden Grundumsatzes um $10—20^0/_0$ ist nicht spezifisch für Nephrose, sondern gehört wohl zu dem hypalbuminämischen-dyskrasischen Syndrom. Sie ist auch bei subchronischer Nephritis mit „nephrotischem Einschlag" gefunden worden (z. B. von Gainsborough und von Christian) und sie kann sehr wohl auf dem chronischen Hungerzustande beruhen. Vielleicht hängt mit diesem auch die erstaunliche Toleranz gegen Schilddrüsenpräparate zusammen. Es wäre wichtig zu wissen, wie sich Hungerödeme diesbezüglich verhalten.

Ein gutes Beispiel für den „nephrotischen" (und hypothyreotischen) Symptomenkomplex ohne Nephrose infolge Eiweißunterernährung findet sich bei Wahl:

Vierjähriger Knabe, der vorwiegend von Kartoffeln, weißem Brot und Gemüse lebte und kein Fleisch zu sich nahm, erkrankt aus voller Gesundheit an allgemeinem Ödem und Aszites, keine Spur Eiweiß im Harn.

Blut: Gesamteiweiß $4,4\,g^0/_{00}$, Albumine 2,23, Globuline $2,14\,g^0/_0$. $\dfrac{\text{Albumin}}{\text{Globulin}} = 1,04$.

Cholesterin $300\,mg^0/_0$. Milchdiät ohne Einfluß. 2 Tage nach Beginn einer gemischten Kost mit reichlich Fleisch Zunahme der Diurese, mächtige Chlorausscheidung. Ausschwemmung der Ödeme.

Erscheinungen von Hypothyreoidismus: Langsame Bewegungen, trockene Haut, kalte Extremitäten. Grundumsatz $— 22^0/_0$. Unter Thyreoidbehandlung Heilung.

Wolbach und Blackfan fanden bei 8 zur Autopsie gekommenen Fällen von kindlicher Nephrose (ohne Glomeruliläsionen) die Schilddrüsen ähnlich wie bei Kindern, die an Ernährungsstörungen (Malnutrition) starben. Thyreoidea, Leber und Niere zeigten eine deutliche Verarmung an Kolloid, weshalb sie die Nierenerkrankung in diesen Fällen von kindlicher Nephrose nicht für das Wesen der Erkrankung halten. Mir scheint gerade der Vergleich mit den unterernährten Kindern die Annahme nahe zu legen, daß doch die Niere, d. h. die Albuminurie das Wesentliche ist, und daß der hypothyreotische Einschlag (vgl. Beobachtungen von Wahl) die Folge des Hungerzustandes, des Eiweißverlustes ist.

Daß die außerordentliche Toleranz der Fälle von chronischer Nephrose gegen Thyroxin nicht auf einer übermäßigen Ausscheidung desselben beruht, hat R. Platt in Kaulquappenversuchen gezeigt.

Ganz kürzlich ist es Barker und Kirk an der Klinik von Christian in Boston gelungen, beim Hunde durch Plasmapheresis nicht nur, wie schon vor ihnen Leiter (S. 320), Hypalbuminämie und Ödeme, sondern auch Nierenveränderungen degenerativer Art zu erzeugen.

Sie haben bei Hunden $4—6$mal in der Woche $400—900$ ccm Blut entzogen und die Blutkörperchen mit Lockescher Lösung reinfundiert. Nach $4—6$ Wochen wurde ein Zustand von Hypalbuminämie erreicht, der Gesamtproteingehalt des Serums sank auf $4,3\,g$, der Albumingehalt auf etwa $1\,g$, der Globulinanteil stieg von 2 auf $3\,g$ und mehr und Ödeme traten auf, sie verschwanden sofort, wenn die Plasmapherese nur 1 oder 2 Tage ausgesetzt wurde. Und zwar trat Ödem regelmäßig ein, wenn der Albumingehalt unter $0,8\,g^0/_0$ sank, und es verschwand, wenn er $1\,g^0/_0$ wieder überstieg, unabhängig von der Höhe der Globulinfraktion.

Die Autoren bezeichnen daher eine Hypoalbuminämie von 0,8 g als den Ödemspiegel (edema level), und sie führen klinische Beobachtungen an, wonach auch beim nierenkranken Menschen mit lang anhaltender Albuminurie das Auftreten von Ödem mit dem Absinken des Albuminspiegels im Blute auf 1 g% zusammenfällt, das Schwinden des Ödems mit dem Anstieg der Albuminfraktion über 1 g%.

Die starke Zunahme der Globulinfraktion während der Plasmapherese, die der Umkehr des Albumin-Globulinverhältnisses bei der menschlichen Nephrose entspricht, zeigt, daß der Körper Globulin sehr viel rascher regeneriert als Albumin.

Auch die übrigen typischen Blutveränderungen der Nephrose wurden bei den Hunden nach Plasmapherese gefunden, Zunahme des Cholesterins, des Phosphors, des Fibrinogengehaltes, Abnahme des Kalziumgehaltes.

Sehr bemerkenswert ist, daß mit Zunahme der Bluteiweißverarmung bei den der fortgesetzten Plasmapheresis unterworfenen Hunden auch der Grundumsatz sank, was die Autoren ebenso wie wir mit der Abnahme des Stoffwechsels bei Inanition und Hunger in Parallele stellen und als eine Schutzmaßnahme betrachten.

Eine Änderung der Blutmenge tritt bei diesen Hunden mit hypalbuminämischer Wassersucht nicht ein, dagegen merkwürdigerweise eine deutliche Zunahme des Herzminutenvolumens. Bei einem Hunde stieg das Minutenvolumen, das normal 2200 ccm betrug auf 4500 ccm mit Auftreten des Ödems und fiel auf 2900 ccm mit Abnahme des Ödems. Mit Wiederherstellung der Ödeme stieg das Minutenvolum auf 6000 ccm und mit Zunahme der Ödeme auf 7000 und 7800 ccm.

Barker und Kirk erwähnen die Möglichkeit, daß der Bedarf der Gewebe nach Mehrernährung oder ein O_2-Mangel in den Geweben die Ursache sein könnte.

(Für die letztere Möglichkeit spricht die Angabe von Harrison und Pilcher, daß der Sauerstoffgehalt des venösen Blutes um so höher ist, je größer das Ödem, daß also die Sauerstoffausnutzung im ödematösen Gewebe vermindert ist.)

Von größtem Interesse sind nun die Erscheinungen von seiten der Nieren: Nach Auftreten der Ödeme enthielt der Urin Eiweiß, hyaline und granulierte Zylinder, wenig rote und weiße Blutkörperchen und Nierenepithelien Das spezifische Gewicht, das in der ersten Zeit 1030—1040 betragen hatte, sank nach 3 Monaten auf 1010 und der Blutdruck stieg an, besonders deutlich von 110/70 auf 220/100 bei einem Hunde, bei dem zwischendurch eine Niere exstirpiert worden war.

Die Nieren der getöteten Tiere zeigten pathologische Veränderungen „von leichter trüber Schwellung der Tubuli, Infiltration mit verfetteten kleinen Rund- und Plasmazellen bis zu deutlichem Tubulinuntergang, Glomerulusatrophie mit Hyalinisierung und Kapselverdickung und Ersatz durch Narbengewebe".

Diese Versuche bedeuten nicht weniger als die künstliche Hervorrufung des nephrotischen Symptomenkomplexes durch Albuminverarmung des Blutes. Sie würden, wenn sie sich bestätigen und auf den Menschen übertragen lassen, die oben entwickelte Vorstellung über die Pathogenese des nephrotischen Symptomenkomplexes beweisen und darüber hinaus noch von großer Bedeutung sein für das Verständnis der oben als „zweite Krankheit" bezeichneten Folgen der hochgradigen Albuminurie; sie würden auch das gelegentliche Fortschreiten der unter dem Bilde der Nephrose beginnenden Krankheitszustände zur Niereninsuffizienz und ihren Übergang in ein Endstadium mit Blutdrucksteigerung besser verstehen lassen.

Anm. bei der Korrektur: Inzwischen ist es Barker auch gelungen, richtige Schrumpfnieren durch Plasmapheresis zu erzeugen: Nach 2 Wochen erscheint die Niere geschwollen, die Rinde verbreitert, von bräunlich grauer Farbe. Mikroskopisch: Trübe Schwellung besonders in den gewundenen Kanälchen mit Desquamation der Epithelien. An den Glomeruli etwas hyaline Tropfenbildung und gelegentlich Schrumpfung der Glomerulischlingen. Nach einem Monat findet sich fettige Infiltration entlang der Basalmembran der Tubuli, kleine Herde von Rundzelleninfiltration. Gelegentlich Glomeruliatrophie mit Kapselverdickung. Nach 2 Monaten stärkere Atrophie der Tubuli und ausgedehnte Rundzelleninfiltration und deutliche Vermehrung des Bindegewebes. Zahlreiche Glomeruli zeigen Kapselverdickung, Hyalinisation und Atrophie.

Nach 4 Monaten zunehmende Atrophie und Bildung von Narbengewebe. Nach 6 Monaten ist die Rinde stark verschmälert und zeigt grauweiße Streifen, Oberfläche rauh und granuliert. Ausgesprochene Bindegewebsentwicklung in der Kanälchenregion mit radiären Narbenzügen, die die Grübchen an der Oberfläche hervorrufen. Starke Zunahme der Kanälchendegeneration, der fettigen und Rundzelleninfiltration und Glomeruliatrophie. Blut-U+ nicht vermehrt. Diese Befunde beweisen, daß eine langandauernde Hypalbuminämie eine sekundäre Schrumpfniere vom Typus der nephrotischen zur Folge haben kann.

Histogenese der Nephrosen.

Munk unterscheidet, wie gesagt, die albuminöse, die fettige, die lipoide, die nekrotische, die hyaline, die amyloide, die vakuoläre und die Glykogendegeneration. Unter fettiger Degeneration versteht er die Schädigung der Zellen, bei der der Verbrauch von Neutralfett gestört, die Aufnahme erhalten bleibt. Die lipoide Degeneration soll nur bei allmählichem Absterben der Zellen eintreten.

Gegenüber der passageren Natur der albuminösen und fettigen Degeneration sei ein allmählich schleichender Beginn und eine ausgesprochene Neigung zur Chronizität das charakteristische Merkmal der lipoiden Degeneration.

„Sie kann sich primär ausschließlich auf die Epithelien erstrecken und in ausgedehntem Maße ohne andere pathologische, namentlich ohne entzündliche Erscheinungen in der Niere auftreten. In diesem Falle bildet die lipoide Degeneration der Nierenepithelien ein selbständiges Krankheitsbild, die Lipoidnephrose." Die erste Definierung steht in Widerspruch zu der Tatsache, daß die lipoide Degeneration nie ohne die albuminöse und fettige Degeneration auftritt, die dann auch nicht mehr passageren, sondern ebenso chronischen Charakter haben wie die lipoide Degeneration. Die zweite Definition der Lipoidnephrose als einer primären, ausschließlich auf die Epithelien sich erstreckenden lipoiden Degeneration steht in Widerspruch zu den Vorstellungen, die Munk bei Besprechung der Lipoidnephrose über die Entstehung der Lipoidämie und Lipoidurie als Folge einer allgemeinen kolloidalen Störung entwickelt.

„Physikalisch - chemisch stehen die Lipoide im kolloidalen Aufbau der Körpersäfte am äußersten Ende der Gele. Sie sind enthalten in der Euglobulinfraktion und werden sowohl durch Elektrolytzusatz als durch den elektrischen Strom zuerst ausgeflockt. Die Trübung des Serums und der Transsudate bei der Lipoidnephrose ist durch die Ausflockung von Lipoiden bedingt (Weil). Die ausgeflockten Lipoide sind „denaturiert", fungieren darum als Fremdkörper im Blute und der Lymphe und werden durch die Nieren ausgeschieden. Damit erklärt sich ihr Verhalten und ihre Bedeutung in dem oben geschilderten Zusammenhang. Die Notwendigkeit der Ausscheidung der denaturierten Lipoide bildet für die Nieren gewissermaßen eine Cholesterinvergiftung."

Ob man wirklich von Ausflockung und gar von Denaturierung der Lipoide reden kann, bloß weil sie in einem eiweißarmen und globulinreichen Blute sichtbar werden? Auch beim Aderlaßkaninchen mit Lipoidämie ohne Nephrose wird das Serum milchig, ohne daß es zu Cholesterinvergiftung und Lipoidausscheidung kommt.

„Da also Hypercholesterinämie nicht durch die lipoide Nierenepitheldegeneration und diese nicht allein durch die erstere bedingt sein kann, liegt die Annahme nahe, daß dasselbe schädigende Moment, welches die Hypercholesterinämie erzeugt, bereits auch die Nierenepithelien so schädigt, daß sie die Cholesterinzufuhr nicht in der normalen Weise bewältigen können, daß ihre Assimilationsfähigkeit verloren geht, daß sie die Cholesterinester als doppeltbrechende Sphärokrystalle aufnehmen und dabei zugrunde gehen. Die Schädigung der Epithelzellen selbst besteht in dem Anteil, den sie wie allen Zellen, an der allgemein-physikalisch-chemischen (kolloidalen) Störung des Organismus nehmen" (Munk).

Danach müßte man entweder annehmen, daß es sich in der Niere nicht um eine „selbständige" lipoide Degeneration handelt, oder aber, daß alle Parenchymzellen eine solche aufweisen müßten.

Fahr unterscheidet albuminöse, hyaline, hyalintropfige und hydropische Degeneration und Koagulationsnekrose als eigentliche primäre Degenerationsformen; als Symptom der primären Zellschädigung können als pathologische Begleitvorgänge Substanzen in den Zellen auftreten, die sie infolge der erlittenen Schädigung nicht weiter zu verarbeiten vermögen. Hierher gehört die fettige und lipoide Degeneration. Streng davon zu trennen ist die Speicherung, die Infiltration von Stoffen, die aus extrazellulär bedingten Ursachen erfolgt und zu einer sekundären Degeneration Veranlassung geben kann. Hierher gehört die Fettspeicherung bei Lipämie, die Glykogenspeicherung, bis zu einem gewissen Grade auch die Amyloid- und Lipoidinfiltration. Da gleichzeitig hier auch eine primäre Schädigung der Zellen besteht, so liegt hier eine Kombination der beiden Möglichkeiten vor. Bis zu einem gewissen Grade gilt das auch von der hyalinen Degeneration.

Wichtig scheint mir auch hier, wie bei Besprechung der Pathogenese hervorzuheben, daß die als degenerativ betrachteten Epithelzellveränderungen der albuminösen, tropfigen und lipoiden Degeneration bei der Nephrose wie bei der Nephritis genau die gleichen sind, und daß insbesondere bei der subchronischen Verlaufsart der Nephritis, die man wegen der Ähnlichkeit des klinischen Bildes auch als **Pseudonephrose** bezeichnet, die Tubuliveränderungen mit denen der Nephrose identisch sind, so daß man ohne genaue Analyse der Glomeruliveränderungen eine Unterscheidung nicht treffen kann. Der Unterschied besteht wahrscheinlich, wie oben geschildert, nur in der Pathobiose oder Degeneration auslösenden Ursache; der Vorgang in der Zelle muß wohl in beiden Fällen derselbe sein (vgl. Groß S. 1225).

Wenn unsere Vorstellung richtig ist, daß die Ursache der Zellveränderungen bei der Nephritis in einer Störung der Blutversorgung besteht, so werden wir hier das schädigende Moment in einer Störung der Zellatmung erblicken, die durch Änderung der Zellreaktion die degenerativen Vorgänge einleitet. Diese beginnen mit einer vermehrten Flüssigkeitsaufnahme, Schwellung, was auf eine Veränderung sowohl der Durchlässigkeit der Grenzfläche wie des kolloidalen Zustandes, der Hydrophilie des Protoplasmas, hinweist. Das Auftreten von Eiweißkörnchen und -tropfen in der Zelle beruht ebenfalls auf einer Änderung des Zustandes der Zellkolloide.

Die Ansichten sind darüber noch geteilt, ob es sich um Ausfällung von gelöstem Eiweiß oder um Sichtbarwerden von vorhandenen Strukturelementen, um Granula handelt, die durch Quellung sich vergrößern und sichtbar werden.

Fahr ist der Meinung, daß die hyalinen Tropfen nicht aus den als Träger der Sekretionsleistung aufgefaßten Altmannschen Granula hervorgehen, und nicht als Ausdruck einer sekretorischen Mehrleistung der Zelle angesehen werden dürfen, sondern als Degenerationserscheinung.

M. H. Fischer sieht wohl mit Recht in der Schwellung eine vermehrte Hydratation der Zellkolloide unter Säureeinfluß. In der Trübung aber erblickt er die Präzipitation eines (elektronegativen) Kolloids. Da nun Quellung = Hydratation, Präzipitation = Dehydratation antagonistische Prozesse sind, so müßten zwei Kolloide vorhanden sein, die sich entgegengesetzt verhalten, so daß die Bedingungen, die bei dem einen Hydratation hervorrufen, bei dem anderen Dehydratation = Präzipitation machen.

Diese Überlegung wäre gerechtfertigt, wenn die „Präzipitate" mit zunehmender Schwellung dichter würden; tatsächlich hat man aber den gegenteiligen Eindruck, die sichtbar gewordenen Körner vergrößern sich anscheinend zu Tropfen. Das spricht einmal dagegen, daß die Trübung durch Ausfällung eines zweiten antagonistisch sich verhaltenden Kolloids entsteht, und zum anderen sehr dafür, daß die Trübung ebenfalls durch Quellung von Kolloiden entsteht, und zwar durch Vergrößerung schon vorhandener granulärer Strukturen. Für diese zunächst rein kolloidchemisch begründete Auffassung sprechen auch die Untersuchungen von Anitschkow, der einen vollkommenen Parallelismus zwischen den Quellungserscheinungen der kolloidalen Substanzen und der Zellgranula festgestellt hat, was sich z. B. darin äußert, daß die Quellung der Granula durch Säuren beschleunigt, durch Salze verzögert resp. verhindert wird.

Anitschkow hat beim Kaltblüter die verschiedenen Stadien des Prozesses der trüben Schwellung studiert und ist zu der Überzeugung gekommen, daß die unter dem Einfluß hypotonischer Lösungen im Protoplasma auftretenden Tropfen keine neuen Entwicklungsprodukte des Protoplasmas sind, wie E. Albrecht angenommen hatte, sondern veränderte, präexistierende Granula (oder Mitochondrien). Bei der trüben Schwellung, die er durch Einwirkung hypotonischer Lösungen erzeugte, konnte er folgende Umwandlungserscheinungen in den Zellgranula infolge Quellung der Kolloide beobachten (Axolotlleber): Umwandlung der verschiedenartigen, z. T. stäbchenförmigen Granula in homogene, scharf konturierte Kugeln, die sich stark mit der Granulafärbungsmethode imprägnierten, Vergrößerung der Granula bis zu Tropfenform, schließlich wabige Struktur des Protoplasmas. Umwandlung der Granula in Tropfen kommt unter normalen Bedingungen vor und wird als Stadium der Sekretion angesehen, eine beschleunigte in großem Maße vor sich gehende Umwandlung der Granula in Tropfen wäre vielleicht als pathologisch gesteigerte

Funktion, als hypersekretorischer Vorgang anzusehen. Danach dürfte es schwer möglich sein, aus dem fixierten Präparate zu unterscheiden, ob die Umwandlung der Granula infolge sekretorischer Adsorption von wasserbindenden Stoffen oder infolge pathologischer Wasseraufnahme zustande gekommen ist.

In der monographischen Bearbeitung der Nierenkrankheiten von Cornil und Brault werden die Bilder der vergrößerten Epithelien mit den Hyalintropfen als „hypertrophie des cellules des tubes contournés" gedeutet; die Zellen enthalten zunächst kleine „granulations protéiques", welche sich durch Konfluenz oder durch Aufnahme von neuen flüssigen Substanzen aus dem Blut vergrößern. Dabei kommt es zu einer Aufhellung und Verflüssigung der Zellen, welche ihren Inhalt schließlich in das Kanälchenlumen entleeren. Cornil und Brault erwähnen schon den eigentümlichen Glanz und das glasige Aussehen der tropfigen Zelleinschlüsse und bezeichnen den Vorgang als „hypertrophie énorme des cellules des tubuli contorti, suivie de la désintégration de la cellule".

Auch Stoerk sieht — in Analogie zu den Bildern Altmanns von nach Pilokarpinreizung hypersekretorisch funktionierenden Speicheldrüsen — in den Kugeln des tropfigen Hyalins sekretorische (resp. hypersekretorische) Phasen der im Sinne der Assimilation und Ausscheidung funktionierenden Elemente des Nierenepithelprotoplasmas, wobei ich statt von Assimilation lieber von Adsorption oder Kondensation sprechen würde. Stoerk stellt sich vor, daß das Pathologische des Vorgangs nur in der Hypersekretion liegt, also nur in einer enormen Steigerung eines physiologischen Vorgangs, welcher de norma in fast unmerklicher Weise abläuft.

Miwa hat die hyaline Tropfenbildung in den Epithelien der Hauptstücke beim Tier sowohl nach Vergiftung mit Habugift oder Diphtherietoxin als auch in kompensatorisch hypertrophischen Nieren nach einseitiger Ureterenunterbindung gefunden. Er gibt an, daß die hyalinen Tropfen aus den Karmingranula oder den Liposomen entstehen, und es läßt sich nicht entscheiden, ob es sich bei den hyalinen Tropfen in den Hauptstücken um eine Degeneration oder um einen progressiven Prozeß handelt.

Tatsache ist, daß auch in normalen Nieren hier und da im Protoplasma der einen oder anderen Zelle Tröpfchen in spärlicher Zahl und Größe vorkommen, und Stoerk bringt damit wohl mit Recht in Zusammenhang, daß auch im normalen Harn einzelne Zylinder gefunden werden.

Es wäre interessant, das histologische Bild von Nieren zu vergleichen, die unter dem Einfluß einer maximalen Körperanstrengung, was gleichbedeutend ist mit Säurestauung, Eiweiß und massenhafte Zylinder ausscheiden.

Schmidtmann hat durch intrazelluläre Einbringung von Indikatoren mittels des Mikromanipulators die Reaktion der Zellen bestimmt und durch saure oder alkalische Fütterung eine — geringe — Verschiebung der H-Ionenkonzentration erreicht. Dabei zeigten die Zellen ein ganz charakteristisches Verhalten: die alkalische Zelle ist klein, hat ein helles, durchscheinendes Protoplasma und sehr scharfe Zell- und Kerngrenzen. Die gesäuerte Zelle ist vergrößert, ihr Protoplasma trübe, oft kommt es zu Lipoidablagerungen, Zell- und Kerngrenzen sind unscharf. Das Bild entspricht dem der trüben Schwellung. Schmidtmann konnte nun in der Tat bei trüber Schwellung von Herz, Leber, Nieren bei experimentellen toxisch infektiösen Erkrankungen eine Säuerung der veränderten Zelle nachweisen, die am ausgesprochensten in den verfetteten Parenchymzellen war. Auch durch mechanische Schädigung kann man eine vorübergehende Säuerung der Zellen hervorrufen.

Mit dieser Vorstellung einer Säurequellung vorhandener granulärer Strukturen würde auch besser als mit der einer Ausfällung von Eiweiß die Tatsache harmonieren, daß man auch bei erhöhter Leistung der Zelle trübe Schwellung (Schilling), ja sogar Umwandlung von Granula in Tropfen beobachten kann, was als Stadium der Sekretion betrachtet wird. Man kann sich vorstellen, daß auch mit der Leistung bzw. Mehrleistung (z. B. bei beginnender Hypertrophie) eine gewisse Säurestauung verknüpft ist, und daß der Unterschied zwischen dem physiologischen und dem pathologischen kolloid-chemischen Zustand, in dem die Zelle von Tröpfchen und Tropfen erfüllt ist, zunächst mehr quantitativer Natur ist, indem im letzten Fall mehr Säure gebildet und retiniert wird, als in dem ersten.

Es ist immerhin wichtig hervorzuheben, daß in diesem Stadium der sog. hyalintropfigen Degeneration, nach der wohlerhaltenen Nierenfunktion zu urteilen, die Zelle allem Anschein nach noch gut, ja sehr gut funktionsfähig ist. Der Inhalt der Tropfen wird ja auch von den Zellen ausgestoßen und bildet die Zylinder. Bei dem Eiweißreichtum derselben wird man annehmen dürfen, daß die hyalinen Tropfen nicht nur durch Wasseraufnahme, sondern auch durch

Plasma-Eiweißadsorption an die gequollenen Granula sich bilden und vergrößern. Nach Hoppe-Seyler ist der Zustand trüber Schwellung in pathologischen Fällen immer mit einer Eiweißzunahme der Zellen verknüpft. Und so wie wir den normalen Kolloidgehalt des Harns auf Ausstoßung von Kolloidhüllen bei der Sekretion zurückführen, so wird man auch die Zunahme des Kolloid- und Eiweißgehaltes im Harn in pathologischen Fällen zum Teil mit der Ausstoßung bzw. Entleerung eiweißreicher Tropfen in Beziehung bringen. Für die Eiweißausscheidung spielt aber wohl auch der Zustand der (trüben) Schwellung an den Kapillaren und Epithelien der Glomeruli eine große Rolle, indem hier die Kapillaren und Zellmembranen aus dem gleichen Grunde durchlässiger werden dürften (vgl. S. 819).

Doch könnte nur auf jene, nicht auf diese Weise erklärt werden, daß Eiweißkonzentrationen im Harne vorkommen, die die im Blute übertreffen ($60\,^0/_{00}$, $85\,^0/_{00}$ Kollert, $20-30\,^0/_{00}$ Stepp und Petri). Das führt uns auf den von verschiedenen Autoren geäußerten Gedanken zurück, daß das pathogene Moment in dem Auftreten abnormer Eiweißkörper besteht, sei es, daß diese den Infektionserregern bzw. einer Antigenantikörperreaktion entstammen oder aus den Eiweißkörpern des normalen Blutes durch Änderung ihres kolloidalen Zustandes entstehen, und daß diese entweder artfremden oder fremdartig gewordenen Eiweißkörper von der Nierenzelle aufgenommen, zum Teil ausgeschieden, zum Teil unter degenerativer Schädigung der Zelle gestapelt werden und nun zu den weiteren degenerativen Erscheinungen bis zur regressiven Lipoidinfiltration Veranlassung geben. Die Fälle von Nephrose bzw. nephrotischer Schrumpfniere auf dem Boden des Myeloms und der Ausscheidung des artfremden Eiweißes in Form der Bence-Jonesschen Albuminurie würden sich mit dieser Vorstellung einer humoralen Pathogenese der degenerativen Prozesse gut in Einklang bringen lassen und ebenso die nahen Beziehungen der Nephrose zur Amyloidose, bei der es sich um eine ähnliche Eiweißinfiltration des Mesenchyms zu handeln scheint.

Ist doch sogar das Auftreten von Eiweißkristallen in der Niere sowohl bei Albumosurie (Löhlein) wie bei nephrotischer Albuminurie (Koch, Rehsteiner), als auch bei künstlich erzeugtem Amyloid (Kuczynski) beschrieben worden.

Epstein bringt diese Auffassung in der Bezeichnung Diabetes albuminuricus zum Ausdruck, sagt aber nicht, wie er sich die biologische Veränderung des Bluteiweißes vorstellt.

Munk glaubt nicht nur, daß die Lipoide ausflocken und „denaturiert" als Fremdkörper wirken und ausgeschieden werden, sondern er führt auch die Albuminurie auf die gleiche Ursache, auf die Ausflockung von Eiweißkolloiden, die als Fremdkörper wirken, zurück. Epstein nimmt an, daß das Albumin, Munk, daß das Globulin körperfremd werde.

„Benatt und Flockenhaus durchspülten die Nieren von Hunden mit ihrem eigenen Serum (verdünnt 1:5 mit Ringerlösung). Dabei enthielt der Ureterausfluß meist nur sehr geringe Mengen Eiweiß. Wurde nun durch das zufließende verdünnte Serum in eigens dazu hergestellten Einschaltröhrchen ein elektrischer Strom (1—2 Volt) geschickt, also nach Ruppel, Ornstein, Carl und Lasch auf elektro-osmotischem Wege eine Umwandlung des Albumins und Pseudoglobulins in Euglobulin und eine Ausflockung des letzteren herbeigeführt, so läßt sich in der aus dem Ureter abgeschiedenen Flüssigkeit eine stark (mindestens 5fach) vermehrte Eiweißmenge nachweisen. Bei längerer Einwirkung des Stromes kann der Eiweißgehalt des Ureterabflusses bis zur Hälfte der Eiweißmenge des Nierenvenenabflusses betragen. Inwieweit hierbei bereits Zellveränderungen der Epithelien eine Rolle spielen, läßt sich nicht feststellen; die mikroskopischen Befunde sind in dieser Hinsicht verschieden. Die Niere hat demnach — selbst außerhalb des Organismus — in sich die Fähigkeit und die Tendenz, das bei einer pathologischen und kolloidalen Verschiebung des Serumeiweißes ausflockende Euglobulin auszuscheiden. Das ausgeflockte Euglobulin hat der Niere gegenüber die Bedeutung eines Fremdkörpers, der ausgeschieden werden muß" (Munk).

Auch bei einer Durchspülung der Niere mit Ringerlösung trat nach Einwirkung des elektrischen Stromes auf diese Albuminurie auf. Munk erklärt das so, daß die durch den Strom bewirkte starke Verdichtung der positiv geladenen Ionen das negativ geladene Eiweiß aus den Lymph- und Epithelzellen mitreißt, bzw. ebenfalls ausfällt. Es ist dies also eine wirkliche „renale Albuminurie".

Aus diesen Versuchen zieht Munk die Lehre, „daß es lediglich einer Verschiebung des Serumeiweißes bedarf, um eine Albuminurie hervorzurufen. Dieser Fall liegt bei der Nephrose vor, denn die Euglobulinfraktion ist vermehrt."

Es ist sehr bemerkenswert, daß man auf elektrischem Wege das Eiweiß-blutbild verschieben und Bluteiweiß harnfähig machen kann; ich würde aber nicht wagen, die durch den Versuch an der isolierten Niere geschaffenen Bedingungen mit denen beim kranken Menschen zu vergleichen und die auf solche Weise erhaltene Bluteiweißverschiebung mit der spontanen zu identifizieren. Tatsache ist, daß eine erhebliche Verschiebung der Serumeiweißfraktionen auch häufig vorkommt, ohne daß Albuminurie auftritt, daß Eiweißverlust an sich zur Inversion des Albumin-Globulinquotienten führt, und ferner, daß das Harneiweiß bei der Nephrose ganz vorwiegend Albumin ist.

Loeschcke hat sehr interessante Versuche über die Entstehung von Hyalin und Amyloid angestellt. Er konnte mit Lehmann-Facius nachweisen, daß bei der Antigen-Antikörperreaktion (Uhlenhuth) ein großmolekularer, im Serum unlöslicher Eiweißkörper, das Präzipitat, und ein anderer löslicher Aminokörper entsteht, der den bei der Abderhaldenschen Reaktion auftretenden dialysierbaren Eiweißspaltprodukten entspricht. Diese spezifische Präzipitinbildung kommt nicht nur gegen parenteral eingeführtes artfremdes Eiweiß zustande, sondern auch gegen arteigenes Organeiweiß. Das Präzipitat führt zu Hyalinablagerung, besonders im Bindegewebe.

Bei der Behandlung seiner Versuchstiere mit artfremden (Nutroseversuche bei Ratten und Mäusen, Hammelserum bei Meerschweinchen) und arteigenen Eiweißstoffen (Leber- und Nierenimplantationen bei Meerschweinchen) machte Loeschcke bei allen Versuchstieren die Beobachtung, daß massenhaft hyaline Tropfen in den Nierenepithelien auftraten. Kontrollfärbungen bei normalen Mäusen, Ratten und Meerschweinchen ergaben auch beim Normaltier in einzelnen Bezirken das Vorhandensein allerfeinster, die Fibrinreaktion gebender Tröpfchen; die Versuchstiere unterschieden sich aber von den Kontrolltieren auf das deutlichste durch die Massenhaftigkeit und Größe der Tröpfchen. Beim Menschen hat Loeschcke laut persönlicher Mitteilung hyaline Tropfenbildung in der Niere in allen Fällen von Eiweißzerfall beobachtet, fast in allen Fällen von Karzinom, fast regelmäßig im Anschluß an eine Operation, und zwar nicht sofort, sondern zwei Tage später, ebenso zwei Tage nach Verbrühungen, fast bei sämtlichen Tuberkulosefällen, ohne daß eine Schädigung der Nierenzellen nachweisbar war. Bei diffuser Pneumokokkenperitonitis fanden sich hyaline Tropfen, bei anderen Peritoniden nie. Bei Niereninfarkten fand er die hyalinen Tropfen nicht im infarzierten Gebiet, sondern in der Randzone, im Gebiet der reaktiven Hyperämie. Nach Unterbindung der Nierenvene fanden sich in der unterbundenen Niere nach 9 Stunden degenerative Veränderungen, Pyknose der Kerne und Kernzerfall, aber keine hyalinen Tropfen, dagegen massenhaft in der anderen gesunden Niere. Loeschcke glaubt aus diesen Befunden schließen zu dürfen, „daß die hyalintropfige Degeneration der Nierenepithelien, wie er sie bei den sog. Nephrosen, vor allem bei der Amyloidnephrose sah, Ausscheidungsversuche körperfremder Eiweißsubstanzen darstellen, wobei allerdings zu betonen ist, daß diese Ausscheidungseiweißstoffe chemisch nicht identisch sind mit den hyalinen Präzipitaten, die bekanntlich keine Fibrinreaktion geben".

Wenn aber die Ausscheidungsstoffe nicht identisch sind mit den Präzipitaten, dann kann man die hyalinen Tropfen auch nicht als körperfremdes Eiweiß bezeichnen. Entweder liegt hier ein Zustand gesteigerter Funktion oder aber ein Zustand degenerativer Schädigung vor. In beiden Fällen könnte auch der zweite, niedermolekulare Eiweiß- oder Aminokörper für den Zustand verantwortlich sein, sei es daß er eine sekretionserregende oder eine toxische Wirkung ausübt.

Ich möchte aber hier die ketzerische Frage aufwerfen, ob die sog. hyalin-tropfige Degeneration nicht überhaupt nur den Zustand der Tubuluszelle darstellt, in der sie Eiweiß ausscheidet, ob nicht das histologische Präparat gewissermaßen das Stadium der Eiweißsekretion fixiert; ob nicht das pathologische gar nicht in der Zellstruktur, sondern in der Tatsache liegt, daß die Kapillarwand und die Zellmembran plötzlich eiweißdurchlässig geworden ist, nicht oder nicht nur für körperfremdes, sondern für Plasmaeiweiß überhaupt; ob nicht alles Eiweiß, das über das Maß des Minimalen zur Ernährung dienenden in die Zelle eindringt, als Fremdkörper empfunden und ausgestoßen wird. Der krankhafte Vorgang wäre dann nicht in die vermeintliche Degeneration einer hypersekretorisch funktionierenden Zelle, sondern in die Membranen zu verlegen, die die Zelle vom Blut trennen, und er würde darin bestehen, daß Plasma ungehemmt in die Epithelzellen eindringen kann. Das schließt nicht aus, daß die Epithelzellen, die dauernd zu dieser inadäquaten Leistung gezwungen werden, allmählich zugrunde gehen — Aschoff und Levi haben bei übermäßiger Ausscheidung von Harnsäure und NaCl Zellschädigung beobachtet — oder, daß neben den sekretorischen auch „degenerative Prozesse" sich unter diesen Umständen abspielen. Die gemeinsame Bedingung, die sowohl bei der Nephritis wie bei der Nephrose zu demselben histologischen Bilde der sog. hyalintropfigen Degeneration der Epithelzelle führen, würde in abnormer Eiweißdurchlässigkeit der intertubulären Kapillaren und der Zellmembranen liegen, und die Unterschiede darin, daß der beiden gemeinsame Zustand auf verschiedene Weise zustande kommen kann, bei der Nephritis durch primäre Verlangsamung des Blutstroms und Herabsetzung der Zellentlüftung, bei der Nephrose entweder durch direkte Toxinwirkung auf die Membran oder durch primäre Schädigung des Zellstoffwechsels und sekundäre Steigerung der Durchlässigkeit der Membran. Im letzteren Falle wäre diese ebenso wie bei der Nephritis letzten Endes auf Diffusion saurer Zellprodukte zurückzuführen. Das histologische Symptom der Säuerung der Zelle wäre die Schwellung und Trübung; das der Entartung vielleicht die Bildung von nicht hyalinen Kugeln und Tropfen, sicherer die Abnahme der Kernfärbung; der histologische Ausdruck der Eiweißinfiltration, des abnormen Eindringens von Plasmaeiweiß in die Zelle und dessen Ausscheidung die hyalinen Tropfen; der histologische Ausdruck reichlicherer Wasseraufnahme und erschwerter -abgabe die vakuoläre und schwammartige Struktur des Zellprotoplasmas; der histologische Ausdruck der abnormen Durchgängigkeit der grenzenden Membran für das überreichlich im Blute befindliche Transportfett die lipoide Infiltration; und der histologische Ausdruck für die pathologische Durchlässigkeit der Membran ihre Quellung.

Die abnorme Durchlässigkeit der Membranen der Niere könnte aber auch auf andere Weise, und zwar hämatogen zustande kommen, z. B. durch Stoffe, die die Oberflächenspannung des Blutes herabsetzen (vgl. S. 265).

Leiter hat bei chronischen Nephrosen abnorm niedrige Werte für die Oberflächenspannung des Blutserums beobachtet. Die Frage bedarf dringend der Untersuchung, ob diese Erscheinung die Folge oder die Ursache der hochgradigen Albuminurie ist.

Rusznyak und Németh haben gefunden, daß Hundenieren bei Durchspülung mit 5fach verdünntem Menschenblut kein Eiweiß durchtreten lassen, auch dann nicht, wenn das Blut von einem Nephrosekranken stammte. Wurde aber die Niere vorher mit Stoffen durchspült, die die Oberflächenspannung herabsetzen (Saponin, Digitonin, Natroleinat), so erwies sie sich bei der nachfolgenden Serumdurchspülung stark für Eiweiß durchlässig. Sie führen daher die Albuminurie bei der Nephrose auf ein Durchlässigwerden der Glomerulusmembran zurück.

Der vermehrten Aufnahme von Plasmaeiweiß (Eiweißinfiltration) durch die in diesen Fällen stets gequollene Membrana propria, also wohl durchlässiger gewordene Zellmembran in die quellende Zelle entspricht eine vermehrte Aufnahme von Fett aus dem Blute. Soweit es sich um Neutralfett handelt, ist das für das Leben und die Funktion der Zelle anscheinend von geringer Bedeutung, immerhin kann es ein Zeichen dafür sein, daß die Oxydationen in den Zellen herabgesetzt sind.

Als sicheres Zeichen einer Zellschädigung kann man vielleicht die lipoide Infiltration betrachten. Diese kann, wie das Verhalten der Retina bei der angiospastischen Retinitis zeigt, auch ohne pathologische Lipoidämie auftreten; auch in der Niere finden wir, ebenso wie in arteriosklerotischen Herden, die doppeltbrechenden Elemente auch ohne Hypercholesterinämie. In viel großartigerem Maße aber treffen wir die Lipoidinfiltration der Nierenzellen bei pathologischer Lipoidämie. Man nimmt an, daß es sich dabei um absterbende, dem Untergang geweihte Zellen handelt; doch möchte ich es für sehr wahrscheinlich halten, daß auch dieser Zustand reversibel ist.

Zweifellos besteht in dem Grade der in der Fettinfiltration zum Ausdruck kommenden Zellschädigung ein großer Unterschied, ob die Epithelzelle mit Neutralfett oder mit Fettsäurecholesterinestern infiltriert ist. Ich stelle mir vor, daß die Ansammlung von Neutralfett nur eine Verlangsamung des Stoffwechsels, eine Verminderung der Verbrennung anzeigt, während bei der Infiltration mit Cholesterinester noch ein besonderes Moment im Spiele sein muß. Da die lipoide Degeneration sich nur auf dem Boden einer Infiltration mit Neutralfetten bildet, so kann man darin vielleicht einen Hinweis erblicken, daß bei der pathologischen Säuerung der Zelle Fettsäuren aus fettsauren Salzen frei werden, die mit Cholesterin verestert werden.

Insofern würde die lipoide Degeneration ein Reagens dafür sein, daß nicht nur O_2-Mangel, sondern auch Säureüberschuß bestanden hat.

Wahrscheinlich besteht aber auch in dem Grade der in der Lipoidinfiltration zum Ausdruck kommenden Zellschädigung ein großer Unterschied, ob jene ohne oder mit Hyperlipoidämie entstanden ist.

Ich bin sehr im Zweifel, ob die lipoide Infiltration hier bei der lipämischen Nephrose dieselbe regressive und ominöse Bedeutung hat wie in den Fällen, in denen sie ohne eine Hyperlipo-Cholesterinämie zustande kommt.

Wenn ich auch annehme, daß der Mensch sich nicht wie das Kaninchen verhält, bei dem man im Gegensatz zur Ratte leicht durch Überangebot anisotrope Ablagerungen erzeugen kann (Chalatow), vielmehr überzeugt bin, daß die Ablagerung doppeltbrechender Lipoide stets eine gewisse Schädigung der Zellen voraussetzt, so wird doch der Grad und der anisotrope Charakter der Fettinfiltration der Nierenzellen sicher stark mitbestimmt durch die gewaltige Anhäufung von lipoidhaltigem Fett im Blute und damit eine schwerere Parenchymschädigung gewissermaßen vorgetäuscht. Hier halte ich einerseits eine Restitution durchaus für möglich; andererseits besteht aber auch die Möglichkeit, daß eine Überfüllung der Zelle mit diesen Cholesterinestern auf die Dauer die Zelle schädigen und zum Absterben bringen kann, so daß die lipoiderfüllten Zellen ab- und ausgestoßen werden.

Govaerts und Cordier nehmen an, daß bei der Nephrose eine toxische Ursache die Kapillaren der Glomeruli schädigt und außerdem durch einen unbekannten Mechanismus eine Zunahme des Cholesterins im Blute verursacht. Die Beladung der Tubuliepithelien mit Cholesterin komme durch Reabsorption desselben aus dem Glomerulifiltrat zustande.

In dem von ihnen histologisch studierten Falle war von einer Degeneration des Tubulusepithels nichts zu sehen, es handelte sich nur um eine Infiltration mit Lipoiden, wobei der Kern wohl erhalten bleibt. Erst bei extremer Überladung der Zellen kommt es zu Nekrobiose und Abstoßung der Zelle. Gleichwohl nehmen die Autoren an, daß die beobachteten Läsionen bei der Nephrose durch giftige Stoffe zustande kommen, die die Wand der Glomerulikapillaren zerstören, diese schädigen und die massive Albuminurie hervorrufen. Diese Giftstoffe werden in die Kanälchen rückresorbiert, konzentriert und rufen so die Degeneration der Tubulizellen hervor.

Bei der Nephritis können die besprochenen Zellveränderungen alle unabhängig von der Blutzusammensetzung auftreten, und wir führen sie, wie gesagt, auf eine Störung der Glomerulidurchblutung und damit auf eine Verschlechterung der Blutversorgung der Tubuli zurück, also letzten Endes auf Störung der Atmung der Zelle. Die große Frage ist nun die, wie kommt es, daß ganz gleichartige, ja identische Vorgänge sich abspielen auch ohne Störung der Glomerulidurchblutung, primär, bei der Nephrose. Da das Wesen der Vorgänge in einer Änderung der Reaktion, einer Anhäufung von Atmungs- und Stoffwechselsäuren zu bestehen scheint, so bleibt nichts anderes übrig, als anzunehmen, daß auch bei toxischer Schädigung eine Störung der inneren Atmung der Zelle oder der Zelloxydationen stattfindet, so daß der schwerste Grad, die Nekrose, den Tod durch Erstickung = Azidose bedeuten würde.

Mac Nider hat in sehr interessanten und ausgedehnten Versuchen gezeigt, daß beim Hunde eine Reduktion der Alkalireserve (durch intravenöse Injektion von 5 ccm 2/n HCl pro Kilo) genügt, um Albuminurie und Zylindrurie und eine deutliche Abnahme der Phenolrotausscheidung und Oligurie bis zur Anurie hervorzurufen.

Das Tubuliepithel war ödematös und vakuolisiert, am stärksten in Zellen der proximalen Tubuli contorti, und hier waren die Zellen oft nekrotisch mit fragmentierten Kernen. Die Zellen zeigten reichlich färbbares Lipoid. Ganz ebenso trat Albuminurie, Zylindrurie und schließlich Anurie ein, wenn Natrium bicarbonat in großen Dosen injiziert wurde, nur fanden sich hier keine Lipoide in den Zellen.

Gegen die Schädigung durch Salzsäure konnten die Tiere geschützt werden durch voraufgehende Bikarbonatinjektion, doch gelang das nicht bei spontan nierenkranken Tieren.

Sehr bemerkenswert ist nun, daß Mac Nider durch fortgesetzte Alkaliinjektion auch Hunde gegen Uranvergiftung schützen konnte. Mac Nider hatte gefunden, daß die Giftwirkung des Urannitrats anscheinend auf seiner azidotischen Wirkung beruht, d. h. auf seiner Fähigkeit, zur Bildung von organischen Säuren zu führen. Die Kontrolltiere bekamen nach Uran (3 mg als Nitrat per Kilogramm) innerhalb von 24 Stunden eine Albuminurie und gewöhnlich Polyurie. Schon in dieser Frühperiode kam es zu einer Abnahme der Alkalireserve und der Phenolrotausscheidung. Im weiteren Verlauf nimmt die Harnmenge ab, die Albuminurie zu, und die Alkalireserve sinkt weiter ab. Nach 10 Tagen wurden die Tiere getötet, und es fand sich eine ausgesprochene Degeneration der Tubuli bei erhaltenen gut mit Blut gefüllten Glomeruli. Die Veränderungen entsprechen ganz denen bei der HCl-Vergiftung: Ödem und Vakuolisation, z. T. Nekrose und Lipoidüberladung der geschwollenen Epithelien, Andeutung von Regeneration in Form flacher Epithelien. Durch Injektion von Bikarbonat vor Beginn und während der Uranperiode konnten die Tiere vor dem Sturz der Alkalireserve und vor der Giftwirkung des Urans geschützt werden, jüngere Tiere, die leichter zu alkalisieren waren, leichter als alte. Dagegen gelang es nicht, bereits spontan nierenkranke Tiere durch Alkali vor einer akuten Uranvergiftung zu schützen, und es gelang nicht, das Säurebasengleichgewicht zu erhalten.

Ganz gleichartige Veränderungen an den Tubuliepithelien hat Mac Nider gefunden, wenn er schwangere Hunde, die bereits eine gewisse Instabilität des Säurebasengleichgewichts haben, einer längeren Äther- oder Chloroformnarkose aussetzte.

Wenn aber die „hyalintropfige Degeneration" gar nicht den zweiten Intensitätsgrad der degenerativen Schädigung, und nicht eine Steigerung des Zustandes der trüben Schwellung darstellt? Geht doch Loeschcke so weit zu behaupten, daß man nie Übergänge von trüber Schwellung in hyaline Tropfen finde, daß im Gegenteil trübe Schwellung und hyaline Tropfen sich fast ausschließen (persönliche Mitteilung); z. B. bei der lobären Pneumonie findet sich stets trübe Schwellung, aber keine Bildung hyaliner Tropfen. Wenn also diese gar nichts mit Degeneration zu tun haben, sondern, wie oben als möglich angedeutet, nur ein abnormes sekretorisches Phänomen darstellen, der histologische Ausdruck dafür sind, daß Plasmaeiweiß ausgeschieden wird, so würde das von weittragenden Folgen für unsere Auffassungen von den „parenchymatösen" Nierenkrankheiten und ihrer Pathogenese sein.

Wir hätten dann den Grund dafür, daß sowohl bei der chronischen Nephrose wie bei der Amyloidnephrose wie bei der subchronischen Nephritis die gleichen als degenerativ bezeichneten Parenchymveränderungen gefunden werden, in dem gemeinsamen Moment der hochgradigen Albuminurie zu suchen, das wir bereits für die Gleichartigkeit des klinischen Bildes verantwortlich gemacht haben.

Das Wesen der hyalintropfigen und lipoiden Infiltration würde dann weniger in einer primären oder sekundären Entartung oder Stoffwechselstörung der Parenchymzellen bestehen, als in einem abnormen Durchtritt von Eiweiß und Lipoiden durch die Kapillar- und Zellmembranen der Niere.

Dieser könnte wohl auf pathologischen Stoffwechselvorgängen in den Zellen selbst beruhen, er könnte aber auch, wie oben schon angedeutet, hämatogen zustande kommen, z. B. durch Abnahme der Oberflächenspannung des Blutes, es könnte aber auch im Sinne von Epstein eine der Ursachen für die abnorme Plasmaeiweißausscheidung das Auftreten von körperfremden Eiweißstoffen im Blute sein. Nicht in dem Sinne, als ob alles ausgeschiedene Eiweiß blutfremd geworden wäre, sondern in dem, daß die Ausscheidung körperfremder Eiweißstoffe, wie im Versuch bei Einführung von Eiereiweiß in das Blut, immer auch zur Ausscheidung von Plasmaeiweiß führt. Sei es, daß die körperfremden Eiweißstoffe die Niere bei ihrer Sekretion so schädigen, daß auch Bluteiweiß mit ausgeschieden wird, sei es, daß jene nur in Verbindung mit diesen ausgeschieden werden können (vgl. Welker S. 818).

Die Vorstellung, daß fremdartige und schädliche Stoffe von Eiweißcharakter die nephrotische Albuminurie veranlassen, würde sehr gut zu unserer Annahme einer infektiösen Ätiologie passen und auch zu dem Auftreten von Nephrosen bei vermehrtem Eiweißzerfall und bei Bence-Jonesscher Albumosurie.

Andererseits ist nicht zu vergessen, daß die infolge der Albuminurie eintretende zweite Krankheit der Hypalbuminämie einen Zustand darstellt, der die Albuminurie und die Parenchymveränderungen unterhält und steigert, und daß beide nach Beseitigung des hydropisch-dyskrasischen Zustandes verschwinden können.

Zusammenfassend müssen wir sagen: Das Rätsel der chronischen Nephrose besteht in der Pathogenese der hochgradigen Albuminurie. Die Parenchymveränderungen erscheinen hier wie bei der subchronischen Nephritis aufs engste mit dieser verknüpft. Wir können aber noch nicht sagen, ob die Parenchymveränderungen die Ursache oder die Folge der Albuminurie sind, noch wie diese zustande kommt.

Hier bleibt noch ein großes Fragezeichen. Aber die interessanten Ergebnisse der S. 818 besprochenen Untersuchungen von Welker weisen einen Weg, durch Differenzierung der Eiweißkörper im Harne bei Albuminurie dieses schwierige Problem anzugehen.

Noch viel unsicherer sind unsere Vorstellungen über die

Pathogenese der nephrotischen Schrumpfniere,

zumal ihr Vorkommen ungemein selten und noch umstritten ist.

Experimentell ist es Jessen gelungen, durch 3 Monate lange fortgesetzte Urandosen (täglich 0,2 ccm einer 2⁰/₀₀ Uranylazetatlösung in 200 ccm physiologischer NaCl-Lösung, subkutan, tropfenweise instilliert) eine rein tubuläre Erkrankung der Niere zu erzeugen mit Ausgang in tubuläre Schrumpfniere.

„Die mikroskopische Untersuchung ergab in allen Fällen eine typische Nephrose und in den lang dauernden Versuchen eine Entwicklung von Bindegewebe zwischen den zerstörten Tubuli. In keinem Falle wurden Veränderungen akut entzündlicher Art gefunden, noch Veränderungen in dem histologischen Bilde der Glomeruli" (Bing, Heckscher und Jessen).

Willis und Bachen konnten durch Röntgenbestrahlung eine progressive Degeneration der Tubuli mit nachfolgender Vermehrung des Bindegewebes und eine echte nephrotische Schrumpfniere erzeugen. Die Glomeruli wurden durch die Röntgenbestrahlung nicht geschädigt. Eine Regeneration der durch Röntgenstrahlen geschädigten Epithelien fand nicht statt.

Als Vorstadien einer künstlich erzeugten nephrotischen Schrumpfniere kann man auch die Nierenveränderungen (mit Isosthenurie und finaler Blutdrucksteigerung) betrachten, die Barker und Kirk beim Hunde durch chronische Eiweißverarmung des Blutes erzeugt haben.

Beim Menschen dürfen wir wohl mit Sicherheit als nicht nephritische, sondern als primär degenerative, nephrotische Schrumpfnieren diejenigen bezeichnen, die infolge einer Bence-Jonesschen Albumosurie entstehen.

Daß in den als nephrotische Schrumpfnieren gedeuteten Fällen mit Niereninsuffizienz zahlreiche sekretorische Elemente einschließlich der Glomeruli zugrunde gegangen sind, das versteht sich von selbst. Es fragt sich nur, ob auch hier, wie bei den übrigen Formen von Nierenschrumpfung, der Untergang der Glomeruli das Primäre und die Ursache des Kanälchenschwundes darstellt, oder ob hier nicht ausnahmsweise der Untergang der primär degenerativ veränderten Kanälchen das erste, der der Glomeruli die Folge ist.

Der erste Modus, die Abhängigkeit des Kanälchenunterganges von der Verödung der dazugehörigen Glomeruli wird wohl sicher die Hauptrolle spielen in den Fällen von Nephrose, in denen eine Komplikation mit Amyloid hinzugetreten ist. Für die Fälle ohne Amyloid muß aber betont werden, daß die Glomeruli in den früheren Stadien der degenerativen Erkrankung ganz im Gegensatz zu der diffusen Nephritis keine histologisch erkennbare Beeinträchtigung der Zirkulation aufweisen, und daß auch bei der nephrotischen Schrumpfniere speziell bei der Bence-Jonesschen, zahlreiche Glomeruli wohl erhalten sind. Ich halte daher den zweiten, wenn auch sehr ungewöhnlichen Modus für das wahrscheinlichere, daß die Kanälchen unabhängig von einer Durchblutungsstörung der Glomeruli und diese gleichzeitig oder sekundär zugrunde gehen, sei es infolge der Beteiligung ihres Zellbelags an dem degenerativen Prozeß, sei es infolge von Inaktivität nach Untergang der zugehörigen Kanälchen. Daß dabei auch eine Harnstauung und Druckatrophie infolge von Verstopfung der Kanälchen durch steckengebliebene Zylinder eine Rolle spielt (Ponfick, Aschoff, Bohnenkamp), ist mir sehr zweifelhaft. Aus der Erweiterung der Kanälchen darf dieser Schluß jedenfalls nicht gezogen werden, denn sie gehört zum Bilde der Niereninsuffizienz.

Der Untergang der Kanälchen bei erhaltener Glomerulidurchblutung könnte sehr wohl darauf beruhen, daß die Regeneration beeinträchtigt wird, sei es durch die primäre toxische oder durch die sekundäre hypalbuminämische chronische Störung des Zellstoffwechsels.

Fahr neigt neuerdings dazu, die degenerativen Veränderungen der Glomeruli mehr in den Vordergrund zu rücken und den Gewebeuntergang für abhängig von der Glomeruliverödung zu halten wie bei der Amyloidniere, aber er gibt doch wieder die Möglichkeit zu, daß „der Untergang der Kanälchen sich direkt an die an den Epithelien sich abspielende Degeneration anschließen kann".

„Wie Orth bei der hydronephrotischen Schrumpfniere immer hervorgehoben hat, bleiben bei Zugrundegehen der Kanälchen die zugehörigen Glomeruli sehr lange intakt, schließlich aber können die Glomeruli in die Verödung mit einbezogen werden; zunächst erweitert sich dabei der Kapselraum. Dann erfährt die Kapsel eine konzentrische Verdickung, und der Knäuel schrumpft mehr und mehr, aber wir müssen festhalten: Die tubuläre Schrumpfung führt nur sehr allmählich zu einer wirklichen Schrumpfniere, umgekehrt hat der Untergang eines Glomerulus dagegen immer schnell das Zugrundegehen des zugehörigen Systemchen zur Folge" (Fahr).

Wie die selbständige Hyalinisierung und Verödung der Glomeruli bei der primären Parenchymdegeneration, die eine ungestörte Glomerulidurchblutung voraussetzt, zustande kommt, darüber lassen sich kaum Vermutungen äußern.

Es wäre möglich, daß es sich um einen Vorgang ähnlich der Amyloidinfiltration handelt. Histologisch lassen sich die von Fahr als Glomerulonephrose bezeichneten Veränderungen nicht unterscheiden von den Veränderungen bei „milder" von vornherein chronischer Glomerulonephritis, d. h. bei sekundärer Degeneration infolge mäßiger Durchblutungsstörung der Glomeruli, oder, wie Schlayer sich ausdrückt, bei Fällen, „bei denen das degenerative Moment gegenüber dem reaktiv entzündlichen stark zurücktritt".

Wenn wir uns in erster Annäherung vorstellen, daß die primär-degenerativen Veränderungen der Niere der Ausdruck für eine Störung des Zellstoffwechsels sein könnten, die mit Abnahme der Oxydation und Säurestauung verknüpft ist, so würde eine Beteiligung der Glomeruli an diesem Voragng ganz gleichartige Veränderungen liefern können, wie sie bei einer Atmungs- und Stoffwechselstörung infolge Abnahme der Glomerulidurchblutung auftreten: Schwellung der Endothel- und Epithelzellen, Quellung und Eiweißinfiltration der Kapillarwand und schließlich Hyalinisierung mit sekundärem Untergang des zugehörigen Kanälchens.

Das heißt trotz verschiedener Pathogenese könnte die den degenerativen Veränderungen zugrunde liegende Störung des Zellstoffwechsels von gleicher Art sein, so daß nicht nur die histologischen Veränderungen an den Tubuli, sondern auch die an den Glomeruli bei der primären wie bei der sekundären Degeneration gleichartig ausfallen könnten. Wenn sich dann gar noch infolge der Niereninsuffizienz Blutdrucksteigerung mit Störung der Glomerulidurchblutung einstellt, so wird eine klinische und histologische Unterscheidung von einer Schrumpfniere infolge primärer Störung der Glomerulidurchblutung unmöglich sein.

Vorläufig wird man mit Erklärungsversuchen zurückhalten, bis die Frage entschieden ist, ob die sog. glomerulonephrotischen Veränderungen auch sicher primär, d. h. ohne Durchblutungsstörung der Glomeruli zustande kommen. Die Versuche von Barker und Kirk (S. 1078) geben darauf keine Antwort, da bei ihren hypalbuminämischen Hunden final Blutdrucksteigerung aufgetreten ist.

Pathogenese des Amyloids.

Hyaline und amyloide Degeneration werden gewöhnlich zusammen genannt als die typischen Erscheinungen der degenerativen Vorgänge, die das Mesenchym betreffen.

In ihrem physikalischen Verhalten, d. h. in ihrer glasig-homogenen, transparenten Beschaffenheit und Strukturlosigkeit unterscheiden sie sich nicht, sondern nur in ihrem färberischen Verhalten. Ja es gibt sogar allem Anschein nach Amyloid, welches die spezifischen drei Reaktionen (Bräunung mit Jod, Blau-Grünfärbung bei nachträglichem Zusatz von Schwefelsäure, Metachromasie mit Methylviolett) noch nicht oder nicht mehr gibt und dann von Hyalin nicht mehr zu unterscheiden ist.

Aber in der Pathogenese bestehen wichtige Unterschiede.

Man kann vielleicht cum grano salis das Hyalin als den Typus der sekundären, das Amyloid als den Typus der primären Mesenchymdegeneration bezeichnen. Das gilt ganz besonders von der Niere; hier ist in der Regel die Hyalinisierung der kleinen Gefäße und der Glomeruli nicht die Ursache, sondern die Folge der Schädigung, der Pathobiose des betreffenden mesenchymalen Gewebes, der sichtbare Ausdruck für die Herabsetzung der Funktion, der Sauerstoffversorgung und des Stoffwechsels, für die nekrobiotische Entquellung und Verdichtung eines vorher gequollenen und mit Eiweiß infiltrierten Mesenchyms. Demgemäß kommt es bei einer lokalen Störung des Stoffwechsels und bei der sekundären Degeneration niemals zur Amyloidose; diese ist vielmehr stets primär und befällt gewöhnlich nicht nur ein Organ, sondern weite Gebiete des mesenchymalen Systemes. Sie kann als Ausdruck einer allgemeinen Störung gelten, die anderer Art sein muß als die lokale und sekundäre, die zur hyalinen Degeneration führt.

Nach Frank haben wir es bei der Amyloidose mit einer eigentümlichen Koagulationsnekrose der Gefäßwandzellen unter der Einwirkung von Bakteriengiften zu tun, welche
über eine hyaline Vorstufe (Lubarsch) zur Ausbildung des Amyloids führt. Kausal-
genetisch wird das Amyloid durch unmittelbare Einwirkung von schwach oder nichtviru-
lenten Bakterien bedingt, die starke Säure- und Schleimbildner sind. Es handelt sich mehr
um eine Bakteriengiftwirkung. Formalgenetisch ist das Amyloid als ein Gerinnungsprozeß
des Protoplasmaeiweißes aufzufassen, mit Quellung des Protoplasmaleibes der Gefäßwandzellen, unterstützt durch die Säurebildung der Bakterien. An dieser „Quellungsnekrose"
kann sich das in die Gefäßwand und Bindegewebszellen phagozytierte Protoplasma der
roten Blutkörperchen und aller übrigen Zellen, soweit es in diesem Sinne quellungsfähig
ist, beteiligen (Frank).

Wir hätten danach das Amyloid als eine besondere, nicht spezifische Art der degenerativen Nekrobiose zu betrachten.

Frank sah ursprünglich in der Amyloidose eine spezifische Reaktion auf eine primäre
oder sekundäre Infektion mit Kapselbazillen. Diese Annahme wurde schon bei der Besprechung der Ätiologie zurückgewiesen. Aber auch der primär degenerative Charakter
der Amyloidose im Sinne einer Nekrobiose wird mehr und mehr in Zweifel gezogen.
Lubarsch hat schon statt von amyloider Degeneration lieber von Amyloidablagerung gesprochen, und M. B. Schmidt schließt 1904 sein Referat mit der Feststellung, daß der Vorgang, welcher zur Amyloiddegeneration der Organe führt, nicht eine Transformation des
Organgewebes, sondern eine Infiltration ist. Er stellt sich unter Amyloidbildung einen
fermentativen Gerinnungsprozeß vor, welcher außerhalb der Zellen in den Gewebsspalten
resp. Lymphgefäßen zur Abscheidung der Substanz aus der hier vorhandenen Flüssigkeit führt.

Daß die hyalinartige Substanz, die dem Amyloid zugrunde liegt, ein Eiweißkörper ist,
das wird nicht bezweifelt. Aber die Annahme, daß Amyloid eine Verbindung von Eiweiß
mit Chondroidinschwefelsäure sei, und daß diese ihm die eigentümlichen färberischen
Eigenschaften verleihe, ist von Hanssen als irrig erwiesen worden.

Leupold glaubt auf die Mitwirkung eines Fermentes verzichten zu können. Er möchte
den Vorgang der Amyloidbildung so erklären, daß ein in Solzustand befindliches Emul-
sionskolloid durch einen vermehrten Gehalt des betreffenden Gewebes an gepaarten Schwefelsäuren in den Gelzustand übergeführt wird.

Daß ein präformierter Eiweißkörper im Blute kreist, konnte Leupold durch Dialysier-
versuche nach Abderhalden nachweisen. Serum normaler Tiere baute Amyloid nicht
ab, dagegen konnte er im Serum von Tieren mit chronischer Eiterung auch dann Abbau-
fermente gegen Amyloid nachweisen, wenn bei der Obduktion kein Amyloid gefunden wurde.
Aus diesen Versuchen glaubt Leupold den Schluß ziehen zu dürfen, daß der amyloid-
bildende Eiweißkörper plasmafremd ist. Zur Ausfällung dieses Eiweißkörpers kommt es
nach Leupold nur dann, wenn in dem betreffenden Gewebe ein bestimmter Gehalt an
gepaarten Schwefelsäuren vorhanden ist. Er nimmt drei Faktoren als notwendig für die
Entstehung des Amyloids an, einen präformierten Eiweißkörper, gepaarte Schwefelsäuren
und eine Insuffizienz des amyloiderkrankenden Gewebes, die in vermehrter Menge vorhandenen Schwefelsäuren zu eliminieren. Seine interessanten Versuche über die Farbreaktionen und über die künstliche Erzeugung von Amyloid bei postmortaler Autolyse
von Geweben erwecken den Eindruck, daß die charakteristischen färberischen Eigenschaften
des Amyloids nicht an die Natur des hyalinartigen Eiweißkörpers selbst gebunden sind,
sondern auf Adsorption bestimmter Reaktionskörper beruhen.

Neuere und höchst bemerkenswerte Untersuchungen von Kuczynski machen es aber
doch wahrscheinlich, daß die färberischen Eigenschaften dem Eiweißkörper selbst zukommen.

Kuczynski gelang es, bei Mäusen durch parenterale Einverleibung von löslichem
Hühnereiweiß oder Kasein, ja sogar enteral durch Überfütterung mit Ei, Milch und Käse
ein typisches Amyloid zu erzeugen. Dabei konnte er einmal im Gegensatz zu Davidsohn,
der eine Beteiligung der Milz am Prozeß für unerläßlich gehalten hatte, zeigen, daß die
künstliche Erzeugung von Amyloid auch bei entmilzten Tieren gelingt, zum anderen aber
die neue Tatsache erheben, daß das frische Amyloid bei der Maus sich in kristallinischer
Form ablagert.

Die wesentliche Voraussetzung für die Ablagerung von Amyloid ist nach Kuczynski
Überschwemmung des Organismus mit abbaufähigem Material, gleichgültig, ob dieses auf
enteralem oder parenteralem Wege, von außen oder durch endogenen Eiweißzerfall herbeigeführt wird.

Lieblingsstellen der Amyloidablagerungen sind jene Orte, welche mit einem gesteigerten
und einem pathologisch geleiteten Eiweißabbau innig verknüpft sind. Es ist also zunächst
ein örtlicher Resorptionsprozeß, der das Amyloid zum Niederschlag bringt und zwar dort,
wo abbaubedürftiges Material und abbauende Fermente zusammentreffen. „Das primäre
Amyloid entstünde demnach im Banne einer Ferment (Gegen)wirkung." Die

Beimengung von lipoider Substanz und die wechselnde Zusammensetzung des Amyloids kann dadurch erklärt werden, daß, wie bei jedem Fällungs- und Kristallisationsprozeß, jeweils noch Serumbestandteile mitgerissen werden.

Die färberischen Eigenschaften beruhen aber nicht auf einer derartigen Adsorption, denn Kuczynski konnte bei einem sehr vorsichtigen Abbau von Kasein im Reagenzglase zu Stoffen gelangen, welche die charakteristischen Reaktionen des Gewebeamyloids zeigten.

Mit vorsichtig abgebautem Kasein konnte Kuczynski auch Amyloid erzeugen, mit tief abgebautem dagegen nicht.

Die in vivo beobachteten Kristallformen nähern sich sehr auffallend denen des Tyrosins, was deshalb bemerkenswert ist, weil Eppinger einen ganz besonders hohen Tyrosingehalt des Amyloids festgestellt hat.

Man kann demnach die sekundäre hyaline Degeneration (degenerative Hyalininfiltration) als eine Vereiweißung des Mesenchyms betrachten, bei der plasmaeigenes und zelleigenes Eiweiß infolge einer lokalen Stoffwechsel-(Durchblutungs-)Störung ungenügend abgebaut und in einer schwer angreifbaren Form als Hyalin mit Lipoiden ausgefällt und im Synzytium niedergeschlagen wird; die primäre Amyloiddegeneration (degenerative Amyloidinfiltration) als eine Vereiweißung des Mesenchyms, bei der infolge einer allgemeinen Ursache zell- und plasmafremdes (oder auch körpereigenes, bei überstarkem Zellzerfall frei und damit plasmafremd gewordenes) Eiweiß im Übermaß angeboten und in schwer angreifbarer Form als Amyloid ausgefällt und im Synzytium niedergeschlagen wird.

Im ersteren Falle ist die Erkrankung, Funktions-, Durchblutungsstörung des Gewebes die Ursache der hyalinen Degeneration; im letzteren Fall kann die Ablagerung von Amyloid schließlich die Ursache einer Funktions- und Durchblutungsstörung werden. In ersterem Falle schlägt sich Hyalin nieder, weil die Zelle degeneriert, im letzteren Falle degeneriert die Zelle, weil sich Amyloid einlagert.

Neuere Arbeiten haben das Verständnis für die Art der als Amyloid sich ablagernden Eiweißkörper und vor allem die ätiologische Beziehung zum Infekt wesentlich gefördert.

Domagk konnte bei der Maus nach intravenöser Einspritzung von Kokkenkulturen einen enormen Leukozytensturz mit Auftreten von Degenerationsformen der Leukozyten und eine gewaltige Phagozytose in den Endothelzellen fast aller Organe beobachten, die bei vorbehandelten, sensibilisierten Tieren in Leber, Milz, Lungenendothelien noch viel hochgradiger war als bei Normaltieren. Bei jenen trat innerhalb von Minuten Amyloid auf.

Das wesentliche Moment für die rasche Entstehung des Amyloids scheint ihm in einer akuten Überschwemmung des Blutes mit Eiweißschlacken und Abbauprodukten zu liegen. Bedingung ist das Vorhandensein von eiweißabbauenden Zellen; in deren Umgebung kommt es zu Ausfällung der entstehenden Spaltprodukte (z. T. in kristallinischer Form), sei es infolge von Überangebot und Zellschädigung, sei es durch Mitwirkung von Fermenten, die lösliches Eiweiß in unlösliches, vom Sol- in den Gelzustand überführen. Auch das Eiweiß untergehender Zellen insbesondere von Leukozyten wird bei der Entstehung des Amyloids von wesentlicher Bedeutung sein, denn in der Milz findet sich eine erhebliche Zunahme von koagulablem und nicht koagulablem Stickstoff, die wesentlich größer ist als dem N-Gehalt der eingespritzten Kokkenmassen entspricht.

Zu einem ähnlichen Resultat kommt Morgenstern, der mittels parenteraler Eiweißzufuhr (Nutroseeinspritzung, aber auch durch Verfütterung von Quark, Eiern, Milch) bei Mäusen Amyloidose erzeugen konnte. Das Amyloid erscheint als Folge der Überschwemmung des Körpers mit abbaubedürftigen Eiweißkörpern und als das Ergebnis des Ausfallens dieser Körper aus dem Emulsionsin den Gelzustand. Die Lokalisation des Amyloids ist auch mit den Stellen verbunden, an denen eine Verarbeitung des Eiweißes vor sich geht.

Letterer hat gefunden, daß alle parenteral verabreichten Eiweißkörper einschließlich der Peptone befähigt sind, Amyloid hervorzurufen. Aber auch

ohne jede Eiweißzufuhr, mit parenteraler Schwefel- und Selengabe konnte
er Amyloid erzeugen.

Nach Yoshikawa läßt sich Amyloid bei Kaninchen auch durch Fütterung mit Stroh-
asche, Natriumsilikat und kolloidaler Kieselsäure und durch intravenöse Injektion der
letzteren erzeugen.

Yamato erhielt durch intravenöse und subkutane Injektion von Natriumsilikatlösung
in $100^0/_0$ der Fälle eine allgemeine Amyloidose, wenn die Einspritzung häufig (zweimal
täglich) und mit einer konzentrierten Lösung ($0,5—1^0/_0$) vorgenommen wurde.

Nach Letterer ist der parenterale Reiz das Wesentliche; er führt neben
einem für die Amyloidose belanglosen Abbau von Körpereiweiß bis zu nieder-
molekularen Körpern (erhöhte N-Ausscheidung) zur Abgabe von Globulin
aus den Zellen und zu Hyperglobulinämie. Wenn diese auftrat, kam es bei
Kaseinbehandlung der Tiere nicht zu Amyloid, blieb die Hyperglobulinämie
aus, so trat Amyloid auf. Letterer nimmt auch eine chemische Verwandtschaft zwischen Globulinen und Amyloid an und macht eine N-haltige Kohle-
hydratgruppe (Hyaloidin) für die typische Amyloidreaktion verantwortlich.

Im Hinblick auf Letterers Angaben ist es von Bedeutung, daß im Immun-
serum die spezifische Antikörpereigenschaft, insbesondere die Fähigkeit zu
agglutinieren, an die (Eu)-Globulinfraktion gebunden ist, und daß bei der
Einwirkung von Bakterienantigen auf lyophiles Eiweiß dieses in lyophobes
umgewandelt wird, womit eine Abspaltung von Aminosäuren aus dem Molekül
des Albumins verbunden ist. Bei allen fieberhaften Erkrankungen tritt eine
rapide Zunahme des Euglobulingehaltes auf Kosten des Albumins ein, und
derselbe Vorgang spielt sich ab im Blutserum von Tieren, die zum Zwecke der
Immunisierung mit Bakterienprodukten systematisch behandelt werden (Ruppel). Es ist wahrscheinlich, daß bei dieser Umwandlung der Eiweißkörper
bei Infekten das Retikuloendothel die größte Rolle spielt. Danach könnte
man sich vorstellen, daß ein Infekt entweder zur Phagozytose der Erreger
und der dabei freiwerdenden Eiweißspaltprodukte in den Endothelzellen führt,
wobei innerhalb der Zelle die Umwandlung von lyophilem in lyophobes Eiweiß
und evtl. Ausflockung erfolgen würde, oder aber daß er die Produktion und
Abstoßung von Globulinen und Antikörpern aus dem retikuloendothelialen
System in die Blutbahn auslöst, was in der Verschiebung des Bluteiweißbildes
von der feindispersen lyophilen nach der grobdispersen lyophoben Seite zum
Ausdruck kommt. Beide Arten der Reaktion werden wohl immer gleichzeitig
ergriffen, aber je nachdem die phagozytäre Tätigkeit der Endothelzellen oder
die Antikörperabgabe in das Blut überwiegt, wird man die Ausflockung lyophoben Euglobulins innerhalb der Zellen oder im Blute sich vorzustellen haben,
wobei wir im ersten Falle eine Amyloidose, im anderen eine Nephrose zu
gewärtigen hätten.

Loeschcke glaubt, daß all das, was wir interstitielles oder konjunktivales
Hyalin nennen, nichts anderes ist als der morphologische Ausdruck derartiger
Antigen-Antikörperbindung, und daß das Amyloid nur ein Spezialfall aus dem
großen Gebiet der Präzipitin-Serumabwehrreaktion ist.

Wenn diese Vorstellung zu Recht besteht, so muß sich Hyalinbildung überall
da finden, wo Gewebszerfall vorhanden ist und das resorbierte zerfallende
Eiweiß als Antigen den Körper zur Antikörperbildung anreizt.

„Die Präzipitatbildung wird je nach dem Immunitätsgrad und je nach dem quantitativen Verhalten von Antigenmenge zu Antikörpermenge an verschiedenen Orten stattfinden. Überwiegt die Antikörpermenge im Serum erheblich über das lokal ausgeschwemmte
Antigen, so wird die Reaktion am Orte der Antigenbildung, am Krankheitsherd stattfinden;
das Antigen wird gleich an Ort und Stelle abgefangen und gebunden. Überwiegt das Antigen,
so ist die lokale Präzipitation gering, der größte Teil des Antigens wird ins Blut ausgeschwemmt, die Reaktion erfolgt überall in der Gefäßbahn, bei sehr starkem Antigenüberschuß überwiegend im Gebiet der Antikörperbildung, d. h. in der Milz und dem übrigen
retikuloendothelialen System.“

Als Beispiel lokaler Hyalinbildung infolge von Gewebszerfall bei Antikörperüberschuß erwähnt Loeschcke die Hyalinablagerung um die in Rückbildung begriffenen Drüsenabschnitte der postmenstruellen Mamma, der Ovarien und der Achselorgane; den degenerativen Gewebszerfall mit Hyalinbildung bei arteriosklerotischen Ernährungsstörungen, ferner bei röntgen- oder radiumbestrahlten Tumoren, als Ausdruck dessen, daß durch die Bestrahlung eine starke Gewebszerstörung mit nachfolgender Antigen-Antikörperbindung stattgefunden hat.

Die Antikörperreaktion braucht Zeit. Daher finden wir bei akuten Entzündungen mit Gewebszerfall noch keine Hyalinbildung; hier tritt zuerst die zelluläre Abwehrreaktion in Funktion, die Antigen-Antikörperreaktion spielt sich wegen des Antigenüberschusses zunächst im Blute ab und wird erst mit Ansteigen des Titers der Antikörperbildung allmählich zur Lokalreaktion.

Das Amyloid ist ein Spezialfall der serologischen Hyalinausfällung bei Antigenüberschuß, und zwar ganz besonders charakteristisch für eine Reaktion, die nicht lokal am Ort der Antigenbildung einsetzt, sondern sich primär auf das retikuloendotheliale System, d. h. den Ort der Antikörperbildung beschränkt. Loeschcke faßt das Amyloid auf als eine Antigen-Antikörperverbindung gegen Leukozyteneiweiß. Voraussetzung der Amyloidbildung scheint ihm, daß der Körper gegen Leukozyteneiweiß hoch sensibilisiert ist, und daß dann — wohl meist durch Eiterretention — eine große Antigenmenge auf einmal in die Blutbahn gelangt.

Loeschcke konnte den Beweis erbringen, daß man aus Leukozyteneiweiß einen Extrakt gewinnen kann, der mit dem Serum an chronischen Eiterungen Erkrankter eine ausgesprochene Präzipitinreaktion gibt; bei einem Teil seiner Amyloidfälle konnte er im Serum eine sehr starke positive Reaktion mit Leukozytenextrakt erhalten, nicht bei allen; denn im Moment der Amyloidausfällung muß ja ein Antigenüberschuß im Blute sein, sonst würde die Ausfällung nicht am retikuloendothelialen System einsetzen; aber wir können annehmen, daß diese Perioden der Antigenüberschüsse abwechseln mit solchen eines Antikörperüberschusses, abhängig von jeweiliger Sekretretention im Eiterherd oder günstiger Entleerung nach außen. Diese bei dem Amyloidkranken mit Leukozytenextrakt auftretende Präzipitinreaktion zeichnete sich vor anderen Präzipitinreaktionen (z. B. Tuberkulose, Karzinom) dadurch aus, daß eine Art positiver Jodreaktion im Präzipitat auftrat. Die übrigen Amyloidreaktionen gelangen nicht mit den Präzipitaten.

In den Reagenzglasversuchen wird jeder Präzipitationsvorgang begünstigt durch das Vorhandensein von Lipoiden (Cholesterin, Lezithin), die beim Fällungsprozeß mitgerissen werden. Daraus erklärt sich, daß sich im frisch abgelagerten Hyalin und Amyloid eigentlich regelmäßig größere oder geringere Mengen von Lipoiden finden.

Eine ganz analoge Begünstigung des Fällungsprozesses konnte Loeschcke für den aus kollagenem Gewebe gewonnenen Leim nachweisen, ein Versuch, der die Berechtigung gibt, dem kollagenen Bindegewebe eine gewisse unterstützende Rolle im Ablauf der Antigen-Antikörperbindung zuzuschreiben, und der die Erklärung dafür gibt, warum wir ganz besonders häufig die Hyalinbildung an das kollagene Bindegewebe gebunden finden.

Diese Lösung des Amyloidproblems scheint mir sehr glücklich zu sein. In der Erklärung der Hyalinbildung aber kann ich Loeschcke hier ebensowenig ohne Bedenken folgen wie bei der Erklärung der sog. hyalintropfigen Degeneration.

Wie ich bei dieser eine Infiltration der Parenchymzellen mit Plasmaeiweiß glaube annehmen zu dürfen, so möchte ich auch bei dem Hyalin eine Plasmaeiweißdurchtränkung des mesenchymalen Synzytiums annehmen, an den Stellen, in denen unter Säureeinfluß und Saftstauung eine Quellung und abnorme Durchlässigkeit von Kapillar- und Zellgrenzflächen stattgefunden hat. Und ich stelle mir das Hyalin vor als die regressive Fixation dieses Zustandes, bei dem unter allmählicher Nekrobiose der Stoffwechsel sozusagen erloschen ist und damit Eindickung und Verdichtung des vordem geschwollenen, eiweißdurchtränkten Gewebes stattgefunden hat.

Da bei diesen Zuständen wohl immer auch autolytische Prozesse im betreffenden Gewebe den Vorgang einleiten, und man bei solchen immer mit den zelleigenen Fermenten zu rechnen hat, auf denen die Spezifität der Abderhaldenschen Reaktion beruht, so kann man den Vorgang wohl auch mit der labähnlichen Eiweißpräzipitation im Beginne der Proteolyse (z. B. Plasteinbildung bei der peptischen Verdauung) vergleichen oder vielleicht das Bild der Antigenantiköperreaktion gebrauchen. Man würde dann das Hyalin als Produkt einer lokalen Autolyse, das Amyloid als Folge der Überschwemmung des Blutes mit Produkten des Leukozytenabbaues zu betrachten haben. Doch scheinen auch andere Antigen-Antikörperreaktionen zu Amyloid führen zu können, nämlich solche infolge Infektes, z. B. mit Kapselbazillen.

Wir hätten es demnach bei der Amyloidinfiltration zunächst mit einer höchst aktiven Leistung des Mesenchyms zu tun, mit einer starken zellulären Antikörperproduktion und Antigenbindung und -präzipitation im retikuloendothelialen System bei einem hochimmunisierten Organismus.

Das Gegenstück dazu wäre die Nephrose; sei es daß, wie Loeschcke meint, infolge eines Überschusses von freien Antikörpern die Antigen-Antikörperreaktion im Blute stattfindet und die Präzipitate durch die Niere ausgeschieden werden, sei es daß von vornherein eine gewisse Insuffizienz des retikuloendothelialen Systems und ein Mangel an sessilen Antikörpern besteht, so daß plasmafremde Antigene zusammen mit Bluteiweiß ausgeschieden werden.

Ist die Insuffizienz des endothelialen Systems hochgradig, so kommt es nicht zu Amyloidablagerung, ist die Leistungsfähigkeit des endothelialen Systems trotz sehr reichlichen Antigenangebotes sehr groß, so kommt es nur zu Amyloidinfiltration und nicht zu Nephrose. Zwischen diesen beiden Extremen sind alle Zwischenstufen möglich.

Jedenfalls zeigt sich hier zum ersten Male eine Möglichkeit, die Gleichheit der Ätiologie und Symptomatologie dieser beiden sich so nahestehenden Zustände unter einem einheitlichen immunbiologischen Gesichtspunkt zu verstehen.

Kritik des Nephrosebegriffes.

Es ist unmöglich, die inzwischen ungeheuer angewachsene Literatur des In- und Auslandes über dieses Problem — ich verweise besonders auf die Arbeiten von Gainsborough in England, Floyd, Bell, Christian in Amerika, Merklen, Breton und Cahn, Rathery, Wahl in Frankreich — auch nur auszugsweise anzuführen. Die Kritiker haben allermeist übersehen, daß der Grundgedanke, der unserer Unterscheidung zwischen Nephritis und Nephrose zugrunde liegt, in der Vorstellung gegründet ist, daß die Pathogenese verschieden ist. Die ursprüngliche Unterscheidung in primär degenerative und primär entzündliche mußte fallen gelassen werden auf Grund der Vorstellung, daß auch der Vorgang bei der Nephritis nicht einfach mit dem Schlagwort Entzündung zu begreifen ist. Gerade bei den Fällen von chronischer Nephritis, die klinisch wie eine Nephrose sich verhalten, ist auch histologisch von „Entzündung" so wenig zu sprechen, daß aus der Art der vorwiegend als degenerativ imponierenden Veränderungen keine Unterscheidung abgeleitet werden kann, sondern nur aus der Pathogenese. Man könnte daher den Streit über die Frage, ob grundlegende pathogenetische Unterschiede bestehen, ruhig zurückstellen, bis die Pathogenese der Nephritis, insbesondere der chronischen pseudonephrotischen Nephritis geklärt ist. Unsere in der 1. Auflage aufgeworfene Fragestellung primäre oder sekundäre Parenchymdegeneration steht und fällt mit unserer Annahme, daß bei der Nephritis eine Durchblutungsstörung der Niere den krankmachenden Vorgang darstellt, bei der Nephrose nicht. Die Schwierigkeiten der klinischen Unterscheidung, die in der Atypie der Verlaufsart der subchronischen Nephritis begründet sind, sind vorläufig unüberwindlich. Sie werden geringer, wenn wir uns an die typischen Extreme halten und der typischen akuten und chronischen Nephritis, die mit Blutdrucksteigerung und allgemeiner Gefäßkontraktion beginnt und verläuft, die akute Nephrose bei Infekten, die protahierter verlaufende Diphtherienephrose, die reine Syphilisnephrose und die Amyloidnephrose gegenüberstellen, und die Möglichkeit außer acht lassen, daß bei der Syphilis auch einmal eine Nephritis auftreten kann.

Z. B. kann der von Marcel Labbé, Nepveux, Gilbert-Dreyfus und Jung beschriebene Fall von „Lipoidnephrose" bei einem 21jährigen Mädchen mit stark positivem Wassermann, bei der die Krankheit mit Blutdrucksteigerung von 140/70 begonnen, und innerhalb von 3 Monaten zu Retinitis, von 5 Monaten zu tödlicher Niereninsuffizienz mit Hypertension von 210/150 geführt hat, nur als subakut verlaufende Nephritis vielleicht syphilitischer Ätiologie bezeichnet werden.

Ich kann nicht daran zweifeln, daß die Diphtherieniere, die reine Syphilisnephrose und die Nephrose mit Amyloid eine andere Pathogenese haben als die Nephritis. Das gleiche möchte ich auch für die Pneumokokken- und Staphylokokkennephrose der Kinder annehmen, die z. B. nach Eröffnung eines Abszesses sofort abheilen, und für die „genuinen" Nephrosen, die noch nach Monate oder Jahre bestehender Erkrankung z. B. unter Thyreoidinbehandlung rasch ausheilen (vgl. S. 1152). Das sehen wir bei einer chronischen hypertonischen Nephritis ohne oder mit nephrotischem Einschlag nicht. Auch das Krankheitsbild bei der Bence-Jonesschen Albumosurie mit Ausgang in Schrumpfniere kann ich nicht pathogenetisch mit der Nephritis gleichstellen.

Auf diese markanten Unterschiede in den typischen Fällen möchte ich das Hauptgewicht legen und mein Bedürfnis, sie zu unterscheiden, gründet sich nicht auf die (vermeintlich primäre) Stoffwechselstörung, die wir in genau dem gleichen Ausmaße bei der subchronischen Nephritis finden, sondern auf die Vorstellung, daß bei der typischen Nephritis die allgemeine Gefäßkontraktion im Mittelpunkt der Pathogenese steht, bei den erwähnten typischen Fällen von Nephrose dagegen nicht. Dem Bedürfnis, pathogenetisch zu unterscheiden, liegt die Vorstellung zugrunde, daß die allgemeine oder wenigstens die renale Gefäßkontraktion bei der Nephritis das Primäre ist. Unglücklicherweise läßt uns auf der einen Seite das Symptom der Blutdrucksteigerung bei manchen Fällen von Nephritis im Stich, auf der anderen Seite müssen wir mit der Möglichkeit rechnen, daß bei genügendem Grade der nephrotischen Nierenschädigung auch bei der chronischen Nephrose (sowie bei sehr seltenen Fällen von Amyloid), sekundär eine allgemeine (renal bedingte) Gefäßkontraktion auftreten kann. Hier schneiden sich die Kreise, und auf dem Felde, das beiden Kreisen (S. 903) angehört, ist eine Unterscheidung unmöglich, genau so wie auf dem Felde, bei dem sich die Kreise der diffusen und der herdförmigen infektiösen Nephritis und die Kreise der sekundären Hypertonie und der malignen Sklerose schneiden.

In die gleiche Schwierigkeit werden wir versetzt durch das Auftreten der Blutdrucksteigerung bei der Anurie. Auch hier schneiden sich die Kreise von akuter diffuser Nephritis und nekrotisierender Nephrose, und eine klinische Unterscheidung ist unmöglich, eine pathogenetische sehr erschwert, nachdem Eppinger, Láslo, Rein und Schürmeyer gefunden haben, daß bei der Cantharidin-, Uran- und Quecksilbervergiftung die Durchblutung der Niere stark abnimmt.

Auf jedem dieser Teilgebiete begegnen wir gleichartigen Schwierigkeiten, die den Vorwurf von Gainsborough: „Entia non sunt multiplicanda praeter necessitatem" rechtfertigen würden. Sollen wir darum zu dem Einheitsbegriff der Nephritis zurückkehren?

Wenn aber unsere Annahme richtig ist, daß das lipoidnephrotische Zustandsbild eine Folge der Albuminurie und der Eiweißverarmung des Blutes ist, so fällt jenes bisher als charakteristisch für die Nephrose betrachtete Zustandsbild ganz aus den differentialdiagnostischen Überlegungen heraus, und das Problem der pathogenetischen Unterscheidung zwischen chronischer Nephrose und subchronischer Nephritis kommt auf die Frage hinaus: Gibt es zwei verschiedene

Ursachen für eine erhebliche und chronische Albuminurie, ist die Pathogenese der großen Albuminurie bei der chronischen Nephritis eine andere als bei der Nephrose? Wenn die Frage zu bejahen ist, und ich glaube, man kann sie schon heute für manche Formen von Nephrose, nicht nur für die hämatogen bedingten Bence-Jonesschen Albumosurien bejahen, so bleibt die pathogenetische Unterscheidung zwischen Nephrose und Nephritis auch dann bestehen, wenn man das Krankheitsbild der Lipoidnephrose als Krankheitseinheit preisgibt, weil man mit demselben Rechte von einer Lipoidnephritis sprechen kann. Man würde dann nur noch zwischen dem hypalbuminämischen Symptomen-komplex bei Nephrose und bei Nephritis unterscheiden und zugeben müssen, daß gerade das Auftreten dieses dyskrasischen Syndroms die praktisch-klinische Unterscheidung der Art der primären Nierenerkrankung erschwert oder un-möglich macht.

Das gleiche gilt für die histologischen Veränderungen, die bei hochgradiger Albuminurie ganz gleichartig ausfallen können. Durch die Abstempelung dieser — vieldeutigen — histologischen Symptome als „degenerativ" wird das Verständnis für die krankhaften Vorgänge so wenig gefördert wie durch die Abstempelung der nephritischen Veränderungen als „entzündlich". Denn sie wird der nicht zu bezweifelnden Abhängigkeit der vermeintlich entzündlichen Nierenveränderungen von der renalen Gefäßkontraktion ebensowenig gerecht wie den engen, aber noch ungeklärten Beziehungen zwischen den vermeintlich degenerativen Veränderungen und der Albuminurie.

Ihr Vorherrschen wird nicht nur durch die Hypalbuminämie zu sehr ähnlichen klinischen, sondern auch zu sehr ähnlichen histologischen Bildern führen können, und zwar auch dann, wenn die Ursache der großen Albuminurie verschieden ist.

Die Zukunft wird uns hoffentlich in den Stand setzen, über die Vorgänge, die zu großer und langanhaltender oder dauernder Albuminurie führen, klarer zu sehen und uns ermöglichen, diese besser als bisher pathogenetisch zu unter-scheiden.

Dann wird voraussichtlich das sekundäre Syndrom des dyskrasischen Sym-ptomenkomplexes der Hypalbuminämie, Hyperlipolipoidämie und Wassersucht nicht mehr als nephrotisch oder als nephrotischer Einschlag bezeichnet werden, sondern als eine selbständige Folgeerscheinung hochgradiger Albuminurie, die von der Pathogenese dieser unabhängig ist, unter die Fernwirkungen der Nierenkrankheiten wie die Urämie und die Blutdrucksteigerung zu rechnen und für sich zu besprechen sein.

Klinik der Nephrose.

Die **akute Nephrose** entspricht etwa dem, was man als febrile Albuminurie bezeichnet hat. Abgesehen von der bei allen akuten Infektionskrankheiten und Fieberzuständen vorkommenden Ausscheidung eines konzentrierten und sauren Harnes, der Eiweiß von Spuren bis zu größeren Mengen (bis $10^{0}/_{00}$) und Zylinder aller Art enthalten kann, ist sonst von Erscheinungen einer Nierenerkrankung nicht die Rede.

Die Nierenfunktion ist, abgesehen von den seltenen Fällen akuter Nekrose, ungestört. Es kommen zwar Erhöhungen der RN-Werte nicht selten vor, doch sind diese meist auf den Infekt (Wagner) und auf Mehrproduktion, nicht auf Retention zurückzuführen.

Das Absinken der Kochsalzausscheidung im Fieber und besonders bei der Pneumonie hat nichts mit der Funktion der Niere zu tun, denn gleichzeitig sinkt auch der Chloridspiegel im Blut. Wahrscheinlich wird hier das Natriumion des Kochsalzes zur Neutralitätsregulierung benutzt, da im Fieber und besonders bei der Pneumonie organische Säuren im Blute das Säurebasengleichgewicht bedrohen (vgl. S. 738). Der Eintritt der Krise kündigt sich durch eine Zunahme der NaCl- und Wasserausscheidung und durch alkalische Reaktion des Harnes an. Die Nierenfunktion kann sogar bei der Pneumonie besser als normal sein, sowohl was die Phenolrotausscheidung wie die Harnstoffkonzentration betrifft (Mc In- tosh und Reimann). Die beschleunigte Farbstoffausscheidung hängt vermut- lich mit der Verschiebung des Eiweißblutbildes zusammen, die bei der Pneu- monie in derselben Richtung erfolgt wie bei der chronischen Nephrose.

Den rasch und vollständig reversiblen — azidotischen — Zustand der Niere kann man am ehesten mit der Sportalbuminurie vergleichen, bei der wie bei der Infektniere neben Eiweiß und Zylinder aller Art auch Blutkörperchen im Harn erscheinen können.

Von der Typhusnephrose war schon bei Besprechung der Ätiologie die Rede (S. 1042). Schwere Grade sind sehr selten. Ein Fall von tödlicher Anurie unserer Beobachtung wurde dort schon erwähnt.

Lichtwitz hat bei Paratyphus B eine sechstägige Anurie infolge „epithelialer Nephro- pathie" gesehen, bei der sich die Diurese spontan wieder hergestellt hat, nachdem der RN auf 302, die Harnsäure im Blut auf 24,1 mg$^0/_0$ gestiegen war, während die Cl-Konzen- tration im Blute nur 327 mg$^0/_0$ betrug. Dementsprechend wurden bei der einsetzenden Harnflut in 9 Tagen 15,3 Liter Wasser, 209,4 g N, 6,82 g Harnsäure und nur 2,25 g NaCl ausgeschieden und der Cl-Spiegel des Blutes stieg auf 362 mg$^0/_0$, während der RN auf 80 mg$^0/_0$ absank.

Munk spricht von einer toxischen Form, bei der das ganze Krankheitsbild den Ein- druck einer schweren Vergiftung macht.

„Der ‚renale' Charakter dieser Form wird durch eine schon in den ersten Tagen des hohen Fiebers einsetzende starke Epitheldesquamation angezeigt, die sich in dem Vorhandensein reichlicher Nierenepithelien und Epithelzylinder im Urinsediment kundgibt." Der Eiweißgehalt ist wechselnd, bald gering, bald sehr beträchtlich, die Harn- menge sehr vermindert bis zur Anurie, bei nicht entsprechend hohem spezifischen Gewicht. Hier kann es zu einem azotämischen Zustand kommen (Munk).

Als Beispiel einer länger anhaltenden — toxischen — Parenchymschädigung kann das Krankheitsbild der mehr subchronischen Nephrose nach Diphtherie dienen. Hier tritt außer der längerdauernden Albuminurie auch eine gewisse Neigung zu Wassersucht in die Erscheinung. Aber die Nierenfunktion erweist sich als ungestört.

Bei schweren Fällen unserer Beobachtung, die der Grundkrankheit unter- lagen, machte sich eine gewisse Neigung zur Ödembereitschaft schon deutlich bemerkbar durch frühzeitige Transsudate in den serösen Höhlen. Es kam aber bei der Kürze der Zeit und der Schluckstörung, die eine reichlichere Wasser- aufnahme unmöglich machte, nicht zu stärkeren Hydrops. Bei den minder- schweren Fällen tritt Heilung ein, ohne daß ein hydropisches Stadium durch- schritten wird.

Dorner gibt in seinen sorgfältigen „klinischen Studien zur Pathologie und Behandlung der Diphtherie" aus der Strümpellschen Klinik von der Diphtherie- nephrose folgendes Bild: Eiweißausscheidung fand sich um so häufiger, je schwerer die Fälle waren, bei den Gestorbenen in 26$^0/_0$ der Fälle. In manchen, aber den selteneren Fällen setzte die Eiweißausscheidung zugleich mit der Diphtherie ein. Diese ganz frühe Eiweißausscheidung hing meist mit Blausucht und Atemnot zusammen (Sauerstoffmangel!) Sie schwindet nach dem Luftröhrenschnitt. (Gegenstück: Eiweißausscheidung bis 6$^0/_{00}$ bei Miliartuberkulose und Bronchiolitis acuta im Stadium der Zyanose.)

Häufiger trat erst am 4.—8. Krankheitstage erhebliche Eiweißausscheidung auf, 2 bis 6 bis 18$^0/_{00}$. Bei den genesenden Fällen verschwand die Eiweißausscheidung in 2—3 Wochen ausnahmslos.

Ödeme wurden häufig beobachtet, doch erreichten sie nicht sehr hohe Grade. Öfter traten sie aber im Verlauf der Erkrankung zwischen dem 10.—12. Tage auf ohne Albu- minurie, was auf rein toxische Gefäßläsion hindeutet, falls die Ödeme nicht als Serum- wirkung aufzufassen sind. Auch latente Ödeme konnten in der 2.—3. Woche durch plötzliche Gewichtszunahme festgestellt werden.

Selten trat die Eiweißausscheidung erst in der 3.–4. Woche auf. In einem Falle bekam ein sechsjähriges Mädchen, deren Mutter auch nierenleidend war, eine starke Albuminurie, die erst in 12 Wochen langsam zurückging.

Ein Einfluß der Serumeinspritzungen konnte nicht beobachtet werden; dagegen wurde die Nierensekretion stark beeinflußt durch Herzschwäche, bei der wiederholt vollkommene Anurie oder hochgradige Oligurie bei sehr bescheidener Albuminurie beobachtet wurde.

Im Harnbodensatz fand Dorner sehr stark verfettete und glasig aufgeschwollene Nierenepithelien sowie Leukozyten. Viel seltener hyaline oder gekörnte Zylinder, vereinzelt auch Epithelzylinder. Besondere Aufmerksamkeit verdienen große, helle aufgetriebene glasige Zellen (ödemdurchtränkte Nierenepithelien?).

Hämaturie wurde nur bei Sepsis zugleich mit Purpuraexanthem beobachtet.

Dorner bestätigt unsere Angaben über das funktionelle Verhalten der Diphtherienieren vollständig: Blutdrucksteigerung fehlt regelmäßig; die Ödembereitschaft ist nur gering und vorübergehend, Höhlenwassersucht tritt nur selten und wohl mehr kardial als renal bedingt auf; die Eiweißausscheidung schwankt sehr, wie sonst nur bei der Amyloidniere; die Kochsalzkonzentration kann sehr hoch sein (bis $2^0/_0$), Kochsalz wird nicht zurückgehalten (man kann also bei der Diphtherienephrose nicht von „salinem Typus" oder „hypochlorurischer Nephropathie" reden); die Stickstoffausscheidung ist ausgezeichnet, der Wasserversuch fällt sehr gut, zuweilen überschießend aus.

Chalier, Brochier, Chaix und Grandmaison behaupten, daß die bösartige Form der mit Streptokokken mischinfizierten Diphtherie an einer allgemeinen Intoxikation infolge von Insuffizienz der Niere und Nebenniere sterben. Die Niereninsuffizienz verrät sich vor allem durch Azotämie nebst Oligurie oder sogar Anurie, Albuminurie, Zylindrurie, klinische Magen-Darmstörungen und Abmagerung, nervöse (Benommenheit, Steifheit. Krämpfe) und seltener Atemstörungen. Die Veränderungen der Nebennieren sind gewöhnlich nur post mortem mikroskopisch nachzuweisen. Sie verhindern die antitoxische Funktion derselben, daher mangelhafte oder fehlende Zerstörung der organischen Gifte.

Leider wird über anatomische Befunde besonders der Niere nicht berichtet. Daß bei Todesfällen an schwerer Diphtherie bisweilen autoptisch schwere Nebennierenveränderungen als mögliche Todesursache gefunden werden, das ist bekannt. Neuerdings gibt Swingle an, daß sich nach doppelseitiger Nebennierenexstirpation nicht nur eine beträchtliche Hypoglykämie, sondern auch eine stärkere inkompensierte Azidose einstelle als nach Nierenexstirpation.

Das Krankheitsbild der chronischen oder Lipoidnephrose. Mit Rücksicht auf die Seltenheit der Erkrankung will ich der Besprechung der Symptomatologie eines der klinischen Beispiele aus Volhard und Fahr vorausschicken. Die Krankengeschichte stammt von meinem langjährigen früheren Mitarbeiter Keller (Mannheim), der mir seinerzeit bei der Verarbeitung unseres großen klinischen Materials die wertvollsten Dienste geleistet hat.

Fro...nn, Theodor, 15 Jahre alt, Schüler.

Klinische Diagnose: **genuine Nephrose**; Tod infolge von Pneumokokkenperitonitis.

I. Aufnahme: Anamnese: Ein Bruder starb mit 15 Jahren an Nierenentzündung (nach der Krankengeschichte und den histologischen Präparaten, die uns freundlicherweise zur Verfügung gestellt wurden, handelte es sich ebenfalls um eine Nephrose). Patient selbst hatte als Kind Lungenentzündung, vor sechs Jahren Gelenkrheumatismus, vor vier Jahren und vor einem Jahr Blinddarmentzündung, nicht operiert.

Am 29. Jan. 1910 in der Schule plötzliches Unwohlsein, Schwäche und Schwindelgefühl. Der Mutter war jedoch bereits 10 Tage vorher eine Schwellung der Augenlider aufgefallen, die sie, mit derartigen Erscheinungen von der Erkrankung ihres anderen Jungen her wohl bekannt, sofort veranlaßte, zum Arzte zu gehen. Der Arzt untersuchte den Urin und fand ihn eiweißfrei, desgleichen am 25. Jan. 1910. Vom 29. Jan. ab lag Patient zu Bett mit krampfartigen Schmerzen im Bauch, profusesten Durchfällen und Erbrechen. Am 30. Jan. Albumen im Urin vorhanden, Urinmenge etwa 800, häufiger Urindrang bei Entleerung nur kleiner Portionen. Bei der Aufnahme keine Diarrhöe und Übelkeit mehr, kein Kopfschmerz.

Status praesens vom 7. Februar 1910: Gut genährter Junge von seinem Alter entsprechender Größe und Entwicklung. Auffallend mageres Gesicht, ausgesprochene Blässe der Haut und der Schleimhäute. Zunge leicht weißlich belegt. Keine sichtbaren Ödeme. Beiderseitiger Pleuraerguß von etwa Handbreit Höhe, Perikarderguß, beträchtlicher Aszites.

Leber zwei Querfinger unter dem Rippenbogen, sonst kein abnormer Organbefund. Nervensystem ohne Störung.

Urin: Tagesmenge 550 ccm, spezifisches Gewicht 1030, Albumen: $10^0/_{00}$, beim Stehen setzt der Urin Massen von Uratsalzen ab. NaCl: $0,1^0/_0$, N $2,6^0/_0$.

Sediment: Enthält spärlich Zylinder, keine Blutbestandteile.

Blutdruck: 120/58 mm Hg.

Körpergewicht: 51 Kilo.

Verlauf: In den ersten Tagen nach Krankenhausaufnahme noch Ansteigen des Höhlenwassers und Gewichtes auf 53,1 kg am 12. Februar. Am gleichen Tage Blutdruck 116/60 mm Hg. Urinmenge 375 ccm, spezifisches Gewicht 1031 (vorher schon 1035), Albumen $12^0/_{00}$. NaCl: $0,09^0/_0$. Von da ab Sinken des Körpergewichtes ohne Vermehrung der Diurese, wobei jedoch die Kochsalzkonzentration stark ansteigt, und zwar am 13. Februar auf 0,13, am 14. auf 0,34, am 15. auf 0,68, am 16. auf 0,88, am 17. auf $1,15^0/_0$. Nunmehr wieder langsames Absinken der NaCl-Konzentration bis $0,1^0/_0$ am 1. März 1910. Dabei verharren die Urinmengen unverändert auf 300—400, und das Gewicht bleibt bei NaCl-freier Kost und Beschränkung der Flüssigkeitszufuhr auf 400—500 ccm konstant. Danach setzt ein neuer Anstieg der NaCl-Ausscheidung ein; am 5. und 6. März 1910 werden Konzentrationen von 1,58 resp. $1,64^0/_0$ erreicht. An denselben Tagen Vermehrung der Urinmenge auf je 800 ccm. Am 8. März werden sogar 1050 ccm Urin entleert mit einem NaCl-Gehalt von $1,3^0/_0$. Schon am 11. März ist aber die Diurese wieder auf 475 ccm gefallen und nimmt noch weiterhin ab, während die Kochsalzausscheidung sich bis zum 1. April auf einer Höhe von um $1,0^0/_0$ hält. Von diesem Termine ab Diurese äußerst knapp 350, dann nur noch 200 ccm, und der Kochsalzgehalt sinkt auf $0,2^0/_0$ und weniger. Am 6. April hatte Patient im Bade einen Schwächeanfall, wobei er krampfartige Zuckungen mit dem rechten Arme ausführte. Am 11. April klagte er morgens über heftige Leibschmerzen, die 5 Uhr nachts ganz plötzlich aufgetreten waren. Die Temperatur — bislang stets normal — stieg auf $38,3^0$. In Anbetracht dessen, daß Patient schon mehrfach Attacken von Appendizitis durchgemacht hatte, wurde vom Chirurgen die Diagnose Blinddarmentzündung gestellt und am gleichen Tage noch operiert. Es fanden sich alte Veränderungen des Wurmfortsatzes, aber keine frische Appendizitis. Aus dem Bauche entleerte sich eine größere Menge schwach milchig getrübter Flüssigkeit. Im kleinen Becken fanden sich einige eitrige Flocken. Ein Ausgangspunkt für die Eiterung wurde nicht gefunden.

Während des bis jetzt skizzierten Krankheitsabschnittes verhielt sich das spezifische Gewicht des Urins je nach der Menge wechselnd, das geringste spezifische Gewicht am Tage der größten Diurese betrug jedoch immerhin 1028, an den Tagen mittlerer Diurese (400 ccm) erreichte es meist 1040, an den Tagen geringster Harnproduktion wurden aber Werte bis 1050 festgestellt. Ebenso exorbitante Werte erreichte auch die Albuminurie, von anfangs $10^0/_{00}$ steigerte sich der Albumengehalt des Urins auf $20^0/_{00}$ am 1. März 1910. Bei stärkerer Diurese fielen die Eiweißwerte bis auf $5^0/_{00}$, um aber dann wieder die frühere Höhe zu erreichen, ja bedeutend zu überschreiten; nach Esbach wurden zu Anfang April bis $27^0/_{00}$ bestimmt. Da die Esbachsche Methode, besonders wenn es sich um große Eiweißmengen handelt, sehr ungenau ist, und die beim Verdünnen notwendigen Multiplikationen die Fehler noch um ein Vielfaches steigern, den gewonnenen Zahlen demnach nicht viel mehr Bedeutung zukommt als die Feststellung einer sehr hohen Eiweißprozentzahl, so erachteten wir es für nötig, mehrfach den Eiweißgehalt aus der Eiweißstickstoffzahl des Urins zu berechnen. Dabei kamen noch viel höhere Zahlen heraus als die nach Esbach gewonnenen. Am 1. April betrug danach der Eiweißgehalt des Urins $39^0/_{00}$, am 10. April sogar $51^0/_{00}$. Bemerkenswert ist, daß der Albumengehalt des Harns jedesmal auf Theozinverabreichung anstieg, ohne daß die Diurese zu- oder abnahm.

Die Stickstoffkonzentration des Urins bewegte sich meist um $2^0/_0$, sank nie unter $1,3^0/_0$, an den Tagen geringster Diurese erhob sie sich bis auf $3,2^0/_0$, einschließlich des Harneiweißes.

Die Wasseransammlungen gingen, nach einem kurzen Anstieg zu Anfang, in der Zeit der etwas gebesserten Wasserdiurese und der bis auf übernormale Werte gesteigerten Salzdiurese etwas zurück, verschwanden aber keineswegs ganz. Bei der Laparotomie am 11. April konnte der chyliforme Charakter des Peritonealtranssudates nachgewiesen werden. Die Pleura wurde zwecks Feststellung der Art des Ergusses punktiert. Das Punktat war fast wasserhell, in dickerer Schicht leicht opak milchig getrübt. Spezifisches Gewicht 1008, Albumen $0,75^0/_{00}$, NaCl $0,7^0/_0$.

Ein Wasserversuch ließ sich nicht durchführen. Nach dem Trinken von 1 l Wasser setzten bei dem Patienten, der schon ohnehin oft zahlreiche wässerige Durchfälle hatte, sofort profuse wässerige Stuhlentleerungen ein.

Augenhintergrund ohne jeglichen pathologischen Befund.

Blutdruck ausnahmslos niedrig: 116, 122, 108, 112 mm Hg.

Vom Tage der Operation ab stiegen die Urinmengen auf 700—800 ccm, spezifisches Gewicht 1014—1017, Albumen $10^0/_{00}$, NaCl in kaum nachweisbaren Spuren. Am 23. April betrug die Diurese sogar 1100 ccm, an den folgenden Tagen 800—900 ccm, Kochsalz 0,1 bis 0,25$^0/_0$, Albumen wieder im Steigen. Am 3. Mai Albumengehalt bereits 30$^0/_{00}$ bei 500 ccm Diurese. Diese Höhe der Eiweißausscheidung blieb bestehen bis Mitte Mai, wobei die Diurese sich auch wieder langsam bis auf 250—450 ccm pro die verminderte. Dabei wieder starke Durchfälle. Am 6. Mai Öffnung eines großen Abszesses, der sich am Skrotum gebildet hatte. Langsamer Heilungsverlauf der Bauchwunde, aus der noch immer Aszites der beschri benen Art hervorquillt. Am gleichen Tage klagte Patient über heftiges Stechen in der Brust und hatte Fieber bis fast 39^0. Probepunktion der Pleura ergibt die gleiche Flüssigkeit wie früher, keinen Eiter. Schmerzen in der Brust und im Bauche nunmehr wechselnd Tag für Tag. Anwachsen der Wasseransammlung.

Vom 17. Mai an begann unter erneutem Einsetzen von profusen Durchfällen die Diurese wieder zu steigen, und der nach Schluß der Bauchwunde stark angewachsene Aszites nahm ab. Der Patient, der sich bis dahin furchtbar matt und elend gefühlt hatte, lebte dabei sichtlich auf. Vom 23.—30. Mai wurden täglich Urinmengen von 1100—1500 ccm entleert (Zufuhr etwa 1000 ccm). Der Kochsalzgehalt des Urins betrug aber nach wie vor kaum 0,1$^0/_0$, er stieg dann aber vom 29. Mai ab an, betrug an diesem Tage 0,44, an den nächsten 0,5—0,7$^0/_0$. Dabei weiteres Steigen der Diurese bis 2600 ccm, Absinken des Eiweißes auf 1$^0/_{00}$ und darunter. Gewichtsabnahme seit Einsetzen der guten Diurese (17. Mai bis 9. Juni) 10,5 Kilo. Höhlenwasser verschwunden. Nunmehr rasche Hebung des Kräfte- und Ernährungszustandes. Patient hat einen ganz außergewöhnlichen Appetit, nimmt innerhalb von 14 Tagen 8 kg zu und kann am 27. Juni als **geheilt** entlassen werden. Albumen noch in Spuren, normale Wasser- und Kochsalzausscheidung. Das Sediment, das immer nur vereinzelte Zylinder enthalten hatte, läßt jegliche pathologische Formbestandteile vermissen. Blutdruck wie bei allen Messungen normal, 112/60 mm Hg.

Von irgendeiner besonderen therapeutischen Beeinflussung der Krankheit, auf die die plötzliche Besserung zurückgeführt hätte werden können, kann nicht die Rede sein.

Ein Moment verdient jedoch in dieser Beziehung zweifellos besondere Beachtung: Der vormals aus der noch nicht völlig verheilten Bauchwunde hervorquellende Aszites enthielt stets Pneumokokken in Reinkultur, desgleichen der Eiter des Skrotalabszesses und ebenso auch der Eiter eines riesigen Bauchdeckenabszesses, der sich in der zweiten Hälfte des Mai bildete und am 13. Mai sich spontan entleerte. Dieser Abszeß stand in direkter Kommunikation mit der Peritonealhöhle. Als er nach außen perforierte, schoß zugleich mit dem Eiter der milchige Aszites mit hervor. Es bestanden in jener Zeit stets Beschwerden von seiten des Abdomens, wie reißende Schmerzen, insbesondere nach dem After hin, auch vorübergehende Stuhl- und Windverhaltung, zu einer eigentlichen, schweren Peritonitis kam es jedoch wider Erwarten nicht. (Die Koinzidenz der Pneumokokkeninfektion des Aszites mit der Resorption des Höhlenwassers und der Gesundung des Patienten mußte den Verdacht eines kausalen Zusammenhangs beider Momente erwecken. Ob der große Abszeß im Sinne eines Fixationsabszesses günstig gewirkt hat, steht dahin.)

II. Aufnahme. Am 15. Juli wurde Patient wiederum zum Krankenhause gebracht. Bei der zu Hause fortgesetzten genauen Kontrolle des Urins, der bei der Entlassung nur noch Spuren von Albumen enthielt, war ein Rückgang der Menge und eine bedeutende Vermehrung des Albumens bemerkt worden. Der Patient hatte bei der Neuaufnahme ein etwas pastöses Gesicht, aber keine sichtbaren Ödeme. Die Haut war wieder auffallend blaß.

Urin: 500 ccm pro 24 Stunden, spezifisches Gewicht 1044, Albumen 8$^0/_{00}$, Sanguis 0, Sediment: Massen von Uraten, keine Formelemente. NaCl: 0,06$^0/_0$, N: 1,5$^0/_0$.

Blutdruck: 110/55 mm Hg.

Körpergewicht: 44,2 Kilo.

Verlauf: Nach 3 Tagen Albumen bereits 28$^0/_{00}$, am 5. Tage 35$^0/_{00}$. Die Urinmenge sinkt bis auf 200—300 ccm. Das Gesicht wird stark pastös, sonst treten aber infolge starker Einschränkung der Flüssigkeitszufuhr keine Ödeme auf. Schnell ansteigender Aszites. Am 7. Aug. entsteht eine Thrombose der rechten Schenkelvene. Das Bein wird schnell ödematös, wobei ein erhebliches Zurückgehen des Aszites zu bemerken ist. Das Albumen steigt auf etwa 40$^0/_{00}$ an. NaCl-Ausscheidung um 0,15$^0/_0$. N-Ausscheidung 2,0—2,8$^0/_0$. Dieser Zustand dauerte unverändert an bis zum 15. Sept. 1910. Am 6. Sept. war der Aszites so stark angestiegen und die untere Rückenpartie sowie die Innenseite der Oberschenkel dermaßen geschwollen — Unterschenkel und Knöchel dabei absolut ödemfrei! —, daß zu einer Punktion des Abdomens geschritten werden mußte. Die Aszitesflüssigkeit hatte ein wässeriges, schwach milchiges Aussehen: Spezifisches Gewicht 1009. Albumen 1/2$^0/_{00}$, NaCl: 0,7$^0/_0$, N: 0,12$^0/_0$. Am Tage nach der Punktion waren die Rücken- und Oberschenkelödeme fast völlig verschwunden, der Leib aber wieder stark mit Flüssigkeit gefüllt. Vom 15. Sept. ab setzte ein schnelles Ansteigen der Kochsalzwerte des Urins ein. Am 19. ist bereits ein NaCl-Gehalt von 0,9$^0/_0$ erreicht, der mehrere Tage anhält und sich noch bis 1,0$^0/_0$ steigert bei einer regelmäßigen täglichen Urinausscheidung von 250 ccm mit 25 bis 35$^0/_{00}$ Albumen. Dann noch einige Tage 0,55$^0/_0$ Kochsalz, weiterhin etwa 0,4$^0/_0$, dabei Diurese unter 200 ccm.

Am 3. Okt. 2. Bauchpunktion (4 l milchig wässeriger Flüssigkeit, spezifisches Gewicht 1007, Albumen = 0, nach Esbach nicht meßbar). An demselben Tage noch schnellt die NaCl-Konzentration des Harnes auf 0,9% hinauf, bei 220 ccm Urin. Von dem nächsten Tage an wird 11 Tage lang das Kochsalz in einer Konzentration von über 1,0% (bis 1,25%) ausgeschieden, wobei die Urinmenge zwischen 250 und 400 ccm schwankt, Albumen: 25 bis 30 bis 42%/₀₀.

Am 6. Oktober ist der Aszites bereits wieder hoch angestiegen, Rücken- und Oberschenkelödem aber völlig verschwunden. Erneute Bauchpunktion (2 l, spezifisches Gewicht 1007, Albumen-Spur, NaCl: 0,73%). Vom 16. Okt. ab sinken die NaCl-Werte wieder langsam ab. Am 30. Okt. beträgt die NaCl-Ausscheidung nur noch 0,1%. Dann setzt eine erneute Steigerung ein, am 9. und 10. Nov. 0,95%. Von da ab wieder Sinken bis 0,08% am 26. Nov. Danach NaCl-Ausscheidung längere Zeit 0,15—0,25, höchstens 0,3%, erneute Steigerung auf hohe Werte beginnt mit dem 21. Dezember. Anfang Januar wieder Abfall auf 0,15%. Erneute Steigerung beginnt am 20. Jan. 1911 und hält noch bei der Entlassung am 3. Februar 1911 an.

Weitere Bauchpunktionen wurden ausgeführt am 28. Okt., am 16. Nov., am 8. Dez., am 12. Jan., am 27. Jan. und am 2. Februar 1911. Die Punktionsflüssigkeit hatte stets das gleiche Aussehen wie vorher, wässerig-milchig mit einem Eiweißgehalt von etwa $^1/_5$%/₀₀. In der Wasserdiurese kamen in all den Monaten bei stets stark eingeschränkter Flüssigkeitszufuhr keine bedeutenderen Schwankungen mehr vor, 250—350 ccm pro die war sozusagen der Durchschnitt, zuweilen wurde noch weniger Urin gelassen (150, 120), vereinzelt etwas mehr, 400, auch einmal 450 ccm. Das spezifische Gewicht betrug dabei 1030—1049, der Albumengehalt des Urins meist um 25—30%/₀₀, auch mehr, bis 40%/₀₀, zeitweise weniger, herab bis 12%/₀₀. Die Stickstoffprozentzahlen waren unverändert außergewöhnlich hoch, 2,5—3,4%. Urinsediment war stets spärlich, selten wurden Zylinder gefunden.

Ausscheidung körperfremder Substanzen:

1. Milchzucker. Es werden 20 ccm einer 10%igen Milchzuckerlösung intravenös injiziert. Qualitativ ist noch nach sechs Stunden im Urin Zucker schwach nachweisbar, quantitativ vier Stunden, d. h. nur die eine während der ersten vier Stunden gesammelte Urinportion ergibt im Polarimeter R-Drehung. Die daraus zu berechnende Milchzuckermenge beträgt nur 0,084 g! Die Milchzuckerausscheidung erfolgte also ganz außerordentlich schlecht.

2. Jod: Nach Einnehmen von $^1/_2$ g Jodkali ist die Jodausscheidung im Urin nach 67 Stunden beendet.

Blutdruck: Stets niedrig, 110—120, einmal 124 mm Hg.

Im Blutstatus fallen die hohen Hämoglobin- und Viskositätswerte auf.

Hämoglobin 28. Juli: 95%; 30. Aug.: 85%; 29. Sept.: 110% (nach Plesch 72% — sehr hoch —); 10. Jan. 1911: 85%. Viskosität nach Heß 25. Okt.: 4,7.

Patient verließ am 3. Februar 1911 ungeheilt das Krankenhaus. Sein Zustand hatte sich in keiner Weise geändert. Er war furchtbar blaß, hatte einen nur durch Punktion zu beseitigenden Aszites, leichte, oft wechselnde Schwellungen im Gesicht, — auf Pilokarpin starke ödematöse Schwellungen der Ohrspeicheldrüsen, nach Weinen Schwellung der Lider —, nicht die Spur von Ödemen an Füßen und Unterschenkeln, sehr häufig wässerige Durchfälle und beinahe eben so oft Bronchitis.

Auch nach der Heimkehr trat keine Veränderung des Zustandes ein, bis Patient ganz plötzlich am 30. März 1911 an einer foudroyanten Pneumokokkenperitonitis erkrankte, der er am 1. April 1911 erlag.

Autopsie (Dr. Fahr): Gesamtbefund: Diffuse, fibrinös-eitrige Peritonitis (Pneumokokken), Trübung des Leberparenchyms. Blutungen am Perikard. Typische Nephrose. (Vgl. Abb. 97 u. 98, S. 1037 u. 1038.)

Nierenbefund: Die Nieren sind beide vergrößert, die linke etwas mehr als die rechte, die Kapsel ist leicht abziehbar, die beiden Nieren erscheinen deutlich geschwollen. Die Oberfläche ist glatt, im ganzen von schmutziggraugelblicher Farbe. Man bemerkt an der Oberfläche zahlreiche, deutlich sich abhebende, weißgelbliche Fleckchen und Streifchen. Derartige Fleckchen und Streifchen lassen sich auch auf der Schnittfläche, im Bereich der Rinde erkennen. Die Rinde ist breit, von gelblichem, lehmigem Aussehen. Die Substanz ist von ziemlich weicher Konsistenz, die Zeichnung völlig verwaschen. Die Pyramiden heben sich durch bräunliche Farbe sehr deutlich von der graugelblichen Rinde ab. Von den Rändern der Pyramiden strahlen in die Rindensubstanz kranzförmig angeordnete, gelbliche, fleckweise etwas mehr bräunlich gefärbte Streifchen. Das Gewicht der linken Niere beträgt 170 g.

Histologisch: An den Kanälchen, namentlich auch an den gewundenen Harnkanälchen starke Verfettungen, granuläre Degeneration gleichfalls vorhanden, aber gegen die Verfettung an Stärke sehr zurücktretend. Zwischen den Kanälchen beträchtliche Entwicklung von Granulationsgewebe, das die Kanälchen, die vielfach erweitert sind, umscheidet und auseinanderdrückt. Im Interstitium stellenweise Kalkablagerung. Glomeruli zeigen zarte Schlingen in mäßigem Füllungszustand. Gefäße im ganzen intakt, nur an einzelnen Gefäßen beginnende hyperplastische Intimaverdickung. (Vgl. Abb. S. 1038.)

Symptomatologie. Das Krankheitsbild der chronischen Nephrose wird beherrscht von der Wassersucht. Ihre Pathogenese ist bereits eingehend besprochen worden (vgl. S. 313).

Die Ödeme können bei der genuinen Nephrose die denkbar höchsten Grade erreichen. Stets sind die serösen Höhlen mitbeteiligt. Sie sind sogar Prädilektionsstellen der Ödeme und können ausschließlich hydropisch sein, wenn zu Beginn oder gegen Ende der Erkrankung das Unterhautzellgewebe noch oder wieder trocken ist. Bei entsprechender Behandlung kann der Hydrops sich allein auf einen langanhaltenden, nach Punktion stets wiederkehrenden Aszites beschränken. Doch zeigt sich auch hier die Ödembereitschaft bei jeder Gelegenheit, wo ein ödembeförderndes, d. h. die Gefäßdurchlässigkeit erhöhendes Moment hinzutritt (Stauung, Thrombose). Selbst kleine funktionelle Änderungen der Gefäßinnervation können Ödem erzeugen, z. B. Weinen Lidödem, Pilokarpin neben Speichelfluß Wangen- und Parotisödem.

Selbst bei Kranken, die ihre Ödeme fast ganz verloren hatten, sah ich nach Weinen eine vollständige Zuschwellung der Augen durch Lidödem, in einem anderen Falle bei jeder Nahrungsaufnahme eine sicht- und tastbare Anschwellung der submaxillaren Speicheldrüsen eintreten.

Übrigens kommen auch Fälle vor, die die Ödeme lange Zeit oder dauernd vermissen lassen.

Eine eigenartige Beobachtung F. v. Müllers hat v. Monakow mitgeteilt: Bei einem Kinde, das ganz enorme Mengen Eiweiß ausschied, traten nur hier und da, stundenweise Ödeme auf, keine bleibenden Ödeme, keine Blutdrucksteigerung, keine Störung der Ausscheidung. Erst nach einem Jahr stellte sich ein enormer Hydrops ein, der die typische Beschaffenheit der nephrotischen Ödemflüssigkeit aufwies: Eiweißgehalt minimal, 1007 spez. Gewicht, Gesamt-N 0,043%.

In diesem Falle hat man durchaus den Eindruck, daß die „Ödemkrankheit" die Folge der hochgradigen Albuminurie gewesen ist.

Die Ödemflüssigkeit sowie die punktierten Transsudate zeigen ein außerordentlich charakteristisches Verhalten.

Sie sind milchig getrübt, „pseudochylös", in dünner Schicht wässerig und durchsichtig, in dickerer Schicht von bläulichweißer Farbe und einem Aussehen, als ob Wasser Milch zugemischt wäre. Diese milchige Trübung rahmt nicht auf und verschwindet nicht beim Schütteln der Transsudate mit Äther.

Die gleiche chylusähnliche Trübung findet sich auch im Blutserum. Die trübende Substanz der Transsudate stammt daher aus dem Blute und ist nach Bernert und Weil als eine Globulin-Lipoidverbindung aufzufassen.

Als zweite charakteristische Eigenschaft dieser Transsudate ist ihre wässerige Beschaffenheit und Eiweißarmut hervorzuheben Es handelt sich fast um eine physiologische Kochsalzlösung

Der Eiweißgehalt der Punktate ist stets außerordentlich gering, $^1/_4$–$^1/_2$‰. Den Stickstoffgehalt fanden wir 0,036–0,12%, den Kochsalzgehalt konstant in oder etwas über der Konzentration des Blutes 0,62–0,7%, das spezifische Gewicht überstieg nie 1010.

Der Aszites zeigt die von J. Müller beschriebene Eigentümlichkeit, daß selbst nach monatelanger, nicht aseptischer Aufbewahrung keine Zersetzungserscheinungen auftreten, was Beumer dem Mangel an organischem Substrat zuschreibt.

Der Harn zeichnet sich aus durch ein eigentümlich schmutziges, graugelbes oder graubräunliches Aussehen, er ist bisweilen wenig, bisweilen außerordentlich intensiv gefärbt bis zum Schwarzbraun (Urobilin + + +) und läßt ein starkes Uratsediment fallen. Er ist meist trübe, dickflüssig und weist im Stadium der höchsten Ödembereitschaft und bei Trockendiät ein enorm hohes spezifisches Gewicht von 1030—1050 auf. Die Reaktion des frischgelassenen Harnes ist alkalisch oder schwach sauer; sie läßt sich ganz im Gegensatz zu der Nephritis gewöhnlich leicht durch vegetarische Diät oder fast augenblicklich durch kleine Alkaligaben in die alkalische überführen. Täuschungen sind sehr leicht möglich; denn der Harn vergärt sehr leicht. Dabei kann die Reaktion so stark alkalisch werden, daß die Eiweißbestimmung nach Esbach negativ ausfällt.

Nach Magnus-Levy ist die Ammoniakproduktion der nephrotischen Niere im Gegensatz zur nephritischen nicht geschädigt, bisweilen recht hoch, auffallenderweise besonders im alkalischen Bereich.

Die Menge ist sehr stark vermindert und kann monatelang unter $1/_2$ Liter in 24 Stunden betragen. Mengen von 300, 200 ccm und noch weniger in 24 Stunden sind nichts Seltenes.

Der Eiweißgehalt des Harnes ist auf der Höhe der Erkrankung stets enorm hoch, 10, 20, 35 ja $50^0/_{00}$, durch Stickstoffbestimmung ermittelt, wurden beobachtet. Im Schrifttum werden sogar Werte von 85, ja $137^0/_{00}$ (?) aufgeführt.

Das Sediment ist außerordentlich verschieden und auch im einzelnen Falle sehr wechselnd. Anfangs findet man bisweilen massenhaft Zylinder aller Art und verfettete Elemente, Fettkörnchenkugeln, verfettete Epithelien und Leukozyten. Den Hauptbestandteil des Sedimentes bilden lipoide Substanzen, die sich im Polarisationsmikroskop als doppeltbrechend erweisen. Sie finden sich teils frei, in einzelnen Tröpfchen, oder drusenförmig, zusammengeballt, ferner als feine Tröpfchen in den zahlreichen abgestoßenen Epithelien, insbesondere aber in der Form charakteristischer großer und trüber Zylinder (Munk)[1]. Im weiteren Verlauf ist das Sediment oft auffallend spärlich; Leukozyten und Lipoidtröpfchen sind wohl stets vorhanden, Zylinder bisweilen nur vereinzelt, verfettete Epithelien nicht regelmäßig.

Makroskopisch sichtbare Blutbeimengung, also das, was wir Hämaturie nennen, fehlt bei unkomplizierten Fällen von Nephrose stets. In seltenen Fällen sind mikroskopisch ganz vereinzelt rote Blutkörperchen zu sehen. Doch ist das entschieden die Ausnahme. Das Fehlen von Blut im Urin ist ein wichtiges und charakteristisches, aber nicht absolut konstantes Merkmal der primär degenerativen, nicht ischämischen oder entzündlichen Erkrankung.

Fahr fand gelegentlich p. m. kleine Blutungen in die Kanälchen. Auch Nierenbeckenblutungen kommen vor. Bei luetischer Nephrose konnte Vorpahl Spirochäten im Harnbodensatz nachweisen.

Die enormen Eiweißmengen stammen wohl nicht nur aus den Glomerulikapillaren, sondern auch aus den Nierenepithelien. Das geht auch aus der gesteigerten Durchlässigkeit der Niere sowohl gegen Zell- wie gegen Blutfermente hervor. Bloch und Einstein sahen Serum- wie Nierenlipase, die sich nach ihrem Verhalten gegen Chinin unterscheiden lassen, im Harn erscheinen. Den Austritt von Serumlipase betrachten die Autoren als Maß der gesteigerten Durchlässigkeit des Nierenfilters — sie fanden die höchsten Werte bei chronischen Mischnephritiden —, die Vermehrung der Nierenlipase als Zeichen der Epithelschädigung —, sie fanden sehr deutliche Vermehrung bei den Mischnephritiden, die höchsten Werte bei Nephrosen.

Auch Gummi arabicum, ins Blut eingespritzt, erscheint bei der Nephrose in hoher Konzentration im Urine (Mc Lean).

Die abnorme Durchlässigkeit der Niere kommt noch schöner bei der Blutmengenbestimmung mit Kongorot nach Griesbach zum Ausdruck. Während normalerweise der Farbstoff im Urin gar nicht und im Blut noch nach 1 Stunde höchstens um $20^0/_0$ vermindert erscheint, fand Bennhold bei Nephrosen stets deutliche Färbung des Urins und einen stark beschleunigten Farbstoffschwund aus dem Blute (vgl. S. 1140).

---

[1] Man muß sich vor einer Verwechslung der Lipoide mit Kristallen, die das Licht ebenfalls doppelt brechen, hüten.

Daß die degenerativ erkrankte Niere für Nahrungsfett durchlässig wird, hat Winternitz gezeigt. Er konnte bei Darreichung von Jodfett bis zu 10% davon bei Fällen von chronisch-parenchymatöser Nephritis im Harn nachweisen. Er zog daraus den Schluß, daß bei degenerativen Prozessen die Niere ihre Fettdichtigkeit einbüßt, und daß das im Harn auftretende Fett nur zum Teil dem degenerierten Nierenepithel, zum anderen Teil dem Blute bzw. dem Nahrungsfett entstammt.

Auch die Lipoidausscheidung wird in manchen Fällen durch Cholesterinfütterung (Genk, Groß) gesteigert, auch durch Fettnahrung (Baumann und Hansmann), in anderen Fällen nicht (Hahn und Wolff). Wir haben bei einem jungen Mädchen mit nephrotischer Erkrankung nach reichlicher Ernährung mit Butter und Eigelb Cholesterin nicht nur mikroskopisch im Harnsediment, sondern auch in erheblichen Mengen chemisch im Chloroformauszug des mit Kalilauge verseiften Urins nachweisen können (H. Strauß, Halle a. S.).

Doch scheint es sich dabei vorwiegend um Abstoßung lipoid beladener Zellen zu handeln (Tietz), denn die Lipoidurie ist von der Lipoidämie unabhängig, sie kann auch bei niedrigem Cholesterinspiegel im Blute durch Fettfütterung gesteigert werden.

Nierenfunktion. Die Prüfung der Wasserausscheidung mit der Methode des Wasserversuches, wobei 1500 ccm Wasser im Laufe einer halben bis $^3/_4$ Stunde nüchtern getrunken werden, ergibt im Stadium der starken Ödeme, der hochgradigen Oligurie entsprechend, eine scheinbar sehr schlechte Funktion, und es werden davon in 4 Stunden, ja selbst in 24 Stunden nur einige hundert ccm ausgeschieden. Tritt dagegen die Krankheit in das Stadium ein, in welchem die Neigung zur Ödembildung nachläßt, so kann der Wasserversuch eine ziemlich oder sogar sehr gute Wasserausscheidung ergeben, selbst dann, wenn noch Höhlenhydrops und Neigung zur Oligurie besteht.

Die schlechte Wasserausscheidung liegt bei der Nephrose nach unserer Meinung nicht an dem Unvermögen der Niere, sondern an der Durchlässigkeit der Gefäße, welche es verhindert, daß das Wasser überhaupt bis zur Niere gelangt (vgl. Abschnitt III, S. 308 und 329). Bisweilen steht die gute Wasserausscheidung in einem überraschenden Gegensatz zu dem Grad der vorhandenen Ödeme.

Beispiel: In einem Falle von genuiner Nephrose, den wir vom 17. Mai bis 15. Dez. 1909 in Behandlung hatten, und der anfangs enorme Ödeme, später nur noch Höhlenwassersucht, insbesondere hochgradigen Aszites aufwies, wurden folgende Resultate beim Wasserversuch erhalten:

```
am  2. VI. werden v. 1500 ccm Wasser i. 4 St. 180, i. 24 St.  315 ccm ausgeschieden
 „ 11. IX.    „    „ 1320  „       „    „ 4 „ 184, „ 24 „    250  „          „
 „ 26. X.     „    „ 1500  „       „    „ 4 „ 885, „ 24 „   1310  „          „
 „ 29. X.     „    „ 1500  „       „    „ 4 „ 915, „ 24 „   1590  „          „
 „ 23. XI.    „    „ 1500  „       „    „ 4 „ 965, „ 24 „   1415  „          „
```

Dabei sank das spezifische Gewicht, das anfangs 1044 erreichte, in den letzten Wasserversuchen auf 1002.

Die ersten beiden Wasserversuche stammten aus der Zeit der stärksten Ödembereitschaft, in der die Kranke 200—400 ccm Urin in 24 Stunden ausschied, an einzelnen Tagen auch nur 58 und 65 ccm, die letzten drei Wasserversuche aus dem Stadium des Höhlenhydrops.

In einem anderen Falle von luetischer Nephrose nach Trauma (cf. S. 1047), der bei hochgradigen Durchfällen 600—850 ccm in 24 Stunden ausschied, wurde schon im Beginn der Erkrankung, im ödematösen Stadium, ein relativ guter Ausfall des Wasserversuches erhalten:

```
8¹/₂—9¹/₂ Uhr 1500 ccm Wasser nüchtern getrunken
    10    „     490 ccm spez. Gew. 1003¹/₃, Farbe hell
    10¹/₂ „     215  „     „     „  1003¹/₃   „   etwas heller
    11    „     130  „     „     „  1003      „   sehr hell
    11¹/₂ „      65  „     „     „  1007¹/₃   „   noch recht hell
    12    „      65  „     „     „  1007      „   noch recht hell
    12¹/₂ „      80  „     „     „  1008      „   etwas dunkler
              ─────────────────
             1045 in 4 Stunden.
```

Der Ausfall ist typisch; besonders kennzeichnend für die extrarenale Störung der Wasserausscheidung ist der Nachlaß der Diurese nach zwei Stunden, der für den Gesunden und für die normale Nierenfunktion charakteristisch ist; d. h. alles Wasser, das die Niere erreicht, wird rechtzeitig ausgeschieden. Eine renale Störung der Wasserausscheidung verrät sich vor allem durch die verlängerte Dauer der Diurese, die sich gleichmäßig über die vier Stunden verteilt. Für die Beurteilung der Leistungsfähigkeit der Niere kommt es hier ferner wie bei allen Fällen auf die größte Einzelportion in $^1/_2$ Stunde an. Dabei ist aber nur der gute Ausfall des Wasserversuches verwertbar, der schlechte nicht, weil wir bei Ödembereitschaft kein Mittel haben, das Wasser an die Niere heranzubringen. Bei fehlender Niereninsuffizienz können wir aber aus dem schlechten Ausfall des Wasserversuches auf den Grad der extrarenalen Gefäßschädigung schließen. Ein sehr lehrreiches Beispiel von dem Einflusse extrarenaler Faktoren auf den Ausfall des Wasserversuchs bei der Nephrose ist auf S. 169 mitgeteilt.

Ganz ähnlich steht es mit der Kochsalzausscheidung. Im Stadium der wachsenden Ödeme ist die prozentuale und absolute Kochsalzausscheidung enorm niedrig und sinkt bis auf Spuren. Im Stadium der abnehmenden Ödeme oder des Wassergleichgewichtes kann der Harn einen etwa normalen Prozentgehalt an Kochsalz von $1^0/_0$ erreichen, ja überschreiten. Die absolute Kochsalzausscheidung ist aber auch dann noch, solange die Oligurie besteht, begreiflicherweise stets ungenügend, weit unter normal.

Dagegen ist die prozentuale Stickstoffausfuhr ganz auffallend über die Norm gesteigert, und der N-Gehalt des Harns hält sich um $2-3^0/_0$! — auch nach Ausfällung des Eiweißes.

Bei der im schwersten Stadium meist herabgesetzten Nahrungsaufnahme dieser Kranken wird durch diese enorm hohe N-Konzentration des Harnes trotz der hochgradigen Oligurie auch absolut eine ausreichende N-Ausfuhr erreicht. Wir haben wenigstens bei diesen Formen nie eine erheblichere N-Retention im Blute beobachtet.

Auch die übrigen Funktionsproben geben alle einen normalen oder hochnormalen Ausfall. Insbesondere die Farbstoffe werden eher besser ausgeschieden als normal, was mit der Abnahme der Fähigkeit des veränderten Bluteiweißes, die Farbstoffe zu absorbieren, zusammenhängt (Bennhold, Breitner und Starlinger). Auch die Säure- und Alkaliausscheidung ist ungestört.

Zondek gibt an, daß Kalkbelastung besonders bei der Nephrose im Gegensatz zum Gesunden nicht zu einer Erhöhung der 24stündigen Kalkausscheidung führt, trotzdem kommt es nicht zu Retention, da der Überschuß durch den Darm ausgeschieden wird.

Bemerkenswert ist, daß bisweilen der Harn bei der Nephrose Zucker enthält, ohne daß eine Erhöhung des Blutzuckers besteht.

St. Hetényi hat bei seinen Studien über die alimentäre Glykosurie bei den diffusen hämatogenen Nierenkrankheiten gefunden, daß sich die Nephrosen im Gegensatz zu den Nephritiden durch eine gesteigerte Zuckerdurchlässigkeit auszeichnen. Er fand in 8 Fällen von Nephrose ausnahmslos schon nach Zufuhr von 50 g Glukose und ebenso von 100 g Lävulose eine positive Zuckerreaktion im Harn, dabei normalen Nüchternwert des Blutzuckers und nur geringen Anstieg desselben bei der Zuckerbelastung. Er gibt an, daß bei der Choleraniere, einer reinen Nephrose, fast regelmäßig Glykosurie beobachtet werden kann. Um so merkwürdiger ist, daß St. Hetényi bei der Phlorrhizinprobe gefunden hat, daß nephrotische Nieren trotz erhaltener Nierenfunktion auf Phlorrhizin ($3 \times 0,02$ in 24 Stunden) mit sehr verringerter oder ausbleibender Zuckerausscheidung antworten. Er nimmt an, daß die alimentäre (hyperglykämische) Glykosurie glomerulär, die Phlorrhizinglykosurie dagegen tubulär zustande kommt.

Hawkins, E. M. Mac Kay und van Slyke fanden die Ausscheidung von gärungsfähigem Zucker nach Zufuhr von Glukose (1 g pro Kilo Idealkörpergewicht) häufig bei degenerativen und vorgeschrittenen hämorrhagischen Nierenkrankheiten (Einteilung nach Addis S. 910). Bei der Hälfte der Fälle von degenerativen Nierenerkrankungen fanden sie deutliche Glykosurie über 0,3 % Fastenwert und über 1 % nach Glukosegabe. Nach dem Verhalten des Blutzuckers handelt es sich um eine renale Glykosurie.

Die Funktionsprüfung der Niere, mit den von Schlayer angegebenen Methoden, ergibt kein verwertbares Resultat.

Auf Grund seiner auf S. 70 bereits ausführlich geschilderten Tierversuche hat Schlayer auch die beim Menschen vorkommenden Nephritiden in vaskuläre und tubuläre unterschieden, wie er ausdrücklich hervorhebt, nur nach funktionellen Gesichtspunkten; und er bezeichnet als vaskuläre Nephritiden diejenigen, welche von den körpereigenen Stoffen Wasser, von den körperfremden Milchzucker schlecht ausscheiden, als gemischte oder vaskulo-tubuläre solche, welche außerdem auch von den körpereigenen Stoffen Kochsalz, von den körperfremden Jod schlecht ausscheiden. Reine tubuläre Fälle, welche Milchzucker gut, Jod schlecht ausscheiden, wie die experimentellen Tiernephritiden nach Chrom, Uran-, Sublimatvergiftung, sind von Schlayer bisher nicht beschrieben worden.

Histologisch stellen nun die von uns Nephrosen genannten primär degenerativen Nephropathien den Typus dessen dar, was man als tubuläre Nephritis im Gegensatz zur vaskulären bezeichnen könnte. Die Funktionsprüfung nach Schlayer ergibt aber merkwürdigerweise, daß auch die nicht mit Amyloid komplizierten reinen Nephrosen Milchzucker bisweilen schlecht, zum Teil sehr schlecht ausscheiden, Jod dagegen meist gut oder kaum verlängert.

Die Möglichkeit läßt sich nicht ohne weiteres abstreiten, daß das funktionelle Verhalten in direktem Gegensatz steht zum histologischen, und daß bei den Nephrosen einerseits die Tubuli zwar anatomisch stark verändert, funktionell und sekretorisch intakt, die Gefäße andererseits zwar anatomisch intakt, aber funktionell geschädigt sind. Diese paradox erscheinende Auffassung hat sogar eine gewisse Berechtigung. Denn wir haben Grund anzunehmen, daß bei der Nephrose eine allgemeine Schädigung der Gefäße insofern besteht, als die Neigung zum Ödem eine gesteigerte Durchlässigkeit aller Gefäße verrät. Auch die Eiweißniederschläge in den Glomeruluskapseln am histologischen Präparat könnten als Zeichen einer abnormen Durchlässigkeit der Nierengefäße im besonderen gedeutet werden, wenn man nicht lieber dafür die degenerativen Veränderungen des Knäuelepithels beschuldigen will. Andererseits steht die gute Funktion, die sich in ausgezeichneter Stickstoff- und gelegentlich hochprozentiger Kochsalz- und guter Wasserausscheidung dokumentiert, in sehr auffallendem Mißverhältnis zur Schwere der histologischen Schädigung.

Das unerwartete Verhalten der Nephrosen gegen Milchzucker und Jod kann aber auch darin begründet sein, daß wir es bei den menschlichen Nierenerkrankungen, sowohl bei den „vaskulären", vermeintlich entzündlichen, wie bei den „tubulären", degenerativen, mit ganz andersartigen pathologischen Prozessen zu tun haben, als bei den toxischen Nierenveränderungen des Tierexperimentes.

Soviel geht jedenfalls aus unseren Untersuchungen hervor, daß die Schlayersche Methode der Funktionsprüfung eine Entscheidung der wichtigen Frage, ob die Parenchymdegeneration primär oder sekundär entstanden ist, nicht gestattet.

Eine „Übererregbarkeit" der Nierengefäße konnte bei den Nephrosen nicht festgestellt werden.

Die Untersuchung des Blutes ergibt, wie mein Mitarbeiter Keller gefunden hat, in den frischen Stadien der Erkrankung zur Zeit der stärksten Ödeme keine Hydrämie, im Gegenteil, das Blut ist abnorm konzentriert. Die Zahlen der roten Blutkörperchen halten sich an der oberen Grenze der Norm, die Viskosität kann erhöht sein. Sobald aber die Ödembereitschaft nachläßt, der Wassereinstrom beginnt und damit auch die Wasserabscheidung wieder besser wird, dann sinkt die Zahl der roten Blutkörperchen — wir haben beim Eintritt in das Stadium der guten Wasserausscheidung Abnahmen von 1—2 Millionen im Kubikmillimeter gesehen —, und nun tritt erst die Anämie der Kranken auch im Blutbilde zutage. Diese Gegensätze allein: wasserarmes Blut bei zunehmendem Hydrops und schlechte Diurese, wasserreiches Blut bei abnehmendem Hydrops und guter Diurese beweisen schon, daß das Ödem nicht auf einer Wasserretention infolge ungenügender Wasserausscheidung beruht, sondern daß umgekehrt die schlechte Wasserausscheidung als Folge des Wassermangels im Blute anzusehen ist.

In den späteren Stadien kommt es regelmäßig zu einer starken Hypalbuminämie bei normaler oder unternormaler Zahl der Erythrozyten, einer

Abnahme des Eiweißgehaltes im Blute, die man wohl vielfach fälschlich als Hydrämie gedeutet hat. Wir zweifeln nicht, daß sie auf die starken, langandauernden Verluste an nativem Eiweiß zurückzuführen ist, wie Bartels schon vermutet hat, und daß diese zu der allgemeinen Abmagerung und Entkräftung nicht wenig beitragen. Bartels hat schon tägliche Eiweißverluste von 15 bis 17 g und ein Absinken des spezifischen Gewichtes des Blutserums auf 1015 festgestellt.

Es ist bemerkenswert, daß der Eiweißgehalt und das spezifische Gewicht des Harns die beiden Werte des Serums erheblich übertreffen kann.

Die quantitative Änderung = Abnahme des Eiweißgehaltes im Serum kann aber auch nur vorgetäuscht sein durch eine qualitative Änderung, eine „Verschiebung des Eiweißblutbildes nach links" (Kollert), von der feindispersen nach der grobdispersen Seite, d. h. von dem stabileren Albumin zu dem labileren Globulin bis zu dessen leichtest fällbarem Anteil, dem sog. Fibrinogen oder Fibrinoglobulin. Und zwar fanden wir (Albert, Kürten) nicht nur eine Zunahme des Globulins auf Kosten des Albumins, die Erben schon 1905 bei „parenchymatöser Nephritis" aufgefallen war — Kürten fand bei zwei Amyloidnephrosen 6,8 und 7,9 mal so viel Globulin als Albumin —, sondern auch ebenso wie Kollert und Starlinger, sowie Rusznyák, Barát und Kürthy eine auffallende Vermehrung des Fibrinogengehaltes im Plasma. Dieser soll nach Kollert das neunfache der Norm erreichen und bis zu 28, ja 37% des gesamten Eiweißgehaltes betragen können, wodurch bei der Gerinnung mehr als ein Drittel verloren gehen und eine bedeutende Eiweißverarmung des Blutes vorgetäuscht werden kann.

Diese Angaben scheinen aber auf Fehlerquellen der Methode zu beruhen, wie Starlinger und Kollert 1926 selbst angeben. Mit besserer Methode fanden sie die Fibrinogenwerte nur bis zum 3—4fachen erhöht, die Globulinwerte entsprechend den von van Slyke und von T. Geill angegebenen. Dieser hat das Serumglobulin quantitativ unverändert oder leicht vermindert gefunden.

In ihren sehr ausgedehnten und mühevollen Untersuchungen über das Verteilungsverhältnis der zirkulierenden Eiweißkörper im Verlauf krankhafter Zustände kommen W. Starlinger und Frl. Winands zu folgendem Ergebnis:

Normal schwanken die Werte um 8,0 g % für das Gesamteiweiß, 0,25 g % für Fibrinogen, 2,5 g % für das Globulin und 5,0 g % für das Albumin, so daß das Verhältnis von Fibrinogen: Globulin: Albumin etwa 4: 35: 62 beträgt.

In pathologischen Fällen schwanken nicht die extremen, sondern die häufigsten Werte zwischen 10,5—4,5 Gesamteiweiß, 1,0—0,15 Fibrinogen, 5,0—1,0 Globulin, 6,5—2,5 g % Albumin. Das Ergebnis ihrer zugleich nach Krankheitsarten und -fällen angestellten Untersuchung ist folgendes:

Akute und chronische Infekte führen zu Fibrinogen- und Globulinvermehrung, Albuminverminderung; Leberzellschädigung führt zu Fibrinogenverminderung, Albuminverminderung, Globulinvermehrung; Kreislaufdekompensation und Kachexie führen zu Gesamteiweißverminderung, Fibrinogen-Globulinvermehrung, Albuminverminderung. Asthma bronchiale und arterieller Hochdruck bedingen eine Gesamteiweißvermehrung.

Nephrose: Gesamteiweiß sehr stark erniedrigt. Fibrinogen absolut und relativ sehr stark vermehrt, ebenso Globulin. Albumin absolut und relativ stark vermindert. Alle Verschiebungen um so ausgeprägter, je umfangreicher die Ödeme. Doch auch in den Intervallen bei Fehlen stärkerer Krankheitserscheinungen noch immer deutlicher Typus der oben geschilderten Veränderung.

Nephritiden: Im akuten Stadium normales Gesamteiweiß, absolute und relative Fibrinogenvermehrung, im wesentlichen normales Globulin und Albumin. Im chronischen Stadium tiefnormales bis erniedrigtes Gesamteiweiß, stärker vermehrtes Fibrinogen, absolut hochnormales, relativ hochnormales bis vermehrtes Globulin, absolut und relativ tiefnormales bis vermindertes Albumin. Alle genannten Verschiebungen um so deutlicher, je ausgeprägter der nephrotische Einschlag.

Bei sehr hohem arteriellen Druck trotz Ödem keine Hypoproteinämie, bei gänzlichem Fehlen von Ödem und sehr hohem arteriellen Druck hochnormales Gesamteiweiß Bei gleichzeitiger Kreislaufdekompensation Neigung zur Senkung des Gesamteiweißes und Albumins, zu Steigerung des Fibrinogens und Globulins.

Schwangerschaftsalbuminurie: Verschiebung grundsätzlich wie bei der Nephrose, doch in quantitativ geringerem Ausmaß.

Im Serum kann man die zuerst von Erben und unabhängig davon von Lecorché und Talámon gefundene Änderung = Umkehrung des Verhältnisses Albumin/Globulin, auf die auch Epstein besonders aufmerksam gemacht hat, d. h. die Hypalbuminämie wohl als ganz charakteristisch und als typisch für die Nephrose und auch für die Nephritis mit nephrotischem Einschlag betrachten (vgl. auch Linder, Lundsgaard und van Slyke).

Über die große pathogenetische Bedeutung dieser, nach unserer Meinung den Kern des gesamten nephrotischen Syndroms bildenden Veränderung des Bluteiweißbildes ist schon gesprochen worden S. 1075.

Seine biologische Bedeutung ist bei der Nephrose schwer zu beurteilen. Man könnte geneigt sein, gerade hier die Ursache allein in dem Albuminverlust durch die Niere zu erblicken.

Stutzig macht aber schon ein Fall von typischer Nephrose, den Salvesen beschrieben hat, bei der der Albumingehalt zwar stark vermindert ($1,9$—$2,4^0/_0$), der Globulingehalt aber ungewöhnlich stark vermehrt bis auf $7,3$—$8,3^0/_0$ gefunden wurde.

Wenn man auch annimmt, daß bei Albuminverlust die Globuline rascher neugebildet und nachgeliefert werden — ein Ersatz von Albumin aus den Geweben scheitert daran, daß die Gewebsflüssigkeit relativ mehr Globulin als Albumin enthält (Gutzeit) —, so gewinnt man doch den Eindruck, daß auch eine Mehrproduktion von Globulin im Spiele sein kann.

Die Tatsache, daß bei der Nephrose die Albuminabnahme im Blute stärker ist als bei irgend einer anderen Krankheit, wird man wohl mit dem starken Albuminverlust in Beziehung bringen dürfen; aber das gleichsinnige Verhalten mit den Infekten läßt daran denken, daß daneben noch gleichsinnige Vorgänge sich abspielen. Das gemeinsame Moment kann, aber muß nicht in einer infektiösen Ätiologie der Nephrose liegen, da auch Tumoren und die Schwangerschaft die gleichen Blutveränderungen aufweisen. Das gemeinsame Moment kann vielleicht ganz allgemein darin gesucht werden, daß Stoffe im Blute auftreten, die als Antigene wirken und zu einer starken Produktion von Antikörpern mit Euglobulincharakter führen.

Nach den S. 325 und 1078 erwähnten neueren Tierversuchen mit Plasmapheresis genügt der Albuminverlust allein, eine Umkehr des Albumin-Globulinverhältnisses herbeizuführen.

Die konstante Begleiterscheinung dieser Verschiebung des Eiweißblutbildes ist eine Beschleunigung der Senkung der roten Blutkörperchen. Sie ist bei der Nephrose im höchsten Maße vorhanden.

Ob dazu die Hypercholesterinämie beiträgt — Kürten hat gefunden, daß die Blutkörperchensenkung von Cholesterin beschleunigt, von Lezithin gehemmt wird —, ist sehr fraglich, da das Lezithin bei der nephrotischen Hyperlipoidämie nach den S. 1072 mitgeteilten Analysen und unveröffentlichten Untersuchungen von Hösch ebenfalls stark vermehrt ist.

Das Blutserum ist meist milchig getrübt, pseudochylös wie die Ergüsse, es kann sogar eine vollständig weiße undurchsichtige Milch nach Zentrifugieren über den Blutkörperchen stehen; trotzdem handelt es sich nicht um eine einfache Lipämie, denn im Gegensatz zu dieser findet weder ein spontanes Aufrahmen des Fettes statt, noch gelingt es mit der Zentrifuge, das Fett von der serösen Flüssigkeit zu trennen. Auch durch Äther bzw. Petroläther läßt sich die Flüssigkeit nicht klären und endlich das Fett nicht durch Fettfarbstoffe färben.

Diese Eigentümlichkeit mancher Ergüsse war schon Bright aufgefallen. H. Strauß hat bereits 1903 die seifenwasserähnliche Beschaffenheit des Blutserums als einen Hinweis auf den tubulären Charakter des Prozesses bezeichnet.

Wie Joh. Müller in einem solchen von Weil beschriebenen Falle von milchweißem Serum bei einer subakuten Nephritis mit starkem nephrotischen Einschlag festgestellt hat, handelt es sich dabei um eine sehr starke Lipoidämie neben einer Lipämie mittleren Grades. Der Gesamtextrakt betrug $3,56^0/_0$. Davon kamen auf Neutralfett $2,35^0/_0$, auf Cholesterin $0,836$, auf Lezithin $0,688^0/_0$. Der Anteil von Cholesterin und Lezithin betrug also $43^0/_0$. Da außerdem der Globulingehalt $4,38$, der des Albumins $1,2^0/_0$ betrug, glaubte Weil, die milchige Trübung des Serums ebenso wie die der Ergüsse mit Bernert auf eine Lezithin-Globulinverbindung zurückführen zu dürfen.

Vermutlich handelt es sich dabei um Adsorption der Ausflockung begünstigenden Lipoide an das näher am Neutralpunkt liegende und leichter ausflockbare Globulin.

Bang hat nachgewiesen, daß ein großer Teil des Fettes und Cholesterins im Serum mit Essigsäure in der Globulinfraktion ausgefällt werden kann.

Diese Lipoidämie gehört zu den charakteristischen Eigenschaften der chronischen Nephrosen, genauer gesagt, des vermeintlich nephrotischen = hypalbuminämischen Syndroms. Man hat sich bisher im wesentlichen der einfachen Methode wegen mit Feststellung des Cholesterinspiegels begnügt und diesen sehr erhöht gefunden (Port, Chauffard, Stepp, Strauß u. a.). Die Feststellung des Lezithin- und Fettsäureanteils und des von Kürten als Lipoidquotient bezeichneten Verhältnisses zwischen Lezithin und Cholesterin, des von Mayer und Schaeffer als coefficient lipocitique bezeichneten Verhältnisses von Cholesterin zu Fettsäure ist dabei vielleicht von Bedeutung (vgl. S. 315).

Ich habe oben (S. 1072) schon hervorgehoben, daß es sich nicht nur um eine Hypercholesterinämie handelt, sondern um eine Lipolipoidämie, d. h. um eine Vermehrung sowohl der Neutralfette als auch von Cholesterin und Lezithin, was als Anzeichen einer Fettmobilisation und Fettwanderung gedeutet worden ist. Dabei wurden schon Zahlen genannt.

Bei Normalen fanden wir Werte von 140—180 mg$^0/_0$ Cholesterin im Serum, bei akuten Nephritiden selten erhöhte Werte, vereinzelt bis zu 587 (der gleiche Wert bei einer Schwangerschaftsnephritis); bei chronischen Nephritiden häufiger erhöhte Werte bis zu 450, bei Nephrose 300—800 mg (Strauß und Schubardt), aber es sind seitdem von uns und auch von anderen Autoren noch höhere Werte bei Nephrosen beobachtet worden (vgl. S. 1072). Epstein hat Werte bis 1,3 g$^0/_0$ gefunden.

Nach Bürger-Beumer ist der größere Teil des Cholesterins im Blute in veresterter Form vorhanden. Der Anteil des freien Cholesterins pflegt nicht unter 30$^0/_0$ zu sinken. Stepp fand bei einer Nephrose infolge von Granulom der Mesenterialdrüsen bei einem Gesamtcholesterinwert von 0,548$^0/_0$ das gleiche Verhältnis, 28$^0/_0$ freies Cholesterin; nach einer großen Harnstoffdiurese war der Gesamtcholesterinwert auf 0,267 abgefallen, freies Cholesterin nur noch in Spuren (7$^0/_0$) vorhanden. Das freie Cholesterin schwindet also rascher aus dem Blut als das veresterte. Den Cholesterinwert der roten Blutkörperchen fand Beumer trotz hoher Serumcholesterinwerte normal.

Übrigens kann trotz starker Hypercholesterinämie des Serums und trotz pseudochylösen Verhaltens der Ergüsse das Serum auch klar und durchsichtig sein, von blaß- oder dunkelbernsteingelber Farbe, welche von den im Eigelb vorhandenen Luteinen herrührt (Beumer).

Was das Verhalten der Kristalloide im Blute betrifft, so verdient nur die Tatsache Erwähnung, daß die Kochsalzwerte oft — besonders im Stadium der Ödemzunahme — ganz auffallend tief, bisweilen — besonders im Stadium der Ödemaufsaugung — hoch liegen. Daß daraus nicht ohne weiteres auf eine saline Funktionsstörung der Niere geschlossen werden kann, auch dann nicht, wenn ihre Fähigkeit zur Kochsalzkonzentrierung herabgesetzt ist, wurde schon erwähnt.

Der Fall von Fanconi z. B. hatte im September bei ansteigendem Körpergewicht und einer NaCl-Ausscheidung von 0,1 g in 24 Stunden den abnorm niedrigen Wert von 455 mg $^0/_0$ im Blut, im Dezember bei absinkendem Gewicht und einer NaCl-Ausscheidung von 7,2 g pro die einen Kochsalzspiegel von 526 mg $^0/_0$. Ebenso bestand in dem Falle von Roháček ein abnorm niedriger Chlorspiegel im Blute von 450 mg $^0/_0$, der mit Zunahme der Ödeme noch mehr sank und auch bei niedriger Chlorausscheidung und genügender Chloridzufuhr niedrig blieb. Erst mit Einsetzen der Ödemresorption und Übergang in Heilung hob sich das Niveau des Chlorspiegels in Blut und Harn.

Salvesen und Linder haben bei Nephrose auch eine Abnahme des Blutkalziumgehaltes gefunden und auf die Abnahme des Bluteiweißes bezogen. Knauer fand bei ödematösen Nephrosen stark herabgesetzte Blutkalziumwerte (5—8 mg$^0/_0$) gegenüber 9,5—10 mg in der Norm, W. de M. Scriver in 2 Fällen von nephrotischem Symptomenkomplex den Ca-Spiegel des Blutes erniedrigt wie nach Parathyreoidentfernung und die Ca-Ausscheidung durch den Urin so herabgesetzt wie bei Myxödem.

Durch Parathyreoidextrakt (Collip) ließ sich die Ca-Ausscheidung durch den Stuhl steigern und der erniedrigte Kalziumgehalt des Blutes erhöhen.

Der Reststickstoffwert im Blute ist bei den Früh- und Dauerstadien der Lipoidnephrose gewöhnlich auffallend niedrig. Einen pathologischen Anstieg zugleich als Zeichen einer Niereninsuffizienz haben wir, wenn ich von den äußerst seltenen Fällen der nephrotischen Schrumpfniere absehe, bisher nur bei Amyloidnephrosen gesehen. Bei dieser kann es sogar zur Anurie kommen, was bei einer reinen Lipoidnephrose kaum je beobachtet worden ist.

Die typische Blutveränderung bei der Nephrose (und bei der subchronischen Nephritis mit starkem nephrotischen Einschlag) ist also die Hypalbuminämie, Hyperinose, Hyperglobulinämie und Hyperlipolipoidämie bei niedrigen Reststickstoffwerten und die außerordentliche Beschleunigung der Blutkörperchensenkung.

Urämie. Während des Früh- und Dauerstadiums kam es niemals zu einer Niereninsuffizienz, einer echten Urämie, wie sie sich z. B. bei den schweren akuten Nephritiden während des anurischen oder oligurischen Stadiums in Dyspepsie, Schwäche und Hinfälligkeit, Muskelzucken und großer Atmung äußert.

Wir selbst haben auch in keinem Falle eklamptische Krämpfe bei den Nephrosen gesehen. Auch nicht sichere eklamptische Äquivalente.

In einem unserer Fälle von genuiner Nephrose werden Äquivalente in der Anamnese erwähnt: Kopfschmerz, Erbrechen und kurze Bewußtlosigkeit. Ferner ist uns ein Fall bekannt geworden, den wir nicht selbst gesehen haben. Es handelt sich um den Bruder eines unserer typischen Fälle von genuiner Nephrose (vgl. Krankengeschichte, S. 1099), der ein Jahr vor diesem ebenfalls im 15. Lebensjahre und ebenfalls nach $^5/_4$ jähriger Dauer der ganz gleichartig verlaufenden Nierenkrankheit gestorben ist. Nach der uns vorliegenden Krankengeschichte, dem Sektionsbericht und dem histologischen Befund müssen wir auch diesen Fall zu den Nephrosen rechnen. Hier traten während des Krankheitsverlaufes vielfach die allerheftigsten eklamptischen Krämpfe auf. Zugleich wird aber angegeben, daß bei diesem, ebenso wie bei unserem oben erwähnten Falle, dessen Anamnese eklamptische Äquivalente erwähnt, exorbitante Ödeme, insbesondere des Kopfes, bestanden haben.

In der Vorgeschichte luetischer Nephrosen findet sich öfter die Angabe von Schwindel, Kopfschmerz, Erbrechen. In einem Falle luetischer Nephrose, den Vandorfy beschrieben hat, trat im Anfang der Erkrankung heftiger Kopfschmerz und Schwellung der rechten Gesichtshälfte auf, ein Monat später beim Gang zur Wage Bewußtlosigkeit, Krämpfe, Schaum vor dem Mund, danach Kopfschmerz, Durchfall.

In einem Falle von Mc Elroy, der das typische Bild der syphilitischen Lipoidnephrose geboten hat — Blutdruck 105/70, abundante Ödeme, Albumin $+ + + +$, Wa. $+$, Ü$^+$ im Blute 9,5 mg $^0/_0$ — traten heftige Krämpfe auf und der Kranke starb im nachfolgenden Koma. Autoptisch fand sich Amyloidinfiltration in den Kapillarwänden der Glomeruli, in den Tubuli die typischen Veränderungen der Nephrose und doppeltbrechende Substanz in dem interstitiellen Gewebe.

Auch Murphy und Warfield haben einen Fall von typischer Lipoidnephrose an eklamptischen Krämpfen verloren.

An anderer Stelle (S. 584) ist ausgeführt, daß und warum wir die eklamptischen Krämpfe und Äquivalente auf Hirnödem und Hirndruck zurückführen, dessen Auftreten anscheinend durch eine Blutdrucksteigerung wesentlich begünstigt wird. Das Fehlen der Blutdrucksteigerung ist daher ein wichtiger Grund für die Seltenheit eklamptischer Zustände bei der Nephrose. Es schließt aber ihr Vorkommen nach den erwähnten Krankheitsberichten und nach älteren Beobachtungen in der Literatur (vgl. S. 595 den Fall von Bartels) keineswegs aus. Wir sehen daher den Grund für das Ausbleiben der eklamptischen Zufälle in unsern Fällen darin, daß es uns in jedem Falle gelungen ist, durch eine strenge antihydropische, insbesondere nicht nur Kochsalz-, sondern auch wasserarme Diät, die Ödeme zu beherrschen.

In drei Fällen schwerer Nephrose wurde eine eklamptische Urämie vorgetäuscht durch organische Erkrankungen, die ohne die Autopsie nur zu leicht unsere Überzeugung von der Seltenheit eklamptischer Symptome bei richtiger Behandlung hätten erschüttern können. So erklärten sich Kopfschmerz und Schwindel in einem Falle aus einem Konglomerattuberkel der Pons; linksseitige Hemiplegie mit positivem Babinski, Koma, Sopor bei einer 34jährigen Frau, die vor 8 Jahren Lues gehabt hatte und an schwerer Lungentuberkulose litt, aus einem Erweichungsherd im Corpus striatum.

In einem dritten Falle, in dem die Nierenerkrankung, bei mehreren Krankenhausaufenthalten dauernd verfolgt, immer mehr an Intensität zugenommen hatte, traten epileptiforme Krämpfe auf, Zuckungen in den Armen und Beinen mit vorhergehendem Aufschrei und folgender langdauernder Bewußtlosigkeit. Auch eklamptische Äquivalente, transitorische Hemiparese und Aphasie wurden beobachtet. Die Autopsie ergab einen Tumor im rechten Temporallappen.

Klincke hat bei einem 6jährigen Knaben, der im Anschluß an eine Reihe von Infekten eine typische Lipoidnephrose bekommen hatte (Blutdruck 115 mg Hg), eine **Tetanie** gesehen (vgl. S. 587).

Nach einem Erysipel (Scharlachserum) traten 6 Tage lang profuse Durchfälle auf, danach stellte sich eine Zunahme der Diurese, Absinken des Eiweißes im Harn auf $1{,}5^0/_{00}$, des spezifischen Harngewichtes auf 1003 ein, und am zweiten Tage dieser Ausschwemmung traten schmerzhafte Karpopedalspasmen auf und starke Steigerung der elektrischen Erregbarkeit. Während der Tetanie war die Alkalireserve = 42 und 45 Vol. $^0/_0$ CO_2. Klincke nimmt an, daß es trotz der azidotischen Stoffwechselrichtung zu einer vermehrten Adsorption von Kalksalzen gekommen ist. Mit dem Rückgang der Ausschwemmung und der spontanen Erhöhung des spezifischen Gewichts des Urins verschwanden die manifesten Symptome der Tetanie. Das Kind wurde mit einer Thyroxinmedikation, bei der es seine Ödeme verlor, entlassen und erlag zu Haus einer akut aufgetretenen Pneumokokkenperitonitis.

Allgemeinsymptome: Die **Haut** weist oft eine eigentümlich helle, bisweilen bläulichweiße, alabasterartige, bisweilen auch eine mehr schmutziggraue Farbe auf. Die hochgradige Blässe steht in grellem Gegensatz zu dem objektiven Blutbefund, der bei denjenigen Nephrosen, bei denen nicht eine konsumierende Grundkrankheit oder Kachexie das Blutbild beeinflußt, also speziell bei den genuinen, stets im hochhydropischen Stadium eine Anämie oder Chlorose vermissen läßt. Doch kommt auch gute Hautfarbe vor (Bradke).

Der **Appetit** ist meist herabgesetzt, wenigstens in den Stadien der starken Ödembereitschaft. In den späteren Stadien kann er besser, ja vorzüglich sein.

Auf der Höhe der Wassersucht kommt auch **Erbrechen** wässerig schleimiger Massen, und zwar bei nüchternem Magen vor, das **Bartels** schon auf das Ödem der Magenschleimhaut bezogen hat, und das so wenig wie die Durchfälle als **urämisch** angesprochen werden darf.

Besonders bemerkenswert ist die **Neigung zu Durchfällen**. Vor allem in den ersten Krankheitsstadien der stärksten Oligurie und stärksten Gefäßdurchlässigkeit kommen profuse, schmerzlose, wässerige Darmentleerungen vor, die man als vikariierende Wasserausscheidungen ansehen kann und wohl auf ein Ödem der Darmschleimhaut, eine abnorme Durchlässigkeit der Darmgefäße zurückführen muß.

Zu den wichtigsten Kriterien der Nephrosen gehört das **Fehlen jeder Blutdrucksteigerung und jeder Herzhypertrophie**. Die Herzen sind eher klein und hypotrophisch.

Differentialdiagnostisch wichtig sind die scheinbaren Ausnahmen von der Regel. Wir sahen gelegentlich, aber nur bei älteren Individuen, die klinisch und ätiologisch als Nephrosen angesprochen werden mußten, konstante oder vorübergehende mäßige Steigerung des Blutdrucks. Die histologische Untersuchung ergab, daß eine Arteriosklerose der Nierengefäße vorlag, die uns veranlaßte, eine Kombination von Nephrose mit essentieller Hypertension anzunehmen. Es scheint aber, daß nach jahrelangem Verlauf mit Eintreten der Niereninsuffizienz auch bei der Nephrose eine — renale — Blutdrucksteigerung entstehen kann (vgl. S. 1113).

Veränderungen im **Augenhintergrunde** wurden in keinem Falle beobachtet. Doch wäre das Vorkommen von Ödem des Sehnerven und der Netzhaut bei hochgradigem Ödem des Kopfes sehr wohl denkbar und ist in einem Falle von v. Korányi beobachtet worden.

Das Allgemeinbefinden leidet im Anfang kaum, später mehr unter der starken Wassersucht, welche die Kranken ganz hilflos macht. Sie leiden psychisch mehr als physisch unter dem trostlosen Einerlei des ewig gleichbleibenden, scheinbar hoffnungslosen Zustandes, und ihr Lebensmut sinkt von Woche zu Woche tiefer. Auch fühlen sich die Kranken müde, schwach und elend und magern im Laufe der monatelangen, einförmigen Krankheit ab. Doch wird die Abmagerung durch die Neigung zum Ödem verdeckt und tritt erst nach der vollständigen Entwässerung erschreckend zutage.

Dann sind in der Tat nur noch „Haut und Knochen" übrig, und es dauert geraume Zeit, bis sich die geschwundenen Muskeln wieder so weit erholen, daß der Kranke seine Glieder einigermaßen wieder gebrauchen und den Versuch machen kann, sich auf die Beine zu stellen. Zahllose Striae erinnern zeitlebens daran, welch unförmiger Dehnung die Haut unterworfen war.

Die nephrotische Schrumpfniere.

Der Übergang in das III. Stadium mit Niereninsuffizienz ist außerordentlich selten, und es bedarf diese Form der nephrotischen Schrumpfniere ohne Amyloid noch eingehenden Studiums. Sie hat mit den unendlich viel häufigeren nephritischen Schrumpfnieren nur die Polyurie und die Konzentrationsunfähigkeit gemeinsam, aber alle anderen Schrumpfnierensymptome fehlen. Statt der Herzhypertrophie fanden wir ein abnorm kleines, braunatrophisches Herz, es fehlten Blutdrucksteigerung, Retinitis albuminurica und jede Neigung zu eklamptischer Urämie. In zwei Fällen nephrotischer Schrumpfniere, die mit Blutdrucksteigerung und bescheidener Herzhypertrophie verliefen, fand sich post mortem eine Arteriosklerose der Nierengefäße, die auch für die Annahme einer arteriosklerotischen Blutdrucksteigerung verwertet werden konnte. Mir sind aber Zweifel aufgestiegen, ob der früher von Fahr und mir in unserer gemeinsamen Arbeit vertretene Standpunkt, daß die nephrotische Schrumpfniere immer ohne Blutdrucksteigerung verläuft, unbedingt aufrecht erhalten werden kann. Theoretisch müßte eine allmählich zunehmende Blutdrucksteigerung als Folge der Niereninsuffizienz erwartet werden, wie in den Tierversuchen von Päßler-Heinecke und von Mark, wenn nicht Kachexie diese Leistung des kardiovaskulären Systems unmöglich macht.

Hier hat die Kasuistik noch eine empfindliche Lücke auszufüllen, denn aus der früheren Literatur ist nicht mit Sicherheit zu entnehmen, ob in dem jeweils der Schrumpfniere zugrunde liegenden hydropischen Frühstadium die Blutdrucksteigerung unzweifelhaft gefehlt hat. Im Gegenteil, aus der vortrefflichen Arbeit Löhleins z. B. geht mit Sicherheit hervor, daß in allen als chronisch-parenchymatöse Formen bezeichneten Fällen mit einer einzigen Ausnahme eine echte diffuse Glomerulonephritis mit Herzhypertrophie zugrunde gelegen hat.

Nur bei Bernard, dessen néphrite épithéliale hydropigène tuberculeuse genau unserer Nephrose entspricht, und der ausdrücklich das Fehlen der kardiovaskulären Komponente im hydropischen Stadium dieser Form hervorgehoben hat, findet sich die Angabe, daß im weiteren Verlauf der Krankheit mit Schwinden der Ödeme, Abnahme der Albuminurie und Zunahme der Diurese der Blutdruck steigt. Galopprhythmus tritt auf, die Zeichen der imperméabilité rénale, also der Niereninsuffizienz treten ein, und der Kranke stirbt unter urämischen Erscheinungen.

Dabei stützt er sich aber wiederum nicht auf eine eigene Beobachtung, sondern auf Marfan, der die chronisch-hydropische Kindernephritis beschrieben hat. In einem solchen Falle trat nach 12jähriger Dauer der Erkrankung diese Änderung im Krankheitsbilde auf, und es entwickelte sich ein Bild, das dem der néphrite interstitielle ou urémigène zum Verwechseln glich.

Dieser Verlauf, wenn wirklich ohne Amyloid beobachtet, ist aber natürlich auch nicht beweisend. Auch chronische Nephritiden, insbesondere der Tuberkulösen und der Kinder, können jahrelang ohne deutliche Blutdrucksteigerung verlaufen und erst in der letzten Phase der Krankheit die typischen kardiovaskulären Erscheinungen aufweisen.

Das klinische Bild der **nephrotischen Schrumpfniere** entspricht — ihre Pathogenese ist S. 427 besprochen worden — im wesentlichen dem der viel häufigeren sekundären Schrumpfniere und ist entsprechend dem Stadium der Niereninsuffizienz vor allem gekennzeichnet durch die Unfähigkeit der Konzentration. Auch das Wasserausscheidungsvermögen leidet, wenn auch vielleicht relativ spät. Ein Verlust der Verdünnungsfähigkeit dagegen, d. h. eine so erhebliche Schädigung des Wasserabscheidungsvermögens, wie sie bei den schweren Formen der sekundären nephritischen Schrumpfniere in der Regel beobachtet wird, haben wir bei den nephrotischen Schrumpfnieren kaum gesehen. Im Gegenteil, die spez. Gewichte der spontan gelassenen Harnportionen sind auffallend niedrig 1005 bis 1003.

Jod wird nicht oder kaum verlängert, Milchzucker enorm verzögert ausgeschieden.

Steigerung und Herabsetzung der Kochsalzzufuhr wird wie bei allen Schrumpfnieren in der Ausfuhr nur langsam beantwortet, so daß erst nach Tagen der Zurückhaltung oder der Mehrausscheidung Gleichgewicht eintritt, ohne daß aber ein deutlicher hydropigener Einfluß der gesteigerten Kochsalzzufuhr festzustellen wäre.

Schließlich kommt es auch hier zur Aufstauung von Eiweißschlacken mit Anstieg des Rest-N im Blute, und der Tod tritt, wenn nicht das Grundleiden früher das Leben beschließt, unter dem Bild der echten Urämie auf.

Die Nephrosen haben einen normalen Gehalt des Blutes an U^-, Kreatinin und RN, solange das Konzentrationsvermögen erhalten ist; sobald dieses aber eine merkliche Störung erleidet, tritt bei normalem RN eine Steigerung zuerst des U^- und dann auch weniger hervorstechend des Kreatinins ein.

	U^-	Kreatinin	Rest-N
Nephrotische Schrumpfniere, Isosthenurie	4,25	—	37,9
Amyloidniere, Nierenfunktion erheblich gestört	7,3	2,5	38,6
Amyloidniere, Nierenfunktion erheblich gestört	5,9	2,55	33,7

Hier dürfte der U^--Vermehrung im Blute eine besondere prognostische Bedeutung zukommen (Krauß).

Bemerkenswert ist, daß der degenerative Untergang der Kanälchen anscheinend ganz schleichend und allmählich erfolgen kann, ohne daß ein renales Krankheitsbild in die Erscheinung zu treten braucht, und ohne daß ein ödematöses Stadium mit massiver und ausgebreiteter Epitheldegeneration vorausgeht.

Wir werden hier an ganz analoge Vorkommnisse bei der sekundären Schrumpfniere mit sekundärem, durch Störung der Glomerulidurchblutung bedingtem Untergang der sekretorischen Elemente erinnert, an Fälle, die erst im Stadium der Niereninsuffizienz und auch hier erst durch Seh- oder Atemstörung auf ihr schweres Leiden aufmerksam gemacht werden.

Vorkommen. Den Übergang in das Stadium der Niereninsuffizienz habe ich bei einer Nephrose unbekannter, insbesondere nicht tuberkulöser oder luetischer Ätiologie nur einmal gesehen.

Es handelt sich um einen siebenjährigen Knaben, der unter dem typischen Bilde der Nephrose zu uns kam. Im Laufe der Beobachtung trat eine Fixation des spez. Gewichtes auf 1010 und eine enorme Kachexie ein, und der Tod erfolgte an Peritonitis. Der anatomische Befund ist von Fahr 1918 im Deutsch. Arch. f. klin. Med. Bd. 125 beschrieben: Nieren vergrößert, Kanälchen vielfach stark erweitert, fast zystisch. Daneben zahlreiche im Untergang begriffene Kanälchen. An manchen Stellen ist es schon durch völligen Untergang der Kanälchen zur Bildung kleiner aus kernhaltigem Bindegewebe bestehenden Narben gekommen. Glomeruli klein, blutarm, zeigen vielfach hyaline Verklumpung der Schlingen und Kapselverklebung. An manchen Knäueln finden sich ganz geringfügige proliferative Vorgänge an den Kapselepithelien, in vielen Glomeruli Ablagerung doppeltbrechender Substanz.

In diesem (histologisch nicht ganz zweifelfreien) Falle war es zwar zur Niereninsuffizienz, aber noch nicht zur Schrumpfung des Organes gekommen.

E. M. Mac Kay und Johnston haben aus dem Rockefeller Institut den klinischen Verlauf, Ehrich den histologischen Befund bei einem Falle von Lipoidnephrose von 17jähriger Dauer beschrieben. Es handelt sich um einen 19jährigen Mann, der seit dem 16. Lebensmonat Albuminurie und alljährlich mehrere Anfälle von Ödem gehabt hatte und die letzten 6 Jahre unter klinischer Kontrolle gestanden hat. Er bot klinisch das typische Bild der genuinen Nephrose und starb an Streptokokkenperitonitis, nachdem bereits 5 Jahre zuvor bei einer Blinddarmoperation Eiter in der Bauchhöhle gefunden worden war. Bei der Sektion des Mannes, dessen Körperentwicklung die eines 12—14jährigen Knaben war, fanden sich große blaßgelbe Nieren von 300 g. Aber eine ausgesprochen radiäre dunkle Streifenbildung zeigte an, daß zahlreiche Einzelsystemchen untergegangen waren unter Bindegewebs- und Narbenbildung.

Etwa 50% der Glomeruli waren intakt oder vergrößert, gut mit Blut gefüllt, die andere Hälfte der Glomeruli war in allen Stadien des Untergangs entweder hyalin degeneriert oder sie zeigten die charakteristische Erweiterung des Kapselraumes und konzentrische Verdickung des perikapsulären Bindegewebes.

Auch die von Fahr beschriebenen geringfügigen Proliferationen werden beschrieben in diesem Fall, in dem nichts für chronische Entzündung oder für die Annahme einer sekundären Parenchymdegeneration infolge Störung der Glomerulidurchblutung spricht.

Die Autoren bezweifeln daraufhin, ob eine echte Lipoidnephrose zu Schrumpfniere führen könne. Ich möchte statt dessen aus der Tatsache, daß trotz makroskopischer Vergrößerung der Niere doch etwa die Hälfte der sekretorischen Elemente zugrunde gegangen war, schließen, daß eine Nephrose doch zu Schrumpfniere führen kann, daß aber dieser Grad von Glomeruliuntergang bei der Nephrose sehr selten und sehr spät erreicht wird.

Eine wirkliche Schrumpfniere habe ich bei genuinen Nephrosen, d. h. bei Nephrosen unbekannter Ätiologie noch nicht gesehen, wohl aber wiederholt den schließlichen Ausgang in Schrumpfniere bei Fällen, die jahrelang ganz als Nephrose imponierten, d. h. keine Blutdrucksteigerung und das typische Bild ohne Hämaturie aufwiesen.

Wir haben sie aber nicht zu der reinen Nephrose gerechnet, weil in der Vorgeschichte von einem Frühstadium mit leichter Blutdrucksteigerung berichtet oder im Verlauf gelegentlich Blutdrucksteigerung beobachtet worden war.

Major und Helwig haben bei einer (Pseudo?) Nephrose von etwas über einjähriger Dauer außer den gewöhnlichen degenerativen Veränderungen der Nieren eine „herdförmige interstitielle Nephritis" gefunden, die sie als Folge der Cholesterininfiltration betrachten.

Kaufmann und Mason teilen 3 Fälle von Nephrose mit, von denen 2 in das nicht entzündliche Schrumpfungsstadium übergingen, mit N-Retention, leichter Blutdrucksteigerung und Retinitis ohne Herzhypertrophie.

Von Nephrosen bekannter Ätiologie haben wir zunächst auf dem Boden der **Tuberkulose** zwei Fälle von Schrumpfniere beobachtet, die wir als nephrotische gedeutet haben (Volhard und Fahr).

1. Ke...el Adolf, 33 Jahre. 29. Nov. 1909 bis 25. Jan. 1910 wegen Tuberkulose des linken Oberlappens in Behandlung. Keine Ödeme. Wiederaufnahme 15. März 1910. Gestorben 20. Mai 1910 unter rapidem Verlauf der Tuberkulose. Harn nie Blut, Eiweiß 1 bis $1^1/_2\,^0/_{00}$, zahlreiche Leukozyten, Nierenepithelien und überaus zahlreiche Zylinder. Blutdruck nie erhöht. Sank von 120 bei der 1. Messung auf 104—108, später bis auf 80 mm Hg. Funktion: Wasserausscheidung verzögert. Spez. Gewicht 1006–1012. Auch im K.V. nicht höher. NaCl bis über $1^0/_0$, N bis $0,9\,^0/_0$. Autopsie: Kavernöse Phthise, Obliteration des Herzbeutels. Nephrotische Schrumpfniere mit Amyloid. Amyloid der Leber, septische Milz, tuberkulöse Darmgeschwüre. Chronische Leptomeningitis.

Nieren makroskopisch: Beide Nieren stark verkleinert. Gewichte 75 und 60 g. Kapsel adhärent. Oberfläche unregelmäßig höckerig, teils granuliert, teils glatt. Rinde schmal, Zeichnung völlig verwaschen.

Mikroskopisch: Starke Bindegewebsentwicklung, in der Hauptsache herdförmig. Harnkanälchen in Form von kleinen Inseln erhalten. Kanälchen vielfach erweitert. An den gewundenen Harnkanälchen vielfach degenerative Prozesse, keine nennenswerten Verfettungen. Sehr viel Glomeruli verödet, viele in Verödung begriffen, die erhaltenen vielfach vergrößert. Wucherungen der Schlingen, geringe Bildung von Amyloid.

2. Ha...nn, 22 Jahre. Seit acht Jahren Knochentuberkulose. Nov. 1910 Lungentuberkulose. 18. Mai 1911 Aufnahme. Blässe, keine sichtbaren Ödeme. Schwache Dellenbildung bei Druck an der Tibia. Bald nach der Aufnahme Gesichtsödem und allmählich

zunehmende Beinödeme. Während der Beobachtung entwickelt sich tuberkulöse Spondylitis der beiden ersten Lendenwirbel, später völlige Lähmung beider Beine, sowie Blasen- und Mastdarmlähmung. Unter Kräfteverfall Exitus am 7. Dezember 1911.

Blutdruck 108. Eiweiß $2-6^0/_{00}$. Später $1-^1/_2$ bis Spuren, nie Blut im Harn. Sediment: erst sehr viel verfettete Nierenepithelien, später nur vereinzelt, stets zahlreiche Leukozyten, Zylinder, nie in größerer Zahl.

Funktion: Leichte Polyurie mit Verzögerung der Wasserausscheidung, ausgesprochene Hyposthenurie. Spez. Gewicht anfangs 1006—1008, später 1002—1003. K.V. anfangs 1015, später 1008—1009. Kochsalzkonzentration niedrig, bis $0,7^0/_0$, N. bis $0,9^0/_0$. Rest-N. niedrig, noch 14 Tage ante exitum 26 mg. Milchzucker wird gar nicht, Jod in 48—50 Stunden ausgeschieden.

Autopsie: Tuberkulöse Karies der Wirbelsäule mit Einbruch in den Wirbelkanal und tuberkulösem Abszeß in der linken Seite der Lendenwirbelsäule. Tuberkulose der Lunge und beider Nebennieren. Nephrose, beginnende Nierenschrumpfung. Fettleber. Herz auffallend klein, 165 g.

Nieren makroskopisch: Verkleinert (105 und 120), Kapsel adhärent. Oberfläche glatt. Konsistenz fest. Rinde von graugelblicher, Pyramiden von graubräunlicher Farbe. Zeichnung verwaschen.

Mikroskopisch: Beträchtliche Verfettung und Anhäufung doppelbrechender Substanz in den gewundenen Harnkanälchen. Granuläre Degeneration nur an verschiedenen Stellen in geringem Maße vorhanden. An den Glomeruli Quellung der Schlingen, Schlingen sehr blutarm, Schlingenwand stark verbreitert, zeigt stellenweise starke Hyalinisierung. Epithelproliferation angedeutet. Vereinzelt Leukozyten in den Schlingen. Kapselräume frei. Interstitien unregelmäßig verbreitert, enthalten stellenweise lymphozytäre Infiltrate. Gefäße völlig intakt.

Loehlein hat die Deutung dieser Fälle als nephrotische Schrumpfnieren beanstandet, wegen des atypischen Verlaufes ohne Ödeme im ersten und des unklaren histologischen Befundes im 2. Falle. Er gibt aber zu, daß diese beiden Fälle ohne Zweifel nicht in eine der bekannten Gruppen der Schrumpfnieren gehören.

Nephrotische Schrumpfnieren auf dem Boden der Tuberkulose scheinen außerordentlich selten zu sein. Die tuberkulösen Schrumpfnieren, die Schömberg und Ceelen beschrieben haben, gehören nicht hierher, möglicherweise aber ein neuerdings aus dem Aschoffschen Institut von Funck und Hommann mitgeteilter Fall von „anscheinend pyonephrotischer Schrumpfniere".

Es handelt sich um eine 40jährige Frau, die ein unklares Krankheitsbild von häufigen Fieberanfällen geboten hatte und an echter Urämie gestorben war. Bei der Sektion fand sich: alte Mesenterialdrüsentuberkulose in der Ileocökalgegend und den retroperitonealen Lymphknoten. Frische Tuberkulose der rechtsseitigen axillaren Lymphknoten, Reinfekt am rechten Unterlappen. Keine Pyelonephritis. Urämische Perikarditis. Herzhypertrophie links (380 g), beiderseitige Schrumpfnieren.

Nieren: Beide stark verkleinert und geschrumpft, links stärker als rechts (62 und 78 g). Starke Verschmälerung der Rinde. Oberfläche unregelmäßig, enthält kleinere und größere Höcker, die sich mit grauer rötlicher Farbe von dem mehr rötlichen Untergrund abheben.

Mikroskopisch: Atrophie und Schwund des tubulären Apparates. Glomeruli selbst wenig zerstört, auch nicht in den geschrumpften Partien, nur teilweise hyalin entartet, keine Wucherung des Kapselepithels. Nur Erweiterung und Verdickung der Kapsel. An den geschrumpften Partien zahlreiche leukozytäre Infiltrate, hauptsächlich an den und um die Kanälchen, in den Glomeruli nicht stark ausgeprägt. „Fehlte nicht die Abplattung der Papillen, entzündliche Veränderungen im Nierenbecken, Ureter und Blase, könnte man an eine hydronephrotische Schrumpfniere denken."

Vereinzelt weiße Streifen in den Nierenpapillen (Kalk). Bakterienfärbung negativ.

Obwohl klinisch keine Pyelitis festgestellt werden konnte, auch nicht bei Ureterenkatheterismus, und auch bei der Sektion nichts von Pyelonephritis gefunden wurde, und obwohl die Autoren annehmen, daß die eigenartige tubuläre Schrumpfniere durch phthisische Toxine hervorgerufen sein könnte, haben sie diese Schrumpfniere doch nicht als nephrotische, sondern als pyonephrotische bezeichnet.

Das bemerkenswerteste ist nun an diesem Falle von anscheinend nephrotischer Schrumpfniere auf tuberkulöser Basis, daß der Blutdruck, der anfangs 125 mm betrug, allmählich auf 160 mm stieg, und daß sich eine deutliche Herzhypertrophie entwickelt hat. Es ist zwar in diesem Falle auch von Gefäßveränderungen (der mittleren und größeren Gefäße) arteriosklerotischer Natur, „die sekundär auf dem Boden der Zerstörung der Tubuli und der dadurch bedingten Nierenschrumpfung entstanden sein können", die Rede. Da aber die kleineren Gefäße wenig oder gar nicht in Mitleidenschaft gezogen waren, so könnte vielleicht dieser leider unklare Fall als Beispiel dafür dienen, daß im Stadium der Niereninsuffizienz auch bei der Nephrose Blutdrucksteigerung auftreten kann.

Wie in dem erstgenannten Beispiele hat sich auch in diesem Falle die Niereninsuffizienz schleichend entwickelt, ohne daß ein ödematöses Vorstadium voraufgegangen war. Der Harn enthielt nur wenig Eiweiß, $^1/_4-^1/_2{}^0/_{00}$, wechselnde Mengen von Leukozyten (nie Eiter), fast immer granulierte und hyaline Zylinder, ab und zu Epithelzylinder, keine roten Blutkörperchen. Bei Beginn der Behandlung im Kurhaus St. Blasien Mai 1923 war die Niereninsuffizienz bereits deutlich, W.V. nach vier Stunden nur 600 ccm. Spez. Gewicht nicht unter 1004, K.V. maximum 1007, Rest-N 111 mg. Drei Wochen vor dem Tode unstillbares Erbrechen und starke Schleimhautblutungen, drei Stunden vor dem Ende Cheyne-Stokessches Atmen.

Hierher wäre vielleicht ein Fall zu rechnen, den Besançon, Wahl und Guillaumin beschrieben haben (vgl. Wahl).

33jähriger Schneider, 1925 Angina, 1 Monat später „chronische Laryngitis". Ende 1927 Gesichtsödem bei völligem Wohlbefinden. Albumen $3{}^0/_{00}$. Rasche Zunahme des Ödems und der Albuminurie. Juni 1928 Drüsenschwellung am Halse, 2 Monate später Erweichung, im Eiter Tuberkulose positiv.

Befund 8. 8. 28. Enorme Ödeme und Aszites. Blutdruck 120/80. Grundumsatz normal. starke Diarrhöen. Serum milchig. Gesamtfette 3,06 g$^0/_0$, Cholesterin 699 mg$^0/_0$, 27. 8. U$^+$ 32 mg$^0/_0$. Harn trübe, massenhaft Lipoide. Keine roten Blutkörperchen. Eiweiß $8-30{}^0/_{00}$.

U$^+$: 4. 9. 56, 8. 9. 82 mg$^0/_0$. Azotämie nimmt zu und erreicht am 6. 11. 208 mg$^0/_0$. Ödeme nehmen nach mehrfachen Aszitespunktionen ab. Blutdruck 24. 11. 120/80, 23. 10. 120/100 Verschlechterung, enorme Abmagerung, Asthenie, Hyposthenurie. In den letzten Tagen Bauchschmerzen und Empfindlichkeit des Abdomens. 11. 11. Exitus bei vollem Bewußtsein.

Autopsie: Peritonitis. Niere verkleinert (120—130 g).

Histologisch: Glomeruli Struktur im allgemeinen überall erhalten, meist klein, Schlingen zum Teil kollabiert, machen den Eindruck der Anämie. Eine große Zahl ist unverändert, höchstens stellenweise Schwellung der Endothelien, etwa 25$^0/_0$ der Glomeruli weisen zirkumskripte Herde von Nekrose auf, eine oder mehrere Schlingen sind in eine homogene stark eosinophile Masse verwandelt, die eine ausgesprochene Neigung zu Verkalkung hat. Es fehlt jede Reaktion, kaum daß sich eine leichte Proliferation der Endothelien um den Herd erkennen läßt. Im Gefrierschnitt weisen diese Herde eine enorme Beladung mit Fett und Lipoiden auf, und man findet vielerorts Gruppen von Endothelzellen, die mit Cholesterinestern erfüllt sind; schließlich nekrotisieren diese Zellen und hinterlassen eine fettige Masse, die sich sekundär mit Kalk imprägniert. Die Tubuli contorti weisen die verschiedensten Veränderungen auf, ihre Zellen befinden sich in den verschiedensten Stadien der Degeneration. Einige Tubuli haben noch annähernd ihren normalen Charakter bewahrt, viele sind ausgekleidet mit Zellen von sehr voluminösem und schaumigem Protoplasma und haben unregelmäßige und hyperchromatische Kerne. Viele befinden sich in Untergang und werden ersetzt von jungen, undifferenzierten, abgeplatteten Zellen von basophilem Protoplasma. Tubuli mit mehr und mehr abgeplatteten Epithelien haben die Neigung zum Kollabieren und die Basalmembran wird zunehmend dicker.

Im Gefrierschnitt massenhaft doppeltbrechendes Fett, besonders in den Tubuli contorti. Es besteht ein gewisser Grad von interstitieller Sklerose.

Von den anderen chronischen Infektionen, die in der Ätiologie der Nephrose erwähnt worden sind, ist bis jetzt nur noch auf dem Boden der **Lues** eine nephrotische Schrumpfniere beobachtet worden.

Munk fand gewissermaßen als Nebenbefund bei systematischer Untersuchung zahlreicher Nieren in vier Fällen Schrumpfnieren, die er als nephrotische bezeichnet und mit der Nephritis interstitialis chronica fibrosa multiplex luetica Orths identifiziert.

Zwei dieser Fälle hatten sicher, zwei wahrscheinlich Syphilis. Leider sind die klinischen Angaben in diesen aus dem Sektionsmaterial herausgesuchten Fällen, die nicht an ihrem Nierenleiden, sondern an anderen Krankheiten gestorben waren, begreiflicherweise sehr dürftig.

In dem 1. Falle, der an Paralyse gestorben ist, findet sich in der Vorgeschichte die Angabe, daß der Kranke vor acht Jahren eine Lungenentzündung mit zwei Monate dauernder Wassersucht durchgemacht hat.

In der Vorgeschichte des 2. Falles (Tod an Magenkrebs und Schluckpneumonie) zeichnet sich ziemlich deutlich das Krankheitsbild einer Lipoidnephrose ab, denn der Kranke hat vor 11 Jahren „Nierenentzündung" und Wassersucht durchgemacht und ist seitdem häufig geschwollen und dauernd nierenkrank gewesen.

Im 3. histologisch wichtigsten Falle fehlt leider jede klinische Angabe, da der Kranke infolge eines Bauunfalles mit Kopfverletzung und Hirnverletzung gestorben war.

Auch in dem 4. Fall (Tod an Speiseröhrenkrebs) ist in der Vorgeschichte von einem Nierenleiden nicht die Rede und klinisch nur eine starke Trübung bei der Eiweißprobe festgestellt worden.

Munk rechnet zu diesen nephrotischen Schrumpfnieren luetischer Ätiologie auch noch einen von Schlayer beschriebenen Fall, in dem ein genauer klinischer Befund vorliegt.

38jähriges Mädchen, ohne Nierenerkrankung in der Vorgeschichte, kommt wegen starker Abmagerung und Verdauungsbeschwerden zur Beobachtung. Wa. positiv. Albumen Spur. Blutdruck 120/95 (einmal 145). Jodkali in 42 Stunden, Milchzucker 30 $^0/_{00}$ in 8 Stunden. Spez. Gewicht niedrig und deutlich fixiert, 1008—1012, leichte Polyurie.

Leichenbefund (von Baumgarten): Nephritis interstitialis multiplex fibrosa. Aortitis syphilitica. Atrophie des Zungengrundes. Karzinom des Pankreaskopfes. Hypertrophie und Dilatation des linken Ventrikels.

Nieren makroskopisch: Kapsel adhärent. Oberfläche höckerig infolge zahlreicher strahliger narbiger Einziehungen, diese besonders dicht an beiden Polen. Farbe graurötlich. Rinde stark verschmälert.

Mikroskopisch: An vielen Stellen größere und kleinere fleckweise Einziehungen mit zahlreichen hyalinisierten resp. in Hyalinisierung begriffenen Glomerulis und in Zysten umgewandelten Bowmannschen Kapseln. In den dazwischenliegenden Partien sehr reichlich histologisch intakt erscheinende Glomeruli, die auffallend groß sind, keinen abnormen Kernreichtum aufweisen (kompensatorische Hypertrophie). In dem Kapselraum vieler Glomeruli, die sonst unversehrt erscheinen, ein Eiweißhalbmond ohne zellige Beimengung. Schlingen dieser Glomeruli nicht abnorm groß oder verdickt. Die kleinen ebenso wie die großen Nierenarterien zeigen eine starke Hypertrophie der Media bei teilweise sehr beträchtlicher Verdickung der Intima. Die Tubuli contorti haben an vielen Stellen ein stark erweitertes Lumen, das bei normaler Epithelauskleidung mit hyalinen Massen gefüllt ist.

Das anatomische Bild der vier Fälle von Munk stimmt damit überein und ist ziemlich einheitlich und charakteristisch: Das makroskopische Aussehen ist gekennzeichnet durch die gelbliche oder rötlichgraue Farbe des ganzen Organs, namentlich aber durch das Grau der teilweise deutlich strahligen Einziehung. Oberfläche teils glatt, teils granuliert; Schrumpfung mehr herdförmig, ebenso herdweise lehmgelbe Verfärbung durch die lipoiddegenerierten Stellen.

Auch mikroskopisch fällt das herdförmige Auftreten der pathologischen Veränderungen in erster Linie in die Augen. Besonders bemerkenswert ist das Vorkommen zahlreicher intakter Glomeruli in den Herden, in denen das Parenchym bereits zugrunde gegangen ist. Zwischen erhaltenen Harnkanälchen mit gut erhaltenen Zellkernen finden sich lipoiddegenerierte Zellen mit fehlenden Kernen, diese gehen über in vollständig atrophische Kanälchen und in Herde, in denen überhaupt die Kanälchen bis auf ganz geringe Lipoidreste vollständig fehlen. In diesen Herden sind die Glomeruli in der Mehrzahl erhalten, einzelne aber ebenfalls geschrumpft und degeneriert zwischen einem hauptsächlich faserigen Bindegewebe mit Bindegewebszellen und ganz leichter Kernvermehrung. Auch die Zellen des Interstitium sind selbst an normalen Stellen mit Lipoid beladen. Im Kapselraum mancher Glomeruli finden sich halbmondförmige lipoide Ergüsse, offenbar beruhend auf einem Übergreifen der lipoiden Degeneration der Kanälchen auf das Kapselepithel. An einzelnen Glomeruli ist eine deutliche Vergrößerung und Desquamation der mit lipoider Substanz angefüllten Epithelzellen zu erkennen. Die Schlingen der Glomeruli sind meist frei und durchlässig.

Die kleinen Arterien sind namentlich in den Mediaabschnitten degeneriert, an manchen sind die Intimazellen erkenntlich, andere sind vollständig lipoid verödet. Die großen Gefäße zeigen ebenfalls in der Media eine rote Fleckung, an den Vasa afferentia und dem Vasa vasorum keine Veränderungen.

Etwas störend ist, daß sich in zwei Fällen Munks und in dem von Schlayer, d. h. „in den sehr vorgeschrittenen Fällen wohl meist Veränderungen der Gefäße und ihre Folgen im Sinne einer genuinen bzw. arteriosklerotischen Schrumpfniere finden, welche die für Syphilis spezifischen Prozesse verdecken und die Pathogenese des vorhandenen anatomischen Bildes nicht mehr deutlich erkennen lassen" (Munk).

Für die Frage der Blutdrucksteigerung und Herzhypertrophie im Endstadium der nephrotischen Schrumpfniere sind diese fünf Fälle nicht gut zu verwerten. Bei dem 1. Falle ist im Sektionsbefund eine geringe Adipositas und Hypertrophie des ganzen Herzens, besonders der rechten Kammer erwähnt, aber zugleich als Komplikation Lungenemphysem. Bei dem 2. Falle ist ein Blutdruck von 115 gemessen, aber zugleich eine luetische Aorteninsuffizienz und nach dem Tode Mesaortitis luetica und linksseitige Herzhypertrophie festgestellt worden. Bei dem 3. nach Unfall gestorbenen Mann ist das Herz etwas größer, bei dem 4. an Speiseröhrenkrebs gestorbenen kleiner als die Faust der Leiche gefunden worden. Im Falle Schlayers war der Blutdruck niedrig, der Sektionsbefund erwähnt

Atrophia fusca cordis, Hypertrophie und Dilatation der linken Kammer, Aorti.is syphilitica?

Wohlwill hat große Bedenken, die von Munk mitgeteilten Fälle als nephrotische, durch primäre Parenchymdegeneration bedingte Schrumpfnieren anzuerkennen (vgl. Kap. X).

Endlich kann ich hier noch zwei Fälle von nephrotischer Schrumpfniere nicht infektiöser Ätiologie anführen.

In beiden hat es sich um eine Bence-Jonessche Albuminurie gehandelt, und in beiden kann wohl mit Sicherheit eine entzündliche oder ischämische Entstehung des Parenchymuntergangs ausgeschlossen werden.

Frau H., 48 J. In den letzten zwei Jahren dicke Beine beim Stehen, seit $^1/_4$ Jahr schwach, elend, appetitlos, seit sechs Wochen Schmerzen in der rechten Nierengegend, Erbrechen, Gewichtsabnahme.

1. Aufnahme (Krankenhaus Mannheim): 15. Juni 1915: Blässe, keine Ödeme, Blutdruck bei der Aufnahme 126, danach um 100. Albumen $4-14^0/_{00}$, keine doppeltbrechende Substanz. Rest-N 26 mg. 0,5 Jodkali in $65^1/_2$ Stunden ausgeschieden. Wassermann $+$. Hb. $70^0/_0$. Schmerzhaftigkeit der rechten Nierengegend. Entlassen 12. Juli 1915.

2. Aufnahme 22. März 1917 (Heidelberg, med. Klinik): Seit Weihnachten 1916 Verschlechterung. Starke Schmerzen auch in der linken Hüfte. Kurze Zeit geschwollene Füße. Befund: Blutdruck 105. Hb. $48^0/_0$. R.B. 4 Mill., Esbach $15-19$ $^0/_{00}$. Deutliche Vorwölbung, Druckempfindlichkeit, Tumor, derb, pulsierend, der linken Darmbeinschaufel. Beim Erwärmen des Urins dichte Trübung, die sich beim Kochen löst (Bence-Jonesscher Eiweißkörper). Sed.: wenig weiße und rote Blutkörperchen, Bruchstücke von granulierten Zylindern, einzelne größere Haufen aus kugeligen Gebilden von Leukozytengröße (Bence-Jones?).

4. April Operation: Großer Tumor auf der Beckenschaufel. Arrosion des Knochens, Ausbreitung des Tumors bis in die Sakrallöcher, Ischiadikus von Tumor umwachsen. Die linke Beckenschaufel wird reseziert. Histologisch (Prof. Ernst): Sarkomatöses Plasmazytom. (Plasmazelluläres Myelom.)

24. April. Wiederholte Nachuntersuchung des Urins ergibt keine Verminderung des B.J.-Eiweißkörpers. Entlassung.

3. Aufnahme 13. Sept. bis 27. Nov. 1917 (Krankenhaus Mannheim) wegen leichter Ödeme und blutig-schleimiger Durchfälle. Hb. $36^0/_{00}$, R.B. 2,1 Mill. Leichte Ödeme, l $>$ r. Esbach $7-2^0/_{00}$. Bence-Jones stets positiv. Blutdruck $102-105$, einmal 117. Wasserversuch sehr schlecht, 373 in vier Stunden, größte Halbstundenportion 73 ccm, höchste Konzentration 1017. Gebessert mit leichten Ödemen und $50^0/_0$ Hb. entlassen.

4. Aufnahme 6. Juni 1918, sterbend eingeliefert, benommen, läßt unter sich, B.D. 87, Hb. $32^0/_0$, 7. Juni Exitus.

Autopsie (Dr. Loeschcke): Myelom. Herz kaum größer als die Faust der Leiche, 290 g; linke Kammer sehr muskelkräftig, etwas braun, alle Organe sehr blutarm. Im Herzen außerordentlich wässeriges Blut nur von sehr geringen Mengen. Leber blutarm, lehmgelb, klein, Siderose.

Beide Nieren sehr klein, 50 und 70 g. Kapsel erschwert abziehbar, Oberfläche unregelmäßig, granuliert, außerordentlich blaß, auf der Schnittfläche sehr starke Verschmälerung der Rinde, Grenze zwischen Rinde und Mark unscharf.

Histologisch: Im Übersichtsbild ist die Rinde stark verschmälert, sehr große Rindenbezirke sind diffus bindegewebig durchsetzt, in den der Nierenoberfläche benachbarten Partien stärker als in den zentralen. Das Bindegewebe ist im allgemeinen sehr kernreich und enthält reichlich Lymphozyten, teils einzeln, teils in Gruppen. Die in den bindegewebigen Partien liegenden Tubuli sind hochgradig atrophisch, sie werden vielfach umgeben von einem Ring hyalinen Bindegewebes.

Die Zahl der Glomeruli ist nicht sehr erheblich vermindert. Eine Reihe von ihnen ist total fibrös oder hyalin. Die übrigen Glomeruli haben fast sämtlich die gleiche Größe, wohlerhaltene Schlingen, guten Blutgehalt und zeigen nichts Krankhaftes. Nur einzelne Glomeruli zeigen bindegewebige Verdickung der Schlingen, vereinzelt auch Verwachsungen mit der Kapsel und Kapselverdickungen. In einzelnen Gruppen findet sich in den Kapseln auch etwas fädiges Eiweiß.

Die Tubuli sind in vier großen Bezirken hochgradig atrophisch, in anderen wohl erhalten, etwas erweitert, mit fädig geronnenem Eiweiß erfüllt. Ihre Epithelien hoch kubisch mit wohl erhaltener Struktur, stellenweise mit erhaltenen Bürstensäumen. Hyalintropfige Degenerationen finden sich selten. Fett findet sich reichlich in den abführenden Harnwegen, in geringer Menge auch in den atrophischen Tubuli. Keine Doppeltbrechung.

Die Arterien sind frei von Fett und zeigen eine sehr starke Vermehrung der elastischen Elemente sowohl in der Intima als in der Adventitia. Die Muskularis ist auffallend schwach,

stellenweise scheint sie ganz ausgefallen zu sein. Die Arterien zeigen sehr starke Schlängelung. Amyloid findet sich in den Gefäßen nicht, dagegen zeigen einzelne Zylinder Metachromasie. Diagnose: Nephrotische Schrumpfniere.

Auch in dem Fall von nephrotischer Schrumpfniere oder, wie die Autoren lieber sagen,
nephrotischem Nierenschwund, den Thannhauser und Krauß aus der F. v. Müllerschen
Klinik beschrieben haben, hat es sich um einen Fall von multiplem Myelom mit Bence-
Jonesscher Albuminurie gehandelt. Im Laufe weniger Monate war Niereninsuffizienz
mit Konzentrationsunvermögen eingetreten und am Tage des Todes auch eine Rest-N-
Erhöhung von 202 mg. Es bestand normaler Blutdruck, starke Verwässerung des Blutserums.

Nach dem Tode fanden sich kleine weiße Nieren von wachsartiger gelber Farbe und
glatter Oberfläche. Histologisch ausgedehnte Veröduug der Kanälchen und starke Bindegewebsneubildung, Erweiterung der restierenden Kanälchen mit Abplattung des Epithels,
wie ich das als für Niereninsuffizienz charakteristisch beschrieben habe. Glomeruli größtenteils unversehrt, Schlingen zart und bluthaltig. Kapselräume erweitert. Hier war es bei
der Kürze der Zeit noch kaum zu — sekundärer — Glomerulusveröduug gekommen, und
auch die Nierengefäße zeigten weder amyloide noch hyaline Entartung.

Bannick und Greene haben aus der Mayo-Klinik nicht weniger als 13 Fälle von Bence-
Jonesscher Albuminurie zusammengestellt, in denen klinisch eine Niereninsuffizienz
bestanden hat. Diese mag z. T. auf Arteriosklerose — es handelte sich um ältere Kranke
mit Blutdrucksteigerung — z. T. auf Pyelonephritis beruht haben, z. T. aber hat es sich
anscheinend um nephrotische Nierenschrumpfung gehandelt; leider fehlen Autopsiebefunde
ganz.

Verlauf der Nephrosen. Bei den akuten, „einfachen" Nephrosen, den primären Parenchymdegenerationen bei akuten Infektionskrankheiten, tritt die
Niere ganz zurück hinter dem Grundleiden. Sein Verlauf wird, abgesehen von
den seltenen Fällen von Nekrose, durch die Nierenerkrankung kaum beeinflußt, und diese heilt mit jenem zugleich aus. Das gilt auch vom Typhus, man
kann höchstens eine starke Beteiligung der Niere als Maßstab für die Schwere
der Intoxikation betrachten.

Bei der Cholera dagegen kann im asphyktischen Stadium die Beteiligung
der Niere den Verlauf der Erkrankung dann entscheidend beeinflussen, wenn
Anurie eintritt. In solchen Fällen ist das Leben schwer bedroht, zumal anscheinend sehr rasch schwere urämische Vergiftungsgrade erreicht werden.
Hier gleicht das Bild klinisch und anatomisch dem der toxischen Nekrose,
die S. 1159 besonders besprochen werden soll.

Auch im Stadium typhosum der Cholera nach Ablauf des akuten Infekts
mit seinen gefährlichen Kreislauf- und Darmerscheinungen kann die Nierenerkrankung noch bedrohliche Formen annehmen.

Die älteren Autoren sahen im Choleratyphoid sogar einen urämischen Zustand und
hielten ihn wenigstens am häufigsten für bedingt durch die Nierenerkrankung (Wagner).
Die große Atmung dabei dürfte in der Tat auf urämischer Azidose beruhen. Auch neuere
Autoren (Jochmann, Hegler) geben an, daß häufig während des Choleratyphoid die
toxischen Schädigungen der Nieren in den Vordergrund treten. Jochmann vergleicht
aber das Choleratyphoid mit der Serumkrankheit und das Ende der 2. oder Anfang
der 3. Woche auftretende Exanthem mit dem Serumexanthem, und Hegler nimmt an,
daß es sich beim Choleratyphoid um Überempfindlichkeitserscheinungen handelt durch
plötzliche Überschwemmung des Körpers mit Endotoxinen, die infolge starker Bildung
von Bakteriolysinen aus den Choleravibrionen frei gemacht werden. Hegler führt u. a.
als Stütze dieser Auffassung die Beobachtung an, daß mitunter „nephritische" Erscheinungen,
die in den ersten Tagen der Krankheit vorhanden und dann wieder verschwunden waren,
um die Zeit des Typhoids plötzlich wieder in akutester Form, oft sogar mit Urämie verbunden auftreten. Da Hegler auch das Vorkommen von Kopfschmerzen, Erbrechen,
allgemeinen Krämpfen erwähnt, so könnte man an die Möglichkeit denken, daß diese erst
im Spätstadium auftretende Nierenerkrankung vielleicht anaphylaktischer Natur ist und
der Scharlachnephritis, die ähnliche Termine einhält, an die Seite zu stellen wäre. Jedoch
hat Fraenkel auch bei Fällen, die erst am 17., ja 28. Krankheitstage gestorben waren,
immer nur, allerdings zum Teil sehr schwere, nephrotische Veränderungen gefunden und
niemals Befunde erhoben, die auch nur im entferntesten an Veränderungen erinnert hätten,
wie wir sie von der Scharlachnephritis her kennen.

Bei der Diphtherie ist der Verlauf der Nierenerkrankung wieder sehr viel gutartiger, und an der Niere habe ich noch nie eine Diphtherienephrose sterben sehen, auch noch nie eine chronische Nephrose nach Diphtherie beobachtet.

Bei der echten chronischen „Lipoidnephrose" ist der Beginn stets so schleichend, daß weder der Kranke, noch die Umgebung einen bestimmten Tag oder auch nur eine bestimmte Woche als Termin des Krankheitsbeginnes angeben kann.

Bartels bemerkt über den schleichenden Beginn der von der chronisch-hydropischen Nephritis damals noch nicht unterschiedenen Krankheit: „Selten klagen die Kranken über dumpfe drückende Schmerzen in der Nierengegend, welche dann unter dem bekannten Deckmantel „Rheumatismus", des Teufels Großmutter in der ärztlichen Diagnose, dem intimsten Bundesgenossen der Trägheit und Indolenz in der menschlichen Natur des Arztes, der Beachtung des Kranken und nur zu oft auch seines Arztes sich entziehen."

Appetitlosigkeit und Müdigkeit werden wohl beobachtet und im Verein mit der Blässe der Haut auf Blutarmut bezogen, bis Ödeme der Füße oder morgendliches Lidödem die Untersuchung des Urins veranlassen, der sich dann gewöhnlich schon stark eiweißhaltig erweist.

In dem als Beispiel der Schilderung vorangestellten Falle scheint das Lidödem der Eiweißausscheidung um mehrere Tage voraufgegangen zu sein, wenn man sich auf die Angaben der Mutter und die Harnuntersuchung verlassen darf.

Die Ödeme nehmen nun bei der leider noch immer gewöhnlich und gewohnheitsgemäß, fast reflektorisch eingeschlagenen Milchdiät enorm zu und beherrschen bald das ganze Krankheitsbild.

Der weitere Verlauf ist verschieden. Bei frischer oder rezidivierender Lues II mit luetischer Angina und Exanthem sahen wir einen relativ raschen Ablauf der Nephrose. Die Ödeme weichen sofort einer antihydropischen, salz- und wasserarmen Diät, und es tritt evtl. ohne spezifische Behandlung bald Heilung ein.

Als Beispiele solcher ganz akuten Syphilisnephrose, die im Frühstadium der Infektion auftritt, meist zugleich mit dem Exanthem, also dessen, was man seit Dieulafoy als Nephritis syphilitica praecox bezeichnet hat, kann ich folgende anführen:

1. Gra., Walter, 19 Jahre alt.
Nephrose bei frischer Lues spontan geheilt (aus Volhard und Fahr, S. 102).
Vorgeschichte: Vor 12 Tagen erkrankte Patient an Angina. 6 Tage darauf bemerkte er, daß die Füße angeschwollen waren. Zu gleicher Zeit entwickelte sich an der Glans penis ein Ulcus durum. Die Schwellung der Beine wurde stärker, und es entstanden auch im Gesicht Ödeme.

Befund vom 10. 10. 10:

Tag	Gewicht kg	Blutdr. mm Hg	Harnm. ccm	Konz.	Alb. $^0/_{00}$	Sang.	Zyl.	NaCl $^0/_0$	NaCl gesamt	N $^0/_0$	N gesamt	Jod und Milchz.
10. 10.	—	120	700 (16 Std.)	1026	¹/₄	0	viel	1,5	10,5	1,75	12,3	—
11. 10.	—	—	2300	1013	¹/₄	0	,,	0,74	17,0	1,56	35,9	—
12. 10.	84,7	114	5500	1011	Spur	0	einz.	0,71	39,3	1,36	74,8	J. 48 St.
13. 10.	79,6	108	6250	1012	,,	0	,,	0,75	**46,9**	1,29	**80,6**	—
14. 10.	74,0	—	5100	1012	0	0	—	0,74	37,7	1,27	64,8	—
15. 10.	69,3	—	2850	1017	—	—	—	0,88	25,0	1,22	34,8	—
16. 10.	67,2	100	1450	1025	Spur	0	0	0,87	12,6	1,29	18,7	—
17. 10.	67,6	—	950	1026	,,	0	0	0,64	189 g	1,60	322 g	—
19. 10.	67,2	105	700	1030	,,	0	0	0,52		1,91		—
20. 10.	66,5	98	900	1028	—	—	—	—		—		—
30. 10.	66,6	—	—	—	Spur	—	einz.	—		—		—
9. 11.	—	105	—	—	Hauch	0	0	—		—		—

Patient hat in 7 Tagen mehr als 35 Pfund Wasser, 189 g NaCl und 322 g N ausgeschieden!

Kräftig gebauter Patient, in ausreichendem Ernährungszustand. Stärkstes Ödem des Gesichts und der ganzen unteren Extremitäten, etwas geringere am ganzen Rumpf und an den oberen Extremitäten. Skrotum ebenfalls ödematös geschwollen. Kein Höhlenwasser. Hautfarbe blaß, Roseola luetica. Schwellung der Hals- und Leistendrüsen. Weißliche Pfröpfe auf beiden Tonsillen. Normaler Lungen- und Herzbefund. Leber- und Milzvergrößerung. Nervensystem ohne Störung. Wassermann +. Blutdruck: 120/80 mm Hg. Augenhintergrund ohne Befund. Albumen $^1/_4{}^0/_{00}$, Sanguis 0. Im Sediment hyaline, granulierte und Epithelzylinder, Leukozyten und verfettete Epithelien.

Verlauf: Rascher Rückgang der enormen Ödeme. Danach Behandlung mit Salvarsan. Am 9. 11. Entlassung. (Vgl. die umseitige Tabelle.)

2. Fall von Rich. Bauer: 34 jährige Kranke, vor 6 Wochen Verkühlung und Bauchschmerz, seit 3 Wochen Drüsenschwellung, Schwellung des Gesichts und der Augenlider, Schwindel, Kopfschmerz, Erbrechen, Mattigkeit. Befund: Blässe, Anasarka, Roseola syphilitica, Papeln ad genitale. Leber und Milz deutlich vergrößert. Harn 200—400 pro die. $12^0/_{00}$ Albumen. Sediment reichlich Zylinder, keine Erythrozyten, keine Spirochäten. Unter Diuretin und Heißluft nach 8 Tagen 5 Liter Urin, Albumen Spuren; rasche Heilung ohne spezifische Behandlung, die danach gut vertragen wird.

3. Fall von Munk: 21 jähriges Dienstmädchen. Vor 4 Monaten Infektion. Vor 4 Wochen Exanthem. Salvarsan 0,4. Seit 14 Tagen Schmierkur. Vor 3 Tagen Alb. +. Befund: Ödeme, Albumen $2^1/_2{}^0/_{00}$, reichlich doppeltbrechende Lipoide. Trotz salzloser Diät beträchtliche Zunahme der Ödeme, Kopfschmerzen, Albumen $10—40^0/_{00}$, Sediment fast ausschließlich doppeltbrechende Lipoide. Kal. jod. 1,0 pro die, Kali acet., Digitalis, Koffein. Nach 9 Tagen Abnahme der Ödeme und der Albuminurie, Zunahme der Diurese. Nach 5 Wochen Albumen $0,2—0,1^0/_{00}$. Später Schmierkur gut vertragen.

Weitere Beispiele S. 1141.

Diese akute Syphilisnephrose ist gekennzeichnet durch frühzeitiges Auftreten (plötzlich, aber auch schleichend), schon in den ersten Monaten der Infektion (evtl. schon vor der Roseola), durch ungewöhnlich große Eiweißmengen ($13,7^0/_0$ durch Wägung festgestellt, ist in dem Schrifttum angegeben und Tagesausscheidung von 100 g), sehr hohes spezifisches Gewicht des Urins, durch Befund der Spirochaeta pallida im Urin (Hoffmann), Fehlen der Blutdrucksteigerung und der makroskopischen Hämaturie. Fournier gibt noch als besonderes Merkmal an, Neigung zu frühzeitiger Urämie; Hoffmann hat urämische Symptome bei seinen 6 Fällen ebensowenig gesehen wie wir in unseren.

Ähnlichen Widersprüchen begegnen wir öfter. So wird die Hämaturie von Jaccond für ein Kardinalsymptom der akuten syphilitischen Nephritis erklärt, und auch Vorpahl schreibt ihr einen meist hämorrhagischen Charakter zu, während Neumann die Hämaturie für so ungewöhnlich ansieht, daß ihr Auftreten ihn an der Diagnose irre macht. Enorme Albuminurie, überstürzte Entwicklung der schnell sich ausbreitenden Wassersucht kommt ebenso vor, wie schleichender, unmerklicher Beginn, ohne Ödeme, ja latentes Verhalten.

Bei den Nephrosen aber, die sich auf der Basis ausgesprochen chronischer Grundkrankheiten entwickeln, also bei Tuberkulose, chronischer Eiterung, alter Lues und insbesondere bei den „genuinen“ Nephrosen, d. h. bei den Nephrosen unbekannter, wahrscheinlich infektiöser Ätiologie, ist der Verlauf ein ausgesprochen chronischer, chronisch in dem Sinne, daß ein eintöniges Krankheitsbild ohne jede Veränderung über Wochen und Monate bestehen bleibt, ohne daß damit die Möglichkeit der Heilung ausgeschlossen ist. Bei diesen Formen mit ausgesprochen chronischem Verlauf lassen sich drei Stadien unterscheiden, ein I. hydropisches Frühstadium, ein II. ödemarmes oder ödemfreies Dauerstadium ohne Niereninsuffizienz und ein noch fragliches III. Endstadium mit Niereninsuffizienz.

Das hochödematöse Frühstadium kann viele Wochen, ja monatelang bestehen bleiben und schneller oder sehr allmählich — zum Teil hängt dies auch sehr von der Art der Behandlung ab — in ein Übergangsstadium übergehen, in dem die Ödeme zurücktreten und sich auf den Höhlenhydrops, insbesondere auf einen Aszites beschränken. Auch in diesem Übergangsstadium kann der

Kranke wochen- und monatelang verharren, um, wenn nicht interkurrent der Tod eintritt, in das zweite Dauerstadium ohne stärkere Ödeme einzutreten. In diesem ödemarmen oder ödemfreien Stadium kann das subjektive Befinden durchaus gut sein, die Albuminurie allmählich verschwinden oder aber noch Jahre lang bestehen bleiben.

Sehr merkwürdig ist die Neigung zu Rückfällen. Es kann sich nach Abklingen aller Krankheitserscheinungen dasselbe Krankheitsbild wieder von neuem entwickeln wie in dem ersten klinischen Beispiel (S. 1099) und in den folgenden:

In einem Falle von Bradke aus der Klinik Czerny trat bei einem 10jährigen Mädchen Dez. 1917 zum ersten Male starke Wassersucht mit Aszites auf. Blutdruck 93 mm Hg. Im Harnbodensatz kein Blut, viel Zylinder, verfettete Epithelien, spärlich Lipoide. Bei salzarmer Kost, Bettruhe und Zuckertagen nehmen die Ödeme ab, um plötzlich von neuem ohne Ursache sehr beträchtlich anzusteigen. Punktion der Ödeme ergibt pseudochylöse Flüssigkeit. Wassermann negativ. Thyreoidin von guter Wirkung, nach 8 Tagen 2600 ccm Urin. Nach zwei Monaten Entlassung mit Eiweiß in Spuren bei fehlendem Sediment.

1. Rückfall: 2. Juni 1918 nach kaltem Bad wieder Ödem. Anfang Juli stärkste Wassersucht. Blutdruck 90. Erysipel, rasche Heilung.

2. Rückfall: 3. Oktober 1918 3. Aufnahme mit mächtigem Ödem und Erysipel des Bauches und beider Beine, ausgehend von Insektenstich. Durchfälle, im Harn spärlich Lipoide. Unter tägl. 0,6 Thyreoidin und 1,0 Diuretin Ausschwemmung von 20 kg Ödemen. Wasserversuch im ödemfreien Stadium sehr gut.

Herringham und Trevan beschreiben in einer Arbeit über die Lokalisation der Funktionen in der Niere eine typische Nephrose bei einem achtjährigen Knaben, der plötzlich mit Ödem, Aszites, Oligurie und starker Albuminurie erkrankt war. Nach sechs Wochen erhebliche Besserung mit Schwinden der Wassersucht.

Nach einem Monat Rückfall, 14 Tage später plötzlich Temperaturanstieg, Erysipel und Tod an Pneumokokkenperitonitis. Während des Verlaufs keine Blutdrucksteigerung. Bei der Autopsie große weiße Nieren, die Glomeruli völlig frei, die Schlingen durchgängig, mit Blut gefüllt.

Einen ganz ähnlichen Verlauf hat Magnus Levy beschrieben:

„Der 12jährige Junge verließ das Krankenhaus weitgehend gebessert. Zu Hause befand er sich eine Reihe von Wochen im blühenden Zustand, keinerlei nachweisbare Zeichen von Krankheit. In 10—12 maliger Untersuchung mit den feinsten Proben kein Eiweiß im Urin und keine pathologischen Formbestandteile. Nach 10 Wochen kurzdauernde Angina, sofort $10^0/_{00}$ Alb. Wieder 6 Wochen scheinbarer völliger Gesundheit. Dann Rezidiv und schneller Tod im Krankenhaus, klinisch und anatomisch mit allen Zeichen einer vorgeschrittenen Nephrose."

Aldrich hat Fälle beschrieben mit mehrfach, bis zu 8 mal wiederkehrenden Attacken von Ödem.

Ebenso findet sich unter den Beispielen von Schwarz und Cohn ein Kind, das fünfmal im Laufe von $3^1/_2$ Jahren und eines das siebenmal in 3 Jahren wegen Rückkehr der Ödeme zur Kliniksaufnahme kam. Vgl. auch das Beispiel von zweimaliger Heilung einer Nephrose durch Pneumonie weiter unten.

Ein weiteres Beispiel für die Neigung zu Rezidiven findet sich bei Epstein und Lande: 25jährige Frau hatte vor 12 Jahren $1^1/_2$ Jahre lang allgemeine Ödeme mit Oligurie, vor 6 Jahren und vor 1 Jahr desgleichen; eine Woche vor der Aufnahme hatte sie leichte allgemeine Ödeme, die schnell verschwanden. Befund: Blutdruck 105/68, Alb. +++, hyaline und granulierte Zylinder, normale Nierenfunktion, niedrige RN-Werte, 320 $mg^0/_0$ Cholesterin, Serumeiweiß insgesamt $4,3^0/_0$, Grundumsatz — $15^0/_0$.

Sehr bemerkenswert ist, daß eine interkurrente Infektion bisweilen schlagartig eine Besserung herbeiführt und mit (infolge?) Ansteigen des Grundumsatzes kommt die Resorption der Ödeme, die bis dahin jeder Behandlung getrotzt haben, in Gang (vgl. auch Lewis und de Scriver).

Eine höchst merkwürdige Beobachtung von zweimaliger Heilung einer Nephrose durch eine Pneumonie hat Karacsony mitgeteilt: 16jähriges Mädchen, seit 6 Monaten krank, mächtige Ödeme, Bauchumfang 200 cm, Oligurie, Albuminurie $2^0/_{00}$, RN 64 $mg^0/_0$. Durch Digitalis-Novasurolkur Verringerung der Ödeme. Thyreoidea und Harnstoff ohne Erfolg.

Am 70. Tage der Behandlung plötzlich Schüttelfrost, Temperatur über 39 Grad. Lobäre Pneumonie des rechten Unterlappens. Krise am 5. Tage.

Nunmehr von neuem Novasurol, mächtige Diurese, die als Novasurolwirkung betrachtet wird. Ödemfrei mit Spuren Albumen entlassen.

Nach 3 Monaten Wiederaufnahme, da seit 2 Wochen von neuem Ödem und Albuminurie. Digitalis und Novasurol ohne Erfolg.

Von neuem typische lobuläre Pneumonie. Nach kritischer Lösung beginnt Diurese spontan ohne Medikamente, erreicht 2500—4500 ccm pro Tag. 2 Wochen nach Abklingen der Pneumonie ödemfrei mit Spuren Albumen entlassen.

Einen ähnlichen Fall mit einem gleichartigen Verlauf hat laut Karacsony bereits Giugni mitgeteilt. Er nimmt eine plötzliche und vorübergehende Änderung des Kolloidzustandes des Serums durch die Krise an, die er als anaphylaktischen Schock auffaßt. Das zweimalige Auftreten der Pneumonie und die jedesmalige erstaunliche Wirkung der Krise lassen sehr an die Möglichkeit denken, daß es sich um eine Pneumokokkennephrose gehandelt hat.

Aus dem ersten oder zweiten, dem ödematösen oder ödemfreien Stadium kann sich dann, wenn nicht vollständige Heilung eintritt, unter Anhalten der Albuminurie das dritte Stadium entwickeln, das dem der sekundären nephrotischen Schrumpfniere entspricht und klinisch durch die Kennzeichen der Niereninsuffizienz Polyurie und Konzentrationsbeschränkung charakterisiert ist.

Auch im ödemarmen II. oder Dauerstadium läßt sich noch Jahr und Tag nach dem Beginn der Erkrankung eine gewisse Ödembereitschaft nachweisen und durch eine — besser zu vermeidende — Kochsalzbelastung steigern. Die Füße sind abends oder nach längerem Sitzen oft leicht angeschwollen, die Schwellung geht von selbst über Nacht zurück; dafür findet sich am Morgen eine leichte Gedunsenheit des Gesichtes. Oder es bilden sich plötzlich, im Anschluß an eine Erkältung, an eine Zahnaffektion, an eine zweifelhafte „Zug"einwirkung wassersüchtige Säcke am Hals, in der Gegend der Speicheldrüsen; in manchen Fällen läßt sich dauernd ein kleiner Aszites oder etwas vermehrte Pleuraflüssigkeit nachweisen. Dabei ist aber die Nierenfunktion ausgezeichnet, die Kochsalzausscheidung bei normaler Ernährung der Zufuhr entsprechend.

Der Wasserversuch zeigt ein ungestörtes Wasserausscheidungsvermögen, auch wenn eine nächtliche Polyurie (Nykturie) auf die nächtliche Resorption okkulter Ödeme hinweist; im Konzentrationsversuch werden rasch und mühelos hohe spezifische Gewichte erzielt.

Aber der Harn enthält dauernd Eiweiß, in nicht geringen Mengen, Werte von 5—10$^0/_{00}$ sind nicht selten. Die Formelemente sind relativ spärlich, auch die Lipoide und Lipoidzylinder treten mehr und mehr zurück.

Der typische Verlauf aus einem chronisch-hydropischen Stadium durch ein Übergangsstadium mit Höhlenwassersucht in ein ödemfreies Stadium tritt uns am häufigsten bei den „genuinen" Nephrosen entgegen, kommt aber auch bei den Formen bekannter Ätiologie vor. Jedoch sind bei letzteren Abweichungen vom typischen Verlauf häufiger, und zwar in dem Sinne, daß die ödemarmen oder ödemfreien Stadien, die wir bei den genuinen Nephrosen erst nach günstigem Verlauf und wirkungsvoller Behandlung zu sehen bekommen, hier von vornherein auftreten, ohne daß ein Stadium schwerer Ödeme vorausgegangen wäre. Es kommen hier alle möglichen Variationen vor, Nephrosen, die ursprünglich stark ödematös, sehr bald in das ödemfreie Stadium übergehen und darin verbleiben bis zum Übergang in das Bild der nephrotischen Schrumpfniere; oder Fälle, die nur mit leichtem Höhlenhydrops verlaufen und schließlich ganz ödemfreie Fälle, die sich nur durch das Fehlen der Blutdrucksteigerung, das Fehlen der Hämaturie und durch die hochgradige Albuminurie als Nephrosen erweisen. Dementsprechend kann es auch, wenn wir die leider sehr seltenen Fälle richtig gedeutet haben, zur nephrotischen Schrumpfniere kommen, ohne daß der Kranke je ein ödematöses Stadium seiner Krankheit durchgemacht hat.

Ausgang und **Vorhersage**: Es gehört zu den größten Seltenheiten, daß eine Nephrose an der Niere stirbt. Das Schicksal der Nephrosen bekannter Ätiologie hängt im wesentlichen von der Prognose und dem Verlauf der Grundkrankheit ab.

Von der Prognose der einfachen Nephrosen nach Typhus, Cholera, Diphtherie und anderen akuten Infektionskrankheiten war schon die Rede.

Bei den chronischen Fällen von echter Nephrose im Anschluß an Tuberkulose, Eiterung, haben wir eine Heilung nicht beobachtet, doch kommen auch da, wie die oben erwähnten Beispiele zeigen, und auch bei Nephrosen infolge Knochentuberkulose (vgl. S. 1047), ja sogar bei Lymphogranulomatose (vgl. S. 1048) Heilungen vor.

Die luetische Nephrose bildet im allgemeinen ein dankbares Objekt der spezifischen Behandlung, doch kommen hier auch Todesfälle an Nephrose, wenn auch sehr selten, vor.

Bei der genuinen Nephrose kann Heilung eintreten selbst nach monatelangem, der Übergang in Schrumpfniere ausbleiben selbst nach jahrelangem Verlauf.

Die genuinen Nephrosen meiner Beobachtung, die zur Sektion gekommen sind, sind alle an der gleichen Todesursache gestorben, nämlich nicht an der Niere, sondern an einer Peritonitis, und zwar gewöhnlich an einer Pneumokokkenperitonitis.

Diese von uns zuerst gemachte überraschende Beobachtung ist seitdem vielfach bestätigt worden.

Die Peritonitis — oft erst im Stadium der Kachexie auftretend — scheint weitaus die häufigste, ja die Todesursache der Nephrosen zu sein; höchstens kommt auch einmal Tod durch Kachexie ohne Peritonitis vor.

Die beiden Fälle von Stolz und den von Bock und Mayer beschriebenen Fall habe ich schon S. 1057/58 bei Besprechung der Ätiologie erwähnt, ebenso S. 1123 den Fall von Herringham und Trevan. Alle vier sind an einer Pneumokokkenperitonitis zugrunde gegangen; ebenso ein Fall von Weil (Lipoidämie). Auch in den drei Fällen von Nephrose, die Frey an der Kieler Klinik gesehen hat, sind zwei an eitriger Peritonitis gestorben, der dritte an einer Abszeßbildung, die sich im Anschluß an Bronchiektasien nach unten bis in die Gegend der Niere gebildet hatte. Auch in dem klassischen, von Stepp und Petri mitgeteilten Falle von genuiner Nephrose, der von Mitte Mai bis zu dem am 7. 11. erfolgten Tode das typische Krankheitsbild geboten hat, trat einen Tag vor dem Tode plötzlich Bauchschmerz und Temperaturanstieg auf, und am nächsten Tage war der Kranke stark verfallen, der Puls flackernd und der Tod erfolgte im Kollaps.

Am Bauchfell wurden zwar keine sicheren Zeichen von Peritonitis gefunden, aber ich zweifle gerade deswegen nicht, daß auch hier eine Pneumokokkenperitonitis — eine bakteriologische Untersuchung ist leider unterblieben — den plötzlichen tödlichen Ausgang herbeigeführt hat.

Von den 12 Fällen von kindlicher Nephrose, die Schwarz und Cohn beschrieben haben, sind 5 gestorben, davon ein Fall (achtjähriger Knabe) an einer Lungenblutung, ohne daß sich die blutende Stelle bei der Sektion entdecken ließ, die 4 übrigen an Peritonitis.

Bei Besprechung der Ätiologie habe ich schon hervorgehoben, daß dieser Ausgang allein keinen sicheren Rückschluß darauf gestattet, daß in allen diesen Fällen etwa eine chronische latente Pneumokokkeninfektion die Ursache der Nephrose gewesen ist, weil 1. die Erreger der tödlichen Peritonitis nicht immer Pneumokokken sind, 2. die Pneumokokkenperitonitis auch eine häufige Todesursache der Nephrosen bekannter Ätiologie darstellt, 3. weil auch Amyloidnieren und subchronische Nephritiden mit nephrotischem Einschlag bisweilen eine Pneumokokkenperitonitis bekommen.

So waren die Erreger der Peritonitis bei unserer Malarianephrose Streptokokken, bei einer luetischen Nephrose Fahrs schloß sich die tödliche Peritonitis an ein spontanes Erysipel der hochödematösen Bauchdecken an, bei einer genuinen Nephrose Fahrs trat am Ende des von Februar bis Ende November dauernden, vorübergehend durch Dekapsulation etwas gebesserten Krankheitszustandes Dekubitus auf, und die Sektion ergab beiderseits Empyem, Lungenabszeß und im Blut hämolytische Streptokokken. Ein anderer Fall von genuiner Nephrose Fahrs starb an Sepsis nach Drainage der Ödeme. Mein früherer

Mitarbeiter Kieffer sah bei einer luetischen Nephrose eine stürmisch verlaufende Pneumo-kokkenperitonitis auftreten; eine luetische Nephrose Vandorfys starb nach siebenmonate-langer Krankheit an Pneumokokkenperitonitis. Ein Fall von typischer luetischer Nephrose Fahrs starb an Pneumokokkensepsis (Empyem, kruppöse Pneumonie d. l. Oberl. stellen-weise eitrig eingeschmolzen, abgekapselte Abszesse im Bauch, septische Milz). In einem Falle Beumers von Amyloidnephrose bei tuberkulöser Coxitis trat der Tod an Pneumo-kokkenperitonitis ein.

Den gleichen Ausgang zugleich mit Empyem habe ich bei einer schweren, vergeblich dekapsulierten subchronischen Nephritis gesehen, und bei einem jungen Mädchen mit subchronischer Nephritis sah ich eine Pneumokokkenperitonitis auftreten und abheilen. Das Kind hat danach die Dekapsulation gut überstanden.

Kieffer hat im Felde bei einer Kriegsnephritis mit sehr starkem nephrotischem Ein-schlag nach monatelangem hochödematösem Verlauf eine Peritonitis auftreten sehen, die auffallend milde verlief. Kurz darauf trat ein Erysipel dazu, dem der Kranke erlag. Aus dem Bauchhöhleneiter wurden Pneumokokken in Reinkultur gezüchtet.

Von 4 Fällen klinisch reiner, histologisch zweifelhafter Lipoidnephrose, die Bell be-schrieben hat, starben 3, von seinen 3 Mischformen starb einer, von 53 typischen subakuten oder chronischen Glomerulonephritiden keiner an Peritonitis.

Es besteht also zweifellos ganz unabhängig von der Ätiologie und der Möglich-keit, daß auch eine chronische Pneumokokkeninfektion als Ursache der Nephrose in Frage kommt, bei dem Zustand, in den der Organismus, das Blut- und Lymph-system, durch die chronische Albuminurie und hypalbuminämische Dyskrasie versetzt wird, eine auffallend geringe Widerstandsfähigkeit gegen Pneumo-kokken- und andere Infektionen, wobei die Änderung des Gewebsstoffwechsels und der Blutzusammensetzung vielleicht eine größere Rolle spielen als das Ödem und die gesteigerte Gefäßdurchlässigkeit. Denn diese Neigung zu Perito-nitis und insbesondere zu Pneumokokkenperitonitis treffen wir bei anderen chronischen Ödemen nicht entfernt in diesem Maße an, weder bei den Hunger-ödemen noch beim kardialen Hydrops.

Wegen dieser herabgesetzten Widerstandsfähigkeit gegen Infektionen ist die bei der chronischen Nephrose nur zu häufige Bronchitis — abgesehen von ihrer fraglichen ätiologischen Bedeutung — eine sehr zu fürchtende Kom-plikation der Nephrose.

Die Prognose wird nur durch diese Neigung zu Infektionen getrübt. An sich ist die Vorhersage nicht ungünstig und jedenfalls entschieden besser, als sie ganz allgemein auf Grund des Grades der Eiweißausscheidung beurteilt wird. Das gilt besonders für das I. Stadium der hochgradigen Wassersucht, in dem gewöhnlich das Schlimmste befürchtet zu werden pflegt. Aber auch bei den Dauerstadien der Nephrose ist die Vorhersage meist viel besser als bei den Dauerstadien der Nephritis, die mit Blutdrucksteigerung aus dem akuten Stadium hervorgehen, insbesondere viel besser als bei der subchronischen Verlaufsart der Nephritis mit nephrotischem Einschlag, deren Krankheitsbild der Nephrose so ähnlich werden kann. Denn es fehlt der Nephrose in der Regel die Progredienz, die unheimliche Neigung unaufhaltsam zur Niereninsuffizienz fortzuschreiten. Gewöhnlich bleibt der Blick von Arzt und Angehörigen voll Angst und Sorge an dem hohen Stand des Esbachschen Eiweißmessers haften, dessen Ausschlag die Vorhersage zu beherrschen pflegt.

So wenig wir an dem Ernst der Prognose zweifeln können, wenn ein ganz gleichartiges Krankheitsbild bei gleich chronischem Verlaufe mit hochgradiger Wassersucht, Albuminurie und Lipoidurie von Blutdrucksteigerung und Herz-hypertrophie begleitet ist, so ungerechtfertigt ist es, die Flinte in das Korn zu werfen, wenn das sichere und vollständige Fehlen der Blutdrucksteigerung anzeigt, daß es sich um eine primär degenerative Erkrankung ohne Störung der Glomerulidurchblutung handeln kann.

Wir haben im Laufe der letzten 20 Jahre mehrere Fälle dieser seltenen Erkrankung vollkommen oder mit leichter Restalbuminurie ausheilen sehen.

Den oben erwähnten Fall von luetischer Nephrose nach Unfall im Jahre 1913 habe ich 1929 wiedergesehen, mit bescheidener Albuminurie und einem Blutdruck von 140 mm Hg (47 Jahre).

Munk hat eine Kranke vorgestellt, die nach 10 Jahre bestehender Albuminurie völlig symptomlos ausgeheilt ist.

Steinitz berichtet aus der Abteilung von H. Strauß von einem 11 jährigen Knaben, der nach einem $^1/_2$ jährigen Krankenlager mit starken Ödemen und einer Albuminurie von 5—6 $^0/_0$ (!) durch Harnstoff entwässert (Gewichtsabnahme 27 Pfund, Restgewicht 49 Pfund) mit $2^1/_2$ $^0/_{00}$ Albumen entlassen wurde. 7 Jahre später war er vollkommen gesund.

Gerade in dem Unterschied der Prognose liegt mit ein Hauptvorteil der von uns geforderten pathogenetischen Unterscheidung zwischen den beiden Formen der großen weißen Niere, zwischen der chronischen Nephrose und der chronisch hydropischen — „parenchymatösen" — Nephritis.

Die Vorhersage des Endstadiums ist natürlich ungünstig; über die Lebensdauer vom Eintritt der Polyurie und Hyposthenurie bis zur tödlichen Niereninsuffizienz lassen sich bei der geringen Zahl von Beobachtungen noch keine Angaben machen.

Einen „subakuten" Verlauf, in dem sich wie bei der subakuten (extrakapillären) Nephritis das III. Stadium der Niereninsuffizienz unmittelbar an das I. Stadium anschließt, haben wir nur in den beiden oben erwähnten Fällen S. 1115, Besançon, Wahl und Guillaumin in dem ebenda (S. 1117) referierten Falle, gesehen.

Die Amyloidniere.

Die histologische Untersuchung ergibt, daß bei einem großen Teil der Fälle von Nephrose bekannter Ätiologie, und zwar bei Tuberkulose und chronischen Eiterungen, Tumorkachexie und Lues, die degenerativen und infiltrativen Prozesse am Nierenepithel gerne mit amyloider Degeneration bzw. Infiltration der Gefäße im allgemeinen und der Nierengefäße im besonderen vergesellschaftet sind.

Man hat früher geglaubt, das charakteristische Krankheitsbild der sog. Amyloidniere auf diese Amyloidose der Gefäße zurückführen zu dürfen. Aber gerade jenes hydropische Krankheitsbild ist von der Amyloidosis unabhängig, denn das klinische Bild der Nephrose mit Amyloid unterscheidet sich in keiner Weise von dem der Nephrose ohne Amyloid.

Was in den Lehrbüchern als charakteristisch für Amyloid beschrieben wurde, gilt ebenso für die Nephrose ohne Amyloid. Die Neigung zu wässerigen Durchfällen ist z. B. in keiner Weise charakteristisch für Amyloid, sondern findet sich fast bei jeder schwereren Nephrose, insbesondere bei ganz frischen, nachweislich amyloidfreien genuinen Nephrosen in ausgesprochenstem Maße.

Das Wesentliche im klinischen Bilde ist der nephrotisch-dyskrasische Symptomenkomplex, im anatomischen der degenerative bzw. infiltrative Prozeß an den Epithelien, und wir können die Amyloidentartung der Gefäße, solange sie sich in bescheidenen Grenzen hält, lediglich als eine unwesentliche — histologische — Komplikation der Nephrose betrachten, die sich aus dem klinischen Bild nicht diagnostizieren, höchstens aus Erscheinungen von Amyloid in anderen Organen (Milz, Leber) vermuten läßt.

Wie sehr der primäre „degenerative" Prozeß an den Epithelien an Bedeutung überwiegt, geht auch daraus hervor, daß bei denjenigen Formen von Amyloid, die Intaktheit des Epithels zeigen, der Harn eiweißfrei gefunden werden kann (Weigert, Leube).

Fahr hat einen Fall in der Festschrift für Bostroem mitgeteilt, bei dem trotz Amyloidablagerung die Epithelien keine nennenswerten Veränderungen zeigten, und der dementsprechend auch nicht die geringsten Nierensymptome, auch keine Albuminurie — bei genauester klinischer Beobachtung — bot. In den übrigen Organen (Leber, Milz) fand sich in diesem Falle eine enorme Amyloidose. Die gleiche Beobachtung hat auch Waldenström gemacht.

Bei Litten findet sich schon eine Zusammenstellung von 20 Fällen, die weder Ödeme noch Albuminurie aufwiesen; der eine war 11 Monate in klinischer Beobachtung.

Mit diesen Fällen, die eine ganz verschieden starke, oft sogar erhebliche Amyloidose der Schlingen, stets auch der interstitiellen Kapillaren aufwiesen, ist der Beweis geliefert, daß eine Amyloidose ohne die nephrotischen Tubuliveränderungen verlaufen kann.

Das würde wieder an die Möglichkeit denken lassen, daß die „degenerativen" Parenchymveränderungen an die Albuminurie gebunden sind und entweder als ihre Ursache oder als ihre Folge, als ihr histologischer Ausdruck zu betrachten wären.

Es sind daher auch Zweifel berechtigt, ob man im Sinne von Löhlein die degenerativen Parenchymveränderungen hier als Folge einer durch Amyloid bedingten mäßigen Störung der Glomerulidurchblutung betrachten darf. Als sicher möchte ich aber ansehen, daß der Untergang sekretorischer Elemente und der Eintritt der Niereninsuffizienz bei mit Amyloid komplizierten Nephrosen in der Regel auf diese Komplikation und die dadurch bewirkte Störung der Glomerulidurchblutung zurückzuführen ist, schon wegen der außerordentlich geringen Neigung der unkomplizierten Nephrose zur Niereninsuffizienz.

Dementsprechend kann man geradezu beim Amyloid wie bei der Nephritis die drei verschiedenen Verlaufsarten, zwischen denen natürlich alle Zwischenstufen möglich sind, unterscheiden: eine subakute, die rasch innerhalb von Wochen oder Monaten zur tödlichen Niereninsuffizienz führt, eine subchronische, die langsam innerhalb von wenigen Jahren das Ziel der Niereninsuffizienz erreicht, und endlich eine ganz chronische Verlaufsart, die innerhalb von Jahren oder Jahrzehnten unter dem Bilde der Amyloidschrumpfniere zum Tode an Niereninsuffizienz führt.

Man hat bisher allgemein einen sehr chronischen Verlauf bei der Amyloidniere angenommen und mit der Möglichkeit, daß dabei Nierensuffizienz oder gar echte Urämie auftreten kann, kaum, es sei denn im Stadium der hochgradigen Schrumpfung gerechnet. Das ist aber nicht richtig. Wie bei der subakuten Verlaufsart der Nephritis kann infolge der hochgradigen und rasch sich entwickelnden Amyloidose bei noch großen, ja erheblich vergrößerten Nieren schon Niereninsuffizienz eintreten.

Bei der subakuten = bösartigen, rasch zur Niereninsuffizienz führenden Verlaufsart der Amyloidnephrose kann der „nephrotische Einschlag" im Krankheitsbilde sehr zurücktreten, genau wie bei der subakuten Nephritis.

Bei der ganz chronischen Verlaufsart kann sogar infolge der zunehmenden Störung der Nierendurchblutung oder der Abnahme der Nierenfunktion ausnahmsweise eine Blutdrucksteigerung in die Erscheinung treten, während diese bei den rascher verlaufenden Amyloidnephrosen, wohl schon wegen der einer Mehrleistung von Herz und Gefäßen im Wege stehenden dyskrasischen Grundkrankheit, auszubleiben pflegt.

Die Veränderung des Eiweißblutbildes, die der entspricht, wie sie bei Infekten auftritt, scheint an sich die Reaktionsfähigkeit der Gefäße auf pressorische Reize herabzusetzen (Albrecht und Brochowski).

Man kann die verwickelten pathogenetischen Beziehungen in der Namengebung folgendermaßen zum Ausdruck bringen:

1. Wir sprechen von Amyloidose, wenn eine Amyloidinfiltration der Gefäße allein ohne Parenchymdegeneration vorliegt, hier fehlen alle klinischen Erscheinungen.

2. Als Nephrose mit Amyloid können wir die Fälle bezeichnen, die das klinische Bild der Nephrose bei guter Nierenfunktion bieten und mit Amyloid

der Gefäße (ohne erhebliche Störung der Glomerulidurchblutung) kompliziert sind.

Vom Standpunkt der Amyloidose könnte man in den Fällen, in denen diese als das Primäre betrachtet werden kann, auch Amyloid mit Nephrose sagen und hier die Nephrose als eine — für den Verlauf unwesentliche (Koch) — für das klinische Bild sehr wesentliche Komplikation des Amyloids betrachten.

Die richtigere Vorstellung ist vielleicht die, daß beide gemeinsamen Ursprungs sind und die gleiche Eiweißinfiltration bedeuten, die aus immunbiologischen Gründen bald mehr das Mesenchym, bald mehr das Parenchym betrifft.

3. Von Amyloidniere, -nephrose oder -glomerulonephrose können wir dann reden, wenn ein hoher Grad von Amyloidinfiltration mit Beeinträchtigung der Glomerulidurchblutung und Neigung zu Niereninsuffizienz besteht.

Als Beispiel für den subakuten Verlauf der Amyloid-Glomerulonephrose möchte ich folgende Fälle unserer Beobachtung aus der Arbeit von Koch anführen:

1. Karl Bau .., Schlosser, 37 Jahre. 1918 schwere Verletzung an Armen und rechtem Unterschenkel. Dort dauernde Eiterung. Krank bis 1919, dann wieder voll gearbeitet. 3 Wochen vor der Aufnahme, die am 23. 11. 23 erfolgte, nach leichtem Frieren Schwellung und Rötung des bisher gesunden linken Unterschenkels ohne Schmerzen. Temperatur bis 38°. Auf Einschnitt wird eine Tasse Eiter entleert. Nachlassen der Schwellung und Rötung. Angeblich Urin o. B. In letzter Zeit Appetit schlechter, allgemeine Schwäche. Keine Ödeme. Da Arzt zuletzt viel Eiweiß fand, Überweisung in die Klinik.

Befund: Blasse Haut, trockene Haare. Alte Narben. Beide Unterschenkel ödematös. Am linken Unterschenkel Rötung und eiternde Schnittwunde. Zunge sehr trocken, leicht urinöser Foetor ex ore. Andeutung von großer Atmung. Periostreflex gesteigert, Knipsreflex +. Zeitweises Muskelzucken, Erbrechen. Im Stuhl Blut und Schleim.

Blutdruck 105/68 mm Hg. Venendruck 80 mm H_2O. Urin 370 ccm. Sauer, 13⁰/₀₀ Albumen. Viel fein granulierte und hyaline Zylinder. Einzelne Wachszylinder, keine doppeltbrechende Substanz.

Kongoversuch: In 60 Minuten Abnahme um 45⁰/₀; spricht für Amyloid. Bl .t: Wa. negativ, RN 175 mg⁰/₀, Blut-U+ 303 mg⁰/₀, Ambard 2,15, korrigierter Blut-U+ 1075 mg⁰/₀ Harnsäure 9,6 mg⁰/₀, Zucker 0,056 mg⁰/₀, Cholesterin 230 mg⁰/₀, Indikan +.

Der Kranke wird somnolent, tiefe Atmung. Urinmenge nimmt rapid ab. Seit 26. 11. Anurie. 27. 11. Muskelzittern, Erbrechen; Tod an Urämie.

Autopsie: Amyloiddegeneration der Nieren, der Milz, des Darmes. Alter erweichter Abszeß des linken Unterschenkels. Adenom der Schilddrüse. Chronische Gastritis. Balkenblase mit kleinen Schleimhautblutungen. Prostatahypertrophie. Hirnödem.

Die Nieren erheblich vergrößert, 13,5 cm lang mit entsprechenden anderen Maßen, Gewicht rechts 340 g. Oberfläche glatt, graurot, aber ohne gelbliche Farbtöne, läßt massenhaft feine weiße Stippchen erkennen. Kapsel gut abziehbar. Konsistenz ausgesprochen steif. Rinde scharf abgesetzt gegen das dunkelbräunliche Mark, zeigt kommaförmige hellglänzende Einlagerungen. Glomeruli bei schräg auffallendem Licht als blasse, glasige Körnchen erkennbar. Gefäße ohne Veränderungen; keine Thromben. Nierenbecken o. B.

Histologisch (Dr. Koch): Glomeruli sehr groß, füllen den Kapselraum völlig aus. In allen Schlingen Amyloidablagerungen, zum Teil sehr stark und dann in breiten Bändern, so daß nur noch einzelne oder pyknotische Kerne sichtbar sind, und die Schlingen undurchlässig erscheinen. Auch an diesen Stellen sind die Glomeruli nicht in homogene Kugeln verwandelt, sondern die einzelnen Schlingen lassen sich noch gut verfolgen. An anderen Stellen finden sich vereinzelte weit offene Schlingen, mit mehr oder weniger starker amyloider Wandung; sie enthalten reichlich Erythrozyten. Nirgends ist eine Kernvermehrung oder eine Verklebung oder Wucherung des Kapselblattes oder des Kapselbindegewebes zu erkennen. Nirgends finden sich umgebende Rundzellinfiltrate. Das feine parietale Epithel ist als dünner Saum überall kenntlich. Im Kapselraum viel geronnenes Eiweiß, das sich bei Serienschnitten in die abführenden Tubuli fortlaufend verfolgen läßt und überall die gleichen Farbreaktionen zeigt (vgl. Abb. 100, S. 1041).

Die Interlobulararterien, die Arteriolen und die Glomerulusschlingen zeigen mächtige amyloide Einlagerungen, nur spärlich findet sich Amyloid in den intertubulären Kapillaren, mehr in denen der Marksubstanz; nur vereinzelt amyloide Basalmembranen. Im van Gieson-Präparat zeigen diese Einlagerungen durchweg eine gelbe Farbe.

Der größte Teil der Tubuli zeigt ein mächtig erweitertes Lumen und endothelartig abgeplatteten Zellbelag. Die distalen Abschnitte des Hauptstückes und die aufsteigenden Schleifenschenkel sind fast bis zum Verschluß des Lumens geschwollen; hier findet sich eine ausgesprochene körnige und wundervoll hyalintropfige Degeneration sowie massenhaft Vakuolen aller Größen. An diesen Stellen starke Abschilferung der geschwollenen Zellen mit Regenerationserscheinungen. Diese Erscheinungen fehlen fast völlig bei dem abgeflachten Epithel. In den Kanälchen zusammenhängende Eiweißmassen mit abgestoßenen Zellen und Kerntrümmern vermischt.

Das Bindegewebe ist nur an einigen wenigen Stellen strukturlos verbreitert (Ödem) und spärlich mit ganz vereinzelten Rundzellansammlungen durchsetzt.

Fett ist wenig und herdweise, vorwiegend in den gequollenen Epithelien, vereinzelt auch in den abgeflachten nachweisbar; die zum Teil sehr dicken Tropfen sind nicht nur basal gestellt, sondern durchsetzen die ganzen Zellen. Nur vereinzelte Glomeruli zeigen eine geringe feine Fettbestäubung.

Doppeltbrechende Substanz ist reichlich in den Epithelien wie im Interstitium nachzuweisen; Schaumzellen wurden nicht gefunden.

2. Richard P., 21 Jahre. Mit 16 Jahren Verletzung des linken Knies, die zu einer Knocheneiterung geführt hat. Deshalb bis Dezember 1919 in Krankenhausbehandlung. Fünfmal operiert. Seitdem in ambulanter Behandlung. Schluß der Wunde Anfang Mai 1923. Ende April 1923 früh beim Aufstehen plötzlich heftige Schmerzen in der rechten Bauchseite. Erbrechen, kein Appetit. Windverhaltung. Nach einer Pause von einer Woche wieder gearbeitet, aber dauernd Schmerzen. Arzt fand Geschwulst in der rechten Bauchseite.

Aufnahme 30. 5. 23: Erbrechen. Winde gehen schlecht ab. Durchfälle.

Befund: Keine Ödeme. Tumor rechts. Leber nicht abgrenzbar. Milz recht groß, hart. Eiweiß $20^0/_{00}$. Höchstes spez. Gew. im C.V. 1018. Urobilin +. Indikan ++. Sediment dicker Eiter. Blutdruck nie über 105 mm Hg.

Zystoskopisch: Aus beiden Nieren keine Indigkarminausscheidung, noch nach 16 Stunden keine Blaufärbung. Im rechten Ureter dicker Eiter.

Nierenpunktion: dicker Eiter, kulturell Staphylokokken. Operation wegen schlechten Zustandes abgelehnt.

Korrigierter Blut-U+ Wert = 940 mg$^0/_0$.

Der überstürzte Verlauf zur Niereninsuffizienz geht am deutlichsten aus der Gegenüberstellung der Werte für die Nierenfunktion vom 1. 6. und 5. 7. hervor:

	W. V.	C. V.	RN mg$^0/_0$	Blut-U+ mg$^0/_0$	Ambard	Korrig. Blut-U+-Wert mg$^0/_0$	Blutindikan
1. 6. größte ¹/₂ St. P. 57/1007 in 4 St. 230		1018	57	45,5	0,16	80	—
5. 7.				347	1,88	940	+++

Beckmannkost 16. 6. Harnazidität unverändert, bei alkalischer wie sauerer Kost. Stühle dünn, durchfällig, grobe blutige Schleimflocken.

Rektum sehr dicht stehende hämorrhagische Erosionen bis hoch hinauf.

9. 7. Große Atmung, Exitus im Coma uraemicum.

Autopsie: Pyonephrose durch Ureterenstein. Perinephritis purulenta und Leberabszeß. Amyloid.

Chronische Osteomyelitis des linken Unterschenkels mit metastatischen abgekapselten Eiterherden im kleinen Becken links; Arthritis deformans des linken Hüftgelenkes. Allgemeine Amyloidose.

Rechts Ureterenverengerung beim Eintritt in das narbige Gewebe um die Niere, kaum für einen Federkiel durchgängig. Nierenbecken gerötet, mit Eiter gefüllt. Im Ausgang zum Ureter halbpflaumengroßer, grünlicher Phosphat-Uratstein. Das Parenchym der Niere nur am äußeren unteren Umfang in 1 cm Breite erhalten, sonst überall bis zu einem höchstens 3—4 mm dicken Sack reduziert. Im rechten Leberlappen in unmittelbarer Nachbarschaft der Niere ein überfaustgroßer, rahmigen Eiter enthaltender Abszeß; kleinere Abszesse im Nierenbindegewebe.

Linke Niere 16,5 cm, 9 cm breit; Gewicht 480 g. Oberfläche glatt mit zwei tief eingezogenen Narben. Kapsel gut abziehbar. Farbe blaß bräunlich, nirgends Blutpunkte. Konsistenz ausgesprochen steif. Rinde sehr verbreitert, verwaschene Zeichnung, auch unscharfe Begrenzung gegen das dunklere Mark. Glomeruli springen als glasige Körnchen deutlich vor; massenhaft punkt- und strichförmige, mattglänzende Einlagerungen, die an einigen Stellen zusammenliegen und hier völlig die Zeichnung verwischen. In der Schleimhaut des Nierenbeckens einzelne kleine Blutungen; keine Konkremente. Gefäße o. B. Keine Thromben.

Histologisch (Dr. Koch): Alle Glomeruli auffallend groß; die Schlingen erscheinen meist als plumpe, breite, strukturlose Bänder; einige wenige Kapillaren, aber auch diese mit amyloider Wandung enthalten im erweiterten Lumen wenig Erythrozyten. Überall Kerntrümmer;

Glomeruli oft nur bei genauem Zusehen erkennbar. Irgendwelche Wucherungen des Kapselepithels, Kernvermehrungen oder Verklebungen sowie Wucherung des Kapselbindegewebes
fehlen vollkommen. Der zarte parietale Epithelsaum ist überall sichtbar. Im Kapselraum viel geronnenes Eiweiß, besonders deutlich im van Gieson-Präparat. Keine Rundzellinfiltrate um die Glomeruli.

Tubuli sämtlich mächtig erweitert mit endothelartigem Epithel ohne jede Degenerations-
zeichen. Nur in einigen distalen Teilen der Hauptstücke und in den dicken Schleifenschenkeln ist das Epithel geschwollen, vakuolisiert, hyalintropfig degeneriert, stark abschilfernd; hier finden sich auch stärkere Regenerationserscheinungen. Überall im Lumen
strukturloses, geronnenes Eiweiß mit spärlichen Zelltrümmern vermischt. Dieser Inhalt
zeigt das gleiche färberische Verhalten wie das Eiweiß im Kapselraum und gibt nirgends,
auch in der Papille nicht, amyloide Färbung.

Interstitium ganz erheblich verbreitert, aber auch zellarm und nur an wenigen Stellen
geringe Rundzellinfiltrate. Diffuse, grobsträngige Amyloidablagerung in den Schlingen;
sehr viel Amyloid, in breiten plumpen Bändern in den interstitiellen Kapillaren, reichlich
in der Basalmembran der Tubuli. Das Vas afferens mit dicker amyloider Wandung durchweg weit, beim Eintritt oft seeartig erweitert; die Erythrozyten sind bis hierhin deutlich
zu verfolgen.

Nur sehr wenig und herdweise Fett, in den abgeflachten Epithelien mehr und dann
oft in großen Tropfen, die ganze Zelle ausfüllend in den gequollenen Zellen; geringe oft
diffuse Fettbestäubung auf den Glomeruli oder in den Zellen des parietalen Kapselblattes.

Im Interstitium reichlich doppeltbrechende Substanz und in großen Tropfen, sehr
spärlich und kleintropfig in den Epithelien.

Den gleichen überstürzten Verlauf der Nierenamyloidose zur Niereninsuffizienz bis zur
tödlichen Anurie habe ich schon früher ebenfalls bei einem Falle von einseitiger Pyonephrose
gesehen, von ihm stammt die Abb. S. 1040.

Die höchst auffallende Tatsache, daß in beiden Fällen nach Steinverschluß und Pyonephrose der einen Niere die kompensatorische Hypertrophie der anderen Niere nicht
gehindert wurde durch die rasch einsetzende Amyloidinfiltration, sondern einen besonders
hohen Grad erreicht, gibt zu denken. Sie spricht nicht gerade für einen degenerativen
Prozeß, sondern eher dafür, daß sowohl der Amyloidinfiltration wie der sog. Parenchymdegeneration eine funktionelle Leistung zugrunde liegt. Es läßt sich allerdings nicht sicher
entscheiden, ob nicht die enorme Hypertrophie vor Eintritt der Vereiterung der
Hydronephrose schon vollendet war.

3. W. Saß, 23 Jahre. Seit dem 3. Jahre eiternde Fistel am linken Oberschenkel,
mehrere offene Stellen am linken Unterschenkel. Letztere haben sich im Laufe der letzten
2—3 Jahre geschlossen, nur erstere ist geblieben. Vor 10 Wochen plötzlich Schwellung
beider Augenlider, am nächsten Tag schwoll das rechte Bein an, heftige Schmerzen in
demselben. Kurzatmigkeit, Druckgefühl; lag 6 Wochen in einer kalten Arbeiterbaracke,
wobei das rechte Bein immer stärker anschwoll, Kurzatmigkeit nahm zu. Mitte April
Anschwellung des ganzen Körpers, Herzklopfen und Kurzatmigkeit, Mattigkeit,
Durst, Schlaflosigkeit.

19. 4. 1922 Aufnahme: hochgradige Ödeme am ganzen Körper, Aszites. Haut trocken,
abschilfernd, eitrige Fisteln an beiden Oberschenkeln.

Oligurie. Eiweiß 8,5 $^0/_{00}$. Sediment: zahlreiche zum Teil degenerierte Nierenepithelien.
Fettkörnchen-Zylinder, doppeltbrechende Lipoidtropfen.

Blutdruck 124 mm Hg, Kapillardruck 340, Venendruck 160 mm H_2O.

21. 4. 24stündige Harnmenge 200. Spez. Gewicht 1012. NaCl 0,4$^0/_0$. N. 0,55$^0/_0$. Ambardsche Konstante 1,16! Korrigierter Blut-U+-Wert = 580 mg$^0/_0$.

Blut: Indikan +, Rest-N. 193 mg$^0/_0$. Harnstoff 299 mg$^0/_0$. NaCl 718 mg$^0/_0$. Cholesterin 136 mg$^0/_0$. Kreatinin 13,4 mg.

Eiweiß 4,47 g$^0/_0$. Trockensubstanz 7,6$^0/_0$ am 21. 4. und 11,8$^0/_0$ am 23. 4.

22. 4. Coma uraemicum. Blutung aus Mund und Nase. Exitus.

Autopsie: Osteomyelitis chron. staphylococc. mit Abszessen in der Muskulatur.
Empyem des rechten Ellenbogengelenkes, Amyloid der Milzpulpa, der Nebennieren und
hochgradiges Amyloid der beiden Nieren.

In diesem Falle trat 10 Wochen vor dem Tode gleichzeitig mit dem ersten Rückfall
der alten Osteomyelitis eine allmählich zunehmende Wassersucht und rasche Entwicklung
der tödlichen Niereninsuffizienz ein.

Die Niere ganz erheblich vergrößert; steife Konsistenz; Oberfläche glatt; hell-
graue Farbe; Kapsel läßt sich gut abziehen; Schnittfläche trocken, etwas glasig; Rinde
verbreitert, Zeichnung völlig verwaschen, scharf abgesetzt gegen das rotbraune Mark.
In der Rinde zahlreiche kleine, glasige, sagokornartige Pünktchen vorspringend; nur ganz
vereinzelte kommaähnliche, mattglänzende Stippchen; keine Blutpunkte. Gefäße o. B.,
keine Thromben.

1132   F. Volhard: Die doppelseitigen hämatogenen Nierenerkrankungen.

Histologisch (Dr. Koch): Die Glomeruli sind durchaus gleichmäßig verändert, stark vergrößert, füllen prall die Kapsel aus. Nirgends Wucherungen des parietalen Kapselepithels oder des perikapsulären Bindegewebes. Die Schlingen sind ohne Ausnahme amyloid infiltriert, die meisten so stark, daß sie völlig undurchgängig sind und als breite plumpe Bänder mit nur einigen pyknotischen Kernen erscheinen. Ihr Verlauf ist aber stets noch deutlich erkennbar. Nur wenige Schlingen, diese aber auch mit amyloider Wandung, enthalten noch Erythrozyten. Es ist dabei deutlich zu verfolgen, daß das Lumen der Schlinge um so weiter ist, oft erheblich erweitert, je geringer die Amyloidablagerung ist.

Die Tubuli durchweg erhalten, nirgends findet sich völliger Untergang; oft bis zum Endothel abgeplattetes Epithel; im distalen Teil der Hauptstücke und in den dicken Schleifenschenkeln ist das Epithel noch wesentlich besser erhalten, oft bis zum Lumenverschluß gequollen, starke körnige, hyalin-tropfige und vakuolige Degeneration. Im stark erweiterten Lumen vorwiegend körnige, aber auch zusammenhängende Eiweißmassen, die sich dann bis in den Kapselraum verfolgen lassen.

Mäßiger Fettgehalt, im allgemeinen der Höhe der Zellen entsprechend, an einzelnen Stellen grobtropfig und dann die ganze Zelle ausfüllend. Die Glomeruli zeigen meist eine diffuse, feine Fettbestäubung.

Wenig doppeltbrechende Substanz in den Epithelien, mehr im Interstitium, hier oft in großen Tropfen; Schaumzellen wurden nicht gefunden.

Im stark verbreiterten, aber kernarmen Interstitium nur kleine, vereinzelte Rundzellanhäufungen. Alle interstitiellen Kapillaren ohne Ausnahme als plumpe, amyloide Bänder sichtbar; die Vasa afferentia völlig amyloid; weniger Amyloid und nur herdweise in den größeren Gefäßen. Nirgends Aufsplitterung der Elastika oder Endarteriitis.

Als Beispiel für den subchronischen Verlauf in zwei Schüben, ebenfalls aus der Arbeit von Koch:

Gustav M., 58 Jahre. 1902 geschlechtskrank, nässender Ausschlag am After. 1903 Lungen- und Rippenfellentzündung. 1921 Schwellung der Füße bis zu den Hüften. Kurzatmigkeit, Übelkeit. Nach 7 Wochen Besserung. 1922 Ende September Schwellung der Beine, Heiserkeit, Kopfschmerz, Juckreiz, schlechter Geschmack, Mattigkeit.

Befund Oktober 1922: Blässe, leichte Ödeme, Rhinitis atroph. (non spec.). Kein Anhaltspunkt für alte Lues. Wa. —.

Milz nicht fühlbar. Reflexe lebhaft.

Blutdruck anfangs 145/80, später normal. Ante finem 130, am vorletzten Tage 155 mm Hg.

Harn: Eiweiß 3—6,8$^0/_{00}$. Bodensatz r. Bl. w. Bl. gran. Zyl. doppelbr. Subst. +.

Blut	26. 10.	28. 10.	3. 11.	9. 12.	14. 12.	15. 12. 1922
Rest-N.	77 mg		74,5	112		140
Indikan	++			+++		+++
Cholesterin				240	198 mg	
NaCl	0,7			0,69		0,7
Kreatinin						15,5
Harnstoff		84		183		242
Ammoniak						4,5
Ambard		0,46		1,05		

16. 12. Große Atmung, Muskelzucken; Exitus an Urämie.

Autopsie: Kleine Nieren mit höckrigen oberflächlichen und ausgedehnten Parenchymverfettungen. Amyloidschrumpfniere. Amyloidmilz. Amyloidose des Darmes. Geringes Lungenödem. Hypertrophie des rechten Ventrikels.

Pleuritis fibrinosa rechts; Sinusitis ethmoidalis; chronisches Ulkus der Nasenschleimhaut; Hodenatrophie; alte Narbe am rechten Oberarm; Knochensequester; Periostitis der linken Tibia. Linker Ventrikel nur gering hypertrophiert. Niere: Klein, Kapsel läßt sich sehr schwer abziehen, Gewicht 90 g. Über die im allgemeinen fein granulierte Oberfläche springen blaßgraue, gelbliche Buckel bis zu Linsengröße vor, während die übrigen Partien mehr einen braunroten Farbton zeigen. Schnittfläche trocken. Konsistenz steif, lederartig. Parenchym stark verschmälert, Fett des Hilus vermehrt. Zeichnung der Rinde völlig verwaschen, die an der Oberfläche bestehende fleckige Färbung ist auch hier vorhanden. Rinde und das bräunliche Mark ineinander verwaschen. Gefäße o. B., weder verdickte Wand noch klaffendes Lumen; keine Thromben.

Histologisch (Dr. Koch): Es finden sich zwei streng getrennte Gruppen von Glomeruliveränderungen ohne laufende Übergänge. Teils völlig verödete, strukturlose Kugeln, teils eine plumpe, bandartige Schlingenanordnung mit wenig pyknotischen Kernen. Diese letzteren Glomeruli zeigen noch einige mehr oder weniger durchgängige Schlingen, die meisten davon auch mit amyloider Wandung, diese dann aber stark erweitert und gut durchgängig. Die einzelnen Glomeruli, auch die völlig verödeten, sind sehr groß und zeigen nirgends eine Wucherung des perikapsulären Bindegewebes oder des zarten parietalen Kapselblattes.

Wenn auch die Zahl der völlig verödeten Glomeruli an der äußersten Peripherie am größten ist, so finden sich doch auch solche weiter nach dem Mark hin, und andererseits reichen erweiterte Tubuli mit noch gut durchbluteten Glomeruli bis zu der Nierenkapsel. Man gewinnt durchaus den Eindruck, daß die Verödung gänzlich regellos erfolgt ist. An den Stellen stärkster Verödung sind die Tubuli völlig verschwunden, nur noch Reste vorhanden, und an ihrer Stelle findet sich ein kernreiches Bindegewebe mit zahlreichen Rundzellen infiltriert. An den übrigen Stellen ist das Bindegewebe sehr wenig verbreitert; Rundzellinfiltrate um die verödeten Glomeruli finden sich nicht in stärkerem Maße. Die Tubuliepithelien sind sämtlich abgeflacht, aber nur an einigen Stellen der Hauptstücke I endothelartig. In letzterem Falle keine Abschilferung oder Regeneration, die an Stellen mit höherem Epithel deutlich ist. Hier auch körnige, hyalin-tropfige und vakuolige Degeneration. Das erweiterte Lumen enthält nur wenig geronnenes Eiweiß mit spärlichen Zelltrümmern vermischt.

Sehr viel Fett in den Epithelien, die meist förmlich vollgestopft sind, aber auch reichliche und diffuse Fettbestäubung auf den Glomeruli und in den Epithelien des parietalen Kapselblattes.

Wenig doppelbrechende Substanz und dann nur kleintropfig in den Epithelien, sehr spärlich im Interstitium.

Gefäße: Das Amyloid vorwiegend in den Gefäßen von der Größe der Vasa afferentia, in sehr wechselnder Menge in den Interlobulares, auffallend stark aber in allen Kapillaren des Interstitiums und in den Basalmembranen der Tubuli, so daß sich im Schnitt ein feines durchgehendes Netzwerk um die Epithelien spinnt. Die Kapillaren sind an den Stellen stärkeren Gewebsunterganges bedeutend stärker mit Amyloid befallen. Die Einlagerungen färben sich mit Methylviolett durchweg metachromatisch und auch in den völlig verödeten Glomeruli im van Gieson-Schnitt gelb. Die befallenen Gefäße zeigen je nach der Stärke der Einlagerung ein stark erweitertes oder bis zum Verschluß verengtes Lumen; nirgends Thromben. In den muskelstarken Arterien nur hier und da eine ganz geringe, grobe Aufsplitterung der Elastika; keine Endarteriitis.

Diagnose der Nephrose.

Das klinische Bild einer voll ausgeprägten Nephrose im Höhepunkt ist so charakteristisch, daß man meinen sollte, die Diagnose könne nicht schwierig sein. In der Tat ist es nicht schwierig, diesen Komplex von Symptomen, in dessen Mittelpunkt die hochgradige Wassersucht steht, von anderen nicht renal bedingten Formen von Wassersucht zu unterscheiden.

Diagnostische Zweifel ergeben sich in recht seltenen Fällen von Herzmuskelerkrankung nach Diphtherie oder Scharlach mit Eiweißausscheidung und ausgebreiteter Wassersucht auch des Gesichtes und mit Blässe der Haut ohne Unregelmäßigkeit des Pulses und ohne Herzgeräusche. Hochgradige Urobilinurie kommt auch bei der Nephrose vor. Es fehlen aber jenen wie allen Formen des kardialen Hydrops die doppeltbrechenden Lipoide im Harnbodensatz; und die gleichmäßige Erweiterung der Herzhöhlen, insbesondere des rechten Vorhofs, die Stauung der Halsvenen und Steigerung des Venendruckes, Leberschwellung, weisen auf die kardiale Natur der Wassersucht hin.

Die Abgrenzung gegen kachektischen oder essentiellen Hydrops macht schon mit Rücksicht auf das Fehlen der Eiweißausscheidung keine Schwierigkeit.

Es ist ja aber gar nicht der besondere „renale" Typus der Wassersucht allein, der dem nephrotischen Symptomenkomplex den Stempel aufdrückt; die Vereinigung von Wassersucht bei kleinem Herzen und niederem Blutdruck mit dem typischen Harnbefund: höchstgradiger Eiweißausscheidung, hohem spezifischen Gewicht des Harnes, Lipoidausscheidung, und dem typischen Blutbefund: Hyperlipoidämie, milchige Farbe des Serums und der Ergüsse, Eiweißverarmung des Blutes und Verschiebung des Eiweißblutbildes nach links, ist das, was den bisher als nephrotisch bezeichneten Symptomenkomplex der nephrogenen Dyskrasie kennzeichnet, und diese Kombination ist ganz einzigartig und nicht zu verkennen, wenn man sich die Mühe nimmt, die einzelnen Steinchen der zum Teil versteckten Zeichen zu dem Mosaik des Gesamtbildes zusammenzusetzen.

Diesen charakteristischen Symptomenkomplex, zu dem noch eine ausgezeichnete Stickstoffausscheidung, ein niedriger Harnstoffspiegel im Blute und eine abnorme Durchlässigkeit der Niere für Kongorotfarbstoff gehört, festzustellen, ist in der Tat nicht schwer. Schwierig ist erst die Beantwortung der Frage: wie ist dieses Zustandsbild zustande gekommen, mit oder ohne Störung der Glomerulidurchblutung? Wie ist im einzelnen Falle die Pathogenese? Vergessen wir nicht, die Diagnose Nephrose ist eine pathogenetische Diagnose insofern, als wir damit die Annahme verbinden, daß ein renales Krankheitsbild von einer einfachen Albuminurie bis zum schwersten Bilde einer sog. parenchymatösen Nephritis mit voll ausgebildetem hypalbuminämischem Symptomenkomplex ohne Störung der Glomerulidurchblutung zustande gekommen ist. Schlimm genug, daß wir über den pathogenetischen Vorgang bei der Nephrose selbst noch nicht mehr wissen und uns nur an dieses negative Kriterium halten können. Daß uns die Bestimmung des Grundumsatzes — er soll bei der Nephrose meist, aber auch nicht regelmäßig erniedrigt, bei der Nephritis erhöht sein — weiter hilft, ist nicht zu erwarten, da die Senkung des Grundumsatzes nicht für die Nephrose, sondern für die hypalbuminämische Dyskrasie, den Hungerzustand, charakteristisch zu sein scheint.

Dementsprechend sind auch die Unterscheidungsmerkmale, die uns die Annahme einer primären Parenchymerkrankung ermöglichen, negative:

Es fehlt die Blutdrucksteigerung, die Hämaturie, die Neigung zu Niereninsuffizienz.

Die Entscheidung, d. h. die Unterscheidung einer Nephrose von einer Pseudonephrose, wie man das zum Verwechseln ähnliche Zustandsbild einer Nephritis von subchronischer Verlaufsart mit starkem „nephrotischem Einschlag" bezeichnen kann, wäre einfach, wenn es keine Ausnahmen von der Regel gäbe. Aber unglücklicherweise ist kein einzelnes jener negativen Kriterien unbedingt zuverlässig, nicht einmal ihr Zusammentreffen sicher beweisend.

Was zunächst das wichtigste Unterscheidungsmittel, die Blutdruckmessung betrifft, so ist es im einzelnen Falle schon nicht immer leicht zu sagen, ob ein Blutdruckwert von 120 mm unter den gegebenen Umständen (Ödem, Kachexie) nicht schon als erhöht zu betrachten ist; aber so viel kann man wohl sicher sagen, daß jeder Fall mit Blutdrucksteigerung, d. h. mit Blutdruckwerten über 120 mm Hg von vorneherein ausscheidet, auch wenn das Zustandsbild des „nephrotischen Einschlages" noch so ausgesprochen ist. Machwitz und Rosenberg, die im übrigen unsere Ergebnisse an dem großen Material der Umberschen Klinik in weitestgehendem Maße bestätigt und sich vollständig meiner Anschauung angeschlossen haben, scheinen geneigt, auch Fälle mit gelegentlicher Blutdrucksteigerung (bis 145 mm Hg) noch zu den Nephrosen zu rechnen. Auch bei anderen Autoren des Schrifttums ist mir in der Bewertung geringfügiger Blutdrucksteigerung eine ähnliche Weitherzigkeit aufgefallen und infolgedessen die Neigung, viel zu oft und zu Unrecht eine Nephrose zu diagnostizieren, was v. Hansemann zu der Bemerkung veranlaßt hat, daß die pathogenetische Einteilung der Nierenkrankheiten häufiger zu falschen Diagnosen Veranlassung gäbe als früher. Ich möchte demgegenüber mit Entschiedenheit betonen, daß jede auch noch so geringfügige renale (nicht transitorisch nervöse, durch den Akt der Blutdruckmessung ausgelöste) Blutdrucksteigerung die Annahme einer reinen Nephrose ausschließt. Eine oft wiederholte und sehr sorgfältig wiederholte Kontrolle des Blutdrucks ist daher zur Differentialdiagnose zwischen Nephritis mit nephrotischem Einschlag oder hypalbuminämischer Dyskrasie und echter primärer Nephrose die erste Bedingung und unerläßlich.

Dabei sind auch geringfügige oder vorübergehende oder nur in den ersten Tagen der Beobachtung bestehende und dann wieder verschwindende Blutdrucksteigerungen sehr zu beachten und für die Annahme einer sekundären Parenchymdegeneration infolge subchronischer Glomerulonephritis zu verwerten.

Nach der positiven Seite ist das Symptom der Blutdrucksteigerung nach meiner Erfahrung absolut zuverlässig, vorausgesetzt, daß nicht die — sicher beobachtete — Komplikation einer Nephrose mit Hypertonie vorliegt, nicht aber nach der negativen. Nicht in jedem Falle von nephrotischem Zustandsbild, in dem die Blutdrucksteigerung fehlt, d. h. der Grenzwert von 120 mm Hg nicht überschritten wird, handelt es sich sicher um eine echte Nephrose. Unglücklicherweise kommen auch nicht so ganz selten Nephritiden subchronischer Verlaufsart vor, die dieses wichtige Kardinalsymptom zeitweise, und zwar lange Zeit, sehr selten dauernd, fast oder ganz vermissen lassen.

Ich habe wiederholt Fälle gesehen, die sich nach dem Tode als intra-kapilläre Nephritiden erwiesen, die lange Zeit Blutdruckwerte an der oberen Grenze der Norm oder im Bereich der Norm (um 120 mm Hg) aufgewiesen, und erst gegen Ende des Lebens eine deutliche und unzweifelhafte Blutdruck-steigerung bekommen haben.

Vielleicht wäre die Prüfung auf Adrenalinüberempfindlichkeit bei intravenöser Einspritzung von 0,005 ccm Suprarenin unter fortlaufender Messung des Arterien- und Venendruckes imstande, noch larvierte Bereitschaft zu Blutdrucksteigerung aufzudecken (Deicke und Hülse, S. 414), wenn nicht die Verschiebung des Eiweißblutbildes eine Abnahme der Anspruchsfähigkeit der Gefäße bedingte.

Tillgren rät, zur oft so schwierigen Differentialdiagnose von der nächtlichen Blutdruckmessung nach 0,5 g Veronal (Carl Müller) Gebrauch zu machen.

Auch die Komplikation der Nephrose mit Arteriosklerose bringt in das Krankheitsbild den der reinen Nephrose ganz fremden Zug der Blutdrucksteigerung, der Verwirrung stiften muß. Es kann in solchen Fällen ohne Kenntnis der Ätiologie und der Vorgeschichte schwierig oder gar unmöglich sein, intra vitam mit Sicherheit zu sagen, ob es sich um eine mit Arteriosklerose komplizierte Nephrose handelt oder um eine „Mischform" der echten vaskulären Nephritis mit starken degenerativen Veränderungen am Nierenepithel.

Auch auf das zweite Kardinalsymptom, die Hämaturie, ist kein unbedingter Verlaß. Gewiß ist ein reichlicherer Bodensatz von roten Blutkörperchen auch bei makroskopisch scheinbar blutfreiem Harn die Regel bei der Nephritis und das Fehlen von auch mikroskopischer Hämaturie die Regel bei der Nephrose. Aber auch von dieser Regel gibt es — wie von allen Regeln im allgemeinen und denen der Nierenpathologie im besonderen — Ausnahmen: Nephritiden mit starkem nephrotischen Einschlag, die recht wenig Blutkörperchen im Harnbodensatz haben und Nephrosen mit Blutkörperchen im Sediment. Am häufigsten ist das bei der akuten einfachen Nephrose und bei den Nekrosen, gelegentlich bei den mit Amyloid komplizierten, sehr selten bei den echten Lipoidnephrosen der Fall.

Ein sehr wertvolles, aber auch nicht absolut zuverlässiges Mittel für die Unterscheidung von primärer und sekundärer Parenchymdegeneration ist die Prüfung der Nierenfunktion.

Es ist ebenso kennzeichnend für die primäre Parenchymdegeneration, daß die Nierenfunktion stets — mit verschwindend seltenen Ausnahmen — erhalten bleibt, wie für die sekundäre Parenchymdegeneration, daß infolge der Störung der Glomerulidurchblutung über kurz oder lang eine Störung der Nierenfunktion unausbleiblich ist. Freilich ist die Zeitspanne innerhalb der die Nierenfunktion auch bei der subchronischen Nephritis sich als ungestört erweisen kann, durchaus nicht kurz, sie kann Jahre betragen, was im Einzelfalle die Entscheidung sehr erschweren oder stark verzögern, ja mit Rücksicht auf die Möglichkeit einer sekundären renalen Blutdrucksteigerung im Endstadium der Nephrose unmöglich machen kann.

Soviel läßt sich aber sagen: Sobald sich eine Störung des Konzentrationsvermögens (die Wasserausscheidung ist im hochödematösen Stadium nicht zu verwerten; wenigstens beweist ein schlechter Ausfall des W.V. nichts gegen eine gut erhaltene Nierenfunktion, und es kommt sogar gute Wasserausscheidung im W.V. bei subchronischer Nephritis vor) einstellt, sobald nicht mehr die ganz hohen Werte des spezifischen Gewichts über 1030 erreicht werden können, sobald sich wiederholt eine Erhöhung der Ambardschen Konstante oder irgendeine Retention von Harnstoff, Harnsäure, Kreatin, Indikan, Phenolen im Blute feststellen läßt, dann ist der Verdacht sehr begründet, daß es sich um eine sekundäre Parenchymdegeneration handelt, wenn nicht aus anderen ätiologischen Gründen die Annahme einer Komplikation mit Amyloid näher liegt.

Von positiven Zeichen wäre höchstens der Grad der Ausprägung des nephrotischen Symptomenkomplexes zu beachten: die höchsten Cholesterinwerte im Blute (600—1000 mg%), die ganz hohen spezifischen Gewichte (um 1050) und die mehrprozentigen Eiweißwerte kommen wohl nur den Nephrosen zu. Doch ist mit solchen relativen Quantitätsunterschieden nicht allzu viel anzufangen.

Die doppeltbrechenden Lipoide im Harnbodensatz sind für die Differentialdiagnose unverwertbar; sie finden sich auch bei den sekundären Parenchymdegenerationen, d. h. bei diffusen Nephritiden von mehrwöchentlicher Krankheitsdauer, während sie im Frühstadium der frischen Nephritis zu fehlen pflegen.

Ein weiteres Zeichen, ob eine Parenchymdegeneration als primär oder sekundär aufzufassen ist, d. h. ob eine Durchblutungsstörung besteht oder nicht, sehe ich in der Variabilität der Harnreaktion. Es muß wohl, abgesehen von der Neigung zu einer gewissen Azidose, auch mit der gestörten Glomerulidurchblutung zusammenhängen, daß es bei der Nephritis oft so schwer gelingt, durch einfache Änderung der Kost nach der alkalischen Seite den Harn alkalisch zu machen z. B. bei vegetarischer Kost oder bei kleinen Alkaligaben.

Bei der Nephrose ist der Harn bisweilen spontan alkalisch, oder es gelingt leicht und rasch, auch ohne Alkalizufuhr, allein durch vegetarische Kost eine alkalische Reaktion zu erzielen. Bei der Nephritis kann das Tage dauern oder evtl. gar nicht gelingen ohne Alkaligaben. Doch hat Osman Fälle von (echter?) Nephrose beschrieben, die sich ebenso verhalten.

Eine sorgfältigst aufgenommene Vorgeschichte, die bei der Nephrose leer zu sein pflegt, kann zu der schwierigen Entscheidung beitragen, in anderen Fällen im Stiche lassen. In manchen Fällen von subchronischer Nephritis läßt sich der Beginn des akuten Stadiums mit Atemnot, Kopfschmerz, Hämaturie usw. im Anschluß an Angina, Scharlach, Erkältung herauslesen. Unglücklicherweise zeichnet sich aber gerade die nephroseähnliche Verlaufsart der Nephritis nicht so selten durch einen ganz schleichenden Beginn und durch das Fehlen ätiologischer Anhaltspunkte aus, also durch ein Verhalten, das für die genuine Nephrose charakteristisch ist; und bei dieser wiederum können wir ebenso wie beim Amyloid von Erkältungen, von Atemnot und Kopfschmerz in der Vorgeschichte hören, und endlich kann auch die Nephrose z. B. bei der Lues mit so großer Plötzlichkeit und Heftigkeit einsetzen wie eine akute Nephritis.

Zweifel können ferner entstehen, wenn es sich um eine abheilende akute ödematöse Glomerulonephritis handelt, bei der die Wassersucht die Blutdrucksteigerung überdauert. Da bringt der rasche Übergang in Heilung und gegebenenfalls das Fehlen doppeltbrechender Lipoide im Harn der (frischen) Nephritis, das Fehlen von Blutkörperchen im Harn der Nephrose die Entscheidung. Es kommt sogar bei abgeheilten Nephritiden als Ausdruck der nachwirkenden Gefäßschädigung eine auffallende Beharrung der Ödembereitschaft vor, die sich in lang anhaltender Neigung zu wassersüchtigen Anschwellungen, z. B. nach längerem Aufsein oder nach Bahnfahrten äußert. In diesen Fällen kann die Ödembereitschaft die Albuminurie überdauern, während bei der Nephrose stets das Umgekehrte der Fall ist.

Für Nephrose sprechen endlich nach den oben niedergelegten Erfahrungen auch Rückfälle der Erkrankung nach vorübergehender Ausheilung. Das ist bei der Nephritis kaum je zu beobachten.

Die Diagnose einer echten Lipoidnephrose ist also keine leichte Aufgabe; man muß sich stets vor Augen halten, daß die sekundäre Parenchymdegeneration relativ häufig, die primäre (wenigstens beim Erwachsenen) recht selten ist. Daher ist in jedem einzelnen Falle ein nephrotischer Symptomenkomplex, auch wenn er ohne Blutdrucksteigerung verläuft, zunächst und so lange als verdächtig auf subchronische Nephritis anzusehen, als bis die genaue und längere Beobachtung das dauernde Fehlen aller Zeichen von Störung der Glomerulidurchblutung ergibt.

Die gleichen Überlegungen wie für das Höhestadium des nephrotischen Zustandes gelten auch für die minder ausgesprochenen Krankheitsbilder.

Im ödemfreien Dauerstadium ist ebenfalls das Fehlen der Blutdrucksteigerung das wichtigste Zeichen gegenüber der chronischen Nephritis. Ist nur eine dauernde Albuminurie ohne Blutdrucksteigerung als Restschädigung von einer diffusen Nephritis zurückgeblieben, dann kann es ohne Kenntnis des Krankheitsverlaufes sehr schwierig, ja unmöglich sein, die postnephritische Albuminurie von einer abgeklungenen Nephrose zu unterscheiden.

Von der herdförmigen Nephritis, die auch ohne Blutdrucksteigerung verläuft, unterscheidet sich die chronische Nephrose, ganz abgesehen von dem verschiedenen Krankheitsbeginn und -verlauf, durch den kaum je ganz verschwindenden leichten Grad von Ödembereitschaft, durch das Fehlen der Hämaturie, den größeren Eiweißgehalt, und, wenn vorhanden, durch den Lipoidbefund des Harns.

In Zweifelsfällen kann der Nachweis der spezifischen Ätiologie (Wassermannreaktion) die Diagnose der luischen Nephrose stützen. Bei Tuberkulose kommen sowohl Nephrosen wie herdförmige Nephritiden vor.

Für die Diagnose der akuten einfachen Nephrosen bei Infektionskrankheiten ist die Ätiologie maßgebend, doch ist auch hier mit der Möglichkeit zu rechnen, daß die betreffende akute Infektionskrankheit auch einmal ausnahmsweise zu einer Nephritis herdförmiger oder diffuser Art geführt haben kann, insbesondere durch Mischinfektion mit Streptokokken, und daß bei einer subchronisch verlaufenden Sepsis Nephritiden vorkommen können.

Für den Arzt ist es wichtig, bei fieberhaften Albuminurien stets auch an Typhus zu denken; ich erinnere mich eines Falles, in dem die Albuminurie den Blick des Arztes ganz von der nicht schwierigen Diagnose abgelenkt hatte, so daß es zu einer Infektion der pflegenden Tochter gekommen war. In einem 2. unglücklicherweise tödlich endenden Falle ist eine meiner tüchtigsten Mitarbeiterinnen, Frl. Dr. Weinmann, das Opfer ihres Berufes geworden, indem sie bei dem Bestreben, eine vermeintlich pyelitische Albuminurie zu klären, sich selbst infiziert hat.

Die Frage, ob es sich um eine luische Nephrose oder um eine Quecksilberschädigung der Niere handelt, läßt sich nach Munk durch den Lipoidnachweis im Harne mit Leichtigkeit entscheiden, da bei der (akuten) Quecksilbernephrose niemals lipoide Degeneration sich findet.

Diese in der Regel rasch abheilenden Fälle pflegen aber auch sonst keine diagnostischen Schwierigkeiten zu bereiten. Die Frage ist vielmehr so zu stellen, ob auf merkurieller Basis infolge der spezifischen Behandlung der Lues degenerative Nephropathien von chronischerem Verlauf, also echte Lipoidnephrosen vorkommen, wie vielfach angenommen wird. Ich habe einen Fall gesehen, der so gedeutet werden konnte, sehe mich aber außerstande, eine sichere Entscheidung zu treffen.

Karvonen, der ausgezeichnete Kenner und Bearbeiter der Nierensyphilis, der auch über den Einfluß des Quecksilbers auf die Niere gearbeitet hat, gibt an, daß bei mehr subakuten oder leichten repetierten Vergiftungen die Rindenkanälchen ziemlich gleichmäßig affiziert seien, dann kann das makroskopische Aussehen leicht eine viel ältere Nephritis vortäuschen. Die Nieren sind nämlich stark vergrößert mit grauer oder grau-gelblicher, oft rot und weiß punktierter Rinde und braunrotem Mark. Von den klinischen Symptomen erwähnt Karvonen noch Ödeme und Aszites!, welche sich sehr oft schnell entwickeln. Karvonen meint, daß manche von den unter der Diagnose „Nierensyphilis" publizierten Fällen eher den Namen „Quecksilberniere" tragen sollten. Ich möchte das Umgekehrte für wahrscheinlicher halten, halte aber die Frage für noch ungeklärt. Die oben S. 1056 erwähnte eigen- und einzigartige Beobachtung von typischer Nephrose nach Einnahme von Permanganat gibt doch zu denken.

Welander schreibt in seinen klinischen Studien über Nierenaffektionen bei Syphilis: die Quecksilberbehandlung verursacht oft Zylindrurie, zuweilen auch Albuminurie in gelinder oder schwerer Form, sie gehen aber bald vorüber und lassen in der Regel keine Disposition für künftige Nierenerkrankung zurück. Welander hat nur einen Fall angetroffen, wo er die Quecksilberbehandlung als die Ursache eines langwierigen Nierenleidens ansehen muß, obschon er eine andere nicht nachweisbare Ursache argwöhnt:

26jähriger Mann, 1. 11. 1893 wegen Sklerose, Roseola, Schleimhautpapeln aufgenommen. Albumen negativ. 9. 12. 1893 bei der Entlassung nach 8 Hg-Einspritzungen Albumen Spur, reichlich Zylinder.

Frühjahr und Sommer 1894 hat der Kranke sich selbst mit 800!-Hg-Pillen behandelt. 12. 12. 1894 wegen Schleimhautpapeln Neuaufnahme. Albumen $+$, zahlreiche Zylinder. Bis 2. 1. 1895 6 Sublimateinspritzungen à 0,04. Albumengehalt steigt bedeutend an, bis 0,8%. Hg-Überstreichungen der Papeln, Albumen bis 1%, zahlreiche Zylinder. 15. 3. mit 0,7% entlassen.

Je mehr die Ödembereitschaft schwindet und die Albuminurie zurücktritt, desto illusorischer und desto unwichtiger wird eine Abgrenzung gegen andere ebenso gutartige Albuminurien ohne Blutdrucksteigerung, die sich eben wegen ihrer Gutartigkeit der histologischen Kontrolle entziehen.

Die Diagnose einer Komplikation von Nephrose mit Nephrosklerose kann man dann vermutungsweise stellen, wenn bei einer älteren Person das Bild der gutartigen Hypertonie zusammentrifft mit dem nephrotischen Symptomenkomplex (bekannter, insbesondere luischer Ätiologie), und wenn beide Komponenten den ihnen eigenen gutartigen Charakter lange bewahren und keine Neigung zeigen, zu Niereninsuffizienz fortzuschreiten.

Die Diagnose des **Endstadiums** mit Niereninsuffizienz an sich ist nicht schwierig, nachdem wir uns darüber klar geworden sind, daß das vermeintlich „interstitielle" Symptom, die charakteristische Polyurie und Hyposthenurie nichts mit der Herzhypertrophie und nichts mit der „interstitiellen Entzündung" zu tun hat, sondern der Ausdruck der Niereninsuffizienz ist und der Diurese des zu kleinen Nierenrestes entspricht. Die Frage ist nur hier ebenso wie bei dem nephrotischen Symptomenkomplex die: ist die Mehrzahl der sekundären Elemente infolge einer primären Störung der Glomerulidurchblutung oder ausnahmsweise ohne solche zugrunde gegangen? Die Entscheidung der Frage hat mehr theoretisches als praktisches Interesse und läßt sich am lebenden Menschen (ja vielleicht auch am mikroskopischen Präparat) kaum mit Sicherheit treffen, um so weniger, als die Möglichkeit besteht, daß infolge der Niereninsuffizienz das Symptom in Erscheinung treten kann, dessen Fehlen ausschlaggebend für die Annahme einer primären Parenchymdegeneration ist, die Blutdrucksteigerung; ferner ist mit der freilich recht seltenen Möglichkeit zu rechnen, daß ausnahmsweise einmal auch eine sekundäre nephritische Schrumpfniere ohne Blutdrucksteigerung verläuft.

Über die Blutdruckverhältnisse bei den bisher beschriebenen nephrotischen Schrumpfnieren vgl. S. 1113.

Bei der großen Seltenheit der nephrotischen Schrumpfniere wird man mit der Diagnose sehr zurückhalten, und immer eher an eine sekundäre Schrumpfniere infolge Störung der Glomerulidurchblutung denken.

Abgesehen von einer chronischen diffusen Nephritis kommen hier vor allem die Amyloidschrumpfniere und die pyelonephritische Schrumpfniere in Betracht. Beide können mit Blutdrucksteigerung verlaufen und mit Herzhypertrophie einhergehen, wenn nicht das Grundleiden bei ersterer Kachexie bedingt. Auch wenn die Ätiologie für eine Nephrose spricht, ist die Annahme, daß das Endstadium durch Amyloid herbeigeführt worden ist, immer noch wahrscheinlicher als die einer nephrotischen Schrumpfniere.

Die Annahme einer pyelonephritischen oder Harnstauungsschrumpfniere wird nahegelegt, wenn sich in der Vorgeschichte Blasenerscheinungen, Bettnässen, Harnverhaltung u. dgl. finden und der Harn Bakterien, der Bodensatz reichlich Leukozyten enthält; Anfälle von Hämaturie sind dabei nicht selten.

Die Blutdrucksteigerung kann dabei fehlen, aber auch die höchsten Grade erreichen.

Eine Endarteriitis luica oder tuberculosa scheint — ich nehme die Fälle von maligner Sklerose, die Fahr auf Lues zurückführen möchte, aus — selten zu Niereninsuffizienz zu führen, und ihre Diagnose dürfte nur auf dem Sektionstisch möglich sein.

Da eine Schrumpfniere bei Tuberkulose und Lues auch ohne primäre oder sekundäre Parenchymdegeneration, durch spezifische oder unspezifische chronisch interstitielle Entzündung entstehen kann (vgl. Kap. XI), so wird auch in solchen Fällen von bekannter Ätiologie die Diagnose nephrotische Schrumpfniere nur dann möglich sein, wenn der Harnbodensatz Lipoide und die Vorgeschichte ein nephrotisches Vorstadium enthält.

Diagnose des Amyloids. Die Komplikation einer Nephrose mit Amyloid mäßigen Grades läßt sich aus dem klinischen Bilde überhaupt nicht sicher diagnostizieren, wenn nicht Zeichen von Amyloidose anderer Organe vorliegen.

Für die Diagnose verwertbar ist, daß die Albuminfraktion des Harnes bei der Amyloidnephrose stärker abnimmt als bei allen anderen Albuminurien und von 80 auf $60-35\%$ absinken kann.

Entsprechend der kachektisierenden Grundkrankheit sind die hohen Grade von Hyperlipoidämie bei Amyloid seltener zu finden.

Die Ätiologie ist höchstens insofern für die Diagnose zu verwerten, als bei den Lipoid-Nephrosen bekannter Ätiologie größere Neigung zu Amyloidinfiltration der Gefäße besteht, als bei den „genuinen".

Höhere Grade von Amyloid sind mit ganz seltenen Ausnahmen immer dann zu vermuten, wenn bei einer chronischen Nephrose, womöglich noch im Stadium des nephrotischen Symptomenkomplexes, eine Störung der Nierenfunktion — Einschränkung des Konzentrationsvermögens, Erhöhung der Ambardschen Konstante — zu beobachten ist, und als sicher anzunehmen, wenn außerdem ein deutlicher Milz- und Lebertumor besteht.

Tritt bei einer amyloidverdächtigen Grundkrankheit — es kommen für einen stürmischen Verlauf der Amyloidniere wohl nur schwere chronische Eiterungen in Betracht — rasch, innerhalb von Wochen ein schwerer Grad von Niereninsuffizienz (Isosthenurie und Oligurie) ein, so ist die subakute Verlaufsart der schweren Amyloidglomerulonephrose anzunehmen.

Von der subakuten Verlaufsart der Nephritis läßt sie sich meist auf Grund der Ätiologie und mit Hilfe der Blutdruckmessung unterscheiden; es kommt

recht selten vor, daß die subakute Nephritis ohne Blutdrucksteigerung verläuft;
ich erinnere mich aber auch dieses einige Male, u. a. bei einer schweren post-
puerperalen eitrigen Para- und Perimetritis gesehen zu haben, bei der wegen
Anurie vergeblich dekapsuliert worden war, und histologisch eine typische
Halbmondnephritis gefunden wurde.

Daß bei einer Amyloidglomerulonephrose ganz chronischer Verlaufsart
auch Blutdrucksteigerung auftreten, ja das typische Bild einer sekundären
Schrumpfniere mit Herzhypertrophie, Retinitis angiospastica, eklamptischer
Urämie zustande kommen kann, wurde bereits erwähnt (S. 440). Die Unterscheidung ist nur dann möglich, wenn die Ätiologie bekannt ist (chronische
eitrige Bronchitis, Lues!!) und wenn ein Leber- und Milztumor für Amyloidose
spricht.

Eine wesentliche Bereicherung des Symptomenbildes des Amyloids verdanken wir
Bennhold. Wie schon erwähnt, verlieren Normalfälle in der Zeit von 4—60 Minuten
nach Einspritzung von 15 ccm einer $^3/_4^0/_0$igen Kongorotlösung durchschnittlich $19,9^0/_0$
($29,3—11^0/_0$) des Farbstoffes aus dem Blut. Bei schweren Amyloidfällen fand Bennhold
ein abnorm schnelles Verschwinden des intravenös eingespritzten Farbstoffes. Die Entfärbung des Plasmas betrug etwa $40—100^0/_0$, ohne daß der Farbstoff im Urin erschien.

Als Ursache dieses Verhaltens konnte Bennhold feststellen, daß die Amyloidsubstanz
sowohl im Leben wie im Präparat ein spezifisches Bindungsvermögen dem Kongorot gegenüber besitzt, das sich sogar zur Amyloidfärbung im Paraffinschnitt verwenden läßt. Von
einer positiven Farbstoffbindungsreaktion (F.B.R.) spricht Bennhold dann, wenn
innerhalb der ersten Stunde eine Entfärbung des Serums um mindestens $40^0/_0$ festzustellen
ist, ohne daß größere Mengen des Farbstoffes im Urin auftauchen.

Ein Farbstoffschwund von über $60^0/_0$ innerhalb der ersten Stunde ist beweisend für
Amyloid. Farbstoffschwund zwischen $40—60^0/_0$ kommt außer bei Amyloidosis nur noch
bei Nephrose vor, hier ist jedoch in den meisten Fällen eine sehr verstärkte Kongorot-
ausscheidung durch den Urin zu beobachten.

Der rasche Farbstoffschwund aus dem Blute hängt mit der Verschiebung des Bluteiweißbildes zusammen; das eiweißarme Blut hat ein geringeres Farbstoffadsorptions-
vermögen und gibt den Farbstoff leichter ab (Bennhold), daher auch die übernormale
Farbstoffausscheidung bei der Phenolrotprobe bei den Nephrosen. Das Amyloid hat eine
spezifische Affinität zu Kongorot; Trypanrot wird nicht besonders stark von Amyloid
adsorbiert, verschwindet aber wegen der geringen Adsorption an das Plasmaeiweiß auch
schnell aus dem Blute der Nephrose- und Amyloidkranken (Seyderhelm und Lampe).

Die Erkennung der Amyloidose ist durch die Methode von Bennhold, die
auf der Neigung des Amyloids, den Kongofarbstoff zu adsorbieren, beruht,
sehr erleichtert worden.

Auch der Versuch scheint aussichtsreich, das Blutserum Amyloidverdäch-
tiger nach der Methode von Abderhalden auf das Vermögen, reines Amyloid
abzubauen, zu prüfen, oder auf Präzipitinbildung mit Leukozytenextrakt
nach Loeschcke und Lehmann-Facius.

Josefson diagnostizierte die Amyloidose in einem Falle aus der histologischen Untersuchung des Milzpunktates, Waldenström in 12 Fällen aus dem Leberpunktate.

Die Behandlung der Nephrose.

Die Fälle von einfacher Nephrose bei akuten Infektionskrankheiten bedürfen
keiner besonderen auf die Niere gerichteten Behandlung. Hier kommt nur
die Behandlung des Grundleidens in Frage und eine Nierenschondiät nur dann
in Betracht, wenn es nicht nur zu degenerativen, sondern auch zu nekrotischen
Prozessen in der Niere gekommen ist und eine Anurie das Leben bedroht.

Vielleicht ist schon in allen diesen Fällen, in denen eine Azidose der Gewebe und der
Niere angenommen werden darf, die später noch zu besprechende Alkalibehandlung angezeigt
und von vorbeugender Wirkung.

Auch bei der eigentlichen chronischen Lipoidnephrose bekannter Ätiologie
ist die kausale Behandlung des Grundleidens geeignet, die Entartungs-
vorgänge in der Niere zu verhüten oder im Keime zu ersticken. Für die

Beseitigung chronischer Eiterungen findet die heutige Chirurgie immer neue Wege, und auch die Prognose der Knochentuberkulose ist durch die extensive Tätigkeit der Tuberkulosefürsorgestellen, durch frühzeitige und intensive Behandlung und die Möglichkeit, auch Unbemittelten Kuren in Sol- und Seebädern zu verschaffen, durch die ausgezeichneten Erfolge der Licht- und Strahlenbehandlung viel besser, die Nephrose auf tuberkulöser Basis viel seltener geworden.

Bei der übrigens recht seltenen „akuten" luetischen Nephrose des frischen Sekundärstadiums führt die spezifische Behandlung wohl fast immer zur schnellen Heilung.

In seiner ungemein fleißigen Bearbeitung der Nierensyphilis (1901) stellt Karvonen aus der Weltliteratur nur 20 „wahrscheinliche" Fälle von „akuter syphilitischer Nephritis" zusammen. Unter diesen scheiden zwei Fälle aus, bei denen die Sektion eine typische (extrakapilläre) Glomerulonephritis und eine akute rein interstitielle Nephritis ergeben hat. Unter den übrigen 18 Fällen sind 6 Albuminurien ohne Ödeme, die auf spezifische Behandlung glatt abheilten. Die übrigen 12 Fälle verliefen mit Ödem, mit zum Teil abundanter Albuminurie (z. B. 110 g Albumin pro die) und enorm hohen spezifischen Gewichten des Harnes (bis 1060); sie dürfen trotz des Fehlens aller Angaben über das Verhalten des Blutdrucks als typische akute luetische Nephrosen angesprochen werden. Von diesen ist nur ein Fall (von Dieulafoy), nach vorübergehender Besserung infolge von Hg-Einreibungen in der Nierengegend, in einem Rückfall der Haut- und Höhlenwassersucht an Urämie im Koma gestorben. Die Sektion ergab weiße (große) Nieren mit Degeneration der Epithelien und kleinzelliger Infiltration um die Harnkanälchen und Glomeruli. Die übrigen Fälle sind unter Hg-Behandlung geheilt.

Bei der evtl. viele Jahre nach der Infektion entstehenden, „metaluetischen" Nephrose geht dem Versuch einer energischen spezifischen Therapie besser die Behandlung der Nephrose, d. h. die Beseitigung der Ödeme und Kräftigung des stark in Mitleidenschaft gezogenen Organismus voraus. Man begnügt sich zunächst mit der Darreichung von Jodkali, das bei der Nephrose gut ausgeschieden zu werden pflegt. Wir haben übrigens nicht den Eindruck gewonnen, daß der renale Prozeß durch eine vorsichtige Anwendung von Quecksilber oder Salvarsan verschlimmert wurde, wenn in Fällen von zweifelhafter Ätiologie der gewünschte Erfolg der spezifischen Therapie ausblieb.

Welander hat bei schon kranken Nieren wiederholt Zunahme der Albuminurie nach Quecksilberbehandlung gesehen und rät in solchen Fällen zu Vorsicht und genauer Kontrolle der Nieren.

Burgerhout hat in 5 Fällen von luetischer Nephrose (ohne Herzhypertrophie, ohne Blutdrucksteigerung, hohem Eiweißgehalt, normaler Ambardscher Konstante und normalem Harnstoffgehalt im Blute) von Jodkali nur einmal Heilung, von Salvarsan zwar keinen Nachteil, aber auch keinen Nutzen, von Sublimat Verschlechterung gesehen. Er vergleicht das Nierenleiden mit den metasyphilitischen Erkrankungen anderer Organe, bei denen der Erfolg der Behandlung auch unsicher ist.

Rombach erzielte in einem Falle mit $40^0/_{00}$ Eiweiß Heilung durch vollständige Milchkarenz mit salzfreier Diät. Die Ödeme schwanden fast plötzlich nach Thyreoid-Verabfolgung. Er hält Neosalvarsan und Quecksilber (mit Zwischenräumen von 3 Monaten) für unbedingt erforderlich.

Pulay empfiehlt bei luetischer Nephrose Neosalvarsan in $5^0/_0$igem Urotropin-Chlorkalzium (Schering) gelöst, wodurch erhöhte Diurese und rasche Ausscheidung erzielt werde. Bei ödematösen Nephrosen gibt er gleichzeitig Thyreoidin.

Als Beispiele 1. kurz ein Fall eigener Beobachtung aus dem Nierenlazarett Mannheim.

Wehrmann St., 38 J. Anfang September 1917 luische Infektion. Nach 3—4 Wochen Anschwellung der Geschlechtsteile. Nach $4^1/_2$ Monaten (16. 1. 1918) starke Durchnässung. Am nächsten Tag Halsweh, Kopfschmerz, Abnahme der Urinmenge, Anschwellung der Füße, heftige Atemnot beim Treppensteigen. Kreuzschmerzen, Durst. 23. 1. Krankmeldung. Spirochäten $+$, Ödeme, Aszites, $16^0/_{00}$ Albumen. 300 Urin in 24 St. Sed. zahlr. Leukoz. Keine R. B., einige gran. Zylinder. 26. 1. Verlegung in Nierenlazarett. Befund: starke Ödeme, Aszites, Gesichtsfarbe blaß, Schleimhaut gut durchblutet. Blutdruck: 97 mm. Albumen $12^0/_{00}$. Sediment viel rote, einige weiße B.K., viel Epithelien und granulierte Zylinder. Wa. $+++$. Trotz Bettruhe und salzfreier Trockenkost bleibt Urinmenge gering,

Wassersucht und Pleuraerguß nehmen zu. Nach 0,45 Salv. am 2. 2. kommt Diurese in Gang: 5. 2.: 1230, 6. 2.: 3350, 8. 2.: 4200, 10. 2.: 4700 ccm Harn. 11. 2. ist Körpergewicht von 78 auf 61 kg abgefallen. Albumen bis auf Spuren verschwunden.

2. Ein aus der Klinik Jendrassik von Nádor mitgeteilter Fall: 26jährige Gouvernante. Alkohol und Lues geleugnet. Partus vor 7 Jahren, Kind mit 3 Jahren an allgemeiner Schwäche gestorben.

Seit 14 Tage müde, seit 4 Tagen zunehmende Wassersucht, Abnahme der Sehkraft, Kopfschmerz, Brechreiz, Atemnot.

Befund 26. 9. Sehr starke Ödeme, auch im Gesicht. Urin trübe, alkalisch. Spez. Gew. 1034. Eiweiß 30$^0/_{00}$. Sediment: zahlreiche granulierte und hyaline Zylinder, viele Nierenepithelien. Einige weiße, keine roten Blutkörperchen.

Koffein, Schwitzbad, Karellkur, Theocin ohne Erfolg. Wassermann $+++$. Salvarsan 0,5 intragluteal.

Urin nach 2 Tagen 600, sp. Gew. 1038. Eiweiß gewichtsanalytisch 48,8$^0/_{00}$.

1. 10. Albumen 30$^0/_{00}$. 5.—14. 10. Diarrhöe, blutig-schleimige Stühle. Starkes Infiltrat an der Injektionsstelle.

21. 10. 650. 1017. 6$^0/_{00}$ Albumen.

25. 10. 2900. 1009. Albumen Spur. 26. 10. 4100. 1008. Albumen Spur. Ödeme verschwunden.

9. 11. Wassermann negativ. Albumen negativ. 30. 9. geheilt mit unstillbarem Appetit entlassen.

3. Eine von Oigaard mitgeteilte Beobachtung: 58jähriger Gastwirt. März 1909 Wunde am Skrotum. 1 Monat später Ausschlag, welcher mit 75 Schmierkuren, Pillen und Mixturen behandelt wurde. Januar 1910 Müdigkeit, Kopfweh. Albumen $+$. Bettruhe. Milchdiät ohne Erfolg. Blutdruck 144 (58 Jahre!. Gastwirt!) Keine Ödeme. Albumen 30$^0/_{00}$. Sediment keine roten Blutkörperchen, keine Zylinder.

Trotz strengster Bettruhe und Milchdiät von $1^1/_2$ Monaten Albumen beständig 20—30$^0/_{00}$.

17. 2. 1910 Wassermann $+$. Jod-Quecksilber-Jod-Natrium bis 2. 3.

16. 3.—23. 3. 6 Schmierkuren, danach wieder Jod - Quecksilber - Jod-Natrium. Vollkost. Albumen 28$^0/_{00}$.

9. 4.—2. 6. 1910 wieder Jod - Quecksilber - Jod - Natrium. Eiweiß geht schnell herunter.

16. 4. 12$^0/_{00}$. 24. 4. 3$^0/_{00}$. 2. 6. 0,6$^0/_{00}$. 2. 7. 0,2$^0/_{00}$. Wohlbefinden. 4. 7. Wassermann negativ. 16. 8. Albumen negativ.

In einem 2. Fall desselben Autors bekam der Pat. 7 Jahre nach der Infektion Wassersucht. Wirkung von Schmierkur, Jod-Quecksilber-Jod-Natrium, Sarsaparillakur gering.

Nach 10 Injektionen von Sol. Hydr. formamidati 1 ccm jeden 2. Tag Wassermann negativ. Albumen $^3/_4{}^0/_{00}$. Keine Ödeme. Wohlbefinden.

4. Ein von Sieben mitgeteilter Fall: Marie O., 40 Jahre alt, wird wegen eines tuberoserpiginösen Syphilids mit 12 Injektionen von 0,1 Hg. sal. und 5 intravenösen Neosalvarsaninjektionen behandelt. Nach Entlassung aus der Behandlung starke Ödeme, Aszites, erschreckende Albuminurie. Zahlreiche Zylinder und Epithelien und doppeltbrechende Lipoide. Bei kochsalzarmer Fleischkost und Bettruhe bald Rückgang der Albuminurie auf 4—5$^0/_{00}$, spezifische Therapie mit Hg brachte in 6 Wochen auffallende Besserung.

5. Vorpahl: 22jährige Kranke. Syphilitisches Exanthem. Drüsenschwellung, Eiweiß auffallend hoch 15$^0/_{00}$. Erfolg der Hg-Kur war ganz verblüffend. Fast kritisch fiel die Eiweißmenge auf kleine Werte herab, und nach 3 Wochen war der Urin gleichzeitig mit dem Abheilen des Exanthems eiweißfrei.

Klassische Beispiele einer schweren akuten Syphilisnephrose hat schon früher Hoffmann beschrieben:

6. 23jähriger Mann, 22. 7. 01 Schanker. Mitte August Harn spärlich und dunkler, Mattigkeit, Kopfschmerz. 4. 9. Charité: Primäraffekt, papulöses Syphilid, Plaques im Munde. Kein Ödem, Urinmenge 200, spezifisches Gewicht **1057**! Albumen 7—85$^0/_{00}$, spärliches Sediment, zahllose hyaline Zylinder, wenig Leukozyten, vereinzelte rote Blutkörperchen und Nierenepithelien. Schmierkur, rasche Besserung. 9. 9. Albumen 5$^0/_{00}$, 16. 9. $^1/_4{}^0/_{00}$.

7. 33jähriger Mann, Mitte 1912 Schanker, 2. 11. Befund: Starkes Ödem der Haut, papulöses Exanthem, Angina spezif., Harn 400/1040. Urin erstarrt beim Kochen. Im Urinsediment Spir. pall. $+$. 4. 11. eine Nacht drohendes Glottisödem. Jodkali 10/200 3×1 Eßlöffel. 6. 11. 1900/1018, 7$^0/_{00}$ Albumen, Schmierkur. 10. 11. 20$^0/_{00}$ Albumen, Ödem kaum verringert. 11. 11. 900 Urin, 6$^0/_{00}$ Albumen, 0,2 Altsalvarsan, 4 Hg-Einreibungen zu 4 g, Wassermann $++++$. 12. 11. 4800, 0,5 $^0/_{00}$, 5. Einreibung 5 g, weiter enorme Polyurie. 16. 11. 5700, Albumen 0.

Hoffmann hat in den 6 von ihm beobachteten und vorsichtig mit Hg (einmal auch mit Salvarsan) behandelten Fällen stets günstigen Verlauf, wenn auch nicht immer volle Heilung gesehen. Weitere Beispiele S. 1121.

Rosenberg hat eine 28jährige Kranke 1913 an syphilitischer Nephrose im akuten Stadium behandelt und nach 6 Wochen ödemfrei mit $2^0/_{00}$ Albumen entlassen. Sie hat eine dauernde Albuminurie von etwa $^1/_2^0/_{00}$ behalten, 13 Jahre später einen Blutdruck unter 120 mm Hg gehabt, sich verheiratet und ein gesundes Kind bekommen.

Ich bringe so zahlreiche Beispiele, weil vielfach sowohl an der ätiologischen Bedeutung der Lues, wie an dem Nutzen der spezifischen Behandlung bei der luetischen Nephrose gezweifelt wird.

Die Aufspürung der sicherlich meist, wenn nicht immer infektiösen Ätiologie bei den scheinbar genuinen Nephrosen ist für die kausale Therapie von großer Bedeutung. Versteckte Eiterherde in Mandeln, Nebenhöhlen, Ohren, Kiefern sind mit allen diagnostischen Mitteln zu suchen. Eine überraschende Wendung tritt in dem schweren und eintönigen Krankheitsbilde ein, wenn es gelingt, einen Infektionsherd zu beseitigen, einen versteckten Eiterherd zu eröffnen, oder wenn ein solcher sich selbst freie Bahn schafft. An die Möglichkeit schleichender Pneumokokkeninfektionen ist stets zu denken, und bakteriologisch und evtl. serologisch der Versuch zu machen, diesen Erreger zu identifizieren.

In diesen Fällen ist abgesehen von der lokalen und Optochinbehandlung vielleicht auch von der spezifischen Serumbehandlung Erfolg zu erwarten.

Von Pneumokokkenvakzine haben Keller und Koch (nicht veröffentlicht) keinen Erfolg gesehen.

Auch bei den Nephrosen des Kleinkindes, die sich im Anschluß an zugängliche Eiterungen anschließen, kann die bedrohlich erscheinende Nierenerkrankung mit Eröffnung des Eiterherdes erstaunlich rasch ausheilen.

Die symptomatische Behandlung der chronischen Nephrose besteht ausschließlich in der Bekämpfung der Wassersucht und muß möglichst früh einsetzen, um die Ödeme beherrschen zu können. Ich kann hier auf das Kapitel Behandlung der Wassersucht verweisen (S. 343).

Die Nephrose ist das klassische Paradigma für die reine Ödembereitschaft. Das Krankheitsbild wird vollständig beherrscht von dem „kapillaren" Faktor, der abnormen Gefäßdurchlässigkeit, es fehlt in ihm der kardiovaskuläre Faktor sowohl wie der renale der Niereninsuffizienz.

Im ersten Stadium des abundanten Hydrops ist die in abnormer Durchlässigkeit sich äußernde Schädigung der Gefäße so hochgradig, daß Einstrom befördernde Maßnahmen wie diaphoretische und diuretische Mittel gewöhnlich völlig versagen. Hier kommt alles darauf an, den Abstrom zu verhindern durch eine ganz strenge, antihydropische, d. h. salzfreie und wasserarme Diät.

Da es sich oft um ein ganz chronisches Leiden von evtl. monatelanger Dauer handelt, so muß die größte Sorgfalt auf die Auswahl, Abwechslung und Zurichtung der Speisen verwandt werden, um den Kranken bei Laune und bei Kräften zu erhalten. Von größter Wichtigkeit ist die Tatsache, daß keine Niereninsuffizienz, insbesondere keine Insuffizienz der Stickstoffausscheidung besteht. Die Nahrung kann daher und soll sogar eiweißreich sein und darf beliebige Mengen Fleisch enthalten.

Die große Schwierigkeit besteht darin, die Speisen ohne Salz schmackhaft zu machen und den leider individuell verschiedenen Geschmacksrichtungen Sorge zu tragen. Kranke, die süße Speisen lieben, sind leichter zu ernähren als solche, die reichlich gesalzen zu essen gewohnt sind. Diese muß man durch saure, pikante Speisen entschädigen. Man muß sich nur vollständig von der Vorstellung frei machen, daß Milchdiät für jeden Nierenkranken das beste sei und nicht ängstlich sein, ganz und gar nicht eine „blande", d. h. reizlose Kost zu verordnen.

Dann ist die Auswahl für den Speisezettel überreich.

Die meisten Nahrungsmittel sind, worauf Strauß wiederholt hingewiesen hat, in rohem Zustande sehr kochsalzarm. Es kommt daher nur darauf an, daß bei der Zubereitung keine Spur von Salz verwandt wird. Unter dieser Voraussetzung ist sozusagen alles erlaubt.

Verboten sind nur diejenigen Nahrungsmittel, die zum Zwecke der Konservierung gesalzen sind, geräucherte, gepökelte oder gesalzene Fleischarten, marinierte und Seefische, ferner Feischextrakte, künstliche Saucen und Würzen, Büchsengemüse; doch sind diese heute bereits von den Konservenfabriken auf Wunsch salzfrei zu erhalten.

Die Butter muß ungesalzen sein, das salzlose Brot muß besonders gebacken werden und kann durch Zusatz von Milch vor dem Austrocknen bewahrt, durch Zusatz von Kümmel, Anis, Fenchel, Mohn schmackhaft gemacht werden. Bouillon zur Zubereitung der Gemüse muß ohne Salz aber unter reichlichem Zusatz von Suppenkräutern hergestellt werden.

Bei Kranken, die sich nicht mit einer vorwiegenden Mehlspeisenkost begnügen, muß von den Würzstoffen freigiebig Gebrauch gemacht werden, um den faden Geschmack der salzlosen, gemischten Kost zu übertönen. Man kann das um so unbesorgter tun, als es auch Zeiten gegeben hat, in denen diese Stoffe als Heilmittel gegen Nephritis angewandt wurden. „So pries z. B. Serres seine durch Anwendung roher Zwiebeln erzielten Resultate, Rayer rühmte trockenen Meerrettich, Wolf das ätherische Senföl. Bei den Patienten Feldhuhns ging das Eiweiß häufig von Senf und Pfeffer zurück" (Kakowski). Rosenberg hat großen Reihen von Nierenkranken, akuten Nephrotikern und Nephritikern große Mengen von Pfeffer bis zu 2 g (!) täglich (in Oblaten) verabfolgt, ohne jemals Verschlimmerung der renalen oder extrarenalen Symptome zu sehen. „Das gleiche gilt von der Zitrone, von Essig, Kümmel, Nelken, Zimt und anderen Gewürzen".

Wenn Kakowski nach großen Mengen roher Zwiebeln, Dill, Petersilie bei chronischen Nephritiden leichte Nierenreizung mit Vermehrung der pathologischen Elemente des Harnbefundes auftreten sah, so ist das kein Grund, diese Würzkräuter in den üblichen kleinen Mengen zu verbieten. Auf die von ihm ebenfalls für schädlich erklärten Steinpilze könnte ja eher verzichtet werden.

Man kann also z. B. gehacktes rohes Fleisch mit einem Ei, mit Zwiebeln, Kapern, Zitronensaft und etwas Pfeffer recht schmackhaft machen; Braten, — die weißen Fleische lassen sich leichter als die roten, die fettarmen leichter als die fetten, ohne Salz geben —, kann man mit pikanten aber salzlosen Tunken (Gurken-, Zwiebel-, Senf-, Dill-, Kapern-, Tomaten-, Burgunder-Tunke) geben oder paniert rösten, um eine schmackhafte Kruste zu erhalten, Gemüse in saurer Sahne oder in salzfreie Fleischbrühen mit reichlich Suppenkräutern[1] zubereiten oder mit einem Kalbsjus durchsetzen. Salzfreier Senf[2] ist nach folgendem Rezept leicht herzustellen: Je 250 g schwarzes, weißes Senfmehl und Zucker, 500 g starker Essig in 250 g Wasser lösen, gut mischen, mehrere Tage stehen lassen, oft umrühren. Zur Konservierung 1 g Benzoesäure auf 1 Liter zusetzen.

Eßkastanien, Gurken, Tomaten, Zwiebeln können geschmort, Kartoffeln in jeder Form, Spargeln, Bohnen, Mohrrüben, rote Beete als Gemüse oder Salat gegeben werden. Die Salate können ruhig mit Essig und Öl und etwas Zucker angemacht, mit Petersilie, Schnittlauch und etwas Pfeffer gewürzt werden. Alle Gemüse sind erlaubt und werden am besten unabgebrüht, in ihrem eigenen Safte und Butter gedämpft gegeben.

Eier kann man roh, gekocht, in salzfreier Butter gebacken, in pikanter Mayonnaise gehackt geben; Eierspeisen können mit Schnittlauch, Nudeln oder Makkaroni mit etwas geriebenem Parmesankäse, Breie aller Art, Reis, Grieß, Hafer, Tapioka, Buchweizen, Hirsebrei mit Zimt und Zucker, Mehlspeisen, Puddings (Maizena) mit Fruchtgelee und Marmeladen verschönert werden.

Das leichtverdauliche Milcheiweiß kann aus der sauren Milch durch ein Tuch abgepreßt und mit süßem Rahm vermischt, mit Zimt und Zucker und etwas geriebenem Pumpernickel („Götterspeise") gegeben werden. Gervais, wenn salzfrei zu haben, ist ebenfalls gestattet. Konditorwaren mit und ohne Schlagsahne sind erlaubt.

---

[1] Eine ausgezeichnete Würze stellen die von der Firma Seitz, Langen bei Darmstadt, hergestellten Trockengemüse und Kräuterpulver dar, die durch Trocknen bei niederer Temperatur ihren Vitamingehalt voll bewahrt haben.
Von den Seitzschen Trockengemüsen werden in unserer Diätküche verwendet:
Zum Würzen der Suppen Suppengrün, Suppenwürze, Sellerieknollen, Lauch, Zwiebeln, Tomatenpulver.
Zum Würzen von Saucen Meerrettich, Majoran, Thymian, Knoblauch, Bratenkräuter, Estragon.
Zum Würzen der Gemüse Bratenwürze, Sellerie, Suppengrün oder Suppenwürze.
Zum Würzen der Salate Salatwürze, Petersilie, Kerbel.
Zum Würzen von Fleisch Tomatenkräuter, Bratenkräuter, Meerrettich, Knoblauch, Sellerie, Majoran, Thymian, Paprika.
Zum Würzen von Mehlspeisen hauptsächlich Tomaten und Sellerie.
Als Brotbelag mit Butter vermengt kommt in Frage Sellerie, Rettich, Tomaten, Meerrettich, Zwiebel als Gewürz.

[2] Von Holzhauer, Frankfurt a. M.-Niederrad zu beziehen.

Obst, Kompotte, Frucht- und Vanilleeis können zur Durststillung beitragen, falls der Darm des Kranken nicht Einwendungen erhebt.

Die wässerigen Durchfälle sind, wie schon erwähnt, nur Teilerscheinungen der abnormen Gefäßdurchlässigkeit und nicht als Symptome eines Katarrhs oder einer Entzündung aufzufassen; sie pflegen bei salzarmer Trockendiät bald zu verschwinden und können durch Bolus alba, Tierkohle, Wismut, Kalziumkarbonat, im Notfall auch durch Opium bekämpft werden.

Bei der strengen antihydropischen Diät ist jeder Salzzusatz zu meiden, dann kann ein Kochsalzgehalt der Nahrung von nur 1,0—0,5 g pro die erreicht werden.

Als salzartig schmeckender Kochsalz-Ersatz ist von Strauß und Leva Bromnatrium empfohlen worden in der Annahme, es habe nicht dieselbe wasserbindende Kraft wie das Chlornatrium und könne sogar die Entwässerung des Organismus fördern, da das Brom die Eigenschaft hat, das Chlor zu verdrängen. Nach Bönniger kann es aber keinem Zweifel unterliegen, daß auch bei der Ödembildung Chlor und Brom sich ganz gleich verhalten. Das Brom wird von Nephritikern genau so schlecht ausgeschieden wie das Chlor. Allerdings ist dieselbe Menge Bromnatrium weniger ödembildend als die gleiche Menge Chlornatrium. Dafür ist der Geschmack um so viel weniger salzig. Der therapeutische Vorschlag mit Bromnatrium bei der salzarmen Kost zu salzen, ist daher nach Bönniger abzulehnen.

Statt des Bromnatrium ist auch Sedobrol als Ersatzwürze empfohlen worden.

Daß man das Bromnatrium nicht als „Nierensalz" zu beliebigem Gebrauch auf den Tisch stellen darf, sei noch ausdrücklich erwähnt, nachdem bei derartig liberaler und sorgloser Gewährung dieses Salzersatzes (— unnötigerweise sogar bei nichtwassersüchtigen Kranken! —) in einem Lazarett schwere Bromvergiftungen mit Benommenheit, psychischer Depression, Widersetzlichkeit, Tobsucht, ja Selbstmorde vorgekommen sind.

Als Ersatz dieses bei ungenügender Vorsicht gefährlichen Kochsalzersatzes kann das unschädliche ameisensaure Natron dienen, von welchem Strauß 2—4 g täglich — und zwar oft in der Mischung von 1 Kochsalz und 4 ameisensaurem Natron — gibt. Doch beträgt die Würzkraft des ameisensauren Natron kaum ein Fünftel des Kochsalzes.

Als Ersatzwürze hat sich Strauß namentlich für die Herstellung von Suppen, Gemüse und Fleischspeisen das amerikanische Präparat Valentines Meat juice (etwa $0,1-1\,^0/_0$ Kochsalz) bewährt.

Stölzner empfiehlt Natrium citricum als Salzersatz.

In Frankreich ist ein Aminosel als solcher in Gebrauch. Auf unsere Veranlassung hat die Chemisch-Pharmazeutische A. G. Bad Homburg-Frankfurt einen Salzersatz unter dem Namen Hosal in den Handel gebracht, der von den Kranken gerne, sehr viel lieber als das Aminosel genommen wird.

Es ist den tischfertigen Speisen zuzusetzen.

In den praktischen Winken für die chlorarme Ernährung von Strauß sind genaue Angaben über den Kochsalzgehalt der Nahrungsmittel sowie Anweisungen für die Herstellung salzarmer Kost und Kostzettel enthalten.

Eine reiche Auswahl von Kochrezepten findet sich in dem Büchlein unseres Diätkochs Borkeloh: „Die kochsalzfreie Krankenkost" (J. Ambr. Barth, Leipzig).

Die kritiklose Anwendung der strengen Salzentziehung ist leider so weit verbreitet, daß ich einen ausdrücklichen Hinweis für nötig halte, da sie gar nicht bei ödemfreien Nierenkranken ohne Blutdrucksteigerung und nur selten in dieser strengen Form bei Ödematösen angezeigt ist. Ich habe noch 1924 einen Fall gesehen, bei dem von angeblich sehr sachverständiger Seite in einem Falle von Viridansendokarditis mit Hämaturie und Albuminurie ohne Ödeme strenge Salzentziehung und Bromersatz für Monate angewandt worden ist. Der Erfolg war glücklicherweise nur eine sehr ausgebreitete Bromakne.

Die im vorstehenden geschilderte und schon 1913 von mir empfohlene Diät ist zunächst eine antihydropische und trägt durch die Salzentziehung dem

kapillaren Faktor der gesteigerten Gefäßdurchlässigkeit Rechnung. Sie dient
aber durch den Eiweißreichtum auch der Aufgabe, den Eiweißverlust auszugleichen und die Neubildung von Bluteiweiß zu unterstützen. Epstein und
Rabinowitsch haben später ebenfalls eine eiweißreiche Diät zur Grundlage
ihrer Behandlung gemacht (vgl. S. 1070), ausgehend von der Vorstellung, daß
eine Störung der Eiweißausnutzung vorliegt.

Auch Stolte und Knauer treten für eine Fleischdiät ein, unter Berufung auf Untersuchungen von Weigert, wonach bei Ernährung mit Milch die Eiweißmenge im Urin
ansteigt, bei Fleisch dagegen sinkt.

Sie rechnen dabei auch damit, daß durch eine Kost, die viele Reststickstoffkörper
bildet, der Blutdruck gesteigert, durch „Nephritikerdiät" der bei der Nephrose an sich
schon niedrige Blutdruck gesenkt werde.

Bannick und Keith sind keine Freunde der eiweißreichen Diät, da dabei der Eiweißgehalt des Urins ansteigen kann und Newburgh und Marsh beim Versuchstier Nierenschädigung durch Aminosäuren beschrieben haben (Newburgh und Curtis haben sogar
bei der weißen Ratte durch eine Kost, die 75% getrocknete Ochsenleber enthielt, Schrumpfnieren erzeugen können). Bannick und Keith empfehlen bei Erwachsenen 80—90 g
Eiweiß, bei Kindern mehr als 1 g pro Kilo Körpergewicht.

Über Anstieg der Eiweißausscheidung im Urin mit zunehmendem Eiweißreichtum
der Kost hat auch Frandsen und neuerdings Berglund in Minneapolis berichtet.

Es kommt bei dieser Frage darauf an, den Eiweißbedarf zu decken, einen N-verlust
zu vermeiden und womöglich Ansatz zu erzielen. Der Stickstoffumsatz kann, wie Peters
und Bulger gezeigt haben, nur ermittelt werden aus dem Nicht-Eiweiß-N des Harnes;
und bei Zufuhr großer Kalorienmengen in Form von Kohlehydrat und Fett kann der N-
Umsatz auf 0,5—0,7 g pro Kilo herabgedrückt werden.

Wenn genug Eiweiß gegeben wird, um den N-Umsatz zu decken, und dazu eine dem
Albuminverlust durch die Niere entsprechende Zulage, so kann ein Stickstoffdefizit vermieden werden, das die meisten Kranken bei der Aufnahme in die Klinik aufweisen, z. T.
infolge falscher Ernährung, z. T. infolge des Eiweißverlustes. Eiweiß, das über den Bedarf
und den Verlust hinausgegeben wird, wird angesetzt.

Danach ist der Eiweißbedarf der Kranken abhängig 1. von der vorausgegangenen
Ernährung, 2. von dem Eiweißverlust im Harn und 3. von dem N-Umsatz, und dieser wieder
ist abhängig von der Zufuhr an N-freien Kalorien und kann unter Umständen in dem
akuten Stadium der Nierenerkrankung (Infekt) an sich gesteigert sein.

In diesem Zusammenhang verdient Erwähnung, daß Nitschke an der
Klinik von Noeggerath auffallend günstige Wirkung von dem Aminosäure-
gemisch des Handels Eatan gesehen hat.

Es trat bei einem Fall von Lipoidnephrose (der übrigens kurze Zeit nach seiner Entlassung in fast symptomlosen Zustande an einer Pneumokokkenperitonitis ad exitum
gekommen ist) bei mehreren Rezidiven nicht nur Ödemausschwemmung ein, sondern auch
die Cl-Konzentrationsfähigkeit stellte sich wieder her, und die Eiweißausscheidung verringerte sich bis auf Spuren. Auch die Verschiebung des Bluteiweißbildes änderte sich
(wie übrigens auch bei Infektionskrankheiten) unter dem Einfluß des Eatans zugunsten
des Albumins, was vielleicht an der günstigen Wirkung beteiligt ist.

Glykokoll hatte diesen Einfluß auf die Verteilung der Eiweißfraktionen im Blute nicht,
wirkte aber auch diuretisch.

Nach den Untersuchungen von Aschoff, Chalatow, Lawrynowicz geht der „Myeli-
nose" der Niere, d. h. der Aufspeicherung von doppeltbrechendem Lipoid oder Myelin, eine
Infiltration mit neutralem isotropem (nicht doppeltbrechendem) Fett voraus, und aus diesem
entsteht erst durch eine allmähliche Absättigung dieser Fettsubstanz mit Cholesterin die
doppeltbrechende Substanz, die aus Cholesterinestern der Fettsäuren besteht. Chalatow hat nun beobachtet, daß die lebende Zelle anders auf die Infiltration mit Cholesterinestern reagiert, als auf die bloße Infiltration mit Neutralfett. Letztere ruft keine Organ-
veränderung hervor, bei der Umwandlung in doppeltbrechendes Fett aber sah er beim
Kaninchen Vernichtung der parenchymatösen Elemente und Wucherung des interstitiellen
Gewebes auftreten.

Daraus würde sich die Anzeige ergeben, die sekundäre Umwandlung des primär infiltrierenden Neutralfettes in die schädlichen doppeltbrechenden Cholesterinester zu verhüten.

Da als Quelle des Cholesterins im Organismus hauptsächlich die Nahrung
erscheint, so hat Lawrynowicz vorgeschlagen, alle Fette, insbesondere Eigelb,
Sahne, Hirn, von der Nahrung auszuschließen.

In den wenigen Fällen, in denen wir bisher Gelegenheit hatten, eine fettfreie Diät zu versuchen, haben wir von dieser immerhin empfindlichen Diätbeschränkung keinerlei Nutzen gesehen.

Beumer hat bei einer Nephrose tuberkulöser Ätiologie nach Eintritt in das ödemfreie Stadium an Stelle der ziemlich fettfreien kohlehydratreichen Ernährung 8 Tage lang den Kranken bei einer möglichst cholesterinreichen Kost gehalten.

Der Cholesterinwert im Blute sank dabei von 688 auf 640 mg%. Auch eine zweite cholesterinreiche Fettperiode nach einer fettfreien kohlehydrat-eiweißreichen Zwischenperiode von einem Monat blieb ohne Einfluß auf den Cholesterinspiegel, die Blutwerte blieben ganz unverändert.

Groß hat bei Fettgaben Zunahme der Lipoidurie gesehen.

In einem Falle von Bing und Heckscher schloß sich an eine Fettbelastung unmittelbar eine wesentliche Verschlimmerung an: 8jähriger Knabe, dessen Krankheit fast 1 Jahr gewährt hatte. Nach einem Monat Vorstadium kam eine starke Albuminurie mit 30%/₀₀ Albumen im Urin und schwankenden Ödemen. Er war sehr empfindlich gegen NaCl, aber sein Blutharnstoff, sein Konzentrationsvermögen, Ambard waren normal. Bei einem gewissen Zeitpunkt nahm die Albumenausscheidung ab, die Ödeme verschwanden, und das Gewicht ging herunter. Dementsprechend trat ein großer Fall auf der Blutfettkurve ein. Währenddem wurde die Funktionsprobe der Fettbelastung (200 g Schlagsahne, 1 Zwieback, 5 g Margarine) gemacht, und man wurde durch eine kolossale alimentäre Schwankung überrascht, eine Steigerung vom Fastenwert 0,30 bis zum Wert 0,90 g%/₀ nach der 4. Stunde. 2 Tage darauf wurde der Knabe sichtbar elender, und seine Albuminurie, die Ödeme und die Blutfettmenge nahmen zu. Seitdem kamen nur kleine Schwankungen in seinen Zustand, der sich langsam verschlimmerte, bis er an Streptokokkenpneumonie mit Empyem und Peritonitis starb. Die Sektion ergab: große weiße Nieren und Atheromatosis aortae.

Danach wird es sich doch empfehlen, fettreiche Nahrung zu vermeiden. Nach Epstein sollen Fette, wenn möglich, vollkommen verboten werden, um die Eiweißausnutzung zu steigern und die Lipoidämie zu verringern.

Bei den sehr seltenen Fällen, die schließlich in ein polyurisches III. Stadium mit Niereninsuffizienz gelangen, ist natürlich eine Einschränkung der stickstoffhaltigen Nahrung geboten.

Die zweite wichtige Frage betrifft die Getränkezufuhr. Hier spielt das, was soll der Kranke trinken, keine, das wieviel dagegen eine große Rolle. Die Wahl der Getränke kann man dem Kranken freistellen, ob Milch, Kaffee, Kakao, Tee, einen Schluck Wein, Limonaden. Bei strenger Flüssigkeitseinschränkung nehmen die Kranken gewöhnlich am liebsten reines oder Zitronenwasser. Auch ein salzarmes (!) Mineralwasser kann natürlich genommen werden, wie Lauchstädter Wasser, das von allen Mineralwässern weitaus die wenigsten Salze enthält (feste Bestandteile 0,78 g in 1 l), Georg-Viktor-Quelle, Wildungen (4,0), Wernarzer-Quelle, Brückenau (3,6 feste Bestandteile in 1 l). v. Noorden hat sogar destilliertes Wasser empfohlen und läßt die kohlensäurereichen Wasser vermeiden.

Die Frage, wieviel darf der Kranke trinken, hängt von seiner Diurese ab. Als Regel empfiehlt sich, im hydropischen Stadium nicht mehr reine Flüssigkeit (den Wassergehalt der Speisen nicht gerechnet) zu geben, als die 24stündige Urinmenge des vorhergehenden Tages betrug. Das bedeutet in manchen Fällen, wie in dem als Beispiel S. 1099 mitgeteilten, zeitweise nur 200—300 g am Tage. Wenn die Flüssigkeit auf einmal getrunken wird, wirkt sie besser auf die Diurese, als wenn sie in kleinen Portionen auf den Tag verteilt wird. Sobald die Ödeme nachlassen, steigt alsbald die Diurese und damit auch die zulässige Menge der Flüssigkeitszufuhr.

Wenn mit zunehmender Entwässerung die Zügel der ganz strengen NaCl-Enthaltung etwas lockerer gelassen werden dürfen, so bleibt man am besten bei der kochsalzfreien Diät als Ausgangspunkt stehen und stellt dem Kranken eine Kochsalzzulage von 1—2 und mehr Gramm als Pulver abgewogen zur Verfügung, d. h. zu freiem Gebrauch nach Wahl. Die meisten Kranken gewöhnen sich rasch an die salz- und doch nicht geschmacklose Kost und brauchen oft die Zulagen nicht einmal ganz auf, weil zur Würzung der tischfertigen salzfreien Speisen viel weniger Salz benötigt wird, als zur schmackhaften Zubereitung in der Küche.

Eine Steigerung der Flüssigkeitszufuhr auf mehr als 1 l ist bei so geringer Salzzufuhr nicht nötig und wird meist auch gar nicht verlangt.

Durch eine einmalige, größere Wasserzulage, den Wasserversuch (500 ccm genügen für den ersten tastenden Versuch), kann man sich leicht von dem Grade der noch bestehenden Ödembereitschaft überzeugen.

Die mechanische Entleerung der Ödeme soll man, wenn irgend möglich, vermeiden; gegen die Entleerung eines zu großen Aszites oder Pleuratranssudates ist natürlich nichts einzuwenden. Man hat aber doch den Eindruck, daß diese Eingriffe beim Nephrotiker stets gefährlich sind, weshalb man immer erst versuchen wird, durch konsequente Diät und große, lang fortgesetzte Harnstoffgaben der Wassersucht Herr zu werden.

Es muß allerdings zugegeben werden, daß nach einer alten, in neuerer Zeit wieder von E. Meyer erprobten Erfahrung nach mechanischer Entleerung der Ödeme durch die Beseitigung der gewaltigen Spannung der Haut die Resorption und damit die Diurese bisweilen rapid einsetzt und das ganze Krankheitsbild sich zum bessern wendet. E. Meyer nimmt an, daß dabei der Nachlaß des Nierenödems eine wichtige Rolle spielt. Die Tatsache ist jedenfalls sehr bemerkenswert und steht in Einklang damit, daß eine gelungene Entwässerung durch andere Mittel (Harnstoff, Novasurol) die Nierenerkrankung bisweilen sichtlich günstig beeinflußt und den Grad der Albuminurie vermindert. Es ist wohl möglich, daß auch hier ein Circulus vitiosus besteht, und daß nicht nur die Blut- und Lymphzirkulation in der Niere durch das starke Ödem gehemmt, durch Beseitigung der Wassersucht gefördert wird, sondern auch die Gesamtfunktion des retikuloendothelialen Systems sich bessert (vgl. S. 1077).

Leider lassen sich die Gefahren der mechanischen Ödementleerung nicht immer vermeiden, und es ist besser, wenn eben möglich, die Wassersucht gar nicht so stark anwachsen zu lassen.

Wenn die Ödembereitschaft bereits etwas nachgelassen hat, dann pflegen auch die schweißtreibenden Maßnahmen und die harntreibenden Mittel anzusprechen, die beide im Stadium der höchsten Ödembereitschaft vollständig versagen.

Die Diuretika der Xanthingruppe vorzeitig anzuwenden, ist immer etwas gewagt, einmal wirken sie dann noch nicht, und zweitens hat man den Eindruck, daß sie, wenn die diuretische Wirkung ausbleibt, schaden. Wir haben mehrfach erhebliche Zunahme der Eiweißausscheidung, ja sogar eine Zunahme der Blutkörperchenzahl bzw. der Trockensubstanz und Abnahme der Diurese, d. h. eine Steigerung der Gefäßdurchlässigkeit beobachtet.

Ridder hat einen Fall beschrieben, bei dem auf Theocindarreichung plötzlich eine ungeheuere Menge Fettbestandteile im Urin erschien, so daß man an eine Lipurie denken mußte. Das Fett schwamm in dicker Schicht auf dem Urin. In diesem Fall war aber die harntreibende Wirkung eine sehr gute, und eine schädliche Wirkung wurde nicht beobachtet. Munk erblickt darin eine gewisse Gefahr für den Kranken. Eine so erhebliche Desquamation des epithelialen Nierenelementes sei natürlich für die Restitution der Niere durchaus nicht gleichgültig. Hier kann man zum mindesten zweifelhaft darüber sein, ob eine so gewaltige Abstoßung von Zellmaterial die Regeneration nicht mehr erleichtert als erschwert.

Im Stadium der abnehmenden Ödeme können die Theophyllinpräparate — evtl. zugleich mit dem Wasserversuch — die Entwässerung sehr beschleunigen.

Merkwürdigerweise hat sich uns — und auch Munk — die Digitalis bisweilen wirksam erwiesen.

Über die diuretische Wirkung der Kalisalze, die gerade bei der Nephrose im Verein mit der Kochsalzentziehung besonders günstig wirken kann (Magnus Levy) vgl. S. 366.

Als unschädliches und bestes Diuretikum hat sich uns gerade bei der Nephrose der **Harnstoff** in größeren Dosen bewährt.

Ich verweise diesbezüglich auf das S. 359 bereits Gesagte.

In einem Falle von Nephrose bei einem Soldaten, der monatelang vergeblich behandelt, mit unförmigen Ödemen zu uns kam und auf Xanthinpräparate gar nicht ansprach, gelang es, vollständige Entwässerung herbeizuführen durch Harnstoff in großen Dosen; er verbrauchte über 2 kg in 30 Tagen.

Meine Empfehlung der großen Harnstoffgaben ist von fast allen Autoren übernommen worden.

Kollert und Susani haben in einem Falle in $2^2/_3$ Monaten 4560 g Harnstoff verabreicht und Entwässerung erzielt. Eine Kranke von Strauß hat in 6 Monaten 12 kg Harnstoff erhalten. Kollert und Susani heben seine rasche Wirkung hervor und haben noch die bemerkenswerte Beobachtung gemacht, daß nach der Harnstoffanwendung auch die absolute Eiweißausscheidung sowohl wie die Verschiebung des Bluteiweißbildes zurückging.

Das bestärkt mich in der Auffassung, daß die letztere zu einem großen Teil als Folge des starken Eiweiß-, und zwar Albuminverlustes aufzufassen ist.

Ebel hat auch bei Kindern von Harnstoff, aber nur in großen Dosen, sehr gute Erfolge bezüglich der Entwässerung gesehen. Bei Kindern von über 20 kg Körpergewicht waren 50—75 g U+ pro Tag notwendig. Bei einem 5jährigen Knaben konnte erst mit 100 g U+! pro die eine ausgiebige Entwässerung erzielt werden.

Am 4. Tage dieser Ureamedikation traten bedrohliche Erscheinungen unter dem Bilde einer schweren Intoxikation auf. Da der RN an diesem Tage nur 22 mg% (?) betrug, wurde die Intoxikation auf plötzliche Wasserentziehung zurückgeführt und der Harnstoff ausgesetzt. Bei reichlichem Trinken trat rasch Erholung ein und neuerliche Ureagaben bewirkten wieder rasche Diurese und Besserung.

Koetschau hat aus der Steppschen Klinik über einen Fall von Nephrose berichtet, bei dem der erste Versuch der Entwässerung durch Harnstoff daran scheiterte, daß nach 780 g U+ ein juckendes, bläschenförmiges Exanthem sich entwickelte, das nach Absetzen des U+ sofort verschwand. Der zweite Versuch, wobei U+ mit Thyreoidin (wegen Ekelgefühls durch den Duodenalschlauch) gegeben wurde, mußte wegen Kopfschmerzen, Übelkeit, Appetitlosigkeit, der dritte Versuch nach 780 g U+ wegen starker Schmerzen in dem Bereich des ödemfreien Oberkörpers abgebrochen werden. Erst der vierte Versuch nach Bitterwasseranwendung führte zu einem vollen Erfolg, und es wurde in 14 Tagen durch 440 g U+ ein Gewichtsabfall von 26,3 kg erzielt.

Auch das bei der Nephritis besser zu vermeidende Salyrgan kann bei der Nephrose unbedenklich und mit großem Erfolg angewendet werden. Wir sahen sogar bei mit Amyloid komplizierter Nephrose großartige Diuresen.

Großmann hat folgenden Fall mitgeteilt: J. R., 18 Jahre, vor 5 Wochen plötzlich entstandene Schwellung der unteren Extremitäten, die sich in kurzer Zeit über den ganzen Körper erstreckt. Bei der Aufnahme in die Klinik höchstgradig ödematös. Im Harn 18%/oo Eiweiß, im Sediment zahlreiche Epithelien und Zylinder, kein einziger Erythrozyt. Blutdruck normal. Wa. R. negativ. Diagnose: Nephrosis acuta e causa ignota (sicher nicht luisch).

Durch große Gaben von Thyreoidea wird die Diurese nur unwesentlich gesteigert (von 600 auf 900 ccm), während 1 ccm Salyrgan die Diurese auf 3150 bringt. Durch wiederholte kleine Salyrgangaben wird der Patient rasch entwässert, wobei —was mir besonders wichtig erscheint — der Eiweißgehalt des Harnes sinkt, und zwar auch an den Tagen, wo kein Salyrgan gegeben wird.

Auch Saxl und Becker haben gute Erfolge bezüglich der Entwässerung und keine Zunahme, sondern Abnahme der Albuminurie nach Salyrgan gesehen, genau so wie Eppinger und Jehle nach Thyreoidea, wir, Kollert und Susani nach Harnstofftherapie.

Nonnenbruch hat bei einem Kinde mit Nephrose und einem Körpergewicht von 12 Pfund nach 0,6 ccm Novasurol einen Gewichtsverlust von 800 g ohne Störung erzielen können, nachdem Kalium aceticum und Harnstoff (7 g) ohne Erfolg geblieben waren.

Saxl und Becker sahen bei keinem Falle von Nephrose nach Salyrgan eine Steigerung der Albuminurie, auch nicht bei ausbleibender Diurese. Je stärker die Diurese, desto stärker der Eiweißabfall.

Die Alkalibehandlung ist von Osman auch für die Nephrose sehr empfohlen worden. Über die Technik vgl. S. 214.

Als Beispiele können die S. 1054 beschriebenen chronischen Nephrosen nach Verbrennung gelten.

Sehr bemerkenswert ist auch der folgende Fall Osmans:

6jähriges Kind. 6 Monate vor der Aufnahme wiederholte Anfälle von Bauchweh, ist leicht müde. Leichte Schwellung um die Augen morgens. Anfang Februar 1925 akute Erkrankung. Pneumonie? Danach rasche Zunahme der Ödeme. Aszites.

Bei der Aufnahme 9. 3. 25 hochgradige Wassersucht. Gewicht 20,180 kg. 120 ccm Urin, $12^0/_{00}$ Albumen, erstarrt beim Kochen. Patient bekommt volle Kost mit Salz. Rasche Zunahme der Ödeme, besonders des Aszites bis 12. 3. (Gewicht 21,760 kg). Urin 283 ccm. $12^0/_{00}$ Albumen, 1045 spez. Gewicht, pH 6,0. Nach Na-Bicarbonat 3 Tage je 160 grains (etwa 10 g) und der doppelten Menge am nächsten Tage war das Gewicht auf 22,7 kg gestiegen, die Harnmenge auf 45 ccm gefallen, Albumen $14^0/_{00}$. Der Zustand erschien kritisch und hoffnungslos. Jetzt wurde Kalium citricum in gleicher Menge mit Natrium bicarbonicum gegeben, d. h. im ganzen 480 grains (= 31 g) in 24 Stunden bei einem Körpergewicht von 22,50 kg. Harnmenge 360 ccm. pH 6,1. Albumen $14^0/_{00}$. Am nächsten Tage Alkalidosis 960 grains (62 g): Harnmenge 630 ccm. pH 8,0! Albumen $1^0/_{00}$. Körpergewicht 22,5 kg. Bei Reduktion der Alkaligaben (wegen Diarrhöe) auf 240 g und 120 g trat wieder Gewichtszunahme und bei pH 7,6 des Urins Albumen $7^0/_{00}$ auf, und nach 6 Tagen war das Körpergewicht von 22,75 kg wieder erreicht, das Albumen bei pH 8 aber auf 0,5 gefallen. Von den nächsten Tagen ab mit Wiedereinsetzen der großen Alkaligaben von 960 grains (62 g) täglich für 6 Tage und von 500 grains für 5 Tage sinkt das Gewicht von 22,750 kg auf 16,700 kg, der Harn ist stets alkalisch und fast oder ganz eiweißfrei.

In den folgenden Wochen wurde allmählich das Alkali entzogen, und der Kranke ist seitdem und in den folgenden Jahren gesund und frei von Eiweiß

Ein weiteres Beispiel, das sehr zum Nachdenken anregt, über den vergänglichen rückbildungsfähigen Charakter der scheinbar chronischen „Degeneration" ist das folgende (Osman):

3jähriges Kind, 4 Tage vor der Aufnahme ohne vorhergehende Erkrankung wiederholt Erbrechen. 24 Stunden später läßt das Erbrechen nach, aber der ganze Körper ist geschwollen. Befund: allgemeine Wassersucht, beträchtlicher Aszites, Bronchitis, keine Zeichen von Pneumonie. Temperatur 102^0 F. Urin 8 Unzen (240 ccm) sauer, Albumen erstarrend, Zylinder aller Art. Kein Blut. Uvula, Penis, Skrotum geschwollen.

Behandlung mit Milchdiät, Flüssigkeit ad libitum. Heiße Einpackungen usw. Der Zustand blieb unverändert in den nächsten 14 Tagen, nur die Temperatur ging herunter. Es wird eine ansteigende Dosis von Alkali (Natr. bicarb. und Kal. citr. āā) gegeben bis zu 1100 grains pro Tag (71,5 g) während der nächsten 20 Tage. Danach war das Ödem verschwunden bis auf ein „Kissen" in der Lendengegend. Reichlicher Urin, Albumen 0, Zylinder 0. Patient blieb frei von Albumen und Ödem für die nächsten 10 Tage, dann begann die Temperatur zu steigen und der Bauch anzuschwellen. Exitus an Peritonitis.

Bei der Autopsie war das Unterhautzellgewebe in der Lendengegend ödematös und mit Eiter vom Bauch ausgehend gefüllt. In der Lunge Bronchitis und einige kleine Eiterperlchen. Niere normal, etwas blaß, mikroskopisch ohne Veränderungen. Im Eiter Reinkultur von Pneumokokken.

In diesem Falle liegt nun gar keine Veranlassung vor, die Pneumokokkenperitonitis als Sekundärinfektion zu betrachten, denn das Kind kam schon mit Aszites in die Behandlung, und die Peritonitis muß schon bestanden haben, als die Ödeme unter der Alkalibehandlung verschwunden waren und nur das Lumbalkissen zurückgelassen hatten. Hier kann man wohl sicher von einer Pneumokokkennephrose sprechen. Weiter aber bestätigt der Fall auch, daß es sich bei der scheinbar so schweren Erkrankung der Niere um einen leicht reversiblen Zustand handelt, und der Effekt der Alkalibehandlung in diesem und in anderen Fällen könnte für die Vorstellung sprechen, daß das Wesen der Erkrankung in einer extrarenal bedingten allgemeinen und renalen Gewebs-Azidose besteht, mit anderen Worten, daß es sich um eine infektiös toxische Erkrankung des Gesamtorganismus handelt, bei dem die Stoffwechselstörung besonders auch die Niere ergriffen hat. In diesem Sinne spricht auch die Beobachtung von Osman, daß, wenn es gelungen ist, durch genügende Gaben Alkali den Bicarbonatspiegel des Blutes auf die normale Höhe zu bringen, jede fieberhafte Infektion genügt, wieder Ödem, Oligurie und Albuminurie hervorzurufen; gleichzeitig sinkt auch der Alkalispiegel des Blutes, so daß die Alkaligabe erhöht werden muß.

Bei einem 110 Tage lang von Cohen beobachteten Fall von (Pseudo?) Nephrose gingen Gewichtsanstieg, Kochsalzretention, Verminderung der Wasserausfuhr und Erhöhung der Harnazidität parallel. Zufuhr von Alkalien bewirkte eine Neutralisation des Urins, Vermehrung der Kochsalzausscheidung und Ödemverlust. Darreichung von saurem Kaliumphosphat kehrte den Prozeß um und hatte einen erneuten Gewichtsanstieg zur Folge.

Säurebehandlung. Merkwürdigerweise ist aber auch eine Behandlung mit säurebildenden Salzen, wie Ammoniumchlorid und Ammoniumnitrat, ebenso wirksam. Bannick und Keith ziehen diese der Alkalibehandlung wesentlich vor, die Diurese trete rascher, stärker und regelmäßiger ein und die Salze würden besser vertragen [1].

Sie halten diese Salze auch für wirksamer als Harnstoff. Ammoniumnitrat wirkt weniger stark azidotisch als NH_4Cl und wird besser vertragen. Sie geben 5—10 g täglich in Kapseln oder in 12,5—25% Lösung in Pfefferminzwasser. Besonders wirksam fanden sie auch bei der Nephrose die Kombination mit Salyrgan.

Beifolgende Kurve (Abb. 102) gibt dafür einen guten Beleg. Sie stammt von einem 18jährigen Mann mit chronischer Nephrose und einer Vorgeschichte von 5 Monate anhaltender Wassersucht nach Windpocken.

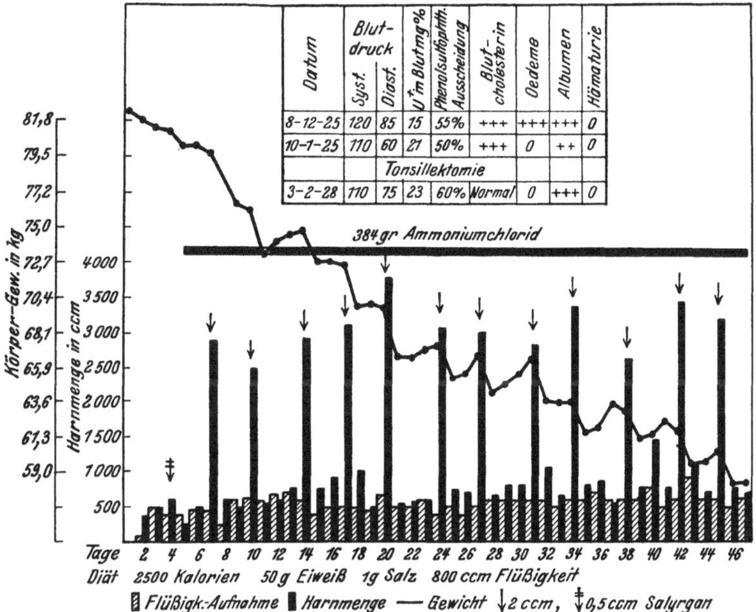

Datum	Blut-druck		U⁺ im Blutmg%	Phenolsulfophth. Ausscheidung	Blut-cholesterin	Oedeme	Albumen	Hämaturie
	Syst.	Diast.						
8-12-25	120	85	15	55%	+++	+++	+++	0
10-1-25	110	60	21	50%	+++	0	++	0
			Tonsillektomie					
3-2-28	110	75	23	60%	Normal	0	+++	0

Abb. 102. Aus Bannick and Keith: The treatment of nephritis and nephrosis with edema. J. amer. med. Assoc. **91** (1928).

Organotherapie. In einem Falle von genuiner Nephrose bei einem Kinde mit monatelang anhaltender Wassersucht, die anfangs gut, später nicht mehr auf Harnstoff angesprochen hatte, gelang es uns nicht nur rasche Entwässerung, sondern sogar eine der Heilung gleichkommende Besserung herbeizuführen durch Darreichung von **Schilddrüsen**tabletten (9× tägl. 1 T. Merck entspr. 0,1 g Schilddrüse).

Eppinger hat inzwischen in seiner ausgezeichneten Studie über das Ödem das Thyreoidin als den Typus eines extrarenalen Diuretikums kennen gelehrt

---

[1] Bannick und Keith erwähnen, daß schon 1679 Nitrate von Thomas Willis als wirksames Diuretikum empfohlen worden sind.

und wahrscheinlich gemacht, daß es besonders in denjenigen Fällen angezeigt und wirksam ist, die auf Schilddrüsenmangel verdächtig sind.

Eppinger hat bei 7 Nephrosen in 4 Fällen einen überraschenden Erfolg gesehen. Wenn einzelne Autoren (Strauß) damit keine guten Erfahrungen gemacht haben, so liegt das wohl ebenso wie beim Harnstoff an der Dosierung. Molnár hat bis 3,5 g am Tage gegeben, Brake die Kombination von Thyreoidin und Diuretin empfohlen.

Als weitere Beispiele einer geradezu verblüffenden nicht nur symptomatischen, sondern Heilwirkung möchte ich die Fälle kurz anführen, die ein Schüler Eppingers aus der Wenkebachschen Klinik veröffentlicht hat (Campanacci).

1. Kind von 3 Jahr. April zunehmende Wassersucht. 2 Monate vor der Aufnahme Anfall von Krämpfen, Kind dabei blaß und bewußtlos. Zuletzt appetitlos, wässerige stinkende Durchfälle. Fast kein Urin.

Befund: Allgemeine Wassersucht, dunkler Harn, weder chemisch noch mikroskopisch Blut. $8^0/_{00}$ Eiweiß. Hyaline und granulierte Zylinder, zum Teil mit Fett und Lipoiden besetzt. Leukozyten verfettete Nierenepithelien. Blutdruck normal. Temperatur 37,2 bis 38,5°.

Schon vom 1. Tage an bekam das Kind 0,5 Thyreoidin tägl. 10 Tage lang. Eiweiß fiel von $8^0/_{00}$ auf O. NaCl stieg von 0,1 g täglich bis 6,5 g. Körpergewicht fiel von 16,2 auf 11,5 kg. Am 10. Tag Ödeme und Albumen verschwunden.

3 Tage später kalter Abszeß im Rücken, später auch am linken Fuß. Chirurgische Behandlung.

Ich nehme an, daß es sich hier um eine tuberkulöse Nephrose ohne Amyloid gehandelt hat.

2. Bursche von 18 Jahren. 8 Tage, bevor er zum Arzt ging, Ausflug, Durchnässung, danach schlechtes Aussehen. Müdigkeit. Arzt fand sehr viel Eiweiß. Milchdiät, Ödeme; chlorfreie Diät, keine Besserung. Diuretika ohne Erfolg. Wegen Verdacht auf Urämie Aderlässe. Während des ganzen 3—4 Monate dauernden Krankenlagers bekam Pat. nur Milch und Milchspeisen. Da gar keine Besserung, Klinik.

Befund: Blaß, Gesicht geschwollen, harte Ödeme, Trockenheit. Keine Blutdrucksteigerung. Harn dunkel. 1048. Albumen $50—60^0/_{00}$. Sediment nur Detritus, keine Zylinder, vereinzelt Lipoide. Rest-N vollkommen normal. Grundumsatz nach Krogh: $—25^0/_0$. Es wurden ziemlich alle Diuretika versucht: Diuretin, Theocin, Harnstoff (nur 30 g!), Kali acet. 30 g. Schließlich auch Novasurol. Die Harnmenge stieg nicht über 500 bis 600. In Anbetracht des niedrigen Grundumsatzes Schilddrüsentabletten 0,3—0,5, schließlich tägl. 1,5 g, die anstandslos vertragen wurden. Vom Tage der großen Dosen ab rapider Anstieg der Diurese bis 3 und 4000, die Kochsalzausscheidung stieg von 0,5 auf 20—28 tägl. Absinken des Eiweiß auf $2^0/_{00}$. 3 Monate später bei Wiedervorstellung waren alle Erscheinungen der Nephrose verschwunden, nach 1 Jahr vollkommen gesund.

3. 48jährige Frau. 2 gesunde Kinder, während ihrer Ehe nie bettlägerig krank. Vor 3 Jahren begannen die Beine zu schwellen, später Gesicht besonders morgens sehr verunstaltet. Müdigkeit, Schlafsucht. Arzt fand sehr viel Eiweiß, kein Blut. Trotz Bettruhe, Milch, heißer Bäder, Diuretin, Zunahme der Ödeme. Ekel vor Milchdiät, man vermutete Urämie, empfahl Aderlässe. In diesem Zustande (Diarrhöen) $1^1/_2$ Jahre. Körper wurde zu Koloß, Gewicht stieg von 65 auf 90 kg. Eiweiß $30—55^0/_{00}$, spez. Gew. 1040—1054. Menge 600 bis 800 (laut Harnanalysen jener Zeit). Blutdruck nie über 130 mm Hg.

Klinik: Enorme Ödeme, sehr dick. Blutdruck 125 mm Hg. Eiweiß $50^0/_{00}$. Sediment sehr spärlich, reichlich Lipoide. Rest-N 42 $mg^0/_0$. Wassermann negativ.

Diagnose: Nephrose unbekannter Ätiologie. Grundumsatz $— 30^0/_0$. Sofort Schilddrüsenfütterung. 0,3—1,5 Trockensubstanz steigend. 3 Wochen nach Beginn der Schilddrüsenkur begann die Diurese und die Abnahme des bis dahin noch ansteigenden Körpergewichtes. Innerhalb von 2 Monaten vollständige Entwässerung, schließlich blieb ein hochgradig, fast bis zum Skelett abgemagertes Individuum von 52 kg zurück.

Eiweiß fiel und verschwand fast vollkommen.

3 Monate später 8 kg Gewichtszunahme. Eiweiß nur in Spuren, keine Ödeme. Die Kranke nahm tägl. 0,3 Thyreoid ohne die geringsten Erscheinungen eines Hyperthyreoidismus.

Grundumsatz nunmehr $+10^0/_0$.

Dieser Fall ist ein schlagender Beweis für die schon 1913 von mir und später auch von Eppinger entwickelte Auffassung, daß die Wassersucht unabhängig von der Nierenfunktion zustande kommt und extrarenal bedingt ist; er beweist ferner, daß die Pathogenese der Zustandsbilder mit Wassersucht verschieden ist, daß die Unterscheidung zwischen Nephrose und Nephritis keine Spitzfindigkeit und nicht nur von theoretischer sondern auch von praktischer Bedeutung ist.

Ich kann wenigstens nicht glauben, daß eine subchronisch verlaufende Nephritis mit derartigem nephrotischen Einschlag noch nach 3 Jahren, einem Zeitraum, in dem die meisten dieser Fälle bereits an Niereninsuffizienz gestorben zu sein pflegen, durch Schilddrüsenzufuhr geheilt werden kann.

Die Untersuchungen von Epstein haben ergeben, daß bei der Nephrose der Grundumsatz herabgesetzt ist, und daß gerade die Nephrosen wie wenig andere Krankheitszustände sich für die Schilddrüsenbehandlung eignen.

Epstein und Lande fanden bei hohem Grundumsatz (Basedow) niedere, bei herabgesetzten Grundumsatz (Nephrosen und Myxödem) hohe Cholesterinwerte im Blute, eine Gegenbewegung, die man auf vermehrte bzw. verminderte Verbrennung beziehen kann. Bei Nephrosen werde man durch Ermittelung des Grundumsatzes diejenigen Fälle herausfinden können, die sich für Schilddrüsen- und Eiweißtherapie eignen. Die Herabsetzung des Stoffwechsels sei aber nicht notwendig auf Hypothyreoidismus zurückzuführen, sondern auf einen mangelhaften Eiweißstoffwechsel, und die günstige Wirkung der Schilddrüsenbehandlung nicht allein auf ihren Verbrennung steigernden Einfluß, denn ein subnormaler Stoffwechsel allein genüge nicht, Ödeme herbeizuführen.

Die Wirkung der Schilddrüse bestehe in Steigerung der Ausnützung des Eiweißes und dadurch sei letzten Endes ihr Einfluß auf die Ödeme zu erklären.

Epstein und Lande machen besonders auf die geradezu erstaunliche Toleranz der Nephrosekranken für Thyreoidin und Thyroxin aufmerksam und führen das von manchen Autoren, auch von Eppinger gelegentlich beobachtete Versagen der Medikation auf zu kleine Dosen zurück.

Obwohl keine Anzeichen dafür bestünden, daß die Schilddrüse bei chronischer Nephrose erkrankt ist oder schwächer funktioniert als normal (vgl. dagegen S. 1070, so zeige doch die Erfahrung, daß eine größere Menge Thyreoidin nötig ist, den Stoffwechsel der Nephrose zur Norm zurückzuführen, als beim Myxödem.

Epstein spricht daher von einem absoluten Hypothyreoidismus bei dem Myxödem, von einem relativen bei der chronischen Nephrose. Während beim Myxödem relativ kleine Gaben genügen, sind bei der Nephrose tägliche Gaben von 1—4 g Thyreoidin oft für lange Zeit notwendig, um eine Reaktion von seiten des Stoffwechsels hervorzulocken. Ob diese ungewöhnliche Toleranz bei der Nephrose auf einer vermehrten Ausscheidung, Inaktivierung oder ungenügenden Resorption des Thyroxins beruht, bleibt noch Problem. Aufgabe der Behandlung muß nach Epstein sein

1. den Eiweißverlust des Blutes, der durch die Albuminurie entsteht, zu ersetzen durch proteinreiche Diät, d. h. 2—3 g Protein pro kg Körpergewicht;

2. die Gewebe zu zwingen, das Eiweiß auszunutzen und gleichzeitig die Lipoidämie zu vermindern; beides wird oft erreicht durch eine eiweißreiche, aber fettarme Diät. Thyreoidingaben wirken dabei unterstützend;

3. den normalen Stoffwechsel wieder herzustellen. Wenn eiweißreiche Kost nicht genügt, so ist definitiv Thyreoidbehandlung angezeigt. Dabei ist zu beachten, daß die Hauptaufgabe der Thyreoidbehandlung die ist, die Eiweißausnutzung zu steigern. Sie soll nicht die Eiweißnahrung ersetzen, diese bleibt die Hauptsache in der Behandlung der chronischen Nephrose.

Die Symptomatologie dieser Krankheit ist so eng verwoben mit ihrem Biochemismus, daß alles, was den Chemismus in der richtigen Richtung ändert, auch die Symptome beseitigt und den Zustand bessert. So wirken dank ihrer gemeinsamen Eigenschaften, den Eiweißstoffwechsel zu steigern, sowohl proteinreiche Kost, als Thyreoidinanwendung, als auch gelegentlich Fieber günstig.

Mit der Schilddrüsenanwendung wird bezweckt, wenn die eiweißreiche Kost nicht genügt, die Ödemausschwemmung und Abnahme der Albuminurie herbeizuführen.

Man beginnt mit kleinen Dosen von 0,03—0,065 g (Epstein verwendet getrocknete Schilddrüse in Tabletten von Bourroughs und Wellcome) 3 mal täglich, die bisweilen genügen; gewöhnlich sind viel größere Dosen nötig. Man steigt dann schnell bis zu einer Tagesdosis von 1 g. Genügt das nicht, so wird diese Gabe verdoppelt für 5—7 Tage. Wenn dann noch kein Erfolg zu sehen ist, so wird Thyroxin intravenös gegeben, beginnend mit 5—10 mg, diese Gabe wird in Abständen von 5—10 Tagen wiederholt, bis die Wirkung in Zunahme der Diurese, Abnahme der Ödeme, der Albuminurie und der Lipoide im Blut erreicht ist. Bisweilen tritt nach Thyroxin Pulsbeschleunigung und Temperatursteigerung ein, aber toxische Symptome bleiben aus, solange die Lipoidämie da ist.

In einem Falle von idiopathischer Xantomatose ohne irgend sonst eine bekannte Stoffwechselstörung konnte Epstein die Wirkung des Thyroxins auf den Lipiodgehalt des Blutes schön demonstrieren: Nach Anwendung von 3 mg Thyroxin fiel der Cholesteringehalt des Blutes von 484 auf 320 mg $^0/_0$, nach der gleichen Gabe 7 Tage später auf 285 und dann auf 190 mg $^0/_0$. Nach Aussetzung der Medikation stieg der Cholesterinspiegel wieder auf 340 mg $^0/_0$. Die Anwendung von Thyreoidin in großen Dosen per os macht gelegentlich Magenbeschwerden, Übelkeit und Appetitlosigkeit; in solchen Fällen greift man besser zum Thyroxin.

Wenn Erfolg eingetreten ist, geht man mit der Dosis zurück, wobei man sich am besten nach der Lipoidämie richtet, wird diese normal, so setzt man aus und beginnt wieder mit Thyreoid, wenn sie ansteigt. Während einer Fieberattacke ist Thyreoid kontraindiziert. Die Eiweiß- und Schilddrüsenbehandlung muß bis zum Erfolg durchgeführt werden; das kann ein Jahr und länger dauern.

Epstein bringt 3 Beispiele, von denen ich eines anführen will: 30jähriger Mann, seit 2 Jahren Ödeme. In zwei verschiedenen Instituten vergeblich behandelt. Wassermann negativ. Albumen $+ + + +$, sehr wenig Formelemente. Spezifisches Gewicht 1014—1040. Cholesterin 334 mg $^0/_0$, keine RN-Erhöhung. Grundumsatz normal. Diagnose: chronische Nephrose. Da der Kranke nicht zum Essen zu bringen war, verhielt sich der Fall erst sehr refraktär. Harnstoff versagte, bis er mit Schilddrüse zusammen gegeben wurde. Dann verschwand das Ödem vollständig, die Albuminurie ging sehr zurück und das Allgemeinbefinden war ausgezeichnet. Während der fünfmonatlichen Behandlung bekam der Kranke durchschnittlich 1,5 g Thyreoid täglich, und dazwischen erhielt er 137 mg Thyroxin in Einzeldosen bis 20 mg während einer Periode von etwa 11 Wochen.

Bei Fällen mit gestörter Nierenfunktion und Azotämie wird die Eiweißzufuhr beschränkt, aber die Schilddrüsenbehandlung ebenso durchgeführt.

Die Nephrose mit Syphilis und positivem Wassermann faßt Epstein als eine von der Lues unabhängige Erkrankung auf. Von spezifischer Behandlung sah er Verschlechterung der Nephrose, von der Eiweiß-Schilddrüsenbehandlung Heilung.

In einem Fall von nephrotischem Symptomenkomplex, den die Autoren für eine reine chronische Nephrose halten, obgleich der Blutdruck 140/80 betrug und eine deutliche Störung der Nierenfunktion bestand, haben Lewis und W. de M. Scriver durch Parathyreoidextrakt die Ödeme zum Verschwinden bringen können, ohne daß der Eiweißgehalt des Blutes und des Harnes sich geändert hätte.

Der Serumgehalt an Kalzium stieg von 7,2 auf normale Werte (10 mg und mehr) an, und zugleich trat eine starke Diurese ein. Die Harnmenge, die anfangs etwa 500 ccm betragen hatte, stieg während der täglichen Anwendung von 50 Einheiten Parathyreoidextrakt bis auf 3000 ccm am 10. Tage und das Gewicht fiel in 13 Tagen um 9 kg. Mit Aussetzen der Medikation stieg das Gewicht, und das Ödem nahm rasch wieder zu; bei erneuten Injektionen von Parathyreoidextrakt und Zugabe von Kalziumchlorid trat wieder Diurese und Schwund der Ödeme ein, und der Kranke konnte durch zweimal wöchentliche Injektion von 25 Einheiten ödemfrei gehalten werden. Per os war der Extrakt ohne Wirkung. In einem anderen Fall von Mischform versagte die Parathyreoidbehandlung vollkommen, obwohl der Serum-Kalziumgehalt von 7,8 auf 10 mg anstieg. Hier gelang es erst durch Schilddrüsenextrakt, die Diurese in Gang und die Ödeme zum Verschwinden zu bringen, wobei ebenfalls der Kalziumgehalt des Blutes zur Norm anstieg. Mit Ansteigen des herabgesetzten Grundumsatzes unter Thyreoidin fiel der Cholesteringehalt des Blutes von 600 mg auf 300 mg.

Roháček sieht in dem hydropischen Zustand bei der Nephrose nicht nur eine chronische Störung der gegenseitigen Beziehungen zwischen der Niere und dem endothelialen und Gewebskomplex, sondern auch eine Leberfunktionsstörung, wodurch die innere Wasserströmung zwischen dem Blut und dem Gewebe beeinflußt wird. Die gestörte Lebertätigkeit hemmt den Wasserandrang zur Niere und stört so die Nierenfunktion. Für eine Leberstörung spreche der anatomische Befund im Sinne einer Lipoiddegeneration der Leber, ferner der erhöhte Fibrinogengehalt des Blutes, die Hyperglobulinämie und Hypercholesterinämie, auch der günstige Einfluß des Harnstoffs.

In einem mitgeteilten Falle wirkte Thyreoidin ungünstig auf den Wasser- und Salzstoffwechsel, aber verursachte durch kurzdauernde erhöhte Chlorurie ein erhebliches Sinken des ohnehin erniedrigten Chlorspiegels im Blute. Dagegen bewirkten Organextrakte aus Niere und Leber (Rénine und Hépatine Byla, je 2 ccm täglich subkutan) deutliche Hydrurie und Chlorurie, wobei beide auf Mobilisation der retinierten Gewebsstoffe, Renin mehr auf die Nierensekretion, Hepatin mehr auf die Blutregulation zu wirken schienen. Besonders günstig war der Einfluß auf den Tiefstand des Chlors. Im Wasserversuch fand Roháček, wenn gleichzeitig Hépatine und Rénine eingespritzt wurden, die Wasser- und Kochsalzausscheidung bedeutend erhöht, letztere bis aufs Doppelte gesteigert. Durch viermonatliche Anwendung der Extrakte gelang es, einen Patienten mit reiner primärer Nephrose klinisch zu heilen, indem sowohl Ödeme wie Hypercholesterinämie und Anämie verschwanden.

Großmann beschreibt einen Fall von Nephrose mit starken Ödemen (Eiweiß 12°/$_{00}$, viel Leukozyten, hyaline und granulierte Zylinder, reichlich doppeltbrechende Lipoide, RN 44 mg °/$_0$), bei dem eine starke hyperchrome Anämie bestand (Erythrozyten 2 Millionen, Hämoglobin 65, Index 1,6, Leukozyten 3700). Nachdem die Purinderivate versagt hatten, Salyrgan und Harnstoff (20 g) schlecht vertragen wurden, wird eine salzfreie Leberdiät begonnen mit überraschendem Erfolg. Nach 24 Stunden 1800 ccm Urin, 5,9 g NaCl. Es tritt Entwässerung ein, die Zahl der Erythrozyten nimmt rapid zu, nach 4 Wochen ist der Patient bei noch bestehender Albuminurie arbeitsfähig.

Ferner hat Porges unter dem vielversprechenden Titel: „Heilung der genuinen Lipoidnephrose durch Leberdiät" über einen Fall von perniziöser Anämie mit ausgebreitetem Ödem berichtet, bei dem unter Leberdiät rasche Entwässerung und danach eine rapide Restitution des Blutes einsetzte.

Auch bei Herzinsuffizienz mit Leberzirrhose, bei einem Fall von geringem kachektischem Ödem bei sekundärer Anämie infolge von Colitis ulcerosa und bei einem Fall von alkoholischer Leberzirrhose mit Diabetes trat zum Teil Entwässerung und Besserung ein. Von einer Nephrose ist allerdings nicht die Rede, und auch der Fall Großmann ist wegen seiner hyperchromen Anämie nicht beweisend.

Immerhin geht aus diesen Beobachtungen, insbesondere dem Fall von Rohaček hervor, daß Gaben von Leber, die nach Molitor-Pick ein den Wasserhaushalt beeinflussendes Hormon enthalten soll, auch als Hilfsmittel zur Entwässerung in Frage kommen.

Physikalische Behandlung. Die Entwässerung wird befördert durch prolongierte Bäder, oder milde, schweißtreibende Prozeduren, die mit dem elektrischen Lichtbogen bequem und sauber im Bett ausgeführt werden können. Beides pflegt die Kranken oft ziemlich anzugreifen. Sehr zweckmäßig sind heiße Sandbäder, in denen der Kranke ins Freie gefahren werden kann, oder Sonnenbäder in verglasten Räumen oder kleinen Glaskästen, bei denen der Kopf, mit einem Strohhut geschützt, frei bleibt, und der Kranke die frische Luft genießt.

Der Kranke soll überhaupt noch in bettlägerigem Zustand, wenn irgend Jahreszeit und Witterung es erlaubt, warm zugedeckt ins Freie gefahren werden. Gerade bei der Nephrose scheint mir diese Freiluftbehandlung sehr nützlich und wichtig.

Sie trägt neben der allgemein erfrischenden Wirkung dazu bei, den Kranken gegen die gefürchteten Erkältungsinfektionen widerstandsfähiger zu machen. Die Hauptsache ist allerdings, daß man jede Ansteckungsmöglichkeit von ihm fernhält. Solche Kranke müssen ebenso peinlich wie Säuglinge vor jedem Schnupfen und jeder Bronchitis behütet werden, und es sollte, wie dies in neuzeitlichen Säuglingsheimen geschieht, streng darauf geachtet werden, daß kein Arzt, Pfleger oder Besuch, der auch nur schnupfen-, influenza- oder anginaverdächtig ist, das Zimmer betritt.

Über Erfolge der klimatischen Behandlung bei Nephrosen liegen noch wenig Erfahrungen vor. Es ist aber anzunehmen, daß alle sonnenreichen und warmen Kurorte, insbesondere das durch Trockenheit der Luft ausgezeichnete Klima Ägyptens bei Fällen dieser Art besonders günstig wirken. Ich kenne mehrere Fälle, die großen Nutzen von einem längeren Aufenthalt in Ägypten gehabt haben, zum Teil dort ganz genesen sind. An eine weite Reise ist natürlich erst zu denken, wenn die Ödeme im wesentlichen geschwunden sind.

Ägypten wäre der ideale Aufenthaltsort für Nephrosen, wenn die Reise nicht so weit, der Aufenthalt weniger teuer wäre. Die Ägypter sind sehr erstaunt über die Angabe der Europäer, daß die tägliche Harnmenge 1000—1500 ccm betrage, für sie ist die normale Harnausscheidung wenige Hunderte ccm in 24 Stunden. Daher die große Häufigkeit des Steinleidens. Kochsalz und Wasser wird in diesem trockenen und heißen Klima vorwiegend durch die Haut abgeschieden. Wassertrinken vermehrt die Harnmenge nicht. Wahrscheinlich ist daher in Ägypten bei Nierenkranken keine so strenge NaCl-Einschränkung und noch weniger Einschränkung der Wasseraufnahme notwendig.

In diesem II. Dauerstadium ist auch an eine Kräftigung des durch das lange Krankenlager und die Minderarbeit geschwächten Herzens durch Gymnastik und Geh- und Steigübungen zu denken. Es ist durchaus verkehrt, den Kranken, nur weil er dauernd Eiweiß ausscheidet, auch dauernd im Bett zu halten.

So selbstverständlich es ist, den Kranken im ersten, hochödematösen Stadium strenge Bettruhe einhalten zu lassen, so wenig ist ein günstiger Einfluß von einer übermäßig langen Ausdehnung der Bettbehandlung zu erwarten. Wir lassen die Kranken so bald als möglich, d. h. so bald die Ödeme stark zurückgegangen sind, aufstehen und sich bewegen.

Wir haben derartige Kranke mit $5-10\,^0/_{00}$ Eiweiß und dauernder geringer Ödembereitschaft, denen die schwärzeste Prognose gestellt und ein vielmonatliches Krankenlager zugemutet worden war, in ihren Beruf zurückkehren lassen, und sehen sie seit Jahren ihrer keineswegs bequemen oder vor Erkältung geschützten Erwerbstätigkeit nachgehen.

Gegenstand der **chirurgischen Behandlung** ist die Nephrose bisher sehr selten, vielleicht zu selten gewesen.

Man kann sich schwer vorstellen, wie bei dieser Gruppe von Nierenkrankheiten ohne Störung der Glomerulidurchblutung etwa durch Beschleunigung der Glomerulidurchblutung ein Erfolg der Operation zustande kommen kann, zumal auch Erfolge nach einfacher Freilegung der Niere ohne Entkapselung schon beobachtet worden sind.

Rowsing hat aber in einem Falle von „parenchymatöser" Nephritis, der sehr nach einer primären Nephrose aussieht ($30\,^0/_{00}$ Albumen, haufenweise hyaline und granulierte Zylinder, enorme Hautödeme, Hydrothorax, Aszites), und der sich gegenüber jeder medizinischen Behandlung als absolut unzugänglich erwiesen hatte, durch zweizeitige Nephrolyse einen glänzenden Erfolg erzielt. Nach einem halben Jahr war vollständige Heilung eingetreten, die Ödeme waren verschwunden, der Harn frei von Eiweiß.

Ebenso schlagend ist der Erfolg bei 2 Fällen, die Oehlecker dekapsuliert hat.

1. 15jähriger Knabe. Winter 1922/23 einige Erkältungen, Februar 1923 treten allmählich zunehmende Ödeme auf, Albumen $8-12\,^0/_{00}$, Oligurie, viel hyaline und granulierte Zylinder und verfettete Epithelien. Lipoide $+$, Blutdruck nicht erhöht. RN 30 mg $^0/_0$, Cholesterin $370-830$ mg $^0/_0$. Erythrozyten 5,1 Millionen, Hämoglobin $85\,^0/_0$, Leukozytenzahl etwas erhöht. Innere Behandlung ohne Erfolg. Mattigkeit, Ödeme, Albuminurie nehmen zu ($20-50\,^0/_{00}$). 6. 7. 23 Beiderseitige Dekapsulation. Probeexzision: Lipoidnephrose (Fahr).

Erfolg der Operation: Absinken des Eiweißgehaltes, Zunahme der Diurese; 22. 7. 2500 ccm, Albumen $3\,^0/_{00}$. Weiterer Befund schwankend, Albumen um $10\,^0/_{00}$. Hier hat offensichtlich die Dekapsulation einen Umschwung herbeigeführt und die Besserung eingeleitet.

2. 18jähriger Jüngling. Von Jugend auf etwas blaß. Mitte September 1924 ziemlich plötzlich Schmerzen in der linken Nierengegend, die nach wenigen Tagen abklangen. $3-4$ Wochen später Schwellung am Hals, nach 14 Tagen verschwunden. Einige Tage später Schwellung der Beine, Albumen $++$. Seitdem bettlägerig, zeitweise starke Übelkeit und Erbrechen. $3-4$ Tage noch Schmerzen in der linken Nierengegend, dann auch rechts. Ödeme stark wechselnd. Weihnachten besser. Nach heftigem Schreck wieder große Schmerzen in der linken und rechten Nierengegend. Zunahme der Ödeme.

21. 1. 25. Klinik: Blässe und Gedunsenheit des Gesichts, Ödeme, geringe Temperatursteigerung. Keine besondere Druckempfindlichkeit der Nierengegenden. Blutdruck nicht erhöht. Rote Blutkörperchen 4,13 Millionen, Hämoglobin $70\,^0/_0$, Leukozyten 15 600, Albumen $14\,^0/_{00}$, hyaline und granulierte Zylinder, Lipoide $+$. RN 44 mg $^0/_0$. Salzfreie Kost, Thyreoidin ohne deutlichen Erfolg.

23. 2. 25. Schmerzen und starke Druckempfindlichkeit in der linken Nierengegend. Albumen $8\,^0/_{00}$, Temperatur $38-39^0$, Leukozytenanstieg von 8000 auf 24 000 und 35 000.

Operation: Freilegung der l. Niere durch sulzig ödematös durchtränktes Gewebe. Fibröse Kapsel sitzt an einigen Stellen der Niere fest auf. Niere stark vergrößert, blaßgelb, nach der Dekapsulation rötlichgelb. Drainage. Sekret hämolytische Streptokokken. Probeexzision: Starke subakute Perinephritis, starke Lipoidinfiltration des Epithels der Tubuli wie der Bowmanschen Kapsel. Glomerulischlingen offen, mit wenig roten Blutkörperchen angefüllt, an einzelnen Schlingen geringgradige hyaline Verbreiterungen. Lipoidnephrose (Gerlach).

Erfolg der Operation: Sofortige Besserung, Temperatur sinkt ab, Schmerzen lassen nach, Eiweiß 2—4⁰/₀₀, Zunahme der Diurese, Abnahme der Ödeme. Sehr guter Appetit.

29. 3. (40. Tag nach der Operation). Temperatur über 38⁰, Leukozyten vermehrt. Schmerz auf der rechten Seite, bei linker Lagerung auf der linken Seite. Ödeme rötliche Färbung, entzündlich!

Dekapsulation rechts. Geringere Durchtränkung des perirenalen Gewebes. Niere vergrößert, sitzt prall in der fibrösen Kapsel. Farbe gelb anämisch, nach Dekapsulation mehr rötlich.

Aus den steril entnommenen äußeren durchtränkten Fettgewebsschichten werden Pneumokokken (!) in Reinkultur gezüchtet (Reye). Probeexzision: Lipoidnephrose.

Erfolg: Ausschwemmung der Ödeme, Albumen 1,5—2⁰/₀₀, bei der Entlassung ganz leichtes Knöchelödem. Juni 1925 gesund. Kaum Albuminurie.

Der Fall ist durch den ungewöhnlichen Befund einer Perinephritis besonders interessant und durch den beschriebenen bakteriologischen Befund.

Hierher gehört wahrscheinlich auch der bei der chirurgischen Behandlung der chronischen Nephritis erwähnte Fall von rezidivierender „chronischer parenchymatöser Nephritis" ohne Blutdrucksteigerung, die durch Dekapsulation geheilt wurde (Horder), wobei auch perinephritische Adhäsionen gefunden wurden.

Der erstaunlich günstige Erfolg in diesen Fällen rechtfertigt es, in schweren und schwer beeinflußbaren Fällen von Nephrose zum Messer zu greifen. Hier liegt auch unzweifelhaft eine gewisse Einklemmung der geschwollenen Niere in die fibröse Kapsel vor.

Rubritius erwähnt unter den 5 von ihm dekapsulierten Fällen von chronischer Nephritis einen Fall, bei dem die mikroskopische Untersuchung eines Probestückchens ergab, daß es sich um eine luische Nephrose gehandelt hat. Die Dekapsulation hatte hier insofern eine guten Erfolg, als die Ödeme schwanden und der Eiweißgehalt deutlich zurückging. Die Harnmenge stieg von 700 auf 1500. Nach antiluetischer Behandlung hat die Patientin eine normale Schwangerschaft und Geburt durchgemacht.

Rowsing hat 24 Fälle von „Nephrose" operiert. Das Leiden war in 2 Fällen einseitig. 8 Fälle wurden geheilt, 9 gebessert, 4 blieben unverändert, 3 sind gestorben. Ohne genaue Mitteilung der Krankengeschichten, der histologischen Befunde von Probeexzisionen, Einigung über das, was unter Nephrose und gar unter einer einseitigen hier verstanden wird, kann man mit diesen Zahlen nichts anfangen.

Lasch hat über einen eigenartigen Fall von Anurie berichtet, bei dem die Dekapsulation von großem Erfolg war: 46jähriger Mann, multiple Echinokokken, 2 Fistelgänge zu einem mit Formolage behandelten Echinokokkensack.

Urin: Albumen 0, Blutdruck 115 mm Hg.

22. 10. 24 Laparotomie ergebnislos, keine weiteren Echinokokken zu finden.

8. 11. Anurie (täglich 10 ccm sehr eiweißhaltigen Urins, zahlreiche Leukozyten).

10. 11. Anurie komplett. Hochgradiges Ödem der Blasenschleimhaut, Ureterenkatheterismus unmöglich. Blutdruck 130.

11. 11. Röntgenbestrahlung der rechten Niere ohne Erfolg. Blutdruck 135.

13. 11. 1000 ccm 5⁰/₀ Calorore intravenös: 15 ccm Urin, Albumen + + + +, massenhaft Leukozyten, einige Erythrozyten. Blutdruck 145.

14.—15. 11. Zunehmende Verschlechterung, höchstgradige Ödeme, mäßiger Durchfall. Zeitweise Erbrechen. Blutdruck 145 und 150 mm Hg. Rest-N 145 und 173 mg⁰/₀.

Dekapsulation rechts in Splanchnikusanästhesie ergab eine auf das 3—4fache der Norm vergrößerte Niere.

In den nächsten 24 Stunden werden 6800 Urin ccm entleert. Albumen schwach positiv, Blutdruck 120.

Am 12. 12. Exitus nach interlobulärer eitriger Pleuritis. Autopsie: rechter Leberlappen zwei apfelgroße Echinokokken. Aplasie der linken Niere und des linken Ureters. Rechte Niere enorm vergrößert, 920 g. Mikroskopisch sehr starke Parenchymschädigung, besonders der Tubuli contorti. Epitheliales Hyalin in Zellen und Lumina der Kanälchen. Geringe Veränderungen in einigen Glomeruli, keine Zeichen einer Glomerulonephritis.

Lasch spricht hier von einer Nephrose und hält in diesem Falle die entspannende Wirkung der Dekapsulation für das nächstliegende. Das letztere ist hier um so eher möglich, als eine ungeheure Vergrößerung des Organes bestanden hat. Ob aber nicht die Splanchnikusanästhesie allein genügt hätte?

Von ganz besonderem Interesse im Hinblick auf die Frage der Wirkung der Operation ist es nun aber, daß wie bei der Nephritis auch bei der Nephrose die Röntgenbestrahlung in Konkurrenz tritt mit der Operation.

Kriser konnte bei einem Falle von Nephrose durch Nierenbestrahlung nicht nur die Harnmenge beträchtlich steigern, sondern auch die Ödeme zum Verschwinden bringen und nach 4 Wochen, als die Wirkung der ersten Bestrahlung abgeklungen war, neuerlich eine bedeutende Besserung durch Wiederholung der Bestrahlung erreichen (Technik 0,3 mm Messingfilter, Dosis 4 H) (vgl. Sattler).

Mühlmann hat über einen Fall von schwerer Nephrose bei einem $1^1/_2$ jährigen Kinde berichtet, bei dem die Strahlenbehandlung einen ausgezeichneten Erfolg gezeitigt hat, nachdem alle diätetischen, physikalischen und medikamentösen Behandlungsversuche versagt hatten (schwache Dosis $25^0/_0$, des H.E.D.).

Die Komplikation der Nephrose mit **Amyloid** bringt — abgesehen von der selbstverständlichen, aber ganz besonders wichtigen Anzeige für die Bekämpfung des Grundleidens — keine neuen Gesichtspunkte in die Behandlung, so wenig wie die Amyloidentartung der Gefäße ohne Albuminurie, d. h. ohne degenerative Epithelerkrankung der Niere einen Angriffspunkt für die Behandlung bietet.

Bei der Amyloidglomerulonephrose sind zwar auch, wenn es sich nicht um eine subakute Verlaufsart handelt, mit dem oben angegebenen Verfahren der Behandlung noch gute symptomatische Erfolge zu erzielen; hier kommt aber alles auf schleunigste Ermittelung der Ätiologie und intensivste Behandlung der Grundkrankheit an, soweit das noch möglich ist. Vor allem sind versteckte Eiterherde aufzusuchen (Bronchiektasien, Lungenabszesse, Pyonephrosen, Appendizitis) und in jedem Falle von unklarer Ätiologie ist auf Lues zu fahnden und diese energisch zu behandeln.

Eine Einschränkung der Eiweißzufuhr kommt erst dann in Frage, wenn eine Erhöhung des Rest-N-Spiegels und schlechte Harnkonzentration vorhanden ist; doch spielt hier die Behandlung des Nierenleidens nur mehr eine untergeordnete Rolle.

Daß auch eine Amyloidnephrose noch heilbar ist, wenn es gelingt, das Grundleiden zur Ausheilung zu bringen, darüber kann kaum Zweifel mehr bestehen.

Ein Beispiel von Beumer, in dem es sich um eine sehr auf Amyloid verdächtige tuberkulöse Nephrose gehandelt hat, ist schon erwähnt (vgl. S. 1047).

Munk hat einen ähnlichen Fall beschrieben: Eine 28 jährige Arbeiterin erkrankte im August 1917 an offener Tuberkulose. April 1919 wird, nachdem wiederholt Besserung und Verschlimmerung mit heftigen Durchfällen aufgetreten war, Eiweiß festgestellt. In der Klinik April 1919 wird eine zirrhotisch kavernöse Phthise gefunden, Milz vergrößert, Albumen $3^0/_{00}$, Blutdruck 105 mg$^0/_0$, RN 22 mg$^0/_0$. W.V. nach Volhard größte Halbstundeneinzelportion 520/1000, Konzentration am Abend 1030. Allmählich entwickelt sich Ödem, Albumen steigt im August auf $20^0/_{00}$, im Oktober Abnahme des Ödems, Konzentration 1030, Albumen $14^0/_{00}$, im Sediment reichlich granulierte und hyaline Zylinder. Dezember Befinden besser, aber dann Albumen bis $12^0/_{00}$. Nach $1^1/_2$ jährlicher Kliniksbehandlung und Heilstättenkur nimmt Patientin ihre Arbeit wieder auf. Bald danach tritt zu ihrem größten Erstaunen große Diurese ein, die Ödeme verschwinden, die Albuminurie hat bis $^1/_2$—$2^0/_{00}$ abgenommen, und Patientin ist für $3^1/_2$ Jahre voll arbeitsfähig.

Bei der tuberkulösen Ätiologie der Nephrose ist eine Komplikation mit Amyloid sehr wahrscheinlich, wenn auch nicht bewiesen.

Simon berichtet über 3 Kinder mit Gelenktuberkulose, Rippenfelltuberkulose, tuberkulösem Empyem, bei denen leichte Nephrosen bis zu $4^0/_{00}$ Albumen mit Heilung des Grundleidens zur Ausheilung kamen, in anderen Fällen blieb eine erhebliche Albuminurie nach Ausheilung des Grundleidens bestehen.

Wirklich beweisend sind die schönen Fälle von Waldenström, in denen durch Punktion der Leber das Amyloid nachgewiesen und sein Verschwinden verfolgt worden ist.

In einem Falle hat es sich um eine mischinfizierte fistelnde Kniegelenktuberkulose und um Lungentuberkulose gehandelt. Nach einjähriger chirurgischer Behandlung Oktober 1921 war der Kranke sehr schwach. Es bestand Aszites, Lebervergrößerung bis zum Nabel. Albumen $^1/_4{}^0/_{00}$.

Februar 1922 ergab die Leberpunktion reichlich Amyloid.

Juni 1922 wird die Temperatur normal, Albumin 0, Heilung der Kniefistel.

Februar 1923 Leberpunktion ergibt noch geringe Mengen Amyloid.

Fortschreitende Genesung. September 1925 gesund. Leberpunktion: kein Amyloid.

Im 2. Falle von Amyloid aus der gleichen Ursache war 1921 die Leber palpabel, Albumin 0, Februar 1922 Leberpunktion: Amyloid +. Albumin Spuren, November 1922 Heilung. Januar 1924 Leberpunktion: Amyloid negativ.

Im 3. Falle handelte es sich um eine fistelnde Lymphdrüsentuberkulose. Mai 1924 Albumin $1/4\,^0/_{00}$, Anstieg auf $2\,^0/_{00}$. November $7\,^0/_{00}$, zahllose hyaline Zylinder. Kopfschmerzen, Erbrechen, Ödem, „Urämie". Zunehmen der Urinmenge auf 2000—2500 ccm ab Dezember 24. Albumin $3\,^0/_{00}$. Nach wiederholtem Auskratzen der Fisteln und Silbernitratbehandlung Besserung.

März 1925 Leber- und Milzvergrößerung. Leberpunktion: reichliches Amyloid.

Desgleichen April 1925: Mehr Amyloid als Lebergewebe. Albumin $2\,^0/_{00}$.

Oktober 25: Amyloid zu Lebergewebe im Verhältnis 1 : 5.

April 1926: Allgemeinbefinden besser. Aussehen noch blaß, Leber nicht mehr palpabel, Albumin 0.

Mai 1926 in gutem Zustand entlassen.

April 1927 Leberpunktion: kein Amyloid.

Die nekrotisierenden Nephrosen.

Man sollte erwarten, das klinische Bild der degenerativen Nephrose in reinster Form bei denjenigen toxischen Nephropathien wie der Chrom- oder Sublimatniere zu finden, bei denen nach den vorliegenden experimentellen Untersuchungen insbesondere von Schlayer primär und vorwiegend die Epithelien der Tubuli geschädigt werden. Prinzipiell gehören zwar auch diese Formen der toxischen Nephropathien zu den degenerativen Nierenerkrankungen, zu den Nephrosen. Das klinische und histologische Bild weicht aber ganz wesentlich von dem eben geschilderten der menschlichen Nephrose ab.

Hier Ödem ohne Störung der Nierenfunktion, dort schwerste Schädigung der Nierenfunktion ohne Ödem.

Hier trübe Schwellung, tropfige Entmischung und Fettbeladung der anscheinend noch funktionsfähigen Zelle, dort Nekrose, Zelltod und Vernichtung ihrer Funktion.

Deshalb erscheint es gerechtfertigt, diese durch exogene Gifte bedingten akuten degenerativen Nephropathien als nekrotisierende Nephrosen oder Nekrosen gesondert zu besprechen.

Im Tierexperiment ist es bisher noch nicht gelungen, durch die bekannten „tubulären" Gifte eine der menschlichen Nephrose auch nur ähnliche Erkrankung zu erzeugen. Entweder ist die Vergiftung leicht, dann wird sie unter Regeneration der geschädigten Epithelien rasch überwunden, oder sie ist schwer, dann tritt keine chronische Nephropathie, sondern eine Nekrose ein. Das gleiche sehen wir auch in der Regel bei den toxischen Nephrosen der menschlichen Pathologie, deren Prototyp die Sublimatnekrose darstellt. Aber gerade bei der menschlichen Sublimatniere kommen, wie es scheint, Fälle vor, die der Nephrose, wenigstens der akuten, nahestehen.

Pathologische Anatomie der Sublimatnekrose. Auf die umfangreiche Literatur über die Histologie der experimentellen Nekrosen möchte ich hier nicht eingehen, sondern auf das große neue Werk von Fahr: Pathologische Anatomie des Morbus Brighti im Handbuch von Henke-Lubarsch verweisen und mich auf die Sublimatniere beim Menschen beschränken.

Die Sublimatniere ist ausgezeichnet einmal durch die starke Nekrose der Epithelien, besonders der Hauptstücke, bei gut erhaltener ja reichlicher Blutfülle der Glomeruli (vgl. Abb. 96, S. 1036), 2. durch Ablagerung von Kalksalzen in den nekrotischen oder absterbenden Zellen; 3. durch starke Abschilferung der Kanälchenepithelien, geringere der Glomeruliepithelien und stürmische

Regeneration, wobei die wuchernden Epithelien die toten Zellen von den Grund-
membranen loslösen und phagozytäre Eigenschaften entfalten (Heinecke).
4. Die Veränderungen an den Knäueln sind gering (Quellung, hyalin-tropfige
Degeneration, Fettbestäubung, Desquamation und geringfügige Wucherung des
Epithels). 5. Im Zwischengewebe findet sich zunächst starke Verbreitung und
Quellung, nach einigen Tagen treten zahlreiche Leukozyten auf, es kommt
zu einer starken „entzündlichen" Infiltration des Zwischengewebes, wobei
das massenhafte tote Material als das entzündungserregende Moment angesprochen wird (Heinecke). Darauf deutet die Leukozyteneinwanderung in
die Kanälchen hin, der ein wesentlicher Anteil an der Zerstörung und Aufsaugung des toten Materials zugeschrieben wird (Heinecke, Fahr, Löhlein).

Askanazy unterscheidet drei Stadien; die erste kurze Periode des roten Initialstadiums,
das zweite Stadium der grauweißen Sublimatniere und das dritte der roten Sublimatniere.

Im ersten Stadium (bis 24 Stunden) sind die Nieren wenig vergrößert, die Farbe
der Niere ist rötlich oder graugelblichrot getrübt. Glomeruli dunkelrötlich, Mark gerötet.

Mikroskopisch: Schon nach 12 Stunden ausgedehnte Nekrose und Desquamation
der Epithelien in den Tubuli contorti. Sie sind fast völlig kernlos, Protoplasma stark getrübt,
feinkörnig, selten vakuolisiert, auch andere Teile des Kanälchensystems zeigen Abschilferung der Zellen, deren Kern pyknotisch, das Protoplasma getrübt, meist stark vakuolisiert
erscheint.

Die Glomeruli sind nicht vergrößert, die Schlingen zart, weit, mit Blut gefüllt. Das
Zwischenbindegewebe ist nicht verbreitert, die Gefäße sind überall stark gefüllt.

In diesem Stadium ist die Lichtung der Kanälchen verschwunden; entweder ist sie
durch die Schwellung der kernlosen Epithelien oder durch schollige Massen verstopft.

Im zweiten Stadium (bis zum Ende der 1. Woche, vor dem 5. Tage tritt sehr selten
der Tod ein) sind die Nieren vergrößert. Die Farbe der Oberfläche ist sehr blaß, grau, grauweißlich. Die Rinde ist weißlichgrau, getrübt, seltener graugelblich oder leicht rosig, oft
vorquellend. Mark blaß, Grenzen undeutlich.

Das mikroskopische Bild wird beherrscht von der Nekrose und Desquamation des Epithels, besonders in den gewundenen Harnkanälchen. Aber nach 5 Tagen findet man schon
ausgesprochene Regeneration.

Das neugebildete Epithel ist flach oder vielgestaltig und wächst zwischen die nekrotischen
Epithelschollen hinein. Die Glomeruli sind etwas vergrößert, das Kapselepithel zeigt gelegentlich Proliferation. Im ödematös verbreiterten Zwischengewebe Leukozytenauswanderung, Herde von Lymphozyten, Plasma- und eosinophilen Zellen. Blutfüllung der Rinde
gering, im Mark stärker.

Im dritten Stadium, das etwa nach einer Woche beginnt, erscheint Ober- und Schnittfläche der Rinde rötlich, getrübt, gequollen. Blutfüllung stärker.

Mikroskopisch: Reinigung der Kanälchensysteme; bezeichnend ist, daß die Zellen
in der Lichtung der Kanälchen oft verkalkt sind. Oft ist die Lichtung ausgefüllt von verkalkten schollige Pfröpfen oder Kalkniederschlägen. Das zweite Kennzeichen dieses
Stadiums ist die Blutfülle, das dritte die stärkere Beteiligung des Zwischengewebes.

Als viertes Stadium bei noch günstigerem Verlauf und längerer Lebensdauer könnte
man den Befund hinzufügen, den Görke und Töppich — man kann sagen zufällig —
am 44. Tage der Vergiftung erhoben haben: Niere vergrößert, Dilatation des gesamten
Kanälchensystems mit Abplattung der Epithelien, Regeneration, keine Verkalkung, keine
Verfettung, keine Beteiligung des Zwischengewebes.

Übergangsbilder, die mehr dem Typus der degenerativen Veränderungen
bei der Nephrose gleichen, werden gelegentlich gefunden. Löhlein bemerkt,
er habe ausnahmsweise auch bei der Sublimatvergiftung ähnliche Veränderungen
an den Knäuelkapillaren gesehen wie bei der Eklampsie.

Fahr hat bei einer leichten Sublimatvergiftung (Tod an Tabes) eine ausgeprägte vakuoläre Degeneration gesehen, wie sie von Jaffé und Sternberg
bei der Ruhr besonders in den Vordergrund gestellt und auch von Munk in
einem Falle von Ruhrkachexie gesehen wurde.

Held hat Gelegenheit gehabt, ein bei der Dekapsulation gewonnenes Probestückchen zu untersuchen, und er hat neben völlig nekrotischen strukturlosen
Tubuli auch Epithelien mit wabignetzförmigem Plasma und degenerativ ver-
ändertem Kern und relativ gut erhaltene Tubuli mit guter Kernfärbung und

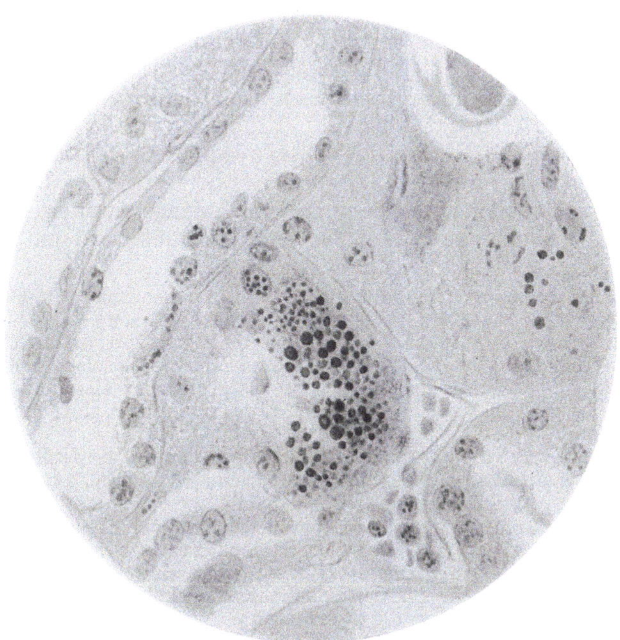

Abb. 103. Glomerulus. (Modifizierte Mallory-Färbung.)

Abb. 104. Tropfiges Hyalin (Weigert-Färbung). [Aus Held: Über Nephrosen und Glomerulonephrosen bei Sublimatvergiftung. Z. exper. Med. **61** (1928).]

körniger Eiweißausfällung und in zahlreichen Epithelien besonders der Tubuli contorti I — immer zusammen mit dem körnigen Eiweiß — hyaline Tropfen, die sich nach Weigert färben, gefunden (vgl. umseitige Abb. 103 u. 104).

Die Tropfen zeigen die schon von Stoerk für die parenchymatöse Degeneration beschriebene Anordnung, daß die Größe und Farbdichte der Tropfen lumenwärts zunimmt. Auch am Glomerulus sind die Kapillarschlingen zum Teil erkrankt, die Kapillarwände gequollen und plump, und in die Deckepithelien hyaline Tröpfchen eingelagert. Auch die Epithelien des parietalen Blattes weisen die gleichen Veränderungen auf, und die Basalmembran ist verdickt und stärker gefärbt. An den nach dem Tode gewonnenen Präparaten findet Held die Glomeruli weniger durchblutet, einige sind völlig blutleer. Die Proliferation des Deckepithels ist stärker, bisweilen bis zur Andeutung von Halbmonden vorgeschritten.

Held macht auch auf den direkten Blutaustritt in die Kanälchen bei blutfreien Glomeruluskapseln mit Phagozytose der Erythrozyten in epithelialen Zellen aufmerksam und hebt mit Recht hervor, daß der Nachweis von Erythrozyten nicht unbedingt für eine Affektion der Glomeruli spricht.

M. B. Schmidt hat bei einer Dysenterienekrose der Niere eine ähnliche hochgradige Verkalkung gefunden wie bei der Sublimatnekrose, und er glaubt, daß erst die Kombination von Nieren- und Dickdarmschädigung, durch die die Kalkausscheidung durch den Darm gestört und in erhöhtem Maße auf die Niere abgeleitet wird, Verkalkung mache.

Histogenese. Über die Entstehung der Nekrose herrschen noch Meinungsverschiedenheiten. Kaufmann hält eine arterielle Anämie und Blutgerinnung in vielen Gefäßbezirken für das Primäre und für die Ursache der Nekrose, ebenso Elbe. Er nimmt an, daß die von einem Kapillarnetz zweiter Ordnung umsponnenen Kanälchenpartien nicht mehr vom arteriellen Blute gespeist werden, da das für sie bestimmte Blut bei starkem Sinken des arteriellen Druckes direkt in die Venen abströme.

Klemperer, Leutert, Heinecke führen den Zelltod auf direkte Sublimatwirkung zurück; Heinecke hat die Epithelnekrosen schon nach 7 Stunden gefunden, und Askanazy macht gegen die Vorstellung von der primären Anämie geltend, daß die Arterienverengerung keine Nekrose mache, sondern Atrophie; und das Bild der Nekrosen unterscheide sich zumal in ihrer Verteilung von dem der Nekrose nach Arterienverschluß.

Neuerdings läßt aber Ricker durch Strache wieder die Auffassung vertreten, daß das Sublimat am Gefäßsystem der Niere angreift. Die Strombahn der Nierenrinde wird in kleinerem oder größerem Umfange erweitert, die Strömung geht über Verlangsamung in Stase über, und dadurch wird mittelbar, nicht durch unmittelbare Giftwirkung Epitheltod bewirkt.

Eine wichtige Stütze für seine Auffassung sieht Ricker in der eigentümlichen räumlichen Anordnung der vom Gift bewirkten Veränderung. Beim Darm schreitet die Verschorfung vom Kamme der Spiralfalten gegen ihre Basis zu, also herzwärts fort, und es ist Elbe durch zweistündige Unterbrechung der Blutströmung in der Arteria ileocolica, deren Endgebiet die Spiralfalte ist, gelungen, denselben Befund am Darm und denselben prästatischen Zustand und seinen Ausgang in Stase mit derselben räumlichen Anordnung wie bei der Giftwirkung zu erzeugen.

Ganz ebenso fanden Elba und Weiler bei der Niere, daß der Kernschwund und seine Vorstufe in den unter der Kapsel gelegenen Knäueln der Hauptstücke beginnt und dann stufenweise herzwärts fortschreitend die tieferen befällt.

Dieses stockwerkweise Fortschreiten der Veränderung von der Kapsel zur Rindenmarkgrenze, in der Indigkarmin und also wohl auch Sublimat zur Ausscheidung gelangt, zeige, daß nicht Unterschiede in der Sekretion des Giftes, sondern Unterschiede in der Beziehung zwischen Blutstrom und Gewebe für die Entstehung der Lokalisation maßgebend sind.

Bei zweistündiger Unterbindung der Nierenarterie (Brodersen) und der Nierenvene (Pawlicki) tritt die Nekrose da auf, wo die nach Lösung der Unterbindung wiedereintretende Durchströmung des Organes früher oder später erlischt, und die Strömung in der Rinde gerät um so leichter in Stillstand, je weiter die in der Nierenrinde übereinander gelagerten Stromgebiete von den Vasa arcuata entfernt sind. Ricker und Strache haben versucht, im Tierversuch den Beweis für ihre Anschauung zu erbringen, und im auffallenden Lichte mit dem binokularen Mikroskop durch die dünne fibröse Kapsel die Kapillarströmung der freigelegten Niere betrachtet. Die Reaktionsfähigkeit der Kapillaren wurde durch Berieselung der Niere mit Suprareninlösung oder durch Äthereinatmung, wobei ebenfalls eine Abblassung der Nierenoberfläche eintritt, geprüft und zur Probe auf Stase die Methylenblauberieselung angewandt, wobei sich die in Stase geratenen Blutkörperchen grünlichblau färben, die in Strömung befindlichen nicht.

Nach Einspritzung von Sublimat unter die Haut lassen sich die ersten Anfänge von Stromverlangsamung schon nach 10—15 Minuten feststellen. Es tritt starke Erweiterung der Strombahn, deren Verengerungsfähigkeit aufgehoben ist, ein und Verlangsamung der Blutströmung, die sich bis zur Stase steigert. Im Laufe der ersten Stunden nimmt die Stase beträchtlich zu, nach 22—71 Stunden waren in großen Bezirken des beobachteten Teiles der Nierenrinde keine Kapillaren mehr zu erkennen.

Hatten Natus und Ricker die Stase auf eine vollständige Ausschaltung, Lähmung jedes nervösen Einflusses auf die Strombahn durch hinreichend starke Reizung zurückgeführt, so sehen neuerdings Ricker und Regedanz in einer Verengerung des herzwärts von der erweiterten terminalen Strombahn liegenden Stromgebietes der Arterie die Ursache der Stase.

Diese Anschauungsweise könnte, wie Lemke ausführt, auch die bisweilen schon bei therapeutischer Anwendung der Quecksilbersalze beobachteten tödlichen Vergiftungen und die darin zutage tretende individuelle Überempfindlichkeit (Idiosynkrasie) besser erklären. Eine individuell verschiedene Beeinflußbarkeit des Gefäßnervenapparates lasse sich leichter vorstellen als eine individuell verschiedene Giftempfindlichkeit des hochdifferenzierten Nierenepithels.

Für eine derartige nervale Einengung der arteriellen Strombahn sprechen auch die schon erwähnten Tierversuche von Eppinger und Mitarbeiter, in denen nach Einspritzung von Nierengiften sehr rasch eine Abnahme der Nierendurchblutung mit der Reinschen Methode nachgewiesen wurde.

Die Versuche Rickers und ihre Deutung sind sicher von großem Belang; ich bin aber im Zweifel, ob nicht das rasche Einsetzen einer stürmischen Regeneration und die nachträgliche Giftschädigung der regenerierten Zellen bei anhaltender Giftwirkung im Stadium der Polyurie, also der reichlichen Blutdurchströmung, mehr für eine unmittelbare Giftwirkung spricht. Das schließt nicht aus, daß es im Höhestadium der Vergiftung zu peristatischer Hyperämie und hier und da Stase kommt. Immerhin bedeutet dieses einzig dastehende Bemühen Rickers, nicht nur die morphologischen Veränderungen, sondern auch die funktionellen, zirkulatorischen und ihre Bedeutung für den Werdevorgang jener zu erforschen, einen großen Fortschritt. Die Ergebnisse liefern eine wertvolle Ergänzung zu den schönen ,,durch die Vielseitigkeit und Eleganz der Technik ausgezeichneten'' Tierversuchen Schlayers über die ,,Sublimatnephritis''. So viel zeigen jedenfalls die Versuche Straches, daß doch auch bei der vermeintlich ,,tubulären Nephritis'' Schlayers die Gefäßschädigung eine größere Rolle spielt, als sich onkometrisch nachweisen läßt. ,,Um eine ,,Nephritis'' handelt es sich allerdings hierbei nicht, so wahr die Lehre von der Stase ein besonderes Kapitel der allgemeinen Pathologie bildet, und so wahr eine Uterusschleimhaut im Menstruationszustand keine entzündete Schleimhaut, ein roter Lungeninfarkt keine Pneumonie ist'' (Ricker).

Ich möchte, wie gesagt, da wo Stase auftritt, dies nicht für das Primäre, für eine Folge nervaler Reizung und Kontraktion der präterminalen Arterien halten, sondern für eine Folge der Toxinwirkung, der toxischen Schädigung der Kapillarwände, die in abnormer Durchlässigkeit besteht. Dabei halte ich es für sehr möglich, daß diese toxische Schädigung der Kapillarwände nicht durch das Quecksilber selbst bewirkt wird, sondern daß die kapillarschädigenden Gifte aus dem toxisch geschädigten und absterbenden Epithel stammen, denn sonst müßte es auch an anderen Stellen des Körpers zu Stase kommen. Die elektive Wirkung auf die Niere beruht doch wohl auf dem sekretorischen Konzentrationsvorgang in den Epithelien, dem sie zum Opfer fallen, und ihr Tod muß notwendig zu Diffusion kapillarschädigender Stoffe führen.

Auch Kosugi kommt zu dem Schlusse, daß die Epithelveränderung der Nieren-
kanälchen mit der Zellfunktion etwas zu tun hat; er stellt sich allerdings vor, daß das
Sublimat durch die Glomeruli abgeschieden und in den Epithelzellen der Hauptstücke durch
Rückresorption kondensiert wird; erst nach Erreichung einer bestimmten Konzentration
kommt es zu Schädigung des Epithels. Die Durchschneidung der Gefäßnerven übt keinen
wesentlichen Einfluß auf das Zustandekommen der Sublimatveränderungen aus. Die direkt
schädigende Wirkung auf die Kanälchenepithelien ließ sich auch in vitro nachweisen.

Daß in den Epithelzellen das Quecksilber konzentriert wird, geht aus der Tatsache
hervor, daß die Niere sowohl bei den menschlichen wie bei den experimentellen Hg-Ver-
giftungen mehr Quecksilber enthält als jedes andere Organ (Lombolt).

Ein Beispiel aus der großen Zahl gleichsinnig lautender Analysen von Ullmann: 1 Hund
erhält 4,7 ccm Ol. ciner. = 4 g Hg subkutan in 13 Tagen; am 20. Tage +. Die Niere enthält
10,57, Milz 3,23, Leber 1,82, Galle, Dickdarm, Dünndarm etwas über 1, Muskeln und Herz
0,17 bzw. 0,16, Lunge 0,07 mg Hg, Gehirn Hg-Reaktion +. Histochemisch konnte Almkvist
durch Verwendung von Fixierflüssigkeit, die H_2S enthielt, nur in den gewundenen Nieren-
kanälchen I.—II. Ordnung nebst den breiten aufsteigenden Schenkeln der Henleschen
Schleife Quecksilber nachweisen.

Das Zustandekommen der Anurie wird verschieden erklärt: Die
einen halten die Schwellung der kernlosen Epithelien der Kanälchen und deren
Verstopfung durch nekrotische Massen für schuld (Löhlein, Groß). Lichtwitz meint, da eine extrarenale Störung des Wasserhaushaltes nicht besteht,
eine Oligurie vorhanden ist, so muß eine glomeruläre Störung vorliegen. Diese
betreffe den Zellbelag der Glomeruli, weshalb man die Erkrankung nicht als
tubulär, sondern nur als epithelial bezeichnen dürfe. Dem steht entgegen, daß
die sichtbaren Veränderungen am Glomerulusepithel meist recht geringfügig
sind, wenn auch Desquamation von nekrotischem Kapselepithel vorkommt
und eingewendet werden kann, daß das histologische Bild dieses zarten Zellbelags nichts über seine Funktionsfähigkeit aussagt.

Photakis und Nikolaidis haben beim Versuchstier (Hund) allerdings bei schwerster
Sublimatvergiftung, die nur Minuten oder Stunden überlebt wurde, histologisch Hyperämie
der Nieren mit Blutungen in die Glomeruli und Harnkanälchen und nekrobiotische Veränderungen (Schwellung, Schrumpfung, Nekrose) an den Endothelzellen neben Ruptur
in den Kapillaren festgestellt.

Nachdem Schlayer gezeigt hat, daß im Tierversuch die Anurie erst dann
eintritt, wenn die Nierengefäße ihre Reaktionsfähigkeit eingebüßt haben und
Strache am Tierversuch das rasche Eintreten von Stase festgestellt hat,
könnte man geneigt sein, in der Stase die Hauptursache für die Anurie zu
erblicken.

Fahr gibt an, daß im histologischen Präparate Stase an den Glomerulikapillaren
vielfach in sehr auffälliger Weise hervortrete. Wir (Koch) haben uns weder an bei
der Dekapsulation gewonnenen Probestückchen noch an rasch nach dem Tode
fixierten anurischen Nieren von der Anwesenheit von Stase überzeugen können.

Mit der Annahme von Stase als Ursache von Anurie läßt sich andererseits
schwer in Einklang bringen, daß diese mehrere, bis zu 6 Tagen dauern kann,
und daß danach die Diurese wieder einsetzt und inzwischen eine Regeneration
der Tubuliepithelien erfolgt.

Noeggerath und Eckstein legen bei der Sublimatnephrose den Hauptwert auf das
Ödem der Niere, das aber auch als Folge des prästatischen Zustandes der geschädigten
terminalen Strombahn anzusehen wäre.

Eine Kanälchenverstopfung als alleinige Ursache der Anurie möchte Fahr nur in
denjenigen Fällen anerkennen, in denen die Verstopfung von den Hauptstücken durch die
Schleifen und Schaltstücke bis in die Sammelröhren reicht.

Eine ganz andere Erklärung für die Anurie hat Richards gegeben auf Grund
wunderschöner Versuche an der Froschniere.

Wenn man durch den Ureter eines normalen Frosches eine leicht diffusible Substanz
wie Phenolrot in verdünnter Lösung einspritzt, den Ureter abbindet, die Niere heraus-
schneidet und in O_2 gesättigter Ringerlösung betrachtet, so sieht man, daß der Farbstoff
in den Tubuli zurückgehalten und durch Wasserabsorption konzentriert wird. Bei

Vergiftung mit Spuren von Blausäure verlieren die Tubuli das Vermögen, den Farbstoff zurückzuhalten, er diffundiert in die Außenflüssigkeit und wird nicht konzentriert. Bei Verwendung kolloider Farbstoffe, wie Vitalrot, das in den normalen Tubuli ebenfalls konzentriert wird, wird die Tubulimembran durch Cyanvergiftung nicht permeabel für den Farbstoff, denn ihre physikalischen Eigenschaften sind nicht geändert, aber es bleibt die Wasserrückresorption und damit die Konzentrierung aus.

Cyan hebt also die Undurchlässigkeit der Tubuli für diffusible Stoffe auf und die aktive Fähigkeit, Wasser vom Lumen nach außen in das Blut zu treiben.

Genau so verhält sich die Niere nach Sublimatvergiftung; die Tubuli verlieren ihre wasseraustreibende Kraft und ihre selektive Impermeabilität.

Beim lebenden Frosch führt die Sublimatvergiftung zu Anurie. Merkwürdigerweise ist aber die Durchblutung der Glomeruli sehr lebhaft, wovon ich mich selbst in Richards Laboratorium überzeugen konnte; und die Flüssigkeitsabscheidung in die Glomerulikapsel ist nicht schwächer, sondern eher stärker als normal.

Wie kommt aber dann die Anurie zustande? Richards nimmt an, daß der osmotische Druck des Blutes das ganze Glomerulifiltrat zurückzieht in den Blutstrom, ungehindert durch die normalen Eigenschaften der Tubuli, die ihre selektive Impermeabilität verloren haben; d. h. unter diesen pathologischen Umständen kommt die „Endosmose", mit der Ludwig bei seiner Theorie die Rückresorption in den Tubuli erklären wollte, zu ihrem Recht.

Es ist klar, meint Richards, daß die Flüssigkeit, die den Ureter unter solchen Umständen erreicht, in ihrer Zusammensetzung einem Plasmafiltrat gleichen muß.

Beim Menschen ist derartiges bis jetzt nicht beobachtet worden; es kann zwar Isosthenurie vorkommen, d. h. ein Harn von der Molekularkonzentration des Blutes ausgeschieden werden, aber die Partialkonzentrationen sind verschieden, insbesondere die Chloridkonzentration ist stets viel niedriger, die U^+-konzentration stets höher als im Blute.

Eines scheint aber aus diesen Versuchen hervorzugehen, daß die Anurie beim Frosch auch bei besterhaltener Glomerulidurchblutung eintreten und daher hier nicht durch Stase erklärt werden kann.

Und die Vorstellung, daß die Anurie dadurch zustande kommt, daß der Glomerulusharn durch die abnorm durchlässig gewordenen Zellwände der Tubuli in das intertubuläre Gewebe (Ödem) und das Blut zurücktritt, erscheint plausibel, vorausgesetzt, daß bei der menschlichen Sublimatanurie ebenfalls die Glomeruli gut durchblutet sind und weiter Harn abscheiden.

Symptomatologie. Das pathognomonische Symptom der — chronischen — Nephrose, das Ödem, fehlt gewöhnlich bei der Sublimatnekrose, und zwar gerade dann, wenn, wie in der Regel, Anurie eintritt. Aber auch hier gibt es merkwürdige und wichtige Ausnahmen von der Regel.

Die Angabe von Karvonen, daß bei mehr subakuter oder leichten wiederholten Vergiftungen oft sehr schnell Aszites oder Ödem auftreten, wurde schon S. 1138 erwähnt.

Ich habe vor Jahren ein Kind von $1^1/_2$ Jahren — leider nur konsultativ — gesehen, bei dem nach einer Kalomelmedikation ein universeller Hydrops sich eingestellt hatte, der spontan verschwunden und kurz darauf (nach wiederholter Kalomeldarreichung?) zum 2. Male aufgetreten war.

Ferner hat einer unserer klinisch beobachteten Fälle 4 Tage nach der Entlassung in der Rekonvaleszenz ein Gesichtsödem bekommen.

Ein ganz eklatanter Fall findet sich in der Literatur bei Ascoli erwähnt. Er führt ihn nur als Beweis an, daß Ödeme sehr rasch auftreten, er scheint mir aber mit Rücksicht auf die Ätiologie von prinzipieller Bedeutung zu sein:

„Es handelte sich um einen Mann, der wegen der raschen Entwicklung ausgebreiteter wassersüchtiger Schwellungen zugleich mit allgemeinem Unwohlsein, Lenden- und Unterleibsschmerzen am 1. XII. das Krankenhaus aufsuchte. Man fand bei der Aufnahme seinen Harn sehr trübe und schmutzigrot, reichliche Mengen Eiweiß, Blutzellen und Nierenzylinder enthaltend; die körperliche Untersuchung zeigte das Bestehen ausgebreiteter Ödeme, die insbesondere auch die Gesichtshaut und die Lider nicht freiließen, über den Lungen die Zeichen eines diffusen Katarrhs, betreffs der Unterleibsorgane Meteorismus und Diarrhöe. Alle diese Erscheinungen führte der Kranke nun mit Bestimmtheit auf den 27. vorigen Monats zurück, an welchem Tage er bei der Desinfektion eines Zimmers tätig gewesen; dabei hatte er durch mehrere Stunden in einer Atmosphäre sich aufgehalten, in welcher zu jenem Behufe reichlich Sublimatlösung verspritzt wurde. Schon während der Arbeit war er von Übelkeiten, metallischem Geschmack im Munde, Unwohlsein und Leibschmerzen überfallen worden; am selben Tage wurde er bettlägerig, der Harn sparsam, und merkten seine Angehörigen eine geringe Gedunsenheit seines Gesichts, die am folgenden Morgen noch deutlicher und auffallender wurde, während nun auch die Schwellung des übrigen Körpers sich ausprägte."

Über den weiteren Verlauf ist leider nur mitgeteilt, daß Pat. nach etwa einem Monat die Klinik fast vollkommen genesen verließ.

In jenem von Gorke und Töppich mitgeteilten Falle von Sublimatnephrose, der erst am 45. Tage nach der Vergiftung an Hirndruck infolge einer Lumbalpunktion gestorben war (vgl. S. 584 u. 1169), konnte in den letzten Lebenstagen ein Hydrothorax und ein Aszites, ödematöse Schwellung des Gesichtes und am Rücken nachgewiesen werden. Allerdings bestand auch eine Blutdrucksteigerung.

Heim hat in 2 von 6 Fällen von Sublimatvergiftung Ödeme beobachtet.

In einem Falle Stukowskis traten 7 Tage nach Beginn der Behandlung, d. h. nach 2 Injektionen von je 0,5 Hg salicyl. Ödeme des Gesichts und der Beine ein.

Iversen erwähnt in seinen Ödemstudien eine Sublimatnephrose, über deren Verlauf er mir brieflich folgendes mitgeteilt hat: 60 jähriger Mann mit leichter Herzinsuffizienz. 4. 10. 26 aufgenommen. Blutdruck 160/80, Albumen +, ganz leichte Knöchelödeme, Wassermann ++. 12. 9. antiluetische Kur. Nach 5 Schmierkuren ausgesprochene Hg-Dermatitis. Anschließend eine bedeutende Albuminurie und schwere Ödeme. 26. 10. Albumen 9 $^0/_{00}$, 15. 11. 14 $^0/_{00}$, Blut U+ 13 mg $^0/_0$. Die Ödeme waren gegen NaCl sehr empfindlich. 19. 12. ohne Ödeme bei relativ gutem Allgemeinbefinden und Albumen 2 $^0/_{00}$ entlassen.

Derartige Beobachtungen sind trotz ihrer Seltenheit geeignet, die Kluft zu überbrücken, die zwischen der Nephrose und der Nekrose besteht, und weisen darauf hin, daß der große Unterschied im klinischen und histologischen Verhalten nicht prinzipiell, sondern vielleicht nur graduell bedingt ist. Übrigens wird auch im histologischen Bilde unserer Fälle von Sublimatnekrose stellenweise hyalintropfige Degeneration und Verfettung der Epithelien erwähnt. Daß eine Infiltration mit Cholesterin und die Bildung der doppeltbrechenden Lipoide ausbleibt, erscheint bei der Kürze der zur Verfügung stehenden Zeit zwischen Nekrose und Tod oder Genesung begreiflich.

Es erscheint aber verfrüht, solche Parallelen zu ziehen, solange wir noch nicht sicher wissen, wodurch die Ödembereitschaft bei der Nephrose zustande kommt. Wir müssen sogar sehr an die Möglichkeit denken, daß das Ödem bei der Quecksilbervergiftung auf andere Weise zustande kommt als bei der Lipoidnephrose, bei der von den einen die Hypalbuminämie und Abnahme des kolloidosmotischen Plasmadruckes als Ursache der verstärkten Wasserfiltration in die Gewebe, von den anderen die Überschwemmung des Blutes mit Lipoiden bzw. die Änderung des „Lipoidquotienten" (S. 315) als das die Gefäßschädigung vermutlich bewirkende Moment angeschuldigt wird. Beides fehlt aber bei der Sublimatniere ebenso wie die Lipoidinfiltration in der Niere. Auch wenn diese bei den mehr chronischen Quecksilbervergiftungen, die nach Karvonen zur Verwechslung mit der Syphilisnephrose Anlaß geben können, zustande kommen sollte, was bisher noch nicht sicher beobachtet worden ist, so müßte doch für das rasch oder erst beim Abklingen der Vergiftung auftretende Ödem eine andere Erklärung gesucht werden. Ich halte selbst den Versuch einer Erklärung heute noch für unmöglich, da zu viele Momente zusammen kommen, von denen jedes einzelne auch einmal ein Ödem hervorrufen kann, wie Blutdrucksteigerung, Kochsalzretention, Niereninsuffizienz und nicht zuletzt die Allgemeinwirkung des Giftes, das zwar die Ausscheidungsorgane (Darm, Niere) im besonderen schädigt, aber doch auch den Gesamtorganismus in Mitleidenschaft zieht. Ich denke hier weniger an einen pathologischen Eiweißzerfall, den auch Lichtwitz erwähnt, sondern ich könnte mir denken, daß auch dieses Ödem nicht nur extrarenal, d. h. unabhängig von der Störung der Nierenfunktion, sondern überhaupt unabhängig von der Nierenschädigung — also etwa wie bei der akuten Nephrose — pararenal, d. h. dadurch zustande kommt, daß das Quecksilber, das in kleinsten therapeutischen Gaben das stärkste Mittel zur Anregung der Ödemresorption und Lymphzirkulation, also das stärkste „Vornierendiuretikum" darstellt, in toxischen Gaben die „Vorniere" (durch Gewebsazidose?) in seiner Funktion so schädigt, daß Ödeme auftraten. Ich erinnere dabei an die Umkehr der diuretischen Wirkung der Theopyllinpräparate bei schwer geschädigter Peripherie einerseits, an die antidrome Wirkung von Fieber und Infekten andererseits, die im allgemeinen den Turgor vermehren, ja hydropigen wirken können, bisweilen aber bei Ödem geradezu die Entwässerung einleiten.

Wahrscheinlich würden Ödeme viel häufiger bei Sublimatvergiftung vorkommen, wenn nicht Erbrechen und Durchfälle dem Körper große Mengen von Wasser und Salz entzögen. Der Frosch, dessen Wasseraufnahme durch die Haut ungestört ist, bekommt Ödeme bei Sublimatvergiftung (Richards).

Der Harn. Bei der nekrotisierenden Sublimatnephrose kann man die allerverschiedensten Harnbefunde erheben, auch hier glauben wir Übergänge zur Nephrose konstatieren zu können.

Typisch für die Sublimatvergiftung ist die vollständige Anurie. Sie tritt bei schwerster Vergiftung sofort ein und bleibt bis zum Tode bestehen.

Bei der leichtesten Vergiftung haben wir zu Beginn Polyurie mit geringer Albuminurie beobachtet, die verschwand, ohne daß es zu Oligurie und Anurie gekommen wäre.

Bei etwas schwererer Vergiftung aber schließt sich an die Polyurie eine Periode von Oligurie an, bei der der Harn ganz dem Bilde entspricht, das wir von der Nephrose kennen: Hochgradige Albuminurie und hohe Stickstoffwerte, hohes spezifisches Gewicht und — sicherlich auch extrarenal bedingte — niedrigste Kochsalzwerte.

Die folgende Tabelle gibt die wichtigsten Daten eines derartigen Falles wieder. Die Kranke hatte am 5. 10. 1911 vier Sublimatpastillen in einer Tasse Wasser gelöst getrunken, sofort diese und die vom Arzt verordneten 2 l Milch erbrochen und wurde unmittelbar darauf zum Krankenhaus gebracht.

Tabelle.

Datum X.	Körpergewicht	Blutdruck	Harnmenge	spez. Gewicht	Alb.	Sediment	Na Cl	N	Bemerkungen
5.	72,0	95	2000 i. 16 St.	1010	$++$	gran. Zyl. in Menge verfett. Epith. verfett. Leukoz.	$1{,}02{}^0/_0$	—	Sublimat im Urin $+$ RN. 37mg in 100 Blut
6.	—	85	1705	1005	$1/_2{}^0/_{00}$	keinSang.	—	—	—
7.	69,5	98	W.V 1160 (325)	1003	$2/_3{}^0/_{00}$	—	—	—	Jodkali nach 57 St. ausgeschieden
			C.V. 385	**1032!**	$17{}^0/_{00}$	—	0,06	$1{,}9{}^0/_0$	
8.	70,7	94	650	1023	—	—	—	$1{,}8{}^0/_0$	Sacch. $+$
9.	—	93	750	1022	$11{}^0/_{00}$ (gewogen $8{}^0/_{00}$)	—	—	$1{,}8{}^0/_0$	Sacch. —
10.	—	92	800	1017	$8^1/_2{}^0/_{00}$	sehr reichl.	0,012	1,2	—
11.	—	—	1400	1009	$2/_3{}^0/_{00}$	—	0,39	1,2	—
12.	—	96	1750	1012	$1/_6{}^0/_{00}$	—	0,74	0,8	
13.	72,5	92	2000	1013	—	reichl. verfett. Leukoz. u. Zyl.	0,7	0,7	
14.	—	—	1450	1012	Alb. Spur	—	0,7	—	—
15.	72,5	94	1550	1013	Alb. 0	zahlr. Zyl. verfett. Leukoz. spärl.Ery-throz.	0,7	—	geheilt entl. 8 Tage nach d. Entl. Gesichtsschwellung

Es verdient besonders erwähnt zu werden, daß trotz der unzweifelhaften schweren „tubulären" Schädigung und trotz der minimalen NaCl-Ausscheidung Jod in 58 Stunden ausgeschieden, Stickstoff bis $1,9^0/_0$ konzentriert wurde.

Ein ähnlicher Verlauf begegnet uns bei einem Fall von Stukowski. Nach 1 g Sublimat am 2. Tage blutige Durchfälle.

		1000 ccm	1020	$13^0/_{00}$ Albumen	Blutdruck 118 mm Hg
3. Tag	. .	100 „	1030	10 „	„
4. „	. .	100 „	1030	12 „	„
5. „	. .	Anurie	Deutliches Gesichtsödem		
6. „	. .	40 ccm	1032		
10. „	. .	300 „	1017	$1,5^0/_{00}$	
13.—16. Tag		Nasenbluten, rasende Kopfschmerzen, Trockenheit der Zunge, starke Zuckungen im Gesicht. Babinski beiderseits +.			
14. Tag	. .	700 ccm		Rest-N **228**	Blutdruck 122 mm Hg
15. „	. .	1700 „	1015	Albumen Spur	Erholung.

Bei noch schwererer Vergiftung tritt gleich Oligurie, die Anurie aber, die wiederum einer Oligurie weicht, erst nach Tagen ein. Hier sehen wir im Gegensatz zur Nephrose aber ähnlich wie bei der akuten diffusen Nephritis vor und nach der Anurie ein Stadium der Nieren-(Tubuli)insuffizienz. Der Harn der beiden oligurischen Perioden ist von niedrigem spezifischen Gewicht, relativ arm an Kochsalz und arm an Stickstoff. Letzteres fällt besonders ins Gewicht bei der auf die Anurie folgenden Periode, bei der der Rest-N im Blute schon auf hohe Werte angestiegen ist. Der Wiedereintritt der Diurese kann bei der ungenügenden Menge und Konzentration des auf die Anurie folgenden Harnes unter Umständen, wie das folgende Beispiel zeigt, den Tod unter starker Azotämie nicht aufhalten.

Ru . . rf, Bertha, 35 Jahre alt, Kellnerin.

Anamnese: Patientin hat am 30. Dezember 1909 Sublimat genommen, wieviel war nicht in Erfahrung zu bringen. Sofort nach dem Einnehmen Erbrechen. Nach Einlieferung ins Krankenhaus Magenspülung.

Status praesens vom 31. 12. 1909: Grazil gebaute Patientin in leidlichem Ernährungszustand. Keine Ödeme. Stomatitis mercurialis. Foetor ex ore und Schwellung der Submaxillardrüsen. Befund der inneren Organe normal. Nervensystem ohne Störung.

Urin: Patientin läßt spontan keinen Urin. Bei der Katheterisierung erweist sich die Blase als leer.

Blutdruck: 100/60 mm Hg.

Körpergewicht: 48,5 kg.

Verlauf: Am 1. 1. 1910 hat Pat. 30 ccm Urin spontan entleert, am 2. 1. 1910 keinen Tropfen, am 3. 1. 1910 wieder 30 ccm, am 4. 1. gar keinen Urin, am 5. 1. 27 ccm, am 6. 1. 250 ccm, von spez. Gew. 1015, mit einem Albumengehalt von $6^0/_{00}$, NaCl $0,4^0/_0$, N $0,53^0/_0$. Am nächsten Tage steigt die Urinmenge noch etwas, am 10. 1. beträgt sie 600, am 11. 1. 750 ccm, Albumenmenge nur noch $^1/_2{}^0/_{00}$. Die Kochsalzwerte sind aber dauernd niedrig, am 7. 1. $0,3^0/_0$, dann sinken sie weiter ab bis am 11. 1. auf $0,1^0/_0$. Die N-Werte halten sich sehr konstant auf der Höhe von 0,65 und $0,68^0/_0$. Am letzten Tage erreichen sie $0,78^0/_0$.

In der Nacht vom 11. auf 12. 1. 1910 tritt ganz plötzlich im Kollaps der Tod ein. Das Allgemeinbefinden der Patientin war bislang gar nicht schlecht gewesen, trotz reichlicher, blutiger Stuhlentleerungen. Das Wiedereinsetzen und Ansteigen der Diurese hatte auch zur Hoffnung berechtigt, die Patientin durchzubringen.

Der Rest-N im Blute war aber stark angestiegen. 2. 1. 1910 50 mg $^0/_0$, am 4. 1. 162 mg $^0/_0$, am 11. 1. 316 mg $^0/_0$ und Blutdruck vom 4. 1. ab im Ansteigen.

Es betrugen am	31.12.,	1.	2.	3.	4.	5.	6.	7.	8.	9.	10.	11. Jan.
der RN	50 mg$^0/_0$		162 mg$^0/_0$		.			.		.		316 mg$^0/_0$ in 100 Blut
der Blutdruck:	100		135	140	135	136	153	160	150	.	.	155 mm Hg

Autopsie (Dr. Fahr):

Gesamtbefund: Leichte Schwellung der Magenschleimhaut. Hämorrhagien im Dünndarm und Dickdarm. Trübe Schwellung beider Nieren. Intimaveränderung in der Art. coron. cord. Leichte Hypertrophie des linken Ventrikels.

Nierenbefund: Die Kapsel läßt sich leicht abziehen. Die Rindensubstanz erscheint etwas verbreitert, von hellbräunlichroter Farbe. Die Zeichnung, radiäre Streifung in der Rindensubstanz, ist sehr deutlich. Die Markkegel sind dunkelbraunrot und etwas geschwollen und setzen sich von der Umgebung deutlich ab. Sonst ohne auffallende Besonderheiten.

Histologisch: Verbreiterung der Interstitien. Kleinzellige Infiltrate. Deutlich Kalk in Kanälchen. Die Kanälchen sind fast durchweg mit kubischem Epithel ausgekleidet, das aber vielfach degenerative Veränderungen und granuläre Degeneration zeigt, stellenweise, namentlich dort, wo Kalk in den Kanälchen liegt, ist die Auskleidung ganz flach, endothelartig. Glomeruli im ganzen intakt, stellenweise Kapselexsudate. Schlingen vielfach auffallend stark mit Blut gefüllt, Gefäße intakt.

Für den unglücklichen Ausgang ist freilich die Niere und ihre Konzentrationsunfähigkeit nicht allein verantwortlich zu machen. Der Eintritt der zur Kompensation nötigen Polyurie wird auch hier wiederum durch extrarenale Einflüsse verhindert. Die Oligurie, die erst die Konzentrationsunfähigkeit gefährlich macht, beruht wenigstens in dem als Beispiel angeführten Falle sicherlich zum großen Teil auf dem enormen Wasser- (und NaCl-) Mangel, der infolge unstillbaren Erbrechens und anhaltender dysenterischer Durchfälle eingetreten war. Aber die Konzentrationsunfähigkeit bei Oligurie und hohen Rest-N-Werten spricht dafür, daß hier der Protoplasmabestand der Epithelreste der in Regeneration begriffenen Niere stark vermindert ist. Die N-Konzentration des Harnes erreicht z. B. in dem mitgeteilten Falle ante mortem nur $0,9^0/_0$ bei 316 mg$^0/_0$ Rest-N. Auch hier trifft die Absonderung eines hyposthenurischen Harnes mit dem histologischen Befunde von erweiterten, wie ausgepinselt aussehenden Kanälchen und endothelartig abgeplatteten Epithelien zusammen (vgl. S. 178), ein Befund, dem wir in der Regel bei der echten Hypo- oder Isosthenurie begegnen.

Noch deutlicher tritt das histologische und klinische Bild des auf die Anurie folgenden Stadiums der Niereninsuffizienz in die Erscheinung, wenn das Leben länger erhalten bleibt.

Ein geradezu klassisches Beispiel für diese nekro-tubuläre Niereninsuffizienz liefert der schon mehrfach erwähnte Fall von Gorke und Töppich:

Hier bestand zunächst 4 Tage völlige Anurie. Am 3. Tage Gesichtsödem, Blutdruck 180 mm Hg; am 5. Tage 30 ccm Harn bei 1008 spez. Gew., Rest-N 158 mg$^0/_0$. Die Diurese nimmt zu, die Hyposthenurie bleibt;

am 19. Tag 400/1005; Rest-N 45 mg$^0/_0$;

am 23. Tag mit Aufhören der Durchfälle 1800/1008. Im Sediment rote und weiße Blutkörperchen, verfettete Epithelien.

Von da ab mächtige Polyurie bei sehr niedrigem spez. Gew. von 1002—1004. Der Kranke verhält sich genau wie ein Diabetes insipidus. Kochsalzausscheidung sehr gering, Kochsalzgehalt des Blutes $0,62—0,65^0/_0$. Gefrierpunkt des Blutes —0,7 bis —0,72 bei niedrigen Rest-N-Werten von 42—39 mg $^0/_0$ (die für die Polyurie zu hoch sind), dementsprechend starke Polydipsie.

In diesem Stadium tritt eine Gewichtszunahme von 38,5 auf 44,5 kg ein, mit starker Abnahme des Blutfarbstoff-Gehaltes bis auf $23^0/_0$, also hochgradige Hydrämie, zuletzt Hydrothorax, Aszites, Gesichtsschwellung und Hirnödem mit eklamptischer Urämie (plötzlich Somnolenz, krampfhafte Gesichtszuckungen und heftige Kopfschmerzen), anhaltende Blutdrucksteigerung bis 155 mm Hg. Bei der zur Entlastung des Hirndrucks vorgenommenen Lumbalpunktion enormer Liquordruck über 600 mm Hg, Absinken des Druckes und Exitus (vgl. S. 584).

Bei der Autopsie u. a. Oedema cerebri; bei der Hirnsektion fällt auf, daß das Kleinhirn dem Foramen magnum fest aufliegt, so daß der Rand des Hinterhauptloches als zirkulär verlaufende Impression an der Unterfläche des Cerebellum deutlich hervortritt.

Nieren vergrößert, weißgrau. Mikroskopisch das gesamte Kanälchensystem in hohem Maße dilatiert. Das zellreiche Epithel der Tubuli contorti deutlich abgeflacht, mäßige Epitheldesquamation. Regeneration in 2 Typen, ältere Regenerationsformen mit hochkubischen Zellen, z. T. neu geschädigt durch fortdauernde Giftwirkung und junge Stadien der Zellneubildung in niedrigen unregelmäßig geformten Zellen. Keine Verkalkung, keine Verfettung. Keine Beteiligung des Zwischengewebes, Glomerulischlingen gut durchblutet, keine Desquamation des Kapselepithels.

Hier haben wir es mit einer durch (Zwangs-)Polyurie kompensierten Tubuliinsuffizienz zu tun, die wohl für die anhaltende Blutdrucksteigerung verantwortlich zu machen ist. Diese wäre der Blutdrucksteigerung nach Verkleinerung der gesunden Niere an die Seite zu stellen.

Das histologische Bild und der klinische Verlauf entspricht aufs Haar dem Bilde, das Pohl beim Versuchstier durch Uran hervorgerufen und als subakute Nephritis bezeichnet hat. Ich halte es für sicher, daß auch in diesem Stadium noch Heilung eintreten kann.

Auch der Eiweißgehalt des Harnes ist je nach dem Grade der Vergiftung verschieden. Er stieg bei dem mittelschweren, tabellarisch angeführten Falle rasch zu bedeutender Höhe an und fiel in wenigen Tagen auf 0 herab. Bei den schweren Fällen mit Oligurie und Hyposthenurie ist er geringer, in jedem Falle verschwindet er bald nach Wiedereintritt der Diurese.

Das Sediment ist enorm reichlich und reichhaltig, enthält Zylinder aller Art, nekrotisierte und verfettete Epithelien und verfettete Leukozyten, bei Wiedereintritt der Diurese auch rote Blutkörperchen. Die Fettsubstanzen sind aber, wenigstens bei so rasch verlaufenden Fällen, niemals doppeltbrechend (Munk).

Der Blutdruck: Das Verhalten des Blutdruckes ist von besonderem Interesse. Es ist in der Literatur mehrfach über Blutdrucksteigerung bei der Sublimatniere berichtet, von anderen wieder das Vorkommen jener bezweifelt worden (Krehl).

Kolb hat 1903 über eine Sublimatvergiftung bei einem Geschwisterpaar berichtet. Der Blutdruck stieg bei der Schwester, die an Anurie starb, bis 280 mm Hg, bei dem Bruder, der genas, bis 230 mm Hg.

In dem S. 1168 als klinisches Beispiel eingeflochtenen Falle war eine ganz deutliche und erhebliche Blutdrucksteigerung eingetreten, bis zu 160 mm Hg, was bei dem elenden Allgemeinzustande besonders viel heißen will.

In dem Fall von Held, der dekapsuliert wurde, bestand am 6. Tage der Anurie eine Blutdrucksteigerung von 150/100; im Anschluß an die Operation stieg der Blutdruck weiter an bis auf 300 mm, um dann sub finem (30 Stunden post operationem) wieder abzufallen.

In dem Falle von Gorke und Töppich wurde am 3. Tage der Anurie ein Blutdruck von 180 und während des Stadiums der Niereninsuffizienz mit Polyurie und Hyposthenurie dauernd eine Blutdrucksteigerung bis 155 mm Hg beobachtet. Auch in den weiter unten angeführten Fällen mit Zeichen von eklamptischer Urämie bestand eine Blutdrucksteigerung.

Das scheint im Gegensatz zu stehen zu der eingangs niedergelegten wichtigen Regel, daß die primär degenerativen Nierenerkrankungen ohne Blutdrucksteigerung verlaufen. Bei dem anderen tabellarisch geschilderten Falle dagegen, der als Zwischenstufe zwischen Nekrose und Nephrose angesehen wurde, fehlt wiederum wie bei manchen Fällen eigener und fremder Beobachtung die Blutdrucksteigerung ebenso vollständig wie bei den Nephrosen.

Die Erklärung für die Blutdrucksteigerung, die bei manchen Fällen von Sublimatvergiftung beobachtet wird, ist wohl nicht in dem pathologischen Prozeß in der Niere, sondern in der Komplikation mit Anurie bzw. Niereninsuffizienz zu suchen.

Jede länger dauernde Anurie, gleichgültig welchen Ursprungs sie ist, führt in der Regel zu einer mit dem Grade der azotämischen Vergiftung allmählich wachsenden Blutdrucksteigerung (vgl. S. 209).

Und daß die Niereninsuffizienz zu Blutdrucksteigerung führen kann, das ist ebenfalls nicht zu bezweifeln. Strittig ist nur die Frage warum.

Wir wissen noch nicht, welche Stoffe es sind, deren Entstehung oder Zurückhaltung Blutdrucksteigerung auslöst, wir haben aber Grund, sie nicht unter den bekannten Schlacken des Eiweißstoffwechsels, die den Grad der Azotämie bedingen, zu suchen (vgl. S. 448). Jedenfalls kann auch ohne erhebliche Azotämie eine ausgesprochene Niereninsuffizienz bestehen, wie z. B. in dem Falle von Gorke und Töppich. Eine Berechnung der Ambardschen Konstante würde in diesem Falle unzweifelhaft ergeben haben, daß die an sich nicht hohen Rest-N-Werte von 40 mg % bezogen auf diese Polyurie pathologisch erhöht waren. Es kommt also durchaus nicht, wie Fahr meint, auf den Grad der Azotämie an und nur bei extremen Graden dieser zu Blutdrucksteigerung.

Nicht das Auftreten der Blutdrucksteigerung bei der Sublimatniere bedarf der Erklärung, sondern das Ausbleiben in manchen Fällen trotz Anurie und trotz Niereninsuffizienz. Daß dabei, wie Fahr meint, vasodilatatorische Einflüsse das blutdrucksteigernde Moment paralysieren, ist möglich, aber noch unbewiesen. Sicher spielt der Zustand der Allgemeinvergiftung, der Grad der Durchfälle, des Wasserverlustes, der Inanition usw. eine Rolle; und ein Blutdruck von 143/80 bzw. 148/85 mm Hg bei einer Salvarsan-Wismut Urämie (vgl. S. 1176) ist — an sich schon erhöht — unter solchen Umständen als erheblich gesteigert und nicht, wie Munter und Steinitz meinen, als an der oberen Grenze der Norm bleibend, anzusehen.

Urämie. Die Krampfurämie kommt bei der Sublimatnekrose anscheinend nur selten vor und ist hier wohl meist an das Auftreten der Blutdrucksteigerung gebunden.

Ich selbst habe nur einen Fall von typischer eklamptischer Urämie bei Sublimatvergiftung gesehen.

Kolb hat in einem Falle von tödlicher Sublimatanurie bei sehr hoher Blutdrucksteigerung leichte Konvulsionen beobachtet.

In einem von Stukowski mitgeteilten Falle erhielt ein 42jähriger Kranker mit frischer Syphilis im Exanthemstadium zwei Einspritzungen einer $10^0/_0$igen Lösung von Hg-Salizyl à 0,5 intramuskulär. Er bekam blutige Durchfälle. 5 Tage nach der ersten Einspritzung 0,3 Neosalvarsan. 7 Tage nach Beginn der Behandlung Schwellung des Gesichtes und der Beine. Albumen +. Erythrozyten +. Durch Diät Abschwellung der Ödeme. Wegen Kopfschmerz und Sehstörungen Krankenhaus (Prof. Ercklentz).

Bei der Aufnahme ist der Kranke erregt und benommen. Vollkommene Amaurose. Blutdruck 162/82. Reflexe gesteigert. Babinski +. Urin 500. 1019. $0,1^0/_{00}$ Albumen. Massenhaft Zylinder, Erythrozyten, Nierenepithelien. Nonne-Apelt +. Wassermann im Blut +, im Liquor —. Rest-N 128 mg$^0/_0$. Aderlaß. Traubenzuckerinfusion 300 ccm $(20^0/_0$ige Lösung). Am nächsten Tag Lichtschein. Weitere Besserung des Sehvermögens. Urinmenge steigt auf 2600. Blutdruck fällt auf 122. Am 9. Tag geheilt entlassen.

Die eklamptische Urämie kann aber auch ohne Anurie bei gutartigeren Fällen auftreten und sogar noch nach Ablauf der anurischen Periode im Stadium der Polyurie.

Straub und Klot. Meier sahen in 2 Fällen von Sublimatniere Krampfanfälle auftreten, bei mäßigem Anstieg des Blutdrucks, hohen Rest-N-Werten; in dem einen Falle war die Diurese bereits wieder eingetreten und hatte am Tage vor dem Eintreten der Krämpfe 4760 ccm betragen.

In dem Falle von Gorke und Töppich trat die eklamptische Urämie gar erst am 44. Tage im Stadium der Polyurie bei einem Blutdruck von 155 mm Hg und starker Hydrämie ein.

Das entspricht dem Auftreten der Krämpfe bei der Nephritis im Stadium rascher Ödemausschwemmung.

In einem Falle, dessen histologischen Befund Hunter beschrieben hat, war die Diurese schon nach dreitägiger Anurie in Gang gekommen, allerdings in ungenügender Menge bis zu 750 ccm am 13. Tage. Am 12. Tage traten heftige Durchfälle mit Blutstühlen auf und nahmen in den letzten zwei Lebenstagen noch zu. P. starb unter häufigen Krämpfen. Über Blutwerte ist nichts angegeben, da aber der Urin alkalisch gewesen ist, so könnte es sich hier um tetanische Krämpfe gehandelt haben infolge stärkster Chlorverarmung des Blutes.

Das Bild der Harnvergiftung, das sich bei länger dauernder Anurie anderer Herkunft zu entwickeln pflegt, wird bei der Sublimatnekrose stark überdeckt und verschleiert durch die Symptome der Quecksilbervergiftung. Dadurch, daß bei dieser die schwersten gastrointestinalen Symptome nie ausbleiben, wird das Bild so kompliziert, daß es kaum möglich ist, einzelne Symptome herauszugreifen und auf die Anurie zu beziehen.

Am ersten mag noch Benommenheit, wenn solche auftritt, als urämisch gedeutet werden, vielleicht auch das für toxischen Eiweißzerfall charakteristische, aber auch bei hohem Grade von Salzmangel auftretende ungeheure Schwächegefühl, das z. B. in dem mitgeteilten Falle bei vollständig klarem Sensorium die Kranke absolut hilflos machte. Die Muskeln waren gänzlich erschlafft, die Reflexe verschwunden. Die Patientin konnte den Kopf nicht bewegen und kaum einen Finger rühren.

Das hochgradige Erbrechen und die beständigen Durchfälle finden in der Verschorfung des Magens und des Dickdarmes ihre Erklärung. Die letzteren können durch den enormen Wasser- und Salzverlust ein choleraähnliches Symptomenbild herbeiführen mit heftigsten krampfartigen Schmerzen in den Extremitäten. Kurz das reine Bild der Harnsperre ist bei der Sublimatnekrose nicht zu erwarten. Das Krankheitsbild wird durch die Quecksilbervergiftung und die Inanition so verwischt, daß man bisweilen nicht sagen kann, ob der Tod an Harnvergiftung oder an den Folgen der Hg-Vergiftung eingetreten ist.

Das Blut. Ist die echte Urämie die Todesursache, so bleibt auch der Anstieg der Darmfäulnisprodukte im Blut (Xanthoproteinreaktion) und die in Abfall der Alkalireserve und zunehmender Atemtiefe sich äußernde Azidose nicht aus.

Insofern verhält sich das Blut wie bei jeder Anurie. Aber die Anurie bei der Sublimatnekrose zeigt einige bemerkenswerte Abweichungen von dem Blutbefund bei anderen Anurien. Einmal erfolgt der RN- bzw. U^+-Anstieg im Blute viel rascher und zweitens tritt nicht, wie bei mechanischer Anurie ein Anstieg der Chloride im Blute ein, sondern im Gegenteil ein überraschender Abfall, wie Lewis und Rivers (1916), Killian u. a. gefunden haben.

Straub und Meier haben über Transmineralisation bei der Sublimatvergiftung berichtet. Sie fanden einen gewaltigen toxischen Eiweißzerfall, der im Stadium der Anurie zu Retention von N und NaCl mit Anstieg des Rest-N und des Molenrestes im Blute führte. Im Stadium der wiedereinsetzenden Diurese kommt es zu einer die Einfuhr von N und NaCl gewaltig übersteigenden Ausscheidung; die N-Ausscheidung übertraf die Einfuhr um 124 g, die NaCl-Ausscheidung um 98,2 g. Im Stadium der Anurie erfolgt eine Abwanderung von Na^+, Cl^- und HCO_3^- Ionen aus dem Blut in die Gewebe, im polyurischen Stadium eine Rückwanderung.

Straub und Meier glauben, daß dieser toxische Eiweißzerfall und die Transmineralisation durch die Hg-Schädigung des Protoplasmas hervorgerufen werde.

Auch Heim hat in 6 Fällen von Sublimatvergiftung fünfmal zugleich mit dem Anstieg des U^+-Wertes einen erheblichen Abfall des Kochsalzwertes im Blutserum beobachtet. Alle diese 5 Fälle starben innerhalb von 6—11 Tagen. Der Serumkochsalzwert (normal 5,8—6 $g^0/_{00}$) erreichte bei dem Kranken, der am kürzesten, nur 5 Tage, die Vergiftung überlebte, 3,75 $g^0/_{00}$, bei dem, der am längsten überlebte und erst am 11. Tage starb, 2,1 $g^0/_{00}$! Der Urin enthielt nur Spuren von Chlorid, merkwürdigerweise blieb aber der NaCl-Gehalt des Liquors hoch und betrug bei einem Serumgehalt von

$$3 \quad ^0/_{00} \ 6,19 \ g^0/_{00} \ \text{Liquor,}$$
$$4,7 \quad ^0/_{00} \ 6,67 \ g^0/_{00} \quad \text{,,}$$
$$3,75^0/_{00} \ 6,8 \ \ g^0/_{00} \quad \text{,,}$$

Heim stimmt der Auffassung von Ambard zu, daß es sich um einen Abfall der Chlorschwelle der Niere handeln könnte; er diskutiert auch die Möglichkeit einer spezifischen Wirkung des Sublimats, das die Gefäßwand schädigen und seine Durchlässigkeit für Chloride steigern könnte, was ihre Flucht in die Gewebe zur Folge hat. Und es könnte sich um eine Änderung der Eiweißkörper des Blutes handeln, durch die die Donnansche Ionenverteilung zu beiden Seiten der Membran geändert würde.

Das Absinken des Kochsalzspiegels und die Transmineralisation scheint mir für eine Gewebsazidose zu sprechen und in Parallele zu setzen zu sein zu den gleichen Vorgängen, die man auch bei der echten Urämie beobachten kann und in geringerem Grade bei der Ödembildung. Bei der Sublimatvergiftung wie bei der echten Urämie würde diese Verschiebung des Kochsalzes in die Gewebe wohl auch zu Ödem führen, wenn nicht Wassermangel der Gewebe das verhinderte.

Diese Kochsalzverschiebung genügt aber nicht, um den hohen Grad der Chlorarmut im Blute, der in diesem Ausmaße bei keiner Urämie und keiner anderen Nierenerkrankung erreicht wird, zu erklären.

Zu dieser primären toxischen Hypochlorämie mit Retention von Chloriden in den Geweben und Rückwanderung derselben in das Blut und Ausscheidung im Harn im Stadium der Genesung kommt noch die sekundäre Verarmung des Blutes und des ganzen Körpers an Kochsalz infolge der profusen Durchfälle und Erbrechungen.

Man kann dann auch bei der Sublimatnekrose geradezu von einer zweiten Krankheit sprechen, die mit dem Zustand der Niere nichts zu tun hat, aber ihrerseits die Nierenleistung und die Ausscheidung der aufgestauten Schlacken schwer beeinträchtigt und unter

zunehmender Azotämie den Tod herbeiführen kann, nachdem die Vergiftung bereits überwunden ist und die Niere sich schon regeneriert hat. In solchen Fällen wirkt Salzzufuhr
lebensrettend.

Veil macht darauf aufmerksam, daß bei der Zerstörung der Tubuliepithelien die
Schweißdrüsen so unbeweglich bleiben, daß trotz der gleichzeitigen Nahrungskarenz,
um die es sich eigentlich in diesen Fällen handelt, ein Körpergewichtsverlust kaum eintritt.

Der Verlauf ist stets ungünstig und die Vergiftung tödlich, wenn rasch
Anurie einsetzt. Je später die Harnabsonderung stockt, um so größer ist die
Aussicht, daß sich rechtzeitig wieder eine genügende Diurese einstellt.

Fälle, die im Beginne Polyurie aufweisen, oder den nephroseähnlichen Verlauf nehmen mit Oligurie bei erhaltener Konzentrationsfähigkeit, sind stets
weniger schwer und gehen wohl immer in Heilung über.

Unsicher ist der Ausgang, wenn auf die Anurie eine Periode der Hyposthenurie folgt. Da hängt das Schicksal des Kranken davon ab, ob es gelingt,
die durch die gastrointestinale Verschorfung, durch Diarrhöe und Erbrechen
bedingte Wasser- (und Salz) verarmung zu beseitigen und eine Polyurie zu erzwingen, bzw. die Möglichkeit zu der spontan einsetzenden Polyurie, in
welche die Anurie bei günstigem Ausgang umschlägt, zu geben. Selbst dann
ist die Vorhersage noch zweifelhaft.

Behandlung (vgl. Anurie S. 214). Auf die Behandlung der Quecksilbervergiftung selbst soll hier nicht eingegangen werden. Durch sofortige Zufuhr von
Eiweiß (in Form von Milch oder rohen Eiern), das mit Hg-Salzen Niederschläge
bildet, wird die Aufsaugung des Hg verzögert, aber auf die Dauer nicht verhindert. Gründliche Auswaschung des Magens muß sich daher anschließen
(Sollmann, Barlow und Biskind).

Eine Überführung des Hg in weniger giftige unlösliche Salze ist versucht worden. Bruck
glaubt durch Darreichung von Sulfidal (Heyden) eine Entgiftung tödlicher Sublimat-
dosen erzielt zu haben.

Hesse hat sich davon nicht überzeugen können und statt dessen Hyposulfit empfohlen,
Magenausspülung mit alkalischer $Na_2S_2O_4$-Lösung und Darreichung von Hyposulfit in
Gelatinekapseln oder Einführung durch Duodenalsonde. In Gelatinekapseln ist es bis zu
fast 1,0 g pro die unschädlich und kann über Wochen zu 0,2 g pro die gegeben werden.
Zur Entgiftung parenteraler Sublimatvergiftungen erwies sich die Thioessigsäure außerordentlich leistungsfähig. Der Mensch verträgt 1—2 g thioessigsaures Strontium intravenös = 20 ccm einer $1^0/_0$ Lösung pro die.

Hesse empfiehlt, bei akuten, oralen Vergiftungen zunächst Magen- und Darmspülungen
mit frisch zubereiteten, schwach alkalisch reagierenden Natriumhyposulfitlösungen (etwa
$0,2—0,4^0/_0$) vorzunehmen. Nachher ist 1—2 g Hyposulfit in Gelodurutkapseln per os
zu geben und ferner thioessigsaures Strontium (C. A. F. Kahlbaum, Berlin-Adlershof)
subkutan oder intravenös. Am nächsten Behandlungstage wird nötigenfalls die parenterale
Thioessigsäuretherapie fortzusetzen sein. Falls dies nicht erforderlich ist, muß eine energische,
orale Thioessigsäurebehandlung eingeleitet werden, etwa für die Dauer von 1—2 Wochen,
und zwar mindestens 1,0 g pro die.

Nachdem Haskell und Forbes die Quecksilber entgiftende Wirkung des Strontium-
Thioazetats bei Hunden nicht haben bestätigen können, gibt Hesse an, daß die Entgiftung
möglich ist bei Mäusen, Ratten, Meerschweinchen, Katzen und Kaninchen, dagegen unmöglich erscheint bei Hunden und Tauben.

Fantus empfiehlt nach dem Vorgange von Linhart ein Phosphit-Antidot, das bei
Gegenwart von Salzen schwacher Säuren Sublimat zu Kalomel reduziert. Natriumphos-
phit 10 Teile mit Natriumazetat 6,6 Teile hatte bei vergifteten Kaninchen eine deutliche
Gegengiftwirkung.

Fantus fand auch das leichter erhältliche Natr. hypophosphit bei Gegenwart von
Natriumazetat oder von H_2O_2 wirksam. (Natr. hypophosphit 1,0 g, Wasserstoffsuperoxyd
2,5 ccm, Wasser 10 ccm.) Man soll etwa 10mal soviel Phosphit oder Hypophosphit geben,
als Gift genommen war; danach soll der Magen mit einer verdünnten Lösung des Gegen-
giftes ausgewaschen und die obige Dosis noch einige Tage lang alle 4—8 Stunden wiederholt werden.

Bei der Sublimatnekrose ist die Ödembereitschaft gering. Die Anzeige
für den Grad der Beschränkung der NaCl- und Wasserzufuhr wird hier nur
durch die Rücksicht auf das Herz, d. h. durch den Grad der Hydrämie,

der aus der Abnahme der Zahl der roten Blutkörperchen oder des Blutfarbstoffes zu beurteilen ist, gegeben. Bei der Zumessung der Getränke muß der Wasserverlust durch den Darm, der oft hochgradig ist, berücksichtigt werden. Die N-Zufuhr muß aufs äußerste eingeschränkt und eine kohlehydrat- und fettreiche Nahrung, wenn überhaupt eine Nahrungszufuhr möglich ist, und Traubenzucker intravenös gegeben werden.

Von einer großen intravenösen (Kochsalz-) Infusion, die im Anfang der Schwarzwasseranurie von den Tropenärzten bisweilen mit Erfolg angewandt wird, um den Nierenverschluß zu sprengen, ist bei der Sublimatnekrose wenigstens nach den tierexperimentellen Erfahrungen Schlayers eher eine Beförderung als eine Beseitigung der Anurie zu erwarten, dagegen wirken $20-50^0/_0$ige intravenöse Traubenzuckerinfusionen subjektiv und objektiv günstig. Auch Ercklentz hat damit nur gute Erfahrungen gemacht (Stukowski).

In Fällen, in denen der Kranke noch vor Eintritt der Anurie in Behandlung kommt, kann man versuchen, durch größtmögliche Wasserzufuhr per os und intravenöse hypertonische Zucker- oder Na_2SO_4-Injektionen eine starke Diurese und die Produktion eines verdünnten Harns zu erzielen, da die Schädigung der Nierenzellen wohl erst infolge der Konzentrierung des Sublimats erfolgt.

Bei sehr starker Wasser- und Chlorverarmung infolge Erbrechen und Durchfall ist schon im akuten Stadium neben Wasser auch Kochsalzzufuhr durch die Venen ratsam (Blum).

Es ist zwar noch nicht untersucht, ob der Kochsalzsturz im Blute auf die Dauer der Anurie von Einfluß ist, aber die Möglichkeit besteht, daß Ersatz des in Verlust geratenen Kochsalzes schon in diesem Stadium günstig wirkt und die Wiederkehr der Diurese beschleunigt.

Über die Alkalibehandlung der Anurie (vgl. S. 214) bei Quecksilbernekrose liegen noch keine Erfahrungen vor.

Anmerkung bei der Korrektur: Michaud schreibt, erst seit er die Hypochlorämie (und die Azidose) durch Zufuhr von NaCl und Alkalien so energisch wie möglich bekämpft habe, seien die Kranken durchgekommen. Er gibt kochsalzreiche Kost und subkutane und intravenöse Injektionen von $0,9^0/_0$ NaCl- und von $40^0/_0$ Na-Bikarbonatlösung. Es tritt danach nicht nur subjektiv, sondern auch objektiv eine Wendung zum Besseren ein. „Der NaCl-Abfall im Blut, der in früheren Fällen ganz erheblich war, wurde verhindert, der erhöhte Harnstoffgehalt fiel progressiv ab, und die Alkalireserve besserte sich rasch.‘‘

Eine Dekapsulation der Nieren ist bei vollständiger Anurie verschiedentlich versucht worden, fast immer ohne Erfolg. Wir haben keinen Nutzen davon bei Quecksilberanurie gesehen; nach einer Zusammenstellung von Hoffmann sind 53 Kranke operiert worden mit 2 Heilungen. Das will nichts heißen, denn die Anurie verschwindet auch bisweilen spontan nach einigen Tagen.

Wrede hat auf der 10. Tagung der mitteldeutschen Chirurgenvereinigung in Halle über 6 Fälle von Dekapsulation bei Sublimatniere berichtet. Er fand die Niere nicht geschwollen und nicht besonders stark durchblutet. 4 sind gestorben, 2 geheilt. Diese waren noch nicht anurisch und wurden gewissermaßen prophylaktisch dekapsuliert. Wrede verspricht sich von einem möglichst frühzeitigen Eingriff Erfolg auf Grund der Rickerschen Theorie, daß die Epithelschädigung nicht direkt, sondern auf dem Umweg über eine anämische Nekrose erfolge. Dieser Vorschlag ist sehr beherzigenswert und findet auch sein Analogon im Tierversuch.

Joseph und Rabau haben auf Veranlassung von M. Borchardt am Kaninchen Versuche angestellt über den Einfluß der Entkapselung auf eine tödliche Sublimatvergiftung. (In Abständen von 2 Tagen erst 2 dann 4 ccm $1^0/_0$iger Sublimatlösung.) Sie konnten von 4 Tieren 3 dadurch retten, daß sie vor der 2. Injektion von Sublimat am 2. Tage nach der ersten Einspritzung dekapsulierten.

Ein 4. Tier, das bereits eine Zunahme der Diurese und auch histologisch einen günstigen Einfluß der Operation erkennen ließ, starb an schwerer hämorrhagischer Kolitis.

Weder durch Röntgenbestrahlung noch durch aseptische tiefe Haut- und Muskelschnitte konnte der gleiche Erfolg erzielt werden. Bei dieser Form der Anurie durch toxische Nekrose spielt wohl auch die Entspannung des eingeklemmten, geschwollenen Organs eine wichtige Rolle. Nach den Untersuchungen von F. E. Müller wäre es möglich, daß eine Entnervung der Niere den gleichen günstigen Erfolg haben würde.

Bei der Besprechung der operativen Behandlung der Nephritis wird erwähnt, daß bisweilen schon der Hautschnitt genügt hat, um den gewünschten Erfolg, die Diurese, hervorzubringen. Als Beispiel sei hier eine Beobachtung von Ritter mitgeteilt:

In einem wegen Sublimatvergiftung und Anurie operierten Falle handelte es sich um einen geradezu ungeheuerlich dicken Mann, dessen untere Rippen dem Beckenrand unmittelbar anlagen. Der Zugang zur Niere war trotz Resektion einer Rippe sehr schwierig. Als dann auch noch die Atmung infolge der Narkose schlecht wurde, brach Ritter die Operation ab. Trotzdem war der Erfolg glänzend. Die 4 Tage lange Anurie ging rasch vollkommen zurück. An der Niere war nichts gemacht worden, geblutet hatte es während der Operation sehr wenig. Der Erfolg kann also eigentlich, meint Ritter, nur durch den erhöhten Blutdruck infolge des Narkoseäthers (?) verursacht sein.

Über den überraschend günstigen Erfolg, den Straub von einer am 7. Tage der Anurie und am 15. Tage wiederholten paravertebralen Anästhesierung von D XII, L I und II beiderseits bei einer sehr schweren Sublimatvergiftung gesehen hat, wurde oben S. 218 schon berichtet.

Rybak und Stern haben über auffallend günstige Erfolge der Röntgenbestrahlung der Nieren bei Sublimatanurie berichtet.

In 8 von 11 Fällen erfolgte nach der ersten Röntgenbestrahlung Harnabfluß, in 2 Fällen nach der zweiten, und nur in einem Falle gelang es nicht, Harn zu erzielen. Von den 11 schweren, von vollständiger Anurie begleiteten Sublimatnephrosen wurden 6 vollkommen wiederhergestellt, 5 starben, davon 4 trotz Wiederkehr der Harnabsonderung, zum Teil anscheinend an den Folgen der Quecksilbervergiftung.

Technik: 3 M. A. Fokusabstand 32 cm; Feldgröße 12 : 12, Filter 3 mm Alum. Dosis: $2-2^{1}/_{2}$ H für jede Niere. Bei 6 Kranken wurde nur die rechte Niere bestrahlt, die anderen erhielten je 2 Sitzungen, wobei gleichzeitig die rechte und linke Niere bestrahlt wurce.

Kehrt die Diurese unter Isosthenurie zurück, so ist zumal bei starker Hg-Dysenterie die Wasser- und Kochsalzzufuhr durch Haut oder Vene zu steigern, um dem Organismus die rasche Giftausschwemmung zu ermöglichen. Dann ist mit wachsender Polyurie Aussicht auf Heilung des Nierenleidens vorhanden.

Es ist leider nur zu bekannt, daß die Kranken auch nach Wiedereintritt der Diurese noch an ihrer Azotämie zugrunde gehen können. Die ungenügende Ausschwemmung der Eiweißschlacken ist hier bedingt durch den Salzmangel, den ich oben als die zweite Krankheit bei Sublimatnekrose bezeichnet habe. Blum hat besonders auf Zustände von Azotämie infolge Salzmangels hingewiesen; hier ist zwar der Salzmangel nicht die Ursache der Azotämie, wohl aber die Ursache, daß die Azotämie nicht rasch genug verschwindet. Daher ist Kochsalzzufuhr in diesem Reparationsstadium von lebensrettender Bedeutung und immer dann angezeigt, wenn der Serumkochsalzwert abnorm niedrig ist und der Harn nur wenig NaCl enthält, also die erwartete Rückwanderung der Chloride aus den Geweben ausbleibt.

Ein ausgezeichnetes Beispiel für den lebensrettenden Erfolg dieser Behandlung haben Etienne Bernard, Laudat und Maisler mitgeteilt:

Bei einem Falle von Sublimatvergiftung trat 24 Stunden nach der Vergiftung Anurie auf, die 5 Tage dauerte. Der Harnstoffgehalt des Blutes betrug am 4. Tage 125 mg$^0/_0$, am 7. Tage 420 mg$^0/_0$. Am 8. Tage begann die Diurese mit 250 ccm und stieg bis auf 1000 ccm am 14. Tage. Trotzdem betrug der Harnstoffgehalt des Blutes noch 500 mg$^0/_0$, obwohl der Harn bis zu 14,25 g$^0/_{00}$ Harnstoff enthielt und in 9 Tagen 74 g U+ ausgeschieden waren. Eine Steigerung der Ausfuhr war trotz Zuckerinjektionen, Zuckereinläufen und trotz einer Flüssigkeitszufuhr von 3 Litern täglich nicht zu erzielen, da fast alles erbrochen wurde.

Die Asthenie und Somnolenz nahmen zu, die Kranke war durch das andauernde Erbrechen aufs äußerste erschöpft. Die Heftigkeit desselben gab Veranlassung, den Chlorgehalt des Blutes zu untersuchen, und man fand 2,16 Chlor im Plasma statt 3,69 g$^0/_{00}$, und der Chlorgehalt der roten Blutkörperchen war 1,42 g statt 2,03 g, so daß es sich nicht um eine scheinbare Chlorarmut des Plasmas mit Verschiebung des Chlors in die roten Blutkörperchen (bzw. in das Gewebe) handeln konnte.

Daraufhin wurden sofort alle 6 Stunden 20 ccm 20%ige NaCl-Lösung intravenös gegeben, bis in 24 Stunden 20 g eingeführt waren. Der Erfolg war eine erstaunliche Besserung des allgemeinen Zustandes, die Asthenie und Somnolenz verschwanden, das Erbrechen hörte fast mit einem Schlage auf, die Harnmenge und die Harnstoffkonzentration stieg und die Azotämie ging zurück.

Zugleich ging die Alkalireserve, die trotz der Chloropenie auf 25,2 Vol. % gesunken war, in die Höhe.

In 8 Tagen fiel der Blutharnstoff von 4,75 g auf 0,45 g‰, und in 5 Tagen wurden 167 g U+ ausgeschieden.

Daß ein wirklicher Salzhunger bestand, geht daraus hervor, daß von den innerhalb von 10 Tagen eingeführten 111 g NaCl nur 52 g ausgeschieden wurden.

Eine chronische Quecksilbernekrose oder eine auf eine Nekrose zurückzuführende „tubuläre Schrumpfniere" ist bisher beim Menschen noch nicht beobachtet worden; ihr Zustandekommen ist auch nicht zu erwarten, da die Regenerationsfähigkeit der (akut geschädigten) Tubuli, solange die Glomerulusdurchblutung erhalten bleibt, fast unbegrenzt zu sein scheint.

Bemerkenswert ist der hohe Grad von Regeneration, den Turner gefunden hat in dem oben erwähnten Falle, der am 14. Tage unter Krämpfen gestorben war.

Nur die proximalen Tubuli contorti waren geschädigt und zeigten eine vollständige Auskleidung mit jungen atypischen Zellen von charakteristischer Gestalt und Färbung. Der Befund entsprach genau dem bei experimenteller Sublimatvergiftung an Kaninchen, bei dem die Regeneration am 5. oder 6. Tage beginnt und am 12. bis 14. Tage beendet ist.

Genau das gleiche Bild zeigt die Chromatniere (Forschbach). Anatomisch Nekrose mit nachfolgender Regeneration, klinisch Harnsperre mit nachfolgender Isosthenurie, weshalb der Tod auch hier noch im Stadium der Polyurie eintreten kann.

Eine Besonderheit der Chromatvergiftung besteht in einer höchstgradigen Vermehrung der neutrophilen Leukozyten (Forschbach) mit leukämischen Veränderungen des Blutbildes.

Die in einem Falle Forschbachs am 3. Tage der Harnsperre vorgenommene Entkapselung war ohne Erfolg.

Nur in einem von 4 Fällen konnte Forschbach leichtes Gesichtsödem, eklamptische Urämie in keinem Falle beobachten.

Der Eiweißgehalt des Harnes war gerade bei den schwersten tödlich verlaufenden Fällen sehr gering.

Etienne Bernard und Lichtwitz haben kürzlich ein gutes Beispiel von Kaliumbichromatvergiftung beschrieben, deren Verlauf ganz ähnlich war wie bei dem oben geschilderten Falle von Hg-Vergiftung (Bernard, Laudat und Maisler): Unmittelbar nach der Aufnahme der Kristalle (Suizidversuch) sehr starkes Erbrechen und Durchfälle, dann Asthenie.

Bei der Aufnahme am 5. Tage noch unstillbares Erbrechen und heftige Leibschmerzen. Vom 8. oder 9. Tage ab wird Oligurie von 200 ccm, geringe Albuminurie, eine U+-Konzentration von 0,89% und eine Azotämie von 305 mg festgestellt. Vom 16. Tage ab gute Diurese, aber noch schlechte U+-Konzentration (0,6%). Die Azotämie sinkt erst mehrere Tage nach Einsetzen der Diurese ab, beträgt am 17. Tage noch 334 mg%, um dann mit Anstieg der U+-Konzentration im Harn rasch abzufallen. Chlorbestimmungen fehlen. Es ist wahrscheinlich, daß auch in diesem Falle der NaCl-Mangel zu der langen Dauer der Azotämie beigetragen hat.

Gleich oder ähnlich liegen die Verhältnisse bei nekrotisierenden Nephrosen anderer Ätiologie (Veronal, Wismut usw.).

Munter und Steinitz haben einen Fall von 10 Jahre alter Lues beschrieben mit schon bestehender chronischer Nephritis (29 Jahre), der nach Salvarsan- und Wismutbehandlung erst die Erscheinungen einer Arsenvergiftung nach Art der Haffkrankheit mit schmerzhaften Muskelkrämpfen und Hämoglobinurie, danach eine Wismutnephrose bekommen hat und an Urämie gestorben ist. Die Urinmenge war bei reichlich Albumen so gering, daß sie einer Anurie gleich kam, und der Kranke ging unter dem typischen Bilde der Azotämie zugrunde (RN 308 mg %, Ser. Calc. 8,2 mg %, Kalium 42 mg%, der Blutdruck betrug 148/85).

IX. Die diffuse Glomerulonephritis.

Inhaltsverzeichnis.

Einleitung. Das Krankheitsbild der diffusen Nephritis stellt den Prototyp der Nierenerkrankungen dar. In seiner typischen Ausprägung vereinigt es in sich nicht nur alle Fernsymptome der Nierenkrankheiten, denen der allgemeine Teil gewidmet ist, sondern auch alle die Kardinalsymptome der monosymptomatischen Erkrankungen. Wie die Herdnephritis hat es die Hämaturie, wie die Nephrose die Neigung zu Wassersucht, wie die Sklerose die Blutdrucksteigerung. Das Krankheitsbild wird dadurch noch mannigfaltiger, daß in atypischen Fällen nur eines der 3 Kardinalsymptome deutlich in die Erscheinung tritt, so daß eine diffuse Nephritis bald einer Herdnephritis, bald einer Nephrose, bald einer

Sklerose zum Verwechseln ähnlich sehen kann. Auch die nicht ausgeheilte — chronisch gewordene — diffuse Nephritis bietet unendlich große Verschiedenheiten im Krankheitsbild und zahllose Spielarten des Verlaufes und der Dauer; in ihrem akuten Ausgangsstadium aber stellt sie eine ihrem Wesen nach durchaus einheitliche Systemerkrankung dar, die ausheilt und ausgeheilt werden kann, solange die histologisch nachweisbaren Veränderungen noch „rückbildungsfähig" sind, chronisch wird, wenn die Veränderungen „rückbildungsunfähig" werden.

Histologisch besteht das Wesen der Erkrankung in einer primären Schädigung des Gefäßapparates. Die Beteiligung des epithelialen „spezifischen Parenchyms" ist zweifellos die Folge, nicht der erste Angriffspunkt der Erkrankung; für die diffuse Nephritis gilt demnach die Weigertsche Auffassung von der primären Epithelläsion nicht. Das Primäre ist vielmehr histologisch die Endothelläsion.

Die Pathogenese ist noch sehr umstritten und wird uns im folgenden sehr eingehend beschäftigen.

Das Verständnis dieser häufigsten und praktisch wichtigsten Erkrankung wird dadurch so erschwert, daß wir aus der ganzen Tiermedizin kein Analogon dazu kennen, und daß es auch mit keinem Mittel bisher gelungen ist, eine echte diffuse Nephritis künstlich beim Tier zu erzeugen.

Über künstliche Nierenschädigungen liegt eine ungeheure Zahl von Arbeiten vor. Ich verzichte darauf, sie auch nur auszugsweise anzuführen. Das Ergebnis ist das, daß mit Giften entweder nur epitheliale Schädigungen erzeugt werden können, oder wenn die Glomeruli in Mitleidenschaft gezogen werden, so werden diese immer nur herdförmig, niemals diffus ergriffen.

Faber will durch Injektion kleiner Mengen von Diphtherietoxin (vgl. S. 1045) intrakapilläre, durch Beigabe einer Kolibazillenkultur extrakapilläre Glomerulonephritis erzeugt haben.

Nach Vorbehandlung der Tiere mit Streptokokken und nachfolgender Einspritzung von Streptokokken oder deren Toxinen (Takenomate, Dake) konnte zwar Steigerung der Albuminurie, Rest-N-Erhöhung, aber keine diffuse Nephritis erzeugt werden. Am meisten ähnelt die künstlich erzeugte Glomeruliveränderung dem Bilde der diffusen Nephritis noch in den Versuchen von Domagk und Neuhaus, die große Mengen von Staphylokokkenkulturen unter Umgehung des Lungenkreislaufes unmittelbar in die Nierenarterie gebracht haben. Aber das histologische, geschweige denn das klinische Bild der diffusen Nephritis haben sie nicht erreicht.

Die neuesten Versuche von Duval und Hibbard, mit Lysaten des Dickschen Streptococcus scarlatinae Nephritis zu erzeugen, bedürfen dringend der Nachprüfung. Da sie von Hyperämie der Glomerulusschlingen und Nekrosen der Schlingen berichten, so dürfte es sich auch nur um eine herdförmige Nephritis wie nach Uran handeln.

Bemerkenswert ist, daß auch durch Tuberkulin eine Herdnephritis erzeugt werden kann, wenn zuvor das Versuchstier allergisch geworden ist.

Long und Finner haben beim Schwein, das zuvor mit Tuberkulose infiziert worden war, durch Injektion von 100 mg Tuberkulin in die Nierenarterie eine typische, aber auch nur herdförmige, exsudative und proliferierende Glomerulonephritis erzeugt bis zu echten Halbmonden und Atrophie der zugehörigen Tubuli.

Bei doppelseitiger Injektion kam es sogar zu einer mäßigen N-Retention. Diese intraglomeruläre Tuberkulinreaktion trat niemals bei nicht tuberkulösen Tieren auf, und bei — jugendlichen — tuberkulösen war nach einigen Monaten vollständige Restitutio ad integrum eingetreten. Eine leichte hyaline Verdickung der Glomeruluskapsel kann der einzige Rest der ursprünglichen Entzündung sein.

Derartige allergische Phänomene spielen sicher auch für die menschliche Nephritis eine Rolle (vgl. S. 1231), ob und in welcher Weise auch für die diffuse hypertonische, das ist ein noch ungelöstes Problem.

A. Die akute diffuse Glomerulonephritis.

Das heilbare Frühstadium der Nieren-Ischämie.

Pathologische Anatomie.

Der makroskopische Befund ist sehr wechselnd und durchaus uncharakteristisch. Die Niere ist gewöhnlich vergrößert, geschwollen, die Konsistenz ist wenig vermindert, oft auffallend elastisch, bisweilen aber auch derb. Die Nieren können — besonders bei der Autopsie in vivo, bei Freilegung zwecks Entkapselung — eine enorme venöse Stauung und hochgradiges Ödem aufweisen; doch ist das durchaus nicht regelmäßig der Fall. Sie können auch blaß aussehen, wenig geschwollen sein und sich eher fest anfühlen.

Die Kapsel ist leicht und ohne Substanzverlust abziehbar, die Substanz aus der Kapsel etwas vorquellend, die Oberfläche stets glatt. Die Farbe der Niere ist sehr verschieden, von rotbräunlich bis grau, doch pflegen die grauen oder grauweißlichen Töne zu überwiegen, insbesondere an der Schnittfläche der Rinde. Diese ist gewöhnlich sehr blaß und hebt sich scharf von den dunkelblaurot gefärbten Markkegeln und den stark gefüllten Venensternen ab.

Die Rinde sieht manchmal wie „gekocht" aus, ihre Zeichnung ist verwaschen und läßt bisweilen gelbliche Streifen besonders an der Basis der Pyramiden hervortreten. Bei schräg auffallendem Licht sieht man, daß die vergrößerten Glomeruli als blasse, graue, glasige Pünktchen über die stark durchfeuchtete und glänzende Schnittfläche vorspringen.

Sehr häufig, aber nicht in allen Fällen sind, an der Oberfläche mehr als an der Schnittfläche, vereinzelte oder zahlreichere kleinste Blutungen zu sehen in Gestalt scharf umschriebener, flohstichartiger, roter oder schwarzroter Flecke, die sich nicht wegwischen lassen.

Der mikroskopische Befund ist um so charakteristischer. Seine ausgezeichnete Beschreibung durch Langhans ist in sehr sorgfältiger Nachprüfung von Friedländer, Sörensen, Reichel, vor allem von Löhlein und Fahr, in letzter Zeit von Kuczynski und F. Koch, für die „Kriegsnephritis" auch von Herxheimer und Jungmann durchaus bestätigt worden.

Das Wesentliche besteht in folgendem:

1. Die Glomeruli sind sozusagen alle gleichmäßig betroffen, erheblich vergrößert und von abnormem Kernreichtum, der teils von Leukozyten-, teils von Endothelzellenvermehrung herrührt.

2. Die Schlingen der Glomeruli sind gebläht, glasig oder getrübt, geschwollen, unter Umständen mit Fetttropfen bestäubt, vergrößert, plump, und füllen den Kapselraum ganz aus. Manchmal wird eine Schlinge bruchartig in das abführende Kanälchen gedrängt, das dadurch wie mit einem Pfropfen verschlossen wird.

3. Die Schlingen sind — darin besteht die wichtigste für das Aufhören der Funktion maßgebende Veränderung — blutleer, d. h. frei von roten Blutkörperchen, während die Kapillaren, welche die Tubuli versorgen, sich verschieden verhalten: Bisweilen, besonders in Fällen von Anurie, werden auch sie in weiten Strecken blutkörperchenleer gefunden (vgl. Abb. 104), in anderen Fällen sind sie noch gut gefüllt oder sogar gestaut.

4. Die Lichtung der geblähten, verbreiterten und verlängerten Kapillarschlingen der Glomeruli ist dabei keineswegs immer verlegt, sondern sogar oft erweitert und trotzdem leer (vgl. Abb 103). Anderenfalls findet sich im Inneren der erweiterten Schlingen ein Netzwerk einer trüben, feinkörnigen, protoplasmareichen Masse, welche bisweilen Fetttröpfchen enthält, und in dieser liegen oft kleine Kerne, die völlig den normalen Kapillarkernen gleichen,

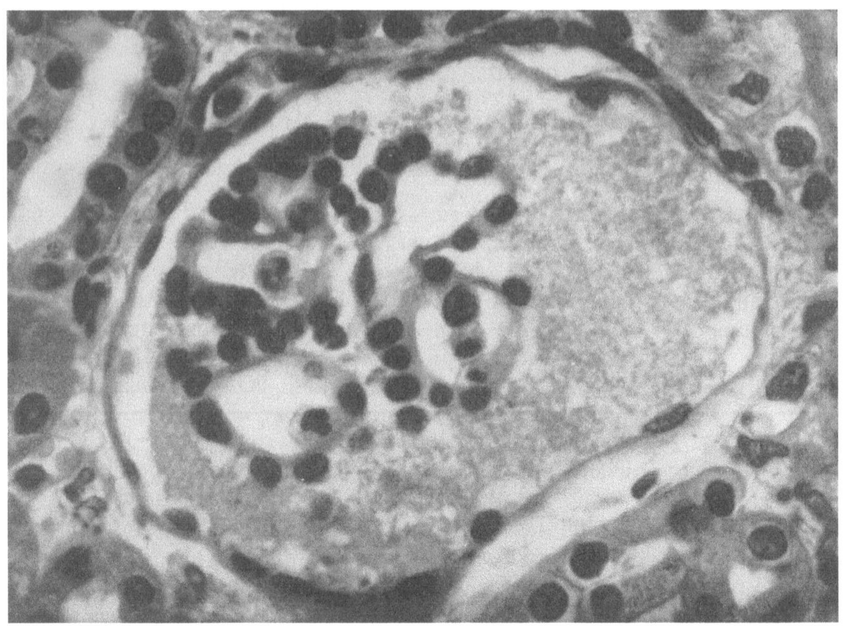

Abb. 103. Tangentialschnitt durch einen Glomerulus. Im erweiterten Kapselraum krümelig
geronnenes Eiweiß. Die stark geblähten Schlingen enthalten reichlich gelapptkernige
Leukozyten, ihre Wandung ist hyalin durchtränkt. Die Vermehrung der Epithelien ist
besonders eindrucksvoll. (Aus Fritz Koch: Krkh.forschg 5, 175.)

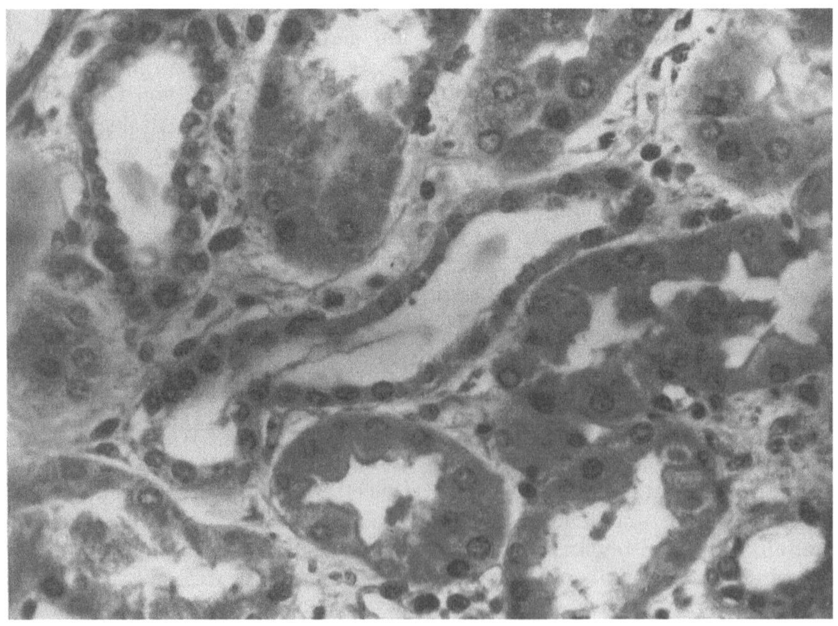

Abb. 104. Oberhalb und entlang des längsgeschnittenen Tubulus eine erweiterte, geblähte,
interstitielle Kapillare. Die Wandung ist durchgehend gut sichtbar, die Endothelien, besonders links unten, springen knospenartig ins Lumen vor. In der Lichtung fädig geronnenes
Eiweiß und viele Leukozyten. (Aus Fritz Koch: Krkh.forschg 5, 179.)

und mehr oder weniger Leukozyten (vgl. Abb. 105). Es handelt sich also um eine Wucherung von Endothelzellen, die den protoplasmareichen „Jugend"-zustand des Granulationsgewebes angenommen haben.

Bell bezeichnet als charakteristisch für das akute Stadium der typischen Glomerulonephritis die Ausfüllung der Kapillaren mit geschwollenen Endothelzellen, polymorphkernigen Leukozyten und hineingewebten hyalinen Fasern und eine Verdickung der Basalmembran der Kapillaren. Im vorgeschrittenen Stadium nimmt die letztere und die Bildung hyaliner Fasern zu, und sie verschmelzen zu einem hyalinen Glomerulus.

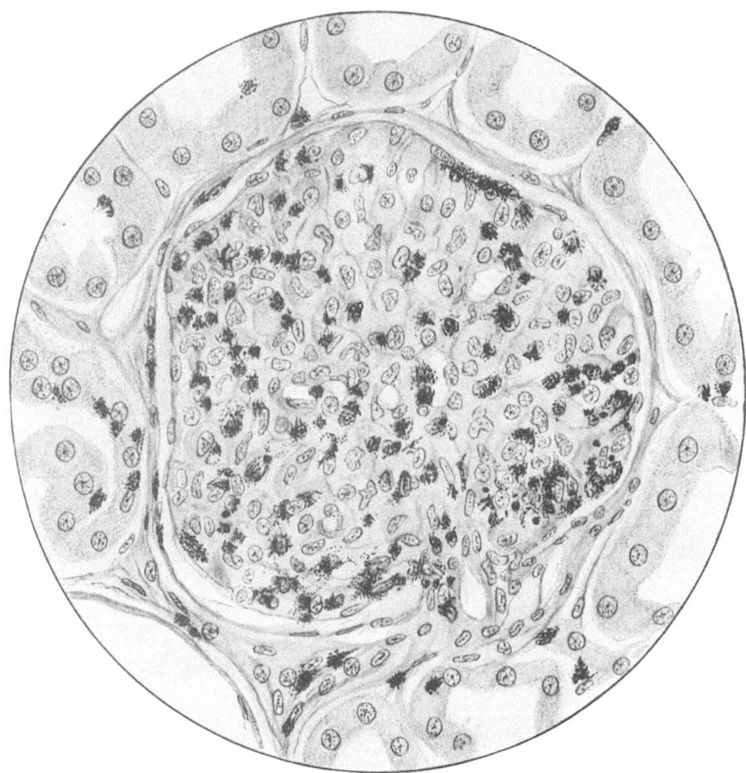

Abb. 105. stammt von einer auswärtigen Sektion und von einem Fall, der an akuter Herzinsuffizienz gestorben war. Die Niere war makroskopisch von Stauungsnieren nicht zu unterscheiden, und der Pathologe hatte eine relative Mitralinsuffizienz aus unbekannter Ursache angenommen. Die Überdehnung der linken Kammer und des linken Vorhofes ließen mich an ein akutes Versagen des Herzens bei frischer Nephritis denken, und das abgebildete Oxydasepräparat zeigt neben Blutleere der Schlingen und des Vas afferens den charakteristischen Befund der Leukozytenvermehrung im Glomerulus bei ganz frischer diffuser Nephritis.

5. Auch die Wandung der Vasa afferentia kann die gleichen Veränderungen wie die Kapillarschlingen der Glomeruli aufweisen: Verquellung und Hyalinisierung, Auflockerung der Struktur; die Endothelzellen wabig, geschwollen, voller Vakuolen; die Kerne springen ins Lumen vor, ihre Stellung ist unregelmäßig (vgl. Abb. 106).

6. In diesem akuten Stadium können die Veränderungen am Deckepithel des Glomerulus noch sehr geringfügig sein und sich auf leichte trübe Schwellung beschränken. Mit zunehmender Dauer der Erkrankung kann es

auch zu erheblicher Schwellung und Trübung, Körnelung, Fettbestäubung, ja zu Abstoßung und Andeutung von Wucherung der Epithelien des Knäuels und der Kapsel kommen. Der Kapselraum ist aber, soweit ihn der geschwollene Knäuel nicht ganz ausfüllt, im wesentlichen noch frei, abgesehen von einer feinen Eiweißgerinnung und vereinzelten roten Blutkörperchen.

In seltenen besonders schweren Fällen kommt aber auch im frühesten Stadium bei einer Krankheitsdauer von wenigen Tagen schon eine Wucherung des Kapselepithels unter dem Bilde der bekannten „Halbmonde" vor (F. Koch).

7. Das Zwischengewebe weist gewöhnlich noch keine Veränderungen auf. Bisweilen findet man es herdweise verbreitert, aufgelockert, ödematös, oder

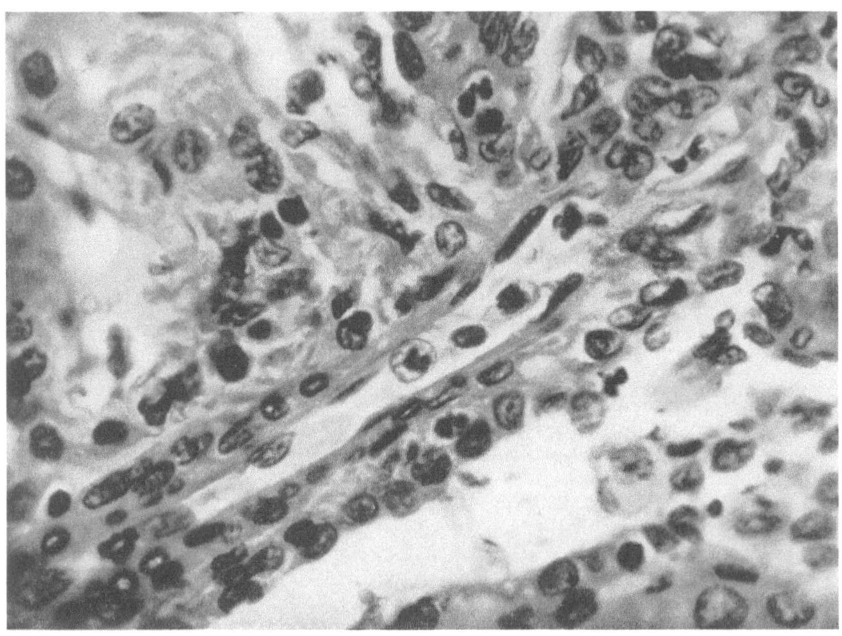

Abb. 106. Akute diffuse Glomerulonephritis. Herztod. Ein Vas afferens bei starker Vergrößerung an der Einmündungsstelle in den Glomerulus. In der Lichtung nur Leukozyten und wenig Eiweiß. Starke hyaline und fädige Durchtränkung der Wand sowie Vermehrung der Kerne der Wandzellen. (Aus Fritz Koch: Krkh.forschg 5, 177.)

mit Rundzellen und Leukozyten durchsetzt, besonders in der Umgebung der Glomeruli und der Arteriolen.

8. Auch an den Epithelien der bisweilen erweiterten, bisweilen ganz zugeschwollenen Harnkanälchen, und zwar an den gewöhnlich am stärksten betroffenen terminalen Abschnitten der sog. Hauptstücke können die Veränderungen noch sehr geringfügig sein. Sie bestehen in trüber Schwellung, geringer Verfettung, Abschilferung, kurz in dem leichtesten Grade der sog. degenerativen Veränderungen, die bei der Nephrose als die primären beschrieben worden sind. Hier bei der Glomerulonephritis sind sie sicherlich sekundär (Löhlein); man erkennt dies am besten in den Fällen späterer Stadien, in welchen nicht alle Glomeruli gleich erythrozytenleer getroffen werden, sondern teilweise wieder Blut in allen oder einzelnen Schlingen führen. Dann sind stärkere „degenerative" Veränderungen nur an denjenigen Hauptstücken zu sehen, die zu den blutleeren Glomeruli gehören.

Diese sekundäre Parenchymdegeneration kann aber bei längerer Krankheitsdauer unter einem als „chronisch parenchymatös" oder nephrotisch imponierenden hochhydropischen Krankheitsbilde auch einen sehr hohen Grad erreichen und in Ausdehnung und Schwere der primären Parenchymdegeneration bei der Nephrose nicht nachstehen, ohne daß dadurch die Möglichkeit völliger Ausheilung beeinträchtigt würde.

Die herrschende Auffassung von der Unheilbarkeit der „großen weißen Niere" ist sicherlich unrichtig. Die Parenchymdegeneration wenigstens, die solche langdauernden Fälle zur großen weißen Niere stempelt, ist zweifellos rückbildungsfähig, solange der ursächliche Prozeß im Glomerulus noch nicht rückbildungsunfähige Veränderungen gesetzt hat, und sie heilt aus, wenn die Blutzirkulation im Glomerulus wieder in Gang kommt. Begreiflicherweise konnte der Pathologe nichts über den histologischen Befund an der Niere aussagen bei derartigen Fällen, die ausgeheilt sind, und nichts über die Prognose bei denjenigen, die unter diesem Krankheitsbilde gestorben sind, solange der Kliniker nicht mit Sicherheit angeben konnte, ob der Tod wirklich infolge der Nierenerkrankung selbst, d. h. an Niereninsuffizienz eintreten mußte.

Volhard und Fahr haben im Atlas (Fall 18, S. 142) unter den klinischen Beispielen zur akuten diffusen Glomerulonephritis einen solchen Fall beschrieben, von dem ich nach den zahlreichen, seither gemachten Beobachtungen mit Sicherheit annehmen kann, daß er noch restlos zur Ausheilung gekommen wäre.

Es handelte sich um einen mit Mitralstenose komplizierten schweren Fall von hochhydropischer Nephritis von schleichendem Beginn und etwa zweimonatlicher Krankheitsdauer, bei dem die Diurese gerade in Gang gekommen, das Konzentrationsvermögen sehr gut erhalten war, was die Prognose durchaus günstig stellen ließ. Er starb leider interkurrent an einer Sepsis, die infolge einer lege artis unter allen aseptischen Kautelen von zuverlässigster Hand vorgenommenen Hautdrainage entstanden war.

Die Sektion ergab eine große, weiße Niere mit weißgelber Rinde und dunkelroten Markstrahlen, mikroskopisch ausgedehnte Verfettungen an den gewundenen Harnkanälchen und viel doppeltbrechende Substanz in den Interstitien und den Epithelien der Hauptstücke; in den Kanälchen Zellen, die mit doppeltbrechender Substanz beladen sind. An den Glomeruli dagegen, die Kernvermehrung, Fibrintröpfchen, Leukozyten in den Schlingen, stellenweise schon beginnende Halbmondbildung aufwiesen, war das Stadium der Blutleere bereits überwunden und die Schlingen vielfach wieder gut mit Blut gefüllt (vgl. Volhard-Fahr, Taf. II, Abb. 1).

Der Fall lehrt, daß es auch im akuten, d. h. noch rückbildungsfähigen Stadium der diffusen Glomerulonephritis bei längerer Dauer der Zirkulationsstörung im Glomerulus zu hochgradiger Parenchymdegeneration kommen kann, denn ich könnte eine Reihe ganz gleichartiger, gleichschwerer und schwererer Fälle von Glomerulonephritis mit höchstgradigem nephrotischem Einschlag anführen, die zur Ausheilung gekommen sind.

Pathogenese.

Die Pathogenese der diffusen Nephritis ist ein Problem von allergrößter Bedeutung. Es ist aufs innigste verknüpft mit dem Kernproblem der ganzen Nierenlehre, dem der Blutdrucksteigerung, und rührt damit an die großen Fragen der allgemeinen Pathologie des Kreislaufes; es ist aber auch beladen mit der großen Frage nach der Pathogenese der Fernwirkungen der Nierenkrankheiten, der Wassersucht, der Urämie, der Retinitis, und endlich durch die Frage nach der Entstehung der bisher allgemein für entzündlich gehaltenen morphologischen Veränderungen des Nierengewebes auch aufs engste verkettet mit dem großen allgemeinen Problem der Entzündung.

Die Größe und Schwierigkeit eines derartig von Rätseln umstellten Problems und seine weitreichende Bedeutung für die Patho- und Histogenese aller hypertonischen Nierenkrankheiten rechtfertigt eine so ausführliche Darstellung, wie sie im folgenden gegeben werden soll.

Über die histologischen Veränderungen bei der akuten diffusen Glomerulonephritis herrscht, wenn ich von feineren Einzelheiten absehe, ziemliche Einigkeit, wenigstens bei den älteren Autoren, die unbefangen ohne das Bedürfnis, dem geläufigen Entzündungsbegriff Rechnung zu tragen, die histologischen Bilder beschrieben haben, und soweit es sich um wirklich echte auch klinisch unzweifelhafte typische diffuse Glomerulonephritiden gehandelt hat.

Dem unbefangenen Beobachter erscheint dabei als auffallendste Veränderung die Blut-, d. h. Erythrozytenleere der Gefäßschlingen der Glomeruli. Sie steht schon bei dem Schöpfer des Begriffes der Glomerulonephritis, Klebs, im Mittelpunkt der Beschreibung. Sie wird in den klassischen Arbeiten von Langhans eingehend gewürdigt, in besonderem Maße von Friedländer, dem Entdecker der akuten, nephritischen Herzhypertrophie, hervorgehoben und von Reichel, aber auch von Löhlein bestätigt, neuerdings freilich teils angezweifelt, teils wenig beachtet.

Merkwürdigerweise waren diese anatomischen Beobachtungen so wenig in die ärztlichen Vorstellungen und Denkweisen eingedrungen, daß Senator noch 1906 die pathologische Anatomie der akuten Nephritis folgendermaßen schildern konnte:

Die Malpighischen Körperchen lassen in leichteren Fällen gar keine Veränderung erkennen und nur eine Ausscheidung von Eiweiß innerhalb der Kapseln. In schwereren Fällen, wie sie besonders bei Scharlach-Nephritis, sodann bei Influenza, Typhus usw. zur Beobachtung kommen und als Glomerulonephritis bezeichnet werden, sind die Kapillarschlingen stark bluthaltig und zeigen oft Ansammlungen von Leukozyten; es findet eine starke Kernwucherung und Abstoßung von Zellen und Kernen statt, welche neben roten Blutkörperchen, Leukozyten und geronnenem Eiweiß, welches, wenn es fädig aussieht, als Fibrin bezeichnet wird, den Kapselraum mehr oder weniger ausfüllen und die Schlingen zusammendrücken.

Für den funktionell denkenden Kliniker, der in der raffinierten Blutversorgung und reichlichen Durchströmung der Glomeruli die Vorbedingung und Sondereinrichtung für ihre sekretorische Leistung sieht, steht diese Blutarmut der Glomerulischlingen im Brennpunkt des Interesses. Sie erscheint allein verantwortlich für die schwere Störung der Sekretion. Die Frage nach der Pathogenese der Glomerulonephritis fällt für ihn zusammen mit der Frage: Wie kommt diese schwere Störung der Glomerulidurchblutung zustande?

Obwohl an der ungeheuren Bedeutung dieser Durchblutungsstörung für die weiteren histologischen Veränderungen an dem Parenchym, ja für das Schicksal der Niere nicht gezweifelt werden kann, und obwohl allgemein angenommen worden ist, „daß der wesentliche Heilungsvorgang in der Wiedereröffnung der Zirkulation in den Knäuelschlingen besteht" (Löhlein), so findet sich trotzdem in dem Schrifttum nirgends eine klare und überzeugende Erklärung, die uns eine Vorstellung vermitteln könnte, wie sich der Vorgang des Blutarm- und Blutleerwerdens der Glomerulikapillaren abspielt, eine Frage, die ich schon in der ersten Auflage als den Angelpunkt der Nephritislehre bezeichnet habe.

Da niemand an dem „entzündlichen" Charakter der histologischen Veränderungen zweifelte, so begnügte man sich, soweit man sich überhaupt mit dieser in ihrer Bedeutung für das Nephritisproblem viel zu wenig gewürdigten Frage befaßte, mit der Vorstellung, daß auch die Blutleere der Glomeruli die Folge der Entzündung sei.

Man hat sich vorgestellt, die Schlingen würden durch die vermeintlich „produktiv entzündliche" Epithelwucherung im Kapselraum zusammengedrückt. Davon kann gar keine Rede sein; die Epithelwucherung ist zweifellos erst die Folge länger anhaltender Blutleere; sie fehlt gewöhnlich in frühen Stadien der Erkrankung.

Das gleiche gilt von der Annahme, daß die Verdickung der Wand der Glomerulischlingen, oder ihre hyaline Entartung, oder thrombotisches Material ihren Verschluß herbeiführe.

Das alles wird in späteren Stadien beobachtet und kann auch höchstens die Folge der Blutleere sein.

Heikler ist die Frage nach dem „primär oder sekundär?" zu beantworten bezüglich der kernreichen, feinkörnigen Eiweißmasse, welche Langhans zuerst in den Schlingen gesehen und beschrieben hat. Es ist klar, daß dieser abnorme, anscheinend zähflüssige Inhalt dem Blutstrom einen erheblichen, vielleicht unüberwindlichen Widerstand entgegen setzen kann.

Langhans hat das direkt durch Injektionsversuche nachgewiesen. Er schreibt: „Solche Kapillaren können für das Blut immer noch durchgängig sein. Das ergibt sich in vielen Fällen aus der Anwesenheit von roten Blutkörperchen und ferner aus den Resultaten der Injektion. Allerdings bedarf es dabei eines sehr oft sehr erheblich höheren Druckes als gewöhnlich; allein das kaltflüssige Berliner Blau dringt doch immer in die Glomeruli ein, und zwar zuerst in schmalen, in der Achse der Kapillaren gelegenen Bahnen, um von hier später auch die an die Peripherie gedrängte feinkörnige Masse gleichsam zu infiltrieren und blau zu färben. Es kann also der Widerstand dieser offenbar sehr weichen Substanz überwunden werden. Manchmal ist dies aber nur bei dem höchsten Drucke möglich, und selbst dann kann sich die Injektion auf das Vas afferens und seine 3—4 primären Äste beschränken".

v. Korányi berichtet über unveröffentlichte Beobachtungen von Arpéd von Fejér: Wird ein Streptokokkenautolysat dem Plasma von Kranken, die an einem Infekt, ganz besonders einem Streptokokkeninfekt leiden, zugesetzt, so erstarrt dieses zur Gallerte. v. Korányi denkt an die Möglichkeit, daß die intrakapilläre zähflüssige Masse eine derartige Reaktion in vivo sein könne. Zu erklären bliebe dabei, warum diese danach als Antigen-Antikörperreaktion aufzufassende Gelierung des Plasmas nur in den Glomerulikapillaren und nicht auch in den Kapillaren anderer Organe stattfindet.

Der Protoplasma- und Kernreichtum der Masse spricht mehr dafür, daß sie Schwellungs- und Wucherungsvorgängen der Endothelien entstammt.

Die Auffassung, daß diese unzweifelhafte, schwere Beeinträchtigung der Durchgängigkeit der Kapillaren durch die Endothelwucherung, die man als produktive Endokapillaritis bezeichnet hat, zustande kommt, und daß diese die Ursache der Blutleere des Knäuels und damit den Ausgangspunkt und das Wesen der ganzen Erkrankung darstellt, liegt nahe und war bisher allgemein anerkannt. Auch in der neuesten Bearbeitung von Fahr wird die Kapillaritis oder Endokapillaritis der Glomeruli für das Wesentliche des Vorganges und die produktiven Veränderungen an den Glomerulikapillaren für das Moment gehalten, das den Bluteintritt in die Kapillaren erschwert oder verhindert.

Es waren zunächst eigene histologische Beobachtungen, die mich an dieser noch heute allgemein herrschenden Lehre irre werden ließen. Ich hatte einige Male Gelegenheit, Probestückchen von ganz frischen Glomerulonephritiden zu untersuchen, die wegen Anurie entkapselt worden waren. In solchen Fällen schwerster anurischer Nephritis bei einer Krankheitsdauer von wenigen Tagen fand ich die Glomeruli zwar äußerst blutarm oder blutleer, die „entzündlichen" Veränderungen an ihren Kapillaren aber noch überraschend geringfügig. Ihre Lichtungen erschienen weit, offen und leer.

Ganz die gleiche Beobachtung findet sich bereits in der ausgezeichneten Arbeit von Reichel:

„Die Veranlassung für die Blutleere der so veränderten Schlingen ist nicht ohne weiteres ersichtlich. Eine Ausfüllung der Lichtung durch zerfallene Zellmassen oder durch größere Mengen von Leukozyten ist nur in seltenen Ausnahmefällen zu beobachten und auch echte Thrombosen stehen niemals im Vordergrunde. Die Kapillarlichtungen sind im Gegenteil bei Eintritt der schweren Symptome offen und leer."

Die Erklärung der Blutleere macht Reichel nicht geringe Schwierigkeiten. Er nimmt eine Erschwerung des Bluteintrittes in die Schlingen an, „sei es durch Ausfall sonst wirksamer Kräfte, sei es durch Anwachsen der Hindernisse".

„Die Erscheinungen drängen zu der Annahme, daß der Wandverdickung und Kernvermehrung eine feinere — physikalische oder chemische — Strukturveränderung beigeordnet sei, deren Entwicklung erst bei einer bestimmten Grenze angelangt, ein Umschlagen der

in Betracht kommenden Eigentümlichkeiten — Adhäsion, Elastizität oder Durchlässigkeit —
und damit die in die Erscheinung tretende Sekretionsstörung bewirkt."

Von den beiden von Reichel in Erwägung gezogenen Möglichkeiten kann
die erste, ein Ausfall sonst wirksamer Kräfte — es kommt nur der Blutdruck
in Frage — keine Rolle spielen. Im Gegenteil, der Blutdruck ist gesteigert.
Es bleibt nur Anwachsen der Hindernisse übrig. Was hindert das Blut trotz
des gesteigerten Blutdrucks in die weiten, offenen und leeren Kapillaren einzudringen, schon ehe eine Verdickung ihrer Wand oder eine Thrombosierung

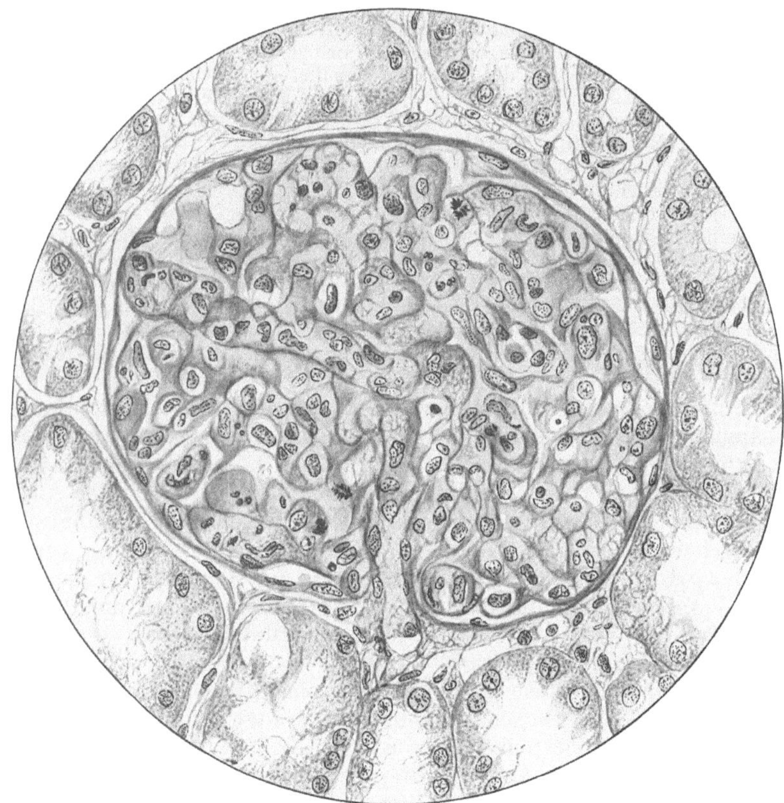

Abb. 107. Akute diffuse Glomerulonephritis, am 11. Tage dekapsuliert.
Probeexzision vgl. S. 1187.

des Inhaltes etwa dem andringenden Blute einen vermehrten Widerstand
entgegensetzen könnte?

Aber gesetzt den Fall, das Hindernis für den Bluteintritt läge wirklich
in den Glomerulikapillaren selbst, wie müßten, so fragte ich mich weiter, dann
die Vasa afferentia aussehen? Meine Antwort lautete: „Wenn wirklich das
Hindernis primär in den Schlingen läge, so müßte man eine mächtig an-
drängende in die ersten Verzweigungen des Vas afferens sich einbohrende und
diese selbst in den Knäuel hineinstülpende Blutsäule im Hilus aller Glomerulis
sehen?" (1. Aufl. S. 362) [1].

---

[1] Solche Bilder bekommt man bei Wiedereintritt des Blutes zu sehen an Glomeruli,
deren Schlingen verödet oder kollabiert, durch Organisation und die bekannte halbmondförmige Wucherung des Kapselepithels an der Wiederentfaltung gehindert werden.
Vgl. dazu auch S. 1259 unten.

Das ist aber nicht der Fall.

Im Gegenteil: Wir machten an unseren Probestückchen dekapsulierter Nieren, aber auch an früh verstorbenen akuten Nephritiden die überraschende Beobachtung, daß nicht nur die Glomerulikapillaren, sondern auch die Vasa afferentia weit und blutleer erschienen.

So z. B. in einem Falle von schwerster akuter diffuser Nephritis bei einer 41jährigen Frau, bei der etwa am 11. Tage der Erkrankung, am 3. Tage des Krankenhausaufenthaltes, eine doppelseitige Entkapselung gemacht worden war. Hier lautete der mikroskopische Befund des Probestückchens, der von Loeschcke erhoben wurde: „Alle Glomeruli sehr groß, die Kapseln prall ausfüllend, stellenweise in den Tubulus contortus hineinragend. Kernreichtum der Glomeruli nur wenig erhöht. In den Schlingen vereinzelt Leukozyten. Sämtliche Schlingen weit und blutleer, gelegentlich in einem Glomerulus eine deutliche Kernteilungsfigur. Auch die Vasa afferentia weit und leer. Die Art. interlobulares sind weit und enthalten hyaline Eiweißmassen, in denen ab und zu ein Paar rote Blutkörperchen eingeschlossen sind. In den großen Arterien findet sich Blut" (Abb. 107).

Wir haben diese Beobachtung seitdem immer wieder machen können (vgl. S. 1182). Ich habe daraus den meines Erachtens logisch unanfechtbaren Schluß gezogen, daß die Hindernisse für den Bluteintritt in die Glomerulikapillaren keinesfalls in diesen liegen können, sondern weiter oberhalb, noch vor den Vasa afferentia in den zuführenden Arterien gesucht werden müssen.

Die nächste Frage mußte lauten: Wie kommt die Abdrosselung des unter erhöhtem Druck stehenden Blutstromes in den Arterien zustande?

Es kamen nur 2 Möglichkeiten in Frage: entweder ist die Drosselung organisch bedingt oder funktionell.

Wir haben uns die größte Mühe gegeben, organische Veränderungen an den interlobulären Arterien etwa in Form einer der „Endokapillaritis" entsprechenden produktiven und gefäßverengernden Endarteriitis zu finden. Wir haben solche auch in großartigem Ausmaße bisweilen gefunden im unheilbaren Stadium der Nephritis, nicht nur bei sekundären Schrumpfnieren, sondern auch bei subakut innerhalb von Wochen oder Monaten zum Tode an Niereninsuffizienz verlaufenden Nephritiden und bei malignen Sklerosen, aber niemals bei frischer sog. Nierenentzündung im heilbaren Frühstadium; und auch von anderen Untersuchern sind im akuten, d. h. noch heilbaren Stadium organische Verengerungen an den Arterien nie gefunden worden.

Nauwerk schreibt allerdings:

„Ganz ähnlichen Bildern von Schwellung des Protoplasma und der Kerne, von Kernwucherung und Zerfall, von Loslösung von der Kapillarwand begegnet man sehr häufig in den durchweg sehr weiten Vasa afferentia und ihren ersten Verzweigungen, in kleinen Arterien und namentlich in den dilatierten, intertubulären Kapillaren des Labyrinthes, wo die buckelförmig sich vorwölbenden Zellen mit den mächtigen Kernen nicht selten das Lumen mehr oder weniger ausfüllen. Die Blutmassen in diesen Gefäßen schließen öfters mehrkernige, zum Teil plättchenförmige, zum Teil mehr schollige Gebilde ein, welche kaum anders denn als desquamierte Endothelien aufzufassen sein dürften".

Diese Beobachtung haben wir auch gemacht (Koch), sie ist aber nicht imstande, die Blutleere der Glomeruli zu erklären, im Gegenteil: sie spricht mehr für eine gleichartige Reaktion des Endothels der Vasa afferentia und der kleinen Gefäße auf die oberhalb gelegene Abdrosselung des Blutstromes.

Danach blieb mir nichts anderes übrig, als eine funktionelle Ursache, d. h. einen arteriellen Gefäßkrampf dafür anzuschuldigen, daß das Blut nicht in die weiten und offenen Vasa afferentia und Glomerulikapillaren einströmen kann.

Von klinischen Erfahrungen, die mich in dieser Auffassung bestärkt haben, will ich hier nur anführen, daß die rasche und vollständige Ausheilung einer typischen diffusen Nephritis im Frühstadium z. B. nach einigen Fasttagen und einem Wasserstoß, oder nach einer Entkapselung nicht recht mit der bisherigen Vorstellung von einer „Endokapillaritis" in Einklang gebracht werden kann. Wir wußten zwar nicht, warum eine Entkapselung in manchen anurischen Fällen so zauberhaft wirkt, daß nicht nur die Diurese rasch wiederkehrt, sondern auch die Nephritis in wenigen Tagen ausheilt, und es ist mißlich eine Unbekannte durch eine zweite Unbekannte erklären zu wollen. Aber so viel durfte man doch wohl annehmen, daß eine Hunger- und Durstbehandlung ebensowenig wie der Eingriff der Entkapselung imstande sein konnte, eine organische Endokapillaritis so rasch zu beeinflussen und zu beseitigen.

Wir wissen heute, daß die Entkapselung, ja schon jeder Eingriff an der Niere wie ihre Betastung zu einer reflektorischen Beschleunigung der Nierendurchblutung führt (Hülse und Litzner), und daß schon eine Röntgenbestrahlung (Stephan), ja auch eine Lähmung der Nierenvasomotoren durch Splanchnikusanästhesie (Havliçek) ebenso wie die Entkapselung wirken und den lebensbedrohenden Zustand der nephritischen Anurie zu beheben vermag.

Diese Beobachtungen geben uns zwar neue Rätsel auf, bestätigen aber meines Erachtens zwingend unsere Vorstellung, daß die auf so verschiedene Weise behebbare Zirkulationsstörung in der Niere nicht anders als **funktionell** bedingt sein kann.

Die logische Folgerung aus unserer Annahme, daß die Blutleere der Vasa afferentia und Glomerulikapillaren durch einen funktionellen Gefäßverschluß bewirkt wird, mußte die sein, daß die im weiteren Verlauf der Nephritis zu beobachtenden organischen Veränderungen der Glomeruli (und zuführenden Arterien), nachdem sie nicht Ursache der Zirkulationsstörung sein konnten, als Folge der angiospastischen Ischämie angesprochen werden mußten, so, wie die Veränderungen an den Epithelien der Kanälchen ihrerseits schon früher und neuerdings besonders von Löhlein als Folge der Durchblutungsstörung der Glomeruli angesehen worden waren.

Die umstürzlerische Vorstellung, daß die Blutleere der Glomeruli und Vasa afferentia zunächst funktionell und zwar angiospastisch bedingt sei, hat keine Gnade vor den Augen der pathologischen Anatomen gefunden. So hat Löhlein hervorgehoben, daß durch einen Verschluß präglomerulärer Gefäße eine „Blutleere" der Vasa afferentia und der Glomerulischlingen nicht herbeigeführt werden könne, ohne aber eine bessere Erklärung zu geben. Die Drosselung der arteriellen Zufuhr könne nur eine Verlangsamung bzw. Stillstand oder eine Umkehrung des Blutstromes, nicht aber eine Blutleere bewirken.

Dieser Einwand mag bei einer Umschnürung der Arterie mit einem Faden[1] oder bei einer embolischen Verstopfung zutreffen, nicht aber bei einer spastischen Gefäßkontraktion, deren Einfluß man sich gut vorstellen kann, wenn man die Kapillaren des Nagelfalzes z. B. bei einer akuten Nephritis oder sekundären Schrumpfniere nach der Methode von Otfried Müller und Weiß im auffallenden Lichte unter dem Mikroskop betrachtet. Wie hier der haarfeine arterielle Schenkel einer Kapillare bald leer läuft, bald rote Blutkörperchen einzeln, von Plasmalücken unterbrochen, auftauchen läßt, so ist auch bei der angiospastischen Kontraktion der Nierenarterien mit einem Plasmastrom zu rechnen, der nur vereinzelte, die Sperre durchdringende rote Blutkörperchen enthält.

---

[1] Paunz hat zwar bei Einengung der Nierenarterie durch eine Ligatur, abgesehen von Infarzierung der Rinde, Blutungen und „exsudativ-entzündliche" Veränderungen der Glomeruli gesehen, doch möchte ich diese Versuchsanordnung nicht ohne weiteres mit einer angiospastischen Ischämie in Parallele stellen.

Ich habe schon vor der Veröffentlichung der schönen Studien der Müller-schen Schule mit diesem Plasmastrom gerechnet: „Je weiter sich der Krampf auf die größeren Nierengefäße erstreckt, je größer seine „Tiefenwirkung" ist, um so dürftiger ist der Plasmastrom, der noch die Sperre durchsickern mag, um so schlechter ist die Ernährung der Kanälchen, um so größer ist vor allem die Gefahr sekundärer Gefäßveränderungen" (1. Aufl. S. 364).

Es ist daher ganz abwegig, den Infarkt zum Vergleich heranzuziehen und sein von der Nephritis begreiflicherweise ganz verschiedenes histologisches Bild gegen meine Vorstellung ins Feld zu führen. Nur unter Berücksichtigung dieses erythrozytenarmen Plasmastromes, d. h. der relativen Unvollständigkeit des angiospastischen Gefäßverschlusses ist es auch zu verstehen, daß in der Regel keine Nekrose eintritt, deren Ausbleiben Fahr gegen die funktionelle Ischämie geltend macht. Aber gerade dieser Einwand, den Fahr sich selbst bei seiner Annahme einer endokapillaritischen Ausschaltung der Knäuel vom Blutstrom machen müßte, ist am wenigsten stichhaltig, weil es in allerdings sehr seltenen Fällen vorkommt, daß eine Nekrose, und zwar nicht bloß der Glomeruli, wie z. B. in einem von Groß beschriebenen Falle, sondern eine fast totale Nekrose der Niere und zwar beider Nieren eintritt.

Ich erinnere an den von Friedländer in seiner ausgezeichneten Arbeit über Scharlachnephritis (1863) beschriebenen Fall:

36jährige Frau. Am 18. Tage nach Scharlach vollständige Anurie, nach 5 Tagen Tod im urämischen Koma mit Krämpfen am letzten Tage, kein Ödem. Sektionsbefund: Beide Nieren stark vergrößert, Oberfläche dunkel schwarzrot. Auf dem Durchschnitt Rinden-substanz verbreitert, größtenteils durch eine graugelbe, undurchsichtige, lehmfarbige Substanz von derber Konsistenz gebildet. Die Nekrose geht als kompakte Masse fast durch die ganze Breite der Rindensubstanz hindurch, reicht aber nirgends bis unmittelbar an die Nierenoberfläche heran. An der Oberfläche findet sich vielmehr überall eine 0,5—1,0 mm dicke Lage lebenden Nierengewebes. Auch die Columnae Bertini meist in toto nekrotisch. Arterien der Niere frei.

Die Deutung dieses schwierigen Falles scheint Friedländer die zu sein, daß durch eine sehr vollständige und allgemeine Verschließung der Glomeruli, die im Verlaufe der Scharlachnephritis eingetreten ist, eine totale Ischämie der Nierenrinde in großem Bezirk und dadurch eine Nekrotisierung derselben zustande gekommen ist.

Es ist kaum anzunehmen, daß ein derartiger totaler Verschluß sämtlicher Glomeruli beider Nieren dadurch zustande kommt, daß im Anschluß an die den Glomerulus treffende Schädigung eine „echte defensive Entzündung auftritt" (Fahr), und noch weniger, daß durch entzündlichen Verschluß der Glomeruli eine totale Nekrose der Niere mit Aussparung der oberflächlichen Rindenschicht zustande kommt; sondern hier kann es sich nur um eine angio-spastische-ischämische Nekrose gehandelt haben, genau wie bei den Fällen von Nekrose der Nieren bei Eklampsie (Beneke, Herzog[1] u. a. A.) bei der noch dazu die „echte (defensive) Entzündung" der Glomeruli zu fehlen pflegt.

Auch der zweite Einwand von Fahr, man müsse bei einem Krampf der Arteriolen nicht nur eine Blutleere der Glomerulischlingen, sondern auch der intertubulären Kapillaren erwarten, ist nicht stichhaltig. Denn tatsächlich kann man in schweren, insbesondere anurischen Fällen eine teilweise oder auch ausgedehnte Blutleere der intertubulären Kapillaren beobachten. So heißt es z. B. in dem mikroskopischen Befunde von Loeschcke in dem bereits oben angezogenen Falle: Die intertubulären Kapillaren sind weit, klaffend, fast vollständig blutleer. Auch in unseren beiden frischen Fällen, bei denen nach dem Tode eine vollständige Injektion der Glomerulikapillaren

---

[1] In den Fällen von Herzog hat es sich anscheinend um eine subakute Nephritis gehandelt, denn er beschreibt halbmondförmige Wucherungen des Kapselepithels.

gelang, fanden sich die Venen prall gefüllt, die intertubulären Kapillaren dagegen in dem einen Falle fast ganz blutleer, in dem anderen Falle zum Teil blutleer, zum Teil blutgefüllt, letztere besonders um ganz blutleere Glomeruli (Hülse, vgl. S. 1207).

Seitdem hat mein Mitarbeiter Koch, der unser Hallenser Material an akuten Nephritiden aufs sorgfältigste, zum Teil in Serienschnitten untersucht hat, diesen Befund mehrfach bestätigt (die Nieren wurden unmittelbar nach dem Tode herausgenommen und lebenswarm fixiert). Und zwar fand er, wenn ich von den 2 eben erwähnten Fällen Hülses absehe, in 5 von weiteren 7 Fällen diese Blutleere der intertubulären Kapillaren sehr ausgesprochen, in den anderen 2 Fällen herdweise starke Füllung dieser Kapillaren, obgleich es sich in einem dieser Fälle um eine bei Dekapsulation gewonnene Probeexzision handelte.

Als Beispiel gebe ich die Beschreibung von einem Falle von Scharlachnephritis, bei dem zugleich mit einer Otitis media am 12. Krankheitstag Spuren von Eiweiß im Blute, am 19. Krankheitstage Anurie, am 20. Ödem und am 21. der Tod an Herzschwäche eingetreten war. „Die interstitiellen Kapillaren in der Pars convoluta meist völlig frei von Erythrozyten, nur hin und wieder sind kleine Häufchen von roten Blutkörperchen zu erkennen. In einzelnen Bezirken aber sind die Kapillaren mächtig erweitert und strotzend voll Erythrozyten; an diesen Stellen auch stärkere Rundzelleninfiltrate. Hier hin und wieder Blutungen ins Interstitium mit wabig geronnenen Eiweißmassen. Der Gehalt der erythrozytenleeren interstitiellen Kapillaren an Leukozyten ist sehr stark; im Lumen häufig fädiges Eiweiß. Die Schwellung der Endothelien ist ausgesprochen. Im Mark ist die Füllung der Kapillaren mit Erythrocyten wesentlich stärker, die Venen sind stets stark mit Erythrozyten gefüllt" (Koch, vgl. Abb. 104, S. 1180).

Für schwere Fälle trifft also die Behauptung Fahrs, daß von einer Blutleere der intertubulären Kapillaren keine Rede sei, durchaus nicht zu.

In anderen Fällen sind die intertubulären Kapillaren strotzend mit Blut gefüllt, was Fahr bei der Blutarmut der Glomeruli als paradox bezeichnet und damit erklärt, daß zur Herstellung eines Kollateralkreislaufes bei Verschluß der Glomeruli 2 Wege offen stehen: einmal geben manche Vasa afferentia vor ihrem Eintritt in den Glomerulus die von Ludwig beschriebenen Ästchen an die Kapillaren ab, zum anderen haben Elze und Dehoff gezeigt, daß jede Arteria interlobularis in einem Ästchen endet, das ohne einen Glomerulus zu speisen, sich direkt in das Kapillarnetz der Rinde auflöst[1].

Es ist aber kaum anzunehmen, daß diese kleinen Gefäße Blut führen, wenn schon die Vasa afferentia blutleer gefunden werden. Sehr viel wahrscheinlicher ist eine rückläufige Füllung der Kapillaren von den Venen aus, wie sie bei jedem Arterienverschluß stattfindet[2], und es ist eher als paradox zu bezeichnen,

---

[1] Nach Langleys sorgfältigen Untersuchungen geben die Art. afferentes keine direkten Äste zu den Kapillaren der Harnkanälchen ab. Arteriae verae rectae sind sehr selten (2 oder 3 in der ganzen Niere), doch erscheint es nach den weiter unten erwähnten Untersuchungen von Katzenstein und von Liek fraglich, ob sie sich unter normalen Bedingungen injizieren lassen.

Nach Robert A. Moore geht alles in die Niere eintretende Blut, abgesehen von dem, das für das Hilusgewebe bestimmt ist, und von einigen kleinen Gefäßen für die Rinde, durch einen Glomerulus, bevor es den peritubulären Plexus oder die Arteriolae rectae erreicht. Die letzteren stammen zum Teil von den Vasa efferentia der Glomeruli der Randzone, zum Teil bilden sie die Fortsetzung der Gefäße der Pars radiata. Nie hat er eine Arteriola recta gesehen, die nicht vorher einen Glomerulus passiert hat.

Ich möchte glauben, daß man an einer asphyktischen Niere andere Bilder erhalten würde.

[2] Ricker bestreitet diese rückläufige Füllung. Ich verweise nur auf Fischer und Tannenberg: „Schon ein einfacher Adrenalinversuch an der Froschschwimmhaut spricht gegen die Fähigkeit der Kapillaren sich gegenüber dem venösen Blut verschließen zu können. Durch Adrenalin kann man hier leicht einen Verschluß der kleinen Arterien und Arteriolen herbeiführen. Die Kapillaren werden dabei aber nicht verschlossen, ebensowenig die Venen. Hier tritt nun, nachdem der arterielle Blutstrom abgedrosselt ist, eine Umkehrung der Strömungsrichtung ein. Der Blutstrom geht jetzt von den größeren Venen in die kleineren

daß in manchen Fällen die intertubulären Kapillaren auch blutleer gefunden werden. Hier kann die Ausschwemmung der roten Blutkörperchen nur durch einen Plasmastrom zustande gekommen sein, der den Reflexus venosus nicht voll zur Geltung kommen läßt. Es bestehen aber noch weitere Möglichkeiten der Kapillarfüllung, nämlich durch die wenigen Glomeruli, die jeweils durchblutet werden, zum anderen durch die arteriellen Kollateralen von der Kapsel her. Hülse nimmt an, daß diese von dem allgemeinen Gefäßkrampf gleichfalls betroffen sein müßten, aber die Aussparung der obersten Rindenschicht in dem oben erwähnten Falle von angiospastisch ischämischer Nierennekrose spricht für eine geringere Krampfbereitschaft der Kapselarterien vielleicht entsprechend ihrer geringeren physiologischen Bereitschaft für funktionelle Schwankungen der Lichtung, und entsprechend ihrer sehr viel schwächeren Muskulatur. Nehmen doch die überaus muskulösen Nierengefäße bei der allgemeinen Gefäßkontraktion unzweifelhaft eine Sonderstellung ein.

Endlich besteht noch die Möglichkeit der Kapillarfüllung durch andere Kollateralen aus der Aorta und vor allem durch die mit dem Ureter verlaufenden Gefäßstämmchen.

Huebner sah beim Kaninchen und der Katze nach Abklemmung von Nierenarterie und -vene und trotz Ausschälung der Niere aus der Fettkapsel noch eine starke Hyperämie mit enormer Erweiterung der Kapillaren und Venen und Blutaustritt in das Parenchym und unter die Kapsel eintreten.

Katzenstein und Liek haben schon darauf hingewiesen, daß die Kollateralen unter normalen Verhältnissen nicht zu injizieren sind; die Injektion gelingt aber ausnahmslos, sobald die Hauptarterie durch Ligatur verlegt wird. Dabei handelt es sich, wie Liek mit Recht annimmt, nicht um Neubildung von Anastomosen, sondern um Öffnung und Erweiterung schon vorhandener, normalerweise nicht benutzter Gefäßbahnen.

Durch diese viel extremere Bedingungen schaffenden Versuche wird auch der Einwand Fahrs entkräftet, die Niere müßte verkleinert sein wie bei Splanchnikusreizung. Wenn schon die — asphyktische — Niere bei Arterien- und Venenunterbindung anschwillt und hyperämisch wird, wieviel leichter kann sie anschwellen, wenn nur der Zustrom durch die Arterie gedrosselt wird. Denn daß die Niere bei Arterienunterbindung anschwellen und sich mit Blut füllen kann, ist bekannt.

Endlich meint Fahr, es müßten die intertubulären Kapillaren, „die ja doch auch am Vas afferens hängen, in der gleichen Weise sich entzündlich verändern wie die Glomeruluskapillaren". Den gleichen Einwand könnte ich mit mehr Recht Fahr machen: Wenn das Primäre eine toxische Endokapillaritis wäre, so wäre doch ganz und gar nicht zu verstehen, daß sich die entzündlichen Veränderungen nur „an den Glomeruluskapillaren" entwickeln. Diese können doch die Toxine nicht restlos abfangen!

In einem Falle von nephritischer Anurie fand Fahr Stase in den intertubulären Kapillaren — merkwürdigerweise meint er, an den Glomeruli könnte diese nicht auftreten, weil die Glomeruluskapsel dem entgegenwirkt, dabei beschreibt er selbst Stase in den Glomerulikapillaren bei Sublimatniere. Ist diese Stase entzündlich bedingt? Dann wäre ja der Nachweis gebracht, daß die intertubulären Kapillaren sich in gleicher Weise entzündlich verändern können wie die Glomeruluskapillaren.

Die Stase kann aber auch durch Sperrung der Blutzufuhr, z. B. durch Adrenalin (Ricker) zustande kommen. Fahr hat selbst am Hunde nach einer 6maligen je $^1/_2$ Minute dauernden Abklemmung, die immer von Pausen von je $^1/_2$ Minute unterbrochen wurde, deutliche Stase und Schwellung der Epithelien der Hauptstücke erhalten. Die Stase hat eben nichts mit Entzündung zu tun, sondern die — sauren — Stoffe, die Stase machen, stammen aus dem „pathobiotischen" Gewebe, gleichgültig wodurch die Schädigung der Gewebssubstanz zustande kommt, ob durch Toxine oder durch Sauerstoffmangel (vgl. S. 682).

---

hinein und von dort aus langsam in die Kapillaren, die nach kurzer Zeit mit rotem, venösem Blut angefüllt sind."

Rickers Schüler Koch und Nordmann haben bei der oft spindelförmigen Verengerung und dem Verschluß der Arteriolen des Splanchnikusgebietes unter Curarevergiftung auch beim Kaninchen gesehen, daß sich das terminale Stromgebiet durch einen rückläufigen Venenstrom füllt.

Ich muß an dieser Stelle auch meinem Freunde Fahr widersprechen, wenn er schreibt: „Das Vas interlobulare erscheint durchweg blutgefüllt und völlig unverändert". Auch das trifft für die schweren anurischen Fälle nicht zu.

So heißt es in dem oben bereits erwähnten Falle von Loeschcke: Die Art. interlobulares sind weit und enthalten hyaline Eiweißmassen, in denen ab und zu ein paar rote Blutkörperchen eingeschlossen sind. Hülse schreibt in dem später S. 1207 aufgeführten Falle: Die peripheren Abschnitte der Art. interlobulares enthalten nur hyaline Eiweißmassen, in denen ab und zu Erythrozyten eingestreut sind.

Ebenso schreibt Koch im ersten unserer von ihm genauest untersuchten Fälle: Die aufsteigenden Rindenarterien enthalten Erythrozyten in ganz wechselnder Menge. Oft sind sie völlig leer, oft prall gefüllt.

Auch im zweiten Falle: „Die großen Arterien sind strotzend mit Erythrozyten gefüllt, die Interlobulares dagegen bis auf wenige Ausnahmen, die Vasa afferentia stets frei von Erythrozyten.

Im Falle 3: Interlobulares fast durchweg völlig frei von Erythrozyten, ebenso die Vasa afferentia. Ihre Einmündungsstelle ist stets erweitert.

Im Falle 4: Die Vasa afferentia durchweg weit, in der Lichtung lediglich krümeliges Eiweiß und zahlreiche Leukozyten. Nur die zu den durchbluteten Glomeruli führenden Afferentia sind voll von Erythrozyten. Die Wand dieser Gefäße läßt wabige Zellen ebenso deutlich erkennen wie Kernvermehrung und oft durchwandernde Leukozyten. Das Endothel ist häufig abschilfernd. Die Arteriolen, Interlobulares und sogar die noch größeren Gefäße sind weit, in der Mehrzahl völlig frei von Erythrozyten. Sie zeigen genau die gleichen Veränderungen an der Wand und im Inhalt wie die Afferentia; nur wenige Interlobulares sind mit Erythrozyten gefüllt. Nirgends Anzeichen von Endarteriitis obliterans, auch nicht in den Gefäßen, die zu Glomeruli mit Halbmondbildung führen.

Im Falle 5 (Anurie): Auffallend ist der geringe Gehalt an Erythrozyten der gesamten Rinde, man kann beinahe von Blutleere sprechen. Nicht nur alle Interlobulares, sondern auch die meisten größeren Arterien sind, wie sich auf weite Strecken im Serienschnitt verfolgen läßt, völlig frei von Erythrozyten. Die Arterien enthalten dann nur zusammenhängende, fädige Eiweißmassen, die hin und wieder einzelne Erythrozytenhäufchen eingeschlossen haben. Die Arterienwand zeigt eine mit Verminderung des Kalibers zunehmende Durchtränkung, die besonders an den Vasa afferentia am deutlichsten in Erscheinung tritt. Bei diesen kleinen Gefäßen zeigen die Wandzellen wabigen Bau, stellenweise erhebliche Vermehrung der unregelmäßig gestellten Zellen; die Endothelien springen knospenartig ins Lumen vor. Der Gefäßpol der Glomeruli um die Einmündungsstelle der Vasa afferentia ist oft stärker hyalin durchtränkt und sehr kernreich, seine Struktur verwaschen.

Dagegen heißt es in dem 6. Falle: Der Erythrozytengehalt der Gefäße ist auffallend: Alle Interlobulares zeigen bei normaler Lichtung eine strotzende Füllung, ebenso die größeren Arterien. Die Vasa afferentia sind durchweg erythrozytenleer. Diese Gefäße enthalten viel zusammenhängendes Eiweiß, in den Interlobulares sind die zahlreichen Erythrozyten darin eingeschlossen, in den Afferentia dagegen nur Leukozyten. Die Afferentia mehr wie die Interlobulares lassen eine gleichartige Wandveränderung erkennen: hyaline Durchtränkung, Vakuolisierung der Zellen und stellenweise Vermehrung der unregelmäßig gestellten Kerne. Häufig ist an der Einmündungsstelle in den Glomerulus die Struktur des Knäuels verwaschen, der ganze Gefäßpol hyalin durchtränkt. Die Venen, besonders die kleineren, sind ganz mächtig erweitert, strotzend mit Erythrozyten gefüllt. In ihrer unmittelbaren Umgebung sind vermehrte Rundzellen sichtbar, die interstitiellen Kapillaren in ihrer Nähe sind ebenfalls erweitert und prall mit Erythrozyten gefüllt. Die Kapillaren der Pars convoluta sind meist leer oder enthalten nur vereinzelte Erythrozyten an den Umbiegungsstellen, die des Markes sind meist stark gefüllt mit Erythrozyten und häufig erweitert. Ein vermehrter Leukozytengehalt ist in den Kapillaren nicht festzustellen.

Ebenso im 7. Falle: Interlobulares wie vor allem alle Venen strotzend mit Erythrozyten gefüllt. Die Venen sind stark erweitert, die Vasa afferentia sind erythrozytenleer, enthalten nur fädiges Eiweiß, Leukozyten und Endothelien.

Im Falle 8 Probeexzision: Vasa afferentia sind meist leer, nur ganz vereinzelt finden sich einzelne Erythrozyten. Die Wand der Interlobulares wie der Afferentia zeigt deutlich hyaline Durchtränkung und Auflockerung.

Es sind gerade die Fälle, die die leeren intertubulären Kapillaren aufweisen, auch diejenigen, bei denen eine Erythrozytenleere der Interlobulararterien gefunden wird.

Fahr wendet gegen meine Theorie endlich noch ein: „daß eine solche (defensive) Entzündung (gemeint sind die anatomischen Glomeruliveränderungen) sich lediglich im Anschluß an eine geänderte Blutversorgung des Gewebes im Sinne einer Ernährungsverschlechterung entwickeln soll, ist etwas, was ohne Beispiel in der Pathologie dasteht". Das mag sein; aber kann man nicht mit demselben oder noch besserem Rechte sagen: Ein akuter entzündlicher Gefäßverschluß von solcher Ausdehnung und Gleichmäßigkeit nur in einem einzigen Organ, daß er fast alle Glomeruli beider Nieren betrifft, steht ohne Beispiel in der Pathologie da?

Ich möchte auch hier mich auf Friedländer berufen als auf einen der wenigen Pathologen, die den Kernpunkt des Nephritisproblems in der Frage erkannt haben: „Wie kommt die Verschließung der Glomerulischlingen, die, wie man sofort sieht, das wesentliche des Prozesses darstellt, zustande?" Er gibt zu: „Die Frage ist nicht leicht zu beantworten, der Vorgang paßt nicht in den geläufigen Schematismus." Besonders auch infolge von Injektionsversuchen ist es ihm wahrscheinlich geworden, „daß eine Verdickung der Wandung der Glomerulischlingen selbst vorliegt, welche dann zu dem vollständigen Verschluß der Schlingen führt. Wir hätten damit allerdings einen Vorgang sui generis, der ein Analogon in der Pathologie kaum finden dürfte".

Es läßt sich in der Tat auch kein Analogon für einen derartig ausgedehnten entzündlichen Gefäßverschluß finden. Wohl aber kann und muß man in den ebenfalls irrtümlich für entzündlich gehaltenen Erscheinungen der Netzhaut, bei der in schweren Fällen schon im akuten noch heilbaren Stadium der Nephritis zu beobachtenden Retinitis albuminurica, ein Analogon zu den gleichsinnigen Veränderungen in der Niere erblicken; und hier ist der Zustand der angiospastischen arteriellen Ischämie an den in höchstem Grade verengten Netzhautarterien mit dem Augenspiegel zu sehen.

Aschoff glaubt freilich meine angiospastische Theorie, die Herxheimer für eine phantastische und anatomisch unbegründete Annahme erklärt, mit den kurzen Worten abtun zu können, von einer Ischämie der Niere sei nichts zu sehen.

Daß man an der toten Niere die Ursache der Ischämie nur mit dem geistigen Auge sehen kann, gebe ich ohne weiteres zu; ich leugne aber, daß man die Ischämie selbst nicht auch mit dem leiblichen Auge sehen kann. Man sieht doch die Undurchgängigkeit der Glomeruli, und diesen Zustand hat Friedländer bezeichnet „als eine Ischämie hohen Grades für die Niere." „Wir haben einen Prozeß vor uns, der mit vollkommener experimenteller Schärfe den Effekt der arteriellen Ischämie auf die Niere demonstriert."

Mit ihrer Erklärung ist Friedländer freilich nicht so schnell bei der Hand, und er schreibt offen: „Wenn schon die Histogenese in ihrer Deutung so schwierig ist, so sind wir über die Ursache vollständig im Dunkeln". Die auch heute noch gang und gäbe Annahme „daß giftige Stoffe in den Säften entstehen, die durch die Glomeruli ausgeschieden werden und dort als Irritament für die beschriebenen Veränderungen wirken", bezeichnet Friedländer selbst als „vage Hypothese". Ist es etwas anderes, wenn Herxheimer sagt, die Endothelwucherung sei aus allgemein pathologischen Gründen als Folge einer morphologisch nicht nachweisbaren Schädigung der Kapillaren, besonders ihres Endothels aufzufassen?

Wird diese vage Hypothese dadurch glaubhafter, daß man diesen dunklen Vorgang als „echte Entzündung" bezeichnet und beglaubigt?

Man stelle sich den Vorgang nach der Beschreibung Herxheimers plastisch vor: „Die jede Entzündung einleitende Hyperämie ist offenbar auch hier das den ganzen Prozeß einleitende (die noch nicht veränderten Schlingen im allerersten Beginn sind strotzend mit Blut gefüllt, was zum Teil auf Stauung infolge anderer schon veränderter Schlingen, zum Teil aber auch wohl sicher auf die entzündliche Anschoppung zu beziehen ist), aber sie schlägt sofort in das Gegenteil um, d. h. wird von den oben geschilderten Prozessen

verdrängt; der Blähung der Schlingen, der Erfüllung mit Eiweißgerinnsel und der Leu-
kozytenstauung. Ich glaube, daß man dies damit erklären kann, daß infolge der straffen
Zusammenfügung der Kapillaren in den Glomeruli ein solcher Widerstand besteht, daß
alle diese Formelemente in den Kapillarschlingen selbst liegen bleiben und nur ein Teil
als Exsudat zutage tritt, während letzteres bei Entzündungen anderer Organe mit ihren
gänzlich anders gestalteten Kapillarverhältnissen neben der bestehenden Hyperämie das
Bild beherrscht. Im Gegensatz hierzu resultiert in den Glomeruli dann Blutleere mit all
ihren Folgen. Ich glaube, daß die von Volhard so besonders stark betonte Erdrosselung
sich so, d. h. als Entzündung der Kapillaren erklären läßt, nicht etwa dadurch, daß die Vasa
afferentia aus irgendeinem Grunde (Gefäßkrampf! nach Volhard) verengt würden und so
kein Blut mehr in den Glomerulus eintreten ließen. Diese fand ich gerade in den allerfrühesten Fällen, in denen erst ein Teil der Glomerulusschlingen verändert ist, ebenso wie
die noch unveränderten Kapillarschlingen des Glomerulus selbst sogar besonders weit und
blutgefüllt."

Warum die angeblich dem Prozeß vorausgehende entzündliche Anschoppung
sofort in das Gegenteil umschlägt, d. h. in Blutleere und Blähung, das vermag
ich mir aus der straffen Zusammenfügung der Kapillaren, die unmittelbar
aus einer Arterie entspringen, beim besten Willen nicht vorzustellen.

Den Ausdruck Drosselung hat Herxheimer anscheinend mißverstanden; wenn man
von Abdrosselung oder Drosselung eines Dampf- oder Flüssigkeitsstromes (z. B. durch die
bei der Dampfmaschine den Dampfzutritt regulierende Drosselklappe) spricht, so meint
man Engerstellung eines Hahnes oder Einengung eines Querschnittes; von Erdrosselung
der Glomeruli habe ich nie gesprochen.

Fahr stellt sich den Vorgang selbst sehr einfach vor: Es handelt sich um
eine ,,Kapillaritis", bei der die 3 morphologischen Kriterien der Entzündung
in Erscheinung treten.

,,Daß der Prozeß mit einer Alteration, einer Schädigung der Kapillarschlinge, speziell
des Endothels beginnt, ist anzunehmen (Dietrich, Herxheimer), doch stimme ich mit
Herxheimer darin vollkommen überein, daß diese einleitende Schädigung an den
Glomeruluskapillaren nur in sehr geringem Umfange morphologisch nachweisbar ist. Dagegen
löst das Gift, das bei einer Ausscheidung im Glomerulus zu einer Schädigung führt, in
bemerkenswertem Gegensatz zu den glomerulonephrotischen Veränderungen fast gleichzeitig mit der Alteration auch exsudative und proliferative Prozesse aus, es handelt sich
eben nicht um eine degenerative Schädigung, sondern um einen entzündlichen Reiz, der
Glomerulus reagiert auf die Schädigung sofort mit defensiven Maßregeln (Aschoff), mit
Exsudation und Proliferation; im weiteren Verlauf des Prozesses treten dann allerdings
alterative Veränderungen, die zu Beginn der Entzündung nur angedeutet waren, stärker
hervor, die zu Beginn des Prozesses feststellbare leichte Verdickung der Schlingenwand
tritt mehr und mehr in Erscheinung, die Wand wird plump, glasig oder körnig,, die Grenzen
der Schlingenwandungen verwischen sich mehr und mehr, es entsteht ein den ganzen Knäuel
allmählich einnehmendes Synzytium an Stelle der ursprünglich gut gegen einander abgrenz-
baren Knäuelschlingen; auch degenerative Veränderungen an den Endothelien in Form
von Zellzerfall, Bildung kleiner Kerntrümmer treten mehr und mehr in Erscheinung" (Fahr,
S. 295).

,,Es ist sehr wichtig zu betonen, daß im Beginn des Prozesses diese Exsudation sich ganz
vorwiegend im Schlingeninnern abspielt, es kommt dadurch zu einer Vergrößerung,
zu einer Streckung und Blähung der Schlingen. Auch in die Bowmannsche Kapsel
findet eine Exsudation statt, sie kann aber äußerst geringfügig sein, in sehr vielen Glomeruli
erweist sich oft trotz starker intrakapillarer Prozesse der Bowmannsche Raum frei. Auch
in den Kanälchen ist die Exsudation in der Regel nur geringfügig. Eine stärkere Leuko-
cytenexsudation findet sich mitunter (Gräff, Herxheimer) in der direkten Umgebung
der Glomeruli."

,,Gleichzeitig mit der Exsudation setzt eine Proliferation der Glomerulusendothelien
ein; wie schon oben angedeutet, beherrscht sie manchmal von vornherein das Bild und
überwiegt die Exsudation, in anderen Fällen tritt sie hinter der Exsudation mehr zurück.
Stets ist sie aber von vornherein auch in den allerfrühesten Fällen (s. Herxheimer)
schon vorhanden" (Fahr, S. 297).

Drei Punkte sind mir bei dieser und der Vorstellung derjenigen, die in dem
Vorgang eine Entzündung erblicken, ganz unverständlich.

1. Wo kommt das ,,Exsudat," das die Glomerulischlingen erfüllt, her?
Wie wir unter Transsudation verstehen, daß normalerweise aus den Gefäßen
bzw. Kapillaren in die Gefäßwände und durch die Kapillarwand ein — eiweiß-

armer — Ernährungsstrom austritt (der unter dem Einfluß von Stauung gesteigert sein kann), so verstehen wir unter Exsudation, Ausschwitzung, daß mehr und abnorm zusammengesetzte, — eiweißreichere — Flüssigkeit durch geschädigte, abnorm durchlässig gewordene „alterierte" Kapillaren die Blutbahn verläßt und in das perivaskuläre Gewebe übertritt. Ricker erklärt z. B. so die Dickenzunahme, Schwellung und Proliferation der Kapillarendothelien (und der Gefäßwände), daß nämlich infolge der „perirubrostatischen" Hyperämie die Endothelzellen und Gefäßwände stärker durchströmt und besser ernährt werden. Das läßt sich, wenn auch nicht unterschreiben, so doch verstehen.

Wie soll man aber mit Fahr sich vorstellen, daß ein Exsudat in das Lumen der Gefäße hineingeschwitzt wird? Stammt das Exsudat oder besser Insudat etwa aus den Kapillarendothelien? Und woher nehmen diese die eiweißreiche Flüssigkeit her, die sie offensichtlich in vermehrter Menge aufgenommen haben und in die Lichtung des Gefäßes hineinschwitzen sollen?

Munk meint wirklich, die in dem gefärbten Präparat im Inneren des „geblähten" Lumens zu beobachtende feine Eiweißmasse sei lediglich das ausgeschiedene Produkt der nach dem Tode entquollenen Gefäßwände. Tatsächlich findet man aber nach dem Tode die Endothelzellen noch durchaus geschwollen, „aktiviert". Wir wissen zwar — leider — so gut wie nichts darüber, was etwa derart aktivierte Zellen an ihr Blut abgeben. „Aber jedenfalls stammen die massenhaften Ansammlungen und zweifelsfreien Gerinnsel aus Blutplättchen nicht aus dieser Quelle" (Kuczynski).

Es kann doch gar keine Frage sein, daß beides, das innerhalb der Gefäßwandzellen, wie das innerhalb der Lichtung der Gefäße befindliche „Exsudat", das massenhaft Plättchen und Fibrin in Tropfen oder Nadeln (Kuczynski) enthält, aus der Blutflüssigkeit stammt.

Diese kann doch unmöglich durch das Exsudat verdrängt worden sein, wie Lichtwitz sich vorstellt, wenn er schreibt: „Bei Zunahme der Exsudation muß sich diese Masse zunächst in das Vas afferens zurückstauen, das infolgedessen erweitert und blutleer wird".

Der ganze Begriff des Exsudates, des Ausgeschwitzten, läßt sich unmöglich auf den Inhalt des Kapillarrohres anwenden, sondern nur auf das, was aus ihm austritt. Das Auftreten von Eiweiß im Kapselraum des Glomerulus kann man als Exsudation bezeichnen und das Auftreten von Eiweiß im Harn als Zeichen dafür betrachten, daß eine Alteration der Glomerulikapillaren die Exsudation eiweißhaltiger Flüssigkeit zur Folge gehabt hat; auch die Durchtränkung der Gefäßwand kann man als Exsudation in diese betrachten; aber man kann nicht von einer Exsudation in die Gefäßlichtung hinein infolge Alteration der Gefäßwand reden. Es können wohl unter besonderen Umständen vielleicht einmal Leukozyten aus dem Gewebe durch die Gefäßwand in ein Gefäß mit chemotaktisch wirkendem stagnierendem Inhalt aktiv einwandern oder von außen in den Kapselraum der Glomeruli eindringen, aber es ist undenkbar, daß eine Exsudation etwa aus den intertubulären Kapillaren in die Glomeruluskapsel, von da durch das Deckepithel der Glomerulischlingen und deren Wand in die Schlingen hinein stattfindet.

Mit Recht bemerkt Ricker (S. 185): „daß Begriffe wie der der Kapillaritis (Kapillarentzündung) und Kapillaropathia, vollends die mit Exsudation nicht nach außen, sondern in das Lumen einhergehende „Endokapillaritis" unbrauchbar sind, bedarf keines Beweises".

Das zweite Moment, das mir bei der Lehre von der Kapillaritis von Anfang an unverständlich geblieben ist, ist das: Warum wird das vermeintliche Exsudat nicht von dem Blutstrom fortgespült? Warum wird das geschwollene Endothel nicht von dem Druck des Blutes platt gedrückt, warum wird nicht jede aus dem Verbande in das Lumen sich vorwagende und sich loslösende Endothelzelle von dem Blutstrom sofort weiter getragen?

Und wie soll man sich den Vorgang der Ausheilung, der ohne Zweifel in der Wiederherstellung der Glomerulidurchblutung besteht, vom Standpunkt der Entzündungslehre vorstellen?

Fahr schreibt dazu: „Das Wesen der Heilung besteht ja darin, daß die vorher mit entzündlichen Massen — Exsudat und proliferierte Zellen — verstopften Schlingen wieder durchgängig werden. Tun sie das, indem die schädigende Ursache nachläßt und die entzündlichen Massen resorbiert werden, so wird natürlich das Blut wieder einströmen, die Schlingen füllen sich und es kommt nun, da durch den entzündlichen Prozeß die Struktur der Wand verändert ist, evtl. zu stärkeren Blutungen, indem das einströmende Blut die Wand zum Einreißen bringt".

Ich frage mich vergeblich, wie und von wo sollen die entzündlichen Massen „Exsudat und proliferierte Zellen" in den Kapillaren eines Glomerulus, die soeben noch die Unwegsamkeit bedingt haben, „resorbiert" werden? Eine Resorption eines Eiweiß- und zellreichen Exsudates aus den Schlingen eines Kapillarknäuels heraus, der in eine Kapsel eingeschlossen ist, kann ich mir ebensowenig vorstellen, wie eine Exsudation in jene hinein, wenigstens nicht ohne „Organisation", Neubildung von Kapillaren, Wucherung von Bindegewebe. Mit der Rekanalisation eines Thrombus, bei dem neue Blutkapillaren in das Gefäß hineinwachsen, kann man den Vorgang doch nicht vergleichen. Und wie soll man sich vorstellen, daß nach einer Dekapsulation, einer Anästhesie des Splanchnikus, einer Röntgenbestrahlung, nach kreislaufentspannenden Maßnahmen bisweilen plötzlich die Durchblutung wiederkehrt, die Diurese in Gang kommt?

Die dritte Frage: Wo bleibt das erste und wichtigste Kardinalsymptom der Entzündung, das eigentlich allein den Namen rechtfertigt, die Hyperämie? Ist doch „in dem entzündlichen Gesamtreaktionskomplex die vaskuläre Reaktion allein diejenige, die jenen Symptomenkomplex erzeugt, der von jeher mit dem Wort Entzündung gemeint war, und für den auch das Wort Entzündung allein zutrifft" (Borst).

Diese Frage würde wieder auf die nach der Ursache der Blutleere hinauskommen.

Fahr schreibt dazu: „In den Frühfällen ist von einer völligen Anämie der Glomeruli keine Rede, man findet im Gegenteil zahlreiche Schlingen bluthaltig, manche sogar strotzend mit Blut gefüllt. Erst allmählich mit der Zunahme der leukozytären Exsudation und namentlich mit der Zunahme der Proliferation nimmt der Gehalt an roten Blutkörperchen mehr und mehr ab und es kommt allmählich zu völliger Anämie der Knäuel". „Daß mit der Zunahme der endokapillaren Proliferation der Blutgehalt der Schlingen abnehmen muß, liegt auf der Hand, und es bedarf dazu keiner weiteren Erklärung."

Unterstützt wird die Anämie noch durch die zunehmende Spannung der Kapsel sowohl der Niere wie der der Glomeruli. „Die Kapsel ist ja freilich einer Dehnung fähig und wir sehen im Verlaufe der Glomerulonephritis oft gewaltige Vergrößerungen der Glomeruli, aber wir müssen bei einer Schwellung des Knäuels mit einem Widerstand der Kapsel rechnen, namentlich dann, wenn die Schwellung rasch erfolgt. Wir haben also bei den entzündlichen Veränderungen am Glomerulus 2 Momente, die sie von den Entzündungen anderswo, an den Weichteilen z. B. unterscheiden. In den Weichteilen spielt sich Exsudation und Proliferation in der Umgebung der Gefäße ab, hier im Innern der Kapillaren, der Ausdehnung der entzündeten Partie bietet sich dort kein erheblicher Widerstand, während er hier vorhanden ist. Der Unterschied bezüglich der Blutfülle an den Kapillaren erscheint also in völlig plausibler Weise erklärt."

Ich kann diese Erklärung durchaus nicht plausibel finden. Vor allem trifft es nicht zu, daß nur diejenigen Glomeruluskapillaren blutleer oder sehr arm an roten Blutkörperchen gefunden werden, in denen eine Proliferation stattfindet, sondern gerade in den durch ihre Blähung besonders auffallenden Glomerulischlingen sind die Kapillaren weit und leer, ohne daß Proliferation der Endothelien in die Erscheinung tritt, und noch mehr gilt das von der Vasa afferentia; bei diesen ist von einer Proliferation, die den Eintritt des Blutes unmöglich machte, keine Rede.

Stolz nimmt auf Grund der Versuche von Kuczynski an Ratten mit abgeschwächten Streptokokkenkulturen an, daß die Blutarmut der Glomerulischlingen die Folge einer Schwellung ihrer Endothelzellen infolge Phagozytose von — avirulenten — Keimen sei. Durch Blähung ihres synzytialen Protoplasmas und Vakuolenbildung würden die Lumina der Gefäßschlingen verengt. Das sei die Ursache der Blutleere der Glomeruli und nicht ein Gefäßkrampf.

Es ist sehr möglich, daß auf diese Weise die herdförmigen Veränderungen der Glomerulischlingen bei der infektiösen Herdnephritis zustande kommen, ob aber auch bei der diffusen? Kann man sich vorstellen, daß dieser Vorgang so gleichmäßig und gleichzeitig in allen Glomeruli sich abspielen soll? Und wie soll die Blutleere der durchaus nicht zugeschwollenen Vasa afferentia zu erklären sein?

Der hier zum Ausdruck kommende und auch von Bell und Hartzell u. a. vertretene Gedanke, daß alle Formen der Glomerulonephritis direkt durch bakterielle Invasion der Glomeruli ausgelöst werden, ist aus den verschiedensten Gründen abzulehnen. Ich brauche nur Fahr zu zitieren: „Die Ansicht vom bakteriellen Ursprung der diffusen Glomerulonephritis wird schon dadurch widerlegt, daß man bei der diffusen Glomerulonephritis niemals Grenzfälle oder Übergänge zur eitrigen Nephritis findet, während bei den Fällen, die unter den Begriff der bakteriell bedingten herdförmigen Glomerulonephritis zu subsumieren sind, diese Übergänge von allen Untersuchern gesehen wurden." Spricht das nicht aber andererseits auch gegen die Annahme, daß der Vorgang bei der diffusen Nephritis nur quantitativ von dem bei der herdförmigen sich unterscheidet?

Was nun endlich Herxheimers Angaben über die allerersten Anfänge der diffusen Glomerulonephritis betrifft, so möchte ich raten, diese mit allergrößter Vorsicht aufzunehmen.

Reichel hat schon die Gesamtheit aller Nierenkörner als Ort der ersten anatomischen Veränderung bei der Scharlachniere bezeichnet. „Bloß teilweises Ergriffensein findet sich nicht, dagegen fehlen wiederholt andere Veränderungen so gut wie vollständig." Ebenso hat Löhlein wiederholt betont, daß die Erkrankung aller Knäuel beider Nieren das sei, was die akute Glomerulonephritis charakterisiere; eine „herdförmige Glomerulonephritis" sei also eigentlich eine Contradictio in adjecto.

Auch Groß bestätigt die Gleichartigkeit der Veränderungen bei frischer Glomerulonephritis.

Demgegenüber hat Herxheimer über Anfangsstadien der Glomerulonephritis berichtet, bei denen dieses typische Kennzeichen der diffusen Glomerulonephritis fehlt. Tatsächlich handelt es sich aber nur um Nieren von an Infektionskrankheiten (Meningitis, Sepsis, Dysenterie, Pneumonie, Miliartuberkulose) Verstorbenen, bei denen im Leben Eiweiß gefunden war. Er findet hier nicht die pathognomonische Blutleere aller Glomeruli, sondern bei ungleichmäßiger, zum Teil erheblicher Blutfüllung vor allem mit der Oxydasereaktion eine Vermehrung der Leukozyten in den Schlingen und vielfach auch periglomerulär.

Nur zwei Fälle weisen klinisch die Zeichen einer Nephritis, insbesondere Ödeme auf, und hier sind die Nieren schon makroskopisch nicht blutreich oder unverändert wie bei den übrigen Fällen, sondern in der Rinde blaß. Mikroskopisch sind die Glomeruli blutarm, und bemerkenswerterweise zeigt die Oxydasereaktion gerade in diesen zwei Fällen keine Vermehrung der Leukozyten in den Glomeruli (in dem einen Falle 30—40, in dem anderen 30, was dem Höchstwert des Normalen entspricht) und keine periglomeruläre Lagerung. Aus den anderen vermeintlichen Frühfällen Herxheimers, die weder geeignet sind, eine entzündliche Entstehung der Blutleere zu beweisen, noch eine angiospastische auszuschließen, geht nur so viel hervor, daß das Problem der diffusen Glomerulonephritis nicht durch Leukozytenzählung zu lösen ist, und daß es zweckmäßig ist, sichere und reine, nicht durch Sepsis, Meningitis und andere Infektionskrankheiten, die in der Ätiologie der diffusen Glomerulonephritis kaum eine Rolle spielen, komplizierte Fälle den Bemühungen, die Pathogenese zu klären, zugrunde zu legen und sich bei der Auswahl der Fälle der Mitwirkung des Klinikers zu versichern.

Bei den Fällen, die klinisch als sichere diffuse Glomerulonephritis imponierten, haben wir selbst mit Fahr, Loeschcke, Hülse, Koch an einem sorgfältig untersuchten Material in 20 Jahren niemals, auch nicht bei Dekapsulationen in ganz frischen, wenige Tage alten Fällen anurischer Nephritis eine initiale Hyperämie gesehen, ebensowenig wie Friedländer, Reichel, Löhlein, Groß; und die Fälle von Herxheimer mit derartigen anatomischen und den mitgeteilten klinischen Befunden würde der Kliniker niemals als diffuse Glomerulonephritis anerkennen.

Diese Fälle scheinen zu der Gruppe zu gehören, die schon Friedländer bei Scharlach als initiale katarrhalische Nephritis beschrieben und von der echten Glomerulonephritis scarlatinosa streng unterschieden hat. Sie gehören zur infektiösen herdförmigen Glomerulitis. Vielleicht bilden sie den Übergang zu der von Kuczynski als „toxische Schwellniere" beschriebenen konfluierenden Herdnephritis.

Kuczynski war auf Grund seiner Untersuchung von Fällen, die an septischen Komplikationen im Anschluß an Influenza gestorben sind, zu der Auffassung gekommen, daß sich der ganze Prozeß bei der Influenzanephritis aus kleinsten, nicht zusammenhängenden Anfängen zu seinem diffusen, das ganze Organ in allen seinen Einheiten verändernden Endzustand entwickelt.

Es handelt sich um eine entzündliche Nierenschädigung, die von vorwiegend degenerativen Anfangsstadien ohne scharfe Grenze durch das Weitergreifen alterativ entzündlicher Prozesse zu den Bildern typischer (?) Glomerulonephritis überleitet. Am Anfang der Reihe stehen Bilder, die sich erheblich von dem gewohnten Bilde voll entwickelter Glomerulonephritis entfernen. „Vor allem ist im Gegensatz zu dieser die Beteiligung der einzelnen Glomeruli sowie der Schlingen in diesen eine ganz ungleichmäßige." Der Prozeß beginnt mit glomerulärer Hyperämie, Absonderung eines eiweißreichen Exsudates in die Kapsel der Glomeruli und in die Harnkanälchen. Diesen Exsudaten liegen Endothelschädigungen, erkennbar an Zellverquellung und Kernblähung zugrunde, und der Prozeß endet mit Nekrose. Die Kapillarwand verquillt, so daß dadurch die Abgrenzung der Schlingen erschwert und unmöglich gemacht wird. Der abgestorbene, schon vorher aufgequollene Schlingeninhalt wird vollends verflüssigt, wodurch eine Blähung der Schlingen zustande kommt. Jetzt wandern Leukozyten in die nekrotischen Kapillarabschnitte ein sowie in die Kanälchen und das periglomeruläre Gewebe. Die degenerativen Prozesse überwiegen, regenerative insbesondere des Endothels spielen keine Rolle.

Zwischen dem Beginn als toxische Schwellniere und den späteren Zuständen ausgesprochener Glomerulonephritis — deren klinische Symptome bei schwer septischen Fällen von Pleuraempyem oder eitriger Perikarditis nur in geringfügigen Ödemen bestanden — lassen sich pathologisch-anatomisch keine scharfen Grenzen ziehen.

Ich konnte aus dieser Beschreibung nicht den Eindruck gewinnen, daß wir es hier mit der Glomerulonephritis zu tun haben, die Langhans, Friedländer, Reichel und Löhlein übereinstimmend geschildert haben, und die dem uns so vertrauten klinischen Bilde entspricht.

Kuczynski erhielt die gezeichneten klinischen Bilder nie akut mit einem Schlage, wir erfahren nichts über Herzbeteiligung und über die Blutdrucksteigerung, mit der das bekannte klinische Bild beginnt. Eine ununterbrochene Kette leitet über von den degenerativen Prozessen zu den eitrig-metastasierenden. Das ist bei der diffusen Glomerulonephritis ganz und gar nicht der Fall, und ihr Harn enthält in den reinen Fällen nie Streptokokken. Und wer Gelegenheit gehabt hat, Dekapsulationen bei akuten Glomerulonephritiden beizuwohnen, der wird mir zugeben, daß auch bei ganz frischen Fällen in der Regel keine entzündliche arterielle Hyperämie geschweige denn eine toxische Schwellniere vorliegt.

Auch aus diesen Beobachtungen geht aufs neue nur zu deutlich hervor, daß die Mitarbeit des Klinikers für den Pathologen auf dem Gebiete der Nierenkrankheiten unerläßlich ist, und daß zur Klärung der schwierigsten Frage der Pathogenese der Glomerulonephritis nur reine typische Fälle geeignet sind und nicht Fälle von septischer Nephritis, bei denen die septische Infektion sowohl das klinische wie das anatomische Bild unkontrollierbar verwischt.

Den wesentlichen Unterschied in der Pathogenese zwischen der diffusen und der herdförmigen Nephritis, den ich darin sehe, daß im ersten Falle ein angiospastischer, im anderen ein metastatisch-entzündlicher Vorgang den Strukturveränderungen zugrunde liegt, hat Kuczynski neuerdings in seiner Arbeit „von den ersten Anfängen und der Heilung der Glomerulonephritis" zu meiner Freude voll anerkannt, und er denkt heute nicht mehr daran, die zusammenfließende Herdnephritis mit der von Anfang an diffusen für identisch zu erklären.

Es wäre aber von größtem Interesse, wenn wirklich in solchen Fällen aus ursprünglich herdförmigen Entzündungsprozessen durch weitere Ausdehnung und Zusammenfließen eine diffuse Glomerulonephritis echt entzündlichen Charakters entstehen würde, die auch klinisch die Merkmale derselben aufweist.

Auch Gräff hat sich gegen den Versuch gewandt, aus histologischen Nierenveränderungen, die während einer Infektionskrankheit ohne das typische klinische Bild auftreten, auf Anfangsstadien der echten diffusen Nephritis zu schließen. Er unterscheidet mit Recht eine intrainfektiöse Glomerulonephritis — sie entspricht unserer infektiösen Herdnephritis — und eine postinfektiöse, die unserer diffusen ischämischen Glomerulonephritis entspricht.

„Maßgebend für die Unterscheidung dieser beiden Formen ist die Rücksicht auf das unterschiedliche klinische Verhalten. Die postinfektiöse Glomerulonephritis ist derjenige Zustand, welcher bei Vorhandensein einer klinischen, tödlich endenden Glomerulonephritis gefunden wird; hierbei dürfte die starke Dilatation der linken Kammer als Ausdruck des Versagens des Herzens aufzufassen sein, die Blutdruckerhöhung, welche ja nach Volhard eine unerläßliche Begleiterscheinung dieser Nierenerkrankung ist, aufrecht zu erhalten. Bei der intrainfektiösen Glomerulonephritis erklären sich die gelegentlich zu findenden Beimengungen von Blutbestandteilen zum Harn aus der örtlichen Schädigung des Nierenparenchyms, ohne daß hiermit eine erkennbare Allgemeinwirkung auf den ganzen Organismus verbunden wäre. Ein Übergehen der einen in die andere, etwa der intrainfektiösen in die postinfektiöse Form möchte ich nicht annehmen.“

„Die Auffassung Volhards von einem primären Angiospasmus der kleinen Nierengefäße bei der Glomerulonephritis scheint mir einer Beurteilung von seiten der Morphologen eher zugängig, wenn ihr histologischer Niederschlag lediglich in den Bildern der postinfektiösen Glomerulonephritis erkannt wird; die histologischen Befunde sprechen unbedingt nicht gegen ihre Berechtigung; das tatsächliche Vorkommen kann bis heute nur durch klinische Beobachtung erkannt werden“ (Gräff).

Munk, für den die Definition der Nephritis als einer Drosselung der Nierengefäße nichts Neues in sich enthält, schildert den Vorgang folgendermaßen:

„Wie bei allen anderen Geweben, so kommt es auch bei der Entzündung der Niere nach einer mit Gefäßerweiterung und Beschleunigung des Blutstromes verbundenen aktiven Hyperämie nach kurzer Zeit zu einer Verlangsamung des Blutstromes, zu einer Stase, und aus den geschädigten Blutkapillaren erfolgt nunmehr der Austritt von Blutbestandteilen, die Exsudation.“ Diese Vorstellung steht nicht nur mit den histologischen Tatsachen in schärfstem Widerspruch, sondern auch in einem eigentümlichen Gegensatz zu seiner Schilderung des Befundes bei der Nephrose: „Die Schlingen zeigen jedenfalls keine Blutleere, die als Stigma eine Entzündung aufzufassen wäre.“ Mit der Annahme einer „Stase“ läßt sich auch schlechterdings nicht vereinen, wenn Munk an anderer Stelle schreibt: „Mikroskopisch wird als charakteristischer Befund bei der Glomerulonephritis die Blutleere und eine gleichzeitig vorhandene eigentümliche „Blähung“ der Glomerulusschlingen angeführt. Diese sich scheinbar widersprechende Erscheinung kann man sich nur so erklären, daß zu Lebzeiten dem Eintritt des Blutes in die Schlingen durch die Verengerung des Lumens ein Widerstand entgegengesetzt wurde. Dieser Widerstand ist bedingt durch eine Quellung der Gefäßwand, d. h. ihrer lebenden Zellsubstanz. Nach dem Tode tritt dagegen eine Entquellung ein, die Quellflüssigkeit kann an den freigelagerten Schlingen der Glomeruli mit Leichtigkeit in den Kapselraum austreten und das Lumen wird dadurch wieder frei und weiter und erscheint darum „gebläht“. Diese Entquellung wird durch unsere Fixierungs- und Färbemethode natürlich noch gefördert. In frischen Schnitten ist das Lumen lange nicht so deutlich sichtbar wie in gefärbten.“

Ricker ist ebenso wie wir der Meinung, daß das erste der Vorgang an der (innervierten) Strombahn ist (S. 108). Er geht davon aus, daß die Nephritis, die man Glomerulonephritis nennt, nicht im Körper einer normalen Person auftritt, sondern in dem — seit kurzer Frist — mit Arteriohypertonie behafteten, und daß zu der Arterienenge, mit der die Niere zu dieser beiträgt, hinzutritt ein Vorgang in den terminalen Gebieten der Nierenstrombahn, die vorher unbeteiligt, nun in den peristatischen Zustand geraten, wenn sich die Nephritis — in akuter Form — einstellt. Dieses Hinzutreten von Kreislaufänderung in den terminalen Gebieten ist bei Arteriohypertonie nichts Zufälliges, sondern in schwächerer oder stärkerer Form etwas ihr Zugehöriges; demgemäß ist der Schluß notwendig, daß die Kreislaufänderung das erste Glied in der Kette der Vorgänge ist, die man als Nephritis bezeichnet. Wenn sie also bei einem mit Arteriohypertonie Behafteten auftritt, ist zu fordern, daß der Versuch gemacht wird, die sich am Parenchym und Stroma der Niere abspielenden Vorgänge als sekundäre, nämlich nach der Strombahnänderung einsetzende zu betrachten; hieraus ergibt sich ohne weiteres die Aufgabe, jene als Ursache, diese als Wirkung darzutun.

Das entspricht ganz unserem Bedürfnis, das Kardinalsymptom der — initialen — Blutdrucksteigerung mit dem Vorgang in der Niere in Beziehung zu bringen. Über den Vorgang selbst kommt Ricker aber zu einer anderen Auffassung.

Er geht aus von der Hämaturie, nimmt aber als feststehend an, daß diese nur per diapedesin erfolgen kann.

„Es sind unzweifelhaft Glomeruli, aus denen die Blutung, kapilläre Diapedesisblutung stattfindet. Rhexis von Kapillaren ohne Zerreißung des umgebenden Gewebes ist nicht nachgewiesen; früheste Präparate, wie sie selten gewonnen werden können, und Präparate aus späterer Zeit, in der Hämaturie zweifellos gleichen Verlaufs ebenfalls auftreten kann und häufig auftritt, beweisen, daß die roten Blutkörperchen zunächst im Kapselraum liegen und dann in die Lumina der Hauptstücke gelangen. Diapedesisblutung aus den diese umspinnenden Kapillaren erfolgt in das Zwischengewebe und kommt also nicht in Betracht."

Schon hier hätten Ricker die Angaben von Mönckeberg und von Langhans stutzig machen müssen: Mönckeberg hat besonders auf eine andere Quelle der Blutungen aufmerksam gemacht: „Der stellenweise sehr reichliche Austritt roter Blutkörperchen in das Harnkanälchensystem stand in Widerspruch mit den Veränderungen an den Glomeruli, die blutarm sich erwiesen." Niemals war im Kapselraum ein der Menge der vorhandenen roten Blutkörperchen entsprechender Austritt von Erythrozyten zu beobachten. „Das deutete direkt darauf hin, daß die roten Blutkörperchen in den Harnkanälchen nicht aus den Glomerulusschlingen stammten, sondern auf andere Weise in das System gelangt waren. Da wo rote Blutkörperchen und ihre Derivate besonders reichlich sich im Lumen der Kanälchen vorfanden, zeigten die umspinnenden Kapillaren eine Erweiterung und pralle Ausfüllung mit Blut, und in ihrer Umgebung ließen sich die roten Blutkörperchen durch das hier von Lymphozyten und relativ reichlichen eosinophilen Leukozyten durchsetzte interstitielle Gewebe sozusagen bis in das Lumen der Harnkanälchen hinein verfolgen, so daß kein Zweifel darüber bestehen kann, daß an diesen Stellen die Hauptquelle des Blutaustrittes in die Harnkanälchen zu suchen ist."

Koch konnte diese Beobachtung an unserem Material durchaus bestätigen und interstitielle Blutungen nachweisen: „An einzelnen Stellen ist deutlich sichtbar, daß die Erythrozyten die Wand eines Tubulus durchsetzen und dann frei im Lumen des Kanälchen zusammen mit abgeschilferten Epithelien liegen. Die Kapillaren in unmittelbarer Nachbarschaft der stark gefüllten, kleinen Venen sind stets stark mit Erythrozyten gefüllt. Wieder an anderen Stellen finden sich oft ausgedehnte streifige Blutungen im Interstitium, das Plasma ist dann schollig geronnen, der Endothelbelag hin und wieder noch deutlich erkennbar. In der unmittelbaren Umgebung dieser Erweiterungen und Blutungen ist das Gewebe reichlich mit Rundzellen und Leukozyten durchsetzt."

Langhans hinwiederum hat da, wo die Blutungen aus den Glomerulikapillaren stammen, auf eine andere Art ihrer Entstehung, als Ricker sie annimmt, aufmerksam gemacht.

„Infolge der höheren Grade der intrakapillären Prozesse wird der Blutdruck so gesteigert, daß eine der ersten Verzweigungen des Vas afferens zerreißt und das Blut sich in das Harnkanälchen ergießt, wie man dies auch bei Injektionen beobachtet. Auf diese Entstehungsart muß ich einen großen Teil der Blutungen zurückführen, namentlich alle die, wo bei der Sektion an Ober- und Schnittfläche der Rinde die bekannten schwarzroten Pünktchen und Strichelchen sich finden. Jedes Pünktchen und Strichelchen entspricht einer Gruppe von Harnkanälchendurchschnitten, die alle zu einem Kanälchen gehören, wie man sich leicht durch Vergleich mit den Extravasaten bei künstlicher Injektion überzeugen kann."

Der Einwand Rickers, daß bei einer Rhexisblutung eine Zerreißung des umgebenden Gewebes (welches?) nachgewiesen sein müsse, ist doch gerade hier, wo es sich um den Austritt von Blut durch die dünne Wand einer Kapillare und das hauchzarte Epithelialsynzytium in den freien Kapselraum handelt, nicht stichhaltig. Und bei einem Extravasat nach künstlicher Injektion kann man doch nicht gut von Diapedese sprechen.

Ricker aber glaubt, die Blutung könne nur durch Diapedese zustande kommen. Infolgedessen leugnet er einfach die Blutleere der Glomeruli, da sie sich — scheinbar — seiner mit ebenso großer Konsequenz wie Einseitigkeit verfochtenen Lehre von dem Stufengesetz der Reaktionen des Gefäßnervensystems auf Reize nicht einfügen läßt.

Ricker behauptet, am Anfang der Glomerulonephritis steht die Hyperämie, eine „peristatische" Hyperämie infolge Arterienverengerung mit stärkster Verlangsamung der Strömung in erweiterter kapillärer Strombahn, die sich zu vorübergehender Stase des roten Blutes steigert. — Es gibt keine andere Form der örtlichen Kreislaufänderung, bei der es durch Diapedese blutet.

„Dieser Zustand ist für die ersten Tage der Nephritis anzunehmen, also für eine Zeit, in der der Tod nicht eintritt und demgemäß auf die Bestätigung dieses Grades der Hyperämie durch mikroanatomische Präparate verzichtet werden muß".

Zum Beweis beruft sich Ricker hier einmal auf die oben schon erwähnten und beanstandeten Angaben von Herxheimer, zum anderen auf die Häufigkeit der initialen Hämaturie bei der Kriegsnephritis.

Ich kann es hier dahingestellt sein lassen, ob es wirklich nur eine einzige Form der Diapedesisblutung gibt — auch hier ist Rickers Vorstellung gegenüber der Mannigfaltigkeit der pathologischen Bedingungen wohl zu eng und einseitig — und lasse es offen, ob nicht Alteration der Schlingen z. B. nach voraufgegangener länger dauernder Blutleere oder infolge mykotischen Infektes genügt, den roten Blutkörperchen den Durchtritt zu gestatten, ob jede Stauungsblutung z. B. beim Keuchhusten, bei Thoraxkompression, ob die massenhaften kleinen Blutungen in die Haut des Unterarmes, die blitzartig nach der kurzen Stauung bei der Blutdruckmessung auftreten u. a. m. nervaler Genese sind und auf nerval bedingter Arterienkontraktion und Verlangsamung des Blutstromes in den terminalen Gefäßgebieten beruhen.

Ich gebe sogar, obwohl die Blutungen allem Anschein nach vielfach per rhexin erfolgen, die Möglichkeit zu, daß die initiale Hämaturie auf Diapedesisblutung beruht und infolge Blutstromverlangsamung (und Drucksteigerung) in den Kapillaren derjenigen Glomeruli, die bluten, zustande kommt; ich halte es sogar für höchstwahrscheinlich, daß die — wenigen — Glomeruli, die Blut austreten lassen, und denen die Blutpunkte auf der Oberfläche der nephritischen Niere entsprechen, mit rotem Blute überfüllt sind. Aber daran ist nicht zu zweifeln, daß die Zahl der jeweils blutüberfüllten Glomeruli bei der Nephritis auch im frühesten Anfangsstadium außerordentlich gering ist, so daß man im histologischen Präparat oft die größte Mühe hat, einen blutreichen Glomerulus zu finden, und dass die weitaus größte Mehrzahl der Glomeruli eben nicht von rotem Blut durchströmt wird.

Für Ricker dagegen besteht „kein Zweifel, daß im Anfangsstadium der Nephritis eine Hyperämie besteht, die sich in der Leiche hält, weil ein entleerendes Moment, die letzte Kontraktion der Arteriolen und Kapillaren ausbleibt infolge der Lähmung der Konstriktoren, die eine Grundlage des starken peristatischen Zustandes ist."

Aber auch in den späteren Stadien, in denen „die Konstriktoren der terminalen Gebiete bereits ein sehr Geringes an Erregbarkeit wiedergewonnen haben, kann doch keine Rede davon sein, die Armut der sog. geblähten Schlingen an Blutkörperchen auf Entleerung durch Kontraktion infolge Konstriktorenreizung zurückzuführen, also so zu erklären, wie dies beim Eintritt des Todes in der normalen Niere vor sich geht. Wenn sich also die Glomeruli sozusagen aus eigener Kraft nicht entleeren, so muß eine andere Kraft am Werke sein, die beim Sterben entsteht."

Die Tatsache, daß nach einer gewissen Dauer der Nephritis, in der zweiten Periode, aus der die ersten mikroanatomischen Präparate zur Verfügung stehen, die Glomeruli in der Leiche mehr oder minder blutleer angetroffen werden können, erklärt Ricker aus einer letzten Kontraktion der Arterien und deren Verharren auf längere Zeit im kontrahierten Zustande, den man als Totenstarre bezeichnet.

Mir scheint — ich sehe ganz davon ab, daß unser histologisches Material aus lebenswarm fixierten Nieren stammt —, daß eine letzte Kontraktion der blutgefüllten Arterien höchstens die Glomerulikapillaren mit Blut füllen, aber niemals entleeren könnte.

Man braucht nur den Befund bei der Stauungsniere mit dem der diffusen Nephritis, bei der oft eine gleich hochgradige Venenstauung infolge Herzschwäche, meßbar an der Höhe des Venendrucks, besteht, zu vergleichen, um sicher zu sein, daß die Blutleere der Glomeruli bei der Nephritis kein Kunstprodukt sein kann. Auch das sog. „Exsudat" in den Glomerulischlingen müßte bei dieser letzten Kontraktion der Arterien ausgetrieben und durch rotes Blut ersetzt werden.

Ricker schließt aus seinen Beobachtungen an der Konjunktival- und Mesenterialstrombahn des Kaninchens und deren Verhalten auf Reize (wie 44—46° warme Kochsalzlösung, Senföl in starker Verdünnung usw.) auf einen gesetzmäßigen Ablauf der Erscheinungen überall da, wo man von Entzündung spricht.

Er geht aus von dem Zustand, bei dem es per diapedesin blutet. Hier sieht man die Kapillaren stark erweitert, sie enthalten stärkst verlangsamt fließendes Blut. „Das Blut schleicht ungeordnet ataktisch, insbesondere ohne plasmatischen Wandstrom dahin". Als Ursache dieser stärksten Verlangsamung glaubt Ricker eine stärkste Verengerung der dem erweiterten Kapillargebiet vorgeschalteten Arterien anschuldigen zu dürfen.

Auf Grund der Annahme, daß die Blutung bei der Nephritis grundsätzlich nur eine Diapedesisblutung sein könne, und daß es keine andere Form der Kreislaufstörung im Körper gebe, bei der es durch Diapedese blutet, als die soeben gekennzeichnete, folgert Ricker, daß bei der durch Hämaturie sich äußernden Nephritis im ersten, mikroanatomisch nicht kontrollierbaren Stadium stärkste peristatische Hyperämie bestehen müsse.

Bei einem etwas geringeren Grade von Arterienverengerung, Kapillarerweiterung und Stromverlangsamung tritt nach Ricker der postrubrostatisch-leukodiapedetische Zustand ein. Die Verlangsamung bestimmten Grades bewirkt ein Zurückbleiben und Zahlreicherwerden der Leukozyten im Blute und läßt sie an der Wand in zunehmender Zahl zu Stillstand und zu Diapedese aus den kleinen Venen kommen.

„Das Blut kann dabei weiß, die Zahl der durchtretenden Leukozyten sehr zahlreich werden, so daß der Harn reich an Leukozyten wird". Dieser starke leukodiapedetische Zustand tritt nach Ricker „ausschließlich" nach dem starken oder stärksten perirubrostatischen Zustande ein, niemals nach Ischämie oder Fluxion.

Wenn ein abermals geringerer Grad von Erweiterung und Verlangsamung eintritt, so tritt Liquordiapedese, Diapedese körperchenfreier Blutflüssigkeit auf.

„Wie der Diapedesisblutung ein stärkster, so ist der Liquordiapedese (Ödem) ein geringerer mittlerer Grad des peristatischen Zustandes der terminalen Strohmbahn gesetzmäßig zugeordnet und als Ursache der Exsudation anzusehen, die ausschließlich in diesem (nerval gesetzten) Zustande der Strombahn aus in einem bestimmten (mittleren) Maße erweiterten und verlangsamt mit rotem Blut durchströmten Kapillaren erfolgt; Ursache der Verlangsamung ist ein mittlerer Grad der Verengerung der den Kapillarsystemen vorgeschalteten Arteriensegmente".

Ricker stellt sich also auf Grund seiner Beobachtungen des Kreislaufes vor, daß der Reizungszustand der Konstriktoren der vorgeschalteten Arterienstrecke im peristatischen Zustand am stärksten ist, sich im Laufe der Zeit abschwächt. „Da jedem Grade von Verlangsamung im terminalen Gebiete ein bestimmter Grad vorgeschalteter Arterienverengerung oder -enge entspricht, und da diese Verlangsamung nicht gleichmäßig, sondern stufenförmig abnimmt, so ist dasselbe von der Abnahme der Konstriktorenerregung und damit der Verengerung der Arterie anzunehmen."

Treten Spätblutungen auf, so wird angenommen, daß die Konstriktoren der vorgeschalteten Arterienstrecke in ihren starken Erregungszustand zurückfallen.

Die Vorstellung, daß die Hämaturie bei der Nephritis auf einer Diapedese beruhen müsse, daß ausschließlich die stärkste Kontraktion der vorgeschalteten Arterienstrecke zu roter Stase, zu Diapedesisblutung führen könne, und daß da, wo eine solche vorkommt, stärkste Kontraktion der vorgeschalteten Arterienstrecke angenommen werden müsse, macht es Ricker auch unmöglich, meine Lehre von der Ischämie und der Plasmaströmung in nach dem Tode leer und weit erscheinenden Kapillaren und Arteriolen anzunehmen.

„Was Volhard als leer und weit bezeichnet, ist im lebenden Körper mit verlangsamt fließendem rotem Blut gefüllt; nur in einer Phase des Prozesses ist das Blut mehr oder minder weiß. Nie fließt Plasma durch die Kapillaren bei der Nephritis. Wohl kann eine schwächere Reizung, die an den Konstriktoren der Arterien und Kapillaren gleichzeitig und gleichmäßig angreift, in einem voll erregbaren Strombahngebiet bewirken, daß das rote Blut in die Venen entleert wird und aus räumlicher Ursache nur noch Plasma die stark verengten Arteriolen und Kapillaren durchfließt; aber im Falle der Nephritis ist die Anfangsreizung stärker, sie erzeugt den peristatischen Zustand stärksten Grades, der mit dem Verlust der Erregbarkeit der Konstriktoren der terminalen Gebiete verbunden ist, die demgemäß erweitert oder weiter sind, ohne dabei „leer" zu sein; ihnen sind die schwächer reagierenden, d. h. von Konstriktorenreizung beeinflußten Arterien vorgeschaltet, so daß jenseits Verlangsamung des die erweiterte Strombahn passierenden Blutes entsteht. Die verengten blutführenden Arterien werden erst beim Sterben stärker verengt oder verschlossen, und tragen dazu bei, im Sterben die Glomeruli mehr oder minder zu entleeren."

Ricker kennt also sogar einen Zustand der Ischämie, bei der nur noch Plasma mit sehr spärlichen roten Blutkörperchen die Sperre passiert. Seine Definition der Ischämie, — „deren Bestehen eine mehr oder minder starke Blässe eines Organs oder Organteiles mit sich bringt, d. h. eine Durchströmung in verengten Arterien und in verengten Kapillaren; die einen dünnen, z. B. einreihigen Faden roten Blutes enthaltenden Kapillaren sind es, die bei bestehender Ischämie das blasse Aussehen bewirken" — stimmt mit meiner Vorstellung von dem Kreislauf in der Niere und im ganzen Körper bei der Nephritis vollständig überein.

Aber — weil Blutungen auftreten — muß bei der Nephritis die Anfangsreizung (d. h. die Arterienkontraktion) stärker sein.

Ganz abgesehen davon, daß es nur aus einzelnen Glomerulis blutet und nicht aus vielen, geschweige denn allen, so ist doch von vornherein anzunehmen, daß die Gefäßkontraktion stärker sein muß, wenn die verengte Stelle keine roten Blutkörperchen mehr durchläßt oder solche nur „tröpfelnd" in einer Reihe, als wenn sie noch so viel Blut durchläßt, daß jenseits der Sperre eine Hyperämie bestehen kann.

Es sei denn, daß es sich um einen plötzlichen Verschluß mit Stase handelt, wie z. B. in Beobachtungen von Jakobj am Frosch: „Gaben wir im Anschluß an eine starke Veronalnatriumerschlaffung der Gefäße eine starke Adrenalinlösung auf die Schwimmhaut, so kontrahierten sich die blutzuführenden Arterien unter Umständen so plötzlich und so stark, daß die noch in den Netzkapillaren reichlichen Blutkörperchen nicht mehr durch den Strom herausgespült werden konnten, da die Blutströmung in ihnen ganz erloschen war und nur noch die Stromkapillaren in schwachem Strom das zugeführte Blut den Venen zugehen ließen. So standen dann die Netzkapillaren vollgestopft von stagnierenden Blutkörperchen. War dagegen auf den durch Veronalnatrium lokal erweiterten Kreislauf eine schwache Adrenalinlösung zur Wirkung gebracht, so verengerten sich nun die Arterien ganz allmählich. Dabei behielten zwar die Netzkapillaren ihre vorher gewonnene Weite bei, doch wurden nun durch den abnehmenden, an Blutkörperchen armen, aber sie doch noch gleichmäßig durchsetzenden Strom die Blutkörperchen aus ihnen durch das Blutserum ausgespült, so daß nach kurzer Zeit eventuell nur noch ihre scheinbar leeren aber immer noch breiten Strombahnen das Gewebe durchsetzten" (W. Jacobj).

In dieser Beobachtung ist auch der Zustand der Plasmaströmung durch Verengerung der vorgeschalteten Arterienstrecke verwirklicht, und zwar im Zustand der Ischämie ohne gleichzeitige Kontraktion der Kapillaren.

Der wunde Punkt der Rickerschen Lehre liegt, das haben die schönen Studien von Fischer - Wasels und Tannenberg, die sich genau der gleichen Versuchsanordnung wie Ricker bedienten, ergeben, darin, daß Stase nicht immer die Folge der stärksten Kontraktion in der vorgeschalteten Arterienstrecke sein muß, sondern unabhängig von der Enge oder Weite der Arterien auftreten kann, und daß die dabei etwa auftretende Kontraktion der vorgeschalteten Arterienstrecke nicht die Ursache, wie Ricker glaubt, sondern die Folge der bereits vorher entstandenen Stase ist. Auf die durch die Stase und Aufhaltung des Blutstromes bedingte lokale Drucksteigerung antwortet die Arterie mit einer lokalen Kontraktion (B. Fischer - Wasels).

Das schließt natürlich nicht aus, daß auch eine Gefäßkontraktion, die bis zur Gewebsschädigung führt, Stase machen kann (vgl. die zweite Phase der Adrenalinwirkung S. 680 und 684), oder daß auf eine Gewebsschädigung die vorgeschaltete Arterie infolge reflektorischer Vasomotorenreizung mit Kontraktion antworten kann.

Auch die Leukozytenauswanderung ist nach der Nachprüfung der Rickerschen Lehre durch Fischer und Tannenberg weitgehend unabhängig vom Strömungscharakter.

Mit diesen Ergebnissen gerät das ganze Fundament der Rickerschen Lehre und seiner Stufengesetze ins Wanken. So wertvoll seine ausgezeichneten Beobachtungen über das verschiedene Verhalten der arteriellen und der terminalen Strombahn sind, so lassen sie sich doch nicht nur aus einer nervalen Reizung verschieden hohen Grades erklären.

Der Faktor der Gewebe, die Wechselbeziehung zwischen dem atmenden, bzw. einem in seiner Be- und Entlüftung gestörten Gewebe und der terminalen Strombahn, spielt allem Anschein nach für deren Verhalten, Weite, Blutfüllung und Strömung eine viel größere Rolle (vgl. S. 682 Hirnblutung).

Wenn Ricker meine Erklärung der Erweiterung der Strombahn durch Asphyxie z. B. deshalb beanstandet, weil dann auch die — verengte — Arterie weit werden müßte, so übersieht er, daß das, was die terminale Strombahn erweitert, die Asphyxie der gegen Sauerstoffmangel hochempfindlichen Gewebe ist, bei der saure Stoffwechselprodukte entstehen, die die Kapillar- und eventuell Arteriolenwand durchdringen und beeinflussen, während die Arterien, wie

alle mesenchymalen Gewebe, ihrem geringeren Eigenstoffwechsel und Sauer-
stoffbedarf entsprechend, gegen O_2-Mangel sehr viel weniger empfindlich sind.

Tatsächlich kommt es aber auch in den kleinen Arterien zur Erweiterung, wenn die
Gefäßkontraktion oberhalb stark und anhaltend genug gewesen ist, um die Gefäßwand
asphyktisch zu schädigen. Das kann man aus der Durchtränkung der Gefäßwand, der
Vakuolisierung der Muskularis, der Aktivierung der Endothelien und der schließlichen
Endarteriitis schließen, bei der die elastischen Fasern nicht gewellt, sondern gestreckt
verlaufen.

Wenn Ricker schreibt, seine und meine Lehre hätten eines gemeinsam
auf dem Gebiet der Nephritislehre, die Enge und Verengerung der Interlobulararterien oder Afferentes, so kann ich dieser Übereinstimmung nicht froh
werden, denn nach Ricker spielt sich der gleiche Vorgang an der innervierten
Strombahn überall da ab, wo man von akuter oder chronischer Entzündung
spricht. Er ist nach seiner Auffassung im Grunde der gleiche bei der Glomerulonephritis, der Sublimatniere, der Nephrose, bei der sekundären wie genuinen Schrumpfniere, bei der eklamptischen wie bei der echten Urämie. Von
der Sonderstellung der angiospastischen Phänomene bei der Nephritis im Gegensatz zu den ohne Blutdrucksteigerung verlaufenden Nierenkrankheiten ist keine
Rede, und Rickers Kontraktion der vorgeschalteten Arterienstrecke hat mit
der der nephritischen Blutdrucksteigerung zugrunde liegenden allgemeinen
Gefäßkontraktion nichts, aber auch gar nichts zu tun. Seine Definition: was
sich bei der Nephritis abspielt, sind „Nierenstrombahnanfälle", die zu Arterienhypertonie „hinzutreten", läßt jeden Versuch einer Erklärung der — nach
seiner Meinung stets nerval bewirkten — Hypertonie vermissen und den
Nierenstrombahnanfall als eine ebenso ungeklärte zufällige Komplikation jener
erscheinen.

Der Gedanke, daß eine funktionelle Kreislaufstörung der Pathogenese der Nephritis zugrunde liegt, die mit der Blutdrucksteigerung zusammenhängt, findet sich schon in der älteren Literatur.

Mahomed hatte 1874 den Standpunkt vertreten, daß im präalbuminurischen Stadium
der Nephritis (wie der Puerperaleklampsie) ein Vergiftungszustand des Blutes durch harn-
pflichtige Stoffe besteht, weil eines der sekretorischen Organe, z. B. die Haut oder der Darm
seine Tätigkeit einstellt. Dadurch entsteht eine Zunahme der Spannung im Arteriensystem;
Albuminurie und Nephritis sind die Folge von Kongestion unter hohem Druck, während
ein Zustand von Entzündung geleugnet wird.

In der anschließenden Kontroverse mit Johnson wendet sich dieser gegen die Annahme
einer Kongestion in den Kapillaren. Bei hohem Blutdruck und gesteigerten Widerständen
müsse ein verminderter Druck auf den Kapillaren lasten.

Mahomed antwortet: Die Kapillarkraft (die chemisch-vitale Attraktion für das Blut,
die die Gewebe besitzen) spiele eine wichtige Rolle in der Zirkulation. Wird diese Kapillarkraft durch ein Blutgift zerstört, dann wird der Widerstand in den Kapillaren zunehmen.
Ein Zustand von partieller Kapillarstase wird auftreten. Mit Abnahme der Kapillarkraft
muß die vis a tergo zunehmen, daher hoher Druck in den Kapillaren und in dem arteriellen System. Zuerst tritt bei dem erhöhten Druck eine positive Guajakreaktion auf,
wenn der Druck noch höher steigt Albuminurie in direktem Verhältnis zum Grade der
Drucksteigerung. Bei noch stärkerer Blutdrucksteigerung tritt Ruptur der Kapillarwände
ein, und Blut tritt aus in die Harnkanälchen. Wenn Johnsons Theorie richtig wäre, so
müßten wir hier den niedrigsten Druck in den Kapillaren annehmen, wenn er Ruptur ihrer
Wände verursacht. Die Zellproliferation hat nichts mit Entzündung zu tun, sondern
kommt von dem gesteigerten Blutzufluß zur Niere.

Johnson antwortet, daß kein Beweis für die Existenz dieser mystischen Kapillarkraft
geliefert sei, deren Aufhebung gesteigerten Druck und Hypertrophie der Arteriolenwände
hervorrufen könne. Die Blutdrucksteigerung entstehe nicht durch ein Hindernis in den
Kapillaren, Verlust oder Verminderung der Kapillarkraft, sondern infolge des Widerstandes
der muskulären Arteriolen und unter dem Einfluß der vasomotorischen Nerven. Mahomeds
Erklärung der Pathogenese sei so: Das vergiftete Blut zerstört die Adaption zwischen Blut
und Geweben, die Folge ist Zunahme des arteriellen Druckes, dem folgt Kongestion der
Kapillaren und infolge des gesteigerten Blutzuflusses gesteigerte Zellproduktion. Nach
dieser Theorie würde also ein gesteigerter Blutzufluß zu den Geweben herrühren von der

Aufhebung der Kapillarkraft, die für eine motorische Kraft gehalten wird, und eine Zunahme von Gewebsbildung würde zusammenfallen mit Veränderung der vitalen Attraktion zwischen Blut und Gewebe. Diese Voraussetzungen widersprächen eine der anderen.

Die Vorstellung Mahomeds, daß es durch eine Giftwirkung (Scharlach, Erysipel, Exanthem, Blei, Gicht, Alkohol, Schwangerschaft) zur Abnahme der „Capillary power" und durch Abnahme der vis a tergo zu Blutdrucksteigerung komme, findet sich fast wörtlich wieder bei Kylin.

Aus der wichtigen Beobachtung, daß der kapillare Kompressionsdruck bei der Nephritis gesteigert ist, bei dem essentiellen Hochdruck dagegen nicht, zieht er folgende Schlüsse für die Pathogenese der Nephritis: Ihr Wesen besteht in einer „diffusen organischen Erkrankung des Kapillarsystems", das Primäre besteht „in einem diffusen Kapillarschaden, der das ganze Kapillarsystem des Körpers trifft". Erst wenn dieser Kapillarschaden — Kylin denkt dabei an eine Insuffizienz der hämodynamischen Kraft der Kapillaren — einen gewissen Grad erreicht hat, treten im Urin die typischen Symptome auf.

Über seine Vorstellung, daß die Blutdrucksteigerung zum Teil die direkte Folge des Nachlasses der Kapillarkraft, zum Teil die indirekte Folge des Kapillarschadens sei, der durch Axonreflex, vergleichbar der Histaminwirkung, eine Arteriolenkontraktion auslösen soll, ist bereits S. 426 berichtet worden.

Eine derartige „Allgemeinkrankheit" im Sinne einer Erkrankung aller Körperkapillaren (Groß), einer Capillaropathia universalis (Kylin), bei der diffusen Nephritis und der Schwangerschaftsniere anzunehmen, besteht aber nicht die geringste Veranlassung.

Dieser Gedanke findet sich nach Mahomed zuerst wieder bei Münzer.

Die Feststellung, daß bei akuten Infektionskrankheiten infolge von künstlicher Stauung leicht Blutungen auftreten (Rumpel-Leede, Stephans Endothelsymptom) hat Münzer die Möglichkeit nahe gelegt, „daß die bei den verschiedenen Infektionskrankheiten besonders bei Scharlach so häufig zu beobachtende Glomerulonephritis nur Teilerscheinung der all - gemeinen Kapillaraffektion sein könnte, daß die Nierenentzündung solcher Kranker gar häufig abheilt, während die Kapillaraffektion im übrigen Körper (vor allem in den Kapillargefäßen der Haut) schleichend weiter besteht, so daß der vielleicht nach Jahr und Tag zu beobachtende hohe Blutdruck einfach das Endresultat der durch die Infektionskrankheit gesetzten Kapillaraffektion darstellt."

Munk hat diesen Gedanken aufgenommen und stellt sich vor, daß „bei der akuten Nephritis die ätiologische Noxe eine Schädigung der kleinsten Gefäße in allen Organen, d. h. eine allgemeine krankhafte Veränderung der Arteriolen und Kapillaren verursacht, wobei nicht allein das Protoplasma der Zellen, sondern auch alle Körperkolloide, d. h. auch die Körpersäfte eine Änderung ihres physikalisch-chemischen Zustandes, eine physikalische Dekonstitution erleiden". Alle die Gründe, die Munk für seine Annahme einer allgemeinen Gefäßschädigung bei der Glomerulonephritis anführt, das Auftreten von Retinitis, von Ödem, von eklamptischen Krämpfen, von Hypertonie im Beginn der Erkrankung, sind für mich schon früher bestimmend gewesen, den krankmachenden Vorgang nicht in einer „Entzündung" und nicht in einer primären allgemeinen Erkrankung der Arteriolen und Kapillaren, deren Folge jene Erscheinungen sein sollen, zu sehen, sondern in einer allgemeinen Gefäßkontraktion.

Auch Nonnenbruch spricht von einer allgemeinen Erkrankung, die besonders die Gefäße betrifft, „die Schädigung der Nierengefäße führt zu Albuminurie und Hämaturie. Die Schädigung der peripheren Gefäße führt zur vermehrten Durchlässigkeit und Kontraktion, die sich in Ödem und Blutdrucksteigerung äußert".

Ebenso meint Kahler, eine diffuse allgemeine Gefäßalteration sei nach Munk und Plesch bei hypertonischen Nephritiden aller Stadien „zweifellos" vorhanden. Von dieser werde ein Reflex ausgelöst, der durch die untergeordneten Gefäßzentren hindurchläuft und eine allgemeine Gefäßkontraktion hervorruft.

Sicherlich besteht bei der diffusen Glomerulonephritis eine „Allgemeinerkrankung", wenn man will, auch eine allgemeine Intoxikation, sie geht wohl auch mit physikalisch-chemischen Veränderungen einher, aber das Wesen dieser Allgemeinerkrankung besteht meines Erachtens nicht in einer toxisch entzündlichen Alteration aller Gefäße und Kapillaren, sondern in einer allgemeinen Ischämie, hervorgerufen durch Engerstellung der Gefäße. Durch diese allgemeine Gefäßkontraktion wird, gleichgültig ob wir sie als renal oder extrarenal, als Ursache oder Folge der Nierenerkrankung ansehen, zweifellos der ganze Körper in Mitleidenschaft gezogen.

Ja es kann — sekundär — zu folgenschweren Gefäßschädigungen auch außerhalb der Niere kommen, wie z. B. in jenem Falle einer abklingenden Kriegsnephritis, bei dem plötzlich nach der Defäkation ein Koma auftrat, das an Urämie denken ließ. Die Autopsie ergab am Boden des 4. Ventrikels multiple kleine Blutaustritte aus Kapillaren, ein Vorkommnis, das Herxheimer als „allgemeine Kapillarschädigung" gedeutet hat.

Man wird hier ebensowenig den sekundären, postischämischen Charakter der Kapillarschädigung in Zweifel ziehen, wie den der Arterienschädigung, die bisweilen im Verlauf der akuten Nephritis (wie der Eklampsie) zu massiven Hirnblutungen führt (vgl. S. 674).

Mönckeberg hat z. B. einen Fall von Kriegsnephritis beschrieben, der $2^1/_2$ Wochen nach Beginn der Erkrankung ebenfalls unter Erscheinungen, die an Urämie denken ließen, gestorben war. Hier fanden sich zwei große frische Blutungsherde an atypischer Stelle, von denen der eine von einer weiß erweichten, etwa 1 cm breiten Zone umgeben schien.

Umgekehrt kann aber auch die — primäre — „allgemeine Gefäßerkrankung", d. h. die angiospastische Ischämie an allen anderen Organen früher und stärker in die Erscheinung treten als gerade an der Niere: Herzschwäche, Atemnot, Ödem, ja eklamptische Krämpfe können als Folge der allgemeinen Gefäßkontraktion alarmierend in die Erscheinung treten, noch ehe Eiweiß im Urin aufgetreten ist. Das ist natürlich kein Beweis für Kylins Ansicht, daß das, was den Nierenerscheinungen voraufgeht, der universelle Kapillarschaden ist. Aber es paßt andererseits wieder arg schlecht zu der „unerschütterten" und „gar keinem Zweifel unterliegenden" Überzeugung von Fahr, daß der „entzündliche" Prozeß im Glomerulus den primären Vorgang darstellt, und daß die Blutdrucksteigerung hier wie fast immer einen kompensatorischen Vorgang bedeutet, der in den genannten Fällen ohne Nierenerscheinungen etwas kompensiert, was noch gar nicht vorhanden ist.

Auch das — übrigens sehr verschiedenartige — Bild der der mikroskopischen Betrachtung zugänglichen Hautkapillaren (vgl. S. 410, 1271) spricht ebensowenig wie das der kleinen Arterien im Augenhintergrund für eine Kapillaritis.

Auch die — nach unseren Erfahrungen (Klingmüller) nicht konstante und oft erst im Abklingen der Erkrankung auftretende — Kapillardrucksteigerung (vgl. S. 1271) hat nichts mit einem Kapillarschaden zu tun.

Die Ablehnung, die meine Lehre von der angiospastischen Natur der Durchblutungsstörung bei der Nephritis von der Kritik der Pathologen erfahren hat, hat mich veranlaßt, nach weiteren Beweisen für den funktionellen Charakter der Ischämie zu suchen, und ich glaube, unsere Injektionsversuche zeigen unwiderleglich, daß das Hindernis für die Blutfüllung der Knäuelschlingen nicht in diesen selbst gelegen sein kann. Denn es gelingt, wie Loeschcke (nicht veröffentlicht) und mein Mitarbeiter Hülse gezeigt haben, bei frischen Fällen unmittelbar nach dem Tode von einem Aste der Nierenarterie aus alle Glomeruli des zugehörigen Nierenabschnittes mit Tusche oder einer Blutkörperchenaufschwemmung zu injizieren, und das unter einem Drucke, der den im Leben gemessenen nicht übersteigt; und zwar gelingt das an Nieren, deren nicht injizierte Abschnitte die typische Blutleere der Glomeruli aufweisen. Wenn während des Lebens der Blutdruck nicht imstande war, diese sich unmittelbar nach dem Tode als wegsam erweisenden Knäuel mit Blut zu füllen, so kann das Hindernis nicht in den Knäueln selbst, sondern nur in dem Kontraktionszustande der Arterien gelegen haben, der nach dem Tode erlischt.

Mit Rücksicht auf die große theoretische Bedeutung dieser meines Erachtens überzeugenden Versuche will ich ein Beispiel aus der Hülseschen Mitteilung hier einfügen:

Herbert W., 8 Jahre. Am 15. 4. 1920 wurden nach Grippe geschwollene Füße und gedunsenes Gesicht bemerkt, am 20. 4. Überweisung in die Klinik. Gedunsenes Gesicht, Ödem, Atemnot, leichte Zyanose, große Leber. Urin trübe, bräunlich, Menge 75 ccm. Albumen 3 pro Mille. Sediment: Erythrozyten, Zylinder positiv. Am 24. 4. Benommenheit, eklamptische Anfälle, am 25. 4. Exitus. Blutdruck am 25. 4. vormittags 165 mm Hg.

Nieren makroskopisch: Kaum vergrößert, Kapseln leicht abziehbar. Oberfläche glatt mit zahlreichen kleinen Blutpunkten. Auf der Schnittfläche ziemlich scharfe Zeichnung, Rinde blaß, bräunlich, Pyramiden dunkler gefärbt.

Mikroskopisch: (Vgl. Abb. 108 und 109) Glomeruli groß, die Kapseln ganz füllend. Starke Kernvermehrung in den Schlingen. Leukozytenzahl 50 — 60 (Oxydasepräparat). Schlingen sehr stark gebläht, nur hin und wieder ein isolierter Erythrozyt in der körnigen Schlingenfüllung sichtbar. Einzelne Glomeruli ganz blutleer, Kapselräume fast frei, nur vereinzelt einige Erythrozyten. Vasa afferentia vollständig blutleer. Die peripherischen Abschnitte der Art. interlobularis enthalten nur hyaline Eiweißmassen, in denen ab und zu Erythrozyten eingestreut sind. Die intertubulären Kapillaren sind zum Teil blutleer, zum Teil blutgefüllt, letzteres besonders um ganz blutleere Glomeruli. Die kleinen Venen weit, stark mit Blut gefüllt. In den Tubuli viel geronnenes Eiweiß, in das zahlreiche Blutkörperchen eingestreut sind. Keine nennenswerte Verfettung.

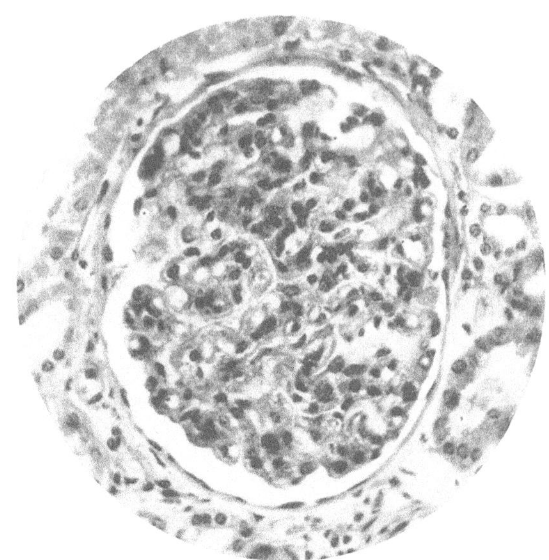

Abb. 108. Glomerulus aus dem nicht injizierten Abschnitt der in Abb. 110 injiziert abgebildeten Niere.

Die Injektion erfolgte bei einem Maximaldruck von 145 mm Hg. Dabei wurde eine vollständige Injektion der blutleeren Gefäßabschnitte erzielt (vgl. Abb. 110).

Fahr hat gegen die Beweiskraft dieser Versuche folgenden Einwand erhoben: Da bei der frischen Glomerulonephritis keineswegs alle Schlingen blutleer sind und die Schlingenwand noch keine deutliche Veränderung erfahren hat, so erscheint es ihm durchaus plausibel, daß man hier die Glomeruli noch injizieren kann, während in älteren Fällen, bei denen sich schon Wandveränderungen eingestellt haben und die Schlingen, wenn sie noch durchgängig sind, zum mindesten in ihrer Elastizität gelitten haben müssen, eine Injektion selbstverständlich auf viel größere Schwierigkeiten stößt. Dieser Einwand ist aber ganz und gar nicht stichhaltig, wie schon der Vergleich des injizierten und des nicht injizierten Präparates zeigt. Das was gerade gar nicht plausibel ist, das ist die Tatsache, daß die unmittelbar nach dem Tode so leicht injizierbaren Glomeruli im Leben unter ebenso hohem bzw. etwas höherem Drucke eben nicht vom Blut injiziert, gefüllt worden sind. Mit der Elastizität hat dies ebensowenig zu tun wie die Tatsache, daß bei Schrumpfnieren mit organischen Verschlüssen der Glomeruli diese weder im Leben noch nach dem Tode zu injizieren sind.

Ganz unmöglich ist es aber, die von Fahr nicht bestrittene Erythrozytenarmut der Vasa afferentia und Glomeruli auf die Schwellung und Proliferation ihrer Endothelien zurückzuführen, denn da müßte, wie oben schon erwähnt, das Bild bei gelungener Injektion — und im uninjizierten Präparat — ganz anders aussehen.

Diese Kritik hat Fahr veranlaßt, seine Befunde zu revidieren. Die „Ergänzung seiner bisherigen Beobachtungen" hat ihm gezeigt, „daß schon außerordentlich früh der entzündliche Prozeß vom Glomerulus aufs Vas afferens (und efferens) überkriechen kann —, eine Verengerung des Lumens kommt dadurch natürlich zustande, aber diese Verengerung ist nicht durch primäre Spasmen der Arteriolen bedingt, wie Volhard das will, sondern durch Endothelschwellung im Rohre des Gefäßchens, also durch eine Veränderung, die morphologisch der am Glomerulus entspricht."

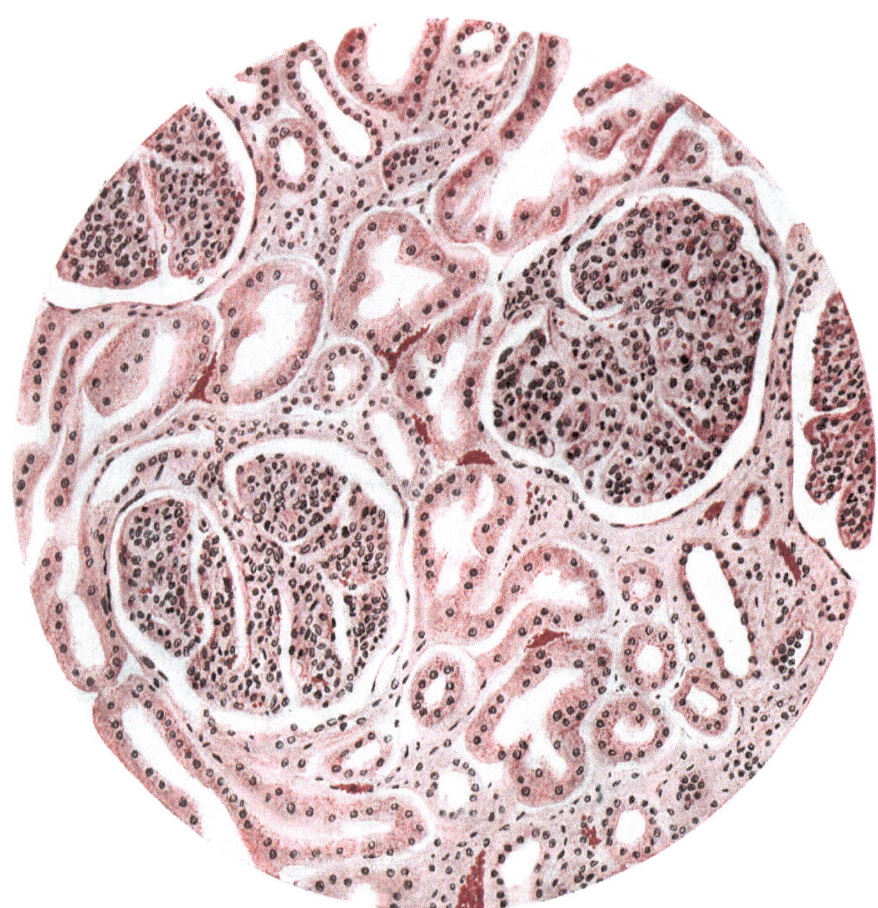

Abb. 109. Blutleere Glomeruli aus dem nicht injizierten Abschnitt der Niere von Abb. 108 und 110.

„Wenn auch die Entzündung sich schon sehr früh im Vas afferens etablieren kann", (das würde der Vorstellung von Aufrecht, die akute Nephritis bestehe in einer Entzündung der Vasa afferentia, entsprechen) „so bleibt doch die Auffassung unerschüttert, daß bei der Glomerulonephritis der in den Glomerulusschlingen sich abspielende — wohl durch Abscheidung von Toxinen bedingte — entzündliche Vorgang den Prozeß einleitet und für seine weitere Entwicklung bestimmend ist. Beginnt die Entzündung in der Arteriole und wird der Glomerulus erst sekundär befallen, so handelt es sich eben nicht um eine Glomerulonephritis, sondern um eine maligne Nephrosklerose".

Aber auch diese Erklärung der Blutleere der Glomeruli durch eine — bei einer auf die Vasa afferentia „übergekrochenen" Entzündung „natürliche" — Verengerung dieser Gefäßchen ist keineswegs überzeugend.

Von einer organisch-mechanischen Verlegung und Zuschwellung der Vasa afferentia kann, wie aus jedem histologischen Schnitt hervorgeht, gar keine Rede sein. Man müßte denn mit Munk annehmen, daß die Endothelien augenblicklich nach dem Tode entschwellen, womit aber wieder seine Beobachtung in Widerspruch steht, daß die Quellung am ungefärbten und unfixierten Gefrierschnitt noch deutlich erhalten ist. Ricker hat überdies die Injizierbarkeit der Glomeruli bestätigt und hervorgehoben, daß die Quellung der Kapillarwand und Schwellung des Kapillarsymplasmas — Fahrs Endokapillaritis — keinen Widerstand bietet. Das dicke und lumenwärts verwaschen begrenzte Symplasma flache sich ab.

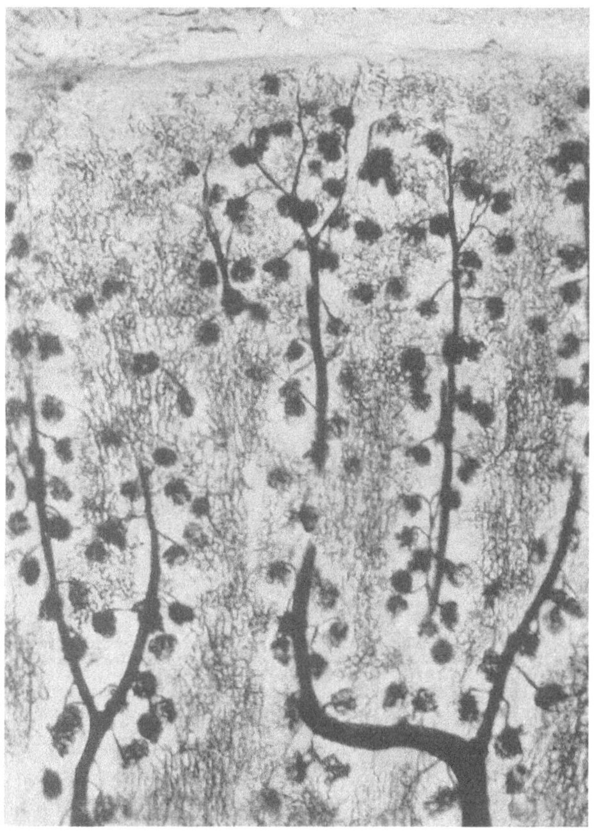

Abb. 110. Akute Glomerulonephritis. Dieselbe Niere wie in Abb. 108 u. 109, aber mit Tusche injiziert. (Aus F. Volhard: Über die Pathogenese der Nephritis, Krankheitsforschung I. 1925.)

Ganz unannehmbar erscheint aber wieder die Vorstellung Rickers, daß es die oben erwähnte, „im Tode und nach ihm erfolgende Entleerung des Blutes sei, die dem Epithel (Endothel), das sonst unter dem Blutdrucke (der in den erweiterten Kapillaren infolge der vorgeschalteten Arterienenge vermindert ist) flachere Gestalt besitzt, die Größe verleiht, die man im (nicht injizierten) Schnittpräparat feststellt. Solche injizierte Kapillaren sind im injizierten Zustande weit. Es ist nicht der mindeste Grund vorhanden anzunehmen, daß im Körper der Blutdruck nicht diese erniedrigende Wirkung auf das in der Leichenniere vergrößerte Symplasma der Kapillaren ausübt, in denen, wie wir gesehen haben, vermehrtes, je nach dem Stadium rotes oder weißes Blut fließt" (S. 90).

Eben weil dazu kein Grund vorhanden ist und es undenkbar ist, daß die Zellen diese Form erst im Tode infolge der letzten Kontraktion der Arterie angenommen haben, müssen wir mit Bestimmtheit annehmen, daß diese Kapillaren mit den geschwollenen Endothelien, die nach dem Tode noch abgeschilferte Zellen, Leukozyten und „Exsudat" enthalten, nicht vom Blutdruck getroffen und nicht vom Blut durchströmt worden sind.

Darüber kann meines Erachtens nicht der geringste Zweifel bestehen, daß diese Bilder — die Ausfüllung der Kapillaren mit einem Netzwerk fädiger Massen, die Endothelzellen, Leukozyten, auch hin und wieder ein rotes Blutkörperchen in sich schließen, die Quellung, Vorbuckelung der Kerne und Wucherung der Endothelzellen — nur entstehen können in einem Gefäß, das von dem Blutstrom kaum durchspült wird, dessen Wand vom Blutdruck entlastet ist.

Dementsprechend ist auch die bei schweren Fällen so oft und in so ausgedehntem Maße zu beobachtende Erythrozytenleere in den intertubularen Kapillaren ebensowenig ein Kunstprodukt wie die gleichfalls in allen schweren anurischen Fällen von uns beobachtete Blutleere der Interlobulararterien. Denn auch hier finden wir dann die gleiche Wandveränderung wie in den Glomerulikapillaren: Quellung und knospenartiges Vorspringen von Endothelkernen, die in das Lumen hineinragen, und denselben Inhalt: Krümelige Eiweißmassen, die Leukozyten und Endothelkerne in sich schließen. Mit der Fahrschen Vorstellung, daß in solchen Fällen der entzündliche Prozeß vom Glomerulus auf die prä- und postglomerulären Gefäße „überkrieche" (kriecht der Prozeß vom Glomerulus auf die Arteriole, so ist es eine Glomerulitis, kriecht er von der Arteriole auf den Glomerulus, so ist es eine maligne Sklerose), vermag ich ebensowenig wie mit der Vorstellung einer Exsudation in die Gefäße hinein einen Sinn zu verbinden.

Die vollständige Injizierbarkeit der Glomeruli beweist aber auch, daß der Widerstand im Leben, der die Erythrozytenarmut der Interlobulares, der Vasa afferentia und Glomerulikapillaren bedingte, nicht auf der Zähflüssigkeit des Inhaltes, des sog. Ex- oder Insudates beruhen kann, wie Lichtwitz glaubt:

„Als Hindernis für den Blutstrom kommt in erster Linie das von Langhans beschriebene zähflüssige intrakapillare Exsudat in Betracht. Bei Zunahme der Exsudation muß sich diese Masse zunächst in das Vas afferens zurückstauen, das infolgedessen erweitert und blutleer wird."

Die unvollständig gelungenen Versuche von Langhans (vgl. S. 1185), auf die sich Lichtwitz dabei anscheinend beruft, sind durch die gelungenen von Hülse und Ricker entkräftet; in lebenswarm der Leiche entnommenen Nieren ist diese Masse, die längere Zeit nach dem Tode erst gerinnen mag, jedenfalls noch so flüssig, daß sie einem den Blutdruck im Leben nicht übersteigenden Injektionsdruck weicht.

Der Widerstand des pathologischen Anatomen gegen die Vorstellung einer angiospastischen Abdrosselung des Blutstromes ist aus der einseitigen Einstellung auf das sichtbare Zustandsbild nach dem Tode wohl zu verstehen, während der Kliniker den Vorgang zu begreifen sucht. Wir sehen ja am Krankenbett die Umwälzung im Kreislauf und messen die Blutdrucksteigerung, die nach den von uns und anderen immer wieder bestätigten Beobachtungen von Riegel in typischen Fällen allen anderen Erscheinungen voraufgeht.

Daß dieser akuten Blutdrucksteigerung eine Erhöhung der Widerstände in der gesamten Peripherie zugrunde liegen muß, wird niemand bezweifeln, ebensowenig, daß diese Steigerung der Widerstände hier funktionell bedingt sein und in einer allgemeinen Gefäßzusammenziehung bestehen muß. Ich kann mir wenigstens nicht denken, daß die Vorstellung von Munk, es handele sich in der Peripherie wie in der Niere um eine durch physikalische Dekonstitution des Protoplasmas bedingte Quellung der (aller?) Gefäßwände, die nach dem Tode (unmittelbar?) verschwindet, viel Gegenliebe finden wird.

Wenn aber eine allgemeine Gefäßkontraktion klinisch das erste ist, so haben wir uns nur noch die Frage vorzulegen, ob die Nierengefäße sich an dieser beteiligen oder nicht. Im ersteren Falle werden wir eine Erschwerung der Nierendurchblutung und arterielle Anämie, im letzteren Falle eine passive Überfüllung der Nieren mit Blut und arterielle Hyperämie zu erwarten haben.

Wenn wir nun die übergroße Mehrzahl aller Knäuel und Vasa afferentia, ja bisweilen der Interlobulares, blutleer oder im höchsten Grade blutarm finden, so dürfen wir doch mit Sicherheit ausschließen, daß die Nierenarterien sich nicht an dem allgemeinen Gefäßkrampf beteiligen. Wir werden also gezwungen, einen Krampf auch der Nierengefäße anzunehmen, gleichgültig, ob dieser etwa das Primäre ist und als Ursache der allgemeinen Gefäßzusammenziehung in Frage kommt, oder ob der Krampf der Nierengefäße nur eine Teilerscheinung der allgemeinen Gefäßkontraktion ist. In jedem Falle haben wir mit einer den klinischen Nierenerscheinungen voraufgehenden krankhaften Zusammenziehung der Nierengefäße zu rechnen und sie in jeden Erklärungsversuch der histologischen Symptome einzusetzen.

Hier ist der Pathologe für das Verständnis des Vorganges auf den Zustand im Leben und damit ganz auf die Angaben des Klinikers über den Blutdruck angewiesen, besonders dann, wenn die Hypertrophie der linken Kammer noch fehlt, die ihm die Annahme nahe legen könnte, daß ein abnormer funktioneller Zustand die Widerstände im arteriellen Gefäßsystem erhöht hat. Doch sagt eigentlich die Dilatation der linken Kammer schon genug.

Ich erinnere an ähnliche funktionelle Zustände an anderen Organen, deren Kenntnis dem Pathologen erst das Verständnis für die Pathogenese und den sekundären Charakter der organischen Veränderungen eröffnet hat.

So wurde z. B. solange von einer „idiopathischen" Erweiterung der Speiseröhre, Herzhypertrophie gesprochen, bis der Kliniker auf die nur der Beobachtung im Leben zugänglichen Ursache, den Dauerkrampf der Kardia, die Blutdrucksteigerung, aufmerksam gemacht hatte. Ebenso gibt es Fälle von hydronephrotischer Schrumpfniere, die ihre Entstehung einem nur während des Lebens bestehenden und feststellbaren Dauerkrampf des Blasenschließmuskels ihre Entstehung verdanken.

In diesen Fällen liegt freilich der primäre Charakter des Krampfes und seine Bedeutung als Ursache klar auf der Hand. Anders bei der Nephritis. Hier ist die Frage: Was ist das Primäre, die Nephritis oder die allgemeine Gefäßkontraktion? noch strittig. Bisher hat kaum jemand daran gezweifelt, daß die Blutdrucksteigerung die Folge der Nephritis ist und etwa eine Einrichtung darstellt, die darauf hinzielt, die Durchblutungsstörung gerade in der Niere zu beheben. So meint Reichel: „Ein besonderer, irgendwie automatisch einsetzender Vorgang muß den Organismus veranlassen, gerade diese Gefäßverschließung nicht zu dulden, sondern Drucksteigerung und damit unter günstigen Umständen Aktivitätshypertrophie des Herzens dagegen zu stellen." Ich brauche nur an die viel ventilierte und auch von Fahr übernommene Vorstellung zu erinnern, daß die Blutdrucksteigerung etwas Nützliches und Zweckmäßiges sei und die Aufgabe habe, bei Verkleinerung der Filtrationsfläche den Filtrationsdruck zu erhöhen (Bier), eine Vorstellung, die nur dann berechtigt wäre, wenn sich die Nierengefäße an der allgemeinen Gefäßkontraktion nicht beteiligten.

Für die Histogenese des morphologischen Bildes der Nephritis ist diese Frage von untergeordneter Bedeutung, da an der Tatsache nicht zu zweifeln ist, daß die Nierengefäße sich an dieser der Blutdrucksteigerung zugrunde liegenden allgemeinen Gefäßkontraktion in elektiv hohem Grade beteiligen.

Für die Pathogenese der Nephritis selbst ist es aber von höchster Bedeutung, ob dieses pathognomonische Symptom der Blutdrucksteigerung, d. h. die allgemeine Gefäßkontraktion, renal oder extrarenal bedingt ist, mit anderen Worten, ob sie die Folge der Nierenerkrankung oder vielleicht gar ihre Ursache darstellt.

Unter dem Zwange der weit verbreiteten Vorstellung, daß jede Blutdrucksteigerung die Folge einer Nierenerkrankung, und der allgemein angenommenen

Vorstellung, daß gerade die Blutdrucksteigerung bei der akuten Nephritis die Folge dieser Nierenerkrankung sei, habe ich früher auch bei dieser eine renale Entstehung der Blutdrucksteigerung angenommen und sie als Folge der — bereits als angiospastisch erkannten — Durchblutungsstörung der Nieren gedeutet.

Nachdem wir aber zu der Einsicht gekommen waren, daß der Blutdrucksteigerung bei der Nephritis eine allgemeine Gefäßkontraktion zugrunde liege, mußten wir uns die Frage vorlegen:

Könnte nicht auch die allgemeine Gefäßkontraktion das Primäre, der Spasmus der Nierengefäße nur eine Teilerscheinung, die Nephritis also die Folge der allgemeinen Gefäßkontraktion sein?

Die Annahme eines Spasmus der Nierengefäße ist, wie oben dargelegt, ein logisches Postulat, keine Hypothese und läßt sich durch Injektionsversuche beweisen.

Die Annahme einer allgemeinen Gefäßkontraktion läßt sich beweisen aus der Kombination von Blutdrucksteigerung mit Blässe der Haut und der in schweren Fällen sichtbaren Verengerung der Netzhautarterien.

Die Untersuchungen von Hülse und Bohn haben ergeben, daß im akuten Stadium der Nephritis (wie bei der Schwangerschaftseklampsie) vasoaktive Stoffe im Blute kreisen, woraus wiederum auf den allgemeinen Charakter der Gefäßkontraktion und überdies auf einen chemischen, hämatogenen Mechanismus der Blutdrucksteigerung geschlossen werden muß (vgl. S. 414, 443).

Daraus ergibt sich schon mit großer Wahrscheinlichkeit, daß der Spasmus der Nierenarterien in diesem Stadium, in dem vasoaktive Stoffe im Blute gefunden werden, nur eine Teilerscheinung der allgemeinen chemisch bewirkten Gefäßkontraktion sein wird.

Nehmen wir noch dazu die wichtige Tatsache, daß die diffuse Nephritis mit der von uns als Kardinalsymptom erkannten Blutdrucksteigerung, d. h. mit der allgemeinen Gefäßkontraktion beginnt (vgl. S. 444), ja daß diese sogar den klinisch nachweisbaren Nierenveränderungen um Tage vorausgehen kann, so bleibt nichts anderes übrig als die Annahme, daß die Krankheit diffuse Nephritis als die Folge der allgemeinen Gefäßkontraktion aufzufassen ist, und daß der pathogenetische Vorgang darin besteht, daß im Blute Stoffe auftreten, welche gefäßkontrahierend wirken oder das Gefäßsystem für gefäßzusammenziehende Reize abnorm empfindlich machen.

In diesem Sinne lassen sich gut die Beobachtungen bei Scharlachrekonvaleszenten verwerten, die Kylin bei täglicher Messung des Kapillardrucks, mein Mitarbeiter Koch bei sorgfältiger täglich mehrfach wiederholter Blutdruckkontrolle gemacht hat.

Kylin hat über 20 Scharlachpatienten beobachtet. „Es zeigte sich hierbei, daß bei einem Teil dieser Patienten nie eine Steigerung des Kapillardruckes gemessen werden konnte. Bei anderen wieder fand sich eine bedeutende Erhöhung dieses Druckes. Diese Steigerung hat sich während einiger Tage täglich verstärkt, um dann wieder nachzulassen und zu verschwinden; und dieses, ohne daß Eiweiß im Urin festgestellt werden konnte. Bei drei Patienten ist indessen eine typische Glomerulonephritis mit Eiweiß, Zylindern und roten Blutkörperchen im Urin eingetreten, und zwar erst dann, nachdem der Kapillardruck während einiger Tage immer mehr gestiegen war. Als der Kapillardruck Werte von 300 mm Wasser aufwies, setzte die Glomerulonephritis ein. Vom Beginn der Kapillardrucksteigerung bis zum Einsetzen von Eiweiß vergingen mehrere Tage, in einem Falle eine ganze Woche."

F. Koch fand bei der großen Mehrzahl der Fälle um die kritische Zeit der dritten Woche deutliche Schwankungen des Blutdruckes mit Neigung zu Blutdrucksteigerung, die bei einem Teil der Fälle rasch ohne Erscheinungen von seiten der Nieren abklang, bei anderen für 1—2 Tage zu Albuminurie und Zylindrurie, bei einzelnen zu einer richtigen Nephritis führte (vgl. S. 1297).

Ebenso hat Lundberg am Stockholmer Epidemiekrankenhaus gefunden, daß arterielle Blutdrucksteigerung den Nierensymptomen voraufgeht (vgl. auch S. 1298).

Sehr bemerkenswert ist ferner, daß dem Auftreten der Scharlachnephritis auch eine RN-Erhöhung voraufgeht, und daß die Kurve des erhöhten Blutdruckes dem Verlauf der RN-Kurve fast vollständig parallel geht (Veeder und Johnston).

Nach Percival und Stewart besteht während des Initialfiebers Neigung zu hohen Blutharnstoffwerten, die während des Intervalls rasch zu normalen Zahlen absinken. In der Mehrzahl der Fälle folgt nach dem 10. Krankheitstag ein zweiter Anstieg des Blutharnstoffes, ganz unabhängig davon, ob klinische Zeichen einer Nephritis bestehen oder nicht.

Kollert schließt daraus, daß es nicht angängig sei, den Beginn des Nierenleidens mit dem Auftreten positiver Harnbefunde zu identifizieren. Das mag zutreffen. Ob man aber in diesem Stadium (und auch in den Fällen von typischer akuter hypertonischer Nephritis ohne Harnbefund) von einer Nieren„entzündung" sprechen kann?

Wenn, wie anzunehmen, der Harnstoffanstieg in der Rekonvaleszenz des Scharlachs auf einer Retention (infolge Abnahme der Harnmenge?) und nicht, wie vermutlich während des Initialfiebers, auf einer Mehrproduktion durch erhöhten Eiweißzerfall beruht, so würde das im Verein mit dem parallelgehenden Blutdruckanstieg auf eine Störung der Nierendurchblutung hinweisen.

Vorläufig zeigen diese Befunde, zusammengehalten mit der von Osman in einem Teil der Fälle gefundenen Azidose (vgl. S. 1261), daß im Stadium der „Pränephritis" sich noch unbekannte, sehr der Aufklärung bedürftige Vorgänge abspielen, die in einer Durchblutungsstörung und Dysfunktion der noch nicht erkrankten Niere bestehen und entweder auf dem Auftreten vasoaktiver Stoffe im Blute beruhen oder dieses zur Folge haben können. Es kommt also alles auf die Frage an, woher stammen und unter welchen Bedingungen erscheinen die vasoaktiven Stoffe im Blute, die wir für den blassen Hochdruck der Nephritis verantwortlich machen.

Hängt ihr Auftreten mit der Ätiologie der Nephritis zusammen? Haben sie direkt etwas mit der Streptokokkeninfektion, mit deren Toxinen oder Endotoxinen, mit einer allergischen Reaktion zu tun, ist das erste eine extrarenal bewirkte allgemeine Gefäßkontraktion?

Oder hat das Auftreten der vasoaktiven Stoffe nicht nur bei länger anhaltender oder chronisch gewordener Nephritis, sondern auch schon im ersten klinisch erkennbaren Stadium etwas mit der Niere zu tun?

Diese für die Pathogenese der Nephritis entscheidende Frage läßt sich heute leider noch nicht beantworten, und Vermutungen haben nur den Wert von Arbeitshypothesen (vgl. S. 1235).

Ich war lange geneigt, das erstere für wahrscheinlicher, d. h. eine extrarenal bewirkte allgemeine Gefäßkontraktion für das Primäre zu halten, und die initiale Blutdrucksteigerung, d. h. das Auftreten vasoaktiver Stoffe, mit dem ätiologischen Infekt irgendwie in Zusammenhang zu bringen. Aber die neuerdings von meinem Mitarbeiter Bohn gefundene Tatsache, daß sich diese rätselhaften Stoffe bei allen primären und sekundären Nierenerkrankungen, die mit Blutdrucksteigerung vom Typus des blassen Hochdruckes einhergehen, und auch bei der Blutdrucksteigerung nach einseitiger Nierenarterien- oder Ureterenunterbindung nachweisen lassen, rückt wieder immer mehr die Niere als Ursache des blassen Hochdruckes und als Quelle der vasoaktiven Stoffe in den Vordergrund.

Und auch die oben S. 445 und 1188 schon erwähnte klinische Beobachtung, daß durch Eingriffe, die die Nierendurchblutung bessern, wie Dekapsulation, Entnervung, Splanchnikusanästhesie, eine plötzliche und erstaunlich günstige Wendung des Krankheitsbildes herbeigeführt werden kann, macht die Annahme doch mehr wahrscheinlich, daß die Blutdrucksteigerung, d. h. die allgemeine Gefäßkontraktion, bei der Nephritis nicht extrarenal, sondern renal bedingt ist.

Dann müßte aber dem Zustand der allgemeinen und renalen Gefäßkontraktion, der uns als Nephritis imponiert, ein noch nicht näher definierbarer — symptomloser — Zustand von „Pränephritis" voraufgehen, in dem — in der Niere — die Bedingungen entstehen, die zum Auftreten pressorischer Stoffe führen, so daß die als Nephritis imponierende Nierenerkrankung erst mit der von vorneherein renalen Blutdrucksteigerung beginnen würde.

Die Annahme eines derartigen pränephritischen Zustandes der Niere würde die etwas gezwungene einer zwiefachen Quelle vasoaktiver Stoffe, d. h. die Vorstellung unnötig machen, daß erst eine extrarenale, infektbedingte, allgemeine Gefäßkontraktion die Bedingungen schafft, unter denen sekundär eine renale, d. h. von der Niere unterhaltene Blutdrucksteigerung auftritt.

Leider wissen wir noch nichts über die Bedingungen, unter denen in der Niere oder aus renalen Gründen die vasoaktiven Stoffe entstehen.

Wenn unsere — hypothetische — Annahme richtig ist, daß eine Durchblutungsstörung der Niere diesem Vorgange zugrunde liegt, so würden wir uns den Zustand der Pränephritis als eine nerval bedingte Durchblutungsstörung der Niere vorzustellen haben, die noch keine Harnsymptome macht. Diese Vorstellung gewinnt Gestalt durch die neuesten Untersuchungen von Eppinger und die von E. F. Müller.

Eppinger, Laszlo, Rein und Schürmeyer haben, wie schon S. 1096 erwähnt, gefunden, daß als erstes Zeichen einer durch Nierengifte hervorgerufenen Nierenschädigung eine beträchtliche Abnahme der Nierendurchblutung eintritt. Da in den histologischen Bildern von Stase nicht die Rede ist, so muß es sich hier um eine nervale Drosselung des Nierenkreislaufes handeln.

Eine solche tritt auch in den Bieterschen Versuchen beim Frosch, erkennbar an der Abnahme der Zahl der durchströmten Glomeruli, ein, nicht nur bei elektrischer Reizung des zentralen Stumpfes der sensiblen Nerven und bei Reizung der Ureteren von innen und außen, sondern auch bei Reizung der Tubuli von innen.

Auf der anderen Seite hat E. F. Müller festgestellt, daß Kälteeinwirkung wie Infekte zu reaktiver Gefäßzusammenziehung in den Nieren (und den zugeordneten extraabdominellen Organen) führen. Auf diese Weise entstehe eine latente, klinisch ohne Erscheinungen einhergehende Dysfunktion der Niere, besonders des Nierengefäßapparates, die die Empfänglichkeit des Gewebes für Schädigungen, die Krankheitsbereitschaft, steigert.

E. F. Müller geht aus von seinen Arbeiten über die vegetativen Korrelationen der Organe untereinander, wonach gesetzmäßig bei allen Allgemeinreaktionen des Organismus zwei Organgruppen, nämlich die intraabdominell und die extraabdominell gelegenen Organe, untereinander vegetativ stets gleichartig, aber als Gruppen einander entgegengesetzt reagieren.

„Die Nieren, als zur extraabdominellen Gruppe gehörig, werden also vegetativ stets gleichartig wie die Haut beeinflußt. So kommt es, daß z. B. im bakteriell bedingten Schüttelfrost in der Phase der Hautgefäßkontraktion die Nierengefäße ebenfalls eng sind, um erst in der Phase des dem Schüttelfrost folgenden Schweißausbruches sich ebenfalls und entsprechend stark aktiv zu erweitern. Dieselben Verhältnisse gleichartiger Beeinflussung finden sich weniger intensiv, aber prinzipiell gleichartig bei jeder zu Fieber führenden lokalen oder allgemeinen Infektion."

„Dieselben Verhältnisse treffen für die Kältereaktion der Nieren zu. Starke Abkühlung der Haut führt zur reaktiven Hautgefäßzusammenziehung und damit über die beschriebenen unstörbaren vegetativen Korrelationen der Haut mit sämtlichen Organen zu einer gleichartigen Gefäßkontraktion und Funktionsverminderung aller extraabdominell gelegenen Organe (Hirn, Herz, Lunge, Nieren, Muskulatur) und gleichzeitig zu entgegengesetzten Reaktionen der abdominellen Organe (Leber, Milz usw.).

Durchschneidung der vegetativen Niereninnervation hebt die Mitreaktion der nur nervös vom übrigen Körper ausgeschalteten Niere auf.

Wir kennen also zwei Ursachen für eine vegetativ zustande kommende, an sich latente und klinisch ohne Erscheinungen einhergehende Dysfunktion der Nieren, besonders

des Nierengefäßapparates, nämlich die längst bekannten, für die Nieren besonders gefährlichen Einflüsse: Abkühlung (Erkältung) und Infektionen.

Beide Ursachen (Erkältungen und Infektionen) führen an den Nieren zu durchaus
gleichartigen Einflüssen. Sie bewirken infolge der eigenartigen vegetativkorrelativen Beziehungen der Organe untereinander zuerst nichts anderes, als eine mit einer Funktions-
einschränkung einhergehende Dysfunktion von Zellen und Geweben und damit die solchen
Geweben eigene Empfänglichkeit für Schädigungen durch im Organismus befindliche
schädigende Stoffe.

Es muß also zur primären Nierenschädigung (im Sinne der akuten hämorrhagischen
Nephritis) neben der durch Abkühlung und Infektionen bedingten temporären Funktions-
einschränkung und geweblichen Dysfunktion ein schädigende Faktor kommen, um die
tatsächliche Nierenschädigung auszulösen.

Umgekehrt muß, da beide Faktoren zur Entstehung der Nierenschädigung notwendig
sind, diese ausbleiben, wenn zwar der schädliche Stoff im Blut vorhanden ist und die Nieren
erreicht, aber eine Dysfunktion der Nierengewebe entweder nicht besteht oder vermieden
werden kann."

Der experimentelle Nachweis dieser Vorgänge gelang folgendermaßen:

„a) Kommt es bei einer genügend lange dauernden Bakteriämie nach etwa 40 bis
60 Minuten zugleich mit der Zusammenziehung der Hautgefäße zu der beschriebenen Nierengefäßkontraktion, so erscheinen Eiweiß, Blut und Keime im Urin, während vor dieser
reaktiven Kontraktion trotz gleicher Bakteriämie der Urin frei bleibt.

b) Läßt man durch Abkühlung eine reaktive Nierengefäßkontraktion vorhergehen
und injiziert dann Bakterien in die Blutbahn, so kommt es fast im selben Augenblick, nicht
erst nach 40—60 Minuten, zum Auftreten von Eiweiß, Blut und Keimen im Urin.

c) Schaltet man infolge Durchschneidung die vegetative Verbindung zu einer Niere
aus (Versuche mit W. Rieder-Hamburg) und verhindert dadurch die reaktiv zustande-
kommende Dysfunktion einer Niere, so bleibt sowohl bei Abkühlung, wie im Schüttelfrost
trotz vorhandener und von uns bis zu 17 Stunden durchgeführter Bakteriämie auf der
operierten Seite die Niere ungeschädigt, während bei der nichtoperierten normalen Seite
unmittelbar mit der Kontraktion der Gefäße eine deutliche Nierenschädigung erkennbar
wird. Der Urin der operierten Seite bleibt steril, klar, blut- und eiweißfrei, die Sekretion
von Wasser und Farbstoffen bleibt ungestört, während auf der normalen Seite vom Zeitpunkt der Gefäßkontraktion an Eiweiß, Blut und Bakterien ausgeschieden werden, die
Wassersekretion eingeschränkt, die Farbstoffausscheidung verzögert ist.

Damit ist für die Ätiologie der durch Erkältung und Infektionen zustande-
kommenden primären Nierengefäßschädigung die Wichtigkeit eines in beiden
Fällen gleichartigen, bisher unbekannten Faktors festgestellt, nämlich eine
durch normale vegetative Mitreaktion der Nieren auf die primäre Schädigung
hin zustande kommende Dysfunktion des Nierengewebes, vor allem des
Gefäßapparates. Diese an sich normalerweise zustande kommende vegetative Mitreaktion der Niere bei Abkühlungen und Entzündungen führt lediglich zu einer erhöhten
Krankheitsbereitschaft, die ohne spätere Schädigung zur Norm zurückkehrt. Die Schädigung
der Nierengefäße, bzw. des Nierengewebes selbst tritt erst ein, wenn bei der durch Abkühlung
bedingten Dysfunktion zufällig, bei einer primären Infektion von dieser ausgehend schädigende Stoffe die Nieren erreichen. Eine Nierenschädigung würde ausbleiben, wenn es,
wie im Experiment, gelang, die vegetative Mitreaktion der Nieren zu vermeiden" (E. F.
Müller).

Die Angabe E. F. Müller's, daß Bakterien in diesem Zustande der vasokon-
striktorischen Dysfunktion ins Blut. gebracht eine Nierenschädigung herbeiführen, während diese bei Entnervung der Niere ausbleibt, ist von großem Interesse, aber eine Sache für sich, die für die Entstehung der diffusen postinfektiösen
— abakteriellen — Nephritis wohl nicht in Frage kommt.

Aber den latenten Zustand der Pränephritis könnte man sich wohl als lokale
angiospastische Dysfunktion denken und sich vorstellen, daß bei genügender
Dauer dieses Zustandes oder weiterer — durch diesen Zustand erst ermög-
lichter — Schädigung der Niere durch Streptokokkentoxine die Bedingungen
geschaffen werden, die (wie bei Unterbindung der Nierenarterie) zu dem Freiwerden vasoaktiver Stoffe und damit zu dem Auftreten der hämatogenen allgemeinen, und zur Fixierung und Steigerung der renalen Gefäßkontraktion
führen. Wir hätten es dann in der Pathogenese der diffusen Nephritis nicht,
wie Ricker meint, mit Nierenstrombahnanfällen, die zur (nervalen) Arterienhypertonie hinzutreten, zu tun, sondern umgekehrt, mit nervalen Nierenstrom-

bahnanfällen, zu denen eine (nicht nervale) Arterienhypertonie, d. h. eine chemisch bewirkte, renal bedingte, allgemeine Gefäßkontraktion hinzutritt und dadurch aus dem nervalen Nierenstrombahnanfall den renalen Dauerangiospasmus, d. h. die diffuse Nephritis, macht.

Die Entdeckung der vasoaktiven Stoffe durch meine Mitarbeiter Hülse und Bohn ist nicht nur für das Problem des Hochdruckes, in dem ich das Kernproblem der Nierenpathologie erblicke, sondern auch besonders für das große Problem der Pathogenese der Nephritis von größter Bedeutung. Aus dem histologischen ist ein biochemisches Problem geworden, und seine Lösung wird davon abhängen, ob es gelingt, die Natur und die Quelle der vasoaktiven Stoffe zu entdecken, und die Bedingungen, unter denen sie auftreten, zu enträtseln.

Histogenese.

Für die Histogenese ist es von untergeordneter Bedeutung, in welchem Verhältnis der Gefäßkrampf der Nierengefäße zur Blutdrucksteigerung, d. h. zur allgemeinen Gefäß kontraktion steht. Hier steht im wesentlichen die Pathogenese der histologischen Veränderungen in Frage. Ihr vermeintlich entzündlicher Charakter war es ja, der es den Pathologen bisher unmöglich gemacht hat, die Möglichkeit einer angiospastischen ischämischen Entstehungsweise zuzugeben. Es hat zwar noch kein Pathologe versucht, eine einleuchtende Vorstellung zu entwickeln, wie sich der „defensive" Vorgang an der Niere abspielt, wie es möglich sein soll, daß in einem anfangs angeblich hyperämischen Konvolut von Kapillaren, die unmittelbar aus einer Arterie entspringen, eine „Endokapillaritis" dem mächtig andrängenden Blutstrom den Weg verschließt. Aber darin war man mit Fahr und Herxheimer einig, daß der scheinbar unzweifelhaft entzündliche Charakter der Veränderungen niemals durch eine arterielle Ischämie bewirkt werden könne. Und während mir für meine Vorstellung die Tatsache zu Hilfe kam, daß auch bei der unzweifelhaft nicht entzündlich bedingten Durchblutungsstörung der Glomeruli bei der malignen Sklerose, d. h. bei Fällen, die Fahr und ich früher als Kombinationsform bezeichnet hatten, histologische Knäuelveränderungen ganz ähnlicher Art wie bei der Nephritis beobachtet werden können, hat Fahr gerade aus derartigen Veränderungen geschlossen, daß auch bei diesen Fällen ein toxisches Moment im Spiele sein müsse. Aschoff hat an urämische Giftwirkungen gedacht.

Die letztere Auffassung, die Buß auch in Tierexperimenten nicht stützen konnte, ist widerlegt. Es gibt — seltene — Fälle von Tod an echter Urämie, bei denen die Glomeruli nicht die geringste Veränderung erkennen lassen. Sie sind von F. Koch bei Oxalsäurevergiftung und interstitieller Nephritis beschrieben worden.

Fahr hatte in der Tat recht, wenn er annahm, daß etwas Besonderes hinzukommen müsse, um aus der benignen, blanden Nierensklerose (unserem roten Hochdruck) die maligne Verlaufsart der genuinen Schrumpfniere zu machen. Denn der Mechanismus der Blutdrucksteigerung ist bei der malignen Sklerose ein anderer als bei der benignen. Während wir bei dieser mit ihrem roten Hochdruck eine Steigerung des Arteriolentonus infolge Dehnung (vgl. S. 467, 509) annehmen möchten, ein Mechanismus, bei dem wir uns die Kleinarterien verhärtet und schwerer dehnbar, die Arteriolen nicht aktiv kontrahiert, sondern durch Hypertension hypertonisch, schwerer weitbar vorstellen, so sehen wir bei der malignen Sklerose mit ihrem „blassen Hochdruck" alle Anzeichen dafür, daß hier der chemische Mechanismus der Blutdrucksteigerung, der eine allgemeine aktive Gefäßkontraktion bewirkt, im Spiele ist. Das, was hinzukommt, um aus der benignen eine maligne Sklerose zu machen, sind also Stoffe, „Toxine", die im Blute der benignen Sklerose fehlen, vasoaktive Stoffe jener Art, wie Hülse und Bohn sie bei der Nephritis und anderen Formen des blassen Hochdruckes sowie bei der genuinen Schrumpfniere mit biologischer und chemischer Methode nachgewiesen haben.

Es erhebt sich nun die wichtige Frage: Sind die produktiven Veränderungen an den Glomeruli etwa die unmittelbare Folge einer „entzündlichen" Reizung durch diese vasoaktiven Stoffe, oder die mittelbare Folge des chemisch bewirkten Gefäßkrampfes?

Ich habe mir früher im Sinne von Weigerts Schivatheorie vorgestellt, daß die Rückkehr der Kapillarendothelien in den protoplasmareichen Jugendzustand und ihre Proliferation als Vacatwucherung zustande kommt, wobei der „Hemmungsfortfall" durch Nachlassen des intrakapillären Druckes[1] die Wachstum auslösende Rolle spielen würde.

Mit den wundervollen Ergebnissen der Gewebszüchtung nach Harrison, Burrow und Carell bekannt geworden, sehe ich in dem nur von einem Plasmastrom ernährten Glomerulus den Idealzustand eines Explantates verwirklicht, in dem eine Ausschaltung aus der Funktion und damit die „Isolierung" (Child) eines Gewebekomplexes ohne Entfernung aus dem Organismus erreicht wird. Dabei darf freilich nicht außer acht bleiben, daß die künstliche Zellvermehrung im Glase nur gelingt, wenn dem Plasma gewisse „Wuchsstoffe" zugeführt werden, wie z. B. das fermentreiche Extrakt von Embryonalgewebe. Das legt die Vermutung nahe, daß Zellen nur dann zur Proliferation angeregt werden, wenn ihnen die Nährstoffe zugleich mit abbauenden Fermenten oder in einer schon abgebauten Form geboten werden.

Damit würde sich die obige Frage dahin umformen lassen: Sind die krampffördernden Stoffe selbst schon solche Nähr- und Wuchsstoffe, oder bilden sich solche erst unter dem Einfluß der Abdrosselung des Blutes in dem Plasmastrome innerhalb der Glomerulikapillaren?

Über die erste Möglichkeit läßt sich heute noch nichts aussagen, da wir über die Natur dieser Stoffe noch gar nichts, oder nur so viel wissen, daß entgegen unserer früheren Annahme (Hülse und Strauß) Peptone, deren zellaktivierender Einfluß außer Zweifel stehen würde, nicht in Frage kommen.

Wenn die blutdrucksteigernden Stoffe der Ätiologie entsprechend Spaltprodukte des Streptokokkeneiweißes von aminartigem Charakter wären (vgl. S. 425), so würde man angesichts der interessanten Versuche von Duval und Hibbard, wonach bei der Lysis von Streptokokken Endotoxine von stark nieren-, und besonders glomerulusendothelschädigender Wirkung entstehen, sehr an die Möglichkeit denken, daß diese Endotoxine sowohl die Gefäßkontraktion hervorrufen, als auch die Zellen schädigen und dadurch „Nekrohormone" liefern könnten.

Auf die 2. Möglichkeit hat Kuczynski aufmerksam gemacht. Sein Hinweis, daß die in dem gelierenden Plasma eingeschlossenen Blutplättchen äußerst enzymreiche Gebilde sind, und daß die Zellaktivierung in den Glomerulikapillaren durch das Auftreten peptonartiger Abbaustoffe bewirkt werde, ist sehr beachtenswert.

Andererseits spielt die Raumfrage und der „Hemmungsfortfall" Weigerts doch sicher auch eine große Rolle. Auch bei bester Ernährung und Anwesenheit von leicht assimilierbaren Eiweißabbauprodukten im strömenden Blute wird eine Endothelzelle nicht in das Lumen, eine Epithelzelle nicht in den Kapselraum hineinwachsen und wuchern, solange der normale Binnendruck auf ihr

---

[1] Die Vakatwucherung hat nichts mit Vakuum und nichts mit der Blut-Erythrozytenleere der Kapillaren zu tun, wie Kylin verstanden hat. Er konstruiert daraus einen „Gedankenlapsus", da ich vergessen hätte, daß die Kapillaren von Plasma gefüllt sind.

lastet und sie sich in die soziale und funktionelle Harmonie des biologischen Systems einfügt.

Endlich kommt als wichtiger Faktor für die Zellaktivierung die Störung der Entlüftung, die dadurch bedingte Änderung der Zellreaktion und der Hydrophilie der Zellkolloide, die zu Änderung des Verhaltens der Grenzflächen, zu vermehrter Aufnahme von Plasma, zu Quellung und Eiweißinfiltration führt.

Wahrscheinlich hat die Proliferation, die mit Vorliebe als Kriterium der Entzündung betrachtet wird, gar nichts mit der als entzündlich bezeichneten Reaktion zu tun, sondern mit einer Änderung des Zellstoffwechsels.

Es scheint, daß für die spezifische Funktion der Zelle der Atmungs- (Oxydations-) Stoffwechsel, für das Zellwachstum und die Zellvermehrung der Gärungs- (Spaltungs-) Stoffwechsel charakteristisch und Vorbedingung ist; vielleicht kann man sogar den Gärungsstoffwechsel als wachstumsauslösende Ursache betrachten.

Diese Vorstellung würde gut mit dem Satz von Peter harmonieren, daß erhöhte Zelltätigkeit die Zellteilung erschwert, verringerte einen Reiz für die Zellteilung darstellt.

In jeder Zelle entsteht bei Störung der Atmung aerobe Glykolyse (Warburg). Die Störung der Atmung kann durch jede Schädigung der Zelle und auch durch Sauerstoffmangel zustande kommen. Die für die Karzinomtheorie so wichtige Vorstellung von Warburg, daß bei lokalem O_2-Mangel alle Zellen ohne glykolytische Fähigkeiten sterben, während die anderen, die aus ihrer Embryonalzeit diese Eigenschaft bewahrt haben, nun ungeordnet und schrankenlos weiterwuchern, läßt sich vielleicht mit quantitativer Einschränkung auch auf die Gewebe im allgemeinen anwenden.

Bis zu einem gewissen Grade haben alle Zellen diese Fähigkeit bewahrt; ja man könnte versucht sein anzunehmen, daß schon der normale rhythmische Wechsel zwischen Arbeit und Ruhe, Verbrauch und Aufbau von Zellsubstanz mit einem Wechsel zwischen Atmungs- und Gärungsstoffwechsel einhergeht.

Aber aus der sehr verschiedenen Resistenz der einzelnen Gewebe gegen Sauerstoffmangel können wir schließen, daß auch die Fähigkeit, den Energiebedarf aus dem Gärungsstoffwechsel zu decken, bei den einzelnen Gewebs- und Zellarten sehr verschieden ist. Damit hängen sicherlich auch die großen Unterschiede der verschiedenen Gewebe in der Fähigkeit zur Regeneration (und zum Wachstum in der Plasmakultur) zusammen.

Funktionell hochwertige und hochdifferenzierte Parenchymzellen gehen bei O_2-Mangel mehr oder weniger rasch zugrunde, während das minderwertige und wenig differenzierte Mesenchym mit viel geringerem O_2-Bedarf anscheinend die Fähigkeit zu aerober Glykolyse bewahrt hat und im Zustand des Gärungsstoffwechsels (unter Rückkehr in die „embryonale Jugendform") proliferiert.

Daß bei der Regeneration von Muskel und Haut nach einer Verletzung die Atmung geschädigt ist und eine aerobe Glykolyse auftritt, hat Pentimalli gezeigt. „Der Stoffwechsel der regenerierenden Zelle kann qualitativ als Karzinomstoffwechsel bezeichnet werden".

Danach wäre die Aktivierung und Wucherung der Endothelzellen tatsächlich die Folge der angiospastischen Zirkulationsstörung in den Glomeruli und unabhängig von der chemischen Natur der pathologischen vasoaktiven Stoffe.

Der Vorgang würde sich von dem histologisch so gleichartige Bilder liefernden der „defensiven Reaktion oder Entzündung" nur noch darin unterscheiden, daß dort bei der Entzündung der Abbau von körperfremdem oder körpereigenem, aber durch körperfremde Eindringlinge abgetötetem Material die leicht assimilierbaren „Wuchsstoffe" liefert, an denen sich die Zelle mästet, während hier die Stagnation körpereigenen Materials die eiweißabbauenden Fermente liefert, und die in den späteren Stadien in Wucherung geratenden Bindegewebszellen sich von den Leichen der an Erstickung gestorbenen Parenchymzellen mästen.

Und wie dort die entzündlich, d. h. aus der Reaktion auf den Fremdkörper entstandenen Eiweißspaltprodukte nicht nur die seßhaften Endothel- und Bindegewebszellen aktivieren, sondern auch chemotaktische Wirkung auf die wanderfähigen Freßzellen ausüben, so könnte auch hier eine gleichartige nur quantitativ bescheidenere Wirkung auf die Leukozyten zustande kommen.

Schwierigkeiten machte es bisher, sich vorzustellen, wie denn die Leukozyteneinwanderung in die blutleeren Schlingen zustande kommt, und der Gedanke, daß die weißen Blutkörperchen dank ihrer amöboiden Beweglichkeit sich durch eine arterielle Stenose durchzwängen könnten, die rote Blutkörperchen nicht passieren läßt, mochte vielleicht Zweifeln begegnen.

Kuczynski hat die bemerkenswerte Auffassung vertreten, daß die „leukozytäre Anschoppung" der Glomerulikapillaren stets und ausnahmslos vom Vas efferens aus erfolge.

Er schließt das aus folgenden Erscheinungen: „Am Gefäßpol zeigt sich eine Verdichtung von Kernen bzw. Zellen, zwischen denen ganz grotesk ausgezogene Fäden von sehr erheblicher Länge auffallen. Sie drängen sich bukettartig oder wie ein Schwarm von Spermatozoen, die sich um ein befruchtungsreifes Ei scharen, dem Gefäßpol zu und zwischen seinen Zellen hindurch hinein in den noch leukozytenfreien Glomerulus". „Die weitere Verfolgung dieser Bilder lehrte, daß es sich hier um gewaltig ausgezogene Leukozyten handelt, die in den Glomerulus eintreten. Die einzelnen Leukozyten nehmen die Form von Kometenschweifen oder Fäden mit schwacher, knopfartiger, endständiger Verdickung an (die zum Teil allerdings nur ein optisches Phänomen durch Aufbiegung darstellt). Dies ist vielleicht das außerordentlichste Beispiel der fast unbegrenzten Plastizität lebender Zellen, das bislang bekannt ist. Die in den meisten Einzelbeobachtungen tatsächlich sehr beträchtliche Länge der Leukozytenfäden (50—70 μ) weist darauf hin, daß — anders als bei der einfachen Diapedese durch die Gefäßwand — die nicht normal wegsame Strecke eine selbst sehr beträchtliche ist."

Die Ursache dieser eigenartigen Verunstaltung der Form und dieser zunächst überraschenden Wanderrichtung sieht Kuczynski in einem Verschlußmechanismus am Gefäßpol: „Im Gegensatz zum normalen Glomerulus zeigt der ganz frisch ergriffene nicht selten einen merkwürdig steifen Verlauf des Vas afferens, besonders in seiner intraglomerulären Strecke, zuweilen sogar im ganzen. Der Glomerulus erscheint auf dem Vas afferens erigiert. Diese Erektion ist natürlich nicht ohne eine Drucksteigerung im Glomerulus denkbar. Diese Drucksteigerung liefert, sofern sie erwiesen werden kann, die einfache Erklärung der ganz auffälligen Weitung, die — wie Groß treffend hervorhob — stärkste Grade der Hyperämie in den Schatten stellt. Sie setzt aber einen Verschlußmechanismus voraus. Dieser Verschlußmechanismus wird geradezu klassisch erwiesen durch das Phänomen der Leukozyteneinwanderung in Garben oder Raketen dünn ausgezogener Kernfiguren. Die Leukozyten finden keinen normalen anständigen Weg in den Glomerulus. Sie zwängen sich wie Diebe durch das für anständige Zellen als Abschluß hinreichende Gitter. Diese Einwanderung erfolgt fast explosionsartig schnell und hat dann — in dieser Großartigkeit jedenfalls — ihr Ende. So wird die Garbe der Leukozyten zum Schlüssel der Pathogenese."

Für die Annahme von Kuczynski sprechen seine sehr überzeugenden Bilder und die Tatsache, daß sich Leukozyten mit Vorliebe im Vas efferens anhäufen, daß sich mitunter in der unmittelbaren Umgebung des Glomerulus eine stark mit Leukozyten gefüllte Kapillare findet (Gräff), die dem Vas efferens entstammt.

Gräff zweifelt aber an dieser grundsätzlich retrograden Leukozyteneinwanderung.

Fahr schreibt dazu: „Objektiv bin ich auch hier zu den gleichen Befunden gekommen wie Kuczynski, d. h. auch ich sah die Leukozyten reichlicher im Vas efferens als im Vas afferens. Ich glaube aber keineswegs, daß man deswegen im Sinne von Kuczynski eine Einwanderung vom Vas efferens her anzunehmen braucht, ich möchte vielmehr den größeren Gehalt von Leukozyten im Vas efferens mit der im Glomerulus bestehenden entzündlichen Stase in Zusammenhang bringen, die sich natürlich nach der Seite des geringeren Widerstandes, nach dem dünnwandigen Vas efferens zu, besser ausprägen wird als nach dem Vas afferens zu."

Ich finde das, abgesehen von der ohne Anschoppung roter Blutkörperchen nicht beweisbaren Vorstellung einer entzündlichen Stase, gar nicht „natürlich". Für die Annahme von Kuczynski könnte die Angabe von Fischer und Tannenberg verwertet werden, daß die Leukozyteneinwanderung stets in einer dem Blutstrom entgegengesetzten Lichtung erfolgt.

Wir selbst (Koch) haben uns von der Einwanderung der Leukozyten vom Vas efferens aus nicht überzeugen können. Die Befunde von Koch sprechen mehr dafür, daß die Leukozyten auf normalem Wege in die Glomeruli gelangen.

Koch fand in den erythrozytenleeren Vasa afferentia axial, wie Serienschnitte zeigten, gelapptkernige Leukozyten oft in ununterbrochener Reihe bis zur blutgefüllten Interlobularis. Dies spräche dafür, daß von der Abgangsstelle der Interlobularis aus nur noch ein Plasmastrom durchgelassen wird, der keine (oder verschwindend wenig) Erythrozyten, wohl aber noch weiße Blutkörperchen enthält. Auch in den Arterien und interstitiellen Kapillaren kann die Zahl der Leukozyten gegen die Norm deutlich vermehrt sein. Koch ist ferner in der unmittelbaren Umgebung der kleinen Arterien, soweit sie Zeichen einer Ischämie aufwiesen, die oft erstaunlich starke Ansammlung von Rundzellen im ganzen Verlauf aufgefallen.

Das einzige, was gegen die Annahme ins Feld geführt werden kann, daß die Zell- und Gewebsveränderungen nur eine Folge der Ischämie seien, das ist der histologische Befund bei der Eklampsieniere, dem ein ganz gleichartiger Vorgang von angiospastischer Ischämie zugrunde gelegt werden muß.

Wir finden hier zwar auch die Blutleere der Glomeruli in ausgesprochenstem Maße. Aber es fehlt nach Fahr die ausgesprochene Kernvermehrung an sämtlichen Knäueln, die der Glomerulitis eigen ist.

Die Glomeruli können sogar kernarm sein; statt der Blähung der Schlingen durch eine Vermehrung ihres Inhaltes an flüssigem und zelligem Material finden wir eine „zunehmende Verquellung ihrer Wand, die bis zur Verklumpung und Hyalinisierung gedeihen kann, ohne daß wir dabei eine Kernvermehrung zu beobachten brauchen." Doch ist auch gelegentlich Kernvermehrung gefunden worden.

So z. B. heißt es bei Fahr in einem Falle: „An den Glomeruli ganz spärliche Fettbestäubung der Epithelien. In den Kapseln Gerinnungsmassen, Schlingen gequollen, anämisch, stellenweise Kernvermehrung, doch bleiben die betreffenden Glomeruli mit ihrer Kernzahl meist unter 200, nur vereinzelt geht die Zahl etwas über 200, es finden sich hier Kolben- und Birnenformen (Löhlein) und Verklumpungen der Schlingen, die Anämie ist hier besonders erheblich, erheblicher als bei der akuten Glomerulonephritis.

In einem anderen Falle schreibt Fahr sogar: „An sehr zahlreichen Arteriolen, namentlich am Glomerulusstiel, Wandverdickungen und Kernvermehrungen", was ihn veranlaßt, bei der Zusammenfassung der eklamptischen Nierenveränderungen von „degenerativ (-entzündlichen) Veränderungen der Arteriolen" zu sprechen.

An den Epithelien der Hauptstücke finden sich im Prinzip die gleichen Veränderungen wie bei der akuten Nephritis.

Vielleicht ist „die albuminöse Degeneration, die sich bis zur tropfigen Degeneration steigern kann", etwas stärker als bei der ganz akuten Nephritis, doch möchte ich daraus am allerwenigsten den Schluß ziehen, daß bei der Eklampsie von vornherein neben den Glomeruli auch die Kanälchenepithelien geschädigt werden, sondern gerade hier ist der sekundäre Charakter der Epithelschädigung als Folge der hochgradigen Störung der Glomerulidurchblutung in die Augen springend.

Der Hauptunterschied scheint mir darin zu bestehen, daß man — mehr weniger willkürlich — in dem einen Falle die Veränderungen als „entzündlich", im anderen als „degenerativ" bezeichnet, doch finden sich so deutliche Übergänge — selbst wenn man mit Fahr alle Fälle, die „entzündliche," der Glomerulonephritis ähnliche Veränderungen aufweisen, als Nephritis in graviditate ausscheidet, wobei auch der Fall von Eklampsie mit Nierennekrose, bei dem Herzog eine typische Halbmondnephritis von subakuter Verlaufsart gefunden hat, ausscheiden müßte —, daß ich einen prinzipiellen Unterschied nicht anerkennen kann.

In einem Fall von frischester akuter diffuser Nephritis, bei der der Tod an eklamptischen Krämpfen etwa 30 Stunden nach Beginn der klinischen Erscheinungen eingetreten war, beschreibt Hueckel Veränderungen an den Knäueln und Vasa afferentia, die denen bei Eklampsie so ähnlich sind, „daß eine scharfe Trennung des glomerulonephrotischen und des glomerulonephritischen Begriffes hier kaum durchführbar erscheint".

Wir wissen noch zu wenig über die · Durchströmungsverhältnisse der Niere in beiden Fällen. In beiden besteht zweifellos eine hochgradige angiospastische Durchblutungsstörung. Vielleicht genügt schon die Tatsache, daß bei der Eklampsie auf der Höhe der Erkrankung die Durchblutung intermittierend vollkommen stockt, wie aus dem Nachweis der Stasen durch Hinselmann und Nevermann und der Präkapillarrhythmen durch Klingmüller hervorgeht, um zu erklären, daß bei der Eklampsieniere die „degenerativen" Veränderungen der Verquellung und hyalinen Infiltration der Glomerulischlingen überwiegen, die wir bei der Nephritis gewöhnlich nur an einigen Knäueln feststellen können.

Der Unterschied könnte aber auch darin liegen, daß die Nierenerkrankung in der Schwangerschaft nicht so plötzlich, sondern mehr schleichend beginnt. Bei Nephritiden von ähnlichem Beginn und starkem nephrotischem Einschlag treten ebenfalls die entzündlichen Veränderungen ganz zurück gegenüber den degenerativen.

Wahrscheinlich würden die histologischen Unterschiede verschwinden, wenn man in der Lage wäre, jeweils ganz gleichartige klinische Zustandsbilder und Endausgänge zu vergleichen.

Wie haben wir uns nun den Vorgang, der zum Bilde der Nephritis führt, vorzustellen? Ich gehe aus von der Tatsache, daß schon normalerweise in der Ruhe bei weitem nicht alle Kapillaren, in der Niere nicht alle Glomeruli gleichmäßig und gleichzeitig durchblutet sind. Das was Krogh von den Kapillaren des Muskels beschreibt, hat Richards an der Froschniere beobachten können. In der Ruhe ist nur ein Teil der Glomeruli jeweils von Blut durchströmt; auf gefäßerweiternde oder Diurese anregende Mittel steigt die Zahl der durchbluteten Glomeruli bis auf $100\,^0/_0$, auf gefäßzusammenziehende, z. B. Adrenalin, sinkt sie bis auf 10 und $5\,^0/_0$.

Auch innerhalb des einzelnen Knäuels sind nicht alle Kapillaren gleich durchblutet. Durch Sympathikusreizung und durch Injektion geringer Adrenalinmengen wird die Strömung in den Schlingen oft unterbrochen. Injektion von Farbstofflösungen in die Aorta zeigt, daß die Schlingen dann häufig nur von gefärbtem Plasma, nicht aber von roten Blutkörperchen durchströmt werden.

Richards hat bei der mikroskopischen Beobachtung der Glomeruli des Frosches folgende hübsche und lehrreiche Beobachtung machen können:

Das Vas afferens teilt sich oft in drei Zweige und jeder von ihnen erfährt eine neue Unterteilung. Da kann man häufig sehen, daß der in den Glomerulus vordringende Blutstrom reichlich in eine der drei Hauptverzweigungen des Vas afferens eindringt, aber kaum in eine der beiden anderen. In manchen Fällen sieht man nur eine Kapillare, aber sobald ein vasodilatorischer Reiz (Durchschneidung der sympathischen Nerven, Einspritzung von Salz-, Zucker-, Harnstofflösung usw.) einwirkt, öffnen sich noch die anderen Kapillaren und werden dank der eintretenden Füllung mit roten Blutkörperchen sichtbar.

Richards dachte erst an nervöse Einflüsse, die das Kaliber der Kapillaren verengern; aber auch bei stärkerer Vergrößerung konnte keine Kaliberabnahme der Kapillaren bei Unterbrechung des Blutstromes beobachtet werden. Ja man konnte sehen, wie in solch eine Kapillare ein einzelnes Blutkörperchen eintrat. Es passierte langsam durch und entschwand. Dabei war es während seiner Passage durchaus nicht in die Länge gezogen, wie bei Verengerung der Kapillaren zu erwarten, sondern im Gegenteil, man konnte sehen, wie es in den verschiedenen Richtungen seiner Achse rotierte, von Wand zu Wand anbumste (to bump from side to side) und so in einer transparenten Flüssigkeit flottierte, als ob es durch eine recht weite Röhre floß [1].

Richards hat daraus mit Recht geschlossen, daß die Verengerung im Vas afferens liegen und daß dieses sphinkterartige Eigenschaften haben müsse, rhythmische Änderungen des Tonus eingeht und empfindlicher für verengernde oder erweiternde Einflüsse sein muß als die Kapillaren.

Ich sehe in diesen Beobachtungen Richards eine glänzende Bestätigung meiner Vorstellung, daß bei Kontraktion der Arteriolen ein Plasmastrom ohne oder fast ohne rote Blutkörperchen die Kapillaren durchströmen kann.

---

[1] Ganz ähnliche Vorstellungen über die Weite der Kapillaren am Nagelfalz haben wir gewonnen durch die schönen Untersuchungen meines Mitarbeiters Klingmüller. Er konnte am Scheitel und am venösen Schenkel der Kapillaren Kügelchen beobachten, Häufchen von roten Blutkörperchen, die sich in einer dem Blutstrom entgegengesetzten Richtung um ihre Achse drehten. Diese Scheitelkügelchen konnten beim Normalen sowohl wie bei Fällen von starker Arterien- und Arteriolenkontraktion beobachtet werden.

Das geht auch aus einer zufälligen Beobachtung hervor, die H. L. White bei einem Nekturus machen konnte.

Bei mechanischer Reizung der Ovarialarterie, von der der beobachtete Glomerulus versorgt wurde, kam es zu Vasokonstriktion, die sich auf das Vas afferens fortsetzte.

Nach mehrfacher Wiederholung des Experimentes kehrte diese Vasokonstriktion auch ohne Reizung rhythmisch wieder.

Dabei konnte White beobachten, daß zwischen und während der Periode der Afferenskontraktion das Vas efferens dauernd kontrahiert war und enger als die engste Schlinge des Glomerulus. Die Blutkörperchen passierten rasch und in einreihigem Faden hindurch. Dabei war während der Kontraktion des Afferens dieses ganz, die Kapillarschlingen nicht alle entleert von Blutkörperchen, der Kapillarknäuel schien nach dem arteriellen Pol hin zu kollabieren. Bei stärkerer Kontraktion des Afferens stoppte der Blutstrom im Efferens vollständig.

„Es war augenscheinlich, daß das Verhältnis von Plasma zu roten Blutkörperchen in der Strömung des Vas efferens während der Periode der Afferenskontraktion größer war als in der Zwischenzeit."

Die gelegentliche und langsame Bewegung von Blutkörperchen in die Kapillarschlingen, nachdem das Vas afferens durch Erythrozytenleere unsichtbar geworden war, konnte nicht durch selbständige Kontraktion und Entleerung der Kapillaren während eines vollständigen Verschlusses des Vas afferens erklärt werden, dazu war die Bewegung der Zellen im Vas efferens zu rasch. Es muß also eine Abrahmung von Plasma in dem Vas afferens und eine Plasmaströmung durch die entleerten Kapillaren stattgefunden haben.

Ganz gleichartige Beobachtungen hat Tannenberg am Pankreas machen können.

In der Arbeitsperiode besteht eine starke Durchblutung vieler, vielleicht aller Kapillaren bei gleichzeitiger Erweiterung der kleinen Arterien. Aber im Ruhezustand ließ sich feststellen, daß manche Kapillaren verengt, leer und frei von roten Blutkörperchen waren. während andere benachbarte Kapillaren durchströmt wurden. Auch konnte er beobachten, daß die einzelnen, dicht benachbarten Pankreasläppchen durchaus nicht immer den gleichen Grad der Durchströmung aufweisen. Ebenso konnte Tannenberg an den Fettgewebeläppchen die spontane Verengerung einzelner Kapillaren feststellen.

An dem Mesenterium des Kaninchens konnte Tannenberg ferner auch beobachten. daß in den von ein und derselben Arterie abgehenden Kapillaren zu gleicher Zeit durchaus nicht immer derselbe Strömungscharakter herrscht.

„So kann z. B. die am weitesten herzwärts abgehende Kapillare von einem ganz körnigen, langsamen Blutstrom durchflossen werden, während die nächste weiter peripher entspringende Kapillare so schnell durchströmt wird, daß ihr Blutfaden ebenso fein gestrichelt, homogen erscheint, wie der Blutfaden der vorgeschalteten Arterie; die dritte noch weiter peripherwärts abgehende Kapillare kann zu derselben Zeit fast leer erscheinen, nur hin und wieder sieht man durch weite Plasmalücken voneinander getrennt, ein Blutkörperchen nach dem anderen in sie hineintröpfeln."

„Bei längerer Beobachtung derselben Stelle zeigt sich, daß die Strömungsgeschwindigkeit in den drei beobachteten Kapillaren nur ziemlich kurze, in den einzelnen Versuchen wechselnde Zeit die gleiche bleibt, während die Strömungsgeschwindigkeit in der vorgeschalteten Arterie für die optische Beurteilung gleich schnell geblieben ist. Die Kapillare, welche anfangs sehr schnell durchflossen wurde, kann allmählich einen tröpfelnden Strömungscharakter bekommen und umgekehrt; die annähernd verschlossene Kapillare kann nach einiger Zeit maximal durchströmt werden. In einer halben Stunde kann so unter Umständen der Strömungscharakter mehrmals wechseln."

Diese Befunde entsprechen genau denen, die wir am Menschen bei Beobachtung der Kapillaren des Nagelfalzes machen können.

Wir haben in dieser Intermittenz der Durchblutung der Gewebe und Organe, der in den Drüsen ein rhythmischer Schichtwechsel zwischen ruhenden und tätigen Elementen entspricht und die Perioden stärkster Durchblutung mit Perioden eben noch ausreichender Durchblutung je nach Bedarf abwechseln läßt, ein wichtiges allgemeines Prinzip der Kreislaufsökonomie zu erblicken.

Blutmenge und Herzarbeit würden nicht ausreichen, alle Organe und Gewebe stets maximal mit Blut zu versorgen; der Tonus der Arterien sorgt dafür, daß jedem Organ ein Blutfaden in der Stärke zugeführt wird, wie er dem Bedarf entspricht. Starker Weitstellung in der Arbeit steht eine Engerstellung in der Ruhe gegenüber, bei der z. B. in der Niere nur ein Teil der Glomeruli, in manchen

Glomeruli nur ein Teil der Kapillaren mit rotem Blute durchströmt wird, während ein anderer Teil von Glomeruli und Kapillaren eine Zeitlang nur von Plasma oder einzeln „tröpfelnden" Blutkörperchen langsam durchströmt wird, bis nach kürzerer oder längerer Zeit der mehr oder weniger rhythmische Umschlag in volle Durchströmung eintritt.

Es ist wahrscheinlich, daß die bei der Arbeit einerseits, bei längerer Blutpause andererseits eintretenden Veränderungen selbst die Veranlassung abgeben, daß dort die Blutzufuhr ad maximum steigt, hier im ruhenden Organ der Umschlag zur vollen Durchblutung eintritt. Ich denke dabei in erster Linie an Änderung der H-Ionenkonzentration.

Nun stelle man sich vor, es kommt zu einer mehr weniger plötzlichen Engerstellung aller Arterien und Arteriolen. Es tritt nicht mehr nach Bedarf eine entsprechende oder genügende Weiterstellung ein. Was wird die Folge sein? Von seiten des Herzens: vermehrte Widerstände, erhöhte Ausgangsspannung, Überdehnung, Atemnot; von seiten der Haut: die charakteristische Blässe; von seiten der Muskulatur: allgemeine Müdigkeit und Abgeschlagenheit; von seiten des Gehirns: Denkunlust.

Und von seiten der Niere? Je nach dem Grade der Gefäßkontraktion muß die Stärke des zur Verfügung gestellten Blutfadens und damit die Zahl der durchbluteten Glomeruli abnehmen. Richards hat unter Adrenalin Abnahme der durchbluteten Glomeruli bis auf 10 und 5$^0/_0$ beobachtet. Alle anderen Glomeruli werden jeweils nur noch von einem praktisch blutkörperchenfreien Plasmastrom durchströmt. Die Erweiterung der Arterie nach Bedarf und die Vergrößerung der Zahl der durchbluteten Elemente bei der Arbeit bleibt aus.

Aber auch der Rhythmus, besser die Periodizität, in dem die zeitweise nicht voll durchbluteten Glomeruli wieder Blut erhalten, muß sich wesentlich verlangsamen, die Dauer der Erythrozytenleere der einzelnen Elemente muß zunehmen, wenn jeweils nur ein so geringer Prozentsatz der Glomeruli rotes Blut erhält.

Geht dieser Zustand schnell vorbei, so wird er morphologisch bis auf die sichtbare Abnahme der Zahl der durchbluteten Elemente kaum zum Ausdruck kommen.

Hält er aber länger, viele Stunden oder gar Tage lang an, so muß sich die Asphyxie zahlreicher, ja der großen Mehrzahl der Glomeruli auch morphologisch geltend machen. Da unter dem Einfluß der Säuerung (oder der Anhäufung von Stoffwechselprodukten) nach Blutleere die Arteriolen und Kapillaren sich erweitern — ich erinnere an die Hyperämie nach Aufheben der Esmarchschen Blutleere, an die Versuche Ganters, die Abnahme der Widerstände, Gefäßerweiterung, nach einer gewissen Dauer der Unterbrechung der Strömung ergeben haben — so wird man sich als erste Folge einer langdauernden Erythrozytenleere bei Abnahme der Zahl der durchbluteten Glomeruli auf etwa 5$^0/_0$[1] die Blutpause des einzelnen Glomerulus schon recht lang vorstellen müssen, eine Blähung der nur von Plasma und vereinzelten roten Blutkörperchen durchströmten Schlingen gut vorstellen können.

„Die Blähung einzelner Schlingen, also die Erweiterung einzelner Schlingen und damit der gestreckte Verlauf ist in jedem Falle deutlich nachzuweisen. Die leeren Schlingen sind am stärksten gebläht, und je größer die Zahl solcher Schlingen am Einzelglomerulus, um so praller füllt er die Kapsel aus, um so häufiger ist ein Schlingenprolaps nachweisbar" (Koch).

---

[1] Kuczynski schätzt in dem von ihm so sorgfältig beschriebenen Falle von akuter Nephritis die Zahl der noch durchbluteten Glomeruli auf 6$^0/_0$, geht aber dabei von einem besser durchbluteten — subakuten — Falle von Scharlachnephritis aus, der 11 Tage nach Beginn der Ödeme an Pneumonie gestorben war.

Diese Blähung und der Prolaps der Schlingen setzt noch eine gewisse Drucksteigerung in ihnen voraus. Sie entspricht vielleicht der Steigerung des Kompressionsdruckes in den Hautkapillaren und könnte, wie dieser durch Kontraktion der kleinen Venen unter der Einwirkung der vasoaktiven Stoffe, so im Glomerulus durch Kontraktion des Vas efferens zustande kommen.

Verlangsamt sich auch diese Plasmaströmung noch, so können wir als nächsten, etwas schwereren Grad der gestaltlichen Reaktion das Stadium der „Plättchenthrombose" (Kuczynski) betrachten. Um Mißverständnisse zu vermeiden, möchte ich statt dessen lieber von Plasma- oder Plättchenstase sprechen.

Bis jetzt liegt keine Veranlassung vor, von Entzündung zu sprechen — Kuczynski sagt selbst: „In diesem wie im vorhergehenden Stadium können Leukozyten noch ganz fehlen" —, und wir dürfen annehmen, daß ein Glomerulus, der heute gebläht ist oder Plättchenstase aufweist, morgen zu den wenigen gehört, die voll durchblutet, entlüftet und entsäuert werden. Wenn aber das Wesen der Entzündung in einer Erhöhung der H-Ionenkonzentration besteht, wie Schade behauptet, oder in der Anhäufung von Gewebsabbauprodukten (Tannenberg), so wird hier das gleiche Moment in Erscheinung treten, aber aus anderen Gründen.

Im Stadium der Plasmastase beginnen nun die vermeintlich „glomerulitischen" Veränderungen:

„Die dichten, regelmäßig ovoiden Kerne der Wandzellen... vergrößern sich. Ihre Gestalt wird vielfach unregelmäßig. Sie hellen sich durch Wasseraufnahme auf. Der zuvor im normalen Zustande kaum erkennbare Zelleib vergrößert sich gleichfalls, wird dunkler und zugleich mit basischen Farben färbbar und zeigt sehr früh, fast gleichzeitig mit dieser „progressiven" Entfaltung Erscheinungen der Aufsaugung, der Resorption. Vakuolen treten auf. Im Protoplasma zeigen sich häufig stark gefärbte Körnchen in mässiger Anzahl. Pyknose und Karyorrhexis fehlen durchaus.

Frühzeitig machen auch die Deckzellen des Glomerulus vorwärtsgerichtete Veränderungen durch. Auch die Basophilie ihrer Zelleiber wächst. Gleichzeitig treten in ihnen Tropfen auf, die oft im Sinne einer hyalintropfigen „Entartung" Deutung gefunden haben. Tatsächlich liegt hier und in ganz gleicher Weise an den genetisch mindestens nächstverwandten Zellen der Pars convoluta des Tubulus eine ingestive Speicherung von Bluteiweiß, eine Resorption in Tropfenform vor."

„Das Protoplasma der Deckzellen kann auch vielfach vakuolisiert sein. Es kann echte Phagozytose z. B. von Erythrozyten betätigen. Dies ist jedoch selten."

„Im Beginn dieser „glomerulitisch" genannten Reaktion schwellen diese Deckzellen oder wenigstens ein Teil von ihnen gewaltig an."

„Deckzellen und Wandzellen können sich in diesem Stadium der Aktivierung sehr ähneln."

„Aktivierung bedeutet die starke Anfachung aller Zelleistungen über das Maß des minimalen Ruhestoffwechsels unter gleichzeitig damit auftretenden charakteristischen gestaltlichen Veränderungen: Turgorzunahme, wachsende Basophilie des Zelleibes, oft verbunden mit feinen Körnelungen des stark geschwollenen Plasmas, Wasseraufnahme seitens des Kernes, der dadurch in seiner Struktur „gelockert" wird, Speicherleistungen von gegen das normale Maß gesteigertem Umfange, schließlich mitotische Teilungen. Möglichenfalls lösen sich gleichzeitig die Zellen aus ihrem Verbande, um je nach den besonderen Verhältnissen ihres Milieus in gerichtete Bewegung einzutreten oder als abgerundete Zellen an Ort und Stelle liegen zu bleiben."

„Mitosen... fehlen stets in auch nur etwas älteren Stadien des Prozesses, und man vermißt sie ebenso, wo immer die Schlingen noch eine leidliche Blutfüllung aufweisen. Der mitotische Vorgang scheint mit einem frühen Zustand des Kapillarinhaltes eng verknüpft, wann nämlich die Zirkulation eben aufgehört und eine Gelatinisierung evtl. mit Plättchenthrombose eingesetzt hat. Leukozyten können in diesem Augenblick noch völlig fehlen, müssen es aber nicht durchaus" (Kuczynski).

Es klingt ja wie eine Contradictio in adjecto, wenn man progressive Veränderungen wie übermäßige Nahrstoffaufnahme und Wachstum mit Aufhören der normalen Ernährung durch den Blutstrom in Verbindung bringt. Aber ich brauche nur wieder an die Plasmakultur, den prachtvollen Nährboden, den Wegfall der wachstumhindernden Funktion zu erinnern (vgl. S. 1218) und an die gesteigerte Durchlässigkeit der Zellmembranen und Quellung im sauren Milieu.

„Die anfänglichen Veränderungen bei Glomerulonephritis können aber einen ganz anderen Weg einschlagen, sei es in reinster Form oder gepaart mit den soeben geschilderten

Bildern. So kann das Bild der Eiweißdurchtränkung entstehen. In solchem Falle wird zunächst die ganze Kapillarwand samt ihren Deckzellen diffus vom Blutplasma durchtränkt. Solche Glomeruli trifft man in jedem Schnitt, wenn auch vielleicht etwas seltener als die Bilder der Blähung und Thrombosierung. Derartige Glomeruli fallen dann im Giemsapräparat durch ihre rotleuchtende Färbung sehr stark auf. Die Gefäßlichtungen können dabei verhältnismäßig eng sein, so daß sie sich bei schwächerer Vergrößerung und flüchtiger Betrachtung leicht der Aufmerksamkeit entziehen. Abgesehen von dem von vornherein engen Lumen der Schlingen spielen sich aber in diesen keine wesentlich anderen Vorgänge ab, als wir sie bereits für die erste Gruppe von Bildern eingehend geschildert haben. Nur wird alles überdeckt durch die starke Durchtränkung der Wandschichten. Hier begegnet man besonders häufig Wandzellmitosen."

Diese hyalinen Abscheidungen und Durchtränkungserscheinungen sind Ausdruck einer funktionellen Wandstörung, einer abnormen Durchlässigkeit.

„Wir führen sie auf Grund unserer Beobachtungen unter den allerverschiedensten Umständen auf zwei grundsätzliche Momente zurück: Auf die Ernährung der inneren Gefäßschichten vom Lumen her und auf eine erhöhte Durchlässigkeit bei zeitweiliger Abdrosselung des Blutumlaufes. Wenn wir also auch im ersten Anfange der Glomerulonephritis in einem beträchtlichen Prozentsatz der befallenen Glomeruli teilweise oder ganz ausgebreitete hyaline Durchtränkungen sehen, so läßt sich dies durchaus im Sinne einer Aufhebung des arteriellen Blutstromes verwerten" (Kuczynski).

Abgesehen von den Schwellungen der Zellen ist auch die membranöse Wand stark verquollen, so daß sie vielfach als eine fast homogene von zwei scharfen Grenzlinien umgebene Schicht erscheint.

Es entspricht wortwörtlich meiner Auffassung von den ganz gleichartigen Vorgängen bei der genuinen Schrumpfniere, wenn Kuczynski die Hyalinisierung der Arteriolen bei dieser mit den Veränderungen bei der akuten Nephritis in einem Atem nennt und auf eine Stufe stellt.

„Besonders das genaue Studium der Vasa afferentia zeigt aber vollends, daß bei der genuinen Schrumpfniere ganz genau so wie bei der akuten Glomerulonephritis die gleichen Hyalinisierungen in ganz gleichem Verlaufe auftreten. Sie beginnen mit tropfigen Einpressungen und enden mit diffusen Quellungen. Dies ist keine „Krankheit", die von einem Teile auf den anderen „fortkriecht", sondern der unmittelbare Ausdruck der Einpressung von Blutwasser durch die inneren Wandschichten, ohne die unmittelbare Möglichkeit sofortigen Abflusses mit der Lymphe."

Ob man hier von Einpressung statt Aufsaugung von Blutwasser sprechen soll, ist mir allerdings zweifelhaft. Wir finden doch an den Epithelien der Hauptstücke eine gleichartige Turgorzunahme und sogenannte hyalin-tropfige Entartung. Auch zu ihrer Erklärung haben wir die Annahme eines Giftes nicht nötig.

Groß schreibt: „Experimentelle Untersuchungen an der Kaninchenniere haben ergeben, daß die hyalintropfige Entartung auftreten kann, sowohl als Folge einer Vergiftung (Chrom, Sublimat, Uran, Kantharidin) wie auch als Folge einer vorübergehenden Zirkulationsunterbrechung (Groß, Wieszeniewski). Diese experimentell erzeugte hyalintropfige Entartung ist ein leicht heilbarer Zustand, der unter Umständen schon nach 24 Stunden verschwunden sein kann."

Die letztere Angabe ist wichtig, denn wir dürfen uns vorstellen, daß auch in diesem Stadium nicht nur überhaupt bei Aufhören der „Krankheit," sondern sogar intermittierend während derselben, d. h. bei Fortbestehen der pathogenetischen Gefäßkontraktion, mit gelegentlichem Wiedereintritt von Blut eine — vorübergehende — Rückbildung möglich ist.

Dafür spricht wenigstens die Tatsache, daß unter den wenigen bluthaltigen Knäueln auch voll, ja stark durchblutete zu finden sind, deren Wand die beschriebenen Veränderungen — noch? — aufweisen.

Anders ist es mit dem schwersten Grad der Veränderung. Als diesen betrachte ich — wenn ich von der seltenen akuten Nekrose einzelner oder vieler Glomeruli oder fast der ganzen Niere absehe — die Halbmondbildung.

Bei dem höchsten Grad — und genügend langer Dauer — der Abdrosselung eines Elementes von jedem Ernährungsstrom, bei dem nicht einmal Plasma mehr zutritt, kollabieren die Schlingen der Glomeruli, das Knäuelbukett, das im ersten Stadium erigiert war, sinkt zusammen, und die Aktivierung der Kapselepithelien und des darunter liegenden ödemdurchtränkten und gequollenen Bindegewebes geht — vergleichbar einer Plasmakultur — in eine Wucherung über, der schließlich die Organisation und phagozytäre

Resorption des ganzen Knäuels unter Ersatz von Bindegewebe folgt. Ich lasse dahingestellt, ob nur solche Glomeruli die Halbmondbildung aufweisen, deren Kapselraum verschlossen wird, weil sich eine Schlinge unter gleichzeitiger Verklebung vor den Ausgang des Tubulus contortus gelegt hat, wie Kuczynski vermutet. Meiner Meinung nach genügt die vollständige und dauernde Ausschaltung von jeder Plasmaströmung für genügend lange Zeit. Selbst in solchen Fällen kann es — zu spät freilich — wieder zu teilweiser Eröffnung von Schlingen für den Blutstrom kommen, und dann kommt es zu dem „Einbohren des mächtig andringenden Blutes" in die Vasa afferentia, den Gefäßpol und die Einmündungsstelle und Teile einzelner Schlingen (Koch), wie es die Regel sein müßte, wenn das Hindernis für den Blutstrom in der Endothelschwellung und -wucherung der Glomerulusschlingen zu suchen wäre (vgl. S. 1186).

Aber eine Rückbildung zu normaler Form und bis zu Rückkehr der Funktion ist in diesem Stadium der Veränderungen nicht mehr zu erwarten.

Es ist nun sehr bemerkenswert, daß diese Halbmondbildung in noch ganz frischen, wenige Tage alten Fällen, schon auftreten kann, und daß einzelne derartig verödete Glomeruli auch in älteren, relativ gutartigen Fällen gefunden werden, bei denen die Mehrzahl der Glomeruli die — rückbildungsfähigen — Zustände der einfachen Blähung oder der hyalinen Durchtränkung aufweisen.

„Die Halbmondbildung hat nämlich nicht das mindeste mit zeitlichen Faktoren des betrachteten nephritischen Vorgangs genetisch zu tun. Sie kann auch keineswegs, wie dies geschehen ist, als Zeichen „produktiver Entzündung" angeführt werden, wenn einem darum zu tun ist, das Wesen der Vorgänge zu begreifen und sich nicht damit zu begnügen, ihre Erkenntnis durch eine gewisse „Abstempelung" zu verschleiern" (Kuczynski).

Gerade dieses Nebeneinandervorkommen von so verschiedenartigen morphologischen Veränderungen, die alle nur das eine gemeinsam haben: die — unvollständige, fast vollständige oder ganz vollständige — Erythrozytenleere der allermeisten Glomeruli neben äußerst spärlichen, gut durchbluteten Glomeruli, gibt zu denken.

Zu denken gibt auch die Tatsache, daß im Grunde das gleiche histologische Bild sich findet, ob der Kranke aus voller Gesundheit plötzlich an Lungenödem stirbt, wenn schon am ersten Tage der Nephritis das Herz der plötzlichen Mehrbelastung durch die Umwälzung im Kreislauf nicht gewachsen war, oder ob am 3. Tage der Nephritis wegen Anurie mit Ausgang in Heilung dekapsuliert werden mußte, oder ob der Tod nach 10 oder 20 Tagen an Herzschwäche oder Komplikationen, wie Pneumonie, Empyem eingetreten ist (Koch).

Wir haben keinen Grund anzunehmen, daß die Fälle, die ausheilen, etwa andere, geringere Veränderungen an der Niere bieten würden, denn es liegen ganz abgesehen von dem Befund bei erfolgreicher Dekapsulation im Schrifttum genügend Fälle vor, bei denen die Heilung mit Sicherheit hätte erwartet werden können, wenn das Herz stand gehalten hätte, oder wenn nicht nach Besserung der Nierenerscheinungen eine Komplikation das Leben beendet hätte.

Die Krankheitsdauer findet also im histologischen Bilde, wie Koch sehr richtig bemerkt, keinen Ausdruck.

Zweifellos sind für das morphologische Bild am einzelnen Glomerulus Grad und Dauer seiner Blutleere maßgebend, aber nicht Dauer der Krankheit. Wir können die „spätesten" Veränderungen, d. h. die schwersten Grade der Reaktion auf zu lange Dauer der Blutleere nach Tagen antreffen, nach Wochen vermissen, und können die „frühesten" Veränderungen von Schlingenblähung noch nach wochenlanger Dauer der Erkrankung vorfinden.

Wir wissen leider nicht, wie lange es dauert, bis bei eingetretener Plättchenstase Aktivierung und Proliferation der Wand- und Deckzellen eintritt, bis bei Kollaps der Schlingen ein Halbmond gebildet ist, vermutlich genügen schon 1—2 mal 24 Stunden, aber soviel dürfen wir als sicher annehmen, daß ein Glomerulus, der nach einer Krankheitsdauer von 3 Wochen eine dieser Veränderungen aufweist, nicht schon die ganzen 3 Wochen in diesem gleichen

Zustande verharrt haben kann. In dieser Zeit würde wohl längst eine Organisation, eine Einwanderung von Bindegewebe eingetreten sein, die das Stadium der Rückbildungsunfähigkeit der Veränderungen einleitet.

Ich möchte daraus den Schluß ziehen, daß die physiologische Intermittenz der Durchblutung auch in einer angiospastisch-ischämischen Niere nicht ganz aufgehört, sondern sich nur in ihrem Rhythmus ganz außerordentlich verlangsamt hat, und daß die Glomeruli, die sich trotz der schwer erscheinenden Veränderungen und trotz der Zähflüssigkeit des Inhaltes, der Verdickung der Wände der Kapillaren, nach dem Tode noch injizieren lassen, auch im Leben noch hier und da, wenn auch in pathologisch stark vergrößerten Zeitabständen, vom Blute wieder durchspült und damit wieder für eine Zeitlang vor dem Tode an Erstickung gerettet, vor dem Kollaps, vor dem Zuwachsen der Kapillarschlingen bewahrt, vor der Nekrose oder Atrophie, deren Ausbleiben Fahr gegen meine Theorie ins Feld führt, behütet werden. Ebenso dürfte auch der in schweren Fällen regelmäßig zu erhebende Befund einer Erythrozytenleere der interlobularen Arterien und der intertubulären Kapillaren, den die Anhänger der Entzündungslehre weder erhoben haben noch erklären können, ein vorübergehender, intermittierend wechselnder Zustand sein.

Auf diese Weise wird die enge Beziehung zwischen Anurie und Blutleere der Interlobulargefäße unserem Verständnis näher gerückt. Auf diese Weise läßt sich vielleicht die Aufreihung der Leukozyten in den plasmadurchströmten Gefäßen und Glomerulikapillaren erklären. Sie reichern sich in dem langsam strömenden Blute an (Becher) und bleiben mit den Plättchen zurück, wenn der immer erythrozytenärmer werdende Plasmastrom die roten Blutkörperchen herausspült.

Auf diese Weise würden auch „viele klinische Befunde, vor allem der häufige Wechsel im Grade der funktionellen Störung und die sehr weitgehenden individuellen Schwankungen im Bilde dieser doch sonst unter so gleichartigen Verhältnissen entstehenden Krankheit (Groß)" besser verständlich, als wenn man mit Groß annimmt, „daß die ganze Funktionsfähigkeit der Nierenrinde von der Leistungsfähigkeit des (von ihm angenommenen) Kollateralkreislaufes abhängt, und daß seine Ausbildung und der Grad seiner Entwicklung individuellen Schwankungen unterliegt." Wenn Groß fortfährt, „mindestens im Beginn der Erkrankung kann dieser Kollateralkreislauf wohl nur unter günstigsten Bedingungen ausreichend sein, und so würde verständlich, warum Allgemeinschädigungen, Körperanstrengungen, kurz alles was den allgemeinen Kreislauf erschwert, die Nierenerkrankung verschlimmern kann", so läßt sich das ohne weiteres auf meine Vorstellung von einer noch immer vorhandenen, aber stark verlangsamten durch jede Steigerung der Gefäßkontraktion noch stärker beeinträchtigten Intermittenz der Durchblutung anwenden.

Das gleiche gilt von der Großschen Annahme, daß der Grad, die Dauer, Verschlimmerung und Heilung der Epithelveränderungen an den Kanälchen abhängt von der Schnelligkeit und Ausgiebigkeit der Herstellung eines Kollateralkreislaufes. Groß spricht schon in diesem Sinne von rasch wechselnder, heilender und wohl auch wieder neu auftretender Epitheldegeneration, eine Auffassung, die sich auf meine Vorstellung unmittelbar übertragen läßt.

Ich bin auch ebenso wie Löhlein und Groß davon überzeugt, daß die „hyalintropfige Entartung und auch die recht regelmäßig zu beobachtende Verfettung der Schaltstücke bei der akuten Nephritis nicht eine „selbständige Erkrankung" bedeutet, sondern nur die Folge der Störung der Glomerulidurchblutung ist".

Der „geradezu erstaunliche geringe Grad" der Epithelveränderungen, der nach Herxheimer wohl nur mechanisch zu erklären sein soll durch Anfangen des entzündlichen Prozesses in den Glomeruli, in denen „die Giftstoffe — und das müssen besonders entzündungserregende Stoffe sein — gewissermaßen festgehalten werden," dürfte in meiner Vorstellung eines Wechsels im Grade der Durchblutungsstörung eine bessere Erklärung finden.

Wir hätten uns also vorzustellen, daß ein Glomerulus, der heute gebläht ist und nur von Plasma durchströmt wird, morgen wieder rote Blutkörperchen enthält oder in den Zustand der Zellaktivierung mit Plättchenstase übergeht und übermorgen wieder von rotem Blut erreicht wird. Nur so kann man, glaube ich, die Tatsache erklären, daß man im histologischen Bilde des heilbaren Stadiums es immer mit relativ frischen Veränderungen zu tun hat, und daß man auch in Fällen von 10—20 Tage dauernder Krankheit „früheste" Veränderungen an den Glomeruli finden kann.

Das ist mit der Theorie der Entzündung ganz unvereinbar, bei unserer Vorstellung aber fast ein logisches Postulat.

Die Jagd nach dem Frühfall hat daher keinen Sinn, man müßte denn die Krankheitsdauer nach Stunden bemessen können (Koch). Der früheste Fall kann bei genügender Intensität der Gefäßkontraktion späteste, ein älterer Fall während der ganzen Dauer der Erkrankung früheste Veränderungen darbieten, und — es können ganz gleichartige „frische" Veränderungen an den Arteriolen und Glomeruli bei der malignen Sklerose vorkommen. Diese Beobachtung war ja für mich der Ausgangspunkt des Gedankens einer funktionell angiospastisch bewirkten und damit eigentlich naturnotwendig mehr oder weniger intermittierenden Kreislaufstörung bei der Nephritis wie bei der genuinen Schrumpfniere, den Kuczynski aufgenommen hat, wenn er bei der genuinen Schrumpfniere von einer rhythmisch intermittierenden Kreislaufstörung spricht. Oder wenn er, zwar ausgehend von der — noch zu engen — Vorstellung, daß ein Verschluß der Vasa afferentia dem Vorgang zugrunde liegt, schreibt:

„Wenn wir aber die Bilder (des Abteilungsstadiums) überdenken, so wird die Anschauung sehr nahe gelegt, daß der ganze Ablauf der „Nephritis" Schübe von Heilversuchen und neuen Reaktionen am Glomerulus aufweist. Insbesondere verdienen die schubweisen Blutungen unter diesem Gesichtspunkt Beachtung.

Schon bei der ganz frischen Nephritis sieht man hier und da Glomeruli, die bereits auf der Höhe der leukozytären Reaktion angelangt sind, klaffende Vasa afferentia mit Erythrozyten und auch Leukozyten im Innern. Der Unterschied gegenüber dem ganz gleichmäßigen Kontraktionszustande bei anhebendem Prozeß ist sehr auffällig. Es ist gewiß schwer, daraus den Schluß zu ziehen, daß schon sehr früh die Unwegsamkeit der Vasa afferentia aufhört; aber die Tatsache des Bildes ist doch wert, daß man sie verzeichnet. Vielleicht gestatten andere Beobachtungen, dies Bild einmal sicherer auf seine Bedeutung zu prüfen. Der ganze Ablauf und Ausgang zeigt aber klar, daß ein derartiger Vorgang am Vas afferens irgendwann einmal eintreten muß. Es ist keineswegs unwahrscheinlich, daß er wiederholt bis zur endlichen Heilung an manchem Glomerulus einsetzt, teilweise die Zirkulation unter Diapedesisblutung wiederherstellt und so die leicht falsch gedeutete „Hämaturie" ebenso bewirkt, wie er möglichenfalls geradezu lebensrettend wirkt, weil er der endlichen, ja meist vollkommenen Verlegung der Glomeruli entgegenwirkt und etwas funktionierendes Filter erhält. Die Blutungsmöglichkeit beim Wiedereintritt des Blutes in den ausgeschalteten Glomerulus hat Volhard bereits richtig erkannt und in seiner monographischen Behandlung (1918) beschrieben. Es bereitet mir ein besonderes Vergnügen, an dieser Stelle sagen zu können, daß die Analyse dieser hervorragend günstigen Fälle mir gestattet, ja mich genötigt hat, sehr wesentlichen Vorstellungen Volhards von der Pathogenese der Glomerulonephritis eine anatomisch, wie ich hoffe, sichere Unterlage zu geben, eine Möglichkeit, die ich selbst noch vor kurzem als sehr unwahrscheinlich betrachtet habe."

Zusammenfassend möchte ich sagen: Daß eine hochgradige aktive Kontraktion der Nierengefäße mit Störung der Nierendurchblutung bei der hypertonischen Nephritis besteht, daran ist ebensowenig zu zweifeln, wie an dem Kardiospasmus bei der sog. idiopathischen Ösophagusdilatation.

Die Frage ist nur, ob der Angiospasmus allein genügt, die für die diffuse Glomerulonephritis charakteristischen morphologischen Veränderungen hervorzurufen. Das scheint nach dem histologischen Befunde der Glomeruli bei der reflektorischen, angiospastischen Anurie in der Beobachtung von Böminghaus (S. 200) der Fall zu sein.

Wenn man aber schon ohne Rücksicht auf den doch sicher nicht gleichgültigen abnormen Kontraktionszustand aller und insbesondere der Nierenarterien sich eine Vorstellung von der Histogenese machen will, dann kann man sich nicht mehr mit Schlagworten wie Endokapillaritis, Kapillaropathie, Entzündung, Exsudation in die Kapillarschlingen, begnügen, sondern dann muß wenigstens Aktion und Reaktion in faßbare Beziehung gebracht und eine Vorstellung von dem Vorgang gegeben werden.

Einen derartigen Versuch hat Gray gemacht:

Kristalloide chemische Gifte schädigen, entsprechend der modernen Auffassung der Nierenfunktion, immer die Tubuli, wo sie aus dem Glomerulusfiltrat durch Rückresorption konzentriert werden; wenn hier die Glomeruli ergriffen sind, handelt es sich stets um eine sekundäre Schädigung. Kolloidale Toxine, die die Glomerulusmembran nicht ausscheiden kann, werden in den Schlingen gespeichert und rufen so die Glomerulitis hervor. Die auf einanderfolgenden Stadien der akuten Glomerulonephritis sind: 1. Konzentration der zirkulierenden (oft von Streptokokken stammenden) Endotoxine in den Schlingen (daneben unter Umständen Bakterienembolien in ihnen mit Lysis und lokaler Endotoxinbildung) = endoglomeruläre Nephritis; 2. Weiterschreiten dieser Veränderung und Endotoxinbildung durch Auflösen der Bakterien in den Glomerulis = epi- und endoglomeruläre Nephritis; die Glomeruli werden nunmehr für Toxine und Eiweiß durchgängig; 3. beginnende Toxinkonzentration in den Tubulis und infolgedessen Beteiligung dieser am Krankheitsprozeß = glomerulär-tubuläre Nephritis; 4. zunehmende Giftdurchlässigkeit der Glomeruli und Giftkonzentration in den Tubulis = vorwiegend tubuläre Nephritis.

Diese Vorstellung läßt aber die Unterscheidung zwischen herdförmiger infektiöser und diffuser postinfektiöser Nephritis vermissen, die Beziehung zwischen Blutdrucksteigerung und Nierenerkrankung offen und die klinische Tatsache unberücksichtigt, daß die diffuse Erkrankung mit Blutdrucksteigerung beginnt.

Unsere Vorstellung geht von dieser Tatsache aus und versucht, das histologische Bild mit der zweifellos bestehenden Arterienkontraktion in Beziehung zu bringen, läßt aber den Einfluß bakterieller Toxine auf die Histogenese der Nephritis offen.

Das Problem der Patho- und Histogenese der akuten diffusen Nephritis spitzt sich also für den Streit „entzündlich-defensive" oder „dyshämisch-reaktive" Glomerulonephritis auf die Frage zu: Wird die für die Entzündung charakteristische Änderung der Wasserstoffionenkonzentration im Gewebe, die infolgedessen eintretende Änderung der Hydrophilie der Gewebekolloide, die zu vermehrter Flüssigkeitsaufnahme, Zellaktivierung und Proliferation führt, und die Gewebsschädigung bis zur Nekrose durch direkt angreifende, im Blute kreisende Toxine bzw. bei der Phagozytose der Erreger in den Endothelien entstehende bakterielle Endotoxine, oder indirekt durch primäre Störung der Durchblutung und der Zellatmung hervorgerufen? Da letztere bei akut einsetzender Erstickung auch Nekrose machen kann, die erstere — toxische — Nekrose vielleicht auch durch Hemmung der Zellatmung hervorgerufen wird, so kann die Reaktion, die wir als „entzündlich" zu bezeichnen pflegen, in beiden Fällen die gleiche sein.

Askanazy erblickt die Wesenheit des Entzündungsreizes darin, daß der primäre Reiz in wichtigere, folgenschwere Reize umgesetzt wird, indem der primäre Reiz sofort zu einem inneren, im Gewebe erzeugten Reiz den Anstoß gibt, der gewöhnlich seinen morphologisch feststellbaren Ausdruck findet. Der äußere primäre Reiz ist artfremd, körperfremd oder ortsfremd. Die inneren Reize sind körpereigen. Neumann hat für sie das Wort Mikronekrosen geprägt. „Wenn eine typische Nekrose nicht nachweisbar ist, können sich doch tiefgreifende Störungen im Gewebschemismus bemerkbar machen, die zum inneren sekundären Reiz werden". „Die physikalisch-chemischen oder chemischen Individualitäten können in der veränderten Ionenkonzentration oder in Abbauprodukten der durch Auto- oder Histolyse (Weismann) zerlegten Eiweißkörper gesucht werden, die in entsprechender Konzentration wie Aminosäuren (Rößle) entzündungserregend wirken. So wird die Entzündung vom ätiologischen Gesichtswinkel allein durch die sekundäre, innere Reizquelle zu einer Reaktionsform nach Gewebsvergiftung gestempelt". „So können wir das ätiologische Merkmal der Entzündung in einer Reizfolge, aus äußeren und inneren Reizen zusammengesetzt, manchmal in einer langen Reizkette von zahlenmäßig oder biologisch meßbarer Stärke erblicken, gekennzeichnet durch Schaffung lokaler, endogener Reize" (Askanazy, S. 293/294).

Das alles läßt sich auf den Vorgang bei der diffusen Nephritis anwenden. Das einzig Neue und Ungewohnte ist die Vorstellung, daß der äußere Reiz, die primäre Schädigung des Gewebsstoffwechsels, in einer besonderen — angiospastischen — Form der Durchblutungsstörung besteht, die meist nicht hochgradig genug ist, Nekrose hervorzurufen, aber doch im Gegensatz zum völligen Gefäßverschluß nach Dauer und Intensität geeignet ist, diejenige sekundäre Reizquelle im Gewebe zu erschließen, die „entzündungserregend" wirkt.

Diejenigen, die eine bakteriotoxische Ursache der Zellnekrose und der Reaktion annehmen, müssen erklären, warum dabei eine Blutdrucksteigerung und eine so ausgedehnte Ischämie der Niere eintritt, obwohl die Vasa afferentia post mortem sich als durchgängig erweisen. Sie müssen ferner erklären, wieso es in seltenen Fällen zu Totalnekrose der Niere, in anderen durch Dekapsulation, Röntgenbestrahlung, Splanchnikusanästhesie so rasch zur Heilung kommen kann.

Es wäre nicht unmöglich, daß die Wahrheit in der Mitte liegt, insofern als die Endotoxine der — Nephritis hervorrufenden — Keime sowohl direkt oder indirekt (via Pränephritis) gefäßaktiv-pressorisch, als auch nephrotoxisch, d. h. bei der Ausscheidung endothelschädigend, wirken könnten. Notwendig scheint mir dieser Kompromiß aber nicht zu sein — es sei denn für die Erklärung der so zweifelhaften histologischen Unterschiede zwischen der Nephritis und der Eklampsieniere —, angesichts der Tatsache, daß Ricker bei Adrenalineinwirkung genau die gleichen „entzündlichen" Reaktionen gesehen hat wie nach „entzündungs" erregenden Reizen bzw. Schädigungen, und angesichts der Befunde bei der stürmisch verlaufenden „Kombinationsform", bei der wir den nephritischen Einschlag im klinischen wie im histologischen Bilde nur auf das Einsetzen der hämatogenen allgemeinen Gefäßkontraktion zurückführen können.

Keine der bisherigen Theorien, vor allem nicht die Lehre von einer bald vom Glomerulus auf die Arteriole, bald von der Arteriole auf den Glomerulus „kriechenden" „Entzündung" vermag so gut, geschweige denn besser die wichtige Tatsache zu erklären, daß der akuten Nephritis im Prinzip wesensgleiche morphologische Reaktionen sowohl im Endstadium der chronischen Nephritis wie im ischämischen Stadium der Sklerose, d. h. der genuinen Schrumpfniere auftreten.

Die in ihrem Werden geschaute morphologische Veränderung wird hier zum Schlüssel der Pathogenese des Morbus Brightii, d. h. der hypertonischen Nierenkrankheiten überhaupt. Die morphologische Beschreibung allein bleibt tot, das klinische Bild ist vieldeutig und trügerisch. Die Analyse der klinischen und histologischen Symptome aber führt zur Synthese, zur Vorstellung des krankmachenden Vorgangs, ohne die das Wesen der Erkrankung verschlossen bleibt.

Ich halte es für möglich, daß die entwickelte Vorstellung über die Entstehung der histologischen Veränderungen aus einer Glomeruliischämie und dieser aus einer abnormen Gefäßkontraktion für die Behandlung noch größere

Bedeutung gewinnen wird, als sie bereits gewonnen hat. Von außerordentlicher Bedeutung ist diese Auffassung aber für die Vorhersage und auch für die Verhütung der schweren unheilbaren Formen und vor allem auch der schweren sekundären Gefäßveränderungen.

Der Begriff spastische Blutleere schließt im Frühstadium fast die Sicherheit der Heilbarkeit in sich.

Je stärker aber die Gefäßkontraktion, desto dünner der Blutfaden, der für die große Zahl an Einzelelementen zur Verfügung steht, um so größer die Gefahr, daß die Dauer der Blutleere in vielen Elementen so groß wird, daß in zahlreichen Glomeruli, ja auch in den Arterien Veränderungen eintreten, die nicht mehr rückbildungsfähig sind; und damit wird aus der akuten Nephritis eine **chronische.**

Auf die wichtige Frage aber, wie können wir eine Brücke herstellen zwischen der Annahme einer allgemeinen Gefäßkontraktion mit angiospastischer Nierenischämie und der bekannten Ätiologie, der Erkältung und der **Streptokokkeninfektion,** vermag ich noch keine bestimmte Antwort zu geben.

Die Frage kommt auf die nach der Ursache der nephritischen Blutdrucksteigerung bzw. auf die nach dem Ursprung der vasoaktiven Stoffe hinaus und ist S. 434 eingehend besprochen worden.

Der Gedanke, daß durch Erkältung eine Nierenischämie zustande kommen könnte, weil bei Kältewirkung auf die Haut im Experiment Kontraktion der Nierengefäße beobachtet worden ist, hat wohl etwas Bestechendes, wenn wirklich eine Durchblutungsstörung der Niere das Primäre ist.

Doch dürfte dieser Faktor allein nicht genügen und nur als disponierendes Moment in Frage kommen (vgl. S. 1214).

Umgekehrt scheint auch der Infekt allein nicht zu genügen, da die intrainfektiöse (Herd-) Nephritis weder klinisch noch histologisch dem entspricht, was wir als diffuse Glomerulonephritis bezeichnen und insbesondere die allgemeine Gefäßkontraktion vermissen läßt.

Das Auftreten der Nephritis in der 3. Woche nach Scharlach, nach abgelaufener Angina, zu einer Zeit, in der schon immunisatorische Vorgänge sich abspielen, ließ mich an die Möglichkeit denken, daß wir es mit einem Vorgang nach Art des anaphylaktischen Schocks zu tun haben.

Für diese Annahme eines anaphylaktischen Schocks läßt sich die auffallende Erscheinung, die mein Mitarbeiter Dönecke gefunden hat, verwerten, daß im akuten Stadium der diffusen (postinfektiösen) Nephritis im scharfen Gegensatz zu der herdförmigen (infektiösen) ein Plättchensturz festzustellen ist (vgl. S. 1277). Denn der anaphylaktische Schock ist von einer Abnahme der Blutplättchen begleitet (Achard und Aynaud, Iwai). Im akut tödlichen Schock hat Wittkower die Blutplättchen sogar gänzlich vermißt.

Doch ist das in diesem Zusammenhang vorläufig nur ein Wort und noch ebensowenig ein auf die Niere anwendbarer Begriff wie die ,,Allergie‘, mit der Pirquet und Schick die Entstehung der Nephritis nach Scharlach in Zusammenhang bringen.

Beide Annahmen stützen sich auf die auffallende Inkubationszeit — die Nephritis tritt am häufigsten zwischen dem 18. und 22. Tag, frühestens am 12. Tag, spätestens in der 6. Woche auf — und schließen die Vorstellung ein, daß in dieser Inkubationszeit die Antikörperbildung stattfindet, und daß durch Reaktion von Antikörpern mit dem im Organismus zurückgebliebenen Antigen der Schock bzw. die Noxe für die Niere entsteht.

Schick hatte also schon, wie nach ihm Pospischill, die Lymphadenitis, Nephritis und die Rezidive als ,,zweites Kranksein" betrachtet und dabei eine erneute Wirkung des Scharlachtoxins selbst bei einer inzwischen erhöhten Überempfindlichkeit angenommen, das zweite Kranksein als allergische Erkrankung angesehen.

Longcope und Mitarbeiter haben während der Serumkrankheit und bei Urtikaria-anfällen überempfindlicher Individuen eine deutliche Salz- und Wasserretention, Anstieg des Blutharnstoffes und Abnahme der Nierenfunktion neben Albuminurie und Zylindrurie beobachtet.

Sie nehmen bei der Proteinintoxikation oder dem anaphylaktischen Schock sowohl eine Störung in den Geweben wie eine Schädigung der Niere und ihrer Funktion an. Diese Kombination könne ein der Nephritis sehr ähnliches Bild ergeben und bei häufiger Wiederholung und genügend langer Dauer der Anfälle einen Zustand hervorrufen, der von der Nephritis nicht zu unterscheiden ist. Longcope spricht da schon (1917) die Vermutung aus, daß der Mechanismus der Nephritisentstehung derselbe sei wie bei Eiweißüberempfindlichkeit, daß die Reaktion in der Niere ganz analog sei der Tuberkulinreaktion der Haut, und daß die eigenartige Entzündung des Nierengewebes abhänge von einer geänderten Reaktion oder Allergie gegen lösliche Eiweißprodukte der Bakterien. Die entzündliche Reaktion der Glomeruli oder des entzündeten Gewebes würde zustande kommen, wenn 2 Bedingungen erfüllt sind, nämlich die Gegenwart eines infektiösen Agens und eine Allergie oder Überempfindlichkeit gegen dieses.

Longcope kommt (1929) in einem ausgezeichneten Aufsatz über die Pathogenese der Nephritis zur Anerkennung der Trennung von infektiöser Herdnephritis und diffuser Glomerulonephritis. Die erstere ist eine direkte Folge des lokalen Infektes einzelner Glomeruli mit Blutung, Nekrose, Thromben, die bisweilen Bakterien in einer oder mehreren Kapillarschlingen enthalten.

Die diffuse Nephritis hängt irgendwie mit einem Infektionsherd mit Streptokokken zusammen, aber diese lassen sich weder in den Glomeruluskapillaren nachweisen, noch aus Harn, Blut oder Niere züchten.

Durch künstliche Streptokokkeninfektion bei Tieren ist es nicht gelungen, das charakteristische Bild der diffusen Nephritis zu erzeugen. Longcope, O'Brien, Hansen und Lucas haben gefunden, daß die Hautreaktion nach Art des Dicktestes mit filtrierten Bouillonkulturen der hämolytischen Streptokokken von den Mandeln oder Sinusinfekten der Nephritiker bei diesen ungewöhnlich stark positiv ausfällt. Ein großer Teil der Nephritiden zeigte eine deutliche Überempfindlichkeit der Haut gegen diese Teste, nicht nur während des akuten Verlaufes der Nephritis, sondern auch noch über Jahre hinaus.

In einer Kontrollgruppe von normalen Individuen und Kranken verschiedenster Art gaben $62^0/_0$ eine positive, $25^0/_0$ eine stark positive Reaktion.

In einer Gruppe mit Tonsillitis gaben $95,4^0/_0$ eine positive, $18,1^0/_0$ eine stark positive Reaktion.

In der Gruppe der Nephritiden gaben $81,4^0/_0$ eine positive, $66,6^0/_0$ eine stark positive Reaktion.

Longcope schließt daraus, daß diese Kranken einen hohen Grad von Allergie gegen gewisse Substanzen in den hämolytischen Streptokokken oder den Produkten ihrer Kulturen besitzen oder erworben haben.

In noch nicht veröffentlichten Versuchen hat Longcope Kaninchen gegen hämolytische Streptokokken sensibilisiert mittels Lokalinfektion in der Haut. 5—7 Tage nach der Hautinfektion, wenn die Haut der Kaninchen gegen Filtrate der Streptokokkenkultur reagierte, wurde die durch Hitze abgetötete Streptokokkenkultur in die linke Nierenarterie sensibilisierter und zur Kontrolle gleichzeitig normaler Kaninchen eingespritzt. Die Tiere wurden 24 Stunden bis 8 Tage später getötet. In der linken Niere fanden sich dann herdförmige oder diffuse Glomerulusveränderungen entzündlicher Art, und zwar bei den sensibilisierten Tieren in $74^0/_0$, bei den nicht vorbehandelten in $27,5^0/_0$.

Die Versuche zeigen, daß es gelingt, mit abgetöteten Kulturen der hämolytischen Streptokokken ausgedehnte Glomeruliläsionen beim Kaninchen zu erzeugen, und daß ihr Auftreten deutlich begünstigt wird durch voraufgehende Sensibilisierung. Das ist von großem Interesse für die Pathogenese der infektiösen Herdnephritis. Aber das klinische und histologische Bild der diffusen ischämischen Nephritis mit der Erythrozytenleere der Vasa afferentia und den geblähten Schlingen ist bis jetzt noch auf keine Weise erreicht worden.

Nach Duval und Hibbard ist das toxische Prinzip ein Endotoxin, das durch ein spezifisches Bakteriolysin entsteht. Sie fanden das Streptokokkenkulturfiltrat wenig giftig; wenn sie dagegen Kaninchen gegen Scharlachstreptokokken immunisierten und den hoch immunisierten Tieren Streptokokkenkultur in die Bauchhöhle spritzten, so erhielten sie nach 1—2 Stunden ein Peritonealexsudat, dessen Berkefeldinfiltrat hochgiftig sich erwies und bei gesunden Kaninchen und Hunden eine schwere, rasch tödliche Nephritis hervorrief. Friedemann und Deicher haben daraufhin das Blut von Scharlachrekonvaleszenten auf bakterizide Antikörper untersucht. Sie fanden den Antikörpergehalt bei Kranken ohne Nephritis in der 2. Woche etwas höher als in der 3., erhebliche Mengen aber erst nach der 6. Woche. Dagegen war der Antikörpergehalt der Nephritikersera schon in der 3. Woche deutlich nachweisbar, und da sie bei den mit anderen septischen Komplikationen verlaufenden Fällen Antikörper nicht regelmäßiger und reichlicher fanden, so nehmen sie an, daß die Antikörperbildung nicht Folge, sondern Ursache der Nephritis ist. Da aber auch bei einer ganzen Anzahl von Rekonvaleszenten ohne Nephritis Antikörperbildung nachweisbar war, so nehmen sie die Hypothese zu Hilfe, daß bei den Fällen, die Nephritis bekommen, die Antiendotoxinbildung nicht gleichen Schritt hält mit der der antibakteriellen Antikörper. Allerdings paßt zu der allergischen Theorie nicht, daß sie in einigen, wenn auch seltenen Fällen von Scharlachnephritis antibakterielle Antikörper nicht haben nachweisen können.

Als Siedlungsort der Streptokokken, deren Lysis sie für die Entstehung der Scharlachnephritis verantwortlich machen, kommen Niere und Blut nicht in Betracht, Harn und Blut fanden sie stets steril, sondern die Orte septischer Komplikationen (Angina, Drüsen, Otitis). In einem Falle von Scharlachnephritis (ohne Blutdrucksteigerung) mit Hämaturie, Albuminurie und Anämie verschwand die Nephritis rasch nach Exstirpation der vereiterten rechten Tonsille.

Reith, Warfield und Enzer konnten bei einer ausgedehnten Nachprüfung der Versuche von Duval und Hibbard weder bakterienfreie Bakteriolysate erhalten, noch bei Einspritzung der filtrierten oder zentrifugierten Peritonealflüssigkeit bei vorher immunisierten Kaninchen eine Toxämie erzeugen, noch Nierenläsionen im Sinne einer Scharlachnephritis finden.

Fanconi sieht auf Grund seiner Leukozytenkurven im zweiten Kranksein eine Immunitätsschwankung, wobei in der depressiven Phase eine Reinfektion erfolgt.

Damit läßt sich schwer vereinigen, daß Baar, Grabenhofer und Krauß unter 13 Scharlachrezidiven 10mal das indirekte Auslöschphänomen positiv gefunden haben, von 7 Nephritiden löschten 4 aus, 3 nicht — während 10 Dick-positive Kinder nicht auslöschten.

Da man annimmt, daß die auslöschenden Antikörper die Antwort des Organismus auf die spezifisch antigenen Eigenschaften des Streptococcus haemolyticus sind (Zlatogoroff und Derkatsch), so würden auch diese Beobachtungen eher für meine Annahme einer anaphylaktischen oder allergischen (Schick) Genese des 2. Krankseins sprechen.

Für eine Reinfektion spricht, daß von 146 scharlachkranken Kindern, die in Sälen untergebracht waren, 80%, von 50 in Boxen untergebrachten nur 28% am 2. Kranksein erkrankten.

Für eine Reinfektion, und zwar der Tonsillen, läßt sich auch die auffallende Beobachtung von Zikowski verwerten, daß bei 23 Tonsillektomierten, die unter 1013 Scharlachkranken sich fanden, keine 2. Krankheit auftrat. Es kam in keinem dieser Fälle zu neuerlichen Anginen, zu Lymphadenitis oder zu Nephritis, während von der Gesamtzahl 7,4% an Nephritis erkrankten. Bei einem einseitig, rechts Tonsillektomierten kam es in der 2. Woche vorübergehend zu Temperatursteigerung und einseitiger Lymphadenitis links.

Danach würde die Scharlachnephritis als Folge einer Reinfektion im Immunisierungsstadium anzusehen sein. Ähnliches würde von der Anginanephritis gelten. Auch hier würde nicht die erste Tonsillitis zur Nephritis führen — was nach Kollert fast nie der Fall ist —, sondern ein Rezidiv.

Nach Kollert ist die Annahme am plausibelsten, „daß eine bestimmte Beziehung der Tonsillitis zu ihrer Umgebung eine der Vorbedingungen zur Nephritisentstehung ist". „Durch Jahre fortgesetzte Beobachtungen haben uns gelehrt, daß nur äußerst selten eine Tonsillitis von Nephritis gefolgt ist, wenn nicht die regionären Lymphdrüsen verändert sind."

Kollert stellt sich vor, daß ein heftiger Infektionsschub = „einleitende Infektion" das Abwehrsystem in den Lymphdrüsen durchbricht und die Fernsymptome auslöst.

Das Intervall entspreche dem Zeitraum, welchen der Durchbruch der Barriere (im Sinn der Giftabwehr) benötigt.

In dieser Vorstellung fehlt nur das Moment, das die Wirkung des Rezidivs von der ersten Infektion unterscheidet. Die Reaktion auf die wiederholten Infekte muß beim „vorbehandelten" Organismus anders ausfallen als beim

„virginellen", etwa in der Weise, daß bei jenem nach Durchbrechung des Abwehrsystems unter dem Einfluß der erworbenen Umstimmung entweder gefäßaktive Stoffe oder wenigstens abnorme Gefäßreaktionen auftreten, die beim Erstinfekt nicht entstehen.

Derartige abnorme Gefäßreaktionen scheinen wenigstens beim Scharlach in der Genesungsperiode auch ohne Reinfekt aufzutreten.

Kirsch hat 1912 bereits ausgeführt, daß mit Abschluß der Abblassungsperiode des Scharlachexanthems durch den Abblassungsvorgang allmählich eine übermäßige Verengerung der während der Exanthemproruptionsperiode enorm dilatiert gewesenen Hautkapillaren herbeigeführt wird.

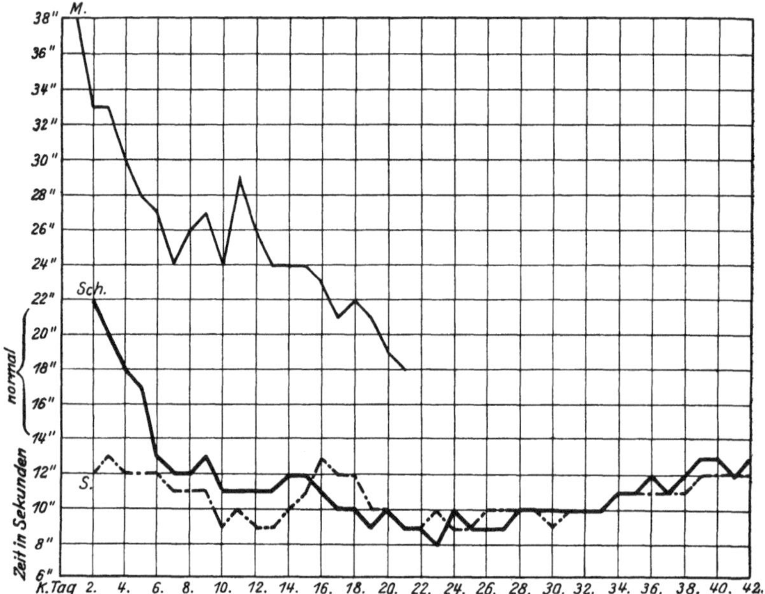

Abb. 111. Durchschnittskurven. — Masern, — Scharlach ohne Serumexanthem, ····· Scharlach mit Serumexanthem, normal = durchschnittliche normale Reaktionszeit. [Aus Rueff: Über die kutane Adrenalinempfindlichkeit bei Masern und Scharlach im Kindesalter mit Berücksichtigung des Hautkapillarbildes. Arch. Kinderheilk. **86** (1929).]

Im Anschluß daran hat Kirsch in einer Arbeit über die Abblassungserscheinungen des Scharlachexanthems und ihre weiterreichende Bedeutung die Ansicht ausgesprochen, „daß die bei den Glomerulonephritiden sonderbarerweise bestehende Blutleere der Glomerulusschlingen", welche „zweifellos in einem gewissen Widerspruch mit der bisher supponierten entzündlichen Genese des Prozesses steht", gleichfalls als eine temporäre, spastische Verengerung der Glomerulusgefäße zu deuten und in Analogie mit der gleichzeitig am Hautgefäßsystem zusehends sich vollziehenden Verengerung der Kapillaren als eine postexanthematische Abblassungserscheinung zu deuten ist.

In dieser Arbeit hat Kirsch bereits die im Wesen der Exanthemabblassung begründete, daher erst während der Scharlachrekonvaleszenz auftretende Verengerung der Hautkapillaren und Nierenglomerulusgefäße als einen pathologisch-physiologischen Vorgang von größter Bedeutung bezeichnet, der, falls er ein pathologisch hohes Ausmaß erreicht, die Ursache der scharlachnephritischen Blutdrucksteigerung bilde.

Wenn wir auch heute einen genetischen Zusammenhang zwischen Enge der Hautkapillaren und Blutdrucksteigerung ablehnen, so ist es doch von großem Interesse, daß Kirsch — damals noch ohne Mikroskop — in der Scharlachrekonvaleszenz eine sich zusehends steigernde Verengerung der Kapillaren und des Venensystems der Haut beobachtet und schon mit der Blutleere der Glomeruli in Beziehung gebracht hat.

Frl. Rueff hat die kutane Adrenalinempfindlichkeit der Haut bei Masern- und Scharlachkranken verfolgt.

Es wurde mit der Platinimpflanzette ein nicht blutender Hautschnitt auf dem Handrücken gemacht, ein Tropfen Adrenalin (1 : 1000) darauf gebracht und mit der Stoppuhr die Zeit gemessen, bis die erste anämisierende Wirkung eintrat.

Sie fand bei Masern eine Unterempfindlichkeit, die im Laufe der Rekonvaleszenz allmählich abnimmt; bei Scharlach 1. eine mehr weniger deutliche Unterempfindlichkeit der Hautgefäße mit und ohne Exanthem in den ersten Krankheitstagen, 2. eine ausgesprochene Überempfindlichkeit der gesamten Hautgefäße vom 6. bis 8. Krankheitstag an, 3. den Höhepunkt der Überempfindlichkeit in der 3. bis 4. Woche, und 4. entweder ein langsames Abnehmen oder eine noch gesteigerte Empfindlichkeit gegen den 42. Krankheitstag.

Die Überempfindlichkeit äußert sich in Form von erhöhter Konstriktionsbereitschaft: a) durch die Intensität der Abblassung, b) durch verkürzte Latenzdauer, c) durch erhöhten Wärmeschmerz, d) durch Empfindlichkeit gegenüber geringen Kältegraden.

Rueff bringt diese erhöhte Vasokonstriktorenbereitschaft der 3. bis 4. Woche mit meiner Theorie der Scharlachnephritis und mit der Beobachtung von Schultz und Charlton in Zusammenhang, daß das Serum Scharlachkranker erst nach den ersten 3 Wochen Auslöschphänomene gibt.

Die feine Beobachtung von Kirsch, daß in der Scharlachrekonvaleszenz eine sich zusehends steigernde Verengerung der Hautkapillaren und -venen auftritt, würde sich gut in die Befunde von Rueff einfügen und auch den von Kylin beobachteten Anstieg des Kapillardruckes besser erklären als dessen Annahme eines organischen Kapillarschadens.

Alle diese Fragen, wie die erhöhte Vasokonstriktorenbereitschaft in der Immunisierungsphase des Scharlachs, die Hautüberempfindlichkeit der Nephritiden gegen Streptokokkentoxine, der Begriff der Allergie und Anaphylaxie mit der Pathogenese der diffusen Nephritis in Beziehung zu bringen sind, werden nicht eher zu beantworten sein, als bis das Problem der nephritischen Blutdrucksteigerung gelöst sein wird. Erst dann werden wir den Versuch machen können, zu entwirren, was auf Rechnung des ätiologischen bakteriotoxischen oder allergischen Faktors und was auf die des angiospastischen Faktors zu schreiben ist.

Es ist von vornherein unmöglich zu glauben, daß das infektiöse Moment keine oder eine geringe Rolle spielt, wir wissen nur noch nicht welche.

Als **Arbeitshypothese** könnte man sich die verwickelten Zusammenhänge etwa folgendermaßen mit vielen Fragezeichen vorstellen:

Voraussetzung: 1. Das Wesen der diffusen Nephritis besteht in der hämatogenen allgemeinen Gefäßkontraktion, d. h. in dem Auftreten vasoaktiver Stoffe im Blute.

2. Ihre (alleinige?) Quelle ist die Niere.

3. Sie entstehen infolge einer Durchblutungs- oder Stoffwechselstörung, einer Dysfunktion der Niere.

Frage: Wie kommt diese Dysfunktion der Niere bei Erkältung und Streptokokkeninfekt zustande?

Analysis: 1. Der Infekt allein (oder der Grad der durch den Infekt allein hervorgerufenen Gefäßreaktion in der Niere [E. F. Müller]) genügt nicht, diese Dysfunktion herbeizuführen. Er kann eine intrainfektiöse Herdnephritis, aber für sich allein keine postinfektiöse diffuse Glomerulonephritis machen.

2. Die durch Kälte hervorgerufene Vasokonstriktion der Niere allein genügt ebenfalls nicht, jene Dysfunktion hervorzurufen, bei der vasoaktive Stoffe entstehen.

3. Mit der — postinfektiösen — Allergie = Überempfindlichkeit gegen Streptokokkentoxine ist eine Übererregbarkeit der (Haut-) Gefäße im allgemeinen (Kirsch, Rueff), der Nierengefäße im besonderen (der extraabdominellen Gruppe? E. F. Müller) verbunden.

4. Diese Allergie führt bei Reinfekt oder Reintoxikation (mit Streptokokken-toxin oder -Endotoxin) zu einer stärkeren Gefäßreaktion in der Niere, als der (milde) Infekt allein oder zu einer stärkeren Toxinschädigung als das (harn-fähige) Toxin allein.

5. Diese renale Gefäßkontraktion führt unter Mitwirkung der Toxine zu der „Dysfunktion" (Stoffwechselstörung?) der Niere, bei der die vasoaktiven Stoffe auftreten. Ein Intervall ist nötig, zur Entwicklung der Allergie.

7. Tritt zu der durch Kälte hervorgerufenen Vasokonstriktion der Niere ein — durch die Erkältung mobilisierter — Streptokokkeninfekt, eine Toxin-wirkung aus latentem Herd, hinzu, so kann — ohne Allergie? — jene Dysfunktion eintreten; ein Intervall ist hier nicht nötig.

Beweis: Alles was die allgemeine Gefäßkontraktion mindert (Entspannung des Kreislaufes), die renale Gefäßkontraktion herabsetzt bzw. die Nierendurch-blutung bessert (Splanchnikusanästhesie, Dekapsulation usw.), kann ohne Rücksicht auf die infektiöse Komponente zu rascher Heilung der Nephritis führen.

Entnervung der Niere — bereits mit Erfolg angewendet — müßte die prompt-este Wirkung haben.

Schluß: Jeder Punkt dieser Arbeitshypothese ist als Frage zu betrachten und bedarf gründlicher Untersuchung.

Aber so viel scheint mir schon heute sicher zu sein, daß für den diffusen Charakter der Nierenerkrankung der Faktor der renalen, für das klinische Bild der Faktor der allgemeinen Gefäßkontraktion ausschlaggebend ist.

Vor Unterschätzung des infektiösen Moments warnt uns die Ätiologie, vor Unterschätzung des angiospastischen Momentes das kongruente klinische und histologische Bild der malignen Sklerose.

Über das histologische Bild des häufigsten weiteren Verlaufes des akuten Stadiums, des **Ausgangs in Heilung,** sind wir begreiflicherweise nur ungenügend unterrichtet.

In einem Falle von Miliartuberkulose (Volhard und Fahr: Kl. Bsp. XIV, S. 138), der an Meningitis tuberculosa starb und kurz vorher eine typische Glomerulonephritis mit Blutdrucksteigerung durchgemacht und überwunden hatte, fanden sich nur an ein-zelnen Glomeruli noch blutarme Schlingen und Kernwucherung, die — asphyktische — Blähung der Schlingen fehlte, die größte Mehrzahl der Glomeruli war wieder normal.

In einem anderen, gemeinsam mit Loeschcke untersuchten Falle bei einem Mädchen, das einen Tag nach Überwindung der Glomerulisperre vor Übermut zu singen anfing und plötzlich tot umsank, fanden wir, abgesehen von einer erheblichen Herzdilatation und einer stark vergrößerten Thymusdrüse (Thymustod?) mikroskopisch folgendes:

Glomeruli groß, stellenweise die Kapsel ganz ausfüllend. Bei einigen ragen Schlingen in den Anfangsteil des abführenden Kanälchens hinein. Kapselepithel nirgends gewuchert, ganz selten finden sich Verklebungen von Schlingen mit der Kapsel. Glomerulischlingen mäßig bluthaltig, sie enthalten bald spärlich, bald reichlich Leukozyten. Ganz selten sieht man einzelne Schlingen hyalinisiert. Im ganzen keine Kernvermehrung in den Glome-ruli. Gefäße unverändert. Tubuli contorti sämtlich weit, enthalten lockeres Eiweiß. Die Epithelien kubisch, ihre Kerne klein, sehr intensiv gefärbt, ohne deutliche Struktur. Auch in den Schleifen lockeres Eiweiß, Blutpigmente in den Epithelien (Loeschcke).

In einem weiteren Falle hatten wir leider Gelegenheit, den histologischen Befund des Stadiums der Blutleere mit dem Stadium zu vergleichen, in dem gerade der Wiedereintritt des Blutes erfolgte. Es handelte sich um eine sehr schwere, akute, diffuse, fast anurische Nephritis bei einer 41jährigen Frau. Nach doppelseitiger Dekapsulation (etwa am 11. Tage der Erkrankung, am 3. Tage des Krankenhausaufenthaltes), wobei eine Probeexzision gemacht worden war, Besserung der Diurese, am 7. Tage plötzlich heftige Schmerzen in der linken Nierengegend und schwerster Kollaps, von dem sich die Patientin nicht erholte.

Der Wiedereintritt des Blutes in die Nierengefäße hatte zu einer Blutung aus der kleinen Probeexzisionswunde in das Nierenlager und zum Tode im Kollaps geführt, ein Ereignis, aus dem wir die Lehre gezogen haben, eine Probeexzision nur sehr oberflächlich zu machen oder lieber zu unterlassen.

Mikroskopischer Befund (Loeschcke):

1. Probeexzision: Alle Glomeruli sehr groß, die Kapseln prall ausfüllend, stellenweise in den Tubulus contortus hineinragend. Kernreichtum der Glomeruli nur wenig erhöht, in den Schlingen vereinzelte Leukozyten. Sämtliche Schlingen weit und blutleer, gelegentlich in einem Glomerulus eine deutliche Kernteilungsfigur. Auch die Vasa afferentia weit und leer. Die Art. interlobulares sind weit und enthalten hyaline Eiweißmassen, in denen ab und zu ein paar rote Blutkörperchen eingeschlossen sind. In den großen Arterien findet sich Blut. Die meisten kleinen Venen enthalten nur hyalines Eiweiß, keine Blutkörperchen. Die intertubulären Kapillaren sind weit, klaffend, fast vollständig blutleer, auch kein geronnenes Serum enthaltend. Die Tubuli contorti haben mittlere Weite, enthalten etwas locker - wabig geronnenes Eiweiß. Die Epithelien sind groß, mit gutem Kerngerüst. Die Schleifen verhalten sich wie die Tub. contorti (vgl. Abb. 107, S. 1186).

2. Schnitt aus Leichenniere (7 Tage später): Die Glomeruli noch groß, füllen aber den Kapselraum nicht mehr so vollständig aus wie bei der Probeexzision. Der Kernreichtum der Glomeruli ist viel größer geworden, es finden sich viele Leukozyten in den Schlingen, stellenweise auch im Kapselraum. Sämtliche Glomeruli sind bluthaltig, in einzelnen finden sich blutleere, hyaline Schlingen mit mangelhafter Kernfärbbarkeit. Sämtliche Arterien und Venen des Schnittes haben guten Blutgehalt. Die Lumina der Tubuli sind weiter als bei der Probeexzision. In den meisten Kanälchen liegen reichlich Leukozyten. Die Epithelien sind im ganzen gut erhalten, granuliert, die Kernfärbbarkeit ist intensiv, die Kerngerüste nur stellenweise deutlich. Interstitiell finden sich kleine Infiltrate.

Dazu kommt aus neuester Zeit noch ein Fall, der unglücklicherweise nach Abheilung der Nephritis an den Folgen der Tonsillenausschälung gestorben ist:

Spi., Josephine, 58 Jahre. 11. 10. 1929 eitrige Mandelentzündung. Seit 14. 10. 1929 Schwellungen der Beine, starke Atemnot, Kopfschmerzen, Erbrechen, vorübergehende Bewußtseinstrübung. Seit 21. 10. Gesicht blaß geworden, Urinmenge gering, kaffeebraun. 22. 10. eingeliefert.

Befund: Tonsillen groß, zerklüftet. Herz nach links sehr groß (M. L. 16,5 cm), Spitzenstoß nicht hebend. Blutdruck 160/90. Tachykardie. Eiweiß 3 $^0/_{00}$. Sediment reichlich Erythrozyten. Subfebrile Temperaturen. U+ 160 mg%, U⁻ 9 mg%. Xanthoprotein und Indikan negativ.

Behandlung: 4 Tage Hunger und Durst, Digitalis. Blutdruck mit Besserung des Kreislaufes zunächst ansteigend bis auf 240/110, ganz allmählicher Rückgang der Symptome. Blutdruck nach 4 Wochen zwischen 120—140 systolisch, 50—65 diastolisch. Eiweiß in Spuren. Blutwerte normal.

Wegen dauernder subfebriler Temperaturen und chronischer Tonsillitis am 4. 11. Tonsillektomie. Am 6. 11. hochfieberhafte Schluckpneumonie, hohe Temperatur, Tachykardie. 12. 12. Pleuraempyem. 16. 12. stinkender Auswurf. 23. 12. Exitus.

Nach Tonsillektomie auch während der Pneumonie keine Erscheinungen von seiten der Nieren. Albumen dauernd negativ, Blutdruck 130/65.

Autopsie: Lungengangrän.

Histologischer Befund (Koch): Die Glomeruli sind sämtlich ohne Ausnahme sehr groß und füllen den Kapselraum prall aus. Der Kapselraum ist aber überall frei, nirgends findet sich eine Verwachsung oder Verklebung. Die Kapsel selbst zeigt an ihrem Bindegewebe und am umliegenden Interstitium nicht die geringste Veränderung, ihr Epithelbelag ist fein und zart. Die einzelnen Schlingen zeigen eine feine, zarte Kontur, weder verdickt, noch plump oder miteinander verklebt. Der Erythrozytengehalt ist gering, der Kerngehalt aber erscheint deutlich vermehrt. Bei stärkerer Vergrößerung sieht man das Endothel deutlich in das erweiterte Lumen vorspringen. Äußerst selten einzelne völlig homogene hyaline Kugeln im Narbengewebe eingebettet, dem Verlauf einer Interlobularis entsprechend. Noch viel seltener zerstreut liegende Glomeruli, deren plumpe Schlingen eine verdickte Wand zeigen, die Schlingen selber miteinander verklebt, zum Teil strotzend mit Erythrozyten gefüllt. Im freien Kapselraum krümeliges Eiweiß, auch ganz vereinzelt ein Erythrozyt. Das Kapselepithel fein und zart, das Kapselbindegewebe aber zwiebelschalenartig verdickt und aufgefasert. Die zugehörigen Tubuli im Untergang begriffen; das Interstitium an diesen Stellen verbreitert und mit Rundzellen infiltriert. Die übrigen Tubuli zeigen lediglich die trübe Schwellung jeder fieberhaften Erkrankung, ohne nennenswerte Fettablagerung. Das Interstitium ist durchweg unverändert.

Die größeren und mittleren Arterien zeigen eine mäßige Elastikahypertrophie, die unteren Teile der Interlobulares eine einfache Elastica interna. Die Muskularis aller Arterien ist gut erhalten, aber keinesfalls hypertrophisch. Das adventitielle Gewebe zeigt keine Veränderungen. In den Arteriolen vielleicht hin und wieder eine geringe Auflockerung der Wand mit wabigen Zellen und unregelmäßiger Kernstellung, aber keine Einlagerung von Hyalin und Fett.

Die einzelnen Glomeruli mit plumpen Schlingen sind zweifellos die Reste einer stärkeren Schädigung aus der akuten Phase. Die völlig hyalinen einzelnen dagegen zeigen schon nach ihrer Anordnung die Abhängigkeit von der Sklerose.

Groß hat einen Fall von Kriegsnephritis in Abheilung beschrieben, der nach 5wöchentlicher Krankheitsdauer und wesentlicher Besserung der Nierenerscheinungen an Lungenentzündung gestorben ist. Die histologische Untersuchung ergab: Ein Teil der Glomeruli erscheint vollkommen normal mit weiten, stark mit Blut gefüllten zartwandigen Kapillarschlingen. Überzug nicht oder nur unbedeutend geschwollen. Kapselepithel flach. Andere Knäuel sind größer, die Wände der Kapillarschlingen etwas dick und starr, Endothelkerne noch zahlreich und groß. Lumen der Schlingen ziemlich eng, aber offenbar meist durchgängig. Kerne des Glomerulusüberzuges geschwollen, im Plasma stellenweise hyalintropfige Entartungen. In vielen derartigen Glomeruli starke Blutungen — mehr oder weniger starke Ansammlungen von Blutkörperchen im Kapselraum — kein Fibrin — mit ausgedehnter Blutung in den zugehörigen Kanälchen. Nur ganz wenige vereinzelte Glomeruli enthalten mit Kapselepithel überkleidete Bindegewebszüge oder zeigen eine Kapselwucherung mit Anhäufung von Zellen im Kapselraume und Kompression des Glomerulus. Annähernd normale Kanälchen mit Resten älterer Blutung und interstitielle Infiltrate.

Kuczynski konnte 1 Stunde nach dem Tode einen Fall von Scharlachnephritis sezieren, der nach einer Erkrankung von drei Wochen Dauer — die Nephritis war schon überwunden, die Ödeme waren bereits seit Tagen vollständig verschwunden — plötzlich an eitriger Pneumokokkenmeningitis gestorben war: Schon bei der Sektion wurde aus dem Verhalten der durchfeuchteten und dabei sehr blutreichen Rinde, den frischen Blutungen und den sehr geringen, eben noch bei sorgsamer Untersuchung nachweisbaren Ödemen auf einen abklingenden nephritischen Prozeß geschlossen.

„In den Glomeruli, die wieder dem Kreislaufe erschlossen werden, treten zuerst wenige Leukozyten in das Gewirr der Zellen ein, die die Schlingen des Glomerulus erfüllen. In sehr vielen Glomeruli sieht man gleichzeitig hiermit eine wechselnd starke Blutung in die Kapsel und weiter in das ganze zugehörige Gangsystem. Es unterliegt keinem Zweifel auf Grund der genauen Untersuchung, daß diese Blutungen in ein wieder durchgängig gewordenes Nephron — wenn sie oberflächlich genug liegen — zugleich zur Grundlage der an der Nierenoberfläche erkennbaren Blutungen werden. Gleichzeitig hiermit zeigt der dem Glomerulus anliegende Tubulus contortus neben etlichen Erythrozyten im Lumen wieder „hyalintropfige" Einlagerungen, also tropfige Rückresorption von Blutwasser in seinem Epithelbelag. Diese gleichen Aufsaugungserscheinungen werden auch am Deckepithel des Glomerulus beobachtet. Bald füllen sich einige Schlingen stärker, gleichzeitig scheint die Diapedese der roten Blutkörperchen geringer zu werden und schließlich aufzuhören. Einige Leukozyten treten auch in die Kapsel und das Gangsystem über. Sehr viel mehr Leukozyten und mononukleäre Elemente erkennt man jetzt regelmäßig neben Erythrozyten im Vas efferens. Diese Bilder sind überaus lehrreich und ihre Gegenüberstellung mit den Bildern der ersten Anfänge des Prozesses läßt die Unterschiede klar hervortreten."

Fahr beschreibt den Befund einer sicher abklingenden Glomerulonephritis, die im Felde im Anschluß an eine Influenzapneumonie aufgetreten und etwa 6 Wochen nach Auftreten der ersten entzündlichen Erscheinungen an Empyem gestorben ist, folgendermaßen:

Nieren vergrößert, von weicher Konsistenz und hellbräunlicher Schnittfläche, stark durchfeuchtet. An der Oberfläche punktförmige, zahlreiche Blutungen.

Mikroskopisch: Glomeruluskapillaren in der Hauptsache gut gefüllt, an manchen Knäueln findet sich in einzelnen Abschnitten eine deutliche Vermehrung der Kerne, die Schlingengrenze ist an manchen Stellen unscharf, mehrere Schlingen sind hier ineinander gewaschen, manche Glomeruli sind deutlich vergrößert, stellenweise kleine Kapselblutungen und Blutungen in die Kanälchen, ganz spärlich finden sich auch kleine Kapselexsudate. Strukturbild völlig erhalten. Verfettungen so gut wie fehlend, ganz vereinzelt finden sich kleine Rundzellinfiltrate. Gefäße sind stark gefüllt, sonst ohne Befund.

Fahr schreibt dazu: Die Abnahme der klinischen Störungen geht parallel mit einer zunehmenden Resorption der entzündlichen Massen. Die stärkere Hämaturie ist ohne weiteres verständlich, wenn man bedenkt, daß die Schlingen durch die Entzündung geschädigt waren und beim Wiedereinströmen des Blutes leicht reißen.

Fahr meint, das anatomische Bild für sich allein würde die Entscheidung, daß es sich um eine abklingende Nephritis handelt, nicht gestatten.

Es versteht sich von selbst, daß die Schlingenschädigung, die bei vollem Wiedereintritt des Blutes in die bis dahin schlecht oder längere Zeit gar nicht durchbluteten Kapillaren sich in Blutungen äußert, nach unserer Auffassung durch die Absperrung vom Blutstrom zustande kommt. Es kommen aber sowohl während des ischämisierenden Prozesses wie besonders gern nach

Abklingen desselben in der Genesungsperiode auch echt entzündliche, mykotische
Schädigungen der Schlingen vor, die während und noch lange nach Ablauf der
Glomerulonephritis die Ursache der Spätblutungen abgeben können. Wir haben
es dann mit einer Kombination zu tun in dem Sinne, daß sich auf die diffuse
angiospastisch-ischämische Nephritis eine herdförmige metastatisch-infektiöse
Glomerulitis aufpfropft.

Das ist schon Reichel aufgefallen, daß blutgefüllte Knäuel bei den nicht mit
septischen Prozessen komplizierten Fällen selten sind. Man kann sogar geradezu aus seiner
Beschreibung die Komplikation einer diffusen Nephritis mit einer herdförmig-infektiösen
herauslesen: „Das Bemerkenswerte an dem Falle sind vereinzelte Knäuel, welche umgeben
von einer dichten, aber ziemlich scharf begrenzten leukozytären Infiltration im Inneren
einzelner Schlingen wurstförmige Massen beherbergen, die aus nichts als aneinandergelagerten
Kokken zu bestehen scheinen. Die Weigertsche Färbung weist auch in den Infiltraten
zahlreiche Kokken nach."

Diese aufgepfropften infektiösen Nierenschädigungen machen sich besonders
deutlich im Genesungsstadium nach einer diffusen Nephritis, deren Blutdrucksteigerung bereits abgeklungen ist, dann geltend, wenn komplizierende Infektionen
(Angina, Zahnwurzeleiterungen, Bronchitis, Pneumonie, Furunkel usw.) auftreten, und zwar in Form von plötzlich, zugleich mit dem Infekt auftretendem
Nierenbluten, das sehr hartnäckig sein kann und erst nach Beseitigung des
Infektionsherdes verschwindet (vgl. S. 1338).

Ätiologie der Nephritiden.

Man hat früher ganz allgemein diejenigen Albuminurien als Nephritiden
bezeichnet, bei denen man Zylinder im Harne nachweisen konnte. Volhard
und Fahr haben dann in ihrem pathogenetischen System nach Ausscheidung
der arteriosklerotischen und der degenerativen Nierenerkrankungen nur noch
diejenigen als Nephritiden bezeichnet, welche sich durch mehr weniger akuten
Beginn und Hämaturie als „entzündlich" zu erweisen schienen, und histologisch
die Veränderungen an den Glomeruli darboten, die man allgemein bisher als
entzündliche bezeichnet hat.

In dieser großen Gruppe hatten Volhard und Fahr wieder zwischen diffusen und herdförmigen Entzündungen unterschieden, den pathologischen
Vorgang aber im wesentlichen für identisch gehalten, für identisch wenigstens
bei der diffusen und herdförmigen Glomerulonephritis, während bei den beiden
anderen herdförmigen entzündlichen Nierenerkrankungen, der embolischen und
der septisch interstitiellen Herdnephritis, der metastatisch-infektiöse Charakter
klar zutage trat. Unterstützt wurde diese Vorstellung von der prinzipiellen
Identität der Vorgänge nicht nur durch die althergebrachte Meinung, daß sich
auch bei der diffusen Glomerulonephritis eine „Entzündung" abspiele, sondern
auch durch die Gemeinsamkeit der Ätiologie: Herdförmige wie diffuse Nephritiden treten bei den gleichen Infektionskrankheiten auf.

Nach dem, was soeben über die Histologie und Pathogenese der akuten
diffusen Glomerulonephritis gesagt worden ist, läßt sich jener — schon in der
1. Auflage dieses Werkes von mir verlassene — Standpunkt nicht mehr aufrecht
erhalten.

Es handelt sich bei der diffusen Glomerulonephritis und bei der herdförmigen
Glomerulitis um ganz grundverschiedene Vorgänge.

Die herdförmige Glomerulitis ist prinzipiell den übrigen herdförmigen
Nephritiden gleichzustellen. Wir können alle 3 Formen, die herdförmige
Glomerulitis, die embolische und die septische Herdnephritis als meta-
statisch-infektiöse, mykotische, in Wahrheit „defensiv entzündliche"
Erkrankungen der Niere bezeichnen. Sie unterscheiden sich lediglich durch die

Virulenz und die Korngröße des infektiösen Materials. Die Erkrankung setzt bei allen 3 Formen das Kreisen der Infektionserreger im Blute voraus. Ihr Haftenbleiben an einzelnen oder mehreren Stellen der Niere ruft herdförmig, d. h. nur im Bereich dieser infizierten Stellen die Krankheitserscheinungen, Blutüberfüllung, Nekrose einzelner Schlingen oder ganzer Glomeruli, oder eine lokale Anhäufung von Rundzellen hervor. Das übrige Nierengewebe bleibt — abgesehen von den zu schwer geschädigten Glomeruli gehörenden Tubuli — histologisch intakt, gut durchblutet und funktionell unberührt.

Ganz anders bei der diffusen Glomerulonephritis. Ein tiefgreifender Unterschied trennt diese von den herdförmigen infektiösen Prozessen. Das was die Krankheit, die wir bisher als diffuse Glomerulonephritis bezeichnet haben, kennzeichnet, ist

1. die gleichmäßige Ausdehnung der Erkrankung auf beide Nieren und sozusagen alle Glomeruli und

2. das Wesen der Erkrankung, das in einer zum mindesten intermittierenden Ausschaltung der Glomeruli vom Blutstrome, einer Blutleere der Glomeruli besteht, die wir auf eine allgemeine Gefäßkontraktion zurückführen.

Man sollte daher auch ebenso große Unterschiede in der Ätiologie erwarten. Das ist aber nicht der Fall. Wie bei den 3 Formen der herdförmig infektiösen Nephritis ist auch bei der diffusen ein **Infekt** die wichtigste und vielleicht einzige Ursache.

Die Ätiologie dieser akuten diffusen-ischämischen Nephritis ist ein scheinbar sehr weites, im Grunde doch enges Feld.

Man hat schon sehr früh ihre Entstehung mit bakteriellen Infektionen in Beziehung gebracht; der Gedanke eines derartigen ätiologischen Zusammenhanges ist, wie Ophüls sagt, fast so alt wie die Bakteriologie selbst.

Wenn aber die älteren Autoren wie Kannenberg (1880) und Altmeister Ernst in seiner Doktordissertation (1884) den Beweis für diesen Zusammenhang dadurch erbracht zu haben glaubten, daß sie Bakterien in Nierenschnitten oder im Urin nachwiesen, so müssen wir derartige Befunde heute eher gegen als für die Annahme verwerten, daß es sich um echte diffuse Nephritiden gehandelt hat.

Denn darüber sind sich heute wohl alle Autoren einig, daß es sich bei der hier in Rede stehenden Form der Nephritis nicht wie bei den 3 Arten der Herdnephritis um eine lokale Infektion der Niere handelt, und daß in reinen Fällen Bakterien weder in der Niere noch im Harn zu finden sind.

Auch bei dieser Erkrankung können ausnahmsweise Bakterien im Harne erscheinen, aber von einer unmittelbaren Wirkung der Infektionserreger kann schon wegen der gleichmäßigen Ausdehnung der Erkrankung keine Rede sein.

Es läßt sich auch nicht einmal mehr die frühere, von der Mehrzahl der Pathologen noch heute nicht aufgegebene Vorstellung aufrecht erhalten, daß es sich bei der diffusen Glomerulonephritis um eine unmittelbare lokale Wirkung eines bakteriellen Giftes handelt, das bei seiner Ausscheidung durch die Niere die „Entzündung" hervorruft, denn um eine einfache lokale Entzündung wie bei der herdförmigen intrainfektiösen Nephritis kann es sich, wie oben ausgeführt, bei der postinfektiösen diffusen nicht handeln.

Andererseits steht die diffuse Nephritis in so unzweifelhafter Beziehung zu den Infektionskrankheiten, daß Klinik wie Pathologie heute mehr denn je den Standpunkt vertreten, daß eine Infektion der Krankheit zugrunde liegt.

Es wurde schon mehrfach erwähnt, daß wir als das Wesen der Erkrankung das Auftreten einer allgemeinen Gefäßkontraktion betrachten, daß wir dafür einen chemischen Mechanismus, das Auftreten vasoaktiver Stoffe im Blute glauben anschuldigen zu müssen.

Ich habe die Möglichkeit angedeutet, daß diese Stoffe etwas mit einer Dysfunktion der Niere zu tun haben, und daß diese durch das Zusammentreffen von renaler Gefäßkontraktion plus Infekt entstehen könnte (vgl. S. 1235).

Hier handelt es sich um die Frage, welche Infekte und sonstigen Ursachen ätiologisch für diesen noch völlig ungeklärten Vorgang in Frage kommen.

Die folgende Tabelle ist Volhard und Fahr entnommen und enthält eine Übersicht über die Ätiologie der bis 1913 beobachteten und in unserer Monographie verarbeiteten Fälle und zwar für alle Formen und Stadien getrennt. Sie zeigt in eindrucksvoller Weise, daß die Ätiologie fast für alle Formen und Stadien gemeinsam ist.

Synopsis der Ätiologie der Nephritiden aus Volhard und Fahr.

| | A. Diffuse Nephritis | | | B. Herdförmige Nephritis | | | | |
| | | | | a) herdf. Glomerulonephrit. | | b) interstitielle Herdnephrit. | c) embolische Herdnephrit. | |
	I. akutes Stad.	II. chron. Stad.	III. Endstad.	I. akut. Stad.	II. chron. Stad.			
Angina	17	7	13	11	4	1	—	53
Scharlach	19	2	—	6	4	4	—	35
Infizierte Wunden . . .	7	3	1	2	—	2	2	17
Gelenkrheumatismus u. Endokarditis	2	1	2	1	—	—	5	11
Erysipel	1	—	1	3	—	—	—	5
Purpura	2	—	—	1	—	—	—	3
Erkältung, influenzaartige Erkrankungen, Otitis, Rhinitis	8	5	6	1	3	—	—	23
								147
Pneumonie, Bronchitis, Empyem, Pleuritis . .	6	—	1	3	—	3	—	13
Tuberkulose	3	1	—	1	1	—	—	6
Gastroenteritis u. Weilsche Krankheit	—	1	—	2	—	—	—	3
Malaria	—	1	—	—	—	—	—	1
Blei	—	—	3	—	—	—	—	3
Schwangerschaft . . .	4	2	1	—	—	—	—	7
								179
Unbekannt	2	9	10	1	2	—	1	25
	71	32	38	32	14	10	8	205

Natürlich liefert jede derartige, nur ein relativ beschränktes Material einer einzigen Klinik umfassende Zusammenstellung ein ganz unvollständiges und durch zufällige und örtliche Bedingungen verzeichnetes Bild, dessen Unterlagen zum Teil wie alle anamnestisch erhobenen Angaben subjektiven Auffassungen und Irrtümern vom Arzt und Patienten unterliegen.

Immerhin gibt dieses Bild eine gewisse Vorstellung von der Bedeutung der Infektion im allgemeinen und der Bedeutung einzelner Infektionen im besonderen für die Ätiologie der Nephritiden.

Es scheint, daß alle Infekte mit Endotoxinbildnern einmal die Veranlassung zum Auftreten der diffusen Glomerulonephritis geben können. Aber keine der typischen Infektionskrankheiten spielt ätiologisch wirklich eine Rolle mit Ausnahme des Scharlachs und der Streptokokkenangina. Es sind zwar Fälle von

Diphtherie und Streptothrixangina mit Glomerulonephritis im Gefolge beschrieben worden (Deussing), Fälle von ödematöser Nephritis nach intestinalen Infektionen mit Ausscheidung von Bazillen der Koligruppe im Urin (Day), Fälle von Zerebrospinalmeningitis, bei denen eine akute Nephritis das Krankheitsbild eröffnete, oder von chronischer Nephritis mit schwerer Nierenstörung nach Erscheinungen der Zerebrospinalmeningitis (Wallgren). Ob aber in diesen Fällen der betreffende Krankheitserreger selbst auch für die Nephritis verantwortlich zu machen ist, das ist schon wegen der Seltenheit derartiger Vorkommnisse sehr fraglich.

Huebschmann hat bei einer ganz akuten Meningokokkenmeningitis, die schon am 2. Tage starb, das histologische Bild einer „akuten Glomerulonephritis" erhoben, desgleichen bei einem Fall von Gonokokkensepsis mit Endokarditis.

Er möchte den Satz Loehleins, daß nicht jedes menschenpathogene Bakterium Glomerulusgifte produziert, zu dem Satz erweitern, daß eine echte akute Glomerulonephritis nie durch echte Bakterientoxine oder sonst irgendwelche gelösten Gifte, sondern ausnahmslos durch endotoxische Bakterien hervorgerufen wird.

Zur Erklärung der auffallenden Tatsache, „daß in allen anderen Organen und Organteilen die Zeichen der akuten Entzündung ganz fehlen, während sie allein in den Glomeruli der Niere vorhanden sind", stellt er sich vor, daß in dem Wundernetz der Glomeruli eine gewisse Konzentration der Mikroorganismen, die im Blute kreisen, auf einen relativ engen Raum stattfindet, und so auch eine Konzentration der Endotoxine in statu nascendi vorhanden sein könne. Dasselbe Gift verursache in weniger konzentriertem Zustande, vielleicht auch in einem tieferen Abbaustadium, rein parenchymatöse Prozesse.

Statt durch Konzentration des Giftes in den Glomeruli könnte die isolierte Wirkung auf die Niere auch in dem oben angedeuteten Sinne durch die renale Gefäßkontraktion begünstigt werden.

Wiesel und Heß haben mit Uran eine besonders ausgedehnte Glomerulischädigung erzeugen können, wenn gleichzeitig Adrenalin eingespritzt wurde.

Ophüls (1917) hat besonders den Standpunkt vertreten, daß die Glomerulonephritis durch Endotoxine hervorgerufen werde, die bei der Lysis der Bakterien in den Glomeruli entstehen, eine Vorstellung, die sicher für die infektiöse Herdnephritis zutreffen wird, die gleichmäßige Erkrankung aller Glomeruli beider Nieren bei der diffusen Glomerulonephritis aber nicht verständlich macht. Die Bildung der Endotoxine vorwiegend in der Niere würde überdies voraussetzen, daß bei jeder akuten Nephritis die Erreger im Blute kreisen und wenn auch nicht in Niere und Harn, so doch in jenem nachweisbar sein müßten. Das ist aber nicht der Fall.

Merkwürdigerweise hat Bartels behauptet, „unter allen sicher konstatierten Ursachen der chronischen Nephritis stehe, soweit seine Erfahrung reicht, der Häufigkeit nach die Malariawirkung obenan". Heute spielt bei uns eine Malarianephritis gar keine Rolle mehr, und auch eine Malarianephrose gehört zu den größten Seltenheiten. Nach dem Schrifttum (eine gute Zusammenstellung auch der wichtigen italienischen Arbeiten findet sich bei Giglioli) kommt bei der Malaria (wie bei der Lues) alles vor, Ödeme, Albuminurie, Nephrose, akute, auch hämorrhagische Nephritis, „chronische parenchymatöse und interstitielle Nephritis" und Amyloid (vgl. S. 1048).

Giglioli hatte Gelegenheit, in British Guiana im Anschluß an eine förmliche Pandemie von Malaria auch eine Endemie von Nephritis zu beobachten. Er fand unter 550 unausgewählten Fällen mit Malariaparasiten im Blute in 25% Albuminurie, selten bei frischer, häufiger bei chronisch remittierender unbehandelter Malaria, am häufigsten bei den Quartanainfekten (40%). Außerdem kamen 102 Fälle von Nephritis zur Beobachtung, und zwar fand sich auch hier bei der relativ seltenen Quartanainfektion am häufigsten (in fast 50% der Fälle) Nephritis.

In keinem Falle handelte es sich um eine typische akute Nephritis, sondern um subchronische oder noch häufiger um chronische hydropische oder „interstitielle" Nephritiden. Bei den ersteren findet sich sehr starker Hydrops, normaler Blutdruck, Albuminurie von 2—15%₀, niedriges spezifisches Gewicht, bei der letzteren Polyurie, geringe Albuminurie und Blutdrucksteigerung und post mortem sekundäre Schrumpfniere.

Nach unseren und anderer Erfahrungen (Löhlein, Longcope und Mitarbeiter) spielen in der Ätiologie der akuten und chronischen Glomerulonephritis die weitaus überwiegende Rolle die Streptokokkeninfektionen, in zweiter Linie kommen vielleicht noch Pneumokokkeninfektionen in Betracht. Alle anderen Infektionskrankheiten treten diesen gegenüber ganz in den Hintergrund; für viele, die in der Ätiologie der Nephritiden mitgeführt werden, fehlt noch der Nachweis, daß es sich wirklich um echte diffuse Glomerulonephritiden mit Blutdrucksteigerung auf spezifischer Grundlage handelt und nicht um Mischinfektionen mit Strepto- oder Pneumokokken.

Wir gehen wohl nicht fehl, wenn wir Streptokokkeninfektionen als Ätiologie annehmen für die meisten Anginen — in einigen Fällen wurden Pneumokokken als Erreger festgestellt —, für alle Fälle von Scharlach, Erysipel, infizierte Wunden, Purpura, Gelenkrheumatismus und schließlich für die meisten Fälle von Erkältung oder influenzaartiger Erkrankung einschließlich Otitis und Rhinitis; auch bei Erkältungsnephritiden sind schon Streptokokken im Harn nachgewiesen worden.

Es geht ferner aus unserem Friedensmaterial die ungeheure Bedeutung der Tonsillen als Eingangspforte der nierenschädigenden septischen Infektionen hervor. Etwa ein Viertel aller Nephritiden bekannter Ätiologie stammt allein von einer Tonsillitis.

Wenn wir dazu noch berücksichtigen, daß die Scharlachnephritis wohl ebenfalls von der Scharlachangina bzw. von einem „Rezidiv" derselben (Pospischil und Weiß), ausgeht, daß der Primäraffekt der Purpura, des Gelenkrheumatismus und der Endokarditis meist in einer Angina zu suchen ist, daß für die sog. Erkältungskrankheiten, die influenzaartigen Erkrankungen einschließlich Rhinitis, Otitis media, Nebenhöhlenerkrankungen, die Infektion in der Regel von dem lymphatischen Rachenring ausgeht, so erhalten wir das bemerkenswerte Ergebnis, daß fast in Dreiviertel aller Nephritiden bekannter Ätiologie (in etwa 125 von 179 in unserem Atlas bearbeiteten Fälle) die Mandeln bzw. der lymphatische Rachenring die Eingangspforte für den Infektionserreger bilden.

Nach meinen seither gewonnenen Erfahrungen spielen die Mandeln eine noch größere Rolle, ja ich möchte glauben, daß die größte Mehrzahl der akuten und chronischen Nephritiden unbekannter Ätiologie von einem latenten und unbemerkten chronischen Infekt der Mandeln herrührt.

Der erste, der auf den ätiologischen Zusammenhang zwischen akuter Tonsillenerkrankung und Nephritis hingewiesen hat, war Lasègue, doch hat man aus dieser Beziehung Jahrzehnte lang keine therapeutischen Konsequenzen gezogen.

Es ist ein Verdienst von Pässler, immer wieder auf den Tonsillenherd, auf die latente Mandelgrubeninfektion, als Ursache der verschiedensten Erkrankungen insbesondere der Nephritis hingewiesen und zur Beseitigung dieses Infektionsherdes geraten zu haben.

Es ist nicht so sehr die typische akute fieberhafte Angina, die die Niere gefährdet, als die peritonsilläre Form einerseits und die chronische katarrhalische „superfizielle" Tonsillitis anderseits, bei der der Katarrh der Fossulaschleimhaut die Fossulae mit „Pfröpfen" anfüllt.

Diese chronische superfizielle Tonsillitis kann ganz ohne Fieber und ohne jede subjektive Störung verlaufen (Citron). Ihre ätiologische Bedeutung wird noch viel zu wenig gewürdigt, vermutlich wohl deshalb, weil zahllose Menschen Mandelpfröpfe aufweisen, ohne eine Nephritis zu bekommen, was aber nichts gegen den ätiologischen Zusammenhang beweist. Auch nur ein Bruchteil der Scharlachrekonvaleszenten bekommt eine Scharlachnephritis. Das gleiche gilt doch auch für den Gelenkrheumatismus, und dennoch wird niemand heute mehr an seiner tonsillogenen Ätiologie zweifeln wollen.

Besonders lehrreich war mir folgender Fall: Ein Schüler wurde mir wegen nervöser Beschwerden, unfrischem Aussehen vorgestellt; ich fand nur eine Vergrößerung der Mandeln mit Pfröpfen und schickte ihn deshalb in die Spezialklinik. Dort wurden ihm die Mandeln ausgequetscht. Wenige Tage danach erkrankte er an einer typischen diffusen Nephritis mit Blutdrucksteigerung, allgemeiner Blässe, Gedunsenheit und dem üblichen Harnbefunde. Während jene Erscheinungen nach Hunger- und Durstbehandlung sehr rasch abklangen, stellte sich noch eine Nasendiphtherie ein, die nach Serumbehandlung gleichfalls rasch abheilte. Hier war der ätiologische Zusammenhang zwischen Mandelpfröpfen und Nephritis überzeugend.

Das Analogon dazu ist ein Fall von Falta und Depisch, bei dem nach Ausquetschen der Tonsillen zum ersten Male rheumatische Gelenkschmerzen auftraten, die sich nach Tonsillektomie wiederholten.

Fragen wir umgekehrt, wie häufig nach Angina Nephritis (ohne Unterscheidung der Art) auftritt, so werden im Schrifttum Zahlen von $5,9\%$ (Lomnitz 151 Fälle) und $8,8\%$ (Davis 113 Fälle) angegeben. Kayser-Petersen und Schwab sahen bei 479 Anginen in $7,5\%$ der Fälle Nierenerkrankungen auftreten, bei reiner Tonsillitis in 6,3, bei Peritonsillitis in $13,6\%$ der Fälle; 28% dieser Nephritiden waren typische Glomerulonephritiden mit Blutdrucksteigerung.

Der Nephritis erzeugende Streptokokkeninfekt kann auch in noch versteckteren Stellen der oberen Luftwege (Ohr, Nebenhöhlen!) und der Mundhöhle sitzen, z. B. in den Zähnen. Auch hier handelt es sich wie bei der Mandelgrubeninfektion durchaus nicht immer um die stürmischen Formen der Periodontitis, die dem Arzte, zum mindesten den Kranken nicht verborgen zu bleiben pflegen, sondern um ganz chronische, schleichend verlaufende Formen der periapikalen und paradentären Abszesse, die an scheinbar ganz gesunden, gut plombierten Zähnen, in einem wohl gepflegten Munde vorhanden sein können und keinerlei subjektive Beschwerden zu machen brauchen. Diese schleichenden Formen der Periodontitis führen zu dem Bilde, das der Zahnarzt als Granulom bezeichnet, und das wir auf der Röntgenplatte in einer Aufhellung um die Wurzelspitze erkennen können.

Daß von solchen latenten Infekten schwere Allgemeinerkrankungen wie „kryptogenetische" Sepsis herrühren können, ist bekannt, in der Praxis aber lange noch nicht genug gekannt und beachtet, trotz der sehr weitgehenden Fokalinfektionslehre amerikanischer Autoren, die wie Billings, Rosenow, M. H. Fischer, Endokarditis, Myokarditis, Gelenk- und Muskelrheumatismus, Ulcus duodeni, Cholezystitis, Pankreatitis, Appendizitis, Enzephalitis, multiple Sklerose, Herpes zoster, Erythema nodosum, die Glomerulonephritis ebenso wie die Tubulinephritis auf winzige embolische Infarkte, die lobäre und lobuläre Pneumonie, den Hyperthyreoidismus, ja sogar Arteriosklerose auf „infektiöse Embolien" — im letzteren Falle z. B. in die Vasa vasorum — zurückführen.

Pässler hat schon eindringlich auf die Infektionsherde an den Zähnen hingewiesen. Antonius und Czepa haben in 25 Fällen von Nephritis bei 23 chronische Prozesse an den Zahnwurzeln und in 68% außer diesen keine andere ätiologisch in Betracht kommenden Ursachen gefunden. Bei 4 ambulanten Fällen von Nephritis war viermal der Zahnbefund positiv. Wo radikal behandelt werden konnte, war der rasche Verlauf zur Heilung bzw. Besserung auffallend. Daß es sich bei diesen Glomerulonephritiden — soweit sie diffus waren — nicht um infektiöse Embolien handelt, braucht nicht erst hervorgehoben zu werden. Als Erreger kommt auch hier wohl nur der Streptokokkus in Betracht. Pässler hat in solchen Zahnherden in 70% nur Streptokokken, in 10% Streptokokken und andere Bakterien gefunden. Daß alle Granulome ohne Ausnahme Bakterien (der Strepto-Pneumo-Entero-Kokkengruppe) enthalten, haben Weber und Pesch nachgewiesen (vgl. Euler).

Proell und Stickl fanden aber unter 307 aus dentalen Affektionen gezüchteten Streptokokkenstämmen nur 6mal den Streptococcus haemolyticus pyogenes, einmal den Streptococcus viridans, weshalb sie annehmen, daß die odontogenen Infektionen nicht die große Rolle spielen, die ihnen von den amerikanischen Untersuchern zuerteilt wird.

Rosenow gibt an, daß die Streptokokken die Eigenschaft der Organotropie, der „spezifischen Lokalisation" haben oder erwerben, so daß Streptokokkenaufschwemmungen oder -kulturen aus Infektionsherden Nephritischer im Tierversuch vorwiegend Nierenschädigungen machen.

An 3. Stelle wäre der Hautinfekt zu nennen:

In 17 Fällen unserer Tabelle erfolgte die Infektion durch eine Verletzung der Haut und ging z. B. von einem infizierten kleinen Splitter am Finger, von einem komplizierten Knochenbruch oder sonst einer infizierten Wunde, von einem Ekzem, einem Dekubitus, einer Skabies aus.

Die Bedeutung des Hautinfektes für die Ätiologie der Nephritiden wird ebenfalls unterschätzt. Kaumheiner hat 1911 besonders darauf aufmerksam gemacht, auch Eichhorst; und Husler hat aus der Münchener Kinderklinik über 46 Fälle von Impetigonephritis berichtet, wovon die Mehrzahl auf die Kriegsjahre fällt.

Es handelte sich dabei um impetiginöse und pustulöse Prozesse, primärer oder sekundärer Natur (Skabies, Prurigo, stinkende Kopfekzeme mit Impetigopanzern, Kratzeffekte nach Insektenstichen usw.). Nie wurde Nephritis bei konstitutionellem Ekzem, auch nicht bei anderen chronischen — hartnäckigen — Ekzemen beobachtet. „Die Nephritis war stets vom Typus der akuten hämorrhagischen, ganz ähnlich derjenigen, die dem zweiten Teil des Scharlachs zukommt. Die Umgebung der Kinder wurde durch die Gedunsenheit des Gesichts, andere Male durch dunkel gefärbten Harn und ausnahmsweise auch durch die Klagen über erhöhte Ermüdbarkeit auf das Leiden aufmerksam. Die blutige Beschaffenheit war von Anfang an stets makroskopisch wahrnehmbar, die Albuminurie gewöhnlich beträchtlich". Anurie und Urämie kamen vor. Selten fehlten Ödeme. Demnach hat es sich auch hier trotz der Angabe: Blutdrucksteigerung fand sich nur einige Male und nur vorübergehend — es handelte sich um Kinder von $1^3/_4$—12 Jahren — um echte diffuse Glomerulonephritiden gehandelt.

Der rasche Verlauf zur Heilung nach Beseitigung der Hautinfekte — Maier sah allerdings von 7 Fällen 2 im urämischen Koma sterben — beweist am besten den ätiologischen Zusammenhang, an dem nach unseren Erfahrungen gar nicht zu zweifeln ist. Die von Kohn und Sieben geäußerte Vermutung, daß die Impetigonephritis auf einer gleichzeitigen Infektion mit Diphtheriebazillen beruhe, ist sicher nicht zutreffend, da der Diphtheriebazillus keine diffuse Glomerulonephritis hervorruft; sie ist auch schon von Hering zurückgewiesen worden. Eine Zusammenstellung der in einem Jahr auf der Klienebergerschen Abteilung behandelten 12 Fälle von akuter Glomerulonephritis zeigt übrigens, daß nicht weniger als 6 in unmittelbarem Anschluß an eine pustulöse Affektion der Haut nach Art der Impetigo contagiosa aufgetreten waren, in einem Falle nach Impetigo plus Diphtherie. In 5 Fällen handelte es sich um kräftige Männer, in 2 um Kinder von 6—8 Jahren. Skabies ließ sich nur einmal nachweisen. Außer den Hauterscheinungen fanden sich in 6 Fällen Ödeme, leicht erhöhter Blutdruck, gespannter Puls, Hämaturie. Ein Knabe wurde urämisch eingeliefert. In einem Falle wurden Streptokokken aus dem Inhalt einer Hautpustel gezüchtet.

Auch Munk bringt Beispiele von Impetigonephritis bei Erwachsenen.

Ich halte es für sehr wahrscheinlich, daß auch für die Hautätiologie wenigstens der diffusen Nephritis nur der Streptokokkus anzuschuldigen ist. Staphylokokkeninfekte pflegen keine diffuse Glomerulonephritis zu machen, sondern höchstens Abszesse (oder Nephrosen, vgl. S. 1049).

Das Erysipel finden wir seltener in der Ätiologie, aber auch hier wieder als Quelle diffuser und herdförmiger Nephritiden.

Ein typischer Fall von sekundärer Schrumpfniere meiner Beobachtung war auf ein vor 22 Jahren überstandenes Erysipel zurückzuführen.

Auch im Verlauf des Gelenkrheumatismus, der doch höchstwahrscheinlich auch eine Streptokokkeninfektion darstellt, fanden wir selten die Komplikation mit einer Nephritis. Etwas weniger selten bei der sehr nahe verwandten Peliosis rheumatica, wo wir sowohl herdförmige Nephritiden mit starker Neigung zu Blutungen, als auch diffuse mit Ödemneigung antreffen können (Lippmann).

Bemerkenswert ist, wie selten die pleuropulmonalen Erkrankungen, die doch ein so großes Kontingent der Krankenhauspatienten darstellen, zu Nephritiden führen. Im Gegensatz dazu steht, daß bei der Feldnephritis ungemein häufig, ja fast regelmäßig eine mehr weniger schwere Bronchitis gefunden worden ist.

Bei der Grippe sind früher sehr selten, in den Epidemien der letzten Jahre öfter Nierenkomplikationen beobachtet worden. Dabei handelt es sich häufiger um „die herdförmigen Prozesse embolisch-entzündlicher Natur, die alle Übergänge von phagozytärer Beherrschung der Metastase bis zum Abszeß" zeigen (Kuczynski). Doch kommen auch — seltener — diffuse ischämische Nephritiden mit Ödem und Blutdrucksteigerung, die eventuell durch den fieberhaften Prozeß verdeckt werden kann, vor.

Einen derartigen Fall hat Knack beschrieben; Kuczynski hat unter 49 Influenzainfektionen 14 Fälle anatomischer Nierenläsion ohne klinischen Befund und 6 Fälle echter diffuser Nephritis 'gesehen.

Eliassow beschreibt eine typische diffuse Nephritis mit nephrotischem Einschlag und Blutdrucksteigerung — er spricht merkwürdigerweise von Nephrose —, bei der Nov. 1918 kurz nach einer Grippe Ödeme und Albuminurie aufgetreten waren. 4 Monate später Rückfall mit hochgradigen Ödemen und Albuminurie bis 42 pro Mille, Blutdruck 166/98 mm Hg. Hier spricht der Verlauf für einen chronischen Infekt (Mandeln) und weist darauf hin, daß der Erreger der Influenza wohl kaum die Ursache der Nephritis gewesen ist.

Höchstwahrscheinlich ist auch für die während der Grippe akut einsetzende Nephritis eine Mischinfektion mit Streptokokken das ätiologische Moment. Häufiger sieht man bei der Grippe Pyelozystitiden, bei denen aber nicht der Influenza-, sondern meist der Kolibazillus gefunden wird. Das weist schon darauf hin, daß Erkrankungen, die, wie gerade die Influenza, die Abwehrkräfte des Organismus stark vermindern, nicht als Ursache, sondern als Schrittmacher in Frage kommen.

Gelegentlich soll auch nach Masern (Ohrkomplikation!) und Mumps in der 3. Woche eine Nephritis auftreten.

Bei Varizellen ist eine Nephritis sehr selten und vielleicht durch Komplikation mit einem Streptokokkeninfekt bedingt.

Denny und Baker haben eine hämorrhagische Herdnephritis bei hämorrhagischen Varizellen beschrieben; Beginn und Verlauf gingen parallel mit einer akuten Streptokokkenangina (vgl. Kap. X).

Von Darmerkrankungen, die eine Nephritis auslösen können, wären die Streptokokkenenteritiden bei Säuglingen zu erwähnen und als relativ seltene Ursache der diffusen Nephritis die Appendizitis, während die infektiöse hämorrhagische Herdnephritis dabei häufiger beobachtet wird.

Das gleiche gilt von einer Gallenblasenentzündung, die oft durch Streptokokken bedingt ist. Ihre ätiologische Bedeutung geht aus Beobachtungen hervor, in denen die hämorrhagische Nephritis nach Exstirpation der Gallenblase verschwunden ist (v. Bergmann, Wilkie).

Eine spezifische Neigung, nur eine besondere Form von Nephritis zu erzeugen, kommt keinem Infektionserreger und keiner Infektionsquelle zu. Nicht einmal dem Streptococcus mitior seu viridans (Schottmüller) kann man die spezifische Neigung zuschreiben, auf dem Umwege über die chronische Endocarditis infectiosa nur embolische Herdnephritiden zu erzeugen. Denn auch diese Spezifität ist nur scheinbar und darin begründet, daß dieser Erreger besonders häufig zu einer infektiösen Endokarditis führt. Doch kommen, wenn auch seltener, Endokarditiden und embolische Herdnephritiden, die durch andere Mikroorganismen bedingt sind, und umgekehrt auch bei der Viridanssepsis gelegentlich eine diffuse Glomerulonephritis mit Blutdrucksteigerung (Baehr, Nonnenbruch, eigene Beobachtungen) oder eine septische Herdnephritis vor.

Sehr auffällig erscheint in unserem Material die große Neigung der Angina, die geringe des Scharlachs, zu chronischen Nephritiden und deren Endstadien, den sekundären Schrumpfnieren zu führen. Das liegt aber vermutlich weder an der Verschiedenheit der Ätiologie, noch an der verschiedenen Schwere der Nierenerkrankung, sondern daran, daß die Gefahr eines Übersehens der Erkrankung oder eines ambulatorischen Verhaltens im akuten Stadium bei der Angina viel größer ist als beim Scharlach. Die schwerste extrakapilläre Nephritis unserer Beobachtung stammt von einer ambulanten Scharlachnephritis (vgl. Volhard und Fahr, Abb. 6 u. Klin. Bsp. XVI, S. 140). Es kommt allerdings noch ein wichtiges Moment hinzu, das ist die Tatsache, daß der Scharlachinfekt restlos überwunden wird, während bei der Angina oft ein Dauerinfekt zurückbleibt. Daß der Scharlach von allen anderen exanthematischen Krankheiten allein zur diffusen Nephritis disponiert, das liegt wohl daran, daß sein Erreger nach den neueren Forschungen (G. Dochez und G. Dick, vgl. Schottmüller) ein spezifischer, toxinbildender, hämolytischer Streptokokkus zu sein scheint.

Früher glaubte man, die Scharlachnephritis entstehe durch Erkältung, für welche die Haut durch den überstandenen Ausschlag empfindlicher geworden sei. Dem widerspricht schon der ausschlaggebende Einfluß des Genius epidemicus. Andere glaubten, daß die Nephritis eine Abschilferung der Nierenepithelien wäre, die der Hautabschuppung gleichzustellen sei. Bartels sagt dazu, er könne auf Grund sorgfältiger mikroskopischer Untersuchungen diese Behauptung auf das allerbestimmteste als eine Fiktion (für die man das Wort Enanthem erfunden habe) bezeichnen.

Kirsch hat, wie schon S. 1234 erwähnt, die Scharlachnephritis als eine Folge oder Parallelerscheinung des postexanthematischen Abblassungsvorganges aufgefaßt.

Warum bei der gleichen Infektion in einem Falle eine diffuse (toxische?), im anderen eine herdförmige (infektiöse) Nephritis entsteht, wissen wir nicht. Die Art der Erreger oder der Eintrittspforte spielt dabei keine Rolle, vielleicht aber die Virulenz der Keime und der Grad der immunisatorischen Reaktion des Organismus. Charakteristisch für die herdförmig infektiöse (hyperämische) Nephritis ist das sofortige Auftreten gleichzeitig mit der Infektion; charakteristisch, aber nicht obligatorisch für die diffuse (ischämische) das spätere Auftreten zu einer Zeit, in der sich bereits immunisatorische Vorgänge abspielen. Am deutlichsten ist dies bei Scharlach; hier tritt die diffuse — postinfektiöse — Nephritis bekanntlich erst in der 3. Woche auf. Die – intrainfektiöse – herdförmige hämorrhagische ohne Blutdrucksteigerung sahen wir dagegen mehrfach sofort im Beginn, ja einmal noch vor dem Exanthem sich einstellen.

Auch die interstitielle Scharlachnephritis, der ja eine in der Regel zum Tode führende Sepsis zugrunde liegt, ist gewöhnlich in der ersten Woche schon ausgebildet. In einem unserer Fälle (vgl. S. 1529) muß auch sie schon vor Ausbruch des Exanthems aufgetreten sein.

Ähnliches ist bei der Angina zu beobachten, die intrainfektiöse herdförmige Nephritis tritt gleichzeitig mit der Angina auf, die diffuse gewöhnlich nach Ablauf derselben. Durch Eingriffe an den Tonsillen oder Zähnen werden die Erscheinungen der herdförmigen Glomerulonephritis regelmäßig zunächst und zwar sofort gesteigert. Die gleiche Beobachtung kann man aber bisweilen auch bei der abklingenden diffusen Nephritis machen. Sicherlich handelt es sich auch bei ihr oft neben der diffusen Erkrankung um einen nach Wiederherstellung der Blutzirkulation zur Geltung gelangenden lokalen — metastatischen — Infekt, mit Ausscheidung der Infektionserreger im Harn, um ein Zusammentreffen von „Intoxikation" mit Infektion, um eine zunächst diffuse ischämische und später infektiöse herdförmige Nephritis.

Diese „Sekundärinfektion" der Schlingen nach Ablauf einer diffusen Nephritis haben wir sehr häufig in der Rekonvaleszenz von Feldnephritiden beobachten und den Zusammenhang zwischen Hämaturie und bakterieller Infektion (leichtem Erkältungsfieber, Schnupfen, Angina, Tonsillenoperation, Zahnbehandlung, Furunkeln, Hautinfektionen, Bronchitis, Pneumonie) oft außerordentlich deutlich aufzeigen können.

Kollert beobachtete z. B., daß während einer Grippeepidemie im Felde eine große Zahl Nierenkranker schwere Hämaturie bekam.

Ob die Lues eine echte diffuse hypertonische Nephritis machen kann, ist noch nicht mit Sicherheit zu sagen (vgl. Bsp. S. 1096).

In der älteren Literatur sind Fälle beschrieben, die darauf schließen lassen.

Z. B. hat Engel-Reimers den Fall einer 23jährigen Puella mitgeteilt, die seit 9 Monaten syphilitisch, mit einer akuten Nephritis zur Aufnahme kam. Nach 4 Wochen erfolgte der Exitus an Urämie, und nach dem histologischen Befund hat es sich um eine typische subakute extrakapilläre Nephritis gehandelt.

Bauer und Habetin haben bei einem 35jährigen Mann, bei dem 6 Monate zuvor ein Primäraffekt festgestellt worden war, eine Nephritis mit Blutdrucksteigerung auf 145/105, Ödem und Neuroretinitis beobachtet.

Bemerkenswert ist der von Dieulafoy mitgeteilte Fall: 40jähriger Mann, 16 Jahre Syphilitiker, mehrere Behandlungen. 1 Jahr wegen Nierenaffektion in Behandlung. Milch ohne Erfolg. Appetitlosigkeit, Parästhesien, Krämpfe, Sehstörung, leichte Ödeme, Herzhypertrophie, 8,5 $^0/_{00}$ Albumen. Nach Milchdiät, Hg-Einreibungen und Jodkali schnelle Besserung. In einem Monat Harn eiweißfrei, geheilt entlassen.

Hein hat die als Nephritis haemorrhagica luica gedeuteten oder zu deutenden Fälle aus der Literatur zusammengestellt und selbst einen Fall aus der Brauerschen Klinik beschrieben.

38jährige Frau, seit 14 Tagen Hautjucken, 3 Tage vor der Aufnahme Wassersucht, kommt mit frischem Primäraffekt und Skabies, Haut übersät mit vereiterten Kratzeffekten, zur Aufnahme.

Blutdruck 190. Spuren Albumen, Wa. +++. Am nächsten Tage 3400 ccm Urin, Spuren Albumen, Kopfschmerz. Über Nacht treten schnell vorübergehende Anfälle von Bewußtlosigkeit auf, die sich gegen Morgen häufen, gegen Mittag heftige allgemeine tonischklonische Krämpfe. Nach Aderlaß, Lumbalpunktion, Chloralgaben, Salizyl, hören die Anfälle auf. Nach Neosalvarsan, Einreibung der Haut mit Schwefelsalbe, Nierendiät, ist nach 3 Tagen die Hypertonie verschwunden, und es tritt bei weiterer spezifischer Behandlung bald Heilung ein. Hein schließt aus dem eklatanten Erfolg der spezifischen Behandlung, daß die Lues die Ursache der Nephritis gewesen ist. Ich möchte die Nephritis hier mehr auf die Hautinfektion zurückführen, die gleichfalls mit Erfolg behandelt wurde, und den Einwand Heins, daß die Hautaffektion wegen ihres kurzen Bestandes — die Kratzeffekte wurden erst 1 Tag vor dem Auftreten der Ödeme eitrig — nicht für beweisend halten.

Für die Frage, ob die frische Syphilis eine akute diffuse Nephritis hervorrufen kann, ist überhaupt die Möglichkeit der Sekundärinfektion sehr im Auge zu behalten.

Eine große Rolle spielte früher, in der vorbakteriellen Zeit, und spielt heute wieder mehr denn je die Erkältung in der Ätiologie der Nephritis, unterstützt durch die Vorstellung von einer gewissen geheimnisvollen Beziehung zwischen Haut und Niere" (Krehl).

Die experimentellen Angaben über den Einfluß der Hautabkühlung auf die Niere widersprechen sich. Coloman Müller fand eine Zunahme der Diurese, Wertheimer eine deutliche Abnahme des Nierenvolumens und der Nierendurchblutung, Delezenne eine Einstellung der Harnabsonderung bei Kälteapplikation auf die Haut. Als klinisches Gegenstück kann die S. 53 angezogene Beobachtung von Hörder dienen.

Schlayer lehnt eine feste Beziehung, sei es Antagonismus, sei es Parallelismus zwischen Haut und Nierengefäßen ab, bestätigt aber, daß bei starker Abkühlung der Haut eine Kontraktion der Nierengefäße eintritt.

Chodounsky und Polak haben die Versuche von Siegel, der bei Hunden durch Eintauchen der Füße in 4° kaltes Wasser eine Erkältungsnephritis erzeugt haben will, an Tieren und an sich selbst nachgeprüft, und bei jenen keine Nephritis, bei sich selbst auch nach 10—20 Minuten langen Fußbädern in 3—6° kaltem Wasser kein Eiweiß im Urin finden können. Meyer-Lierheim und Siegel haben aber mit allen Vorsichtsmaßregeln (Vermeidung von Lordose) die Versuche an Hunden wiederholt und Albuminurie, Hämaturie, Zylindrurie und Oligurie beobachtet. Sie betonen als sehr wichtig die Verhütung jeder Bewegung und Tätigkeit während und unmittelbar nach der Kälteeinwirkung, um rasches Warmwerden und den Ausgleich der Störung zu verhüten. Auch Reicher berichtet über positive Resultate und behauptet Adrenalinämie nach der Abkühlung festgestellt zu haben. Das was Meyer-Lierheim und Siegel in drei Zeilen über den mikroskopischen Befund der experimentellen Kältenephritis mitgeteilt haben, spricht nicht dafür, daß wirklich eine echte diffuse Glomerulonephritis vorgelegen hat. Eine Nachprüfung der Siegelschen Präparate durch Munk hat diese Auffassung bestätigt.

Cicconardi hat in Erkältungsversuchen am Kaninchen (Auflage von Kältemischung auf die Haut der Nierengegend, auf die freigelegte Niere, Eintauchen des jungen Tieres in Eiswasser) gezeigt, daß die Kälteschädigung der Niere vasomotorisch-reflektorischer Natur ist. Bei Abkühlung der einen Niere erkrankte die andere auch. Lokale Anwendung selbst tiefer Temperaturen führte nicht zu so schwerer Schädigung der Niere wie Abkühlung des ganzen Körpers. Die Nierenveränderungen (Albumen, Zylinder, Veränderungen der Nierenepithelien) traten 24 Stunden nach der Abkühlung auf und bildeten sich in wenigen Tagen bis zu zwei Wochen zurück. Von einer echten diffusen Glomerulonephritis ist also auch hier keine Rede.

Wir lernen aus solchen Versuchen, meint Sticker, was wir schon wußten, daß man Kältestörungen, also eine Albuminuria e frigore, aber keine Erkältungskrankheiten, also keine Nephritis refrigeratoria im Experiment hervorrufen kann; daß nicht jede Abkühlung bei Hunden oder Menschen die Niere krank macht, daß aber, wenn man die Hunde nur gründlich und lange genug mißhandelt, schließlich auch einmal eine Nierenentzündung zustande kommt. Das letztere glaube ich nicht. Ich möchte aus diesen Versuchen schließen, daß das, was wir „Erkältung" nennen, nicht gleichbedeutend ist mit einer Abkühlung des Körpers oder der Niere, und daß eine Kälteschädigung der Haut sehr wohl eine — aber sicherlich nur vorübergehende — reflektorische Verengerung der Nierengefäße machen kann.

Nach E. F. Müller werden die Nieren vegetativ stets gleichartig wie die Haut beeinflußt und starke Abkühlung führe zur reaktiven Zusammenziehung der Haut und der Nierengefäße.

Daß Abkühlung im Verein mit Stauung zur Abnahme der Harnmenge bis zur Anurie und zum Auftreten von Eiweiß führen kann, hat Schlomka gezeigt (vgl. S. 822). Die Wirkung beruht vermutlich auf vermehrter Bildung und Anhäufung von Milchsäure und ist wie andere ähnlich zu erklärende Albuminurien schnell vorübergehend.

Aber ich kann mir schwer vorstellen, daß auf diese Weise eine allgemeine angiospastische Ischämie von so langer Dauer zustande kommen kann, daß ein der diffusen Nephritis entsprechendes Krankheitsbild zustande kommt.

Trotzdem wird es keinem Praktiker einfallen, zu leugnen, daß die „Erkältung" eine große Rolle in der Ätiologie der Nephritis spielt.

Für die große Bedeutung dieses zum mindesten disponierenden Faktors werden sowohl Einzelbeobachtungen als auch Statistiken angeführt, welche den großen Einfluß klimatischer Faktoren auf die Zahl der Nierenerkrankungen beweisen.

„Die erschreckende Häufigkeit der Nierenentzündungen, speziell der chronischen Formen, in den Klimaten mit vorherrschend feuchtkalter, sehr wechselnder Witterung (England, Holland, Dänemark, Ostseeküsten, also an den Meeresküsten nördlicher Gegenden) zwingt zur Annahme eines Kausalnexus, weil die große Frequenz nicht allein von der Lebensweise und Ernährung der Bewohner bedingt sein kann" (Pel).

Zu der gleichen Annahme wurden wir auch während des Weltkrieges gezwungen durch die gleichfalls erschreckende Häufigkeit der akuten Nierenentzündungen in den kriegführenden Heeren, unter denen nur das türkische eine vielleicht klimatisch, möglicherweise aber auch alimentär bedingte Ausnahme bildet.

Großes Gewicht wird in der Literatur über die Frage nach der Bedeutung der Erkältung für die Ätiologie der Nephritis auf Einzelbeobachtungen gelegt. Deren Beweiskraft erscheint aber geringer, als die der Massenbeobachtungen.

In der Tat wird ja bisweilen die Angabe, daß kurz vor dem Ausbruch der Nephritis eine Kälteeinwirkung auf die Haut, speziell auf die Füße stattgefunden hat, z. B. Arbeiten im Nassen, nächtlicher Gang mit nackten Füßen auf kalten Steinfließen u. a. m. sehr präzis gemacht. Doch lassen sich gleich bestimmte Angaben auch in der Vorgeschichte von anderen Erkältungskrankheiten — Angina, Otitis — erheben, an deren infektiöser Natur nicht zu zweifeln ist.

Bartels führt z. B. in folgendem Fall die akute Nephritis mit Bestimmtheit auf eine notorische Erkältung zurück, weil die Krankheit der Ursache sozusagen auf dem Fuße folgte: Ein Patient hatte sich nach einer durchtanzten Winternacht berauscht und halb entkleidet bei offenem Fenster aufs Bett geworfen und war eingeschlafen. Als er wieder erwachte, waren seine Glieder steif vor Frost. Von Stunde an fühlte er sich krank, und als Bartels ihn einige Wochen später zuerst sah, war bereits sein ganzer Körper hydropisch geschwollen und der Urin stark blutig gefärbt.

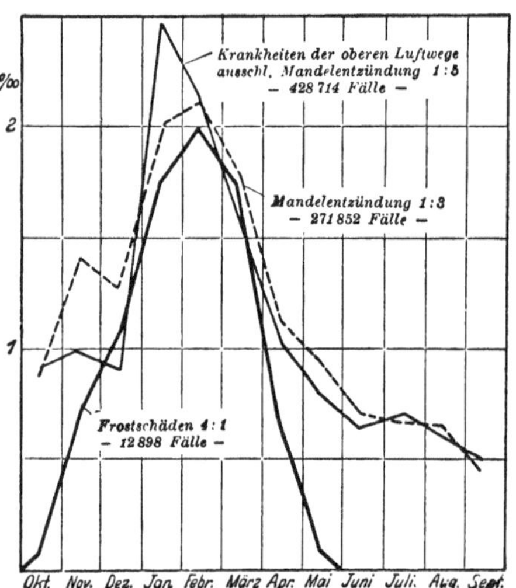

Abb. 112. „Durchschnittsjahr" aus 12 Jahren zusammengezogen.   Aus Schade: Untersuchungen zur Erkältungsfrage. Münch. med. Wschr. **1919**, 1021.

Als Gegenstück nur ein Beispiel von vielen, das einen ganz analogen Fall o h n e Nephritis betrifft. Ein Meisterschaftsruderer hatte sich, nachdem er sportlich tätig gewesen war, halb angekleidet, allerdings nicht berauscht, bei offenem Fenster aufs Bett geworfen und war eingeschlafen. Als er nachts 2 Uhr wieder erwachte, waren seine Glieder ganz steif vor Frost. Es war ihm so kalt, daß er sich mit einem rauhen Tuche noch 20 Minuten den Körper abrieb, um warm zu werden. Am anderen Tage spürte er Schmerzen im rechten Ohr, die gegen Abend sehr heftig wurden, bis nachts um $^1/_2$1 Uhr sich Eiter entleert. Der Kranke machte eine sehr schwere hochfieberhafte Otitis durch, die den Eindruck einer schwersten septischen Allgemeininfektion machte, o h n e daß Nierenstörungen auftraten.

Es ist sehr bemerkenswert und steht in auffallendem Gegensatz zur postinfektiösen Nephritis, daß die Nephritis s e h r r a s c h nach einer Erkältung auftritt. In einem unserer Fälle genügte der Aufenthalt von einer Nacht in einer feuchten und kalten Wäscherei (Nachtwache). Am nächsten Morgen kam der Mann vor Atemnot kaum mehr nach Hause — ein Zeichen, daß die später sehr hoch gemessene Blutdrucksteigerung schon eingesetzt hatte. Grober berichtet über einen Fall: Ein Mann schläft eine Nacht auf einem Strohsack ohne Zudecke. Er erkrankt sofort am nächsten Morgen mit Ödemen.

Bei Kollert finden sich ähnliche Beispiele:
14jähriger Spenglerlehrling muß am 4. 8. 1926 im Regen arbeiten, wobei er ganz durchnäßt wird. Am Abend des gleichen Tages Schüttelfrost. Am 6. 8. 1926 Ödem des Gesichtes und der Füße. Früher nie krank gewesen.

29jähriger Schlosser muß am 23. 2. 1926 in erhitztem Zustand längere Zeit im Freien stehen. Danach starkes Kältegefühl, Schüttelfrost. Lag 2 Tage zu Bett. Am 26. 2. aufgestanden und eine Tanzunterhaltung besucht. Am folgenden Tage Ödem des Gesichtes und der Füße. Früher keine wesentlichen Erkrankungen.

Wenn auch die Frage nach dem Zusammenhang zwischen Kälteeinwirkung und Infektion noch ungeklärt ist (über den disponierenden Einfluß der Kältereaktion der Nieren vgl. S. 1214 u. S. 1251), so ist doch kein Zweifel, daß die Abkühlung durch das Wetter in engstem Zusammenhange steht mit den Erkältungskatarrhen, deren infektiöse Genese unbestritten ist.

Schade hat diesen Zusammenhang sehr schön durch Berechnungen aus der Friedensstatistik des Heeres zur Darstellung gebracht. In Abb. 112 ist die Gesamtheit von 12 Jahren zu einem Durchschnittsjahr zusammengezogen und dabei der Maßstab der „Erkältungskatarrhe" und der „Frostschäden" auf eine vergleichbare Höhe gebracht. Die Zahl der Erkältungskrankheiten ist durch Einbeziehung der Mandelentzündungen (271 852 Fälle) erweitert worden.

Als Ergebnis dieser Massenbeobachtungen, „wie sie sonst nirgendwo in der Medizin für eine Krankheit bekannt sind", steht vollkommen fest, daß die Erkältungskatarrhe der Atemwege einschließlich der Mandelentzündung dann ihren größten Anstieg haben, wenn auch an der Haut die Bedingungen für das Zustandekommen von Frostschäden am günstigsten sind.

Danach ist doch sehr mit der Möglichkeit zu rechnen, daß auch die sog. Erkältungsnephritiden auf dem Umwege über eine Infektion entstehen, wie dies für manche Fälle durch die bakteriologische Untersuchung des Harnes erwiesen ist.

Mannaberg fand den Harn von Kranken mit „Erkältungsnephritis" überfüllt von Streptokokken, in der Niere selbst konnte er solche aber nicht nachweisen.

Löhlein berichtet von einem intelligenten Nierenkranken, der auf das Bestimmteste angeben konnte, daß er im Anschluß an eine schwere Erkältung (wiederholte Durchnässungen) ohne jede nachweisbare Angina oder andere Infektionskrankheiten erkrankt sei. Er fand massenhaft Streptokokken in dessen Harne.

Lüdke konnte im Urin von Patienten, bei denen angeblich nach schweren Erkältungen eine akute Nephritis aufgetreten war, einige Male zahlreiche virulente Streptokokken nachweisen, ohne daß bei den Kranken die Zeichen einer Streptokokkeninfektion sonst zur Erscheinung gekommen wären.

Auch die viel zitierte, „den Zusammenhang mit der stattgehabten Erkältung recht illustrierende" Beobachtung von Dickinson läßt nachträglich keine andere Deutung als die einer Infektion zu:

Ein herrschaftlicher Kutscher, früher immer gesund, hatte bei strenger Kälte 8 englische Meilen im Schnee waten müssen. Schon am nächsten Tage begannen die Füße und Knöchel zu schwellen, Peliosis auf der Haut sich zu zeigen, und der zuvor völlig normale Harn wurde an Menge in 24 Stunden auf 2 Unzen reduziert, war beinahe schwarz gefärbt, trübe, hatte 1023 spezifisches Gewicht und ließ ein Sediment fallen, in dem Blutkörperchen und Nierenepithelien sich fanden.

Das Auftreten der Peliosis beweist hier mit Sicherheit den infektiösen, das der Ödeme den diffusen Charakter der Erkrankung.

In der Vorgeschichte der nierenkranken Soldaten finden wir mit ebenso überwältigender Häufigkeit die Erkältung und Durchnässung als einziges ätiologisches Moment angegeben, wie in den Sektionsberichten der Pathologen die Zeichen einer stattgehabten Infektion (Bronchitis, Milzschwellung). Von manchen wird großer Wert auf Kokkenbefunde im Harn gelegt, von anderen auf den Nachweis von Tonsillenveränderungen usw. Demgegenüber muß hervorgehoben werden, daß die bakteriologische Untersuchung von Blut und Urin bei der diffusen Nephritis nach unseren Erfahrungen in der Regel ebenso negativ ausfällt (vgl. auch Jungmann, Beitzke und Seitz, Longcope) wie positiv bei der infektiösen Herdnephritis. Wenn man ferner berücksichtigt, wie unzählige Infektionen, Tonsillarpfröpfe und Anginen, Bronchitiden usw. ohne Nierenerkrankung verlaufen, wie häufig andererseits Kokken, auch Streptokokken bei solchen Erkrankungen im Harne ausgeschieden werden, ohne daß eine Nephritis zustande kommt, so kann man sich bei der Häufung der Nephritisfälle in feuchtkalten Klimaten, in naßkalten Jahreszeiten, im Stellungskriege

bei feuchten Unterständen usw. dem Eindruck nicht verschließen, daß Kälte-
und Nässeeinwirkungen auf die Haut zwar nicht Nephritis erzeugen, so doch
ihr Eintreten in ganz außerordentlichem Maße begünstigen können.

Ich möchte glauben, daß auch die sog. Erkältungsnephritis und ebenso die
Kriegsnephritis, die sich klinisch und anatomisch ja in keiner Weise von der
Friedensnephritis unterscheidet, auf einen Streptokokkeninfekt zurückzu-
führen ist.

Ich verzichte darauf, hier alle die zahlreichen Vermutungen anzuführen, die
über die vermutliche besondere Ätiologie der Kriegsnephritis angestellt
worden sind; sie alle haben von der Annahme eines besonderen Erregers bis
zu der einen Avitaminose nur Eintagswert gehabt.

Naunyn hat die Frage angeregt, ob nicht unter den Ursachen der Kriegsnephritis
auch die urinogene Entstehung in Frage kommen könnte. Er hat zahlreiche Fälle
— ohne Ödem und ohne Blutdrucksteigerung — gesehen bei Kranken, die über Harnzwang und Kreuzschmerzen geklagt hatten und zum Teil als Bettnässer eingewiesen worden
waren. Becher hat die Möglichkeit erörtert, daß Zystitis und Nephritis durch die gleiche
Noxe hervorgerufen würden, also einander koordiniert seien. Die Erfahrungen mit der
Friedensnephritis lassen uns jedenfalls einen aszendierenden Charakter der echten diffusen
Nephritis nicht annehmen.

Als Stütze meiner Auffassung über die infektiöse Ätiologie der Kriegsnephritis möchte ich die Beobachtungen von Citron anführen, der aus der alten
Charité die dort unter den Schwestern und Unterärzten grassierende „Angina
charitatis" und ihre Bedeutung für die Ätiologie der Nephritis gut kannte.

Citron hatte Gelegenheit, 634 Fälle von akuter Kriegsnephritis zu sehen. Von diesen
hatten bei der Aufnahme 54,6% eine Tonsillitis, 32,4% eine Bronchitis, 2,3% eine Laryngitis;
88% hatten danach eine Infektion der oberen Luftwege. „In Wirklichkeit ist sicher der
Prozentsatz der Nephritiden, die bei der Aufnahme eine Tonsillitis hatten, viel größer
gewesen, da bei den meisten nur eine Inspektion der Tonsillen stattfand bzw. mit dem
Spatel ein Druck auf diese ausgeübt wurde. Bei einer Reihe von Fällen, bei denen ich auf
diese Weise keine Tonsillitis feststellen konnte, wurde bei laryngologischer Untersuchung,
bei der der Kollege mit einer Sonde in die Lakunen einging, nachgewiesen, daß in diesen
sich Pfröpfe fanden. Es gelang dieses besonders bei den Fällen mit Laryngitis und Bronchitis."

„Die auffallende Besserung vieler Fälle nach Reinigung der Tonsillen und die akute
Verschlechterung nach Reizung dieser Organe beweisen meines Erachtens, daß wir in diesen
Fällen in den Tonsillen die Eingangspforte für die allgemeine Erkrankung zu suchen haben.
Der Zusammenhang wird noch dadurch verständlicher, daß ich nachweisen konnte, daß
bei den restierenden Fällen (12%) von akuter Kriegsnephritis die Haut die Eingangs-
pforte darstellte. Es waren dies Fälle, welche infolge von Läuseekzemen sich stark gekratzt
hatten und zahlreiche Furunkel am ganzen Körper aufwiesen. Heilten wir diese Haut-
infektionen aus, so gingen die nephritischen Erscheinungen gewöhnlich schnell zurück.
In einem Falle handelte es sich um ein Panaritium, von dem die Niereninfektion ihren
Ausgang genommen hatte. Auch hier trat nach Beseitigung des Eiterherdes Heilung ein.
Einige Fälle von Glomerulonephritis sind zur Obduktion gekommen. Alle Fälle, darunter
auch solche, bei denen bei Lebzeiten in den Tonsillen nichts gefunden worden war, zeigten
Tonsillenveränderungen. Von den Tonsillen aus war die Infektion in das retropharyngeale
Gewebe aus weiter gedrungen. Zum Teil waren diese Fälle bereits als septische anzusehen."

Das epidemische Auftreten der Nephritis erklärt Citron so, „daß das durch die Passage
von Mensch zu Mensch zu hoher Virulenz gesteigerte Virus nunmehr auch resistentere
Individuen zur Erkrankung bringt". Citron bemerkt dazu, daß zu der Zeit, wo die Fälle
von Nephritis besonders häufig waren, er auch sehr viele Fälle von sog. kryptogenetischer
Sepsis beobachten konnte.

Wie die Erkältung das Auftreten oder Wiederaufflammen einer Infektion
begünstigen kann, darüber kann man sich heute schon eher als früher eine Vorstellung machen.

Einen interessanten Versuch, den Einfluß der Erkältung z. B. auf die Mandel-
infektionen zu erklären, haben Anthon und Kuczynski gemacht:

Anthon und Kuczynski haben eine größere Reihe von gesunden Personen auf ihre
Mundhöhlenflora studiert. Während in der Regel sowohl die Oberfläche wie die Krypten

der Gaumenmandeln durchaus frei waren von hämolytischen Streptokokken, fanden sie als typisch die gleichmäßige Besiedelung mit grünwachsenden Streptokokken, daneben recht häufig sowohl den Friedländerschen Pneumobazillus als den Diplococcus pharyngis communis (M. catarrhalis), bei Rauchern auch tierpathogene Pneumokokken.

Die immer vorhandenen grünen Streptokokken und Friedländerschen Bazillen lassen sich auf Nährgemischen, welche den Chemismus der normalen Schleimhaut nachahmen, mühelos züchten. Die frisch aus Infektionsvorgängen gezüchteten hämolytischen Keime benötigen dagegen unbedingt größere Serummengen als Zusatz. Auf der ganz normalen Schleimhaut auch der Mandeln muß der auf Proteolyse angewiesene hämolytische Streptokokkus verhungern.

Anthon und Kuczynski geben an, daß gerade die „individuellen" und nicht epidemischen Anginen sich durch die sehr flüchtige Infektion mit hämolytischen Keimen auszeichnen. Sie nehmen an, daß eine geringfügige lokale Ausschwitzung ein üppiges Wachstum der hämolytischen Streptokokken vermittelt, und daß bei den zu Anginen neigenden,

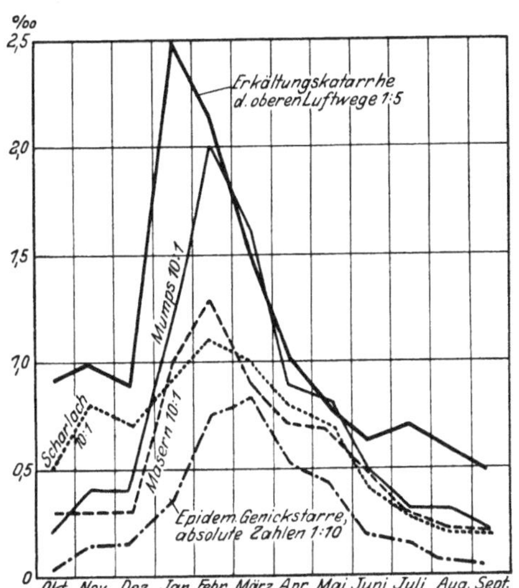

Abb. 113. Durchschnittsjahr berechnet aus 12 Jahren.

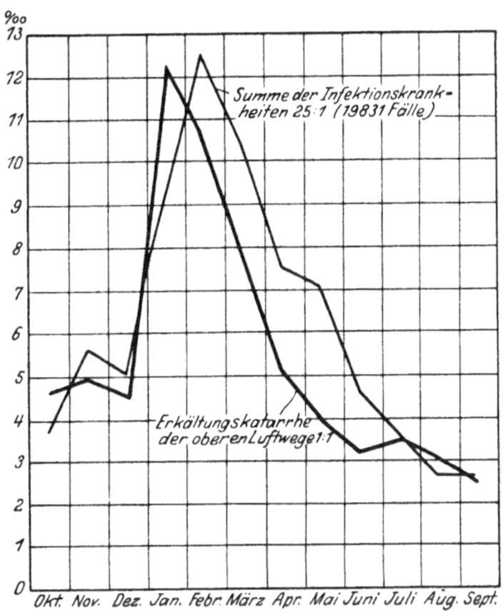

Abb. 114. Summarische Darstellung der gesamten Infektionskrankheiten: Scharlach, Masern, Mumps, epidemische Genickstarre (einschließlich der Diphtherie mit 19 831 Fällen).

Aus Schade: Untersuchungen in der Erkältungsfrage. Münch. med. Wschr. 1919, 1021.

an „Erkältung" erkrankenden Personen eine individuelle Reaktion der Infektion den Boden bereitet. Diese individuelle Reaktion besteht darin, daß solche Personen auf Reize, wie den Eintritt kalter Luft in die Nase oder periphere „Zugwirkung" mit reflektorischer Hyperämie des Schlundringes antworten, und daß diese besonders bei einmal stattgehabter entzündlicher Reizung (locus minoris resistentiae)[1] leichter als beim Normalen und immer wieder zu der geringfügigen Exsudation führt, die das Wachstum der hämolytischen Streptokokken ermöglicht.

Es besteht aber, glaube ich, auch die zweite Möglichkeit, daß diese durch die Erkältung hervorgerufene Exsudation durch Schaffung günstigerer Wachstumsbedingungen wenig virulente Keime (z. B. Viridans) in virulente (haemolyticus) umwandelt, einen ruhenden latenten Infekt aktiviert und mobilisiert.

Und endlich ist noch mit der dritten Möglichkeit zu rechnen, daß durch Erkältung wie durch Überanstrengung und ungünstige körperliche und seelische

---

[1] Kuczynski spricht bei der örtlichen Sensibilisierung und gesteigerten Reizbarkeit durch einmal stattgehabte Entzündung von einem „mnemischen Moment" pathologischer Verhaltungsweisen.

Einflüsse überhaupt die allgemeinen Abwehrkräfte des Organismus geschwächt und vermindert werden, so daß ein latenter in Schach gehaltener Infekt aufflammt oder nie ganz überwunden wird.

So hat Grober im Felde die Beobachtung gemacht, daß mechanische Schädigungen (Rippenquetschung, Überfahrenwerden) mehrfach in zeitlichem Zusammenhang mit der Nierenerkrankung standen.

Ich erinnere in diesem Zusammenhang auch an die große Häufigkeit der Endocarditis lenta während und nach Beendigung des Krieges; Becher hat sie darum geradezu als Kriegsendokarditis bezeichnet.

Schade hat diese Abschwächung der Immunität durch Erkältung sehr hübsch statistisch bewiesen und aus den ganz großen Zahlen der Sanitätsberichte über das Friedensheer gezeigt, daß die wichtigsten Infektionskrankheiten wie Mumps, Masern, Scharlach, epidemische Genickstarre in etwa einem Monat Abstand dem steilen Anstieg der Erkältungskatarrhe mit fast gleich steilem Anstieg und eben solchen Abstieg sich anschließen, vgl. Abb. 113 und 114 auf der vorhergehenden Seite.

Dembowski hat bei Kißkalt den Einfluß der Abkühlung auf die Widerstandsfähigkeit der Tiere und ihrer Nieren gegen bakterielle intravenöse Infektion geprüft: Die abgekühlten Tiere erkrankten regelmäßig stärker als die nicht abgekühlten Kontrolltiere, bzw. sie starben an den Folgen der Infektion, während die Kontrolltiere den Infekt immer überwanden und oft sogar nur ganz leichte und schnell vorübergehende Krankheitserscheinungen zeigten. Die histologische Untersuchung ergab bei den abgekühlten Tieren regelmäßig weit zahlreichere und größere Eiterherde in der Niere als bei den Kontrolltieren, die auch mitunter anatomisch die Zeichen einer Niereninfektion ganz vermissen ließen (vgl. E. F. Müller S. 1215).

Ganz ähnlich im Sinne einer Herabsetzung der immunbiologischen Widerstände gegen einen eventuellen latenten Infekt könnte man sich auch wohl den Einfluß des Traumas vorstellen, wenn wirklich einmal eine echte diffuse Nephritis mit Blutdrucksteigerung und Ödemneigung im Anschluß an ein Trauma auftritt, was selten genug vorkommt.

Denn man sollte annehmen, daß eine Erschütterung oder Kontusion der Niere ebensowenig imstande sein wird, die der diffusen Nephritis zugrunde liegende Umstellung im ganzen peripheren Kreislauf hervorzurufen wie eine Kälteeinwirkung.

Und doch scheint diese Möglichkeit durchaus gegeben zu sein. Daß ein Trauma lokal eine angiospastische Anämie der Niere hervorrufen kann, ist nicht zu bezweifeln, und diese kann das Harnbild einer Nephritis erzeugen, ja sogar Nekrose der Niere bewirken.

Neubürger hat anämische Niereninfarkte ohne Embolie oder Thrombose nach Bauchquetschung, Mahrenholz eine angiospastische nicht embolische totale Nierennekrose nach Trauma beschrieben. Eine 43jährige Frau wurde auf dem Rade sitzend von einem Auto angefahren und überfahren. Sie wurde mit Brüchen der rechten Unterarmknochen und der 1. bis 5. rechten Rippe fast pulslos eingeliefert, hatte Erscheinungen einer Lungenentzündung und 39—40 Grad Fieber und starb nach 22tägigem Krankenlager plötzlich an Embolie. Bei der Autopsie wurde die linke Herzkammer stark erweitert gefunden. Die Stellmuskeln sind platt gedrückt, Lungenschlagader durch Pfropf verschlossen. Linke Niere normal, rechte Niere blaß, saffrangelb. Die Nierengefäße enthalten flüssiges Blut. Bett der rechten Niere mit flüssigem Blut durchtränkt.
Mikroskopisch: rechte Niere fast total nekrotisch.
Leider fehlen Angaben über den Blutdruck; bei dem hohen Fieber würde allerdings Fehlen von Blutdrucksteigerung nichts beweisen. Der Herzbefund erinnert aber sehr auffällig an den einer diffusen Nephritis.

Man könnte sich schon vorstellen, daß eine einseitige oder gar doppelseitige traumatische Ischämie der Niere von genügender Dauer zu Blutdrucksteigerung führen (vgl. S. 388) und so das Bild einer echten diffusen Nephritis hervorrufen kann.

Ich muß daher Wildbolz entschieden widersprechen, wenn er schreibt: „Wenn z. B. bei einem bis dahin scheinbar gesunden Individuum bald nach der Nierenverletzung neben

den für eine Nephritis charakteristischen Urinveränderungen... auch Veränderungen im
Blutgefäßsystem, erhöhter Blutdruck usw. festgestellt wurden, so darf doch gewiß nicht
der Unfall als auslösendes Moment der Nephritis bezichtigt werden, wie dies wiederholt
geschah. Denn die genannten Veränderungen sind, wenn nicht als Ursache, dann bestimmt
als eine erst nach Monaten oder Jahren auftretende Spätfolge der Nierenerkrankungen
aufzufassen". Ich würde genau das Gegenteil sagen: Nur dann, wenn sich diese als Frühsymptome zu betrachtenden Erscheinungen am Gefäßsystem im Anschluß an einen Unfall,
eine Nierenverletzung zeigen, würde ich von einer traumatischen Nephritis sprechen.

Diejenigen, die von der angiospastischen Entstehung der Nephritis nicht überzeugt
sind, werden den Unfall als auslösendes Moment der Nephritis bezichtigen, als die eigentliche
Ursache aber einen durch den Unfall aktivierten Infekt betrachten. Für die Annahme einer
infektiösen Ätiologie könnte man dabei das Auftreten von Temperaturerhöhung verwerten,
wie z. B. in dem Falle von Horn: 58jähriger Hauer, der von einem Gesteinstück in die
linke Seite getroffen wurde, zeigte 10 Tage Hämaturie, Eiweiß- und Zylinderausscheidung,
leichte Ödeme und Temperaturerhöhung. Oder in dem von Sieben mitgeteilten Fall:
13jähriger Knabe von dem Vorderrad eines Heuwagens, das gerade über die Nierengegend
hinweggegangen war, überfahren. Magenblutung, einige Tage später Schwellung der Augenlider, Albumen, Zylinder, zahlreiche Leukozyten, wenige Erythrozyten. Die Temperatur
schwankte zwischen 37,8—38,2.

Doch können derartige Temperaturen auch durch den traumatischen Eiweißzerfall
zustande kommen.

Eine direkt durch den Unfall hervorgerufene „Nephritis" wird man nur da annehmen,
wo die Erscheinungen einer solchen unmittelbar oder innerhalb von Tagen nach dem Unfall
auftreten. Ein schönes Beispiel einer scheinbar traumatischen, in Wahrheit infektiösen
Nephritis findet sich bei Kollert:

15jähriger Knabe, April 1924 fiel ihm ein Baumstamm auf den Kopf, danach $4^{1}/_{2}$ Stunden
bewußtlos, Ende Mai desselben Jahres erwacht der Kranke eines Tages schwer ödematös,
nachdem er sich am Tage vorher vollständig wohl gefühlt hat.

„Man wäre nach dieser Angabe vielleicht versucht, zunächst an eine der in der Literatur
beschriebenen rätselhaften traumatischen Nephritiden zu denken. Die Untersuchung ergab
aber an den Beinen drei etwa fünfkronenstückgroße, stark nässende Brandwunden und
eine konsekutive Lymphadenitis inguinalis. In den folgenden Tagen ging die Lymph-
drüsenschwellung zurück, und die Nierensymptome besserten sich weitgehend" (Kollert).

Als Beispiel einer sicherlich postinfektiösen, aber durch Trauma wohl ausgelösten
Nephritis kann der auf S. 1421 noch eingehender besprochene Fall dienen. Ein 42jähriger
Landwirt — oft Mandelentzündung, 1914 Rheumatismus, 1914—1918 Frontsoldat —
bekommt 1. Januar 1925 einen Tonsillarabszeß, der eröffnet wird. 8 Tage später Motorradsturz, wobei er eine halbe Stunde auf der Straße gelegen hat. Er lag dann zu Bett
wegen verstauchtem Bein. 8 Tage später Schwellung an beiden Beinen. Arzt stellte Eiweiß
fest. Ende Februar (14 Tage vor der Klinikaufnahme) Zunahme der Schwellungen, Herzbeschwerden, Beklemmungen.

8. 3. 1925. Klinikaufnahme im Zustand der Herz- und Niereninsuffizienz. Blutdruck
160—178. Anämie, Isosthenurie. Oligurie. Exitus 29. 3. unter starken Verwirrtheits-
zuständen und Cheyne - Stokesschem Atmen.

Autopsie: Hypertrophie und Dilatation vorwiegend des linken Herzens. Nieren im ganzen
deutlich verkleinert, von glatter Oberfläche ohne Kapseladhäsionen. Farbe blaßgrau, zahlreiche kleine Blutpunkte. Gefäße starke Wandverdickung. Mikroskopisch: höchstgradige
Endarteriitis obliterans vgl. S. 1368.

Von der traumatischen „Nephrose", d. h. von der schweren Nierenschädigung durch
traumatische Eiweißzerfallstoxikosen war schon die Rede (S. 1053).

Bei den nach Nierentrauma einsetzenden und vorübergehenden Hämaturien und Albuminurien ohne Fernsymptome, handelt es sich wohl meist nicht um eine Nephritis, auch nicht
um eine Nephrose, sondern um eine gewöhnlich rasch abklingende mechanische Schädigung der
Niere. Es ist bemerkenswert, daß solche traumatisch entstandenen einseitigen Albuminurien
auch weiterhin bestehen bleiben können. In solchen Fällen hat Wildbolz bei Freilegung der Niere perirenale Verwachsungen, die die Niere einschnürten, gefunden, und nach
Beseitigung durch Dekapsulation verschwanden die Albuminurie und Hämaturie. Natürlich
können sich in einer durch Trauma geschädigten oder verletzten Niere auch, ebenfalls durch
nachträgliche Keimeinschleppung, lokal echt entzündliche Herdchen oder gar eitrige
Prozesse entwickeln.

Ein interessantes Problem ist, ob infolge von Resorption von Zerfalls-
produkten aus einer traumatisch geschädigten oder zertrümmerten Niere
sekundär auch die andere Niere erkranken kann. Daraufhin weisen Fälle von
einseitigem Nierentrauma mit Albuminurie auf der anderen Seite, die nach
Exstirpation der traumatisierten Niere verschwindet (Ruge). Dem Urologen

ist die Tatsache wohl bekannt, daß schwere einseitige, eitrige Nierenerkrankungen
zu deutlichen Funktionsveränderungen der anderen Niere führen können.
Nach Exstirpation der kranken Niere tritt eine erhebliche Besserung der
Funktion ein. In solchen Fällen, in denen eine sofortige Entfernung der kranken
Niere eben wegen der schlechten Funktion der gesunden zu gewagt erschien,
hat Kümmell vorgeschlagen, erst die Dekapsulation der gesunden Niere vorzunehmen. Rubritius hat mit gutem Erfolg „zweizeitig" nephrektomiert,
d. h. erst durch Nephrektomie dem Eiter Abfluß verschafft und dann erst,
nach eingetretener Erholung der gesunden Niere, nephrektomiert.

Man spricht hier von einer Nephritis nephrotoxica und nimmt an, daß
sie durch Nephrotoxine hervorgerufen wird, welche durch Zerfallsprodukte der
erkrankten Niere gebildet werden.

Experimentell haben Taddei, Castaigne und Rathery beim Kaninchen nach Unterbindung der Gefäße einer Niere oder Einbringung einer Emulsion von Nierengewebe in die
Bauchhöhle Albuminurie und Tod unter urämischen Erscheinungen beobachtet. Isobe
hat diese Versuche wiederholt und bestätigt. Auch er erhielt Albuminurie, sah die Tiere
stark abmagern, zum Teil unter urämischen Erscheinungen zugrunde gehen, und er fand
in der Niere starke Erweiterung der Gefäße und der Harnkanälchen und leichte degenerative Veränderungen an diesen. Winkler konnte sich nicht davon überzeugen, daß die
Niere durch die Resorption von Nierengewebe geschädigt wird. Dagegen hatten Katz und
Lichtenstern die gleichen Ergebnisse wie Isobe; sie konnten die Bildung giftiger Stoffe
durch die spezifische Präzipitionsreaktion nachweisen.

Walthard fand im Tierversuch, daß die intakt gelassene Niere durch Gewebszerfallsprodukte, die aus der operativ geschädigten Niere in den Kreislauf gelangen, sehr oft ungünstig beeinflußt wird. Es tritt Albuminurie, häufig auch Hämaturie, seltener Zylindrurie
auf und eine Verzögerung der Indigokarminausscheidung; mikroskopisch äußert sich die
Schädigung in Hyperämie, oft mit Blutaustritt in die Kapseln der Glomeruli. Die Schädigungen gehen aber bald zurück. Daß die Gewebszerfallsprodukte der Niere spezifisch
wirken und die Niere stärker schädigen als solche anderer Organe, ließ sich nicht einwandfrei
nachweisen.

Ich bin aber sehr im Zweifel, ob es sich hier um eine echte Nephritis handelt;
ich möchte das Verhalten der Tiere, Abmagerung, Albumen, eventuell Urämie,
vergleichen mit den Resultaten der Nierenverkleinerung. Mark erhielt dabei
nach Fleischfütterung Albuminurie, Abmagerung und Urämie und in dem
Nierenrest ebenfalls starke Erweiterung der Harnkanälchen. Es handelt sich
dort wie hier allem Anschein nach um eine funktionelle Überlastung mit
Schädigung der Niere durch das Überangebot von Eiweißzerfallprodukten.

Daß ein solches die Niere schädigen kann, beweisen die Versuche von
Newburgh, in denen Tiere mit sehr proteinreicher Kost gefüttert wurden.
Als schädlich wirkenden Bestandteil dieser Kost hat Newburgh eine Reihe von
Aminosäuren in Verdacht, und er hat bei intravenöser Einspritzung von Lysin,
Histidin, Zystin, Tyrosin und Tryptophan sowohl Albuminurie als Parenchym-
schädigung der Niere erhalten.

Newburgh und Curtis haben ferner gefunden, daß Ratten, die mit einer Nahrung,
die 75% getrocknete Leber enthält, gefüttert werden, in weniger als einem Jahr eine Granularniere mit dem typischen histologischen Bild der Schrumpfniere bekommen, während
Fütterung mit der gleichen Menge Kasein nur eine mäßige Schädigung der Tubuli, Fütterung
mit Muskelfleisch eine stärkere Nierenschädigung, aber noch keine Schrumpfniere erzeugt.
Nach Newburgh hängt der Grad der Nierenschädigung von der Art der verschiedenen
Aminosäuren ab, von denen Zystin und Tryptophan, an denen Kasein arm ist, sich als
besonders nephrotoxisch erwiesen.

Ob aber, wie Newburgh meint, zu reichliche Fleischnahrung eine Rolle
in der Ätiologie der chronischen Nephritis spielt, das möchte ich sehr dahingestellt
sein lassen. Es ist zwar Mark gelungen, bei Hunden mit auf weniger als $^1/_4$
verkleinerten Nieren durch Fleischfütterung Albuminurie, und was besonders
wichtig ist, Blutdrucksteigerung zu erzeugen, aber die Mengenverhältnisse
müssen da doch sehr berücksichtigt werden. In Newburghs Versuchen an

Studenten waren Gaben von 2 mal täglich $1^1/_2$ Pfd. Beefsteak notwendig, um rote Blutkörperchen im Harn erscheinen zu lassen. Bei nicht toxischen Proteingaben tritt dagegen im Tierversuch eine Hypertrophie der Nieren ein. Ebenso bekam Isobe, wenn er die Versuchsanordnung so wählte, daß der Zerfall der sequestierten einen Niere nicht so stürmisch erfolgte (wenn er z.B. nicht Gefäß-, sondern Harnleiterunterbindung machte oder eine Niere mit Netz implantierte), auch nur eine Hypertrophie der anderen Niere.

Wie das ganze Problem der Eigenart der diffusen Nephritis und ihrer Stellung zur Nephrose noch umstritten ist, so ist auch eine eindeutige Stellungnahme zu dem Problem der Nierenschädigung bei Eiweißzerfall, Nierengewebszerfall und enterogenen Eiweißtoxikosen noch ganz unmöglich. Auch hier spielt die noch so rätselvolle Frage der Blutdrucksteigerung die entscheidende Rolle. Es ist möglich, daß sowohl primär und direkt epithelschädigende als auch indirekt, pressorisch wirkende Stoffe bei Eiweißzerfall entstehen, und von einem eingehenden chemischen und biologischen Studium dieser Verhältnisse sind auch für die großen Probleme der Nierenpathologie wichtige Aufklärungen zu erwarten.

Eine Ausnahmestellung in der Ätiologie der Nephritis nimmt die **Schwangerschaft** ein. Es handelt sich bei der sog. Schwangerschaftsniere nicht um eine primär degenerative Erkrankung ohne Blutdrucksteigerung mit starker Ödembereitschaft, also nicht um eine Nephrose, sondern besonders bei den zu Eklampsie neigenden Formen um ein Krankheitsbild, das klinisch einer typischen diffusen Glomeruliischämie mit starken — sekundären — degenerativen Veränderungen am Parenchym entspricht, ein Bild, das wir klinisch als Mischform oder als Nephritis mit nephrotischem Einschlag bezeichnen müssen. Der histologische Befund bei den gar nicht so sehr seltenen, nicht ausgeheilten, d. h. chronisch gewordenen Fällen entspricht ganz dem bei anderen Nephritiden chronischer Verlaufsart, mit besonderer Beteiligung der kleinen Nierengefäße in Form der Endarteriitis obliterans. Über eine Beziehung zu einer Infektion ist nichts bekannt (vgl. S. 1387).

Auch für die Schwangerschaftsnephritis gilt, daß der Grad der pathogenetischen Gefäßkontraktion nicht aus der Höhe des Blutdruckes abzuschätzen ist. Diese hängt von der Herzkraft ab, und die angiospastische Zirkulationsstörung kann bei wenig erhöhtem Blutdruck größer sein als bei hohen Blutdruckwerten.

Mussey und Keith haben aus der Mayoklinik über 110 Fälle berichtet; in 8 Fällen kam es zu eklamptischen Krämpfen, die Erscheinung einer Nephritis bestand bei allen mit einer Ausnahme.

42 Fälle von „akuter Toxämie" hatten bis auf 5 die Erscheinungen einer akuten Nephritis. In einem als Beispiel mitgeteilten Fall mit Erscheinungen von Leberschädigung und Nephrose-verdächtigen Nierenveränderungen nehmen sie nach der nur leichten Blutdrucksteigerung ein Überwiegen der degenerativen Läsion über die vaskuläre Schädigung an, doch ist der — nur systolisch relativ niedrige — Blutdruck von 160/115 durchaus kein Beweis gegen die Annahme der sekundären Natur der degenerativen Läsion. Im Gegenteil, bei dem abnorm hohen diastolischen Druck ist eine starke, kardial schlecht kompensierte allgemeine Gefäßkontraktion und ein ungenügender Durchblutungseffekt anzunehmen.

Nur in 5 Fällen von Albuminurie und Ödem ohne Blutdrucksteigerung kommen die Autoren zur Diagnose einer Nephrose, aber in dem als Beispiel aufgeführten Falle war der Blutdruck, der 3 Jahre früher 110/80 betragen hatte, doch bis 140/80 erhöht, und an dem Augenhintergrund war eine leichte Verengerung mit Andeutung von Spasmen der Retinalarterien zu sehen.

In 28 Fällen wurde eine chronische Nephritis angenommen, in 24 Fällen eine Hypertonie ohne Erscheinungen von Nephritis vor der Schwangerschaft, und in 9 von diesen pfropfte sich eine Toxämie mit Erscheinungen einer akuten Nephritis auf die schon vor der Schwangerschaft bestehende Hypertonie auf (vgl. S. 623 u. 1387).

Ganz ähnlich liegen die Dinge bei der Bleiniere, deren klinisches Bild schon oft mit der Eklampsie in Parallele gestellt worden ist. Ja sogar das Bild der akuten Nephritis kann bei der Bleivergiftung auftreten.

Wagner (S. 175) teilt 2 derartige Fälle mit:

1. Der 24jährige Lackierer B. erkrankte neben einem 2. Anfall von Bleikolik (der erste fand 2 Jahre früher statt) ohne weitere Ursache an akutem hämorrhagischen Morbus Brighti und war nach 14 Tagen gesund.

2. Der 21jährige V. atmete in einer Strohhutfabrik beim Abbürsten der Hüte reichliches Kremnitzer Weiß ein. Nachdem er schon vor 3 Wochen in ähnlicher Weise eine Woche lang krank gewesen war, kam er am 10. Mai 1879 ins Spital. Hochgradige Anämie, heftige Magenschmerzen. Harn spärlich, dunkelbraunrot, mit viel Eiweiß. Am 11. Mai gleicher Zustand. Harn 700, 1028, gelblichrötlich, mit reichlichem Sediment; spärliche weiße, keine roten Blutkörperchen, spärliche hyaline oder schwach verfettete, mittelbreite Zylinder. Nach Morphiuminjektion Besserung der Magenschmerzen; am 14. ganz schmerzlos. Am 15. Urin 2000, 1010, hell, kein Eiweiß, keine Zylinder. Geheilt abgegangen am 23. Mai. Der Kranke ging wieder ins Strohhutgeschäft zurück und kam am 2. Juni mit derselben Affektion wieder ins Spital. Am 20. Juni ging er wieder gesund ab.

Nach F. von Müller kommt auch ein mehr subakuter Verlauf der Bleiniere mit starker Ödembereitschaft vor. Histologisch hätten wir dabei eine erhebliche Drosselung der Nierengefäße mit Sauerstoffmangel und Degeneration der Epithelien zu erwarten. Dem entspricht durchaus die Angabe von F. von Müller, „daß einerseits die Epithelien der gewundenen Harnkanälchen bei der Bleiniere stets schwere Degenerationserscheinungen zeigen, andererseits die Verdickung der Gefäßwände und die Verengerung ihres Lumens so hohe Grade erreicht, wie man sie bei anderen Formen der angiospastischen Schrumpfniere kaum zu sehen bekommt."

Auch die Art der Glomerulusverödung gleicht in solchen Fällen ganz der für Nephritis beschriebenen.

Gayler beschreibt den Vorgang so, daß die Endothelien der Glomeruluskapillaren wuchern, das Lumen verlegen; die Wand verdickt sich; durch Anhäufung körniger, später homogen werdender Massen erfolgt der völlige Verschluß, und die beteiligten Kapillaren wandeln sich schließlich in homogene, derbe, glänzende kernlose Gebilde um. Gayler spricht von einer „Vasculitis capillaris obliterans" und bestätigt die bekannte Tatsache, daß die Veränderungen am Gefäßsystem weitaus im Vordergrunde der Erkrankung stehen. „Sie kennzeichnen sich als eine zu Obliteration führende Endarteriitis, welche die größeren Äste nur wenig, stark hingegen die mittleren und feineren Äste befallen hat".

Bei dem üblichen chronischen Verlauf gleicht das klinische und histologische Bild der Bleiniere ganz dem einer sekundären Schrumpfniere ohne akutes Vorstadium und ist histologisch von einer gewöhnlichen Nephritis ganz chronischen Verlaufs nicht, oder wenn sich noch sekundär Arteriosklerose (Elastose) neben der Endarteriitis obliterans entwickelt hat, von einer genuinen Schrumpfniere nur schwer oder gar nicht zu unterscheiden. Die Gleichheit der klinischen und histologischen Bilder ist deshalb von so großem Interesse, weil die Bleiniere die einzige Nierenerkrankung ist, von der wir mit einiger Wahrscheinlichkeit vermuten dürfen, daß sie sich lediglich auf angiospastischem Boden, sei es im Anschluß an eine die Koliken begleitende allgemeine Gefäßkontraktion (Blutdrucksteigerung) mit Spasmen der Nierengefäße oder infolge der chronischen Bleihypertonie (vgl. S. 470) entwickelt.

Man hat auch hier wie bei der Nephritis an eine primäre Epithelschädigung durch das Blei gedacht, obwohl Blei — wenigstens bei der chronischen Vergiftung — ohne Koliken keine Nierenschädigung hervorzurufen scheint.

Ist es nicht viel einleuchtender, die chronische Bleinephritis mit der hochgradigen Parenchymdegeneration und Ödembereitschaft als ischämische Reaktion und die granulierte Bleischrumpfniere mit ihrer schweren Endarteriitis als Folge der hochgradigen angiospastischen Gefäßenge zu betrachten?

Andere Gifte kommen ätiologisch für ein echt nephritisches Krankheitsbild kaum in Betracht. Keines der bekannten und soviel studierten Nierengifte wie Chrom, Sublimat usw. macht eine wirkliche diffuse Glomerulonephritis.

Sehr merkwürdig und verfolgenswert ist die Angabe von Nonnenbruch, er habe nach Stollengasvergiftung hartnäckige Zustände mit Blutdrucksteigerung, Albuminurie, geringer Ödembildung und heftigen Kopfschmerzen, einige Male auch schwere Nephritis mit Atemnot, starken Ödemen, Blutdrucksteigerung über 200 und hohem Lumbaldruck bei stark hämorrhagischem Urin gesehen.

Das Gas scheint ihm eine ähnliche Wirkung auf das Gefäßsystem auszuüben, wie das „eigentliche" Toxin der Kriegsnephritis.

Ich habe mich in dieser Frage an Herrn Professor Flury gewandt und folgende Antwort erhalten:

„Die Angabe Nonnenbruchs besteht wohl zu Recht. Man findet bei schwerer Gasvergiftung häufig starke Blutdrucksteigerungen, ebenso ist diffuse Nephritis häufig beobachtet worden. Wir haben die Blutdrucksteigerungen auf Erstickung zurückgeführt, da sie gewöhnlich nur bei sehr starker Atemnot beobachtet wird und durch Sauerstoffeinatmung bekämpft werden kann. Ich möchte aber bezweifeln, daß sich durch Gasvergiftung regelmäßig diffuse Nephritis bzw. eine allgemeine Gefäßkontraktion erzielen läßt. Gewöhnlich beobachtet man an der Niere Stauungserscheinungen und mikroskopisch erhebliche Erweiterungen der Venen und Kapillaren."

Von Arzneimitteln, die im Verdacht stehen, Nephritis erzeugen zu können, sind die Teerpräparate Naphthol, Terpentin usw. zu nennen. Ob auch die Phenole, insbesondere das Karbol, die Fähigkeit besitzt, Nephritis zu erzeugen, ist noch ungewiß. Tierversuche von Biebl sprechen dagegen.

Ridder berichtet über das Auftreten einer Nephritis im Verlaufe der Terpentinbehandlung eines ausgedehnten Hautekzems, doch habe ich nach sehr reichlicher innerlicher Anwendung von Terpentin nie eine Nierenschädigung gesehen, wohl aber nach Hautaffektionen ohne Terpentinbehandlung.

Swoboda hat ein 4 jähriges Kind mit nässendem Ekzem am Hinterkopf mit einer 3 %igen Salbe von Oleum cadinum behandelt. Binnen einiger Stunden traten ausgedehnte Ödeme auf, im Harn fand sich Eiweiß, Blutkörperchen, Zylinder. Die Menge sank auf 500 ccm. Im ganzen konnte höchstens $\frac{1}{2}$ g Ol. cad. zur Resorption gelangt sein. Ob in diesem Falle die Nephritis nicht auch bei indifferenter Salbenbehandlung des Hautinfektes aufgetreten wäre?

Im Aschoffschen Institut ist ein Fall von Guajakolvergiftung zur Beobachtung gekommen, bei dem der Tod infolge einer hämorrhagischen Glomerulonephritis eingetreten war. Benoit hat daraufhin die nach akuter, subakuter und chronischer Guajakolvergiftung beim Kaninchen entstehenden Nierenveränderungen untersucht, aber keine diffuse Glomerulonephritis erhalten. Das Guajakol erwies sich als ein ausgesprochenes Nierengift, ähnlich dem Sublimat und dem Urannitrat mit starker tubulo-toxischer, geringgradiger glomerulotoxischer Wirkung.

„Die geschädigte Tubulusepithelzelle zeigt ein charakteristisches Sekretionsphänomen von tropfenförmigem Eiweiß, das als Beweis der ihr innewohnenden Fähigkeiten einer Abwehrleistung gedeutet wird" (vgl. Abb. S. 819). „Die bei der akuten Guajakolvergiftung im Urin auftretenden Eiweißzylinder entstehen durch Zusammenfließen aus den sezernierten Eiweißkugeln, die retrograd in die Glomeruluskapsel infolge einer intratubulären Druckerhöhung zurückgestaut werden können."

Die bei der akuten Guajakolvergiftung auftretende Anurie wird auf mechanische Faktoren zurückgeführt. Sie bestehen in einer toxisch bedingten Zuschwellung des Lumens, Verlegung des Harnpols und des übrigen Tubuluslumens durch die kugeligen Eiweißgebilde, sowie in einem herniösen Prolaps der Tubulusepithelzellen in den Kapselraum des Glomerulus.

Wichtig ist der Befund von Quellung und Hyalinisierung der Wand einzelner Glomeruluskapillarschlingen, wodurch das Lumen aufgehoben werden kann. Dann ist die oberhalb der Stromsperre liegende Kapillare völlig und strotzend mit Blut gefüllt und unter Umständen erweitert, während sich in der undurchgängigen Kapillare kein rotes Blutkörperchen nachweisen läßt. Ich hebe das deshalb hervor, weil bei der akuten diffusen Glomerulonephritis dieser Befund, sei es im Glomeruluspol, sei es im Vas afferens, die Regel sein müßte, wenn die Stromsperre durch Quellung der Kapillaren oder durch „Endokapillaritis" hervorgerufen würde.

Sehr bemerkenswert ist der Fall von echter diffuser Nephritis nach Anwendung von Chloramin (Heyden), der auf der Abteilung von Hoesslin beobachtet und von Goldstein beschrieben worden ist.

Ein Arbeiter mit Krampfadern und nässenden Unterschenkelgeschwüren erhält vom 15.–19. 9. Verbände mit Chloramin (p-Toluolsulfonchloramidnatrium) in 0,05%iger Lösung. 17. 9. Magenschmerzen und Durchfall. „Chloramingeschmack" auf der Zunge. Unterschenkelgeschwüre aber wesentlich gebessert. 19. 9. Unterschenkelgeschwür völlig geheilt! Allgemeinzustand verschlechtert: Erbrechen, Ekel vor Nahrungsaufnahme, Anschwellen des Gesichts, der Hände und des Leibes, auffallend geringe Harnabsonderung. Der herbeigerufene Arzt stellt eine schwere Nierenentzündung fest und ordnet reine Milchdiät an. Trotzdem vom 20.–27. 9. Verschlimmerung des Allgemeinzustandes: Leichte Benommenheit, abwechselnd mit großer Unruhe. Angeblich völliges Sistieren der Harnausscheidung. Dauernd „Chloramingeschmack" auf der Zunge. 28. 9. starke, ständig zunehmende Kopfschmerzen, Unruhe und Schlaflosigkeit, keine Urinabsonderung. 29.–30. 9. Wiedereintreten der Harnausscheidung. Im übrigen unverändert.

1. 10. Bewußtlosigkeit und Krämpfe. — Einlieferung ins Krankenhaus.

Hier wird eine typische eklamptische Urämie, Foetor ex ore, ein Blutdruck von 170 mm Hg und im Katheterurin massenhaft Eiweiß festgestellt. Epileptiforme Krämpfe, Aderlaß 600 ccm. 2. 10. Rest-N 28 mg%. Besserung. Zuckertag. 4. 10. Polyurie von 3000. Schwere Joddermatitis an der Venaesektionsstelle. Heilung.

Goldstein nimmt hier deshalb eine „temporäre Halogenüberempfindlichkeit unbekannter Ursache" an.

Vielleicht hat die zauberhafte Wirkung des Chloramins auf die stark absondernden Geschwüre und die zu radikale Beseitigung des sezernierenden Oberflächendefektes die Intoxikation bewirkt. „Es ist denkbar, daß die toxische Allgemeinwirkung des Chloramins schwächer oder gar nicht eingetreten wäre, wenn der lokale, therapeutische Effekt weniger prompt gewesen wäre. Wenn bei einem „exsudativen Säugling" endlich ein Mittel das universelle Ekzem prompt zum Schwinden bringt, pflegt der Tod besiegelt zu sein."

Bei dieser Lesart aber würde das Chloramin als solches unschuldig sein, so unschuldig wie die Mittel, die ein Säuglings-Ekzem rasch zur Abheilung bringen.

Penzoldt sah nach mehrwöchentlicher Darreichung von Sklerotinsäure, dem wirksamen Bestandteil des Mutterkorns (etwa 10 g in 2–4 Wochen bei kleinem Hunde), Albumen und Zylinder auftreten.

Was über Nephritis nach Salvarsan berichtet worden ist, wirkt nicht überzeugend.

Weiler berichtet über einen Fall, der drei Wochen nach einer intramuskulären Salvarsaninjektion zunehmende Ödeme bekam, 2 Monate nach der Einspritzung wurde eine hämorrhagische Nephritis festgestellt, die zu Retinitis albuminurica führte.

Da 5 Tage nach der Einspritzung noch eine ziemlich schmerzhafte Infiltration der Glutäen bestand mit 37,4° Temperatur, liegt die Annahme einer postinfektiösen Nephritis näher. Seit das Mittel intravenös eingespritzt wird, sind die Angaben über Nephritis nach Salvarsan trotz millionenfacher Anwendung verstummt.

Lemierre berichtet über eine perakute Arsenobenzolnephritis. Ein 39jähriger Mann wird bei der dritten Salvarsankur unmittelbar nach der vierten Spritze einer Dosis von 0,6 Novarsenobenzol von Übelkeit, heftigsten Lumbalschmerzen, den klassischen Zeichen der Azotämie und einer mehr als 36 Stunden anhaltenden Anurie befallen. Heilung. Lemierre hebt im Gegensatz zur Quecksilbernephritis die Schmerzen und die Hämaturie hervor, was nicht ausschließt, daß es sich um eine Nekronephrose gehandelt hat.

Von Nahrungs- und Genußmitteln, die die Niere reizen, nennt Pentzoldt den Senf und Pfeffer, doch konnte er selbst mit großen Gaben keine deutliche oder anhaltende Albuminurie erzielen. Nach Rettich trat deutliche Albuminurie auf.

Mahler-Pasterny sowie Jaksch von Wartenhorst sprechen von einer Knoblauchnephritis.

Daß der in der älteren Literatur immer wieder verdächtigte Alkohol in der Ätiologie der Nephritiden eine Rolle spielt, glauben wir nicht.

Diesen ablehnenden Standpunkt hat schon Ernst in seiner Doktorarbeit 1884 vertreten: „Und wenn wir die einfache praktische Empirie zu Rate bitten, so erinnere ich mich, um von den eigenen unzulänglichen Erfahrungen gänzlich Umgang zu nehmen, mit Vergnügen an die mehrmals gesprochenen Worte meines Lehrers Huguenin: Das beste in einer Säuferleiche seien allemal die Nieren gewesen. Ich bin mir auch hier des lokalen Standpunktes wohl bewußt. Man kennt in unseren Gauen die deletären Wirkungen konzentrierter Alkoholarten sehr wenig. Aber wenn ich einen Bartels, der doch wohl die schnapsgewohnten Matrosen in Kiel des genaueren kannte, wenn ich Cohnheim im mittleren Deutschland an dieser Ätiologie zweifeln sehe, so darf es denn auch uns gestattet sein, diesen ätiologischen Lückenbüßer als das hinzustellen, was er ist."

Daß v. Kahlden bei einem Dachshund, der in 158 Tagen 14 650 ccm 32%igen Äthylspiritus mit 5%igem ungereinigtem Methylalkohol in Einzelgaben bis zu 160 ccm bekommen hatte, nur eine Verfettung (Fettinfiltration) im Epithel der Harnkanälchen feststellen konnte, spricht nicht gegen, sondern für unsere Auffassung.

In vielen Fällen läßt sich überhaupt kein ätiologisches Moment nachweisen. Daß man nicht jede febrile Albuminurie als Nephritis bezeichnen oder als ihr Vorstadium ansehen darf, versteht sich von selbst, soll aber ausdrücklich betont werden.

Nach einer von Frl. Kuckenburg gemachten Zusammenstellung von 535 Fällen diffuser Nephritis aller Stadien, die in den letzten 13 Jahren zur klinischen Beobachtung gekommen sind, war die Ätiologie

Angina	25,4%	
Erkältung	15,2%	
Scharlach	6,2%	Der Rest von 5,6% (40 Fälle) verteilt sich auf 17 andere,
Grippe	5,3%	fast ausschließlich infektiöse Krankheitszustände, ein-
Feldnephritis	3,6%	schließlich der Hautinfekte.
Gravidität	5,7%	
Unbekannt	33,0%	
	94,4%	

Disposition: Osman hat die sehr nachprüfenswerte Hypothese aufgestellt, daß eine Azidose ein wichtiger, vielleicht prädisponierender Faktor ist für die Entstehung einer Nephritis. Er nimmt an, daß bei Gegenwart einer Azidose die Niere leichter einer bakteriotoxischen oder anderen Schädigung unterliegt, als wenn dieser Faktor nicht vorhanden ist.

Für seine Hypothese führt er einmal die günstigen Erfahrungen der prophylaktischen Alkalidarreichung zur Verhütung der Scharlachnephritis ins Feld (vgl. S. 1311).

Ferner hat Osman mit Carter und Clou das Plasmabikarbonat fortlaufend bei Scharlach bestimmt. Bei 75% folgte auf die initiale Azidose der ersten Woche eine Periode der relativen Alkalose mit allmählichem Abfall zur Norm vom Beginn der 4. Woche ab.

In 25% der Fälle aber kam es zwar auch zu einer Alkalose in der Genesung, aber dann trat etwa um den 20. Tag ein rapider Abfall des Bikarbonatgehaltes, eine sekundäre Azidose auf, die eine Woche anhielt.

Osman nimmt an, daß in dieser Periode der sekundären Azidose — die mit dem bekannten Zeitpunkt der Nephritisentstehung gut übereinstimmt — besonders leicht eine solche auftritt. In einem Falle von Scharlach entwickelte sich auch wirklich in der Periode der sekundären Azidose eine Nephritis. Osman behauptet, daß nicht alle Infektionskrankheiten zu einer sekundären Azidose führen, die Diphtherie z. B. nicht, ebenso nicht die Masern, der Typhus nicht, wohl aber die Tonsillitis, also anscheinend nur die Streptokokkeninfektionen, d. h. nur die, die zu einer Nephritis disponieren.

Die folgende Kurve gibt die Durchschnittswerte der Alkalireserve bei Scharlach und Diphtherie, die ich aus den Kurven von Osman in einer Abbildung vereinigt habe (Abb. 115).

In diesem Zusammenhang ist erwähnenswert, daß Dodds und Baker gefunden haben, daß eine intravenöse Hämoglobininjektion bei Kaninchen eine schwere Nierenschädigung bewirkt, wenn der Urin sauer ist, aber unschädlich ist, wenn der Urin alkalisch ist (T. Izod Bennett). Ich erinnere ferner an die S. 1087 erwähnten Versuche von Mac Nider, der beim Hunde durch Alkalizufuhr die Urannephritis verhüten konnte.

Sehr bemerkenswert ist nun, daß auch der zweitwichtigste, zu Nephritis disponierende ätiologische Faktor, die Abkühlung, ebenfalls zu einer Azidose führt.

Lode und Burtscher haben untersucht, wie sich das Kohlensäurebindungsvermögen des Blutes bei Tieren verhält, die einer starken Abkühlung durch Einbringung in kaltes

Wasser ausgesetzt wurden, und sie haben gefunden, daß mit stärkerer Senkung der Körpertemperatur auch eine erhebliche Verminderung der Alkalireserve des Blutes einhergeht.

In ähnliche Richtung, im Sinne einer erhöhten Krankheitsbereitschaft der Niere durch einen Zustand, der mit lokaler Azidose verbunden sein wird, weisen die interessanten Mitteilungen von E. F. Müller, die schon bei Besprechung der Pathogenese des Zustandes der „Pränephritis" erwähnt worden sind.

Es könnte wohl sein, daß die von E. F. Müller beschriebene mit Vasokonstriktion verbundene Dysfunktion des Nierengewebes, die auf Kälte oder Infekt eintritt, den wichtigsten disponierenden Faktor darstellt, der auf einer nervalen Reaktion beruht und durch Entnervung der Niere beseitigt werden kann (vgl. S. 1215).

Damit würde auch die individuell verschiedene Ansprechbarkeit des vegetativen Nervensystems der Person Bedeutung gewinnen als disponierender Faktor, der vererblich ist.

Konstitution: Auch bei der Nephritis läßt sich viel deutlicher als bei der Nephrose eine familiäre Neigung zur Nierenerkrankung beobachten.

So sahen wir zweimal bei 2 Geschwistern hämorrhagische Nephritiden verschiedener Ätiologie auftreten. Bei dem einen Geschwisterpaar hatte das 12jährige Mädchen mit 6 Jahren Scharlach gehabt mit Nephritis, die abheilte, aber nach einem Jahr und nach 5 Jahren rezidivierte mit bleibender Hämaturie. Der 14jährige Bruder hatte viel an Halsentzündung gelitten und bekam mit $13\frac{1}{2}$ Jahren eine hämorrhagische Nephritis im Anschluß an eine starke Angina, gab aber an, auch früher schon roten Urin bei Gelegenheit seiner Halsentzündungen beobachtet zu haben. Er starb mit 29 Jahren kurz vor seiner Habilitation an sekundärer Schrumpfniere.

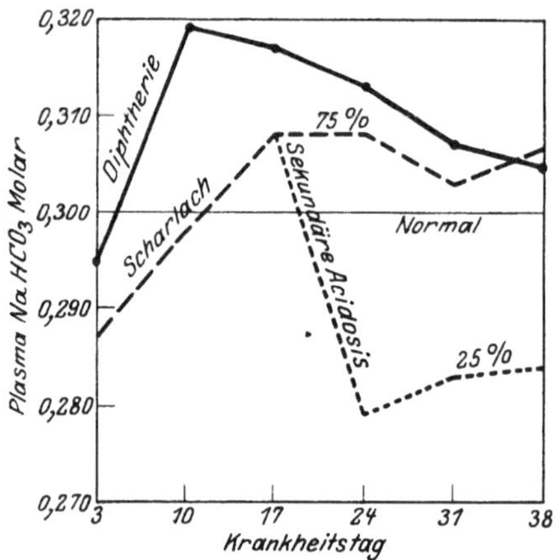

Abb. 115. Kurve des durchschnittlichen Plasmabikarbonatgehaltes von 34 Fällen von Scharlach und 18 Fällen von Diphtherie nach Osman: Studies in Brights diseases. Guy's Hosp. Rep., Jan. 1929.

Bei dem zweiten Geschwisterpaare kam der eine Bruder 6 Tage später als der andere ins Krankenhaus; bei dem letzteren war eine Angina, bei dem ersteren eine eiternde Wunde am Fuß der Ausgangspunkt der Erkrankung.

Alport berichtet über 2 Brüder von 17 und 14 Jahren, die bei der gleichen Arbeit infolge Durchnässung und Kältung erkrankt am gleichen Tage zur Aufnahme gekommen waren mit allgemeinen Ödemen, Albuminurie, Hämaturie und Blutdrucksteigerung. Beim älteren kam die akute Nephritis zur Ausheilung, beim jüngeren entwickelte sich eine chronische parenchymatöse Nephritis, die als Schrumpfniere tödlich endete.

Galton hat auffallend übereinstimmend verlaufende Nierenerkrankungen bei eineiigen Zwillingen beschrieben.

Die ältere Literatur enthält überzeugende Beispiele von Nephritikerfamilien.

Die erste berühmt gewordene Beobachtung dieser Art stammt von Dickinson (1875), dessen Stammbaum einer Nephritikerfamilie (Abb. 116) ich einer Arbeit von Hurst entnehme.

Hurst erwähnt eine Mitteilung von Attlee (1901), in der die Krankengeschichte von 3 Geschwistern im Alter von 5, 4 und 2 Jahren beschrieben wird, die alle ständig Eiweiß im Urin haben und an Anfällen von Hämaturie mit Übelkeit, Erbrechen und leichtem Fieber leiden. Ihr Vater ist mit 30 Jahren an Urämie gestorben.

Tyson (1881) erwähnt einen 30jährigen Kranken mit Schrumpfniere, dessen Vater, Mutter und Bruder an Morbus Brighti starben. 10 Kinder dieses Bruders litten bereits mit 4—7 Jahren an Nierenerkrankung, ein zweiter Bruder starb mit 29 Jahren an Krämpfen, zwei andere Brüder und eine Schwester litten im Alter von 27, 32 und 36 Jahren an Brightscher Krankheit, ein Neffe mütterlicherseits sowie auch mehrere Vorfahren starben an derselben Krankheit.

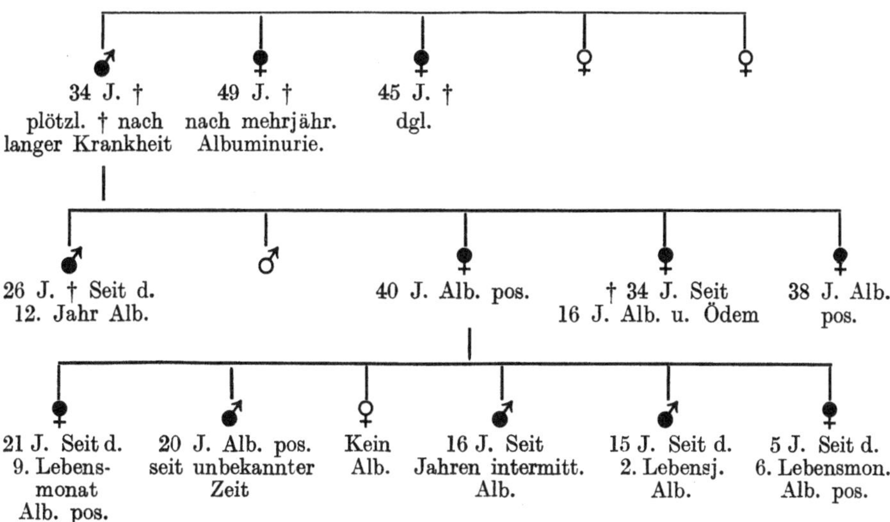

Abb. 116. Stammbaum einer Nephritikerfamilie von Dickinson. Diseases of the Kidney 1, 379 (1875). Volle Kreise: Erkrankte. Leere Kreise: Nicht Erkrankte.

Eichhorst (1890) sah in 3 Generationen einer Künstlerfamilie 5 Fälle von Nephritis. Die Großmutter starb an Urämie, Mutter seit 15 Jahren krank an Schrumpfniere, ein Sohn (Klaviervirtuose) starb an Urämie, ein Sohn (Maler) 10 Jahre später an derselben Ursache, eine 22jährige Tochter (Sängerin) leidet an Schrumpfniere.

Bei dieser Familie bin ich aber sehr im Zweifel, ob es sich um eine Glomerulonephritis handelt und nicht um konstitutionell verankerte Neigung zu genuiner, arteriosklerotischer Schrumpfniere. Das gleiche nehme ich für den von Pel mitgeteilten Stammbaum von S. 1639 an.

Die familiäre Disposition äußert sich auch in der Häufung von Nephritisfällen gleicher Ätiologie in derselben Familie. Z. B. entfallen bei Mathies bei einer statistischen Verarbeitung von 8000 Scharlachfällen des Eppendorfer Krankenhauses 68 Nephritisfälle auf 29 Familien, 37 Nephritiseinzelfälle auf 186 Familien. Ebenso hat Bode unter 3500 Scharlachfällen die Verteilung der Nephritis in 300 Familien mit 830 Gliedern untersucht und es kamen 190 Fälle (gehäuft) auf 89 Familien, 114 Nephritiseinzelfälle auf 271 Familien.

Daß die Häufung nicht auf der gemeinsamen Infektionsquelle beruht, geht daraus hervor, daß Mathies bei den Insassen eines Waisenhauses und anderer Anstalten eine solche Häufung von Nephritis nicht feststellen konnte.

Auch Meyer und Burghard haben in ihrer Arbeit über familiäre Erkrankungen an Scharlach zwei ausgesprochene Nephritikerfamilien beschrieben.

In der einen erkrankten alle 5 Geschwister im zweiten Kranksein an hämorrhagischer Nephritis, 2 starben an Urämie; in der anderen Familie fand sich diese Krankheitsbereitschaft der Niere bei 4 Mitgliedern: 1 Junge von 6 Jahren und 1 Mädchen von 8 Jahren erkrankten in der 3. Scharlachwoche an hämorrhagischer Nephritis. Sie verlief bei dem Mädchen leicht, bei dem Jungen mit lebenbedrohender schwerer eklamptischer Urämie. Ein Bruder und eine Schwester der Mutter waren an Nierenkrankheit mit Ödemen gestorben.

Schon Johanessen (1883), Tuch, Spieler, haben über familiäre Häufung der Scharlachnephritis berichtet. Auch die Beobachtungen von Edelmann bestätigen eine familiäre Prädisposition zu Nephritiden bei Scharlach.

Die gleiche familiäre Häufung der Nephritisfälle in einer Familie hat Eichhorst bei der Impetigonephritis beobachtet.

Ende Juli 1925 erkrankt ein 14jähriges Mädchen an schwerer hämorrhagischer Nephritis im Anschluß an eine Impetigo. 14 Tage später erkrankt die 6jährige Schwester an dem gleichen Ausschlag und danach ebenfalls an hämorrhagischer Nephritis. Nach weiteren 4 Tagen tritt die Impetigo noch bei einer 9jährigen und einer 2½jährigen Schwester auf. Die Älteste wurde in 2 Monaten gesund, die 6jährige starb zu Beginn der zweiten Woche an Urämie. Die 9jährige erkrankte nur an einer Albuminurie leichtesten Grades, während die jüngste keinerlei Erscheinungen von seiten ihrer Nieren bot.

Eichhorst glaubt nicht, daß es sich in diesem Fall um einen besonders für die Nieren pathogenen Erreger handelt. Er glaubt vielmehr, „daß es sich um Mitglieder einer Familie mit sehr geringer Widerstandsfähigkeit der Nieren gegenüber Toxinen handelte".

Eason, Smith und Buchanan haben u. a. eine Familie beschrieben, bestehend aus Vater, Mutter, 3 Söhnen und 2 Töchtern. Ein Onkel war an Nephritis gestorben und 1 Onkel litt zur Zeit an Nephritis.

Vater und Mutter waren gesund und frei von Syphilis. Der eine Sohn von 18 Jahren kam mit einer nicht mehr ganz frischen akuten Nephritis in das Krankenhaus. Blutdruck 172 mm Hg, Albuminurie, Hämaturie. Aus dem Urin, aus dem Blut und aus den sehr schlechten Zähnen und der Umgebung der (exstirpierten) Tonsillen wurden Streptokokken isoliert. 3 Wochen später kam der Bruder (20 Jahre) ebenfalls mit akuter Nephritis zur Aufnahme. Blutdruck 148 mm Hg, Albumen +, Zylinder +.

Daraufhin wurde der 3. Bruder (19 Jahre) in das Krankenhaus einbestellt, und auch er hatte seit 8 Tagen eine Schwellung des Gesichtes bemerkt. Man fand einen Blutdruck von 172 mm Hg, Albumen +, Blut +.

Die ebenfalls einbestellte Schwester (10 Jahre) hatte Spuren von Albumen im Urin, die nach einigen Tagen verschwanden. Im Blute wurden Streptokokken gefunden. Bei einer Nachuntersuchung der 4 Geschwister 1½ Jahre später waren die 3 Männer gesund, ebenso die Schwester. Die damals nicht untersuchte zweite Schwester hatte in ihrem Urin Spuren Albumen und Bakterien, wahrscheinlich von einer Pyelitis.

In diesen Fällen bestand ein locus minoris resistentiae in den Nieren auf endogener Grundlage; die exogene Ursache der Nephritis bildeten die latenten Infektionsherde in Zähnen und Tonsillen. Mit den isolierten Streptokokken konnte Buchanan beim Kaninchen Nephritis erzeugen.

Diese familiäre Neigung zur diffusen Nephritis kommt auch in der Vorgeschichte sekundärer Schrumpfnieren bisweilen zum Ausdruck.

Ein Unikum stellt der Stammbaum einer Nephritikerfamilie dar, den Hurst veröffentlicht hat. Man vergleiche damit die von mir mitgeteilten Stammbäume der hypertonischen Familien (S. 1639).

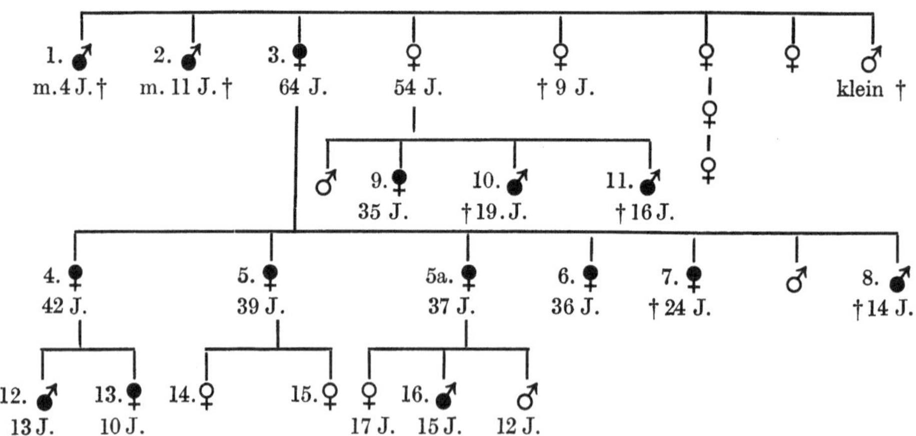

Abb. 117. Stammbaum einer Nephritikerfamilie mit 17 Erkrankungen aus Hurst:
The constitutional factor in disease. Die dritte Generation ist von Alport ergänzt.
Die Fälle von „Nephritis" sind durch volle Kreise gekennzeichnet.

Von dieser Familie starb Nr. 1 mit 4, Nr. 2 mit 11 Jahren an unbekannter Ursache. Beide hatten Eiweiß und Blut im Urin. Nr. 3, die Mutter von 4—8 hatte, solange sie denken kann, Anfälle von Hämaturie genau wie ihre Kinder, jedesmal beim Genuß von schwarzen Johannisbeeren und von Rotwein und bei den verschiedensten Unpäßlichkeiten. Die Fälle 4—8 haben alle dieselbe Neigung zu Hämaturie bei Genuß von schwarzen Johannisbeeren. Fall 8 starb 14jährig an Perikarditis, hatte im Urin stets Albumen und Blut, alle 2—3 Monate bekam er einen etwa 1 Woche dauernden Anfall schwerer Hämaturie, oft infolge von Erkältung, ebenso nach Influenza, sehr heißem oder sehr kaltem Wasser, nach Erdbeeren, Spargeln, aber nicht nach Stachel-, Him- und Weinbeeren.

Fall 9 hat Albumen, seit sie 3 Wochen alt ist, sonst gesund. Bei Fall 10 wurde die Albuminurie mit 14 Jahren nach einem Fußballspiel zufällig entdeckt. Nach heftigen sportlichen Anstrengungen oft Hämaturie. Im Anschluß an eine Influenza und eine Sportleistung in der Rekonvaleszenz † an Urämie. Fall 11 hatte Albumen seit dem 2. Lebensjahr. 1912 143 mm Blutdruck, kein Blut im Urin, 0,4 $^0/_{00}$ Albumen. 1914 Anämie und Schwäche, Herzhypertrophie. Blutdruck 137 mm. Zuletzt Anurie und Tod. Fall 12 mit 2 Jahren Anfall von Hämaturie. Seitdem Albumen und Zylinder positiv. Blutdruck scheint hoch. So weit die Angaben von Hunt in seiner ersten Veröffentlichung von 1915.

Aus neuerer Zeit berichtet Alport über diese Familie. Nr. 16 hat einen Blutdruck von 118/55 mm Hg, im Harn etwas Eiweiß, gran. Cyl. und Blut. Bei einer Influenza nahmen Albuminurie und Hämaturie stark zu. Hat 3 Wochen nach der Geburt Hämaturie gehabt.

Nr. 12 hatte einen Blutdruck von 122/78 mm Hg mit leichter Verdickung der Arterien, 2,8 $^0/_{00}$ Albumen und Spuren von Blut, keine Zylinder. Nr. 13 Blutdruck 118/75 mm Hg, Spuren Albumen und Blut.

Alport meint, daß es sich hier um eine klinische Einheit mit verminderter lokaler Immunität der Niere gegenüber einem unbekannten (Streptokokken?) Toxin handelt. In den Stühlen von zwei Fällen (16 und 12) wurden Viridansstreptokokken gefunden, bei einem dritten (13) Viridans und hämolytische Streptokokken.

Alport hat als weitere erbliche Belastung der Familie eine schwere nervöse Taubheit festgestellt, die sich bei fast allen Mitgliedern findet, auch bei den nicht mit Hämaturie behafteten.

Die in dem Stammbaum nicht erwähnte Stammutter der Familie, die Urgroßmutter der von Alport behandelten Generation ist 90 Jahre alt geworden und war stocktaub.

Besonders interessant sind die Fälle, bei denen die vererbte Neigung zu Nephritis schon in der frühesten Kindheit sich bemerkbar macht.

Frölich sah zwei Geschwister, Kinder völlig gesunder Eltern (keine Lues, kein Alkoholmißbrauch, keine Nephritis); beim ersten Kinde trat 4½ Monate nach der Geburt Nephritis auf. Das andere Kind fing schon 14 Tage nach der Geburt an zu kränkeln und bekam Nephritis. Exitus nach 15 Monaten; Sektion: Chronische interstitielle Nephritis, typische Schrumpfniere. Frölich denkt hier an eine hereditäre, in ihren Anfängen schon auf die Fetalzeit zurückreichende Nephritis, doch fehlt jede Ätiologie.

Als nicht hereditäre, konstitutionell verankerte, sondern kongenitale Nephritis muß man die Fälle bezeichnen, die von einer nierenkranken Mutter geboren werden, wie z. B. die von Hellendal beschriebenen.

Eine Frau, die in ihrer Jugend Scharlach durchgemacht hatte und immer etwas kränklich war (Syphilis wird ausgeschlossen), hatte mehrere gesunde Kinder geboren. Sie erkrankte dann an chronischer Nephritis und 2 später geborene Kinder starben, das eine mit 2, das andere mit 1½ Jahren an typischer Schrumpfniere.

Hellendal hält hier mit Recht die Nephritis der Mutter für die Ursache der Kindernephritis. Er glaubt hier eine hereditäre Ätiologie um so mehr annehmen zu dürfen, als in der Aszendenz der Mutter noch weitere Fälle von chronischen Nierenerkrankungen vorgekommen sind, und er läßt es unentschieden, ob in solchen Fällen die Disposition oder die causa morbi selbst vererbt wird. Ich bin mehr der letzteren Meinung, und zwar der, daß die „Toxine", die bei der Mutter die Hochspannung des Kreislaufes machen, auf den Fetus übergehen und ebenfalls eine „sog." Glomerulonephritis hervorrufen.

Kidd hat eine gleichartige Beobachtung gemacht; Eine Frau, die 12 Kinder hatte, erkrankte nach der Geburt des ersten dieser Kinder an einem Nierenleiden, sämtliche später geborenen erkrankten, 7 starben daran.

Für meine Auffassung spricht auch die Beobachtung, daß Kinder solcher Mütter, die an chronischen Albuminurien, chronischer Nephritis oder Eklampsie gelitten haben, nach der Geburt manchmal erhebliche Eiweißmengen, auch Zylinder aufweisen. Diese kongenitale Nierenerkrankung geht meist wieder zurück.

Mori berichtet aber über eine 30jährige Primipara, die vor der Geburt Kopfweh, Ödeme und starke Albuminurie hatte. Das Kind starb am 3. Tage an einem eklamptisch-urämischen Anfall. Die Sektion ergab starke fettige Degeneration der Leber, Nieren und Nebennieren.

Merklen, Wolf und Oberling berichten von einer Frau mit akuter Nephritis und einer Azotämie von 264 mg%, die nach der Niederkunft zur Heilung kam. Das totgeborene Kind hatte eine „epitheliale" Nephritis.

Castaigne und Rathery haben die Beobachtung gemacht, daß Kinder von Müttern, die an Nephritis leiden, weniger widerstandsfähige Nieren haben Infektionen und Intoxikationen gegenüber (débilité rénale, albuminurie héréditaire et familiale). In manchen Fällen sollen die so angeborenen Nierenschädigungen so stark sein, daß die Kinder sehr bald nach der Geburt daran sterben. Bei solchen Fällen wurde dann histologisch eine diffuse Nephritis gefunden.

Ursache für diese Erscheinungen soll sein, daß von dem mütterlichen Blut nephrotoxische Substanzen auf das Kind übertragen werden.

Man wird hier zwischen der familiären Disposition und der kongenitalen, von der Mutter auf den Fetus übergegangenen Erkrankung wohl unterscheiden müssen. Glaser hat einen Fall von hypertonischer Schrumpfniere bei einem 10jährigen Mädchen als „juvenile primäre Schrumpfniere" beschrieben; die Mutter war im Wochenbett an chronischer Nierenentzündung gestorben und eine Schwester im Alter von $2^{1}/_{2}$ Jahren ebenfalls an Nierenentzündung. Glaser nimmt an, daß in seinem Falle, bei dem außerdem noch eine angeborene Idiotie bestanden hat, die vermeintlich primäre Nierenatrophie infolge angeborener Gefäßhypoplasie entstanden sei. Ich halte es für möglich, daß es sich hier wie in dem Falle Hellendalls um eine intrauterin entstandene kongenitale Nierenerkrankung durch Übergang der gefäßaktiven Stoffe von der nierenkranken Mutter auf das Kind gehandelt hat, und daß die Schwester der Patientin der gleichen Ursache ihre tödliche Nierenerkrankung verdankt. Ich würde daher hier auch von einer sekundären Schrumpfniere sprechen, und die Bezeichnung primäre oder genuine für die auf dem Boden der Arteriosklerose entstandene Schrumpfniere reservieren. Die autoptisch festgestellte starke Verdickung und Verengerung der Nierengefäße hat in diesem Falle wohl sicher in Endarteriitis obliterans bestanden, wie sie für die hypertonische sekundäre Schrumpfniere charakteristisch ist.

Es scheint, daß Anomalien der Niere, Agenesis, Hypogenesis, vielleicht auch Dystopie eine gewisse lokale Disposition für Erkrankungen der Niere abgeben. (Hypogenetische Nephritis von Babesch, Coplin, Pepper und Lucke, Jianu und Meller, vgl. auch Ask - Upmark S. 438.)

Symptomatologie.

In der Einteilung wurde die diffuse Nephritis als polysymptomatische Form bezeichnet, weil sie alle drei Kardinalsymptome der drei monosymptomatischen Formen in sich vereinigt.

Das pathognomonische Symptom der typischen diffusen Glomerulonephritis ist die **Blutdrucksteigerung.** Ihr Auftreten bei einer akuten Nierenerkrankung gestattet ohne weiteres, die Diagnose einer diffusen Nephritis zu stellen und eine Herdnephritis oder eine degenerative Nephrose auszuschließen, wenn nicht eine Nekrose (Sublimat) mit anurischer Hypertension vorliegt.

Das Fehlen einer Erhöhung des systolischen Blutdrucks gestattet aber nicht, wie einige unkritische Kritiker verstanden haben, ohne weiteres eine diffuse Nephritis auszuschließen und eine Herdnephritis anzunehmen, schon gar nicht, wenn Ödeme bestehen.

Die Erfahrungen des Krieges haben an dem ungeheuer großen Material von Kriegsnephritiden meine aus den Erfahrungen des Friedens gewonnene Anschauung von der pathognomonischen Bedeutung der Blutdrucksteigerung vollauf bestätigt. Abweichende Angaben stammen von Untersuchern, die die Fälle nicht frisch zu sehen bekommen haben.

Nach Hirsch ist die Blutdrucksteigerung in 90% der Fälle nachweisbar, dabei ist noch nicht einmal das nicht seltene Vorkommen von infektiösen Herdnephritiden berücksichtigt. Kaliebe hat die Blutdrucksteigerung bei den hydropischen Nephritiden niemals vermißt.

Die Blutdrucksteigerung fehlt

1. bei den herdförmigen, entzündlich infektiösen Nierenerkrankungen,

2. sie kann nicht nachweisbar sein bei sehr leichten diffusen Glomerulonephritiden bei hypotonischen Individuen oder bei Kindern mit sehr nach-

giebigem Gefäßsystem; sie kann ferner schon abgeklungen sein, wenn ein schnell abheilender Fall zur Beobachtung gelangt;

3. die Blutdrucksteigerung kann ausbleiben, wenn tonussenkende Einflüsse, wie hohes Fieber, fieberhafte Tuberkulose, schwere septische Allgemeininfektion, toxische Herz- und Gefäßschwäche, die Reaktion von Herz und Gefäßen auf die Steigerung der peripheren Widerstände hintanhalten.

So sah Lichtwitz eine akute hämorrhagische Nephritis bei einer frischen Pneumonie mit einem Blutdruck von 122 mm Hg beginnen. In der Rekonvaleszenz der Pneumonie stieg der Blutdruck auf 175.

In solchen Fällen ohne deutlich erkennbare Steigerung des systolischen Blutdrucks insbesondere bei kleinen Kindern[1] kann sich die Steigerung der peripheren Widerstände nur durch eine Erhöhung des diastolischen Druckes verraten. Das gilt auch für die abklingenden Fälle. Moog und Schürer fanden z. B. häufig den maximalen Druck schon zur Norm zurückgekehrt, während der minimale sich noch etwa eine Woche lang um 90 mm Hg bewegte.

Die Blutdrucksteigerung kann rasch einsetzen, in wenigen Stunden die Höhe erreichen und ebenso rasch verschwinden. In der Regel aber steigt der Blutdruck langsam an und fällt langsam ab, er geht meist den übrigen Erscheinungen parallel, doch kommen auch nach Abklingen der typischen Harnveränderungen noch nachträgliche Blutdrucksteigerungen vor und Spätanstiege in der Rekonvaleszenz, z. B. beim Aufstehen, die auf eine die Nephritis überdauernde Labilität des vasomotorischen Systems hinweisen.

Der Grad und die Dauer der Blutdrucksteigerung sind sehr verschieden in den einzelnen Fällen. Nicht ohne Einschränkung kann man aus der Höhe der Blutdrucksteigerung, mehr noch aus der Dauer auf die Schwere der Nierenerkrankung schließen. Je höher die Blutdrucksteigerung, um so stärker ist vermutlich die Abdrosselung der Nierengefäße; je länger ihre Dauer, um so schwerere ischämische Reaktionen sind zu erwarten.

Nicht ohne Einschränkung deshalb, weil Überfüllung des Kreislaufes die Blutdrucksteigerung in positivem, höhere Grade von Herzschwäche und Ödembereitschaft in negativem Sinne beeinflussen können.

Daher kann eine sonst so erfreuliche Senkung des Blutdruckes, die mit Besserung der Diurese und Aufsaugung der Ödeme und Gewichtsabnahme einherzugehen pflegt, auch ein ungünstiges Zeichen erlahmender Herzkraft und mit Zunahme der Ödeme und des Körpergewichtes verbunden sein; und umgekehrt kann ein Wiederanstieg des Blutdruckes eine günstige Wendung bedeuten. In solchen Fällen steigt der Blutdruck mit Einsetzen der Diurese, die ja in hydropischen Fällen mit einer Füllung des Gefäßsystems einhergeht.

Auch diese ist von erheblichem Einfluß auf die Höhe des Blutdruckes. Nahrungs- und Flüssigkeitsaufnahme können ihn steigern, Hunger und Durst ihn herabsetzen.

Meist hält sich der Blutdruck unter den Werten von 180—200 mm Hg, die bei der essentiellen Hypertension und der Nierensklerose die Regel bilden. Eine Durchschnittszahl läßt sich aber nicht angeben, auch nicht eine besondere Vorliebe einzelner Formen bestimmter Ätiologie für die höheren oder niedrigeren Blutdruckwerte, wie aus der unserem Atlas entnommenen Tabelle VI hervorgeht.

---

[1] Es kommen aber auch bei Kindern recht erhebliche Blutdrucksteigerungen vor. Noeggerath und Eckstein erwähnen eine solche bis zu 189/155 mm Hg bei einem 3jährigen Knaben.

Tabelle VI.

Ätiologie	Es hatten maximale Blutdruckwerte von						
	— 120	— 140	— 160	— 180	— 200	darüber	Summa
Angina	2	6	4	4	1	—	17
Scharlach	3	4	7	5	—	—	19
Infizierte Wunden	3	1	2	1	—	—	7
Gelenkrheumatismus und Endokarditis	1	1	—	—	—	—	2
Erysipel	—	—	1	—	—	—	1
Purpura	—	—	1	—	1	—	2
Erkältung usw.	1	—	2	3	2	—	8
Pneumonie usw.	1	1	1	1	2	—	6
Tuberkulose	—	—	2	—	—	1	3
Unbekannt	2	—	—	—	—	—	2
	13	13	20	14	6	1	67

Wir fanden demnach an unserem bis 1913 beobachteten Friedensmaterial als Maximalwerte 20 mal 140—160, 21 mal darüber und 26 mal darunter.

Eine Zusammenstellung der in Mannheim, Halle und Frankfurt beobachteten Fälle nach den maximalen Blutdruckwerten ergibt folgendes Bild:

	— 120	— 140	— 160	— 180	— 200	darüber	Summe
Mannheim	13	13	20	14	6	1	67
Halle	35	26	29	18	5	3	116
Frankfurt	5	13	8	8	6	—	40
	53	52	57	40	17	4	223

In etwa $^{1}/_{4}$ der Fälle war also die Blutdrucksteigerung nicht oder nicht mehr nachzuweisen, 61 = 28% wiesen Aufnahmewerte von 180 und darüber auf, in einem Falle betrug der maximale Blutdruck 225. Es kommen also auch recht hohe Werte vor (vgl. Kurven S. 1401).

Brun hat bei einem 37jährigen Arbeiter, der Mitte September einen Abszeß an der Fußsohle bekommen und am 26. 9. erkrankt, am 28. 9. Ödeme bekommen hatte, am 1. 10. einen Blutdruck von 285 mm! Hg festgestellt. Es trat Lungenödem auf und der Kranke starb am 2. 10.

Daß die Blutdrucksteigerung der krankhaften Erscheinungen von seiten der Niere um Tage voraufgehen kann, wurde schon mehrfach erwähnt (vgl. S. 201 u. 1212).

In der Regel fällt die Akme der Blutdrucksteigerung mit der Höhe der Nierenerkrankung zusammen, dagegen überdauert stets aus begreiflichen Gründen der pathologische, die ischämische Reaktion der Niere verkündende Harnbefund die Blutdrucksteigerung und klingt viel langsamer als diese ab. Im umgekehrten Falle beweist Fortdauer der Blutdrucksteigerung auch bei günstigstem Harnbefund mit Sicherheit, daß der renale Prozeß nicht zur Ausheilung gekommen ist.

Nach Abklingen der allgemeinen Gefäßkontraktion sinkt nicht selten der Blutdruck auf subnormale Werte.

Zur Beurteilung und Behandlung der akuten Nephritis ist die fortlaufende Kontrolle des Blutdruckes unerläßlich. Ich empfehle dringend, den Blutdruck täglich, womöglich 2 mal, zu messen und die Zahlen in Kurvenform zugleich mit den Angaben über Körpergewicht und Harnmenge einzutragen (vgl. S. 1328).

Dabei sind uns schon früh Tagesschwankungen des Blutdrucks aufgefallen, wobei in der Regel der Blutdruck morgens nüchtern gemessen niedriger gefunden wird als abends. Die Unterschiede können erheblich sein und 30—40 mm Hg betragen. Der diastolische Blutdruck pflegt sich an diesen Schwankungen weniger zu beteiligen.

Gute Kurven hat von Blutdruck, Körpergewicht und Diurese Kaliebe mitgeteilt. Beispiele: Abb. 118—121.

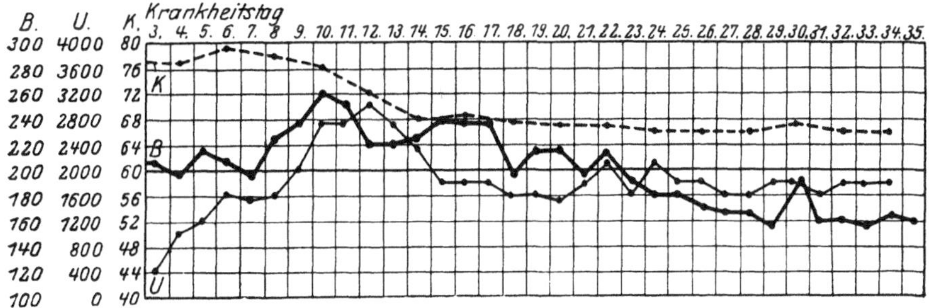

Abb. 118. Kurve 1.

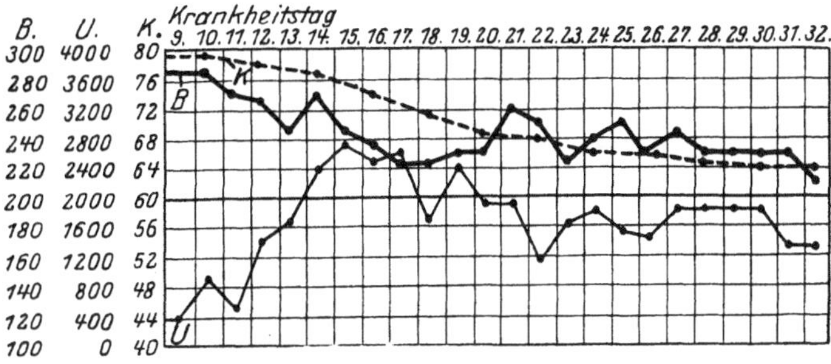

Abb. 119. Kurve 2.

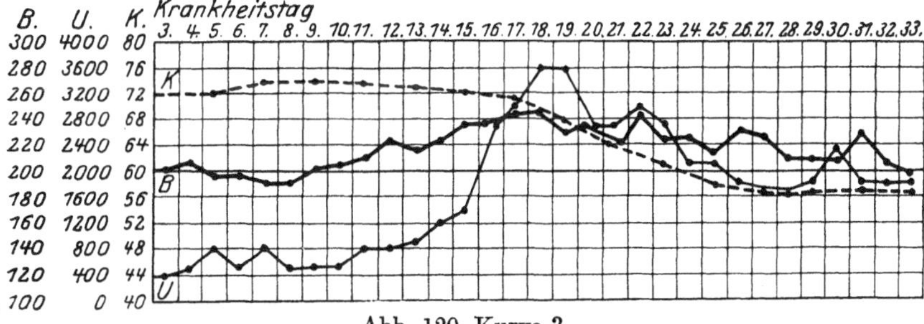

Abb. 120. Kurve 3.

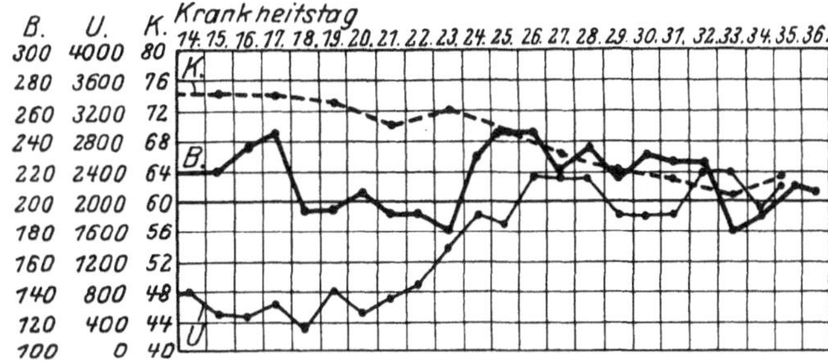

Abb. 121. Kurve 4.

Abb. 118—121. Nach H. Kaliebe: Verhalten des Blutdruckes bei der Kriegsnephritis in den Anfangsstadien. Münch. med. Wschr. 1917, Nr 33.

Auch Moog und Schürer geben gute Blutdruckkurven von Fällen von Kriegsnephrititis, die ich, obwohl leider dazugehörige Gewichts- und Diuresekurven fehlen, hier abbilden möchte. Abb. 122—124.

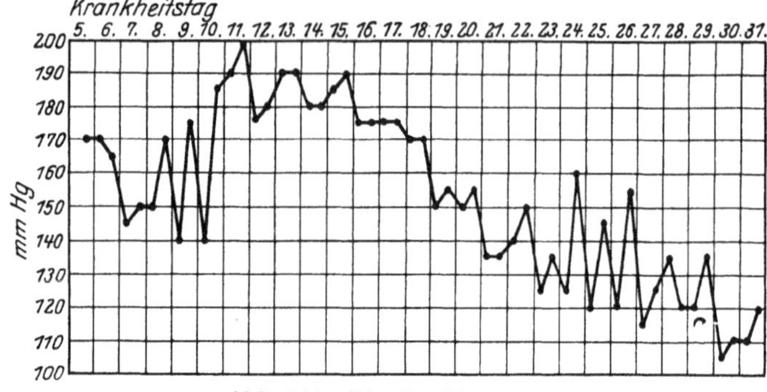

Abb. 122. Blutdruckkurve 1.

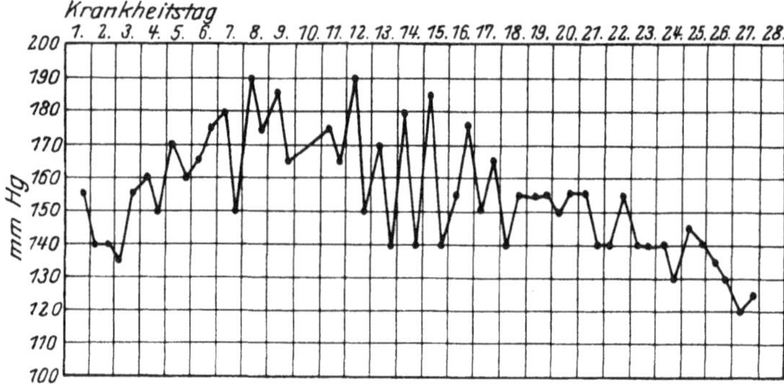

Abb. 123. Blutdruckkurve 2.

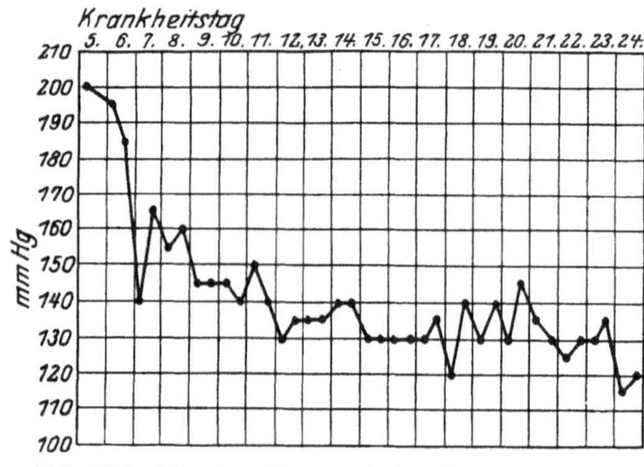

Abb. 124. Blutdruckkurve 3 der Kriegsnephritis.
(Nach O. Moog und D. Schürer: Dtsch. med. Wschr. 1919.)

Moog und Schürer machen mit Recht auf die Ähnlichkeit dieser Kurven mit der Temperaturkurve bei Typhus aufmerksam: staffelförmiger Anstieg und Abfall mit steilen Zacken, dazwischen eine Art Kontinua. Auch der Typus inversus mit hohen Morgen- und tiefen Abendwerten fehlt nicht (Kurve 2).

Der Venendruck, den wir zur Beurteilung der Herzgefahr regelmäßig messen, ist häufig erhöht, besonders bei den hydrämischen Fällen mit geringer Ödemneigung.

Kylin hat auf eine Steigerung des Kapillardruckes schon im ersten Beginn
der Nephritis aufmerksam gemacht und eine Methode angegeben, diesen zu
messen. Wir haben uns nicht davon überzeugen können, daß diese Erscheinung
regelmäßig auftritt (Klingmüller). Bisweilen sahen wir einen Anstieg des
Kapillardrucks sogar erst im Abklingen der Nephritis auftreten. Die Messungs-
ergebnisse sind gerade bei der Nephritis unsicher, wahrscheinlich hängt das
mit den Präkapillarrhythmen — rhythmischen Kontraktionen der Arteriolen
— zusammen, die Klingmüller aus dem rhythmischen Auftreten von Stasen
in den Kapillaren erschlossen hat.

Auch Goebel hat im ödematösem Stadium der Nephritis die Kapillardruckerhöhung
meist vermißt. Mit beginnender Ödemausschwemmung steigt der Kapillardruck etwas an,
die Druckschwankungen werden größer und erreichen Werte von 250—600 mm H_2O.

Eine Abhängigkeit des Kapillardruckes vom Blutdruck ließ sich nicht sicher feststellen.
Bei bestehender Blutdruckerhöhung fiel gewöhnlich das Abklingen derselben mit dem Ansteigen des Kapillardruckes und dem Einsetzen der großen Schwankungen zusammen.

Wichtig ist die Angabe von Kylin, daß er auch bei akuten diffusen Nephritiden, bei
denen die Blutdrucksteigerung fehlte, eine deutliche Steigerung des Kapillardruckes
gefunden hat.

Klingmüller hat wiederholt, besonders bei kardialer Dekompensation jeder Art den
Kapillar- und besonders den Erblassungsdruck niedriger gefunden als den Venendruck,
und dieses unerklärte Phänomen ließ ihn den Wert der unblutigen Messungsmethode überhaupt in Frage stellen.

In der folgenden Tabelle gebe ich eine Zusammenstellung einiger Fälle, in denen
Blutdruck, Kapillardruck und Venendruck gemessen worden sind. Aus ihr geht hervor,
daß der Kapillardruck weitgehend unabhängig ist, nicht nur vom arteriellen, sondern
auch vom Venendruck.

Tabelle über Blutdruck-, Kapillardruck- und Venendruckmessungen.

	B.-D.	K.-D.	V.-D.		B.-D.	K.-D.	V.-D.
G. W.	125	300	—	G. N. . .	155	160	100
G. K. . . .	130	370	—	P. C.. . .	160	350	104
P. R. . . .	135	150	200	H. T. . .	172	350	178
F. Fl. . . .	142	200	120	A. B. .	184	200	116
E. H.	150	250	—	F. R. . .	185	180	230
A. Sch. . .	150	115	160	H. H. . .	211	160	143

Es ist ein interessantes Problem, warum der Kapillardruck bei der Nephritis ansteigt.
Daß ein „Kapillarschaden", der nach Kylin mit Lähmung der Rougetzellen und Kapillar-
dilatation einhergeht, zu einer Drucksteigerung führen sollte, ist auszuschließen. Zudem
findet man die arteriellen Schenkel der Fingerkapillaren, an denen der Kompressionsdruck gemessen wird, nicht selten extrem verengt.

Und endlich findet sich die Kapillardrucksteigerung auch bei der malignen Sklerose,
die Kylin als Endstadium der Arteriohypertonie ohne Kapillarschaden betrachtet. Tatsächlich fehlt die Kapillardrucksteigerung bei der essentiellen Hypertonie, sie findet sich,
wie es scheint, nur bei denjenigen Fällen von Hochdruck, bei denen sich vasoaktive Stoffe
im Blute nachweisen lassen, bei denen wir also einen chemischen, hämatogenen Mechanismus der Blutdrucksteigerung durch allgemeine Gefäßkontraktion annehmen.

Nachdem Bohn gefunden hat, daß diese Stoffe auch die Venen kontrahieren, so könnte
die Kapillardrucksteigerung wohl auf einer Kontraktion der kleinen Hautvenen beruhen,
und möglicherweise da, wo sie vorhanden ist, beweisend sein für den hämatogenen Mechanismus des blassen Hochdrucks.

Kapillarbild. Die Angaben des Schrifttums über den Kapillarbefund bei
der akuten Nephritis sind deshalb schwer oder gar nicht verwertbar, weil nicht
genau unterschieden wird, in welchem Stadium der Erkrankung sich der Untersuchte befunden hat, oder weil wie z. B. in dem vielzitierten Fall von Weiß
das Höhestadium der Erkrankung schon überschritten war.

Ich habe am Mannheimer Nierenlazarett Gelegenheit gehabt, auch ganz
frische Fälle zu untersuchen und dabei oft den so charakteristischen Befund
einer Kapillarischämie erhoben, der schon S. 410 geschildert worden ist. Hahn

hat diesen später an meiner Klinik in Halle bestätigt, und eingehendst hat sich mein früherer Mitarbeiter Klingmüller mit dem Kapillarbefund bei den verschiedenen Nierenkrankheiten befaßt.

Bei frischen Fällen findet man die Arterienschenkel verengt, um so mehr, je höher der Blutdruck ist, mit der individuellen Einschränkung, daß der Grad der Gefäßkontraktion nicht der Blutdruckerhöhung parallel zu gehen braucht.

Besonders deutlich ist das an einem Beispiel von Klingmüller zu sehen: 33jährige Frau, akute Glomerulonephritis, 3. Tag Blutdruck 175, Schlingen von schlankem Typus, beiderseits geschlängelt. Die arteriellen Schenkel in der Mehrzahl eher erweitert als verengt, ebenso die venösen, diese zum Teil deutlich erweitert. Besserung. Blutdruck 143. Kapillarbild unverändert. 10 Tage nach der 1. Spiegelung nach leichter Angina plötzlich Blutdruckanstieg auf 215 mm Hg: Schlingen sehr schlank und lang, Schenkel parallel-laufend, kaum noch Schlängelung. Arterieller Schenkel kaum zu sehen, der venöse nicht erweitert, teils sind beide Schenkel so dünn, daß man eigentlich nur die Schaltstücke sieht. Mit Abfall der Blutdrucksteigerung geht die Verengerung der arteriellen Schenkel wieder zurück.

Wenn unsere Annahme zutrifft, daß die Kapillardrucksteigerung auf einer Kontraktion der kleinen Venen unter dem Einfluß der vasoaktiven Stoffe beruht, so würde das unter-schiedliche Verhalten der Kapillaren verständlich. Sie werden eng sein bei hochgradiger Kontraktion der Arteriolen und arteriellen Schenkel, weit, wenn bei geringerer Kontraktion der Arteriolen die der kleinen Venen mehr zur Wirkung kommt.

Das wechselnde Verhalten des Kapillardrucks könnte ebenfalls so zu verstehen sein, daß bei sehr starker Verengerung der Arteriolen und Kapillaren die Verengerung der kleinen Venen von geringem Einfluß, der Kapillardruck wenig erhöht ist, während umgekehrt bei geringerer Abdrosselung des Blutstroms der Kapillardruck höher ansteigt. So hat Kylin Fälle von Nephritis beobachtet, in denen der Blutdruck innerhalb der normalen Grenzwerte gelegen war, der Kapillar-Kompressionsdruck aber stark erhöht war, z. B. 520 mm H_2O bei einem Blutdruck von 125 mm betrug. Es wird in Zukunft besonders bei Nephritiden mit fehlender Blutdrucksteigerung auf Erhöhung des Kapillardrucks zu achten sein.

Daß auch bei Fehlen von Blutdrucksteigerung eine Gefäßkontraktion in der Niere bestehen kann, geht aus den S. 1382 angeführten Versuchen von Koppany und Dooley hervor.

Ödem. Das zweite Kardinalsymptom der diffusen Nephritis ist die Wasser-sucht. Auch ihr Vorhandensein schließt die Annahme einer Herdnephritis aus. Man hat früher das Ödem für das pathognomonische Symptom der akuten Nephri-tis gehalten. Mit Unrecht. Es ist zwar das aufdringlichste, für den Kranken und für die rechtzeitige Erkennung der Krankheit bedeutungsvollste Zeichen. Aber verhängnisvollerweise kann es gerade in schwersten Fällen von akuter Glo-merulonephritis fehlen. Diese können nur mit Blutdrucksteigerung und ganz ohne Ödem verlaufen und deshalb unerkannt entweder ödemlos im akuten Stadium sterben oder in die subakute bzw. chronische Verlaufsart übergehen, um nach Wochen oder Monaten bzw. Jahren an Niereninsuffizienz zugrunde zu gehen, ohne je an Wassersucht gelitten zu haben.

In solchen Fällen haben wir es wohl mit so kräftigen Herzen zu tun, daß die Erschei-nungen der Durchblutungsstörung in der Peripherie ausbleiben. Dabei kann in subakut verlaufenden Fällen die Abdrosselung der Blutgefäße in der Niere doch so hochgradig sein, daß histologisch die degenerative Infiltration des Epithels ganz zurücktritt und statt dessen relativ rasch Atrophie sich einstellt.

Andererseits gibt es schwere Fälle von akuter Glomerulonephritis mit mächtiger Wassersucht, die an Ausdehnung, Intensität und Hartnäckigkeit dem klassischen Hydrops nicht nachsteht, den wir als charakteristisch für die Nephrose kennen gelernt haben.

In solchen Fällen haben wir histologisch als Folge der — geringeren — Störung der Glomerulidurchblutung eine schwere Parenchymdegeneration bzw. -infiltration, wie bei der Nephrose, zu erwarten.

Zwischen diesen beiden Extremen gibt es nun zahllose Übergänge, von einer leichten Gedunsenheit des Gesichtes an bis zur höchstgradigen Wassersucht.

Stärkeres Ödem, das mehr als $10^0/_0$ des Körpergewichtes entspricht, finden wir etwa in der Hälfte der Fälle, geringe hydropische Anschwellungen in der anderen Hälfte häufiger als gar kein Ödem. Im allgemeinen treffen wir die höchsten Grade des Hydrops bei den schwereren Formen der Nephritis, man kann daher einen gewissen Parallelismus konstatieren zwischen Stärke des Hydrops, Höhe der Blutdrucksteigerung und „Schwere" der Nierenerkrankung, doch ist das nicht in prognostischem Sinne zu verstehen. Es kommen auch hochgradige Wassersucht mit relativ geringer Blutdrucksteigerung bei leichten, d. h. schnell ausheilenden Nephritiden vor und schwere, prognostisch viel ernstere Fälle mit hoher Blutdrucksteigerung, ohne oder mit geringem Hydrops.

Die Kriegsnephritis und die Schwangerschaftsniere zeichnen sich durch besonders hochgradige Neigung zu Wassersucht aus, doch kann das zum Teil rein äußerliche Gründe haben (gesteigerte Flüssigkeitszufuhr); und es kommen auch da Ausnahmen von der Regel vor.

Hirsch weist darauf hin, daß bei der Feldnephritis verschiedene Umstände zusammenkommen mögen, um die hochgradige Neigung zu Wassersucht hervorzurufen: Einwirkung von Kälte und Nässe auf die Haut, — er sah hochgradige Ödeme ohne Nephritis mit neuritischen Erscheinungen und Schienbeinschmerzen bei Soldaten, die aus nassen Schützengräben kamen und erinnert an ähnliche Beobachtungen bei Bergleuten, die lange Zeit in nassen Gängen arbeiten —, große körperliche Anstrengungen, reichliche Salzzufuhr bei stark verkochter („toter") Feldküchenkost.

In der Regel überdauert die Blutdrucksteigerung den Hydrops, namentlich in den Fällen, in welchen die Wassersucht der Behandlung leicht zugänglich und schnell zum Schwinden zu bringen ist. Doch wird auch das umgekehrte Verhalten beobachtet, daß die Blutdrucksteigerung abklingt, noch ehe der Hydrops geschwunden ist. Mit Rückkehr des Blutdruckes zur Norm pflegt aber die Ödemresorption sehr schnell in Gang zu kommen.

Jedenfalls besteht hier eine sehr enge Beziehung zwischen Blutdrucksteigerung und Wassersucht, was sehr für meine Annahme spricht, daß bei der akuten Nephritis die Wassersucht kardiovaskulär bedingt und eine Folge der allgemeinen Ischämie ist (vgl. S. 332).

Eine gewisse Ödembereitschaft kann aber selbst die Albuminurie, gewöhnlich das bei der Genesung zuletzt verschwindende Zeichen, überdauern, ein Gegenstand unnötiger Sorge, und andererseits kann im Beginn der Nephritis das Ödem noch vor dem Eiweiß im Harne auftreten.

Bei geringen Graden von Wassersucht ist die Verteilung auf die verschiedenen Körpergebiete sehr wechselnd. Man muß die — latenten — Ödeme in der Haut des Kreuzbeines oder der Innenseite der Oberschenkel (!), oder über der Tibia, dem Brustbein oft suchen, um ein für die rechtzeitige Diagnose und damit für die Heilaussicht so wichtiges Symptom nicht zu übersehen und unliebsame Überraschungen und berechtigte Vorwürfe zu vermeiden. Sehr charakteristisch und fast pathognomonisch ist die Gedunsenheit des Gesichtes; ein geringer Grad derselben wird häufig und begreiflicherweise von denen übersehen, die den Kranken früher nicht gekannt haben; nach der Entwässerung ist aber wohl in jedem Falle eine deutliche Abnahme des Turgors der Gesichtshaut zu bemerken.

In einem Falle, in dem ein Krampfanfall scheinbar aus heiterem Himmel hereinbrach, war die charakteristische „Wamme", die Schwellung der Hals-Kieferwinkelgegend, falsch gedeutet und auf Drüsenschwellung bezogen worden.

Die serösen Höhlen sind ebenfalls im akuten Stadium sozusagen regelmäßig, auch bei scheinbar ödemfreien Fällen, mehr oder weniger beteiligt. Ein kleiner, ganz unauffälliger, Fluktuationsgefühl gebender Aszites, ein Hochstand der unteren Lungengrenzen fehlen fast nie, ganz abgesehen von größeren Pleuratranssudaten. Auch ein Transsudat im Herzbeutel ist an der röntgenologisch nachweisbaren Vergrößerung des Herzschattens nicht selten beteiligt (Alwens und Moog).

Besser als Auge und Gefühl orientiert uns über das Kommen und Gehen der Ergüsse die Waage. Tägliche Körpergewichtsbestimmung gehört daher ebenso wie die tägliche wiederholte Blutdruckmessung zum unentbehrlichen Rüstzeug einer klinischen Behandlung von Nierenkranken.

Im Abschnitt Wassersucht S. 335 habe ich pathogenetisch zwei Arten von Wassersucht unterschieden, nephritische und nephrotische, leicht und schwer ansprechbare, labile und stabile, kardiovaskulär und toxisch bzw. dyskrasisch bedingte Ödeme. Bei der Nephritis kommen beide Mechanismen vor.

Im ersten Stadium macht das Ödem einen ausgesprochen kardiovaskulären Eindruck, es ist labil und nähert sich in seinem Eiweißgehalt dem kardialen Ödem.

Wenn aber die Wassersucht und Albuminurie wochenlang bestehen bleibt, so tritt eine Änderung im Charakter der Ödeme ein, sie werden stabil und nähern sich in ihrem — niedrigen — Eiweißgehalt dem der Nephrose. In diesem Stadium der länger dauernden Nierenischämie und Albuminurie kommt auch als Folge der Hypalbuminämie und sekundären Lipoidämie (vgl. S. 1073) die milchige, pseudochylöse Beschaffenheit der Ergüsse (und des Blutserums) vor, wie bei der Nephrose, im Anfangsstadium des kardiovaskulären Ödems dagegen nicht.

Das Blut. Die Kranken zeigen schon im akuten Stadium die kennzeichnende Blässe der Nierenkranken. Doch ergibt die Blutuntersuchung bei dem akuten Stadium der Nephritis nicht regelmäßig eine Abnahme der Zahl der roten Blutkörperchen. Die Angabe in der Literatur, daß das Blut bei akuter, insbesondere hydropischer Nephritis stets eine Blutverdünnung aufweist, bedarf einer sorgfältigen Nachprüfung. Die Bezeichnung Hydrämie ist sehr verwirrend. Die Annahme einer wirklichen Blutverdünnung ist nur da gerechtfertigt, wo wir die Suspension dünner, die Zahl der roten Blutkörperchen verringert finden. Dagegen ist man nicht berechtigt, aus einer Abnahme des Eiweißgehaltes auf eine Hydrämie zu schließen. Diese bei Nephrosen wie bei Nephritiden oft zu konstatierende Hypalbuminose kann bei normaler Blutkörperchenzahl beobachtet werden und ist dann sicher nicht als Ödem des Blutes, sondern als eine Folge des beständigen Verlustes von nativem Serumeiweiß anzusehen.

Man hat diesen Verlust früher sehr gering angeschlagen und gemeint, er könne mit wenigen Gramm Nahrungseiweiß gedeckt werden. Es darf aber nicht übersehen werden, daß alles Nahrungseiweiß erst gespalten und in die kleinsten Bruchstücke zerschlagen wird, und daß daher alles in Verlust gehende native Eiweiß erst durch Aufbau und Synthese neu gebildet werden muß, ein Vorgang, der sicherlich bei einem schweren, mit Appetitlosigkeit und Abmagerung einhergehenden Krankheitszustande notleiden muß.

Dementsprechend kann diese — refraktometrisch bestimmte — Hypalbuminämie auch das ödematöse Stadium, ja selbst die Genesung lange überdauern.

Echte Hydrämie kommt aber in der Tat bei der diffusen Glomerulonephritis sehr häufig vor, mit Abnahme der roten Blutkörperchen um 1—2 Millionen im Kubikmillimeter, aber nicht etwa vorwiegend bei den stark hydropischen Fällen mit starker Herabsetzung der Wasserausscheidung — diese können sich genau wie die Nephrosen verhalten —, sondern gerade bei den unter Umständen ödemarmen Formen mit schwerer Störung des Wasserausscheidungsvermögens.

Der Wassergehalt des Blutes — er wurde von uns früher refraktometrisch, später durch Wägung der Trockensubstanz mit der Bangschen Mikromethode bestimmt — wird von der Ödembereitschaft und der Glomerulisperre in umgekehrtem Sinne beeinflußt. In geeigneten Fällen läßt sich nachweisen, daß er niedrig ist im Stadium der größten Ödembereitschaft, trotz der Glomeruliinsuffizienz, daß er ansteigt, wenn die Ödemresorption in Gang kommt, und wieder abfällt, wenn die Glomerulizirkulation und -funktion sich wieder hergestellt hat.

Gerade dann, wenn z. B. bei Trockenkost der Einstrom von Ödemflüssigkeit in das Blut der Wiederherstellung der Glomerulizirkulation vorauseilt, kann man den schönsten Anstieg des Wasserspiegels im Blute beobachten und eine oft erhebliche Abnahme der roten Blutkörperchen in der Raumeinheit feststellen.

Diese Angaben finden eine vollkommene Bestätigung in der Habilitationsschrift von Nonnenbruch. Er fand in der allerersten Zeit der Ödembildung bei der Feldnephritis häufig Werte bis zu 6 Millionen roter Blutkörperchen; in einem ganz frischen Falle mit starker Wassersucht sogar am ersten Tage 7—8 Millionen, an den folgenden Tagen Werte von 6,4, 5,3, 5,6 Millionen.

Er schließt daraus, wie aus dem starken Durst dieser Kranken, mit Recht auf die von mir vertretene rein extrarenale Ödementstehung.

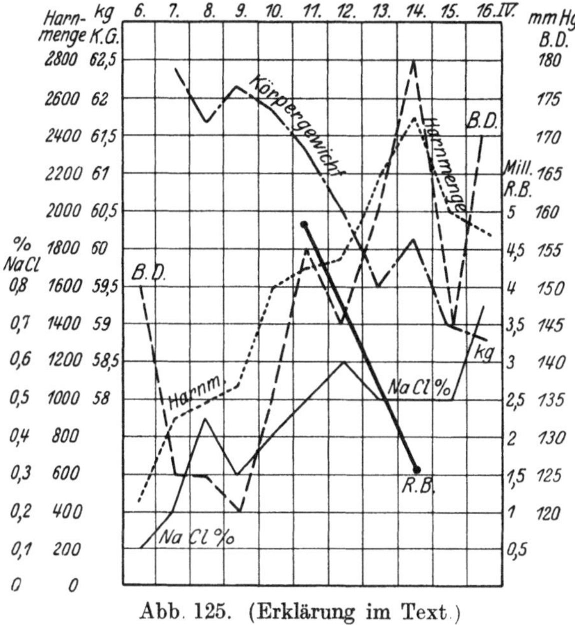

Abb. 125. (Erklärung im Text.)

Mit Einsetzen der Diurese sah auch er wie meine Mitarbeiter Keller und Weinmann, bemerkenswerterweise unter Nachlassen des Durstes, die Zahl der roten Blutkörperchen häufig um mehrere Millionen sinken, in einem Falle zählte er an einem Tage 5 Millionen, zwei Tage später nur $1^1/_2$ Millionen.

Ich gebe hier (Abb. 125) eine aus den Zahlen Nonnenbruchs hergestellte Kurve, die den Anstieg des Blutdruckes (B.D.) mit Besserung der Diurese und der Kochsalzausscheidung und das Sinken der Blutkörperchenzahl (R.B.) gut zeigt.

Die Blutmenge ist bei vorhandener Hydrämie ebenso sicher erheblich vermehrt, wie bei hochgradiger Ödembereitschaft vermindert.

Brown und Rowntree haben mit der zuerst von Keith, Rowntree und Geraghty 1915 angegebenen Kongorotmethode bei Nephritiden Blutmengenbestimmungen in der Periode maximaler Ödeme und nach der Diurese gemacht.

Sie fanden Werte von 58—105 ccm pro Kilogramm Körpergewicht (Gewicht nach Schwund der Ödeme) gegenüber den normalen Werten von 70—100 ccm. Der Durchschnitt betrug 74,5 ± 3 statt 89,1 ± 6 ccm normal. Die Plasmamenge schwankte zwischen 36—64 statt 40—60 ccm normal. Der prozentuale Zellengehalt im Hämatokrit war im Durchschnitt 29,5 ± 1 statt 42 %; der Hämoglobingehalt in Gramm auf 100 ccm betrug 12,1±5,1 statt 15,6 % normal.

Sie bezeichnen daher nach der von ihnen vorgeschlagenen sehr nachahmenswerten Nomenklatur eine olygozythämische Hypovolumämie als charakteristisch für Glomerulonephritis; doch gilt dies nur für das von ihnen untersuchte Stadium maximaler Ödeme. Immerhin finde ich unter ihren Fällen auch einen Fall von subakuter (gemeint ist eine nicht mehr ganz akute) Nephritis, der im Ödemstadium eine Blutmenge von 105, eine Plasmamenge von 70 ccm pro Kilo hatte und nach Ausschwemmung der Ödeme unter einer Gewichtsabnahme von 62 auf 46 Kilo (Verlust auch an Körpergewicht?) eine Blutmenge von 91, eine Plasmamenge von 73 ccm pro Kilo hatte. Der Zellgehalt betrug 33% vor und 20% nach der Diurese. Hier kann man schon von einer oligozythämischen Hypervolumämie sprechen.

Hartwich und May fanden mit der Trypanrotmethode z. B. in einem Falle von akuter Nephritis bei einem 11jährigen Jungen, der bei der Aufnahme keine nachweisbaren Ödeme mehr hatte (Blutdruck 132, Harnmenge 85 ccm, 70% Hämoglobin, 4,4 Millionen rote Blutkörperchen), bei annähernd normalem Blutkörperchenvolumen die Plasmamenge wesentlich, um mehr als ein Drittel vermehrt. Wolff, der sich der Griesbachschen Kongorotmethode bediente, unterscheidet ganz in obigem Sinne 2 Gruppen bei der akuten Nierenentzündung: Bei der einen Gruppe mit Hochdruck, relativer Hypalbuminose, mäßigem Ödem ohne Höhlenhydrops fand er die Blut- und Plasmamenge erhöht; bei der anderen Gruppe mit Hochdruck und starken Ödemen, mit Höhlenergüssen, stärkerer (und wahrer) Hypalbuminose fand er die Blut- und Plasmamenge vermindert.

Milchige, „pseudochylöse" Beschaffenheit des Blutserums (und der Ergüsse) wie bei den Nephrosen kommt im ganz frischen Stadium nicht vor, wohl aber bei älteren Fällen, die klinisch und anatomisch als Mischform imponieren, d. h. bei Nephritiden mit starkem nephrotischem, soll heißen hypalbuminämischem Einschlag.

Kollert und Finger konnten ein Parallelgehen der Lipoidausscheidung im Harn und der Pseudochylie des Serums mit diesem nephrotischen Einschlag schon am Ende des ersten Monats feststellen. Bei stärkerer Ausbildung dieses „nephrotischen Einschlages" weist das Blut auch die übrigen Veränderungen auf, die für die Nephrose kennzeichnend sind, Verschiebung des Bluteiweißbildes nach links (vgl. S. 1108) und Hyperlipocholesterinämie. In 41 darauf untersuchten Fällen von akuter Nephritis fanden wir nur 10mal Werte innerhalb der Norm (150 mg), in 31 Fällen darüber, 4mal besonders hohe Werte, 370, 452, 574 und 584 mg Cholesterin in 100 Blut.

Nach Maxwell ist das renale Ödem ausnahmslos mit einer Erhöhung des Cholesterinspiegels im Plasma verbunden. Diese kann bescheiden sein, aber auch leichte Grade von Cholesterinvermehrung sind von Bedeutung, denn der Cholesterinspiegel sinkt mit Verschwinden des Ödems. Das ist am deutlichsten bei der akuten Nephritis. Hier ist die Erhöhung des Cholesterinwertes im Blute proportional dem Grade des Ödems. Bei der Genesung nimmt zuerst das Ödem ab, dann fällt der Cholesterinwert zur Norm und gewöhnlich unter die Norm ab, und zuletzt verschwindet das Albumen. Bei akuter Nephritis ohne Ödem ist das Plasmacholesterin ohne diagnostische oder prognostische Bedeutung.

Mit Übergang in das Stadium der Niereninsuffizienz sinkt der Cholesterinspiegel. In Fällen von Ödem zweifelhaften Ursprungs spricht ein hoher Plasmacholesterinwert sehr zugunsten eines renalen Ödems.

Renales Ödem und Zunahme des Plasmacholesterins stehen nicht im Verhältnis von Ursache und Wirkung, sondern sind wahrscheinlich beide die Folge eines Toxins, das sowohl auf die Tubuli wie auf die Gewebszellen, insbesondere das retikuloendotheliale System wirkt.

Ich zweifle, ob diese Erklärung zutrifft (vgl. S. 1073). Aus der Tabelle von Maxwell geht hervor, daß bei leichten (und frischen) Fällen, die ihre Ödeme rasch verloren, der Cholesterinwert niedrig gewesen ist, und daß eine bescheidene Erhöhung erst gefunden worden ist bei Fällen von zweiwöchentlicher bis siebenmonatlicher Dauer.

Über Retentionen im Blute vgl. unter Nierenfunktion.

Über die Veränderungen des Eiweißblutbildes bei der Nephritis vgl. S. 1108.

Das weiße Blutbild weist keine gesetzmäßigen Veränderungen auf.

Der Häufigkeit eines im akuten Stadium bestehenden Infektes entsprechend kommt Vermehrung der Leukozyten vor, oder bei normaler Gesamtzahl Abwehrreaktion im Sinne von Schilling und F. Hoff: neutrophile Kampf-, monozytäre Überwindungs-, lymphozytäre Heilphase.

Nach Kollert ist ein Teil der Lymphozytosen als Ausdruck eines chronisch entzündlichen Prozesses — Nichtausheilen des initialen Infektes — anzusehen. Diffuse und herdförmige akute Nephritiden unterscheiden sich, von den Plättchenzahlen abgesehen, hämatologisch nicht.

Der häufige Befund von Hypereosinophilie bei der Kriegsnephritis dürfte wohl verschiedene Ursachen gehabt haben, die nicht in Beziehung zur Nephritis stehen. Vielleicht ist sie als postinfektiöse zu deuten. Bei der Friedensnephritis ist eine Neigung zu Vermehrung der Eosinophilen nicht festzustellen.

Sehr interessant ist die Beobachtung meines Mitarbeiters Doenecke, daß im akuten Stadium der Glomerulonephritis eine deutliche Verminderung der Blutplättchen festzustellen ist, im Gegensatz zur akuten infektiösen Herdnephritis, bei der er normale oder erhöhte Plättchenzahlen gefunden hat.

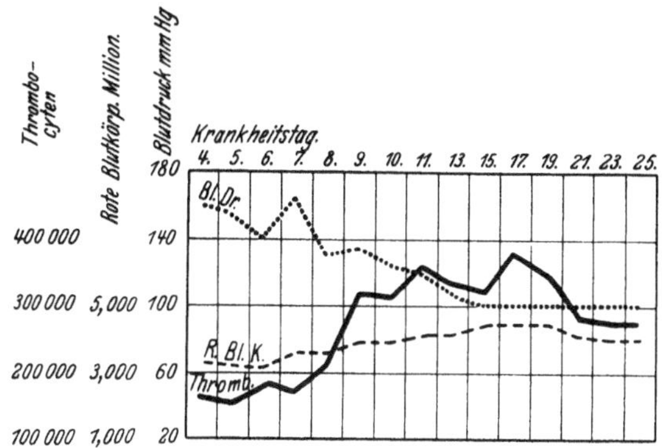

Abb. 126. Verlauf von Blutplättchen-, Erythrozytenzahlen und Blutdruck bei diffuser Glomerulonephritis.

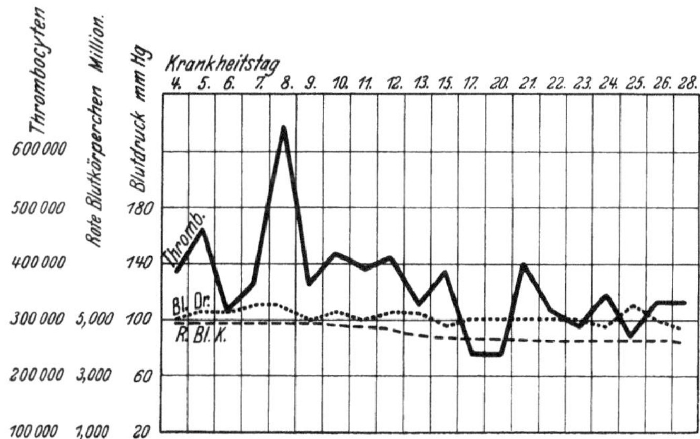

Abb. 127. Verlauf von Blutplättchen-, Erythrozytenzahlen und Blutdruck bei infektiöser Herdnephritis.

Aus Doenecke: Die Thrombozytenzahl bei akuten Nierenerkrankungen.
(Klin. Wschr. 1930, Nr 17.)

Man darf wohl diesen auffallenden Unterschied zwischen diffuser und herdförmiger Glomerulonephritis mitverwerten für die Annahme, daß der ersteren eine anaphylaktische Reaktion, bei der ein Plättchensturz stattfindet (vgl. S. 1231), zugrunde liegt. Als Beispiele bringe ich die Kurven aus der Arbeit von Doenecke.

Die beiden Fälle, deren Kurven angeführt sind, wurden am vierten Krankheitstage in die Klinik aufgenommen. Im ersten Falle handelte es sich um eine typische akute diffuse Glomerulonephritis mit Blutdrucksteigerung, Albuminurie, Hämaturie und Ödem. Bei dem zweiten Kranken bestand eine typische herdförmige Nephritis, auch mit starker

Hämaturie, aber ohne Blutdrucksteigerung. Die Gegenbewegung zwischen Blutdruck und Plättchenzahl ist bei der diffusen Nephritis sehr auffallend. Die Zunahme der Thrombozyten vom 4. bis 17. Tage beträgt 128%, die der Erythrozyten 33%.

Die Senkungsgeschwindigkeit der roten Blutkörperchen ist bei der akuten diffusen Nephritis meist beschleunigt, was auch dafür verwertet werden kann, daß ein Infekt zugrunde liegt.

Je rascher die Senkung ist, desto geringer sind nach Kollert die Chancen einer raschen Heilung. Diese Regel gilt nicht, wo eine komplizierende, zu Anämie führende Erkrankung (z. B. blutendes Ulcus) besteht.

„Bei nichtausheilender Nephritis bleibt die Senkung beschleunigt. Klingen die im Körper bestehenden Infektionsprozesse ab, so nähern sich die Senkungszahlen der Norm. Flammt dagegen ein bereits bestehender Herd auf, trifft den Körper eine neue interkurrierende Infektion oder wird ein chirurgischer Eingriff vorgenommen, so kommt es zu einer neuerlichen Beschleunigung. Daher ist die rasch ausheilende akute Nephritis durch ein kontinuierliches Annähern der Senkungswerte an die Norm, die subakut verlaufende (sollte heißen die sich länger hinziehende), durch Rezidive unterbrochene Erkrankung dagegen durch ein Oszillieren der Senkungsgeschwindigkeit charakterisiert." (Kollert.)

Das Säure-Basengleichgewicht ist gestört, die Alkalireserve ist mäßig, in schweren Fällen stärker erniedrigt (Keith und Thompson). Die Alkalitoleranzprobe ergibt, daß ganz erhebliche Alkalimengen notwendig sind, um den Urin alkalisch zu bekommen.

Herz: Bei der akuten diffusen Nephritis wirken zwei Faktoren in entgegengesetztem Sinne auf das unter der Last der Blutdrucksteigerung seufzende Herz ein: die hydrämische Plethora und die Ödembereitschaft. Durch hohe Grade von Hydrämie wird bei gegebener Hypertension die Herzarbeit gewaltig gesteigert, dagegen durch die bei starker Gefäßdurchlässigkeit und Ödembereitschaft bestehende Oligämie (Hypovolumämie Rowntrees) vermindert. Bei starker Wassersucht kann daher das Herz trotz der Blutdrucksteigerung auch nach mehrwöchentlicher Krankheitsdauer kaum oder gar nicht hypertrophisch und dilatiert gefunden werden; bei geringerer Ödemtendenz dagegen sehen wir unter Umständen schon nach wenigen Tagen, ja fast momentan eine verstärkte Herzaktion, hören akzentuierte zweite Töne an der Basis, präsystolischen Galopp, und oft genug weist ein systolisches Geräusch an der Spitze auf eine relative — muskuläre — Schlußunfähigkeit der Mitralklappe hin (vgl. Bemerkung zu Abb. 107, S. 1181). Der Spitzenstoß rückt nach unten und außen, die Herzdämpfung wird nach rechts und links verbreitert und man fühlt nicht selten gerade in den ersten Tagen der akuten Nephritis schon den ominösen Rückstoß der Herzspitze in der Diastole (diastolischer Galopp), wenn der Herzmuskel unter der Drucksteigerung zu erlahmen droht. In solchen Fällen erkennt man die akute „Hochdruckstauung" sofort an dem Schlagen der überfüllten Halsvenen, die auch im Sitzen nicht leerlaufen und ebenso wie die vergrößerte Leber eine zentrifugale präsystolische Pulsation aufweisen. Der Venendruck, blutig nach Moritz - Tabora gemessen, ist dann stets erhöht, meist über 200 mm H_2O.

Da die erhöhte Ausgangsspannung des Herzmuskels die Voraussetzung ist für die Mehrarbeit, die gesteigerten Widerstände zu überwinden, so ist ein gewisser Grad von — tonogener — Dilatation der linken Kammer notwendig, aber auch gefährlich. Nur zu oft ist ein Versagen des Herzens die — meist vermeidbare — Todesursache. Bei der Autopsie ist dann eine akute Überdehnung der linken Kammer mit Abplattung der Trabekeln und der Stellmuskeln ein sehr charakteristischer und regelmäßiger Befund. Andernfalls kann schon auffallend früh, z. B. nach acht Tagen, Hypertrophie des Herzens gefunden werden. Sie bildet bei längerem Verlauf der Krankheit die Regel und bleibt nur bei starkem nephrotischen Einschlag aus, weil hier die Blutdrucksteigerung gering zu sein pflegt oder fehlt.

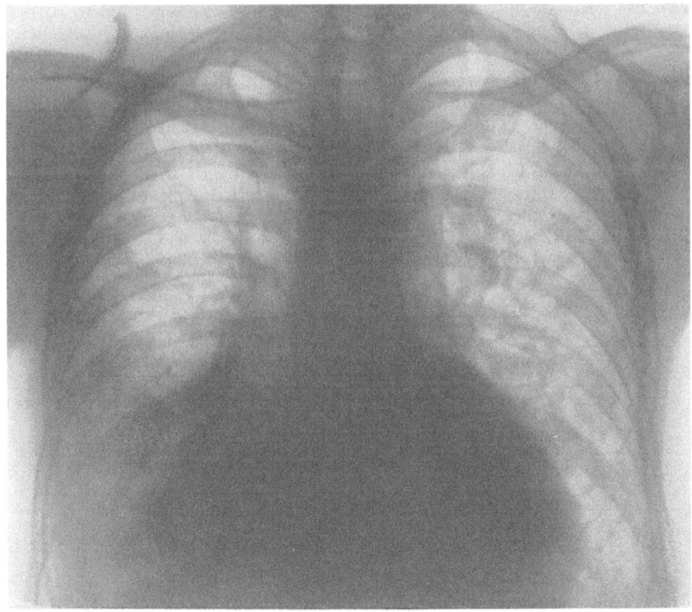

Abb. 128. Akute Herzerweiterung bei akuter diffuser Glomerulonephritis (vgl. S. 1280.)

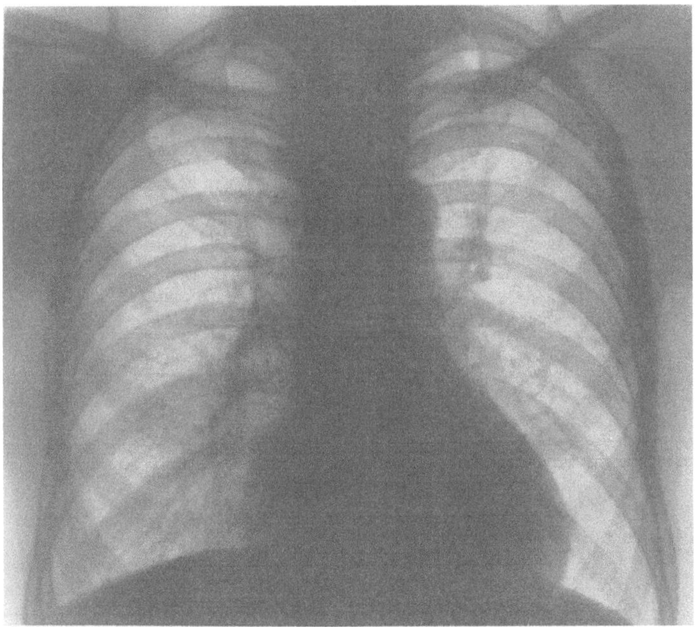

Abb. 129. Derselbe Fall 14 Tage später.

Im Röntgenbild zeigt die Fernaufnahme oft eine ganz erhebliche Vergrößerung des Herzens, mit unscharfen Grenzen und deutliche Lungenstauung; nach Abklingen der Blutdrucksteigerung kehrt die Herzgröße zur Norm zurück.

Franke hat röntgenologisch Herzerweiterung oder -hypertrophie in 75% von 67 Fällen von Kriegsnephritis festgestellt, allerdings zum Teil auf Kriegseinflüsse bezogen.

Als Beispiel gebe ich drei Herzaufnahmen (Abb. 128, 129, 130) von folgendem typischen Fall:

Kie... Jakob, 50 Jahre. Seit 14 Tagen Krankheitsgefühl, Schlappheit, Appetitlosigkeit, Durst. In den letzten 2 Tagen zunehmende Verschlechterung des Sehvermögens. Kurzatmigkeit.

11. 6. 29. Befund bei der Aufnahme: Patient ist blind. Am Augenhintergrund rechts unmittelbar temporal unterhalb der Papille eine papillengroße Blutung, links einige zarte Blutungen in Papillennähe.

Lunge: rechts hinten unten Dämpfung bis zum unteren Skapularwinkel. Dort Bronchialatmen und Knistern.

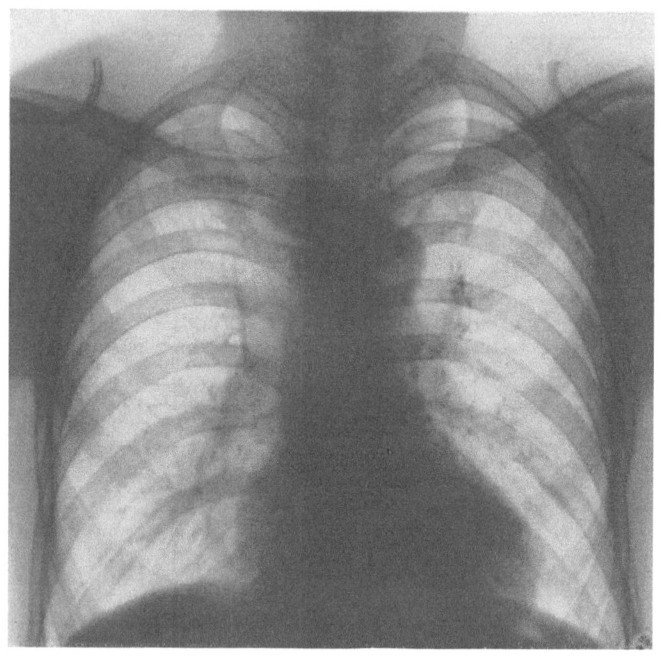

Abb. 130. Derselbe Fall (wie Abb. 128 u. 129) nach Abheilung der Nephritis.
Abb. 128—130. Herzfernaufnahmen im Verlaufe einer akuten diffusen Nephritis (vgl. Text).

11. 6. Herz: s. 1. **Röntgenbild** (Abb. 128). Auskultatorisch systolisches Geräusch an der Spitze, 2. Aortenton stark akzentuiert. BD. 205/110 mm Hg. Urin: Eiweiß 5,5°/₀₀. Blut: Harnstoff 39 mg%, Ind., Xanth. negativ, Wa. R. negativ. Lumbalpunktion: Druck 180 mm, nach Ablassen von 12 ccm Liquor 110. Therapie: Hunger-Dursttage. Strophantin.

12. 6. BD. 160/80. Patient unterscheidet morgens Licht und Schatten, nachmittags erkennt er Gegenstände.

15. 6. BD. 175/90, völlig normales Sehvermögen, weitere Therapie: Obst und salzfreie trockene Kost, Strophantin.

25. 6. Herz: s. 2. **Röntgenbild** (Abb. 129). BD. 120/70. Am Augenhintergrund rechts ist die Blutung in einem Drittel Papillengröße noch vorhanden.

25. 7. Herz: s. 3. **Röntgenbild** (Abb. 130). BD. 105/55. Subjektives Wohlbefinden. Im Urin noch Spuren (0,1—0,2°/₀₀) Eiweiß.

Infolge Erlahmens des Herzmuskels kann es zu einer Senkung des gesteigerten Blutdruckes oder zu vorzeitigem Verschwinden der pathognomonischen Blutdrucksteigerung kommen, was für die Vorhersage und Behandlung von ernster Bedeutung ist.

Das gleiche gilt von einer Beschleunigung des Pulses, der bei der diffusen Nephritis eine Neigung zu — bisweilen erheblicher — Verlangsamung hat.

Die charakteristische Pulsverlangsamung halte ich nicht für die Folge der Intoxikation (Munk), sondern für die der akuten Drucksteigerung (Marey). Sie kommt wohl durch Erregung der Depressoren zustande und entspricht der Pulsverlangsamung, die infolge der Drucksteigerung bei Kompression eines arteriovenösen Aneurysmas eintritt.

Eine Pulszahl von 50—60 ist bei den nicht durch fieberhaften Infekt komplizierten Fällen üblich und prognostisch günstig. Die Normalzahl von 80 ist schon unerwünscht und ein Signal, auf das Herz zu achten; Zahlen von 100 und darüber bedeuten, darin stimme ich ganz mit Nonnenbruch überein, bereits eine Gefahr.

Die vermehrte Spannung des meist wenig vollen, eher kleinen Pulses führt oft zu einer sehr charakteristischen Doppelschlägigkeit, dem Pulsus bisferiens, der mit Dikrotie nicht zu verwechseln ist.

Es hängt sehr davon ab, wie früh der Kranke in Behandlung kommt, und wieweit diese auf das Herz Rücksicht nimmt, ob ernstere Erscheinungen von seiten des Herzens auftreten. Bisweilen steht kardial bedingte Atemnot mit blutig gefärbtem Auswurf — der Husten dieser Kranken ist oft kardial bedingt, was gewöhnlich verkannt wird — ganz im Vordergrund des Krankheitsbildes, ja es kann sogar schon in den ersten Tagen der hypertonischen Nephritis ein Versagen des Herzens und Lungenödem das Ende herbeiführen.

In einem Falle unserer Beobachtung, dem ich noch mehrere ganz gleichartige an die Seite stellen kann, war die Nephritis nach einer Angina erst übersehen und dann mit reichlich Milch und Fachinger Wasser behandelt worden. Der Kranke, der nur geringe Ödembereitschaft aufwies, bekam eine so hochgradige Dyspnoe, daß er nur mit kleinen Schritten gehen konnte, alle Augenblicke stehen bleiben mußte, im Bett nur noch aufrecht sitzend existieren konnte und sich vor Atemnot nicht mehr zu helfen wußte. Im Krankenhause aufgenommen, zeigte er hochgradigste Dyspnoe und Orthopnoe. Das Atemgeräusch war weithin hörbar und von dichten pfeifenden und brodelnden Geräuschen begleitet, der Exspirationsstoß kaum fühlbar. Der zweite Aortenton war verstärkt und metallisch klingend, der zweite Pulmonalton noch lauter akzentuiert. Nach 24 Stunden war unter Trockendiät bereits die Dyspnoe verschwunden und wieder ein leidlicher Exspirationsstoß vorhanden. Der Erfolg der Flüssigkeitsbeschränkung beweist schlagend die kardiale Natur der schweren Orthopnoe und wirft ein grelles Licht auf die Gefahren einer schematischen Milch- und Trinkkur im Frühstadium der hypertonischen diffusen Glomerulonephritis.

In einem anderen Falle war eine akute Nephritis bei der Einlieferung vom Lazarettzug wegen der Klagen über Husten für lungenkrank gehalten und nach einem entfernten Filiallazarett beordert worden. Der Marsch dahin genügte, um tödliches Lungenödem herbeizuführen.

Dieser **kardiale Einschlag** im Krankheitsbilde ist früher, als man noch gewohnt war, alle Erscheinungen unter dem Gesichtswinkel der gestörten Nierenfunktion zu betrachten, ganz verkannt worden. Er findet sich z. B. bei Senator noch gar nicht erwähnt. Seine Erkennung ist praktisch sehr wichtig. Sie wird dadurch erschwert, daß es bei der Blässe der Kranken meist nicht zu der sonst üblichen Zyanose kommt, sondern nur zu einer leichten lividen Verfärbung der Lippen und Ohren.

Lichtwitz hat die Besonderheit und Wichtigkeit dieses Krankheitsbildes voll anerkannt und möchte es als Nephritis hydraemica bezeichnen. Auch Guggenheimer ist nach seinen Erfahrungen bei der Kriegsnephritis von der Bedeutung dieses kardialen Einschlages überzeugt.

Die gegenteilige Behauptung von Christian und O'Hare, daß das Herz mit seltenen Ausnahmen bei akuter Nephritis unverändert sei, steht in grellem Widerspruch zu unserer und anderer Erfahrung.

Goodhart (1879), Friedländer (1880), Silbermann (1881) haben schon auf die Häufigkeit und Gefährlichkeit der akuten Dilatation des linken Herzens bei Scharlachnephritis hingewiesen. Goodhart bezieht sich dabei bereits auf Mahomeds Veröffentlichung, aus der die Plötzlichkeit der Blutdrucksteigerung hervorgeht. Ebenso erklärt Riegel (1882), Friedländers Beobachtungen und den von Marchand erhobenen Befund einer beträchtlichen Hypertrophie und Dilatation des linken Herzens nach zehntägiger Anurie bei einem seiner Fälle von akuter Scharlachnephritis mit der abnormen Spannung im Arteriensystem, auf deren häufiges, ja bei schweren Fällen von akuter Nephritis konstantes Vorkommen er 1878 zuerst aufmerksam gemacht hat.

Für die Nephritis der Kinder hat Hutinel schon 1889 darauf aufmerksam gemacht, daß manche Fälle sich als Herzkranke präsentieren können, besonders wenn keine allgemeine Wassersucht besteht. Seine Schüler Nobécourt und Roger Voisin haben diese kardiovaskulären Züge im Krankheitsbild, die Blutdrucksteigerung, Zunahme der Herzdämpfung und der Lebervergrößerung, eingehend beschrieben und auf Grund der klassischen Literatur die Meinung ausgesprochen, daß diese bei Kindern so deutliche und gewöhnliche Änderung am Herz- und Gefäßapparat beim Erwachsenen nicht in dem Grade und der Häufigkeit vorkomme, oder wenigstens noch nicht die Aufmerksamkeit auf sich gelenkt habe.

Der Harn: Das dritte Kardinalsymptom der akuten diffusen Glomerulonephritis ist die **Hämaturie.** Sie fehlt bei der Nephrose. Die Blutbeimengung wird fast nie dauernd, aber nicht selten im Anfang vermißt; dann stellt sie sich im Abklingen des Prozesses ein und deutet auf ein Freiwerden der Blutpassage in den infolge der Blutleere abnorm durchlässig gewordenen Glomeruluskapillaren hin (Sörensen).

Bruns betont, daß in 20% seiner Fälle von Feldnephritis kein Blut auftrat oder nur ganz vorübergehend oder nur mikroskopisch nachweisbar war; in 60% konnte er Blut erst im Ausschwemmungsstadium nachweisen. Also auch klinisch ist eine „peristatische Hyperämie" mit Erythrodiapedese (Ricker) im Anfang durchaus nicht die Regel, geschweige denn obligatorisch.

Starke Hämaturie kann daher nicht nur kein erschreckendes, sondern eher ein günstiges als ungünstiges Zeichen sein. Nur ist damit prognostisch nicht viel anzufangen, weil auch bei schweren und nicht mehr heilbaren Formen fast immer einige oder viele Glomeruli durchgängig werden (Blutpunkte), auch wenn die größte Mehrzahl verschlossen bleibt.

Das Blut ist bisweilen nur chemisch oder mikroskopisch nachweisbar, gewöhnlich aber schon für das bloße Auge erkennbar und bestimmt die Farbe des Harnes, die von fleischwasserähnlich nach Abklingen der Blutleere der Glomeruli in allen Spielarten des Rot bis zum Schwarzrot variieren kann. Bei schwächerer Blutbeimengung kann er grünlich schimmern oder schmutziggelb gefärbt sein. Fehlt im Anfang die makroskopisch sichtbare hämorrhagische Beschaffenheit, so ist der wie Most aussehende Harn meist weniger gefärbt als normal, graugelblich, getrübt und läßt ein Uratsediment ausfallen, das die morphotischen Bestandteile und oft auch Blutfarbstoff mit sich reißt unter Bildung eines schmutzigbräunlichen Niederschlages.

Der Blutfarbstoff kann in Methämoglobin umgewandelt sein, so daß er mikroskopisch und mit der Hellerschen Probe nicht, sondern nur mit der Guajakprobe nachweisbar ist (Lichtwitz).

Mahomed hatte (1874) das Auftreten einer positiven Guajakreaktion im präalbuminurischen Stadium beschrieben und als Folge der der Nierenerkrankung voraufgehenden Drucksteigerung (Transsudation von Kristalloiden, von Hämatosin) betrachtet.

Die Neigung zu Hämaturie gehört zu den paradoxesten Eigenschaften dieser eigenartigen, an Paradoxen so reichen Krankheit.

So verständlich jene erschien, als man mit dem Begriffe der Entzündung die Vorstellung einer entzündlichen Hyperämie verband, so unerwartet erscheint die Blutbeimengung zum Harn bei einem Zustand, in dem die Glomeruli blutleer gefunden werden.

Die Quellen des Blutes und die Bedingungen des Blutaustrittes sind sicherlich im einzelnen Falle und in den verschiedenen Phasen der Erkrankung verschieden.

1. Das Blut kann aus blutüberfüllten Kapillaren des Parenchyms (vgl. Mönckeberg, S. 1200) und des Nierenbeckens, das nicht selten Blutungen aufweist, stammen. Die Organe befinden sich in einem Zustande von hochgradiger — rückläufiger — venöser Stauung und kapillarer — fluxionärer — Hyperämie.

2. Das Blut kann aus den vereinzelten, jeweils durchbluteten und gerade blutgefüllten „gesunden" Glomeruli stammen, in denen die Strömung stark verlangsamt sein wird (vgl. S. 1201, Ricker).

3. Das Blut kann aus den kranken Glomeruli stammen, aber nicht aus den blutleeren Schlingen, sondern aus Glomeruli bzw. den ersten Verzweigungen einzelner Vasa afferentia, in die das Blut nach längerer Ischämie gerade wieder eingedrungen ist.

4. Das Blut kann auch aus Knäueln stammen, die infolge einer mykotischen Schädigung der Schlingen, d. h. infolge einer der Ischämie voraufgehenden Primär- oder nachfolgenden Sekundärinfektion nicht blutleer, sondern blutüberfüllt gefunden werden.

Die erste und zweite Blutquelle wird besonders im Anfang, die dritte bei Beginn der Besserung, die vierte bei Fortdauer des ätiologischen Infektes und in der Rekonvaleszenz in Betracht kommen.

Wie leicht verletzlich die durch Ischämie geschädigte Kapillaradventitia (Volterra) ist, das geht aus der Beobachtung von Kollert hervor, daß schon ein heißes Fußbad genügen kann, eine Hämaturie zu erzeugen.

Es ist aber wichtig, hervorzuheben, daß der Harn gerade bei schweren Fällen von reiner diffuser Glomerulonephritis ganz oder fast ganz blutfrei sein kann, und daß auch die Blutpunkte auf der blassen Nierenoberfläche ganz fehlen können. Das hat auch Aschoff neuerdings in seinem Londoner Vortrag bestätigt.

Bittorf hat hämoglobinurische Nachschübe bei abklingender akuter hämorrhagischer Glomerulonephritis beschrieben. Hämoglobinämie konnte nicht festgestellt werden. Er nimmt an, daß lokal in dem Nierengewebe infolge Blutresorption während des akuten Stadiums ein Hämolysin gebildet wird.

Es ist bekannt, daß die aus der Niere stammenden Blutungen sich durch Fragmentation der roten Blutkörperchen von Blutungen der Harnwege unterscheiden. Gumprecht hat diese Erscheinung auf die Einwirkung des Harnstoffes zurückgeführt, was nicht sehr plausibel erscheint. Lepehne fand diese Erythrozytentrümmer im Innern der Kapillarendothelien und im Kapselraum zwischen den extravasierten roten Blutkörpern, aber auch im Lumen der Glomerulusschlingen bei einer subakuten Nephritis und in der Wand einer durch Endarteriitis stark verdickten, fast obliterierten Rindenarterie. Lepehne glaubt nicht, daß diese Fragmentation bei der Diapedese erfolgt ist, weil sich die kleinen Hämoglobingebilde auch schon im Lumen der Kapillaren und in der Wand der Gefäße finden. Ich halte es doch für möglich, daß die Fragmentation mechanisch zustande kommt, denn die roten Blutkörperchen haben schon eine sehr enge Stenose passiert, ehe sie in die Kapillaren und Arteriolen gelangen. Da man rote Blutkörperchen dadurch auflösen kann, daß man sie durch kapillare Öffnungen preßt, so könnte ich mir vorstellen, daß nicht nur die Fragmentation, sondern auch die sekundäre Anämie bei chronischer hypertonischer Nierenkrankheit durch mechanische Läsion von roten Blutkörperchen beim Passieren der spastischen Gefäßenge zustande kommt.

Von seltenen, aber wichtigen Ausnahmen abgesehen, enthält der Harn bei der diffusen Nephritis immer Eiweiß, aber gewöhnlich in viel geringerer Menge als bei der Nephrose. Es gibt recht schwere Fälle von akutester diffuser Glomerulonephritis mit sehr geringer Albuminurie. Bei Nachlaß der Blutleere in den Glomeruli, aber auch bei sinkender Harnmenge, bei Ansteigen des Blutdruckes und bei Nachlaß der Herzkraft kann der Eiweißgehalt ansteigen und besonders bei Ausbruch einer eklamptischen Urämie vorübergehend enorm hohe Grade erreichen.

Der Eiweißgehalt wechselt also sehr. Im allgemeinen ist aber die Albuminurie bei der Nierenentzündung um so geringer, je früher und frischer die Glomerulonephritis und um so größer, je länger die Zirkulationsstörung in der Niere gedauert hat, am größten, wenn die hartnäckigen, schwer beeinflußbaren Ödeme des „nephrotischen Einschlages" bereits das Bild beherrschen.

Da diese Formen mit mächtigem und stabilem Hydrops, erheblicher Albuminurie und wechselnd starker Blutdrucksteigerung stets hartnäckige und prognostisch schwere Fälle darstellen, so trifft für diese die übliche Auffassung zu, daß der Grad der Albuminurie der Schwere der Nierenerkrankung parallel geht. Aber auch nur für diese. Ohne genaue Berücksichtigung der bedingenden Umstände läßt weder der Grad der Albuminurie, noch der Grad der Hämaturie einen Schluß zu auf die Schwere bzw. die Heilbarkeit der Nephritis.

In manchen, nicht so ganz seltenen Fällen kann im Anfang nicht nur das Blut, sondern auch das Eiweiß im Harn ganz fehlen, besonders bei der Scharlach- und Kindernephritis (Henoch), was zu der Annahme eines Hydrops scarlatinosus inflammatorius ohne Nephritis Veranlassung gegeben hat.

L. Mayer macht darauf aufmerksam, daß Philipp schon 1840 bei einer Scharlachepidemie in etwa 60 Fällen Anasarka ohne Eiweiß gesehen habe. Munk beobachtete nach Scharlach in zwei Fällen starke Blutdrucksteigerung ohne bzw. mit erst später auftretender Albuminurie.

Wickbom hat drei Fälle von akuter Nephritis beschrieben, bei denen das Ödem erst Verdacht auf eine Nierenerkrankung erweckte, auch mikroskopisch B. K. im Harne nachgewiesen werden konnten, aber Albuminurie fehlte oder erst sehr spät auftrat.

Ein besonders gutes Beispiel ist der zweite von ihm mitgeteilte Fall: 24jähriges Mädchen. 1. 4. Halsentzündung. 7. 4. bei der Wiederaufnahme der Arbeit Aufgedunsenheit des Gesichtes, Kopfschmerzen, Kreuzschmerzen, Übelkeit. 14. 4. Ödeme, Erbrechen, Oligurie, kein Eiweiß. 14. 4. Aufnahme. Mäßige Ödeme. Blutdruck 160/90 mm Hg. RN 41 mg$^0/_0$. Sediment rote Blutkörperchen und Zylinder. Alb. 0. Subjektiv: Kopfschmerzen, Übelkeit, Erbrechen.

16. 4. Blutdruck 148/90. RN 54 mg$^0/_0$. Lumbalpunktion: Druck 280 mm H_2O. Erleichterung. Alb. 0.

17. 4. Blutdruck 142/85. RN 69 mg$^0/_0$.

19. 4. Blutdruck 140/90. RN 30 mg$^0/_0$. Gewicht 68,3 kg.

21. 4. Kopfschmerz, Erbrechen. Alb. 0. Rote Blutkörperchen +.

23. 4. Blutdruck 140/90. RN 26 mg$^0/_0$. Subjektiv symptomfrei.

7. 5. Blutdruck 125/85, RN 25 mg$^0/_0$. Zylinder +, Gewicht 61,4 kg. Rote Blutk. +.

22. 5. Blutdruck 115/75. RN 12,4 mg$^0/_0$ geheilt entlassen.

Vergleiche auch den Fall von Kylin S. 1293.

Auch typische Kriegsnephritiden sind beobachtet worden ohne Eiweißausscheidung im Harn, aber mit Ödem und Blutdrucksteigerung (Nonnenbruch, His, Guggenheimer, Franke). Gerhardt hat ebenfalls über einen Fall berichtet, der typisch mit Ödem, vorzugsweise im Gesicht, Oligurie, Blutdrucksteigerung, Kreuz- und Kopfschmerzen erkrankte, bei Bettruhe und Flüssigkeitsbeschränkung das Ödem rasch ausschwemmte und sich in einem Vierteljahre gut erholte, und der dabei zwar zeitweise spärliche Zylinder, aber nie (er kam am zweiten Tag zur Beobachtung) Eiweiß ausschied (vgl. S. 444 und das Beispiel von Nonnenbruch S. 1293).

Diese Beobachtungen von hypertonischer und hydropischer, aber analbuminurischer Nephritis sind, ebenso wie gleichartige Beobachtungen bei der Eklampsieniere theoretisch von großer Bedeutung. Sie beweisen geradezu, daß das Wesen der Erkrankung in der allgemeinen Gefäßkontraktion besteht, von der die (organische) Nierenerkrankung nur eine, nicht einmal obligatorische, Teilerscheinung zu sein scheint.

Sie sprechen ferner dagegen, daß jene noch nicht genau definierbare Dysfunktion der Niere, die wir heute für die allgemeine hämatogene Gefäßkontraktion, d. h. für das Auftreten pressorischer Stoffe im Blute verantwortlich machen zu dürfen glauben, in einer „Entzündung" besteht.

Die Harnmenge ist im Beginn der diffusen Nephritis regelmäßig vermindert, auch dann, wenn keine deutliche Ödembereitschaft besteht. Diese Einschränkung der Harnabsonderung ist ein Frühsymptom und kann sehr hohe Grade erreichen, so daß in 24 Stunden nur wenige hundert Kubikzentimeter oder noch weniger abgesondert werden. In ganz schweren Fällen tritt vollständige Anurie ein, die nur selten spontan wieder weicht und ohne aktives Eingreifen fast stets das Schicksal der Kranken besiegelt.

Je niedriger das spezifische Gewicht bei kleinen Harnmengen, um so schwerer die Nierenschädigung; hohe spezifische Gewichte bei Oligurie sprechen mehr für eine extrarenal bedingte Wasserretention. Gerade bei ganz frischen Fällen sind spezifische Gewichte von 1030 und darüber nicht selten und prognostisch günstig. Sie zeigen an, daß die Tubuli trotz der Glomerulisperre noch voll leistungsfähig sind, und daß noch keine Niereninsuffizienz und — bei nicht gar zu starker Verminderung der Harnmenge — auch keine gefährliche Schlackenretention besteht.

Nykturie wird auf Befragen häufig als Frühsymptom angegeben und ist wohl durch Nachlassen der allgemeinen Gefäßkontraktion im Schlafe und nächtliche Resorption von Ödem bedingt. Sie kann aber vielleicht auch schon das Zeichen einer permanenten Tubulidiurese sein.

Der Nachturin ist bisweilen heller und blutärmer als der des Tages.

Bisweilen gibt ein sehr lästiger Harndrang und die häufige und schmerzhafte Entleerung geringer Mengen dem Kranken Veranlassung, seine Aufmerksamkeit dem Urin zuzuwenden und dessen rote oder schwarze Farbe zu entdecken.

Die Harnfarbstoffe sind im akuten Stadium der Nephritis noch erhalten, auffallend ist nur die Armut des Harnes an Urobilin und Urobilinogen, trotz bestehender kardialer Stauungserscheinungen.

Sediment: Der Harn ist stets sauer und trübe. Das Sediment enthält neben Blutkörperchen, die meist fragmentiert oder ausgelaugt erscheinen, nur selten Mikrokokken, meist — auch kulturell — keine solchen, regelmäßig Leukozyten, häufig Nierenepithelien und im ganz akuten Stadium vorwiegend hyaline — oder auch gar keine — Zylinder. Bei längerer Dauer der Asphyxie und stärkerer Miterkrankung des Epithels treten auch zahlreiche und häufig verfettete Nierenepithelien auf. Wenn diese sich — was immer eine mehrwöchentliche Krankheitsdauer voraussetzt — mit doppeltbrechendem Lipoid beladen, so ist das ein Zeichen, daß sich sekundär stärkere degenerative Prozesse am Parenchym entwickelt haben. Das beweist aber durchaus nicht immer, daß das Stadium der Heilbarkeit versäumt, die Nephritis „chronisch" geworden ist. Denn auch in diesem Spätstadium kann noch vollständige Wiederherstellung erfolgen.

Noch weniger ist es möglich, „durch einen Blick" in das Polarisationsmikroskop eine mehrere Wochen alte Nephritis von einer primären chronischen Nephrose zu unterscheiden.

Die Lipoide können schon in der 2. Woche des akuten, noch heilbaren Stadiums der Nephritis auftreten (Knack). In einem zur Autopsie gekommenen Falle von Kriegsnephritis fanden Kollert und Finger 9 Tage nach dem Auftreten der initialen Hämaturie bereits eine ziemlich große Menge Lipoide im Zupfpräparat der Nieren.

Nierenfunktion: Die Gesamtleistung der Niere wird bei der frischen akuten diffusen Glomerulonephritis oder -ischämie nur selten so schwer beeinträchtigt, daß ein höherer Grad von Niereninsuffizienz eintritt. Das ist um so bemerkenswerter, als darüber kaum ein Zweifel sein kann, daß die Funktion aller — oder fast aller — Glomeruli im akuten Stadium der Blutleere ausgeschaltet sein muß. Ich wenigstens kann mir beim Anblick des histologischen Bildes nicht vorstellen, daß die — geschwollenen — Deckepithelien der erythrozytenleeren Glomeruli, selbst wenn eine Durchströmung derselben in langen Pausen stattfindet, noch die Fähigkeit haben, Wasser zu sezernieren, und für eine Filtration so großer Mengen Glomerulusharnes, wie sie die Rückresorptionstheorie verlangt, dürfte weder die Zahl der jeweils durchbluteten Glomeruli, noch die Größe des Plasmastromes genügen. Wenn es also im ersten Frühstadium nur selten zu wirklicher Niereninsuffizienz mit hochgradiger Stickstoffretention kommt, so kann das wohl nur daran liegen, daß die Tubuli auch bei ausgeschalteten Glomeruli eine Zeitlang ihre Höchstleistung vollbringen können.

Trotzdem kann es infolge Abnahme der Harnmenge zu einer ungenügenden Schlackenausscheidung mit Retention kommen.

Über den Grad der im einzelnen Falle bestehenden Ausscheidungsinsuffizienz gibt die RN- oder Harnstoff-Bestimmung im Blute eine sichere Auskunft. Leichte Erhöhungen von 50—100 mg in 100 Blut sind bei der akuten Nephritis nicht selten.

In etwa 10% unserer Fälle sind Werte über 100 mg gefunden worden. Bruns fand bei der Kriegsnephritis in 21 Fällen 9mal Werte über 50 mg, 5mal 100—150 mg Bromlauge-N im Stadium der Ödembildung. Der höchste RN-Wert, den Volhard und Fahr bei einem zur Ausheilung kommenden Falle beobachtet haben, war 195 mg $\%$, unser höchster U+-Wert seitdem (bei ausheilender akuter diffuser Nephritis ohne Komplikationen) 274 mg$\%$.

Einen ungefähren Anhaltspunkt für den Grad der Funktionsstörung gibt das Verhältnis von Harnmenge zum spez. Gewicht (vgl. S. 171).

Die Ambardsche Konstante, in einer Gruppe von 37 Fällen bestimmt, war nur bei 8 Fällen normal, in 19 Fällen bis 0,2, in 10 Fällen zwischen 0,3 und 0,5.

Es ist also jeder Grad von Schädigung der Tubulifunktion allein durch ungenügende Blutstromgeschwindigkeit in den intertubulären (kollateral durchbluteten?) Kapillaren möglich. Es ist unter diesen Umständen von besonderem Interesse, festzustellen, was die Tubuli bei Ausschaltung fast aller Glomeruli für sich allein günstigenfalls leisten können. Maßgebend dafür ist der Grad der höchsten erreichbaren Konzentration und Stickstoffausscheidung.

Die Harnkonzentration hängt aber wiederum von verschiedenen Umständen ab, z. B. von dem Angebot an Wasser neben den Feststoffen, und dies wieder nicht nur von der Zufuhr, sondern auch von dem Grade der Ödembereitschaft. Da die frischen Ödeme der ganz akuten Nephritiden große Bereitwilligkeit zeigen, bei Trockenkost sich zu entleeren, so kann man die Höchstleistung der Tubuli erst dann feststellen, wenn diese extrarenalen Faktoren möglichst ausgeschaltet sind, durch Einschränkung der Flüssigkeitszufuhr bis zur wirklichen Abnahme der Harnmenge. Dann aber kann man sich davon überzeugen, daß in manchen Fällen die Tubulileistung eine erstaunlich gute ist, und recht ansehnliche Harnkonzentrationen bis 1030 z. B. beobachten.

Auch die prozentuale Stickstoff- und Chlorausscheidung kann normale Werte erreichen.

Die Chlorausscheidung ist aber, wie schon mehrfach erwähnt, in besonders hohem Maße von der Ödembereitschaft abhängig, viel mehr als die N-Ausscheidung. Um so mehr muß die Fähigkeit der Tubuli bewundert werden, ohne Glomeruli NaCl-Konzentrationen über 1%, ja bis 2% zu liefern.

Gewöhnlich leidet aber bald die Fähigkeit der Konzentration, und die spez. Gewichte entsprechen meist nicht den herabgesetzten Harnmengen. Es kommt nicht nur zu N-Retention, sondern auch zu einer Erhöhung des Kochsalzspiegels im Blute; von einer „prompten Ausscheidung der mineralischen Bestandteile" (Falta) ist also in vielen Fällen nicht die Rede.

Wir fanden in 58 Fällen 9mal normale Werte von 560—600 mg, 7mal Werte unter 500 mg, 41mal Werte über 600 mg, 8mal Werte über 700 mg, 2mal Werte über 800 mg NaCl im Serum.

Eine Gegenüberstellung dieser erhöhten Kochsalzwerte mit den übrigen Blutwerten ist nicht ohne Interesse, sie zeigt keinerlei Parallelismus der verschiedenen Retentionen. Ödem bestand in allen Fällen der folgenden Zusammenstellung:

Tabelle.

Name	NaCl	RN	Kreatinin	Cholest.	Indikan	U+	Ambard
M. H.	819	57,7	—	—	—	—	—
P. F.	836	30,9	0,97	100	—	—	—
M.	713	26,2	1,3	—	—	—	—
M. M.	702	139,5	—	—	+	—	—
J. P.	785	37,9	0,6	140	—	—	—
J. R.	714	54,3	1,3	—	+	—	—
S. Sch. . . .	795	26	—	120	—	—	—
H. Sch. . . .	719	80,5	9,7	200	—	97,1	0,4
J. T.	740	67,2	1,2	—	+	—	—
K. W.	737	58,3	—	—	—	96,3	0,38

Auch die Purinkörper werden bei der akuten Nephritis schlecht ausgeschieden. Mit am frühesten und relativ stark wird die Harnsäure retiniert. v. Monakow hat zuerst darauf aufmerksam gemacht. Seine Zahlen sind folgende:

	Ödem	Blutdruck	RN mg%	NaCl mg%	U– mg%
Stud., 24 J., akute diff. Nephr.	+	185 : 110	45	645	8,8
Ausgeher, 34 J., „ „ „	+	180 : 90	32	660	8,7
Stud., 26 J., „ „ „		160—120 : 80	32	570	6,5

Die gleichen Werte 7,6, 8,0, 8,4, 8,6 haben wir auch beobachtet.

Auch mäßige, bisweilen sehr erhebliche Erhöhungen des Kreatininspiegels im Blute kommen vor, und auch hier kommt eine gewisse Unabhängigkeit der Teilfunktionen untereinander in dem verschiedenen Grade ihrer Störung bei der akuten Nephritis zum Ausdruck, während wir bei den Endstadien die einzelnen Partialfunktionen viel gleichmäßiger und gleichsinnig gestört finden.

Die Ausscheidungsinsuffizienz der akuten Nephritis unterscheidet sich aber noch in einem anderen, viel wesentlicheren Punkte von der Niereninsuffizienz bei der Schrumpfniere, nämlich in dem Verhalten der Niere gegen die aromatischen Gruppen, die vorwiegend der Eiweißfäulnis im Darme entstammen.

Wie mein Mitarbeiter Becher gezeigt hat, läßt die akut erkrankte Niere die aromatischen Verbindungen gut durch, auch dann, wenn sie die intermediären Eiweißschlacken, Harnstoff und Harnsäure erheblich retiniert.

Man findet selten eine Indikanvermehrung im Blute, und wenn, nur eine schwach positive Reaktion; ebenso ist die von Becher angegebene Xanthoproteinreaktion, die Aufschluß über die Menge der retinierten Phenole und Phenolabkömmlinge gibt (vgl. S. 128), auch bei hohen Blut-U⁺-Werten negativ oder ganz schwach positiv, während bei der Schrumpfniere schon bei niedrigeren U⁺-Werten beide Proben stark positiv auszufallen pflegen.

Im akuten Stadium der diffusen Nephritis verhält sich die Niere also sehr ähnlich wie die Stauungsniere, bei der auch durch starke Abnahme der Harnmenge N-Retention vorkommt ohne Retention der Darmfäulnisprodukte. Das gleiche gilt von der Phenolrotausscheidung. Sie kann bei der Stauungsniere wie bei der akuten Nephritis sehr schlecht ausfallen, trotz gut erhaltenem Konzentrationsvermögen, lediglich infolge der Oligurie und der Ödeme.

Keith und Thomson fanden sie bei den rasch ausheilenden Fällen von Kriegsnephritis ungestört, bei den nicht ausheilenden vermindert.

Nur bei vollständiger Anurie oder höchstgradiger Oligurie steigen die Blutphenole und die intermediären Eiweißschlacken parallel an, oder aber dann, wenn eine akute Nephritis isosthenurisch wird, was meist bedeutet, daß sie ungeheilt in subakuter Verlaufsart in das Endstadium der — noch großen — „Schrumpfniere" übergegangen ist.

Der durch Protoplasmaarmut ausgezeichnete insuffiziente Nierenrest verhält sich also wesentlich anders als die insuffiziente akute Nephritis, bei der der Protoplasmabestand der Tubuli und damit die Fähigkeit der Konzentration mehr oder weniger erhalten bleibt; und dieser Unterschied ist von großer Bedeutung für die Frage der echten Urämie. Er gibt uns eine Erklärung dafür, warum bei der akuten Nephritis so selten echt urämische Erscheinungen auftreten (vgl. S. 192). Daß die Schädigung der Tubuli keine tiefgehende ist, sondern nur auf die auch im besten Falle erhebliche Verlangsamung und Einschränkung des Kapillarkreislaufes zurückzuführen ist, ergibt sich auch daraus, daß unmittelbar nach Wiedereinsetzen der Glomerulidurchblutung oft normale spez. Gewichte und normale N- und NaCl-Konzentrationen erzwungen werden können, falls die Glomeruli-Ischämie nicht zu lange gedauert hat.

Weitaus am schwersten ist bei jeder akuten ischämischen Glomeruliausschaltung das Wasserausscheidungsvermögen gestört.

Aber auch hier ist es erstaunlich, was die Tubuli ohne Glomeruli leisten können. Es ist die seltene Ausnahme, daß die Harnmenge bedrohlich sinkt, eine gewisse auch beträchtliche Verminderung ist die Regel, aber diese ist auch wiederum zum Teil auf den extrarenalen Faktor der Ödembereitschaft zurückzuführen. Wenn wir diesen möglichst durch unsere Diät, z. B. salz- und stickstoffarme Trockenkost oder Hunger und Durst ausschalten, so ist in manchen Fällen eine höchst bemerkenswerte, die Norm fast erreichende Harnmenge festzustellen. Und doch ist auch in diesen Fällen das Wasserausscheidungsvermögen erheblich geschädigt, nur ist die Schädigung nicht so offensichtlich, und sie wird darum gerade bei ödemarmen Kranken mit leidlicher Diurese leicht übersehen. Daß aber die Tubuli bei Ausschaltung der Glomeruli der Aufgabe der Wasserabscheidung trotz leidlicher Diurese nicht voll gewachsen sind, geht daraus hervor, daß sich in kurzer Zeit eine um so stärkere Hydrämie ausbildet, je weniger der Kranke zu Ödemen neigt, und je mehr er an Flüssigkeit zuführt. Das, was diese Insuffizienz der Tubuli für die Wasserausscheidung charakterisiert und ausmacht, ist ihr Unvermögen, rasch große Wassermengen dem langsam vorbeifließenden Blute zu entnehmen und sich dem Zeitmaß der Flüssigkeitszufuhr anzupassen. Die Variabilität nach der Richtung der Wasserausscheidung fehlt und muß fehlen, weil das Tubulusepithel schon in gesunden Tagen bei normaler Blutversorgung darauf nicht eingerichtet ist (vgl. S. 77). Wir werden uns daher nicht wundern können, wenn die Kanälchen auch die Nacht zu Hilfe nehmen müssen (Nykturie), und wenn die Kranken schon bei normaler, wie viel mehr bei reichlicher Flüssigkeitszufuhr schwere Beklemmungserscheinungen und alle Anzeichen der Herzschwäche und -überdehnung bekommen, die bei Absetzen der Flüssigkeitszufuhr sofort weichen.

Das gleiche gilt auch dann, wenn wir die Fiktion der Glomeruli,,ausschaltung" nicht so wörtlich nehmen, sondern den in ihrer Durchblutung schwer beeinträchtigten Glomeruli noch eine Wasserausscheidung zutrauen. Dann fehlt die Möglichkeit der Anpassung deshalb, weil die Sondereinrichtung, die eine starke Steigerung der Durchblutung ermöglicht, aus kardiovaskulären Gründen versagt.

Den gleichen schädlichen hydrämiebefördernden Einfluß haben wir von jeder größeren, die Ausscheidungsgeschwindigkeit übersteigenden Salzzufuhr zu erwarten; es ist daher ganz zu widerraten, ich möchte sogar sagen, unzulässig, die Nierenfunktion im akuten Stadium der diffusen Glomeruli-Ischämie durch Kochsalzbelastung zu prüfen. Man kann durch Salzbelastung in diesen Fällen zweifellos schwer schaden, sei es durch Steigerung der Ödeme oder der Hydrämie, und eine ernste Gefährdung des Herzens oder eine eklamptische Urämie hervorrufen, während eine Harnstoffbelastung unschädlich ist.

Im akuten Stadium kommt alles auf rascheste Heilung an, und alle Funktionsproben durch Belastung sind, selbst wenn sie unschädlich sind, von Übel, wenn sie Zeit kosten und sich nicht ganz in den Heilplan einfügen; und das tut nur die Konzentrations- und unter bestimmten Voraussetzungen die Wasserprobe.

Das steht in schroffem Widerspruche zu unserer Angabe, daß gerade das Wasser bei der Tubulidiurese (oder Glomeruliischämie) schlecht, d. h. viel zu langsam ausgeschieden wird und nicht nur dem Herzen, sondern auch vermutlich dem Protoplasmabestand der Niere (vgl. S. 83 und 187) unzuträglich ist.

Diese Bedenken sind durchaus berechtigt, und daher sind Vorsichtsmaßregeln nötig. Es gibt in der Tat kein besseres Mittel, die Beklemmungserscheinungen und die Herzgefahr bei diesen hypertonischen und hydrämischen Kranken
zu steigern oder zu beseitigen, als durch Steigerung oder Herabsetzung der
Flüssigkeitszufuhr.

Wir vermeiden daher einige Tage die Wasser- (und Nahrungs-) Zufuhr möglichst ganz und sehen danach oft rasch alle bedrohlichen Erscheinungen von
seiten des Herzens und des Gehirnes schwinden und in ganz frischen Fällen
auch eine rapide Abnahme der Ödeme eintreten.

Jetzt erst kann man ohne Gefahr es wagen, eine Probe zu machen, wie sich
das Wasserausscheidungsvermögen der Niere nach ischämischer Ausschaltung
der Glomeruli verhält.

Dabei stellt sich in ganz frischen Fällen bisweilen ein höchst überraschendes
Ergebnis heraus:

Man sollte schon nach dem voraufgehenden Befunde der Hydrämie und
den Beklemmungserscheinungen, die durch häufige Flüssigkeitszufuhr ausgelöst
werden, einen denkbar schlechten Ausfall des Wasserversuches erwarten.
Statt dessen können wir bei einmaliger plötzlicher Überschwemmung mit $1^{1}/_{2}$ Liter
Wasser in Form des nüchtern angestellten Wasserversuches bisweilen — durchaus
nicht immer — eine ganz vortreffliche Wasserausscheidung finden mit großen
halbstündigen Einzelportionen und überschießender Gesamtausscheidung und
außerdem bei dem anschließenden Konzentrationsversuche alsbald eine sehr
gute Konzentration. Aber nicht nur das, sondern mit Einsetzen der zur
Probe künstlich hervorgerufenen Harnflut tritt plötzlich eine Wendung im
ganzen Krankheitsbilde ein. Der Blutdruck kehrt zur Norm zurück, etwaige
noch bestehende Ödeme entleeren sich rasch vollständig, und die Krankheit
heilt bald ab.

Dieser überraschende Ausfall des Wasserversuches beweist also nicht
etwa, daß wir die Leistungsfähigkeit der Tubuli unterschätzt oder die Durchblutungsstörung der Glomeruli überschätzt hatten, sondern er beweist, daß
die zu diagnostischen Zwecken unternommene Wasserbelastung einen unerwarteten Heileffekt ausgeübt und das pathogene Moment, die Ischämie der
Glomeruli sozusagen mit einem Schlage beseitigt hat. Und nunmehr erweist sich die Funktion sowohl von Glomeruli wie von Tubuli als ausgezeichnet;
beide sind sofort nach Wiederherstellung der Durchblutung wieder imstande,
ihre Sonder- und Höchstleistung zu vollbringen.

Das ist nicht nur von großer praktischer Bedeutung, sondern auch von
theoretischem Interesse. Daß eine schwere Schädigung des Wasserausscheidungsvermögens besteht und vor Anstellung des Wasserversuches bestand, beweist
ja die deutliche Hydrämie bei ödemarmen Fällen. Wenn nun nach Beseitigung der Hydrämie durch vollständige Flüssigkeitsentziehung allein durch
eine einmalige große Wassergabe mit einem Schlage das Wasserabscheidungsvermögen sich nicht nur bessert, sondern geradezu als normal herausstellt, so
geht daraus doch fast mit der Sicherheit eines Experimentes hervor, daß

1. die vorherige schwere Insuffizienz nicht auf einer schweren „Entzündung",
einer „Endokapillaritis", sondern nur auf einer Störung der Durchblutung
beruht haben kann, und

2. daß die — nicht etwa vermutete, sondern autoptisch stets gefundene —
Blutleere der Glomeruli funktionell und nicht organisch bedingt gewesen
sein muß.

Einen so günstigen Ausfall der Wasserprobe, die wir grundsätzlich erst nach
Abklingen der Ödembereitschaft, nach Abnahme der Blutdrucksteigerung und
damit der Herzgefahr anstellen, können wir selbstverständlich nur in solchen

Fällen erwarten, die rechtzeitig, noch ganz frisch, in Behandlung kommen. In anderen, älteren und darum meist schwereren Fällen kann der Wasserversuch denkbar schlecht ausfallen. Wir brauchen uns nur die histologischen Vorgänge ins Gedächtnis zurückzurufen, um zu verstehen, daß bei einer längeren Dauer der Blutleere und stärkeren Ausbildung der — konsekutiven — Endothelwucherung in den Glomerulikapillaren neben den funktionellen nunmehr auch organische Hindernisse für den Blutstrom bestehen, die nicht so einfach und glatt aus dem Wege zu räumen sind. Die Wiederherstellung erfolgt langsamer, und die Wasserprobe gibt uns einen guten Aufschluß darüber, wieweit sich die Durchblutung und damit die Funktionsmöglichkeit der Glomeruli wiederhergestellt hat.

Daß für die Beurteilung der Grad der noch etwa bestehenden Ödembereitschaft berücksichtigt werden und neben der Dauer der Ausscheidung besonders die Steilheit des Diureseanstieges beobachtet werden muß, wurde schon mehrfach erwähnt.

Der Wasserversuch fällt also ganz schlecht aus:

1. In Fällen mit starker Wassersucht, in denen die Ödembereitschaft, d. h. die abnorme Durchlässigkeit der peripheren Kapillaren ein rasches Wasserangebot an die Niere verhindert. Man kann dem etwas durch Hochlagerung der Beine begegnen oder durch die Hinzufügung eines Diuretikums zum Wasserversuch. Es kann aber auch bei sehr hochgradiger Ödembereitschaft vorkommen, daß ein Diuretikum der Xanthinreihe in umgekehrtem Sinne wirkt und die Gefäßdurchlässigkeit steigert. Wir warten daher mit dem Wasserversuch, bis die Ödemresorption gut in Gang gekommen ist.

2. In nicht mehr ganz frischen Fällen, auch ohne Ödembereitschaft, in denen es noch nicht oder nicht mehr gelingt, den Glomeruliverschluß zu sprengen.

3. In frischen, aber sehr schweren oligurischen oder anurischen Fällen auch ohne Ödembereitschaft.

Nur in solchen Fällen ohne stärkere Ödembereitschaft läßt der Wasserversuch mit Sicherheit erkennen, wie schwer die Funktion der Glomeruli geschädigt ist.

Die Prüfung der Konzentrationsfähigkeit bei Einschränkung der Flüssigkeitszufuhr ist eine sehr wertvolle Ergänzung des Wasserversuches. Beide Proben fallen häufig gleichsinnig aus und gestatten ein gutes Urteil über das Fortschreiten der Besserung und der Wiederherstellung der Nierenfunktion. Bei sehr guter Wasserausscheidung hat eine Störung der Konzentration weniger zu bedeuten. Bei schlechtem Ausfall des Wasserversuches kann eine leidlich gute Konzentration noch eine annähernd ausreichende Schlackenausfuhr garantieren. Starke Herabsetzung der Konzentration und starke Schädigung des Wasserausscheidungsvermögens sind beweisend für Niereninsuffizienz; und wenn dieses ominöse Verhalten sich nicht ändert, bessert, so erweckt das den Verdacht, daß schon die rückbildungsunfähigen Veränderungen der nicht mehr heilbaren subakuten Verlaufsart vorliegen, d. h. eine schwere extrakapillare Nephritis mit schlechter Prognose (vgl. Volhard und Fahr, Fall XVI und XVII S. 140 und 141).

Die folgende Tabelle enthält noch vier Beispiele für den Ausfall des Wasser- und Konzentrationsversuches.

Bei 1 ist der Ausfall des Wasserversuches schon wieder ganz, des Konzentrationsversuches fast normal; bei 2 ist die Wasserausscheidung etwas verzögert, die Konzentration geschädigt; 3 und 4 stammen von ein und demselben Falle: bei 3 fällt der Wasserversuch sehr schlecht, der Konzentrationsversuch nicht gut aus; bei 4 ist die Wasserausscheidung, wenn auch die größte Einzelportion mit 350 noch zu wünschen übrig läßt (Schweiß?), in zwei Stunden beendet, also nicht verzögert, die Konzentration noch deutlich beeinträchtigt.

In solchen Fällen von schlechtem Konzentrationsvermögen bei guter Wasserausscheidung handelt es sich um eine Rekonvaleszentenhyposthenurie. Wir haben sie nicht selten in der Abheilungsperiode schwererer Nephritiden beobachtet. Sie scheint mit Vorliebe dann aufzutreten, wenn die Tubuli längere Zeit vorwiegend die Sekretionsarbeit zu leisten hatten und insbesondere dann, wenn ihnen bezüglich der Wasserabscheidung im Stadium der Glomeruliausschaltung zuviel zugemutet wurde. Vielleicht ist diese vorübergehende Konzentrationsbeschränkung auf einen Protoplasmaverlust der Tubulusepithelien zurückzuführen, dessen Wiederanbildung allerdings auffallend viel Zeit braucht im Gegensatz zu der raschen Regeneration bei der Quecksilbernekrose.

| Zeit | Von 1500 ccm Wasser, nüchtern von 7—8 Uhr getrunken, werden ausgeschieden: | | | | | | Derselbe Fall wie 3. 6 Wochen später | |
	1. Ausfall normal		2. verzögert		3. schlecht		4. besser	
8 Uhr	145	1008	100	1015	50	1018	300	1006
$8^1/_2$	524	1002	60	1015			250	1002
9	352	1001	250	1004	50	1018	350	1002
$9^1/_2$	310	1002	300	1003			265	1001
10	184	1003	100	1006	50	1016	165	1002
$10^1/_2$	50	1066			60	1016	40	1004
11	25 ⎫		100	1011			45	1006
$11^1/_2$	20 ⎬	1010					40	1007
12	20 ⎭		60	1015	55	1016	20	
	1630	1004	970	1010	265	$1017^1/_3$	1475	1004

Konzentration:

Zeit	1.		2.		3.		4.	
3	60 ⎫	1017	60	1021	80	1017	Höchste Konz. 1019	
5	18 ⎭		80	1017	130	1013		
7	22	1026	150	1015	90	1018		
9			40	1019	116	1016		
12	28 ⎫		50	1018	200	1017		
Nachts	20 ⎬	1027	60	1017	200	$1018^2/_3$		
7	32 ⎭		70	1015	100	1017		
			510		950	1017		

1.	2.	3.	4.
Nephritis nach Angina im Abklingen. BD 90 mm, Alb. im Konz.-Vers. 2 $^0/_{00}$. Erythrozyten +	Nephritis nach Angina. BD 160 mm, Alb. 4 $^0/_{00}$. Makrosk. Sang. +	Nephritis nach Angina. BD 144 mm. Alb. $^1/_4$ $^0/_{00}$. Makrosk. Sang. +	MitKonzentrationsbeschränkung entlassen Aug. 1912. 1913 gesund vorgestellt

Es wäre aber auch möglich, daß diese Rekonvaleszentenhyposthenurie vaskulär, durch Tonusverlust der Nierengefäße (?) zustande kommt.

Für die erstere Auffassung ließe sich vielleicht verwerten, daß Zondek auch bei manchen Rekonvaleszenten nach Nephritis die eigenartige reziproke Beziehung zwischen NaCl- und N-Ausscheidung beobachtet hat, die ich auf S. 189 beschrieben habe: bei N-Belastung geht die NaCl-Ausscheidung, bei NaCl-Belastung die Stickstoffausscheidung zurück.

Eine echte, auch bei Trockenkost anhaltende Zwangspolyurie, die man vielleicht im Sinne von Schlayer auf eine Übererregbarkeit der geschädigten Nierengefäße hätte zurückführen können, haben wir weder im akuten Stadium der diffusen Nephritis, noch bei ihrer Abheilung gesehen, und kaum je trotz sehr zahlreicher Versuche eine vermehrte Anspruchsfähigkeit auf Diuresereize.

Die Milchzucker- und Jodausscheidung. Die Milchzuckerausscheidung ist bei den akuten diffusen Glomerulonephritiden regelmäßig verlängert; der Grad der Ausscheidungsverlängerung variiert in weiten Grenzen. Bei einem sehr schnell abheilenden Falle fand mein Mitarbeiter Keller z. B. die Elimination von 81% des Zuckers bereits in sechs Stunden beendet, bei einem sehr schweren, zum Tode führenden Falle dagegen zeigte sich die Ausscheidungsfähigkeit der Niere für Milchzucker aufs schwerste geschädigt. Es erschien überhaupt kein Zucker im Harn. In erster Linie ist also wohl, wie es Schlayer angibt, der Zustand der Nierengefäße (ihre „Funktion"? oder der Grad der Nierendurchblutung?) für den Ausfall der Milchzuckerprobe maßgebend. Wir halten es aber doch für sehr wahrscheinlich, daß daneben auch der extrarenale Faktor der Ödembereitschaft nicht unbeträchtliche Einflüsse auszuüben vermag. In der Eliminationsdauer treten sie weniger zutage als in der quantitativen Ausscheidung. Die stark ödematösen Fälle weichen in dieser Beziehung ganz deutlich von den weniger ödematösen ab. Bei leichtem Ödem stellte Keller immer große Zuckermengen im Harn fest, bei starkem Ödem niedere (32,15%), wenn nur die Ödemtendenz tatsächlich noch in ausgesprochenem Maße bestand und die Kranken sich nicht bereits in voller Entwässerung befanden. In diesen Fällen waren die wiedergefundenen Milchzuckermengen wieder hoch. In jedem Falle wird aber durch die Verzögerung der Milchzuckerausscheidung die Beteiligung der Nierengefäße bestätigt. Diese ergibt sich jedoch auch schon aus der Hypertension und der Neigung zu Hämaturie. Die Auffassung der Fälle wird somit durch die Anstellung des Milchzuckerversuches nicht gefördert. Im Gegenteil:

Die akuten diffusen Glomerulonephritiden unterscheiden sich nach dem Ausfall des Milchzuckerversuches weder von den herdförmigen Nephritiden noch von den Nephrosen, noch von den Sklerosen, wovon später die Rede sein wird, ja nicht einmal von den leichten, praktisch sicher bedeutungslosen „Schädigungen" der Niere nach Infektionskrankheiten, die in der Rekonvaleszenz nach Frank und Behrenroth eine Verlängerung der Milchzuckerausscheidung aufweisen.

Ein weiterer schwerwiegender Nachteil der funktionellen Prüfung mit Hilfe des Milchzuckerversuches besteht darin, daß die intravenöse Milchzuckerinjektion trotz aller Kautelen gerade bei den akuten diffusen, vielleicht in noch erhöhtem Maße bei den infektiösen herdförmigen Glomerulonephritiden, eine schädigende Wirkung auszuüben vermag, weshalb wir von der weiteren Ausführung von Milchzuckerversuchen gänzlich Abstand genommen haben. Die schädliche Wirkung der intravenösen Einverleibung von Milchzucker zeigt sich in einer kurze Zeit nach der Injektion auftretenden Verstärkung der Hämaturie, die von Stunde zu Stunde zunehmend, die allerhöchsten Grade erreichen und oft viele Tage, ja Wochen anhalten kann. Wenn dabei Allgemeinerscheinungen und Fieber fehlen, wenn andere Kranke die gleiche Lösung anstandslos vertragen, so kann man als Ursache dieses unliebsamen Effektes Verunreinigung der benutzten Lösung durch lebende oder tote Keime wohl ausschließen. Überdies trat die Hämaturie immer nur bei Glomerulitiden auf, nie bei andersartigen Fällen, selbst wenn es bei diesen, wie dies ja selbst bei subtilster Bereitung der Milchzuckerlösungen nicht immer ganz vermeidbar ist, vereinzelt einmal zu Fieber, Schüttelfrost und sonstigen recht heftigen Reaktionen kommt. Das fabrikmäßig hergestellte Milchzuckerpräparat „Renovaskulin", das in zugeschmolzenen Gläsern neuerdings im Handel erschienen ist, scheint — soweit schimmelfrei — ganz gut vertragen zu werden.

Aus dem Ausfall der Jodprobe einen Schluß auf eine Lokalisation der Erkrankung, z. B. in den Tubuli zu ziehen, erscheint uns ebenfalls nicht gerechtfertigt, nachdem sich bei den schwersten Formen „tubulärer Nephritis", unseren Nephrosen, eine gute Jodausscheidung, allerdings auch eine gute Tubulifunktion findet. Dazu kommt, daß bei den „vaskulären, d. h. bei den diffusen Glomerulonephritiden bisweilen eine starke Verlängerung der Jodausscheidung bis zu 80 und 100 Stunden beobachtet wird, ohne daß wir Veranlassung haben, etwa eine besonders starke Miterkrankung der Tubuli anzunehmen.

Keller fand z. B. in einem schweren Falle, der vier Monate zur Ausheilung brauchte, am Ende der ersten Woche im schwer ödematösen Stadium 0,5 Jodkali nach 60 Stunden ausgeschieden. In der siebenten Woche, als alle Ödeme verschwunden waren, betrug die Dauer der Jodausscheidung 54 Stunden, in der 11. Woche 90 und 97 Stunden, und das zu einer Zeit, in der der Blutdruck zur Norm abgefallen, die Albuminurie auf Spuren zurückgegangen war. Einen Monat später war die Jodausscheidung wieder in 60 Stunden beendet.

In einem anderen Falle leichtester Scharlachnephritis, der in 14 Tagen vollständig ausgeheilt war, wurde das Jod auf der Höhe der Erkrankung in 67 Stunden, gegen Ende in 61 Stunden ausgeschieden.

Auch eine Gleichsinnigkeit zwischen NaCl- und Jodausscheidung ließ sich nicht feststellen. Bei der Nephrose fanden wir sehr herabgesetzte NaCl-Ausscheidung bei guter Jodausscheidung, — was für unsere Auffassung von extrarenal bedingter NaCl-Retention spricht —; bei den Nephritiden sieht man gute NaCl- und schlechte Jodausscheidung, z. B. wurde bei einer NaCl-Konzentration von 1% das Jod in einem Falle in 79 Stunden, in einem anderen in 81 Stunden ausgeschieden.

Nach unseren Erfahrungen sind langanhaltende, stabile, eiweißarme Ödeme und hochgradige Albuminurie neben dem Sedimentbefund (Lipoide) viel sicherere Anzeichen einer starken Miterkrankung der Epithelien als die Verlängerung der Jodausscheidung. Denn diese „funktionelle" Methode kann negativ ausfallen, wenn die Tubuli schwer erkrankt sind, und positiv, wenn die Erkrankung sich auf die Glomeruli bzw. die Gefäße beschränkt.

Häufig ist bei Störung der Konzentrationsfähigkeit die Jodausscheidung verlängert, aber nicht regelmäßig. Jedenfalls bessert sich in der Regel mit Ausheilung der Nephritis auch die Jodausscheidung, sie kann sich aber auch dann wieder herstellen, wenn der Fall nicht ausheilt, sondern in das chronische Stadium übergeht.

Urämie. Die eklamptische Urämie (vgl. Abschnitt V, S. 551 u. 581) kommt ziemlich häufig, besonders bei jugendlichen Individuen, die echte Urämie sehr selten bei dem akuten Stadium der diffusen Glomerulonephritis zur Beobachtung, und zwar nur dann, wenn mehrtägige Anurie oder eine ihr praktisch gleichkommende höchstgradige Oligurie besteht.

Wir nehmen an, daß dies mit der oben erwähnten Tatsache zusammenhängt, daß bei der akuten Nephritis die aromatischen Produkte und Phenole auch dann gut ausgeschieden werden, wenn die intermediären Eiweißspaltprodukte stark zurückgehalten werden (vgl. S. 1287).

Das Auftreten der eklamptischen Urämie ist in diametralem Gegensatz zur echten Urämie von der Schwere der Nierenerscheinungen, dem Grade der Retention, insbesondere der Höhe des Reststickstoffes und von der Diurese völlig unabhängig. Die Krampfurämie kommt auch bei recht leichten Formen, die rasch zu voller Ausheilung gelangen, zur Beobachtung, und sowohl bei schlechter wie bei guter Diurese, ja sogar nicht selten gerade in dem Augenblicke, in dem die Aufsaugung der Ergüsse beginnt, was mit dem gleichzeitigen Ansteigen des Blutdruckes und der Hydrämie zusammenhängen mag. In anderen Fällen sinkt die Harnmenge zugleich mit dem Auftreten der pseudourämischen Erscheinungen. Besonders bemerkenswert ist, daß die Krampfurämie auch ganz ohne Erscheinungen von seiten der Nieren auftreten kann.

Nonnenbruch hat über einen Fall von Kriegsnephritis ohne Nephritis berichtet, mit Ödem und Blutdrucksteigerung bis 170 mm Hg, der nach einigen Tagen der Beobachtung einen pseudourämischen Krampfanfall bekam, ohne daß jemals Eiweiß im Urin aufgetreten war. Kylin sah einen Knaben, der wegen Verdacht auf Meningitis in die Ohrenabteilung des Krankenhauses eingeliefert worden war. Er war an Krampfanfällen, Umnachtung und Kopfschmerzen erkrankt. Die Lumbalpunktion ergab eine Drucksteigerung. Eiweiß fehlte im Urin und trat nebst roten Blutkörperchen erst nach mehreren Tagen auf, wodurch die Diagnose gesichert wurde.

Mäßige Grade von Hydrops im Verein mit Neigung zu stärkerer Blutdrucksteigerung disponieren zu eklamptischer Urämie. Sie bleibt gewöhnlich aus bei ganz fehlender und bei sehr hochgradiger Ödembereitschaft, wie sie die „Mischformen" mit sekundärer Parenchymdegeneration aufweisen.

Die Vorliebe der Jugendlichen für die eklamptische Urämie stimmt gut zu der Angabe von Reichardt, daß das kindliche Gehirn eine abnorm große Neigung zeigt, sich auf irgendwelche pathologischen Reize hin zu vergrößern bzw. anzuschwellen.

In der Regel geht eine Extrasteigerung des Blutdruckes dem eklamptischen Syndrom voraus (vgl. S. 591).

Als Vorboten sind besonders Kopfschmerzen mit oder ohne Erbrechen, Amaurose, Unruhe, bei Kindern Unleidlichkeit, Widerspenstigkeit, zu erwähnen, ferner Gähnen (als Zeichen einer Hirnanämie) und eine prämonitorische Steigerung der Reflexe, insbesondere das Auftreten des Babinskischen Phänomens (Curschmann).

Es versteht sich von selbst, daß die eklamptischen Phänomene sich auch zu einer Niereninsuffizienz hinzugesellen und ausnahmsweise mit echter Urämie zusammen vorkommen können (vgl. Volhard und Fahr, Fall XXIV. S. 177), und daß diese Kombination die an sich durchaus gute Prognose der eklamptischen Urämie sehr trübt.

Als Beispiele für die eklamptische Urämie ohne Stickstoffretention sind in unserem Atlas (Volhard und Fahr) auf S. 134 und 136 die Fälle X und XII mitgeteilt.

Augenhintergrund: Die Pathogenese der merkwürdigen Fernwirkung der hypertonischen Nierenerkrankungen auf das Auge wurde schon S. 609 und 698 besprochen.

Bei höheren Graden und längerer Dauer der allgemeinen Gefäßkontraktion, als deren Teilerscheinung wir die Nierenischämie angesprochen haben, kommt es schon im akuten, noch heilbaren Stadium der diffusen Nephritis wie bei der Schwangerschaftsniere zu sehr charakteristischen Augenhintergrundsveränderungen, und zwar kann man hier alle Stadien der Ischämie und ihre Folgen gut beobachten.

Je nach dem Grade der Ischämie erscheinen die Arterien nur blasser, die Venen stärker gefüllt als normal; oder aber die Arterien erscheinen auch dünner, die Venen stärker gestaut und geschlängelt. Dann heben sich die Arterien vom Untergrunde kaum ab und werden erst wieder deutlicher sichtbar, wenn die Ischämie noch höhere Grade erreicht und die Arterien fast ganz blutleer erscheinend eine mehr weiße Farbe annehmen. Die Verdünnung des Kalibers ist an den größeren Arterien deutlich zu sehen. Bei noch längerer Dauer der Ischämie erscheinen die Arterien eingescheidet, als roter Faden von zwei weißen Streifen begleitet.

Die Hintergrundsveränderungen, die ich als Folge dieser Ischämie betrachte, bestehen in einem leichten Ödem; ein hauchartiger Schleier liegt über der Papille und ihrer Umgebung, der rote Ton bekommt eine grauliche Färbung, die Grenze zwischen Papille und Umgebung erscheint verwaschen. In manchen Fällen weist eine starke Prominenz des Sehnervenkopfes, die ganz dem Bilde der Stauungspapille gleichen kann, auf eine Drucksteigerung in der Schädelhöhle hin.

Infolge der Arterienverengerung und der verlangsamten Strömung in den erweiterten Kapillaren, vielleicht auch begünstigt durch die — rückläufige — venöse Stauung, treten radiär gestellte, streifige Blutungen auf, die an das Bild der Thrombose der Vena centralis erinnern. Bei mehrwöchentlicher oder mehrmonatlicher Dauer der Erkrankung nimmt die venöse Hyperämie ab, die arterielle Ischämie zu, und es entwickeln sich die bekannten weißen, oft großfleckigen, bisweilen in breiter Ausdehnung konfluierenden Degenerationsherde der Retinitis albuminurica, die die ganze Umgebung der Papille einnehmen können.

Es ist wichtig, hervorzuheben, daß diese echte Neuroretinitis albuminurica nicht nur bei jeder der drei Verlaufsarten der nicht ausgeheilten Nephritis, sondern auch im noch heilbaren Frühstadium der diffusen Nephritis vorkommt, allerdings nur in schweren Fällen, in denen ein erheblicher Grad von Blutdrucksteigerung besteht oder bestanden hat. Der Befund einer Retinitis albuminurica gestattet daher nicht ohne weiteres, die Prognose schlecht zu stellen; noch weniger ist man berechtigt, aus diesem Befunde zu schließen, daß ihm eine alte, schon chronische Nephritis zugrunde liegen müsse.

Bei den in mein Nierenlazarett verlegten Feldnephritiden von längerer Dauer haben wir schwere Retinitiden gesehen, die sich mit Absinken der Blutdrucksteigerung allmählich wieder zurückbildeten (vgl. Beispiele S. 1458 u. 1460), aber auch vereinzelte Fälle, in denen die Retinaischämie rückbildungsunfähige Veränderungen hinterließ, während die Nierenerkrankung ausheilte.

Ein Beispiel einer sehr früh auftretenden retinalen Beteiligung aus dem Frieden: 40 jähriger Bergmann H. 28. 2. 1921 Schluckbeschwerden, nach 8 Tagen vorüber. 9. 3. 1921. Atembeschwerden beim Gehen, am nächsten Tage Beine stark geschwollen. 15. 3. Stiche links hinten und Kreuzbeingegend. 19. 3. Kliniksaufnahme. Befund: Starke Ödeme, Hydrothorax, Aszites. Herz nach rechts 2 Querfinger verbreitert, lautes systolisches Geräusch an der Mitralis, Puls gespannt, 70. Leber handbreit den Rippenbogen überragend. Blutdruck **211** mm Hg. Venendruck 220 mm H_2O. Albumen 1 $^0/_{00}$, Sediment: Erythrozyten +, viel gekörnte Nierenepithelien.

Kapillaren am Nagelfalz geschlängelt, arterielle Schenkel verengt, Übergänge breit, Strömung feinkörnig, diskontinuierlich, verlangsamt.

Augenhintergrund: Arterien beiderseits deutlich verengt, Kaliberschwankungen, besonders eng links die nach oben innen und außen ziehenden Arterien. Neben diesen beiden Arterien je ein feiner grauweißer Herd; beiderseits zirkumpapilläre Retina ödematös getrübt.

Blut: 20. 3. RN 44 mg $^0/_0$, U+ 56,4, Kreatinin 1,2, NaCl 665 mg $^0/_0$, Indikan —. Nach Fasten- und Durstkur Abklingen der Ödeme und der Blutdrucksteigerung.

31. 3. Wasserstoß: größte Halbstundenportion 400 in der 2. Stunde, in 4 Stunden 1850 ccm.

30. 4. Konzentration 1028.

23. 3. Blutdruck 160 mm Hg. Ven. Druck 143 mm H_2O, Kapillardr. 160 mm H_2O.

 5. 4.   ,,   119 ,,   ,,   ,,   ,, 120 ,,   ,,   ,,   220—230 ,,

11. 5.   ,,   125 ,,   ,,   ,,   ,,   38 ,,   ,,   ,,   250 mm H_2O.

Kapillaren 11. 5.: venöse und arterielle Schenkel gleich weit, Strömung kontinuierlich. Retinitis verschwunden; geheilt und eiweißfrei entlassen.

Allgemeinsymptome. Das Allgemeinbefinden ist meist gestört, aber in einer so wenig charakteristischen Weise, daß die Ursache oft verkannt wird, wenn nicht Ödem auf die Niere hinweist. Müdigkeit und Abgeschlagenheit, Appetitlosigkeit, gesteigerter Durst werden oft geklagt, kommen aber auch oft im Verlaufe der Grundkrankheit, einer „Influenza" oder „Erkältung", nach einer Angina vor und werden nur zu leicht auf verzögerte Genesung bezogen oder für Bleichsuchtserscheinungen gehalten. Oft melden sich schon früh die gleichfalls leicht zu verkennenden Erscheinungen von seiten des Herzens, Stechen auf der Brust, Hustenreiz, Luftmangel, besonders bei Bewegung oder beim Hinlegen.

Zu Beginn kann sehr heftiges Erbrechen auftreten, in manchen Fällen gewiß ausgelöst von der akuten Leberstauung wie beim Diphtherieherz. Erbrechen, Stuhlverhaltung und Meteorismus mögen wohl auch reflektorisch (durch die Spannung der Nierenkapsel?) ausgelöst werden und dem hartnäckigen Erbrechen und der spastischen Obstipation an die Seite zu stellen sein, die bei reflektorischer Anurie durch Stein oder akute Nierenschwellung (Glaukoma renis) beobachtet werden. Häufiger ist das Erbrechen aber wohl, zumal wenn schon Gesichtsödem besteht, zerebral bedingt und dann im akuten Stadium fast stets von Kopfschmerz begleitet und als eklamptisches Äquivalent zu betrachten.

R. Schmidt macht darauf aufmerksam, daß Wadenkrämpfe und Hinterhauptkopfschmerz mit Vorliebe des Nachts auftreten, und daß Kopfschmerz selbst im „urämischen Stadium" fehlen könne.

Schmerzen in der Nierengegend werden sehr häufig, bei berufstätigen Männern fast regelmäßig angegeben, auch Harnzwang und häufiger Harndrang kommen vor.

Zum Glück für die Kranken stellt sich in vielen, leider nicht in allen Fällen bald entweder Ödem, insbesondere des Gesichtes oder der Füße, oder eine auch dem Laien auffallende Dunkelfärbung des Harnes ein, oder beide Symptome, die ihn auf sein Leiden aufmerksam machen. Der Beginn kann aber subjektiv so unmerklich sein, daß selbst erhebliche Ödeme an den unteren Gliedmaßen vom Kranken übersehen oder nicht beachtet werden.

Fieber und Frost kommen vor, sind aber wohl ebenso und vielleicht mit mehr Recht wie die nicht selten zu beobachtende Milzschwellung eher auf die infektiöse Grundkrankheit, beim Scharlach z. B. auf die Lymphadenitis, als auf die Nephritis zu beziehen; wenigstens können auch schwere Fälle von Nephritis ganz fieberlos verlaufen.

Man kann also unmöglich generell behaupten, daß sich die Nephritis durch die „Allgemeinerscheinungen einer Infektionskrankheit" auszeichnet. Aber begreiflicherweise kann das typische Bild, das vom Infekt gewöhnlich nichts mehr erkennen läßt, verwischt und überwuchert werden durch den „infektiösen Einschlag", der nicht nur die Hämaturie gewaltig steigern, sondern auch in den Allgemeinerscheinungen die Führung übernehmen kann.

Kollert hat unter seinen 80 akuten diffusen Nephritiden 16 dauernd afebrile, 23 meist afebrile Kranke, die aber manchmal auch subfebrile Temperaturen haben (bis 37,3 axillar), 14 dauernd subfebrile, 11 zeitweise hochfebrile, 5 Kranke, bei denen afebrile und febrile Perioden wechseln, 11 zuerst febril gewesene, die allmählich vollständig afebril wurden. Kollert betont das häufige Auftreten leichter Temperaturen, um zu beweisen, daß, im Gegensatz zu meiner Annahme einer „postinfektiösen" Reaktion der Niere, oft bei der Nephritis Zeichen für eine noch vorhandene Infektion zu finden sind, was von mir nicht bestritten wird. Ich trete auch seinem Schlusse bei, daß „der Temperaturmessung bei akuter Nierenentzündung Bedeutung für Ätiologie, Klinik und Prognose zukommt". Ich lege nur Wert auf die Tatsache, daß auch diffuse Nephritiden ganz fieberlos verlaufen können, weil das zu der Annahme einer echten „Entzündung" der Niere schlecht paßt, wo schon eine akute Entzündung des Nierenbeckens hohes Fieber zu machen pflegt.

Man hat neuerdings auch die Häufigkeit der Milzschwellung als Beweis für die infektiöse Ätiologie, insbesondere der Feldnephritis, in Anspruch genommen.

Da sich die Milzschwellung — ich sehe ganz ab von ihrer Häufigkeit bei Kriegsteilnehmern überhaupt — bei der diffusen Nephritis sehr häufig mit Leberschwellung vergesellschaftet, so liegt auch die Möglichkeit vor, beide auf den kardialen Einschlag im Krankheitsbilde zu beziehen, d. h. auf die akute Überfüllung des venösen Kreislaufes, die sich sehr häufig nachweisen läßt und mit deutlicher pathologischer Erhöhung des Venendruckes einhergeht.

Jungmann hat eine starke fettige Degeneration der Leber bei Sektionen von Kriegsnephritis gefunden, was an ähnliche Befunde bei der (angiospastischen) Eklampsieleber erinnert.

Auch über Störungen der Leberfunktion ist berichtet worden (Bauer, Franke). Jungmann schließt aus der Milzschwellung und den Leberveränderungen auf eine infektiöse Allgemeinerkrankung.

Auch Lichtwitz meint, es handle sich nicht um Stauung, sondern um „parenchymatöse Entzündungen", die die gleiche Ätiologie haben wie der Nierenprozeß.

Blutungen: Heftiges Nasenbluten kommt gelegentlich und auch als Frühsymptom vor. Stärkere Blutaustritte in Haut und Schleimhäute, wie sie bei manchen chronischen Nephritiden auftreten, sind bei den akuten Formen meist nicht auf die Nephritis, sondern auf die ihr zugrunde liegende Allgemeinkrankheit (Sepsis, Peliosis rheumatica usw.) zu beziehen.

Grahe hat auf Hör- und Gleichgewichtsstörungen bei Nephritis aufmerksam gemacht. Bei 33 Nephritiskranken fanden sich in 82% Hörstörungen, die häufig, aber nicht immer von dem Vorhandensein und dem Grad der Ödeme abhängig sind. Die Hörstörungen sind zentral bedingt und unabhängig von der Art des Nierenleidens. Bei Einengung der oberen Tongrenze heilt die Nephritis nicht aus. Gleichgewichtsstörungen (Unter-, Übererregbarkeit, Dissoziation von kalorischem und rotatorischem Reizeffekt) fanden sich bei 56%; sie sind ebenfalls zentral bedingt und von der Art des Nierenleidens unabhängig. Anatomisch fanden sich unabhängig von der Höhe des Blutdruckes frische sub finem oder post mortem erfolgte Blutaustritte in die Zellen des Warzenfortsatzes, ins Mittelohr und den inneren Gehörgang, nur vereinzelt ältere Blutaustritte.

Diagnose und Beginn der akuten Nephritis.

Frühzeitige Diagnose ist — vielleicht abgesehen von der Ruhr und der Blinddarmentzündung — bei keiner anderen akuten Krankheit so wichtig wie bei der akuten diffusen Nephritis, denn davon hängt, wenigstens in den schweren Fällen, allein die Vorhersage ab. Nur die zum Grundsatz erhobene Gewohnheit, bei jedem Kranken den Urin auf Eiweiß zu untersuchen, schützt den Arzt vor dem folgenschweren Ereignis, daß eine Nephritis übersehen oder zu spät erkannt wird. Leider hat der Arzt nicht selten gar nicht die Möglichkeit, die Diagnose früh genug zu stellen, weil der Kranke infolge des unmerklichen Beginnes des Leidens schon zu spät ärztliche Hilfe nachsucht. Denn unglücklicherweise fehlen bisweilen alle subjektiven Symptome.

Unter den klinischen Beispielen des Atlas zeigt Fall XXIV (Volhard und Fahr S. 177), wie eine schwerste (extrakapilläre) Nephritis ganz symptomlos verlief und vom Patienten so wenig beachtet wurde, daß er bis zum Auftreten einer tödlichen Niereninsuffizienz, d. h. bis acht Tage vor seinem Tode, in seinem Berufe als Modellschreiner weiterarbeitete.

Der Beginn der diffusen Nephritis ist nicht einheitlich. Als typisch für die im Anschluß an Infektionskrankheiten entstehende Nephritis ist eine „Inkubationszeit" von ein bis drei Wochen anzusehen. Beim Scharlach ist dieses verspätete Auftreten im Verlauf der dritten Woche nach der Infektion ja ganz bekannt. Hier kann man, da die Kranken während der Rekonvaleszenz in Behandlung stehen und tägliche Urinkontrolle wohl nirgends unterlassen wird, den Tag des Beginnes genau bestimmen und beobachten, daß z. B. ein leichtes

Ödem schon am ersten Tage der Nephritis, d. h. an dem Tage erscheint, an welchem zum ersten Male Albumen im Harn auftritt.

Dem Auftreten der Nephritis können andere Störungen der Rekonvaleszenz im Sinne des zweiten Krankseins, Rezidiv der Angina, vor allem Drüsenschwellung, ferner Fieberanstieg, Otitis media, vorangehen, sie kann aber auch aus heiterem Himmel eintreten und mit Ödem, mit Hämaturie oder gar mit Anurie oder Eklampsie beginnen.

Als „prämonitorisches" Zeichen der drohenden Scharlachnephritis wird von R. C. Kemp auf Grund einer Beobachtung von Thomson angegeben:

1. Ein plötzliches Sinken des spezifischen Gewichtes ohne Eiweiß und Formelemente. (Das mag mit der von Gluczinski festgestellten Beobachtung zusammenhängen, daß eine Achlorurie der Albuminurie voraufgeht, und jene wiederum dürfte dem Stadium des Präödems entsprechen.)

2. Dem Fallen des spezifischen Gewichtes folgt ein plötzlicher abnormer Anstieg desselben, ebenfalls noch ohne Eiweiß, der das wichtigste Alarmsignal bedeute. (Beginn der Glomeruliischämie?)

3. Eine Vermehrung der Urate.

Noch wichtiger als die Kontrolle des Harnes ist die des Blutdruckes, dessen Anstieg allen übrigen Erscheinungen vorangeht (vgl. S. 443 u. 1212).

Koch hat, wie schon S. 1212 erwähnt, bei unseren Scharlachrekonvaleszenten bei täglicher 3maliger Blutdruckmessung nach Ausschluß der Fälle mit fieberhaften Komplikationen sehr charakteristische Blutdruckkurven erhalten, und zwar einen Anstieg zwischen dem 14. und 20. Tage (nie vor dem 12.). In einem Teil der Fälle war diese Erhöhung nur während 2 oder 3 Messungen eines Tages nachweisbar, in anderen über einige Tage hindurch, oder der Blutdruck zeigte über mehrere Tage auffallende Schwankungen nach oben, die sich deutlich gegen den früheren und späteren Verlauf abhoben.

In den Tagen der Blutdrucksteigerung hat er Eiweiß, seltener Erythrozyten oder Zylinder, manchmal nur in einer einzigen Urinportion, nachweisen können, aber durchaus nicht in jedem Falle. Dagegen hat er niemals — in dieser postinfektiösen Periode — einen krankhaften Urinbefund ohne Blutdrucksteigerung feststellen können. „Es handelt sich somit um lückenlose Übergänge von einfacher, oft schnell abklingender Blutdrucksteigerung bis zu dem Symptomenbild der akuten Glomerulonephritis."

Auch Pospischill und Weiß haben alle möglichen Übergänge zwischen schwerster Nephritis mit Anurie und eklamptischer Urämie und nur fahler Blässe, leichtem Gedunsensein des Gesichtes, Bradykardie, systolischem Herzgeräusch ohne jeden krankhaften Befund oder mit einem solchen in nur einzelnen Urinportionen gesehen. Die letzteren Befunde bezeichnen sie als Formes frustes.

Wir haben Scharlachfälle beobachtet, deren Genesung ohne jede Blutdrucksteigerung in den kritischen Tagen und auch später verlief; diese sind sehr in der Minderzahl. Bei starkem Exanthem haben wir späterhin die Blutdrucksteigerung nie vermißt, wir können aber durchaus nicht sagen, daß sie um so ausgesprochener ist, je stärker das Exanthem war. Auch ein Parallelgehen zwischen dem krankhaften Urinbefund und der Höhe der Blutdrucksteigerung hat sich nicht feststellen lassen; dagegen scheint die zeitliche Dauer der Blutdrucksteigerung für das Zustandekommen eines krankhaften Urinbefundes von Wichtigkeit zu sein.

Als Beispiel gebe ich 3 Kurven aus der Arbeit meines Mitarbeiters und derzeitigen Oberarztes Koch:

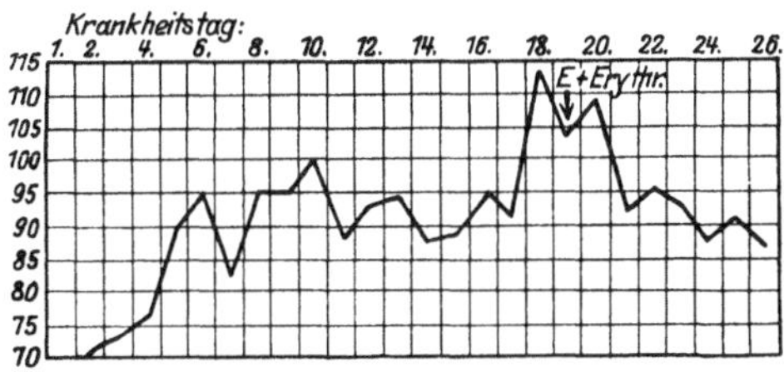

Abb. 131.

Kurve 1: D. R., Oberleutnant, 27 Jahre, typisches Exanthem, Rachen und Tonsillen diffus tiefrot, stark geschwollen, kein Belag. Leukozyten 14 700, Eosinophile am 4. Tage 7%; die ersten Tage im Urin Eiweiß in Spuren, im Sediment Leukozyten und einzelne Epithelien. Am 5. Tage Entfieberung, am 8. Tage Beginn der Schuppung. Am 18. Tage Blutdruckanstieg. Am 19. in allen Urinportionen Eiweiß in Spuren, im Sediment vereinzelte Erythrozyten und Leukozyten, am 20. in allen Urinportionen Eiweiß negativ, Sediment unverändert, am 21. o. B.

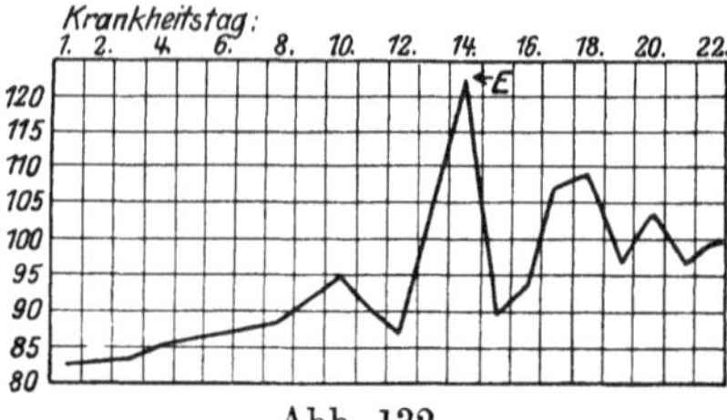

Abb. 132.

Kurve 2: W. Ch., Lernschwester, 19 Jahre, erkrankt an Schluckbeschwerden und Fieber bis 39,5, kein Exanthem, geringe Rötung des Rachens, kein Belag. 2 weitere Stubengenossen von ihr sind am Tage vorher an typischem Scharlachexanthem erkrankt. Am 4. Tage Fieber zur Norm, Leukozyten 18 900, Eosinophile $6^0/_0$, Eiweiß stets negativ, im Katheterurin wenig Leukozyten und Epithelien. Am 8. Tage deutliches Schuppen an Rücken und Brust, sich großlammellös in den nächsten Tagen über den ganzen Körper ausbreitend. Am 14. Tage Blutdruckanstieg. Am 15. in 3 Urinportionen Eiweiß in Spuren, im Sediment vereinzelte Leukozyten und Epithelien, keine Erythrozyten. Dann wieder Urin völlig o. B.

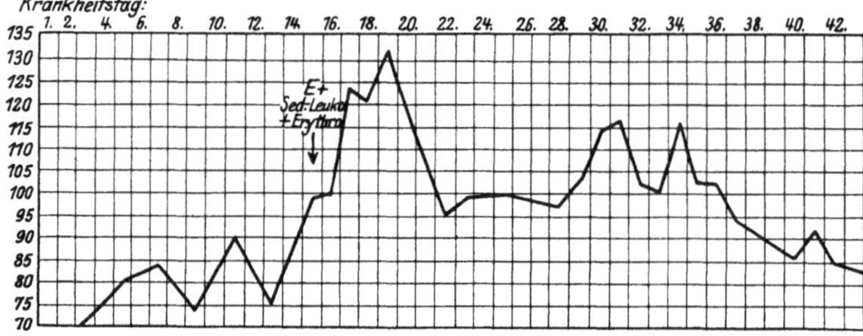

Abb. 133.

Kurve 5: R. Richard, 9 Jahre. Typisches Scharlachexanthem, Angina mit grauweißem Belag. Am 2. Tage Leukozyten 14 200, $5^0/_0$ Eosinophile, am 5. Tage Temperatur zur Norm, am 9. Tage beginnt die Abschuppung am Halse, am 15. Tage Temperatur auf 38 rektal, im Urin Eiweiß positiv, im Sediment massenhaft Erythrozyten, weniger Leukozyten. Am 17. Tage Blutdruckanstieg. Am 18. Tage hyaline und granulierte Zylinder, Ödeme im Gesicht und an den Knöcheln. Am 25. Tage: Ödeme gehen zurück, am 38. Tage im Sediment nur wenig Leukozyten und Erythrozyten und ganz vereinzelte Zylinder, am 45. Tage entlassen mit Spuren Eiweiß im Urin und im Sediment vereinzelt Erythrozyten, Leukozyten und Zylinder. Blutdrucksteigerung und Neigung zu Ödemen verschwunden. Aus F. Koch, Klinische Beobachtungen bei Scharlachnephritis. Z. klin. Med. **102** (1925).

Munk beobachtete eine Krankenschwester, die vom 22. Krankheitstage ab über Kopfschmerz, Mattigkeit, Herzklopfen geklagt hatte; am 24. Tage wurde bei eiweißfreiem Urin ein Blutdruck von 158 mm Hg gemessen, am 25. Tage $2^0/_{00}$ Eiweiß gefunden, das nach zwei Tagen wieder verschwand, während eine gewisse Blutdrucksteigerung noch Monate anhielt.

Rappaport gibt an, daß in $29^0/_0$ der durch Nephritis komplizierten Scharlachfälle ein Ansteigen des Blutdrucks bereits 1—8 Tage vor dem Auftreten des Eiweißes festzustellen war.

Edelmann hat bei 410 scharlachkranken Kindern systematisch Blutdruckmessungen angestellt und bereits in der ersten Woche in $65—70^0/_0$ einen Anstieg des Blutdrucks gefunden, unabhängig von dem ferneren Verlauf. In der zweiten Woche beginnt die Zahl der mit erhöhtem Blutdruck einhergehenden Fälle rapid zu sinken. Bei den mit Nephritis einhergehenden Fällen bleibt dieses Absinken aus. Mit Beginn der dritten Woche und bis zum Ende fängt die Zahl der Fälle mit erhöhtem Blutdruck wieder an zu steigen und erreicht insgesamt $70^0/_0$, bei den mit Nephritis komplizierten Fällen $80—90^0/_0$, hier fällt besonders der hohe Prozentsatz der mit scharf ausgeprägtem Anstieg des Blutdrucks, d. h. 20 bis 30 mm Hg über die Norm, einhergehenden Fälle auf.

Bisweilen läßt sich das auffallende Intervall zwischen Infektion und Auftreten der Nephritis auch bei der Anginanephritis beobachten. Bei einer

Krankenschwester z. B., die eine abszedierende Angina durchgemacht hatte, war der Urin, als sie 14 Tage nach Beginn der Erkrankung geheilt entlassen wurde, noch frei von Albumen. Zehn Tage später, also nach etwa dreiwöchentlichem Intervall, setzte die Nephritis mit leichten Knöchelödemen, Herzklopfen, Atemnot und Husten ein. Auch bei zwei Fällen von Impetigonephritis sahen wir die Nephritis erst 14 Tage nach der Infektion auftreten.

Ein ähnliches Beispiel findet sich bei Kollert: 49jährige Kranke. 21. 1. 25 Halsschmerzen, Temperatur bis 39⁰. Nach 8 Tagen wesentliche Besserung. Steht auf, fühlt sich ganz wohl. Am 5. 2. Ödem, Kopf-, Kreuzschmerzen, Appetitlosigkeit, schlechtes Sehen. 17. 2. Blutdruck 200. Hämaturie. Alb. $^1/_2^0/_{00}$. 4. 3. Blutdruck 115. Bei der Kranken fand man die Tonsillen zwar klein, aber bindegewebig verändert, in der rechten Mandel bestand Verdacht auf einen alten Abszeß. Ferner war eine Nebenhöhleneiterung wahrscheinlich (Dr. Suchanek). Vom Beginne der Beobachtung an (17. 2.) bis zum 24. 2. war Patientin dauernd subfebril bis 37,4; während dieser Zeit sank der Blutdruck von 200 auf 125 mm. Nun folgte eine fieberlose Zeit (24. 2. bis 16. 3.), der Blutdruck sank zunächst weiter bis 115, stieg aber allmählich wieder bis 160. Der ursprünglich erhöhte Reststickstoff (80 mg) wurde während dieser Zeit normal (26 mg). Ab 23. 7. aber ist Patientin wieder leicht subfebril.

Kollert verwertet diese Beobachtung gegen die Annahme einer „postinfektiösen" Nephritis, weil die Tonsillitis in milder Form weiter besteht. Da er aber selbst von einer serologischen Umstellung und der Interferenz zweier Immunitätsprozesse spricht, so ist darin schon enthalten, daß nicht der ursprüngliche akute Infekt, sondern die immunbiologische Reaktion auf diesen für das — verspätete — Einsetzen der Nephritis verantwortlich zu machen ist.

Gewöhnlich bleibt der Beginn der Nephritis unbekannt. Wenn man den Beginn der Nephritis vom Auftreten der Ödeme ab datiert, so kann man öfter ein Intervall von ein, zwei und drei Wochen zwischen Angina und Nephritis konstatieren. In anderen Fällen aber fehlt dieses Intervall und die Nephritis tritt unter Ödem und Hämaturie schon in wenigen Tagen nach Beginn der Infektion ein. Zum Beispiel wurde in einem Falle von Halsentzündung mit Abszeß schon am zweiten Tage der tiefrote Urin vom Kranken bemerkt, am fünften Tage die Nierenentzündung konstatiert und Blutdrucksteigerung von 149 mm Hg festgestellt. Oft nehmen die Symptome rasch zu. In wenigen Tagen oder gar in Stunden kann sich das ganze Bild der Nephritis, insbesondere der eklamptischen Urämie entwickeln.

In anderen Fällen ist der Beginn gerade entgegengesetzt, ganz schleichend, wie bei der Nephrose.

Ein solcher Fall, der auch sonst klinisch und histologisch ganz als Nephritis mit nephrotischem Einschlag imponierte, ist im Atlas auf Seite 142 mitgeteilt (Volhard und Fahr, Fall XVIII).

In einem anderen Falle begann zehn Tage nach einer Handverletzung die Nephritis mit Schmerzen im Kreuz. Erst nach weiteren acht Tagen trat Schwellung des Gesichtes und wieder eine Woche später erst Erbrechen auf.

In allen diesen Fällen bekannter Ätiologie ist es Pflicht des Arztes, auf die Gefahr hin, unzählige Male sich vergeblich zu bemühen, den Kranken fortlaufend unter Kontrolle zu halten und seinen Urin, noch besser auch seinen Blutdruck, drei Wochen lang häufig zu untersuchen, genau wie beim Scharlach, auch dann, wenn die Angina oder die kleine eiternde Wunde längst abgeheilt und der Kranke wieder zu seiner Berufstätigkeit zurückgekehrt ist.

Die sog. Erkältungsnephritiden zeigen ebenfalls große Verschiedenheiten des Beginnes. Bald tritt die Wassersucht ganz plötzlich, fast über Nacht nach einer unzweideutigen Kälte- oder Nässeeinwirkung auf (vgl. S. 1250), bald ganz schleichend. Die Kranken — wir haben das besonders oft auch bei der Feldnephritis gesehen — geben an, schon Tage oder Wochen lang Müdigkeit, Atemnot, sogar abendliche Anschwellungen der Füße bemerkt zu haben, bevor sie sich entschlossen, sich krank zu melden.

Kollert erwähnt, daß zahlreichen Kranken mit Kriegsnephritis längere Zeit vor Ausbruch der schweren Krankheitserscheinungen eine vermehrte Harnmenge und Pollakisurie aufgefallen sei, aber ohne Reizerscheinungen, die etwa auf Zystitis hätten schließen lassen.

Neißer hat die Aufmerksamkeit besonders auf solche Zustände von „Pränephritis" gelenkt, Fälle mit Neigung zur Wasser- und Kochsalzretention, auf- und abschwankender Ödemneigung, Spuren von Eiweiß. Mahomed hat schon von einem präalbuminurischen Stadium der Nephritis gesprochen (vgl. S. 1204).

Naturgemäß laufen Fälle mit großer Neigung zu Wassersucht weniger Gefahr, übersehen zu werden.

Um so größer ist die Gefahr bei ganz schleichend beginnenden Fällen unbekannter Ätiologie mit den unbestimmten Allgemeinsymptomen, unter denen beim Erwachsenen Müdigkeit und Atemnot an erster Stelle stehen.

Bei Kindern können die ersten Krankheitserscheinungen ebenso uncharakteristisch sein wie bei der Nephrose, Verdrießlichkeit, Abnahme der Spiellust, Müdigkeit, Abnahme des Appetits, Zunahme des Durstes usw.

Ein Knabe unserer Beobachtung fiel bei der wöchentlichen Wägung im Internat nur durch die plötzliche starke und fortschreitende Gewichtszunahme auf, und es dauerte 4 Wochen, bis diese als Wassersucht erkannt und die Albuminurie entdeckt wurde.

Umgekehrt kommen Fälle vor, die gerade wegen des plötzlichen Ausbrechens schwerster Krankheitserscheinungen nicht als Nephritis erkannt werden, z. B. wenn die Krankheit sofort mit alarmierenden Hirnerscheinungen, heftigsten Kopfschmerzen oder gleich mit eleptiformen Krämpfen einsetzt oder mit perakuter Kreislaufschwäche und Lungenödem, oder mit den dyspeptischen Erscheinungen rasch zunehmender Niereninsuffizienz.

Da bleibt nichts anderes übrig als in jedem verdächtigen wie unverdächtigen Falle reflektorisch nach dem Blutdruckmesser zu greifen, den Harn zu untersuchen und die 24 stündige Menge desselben zu messen.

Dabei ist nicht zu vergessen, daß Eiweiß im Harne im Anfang, ja sogar dauernd fehlen kann (vgl. S. 1284), doch ist dann fast immer ein positiver Sedimentbefund zu erheben.

Für die

Differentialdiagnose

ist die Blutdrucksteigerung das führende Zeichen.

Eine febrile Albuminurie ist keine Nephritis, keine Ischämie der Niere; sie beruht wahrscheinlich auch auf einer Azidose, aber nicht auf einer ischämischen Azidose des Nierengewebes. Sie verläuft ohne Blutdrucksteigerung, in der Regel ohne Hämaturie und zeichnet sich durch gute Nierenfunktion und Fehlen aller Erscheinungen von hydrämischer Plethora oder Wassersucht aus. Sind solche neben Blutdrucksteigerung vorhanden, so ist eine diffuse Nephritis auch dann anzunehmen, wenn Eiweiß oder Blut im Harne fehlt.

Wenn die Blutdrucksteigerung vorhanden oder auch nur angedeutet ist, dann scheidet die Annahme einer reinen infektiösen Herdnephritis ebenso aus wie die einer primären Parenchymdegeneration, auch dann, wenn im ersteren Falle die Hämaturie, im letzteren der nephrotische Einschlag ganz im Vordergrunde des Bildes steht (vgl. Differentialdiagnose der Nephrose S. 1134 und der Herdnephritis S. 1517).

Eine Herdnephritis scheidet ebenfalls aus, wenn die geringste Spur von renaler — nicht anders zu erklärender — Wassersucht vorhanden ist, auch dann, wenn die Blutdrucksteigerung fehlt.

Am schwersten zu beurteilen sind Fälle von Albuminurie mit oder ohne Hämaturie, bei denen sowohl die Ödembereitschaft wie die Blutdrucksteigerung fehlt. Hier ist dann auch — sicherheitshalber — eine diffuse und keine Herdnephritis anzunehmen, wenn die Harnmenge erheblich vermindert, das Wasserausscheidungsvermögen stark beeinträchtigt ist. Es kann allerdings auch bei Infekt- oder interstitieller Herdnephritis zu Nierenschwellung mit starker Einschränkung der Harnmenge bis zur Anurie kommen.

Die Blässe, das Ödem oder nur die Gedunsenheit des Gesichtes sind fast pathognomonisch für diffuse Nephritis und lassen die akute Hochdruckstauung meist sofort unterscheiden von einer gewöhnlichen Herzinsuffizienz. Nur bei der Diphtherie- und Scharlachmyokarditis kommen ähnliche Bilder von blasser Herzinsuffizienz, toxischer (?) Gesichtsschwellung (vgl. S. 324) und schmerzhafter Leberstauung mit Erbrechen — aber ohne Blutdrucksteigerung vor.

Wenn aber eine essentielle Hypertension infolge von Herzinsuffizienz an zunehmender Wassersucht und chronischer Hochdruckstauung erkrankt, dann ist es bisweilen ganz unmöglich, im Beginn der Erkrankung eine akute Hochdruckstauung bei diffuser Nephritis auszuschließen, wenn nicht ein großes Herz auf die längere Dauer der Blutdrucksteigerung und eine rote Gesichtsfarbe auf den anderen Mechanismus des Hochdrucks hinweist. Und erst eine „Kombinationsform", d. h. eine maligne Sklerose mit subakutem Verlauf zur Niereninsuffizienz (große genuine Schrumpfniere) kann einer akuten Nephritis zum Verwechseln ähnlich sehen, und, wenn nicht ein sehr hoher diastolischer Blutdruck und eine deutliche Herzhypertrophie mit hartem hebendem Spitzenstoß auf die längere Dauer der Blutdrucksteigerung hinweist, von jener klinisch nicht zu unterscheiden sein.

Denn auch bei der akuten Nephritis mit erheblicher Blutdrucksteigerung können sich die Arterien hart und dick anfühlen und geschlängelt sein.

Moschkowitz hat darauf aufmerksam gemacht, daß in solchen Fällen oft die irrige Diagnose juvenile oder präsenile Arteriosklerose gestellt wird, oder die der Kombination einer solchen mit akuter Nephritis, oder die einer akuten Exazerbation einer chronischen Nephritis mit schlechter Prognose. Wenn dann Besserung eintritt und der Blutdruck sinkt, so fühlen sich die Arterien noch eine Zeitlang verdickt an und werden erst nach Wochen normal. Dieses sich verdickt Anfühlen der Arterien beruhe zum Teil auf der Blutdrucksteigerung, mehr noch auf der Muskularishypertrophie.

Die Hämaturie ist nicht entscheidend; sie kann im Frühstadium einer Nephritis ganz, sogar mikroskopisch fehlen, bei der herzinsuffizienten Hypertension und gar erst bei der subakut verlaufenden genuinen Schrumpfniere vorhanden sein.

Die Hauptsymptome der akuten diffusen Nephritis sind kurz zusammengefaßt, subjektiv: Müdigkeit, Atemnot, Kopfschmerz, Nierenschmerz, Harnbeschwerden; objektiv: Blutdrucksteigerung, Gesichtsödem, Verminderung der Harnmenge, Albuminurie, Hämaturie, Zylindrurie.

Verlauf der akuten diffusen Nephritis.

Es kommen drei Verlaufsmöglichkeiten vor:
1. Der Ausgang in Heilung.
2. Die Krankheit heilt nicht aus, sie wird „chronisch".
3. Der tödliche Ausgang.

1. Die große Mehrzahl der Fälle von akuter diffuser Glomerulonephritis kommt bei sorgfältiger Behandlung zur Ausheilung.

Wir können in dem zur Heilung führenden Verlaufe drei Phasen unterscheiden:
a) Der Nachlaß der allgemeinen Gefäßkontraktion.
b) Die Wiederherstellung der Nierenfunktion.
c) Das Verschwinden der Albuminurie und Hämaturie.

Die Dauer der beiden letztgenannten Phasen ist um so länger, je länger die Nierenischämie gedauert hat.

Leichte, aber auch recht schwere, nur ganz frische Nephritiden können in wenigen Tagen unter Zunahme der Harnmenge und rascher Abnahme des Körpergewichts die Ödeme und die Blutdrucksteigerung verlieren. Es kommt gar nicht zu einer Störung der Tubulifunktion, und auch die Eiweißausscheidung kann rasch nach etwa 8—14 tägiger Krankheitsdauer verschwinden (vgl. Kurve S. 1327).

Bei schweren (älteren) Fällen, bei denen die Blutdrucksteigerung länger gedauert hat, pflegt nach Beseitigung der Glomerulisperre und Abklingen der Blutdrucksteigerung die Heilung mehrere Wochen zu beanspruchen.

Bei noch schwereren (veralteten) Fällen, in denen die nicht selten geringe Blutdrucksteigerung und die — meist hochgradige — Wassersucht Wochen und Monate gedauert hat — das sind die Fälle mit ausgesprochenem nephrotischem Einschlag und sekundärer Parenchymdegeneration, die Gefahr laufen, den subchronischen Verlauf zur Niereninsuffizienz zu nehmen —, dauert es auch Wochen und Monate, bis der Blutdruck allmählich zur Norm gesunken, die gewöhnlich sehr hochgradige Ödembereitschaft geschwunden ist (vgl. Kurve S. 1328).

In diesen älteren und veralteten Fällen bleibt häufig nach Verschwinden von Blutdrucksteigerung und Ödembereitschaft zunächst ein auffallendes Konzentrationsunvermögen (Tubuliinsuffizienz), eine „Rekonvaleszentenhyposthenurie" (vgl. S. 1290) zurück, die erst nach Wochen oder Monaten verschwindet.

Und es dauert noch länger, viele Monate, bisweilen Jahre, ehe die pathologischen Veränderungen des Harnes verschwinden. Solche Fälle von „mit Defekt ausgeheilten" Nephritiden können auch dauernd eine Eiweißausscheidung, eine „Restabuminurie" zurückbehalten, ohne andere Krankheitserscheinungen aufzuweisen und ohne in ihrer Erwerbsfähigkeit beeinträchtigt zu sein.

Die histologischen Veränderungen, die dieser Restalbuminurie zugrunde liegen, sind begreiflicherweise unbekannt. Wir dürfen annehmen, daß in solchen Fällen — sofern sie auch wirklich unter den Ansprüchen des täglichen Lebens keinerlei Blutdrucksteigerung aufweisen und nicht unter Wiederanstieg des Blutdruckes in eine „chronische" Nephritis = sekundäre Hypertonie übergehen, — eine bleibende, herdweise Schädigung einzelner Glomeruli zurückgeblieben ist. Solche Fälle bilden gewissermaßen den Übergang zu den chronisch gewordenen, d. h. nicht ohne bleibende Nierenschädigung ausgeheilten Herdnephritiden, und sind etwa wie diese zu bewerten.

Wir können also auch bei den ausheilenden Nephritiden wie bei der chronischen (vgl. S. 1348 u. 1361) drei Verlaufsarten unterscheiden, einen raschen, langsamen und sehr langsamen Verlauf dort zur Niereninsuffizienz, hier zur Heilung; und auch hier ist das Tempo des Verlaufes abhängig von Grad und Dauer der primären Nierenischämie, und von dem Zeitpunkt der Wiederherstellung der Glomerulizirkulation. Die Heilung tritt um so rascher und vollständiger ein, je früher es gelingt, die Nierenischämie zu beseitigen, um so langsamer und um so unvollständiger, je später und unvollständiger die Glomerulizirkulation wieder in Gang kommt.

Von einer Heilung, wenn auch von einer unvollständigen, können wir aber nur dann sprechen, wenn kein ischämisierender Faktor, keine diffusen Glomeruli- oder Gefäßveränderungen zurückgeblieben sind, welche eine **sekundäre** (Spät-) **Ischämie,** eine bleibende oder ganz allmählich wieder zunehmende — renal bedingte — Blutdrucksteigerung vermitteln können.

Auch hier gilt als Regel, je früher und zweckmäßiger die Behandlung einsetzt, um so günstiger der Verlauf, um so geringer die Gefahr, daß das Leiden nicht ausheilt, sondern in das chronische Stadium übergeht.

In jedem Falle kann die letzte Phase, das Verschwinden der pathologischen Harnbestandteile, sich unberechenbar in die Länge ziehen, wenn in der Rekonvaleszenz eine Sekundärinfektion der Knäuelschlingen sich hinzugesellt, eine hämorrhagisch-infektiöse Herdnephritis sich auf dem Boden einer abheilenden diffusen Nephritis aufgepfropft.

Diese Komplikation wirkt sich verschieden aus, je nachdem sie noch im Stadium der Krankheit oder erst nach Abklingen derselben eintritt. In letzterem Falle ist sie meist harmlos, stört die wiederhergestellte Nierenfunktion nicht und trübt selbst bei sehr hartnäckiger Hämaturie die Aussichten auf völlige Heilung kaum. Im ersten Falle kann ein Wiederaufflammen des ursprünglichen oder das Hinzutreten eines neuen Infektes den Verlauf sehr ungünstig beeinflussen, selbst wenn unter dem Einfluß des Fiebers der Blutdruck sinkt.

Keith und Thomson haben bei solchen „Relapsen" eine deutliche Abnahme der Wasser-, Harnstoff- und Phenolrotausscheidung und der Chloridkonzentration und einen Anstieg des RN im Blute und Zunahme der Azidose beobachtet. In keinem Fall sahen sie die anfängliche Dyspnoe oder Ödeme wiederkehren.

Es kommt aber auch vor, daß durch eine interkurrente Infektion das ganze Krankheitsbild sich verschlimmert, Ödeme und Blutdrucksteigerung zunehmen oder wiederkehren und daß ein bis dahin günstig erscheinender Verlauf durch einen solchen „Rückfall" ernstlich in Frage gestellt wird.

2. Die Krankheit heilt nicht aus, wenn infolge der Blutleere der Glomeruli und der kleinen Gefäße Reaktionen eintreten, die nicht mehr rückbildungsfähig sind und die pathognomonische — hämatogene — Blutdrucksteigerung unterhalten. Sehr bemerkenswert ist, daß dieser ungünstige Verlauf sich in seltenen, und zwar wie es scheint vorzugsweise in ambulanten (aber auch in falsch behandelten) Fällen schon nach relativ kurzer Krankheitsdauer von wenigen Wochen einstellen, in anderen nach monatelanger Krankheitsdauer ausbleiben kann.

Hier sind die Verlaufsmöglichkeiten wiederum sehr verschieden, es kann das akute hypertonische (hydropische oder nichthydropische) Krankheitsbild unverändert weiter bestehen bleiben, und in stürmischem Verlauf oder nach langem Siechtum mit oder ohne Wassersucht das Endstadium der Niereninsuffizienz erreicht werden.

Es kann die Krankheit scheinbar ausheilen und nach langer oder sehr langer Zeit erst zur Niereninsuffizienz führen (vgl. S. 1374).

Die akute Phase, die sich durch Rückbildungsfähigkeit der Veränderungen auszeichnet, läßt sich klinisch nicht abgrenzen von dem Beginn des Stadiums, in dem die Veränderungen nicht mehr rückbildungsfähig geworden sind. Nach unserer Begriffsbestimmung gehören aber auch die Fälle, die sehr rasch ihre Heilbarkeit einbüßen und unmittelbar an das akute Stadium anschließend in subakutem Verlaufe zugrunde gehen, nicht mehr in das akute Stadium. In diesen Fällen von subakuter Nephritis handelt es sich bereits nach relativ kurzer Dauer der Blutleere infolge des hohen Grades der Gefäßkontraktion meist um schwerste, nicht mehr rückbildungsfähige Veränderungen an der Mehrzahl der zu lange blutleer gebliebenen Glomeruli, ihren Kapseln und den zuführenden Gefäßen (vgl. S. 1349).

Der Verlauf, ob Heilung eintritt oder nicht, d. h. ob rückbildungsunfähige Veränderungen zurückbleiben oder nicht, hängt also wiederum davon ab, ob und wann der Blutkreislauf in der Mehr- oder Minderzahl der Glomeruli sich endgültig und vollständig wieder herstellt; klinisch gesprochen, ob und wann der gesteigerte Blutdruck wieder dauernd zur Norm zurückkehrt.

3. An der Niere sterben im wirklich akuten Stadium nur die sehr seltenen, ganz schweren, zu hochgradiger Oligurie und Anurie führenden Formen. Wir

haben diesen perakuten Verlauf wiederholt gesehen: z. B. bei einer Pneumonie mit Pneumokokkämie, und zwar zu einer Zeit, da wir noch nicht die Dekapsulation anwandten. Die begleitende Nephritis verlief unter hochgradiger Oligurie und Konzentrationsbeschränkung, mit Rest-N-Anstieg von 43 auf 309 mg, innerhalb von 8 Tagen zum Tode. Ferner bei einem Kinde, das erst am 10. Tage der Anurie zur Aufnahme kam und die sofortige Dekapsulation nicht überlebte.

Von den übrigen Gefahren, die der akuten Nephritis drohen, wird gewöhnlich an erster Stelle die eklamptische Urämie genannt. Es wurde schon erwähnt, daß diese mit der Nierenfunktion nichts zu tun hat, und daß sie ganz leichte Fälle mit bester Nierenfunktion über Nacht befallen, schwere mit Störung der Nierenfunktion verschonen kann. Die eklamptische Urämie galt bisher als die häufigste Todesursache der akuten Nephritis und stets als ein lebensbedrohendes Ereignis.

Ihre Gefahr ist heute nur mehr gering (bei Kindern vielleicht etwas höher) einzuschätzen, vorausgesetzt, daß die Möglichkeit rechtzeitiger Behandlung oder Verhütung besteht. Es kommen aber so plötzliche Ausbrüche von eklamptischer Urämie vor, daß der Tod eintreten kann, ehe Hilfe möglich ist.

Dietrich hat einen solchen überraschenden Todesfall aus dem Felde beschrieben, in dem die tödliche Eklampsie scheinbar aus vollster Gesundheit eintrat. Allerdings soll der Kranke schon einige Tage an Atemnot gelitten, und am Tage vor Auftreten der Krämpfe eine Schwellung am Knöchel bemerkt haben. In solchen Fällen sind die Nierenveränderungen noch ebenso überraschend geringfügig. In dem Falle von Dietrich fiel der geringe Blutgehalt der Glomeruli auf im Gegensatz zu der starken Gefäßfüllung besonders der Pyramiden.

Hueckel hat den Fall einer 39 jähr. Arbeiterfrau beschrieben, die während des Mittagessens angeblich aus voller Gesundheit heraus plötzlich mit Krämpfen und Erbrechen zusammenbrach. Sie wurde am Tage darauf in vollständig benommenem Zustand in die Klinik eingeliefert.

Hier reagierte die Kranke weder auf Anrufung noch Berührung. Blutdruck 110 bei sehr schlechtem, kleinem und fliegendem Puls. Der Blasenkatheterismus läßt nur ein Reagenzglas voll Urin leeren. Bei der Eiweißprobe erstarrt die ganze Säule. Im Sediment massenhaft granulierte und hyaline Zylinder. Im Aderlaßblut 53 mg-$^0/_0$ R.N. Keine Ödeme. Temperatur um 40^0. Der Tod erfolgte 5 Stunden nach der Einlieferung, 30 Stunden nach dem ersten Einsetzen der Erscheinungen.

Die Sektion ergab nur ein Hirnödem mäßigen Grades und makroskopisch etwas geschwollene hyperämische Nieren. Mikroskopisch zeigten diese das Bild einer beginnenden Glomerulonephritis.

Histologisch fand sich im ganzen ein guter Blutgehalt der Glomeruli. Die Schlingen sind nirgends offen und leer. Wo sie blutärmer sind, ist Schwellung oder Proliferation mit Lumeneinengung zu finden, so daß man durchaus den Eindruck gewinnt, daß das Blut allmählich aus den Schlingen verdrängt wird. Die Glomeruli zeigten weiterhin teilweise glomerulonephritische Veränderungen (Volumenzunahme, Felderung, Leukozytenvermehrung, Endothelproliferation), teilweise jedoch auch starke rein degenerative Veränderungen (Quellung und Verbreiterung der Schlingenwände, Fettbestäubung), die unter den glomerulo-nephrotischen Begriff Fahrs fallen.

Hueckel meint, diese Befunde könnten die Volhardsche Lehre nicht stützen.

Ich bin gegenteiliger Meinung, glaube nicht, daß durch Schwellung und Proliferation das Blut aus voll durchströmten Schlingen verdrängt werden kann, und sehe in den „degenerativen" Veränderungen die Folge der (bereits längere Zeit?) gestörten Nierendurchblutung.

Eine weit größere Gefahr droht der akuten Nephritis von seiten des Herzens, und es kann sowohl bei einer mit dem Leben noch ganz verträglichen Herabsetzung der Nierenfunktion, als auch noch nach Wiederherstellung der Glomerulizirkulation und -funktion, ja sogar vor jeder nachweisbaren Nierenschädigung, der Tod durch **Herzschwäche** erfolgen (vgl. S. 1281).

Wir betrachten diese als die typische, wenn auch meist vermeidbare Todesursache der akuten diffusen Nephritis. Auch der plötzliche Herztod kann aus scheinbar voller Gesundheit eintreten.

Groß hat mehrere derartige Fälle obduziert, die alle an akutem Lungenödem gestorben waren, und bei denen sich die Zeichen einer ganz frischen diffusen Nephritis fanden (vgl. auch Abb. 105 S. 1181).

Auch einer der „überraschenden Todesfälle" von Dietrich ist, nachdem er 2 Tage zuvor etwas Husten, Unruhe und Durst gehabt hatte, plötzlich an rasch zunehmender Atemnot und Lungenödem, also infolge Versagens des Herzens gestorben.

Der Tod kann endlich auch infolge starker Wassersucht im akuten Stadium eintreten, unmittelbar durch Erstickung, bei hochgradiger Wasseransammlung in den Brusthöhlen oder infolge Lungen- bzw. Larynxödem, mittelbar infolge sekundärer Infektionen, die bei der Nephritis zwar keine solche Rolle spielen. wie bei der Nephrose, aber doch auch gelegentlich das Leben bedrohen können. Tödliche Peritonitis haben wir bei der Nephritis allerdings nur sehr selten gesehen, aber Erysipel, Pneumonie, Empyem, Pleuritis, Meningitis können als gefährliche Komplikationen den Verlauf in Frage stellen. Besonders gefährlich sind die bei verschleppten hydropischen Fällen bisweilen nicht zu umgehenden Punktionen der Haut, wegen der Möglichkeit einer erysipelatösen Infektion. Um so wichtiger ist es, das Anwachsen des Hydrops zu verhüten, der sich bei rechtzeitiger Behandlung stets sicher beherrschen läßt.

Daß ein ungünstiger Ausgang in manchen Fällen septischer Genese unabhängig von der Nephritis von dem Grundleiden bestimmt wird, versteht sich von selbst.

Vorhersage.

Die Vorhersage der akuten diffusen Nephritis, d. h. des Stadiums der Nierenischämie, in welchem die histologischen Veränderungen noch rückbildungsfähig sind, ist trotz des Ernstes der Erkrankung eine fast absolut gute. Die Gefahren, welche dem Kranken in diesem Stadium drohen, lassen sich, wenn frühzeitig erkannt, in den allermeisten Fällen sicher beherrschen (vgl. S. 1316), und weitaus die größte Mehrzahl der Fälle kommt bei entsprechender Behandlung zur Heilung. Nach den Erfahrungen, die wir bei wirklich frischen, wenn auch noch so schweren Nephritiden gemacht haben, sowie nach der **funktionellen** Natur des Vorganges, den wir der Nierenerkrankung zugrunde legen, müßten alle wirklich akuten Nephritiden ausnahmslos zur Heilung zu bringen sein. Die Vorhersage hat sich also nur mit der Frage zu beschäftigen, in welchen Fällen und warum der an sich, wie wir glauben, gutartige Vorgang nicht zur Heilung gelangt.

Auf diese Frage gibt das Studium der histologischen Veränderungen eine klare Antwort: Weil bei langer Dauer der Blutleere Veränderungen an den Gefäßen und Glomerulischlingen eintreten, die nicht mehr rückbildungsfähig sind. Damit scheint die klinische Erfahrung insofern nicht ganz übereinzustimmen, als es in manchen Fällen auch nach wochen-, ja monatelanger Dauer gelingt, Heilung herbeizuführen, während in anderen schon nach verhältnismäßig kurzer Krankheitsdauer der allerungünstigste subakute Verlauf, der in wenigen Monaten zum Tode führt, beobachtet wird.

Demnach muß neben dem zeitlichen noch ein gradueller Faktor eine Rolle spielen, und auch da gibt uns der histologische Befund Anhaltspunkte, die dafür sprechen, daß der Grad und die Tiefenwirkung der Ischämie verschieden sein muß.

Wie in dem Abschnitt Pathogenese besprochen wurde, sind die Aussichten auf Rückbildung der histologischen Folgen der angiospastischen Durchblutungsstörung sehr groß, solange nur Blähung der plasmadurchströmten Schlingen überwiegt, verschwindend gering, wenn es zu Kollaps oder Verschluß der Schlingen gekommen ist. Man kann also sagen, die Vorhersage hängt von dem Grade und der Dauer der renalen Gefäßkontraktion ab, und diese stehen wieder in umgekehrtem Verhältnis zu einander: je höher der Grad, um so kürzere Dauer genügt, um rückbildungsunfähige Veränderungen zu erzeugen, je geringer der Grad der Ischämie, um so länger wird sie ohne schwere Folgen für die Niere ertragen, um so länger ist die Frist, innerhalb deren Heilung eintreten kann.

Es kommt dabei nicht auf die Gesamtdauer der Krankheit, der ischämischen Zirkulationsstörung (und der Albuminurie) an, sondern auf den Grad und die Dauer der — intermittierenden — angiospastischen Blutabsperrung für jeden einzelnen Glomerulus, d. h. auf die Zahl der erstickenden Elemente. Einzelne werden bei jeder, auch nur relativ kurz dauernden Ischämie zugrunde gehen, viele können bei lang dauernder Ischämie erhalten bleiben, wenn der eingeengte, der Niere zur Verfügung stehende Blutfaden ausreicht, wenigstens intermittierend die Mehrzahl der Elemente zu regenerieren und vor Erstickung zu bewahren. Je höher der Grad der allgemeinen bzw. renalen Gefäßkontraktion, um so kürzer ist der Zeitraum, in dem noch Erholung für die Mehrzahl der Elemente möglich ist.

Können wir im Einzelfalle Grad und Dauer der Gefäßkontraktion beurteilen?

Die Dauer nur dann, wenn der Beginn bekannt ist; nicht selten wird die Vorhersage dadurch erschwert oder unmöglich gemacht, daß wir über den Beginn der Erkrankumg keine sicheren Angaben erhalten.

Welche Anhaltspunkte haben wir für den Grad der renalen Gefäßkontraktion? Geht er der Blutdrucksteigung parallel? Das ist nicht zu erwarten, bestenfalls kann uns die Blutdrucksteigerung über den Grad der allgemeinen Gefäßkontraktion Aufschluß geben, unter der durchaus nicht immer zutreffenden Voraussetzung, daß das Herz den gesteigerten Widerständen gewachsen ist; aber bis zu welchem Grade die Verengerung der Nierengefäße geht, wie stark dabei die von der Herzkraft abhängige funktionelle Kreislaufstörung ist, das läßt sich mit Sicherheit aus dem Blutdruck nicht ablesen.

Das geht schon aus den Fällen von Blutdrucksteigerung ohne Nierenerscheinungen und umgekehrt hervor.

Immerhin sind Fälle mit hochgradiger Blutdrucksteigerung gewöhnlich schwer und um so ernster zu beurteilen, je länger die Blutdrucksteigerung dauert.

Doch kann der Zustand des Herzens das Verhältnis umkehren. Deswegen kann der Blutdruck gerade bei besonders schweren Fällen im Anfang niedrig und sein Anstieg ein günstiges Zeichen sein, während in anderen Fällen ein Blutdruckanstieg von übler Vorbedeutung ist und eine Verschlechterung des Zustandes oder die Eklampsiegefahr ankündigt.

Ein sichereres Urteil über den Grad der akuten Durchblutungsstörung in der Niere gewährt der Grad der Oligurie und die Prüfung der Nierenfunktion, insbesondere die Untersuchung des Blutes auf Retention, und auch die prognostisch so wichtige Dauer der schweren Durchblutungsstörung läßt sich aus der Dauer der Funktionsstörung beurteilen.

Der höchste Grad von Durchblutungsstörung äußert sich in Anurie. Hier erreicht die Retention der Eiweißschlacken rasch hohe Werte, und die Retention erstreckt sich sogar auf die aromatischen Gruppen.

Hier sind Tage für das Schicksal des Kranken entscheidend; die Vorhersage ist sehr ernst, aber nicht hoffnungslos (vgl. S. 216 u. 1320). Bei hohen RN- oder U$^+$-Werten im Blute haben wir es immer mit schweren — oligurischen — Fällen zu tun, und die Vorhersage wird um so bedenklicher, je länger es dauert, bis die RN-Werte zur Norm herabsinken, bedenklich insofern, als die Frage der vollständigen Ausheilung immer zweifelhafter wird. Es soll aber ausdrücklich betont werden, daß im akuten Stadium aus der Tatsache an sich, daß einmal ein hoher RN-Wert, z. B. über 150 mg gefunden wird, keinerlei ungünstige prognostische Schlüsse gezogen werden dürfen.

Prognostisch günstig im Sinne einer relativ leichten Erkrankung ist es, wenn von Anfang an die Funktion der Niere wenig beeinträchtigt, das spezifische Gewicht hoch, der RN niedrig ist.

Prognostisch ungünstig ist die Kombination von Blutdrucksteigerung und Funktionsstörung, wenn beide lange anhalten.

Das wird von Schlayer bestätigt: Blutdruckwerte von 180—200 mm und gleichzeitig starke Beschränkung der Konzentrations- und Verdünnungsfähigkeit, die mehr als zwei Monate dauernd bestanden, gaben immer einen ungünstigen Verlauf.

Im weiteren Verlaufe der akuten Nephritis, wenn die Retention nachgelassen hat, sagt uns das Verhältnis von Harnstoffgehalt im Blute zur Harnstoffausscheidung im Sinne der Ambardschen Konstante mehr über die Wiederherstellung der Nierenfunktion als die einfache Bestimmung des RN oder Harnstoffgehaltes im Blute, und die Prüfung der Nierenfunktion mit dem Wasser- und Konzentrationsversuch mehr als die Prüfung mit körperfremden Substanzen.

Schlayer und Litzner geben an, daß in allen Fällen, in denen die Nieren den Milchzucker bis 0,25% konzentrieren konnten, ein günstiger Ausgang eintrat. Bei den ungünstig verlaufenden Fällen wurde nicht ein einziges Mal ein höherer Konzentrationswert als 0,15% erreicht. Da Schlayer solche Fälle als akut bezeichnet, die nicht länger als ein Jahr bestanden, und angibt, daß von seinen gestorbenen neun „akuten" Fällen acht kurz nach der Entlassung gestorben sind, so bedeutet die Feststellung einer schlechten Milchzuckerausscheidung weiter nichts als die Tatsache, daß seine nicht ausgeheilten Fälle bereits im Stadium der Niereninsuffizienz die Klinik verlassen haben. In diesem Stadium ist die Vorhersage nicht schwierig, schwierig ist es aber, im Beginn der Erkrankung die Aussichten auf Genesung oder Übergang in das unheilbare Stadium zu beurteilen, und dazu dürfte die Prüfung der Milchzucker- und Jodausscheidung allein nicht genügen.

Übrigens ist auch die vollständige Wiederherstellung der Nierenfunktion noch kein sicherer Beweis für einen gutartigen Verlauf, solange nicht der Blutdruck zur Norm abgefallen ist. Und selbst dann kommen noch Überraschungen vor, Wiederanstieg des Blutdrucks nach Jahr und Tag und Übergang in die chronische Verlaufsart der ungeheilten Nephritis und Ausgang in sekundäre Schrumpfniere. Wir müssen annehmen, daß solche Nieren trotz Wiederherstellung ihrer Funktion doch infolge zu später Wiederherstellung ihrer Durchblutung irgendwie organisch geschädigt das akute Stadium verlassen haben (vgl. S. 1378).

Wovon hängt nun aber Grad und Dauer der renalen Gefäßkontraktion ab, die für das Schicksal der Niere maßgebend sind? Bei dieser für die Vorhersage so wichtigen Frage stoßen wir wieder auf das undurchdringliche Dunkel des Kernproblems der Nephritis: wie kommt die allgemeine Gefäßkontraktion zustande? Hängt ihr Grad mit der Ätiologie zusammen? Gibt uns diese Anhaltspunkte für die Prognose?

Bei der Unkenntnis der Ätiologie in vielen, besonders schweren Fällen ist diese Frage sehr schwer zu beantworten. Ich habe nicht den Eindruck, daß die Kriegsnephritis eine andere, wie man glaubte, bessere Prognose bietet als die Friedensnephritis; nur insofern scheint uns die Ätiologie von Bedeutung, als Fälle, in denen das infektiöse Moment fortdauernd einwirkt, eine schlechtere Prognose geben, weniger Aussicht auf rasche und vollständige Heilung bieten, während Nephritiden nach Erkältung und nach — leicht zu beseitigenden — Hautinfektionen günstiger liegen. Aber auch bei dieser Ätiologie kommen ganz schwere Nephritiden und solche von langer Dauer und hohem Grade der Gefäßkontraktion vor.

Beispiel: 2jähriges Kind akut mit Impetigo November erkrankt kommt Dezember zur Aufnahme mit Anurie, 2 Stunden später Tod an Herzschwäche.

Die zweite große Frage ist die: Worauf beruht die Dauer der Gefäßkontraktion, was unterhält die Blutdrucksteigerung? Wie ist es zu verstehen, daß

die eine Nephritis, die infolge höchstgradiger Gefäßkontraktion bis zur
Anurie geführt hat, nach Dekapsulation oder Röntgenbestrahlung oder Splanchnikusanästhesie in acht Tagen ausheilt, während die andere viel weniger schwere,
nicht anurische Nephritis der gleichen Ätiologie, die unbehandelt bleibt, nicht
ausheilt, sonder in subakutem Verlauf zum Tode führt? Hier ist offensichtlich
nicht so sehr der Grad als die Dauer der Gefäßkontraktion für den ungünstigen Verlauf maßgebend gewesen, und diese wiederum kann nicht durch
die Grundkrankheit bedingt gewesen sein, sonst würde im ersten Falle der
Verlauf nach Beseitigung der Nierensperre nicht so günstig gewesen sein.

Ich habe aus solchen und anderen Beobachtungen geschlossen, daß doch
ein renales Moment, eine Durchblutungsstörung (?) der Niere an dem Auftreten, zum mindesten an dem Bestehenbleiben der hämatogen bewirkten
Blutdrucksteigerung (und auch an ihrem Wiederauftreten nach Ablauf der
akuten Erkrankung) Schuld sein muß (vgl. S. 1376). Für die Vorhersage ist
es daher von größter Wichtigkeit, ob es gelingt, die Nierensperre rasch zu
beseitigen, und das gelingt nach meiner Erfahrung um so eher und vollständiger,
je kürzer, um so schwerer und unvollständiger, je länger sie gedauert hat.

Damit wird die Prognose entscheidend beeinflußt 1. von der frühzeitigen
Erkennung, und, da auch ärztliche Maßnahmen, wie ich weiter unten zeigen
werde, großen Einfluß auf die Wiederherstellung der Nierendurchblutung ausüben können, auch 2. von der rechtzeitigen Behandlung, und, da falsche
ärztliche Maßnahmen oder Unterlassungen den Verlauf ungünstig beeinflussen
können, auch 3. von der richtigen Behandlung.

Das heißt nicht, daß es in jedem Falle gelingen wird, gelingen muß, Heilung herbeizuführen und das chronische Nierenleiden zu vermeiden, sondern nur soviel, daß die
Natur der Erkrankung derart ist, daß es sozusagen in jedem Falle gelingen müßte, dies
Ziel zu erreichen, wenn alle Bedingungen entsprechend gestaltet werden könnten. Das
gleiche gilt auch für andere Krankheiten, deren Prognose unter idealen Bedingungen ebenfalls als absolut gut bezeichnet werden kann, z. B. für die Blinddarmentzündung, die
Bazillenruhr, Krankheiten, an denen noch immer so viele Leute sterben und doch von
Rechts wegen nicht sterben dürften, unter der Voraussetzung rechtzeitiger Diagnose und
richtiger Therapie. Würde jede Blinddarmentzündung in den ersten 12 Stunden erkannt
und operiert, würde jede Bazillenruhr am ersten Tage nach dem ersten Blutstuhl richtig,
d. h. mit Serum, Fasten, Abführmitteln und ohne Opium behandelt, so wäre die Mortalität bei beiden gleich Null.

Mutatis mutandis gilt das gleiche für die akute Nephritis im allgemeinen:
Ihre Vorhersage ist eine Frage der rechtzeitigen Erkennung und
der richtigen Behandlung.

Im Einzelfall kann ein Status thymolymphaticus, ein leistungsschwaches Herz, höheres
Alter das Gefahrenmoment erhöhen, die Vorhersage verschlechtern; das Grundleiden oder
Sekundärinfektionen können, wie schon erwähnt, das Leben bedrohen oder alle Bemühungen
um die Niere vereiteln.

Der Grad der Hämaturie ist ohne Bedeutung für die Vorhersage, ein starker nephrotischer Einschlag dagegen bedeutet immer eine schwere, langdauernde Erkrankung,
schließt aber den endlichen Übergang in Heilung auch nach monatelanger Dauer nicht aus.

Am schwersten ist die Prognose zu stellen bei Fällen, die weder Blutdrucksteigerung
noch Ödem und nur eine stärkere oder geringere Albuminurie zurückbehalten haben.
Hier kann nur der weitere Verlauf entscheiden, ob Neigung zu Ausheilung, zu Konstanz
oder zu Progredienz besteht.

Über die Mortalität der akuten diffusen Nephritis Zahlen anzugeben,
ist kaum möglich, da die Todesursache nicht immer das Nierenleiden ist und
ein nach einheitlichen Gesichtspunkten geordnetes Material meines Wissens
kaum vorliegt.

Machwitz und Rosenberg hatten bei 150 Fällen eine Sterblichkeit von 12%; 4%
starben an Herzschwäche, 8% an Urämie, 50% wurden geheilt.

Eine Zusammenstellung von 48 Fällen mit akutem und 12 mit schleichendem Beginn
an der Hallenser Klinik hat 8 Todesfälle ergeben, von denen 7 von Koch eingehend histo-

logisch beschrieben worden sind. Die Todesfälle betrafen ausschließlich Kinder, von denen 2 an Eklampsie und Versagen des Herzens, die übrigen an Herzschwäche zum Teil am Tage der Einlieferung gestorben sind. Von den Erwachsenen ist keiner gestorben. Nöggerath hat wieder unter 20 diffusen Kindernephritiden nur einen Todesfall (an Scharlachnephritis) und 6 nicht ausgeheilte Fälle (Rosenmöller).

Über die Mortalität der Kriegsnephritis habe ich keine bestimmten Zahlen gefunden, die alle im Bezirk eines größeren Fronttruppenteils vorgekommenen Fälle umfassen. Nach Berichten aus fachärztlich geleiteten Lazaretten war dort die Mortalität meist nur mehr gering, die Angaben schwanken zwischen 0,8, 2,3, 3 und $8^0/_0$. Besser sind wir über das Schicksal der Überlebenden unterrichtet.

Goldscheider hat geschätzt, daß $10^0/_0$ der akuten Nephritiden in Schrumpfung übergehen.

Magnus-Alsleben hat mit Gros die Krankengeschichten des Versorgungsamtes aus dem Bezirk des früheren 2. bayerischen Armeekorps daraufhin durchgearbeitet und ist zu erheblich ungünstigeren Zahlen gekommen.

Er fand von 211 verwertbaren Fällen nur $44,6^0/_0$ wirklich geheilt, in $9^0/_0$ Schrumpfnieren, davon war über die Hälfte, $5,2^0/_0$ der Gesamtzahl, gestorben; $24,7^0/_0$ haben chronische Nephritis, d. h. Eiweiß, Zylinder, rote Blutkörperchen im Harn und vor allem Blutdrucksteigerung.

In $21,7^0/_0$ liegt ein Zustand vor, den man jetzt als harmlose Defektheilung ansprechen kann, d. h. es besteht ein abnormer Harnbefund ohne sonstige Zeichen einer gestörten Nierenfunktion.

Das bedeutet also, daß jetzt, 12 Jahre nach dem Kriege, $33,7^0/_0$ der Kriegsnephritiker ernstlich chronisch krank sind. „Das Resultat ist also weit ungünstiger, als es die meisten wohl anzunehmen geneigt sind".

Ein ähnlich ungünstiges Resultat ergab die Nachuntersuchung von 281 Mann der englischen Armee, die im Kriege akute Nephritis hatten, durch Hume und Nattraß. $45,5^0/_0$ waren gesund, $9,5^0/_0$ litten an Schrumpfniere, davon waren $2,5^0/_0$ der Gesamtzahl an dem Leiden gestorben. Die übrigen $45^0/_0$ zeigten dauernde Störungen: erhöhten Blutdruck (90 von 126), dauernde Albuminurie (98), Zylinder (58), Blut (40), Eiter (55), niedere Harnstoffkonzentration im Harne (42), niedere Diastasewerte (42). Die Angabe von Dyke, daß die Prognose bei jüngeren Männern günstiger sei, konnte nicht bestätigt werden. Von den Kranken unter 35 Jahren gehörten $43^0/_0$ zur 1. Gruppe (geheilt), $45,8^0/_0$ zur 2. (deutliche chronische Nephritis) und $11,2^0/_0$ zur 3. (progredientes Leiden); bei den älteren Kranken war die Verteilung folgende: $52,6^0/_0$ zur 1., $42,2^0/_0$ zur 2. und $5,2^0/_0$ zur 3. Gruppe.

Unsere eigenen Friedensfälle der Halleschen Klinik hat Litzner nachuntersucht und bestätigt, daß von denjenigen Erwachsenen, die akut an Nephritis erkrankt und im Frühstadium in die Klinik gekommen sind, nicht ein einziger ein chronisches Nierenleiden davongetragen hat; sie sind alle dauernd geheilt. Viel ungünstiger ist das Resultat bei schleichend beginnenden Nephritiden.

In 12 Fällen, bei denen sich die Krankheit schleichend und allmählich, ohne Hämaturie entwickelt hatte, war die entsprechend spät erfolgte klinische Behandlung erfolglos, und bei der Nachuntersuchung nach $2^1/_2$ Jahren waren nur noch 2 am Leben. 2 waren in subakutem, 8 in subchronischem Verlauf zugrunde gegangen, und die 2 noch lebenden hatten eine progrediente chronische diffuse Nephritis.

Von 42 Fällen, die teils wegen einer Restalbuminurie teils wegen eines chronischen Nierenleidens in die Klinik gekommen waren, hatten 24 eine akute Nephritis in der Vorgeschichte. Bei der Nachuntersuchung fand Litzner 13 von diesen 24 ausgeheilt, 8 befanden sich im 2. Stadium der chronischen Glomerulonephritis, 3 sind in das Endstadium übergegangen, und von diesen sekundären Schrumpfnieren ist eine an Urämie gestorben.

Von den 18 Kranken, bei denen sich das chronische Nierenleiden unbemerkt entwickelt hat, war keiner ausgeheilt, 5 sind innerhalb von 2—3 Jahren gestorben, 12 sind im 2. Stadium, 1 im 3. Stadium der chronischen Glomerulonephritis.

Man kann also das Paradoxon wagen, je akuter der Beginn, je schwerer das Krankheitsbild im akuten Stadium, desto besser sind die Aussichten auf völlige Heilung und umgekehrt. Genau das gleiche gilt übrigens mutatio mutandis von der Schwangerschafts- und Eklampsieniere — abgesehen von der größeren Gefahr des eklamptischen Zustandes.

Eine kurz vor der Geburt unter stürmischen Erscheinungen auftretende Schwangerschaftsnierenerkrankung mit noch so schwerer Eklampsie hinterläßt kein chronisches Nierenleiden.

Je weniger stürmisch sich die Nierenerkrankung entwickelt, je länger sie dauert, ohne zu Eklampsie zu führen, um so größer ist die Gefahr, daß ein chronisches hypertonisches Nierenleiden sich entwickelt (vgl. S. 1387).

Mit anderen Worten: Genau wie bei der diffusen Nephritis, so bestimmt auch bei der im Wesen gleichartigen Schwangerschaftsnierenerkrankung Grad und Dauer der allgemeinen und renalen Gefäßkontraktion das Schicksal der Niere.

Auffallend günstig ist das Ergebnis der Nachuntersuchungen von Scharlachnephritiden, die Hansborg an dem großen Material des Blegdamkrankenhauses in Kopenhagen angestellt hat. Es handelt sich um einen Zeitraum von 10 Jahren, in diesem wurden 14 339 Fälle von Scharlach behandelt, davon hatten 612 (4,3$^0/_0$) eine Nephritis haemorrhagica, an dieser starben 25 (4$^0/_0$) im akuten Stadium. Von den restierenden 588 ist es ihm geglückt, 284 = 48$^0/_0$ zur Untersuchung zu bringen, wobei 40 von anderen Ärzten, 244 von ihm selbst untersucht worden sind. Von diesen 284 hatten 23 eine orthostatische Albuminurie, 1 Fall eine nach der ausgeheilten leichten Scharlachnephritis neu erworbene Nephritis infolge von Angina, Gelenkrheumatismus und Endokarditis. Dieser Fall hat davon eine chronische Nephritis zurückbehalten (Blutdruck 150, Albumen 2$^0/_{00}$, Nierenfunktion gut).

259 Fälle sind gesund, darunter 24, die mit Albuminurie entlassen worden waren.

Nur 1 Fall hat 5 Jahre nach der Scharlachnephritis noch eine andauernde — linksseitige — Albuminurie bei guter Nierenfunktion und Blutdruck 125/70.

Die Behandlung der akuten Nephritis.

Die **Verhütung** der akuten Nephritis könnte unmittelbar nur bei Scharlach in Frage kommen, bei dem das Auftreten der Nierenentzündung in einer ganz bestimmten Zeitspanne erwartet werden kann.

Nach dem S. 1233 Gesagten, scheint es wichtig, den für den Ausbruch der zweiten Krankheit einschließlich der Nephritis angeschuldigten Reinfekt zu verhüten, z. B. durch Isolierung der Genesenden von den frischen Fällen. Bei ersteren wäre die „Desinfektion des Mundes und der Gaumenbögen durch mehrfach täglich vorgenommenes Gurgeln mit 1$^0/_0$ Salizylsäure in verdünntem Alkohol durchzuführen, die A. v. Korányi zur Verhütung der Anginarezidive empfohlen hat (vgl. S. 1523).

Munk sah auch bei den schwersten Scharlacherkrankungen einen günstigen Einfluß von Natrium salicylicum (zwei Tage lang 4—6 g, nach zweitägiger Pause zu wiederholen), und er gibt an, daß dadurch der Streptokokkengehalt des Urins vermindert und auch die Häufigkeit der Nephritis herabgesetzt wurde.

Widowitz hat eine prophylaktische Darreichung von Urotropin (zwei- bis dreimal täglich 0,2—0,5) empfohlen und dabei in 102 Fällen kein einziges Mal Nephritis auftreten sehen. Von anderen Seiten ist der Nutzen dieser Maßregel nicht bestätigt worden.

In einer gleich großen Zahl von Fällen hat Ziegler bei reiner Milchdiät, die auch schon von v. Jaksch und Biedert als Prophylaktikum empfohlen worden war, in 97 Fällen nicht einmal Nephritis auftreten sehen. Dagegen sah er bei drei Fällen, welche die Milchkur verweigerten, zweimal Nephritis folgen und früher bei gemischter Diät in 115 Fällen fast in der Hälfte die Symptome von Nierenerkrankung.

Uns schien eine fleischfreie und salzarme Diät am Ende der zweiten Woche zweckmäßig zu sein, wenigstens haben wir in dieser gefährdeten Periode der Rekonvaleszenz auf Salzzulagen Albumen auftreten, allerdings keine Nephritis dadurch entstehen sehen. Der Genius epidemicus spielt aber wohl eine größere Rolle als alle die Verhütungsmaßnahmen.

Pospischil und Weiß bezeichnen in ihrem glänzenden Dithyrambus über den Scharlach (der Scharlacherkrankung zweiter Teil) als die herbe Frucht einer größeren ausgereiften Erfahrung die fatalistische Auffassung, daß die Nephritis bei Scharlach etwas Unabwendbares ist.

„Keine Unterlassung verschuldet ihr Erscheinen, und niemand darf sich dessen rühmen, mit einer von ihm getroffenen Maßregel ihre Zahl verringert zu haben."

Die Autoren haben, nicht mehr um sich, sondern um andere zu überzeugen, in großartigem Maßstabe eine Untersuchung über den Einfluß der Milch- und Fleischdiät auf das Auftreten der Nephritis angestellt.

Die Einteilung der Scharlachpatienten in „Milchkinder" und „Fleischkinder" geschah alternierend nach der Reihenfolge ihrer Aufnahme; die ersteren erhielten Rindssuppe, Braten, „schwarzes" Fleisch und die als Abendmahlzeit so beliebten, sicherlich nicht kochsalzfreien „Würstel", die zur Milchdiät „Verurteilten" volle sechs Wochen lang eine laktovegetabile Diät, mit Brot, Butter, Milch- und Mehlspeisen, Obst, Gemüse und Eiern.

„Beim Betreten der zwei Pavillons — des „Milchpavillons" und des „Fleischpavillons" — war sofort, selbst für einen Laien, ein allgemeiner Unterschied im gesamten Aussehen der betreffenden Kinder auffallend; im Milchpavillon waren sie blaß und entschieden schlechter genährt, und auch die ganze Stimmung war eine weniger fidele, fast eine gedrückte. Im Fleischpavillon sahen wir volle, rote Backen und die ganze Ausgelassenheit und der tollste Mutwille schien hier zu Hause zu sein."

Beim Auftreten einer Nephritis wurde die Milchdiät abgebrochen und — den Kindern Fleisch zu essen gegeben.

Und das Resultat? „Im ersten Tausend waren unter 500 Milchkindern 34 Nephritiden, das ist $6,8^0/_0$, und unter den 500 Fleischkindern 34, das ist $6,8^0/_0$; unter den 686 Milchkindern der zweiten Serie waren 82 Nephritiden, das ist $11,95^0/_0$, unter gleichvielen Fleischkindern derselben Serie 84, das ist $12,24^0/_0$. Es fielen also auf zusammen 1186 Milchkinder 116 Nephritiden ($9,78^0/_0$) und auf 1186 Fleischkinder 118 ($9,95^0/_0$).

Von Geschwistern, die zu möglichst gleichen Teilen den zwei Diätformen zugewiesen waren, erkrankten bei Milchdiät $22,05^0/_0$, bei Fleischdiät $20,45^0/_0$ an Nephritis.

„Ein vernichtenderes Resultat hätte die Prüfung der fleischlosen Diät also nicht ergeben können."

Auch in dem Charakter und der Schwere ihrer Nephritis war zwischen Milch- und Fleischkindern kein Unterschied zu erkennen, und speziell die ödematöse Form war bei den letzteren nicht häufiger als bei den ersteren.

Magnus - Levy hat von 1912—1914 im Friedrichshain wahllos jedes erste Scharlachkind auf einem Saal mit $NaHCO_3$ vom Eintritt an behandelt, jedes zweite auf einem Parallelsaal ohne dies Salz. Von 228 mit Natron bekamen 46 gleich $20^0/_0$ eine Nephritis, von 224 ohne Natron 72 gleich $32^0/_0$.

Osman hat angegeben, daß bei den Individuen, die eine hohe Harnazidität aufweisen, eine besondere Neigung zu Nephritis besteht (vgl. S. 1261).

Unter 109 Scharlachkranken bekamen 14 von 21 = $66^0/_0$ mit hoher Harnazidität (unter 5 pH) Albuminurie oder Nephritis, von denen mit geringer Harnazidität (über 5 pH) nur 3 von 88 = $3,4^0/_0$.

In einer anderen Beobachtungsreihe von 431 Scharlachfällen konnte er die Neigung zu Albuminurie oder Nephritis fast vollständig unterdrücken, wenn er 3 mal täglich je 15 grains (= 1 g) Kaliumzitrat und Natriumbikarbonat gab, so daß der Urin mehr oder weniger alkalisch wurde.

Neuerdings gibt Osman folgende Zahlen: von 1380 Fällen von mildem Scharlach, die während der Krankheit soviel Alkali erhielten, daß der Urin deutlich alkalisch war (pH 7,7), bekamen nur 5 = $0,4^0/_0$ Nephritis, während in einer Kontrollgruppe von 960 ohne Alkali behandelten Fällen 42 = $4,7^0/_0$ diese Komplikation bekamen.

Es wird von großem Interesse sein, diese wichtigen Angaben nachzuprüfen, und zwar vor allem bei schwereren Scharlachepidemien mit größerer Neigung zu Nephritis.

Ich habe entschieden den Eindruck gewonnen, daß unerkannte Scharlachfälle, die dementsprechend zu kurz oder gar nicht im Bett gehalten wurden, viel größere Neigung haben, an Nephritis zu erkranken, als andere vier Wochen im Bett gehaltene.

Für die Verhütung der Nephritis nach Angina ist die Behandlung dieser und besonders die Verhütung zu frühen Aufstehens und Ausgehens sehr wichtig.

v. Korányi schreibt: Der Vorschlag B. Fraenkels zur abortiven Behandlung der Anginen mit Chinin wird nicht konsequent genug befolgt: 1 g Chin. hydrochlor. in den ersten 12, aber höchstens 24 Stunden führt in einer bedeutenden Zahl der Fälle zu kritischer Entfieberung und Schweißausbruch und schneidet den Verlauf der Krankheit ab.

Pepper glaubt, es würde sich manche Nierenschädigung nach Scharlach oder Mandelentzündung verhüten lassen, wenn man diese Kranken grundsätzlich sehr viel Wasser trinken ließe, um die Gifte zu verdünnen und auszuschwemmen. Gegen einen solchen prophylaktischer Versuch ist nichts einzuwenden, um so mehr aber gegen seinen Grundsatz, bei einer Nephritis so früh wie möglich reichlich Wasser trinken zu lassen.

Bei denjenigen Nephritiden, die einer Erkältung (oder einer Erkältungsinfektion) entspringen und rechtzeitig entdeckt werden, mag ein Schwitzbad jene „koupieren" (Leube).

Lichtwitz warnt davor, bei diesem Versuch Aspirin als schweißtreibendes Mittel zu geben. Auch von anderer Seite (Lüthje) hat man zur Vorsicht bei Anwendung der Salizylpräparate mit Rücksicht auf die Nieren geraten, weil danach gelegentlich Albuminurie auftritt. Ich halte diese für gänzlich harmlos (vgl. Munk S. 1310).

Behandlung: Ist die Nephritis schon da, so kann in seltenen Fällen eine ätiologische Behandlung in Frage kommen, nämlich dann, wenn ein florider Infekt sich nachweisen läßt, z. B. bei schweren septischen Infektionen, postpuerperalem Eiterherd, Mandelabszeß, Nebenhöhleneiterung usw. Hier ist die Erkennung und — chirurgische — Behandlung des Grundleidens maßgebend für den Erfolg.

Besonders dankbar ist diese ätiotrope Therapie bei der Nephritis infolge von impetiginösen Infekten.

Ich empfehle bei solchen jede einzelne Stelle mit Salizylpflastermulle zu bedecken und die Pflaster je nach der Stärke der Sekretion nach 1—2 Tagen zu erneuern, solange bis sich die Haut geschält hat und auch die unterminierten Ränder der Defekte sauber sind.

Schmierseifenbad, feuchte Behandlung, gelinde Lapisierung, energische Behandlung der Skabies mit der Wilkinsonschen Schälkur wird von Husler empfohlen. Die Münchner Kinderklinik hatte dabei so günstige Erfolge, daß sie selbst während der Anwendung derartiger Schmierseife-, Schwefel- und Teerbehandlung auf eine gleichzeitige diätetische Schonung der Niere verzichtet hat. Die Kinder bekamen die übliche Kost wie die Saalgenossen. Vielleicht bezieht sich diese Bemerkung nur auf die Nephritiden nach Skabies. Denn da Husler bezüglich der Impetigonephritis schreibt, „die Urinmenge kann sich rasch bis zur Urämie verringern. Urämie entwickelt sich mindestens in $^1/_6$ der Fälle zum Teil in schwerster Form, selten fehlen die Ödeme", und da Maier von 7 Fällen 2 im urämischen Koma sterben sah, so würde ich doch dringend vor einer Vernachlässigung der diätetischen Maßnahmen in Fällen von echter diffuser Nephritis nach Hautinfektion warnen.

In der größten Mehrzahl der Fälle tritt die infektiöse Komponente ganz in den Hintergrund, und selbst bei Verdacht auf eine tonsillogene Ätiologie oder auf einen ruhenden fokalen Infekt ist im akuten Stadium der Nephritis der Grundsatz zu befolgen: quieta non movere. Die Beseitigung derartiger „milder" Infekte oder die Entfernung der Tonsillen, verdächtiger Zähne usw. kommt selten wegen Verzögerung der Heilung, meist erst nach Abheilung der Nierenerkrankung zur Verhütung von Rückfällen in Frage.

Nichts spricht mehr für den postinfektiösen Charakter der Erkrankung als die Tatsache, daß in den allermeisten wirklich frischen Fällen Heilung zu erzielen ist ohne jede Rücksicht auf die Ätiologie.

Der Erfolg der Behandlung hängt, wie schon mehrfach hervorgehoben wurde, von der rechtzeitigen Diagnose ab.

Jeder Tag, den der Kranke unbehandelt mit einer akuten Nephritis umherläuft, verschlechtert die Prognose, und es ist das größte Unglück für die Kranken, daß sie nicht in jedem Falle durch Schmerz, Wassersucht oder erschreckende Hämaturie auf die Entwicklung des Nierenleidens zu einer Zeit aufmerksam gemacht werden, in der sichere Heilung noch möglich ist.

Die Behandlung der Nephritis hat in den letzten 20 Jahren bedeutsame Wandlungen durchgemacht; eine Einigung ist bis jetzt noch nicht erzielt. Nur über drei Kardinalpunkte herrscht wohl vollständige Übereinstimmung:

1. Daß Bettruhe notwendig ist.

2. Daß eine medikamentöse Beeinflussung des lokalen Prozesses in der Niere und überhaupt eine kausale Behandlung nicht möglich ist, und

3. daß die Behandlung eine diätetische sein muß.

1. Strengste Bettruhe ist einer der wichtigsten Heilfaktoren in der Nephritisbehandlung und für eine ganze Anzahl von Fällen fast der einzige. Kein Fehler in der Diät schadet gerade bei der akuten diffusen Nephritis so sehr wie die Vernachlässigung der Bettruhe in dem Frühstadium der Erkrankung.

Diese Forderung ist allerdings von Jehle angezweifelt worden, für abklingende, aber nicht für akute Fälle mit einem gewissen Rechte.

2. An Medikamenten hat man früher die verschiedensten angewandt. Sie sind heute alle vergessen.

Der homöopathischen Gedankenrichtung und dem Sinne des sog. biologischen Grundgesetzes von der entgegengesetzten Wirkung kleinster und großer Dosen entsprach die Anwendung von Kantharidentinktur, die früher vielfach üblich war. Vielleicht nicht mit Unrecht.

Leube hat empfohlen, bei starker Blutabscheidung in den Harn Secale cornutum 10 : 150 zweistündlich einen Eßlöffel voll zu geben und von Plumbum aceticum in einem Falle von hämorrhagischer Nephritis ganz eklatante Wirkung gesehen. Er gibt als Diuretikum Kali aceticum nach Liebermeister in großen Dosen (15 : 180 zweistündlich einen Eßlöffel), häufiger noch Coffein. natrosalicyl. 2,2 dreimal pro die, um das Herz anzuregen und Diuretin 1,0, 5—6 mal täglich, um die Niere anzuregen. Endlich verordnet er gern den Weinstein, weil neben der diuretischen auch eine stuhlbefördernde Wirkung erzielt wird. Aufrecht gibt nur Natrium bicarbonicum und gegen heftiges Erbrechen Morphium.

Osman empfiehlt die Behandlung der ödematösen Nephritis mit größeren Alkaligaben (vgl. S. 214, Anurie und S. 1150, Nephrose).

In 4 Fällen von akuter Nephritis mit schweren Ödemen und Aszites bei Kindern sah er Verschwinden der Ödeme und Zurückgehen der Albuminurie unter massiven Gaben, 160 bis 960 grains ($=$ 10—60 g) eines Gemisches von Alkalien ($NaHCO_3$, $KHCO_3$, Na und K-Zitrat zu gleichen Teilen). $NaHCO_3$ allein steigert anfänglich das Ödem, Kalisalze allein bewirken öfters Diarrhöen. (Man muß auf Anzeichen von Tetanie achten und die Alkalireserve kontrollieren.)

Über die Anwendung von Chlorkalzium vgl. S. 367 und S. 1318.

Diem hat neuerdings die Behandlung der akuten Nephritis mit Trypaflavin empfohlen.

Bei einem Falle von plötzlicher Erblindung fand er eine akute Nephritis mit sehr starker Albuminurie, gedunsenem Gesicht und starker Hautwassersucht. Da in der Vorgeschichte eine influenzaähnliche Erkrankung angegeben wurde und eine enzephalitische Erblindung nicht ganz auszuschließen war, gab Diem Trypaflavin intravenös; der Erfolg war wunderbar. Die Blindheit und die Albuminurie gingen rasch zurück. Einen ähnlich prompten Erfolg hatte Diem in einem weiteren Fall von Nephritis und laut brieflicher Mitteilung in einem Falle von eklamptischer Urämie. Nach Trypaflavininjektion und Diuretin sowie Luminalnatrium rektal hörten die eklamptischen Anfälle sofort auf und auf 2 weitere Trypaflavininjektionen sank das Eiweiß auf $^1/_4 ^0/_{00}$, nach weiterer Injektion auf Spuren. Dosierung 10 ccm der 0,5$^0/_0$igen Lösung intravenös 1 mal täglich.

3. Daß die Behandlung vorwiegend diätetisch sein muß, darüber ist man sich längst einig, nur nicht über die Wahl der Diät.

Früher behandelte man nach dem Vorgange von Karell alle Nierenkranken mit einer ausschließlichen Milchdiät. Wenn auch das Schlagwort „Milch oder Tod" in Vergessenheit geraten ist, so ist doch die Assoziation Nierenkrankheit also Milchdiät zum Gemeingut aller Ärzte geworden. Sie hat zwar im Laufe der Jahre eine gewisse Milderung durch Hinzufügung von Schleimsuppen und Amylaceen erfahren, sie erfreut sich aber noch heute einer im Interesse der Nierenkranken bedenklichen Beliebtheit.

Dazu kam noch die „in theoretischer Beziehung gut fundierte und durch praktische Erfahrung erprobte" Ordination alkalischer Säuerlinge und ähnlicher Mineralwässer in großen Mengen.

Schon die Milchdiät sollte eine Schonungsdiät für die Niere sein.

Aufrecht hat bereits 1879 eine noch strengere Nierenschonungsdiät empfohlen. Um die kranken Nieren zu entlasten, ließ er eine möglichst stickstoffarme Ernährung einhalten. Abgesehen von Getränken, unter denen er nach Belieben Wasser, Selterswasser mit oder ohne Himbeersaft, Zuckerwasser zur Auswahl stellte, gewährte er den Kranken ein bis zwei Wochen lang nur Hafergrütze, Grieß oder Mehlsuppen, Kaffee mit oder ohne Milch und Zucker sowie Zwieback und Buttersemmeln, rohes und gekochtes Obst. Erst gegen Ende der zweiten Woche, wenn der Harn eiweißfrei geworden war, ließ er reine Milch und noch später Bouillon reichen. Bei Verminderung der Harnmenge, die Aufrecht auf eine akut einsetzende Verstopfung der Harnkanälchen durch Zylinder zurückführt, hält er die ungesäumte Verabfolgung eines erdigen Wassers für geboten.

Es erscheint uns heute durchaus verständlich, daß viele Fälle bei diesem Regime zur Ausheilung kamen. Eine Statistik darüber aber, wie viele Nephritiden im akuten Stadium bei jener Behandlung starben, wäre sehr lehrreich; schon die Zahl der histologisch untersuchten und veröffentlichten ist groß genug, ja viel zu groß. Wir müssen heute als Leitsatz aufstellen: keine wirklich akute Nephritis darf an dem Nierenleiden selbst zugrunde gehen.

Denn zwei große Fortschritte hat die Behandlung der Nierenkrankheiten anfangs dieses Jahrhunderts zwei Riegel-Schülern, v. Noorden und Strauß, zu verdanken. v. Noorden hat 1902 vom Standpunkte der Schonungstherapie aus geraten, „die Wasserzufuhr dann zu beschränken, wenn die Nieren die Ausfuhr verweigern, wenn die Diurese unter Wasserzufuhr nicht steigt, und wenn das aufgenommene Wasser nur dazu beiträgt, die Ödeme und die Hydrämie zu vermehren; in der Hydrämie müssen wir eine Quelle fortdauernder Reizung der Niere erblicken und wir betrachten es als unsere Aufgabe, jeden Reiz zur Arbeit von den Nieren möglichst fernzuhalten". v. Noorden macht mit Recht auch darauf aufmerksam, wie unvernünftig es ist, „auf der einen Seite durch reichliches Getränk große Mengen von Wasser in den Körper zu bringen, und auf der anderen Seite unter Aufgebot eines immerhin angreifenden und gewaltsamen Verfahrens (Schwitzprozeduren) den damit angerichteten Schaden (Verstärkung der Hydrämie und Ödeme) wieder auszugleichen. Das heißt eigentlich, die Kirche um das Dorf herumtragen."

Strauß erkannte 1903, in demselben Jahre, in dem auch Widal und Javal mit dieser bedeutungsvollen Entdeckung hervortraten, das Kochsalz als einen wichtigen Faktor bei der Hydropsiebildung. Er konnte zeigen, daß speziell für die „parenchymatöse" Nephritis die Kochsalzentziehung einen mächtigen Eingriff im Sinne der Hydropsiebekämpfung darstellt. Strauß legte aber seinerseits wieder großen Wert auf die Zufuhr großer Flüssigkeitsmengen, zum Zwecke weniger einer Durchspülung der Niere als einer gründlichen Auswaschung des ganzen Körpers, um die im Übermaß angesammelten Giftstoffe zu entfernen.

Beide, wie alle anderen Autoren sehen die Hauptaufgabe der Nephritisdiät darin, die erkrankten, d. h. entzündeten Ausscheidungsorgane zu schonen und reden daher einer Einschränkung der Eiweißzufuhr das Wort. Strauß legt dabei mehr Wert auf die Form der Eiweißdarreichung, bevorzugt das pflanzliche und Eiereiweiß vor dem Fleisch und hält es nicht für nötig, unter das eben für die Erhaltung des Gewebebestandes ausreichende Eiweißminimum von 60—80 g herunterzugehen.

Folgerichtiger führt v. Noorden die Schonungstheorie der Niere durch. Er rät, die Nahrung so einzurichten, daß möglichst wenig Stoffwechselprodukte gebildet werden, die Arbeit von den Nieren verlangen.

Die Nieren scheiden aus: a) die Stoffwechselprodukte der Proteide, b) die meisten Salze, besonders Phosphate, Sulfate, Chloride, c) Wasser. Die Endprodukte der Kohlehydrate und Fette dagegen, Kohlensäure und Wasser, werden im wesentlichen durch Haut und Lungen ausgeschieden. Auf Grund der Tatsache, daß man einen Menschen ohne Gefahr acht Tage hungern lassen kann, daß wir ohne Gefährdung der Kräfte die Proteine lange Zeit außerordentlich stark vermindern können, streicht v. Noorden die Proteine vollkommen aus der Nahrung und verhütet das Anwachsen der Eiweißzersetzung des Hungerstoffwechsels durch Zufuhr reichlicher Mengen von Kohlehydraten. Dadurch sinkt die Eiweißzersetzung auf minimale Werte herab, gleichzeitig die Menge der Sulfate und Phosphate; „wir gelangen also zu einer Nahrung, die zwar für die Aufrechterhaltung der Kräfte ausreicht, aber fast gar keine Ansprüche an die Arbeit der Nieren stellt, und damit schaffen wir die wichtigste Vorbedingung für eine schnelle und vollständige Erholung des Organes. Natürlich müssen wir auch Kochsalz fernhalten, da die Elimination von Kochsalz eine schwere Arbeit für die kranken Nieren sein würde."

v. Noorden beschränkt daher im akuten Stadium die Nahrung auf reichliche Mengen von Zucker, auf Fruchtsäfte und auf zuckerreiche Früchte, auf Breie von feinen Mehlen (Mais, Reis, Weizen, Kartoffelstärke). Man kann auch gut ausgewaschene Butter hinzufügen, da reines Fett gleichfalls zu Kohlensäure und Wasser oxydiert wird und die Niere nicht belastet.

Milch gibt v. Noorden wegen ihres die Niere belastenden Eiweißgehaltes erst dann, wenn die gefährlichsten Stadien der akuten Nephritis schon überwunden sind, und wenn eine reichliche Diurese, der steigende Gehalt an Kochsalz und die Abnahme des Eiweißes anzeigen, daß die Nieren ihre Eliminationskraft zurückerobert haben.

Dann wird der Speisezettel allmählich durch Hafer, Gerste, Kartoffelbrei, Leguminosen (Erbsen, Linsen, weiße Bohnen), gekochte grüne Gemüse, Kakao, Eigelb, leichtes Teegebäck usw. erweitert, doch soll man nach v. Noorden noch lange sorgfältig darauf achten, Kochsalz von den Speisen fernzuhalten.

Erst erheblich später kommen hinzu Eiereiweiß, Flußfische, gekochtes Fleisch, und erst drei bis vier Wochen nach dem letzten Verschwinden der Albuminurie ist der Kranke bei einer normalen Durchschnittskost angelangt, aber noch lange Zeit hindurch soll der Patient dabei bleiben, nur einmal am Tage Fleisch zu essen, scharfe Gewürze und Alkohol zu vermeiden und so wenig Salz wie möglich zu genießen.

Besonders wichtig sind seine Vorschriften bezüglich der Wasserzufuhr: v. Noorden verwirft die Mineralwässer wegen ihres Salzgehaltes und zieht Fruchtsäfte, dünne Aufgüsse von Tee (chinesischen Tee, Tee von Grassamen, von getrockneten Erdbeeren oder Himbeeren, von Brombeerblättern) oder einfaches reines Wasser vor.

„Im Höhestadium der akuten Nephritis ist es überhaupt zwecklos, den Versuch zu machen, durch reichliches Getränk die Niere auszuspülen. In diesem Stadium werden Sie die Diurese nicht steigern, Sie mögen soviel Wasser trinken lassen, wie Sie wollen. Sie werden durch reichliches Getränk nur die Ödeme mehren."

An anderen Orten präzisiert v. Noorden seinen Standpunkt genauer dahin, „daß man nicht soviel Wasser wie möglich geben soll, um, wie man sagt, die Diurese anzuregen; denn Anregung der Diurese ist gleichbedeutend mit Schädigung des erkrankten Organes. Vielmehr soll man so wenig Wasser wie möglich, d. h. so wenig als man im Hinblick auf die Notwendigkeit der Nahrungszufuhr und im Hinblick auf den Durst der Kranken verantworten kann. Das werden immerhin noch mindestens $^3/_2 - ^7/_4$ Liter am Tage sein.

Nach unserer Erfahrung können diese Mengen immer noch viel zu groß sein.

Ich halte den Rat v. Noordens, wenigstens die übermäßige Wasserzufuhr bei schwerer, akuter Nepritis einzuschränken, für mindestens so wichtig und so segensreich, wie den Rat von Strauß und Widal, das Kochsalz bei hydropischen Nierenkranken einzuschränken. Denn letzterer soll nur zur wirksamen Bekämpfung eines nicht gerade lebensfähigen Symptoms dienen; die Flüssigkeitseinschränkung dagegen kann direkt lebensrettend wirken. Gleichwohl hat leider gerade diese, trotz der sehr gemäßigten Form, in der sie von Noorden vorgeschlagen hat, keinen großen Anklang gefunden, und die Durchspülung der akuten Nierenentzündung beherrscht noch vielfach nach wie vor das Feld. Die Salzentziehung ist dagegen förmlich Mode geworden und wird wahllos bei allen Fällen von akuter und chronischer Nephritis, bei den unter dem trügerischen Sammelbegriff der Schrumpfniere zusammengefaßten heterogenen Formen, ja man kann sagen, bei jeder Albuminurie verordnet.

Hier ist der prägnante Satz v. Noordens zur Wahrheit geworden: „Das Verbot des Kochsalzes, so segensreich es in manchen Fällen ist, kann zum Fluche werden, wenn man es generalisiert, wie es von manchen Autoren und vielen praktischen Ärzten heute geschieht."

Da, wo beide Vorschriften wirklich angezeigt sind, sind die praktischen Erfolge der vermeintlichen Schonungsdiät bei akuter Nephritis und die der Salzentziehung nach Strauß-Widal bei „parenchymatösen", — d. h. schwer hydropischen — Formen oft ausgezeichnet, aber noch verbesserungsfähig.

Vor allem die theoretische Begründung bedarf heute einer Überprüfung.

Es ist nicht ohne Interesse, zu sehen, wie das ärztliche Gefühl, oft von einer falschen Vorstellung geleitet, doch das Richtige trifft.

v. Noorden ging von der Vorstellung aus, daß das erkrankte Organ möglichst geschont werden müsse, Strauß und Widal von dem Gedanken, die wasserbindende Chlorretention beruhe auf einer besonderen Undurchlässigkeit der Niere für Chloride. Diese Vorstellung ist bereits an anderer Stelle (S. 307) richtig gestellt worden.

Ich selbst habe um dieselbe Zeit, unabhängig von v. Noorden, noch an der Riegelschen Klinik die viel strengere Wasserentziehung, die mir so erstaunliche Erfolge beim Asthma der Hypertoniker gezeitigt hatte, auf die akute Nephritis ausgedehnt, auf Grund der nachträglich als falsch erkannten Vorstellung, daß die Blutdrucksteigerung lediglich eine kompensatorische Einrichtung für die Schädigung der Wasserausscheidung bedeute, und daß Einschränkung der Wasserzufuhr den Anreiz zur Blutdrucksteigerung herabsetze.

Wir können heute die Behandlungsanzeigen genauer präzisieren und den Wert der Vorschläge besser begründen. Vor allem können wir das Ziel der Behandlung, die Heilung klarer ins Auge fassen, nachdem wir über das Wesen der Krankheit mehr, wenn auch immer noch nicht genügende Klarheit gewonnen haben. Unsere Anschauungen über das Wesen des Vorganges, den wir als akute Nephritis bezeichnen, haben eine so völlige Umgestaltung erfahren, daß unsere Behandlung davon unmöglich unbeeinflußt bleiben, keinesfalls sich darauf beschränken kann, das vermeintlich entzündete Organ zu schonen. Die Behandlung muß vielmehr von der in dem Abschnitt Pathogenese ausführlich abgeleiteten Vorstellung ausgehen, daß 1. die Nierenerkrankung in einer Störung der Nierendurchblutung besteht, 2. daß diese zunächst rein funktionell bedingt ist, 3. daß diese funktionell bedingte Durchblutungsstörung der Nieren nur eine (nicht einmal obligatorische) Teilerscheinung einer — sogenannten — „Allgemeinerkrankung" darstellt, welche in einer krankhaften allgemeinen Gefäßkontraktion besteht.

Ziel unserer Behandlung muß demnach sein, die allgemeine und renale Gefäßkontraktion zu beseitigen und den normalen Blutumlauf in den gegen Störung der Durchblutung besonders empfindlichen und an der allgemeinen Gefäßkontraktion gewöhnlich (nicht immer) in besonders hohem Grade (elektiv) beteiligten Nieren wiederherzustellen. Dabei haben wir zunächst den oben aufgestellten Leitsatz im Auge zu behalten: Ein Todesfall an akuter Nephritis kann und sollte unbedingt vermieden werden.

Worin bestehen die Gefahren der Erkrankung?

Die Gefahr für das Leben droht im akuten Stadium der allgemeinen Gefäßkontraktion

1. von der akuten Hochspannung, in erster Linie vom **Herzen**,

2. von der infolge der angiospastischen Durchblutungsstörung auftretenden Wassersucht im allgemeinen, der des **Gehirnes** im besonderen, d. h. von der eklamptischen Urämie,

3. von einem so hohen Grade der angiospastischen Durchblutungsstörung der Nieren, daß ihre Funktion schwerst beeinträchtigt wird, d. h. von der echten Urämie, der **Harnvergiftung**,

4. von der Dauer dieser Störung der Nierendurchblutung, die das **Chronischwerden** der Nierenerkrankung bedingt.

1. Aufgabe der Behandlung ist, alles zu vermeiden, was die Gefäßkontraktion steigert, wie Bewegung und Erschütterung des Körpers (und der Seele), Anstrengung, Abkühlung usw. Daher ist unbedingte Bettruhe und gleichmäßige Wärme das erste Erfordernis.

Es scheint, daß auch Nachlaß der Herzkraft indirekt (via Niere? Blutmenge?) die Hochspannung steigern kann, wenigstens kann man bei der Hochdruckstauung mit Besserung der Herzkraft den Blutdruck sinken sehen.

Aufgabe der Behandlung ist ferner in erster Linie, alles zu tun, die Hochspannung herabzusetzen, da diese vor allem das Herz bedroht.

Da das Wesen der diffusen Nephritis in einer mehr oder weniger plötzlich einsetzenden allgemeinen Arterienkontraktion besteht, so ist das Herz zunächst weitaus am stärksten beteiligt und gefährdet.

Jede frische diffuse Nephritis ist als eine ernste Herzkrankheit zu betrachten und wie eine akute Herzerweiterung zu behandeln.

Die Gefahr der Hochspannung wächst mit Überfüllung des Kreislaufes, die wir bei der bestehenden Glomerulisperre besonders dann zu fürchten haben, wenn die Ödembereitschaft gering ist (vgl. S. 1278). Entspannung des Kreislaufes ist daher die wichtigste und dringendste Aufgabe. Sie wird, wenn Gefahr im Verzuge und das Krankheitsbild das bereits geschilderte der akuten Herzüberdehnung geworden ist, am einfachsten und schnellsten erreicht durch einen ausgiebigen Aderlaß.

Bei Schwächlichen und Anämischen kann statt dessen auch Abbindung der Glieder (vgl. S. 803) vorgenommen werden.

Ist keine Gefahr im Verzuge, so kann man dasselbe noch einfacher und schonender erreichen durch eine vollständige Einstellung der Flüssigkeitszufuhr. Der Erfolg dieser einfachen Maßnahme ist verblüffend.

Schon nach wenigen Stunden läßt die Atemnot nach, und am anderen Tage ist das Krankheitsbild wie umgewandelt. Der Kranke, der bis dahin nur sitzend atmen konnte, exspiratorische Dyspnoe mit Abschwächung des Atemstoßes, kurz das Bild eines schweren Asthmas geboten hatte, kann wieder ruhig und liegend atmen; bald beginnt auch das durch Wasserzurückhaltung und Ödem gesteigerte Körpergewicht abzunehmen, und zwar auch dann, wenn die Diurese noch nicht in Gang gekommen ist, also durch extrarenale Wasserabgabe.

Je größer das Mißverhältnis zwischen Flüssigkeitszufuhr und Diurese, um so größer ist in ganz frischen Fällen — trotz Ödembereitschaft — die Herzgefahr. Die Verhütung der Herzgefahr besteht dementsprechend in Trockenkost, am besten, da Hunger an sich den Blutdruck und die Pulszahl herabsetzt, in Hunger und Durst.

Man darf nicht warten, bis die üblichen Zeichen der Herzschwäche, insbesondere kleiner, beschleunigter oder gar unregelmäßiger Puls sich einstellen. Zur akuten Nephritis gehört (vgl. S. 1280) ein langsamer und regelmäßiger Puls, und schon eine normale Pulszahl von etwa 80 verlangt eine Herzbehandlung, in erster Linie durch Einstellung der Flüssigkeitszufuhr, in zweiter durch Herzmittel.

Digitalis ist fast bei jeder akuten Hochspannung, als die wir die akute Nephritis verstehen müssen, angezeigt. Wir bevorzugen hier, schon des — leeren — Magens wegen, die intravenöse Anwendung, und geben Digipurat (2—3 ccm) oder Strophantin Böhringer (0,3—0,5 ccm = 0,3—0,5 mg oder 1—2 ccm einer 10fach verdünnten Tinctura Strofanti titrata) gewöhnlich kombiniert mit Traubenzucker und Kardiazol 1 × tgl. 2—3 Tage hintereinander, sehr langsam innerhalb von 5—10 Minuten in die Vene einfließen lassend.

Auf eine Digitalisierung des Herzens kann man höchstens dann verzichten, wenn sich die typische Pulsverlangsamung von etwa 50 Schlägen eingestellt hat.

2. Von einer Gefahr durch einen allzu hohen Grad von Wassersucht kann heute kaum mehr gesprochen werden. Früher sind Todesfälle an Glottis- oder Lungenödem vorgekommen.

Ganz abgesehen von der naheliegenden Möglichkeit, hochgradige Ödeme mechanisch zu entleeren, muß es als ein Kunstfehler bezeichnet werden, wenn sich bei einer frischen diffusen Nephritis unter den Augen des Arztes hochgradige Ödeme entwickeln.

Gerade im Frühstadium, bei der akuten Hochdruckstauung, wo es sich um frische (kardiovaskulär bedingte?) Ödeme handelt, erweist sich die Störung der Kapillarfunktion, ebenso wie bei der frischen, d. h. noch nicht lange bestehenden kardialen Wassersucht, als leicht beeinfluß- und vermeidbar.

Die Verhütung der Ödemgefahr besteht in einer strengen Salz- und Flüssigkeitsbeschränkung, am besten in Hunger und Durst. Auch hier kann ein Aderlaß die Ödemaufsaugung in Gang bringen.

Es genügt schon die Hemmung des Abstromes durch Einstellung der Flüssigkeitszufuhr (vgl. S. 346), um die Stromrichtung umzukehren und den nie ganz aufgehobenen, nur überstimmten Einstrom wieder in Gang zu bringen. Die Diurese wächst bei Hunger und Durst, und die Ödeme nehmen ab.

Bei den älteren Fällen und hartnäckigeren, stabilen (dyskrasisch durch Hypalbuminämie bedingten) Ödemen genügt diese einfache Maßregel allein nicht, da müssen alle Register der Ödembehandlung gezogen werden (vgl. S. 346).

Wir haben das Ödem als relativ harmlose Folge der allgemeinen Gefäßkontraktion bezeichnet. Größer wird die Gefahr, wenn sich die Hirngefäße stärker an jener beteiligen und eine Durchblutungsstörung des Gehirns in Gestalt der Eklampsie droht.

Alles, was die Hochspannung steigert, erhöht, alles, was die Hochspannung herabsetzt, mindert die Eklampsiegefahr. Im Schrifttum wird „die Urämie" als der Feind betrachtet, der die meisten Opfer fordert. Ich kann hier nur wiederholen, daß wir seit vielen Jahren bei akuter diffuser Glomerulonephritis kaum je einen Todesfall an Krampfurämie mehr gesehen haben. Ihr Ausbruch wird oft, aber nicht immer verhütet, durch Hunger und Durst (vgl. S. 799 und S. 633, Verhütung der Schwangerschaftseklampsie).

Das gleiche wird auch hier wieder blutig durch einen vorbeugenden Aderlaß erreicht.

Unsere Einzelerfahrungen des Friedens werden durch die Massenbeobachtungen des Krieges in überzeugender Weise bestätigt. Schütz hatte beobachtet, daß die sich häufenden und z. T. letal endenden Krampfurämien zumeist bei hohem Blutdruck auftraten. Daraufhin machte er bei jedem Zugang mit einem Blutdruck von über 160 mm Hg prophylaktisch den Aderlaß (300—400 ccm).

„Von dem Moment an gehörten urämisch-eklamptische Anfälle zu den Seltenheiten."

Genau die gleiche günstige Wendung hat Nonnenbruch nach Einführung meiner Hunger- und Durstbehandlung erlebt (vgl. S. 799).

Über die Behandlung der ausgebrochenen Eklampsie durch Aderlaß und Lumbalpunktion vgl. S. 792.

Die Gefäßkontraktion im Gehirn kann aber auch durch Verlangsamung der Strömung in der terminalen Strombahn statt zu Liquor- zu Erythrodiapedese (Ricker) führen; auch bei dem akuten Hochdruck der Nephritis kommen, wenn auch viel seltener als bei dem chronischen der Sklerose, gelegentlich Hirnblutungen (vgl. S. 667) vor, die das Leben bedrohen, wiederum ein Grund, die Gefäßspannung herabzusetzen.

Wir haben somit 3 Anzeigen kennen gelernt, endweder einen kräftigen Aderlaß zu machen, oder die Flüssigkeits- und Nahrungszufuhr möglichst weitgehend bis zur völligen Enthaltung einzuschränken. Alle drei Anzeigen kommen im Grund auf dasselbe hinaus, die allgemeine Gefäßkontraktion und die daraus hervorgehende Hochspannung herabzusetzen. Ich bin nicht sicher, ob wir die Ursachen des Erfolges unserer Fastenkur schon restlos durchschauen, an dem Erfolg ist nicht zu zweifeln. Es wäre natürlich möglich, daß sich ein noch sicherer wirkendes kausal angreifendes Mittel finden ließe, das imstande wäre, die krankhafte renale und allgemeine Gefäßkontraktion aufzuheben. Was wir, insbesondere mein Mitarbeiter Hülse auf diese Fähigkeit geprüft haben, Histamin, Papaverin u. a. m. hat nicht befriedigt. Das einzige Mittel, von dem wir eine günstige Wirkung bis jetzt gesehen haben, ist Chlorkalzium in großen Gaben. Wir nehmen an, daß es — abgesehen von seiner diuretischen Wirkung (vgl. S. 367) — die Erregbarkeit der — bei der Nephritis übererregbaren — Gefäße herabsetzt (Hülse). Wir haben Fälle gesehen, in denen der bei der Fastenkur noch erhöht gebliebene Blutdruck erst nach Anwendung von Chlorkalzium zur Norm abgesunken ist.

Als Beispiel der Chlorkalziumwirkung gebe ich die Kurve des Verlaufes einer schweren diffusen Glomerulonephritis bei einem 34jährigen Mann, die Hülse aus meiner Klinik mitgeteilt hat.

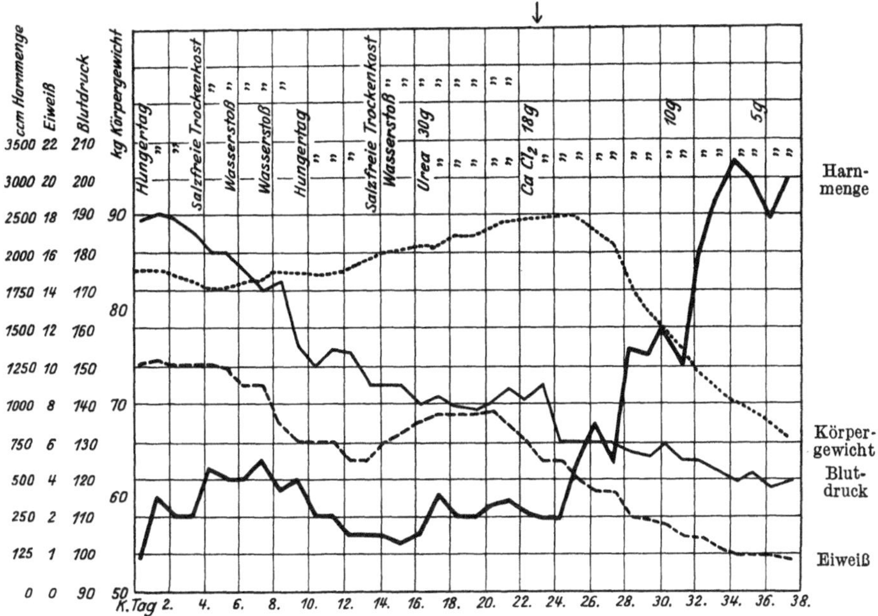

Abb. 133. Aus Walter Hülse: Über den Einfluß der Kalksalze auf Hydrops und Nephritis. Zbl. inn. Med. 41, Nr 25 (1920).

Bei dieser nur auf die Entspannung des Kreislaufes gerichteten Behandlung gelingt es nun nicht nur, die Herz-, Ödem- und „Urämie"-, d. h. Eklampsiegefahr mit großer Sicherheit zu vermeiden, sondern es stellt sich auch in der Regel die erwünschte Harnflut ein, der Blutdruck sinkt, die Ödeme verschwinden, und die Nierenerscheinungen gehen um so rascher zurück, je früher diese Behandlung eingesetzt hat.

3. Von der Niere war bisher bei dieser Behandlung der sogenannten Nierenentzündung noch gar nicht die Rede.

Die außerordentlich günstige Wirkung des Aderlasses hat mit der Leistung der Niere sicher nichts zu tun und keinen Einfluß auf ihre Leistungsfähigkeit. Und daß die den Kreislauf entspannende Fastenkur eine besondere Schonung für die Nieren bedeutet, kann man auch nicht behaupten. Tatsächlich leisten diese mehr als vorher und als bei Nahrungs- und Flüssigkeitszufuhr.

Denn durch die harnpflichtigen Stoffe, die sich im Blut und Ergüßen aufstauen, wird die Niere ja nicht belastet und „gereizt", sondern höchstens durch diejenigen, die das Nierenfilter passieren. Und deren Menge steigt u. U. während des Fastens gewaltig an.

Man glaubte, durch eiweiß- und flüssigkeitsarme Kost die Niere zu schonen und schonte das Herz, man glaubte durch Aderlaß das Blut zu entgiften, und man entspannte den Kreislauf.

Und doch droht, wie eingangs erwähnt, auch von seiten der Niere eine Gefahr, die der echten Urämie, der Harnvergiftung.

Diese Gefahr droht im frischen Stadium der akuten Nephritis allerdings nur dann, wenn die angiospastische Durchblutungsstörung der Niere so hochgradig ist, daß Anurie oder eine dieser praktisch gleichkommende Oligurie besteht. Solche Fälle sind recht selten, die Gefahr ist dann aber außerordentlich groß, und wächst mit jedem Tage der Anurie. Man wird auch hier zunächst versuchen, durch Entspannung des Kreislaufes mittels eines ausgiebigen Aderlasses die Durchblutung der Niere wieder in Gang zu bringen; der Aderlaß übt überdies einen sehr merkwürdigen und geheimnisvollen Einfluß aus auf Stockungen der Zirkulation und Stasen in der Peripherie (vgl. S. 611 Eklampsie), und auf den Wasseraustausch zwischen Blut und Geweben (vgl. S. 224).

Eine ebenso geheimnisvolle reflektorische Beziehung besteht zwischen der Organdurchblutung bzw. dem Tonus der Organgefäße und einer lokalen Blutentziehung im Bereiche der segmental zugehörigen Hautpartien.

Da das Geheimnis der Wirkung in einer Besserung der Organdurchblutung beruht, so wird man auch gegebenenfalls auf die Gepflogenheit der Alten zurückkommen dürfen und in der Nierengegend Blutegel oder blutige Schröpfköpfe setzen, ehe man sich zu einem größeren Eingriff entschließt[1].

Man kann weiterhin versuchen, durch intravenöse Einspritzung hypertonischer Salzlösungen (vgl. S. 808), durch die Alkalibehandlung (vgl. S. 214), die Diurese in Gang zu bringen.

Bleibt der Erfolg aus, so ist, schrieb ich in der I. Auflage, so lange wir noch kein sicheres Mittel kennen, die Störung der Nierendurchblutung unblutig zu beheben, die Entkapselung der Niere unbedingt angezeigt. Der Erfolg ist oft ein geradezu wunderbarer. Nicht nur die Diurese stellt sich rasch ein, sondern auch die Erkrankung heilt erstaunlich rasch ab" (vgl. S. 216).

Man darf in der meist trügerischen Hoffnung, daß sich die Diurese wieder spontan einstellt, was in ganz seltenen Fällen vorzukommen scheint, keine Zeit verlieren und muß sich spätestens am dritten Tage der Anurie zu diesem Eingriff entschließen, wenn nach Aderlaß, zweitägigem Fasten, Alkali- usw.-Behandlung und nach Anwendung länger $(1—1^1/_2$ Stunden) dauernder warmer Bäder die Diurese nicht in Gang kommt.

Der Eingriff an sich ist nicht gefährlich, er kann zum größten Teil in örtlicher Betäubung ausgeführt werden. Nur zum Hervorziehen und Enthülsen der Niere ist eine kurze Äthernarkose notwendig.

Nach Kümmell, der über die größte Erfahrung verfügt, genügt meist die einseitige Operation.

Daß die Dekapsulation auch beim Säugling mit größtem Erfolg angewandt werden kann, das lehrt ein Fall von Levy: Kind im Alter von 24 Tagen, Zangengeburt, (Mutter während der Schwangerschaft Mitralinsuffizienz mit leichten Dekompensationserscheinungen, Ödeme, negativer Urinbefund). Leichte Ödeme, Puls 150—160, Eiweiß $^1/_2\,^0/_{00}$, spez. Gew. 1003, schwankend. RN 20,1 mg. Diurese 450—350 bei Einfuhr von 700—600. Wegen Verschlechterung des Befindens trotz Rückganges der Ödeme Dekapsulation beiderseits: Nieren tiefdunkelblaurot, quellen aus dem Kapselschnitt hervor, die dunkle Farbe weicht rasch einer helleren. Nach der Operation Zunahme der Diurese, 5 Tage später Albumen 0. Haut vorher auffallend blaß, nach der Operation gut durchblutet. Heilung.

An der günstigen, ja lebensrettenden Wirkung des Eingriffes ist nicht zu zweifeln (Harrison, Kümmell, Pousson, Ruge, eigene Beobachtungen, Rovsing, Niedermeyer, Oehlecker u. a., Lit. bei Hartwich, Kappis, Wehner), aber sie bereitet der Erklärung einige Schwierigkeiten. In vielen Fällen hat man den Eindruck gewonnen, daß die mächtig vergrößerte und geschwellte Niere in der stark gespannten Kapsel förmlich eingeklemmt war, sie erschien hochgradig venös gestaut und tief zyanotisch, und die Zyanose ging noch vor Beendigung der Operation alsbald zurück. Ich habe aber mehr Fälle gesehen, in denen man nicht den Eindruck der „Einklemmung" und übermäßiger Spannung der Kapsel bei der Operation hatte, und doch blieb der Erfolg nicht aus.

Das würde dafür sprechen, daß nicht nur rein mechanische Momente, sondern auch die Beseitigung eines nervösen Faktors eine Rolle spielt. Für diese Annahme fällt noch ins Gewicht, daß der Erfolg auch bei einseitiger Nierenenthülsung erreicht wird (Wilk, Kümmell).

---

[1] Anmerkung bei der Korrektur: Der gleiche Rat findet sich in den soeben erschienenen Vorlesungen von v. Korányi. Er sah die große Stauungsleber sich oft ganz erheblich verkleinern und die Diurese im Wasserversuch bedeutend zunehmen, wenn er in der Lebergegend 8—10 Blutegel ansetzte. Ebenso wirkten trockene Schröpfköpfe, aber nur an den der Leber entsprechenden Headschen Zonen; irgendwo anders angelegt, bleiben sie ohne Wirkung.

Ich habe daher meinem chirurgischen Kollegen Völcker vorgeschlagen, statt der Enthülsung eine Entnervung der Niere durch periarterielle Sympathektomie zu versuchen. Der Erfolg — freilich in einem Fall von chronischer präurämischer Nephritis — war bescheiden und von kurzer Dauer. Fälle von Anurie, die geeigneter gewesen wären, kamen damals nicht zur Beobachtung.

Bald erschienen aber Mitteilungen von französischen und belgischen Autoren (Legueu und Flandrin, Lemoine, Papin und Ambard), die über recht gute Erfolge berichteten, und zwar bei hämaturischer Koliknephritis, Nephralgie und diffuser Glomerulonephritis. Casper hat aus der Tatsache, daß mit der Nierenentnervung die gleichen Erfolge erzielt werden wie mit der Enthülsung, geschlossen, daß beides identische Eingriffe seien, und daß der Erfolg der Entkapselung auf einer teilweisen Entnervung der Niere beruhe.

Nur warnt er vor diesem nicht ungefährlichen Ersatz der Dekapsulation, nachdem nicht nur akute Schädigungen, Nekrose der Arterien und tödliche Blutung, sondern auch eine Atrophie der Nieren in einem Falle von Legueu beobachtet worden sind.

Aber sowohl der momentane Erfolg beider Eingriffe wie die Tatsache, daß die Niere venös gestaut ist, was bekanntlich bei Abklemmung der Nierenarterie eintritt (Litten), spricht sehr eindringlich gegen die Annahme einer primären „Endokapillaritis" als Ursache der arteriellen Zirkulationshemmung. Es ist doch nicht anzunehmen, daß der „Entzündungs"prozeß in den Kapillaren mit einem Schlage durch Entfernung der Nierenkapsel mit oder ohne Behebung des Quellungsdruckes oder durch Entnervung beseitigt wird.

Es scheint, daß die Wirkung der Entkapselung in Beschleunigung der Nierendurchblutung besteht (Hülse und Litzner S. 446) und auf der Ausschaltung der von Stöhr beschriebenen sensiblen Kapselnerven beruht, deren Reizung nach den Versuchen von Fischer zu Vasokonstriktion und Volumenabnahme der Niere führt. Die Kapselnerven würden damit das rezeptive Endorgan des sensiblen Schenkels eines Reflexapparates zur Kontrolle und Regelung der Nierendurchblutung darstellen.

Merkwürdigerweise hat man die gleich günstigen Erfolge bei gleich verzweifelten Fällen von einer Röntgenbestrahlung der Nieren gesehen.

Stephan hat als erster darüber 1920 berichtet. In zwei Fällen von schwerster akuter Glomerulonephritis mit starkem Ödem und ausgesprochener Eklampsie brachte, nachdem Diuretika und Aderlässe gänzlich erfolglos geblieben waren, eine Röntgenreizbestrahlung von $1/_6 - 1/_7$ der Hauterythemdosis auf beide Nieren die Harnflut wieder in Gang. Kopfschmerz, Benommenheit, Foetor uraemicus und epileptische Anfälle waren außerordentlich rasch, die Ödeme in wenigen Tagen verschwunden, und es trat bald Heilung ein.

In einem dritten Falle von akuter Nierenentzündung zwei Wochen nach einer grippösen Bronchopneumonie, waren rasch Ödeme der Haut und Lungenödem aufgetreten, hochgradige Oligurie (220 ccm in 24 Stunden), Unfühlbarkeit des Pulses, Erbrechen, totale Erschlaffung der Venen, die einen Aderlaß unmöglich machte.

Fünf Stunden nach Reizbestrahlung Besserung, Blutdruck meßbar, 130. 24 Stunden danach Erbrechen und Lungenödem verschwunden, Diurese normal, nach 12 Tagen eiweißfrei, geheilt.

Fritsch sah bei einem Falle von schwerer Krampfurämie den gleichen verblüffenden Erfolg: Nach einer einzigen Reizbestrahlung von $10^0/_0$ der Hauterythemdosis auf die Nieren war der schwerbedrohliche Zustand sofort beseitigt, Harnmenge steigt von 250 auf 1400, die Krämpfe hören auf, Sensorium hellt sich auf.

Mühlmann machte bei einer 30jährigen Frau, bei der sich acht Tage nach der Entfernung einer tuberkulösen Niere akute Harnverhaltung mit Kopfschmerz, Erbrechen, zunehmenden Ödemen eingestellt hatte, $2^1/_2$ Tage nach Beginn der Anurie eine Röntgenreizbestrahlung. Vier Stunden später beginnt die Harnflut, in 36 Stunden $2^3/_4$ Liter. Geheilt entlassen.

Ferner sah er bei einem $1^1/_2$jährigen Kind mit schwerster Nephrose und unbeeinflußbarer Oligurie am nächsten Tage eine Harnflut eintreten, die zu einer Gewichtsabnahme von fast 3 kg in fünf Tagen und einem Absturz des Eiweißes von 12 auf $1/_2{}^0/_{00}$ führte.

Wir selbst haben mehr Versager als Erfolge erlebt, aber bei einem fünfjährigen Knaben mit akuter Nephritis, starkem Ödem und völliger Anurie zwei Stunden nach der Bestrahlung die Diurese in Gang kommen sehen (vgl. auch S. 219).

Diese Erfolge sind ebenso verblüffend wie die der Entkapselung und nicht weniger unbegreiflich vom Standpunkt der Entzündungslehre.

Der Gedanke Holzknechts, die Anurie werde bewirkt durch erhöhten Druck innerhalb der Kapsel infolge reichlichen Leukozyteninfiltrates, die günstige Wirkung der Bestrahlung beruhe auf Druckentlastung infolge rascher Vernichtung der hochempfindlichen Leukozyten, rechnet nicht mit den Tatsachen.

Von einer teilweisen Entnervung kann hier doch auch nicht die Rede sein. Und ein Einfluß auf die vermutliche Einklemmung der Niere in ihre Kapsel ist von der Röntgenbestrahlung nicht zu erwarten.

Es bleibt nur ein Einfluß auf die Gefäße, auf die Nierendurchblutung möglich.

Tatsächlich hat mein früherer Mitarbeiter Gabriel in röntgenbestrahlten Nieren schon frühzeitig eine starke Erweiterung der zuführenden Gefäße und damit einhergehend eine starke Füllung der Glomeruli nachweisen können, bevor noch Veränderungen an den Epithelien der Harnkanälchen zu finden waren.

Gabriel hat dann auch überlebende Kaninchennieren mit Ringerlösung durchspült und bestrahlt. Bei schwachen Röntgendosen tritt eine deutliche Dilatation, bei starken Dosen zunächst eine Kontraktion, erst dann eine Dilatation der Gefäße ein.

Man kann die Erfolge der Röntgenbestrahlung bei Anurie kaum anders als durch Lösung eines pathologischen Spasmus der Gefäße erklären.

Nun liegen aber noch merkwürdige Angaben im Schrifttum vor, daß auch schon kleine Einschnitte in die Kapsel, die die Nervenversorgung der Nieren unmöglich beeinträchtigen können, ja sogar, daß ein einfacher Lendenschnitt ohne Freilegung der Niere von dem gewünschten Erfolg bei Anurie begleitet waren (vgl. auch S. 446).

Diese Angaben legten meinem Mitarbeiter Kürten den Gedanken nahe, daß das Geheimnis des Erfolges sowohl des operativen Eingriffes wie der Röntgenbehandlung in einer Proteinkörperwirkung zu suchen sei.

Ich habe diesen Gedanken auf Grund der auffallenden Tatsache, daß so verschiedenartige Eingriffe gleichsinnig und gleich günstig wirken, in meinem Referat über die chirurgische Behandlung der Nephritis auf dem Urologenkongreß in Berlin 1923 zur Aussprache gestellt.

Öhlecker hat daran herbe Kritik geübt; aus seinem eigenen Lager ist aber 1 Jahr später von Rieder der gleiche Gedanke über die Sympathektomie geäußert worden. Rieder hat die Beobachtung gemacht, daß der verblüffende Erfolg dieser Operation beim Ulcus cruris auch durch einen einfachen Hautschnitt erreicht wird; auch Rieder sieht das Wirksame in der durch den Reiz gesetzten Hyperämie, und als Beweis führt auch er die günstigen Erfahrungen an, die Kleinschmidt bei Röntgenbestrahlung des Mal perforant gesehen hat. Joseph und Rabau konnten aber bei der Sublimatniere im Tierversuch den Tod nicht abwenden durch Röntgenbestrahlung, wohl aber durch frühzeitige Entkapselung der Nieren (S. 1174).

Kolischer hat von der Proteinkörpertherapie in Form der Eigenbluteinspritzung (vgl. S. 706) nicht nur bei Harnretention, sondern auch bei akuter Nephritis Gutes gesehen.

Beispiel: 5jähriger Knabe hat leichte Nephritis nach Tonsillitis. Unter der üblichen Behandlung nach 3 Wochen Verschwinden der Symptome. 28 Tage nach der akuten Tonsillitis Tonsillektomie. 2 Tage später Oligurie, Hämaturie, Ödem von Augenlidern und Präputium. Blutdruck 180, RN 80 mg. Übliche Behandlung ohne Erfolg. Am 8., 10. und 12. Tage 5 ccm Eigenblut intragluteal. 10 Tage nach der letzten Injektion Blutdruck 110. RN 35. Ödem verschwunden, Urin normal.

Als Proteinkörpertherapie deutet R. Schmidt auch „die Fälle von jahrelang bestehender Nephritis, die durch hinzutretende Masern innerhalb 14 Tagen abheilen". Wir haben Derartiges nicht gesehen, wohl aber, daß bei hartnäckigem Ödem in Fällen von nephrotischem Einschlag durch ein interkurrentes Erysipel die Diurese mächtig in Gang kam.

In diesem Sinne würde auch die Angabe Schlayers zu verstehen sein, daß interkurrente Entzündungen nicht nur in günstigem Sinne auf maligne Tumoren, sondern auch auf eine bestehende Anurie einwirken[1].

---

[1] Leider wird der Verlauf einer abklingenden Nephritis gelegentlich durch eine hinzutretende Infektionskrankheit auch wesentlich verschlimmert. So wurde in einem unserer Fälle, der wegen Anurie nach Scharlach dekapsuliert worden war, der glänzende Erfolg der Operation durch eine Hausinfektion mit — für die Niere sonst fast immer unschädlichen — Varizellen vereitelt.

Auch eitrige Dauerinfektionen wirken meist höchst ungünstig auf den Verlauf.

Havlicek hat aber auch einmal den gleichen Erfolg wie von der Dekapsulation gesehen, als er bereits zu dieser entschlossen, bei einem mageren Kranken eine Stunde vor dem festgesetzten Eingriff eine längerdauernde Nierenpalpation vornahm, um sich über die Lage der Niere und die Einstichpunkte für die örtliche Betäubung zu vergewissern. Ohne daß er die Operation vorgenommen hatte, trat die erlösende Harnflut ein.

Das entspricht den Beobachtungen meiner Mitarbeiter Hülse und Litzner im Tierversuch. Sie fanden nicht nur nach der Entkapselung, sondern auch schon nach einer leichten Quetschung der Niere, wie sie bei Freilegung und Luxierung des Organes unvermeidlich ist, eine deutliche Beschleunigung der Nierendurchblutung.

Wie diese letzten Endes auch durch so verschiedene Eingriffe, wie Entkapselung, Entnervung, Röntgenbestrahlung, Betastung der Nieren, Lendenschnitt, Proteinkörperwirkung, Aderlaß, zustande kommen mag, ihre günstige Wirkung auf den Zustand der Nieren, den man bisher als „Entzündung" bezeichnet hat, ist meines Erachtens ein zwingender Beweis für meine Anschauung, daß das Wesen des Prozesses in einer — funktionellen — Durchblutungsstörung und nicht in einer Entzündung zu suchen ist.

Ich habe daraufhin die Frage aufgeworfen, ob nicht eine Splanchnikusanästhesie nach Kappis, von der Neuwirt u. a. so gute Erfolge bei der reflektorischen Anurie gesehen haben, auch bei der nephritischen Anurie günstig wirkt. Die Antwort kann man geradezu als entscheidend für die Frage der Pathogenese betrachten.

Ist die Anurie durch Einklemmung des geschwollenen Organs, die Durchblutungsstörung entzündlich bedingt, so kann eine Lähmung der Nierenvasomotoren nur ungünstig wirken, ist dagegen eine abnorme Zusammenziehung der Nierengefäße die Ursache der Anurie und der Durchblutungsstörung, so muß eine Blockierung der Nierenvasomotoren günstig wirken.

Die Antwort auf diese wichtige Frage ist gegen die Lehre von der Entzündung und für die angiospastische Theorie ausgefallen.

Havlicek hatte Gelegenheit, bei zwei Kindern mit vollständiger Anurie infolge Scharlachnephritis die Unterbrechung der Splanchnikusleitung vorzunehmen. „In beiden Fällen kam die bei dem einen Kinde seit zwei, bei dem anderen seit drei Tagen unterbrochene Diurese wieder in Gang, besonders auffallend in dem letzten Falle, wo es im Anschluß an die Injektion direkt zu einer Harnflut kam. Die Anurie trat nicht wieder auf, und in beiden Fällen war der Eiweißgehalt des Harnes innerhalb von wenigen Tagen vollkommen geschwunden, und die Kinder genasen."

Auch bei einer Schwangerschaftseklampsie mit kompletter Anurie hat Havlicek — eigentlich nur ut aliquid fieri videatur — diese Methode angewandt. Die Krämpfe verschwanden, und die Diurese trat ein.

Der gleiche Erfolg ist bei der weniger schwierigen paravertebralen Anästhesie von D_{11}—L_2 zu erwarten.

Beobachtungen bei nephritischer Anurie liegen meines Wissens noch nicht vor. Doch sah Mendel bei einer 48 Stunden dauernden Anurie nach Prostatektomie nach paravertebraler Einspritzung von je 5 ccm $1/2\%$igen Novokainsuprarenin auf beiderseits D_{11}—L_2 einen vollen Erfolg: 4 Stunden später begann die Harnabscheidung und erreichte in 24 Stunden 2600 ccm.

Düttmann sah bei einem Prostatiker mit schwer gestörter Nierenfunktion nach doppelseitiger paravertebraler Unterbrechung von D_{12} und L_1 überraschend schnell eine wesentliche Besserung der Wasserausscheidung und des Konzentrationsvermögens eintreten, Straub bei einer Sublimatanurie einen lebensrettenden Erfolg (vgl. S. 218).

Wenn sich diese Verfahren an einem größeren Material bewähren, so hätten wir in der Unterbrechung der Splanchnikusleitung nach Kappis oder Braun-Laewen ein neues, sicher wirkendes und dabei — in der Hand des Geübten, „stereoskopisch Sehenden und Fühlenden" — ungefährliches Mittel, die Störung der Nierendurchblutung unblutig zu beheben; und die Entkapselung der Niere wegen nephritischer Anurie, durch die gelegentlichen Erfolge der Röntgenbestrahlung schon etwas in den Schatten gestellt, dürfte dann bald der Geschichte angehören.

Vorläufig ist sie als letzte Zuflucht noch nicht zu entbehren, obwohl auch hier die Zahl der Versager nicht klein ist. Am sichersten müßte der Erfolg bei der Nierenentnervung eintreten. Wenn die Schnittmethode zu gefährlich ist, so wäre ein Versuch mit der chemischen Methode von Doppler, der Bepinselung der Nierenarterie mit Phenolderivaten (Isophenol) aussichtsreich.

Die Tatsache, daß es durch so verschiedenartige Eingriffe, die anscheinend nur die eine Wirkung gemeinsam haben, die Nierendurchblutung zu steigern, gelingt, den lebensbedrohenden Zustand der Anurie zu beseitigen, ist an sich schon von großer theoretischer und praktischer Bedeutung. Sehen wir doch jetzt mehrere und auch ungefährliche Möglichkeiten, um auch die letzte und dabei größte Gefahr der akuten Nephritis zu bannen.

Ihre theoretische Bedeutung liegt aber nicht nur darin, daß der Erfolg dieser Maßnahmen die funktionelle Natur der nephritischen Störung der Nierendurchblutung geradezu beweist und nicht anders als auf dem Boden der angiospastischen Theorie verstanden werden kann, sondern vor allem in der merkwürdigen und rätselvollen Tatsache, daß in solchen naturgemäß ebenso schweren als frischen Fällen die Nephritis nach Wiederherstellung der Nierendurchblutung rasch ausheilt, daß also durch Beseitigung der renalen Gefäßkontraktion auch die allgemeine Gefäßkontraktion verschwindet.

Wir müssen daraus schließen, daß der Zustand der Niere an dem Auftreten des allgemeinen Gefäßkrampfes schuld oder zum mindestens an seinem Fortbestehen beteiligt ist, und daß meine frühere Vermutung zutrifft, daß eine Störung der Nierendurchblutung zu Blutdrucksteigerung führen kann.

Damit rückt die Niere, deren Veränderungen bei der Nephritis zunächst nur als Teilerscheinung der allgemeinen Gefäßkontraktion erschienen, wieder in den Mittelpunkt des Nephritisproblems, d. h. des Problems des blassen Hochdruckes durch eine allgemeine Gefäßkontraktion, die hier hämatogen bewirkt, renal bedingt zu sein scheint (vgl. S. 447).

4. Für die Behandlung erwächst damit die Aufgabe, nach Beseitigung der durch die Hochspannung bedingten Gefahren, nun doch auch der Wiederherstellung der Nierendurchblutung die größte Aufmerksamkeit zuzuwenden, damit nicht durch zu lange Dauer der funktionellen, angiospastischen Drosselung der Nierengefäße ein organisches, angiopathisches und nunmehr chronisches Nierenleiden entsteht.

In der Mehrzahl der Fälle ist diese Sorge überflüssig, wenigstens in frischen Fällen genügt meist die Beseitigung der Hochspannung unter Anwendung der Fastenkur und gegebenfalls von Chlorkalzium, um den Blutdruck zu senken, die allgemeine und renale Gefäßkontraktion zu beseitigen und die Diurese in Gang zu bringen.

In schweren Fällen wird man vielleicht in Zukunft, auch ohne daß Anurie besteht, von der Splanchnikus- bzw. paravertebralen Anästhesie oder der Röntgenbestrahlung Gebrauch machen.

Je schwerer der Fall, um so wichtiger ist es, wie S. 1345 begründet, die Dauer der Nierenischämie abzukürzen.

Daher ist auch bei länger anhaltender Blutdrucksteigerung bei der Schwangerschaftsniere, die auf Hunger- und Durstbehandlung und kochsalzfreie Trockenkost nicht anspricht, die künstliche Beendigung oder Unterbrechung der Schwangerschaft angezeigt (vgl. S. 635).

Um die Glomerulidurchblutung unblutig zu fördern und womöglich den Gefäßverschluß in der Niere zu sprengen, habe ich empfohlen, nach

Beseitigung der Hochspannungsgefahr einen „**Wasserstoß**" in Form des Wasserversuches zu machen. Der durch eine 3—5 tägige Fasten- und Durstkur vorbereitete Kranke erhält nüchtern nach Entleerung der Blase $1^{1}/_{2}$ Liter dünnen Tee, die innerhalb $^{1}/_{2}$—$^{3}/_{4}$ Stunden getrunken werden sollen, und der Urin wird in $^{1}/_{2}$stündlichen Portionen gemessen und gewogen. Wenn noch Ödeme der Beine bestehen, so werden diese hochgelagert, am einfachsten durch Einlegen eines lehnabwärts umgekippten Stuhles unter die Matratze, um den Wasserabstrom zu verringern.

Der Erfolg des „Wasserstoßes" ist in manchen, insbesondere ganz frischen Fällen, schlagend. Es stellt sich bisweilen schon beim ersten Versuche eine große und typische Wasserdiurese ein mit großen halbstündlichen Einzelportionen, und die Gesamtausscheidung in vier Stunden kann schon beim ersten Wasserversuch die Einfuhr erheblich übersteigen (vgl. Abb. 134).

Bisweilen fällt der Wasserversuch das erstemal schlecht aus, dann wird er nach einigen Tagen und gegebenenfalls mehrfach wiederholt, tagsüber aber nur Trockenkost gegeben, um dem Herzen und der Niere Zeit zu lassen, mit dem nicht rasch genug ausgeschiedenen Wasser fertig zu werden.

Man kann auch, um die Wirkung besonders bei Kranken mit mäßiger Ödembereitschaft zu steigern, 0,5—1,0 g Theophyllinnatrium in den $1^{1}/_{2}$ Litern warmer Flüssigkeit (Tee) gelöst, oder während des Trinkens in Oblate geben.

Bei Kranken, die während der Vorbereitung sich stark entwässert haben und am letzten Tage schon hochkonzentrierten Urin abscheiden, pflegen wir am Nachmittag und Abend des letzten Tages schon nach Belieben Flüssigkeit — Zuckerwasser, Limonade, Tee — zu geben, um das Wasserbedürfnis der Gewebe zu befriedigen, da sonst beim Wasserversuch von den dürstenden Geweben zuviel Wasser zurückgehalten wird.

Wenn dagegen noch eine gewisse Ödembereitschaft, manifeste oder latente Ödeme bestehen, und das ist die Regel, so wirkt der Wasserversuch in hohem Grade Ödemwasser mobilisierend. Die einmal nach Sprengung des Glomerulusverschlusses in Gang gebrachte Diurese hält an und schwemmt große Stickstoff- und Kochsalzmengen aus.

Als ein keineswegs etwa vereinzelt dastehendes Beispiel sei die Kurve des Krankheitsverlaufes von folgendem Fall hier eingeschaltet: Abb. 134. Die Kranke kam mit einem Blutdruck von 182 mm Hg, dem typischen Harnbefund, gedunsenem Gesicht, leichten Ödemen, deutlichem Aszites und Hydrothorax zur Aufnahme, klagte über Kopfschmerz, Atemnot, Brechneigung. Während einer dreitägigen Fastenvorbereitung nahm das Körpergewicht von 59,7 auf 57,3 kg ab, die Kochsalzausscheidung betrug am ersten, zweiten und dritten Tage 7,5, 6,0, 14,5! g, die N-Ausscheidung 2,0, 2,5, 8,7 g. Der Blutdruck war auf 153 mm Hg gesunken.

Am vierten Tage Wasserstoß: bei 1500 ccm Einfuhr werden in vier Stunden 2226 ccm Urin entleert mit einer höchsten halbstündigen Einzelportion von **600** ccm! An diesem Tage beträgt die 24stündige NaCl-Ausscheidung 38,8 g, die N-Ausscheidung 14,1 g. Der Blutdruck war am nächsten (fünften) Tage auf 128, am siebenten Tage auf 113 mm Hg, die Eiweißausscheidung auf $0,1^{0}/_{00}$ gesunken, betrug am zehnten Tage nur noch Spuren, am 15. Tage war sie verschwunden.

Ein anderes, ganz gleichartiges Beispiel stellt die Kurve Abb. 135 auf Seite 1327 dar·

Wenn jedoch noch eine sehr erhebliche Ödembereitschaft besteht, so daß die stabilen Ödeme trotz der Fastenkur nur wenig Neigung zur Aufsaugung zeigen, so gelingt zunächst der Wasserstoß in der Regel nicht, es kommt z. T. aus extrarenalen Gründen gar nicht zu einer plötzlichen starken Vermehrung des — endogenen — Wasserangebotes. Dann schließen wir an die Fastenkur eine stickstoff-, kochsalz- und flüssigkeitsarme Kost an und lassen gegebenenfalls den Kranken (unter Überwachung des Herzens!) schwitzen, entweder mittels des Heißluftapparates oder durch Einpacken im Anschluß an prolongierte warme Bäder. Wir geben dabei aber nicht reichlich Flüssigkeit zu trinken, sondern höchstens eine Tasse heißen Fliedertee. Nach einigen Tagen kann man dann den Wasserstoß versuchsweise wiederholen, und ein um den anderen Tag abwechselnd schwitzen und den Wasserversuch machen lassen, bis das Ziel einer großen Wasserdiurese erreicht ist.

In ganz schweren Fällen kommen auch bei dieser Behandlungsmethode Versager vor. Sie zeichnen sich schon während der Fastenperiode durch erhebliche Oligurie aus.

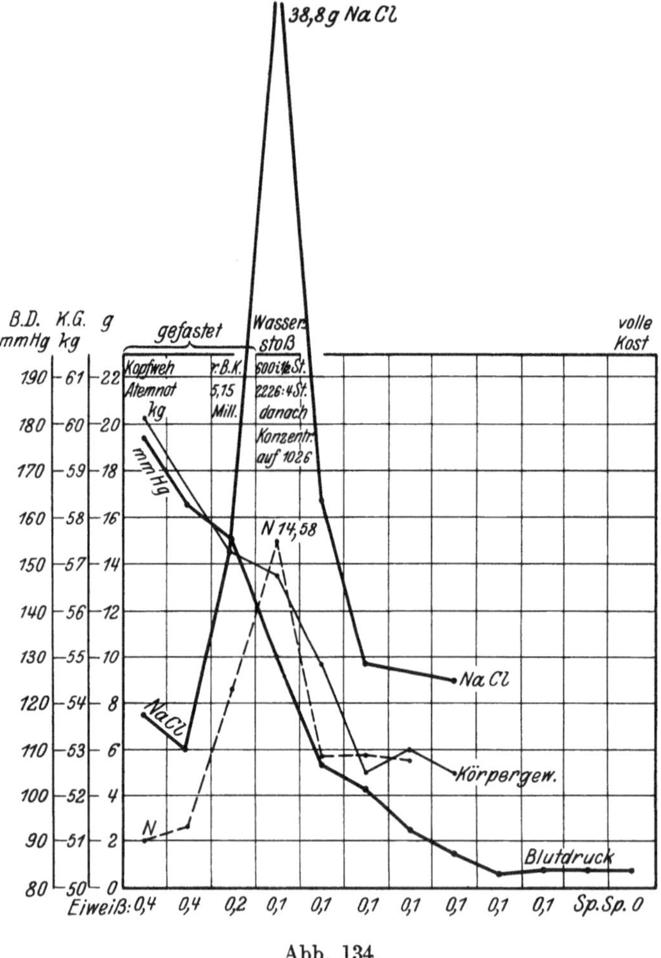

Abb. 134.

Wir haben aber auch in solch schweren Fällen, bei denen wir von Tag zu Tag den Entschluß zur Dekapsulation aufschiebend zugewartet haben, doch schließlich bei NaCl- freier und N-armer Trockenkost, mit oder ohne Bäderbehandlung, ein Absinken des Harnstoffspiegels im Blute und ganz allmähliche Besserung gesehen, unter langsamem Absinken des Blutdrucks und Zunahme der Diurese.

Gelegentlich eingeschaltete Wasserversuche gaben zwar eine gute Orientierung über die allmähliche Besserung der Glomerulifunktion, aber keine deutliche Beschleunigung in dem langsamen Heilungsverlauf.

In solchen refraktären Fällen können heftige Kopfschmerzen = eklamp-

tische Äquivalente bei jedem Wasserversuch auftreten. Daher ist bei eklampsie-
bedrohten Fällen Vorsicht nötig.

Das wichtigste und allein ausschlaggebende Zeichen, ob es uns gelungen ist,
die Drosselung der Nierengefäße zu beseitigen, gibt die Blutdruckmessung.

In der Regel geht die Blutdrucksteigerung schon während der vorbereitenden Fastenkur erheblich zurück, und sie verschwindet gewöhnlich rasch,
bisweilen auch erst allmählich, nachdem die Niere auf den Wasserversuch angesprochen hat.

Es kann vorkommen, daß die Blutdrucksteigerung noch einmal wiederkehrt, dann wird die Fastenkur mit nachfolgendem Wasserstoß noch einmal

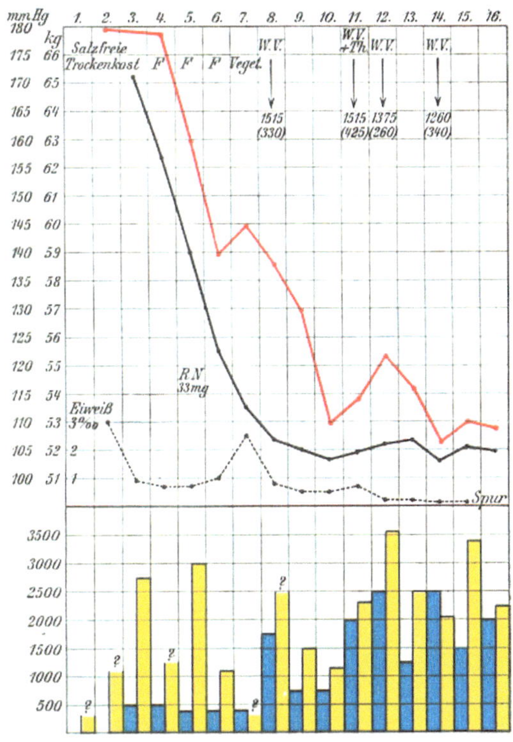

Abb. 135.

Rote Kurve: Blutdruck, schwarze: Körpergewicht, punktierte: Eiweiß, gelbe Säulen:
Harnmenge, blaue: Flüssigkeitszufuhr. F Fasten, W.V. Wasserversuch, + Th. mit 0,5 Theo-
phyllinnatrium; die Zahlen unter den Pfeilen bedeuten die Wasserausscheidung in vier
Stunden, die eingeklammerten Zahlen die größte halbstündige Einzelportion.

wiederholt. Wir haben das bisher nur sehr selten gesehen, und die wiederholte
Behandlung hatte dauernden Erfolg.

Nicht jeder Fall antwortet also gleich prompt auf diesen Versuch, die Wiederherstellung des Blutkreislaufes in den Glomeruli zu erzwingen.

Je weniger früh die Behandlung einsetzt, um so länger pflegt es zu dauern,
bis das erste Ziel, eine große Glomerulidiurese, und das zweite, die Senkung
des gesteigerten Blutdruckes erreicht ist.

Es kann nicht genug auf die Wichtigkeit der fortlaufenden Blutdruckmessung bei der Beurteilung der Nierenkrankheiten überhaupt und der

Behandlung der Nephritis im besonderen hingewiesen werden. Ohne Blutdruckmessung keine Diagnose, und ohne Verfolgung des Blutdruckes keine rationelle Nephritisbehandlung und Prognose.

Das zweite wichtigste Hilfsmittel ist eine Waage und die tägliche Bestimmung des Körpergewichtes. Die **Kurven** des **Blutdruckes** und des **Körpergewichtes** sagen uns über den Ablauf der Erkrankung viel mehr als der Eiweißgehalt und Sedimentbefund des Harnes.

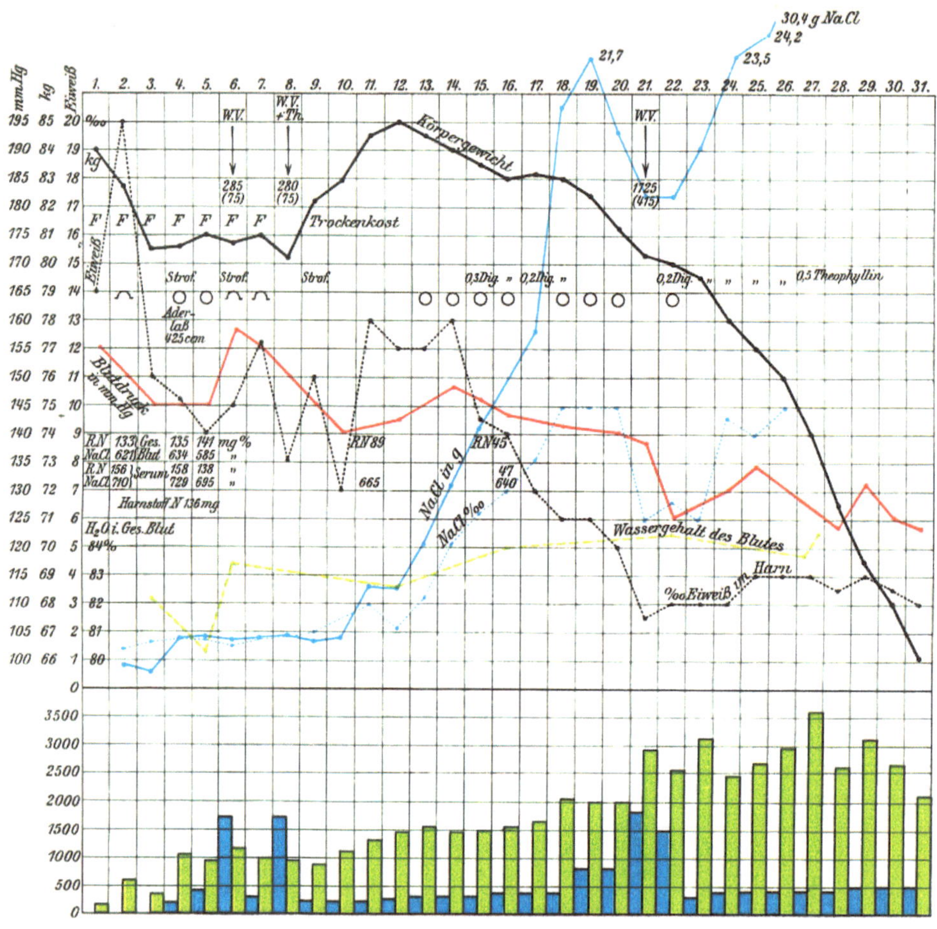

Abb. 136.

Erklärung: Wie in Abb. 135. Die blau ausgezogene Kurve: absolute, die blaupunktierte Kurve: promillige NaCl-Ausscheidung. Die grün gestrichelte Kurve: Wassergehalt des Gesamtblutes nach Bang. ⌒ Heißluft, ○ prolong. Bad, Strof.: Strofantininjektion, Dig.: Digipurat.

Als Beispiele gebe ich in Kurvenform die Übersichtsbilder über den Krankheitsverlauf in zwei Fällen, von denen der eine, ganz frisch, sich sehr rasch entwässern ließ und prompt auf den Wasserstoß ansprach (vgl. Abb. 135). Der andere, ältere und infolgedessen sehr viel schwerere Fall sprach auf Hunger und Durst und Wasserstoß zunächst gar nicht an und konnte nur ganz allmählich unter Zuhilfenahme von Schwitzprozeduren und Herzmitteln durch lange fortgesetzte salzarme Trockenkost (anfangs nicht streng eingehalten) entwässert werden. Dann gelang auch hier am 21. Tage der Wasserstoß mit einer größten Halbstundenportion von 415, und 1725 ccm in vier Stunden und mit Wiederherstellung der Glomerulidurchblutung die Senkung des Blutdruckes, unter gewaltiger Kochsalz- und Wasserausscheidung (Abb. 136).

Weitere Beispiele für die Wirkung des Wasserstoßes auf den Blutdruck nach Versagen der Hunger- und Dursttage:

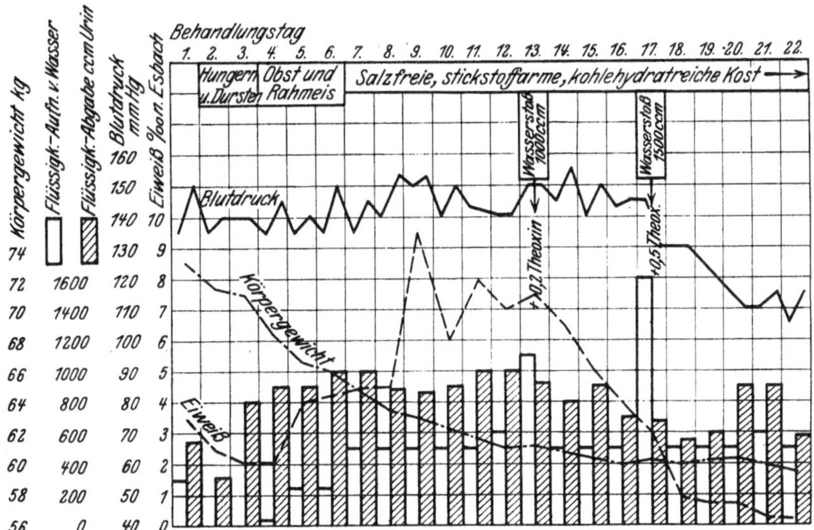

Abb. 137. (Zu Beispiel 3, s. unten.)

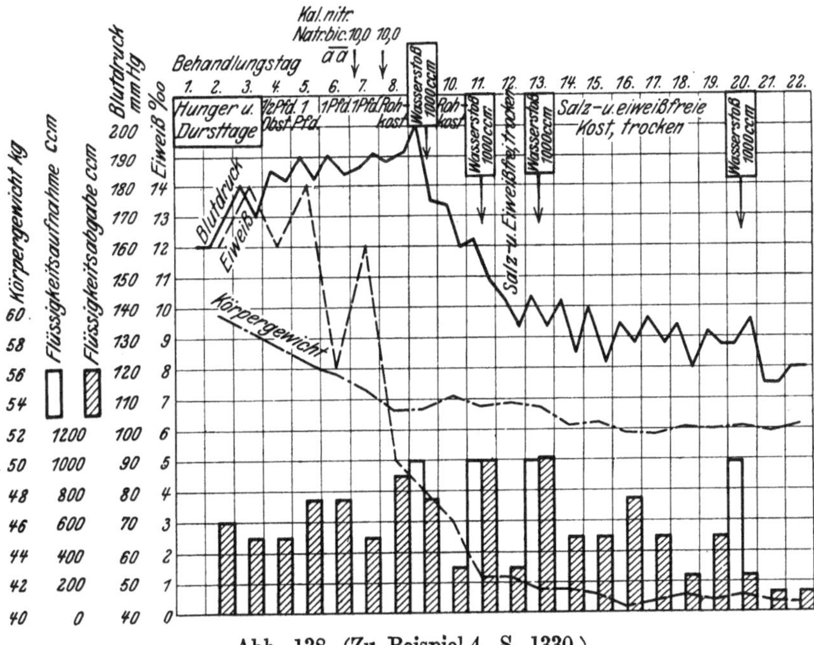

Abb. 138. (Zu Beispiel 4, S. 1330.)

3. Else R. 1925 während der Gravidität Lungentuberkulose (Baz. +). Jetzige Erkrankung begann 20. 11. 29 mit täglichem abendlichem Fieber, Schüttelfrost, wenig Husten und Auswurf. 24. 11. Gesicht soll geschwollen gewesen sein (Nebenhöhlenvereiterung!) und Eiweiß im Urin. 26. 11. 29. Aufnahme mit 39,6° Fieber, 120 Puls, BD 115/70, 0,1 °/₀₀

Alb. im Urin. Epith. und hyal. Zyl. +. Reinfiltrat der Lunge, rechts infraklavikulär. 2. 12. Pneumothorax. 4. 12. Gewichtszunahme um 2,3 kg und leichte Albumentrübung im Urin. BD 115/75. 8. 12. Weitere Gewichtszunahme um $2\frac{1}{2}$ kg. 10. 12. Trotz Fieber BD **150/100** und $3\frac{1}{2}^0/_{00}$ Alb. im Urin, Herzdilatation nach links, systolisches Geräusch, Andeutung von Galopp, beginnendes Lungenödem. Blut U+ 111,9, U− 5,1, Cholesterin 125 mg$^0/_0$, Xanth. und Ind. negativ.

Therapie: Aderlaß, Sauerstoff, Strophantin und Kalzium Sandoz. Hunger und Durst.

13. 12. Temperaturabfall. BD 145/75 mm, $2^0/_{00}$ Alb., Sed.: vereinzelt Erythr., reichlich Leukoz., vereinzelt hyal. und gran. Zyl., Alkalireserve 50 Vol. $^0/_0$, Hb. 54,8$^0/_0$, R.B. 2,8 Mill., Leukozyten 11 000.

21. 12. BD 140/180. U+ 79, U− 3,65 mg$^0/_0$, Ind. und Xanth. negativ. Körpergewichtsabnahme bis auf 61 kg (vgl. Abb. 137).

22. 12. Erster Wasserstoß: 1 l Wasser und 0,2 Theocin ohne Erfolg auf BD und Eiweißausscheidung. Größte Halbstundenmenge 96 ccm, in 4 Std. 312 ccm ausgeschieden, niederstes spez. Gewicht 1016.

24. 12. Spülung der Nebenhöhlen (leichte Kieferhöhlen- und Siebbeineiterung).

26. 12. Zweiter Wasserstoß. $1\frac{1}{2}$ l Wasser und 0,5 Theocin. Größte Halbstundenmenge 90 ccm, in 4 Std. 350, in 24 Std. 680 ccm ausgeschieden. Niederstes spez. Gewicht 1011. BD absinkend bereits nach 2—3 Std. Abends BD 130/65. Alb. $3^0/_{00}$.

27. 12. BD 130/65. Alb. $0,9^0/_{00}$. Zweite Nebenhöhlenspülung (von jetzt ab 2 mal wöchentlich).

1. 1. 30. BD 115/45—60. Alb. nur leichte Trübung.

8. 1. BD 105/50. Von jetzt ab kein Alb. mehr im Urin.

März 1930 hochfieberhafter toxischer Scharlach ohne Exanthem, ohne jegliche Nierenbeteiligung.

26. 4. Wasserversuch mit $1\frac{1}{2}$ l Tee. Größte Halbstundenportion 450 ccm. Verdünnung bis auf 1001, Konzentration auf 1025. Am 7. 6. 30 geheilt entlassen, kein Alb. im Urin, BD 105/60.

4. Ella D., 31 Jahre alt. Öfter leichte Halsentzündungen.

Mitte Januar 1930 Halsentzündung mit hohem Fieber, 8 Tage bettlägerig, dann wieder gearbeitet, hat sich aber noch nicht ganz gesund gefühlt. Ende Januar geringe Schwellung der Augenlider. Am 31. 1. 30 plötzlich starke Atemnot. Urin trübe, gering an Menge, hatte etwas rötlichen Bodensatz. Zunahme der Schwellung des Gesichts, hatte auch im Bett Atembeschwerden. Vom Hausarzt schon 1 Tag mit Hunger und Durst behandelt.

Befund: 6. 2. 30. Blasse Hautfarbe, Gesichtsödem, Temperatur 37,8⁰, Augenhintergrund o. B. Tonsillen groß, gerötet, zerklüftet, auf Druck entleert sich rechts schmieriger Eiter. Über beiden Lungen Stauungsbronchitis. Herz nach beiden Seiten groß, M. r. 3,5, M. l. 11,5 cm, oben unterer Rand der 3. Rippe, Spitzenstoß etwas hebend, 1 Querfinger außerhalb der MC.-Linie. BD: **170/100** mm Hg., Venendruck 120 mm H_2O. Leber überragt den Rippenbogen.

Urin: Albumen ++, Sediment mäßig Erythrozyten und granulierte Zylinder. B.S.G. 21 Minuten. R.B. 3,4 Millionen, Hb 77$^0/_0$, U+ 44 mg$^0/_0$, U− 5,5 mg$^0/_0$, Indikan, Xanthoprotein negativ.

Verlauf: 7. 2. Hunger und Durst. Digipurat mit Traubenzucker intravenös.

8. 2. Nachlassen der Dyspnoe. Blutdruck 180/100, weiter Hunger und Durst. Pulsfrequenz 100.

9. 2. BD 185/105. Diurese 750 ccm.

10. 2. Nahrungsaufnahme 1 Pfd. Obst. Blutdruck 190/105. Gewichtsabnahme 3 kg.

11. 2. Blutdruck unverändert. Tachykardie von 110. 12. 2. Blutdruck unverändert.

13. 2. Nach Alkalisierung Albuminurie zurückgegangen, sonst unverändert (vgl. Abb. 138).

14. 2. Blutdruck morgens **205/110**. Wasserstoß 1000 ccm mit 0,5 g Theocin. BD abends 175/95. Weiter gute Diurese. Gewichtsabnahme 6 kg.

16. 2. Zweiter Wasserstoß. Blutdruck danach 150/60.

18. 2. Albuminurie 1 pro Mille. Dritter Wasserstoß. Blutdruck danach 135/65. Bis zum 4. 3. keine wesentliche Veränderung. Albuminurie unter 1 pro Mille. Verlegung zur Tonsillektomie. Blutdruck bleibt normal. Im Wasserversuch gute Verdünnung bis 1000, aber schlechte Ausscheidung. Größte Halbstundenportion 175, Konzentration 1020. Wegen häuslicher Verhältnisse entlassen.

Ist einmal eine große Wasserdiurese und das Absinken des Blutdrucks erreicht, dann ist in der Regel das Spiel gewonnen. Dann kann man die beliebte, in dem frischen Stadium der Nephritis aber nicht selten lebensgefährliche „Durchspülungskur" ohne Gefahr anwenden.

Das Wesentliche ist, daß nicht dauernd der Organismus mit Wasser überschwemmt wird, bevor man sich nicht überzeugt hat, daß das Wasser auch
vollständig den Körper wieder verläßt.

Daß eine akute Nephritis auch ohne Fastenkur und ohne Wasserstoß heilen
kann, braucht nicht erst besonders hervorgehoben zu werden. Für den wichtigsten
Heilfaktor halte ich außer der strengen Bettruhe die Flüssigkeitseinschränkung im Beginn der Erkrankung.

Wir haben auch früher, als wir die akuten Nephritiden nur mit kochsalz-
und stickstoffarmer, laktovegetabiler Trockendiät oder nach Karell mit
4 × 200 g Milch in 24 Stunden ernährten, schon in allen wirklich frischen
Fällen Heilung, jedoch durch den Wasserversuch oft überraschend plötzliche
Wendung zum Besseren gesehen. Der Heilverlauf wird aber, wie mir scheint,
wesentlich gesichert und beschleunigt durch die systematische Anwendung
der vorbereitenden Hunger- und Durstbehandlung. In einem unserer Fälle,
der auf Fasten sehr bald seine Amaurose verloren hatte, trat bei jeder Konzession an den Hunger und Darreichung fester Nahrung wieder Gesichtsödem auf.

Kinder und Unvernünftige, die den Zweck jener Maßregel nicht einsehen,
kann man natürlich auch durch einige Apfelsinen mit Zucker, durch etwas frisches
Obst oder Kompott und Keks über das Fasten hinwegtäuschen, und bei starkem
Durst 1—2 Tassen Tee oder Limonade in 24 Stunden geben. Die Kranken
klagen in den ersten Tagen fast nie über Hunger, nicht immer über Durst und
vertragen die Fasttage ausgezeichnet. Alle Beschwerden, wie Kopfweh, Atemnot, Schmerz in der Nierengegend verschwinden gewöhnlich noch vor der eigentlichen Heilung, der Beseitigung der Nierensperre.

Es kommt aber auch vor, daß zu Beginn der Fastenkur mit Einsetzen der
Ödemaufsaugung und der Harnflut ein nunmehr ungefährlicher eklamptischer
Anfall eintritt.

Eines ist bei der Fastenkur noch notwendig, die gründliche Entleerung
des Darmes durch Rizinusöl, Glaubersalz oder andere kräftig wirkende Ab-
führmittel. Verstopfung ist unbedingt zu vermeiden, es sind bei frischen Nephritiden schon tödliche Hirnblutungen oder plötzlicher Herztod bei erschwerter
Defäkation beobachtet worden.

Auch das Fasten wird besser vertragen nach gründlicher Entleerung des
Darmes. Manche Kranken bekommen trotzdem Kopfweh infolge des Fastens.
Geht es auf Obstdarreichung nicht zurück, so muß man zu Pyramidon oder
Phenazetin Koffeinkompretten (MBK.) seine Zuflucht nehmen. Günstig wirken,
besonders auch bei heftigen Nierenschmerzen, Prießnitzsche feuchte Dauer-
umschläge (Rumpfpackungen).

Auch die Mundpflege ist bei der Fastenkur nicht zu vergessen; man kann
durch Kautabletten das Hunger- und Durstgefühl besänftigen, den Speichelfluß anregen und die Gefahr der Parotitis bannen.

Diuretika spielen bei uns im akuten Stadium fast gar keine, im Ausschwemmungsstadium eine geringe Rolle. Welches Präparat man anwenden will (Koffein, Theophyllinpräparate oder Harnstoff) ist gleichgültig. Gewöhnlich kommt
man ganz ohne Diuretika aus. Vor den Quecksilberpräparaten wird gewarnt,
obwohl sich schon Jendrassik und auch Sklodowski für die Unschädlich-
keit des Kalomels bei Nierenleiden ausgesprochen hatten.

Bei ganz akuter Hochspannungsnephritis braucht man sich vielleicht ebensowenig wie bei Schwangerschaftsniere zu scheuen, Salyrgan intravenös anzuwenden, vorausgesetzt, daß das Konzentrationsvermögen der Niere noch erhalten
ist. Doch möchte ich von dem Versuche lieber abraten. Man wird nicht schaden,
wenn er gelingt, wohl aber, wenn keine Diurese darauf einsetzt.

Von unseren günstigen Erfahrungen mit Kalzium war schon die Rede (vgl. die Kurve S. 1319).

Über den Nutzen der Kalziumdarreichung sind die Ansichten geteilt. Jacoby und Eisner fanden bei chronisch Nierenkranken nach Darreichung von Calcium lacticum insgesamt bis 30 g, in 24 Stunden bis 10 g, zwar gelegentlich Herabsetzung der Eiweißausscheidung, die sie auf „Dichtung des Nierenfilters" im Sinne von Chiari und Januscke beziehen, aber außerdem eine Hemmung einzelner Funktionen, sowohl normaler als pathologisch gestörter, bei Prüfung der Jodkali-, Kochsalz-, Wasser-, Stickstoff-, Milchzucker-, Phenolphthaleinausscheidung. Sie können es daher als therapeutisches Mittel nicht empfehlen.

Käwel sah von intravenöser Anwendung von Chlorkalzium (5—20 ccm in 4—10%iger Lösung) in allen Fällen von Glomerulonephritis eine ausgesprochene Verschlechterung des Krankheitsbildes, vor allem eine starke Beeinträchtigung der Diurese.

Porges und Preminger sahen günstige Erfolge von Calcium lacticum in Mengen von 6 g am Tage, noch bessere bei der Kombination von 2 g Magnesia und 4 g Kalzium, und zwar Rückgang der Eiweiß-, Blutkörperchen- und Zylinderausscheidung ohne Störung der Funktion.

Schlayer gibt an, bei den akuten Ödemnephritiden habe sich ihm öfter (leider inkonstant) das Chlorkalzium als Diuretikum bewährt, am besten in 15—20%iger Lösung, jedoch nicht unter 10—15 g pro Tag, in Verbindung mit kochsalz- und wasserarmer Diät.

Auch Garofeano und Labin betonen, daß der Erfolg der Kalziumtherapie davon abhängt, daß man viel größere Dosen gibt als bisher üblich, und daß man gleichzeitig eine chlor- und wasserarme Diät durchführt.

Sie gaben 15—20 g Calcium lacticum und sahen wahre „polyurische Krisen" mit Ödemausschwemmung und Sinken der Albuminurie. Sie denken sich, daß das Kalzium das Natrium in den Säften ersetzt, und dadurch komme es zu einer starken Chlornatriumausscheidung.

Ebenso führen Keith, Barrier und Whelan die Wirkung auf eine Sprengung des Chlornatriummoleküles durch Kalzium zurück. Sie sahen in zwei Fällen von schwerer ödematöser akuter Nephritis eine starke Ausschwemmung von Wasser, Natrium und Chlor nach Zufuhr von täglich 10 g Chlorkalzium.

Wir selbst haben bei chronischen hydropischen Nephritiden, bei denen alle anderen Diuretika versagten, bisweilen von großen Kalziumgaben (15 g auf einmal) ausgezeichnete Diurese gesehen. Im akuten Stadium aber ist es die eigenartige Wirkung, den erhöhten Blutdruck herabzusetzen, die uns das Kalzium wertvoll macht (Hülse vgl. S. 1319).

Für das Verständnis der Wirkung (vgl. auch S. 367) sind die Versuche von Schenk wichtig: „Einspritzung von 25%iger Chlorkalziumlösung zweimal 10 ccm in 1—1½ Stunden haben auf die Diurese keinen Einfluß, aber sie heben die diuresehemmende Wirkung selbst großer Hypophysenextraktdosen auf.

Wenn man beim Volhardschen Wasserversuch kurz nach der Flüssigkeitsaufnahme 10 ccm Pituglandol einspritzt, so werden in vier Stunden vielleicht 300 ccm ausgeschieden. Spritzt man dagegen kurz vor und eine Stunde nach der Flüssigkeitsaufnahme je 10 ccm 25%ige Chlorkalziumlösung ein, so tritt die normale Flüssigkeitsausscheidung ein."

Sollten sich die Versuche von Brunn und Jedlicka bestätigen lassen, daß Pituitrin an der Niere elektiv die Gefäße des Glomerulusgebietes angreift, so ließe sich die Kalziumwirkung als Folge einer „Dämpfung" des vegetativen Nervenapparates, insbesondere der Vasokonstriktoren, erklären (Schenk).

Merkwürdig genug bleibt, daß sowohl eine forcierte Alkalizufuhr wie das Azidose bewirkende Chlorkalzium Entwässerung herbeiführen können.

Die Kritik hat meine Methode der Nephritisbehandlung, die auch Munk als eine prinzipielle Neuerung anerkennt, verschieden beurteilt.

Diejenigen, die Gelegenheit hatten, sie anzuwenden, sind des Lobes voll; die Tadler haben sie meist von vornherein abgelehnt, ohne sie zu prüfen.

v. Romberg ist kein Freund der Hunger- und Dursttage und verwendet gewöhnlich die von Nonnenbruch angegebene stickstoff- und kochsalzarme Schonkost — die dieser selbst zugunsten meiner Hunger- und Durstkur verlassen hat.

„Ein so empfindliches Organ wie die Niere scheint in kranken Tagen am allerwenigsten geeignet für extreme Radikal- und Gewaltkuren" (Hirsch). (Soll man aus Rücksicht auf die Empfindlichkeit des Organes seine Erkrankung lieber chronisch werden lassen?) Wir seien noch weit davon entfernt, eine „unfehlbare" Behandlung, z. B. der akuten Glomerulonephritis, zu besitzen. (Gibt es so etwas überhaupt in der Medizin, solange die Objekte der Behandlung Individuen, die Subjekte Menschen sind?)

Da wir noch gar nicht wüßten, wie unsere (angeblich schonende) Behandlung auf die kranke Niere überhaupt wirke, solle man mit der Bezeichnung, richtige Behandlung doch recht vorsichtig sein. (Richtig ist eine Behandlung, die Fehler vermeidet. Ist es unvorsichtig oder nicht vielmehr Pflicht, auf offensichtliche Fehler einer üblichen Behandlungsweise aufmerksam zu machen? Und muß man nicht bei Beurteilung der Prognose einer Erkrankung zur Voraussetzung machen, daß Fehler in der Behandlung vermieden werden, vgl. Appendizitis, Bazillenruhr S. 1308.)

Wir dürften nicht vergessen, daß zur Zeit von E. Wagner und C. Bartels wohl auch die meisten Nephritiden geheilt seien. Wenige Zeilen später sagt Hirsch aber: Gerade in der Unmöglichkeit einer auch nur vorübergehenden absoluten Schonung müsse mit ein Grund für die so häufig (!) hervortretende Tendenz zum Chronischwerden liegen. Wie häufig diese Tendenz hervortritt, das geht aus der neueren Statistik erst klar hervor (vgl. S. 1309).

Ich verkenne nicht die Schwierigkeit, den Heilwert einer Behandlungsweise zu beurteilen bei einer Krankheit, die, wie die Nephritis, auch bei einfacher Bettruhe (gelegentlich sogar ambulant) und bei beliebiger Diät heilen kann. Mit Recht sagt Nonnenbruch: „Die Mehrzahl der Kriegsnephritiden wird zweifellos gesund, wenn man sie nur ins Bett legt, und die Flüssigkeitzufuhr kann höchstens die Zeit bis zur Heilung, aber nicht den definitiven Ausgang beeinflussen. Es bleibt aber eine Gruppe von Fällen, wo die Bettruhe allein nicht genügt, und wo die Nahrungs- und Flüssigkeitszufuhr eine große Rolle spielen, und es vergeht keine Woche, wo wir uns davon nicht in höchst eindrucksvoller Weise überzeugen können. Die Domäne der Hunger-Durstbehandlung sind die frischen Fälle, wo die Atemnot im Vordergrund steht."

„Eine Karellkur ist gut, aber noch besser ist es, gar nichts zu geben."

„Wer es immer wieder erlebt hat, wie diese gequälten, schwer atmenden, aufgequollenen Kranken schon nach 24stündigem Hungern und Dursten sich viel leichter fühlen und ruhig atmen, muß den Wert dieser Behandlung zugeben."

Es entspricht vollinhaltlich meiner oben geschilderten Auffassung, wenn Nonnenbruch fortfährt: „Nicht so sehr wegen der Niere, wie wegen des überspannten Kreislaufes möchte ich in solchen Fällen zu der strengen Hunger- und Durstkur raten."

Lichtwitz schreibt: „Die von Volhard eingeführte Hunger- und Durstkur hat mitunter sehr gute Erfolge. Wir wenden sie an bei der Nephritits acuta hydraemica. Bei der letzteren ist sie unumgänglich nötig und leicht durchführbar."

Wortmann bezeichnet meine Hunger- und Durstkur wegen ihrer Einfachheit und ihres prompten Erfolges als eine schöne Bereicherung unserer Heilmethode. Er hatte Gelegenheit, 18 Fälle von schwerer Kriegsnephritis, von denen einer mit schweren eklamptischen Anfällen, einer mit hochgradiger Oligurie eingeliefert wurde, zu behandeln. Die Kranken erhielten fünf Tage keinerlei Nahrung, morgens ein Glas Bitterwasser, bei Durstgefühl einen Schluck leichten russischen Tees. Die fünf Hunger- und Dursttage wurden von allen anstandslos vertragen. Niemals mußte die Kur wegen zu großer Schwäche unterbrochen werden. Trotz der minimalen Flüssigkeitszufuhr stellte sich bei allen Kranken eine Diurese von $1-1^3/_4$ Liter, in einem Falle bis zu $2^3/_4$ Liter ein. (Wo bleibt da die Nierenschonung?)

Am sechsten Tage wurde die Nierensperre durch $1^1/_2$ Liter dünnen Tee und dreimal 1 g Diuretin zu sprengen versucht. Von diesem Tage an zeigten alle Kranke eine reichliche Harnflut zwischen $1^3/_4$ bis 2 auch 3 Liter täglich.

Von Beginn der Trockenkur an kam es bei keinem Kranken zu einem eklamptischen Anfall. Von den 18 zum Teil sehr schwerkranken Patienten ging keiner verloren, und sie konnten nach einer vierwöchentlichen Behandlungsdauer mit nur mehr einigen Zehntel pro Mille Esbach in die Etappe entlassen werden.

Nach diesen und anderen brieflichen, zum Teil begeisterten Urteilen hat meine Methode die Feuerprobe der Kritik, wenigstens für die Behandlung der Kriegsnephritis, bestanden.

Nun wird aber von manchen Autoren die besondere Gutartigkeit der Feldnephritis hervorgehoben im Gegensatz zur Friedensnephritis. Dagegen muß ich geltend machen, daß ich meine eigenen überaus günstigen Erfahrungen gerade an der Friedens- und Garnisonsnephritis gemacht habe.

Und was den Einwand betrifft, die Mehrzahl der akuten Nephritiden heile auch bei der alten Behandlungsmethode aus, so zeigt das Studium des Schrifttums über die Histologie der akuten und chronischen Nephritis, daß früher doch gar nicht wenige Fälle im akuten Stadium gestorben oder chronisch geworden sind. Zudem habe ich selbst genug Fälle gesehen, die bei der alten Behandlungsmethode in die schwerste Lebensgefahr gekommen sind, genug Fälle, die monatelang ohne jeden Erfolg behandelt waren und trotz schwerer Retinitis albuminurica doch noch zur Heilung zu bringen waren (vgl. Beispiele S. 1458-1460), und endlich genug Fälle auch von Kriegsnephritiden, die nicht ausgeheilt, dem Siechtum der chronischen Nephritis verfallen sind (vgl. S. 1309) und nach meiner festen

Überzeugung ausgeheilt wären, wenn sie im akuten Stadium strenger, „richtiger" behandelt und rascher über die gefährliche Zeit hinweggebracht worden wären. Bettruhe und Nierenschonungsdiät genügen eben nicht, wie aus der Statistik von Machwitz und Rosenberg hervorgeht; von ihren 150 Fällen wurden nur 74 geheilt entlassen. Dabei haben Machwitz und Rosenberg den Eiweißgehalt der Nahrung auf 30 g am Tage, den Kochsalzgehalt auf 5 g beschränkt mit Rücksicht auf die Störung des Konzentrationsvermögens (das übrigens im frischen Stadium der Nephritis erhalten zu sein pflegt). Sie haben also die Niere weitgehend geschont, aber aus Furcht vor der Azotämie $1^1/_2$—2 Liter Flüssigkeit gestattet. Wir wissen heute, daß die Zurückhaltung von Harnstoff im akuten Stadium viel weniger gefährlich ist als die von Wasser, ja daß man unbesorgt Harnstoff als Diuretikum geben kann.

Dabei äußern gerade Machwitz und Rosenberg Bedenken gegen den Wasserstoß, weil sie bei einer akuten Feldnephritis mit starkem nephrotischem Einschlag (vier Wochen nach Beginn der Erkrankung noch starke Ödeme, hochgradige Albuminurie), bei dem wegen präeklamptischer Erscheinungen, Kopfschmerz, Erbrechen ein Aderlaß von 300 mit nachfolgender intravenöser Eingießung von einem Liter (!) Kochsalzlösung gemacht worden war, kurze Zeit darauf einen Krampfanfall mit einen Tag anhaltender völliger Bewußtlosigkeit gesehen haben. Das ist kein Wasserstoß; blutisotonische Kochsalzlösung wirkt nicht immer, Wasser sehr stark diuretisch (vgl. S. 47).

Ebenso traten bei einem zweiten Kranken mit schwerer akuter Mischform im Anschluß an den Wasserversuch eklamptische Zuckungen auf. In einem solchen Stadium der Erkrankung würde auch ich die Anwendung des Wasserstoßes für einen Fehler halten. Dieser Versuch ist erst erlaubt nach vollständiger Entspannung des Kreislaufes und bei beginnender oder vollständiger Aufsaugung der Ödeme, und die Flüssigkeitsmenge des Tages hält sich auch dabei auf $1^1/_2$ Liter, weil wir nach dem Wasserstoß den Rest des Tages Trockenkost geben.

Gerade in der Beseitigung der Eklampsie und Herzgefahr sehe ich den großen Vorteil meiner Methode. Übrigens lehnt die Umbersche Schule auch nur den Wasserstoß ab. Von der Hunger- und Durstkur gibt Rosenberg an, vielfach ausgezeichnete Erfolge bei schwerer akuter Mischform gesehen zu haben.

Ich will nicht von meinen Ergebnissen sprechen, sondern als ganz unparteiischen Gewährsmann Nonnenbruch anführen:

Vor Einführung meiner Methode starben ihm vier von den ersten 50 Nierenkranken, die in sein Lazarett kamen, und von 80 Fällen bekamen 16 = 20% schwere eklamptische Anfälle. „Unter den weiteren 100, die nach den Volhardschen Prinzipien behandelt wurden, kam Eklampsie überhaupt kaum mehr vor, und nur mehr einen Fall, der schon mit einer Pneumonie in das Lazarett kam, verloren wir noch durch den Tod."

Wenn man bedenkt, daß gerade die Feldnephritis durch den kardialen Einschlag, auf den ich zuerst bei der Friedensnephritis aufmerksam gemacht habe, besonders ausgezeichnet ist, so beweisen diese überraschend günstigen Ergebnisse von Nonnenbruch geradezu schlagend, daß auch die nach meiner Erfahrung am meisten zu befürchtende Herzgefahr durch meine Methode tatsächlich beseitigt ist. Sagt doch auch Nonnenbruch mit Recht: „Die Gefahr der Eklampsie droht vom Herzen, nicht von der Niere."

Kollert, der über eine sehr große Erfahrung in der Behandlung der Nierenkranken verfügt, wie aus seiner wertvollen Arbeit über die Grundlagen der ätiologischen Behandlung der Nierenentzündung hervorgeht, schreibt: Bei der akuten Nephritis mit Hochdruck ist zunächst die Hunger- und Durstkur Volhards zu versuchen, da sie ausgezeichnete Ergebnisse liefert und ein Großteil der Fälle unter ihr ausheilt.

Auch von Korányi hat meine Methode der Behandlung der akuten Nephritis in seinen soeben erschienenen schönen Vorlesungen über funktionelle Pathologie und Therapie der Nierenkrankheiten vollständig übernommen und den gewaltigen Unterschied hervorgehoben, „der sich im durchschnittlichen Verlauf der Nephritis eingestellt hat, seitdem wir von der Milchdiät und den vergeblichen Versuchen, die kranken Nieren durch unausgesetzt zugeführte Wassermengen ‚durchzuspülen', abgekommen sind".

Nonnenbruchs Standpunkt, der sich auf eine sehr große Erfahrung im Felde stützt, geht aus folgenden Zeilen hervor: „Wenn ich mir vorstelle, wie umwälzend die Hunger- und Dursttherapie in geeigneten Fällen wirkt, und vergleiche damit, was wir sonst an therapeutischen Maßnahmen in der inneren Medizin haben, so muß ich dabei bleiben, daß es nicht sehr viel Maßnahmen sind, wo der innere Mediziner derart lebensrettend und heilend wirken kann".

Ich selbst betrachte die Fasten- und Durstkur für den weitaus wichtigeren Teil meiner Methode.

Ob man versucht, die stockende Wasserausscheidung, wohlverstanden nach der Fastenkur, durch einen „Wasserstoß" rascher in Gang zu bringen, ist letzten Endes, wie Klewitz schreibt, Geschmackssache. Wir verwenden den Wasserversuch sowieso zur Orientierung über die Wiederherstellung der Glomerulidurchblutung — wie übrigens auch Machwitz und Rosenberg — im Ablauf der Erkrankung, und einen „immerhin brutalen Eingriff" (Klewitz) kann man das wirklich nicht nennen, wenn man die Tatsache ausnutzt, daß eine Wasserzulage besser auf einmal als verzettelt gegeben ausgeschieden wird; infolgedessen wird die Niere (bei nachfolgender Trockenkost) weniger belastet, als wenn man $1^1/_2$—2 Liter über den Tag verteilt gibt. Nicht ganz leicht ist es, den richtigen Zeitpunkt zu wählen, und dabei kommt es weniger auf Zartgefühl als auf ärztlichen Instinkt und Erfahrung an. Ein „Schema" ist dazu da, nicht schematisch, sondern individuell angewandt zu werden.

Wir haben gerade in der letzten Zeit mehrere Fälle gesehen, bei denen die lange Dauer der Blutdrucksteigerung uns ein Chronischwerden der Erkrankung befürchten und die Dekapsulation aus diesem Grunde erwägen ließ. Mehrere Wasserstöße brachten dann doch noch die erwünschte Senkung des Blutdrucks und Heilung (vgl. Abb. 137 u. 138, S. 1329).

Ich sehe das Geheimnis des Erfolges in dem stark erweiternden Einflusse eines großen Wasserangebotes auf die Nierengefäße.

Hirsch nennt die Erfolge des Wasserstoßes Scheinerfolge. v. Romberg widerrät den Wasserstoß, ebenso Umber, aus theoretischen Bedenken.

Rosenberg rät davon ab und kann auch die Dekapsulation nicht empfehlen.

Alder hat bei allen akuten Nephritiden, bei denen die Blutdrucksteigerung und die Störung der Wasserausscheidung der einfachen Durstkur nicht weichen wollten, den Wasserstoß im Anschluß an eine Durstperiode versucht und nie bedrohliche Zustände gesehen, die ihn von einer Wiederholung hätten abhalten können.

Dorner hat das günstige Ergebnis gerade der Wasserbelastung bestätigt. Er sah bei der Mehrzahl seiner leichten und mittelschweren, aber auch bei einem Teil der schweren Fälle, daß im Anschluß an den Wasserversuch der Blutdruck am nächsten Tage erheblich sank. „Das Wasser gibt den Anstoß zur schnellen Entleerung des Gefäßsystems und übt zugleich einen heilenden Faktor aus." Auch Frey sah davon bei der akuten Nephritis gute Erfolge.

Ein so erfahrener und kritischer Autor wie v. Korányi bezeichnet „den Wasserstoß Volhards als eine wesentliche Bereicherung der Therapie der Wassersucht bei akuten Nierenkrankheiten".

Zum Schluß möchte ich noch einen Autor zu Worte kommen lassen, dessen Urteil um so mehr als unparteiisch angesehen werden kann, als er in der Frage der Pathogenese der Nephritis meine Anschauung bekämpft. In der zweiten Auflage seiner „Praxis der Nierenkrankheiten" schreibt Lichtwitz: „Der Indikation der maximalen Schonung der Niere" (ich würde sagen des Herzens und Kreislaufes) „kann nicht besser genügt werden als durch eine vollständige Nahrungskarenz, die von Volhard empfohlene und eingeführte Hunger- und Durstkur.

Es wäre ein wahrer Segen, wenn dieses Verfahren Eingang in die Praxis fände und dem scheußlichen Schlendrian, der Mißhandlung mit viel Milch, viel Fachinger, Diuretin und Urotropin den Garaus machte.

Man kann, ohne zu übertreiben, sagen, daß die akute Nephritis rascher und vollständiger heilt, d. h. daß es wenige Fälle von chronischer Nephritis und Schrumpfniere geben würde, wenn die Therapie nach Volhard allenthalben mit Energie durchgeführt würde."

Der Fortschritt dieser „modernen Therapie" besteht aber nicht, wie allgemein angenommen wird, darin, „daß mehr und früher der funktionellen Schädigung des Organs im einzelnen Falle Rechnung getragen wird" (Klewitz), das geschieht seit Aufrecht und vor allem durch von Noorden; und nicht die vorherrschende „Partiarschädigung" der Niere ist maßgebend für den Ausbau der Kost, sondern die Rücksicht auf den Kreislauf. Im akuten Stadium sind alle Partiarfunktionen (bis auf die der Farbstoffbildung und Phenolausscheidung) mehr oder weniger geschädigt, nicht nur die „azotische" Funktion, wie Falta meint, sondern auch die „saline", und am stärksten die der Wasserausscheidung. Wie wenig die Schädigung dieser Partiarfunktionen aber maßgebend ist, das beweist die Tatsache, daß man nach Entspannung des Kreislaufes nicht nur mit Wasser, sondern auch mit Harnstoff, ja sogar mit Kochsalz ohne Schaden die Diurese hervorrufen oder steigern kann.

Zum Beispiel hat Pollag aus meiner Klinik einen Fall mitgeteilt, der wegen seiner schlechten Konzentration schon den Verdacht auf die subakute, d. h. rasch zur Niereninsuffizienz führende Verlaufsart erweckt hatte. Nachdem alle anderen Mittel versagt hatten, machte Pollag einen „Kochsalzstoß", und die Diurese kam in Gang. Auch R. Schmidt sah gelegentlich nach dreisten Gaben von Chlornatrium rasches Einsetzen von Diurese, und ähnliche Beobachtungen wurden selbst bei gestörter Kochsalzausscheidung mit intravenösen Einspritzungen von 10%/₀iger Kochsalzlösung gemacht.

Vergleicht man mit solchen Beobachtungen die Peinlichkeit und Strenge, mit der heutzutage dem Nierenkranken das Salz entzogen zu werden pflegt, so kann man R. Schmidt nur zustimmen, wenn ihm die praktische Bedeutung der Kochsalzentziehung — aus Rücksicht für die Niere — vielfach weit überschätzt zu werden scheint.

Da, wo wir das Kochsalz entziehen, da haben wir nicht die Schonung der Niere, sondern die Senkung des Blutdrucks im Auge.

Maßgebend für den Aufbau der Kost ist uns daher nicht eine Prüfung der Partiarfunktionen, auch nicht die Albuminurie, sondern einzig und allein der Blutdruck. Denn die günstige Wirkung der Wasser-, der Kochsalz- und Eiweißentziehung oder -einschränkung beruht eben darauf, daß jedes von ihnen bei einer Nephritis (d. h. bei der allgemeinen Gefäßkontraktion und der Überempfindlichkeit der Gefäße) den Blutdruck steigern kann, wie Nahrungszufuhr überhaupt.

Der Grund für die Wirksamkeit der Nierenschondiäten scheint mir nicht zum geringsten Teil in ihrer Kalorienarmut und dem Einfluß der Unterernährung auf den Blutdruck, die Pulsfrequenz, und damit die Herzarbeit zu liegen. Daher wirken auch 800 g Milch in 24 Stunden nach Karell, oder ausschließliche Ernährung mit Zucker in Form von stark gezuckertem Tee, Limonade und Fruchtsäften (v. Noorden, Falta), mit Malzsuppen (Zondek) oder mit Obst so günstig.

Zur Herstellung der Malzsuppe werden 50 g Soxleth-Nährzucker in ⅓ l Vollmilch kalt gelöst, 100 g Löflunds Malzextrakt oder auch Biomalz zugefügt und mit Wasser oder Helenenquelle auf 1 l aufgefüllt und aufgekocht.

Mendel hat für alle mit Wassersucht einhergehenden Zustände die Karellkur durch eine Rohobstkur ersetzt, bei der der Kranke 1 kg rohes Obst am Tage erhält. Im akuten Stadium der Nephritis kam es bei dieser Behandlung nie zu Ödem, und wo solches vorhanden war, wich es stets einer schnell einsetzenden Diurese, und was das wichtigste ist, es tritt ein beträchtliches Sinken des Blutdruckes ein.

Auch bei unserer Fastenkur haben wir oft durch etwas rohes Obst dem guten Willen der Kranken nachgeholfen. Und für die akute Nephritis des Kleinkindes wird man überhaupt besser von der Zucker- oder Malzsuppendiät oder der Obstkur Gebrauch machen, da das Wasserbedürfnis des kindlichen Körpers im Verhältnis wesentlich größer ist als das des Erwachsenen.

Auch in der Genesungszeit ist die Kontrolle des Blutdrucks und nicht die Prüfung der Nierenfunktion oder der Grad der Restalbuminurie für uns das Maßgebende dafür, ob wir die Kost freier gestalten, den Kranken aufstehen lassen sollen oder nicht. Unsere Friedenserfahrungen finden hier wieder eine vollständige Bestätigung in einer Beobachtung von Schütz bei der Feldnephritis, die auch ihn veranlaßt hat, regelmäßig periodisch den Blutdruck zu kontrollieren.

Ein „leichter Fall" mit 125 Blutdruck aufgenommen, bald eiweißfrei, bekam gemischte Kost und durfte arbeiten. Nach Wochen maß Schütz den Blutdruck; er betrug 215 mm! In einem anderen Falle bewirkte zu frühes Aufstehen (drei Stunden täglich) durch eine Woche eine enorme Steigerung des bereits zur Norm abgefallenen Blutdrucks bei fehlender Albuminurie.

Nicht die kranken Nieren sind also gar so empfindlich bei der akuten Nephritis und ihrem Ausheilungsstadium, sondern die Gefäße und die Gefäßnerven sind überempfindlich, wie uns auch der Adrenalinversuch (vgl. S. 415) zeigt.

Das schließt nicht aus, daß sogar Adrenalin durch seine starke herzstimulierende Eigenschaft trotz der rasch abklingenden und bei subkutaner Anwendung geringfügigen Blutdrucksteigerung günstig wirkt.

Ja, es scheint sogar durch die gefäßerschlaffende Nachwirkung die Gefäß-kontraktion nach vorübergehender Steigerung herabzusetzen.

Gaisboeck hat das Adrenalin schon bei Nephritikern angewandt und nach vorüber-gehendem Druckanstieg oft eine überraschende therapeutische Wirkung erzielt, die in ganz auffallender subjektiver Besserung und gesteigerter Diurese bestand, mit auffallend gün-stigem weiteren Verlauf.

Auch R. Schmidt hat Fälle beobachtet, in denen unter dem Einfluß von Adrenalin (1 ccm der 1 $^0/_{00}$igen Lösung subkutan) die Diurese wieder in Gang kam, Schweißsekretion sich einstellte und die Kranken über eine besonders wohltuende Abnahme des bestehenden Oppressionsgefühles berichteten.

Full beschreibt einen Fall von akuter diffuser Glomerulonephritis mit Blutdrucksteige-rung bis 200 mm Hg und eklamptisch-urämischen Erscheinungen. Adrenalin erst $^1/_2$ mg, am nächsten Tage 1 mg intravenös, Blutdruck vor- und nachher 235 mm, sinkt nach etwa 1 Stunde auf 130, es erfolgt starker Anstieg der Diurese, rasches Verschwinden der urämischen Erscheinungen. Der Blutdruck in den nächsten Tagen 155, beträgt nach 8 Tagen 110, Aus-schwemmung der Ödeme, Heilung.

Auch Kerppola hat bei ganz frischen Fällen von Scharlachnephritis nach Einspritzung von 1 mg Adrenalin eine starke Polyurie, Senkung des Blutdrucks und rasches Verschwinden der Albuminurie gesehen.

Wieder ein Paradoxon bei dieser an Paradoxen reichen Erkrankung.

Als Beispiel für die Adrenalinwirkung bei akuter Nephritis kann folgende eigene Beob-achtung dienen:

Karl Schäch..., 11 Jahre. 29. 5. 30 Angina. 10 Tage später alle typischen Symptome einer akuten diffusen Glomerulonephritis. 11. 6. bei Einlieferung in die Klinik BD. 155/100, Eiweiß 0,6 $^0/_{00}$. Starke Kopfschmerzen, Sehschwäche, so daß eine Lumbalpunktion not-wendig wurde. Lumbaldruck 280 ccm Wasser.

Trotz Hunger und Durst stieg der BD in den folgenden 6 Tagen weiter an bis auf Werte um 170 und 180/100. Am 7. Tage wurde 0,5 ccm Suprarenin einer Lösung 1 : 1000 subkutan injiziert. Der Injektion folgte sofort ein allmählicher Abfall des BD's, der in den nächsten 20 Minuten von 175/100 auf 140/68 sank, er stieg dann im Lauf der nächsten halben Stunde vorübergehend wieder auf 170/100, fiel dann kontinuierlich am gleichen Tage auf 135/85, am nächsten Tage auf 105/75 und blieb von dieser Zeit an ständig normal. Gleichzeitig besserten sich die übrigen subjektiven und objektiven Krankheitszeichen. Am 6. 8. als geheilt entlassen.

Durch gefäßerweiternde Mittel einen unzweideutigen und anhaltenden Erfolg zu erzielen, ist uns bisher nicht gelungen.

Wir haben wiederholt Alkohol als gefäßerweiterndes Mittel angewandt und z. B. den Wasserstoß mit Alkoholzugabe ausgeführt. Einen Schaden haben wir nie, gelegentlich einen Rausch, aber keine eindeutig größere Wirkung auf die Diurese gesehen.

Nagy hat auch bei dem akuten nephritischen Hochdruck subkutane Einspritzungen von 1—2 ccm einer 2 $^0/_0$igen Natriumnitrosumlösung vorgenommen, doch ist davon höchstens eine subjektive Erleichterung zu erwarten (Lepehne).

Dagegen ist es nicht nur von praktischer, sondern auch von großer theore-tischer Bedeutung, daß lokale Gefäßerweiterung durch Diathermie, die wir oft bei chronischen Nephritiden mit Vorteil angewandt haben, auch bei der akuten diffusen Nephritis erstaunlich günstig wirkt. Nagelschmidt hat geradezu behauptet, die Diathermie entspräche der gleichen Indikation wie die Dekap-sulation. Eppinger hat verblüffende Erfolge gesehen.

Beispiel: 13jähriges Mädchen, akute diffuse Glomerulonephritis nach Angina, bettlägerig erst mit dem ersten eklamptischen Anfall. Bei der Aufnahme Status eclampticus. Seit 48 Stunden anurisch. BD 170 mm Hg. Nach 2$^1/_2$stündiger Diathermie spontan Harnentleerung ins Bett. 3 Stunden später 150 ccm Harn. Alb. 11 $^0/_{00}$, reichlich Blut, Zylinder, Epithelien. Am nächsten Tage anhaltende Besserung. 10 Tage lang tägl. 2 Diathermiebehandlungen von 2 Stunden. Am 10. Tage BD 115 mm Hg. Alb. 0.

Oder: 22jähriger Mann mit akuter diffuser Glomerulonephritis nach Angina. Eklamp-tische Krämpfe. Anurie. BD 180 mm Hg. Nach Diathermie (über 2 Std. bei 3 Amp.) der beiden Nieren ist innerhalb der ersten 3 Stunden zunächst kein Erfolg zu sehen; nachmittags wird die Diathermie wiederholt, wieder 2 Stunden. Unmittelbar während der Behandlung setzt diffuser Schweiß ein, und gleichzeitig beginnt die Diurese. Innerhalb 6 Tagen waren die Ödeme geschwunden und der Harn eiweißfrei. Blutdruck normal.

Eppinger rät daher, in jedem Falle von akuter Nephritis die Diathermie-behandlung der Niere zu versuchen. Sie scheint auf unblutigem Wege das zu erreichen, was wir von der Dekapsulation erwarten, eine Besserung der gestörten Nierenblutung. Daß eine solche auch unter lokaler Durchwärmung der Nieren eintritt, spricht wiederum doch sehr dafür, daß die bei der sog. diffusen Nephritis zweifellos bestehende Störung der Nierendurchblutung nicht entzündlich, durch Endokapillaritis bedingt ist, sondern angiospastisch, durch Engerstellung der Nierengefäße.

Wenn das Blut in die blutleer gewesenen und asphyktisch erweiterten Glomerulikapillaren wieder einschießt, so kommt es bei der Niere wie bei jedem plötzlichen Wiedereintritt von Blut in vordem blutleere asphyxie-geschädigte Gefäße leicht zu Austritt von Blut und vielleicht auch kleinen Gefäßzerreißungen. Diese Blutaustritte in die Glomeruluskapsel haben also auch nichts mit einer „Entzündung" zu tun.

In manchen Fällen klingt die Hämaturie sehr schnell ab, in anderen dagegen hält sie noch lange an.

Diese langanhaltenden Hämaturien nach vollständigem Absinken der Blutdrucksteigerung beruhen wahrscheinlich — solche abheilenden Fälle entziehen sich ja der histologischen Kontrolle — auf einer wirklich entzündlichen bakteriellen Nacherkrankung der Schlingen. Wir haben es dann mit einer aufgepfropften infektiösen Herdnephritis zu tun, die später genauer beschrieben werden soll und auf einer lokalen Bakterienwirkung in den Schlingen einzelner Glomeruli beruht (vgl. S. 1479—1489).

In dieser Annahme bestärken uns Befunde, die Herxheimer bei Feldnephritiden erhoben hat. Er fand ganz im Gegensatz zu den übrigen, die das typische Bild der diffusen Nephritis bzw. großen weißen Niere mit der pathognomonischen Blutleere aller Glomeruli in den verschiedensten Stadien geboten hatten, in vier Fällen „bunte" Nieren mit ausgedehnten Blutungen. In allen vier Fällen handelte es sich um abheilende, zum Teil schon abgeheilte diffuse Nephritiden, bei denen sich nachträglich eine septische Komplikation hinzugesellt hatte (zweimal Empyem und zweimal eitrige Peritonitis). Er nimmt, wie mir scheint mit Recht, an, daß es sich hier um sekundäre Infektionen der durch die Kapillarveränderungen vorbereiteten Niere handelt.

Wir werden uns daher auch in Fällen ohne derartige schwere septische Komplikationen bei langanhaltender Hämaturie in der Rekonvaleszenz nach der Ätiologie umsehen und eine ätiologische Behandlung erstreben müssen (vgl. S. 1522).

Die diätetische Behandlung dieser postnephritischen infektiösen Dauer-hämaturien ist so undankbar, so gänzlich erfolglos, daß wir vollständig davon abgekommen sind, sie mit „Nierendiät" zu plagen. Wie sehr alles auf die ätiologische Behandlung ankommt, das geht schon daraus hervor, daß jede Infektion, die kleinste Temperatursteigerung, jeder Schnupfen, jede Angina, jeder Furunkel usw. gewöhnlich die fast verschwundene Hämaturie zu einer makroskopisch sichtbaren Nierenblutung steigert.

In der Mehrzahl der Fälle wird bei diesem „infektiösen Einschlag" die „permanente Mandelgrubeninfektion" Päßlers eine Rolle spielen. Mit der Radikalbehandlung derselben wartet man aber am besten noch einige Wochen, bis sich die Niere völlig erholt und die diffusen Kapillarveränderungen wieder ganz zurückgebildet haben. Aber selbst dann muß man nach der Mandel-operation auf eine starke Zunahme der Hämaturie gefaßt sein. Wir sahen diese ungemein häufig im Nierenlazarett auch bei der Zahnbehandlung eintreten, wenn schlechte Zähne oder Zahnfleischerkrankungen die Infektionsquelle bildeten.

Man kann geradezu aus dem Auftreten dieser Behandlungshämaturie erkennen, ob man den latenten Infektionsherd getroffen hat.

Für die symptomatische Behandlung der Hämaturie, welche die Geduld von Arzt und Kranken oft auf eine harte Probe stellt, kommt das von Leube empfohlene Sekale, oder Hydrastinin, oder Styptol, in Betracht, oder man kann die Durchlässigkeit der Gefäße durch Kalkpräparate (Kalziumchlorid, -laktat 5 g täglich, $CaCl_2$ in $10^0/_0$iger Lösung, Afenil, intravenös, Calcine (Merck) subkutan) zu vermindern suchen, auch Natron bicarbonic. 5—10 g pro die geben (Blumenfeld).

Wir haben gute Erfahrungen mit Stryphnon (Methylaminoazetobrenzkatechinchlorhydrat, Pharm. Industrie A. G., Wien, Klosterneuburg) gemacht. Man gibt 1,0—1,3 ccm der $0,5^0/_0$ Lösung subkutan oder der $0,5^0/_{00}$ Lösung sehr langsam intravenös.

Auch die bekannten Präparate zur Blutstillung durch Erhöhung der Blutgerinnbarkeit (Koagulen, Clauden, Sistona beide auch intravenös) können nützen, aber auch versagen. Wolff hat über sehr gute Erfolge nach einigen Thrombosineinspritzungen [1] berichtet.

Endlich kommt auch hier die Proteinkörpertherapie in Frage, Röntgenbestrahlung der Milz, Serum-, Eigenblut-, Milch- usw. Einspritzungen, die bei hämorrhagischer Diathese oft Hervorragendes leisten. Auch der operative Eingriff der Nierendekapsulation scheint in diesem Sinne und günstig zu wirken (vgl. S. 1521) und ebenso die Röntgenbestrahlung.

Hierher rechne ich auch die guten Erfolge, die Müller-Deham und Kothny an der Wenckebachschen Klinik mit der Tuberkulinbehandlung bei der Dauerhämaturie abklingender diffuser oder herdförmiger Nephritiden erzielt haben.

Obwohl in der Mehrzahl der Fälle die gewöhnliche Ätiologie, Erkältung oder Halsentzündung zugrunde gelegen hat, und obwohl bei den Nephritisrekonvaleszenten keine Zeichen aktiver Tuberkulose bestanden haben, fassen Müller-Deham und Kothny doch wegen des günstigen Erfolges der spezifischen Behandlung diese Fälle als tuberkulotoxische, Tuberkulinüberempfindlichkeitsnephritiden auf. Eine unspezifische (Proteinkörper-) Wirkung lehnen Müller-Deham und Kothny deshalb ab, weil sie mit artfremdem Eiweiß, Milch, Strepto-, Staphylokokken keine oder auch nicht annähernd so starke Reaktionen wie mit minimalen Mengen Tuberkulin, und andererseits bei Tuberkulin sowohl Allgemein- als Organreaktionen von seiten der Niere erhalten haben. Ich kann das nicht als Beweis dafür anerkennen, daß in diesen Fällen die Tuberkulose als ätiologischer Faktor für die Hämaturie in Frage kommt. Es gibt kein besseres Mittel, bei Tuberkulinempfindlichen unspezifische Heilwirkungen auf entzündliche Prozesse hervorzurufen als durch die spezifische Tuberkulinreaktion. Bei Nephritisrekonvaleszenten aber, die tuberkulinempfindlich sind — und das wird wohl die Mehrzahl sein — wird man von dieser unspezifischen Heilwirkung der Tuberkulinbehandlung gerne Gebrauch machen.

Bandelier und Roepke haben übrigens schon einen direkt wohltätigen Einfluß der Tuberkulinbehandlung auf manche Formen von Nephritis beschrieben, eine Beobachtung, die auch Peters in Davos gemacht hat (Loewenstein).

Bei manchen dieser — mit Infekt geheilten — Fälle wird die Hämaturie durch kräftige Durchspülung der Niere gebessert, durch flüssigkeitsarme Kost gesteigert, andere verhalten sich genau umgekehrt.

Es scheint, daß erdige Mineralwässer bei diesen „Nachkuren" doch einen gewissen Vorzug vor dem gewöhnlichen Wasser verdienen.

Aron und Mendel sahen eine bessere Ausscheidung, wenn sie den Wasserversuch mit einer $0,4^0/_0$igen Lösung des künstlichen Brunnensalzes „Helenenquelle" anstellten, als wenn sie reines Wasser trinken ließen. Sehr auffällig erschien ferner, daß nach Anstellen des Wasserversuches mit reinem Wasser die Ausscheidung der roten Blutkörperchen jedesmal unverkennbar zunahm und eine mehrere Tage dauernde Hämaturie auftrat, eine Beobachtung, die Nonnenbruch schon als unangenehme Begleiterscheinung der Trinktage beschrieben hat, daß dagegen der Wasserversuch mit Helenenquelle reaktionslos vertragen wurde.

---

[1] Ein „physiologisches" Blutstillungsmittel, von Hirschfeld und Klinger „durch geeignete Vereinigung von Lipoiden mit gerinnungsaktiven Eiweißabbauprodukten" hergestellt; es wird heute nicht mehr geliefert. Sistonal (Heister) wird aus Blut hergestellt und kommt als Pulver (5—10 g : 200 tgl. eßlöffelweise) und in sterilen Ampullen 2—30 ccm zur subkutanen oder intravenösen Einspritzung unter Kontrolle von Biedl in den Handel.

Die Autoren sahen keine Besserung der Wasserausscheidung bei ihrer Kindernephritis, wenn sie $^1/_2$ l Helenenquelle über den ganzen Tag verteilt gaben, aber günstige therapeutische Effekte von der Darreichung auf einmal als Wasserstoß.

Selbstverständlich kommt eine ätiologische Behandlung auch bei denjenigen Nephritiden in erster Linie in Frage, die unter der geschilderten Behandlung nicht ausheilen, d. h. die Neigung zu Blutdrucksteigerung, zu Ödem und Albuminurie behalten (vgl. S. 1454).

Bei manchen Genesenen tritt wieder Eiweiß im Harn auf, wenn sie aufstehen. Hier handelt es sich gewöhnlich um Orthostatiker bzw. Lordotiker, und es ist nichts verkehrter, als sie wieder ins Bett zu stecken. Sie sind wie diese zu behandeln (vgl. S. 852).

Bei anderen Kranken verschwindet die letzte Spur von Eiweiß und Blut erst dann aus dem Harn, wenn man sie aufstehen läßt. Das führt uns zu der Frage, wann darf der Kranke nach abgelaufener Nephritis das Bett verlassen? Ich habe den Eindruck, daß die abgeheilten Nephritiden viel zu lange im Bett gehalten und viel zu lange mit Nierendiät behandelt werden. So zwecklos es ist, einen ödemfreien Kranken, dessen Blutdruck zur Norm gesunken ist, noch wochenlang auf kochsalz- oder gar fleischfreier Diät zu halten und unentwegt weiter schwitzen zu lassen, so unnötig ist es, ihn, wenn noch Spuren von Eiweiß und rote Blutkörperchen im Harne vorhanden sind, dauernd im Bett zu lassen. Maßgebend ist die Blutdrucksteigerung. Wenn diese vollständig abgeklungen ist und bleibt, so wird man nur so lange Bettruhe und eine kochsalzarme Diät beibehalten, als sich eine Ödembereitschaft nachweisen läßt. Ist erst das Körpergewicht konstant geworden, so darf man den Kranken versuchsweise — unter dauernder Kontrolle des Blutdrucks — aufstehen und die Zügel der Diät freier schießen lassen, übrigens auch dann, wenn eine gewisse Ödembereitschaft, Neigung zu Unterschenkelödem beim Aufsein, die Genesung — oft lange — überdauert, oder wenn der Wasser- und Konzentrationsversuch noch Störungen der Funktion aufdeckt.

Jehle hat vom Standpunkt des Kinderarztes die Ansicht vertreten, daß die durch längere Bettruhe erzielte „Stase" nicht erwünscht sein kann, daß eine Ruhigstellung des Körpers durch die Bettruhe keineswegs die günstigsten Bedingungen für die Nierenfunktion darstellt, ja daß im Gegenteil Muskelaktionen in mancher Hinsicht günstig wirken. Es kann die Diurese gebessert, die Albuminurie und Hämaturie verringert werden.

Basch hat ebenfalls an nierenkranken Kindern über den Einfluß von Aufsein und Körperbewegung Versuche angestellt und gefunden, daß durch Aufsein und Körperbewegung die Diurese steigt. Jodnatrium subkutan injiziert erscheint schneller im Speichel, die Zahl der Leukozyten im Blute steigt („Aufhebung der Lebersperre"), es kommt zu einem Einstrom von Gewebsflüssigkeit, einer hydrämischen Plethora. „Wir haben es also bei der Bewegungsdiurese mit den Folgen eines endogenen Wasserstoßes zu tun".

Bei nierenkranken Kindern, die Basch aufstehen ließ, noch ehe die akuten Erscheinungen abgeklungen waren, sah er in der Mehrzahl Besserung der Diurese, Verringerung der Ödeme und der Albuminurie und Hämaturie. Der Allgemeinzustand, im besonderen das subjektive Befinden wurde gehoben, der Appetit gebessert, die Krankheitsdauer, jedenfalls das Krankenlager verkürzt.

Ein hübsches Beispiel findet sich in der Nephrosearbeit von Stolte und Knauer: 11 jähriges Arztkind nach Scharlach am 14. Tage Blutkörperchen, am 17. Tage Urin fleischwasserfarben, enthält Blutkörperchen und Zylinder. Schonungskost. Harnmenge enthält noch Zylinder, rote Blutkörperchen, und die Eiweißausscheidung beginnt wieder anzusteigen, trotz Schonungskost (Milch, Mehlspeisen). In der 8. Woche wird das Kind wieder vorgestellt, „weil sich eine typische (!?) Nephrose zu entwickeln scheint"; es ist gedunsen, hochgradig blaß, hat niederen Blutdruck. Im Urin Zylinder, einzelne rote Blutkörperchen, reichlich Eiweiß. In der Annahme, daß eine alimentäre Schädigung vorliegt, bekommt das Kind jetzt morgens eine wurstbelegte Schnitte, mittags ein deutsches Beafsteek, abends Wiener Würstchen. „Das Kind war hocherfreut". Der Vater auch, denn nach 3 Tagen waren Eiweiß und Formelemente verschwunden.

Wenn diese Erfahrungen auch nicht ohne weiteres auf die erwachsenen Nephritiker übertragen werden können, so verdienen sie doch Beachtung, um so mehr als manche Ärzte glauben, durch unentwegte und monatelang fortgesetzte Bettruhe das Verschwinden der Restalbuminurie erzwingen zu können.

Nach der Entwässerung stellt sich eine erhebliche Abmagerung heraus, ähnlich wie bei der Nephrose. Am stärksten ist das bei Kindern zu beobachten.

„Nach langen, über Monate sich hinziehenden ödematösen Nephritiden sehen die anfangs unförmig geschwollenen Kinder später so mager aus wie Milchnährschäden nach Ablauf ihrer Ödeme" (Noeggerath und Eckstein).

Die Genesenden entwickeln daher nach der Entwässerung einen überwältigenden Appetit, den man ohne Sorge befriedigen darf.

Es hat doch keinen Sinn, aus Angst vor einer „Nierenreizung" in der Genesungszeit Kochsalz, Stickstoff oder Wasser von einer Niere fernzuhalten, die unmittelbar nach der Überwindung der Glomerulisperre ungeheure Stickstoff-, Kochsalz- und Wassermengen ausgeschieden hat, ohne eine Miene zu verziehen. Das endogene Angebot bei der Ausscheidung der Ödeme spottet ja unserer Diätsorgen; warum dann nach dem Verschwinden der Hydropsien noch Kochsalz auf einzelne Gramme abwägen, wenn die Niere schon 30—40 g am Tage ausgeschieden hat, warum die Eiweißzufuhr ängstlich beschränken, wo wir doch uns nicht scheuen, bei hartnäckigen Ödemen auch bei der Nephritis 50—100 g Harnstoff am Tag als Diuretikum zu geben, und warum die Flüssigkeitszufuhr nach Kubikzentimetern messen, nachdem die Nieren im Stadium der Ödemausschwemmung viele Liter an einem Tage, in einem unserer Fälle beispielsweise 54 Liter in 15 Tagen gefördert haben?

Ob später nach Jahr und Tag sich noch Folgen der Nephritis zeigen werden, das hängt nicht von der Diät nach Wiederherstellung der Glomerulidurchblutung, sondern von der Dauer der vorhergehenden Blutleere ab, vielleicht auch von der Permanenz eines Infektionsherdes. Wir haben uns daher seit vielen Jahren zur Regel gemacht, nach vollständiger Abheilung einer akuten Nephritis eine möglichst vollständige Sanierung aller erreichbaren Infektionsherde (Zähne, Nasenrachenräume, Nebenhöhlen, Ohr) und in der Regel die Tonsillenausschälung vornehmen zu lassen.

Das gilt auch für diejenigen — mit Defekt geheilten — Fälle, die eine stärkere „Restalbuminurie" zurückbehalten. Wir haben nicht den Eindruck gewonnen, daß der Grad der Restalbuminurie durch die „Nierendiät" wesentlich beeinflußt wird. Eher könnte vielleicht noch eine länger fortgesetzte Bettruhe mit reichlicher Durchspülung der Nieren in Verbindung mit Alkalischhaltung des Urins durch Alkaligaben, vor allem die Aufsuchung und Beseitigung eines versteckten Infektionsherdes von Vorteil sein. Aber auch hier muß der Arzt rechtzeitig den Entschluß finden können, die Bettbehandlung aufzugeben, wenn nach einigen Wochen keine Abnahme der Albuminurie erreicht ist.

Wir müssen uns mehr daran gewöhnen, diese Restalbuminurien ohne Blutdrucksteigerung ohne Rücksicht auf den Zylinderbefund als harmlos anzusehen. Oft bekommt diesen Eiweißausscheidern die Wiederaufnahme der Berufsarbeit und der gewohnten Lebensweise besser als die sorgfältigste Behandlung mit Liegekur und Milch- oder Nierendiät.

Als einfachste Probebelastung der Niere kann man die volle gemischte Kost und körperliche Arbeit betrachten. Doch ist dabei zu berücksichtigen, daß die Albuminurie bei jeder Abnahme der Harnmenge (z. B. nach Stehen, Schwitzen) scheinbar zunimmt.

Kundratitz hat als Belastungs- und Resistenzprobe der Niere nach abgelaufener Nephritis empfohlen, mittels Milchinjektion zu prüfen, ob eine „Herdreaktion" in Form von Eiweißausscheidung und Hämaturie auftritt. Wo die Niere darauf nicht reagierte, traten auch in der Folgezeit bei Erkältungsinfektionen oder nach Tonsillektomie keine Rückfälle auf, während bei den positiv reagierenden Fällen dies mehrfach beobachtet wurde.

Für die Wahl des Zeitpunktes der Tonsillektomie, die nach einzelnen Angaben der Literatur und eigenen Erfahrungen doch ein gewisses Gefahrmoment für die Niere bedeutet, ist das Verfahren anscheinend wertvoll. Tritt auf Milchinjektion noch Hämaturie auf, so ist die Tonsillektomie noch zu verschieben; bei negativem Ausfall der Probe ist eine Gefährdung der Niere wahrscheinlich nicht zu befürchten.

Als Beispiel für Verschlimmerung einer akuten diffusen Glomerulonephritis nach Tonsillektomie führe ich folgenden Fall an:

Gern..., Georg, 22 Jahre. Seit 8 Wochen eiweißhaltiger, stark blutiger Urin. Vorher keine akute Angina.

Bei der Aufnahme am 20. 9. 28 BD 150/85 mm Hg. Blut-U$^+$ 43 mg$^0/_0$, U$^-$ 8 mg$^0/_0$, Ind. und Xanth. neg. Urin Eiweiß 2$^0/_{00}$ nach Esbach. Im Sediment massenhaft Erythr., gran. und hyal. Zylinder.

Unter Hungern und Dursten, später salzfreier kohlehydratreicher Kost Absinken des BD auf 120/65. Urin am 9. 10. eiweißfrei, im Sediment noch Erythrozyten.

10. 10. Tonsillektomie. 15. 10. BD 150/70, Eiweiß 1$^0/_{00}$, im Sediment sehr viel Erythrozyten. 3. 11. 28. Entlassung auf eigenen Wunsch, BD 130/80, Eiweiß 1$^0/_{00}$. Im Sediment reichlich Erythrozyten.

11. 12. 28. Ambulante Nachuntersuchung. Patient fühlt sich immer noch schlapp, BD 130/80, Eiweiß 7$^0/_{00}$, das Sediment enthält keine Erythrozyten mehr.

Nicht selten bleiben noch langanhaltende Schmerzen in der Nierengegend zurück, die besonders bei der Arbeit in gebückter Haltung oder bei Witterungswechsel und Kälteeinflüssen auftreten; auch eine deutliche Klopfempfindlichkeit der Nierengegend läßt sich oft noch sehr lange nachweisen.

Wir haben es hier wahrscheinlich in Analogie zu den oft recht schmerzhaften Rippen- oder Bauchfellverwachsungen mit Kapseladhäsionen zu tun. Die Schmerzen werden durch Heizen und durch Warmhalten der Nierengegend günstig beeinflußt. Wenn sie einen sehr hohen Grad erreichen und die Arbeitsfähigkeit und Lebensfreude beeinträchtigen, kann ausnahmsweise auch aus dieser Anzeige eine Dekapsulation in Frage kommen.

Daß man die Genesenen noch lange Zeit vor Erkältungen schützen, ihre Haut pflegen und abhärten, sie an die frische Luft wieder gewöhnen und ihre durch die lange Bettruhe geschwächten Muskeln durch Massage und Gymnastik kräftigen muß, versteht sich von selbst.

Zur Nachkur und für die Ausheilung von Restzuständen ist eine Kur in Wildungen oder Brückenau, im Winter ein Aufenthalt in Ägypten sehr zu empfehlen.

Ganz abgesehen von der Wärme werden auch abheilende Nephritiden dort Nutzen haben von der großen Reinheit der Luft, wegen der „Vermeidung aller europäischen Winterschädlichkeiten, jenes Heeres von Angina-, Influenza-, Pneumonie- und sonstiger Bakterien, deren Attacken einer schwerkranken Niere den Todesstoß versetzen können" (Engel).

Ich habe aber auch von Hochgebirgskuren im Winter Gutes gesehen.

B. Die chronische diffuse Glomerulonephritis.

Einleitung.

Früher hat man unter dem Einfluß der Vorstellungen von „Reizung"
und „Entzündung" der Niere sich allgemein eine chronische Nephritis
als Folge von chronischen Schädlichkeiten gedacht. So meint Strauß
noch heute, je nachdem die Noxen rasch und intensiv oder schwach und
langsam, aber stetig wirken, kommt es zu akuten oder chronischen Prozessen.
Er kann sich z. B. bezüglich der Entstehung „genuiner" chronischer Nephritiden recht gut vorstellen, daß eine durch Jahre bzw. Jahrzehnte dauernde
Summation schädlicher alimentärer Reize schließlich imstande sein dürfte,
namentlich bei gegebener Disposition anatomische Veränderungen zu erzeugen.
Es fragt sich nur welche: die einer chronischen diffusen Glomerulonephritis
ganz sicher nicht. Vielleicht die einer Arteriosklerose der Nierengefäße.

Nachdem es Newburgh gelungen ist, durch Aminosäuren und durch Leberfütterung
Nierenveränderungen zu erzeugen, wird man die Möglichkeit, daß derartiges beim Menschen
vorkommt, nicht kurzerhand ablehnen können; ob diese Veränderungen aber das klinische
Bild einer chronischen diffusen Glomerulonephritis erzeugen können, das ist nicht bekannt
und sehr zweifelhaft (vgl. S. 1647).

Jedenfalls ist diese Art der „genuinen" Entstehung chronischer Nephritiden
nicht das Gewöhnliche, sondern in der Regel geht eine chronische Nephritis auf
eine ehemals akute diffuse Glomerulonephritis zurück. Daher kann eine ursächliche Beziehung zwischen chronisch einwirkenden Schädlichkeiten und chronischer Nephritis nicht mehr so einfach und selbstverständlich angenommen
werden. Im Gegenteil, die Erkenntnis der Sonderstellung der akuten diffusen
Nephritis als einer angiospastischen Erkrankung, die bei genügender Dauer
und Schwere der Ischämie rückbildungsunfähige Veränderungen hinterläßt, hat
mich dazu geführt, in dem Auftreten dieser rückbildungsunfähigen Veränderungen
und damit in der Unheilbarkeit der Erkrankung das Wesen der chronischen
Nephritis zu sehen.

Die Bezeichnung chronisch hat demnach hier eine andere Bedeutung als
bei der Nephrose, bei der wir damit einen schleichenden Beginn und einen sich
lang hinziehenden Verlauf, der Heilung nicht ausschließt, meinen.

Bei der Nephritis kennen wir ebenfalls einen langwierigen Verlauf mit Ausgang in Heilung. Wenn wir von einer chronischen Nephritis sprechen, so meinen
wir damit aber eine erfahrungsgemäß unheilbare Erkrankung, die noch dazu
ausgezeichnet ist durch die rätselhafte Eigenschaft, fortzuschreiten zur Niereninsuffizienz. Das Problem besteht also mehr in der Unheilbarkeit und der Progredienz als in der Dauer der Erkrankung, denn diese kann auch sehr rasch
zu Niereninsuffizienz fortschreiten.

Die Hauptfrage ist daher die, ob die Unheilbarkeit und Progredienz durch
Fortdauer der — exogenen — Krankheitsursache bedingt wird, oder ob die
Erkrankung auch nach Wegfall der exogenen Ursache fortschreitet, d. h. ob
die nach einer akuten diffusen Nephritis zurückgebliebenen, rückbildungsunfähigen Veränderungen an sich den progredienten Verlauf bewirken.

Aschoff meint, von einer chronischen defensiven Nephritis sollte man nur
sprechen, falls es sich wirklich um länger dauernde infektiöse toxische Reizungen

der Nieren handelt. Vielfach wird an „entzündliche Nachschübe" zur Erklärung der Chronizität der Nephritis gedacht (rekurrierende Nephritis, Aschoff).

Bei den meisten chronischen Nierenleiden handelt es sich, meint Aschoff, wesentlich um die Folgezustände einmaliger oder wiederholter akuter Reizungen. An diese schließen sich Heilungsprozesse (Reparationsstadien) und Narbenzustände (Narbenstadium) an. Dank der einsetzenden Blutdrucksteigerung tritt eine Kompensation, schließlich infolge zu starker Abnutzung der an der Kompensation beteiligten Organe eine Dekompensation ein. Diese zeigt sich an dem dauernd überspannten Gefäßsystem in Gestalt der Arteriosklerose, die einerseits die Hirngefäße gefährdet, andererseits die Nierenarterien in ihrer Funktion erheblich herabsetzt. So kann sich das Bild durchaus demjenigen der genuinen Schrumpfniere nähern. „Zwei ganz verschiedene Prozesse können also zu einem ganz ähnlichen, kaum noch unterscheidbaren Narbenzustand führen." Für häufiger hält Aschoff freilich bei der glomerulotubulären Nephritis die diffuse Erkrankung, welche eine so weitgehende Schrumpfung gar nicht zustande kommen läßt. „Die Krankheitsdauer bis zum tödlichen Ausgang ist daher gewöhnlich eine relativ kurze, mehrere Monate bis zwei Jahre."

Diese Darstellung entspricht den klinischen Erfahrungen nicht; es ist die Minderzahl der chronischen Nephritiden, die so rasch zum Tode verlaufen; es kommt jede Verlaufsart von Wochen, Monaten, Jahren bis zu Jahrzehnten vor. Und daß der einsetzenden Blutdrucksteigerung die „Kompensation" zu danken wäre, davon kann, wie oben schon gezeigt worden ist, gar keine Rede sein; schon die klinische Erfahrung lehrt, daß hohe Blutdruckwerte den Verlauf (und die Nierendurchblutung) ungünstig beeinflussen.

Ja, wir haben Grund anzunehmen, daß die „Dekompensation", d. h. der Übergang zur Niereninsuffizienz durch die zunehmende Blutdrucksteigerung (Gefäßkontraktion) herbeigeführt wird.

Vor allem läßt Aschoff aber eine klare Antwort auf die Frage vermissen, warum entsteht nicht nur eine Narbe, warum bleibt die tödliche Niereninsuffizienz nicht aus, auch wenn das Stadium der Kompensation Jahre — und Jahrzehnte gedauert hat? Ist es wirklich immer das Hinzutreten der Arteriosklerose infolge Abnutzung des Gefäßsystems, das den Eintritt der tödlichen Niereninsuffizienz herbeiführt? Und besteht die dabei festzustellende Gefäßveränderung nicht viel häufiger in einer Endarteriitis als in einer Arteriosklerose? Die Niere befindet sich nach Aschoff in einem leidenden Zustande, sie ist in ihrer Leistungsfähigkeit beschränkt. Warum dann diese unausbleibliche Abnahme der Leistung? Wo doch die Fähigkeit der erhaltenen Nierenelemente zu kompensatorischer Hypertrophie nicht zu bezweifeln und leicht aufzuzeigen ist.

Die unausbleibliche Niereninsuffizienz ist gleichbedeutend mit der Funktionseinstellung bis zu dem Untergang der Mehrzahl der sekretorischen Elemente. Warum geht die Mehrzahl rasch, langsam oder sehr langsam zugrunde? Zweifellos infolge einer Störung der Glomerulidurchblutung (genau wie bei der genuinen Schrumpfniere). Das ist der Grund, warum zwei so verschiedene Prozesse zu einem ganz ähnlichen, kaum noch unterscheidbaren „Narbenzustand" führen. Diese Erkenntnis hat den bisherigen Erklärungsversuchen gefehlt, und ebenso war das pathogenetische Moment, die Noxe, unerkannt geblieben, die (in beiden Fällen) auf die Dauer und noch nach Jahren die Glomerulidurchblutung beeinträchtigt. Das kann nicht gut die „Arteriosklerose" an sich sein, wenn wir sie auch in manchen Fällen von sekundärer Schrumpfniere in ähnlicher Weise und Bevorzugung der Organe des splanchnischen Gebietes finden wie bei der genuinen Schrumpfniere. Denn die Arteriosklerose allein macht nicht das Bild der klinischen Schrumpfniere mit Niereninsuffizienz. Es muß also auch bei einer etwa vorhandenen sekundären Arteriosklerose noch eine Ursache für die fortschreitende Störung der Nierendurchblutung bis zur Niereninsuffizienz gesucht werden. Wie oben wiederholt begründet, haben wir diese bisher unerkannt gebliebene Ursache zu suchen in der der Blutdrucksteigerung bei der Nephritis wie bei der malignen Sklerose zugrunde liegenden allgemeinen und renalen **Gefäßkontraktion**, die man bisher irrtümlich für nützlich gehalten hat, indem man glaubte, ihr kompensatorische Bedeutung zuerkennen zu dürfen.

Die Erkenntnis, daß schon das Wesen der akuten Nephritis in einer allgemeinen und renalen Gefäßkontraktion besteht, und daß nicht „Entzündung" oder „Reizung", sondern die Störung der Glomerulidurchblutung das Leben der einzelnen sekretorischen Elemente bedroht und das Schicksal der Niere bestimmt, diese Erkenntnis verschafft uns auch in das Wesen der chronischen Nephritis eine viel klarere Einsicht, soweit dem nicht unsere Unkenntnis über die Ursache der Gefäßkontraktion selbst im Wege steht.

Da die chronische Nephritis in der Mehrzahl der Fälle nachweisbar aus einer akuten Nephritis hervorgeht und durch Fortdauer oder Wiederkehr der für diese pathognomonischen Blutdrucksteigerung gekennzeichnet ist, so dürfen wir das Wesen der chronischen Erkrankung suchen in der Fortdauer (dem Bestehenbleiben oder Wiederauftreten) der allgemeinen und renalen Gefäßkontraktion. Sie ist die Ursache der Progredienz der Erkrankung zur Niereninsuffizienz: Je nach dem Grade dieser allgemeinen und renalen Gefäßkontraktion (oder je nach dem Mißverhältnis zwischen dieser und der Herzkraft) gehen die sekretorischen Einzelelemente rasch, langsam oder sehr langsam an Ischämie zugrunde.

Obwohl das sehr relative Begriffe sind und dazwischen alle Übergänge vorkommen, so können wir doch, ohne zu sehr zu schematisieren, danach 3 Verlaufsarten der chronischen Nephritis unterscheiden, ob sie rasch, langsam oder sehr langsam zum Tode an Niereninsuffizienz führt.

Die allgemeine Gefäßkontraktion glauben wir hier wie bei allen übrigen hypertonischen „hämatogenen" Nierenkrankheiten auf das Auftreten vasoaktiver Stoffe im Blute zurückführen zu dürfen, und wir vermuten, wie S. 447 ausgeführt, daß sie entweder aus der Niere stammen oder in der Niere nicht entgiftet werden.

Unter den noch unbekannten Bedingungen, unter denen diese noch unbekannten Stoffe im Blute auftreten, scheint von überragender Bedeutung eine Durchblutungsstörung der Niere zu sein. Eine solche ist aber schon mit dem Zustande der hämatogenen allgemeinen Gefäßkontraktion verbunden, und damit ist der Circulus vitiosus gegeben, der die Bedingungen für die Produktion vasoaktiver Stoffe unterhält, wenn dieser Zirkel nicht unterbrochen wird, z. B. durch Wiederherstellung der gestörten Glomerulidurchblutung. Die Tatsache, daß dies im akuten Stadium der Nephritis gelingt, haben wir mit für die Annahme verwertet, daß die Niere die Quelle der vasoaktiven Stoffe ist, und daß ein funktionelles nervales Moment an der renalen Durchblutungsstörung beteiligt ist (vgl. S. 1235).

Solange diese „Dysfunktion" der Niere, die wir für das Auftreten pressorischer Stoffe im Blute verantwortlich machen möchten, funktioneller Art ist und beseitigt, der Circulus vitiosus durchbrochen werden kann, werden wir noch von einem Frühstadium der Erkrankung oder einer akuten Nephritis sprechen.

Wenn aber der Circulus vitiosus nicht mehr unterbrochen werden kann, so dürfen wir schließen, daß Grad und Dauer der Gefäßkontraktion zu bleibenden organischen, nicht mehr rückbildungsfähigen Veränderungen in der Niere geführt haben, die die Durchblutung der Niere dauernd beeinträchtigen, und wir werden in diesen die Ursache dafür suchen, daß die Bedingungen für das Auftreten pressorischer Stoffe im Blute dauernd bestehen bleiben, die Nephritis „chronisch" geworden ist.

Das gilt auch für die Bleivergiftung und die angiospastische Schwangerschaftsniere. Solange es sich um eine funktionelle angiospastische Nierenerkrankung handelt, ist Heilung möglich. Ist aus der angiospastischen eine angiopathische geworden, sind einmal rückbildungsunfähige Veränderungen vorhanden, so ist die chronische Nephritis gegeben und ihre Progredienz endogen bestimmt, unabhängig davon, ob die exogenen Ursachen noch fortwirken oder nicht. Sie können vielleicht den Verlauf beschleunigen, aber ihr Fehlen kann ihn nicht aufhalten. Ebenso kann alimentäre Überbelastung des Nierenrestes zwar eine Nierenschädigung und vielleicht eine schädliche Gefäßkontraktion hervorrufen, wie die Versuche von Mark am Halbnierenhund wahrscheinlich machen, auch durch Erschöpfung der restierenden Epithelien den Verlauf beschleunigen, aber für sich allein nicht oder nur unter extremen Bedingungen eine chronische Nephritis hervorrufen (vgl. Newburgh und Curtis).

Dabei ist auch hier noch sehr die Frage, ob die zu Schrumpfniere führenden Veränderungen nicht erst indirekt, über eine krankhafte Gefäßkontraktion zustande kommen.

Wir haben es also bei der chronischen diffusen Nephritis mit 2 pathogenetischen Faktoren zu tun: 1. dem stets funktionellen Faktor der allgemeinen und renalen Gefäßkontraktion, der die Durchblutung der Glomeruli beeinträchtigt und die Progredienz der Erkrankung bewirkt, genau wie bei der malignen Sklerose; 2. dem Faktor, der diese Gefäßkontraktion hervorruft und dauernd unterhält. Das ist vermutlich die noch nicht genauer definierbare „Dysfunktion", dyshämische Stoffwechselstörung (?) der Niere, die die vasoaktiven Stoffe liefert. Diesen Zustand stellen wir uns bei der akuten Nephritis als mehr oder weniger funktionell und reparabel, bei der chronischen Nephritis als mehr oder weniger organisch und irreparabel vor.

Der erste funktionelle Faktor der allgemeinen Gefäßkontraktion darf wohl stets als endogen und wahrscheinlich als renal betrachtet werden, bei dem zweiten — ursächlichen — Faktor der renalen Dysfunktion spielt das exogene Moment des Infektes im akuten Stadium eine große, im chronischen eine zweifelhafte Rolle, das endogene der organischen Störung der Nierendurchblutung wahrscheinlich die Hauptrolle.

Es ist nun die große Frage, ob das endogene oder das exogene Moment für das Chronischwerden der Nephritis verantwortlich zu machen ist, d. h. für die Fortdauer (oder Wiederkehr) des zweiten ursächlichen Faktors der renalen Dysfunktion, den wir uns bei der chronischen Nephritis als organisch und irreparabel vorstellen.

Die Meinung ist weit verbreitet, daß Rezidive der „Entzündung" das Chronischwerden der Erkrankung bewirken. Z. B. schreibt Emerson, daß der Kranke nicht an einem Anfall von Nephritis leidet, sondern an 1001 Anfällen. Doch scheint mir in der Wiederholung des heilbaren — funktionellen — Zustandes an sich keine Ursache zum Chronischwerden der Nephritis zu liegen.

Es wäre denkbar, daß das exogene Moment des Infektes, die Toxinwirkung, den irreparablen Charakter der Glomeruliveränderungen bewirken könnte, die zum Auftreten pressorischer Stoffe im Blute führen. Dagegen spricht, daß gerade diejenigen Nephritiden dazu neigen, chronisch zu werden, die keine schweren Erscheinungen machen und darum unbemerkt bleiben.

Es wäre ferner denkbar, daß die Fortdauer des infektiösen Momentes, die Persistenz eines Infektherdes, die Fortdauer des Zustandes bewirkte, bei dem pressorische Stoffe auftreten. Das wird in manchen Fällen vorkommen und muß logischerweise vorkommen, wenn überhaupt der Infekt auf das Auftreten vasoaktiver Stoffe von Einfluß ist. Gegen eine Überwertung des exogenen Momentes spricht, daß Entfernung aller Infektherde ohne Einfluß zu bleiben pflegt, dann, wenn bereits eine dauernde allgemeine Gefäßkontraktion besteht.

In solchen Fällen hat man ebenso wie bei der Blei- und Schwangerschaftsniere den Eindruck, daß Grad und Dauer der — funktionellen — allgemeinen und renalen Gefäßkontraktion selbst die irreparablen Veränderungen in der Niere bewirken, die — auch ohne Mitwirkung eines Dauerinfektes — den Zustand unterhalten, bei dem die vasoaktiven Stoffe auftreten.

Das Schicksal der Niere hängt dann einmal von dem Grade der irreparablen Schädigung ab, mit der sie das akute Stadium verläßt, zum anderen von dem Grade der reaktiven hämatogenen allgemeinen Gefäßkontraktion, die einen Zustand der Nierenischämie unterhält. Bei schwerer organischer Schädigung der Glomeruli könnte diese wohl auch ohne weitere funktionelle dyshämische Ernährungsstörung zu fortschreitender Verödung derselben führen.

In anderen Fällen, die das akute Stadium mit gut erhaltener Glomerulifunktion verlassen, scheint das funktionelle Moment der angiospastischen Durchblutungsstörung allein für den Untergang der Niere bzw. das Fortschreiten zur Niereninsuffizienz verantwortlich zu sein. Besonders merkwürdig ist freilich, daß der Grad der allgemeinen Gefäßkontraktion gemessen an der Blutdrucksteigerung nicht abhängig ist von der Schwere der organischen Nierenveränderungen. Wir können schwere irreparable Glomeruliveränderungen finden mit geringer, und gut erhaltene Glomeruli mit hochgradiger Blutdrucksteigerung. Maßgebend scheint der Durchblutungsaffekt, der von der Herzkraft abhängig ist.

Doch wirken höhere Grade von Blutdrucksteigerung, die einen hohen Grad von allgemeiner Gefäßkontraktion und gute Herzkraft voraussetzen, wiederum ungünstig ein, indem stärkere Beanspruchung der hypertonisierten Gefäße auf Dehnung ihren Hypertonus steigert.

Im allgemeinen kann man 2 Typen von chronischer Nephritis unterscheiden, die früher als parenchymatös und interstitiell unterschieden worden sind. Der sog. parenchymatöse Typus gleicht im klinischen Bilde der chronischen Nephrose, der sog. interstitielle Typus der malignen Sklerose. Man kann den ersten als glomerulären oder glomerulo-tubulären, den letzteren als vaskulären Typus bezeichnen.

Beim glomerulären Typus überwiegt die organische Durchblutungsstörung der Glomeruli durch die irreparablen Schädigungen, die diese durch die Blutsperre — vielleicht unter Mitwirkung des Infektes — im akuten Stadium erlitten haben. Hier ist die Blutdrucksteigerung oft bescheiden und kann fehlen, die Albuminurie ist groß, die sekundäre Parenchym„degeneration" beherrscht das histologische, der nephrotische, hypalbuminämische Symptomenkomplex das klinische Bild.

Beim vaskulären Typus treten die Glomeruli- und Parenchymveränderungen zurück, die Albuminurie ist gering und kann fehlen; die renale Gefäßkontraktion ist stärker, greift weiter stromaufwärts an den größeren Gefäßen an, die sekundäre Endarteriitis beherrscht das histologische, die Blutdrucksteigerung vom Typus des blassen Hochdruckes das klinische Bild.

Beim glomerulären Typus betrifft die — vorwiegend organische — Durchblutungsstörung mehr gleichmäßig alle Glomeruli, die Mehrzahl der sekretorischen Einzelelemente geht gleichzeitig zugrunde, und es entsteht eine glatte Schrumpfniere. Bei dem vaskulären Typus betrifft die — vorwiegend funktionelle — Durchblutungsstörung rhythmisch intermittierend immer nur einzelne Glomeruli oder Glomeruligruppen, der Untergang der sekretorischen Elemente erfolgt ungleichmäßig und ungleichzeitig wie bei der roten Granularniere und der malignen Sklerose, und es entsteht hier wie dort eine granulierte Schrumpfniere. Zwischen diesen beiden Typen gibt es alle Übergänge und Zwischenstufen.

Wir können den glomerulären und den vaskulären Typus bei jeder Verlaufsart der nicht ausgeheilten Nephritis finden, aber im allgemeinen neigen die
glomerulären pseudonephrotischen Typen mehr zur subchronischen, die vaskulären hypertonischen mehr zur chronischen Verlaufsart, während bei der subakuten Verlaufsart beide Typen sowohl rein wie gemischt vorkommen.

Charakteristisch für den subakuten Verlauf ist das Fehlen einer Inzisur
im Verlauf, sie geht unmerklich unter Fortdauer des Krankheitsbildes des akuten
Stadiums in das unheilbare Stadium mit Niereninsuffizienz über.

Bei der subchronischen Verlaufsart ist eine gewisse Inzisur, eine Abnahme
der Krankheitserscheinungen des akuten Stadiums gewöhnlich bemerkbar.

Beim chronischen Verlauf ist scheinbare Heilung für längere Zeit und Be-
schwerdefreiheit für lange Zeit nicht selten.

Bei der subchronischen und besonders bei der chronischen Verlaufsart kann
zum Schluß mit Zunahme der allgemeinen und renalen Gefäßkontraktion
das klinische und histologische Bild der subakuten Verlaufsart sich ausbilden,
genau wie bei der malignen Sklerose.

Das Geheimnis der Progredienz liegt also bei der chronischen Nephritis
und sekundären Schrumpfniere (genau wie bei der genuinen Schrumpfniere)
letzten Endes in dem S. 449 schon erwähnten unglücklichen Zirkel:

Der primäre funktionelle Angiospasmus führt zur organischen
angiopathischen Erkrankung und diese zum sekundären Angiospasmus.

Die exogen bedingte Erkrankung führt zu einem Zustand der Niere, der
aus endogenen Gründen die Gefäßkontraktion unterhält, die das Fortschreiten
der Erkrankung bedingt.

Von diesem Geheimnis werden wir nicht eher den Schleier lüften, als bis
das große Rätsel der Nierenpathologie, das Problem der renalen Blutdrucksteigerung, d. h. der allgemeinen Gefäßkontraktion, gelöst sein wird.

In Tierversuchen ist es bisher nicht gelungen, eine chronische Nephritis zu erzeugen
(vgl. Leiter).

Pathologische Anatomie der drei Verlaufsarten der nichtausgeheilten („chronischen") diffusen Nephritiden.

Wenn die Blutleere und Asphyxie der Glomeruli und Arteriolen zu lange
anhält, so steigern sich die reaktiven Veränderungen bis zu einem Grade, der
nicht mehr oder nur noch teilweise rückbildungsfähig ist. Das Organ bleibt
krank oder geschädigt, die Nephritis wird „chronisch".

Wenn wir hier von subakuter, subchronischer und chronischer Nephritis
sprechen, so heißt das soviel, als die unheilbare Krankheit führt innerhalb von
Wochen oder Monaten (in subakuter), von Monaten oder Jahren (in subchronischer)
oder innerhalb von vielen Jahren (in chronischer Verlaufsart) zum Tode an
Niereninsuffizienz.

Herxheimer bezeichnet Halbmondformen von 6—8 Wochen Dauer schon als subchronisch, weil hier schon neben der Einwucherung von Bindegewebe in den Kapselraum
des Glomerulus dessen weitgehende Veränderung beginnt. Darin kommt eine Verkennung
des Sinnes der Bezeichnung subakut zum Ausdruck. Sie soll nichts über die größere Frische
der histologischen Veränderungen aussagen, sondern den raschen Verlauf zur Niereninsuffizienz kennzeichnen.

Fahr spricht von subakutem, subchronischem Stadium der Glomerulonephritis.
Das halte ich gar nicht für glücklich. Das sieht so aus, als ob jede nicht ausgeheilte Nephritis
diese Stadien durchlaufen müßte. Als Stadien habe ich vorgeschlagen die Änderungen
der Nierenfunktion während des Verlaufes zu bezeichnen (vgl. S. 889). Wir sprechen also
von einem Stadium der Niereninsuffizienz, und mit subakuter usw. Verlaufsart

bezeichnen wir die Geschwindigkeit, mit der im einzelnen Falle dieses Stadium der Niereninsuffizienz erreicht wird.

Welche Verlaufsart eintritt, das hängt davon ab, wie weit sich der Blutkreislauf in den Knäueln und Arteriolen wieder herstellt, und das wiederum ist abhängig davon, wie lange die Blutsperre gedauert hat und wie hochgradig die das akute Stadium überdauernde Gefäßkontraktion ist.

Je länger dauernd und je vollständiger die Asphyxie der Knäuel war, um so hochgradiger werden die bleibenden Veränderungen und um so kürzer selbst bei Nachlaß der Gefäßkontraktion die Lebensdauer.

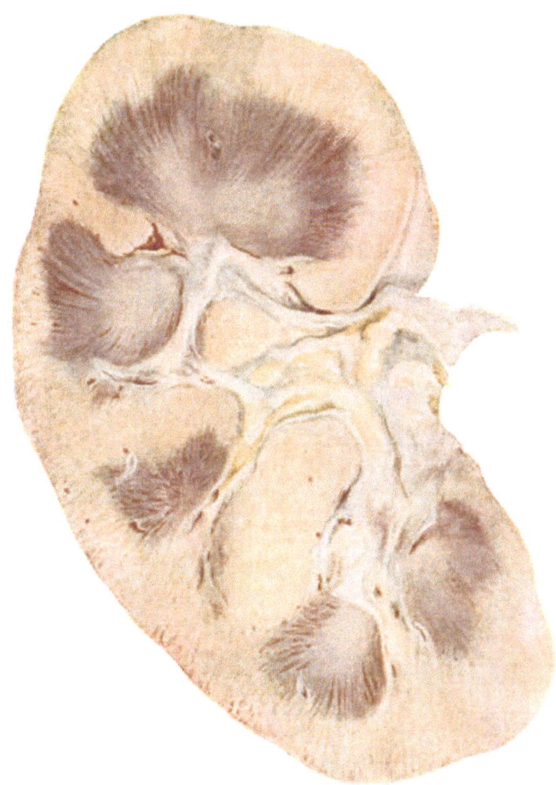

Abb. 139. Subakute Glomerulonephritis. (Aus Volhard und Fahr.)

Den 3 Verlaufsarten entsprechen nun ganz bestimmte und charakteristische Veränderungen, so daß wir dementsprechend drei Typen nichtabgeheilter Nephritiden unterscheiden können:

I. Die subakute Nephritis („stürmischer" Typus Löhleins, extrakapilläre Form von Volhard und Fahr, große, weiße [blasse] oder auch bunte Niere) (s. Abb. 139).

Makroskopisch ist die Niere oft stark, aber nicht immer vergrößert und geschwollen, bisweilen schon erheblich verkleinert, stets sehr blaß, grauweiß oder graugelblich, von meist glatter, selten schon fein granulierter Oberfläche. Die Marksubstanz sticht durch ihre dunkelblau braunrote Farbe und ihren Blutgehalt scharf von der blutarmen verbreiterten Rinde ab (s. Abb. 139). Die blutleeren Glomeruli sind oft deutlich als große graue Pünktchen sichtbar.

Blutpunkte an der Oberfläche sind bald gewöhnlich spärlich, bald reichlich vorhanden.

Der mikroskopische Befund ist kurz folgender:

1. Ein konstanter Befund ist wie in der akuten Phase die fast vollständige Erythrozytenleere der Glomerulikapillaren und der Vasa afferentia, ja von Teilen der Interlobulares. Die blutleeren Knäuel sind nicht mehr vergrößert, sondern zusammengesunken, die zelligen Elemente im Inneren der Schlingen sind vermehrt, die Wände der Schlingen sind miteinander

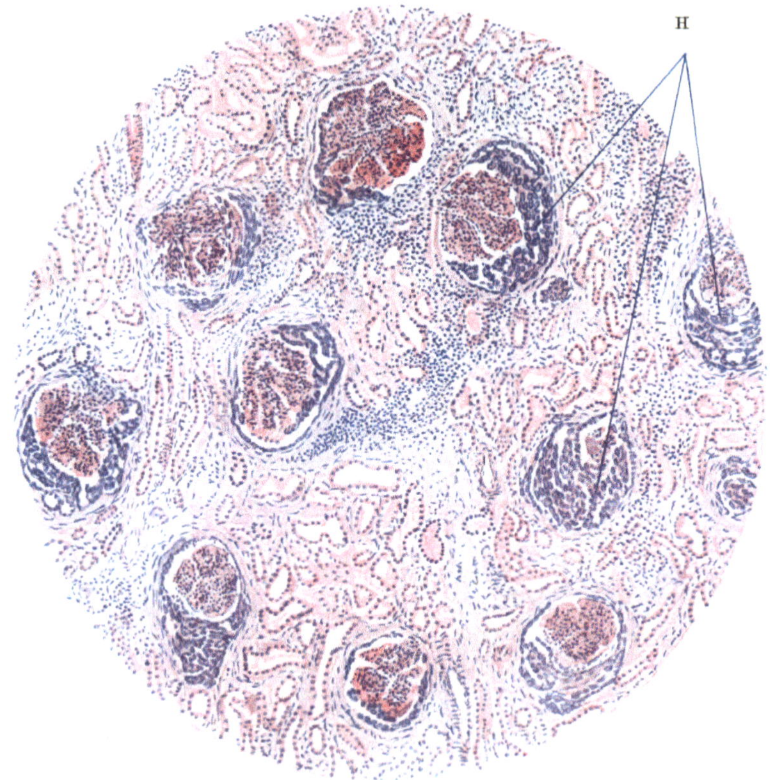

Abb. 140. Nicht ausgeheilte Glomerulonephritis, subakute Verlaufsart (extrakapilläre Form) von 7 wöchentlicher Dauer nach ambulanter Scharlachgenesung.
Bildung mächtiger „Halbmonde" (H), Glomeruli blutleer zusammengesunken, zellreich, Schlingen z. T. hyalinisiert. (Aus Volhard-Fahr.)

verklebt, die Schlingen zum Teil hyalinisiert. Die gewaltigsten Veränderungen finden sich aber an dem Epithel der Glomeruluskapsel. Statt einer einfachen Epithellage sehen wir mächtige Haufen konzentrisch geschichteter Epithelmassen, die in mehr oder weniger festem Zusammenhang mit dem parietalen Blatt der Kapsel stehen. Sie umhüllen den Knäuel mit Aussparung des Hilus und ragen unter Umständen sogar in die abführenden Kanälchen hinein. Diese Zellmassen bilden, verfilzt mit Fibrin oder Leukozyten, zum Teil schon selbst hyalinisiert oder fettbeladen, die bekannten halbmondförmigen oder sichelförmigen Kapseleinlagerungen, welche den verkleinerten

Knäuelrest an Größe überragen können und scheinbar an die Wand drücken (Abb. 140).

Daneben kommen auch in verschiedenem Ausmaße die Glomeruliveränderungen der akuten Phase vor und in Schlingenteilen oder ganzen Knäueln Bilder von frischem und vollständigem Untergang im Sinne der Nekrose oder Nekrobiose mit tropfigem Zerfall der einzelnen Zellen (vgl. Abb. 141). Aber es fehlen die Bilder, die auf einen länger zurückliegenden Gewebsuntergang hinweisen in Form von strukturlosen hyalinen Massen oder Kugeln (Koch).

In schwer veränderten Glomeruli mit größtenteils verschlossenen Schlingen oder solchen mit Halbmonden sieht man bisweilen einzelne Schlingen mit rotem Blut gefüllt oder ein Vas afferens sich strotzend mit Blut gefüllt in den undurchgängigen Knäuel einbohren.

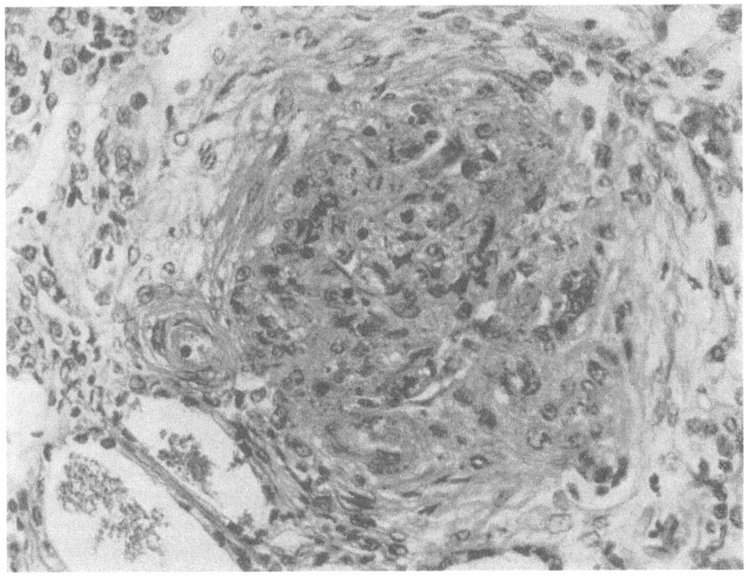

Abb. 141. Subakute Nephritis. Gleichmäßiger, nekrotischer Zerfall des gesamten Glomerulus, der überall mit der aufgefaserten Kapsel verklebt ist. Hyaline Durchtränkung des Vas afferens. [Aus F. Koch: Z. klin. Med. **115** (1931).]

2. Auch im Parenchym findet sich eine sehr charakteristische und auffallende Abweichung von dem Bilde des akuten Stadiums; die Kanälchen sind zum Teil hochgradig erweitert und enthalten Zylinder aller Art, in größerer Ausdehnung sind sie kollabiert und atrophiert, mit hyaliner Quellung der Membrana propria.

Das niedrige Epithel der weiten Kanälchen kann alle die bereits beschriebenen Erscheinungen der Degeneration aufweisen, aber die degenerativen Prozesse treten oft schon wegen der Protoplasmaarmut entschieden zurück gegenüber denjenigen, die wir bei dem subchronischen Verlauf und bei den Nephrosen beobachten; fettige Degeneration kann sogar fehlen.

In anderen Kanälchen sieht man Wucherung des Epithels, Abstoßung der degenerierten, Neubildung flacher Epithelzellen.

3. Das Zwischengewebe ist schon beträchtlich und diffus, herdweise sehr stark verbreitert, kern- und zellreich, die Kerne stammen teils

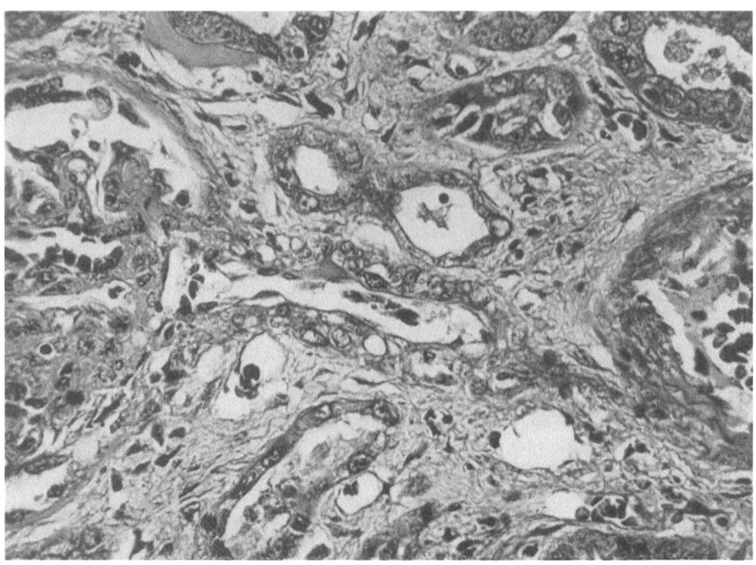

Abb. 142. Subakute Nephritis. Die Wand der Interlobularis (rechts) deutlich hyalin durchtränkt, homogen und gequollen. Die Wand des Vas afferens (in der Mitte) zeigt vermehrte und aufgetriebene sowie unregelmäßig gestellte Kerne, die Zellen selbst deutlich wabige Auftreibung. [Aus F. Koch: Z. klin. Med. **115** (1931).]

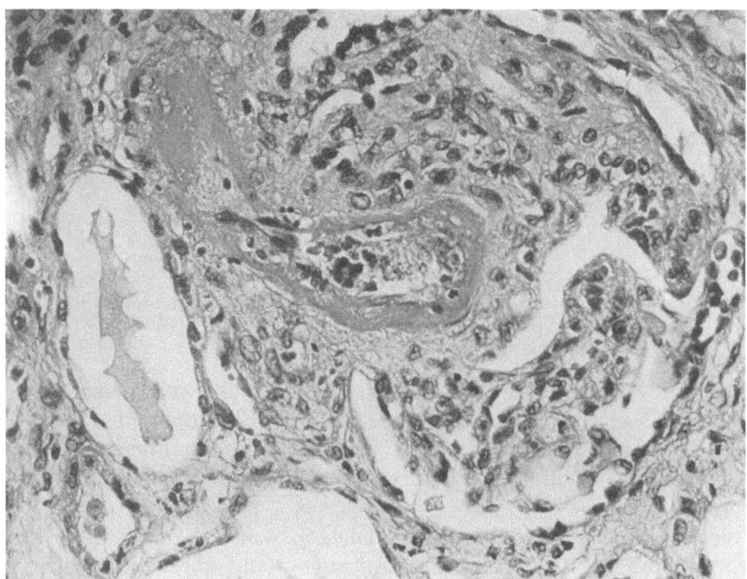

Abb. 143. Subakute Nephritis. (Bra..) Kernreicher Glomerulus mit verklebten Schlingen, zum Teil mit der Kapsel verwachsen. Die Schlingen ohne Erythrozyten. Das Vas afferens, mächtig erweitert, bohrt sich weit in den Knäuel ein. Die Wand breit hyalin durchtränkt, im Lumen Leukozyten und fädige Eiweißmassen. [Aus F. Koch: Z. klin. Med. **115** (1931).]

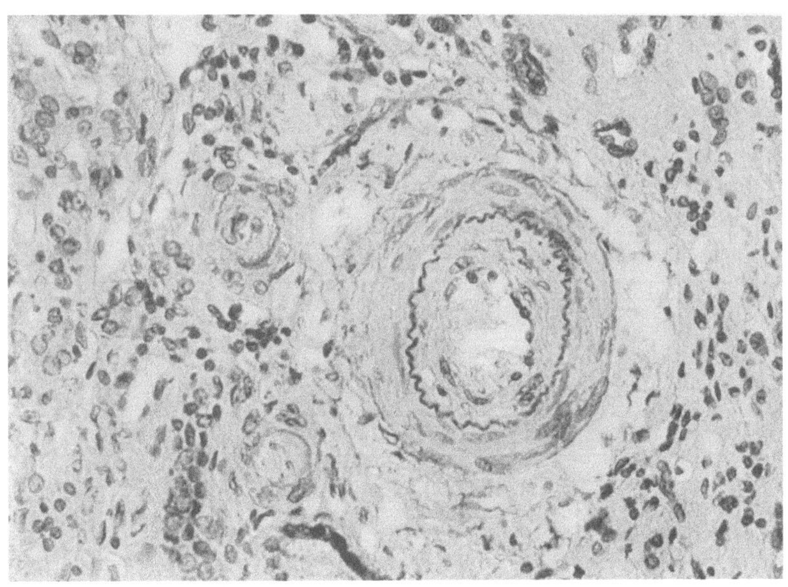

Abb. 144. Subakute Nephritis. Interlobularis und Arteriolen. Kräftige Muskularis, einfache,
in der Interlobularis noch gekräuselte Elastika, stärkste Endarteriitis, die mit Verringerung
des Lumens zunimmt und deutliche Zeichen der Degeneration bietet.
[Aus F. Koch: Z. klin. Med. 115 (1931).]

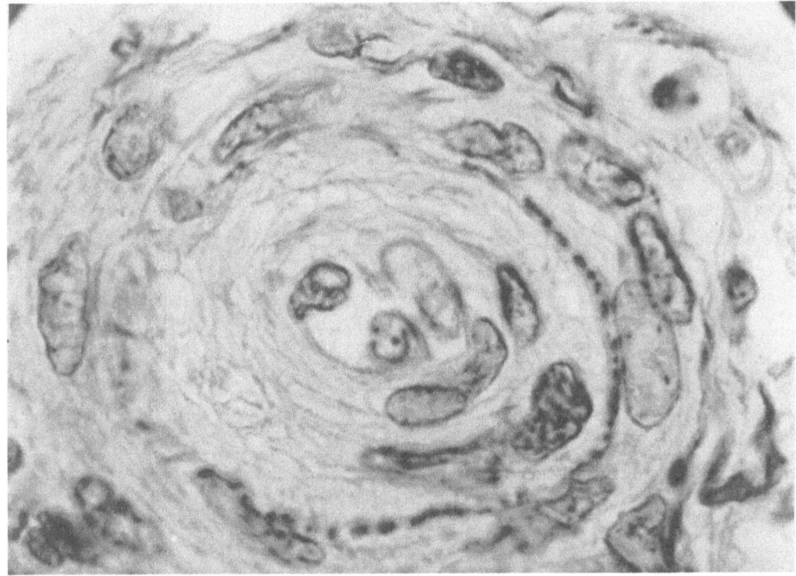

Abb. 145. Subakute Nephritis. Weigerts Elastika-Färbung. Kleine Arterie bei stärkster
Vergrößerung. Die Endarteriitis verschließt das Lumen fast völlig. Die Kerne sind auf-
getrieben, unregelmäßig gestellt, links die Wucherung kernlos, faserig und wabig. Die
Elastika zeigt nicht die übliche Kräuselung, ist überhaupt nur noch in der rechten Hälfte
sichtbar und zeigt hier eine körnige Auflösung.
[Aus F. Koch: Z. klin. Med. 115 (1931).]

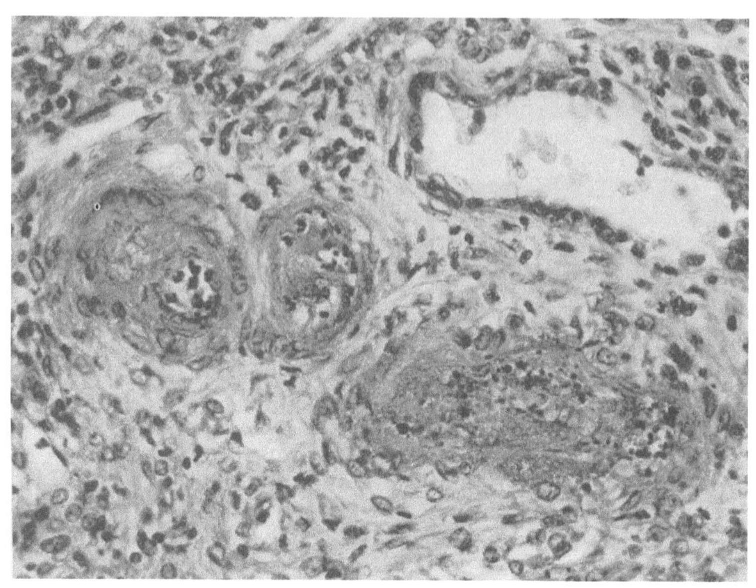

Abb. 146. Subakute Nephritis. Mehrmals getroffene Arteriole in völligem nekrotischen
Zerfall; die Einwanderung von Leukozyten ist deutlich.
[Aus F. Koch: Z. klin. Med. **115** (1931).]

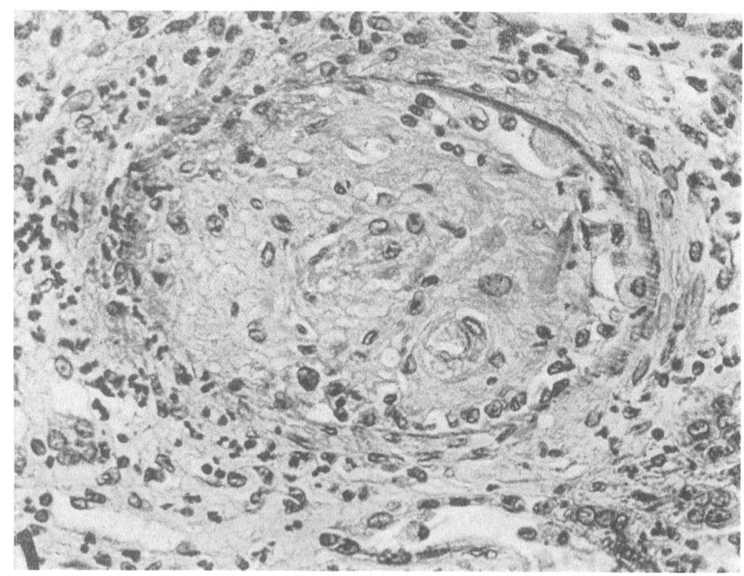

Abb. 147. Subakute Nephritis. (Bau..) Interlobuläre Arterie mit stärkster Intimawucherung.
Elastika einfach und gestreckt, an der einen Hälfte nicht mehr sichtbar. Wabiger homo-
gener Zerfall der Wucherung mit pyknotischen Kernen, im exzentrischen Lumen einzelne
Erythrozyten. Starke Einwanderung von Leukozyten.
[Aus F. Koch: Z. klin. Med. **115** (1931).]

von ausgewanderten Rundzellen, teils aber von jugendlichem protoplasma- und zellreichen und gewucherten Bindegewebe.

Im Bereiche der untergehenden Kanälchen findet sich oft beträchtliche Rundzelleninfiltration.

4. Über die kleinen Gefäße bei dieser Form finden sich in der Literatur bis auf 2 Beobachtungen Löhleins (vgl. S. 1367) auffallenderweise keine Angaben, und auch wir (Volhard-Fahr) haben früher nicht genug darauf geachtet. Wie ich seither immer wieder beobachten konnte, ist diese Form in der Regel, wenn auch nicht ohne Ausnahme, durch auffallend starke Gefäßveränderungen in Form von zellreichen Intimawucherungen in den Präarteriolen und Arteriolen ausgezeichnet. Außer diesen proliferativen, scheinbar entzündlichen Veränderungen kommen aber auch schwere degenerative Veränderungen im Sinne der sog. Arteriolosklerose, besser -malazie bis zur Arteriolonekrose bei den stürmisch verlaufenden Fällen vor, und eine Kombination beider, Degeneration bis zur Nekrose der gewucherten Intima.

Die degenerativen Erscheinungen an den Gefäßen bis zur Nekrose bedeuten nur eine Verstärkung der Arteriolenveränderungen in der akuten Phase. Koch hat hier auf die Durchtränkung der Wand des Vas afferens, die unregelmäßige Stellung und die Vermehrung der Kerne hingewiesen (Abb. 106, S. 1182). „Diese Veränderungen sind bei der subakuten Verlaufsart zunächst stärker ausgebildet (vgl. Abb. 142), besonders die Durchtränkung der Wand findet sich bis zu stärkster „ringförmiger" hyaliner Einlagerung, die das Gefäßlumen fast verschließt. Die Zellen der Gefäßwand zeigen dann stärkste Degenerationserscheinungen bis zu ausgesprochener grobtropfiger Verfettung; nicht selten steigern sich diese Veränderungen bis zur Nekrose ganzer Gefäßstrecken, nur noch Zell- und Kernreste sind zu finden. Die Erythrozyten dringen dann in diese zerfallenden Wandschichten ein, durchsetzen sie, und Blutungen ins umliegende Interstitium sind die Folge. In der Umgebung findet man dann bei den einzelnen Fällen verschieden starke Ansammlung von Rundzellen" (Abb. 146).

„Diese Veränderungen sind zwar am stärksten am Vas afferens ausgebildet; dieses kann dann mit mächtig hyalin verdickter Wand seeartig erweitert im Gefäßpol erscheinen (vgl. Abb. 143). Sie finden sich aber auch stets mehr oder weniger deutlich stromaufwärts in den Interlobulares" (Koch).

Die proliferativen Erscheinungen bestehen in Wucherung der Intima (vgl. Abb. 144, 145, 147), die ihrerseits wieder degenerative Veränderungen bis zur Nekrose aufweisen können (Abb. 146). „Das Zellpolster wird dann oft so stark, daß nur noch ein ganz kleines Lumen sichtbar ist, oft erscheint das Gefäß überhaupt geschlossen. Selten ist diese Wucherung aber sehr zellreich und läßt die regelmäßige ringförmige Zellstellung wie bei genuiner und sekundärer Schrumpfniere erkennen. Meist sind die Zellen erheblich aufgetrieben, unregelmäßig gestellt (vgl. Abb. 145 u. 147), und stärkste Degenerationserscheinungen mit grobtropfiger Verfettung oder gar nekrotischem Zerfall werden sichtbar. Solche Bilder sind im Fettpräparat ganz besonders eindrucksvoll.

Nicht selten verliert die Elastika der so befallenen kleinen Arterien ihre regelmäßige Wellung, sie verläuft mehr oder weniger gestreckt und zeigt deutliche Degenerationserscheinungen, körnige Unterbrechung des Verlaufes bis zu stellenweisem völligem Schwund" (Koch) (vgl. Abb. 145 u. 147).

Beide Arten der Gefäßveränderungen finden sich schon an den Interlobulares (Abb. 142, 144, 147) und haben das gemeinsam, daß sie stromabwärts an Intensität zunehmen und in den Arteriolen den stärksten Grad erreichen.

II. Die subchronische Nephritis (intrakapilläre Form von Volhard und Fahr, „milderer" Typus Löhleins, chronisch-parenchymatöse Nephritis, große oder kleine, glatte, weiße Niere der Anatomen).

Makroskopisch ist die Niere der vorhergehenden sehr ähnlich, neben der Blässe tritt aber noch ein mehr gelblicher Ton zutage (Abb. 148 u. 149). Sie gleicht in Farbe, Aussehen und bisweilen auch der weichen Konsistenz der Nephrose, auch finden sich hier gewöhnlich ebenfalls die Sprenkelungen, die weißgelben Flecke und Stippchen, von Lipoidanhäufungen in Zellen des Zwischengewebes herrührend (Löhlein). Nur pflegen bei der Nephrose die Blutpunkte zu fehlen, die hier fast regelmäßig in reichlicher oder geringerer Anzahl vorhanden sind.

Das mikroskopische Bild schließt sich im Gegensatz zu dem der extrakapillären Form der subakuten Verlaufsart enger an das der frischen akuten Nephritis an.

1. Die Glomeruli sind alle auffallend vergrößert, sehr zellreich (vgl. Abb. 150). Sie sind blutarm, zum Teil fast oder ganz blutleer, enthalten

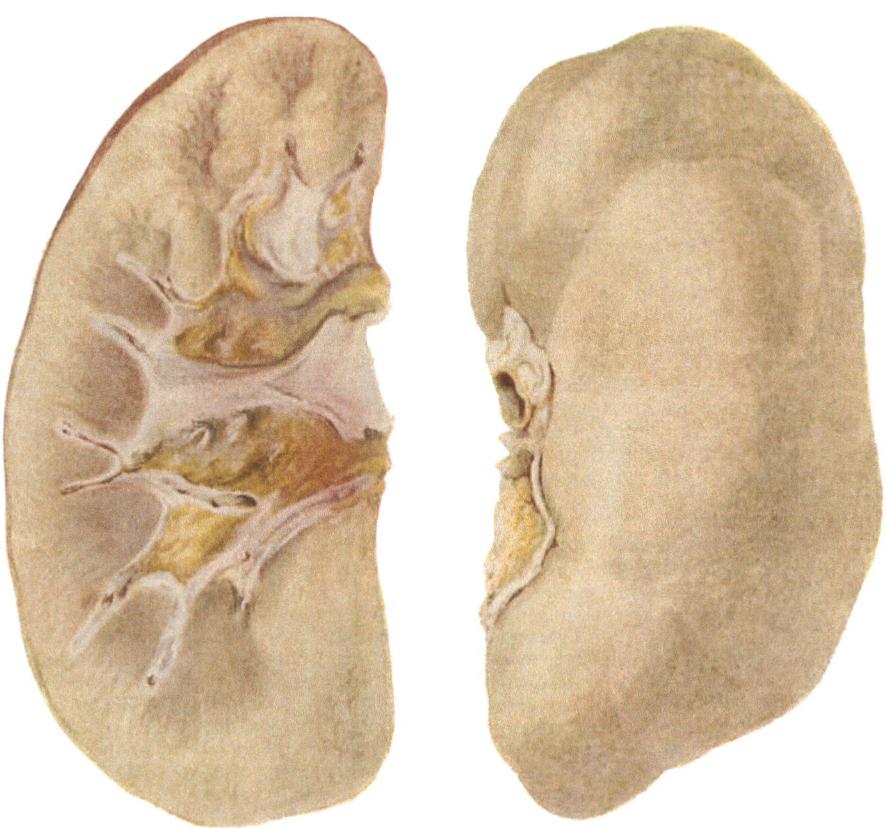

Abb. 148.   Abb. 149.

Chronische intrakapilläre Glomerulonephritis subchronischer Verlaufsart ohne Granulierung.
II. Stadium (vgl. nächste Abbildung). (Aus Volhard-Fahr.)

vereinzelt nur in den ersten Verzweigungen der Vasa afferentia noch Blut. Es fehlt die starke Wucherung des Kapselepithels; statt dessen findet sich eine „parasitäre“ Nachbarschaftswucherung der Kapselwand, die von konzentrischen Zügen faserigen oder elastischen Bindegewebes gebildet wird. Die Glomerulusschlingen sind breit, plump, dickwandig, zum Teil untereinander, zum Teil mit der aufgefaserten Kapsel verklebt, vielfach ganz ohne Lumen, homogenisiert und hyalinisiert (vgl. Abb. 151). Damit ist eine charakteristische Lobulierung, Unterteilung des Glomerulus in Läppchen verbunden. Manche Glomeruli sind bereits in große, rein hyaline Kugeln umgewandelt, in denen nur noch einige Kerne sichtbar sind.

2. Die Harnkanälchen sind auch vielfach erweitert, die Epithelien zum Teil in Neubildung und regenerativer Wucherung, zum Teil in Degeneration begriffen, aber bei dieser Verlaufsart treten im Gegensatz zu der subakuten Verlaufsart die (sekundären) degenerativen Prozesse am Epithel in Form der fettigen und lipoiden Infiltration ganz in den Vordergrund.

3. Die — phagozytäre — Nachbarschaftswucherung des interstitiellen Bindegewebes ist je nach dem Alter des Prozesses verschieden stark, in dem

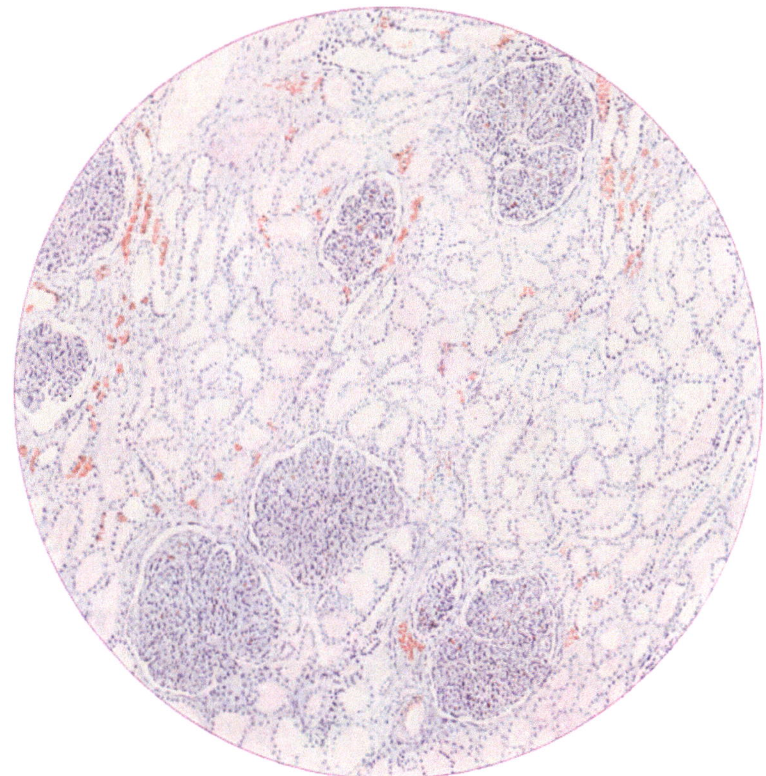

Abb. 150. Nicht ausgeheilte Glomerulonephritis, subchronische Verlaufsart von etwa 3 $^1/_2$ jähriger Dauer (intrakapilläre Form). (Aus Volhard und Fahr.)
Im II. (Dauer-) Stadium ohne Niereninsuffizienz interkurrent an Meningokokkenmeningitis gestorben. Glomeruli vergrößert, sehr kernreich, Kapseln frei, Schlingen sehr blutarm, z. T. hyalin verklumpt; einzelne Glomeruli verödet. Beginnende Verbreiterung der Interstitien.

Mark stärker als in der Rinde, um die atrophischen Harnkanälchen reichlicher als um die besser erhaltenen. Im allgemeinen ist hier die Vermehrung des Zwischengewebes ebenso wie bei der stürmischen ersten Verlaufsart dadurch ausgezeichnet, daß sie diffus ist.

Auch die Interstitien sind vielfach mit Fett und doppeltbrechendem Lipoid erfüllt. Sie können Züge und Balken von „Schaumzellen" im entfetteten Präparat aufweisen.

4. An den kleinen Gefäßen sind nicht selten deutliche (bindegewebige) Intimaverdickungen nachzuweisen. Diese können aber auch bei dieser Verlaufsart noch fehlen oder sehr gering sein.

Wir haben es bei dieser Verlaufsart gewöhnlich mit dem glomerulären Typus der nicht ausgeheilten Nephritis zu tun. Das Bezeichnende dieser Form, die besonders gefährdet ist, und soweit sich das aus der Literatur und aus unseren Erfahrungen beurteilen läßt, nicht selten zu früh zur histologischen Untersuchung gelangt, noch ehe absolute Niereninsuffizienz eingetreten ist, ist die diffuse Erkrankung und Blutarmut aller Glomeruli bei erhaltener Form und fehlender Halbmondbildung und die große Neigung zu Epithel-

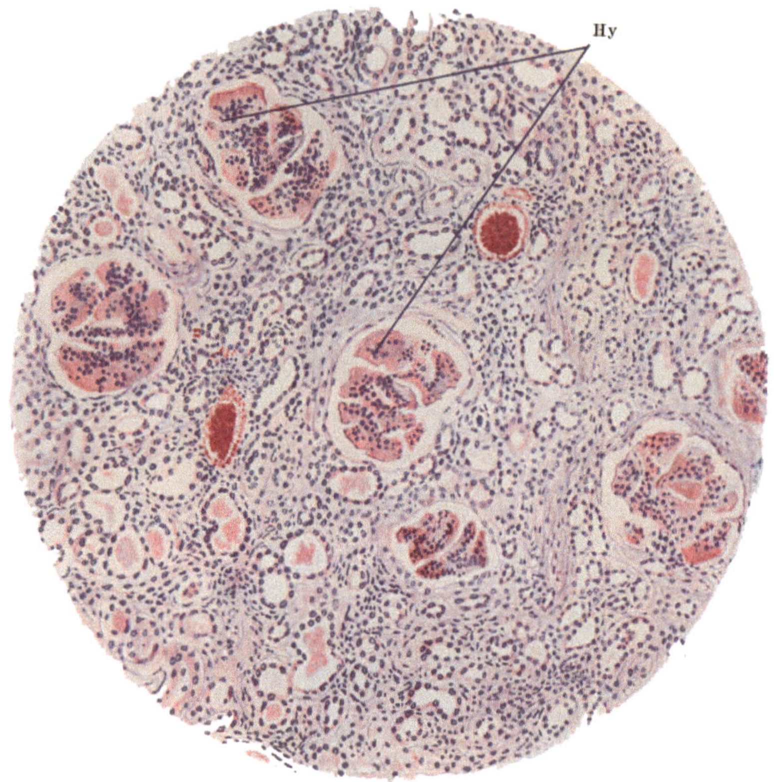

Abb. 151. Nicht ausgeheilte Glomerulonephritis ohne Granulierung von subchronischer Verlaufsart und $4^1/_2$ jähriger Dauer. III. Stadium.
Starke diffuse Hyalinisierung (Hy) der völlig blutleeren Glomeruli. Starke und diffuse Verbreiterung der Interstitien. (Aus Volhard - Fahr.)

degeneration. Löhlein hat die wichtige und zutreffende Beobachtung gemacht, daß gerade mäßige Grade von Erkrankung aller Glomeruli zu degenerativen Prozessen am Parenchym Veranlassung geben — mäßig im Vergleich zu der subakuten, extrakapillären Form —, und es erscheint gezwungen, noch nach einer selbständigen, von der Zirkulationsstörung unabhängigen (toxischen) Ursache der Parenchymdegeneration zu suchen.

Wenn ich den Ausdruck „Mischform" (vgl. S. 1063) für solche Fälle gelegentlich gebraucht habe, so sollte damit nur der klinisch wie histologisch gleich stark zum Ausdruck kommende „nephrotische Einschlag" im Bilde bezeichnet, die Abhängigkeit der Epitheldegeneration bzw. -infiltration von der Durchblutungsstörung, die hier zu abnormer Durchlässigkeit der Membranen und Eiweißdurchtränkung zu führen scheint, nicht in Zweifel gezogen werden.

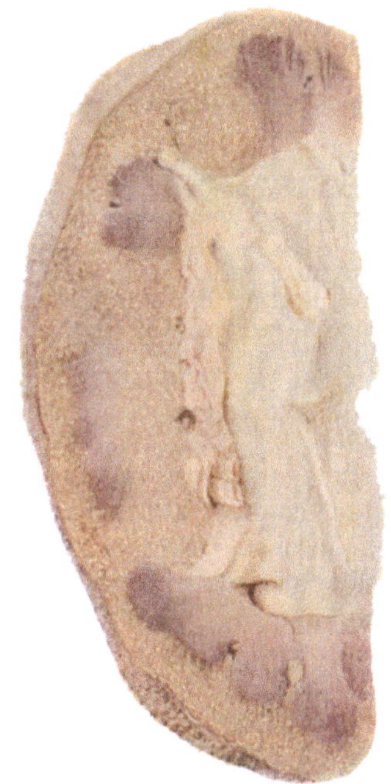 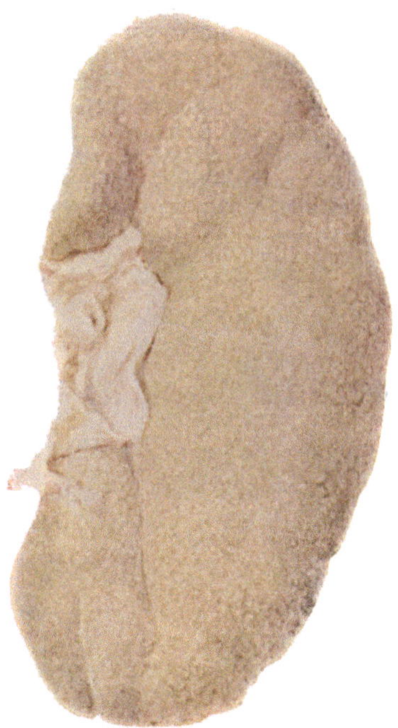

Abb. 152.   Abb. 153.
Chronische Glomerulonephritis mit starkem nephrotischem Einschlag. III. Stadium.
Fein granulierte sekundäre Schrumpfniere. (Aus Volhard - Fahr.)

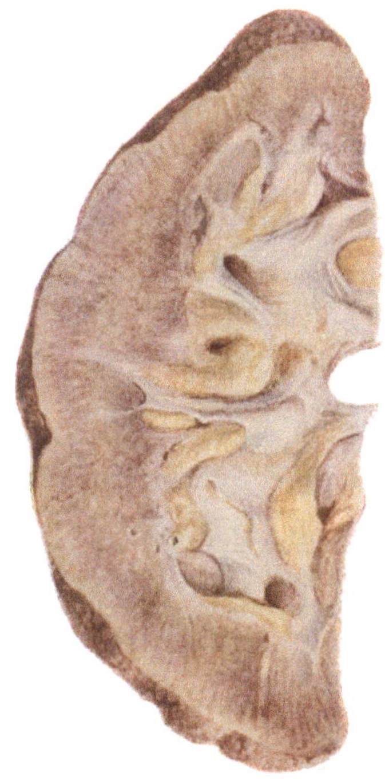 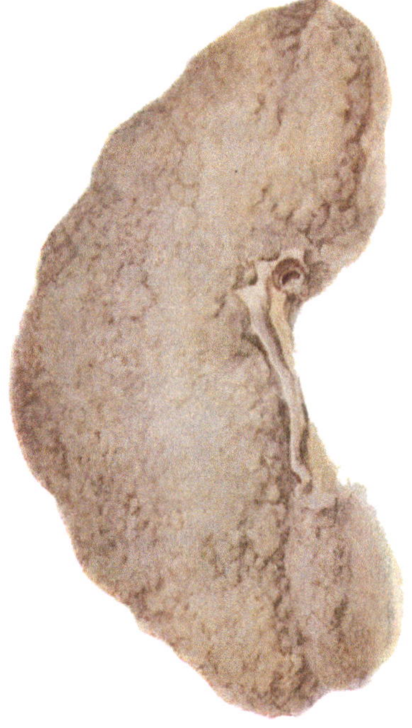

Abb. 154.   Abb. 155.
Glomerulonephritis ganz chronischer Verlaufsart. III. Stadium. Chronische
Glomerulonephritis mit Granulierung, grob granulierte sekundäre Schrumpfniere.
(Aus Volhard - Fahr.)

Bell hat 3 solche Fälle von Mischform oder Nephritis with nephrotic „Einschlag‘‘ beschrieben, die sich im klinischen Bilde von der reinen Lipoidnephrose nur durch Blutdrucksteigerung unterschieden. Makroskopisch konnte die Niere nicht von der bei reiner Lipoidnephrose unterschieden werden.

Mikroskopisch zeigten — abgesehen von hyalinen und lipoiden Tropfen in den Tubuli — die Glomeruli entweder ganz oder teilweise die charakteristischen Veränderungen der Glomerulonephritis: Vergrößerung und Vermehrung der Endothelzellen, Verdickung der Basalmembran der Schlingen, in einem Fall Vergrößerung der Deckzellen. Die Kapillaren sind verengt und enthalten nur wenig rote Blutkörperchen. Einzelne Stellen der Glomeruli zeigten die Füllung der Kapillaren mit Endothelzellen und ein Netzwerk von hyalinen Fasern wie bei der typischen Glomerulonephritis.

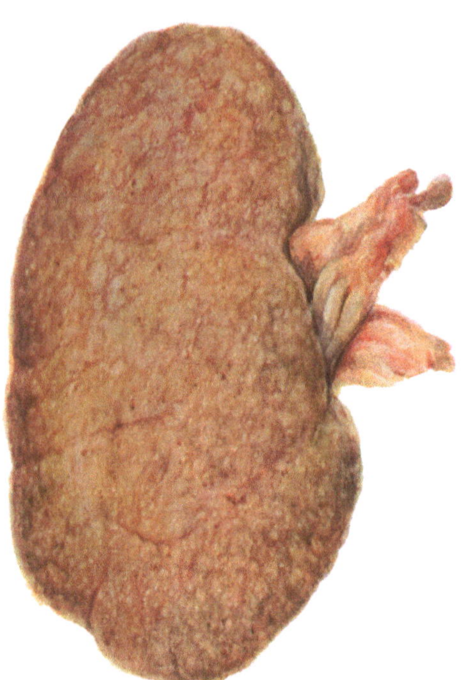

Abb. 156. Sekundäre Schrumpfniere. Vaskulärer Typus von subchronischem Verlauf (5 Jahre). Auf 19/20 verkl. Vgl. Klin. Beispiel Br. S. 1431.

Diese Form der nicht ausgeheilten, ehemals akuten diffusen (ischämischen) Glomerulonephritis subchronischen Verlaufs kann auch länger — mehrere Jahre — am Leben bleiben. Dann entsteht aus ihr die sog. glatte Schrumpfniere, die makroskopisch und mikroskopisch der nicht geschrumpften Mutterform außerordentlich ähnlich, aber durch Schrumpfung des diffus entwickelten Bindegewebes kleiner geworden ist. Die Nierenkapsel ist diffus stärker adhärent. Die mikroskopischen Veränderungen bedürfen keiner besonderen Beschreibung. Die hyaline Veränderung und Verödung der Glomeruli, die Erweiterung der erhaltenen und Atrophie der zugrunde gehenden Kanälchen nimmt zu, bis ein Stadium von Niereninsuffizienz erreicht ist, mit dem das Leben nicht mehr verträglich ist.

III. Die fein oder grob granulierte „sekundäre Schrumpfniere‘‘ ganz chronischen Verlaufes (endarteriitische Form, vaskulärer Typus).

In einer großen Reihe von Fällen folgt auf das anscheinend gut überstandene, aber doch nicht ganz ausgeheilte Frühstadium der akuten Nephritis eine lange Reihe von Jahren völligen Wohlbefindens, eine gleichfalls jahrelang dauernde Periode von Polyurie und schließlich der Tod unter kardiorenalen Erscheinungen, und post mortem wird eine sehr stark verkleinerte, aber nicht, wie bei den bisher erwähnten Verlaufsarten, glatte, sondern eine klein- oder grobhöckerige Niere gefunden (vgl. Abb. 152—155, S. 1359 u. Abb. 156).

Makroskopisch ist die Farbe bald mehr grauweiß, bald mehr graurot oder gelblichrötlich oder fast braunrot mit heller gefärbten Höckerchen, die Konsistenz ist lederartig zäh. Die Kapsel ist an den eingesunkenen Partien mehr weniger adhärent. Auf dem Durchschnitt ist die Rinde hochgradig verschmälert, die Gefäßlumina sind oft klaffend, ähnlich wie bei einer „genuinen Schrumpfniere‘‘.

Beide können einander zum Verwechseln ähnlich sehen (vgl. Abb. 156, S. 1368). Mikroskopisch fällt

1. eine hochgradige Vermehrung des zum Teil zell- und kernarmen, zum Teil von Rundzellenhaufen durchsetzten Bindegewebes auf, und zwar in unregelmäßiger Verteilung. In den eingesunkenen, mehr braunrot gefärbten Partien ist von der ursprünglichen Nierenarchitektur nichts mehr zu sehen vor lauter Bindegewebe, das große Massen verödeter Glomeruli in Form von

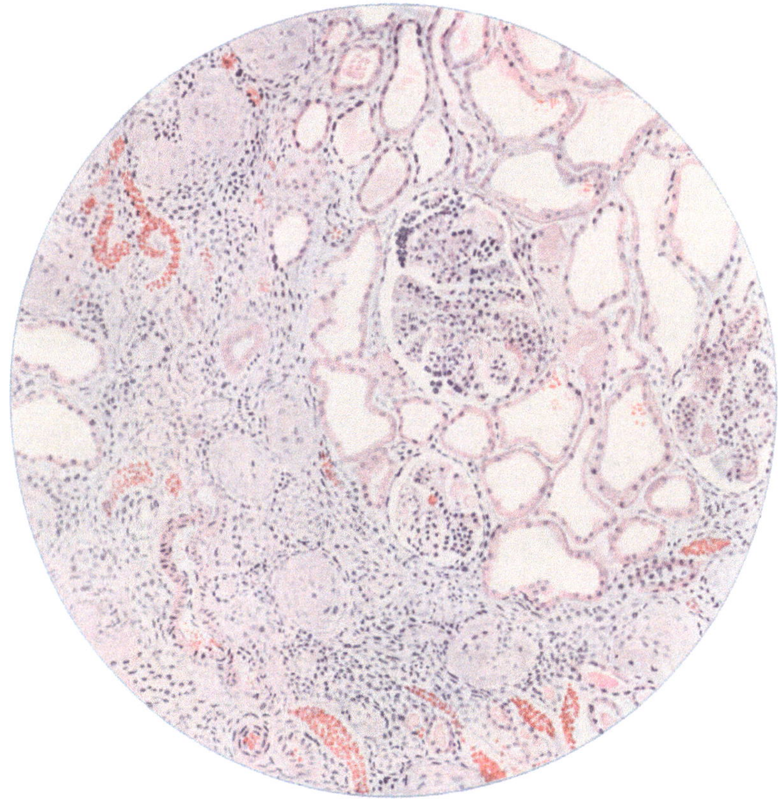

Abb. 157. Nicht ausgeheilte Glomerulonephritis von chronischer Verlaufsart und unbekannter Dauer. III. (End-) Stadium. Sekundäre Schrumpfniere mit Granulierung.
Neben einer verödeten Partie eine Insel erweiterter Harnkanälchen mit abgeplatteten Epithelien. An dem vergrößerten, d. h. gut erhaltenen Glomerulus ein kleiner Halbmond.
(Aus Volhard - Fahr.)

hyalinen Kugeln und Reste von ganz atrophischen, verödeten, lichtungslosen Harnkanälchen umschließt.

2. In der Nachbarschaft eines solchen ausgedehnten Trümmerfeldes sieht man aber unvermittelt ein Gitterwerk wohl erhaltener, aber stark erweiterter Kanälchen und dazu gehörige, stark vergrößerte Glomeruli mit blutgefüllten zarten Schlingen. Die vorgebuckelten heller gefärbten Stellen der Rinde entsprechen derartigen Inseln funktionierenden Parenchyms (vgl. Abb. 157).

3. An den vergrößerten Glomeruli sind hier und da auch einzelne Schlingen in hyaliner Umwandlung begriffen; an solchen Stellen ist auch wohl eine Proliferation der Epithelien des Schlingenüberzuges oder des gegenüberliegenden Kapselteiles angedeutet; einzelne zeigen auch eine — frische — konzentrische Kapselverdickung; im großen ganzen aber zeichnen sich die erhaltenen Glomeruli durch das Fehlen der schweren glomerulitischen Veränderungen aus, die bei der vorigen Form so charakteristisch waren.

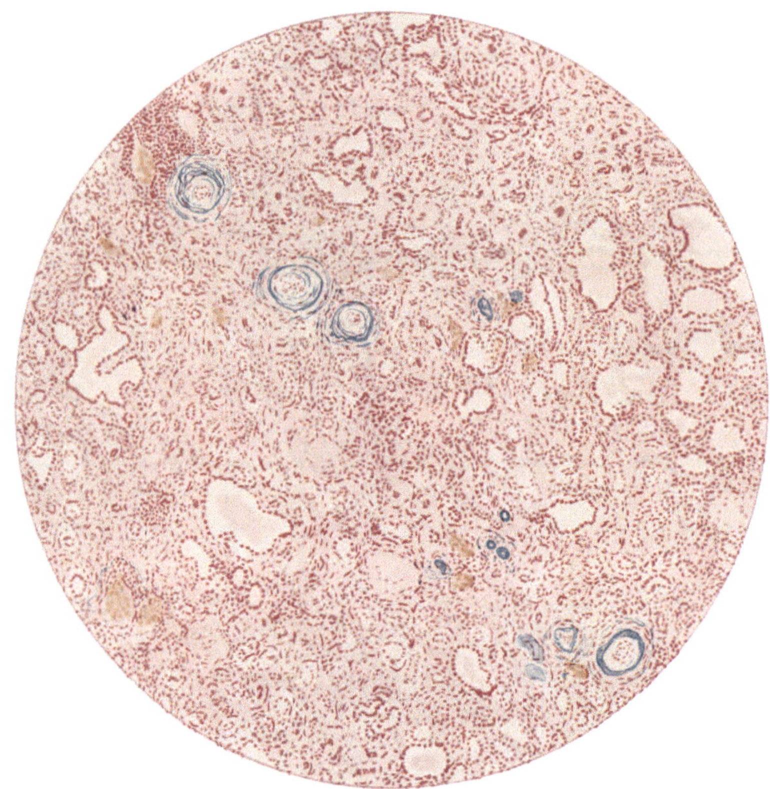

Abb. 158. Nicht ausgeheilte Glomerulonephritis, chronische Verlaufsart von 13 jähriger Dauer. Vaskulärer Typus. III. (End-) Stadium. Sekundäre Schrumpfniere mit Granulierung. Starke Endarteriitis obliterans (und geringe Elastose) der kleinen Nierengefäße.
(Aus Volhard - Fahr.)

4. Das Epithel der erweiterten funktionsfähigen Kanälchen ist niedrig und weist in verschiedenem, meist bescheidenem Grade die bekannten Degenerationserscheinungen auf.

5. An den Gefäßen sind hochgradige Veränderungen zu sehen. Ziemlich häufig läßt sich eine ausgesprochene „Arteriosklerose" mit Aufsplitterung und Hypertrophie der Elastica interna und Verfettung nachweisen. Im Gegensatz zur reinen — benignen — Arteriosklerose der Nierengefäße fehlt aber in den Präarteriolen der Schwund der Arterienmuskulatur. Diese ist eher, wie bei der malignen Sklerose, hypertrophisch, und sie kann, wiederum im Gegensatz zu dieser, eine einfache Elastica interna umgeben (vgl. Abb. 60a[1] S. 528). Aber auch da, wo die eigentliche Arteriosklerose, d. h. Elastose, fehlt, zeigen die

mittleren und kleineren Gefäße und besonders die Vasa afferentia — wie bei der malignen Sklerose — eine sehr ausgesprochene bindegewebige Intimaverdickung — mit oder ohne hyaline oder fettige Degeneration — die als homogene Masse die Lumina verengt, ja häufig verschließt. In den strukturlosen Herden von Narbengewebe sind massenhafte derartige verödete Gefäße mit verschlossenen Lichtungen zu sehen (vgl. Abb. 60a[1] S. 528 und Abb. 144 S. 1353).

Wenn wir die histologischen, für den klinischen Verlauf maßgebenden Befunde der drei typischen Verlaufsarten der nicht abgeheilten diffusen Glomerulonephritis übersichtlich aber schematisiert einander gegenüberstellen, so erhalten wir folgendes Schema:

Übersicht über den anatomisch-histologischen Befund bei den drei Verlaufsarten der nicht ausgeheilten diffusen Gromerulonephritis [1].

	I. Subakuter Verlauf: extrakapill. Nephritis (große, weiße od. blasse Niere) — gemischter Typus	II. Subchron. Verlauf: intrakapilläre Nephritis (große oder kleine, glatte, weiße oder bunte Niere) glomerulärer Typus	III. Ganz chronischer Verlauf: Endarteriitis (kleine, granulierte, sekundäre Schrumpfniere) vaskulärer Typus
Größe der Niere	vergrößert oder schon verkleinert	sehr groß — mäßig verkleinert	mäßig verkleinert bis sehr klein.
Oberfläche d. Niere	glatt oder feingranuliert	glatt	grobgranuliert bis höckerig.
Farbe der Niere	grauweiß	mehr gelblich	grauweiß bis rötlich.
Knäuel	blutleer, klein, zusammengesintert	sehr groß, blutleer od. blutarm, zellreich, später kernarm, hyalinisiert	a) zum großen Teil hyalin, verödet, b) zum kleinen Teil erhalten, groß, hypertrophisch.
Kapselepithel	enorm gewuchert	zum Teil abgestoßen, zum Teil Kapsel mit Schlingen verwachsen	a) zum großen Teil verschwunden, b) zum kleinen Teil erhalten, evtl. frisch gewuchert.
Parenchymdegeneration	mäßig oder gering	sehr stark	gering.
Bindegewebswucherung	diffus, zellreich	diffus, reichlich, zellarm	herdförmig; a) sehr reichlich, zellarm; b) gering.
Lebensdauer	Wochen oder Monate	Jahre	viele Jahre, 2—3 Jahrzehnte.
Intimawucherung	oft höchstgradig (fakultativ)	mäßig oder fehlend	hochgradig (fast obligatorisch).
Elastikawucherung	fehlt	selten	häufig.

Patho- und Histogenese der chronischen Nephritis. Um die drei typischen Verlaufsarten zu verstehen und uns in den histologischen Bildern zurecht zu finden, müssen wir versuchen, sie aus der gewonnenen Vorstellung über den krankhaften Vorgang bei der akuten diffusen Glomerulonephritis abzuleiten. Dabei müssen wir ausgehen von dem pathogenen Moment des akuten Stadiums, d. h. von der Blutleere der Glomeruli, die wir auf eine oberhalb derselben einsetzende angiospastische Drosselung des Blutstromes zurückgeführt haben. Wenn das Wesen der chronischen Nephritis darin besteht, daß diese — funktionelle — Kreislaufstörung in der Niere dauernd fortbesteht, dann müssen die — rückbildungsunfähigen — Veränderungen in der Niere bei den drei verschiedenen

---

[1] Betreffs der Gefäßveränderungen verweise ich noch auf Abb. 59 und 60 im Kapitel IV, S. 527 und 528.

Verlaufsarten verschiedene Reaktionen der Gewebselemente der Niere auf verschieden hohe Grade von Störung der Nieren- bzw. Glomerulidurchblutung darstellen.

1. Die subakute Verlaufsart (der glomerulo-vaskuläre Typus): Bei dem höchsten Grade der dauernden Störung der Glomeruliduchblutung haben wir die schwerste asphyktische Schädigung an den Glomeruli und an den kleinen Gefäßen zu erwarten. Der Plasmastrom, der die Stenose passiert, genügt gerade, um eine Nekrose zu verhüten; der Knäuel, nicht mehr entfaltet, sinkt zusammen; die Schlingen verkleben oder werden verschlossen unter Organisation der zellreichen Endothelwucherung, und das Epithel wird, wie Weigert sich vorstellte, durch den Hemmungsfortfall zur raumausfüllenden „Ersatz‟proliferation oder, wie wir heute annehmen, durch die stagnierenden Abbauprodukte (bei Einstellung der spezifischen Funktion) zur phagozytären Wucherung angeregt.

Die ungenügend mit Sauerstoff und Nährflüssigkeit versorgten Tubuli erschöpfen sich nach völliger Ausschaltung der Glomeruli bald bei ihrer vikariierenden Sekretion und gehen zugrunde unter Aktivierung und Wucherung des benachbarten phagozytierenden Bindegewebes, während die wenigen Elemente, deren Glomeruli erhalten bleiben, die für Niereninsuffizienz charakteristische Erweiterung des Kanälchen und Abplattung der Epithelien zeigen.

Die wichtige Tatsache, daß man bei der subakuten Verlaufsart Wochen und Monate nach Beginn der von Anfang an zweifellos diffusen Erkrankung noch alle für die akute Phase charakteristischen Knäuelveränderungen (Vergrößerung bis zum Schlingenprolaps, Erythrozytenleere, Schlingenblähung, Kernreichtum) antreffen kann, spricht eindringlich gegen die Lehre von der primären „Endokapillaritis‟, ebenso wie die Monotonie des Bildes in der akuten Phase unabhängig von der Krankheitsdauer (Koch). Nach Wochen und Monaten müßte das Bild ganz anders aussehen, wenn ein organischer, zelliger Verschluß der Glomerulikapillaren ihre Blutleere bewirkte.

Sehr lehrreich ist diesbezüglich ein Fall unserer Beobachtung, bei dem der bioptische Befund 14 Tage nach Beginn der Nierenerkrankung (Dekapsulation) mit dem autoptischen $1^{1}/_{2}$ Monate später verglichen werden konnte.

Sab...., 27jähriges Hausmädchen (vgl. F. Koch, Z. klin. Med. **115**, 58.)
Nur Kinderkrankheiten, mit 15 Jahren Lungenentzündung.
13. 9. 25. Pneumonie im linken Unterlappen, nach einigen Tagen auch im rechten.
15. 9. Kreiskrankenhaus, lytisch entfiebert bis 23. 9., von da ab fieberfrei.
30. 9. Halsentzündung, Fieber bis 39°; nach 3 Tagen Angina verschwunden. Am 1. 10. Eiweiß im Urin. Keine Atembeschwerden, selten Husten von Erbrechen begleitet. Mutter merkte vor einigen Tagen Gesichtsschwellung. Später Füße leicht geschwollen, Urin sehr dunkel, auffallend wenig. Die letzten 4 Tage Hunger und Durst, nur 1 Tasse Tee täglich, keine Sehstörungen. Seit einigen Tagen starke Kopfschmerzen, leichtes Nasenbluten.
14. 10. Klinik: Mittelgroß, kräftig, gedunsenes Gesicht, leichte Ödeme beider Unterschenkel. Über den Lungen Rückstände der Pneumonie, Pleuren frei.
Herzgrenzen nicht verbreitert; Spitzenstoß kaum fühlbar; Töne rein, Puls 64, regelmäßig, R.R. 137 : 75 mm Hg, Venendruck 95 mm H_2O. Bauch, Leber und Milz o. B. Reflexe normal. Knips- und Greifreflex schwach positiv. Wa.R. negativ. Augenhintergrund o. B.
Urin: Klar, stets sauer, im Bodensatz massenhaft Erythrozyten, zahlreiche Leukozyten, Epithelien und granulierte Zylinder.

Datum	Ge-wicht	Blut-druck	Harn-menge	Sp. G.	Es-bach	U+ mg%	U− mg%	Indik.	Xanth.	NaCl g%	Cho-lest. mg%
14. 10.	48,6	137	180	1016	8	264,6	9,45	++	+++	—	—
19.	46,7	160	225	1020	11	226,5	—	+	++	—	135
30.	46,8	130	570	1014	4,4	267,4	8,9	++	++	0,61	—
7. 11.	48,5	122	1020	1013	4,2	175,9	6,74	+	++	0,63	—
17.	48,0	150	315	1012	7	122,6	—	++	++	—	—
28.	—	156	510	1010	2,5	167,9	9,8	++	++	—	—
3. 12.	—	—	—	—	—	204,6	10,2	++	+++	—	—

16.10. Unter Hunger und Durst keine Diurese.

17.10. Bei Gemüse-Fettkost und Obst kein Alkalischwerden des Harns.

19.10. Wasserstoß mißlingt, Flüssigkeit wird erbrochen. 20.10. Röntgenbestrahlung der Nieren ohne jeden Einfluß auf die Diurese. Erstmalig doppeltbrechende Substanz im Bodensatz.

21.10. Dekapsulation: Linke Niere vergrößert, blaß, nur mit Mühe herauszuwälzen; auf Probeexzision nicht die geringste Blutung. Rechte Niere vergrößert, nicht so blaß wie die linke, starke parenchymatöse Blutungen auf Probeexzision, Füllung durch Muskeltampon. Man hat bei dieser Niere daher den Eindruck, daß während der Operation eine bessere Durchblutung eintrat.

3.11. Kapillarspiegelung (Klingmüller): Im Gesichtsfeld überhaupt nur ganz wenige Schlingen, die zudem nur in den letzten zwei Dritteln zu übersehen sind. Die arteriellen Anteile sind teils unsichtbar haarfein, teils sehr zart. Vielfach findet man sie auch von der Hälfte ihrer Länge an deutlich erweitert. Die Schaltstücke und venösen Anteile sind gleichfalls mäßig erweitert, keine Schlängelungen. Augenspiegelung: Arterien leicht verengert, Venen deutlich geschlängelt, Papille rechts mehr unscharf als links. Herzbefund unverändert. 15.11. Ödeme der Beine und des Kreuzbeins, leichter Aszites, Gesicht stark gedunsen. 24.11. Fieberanstieg, Halsschmerzen, Tonsillen gerötet, Pfröpfe werden ausgequetscht, Fieber fällt sofort. 26.11. Erbrechen, Knips- und Greifreflex stark positiv. 3.12. Normaler Augenhintergrund. Operationsnarbe völlig reizlos. Cheyne-Stokessche Atmung. Apathie, läßt unter sich. Zunahme der Ödeme. Leichtes Reiben an der Herzspitze. 4.12. Tod an Lungenödem.

Niere makroskopisch: Stark verkleinert, Gewicht 110 g, Kapsel gut abziehbar, Oberfläche glatt, Rinde von normaler Breite, Zeichnung verwaschen, aber scharf gegen das dunklere Mark abgesetzt. Gut durchfeuchtet, blaßgrau, zahlreiche Blutpunkte. Gefäße und Nierenbecken o. B. Keine Cholesterineinlagerung.

Probeexzision: Histologisch kein Unterschied beider Nieren. Interstitium durchweg verbreitert, aufgelockert, wabig, nur wenig Rundzellinfiltrate. Tubulusepithel stark abgeflacht, im erweiterten Lumen zusammenhängende Eiweißmassen, stellenweise Erythrozyten. Alle Glomeruli sehr kernreich, ödematös durchtränkt. Schlingen nur selten noch zu unterscheiden, meist völlig verklebt. An den meisten Glomeruli größere oder kleinere Teile im Untergang, meist eine krümelige, seltener eine homogene Masse mit zahlreichen pyknotischen Kernresten und Erythrozyten; andere Schlingen des gleichen Knäuels aber mit offenem Lumen und verdickter, glasiger Wand. Die untergehenden Teile vielfach mit der Kapsel verwachsen, Kapselepithel dann in Proliferation bis zu deutlicher Halbmondbildung ohne vermehrte Rundzell- oder Leukozytenansammlungen. Selten der ganze, dann überall mit der Kapsel verwachsene Glomerulus im Untergang. Nur wenige Glomeruli mit völlig freiem Kapselraum, die Schlingen mit starker Kernvermehrung erythrozytenleer. In der Interlobularis und in den Arteriolen nur krümeliges Eiweiß und Leukozyten, selten vereinzelte Erythrozyten. Ihre Wand zunehmend mit Abnahme des Lumens, am stärksten im V. afferens, unregelmäßig gestellte Kerne, hyalin durchtränkt. Keine Endarteriitis, einfache Elastika. Interstitielle Kapillaren meist deutlich erweitert, herdweise leer oder prall mit Erythrozyten gefüllt; nicht selten Blutaustritt ins Interstitium.

Niere nach dem Tode: Das überall verbreiterte Interstitium fester, stärker gefärbt, faserig, kernarm, selten umschriebene Rundzellinfiltrate. Tubulusepithel stark abgeplattet, oft nur noch endothelartig; im stark erweiterten Lumen krümeliges Eiweiß mit wenigen eingeschlossenen Zellen. Nur selten Blutung in den Kapselraum. Nirgends völliger Untergang von Kanälchen.

An den Glomeruli nicht mehr Schlingen, nicht größere Knäuelteile verödet, als bei der Probeexzision. Diese Teile aber mit den Kapselverwachsungen strukturlos, glasig, hyalin, mit nur vereinzelten pyknotischen Kernen. Die anderen Knäuelteile sehr kernreich, Endothelien und Epithelien, wenig Leukozyten; Schlingen zusammengeklebt, ödematös durchtränkt. Andere noch gegeneinander abgesetzt, aufgetrieben, ihre Wand stets plump, hyalin verdickt, mit vorspringenden Endothelkernen. Alle Schlingen völlig erythrozytenleer, nie strotzende Füllung. Selten frischer, körniger Schlingenuntergang mit vielen Zell- und Kernresten; dann auch kernreiche Kapselverklebungen, aber nur selten ausgesprochene Halbmondbildung. Sonst Kapselraum frei, mit zartem Epithel.

Die Interlobularis mit starker Muskularis bei einfacher Elastika; stromabwärts zunehmend, unregelmäßige Stellung der aufgetriebenen Kerne, Vakuolenbildung. Nirgends Endarteriitis. Hyaline Durchtränkung oft aller Wandschichten am stärksten am V. afferens, mit völligem Zerfall der einzelnen Schichten und Einlagerung von Erythrozyten. Im Lumen der kleinen Arterien meist nur zusammenhängende Eiweißmassen mit eingeschlossenen Leukozyten, nur ganz vereinzelt Erythrozyten. Selten ein völlig hyalines V. afferens strotzend gefüllt und aufgetrieben, Wand von Erythrozyten durchsetzt mit Blutung ins Interstitium. Interstitielle Kapillaren nur selten und herdweise erweitert, mäßig mit Erythrozyten gefüllt.

Einzelne Tubuli stärker, Glomeruli und Arteriolen mäßig verfettet. Herdweise im Interstitium geringe Mengen doppelbrechender Substanz.

Für die Histogenese der Halbmonde gilt das, was oben S. 1217 über die proliferativen Vorgänge im allgemeinen gesagt worden ist.

Ricker führt die Wucherung des Kapselepithels auf eine peristatische Hyperämie der umspinnenden Kapillaren zurück, denn das Kapselepithel stehe nicht in Beziehung zum Blut des Glomerulus. Immerhin entspringen die Kapselgefäße aus dem Vas efferens, und eine so schwere Durchblutungsstörung der Glomerulischlingen wird sich auch auf die Kapselkapillaren auswirken; auf ihre starke Füllung mit Leukozyten in der akuten Phase hat Graeff, auf ihre hyaline Durchtränkung im Stadium der Aktivierung des Kapselepithels hat Randerath aufmerksam gemacht. Das deutet auf Schädigung der Kapillarwand und Steigerung ihrer Durchlässigkeit infolge ungenügender Gewebsdurchblutung (peristatische Plasmaströmung) hin.

Es ist sehr bemerkenswert, daß Brandt und Hilse in den ersten Tagen nach der Nierenvenenunterbindung Veränderungen an den Glomeruli beobachtet haben, „bei denen sich alle für eine Glomerulonephritis angeblich charakteristischen Anzeichen wieder finden". „Aufquellung der Gefäß- sowie Kapselendothelien, Leukozytenansammlungen um den Gefäßpol und im Vas afferens bis in die kleinsten Interlobulararterien, Eindringen der Leukozyten in die Glomerulusschlingen, auch perikapsuläre Infiltrate. In einem weiteren Stadium dann stark mit Blut gefüllte Glomeruli und schließlich Kapselblutungen. Alle diese Veränderungen werden jedoch von Anfang an stark beeinflußt bzw. zurückgedrängt durch das Kapselödem, welches durch eine Rückstauung abgestoßener Epithelien und Zerfallsmassen noch verstärkt wird und zum Entstehen von „Halbmonden" führt."

Die Autoren nehmen an, „daß nach einer Venenunterbindung der gesamte Arterienfluß durch die Arteria renalis vermittels nervöser Einflüsse geregelt bzw. vermindert wird, so daß in manchen Glomeruli nur eine ganz langsame Zirkulation besteht, wie sie von Volhard auch für die Anfangsstadien der Glomerulonephritis angenommen wird".

Ich könnte mir gut vorstellen, daß hier im Glomerulus die Bedingungen einer Plasmakultur verwirklicht werden, besonders dann, wenn zur Saft- und Säurestauung noch die Abbauprodukte aus dem nekrobiotischen Gewebe des Glomerulus hinzukommen.

Ich kann in dem Vorkommen der halbmondförmigen Wucherung kein Kriterium der „echten Entzündung" und im Gegensatz zu Bell und Hartzell auch keinen Beweis für die infektiöse Natur des Prozesses erblicken, bloß deshalb weil Pernice und Scagliosi durch Inokulation von Bakterien Halbmonde haben erzeugen können.

Ich sehe in der Wucherung des Kapselepithels, wenn der Glomerulus nach Zusammensinken des Kapillarknäuels zugrunde geht, denselben Vorgang wie in der zwiebelschalenförmigen Wucherung des Kapselbindegewebes, wenn der Glomerulus unter Erhaltung seiner Form zugrunde geht, der Wucherung des intertubulären Bindegewebes, wenn das Parenchym zugrunde geht, des Bindegewebes der Nierenkapsel, das herdförmig wuchert, wenn einzelne Elemente zugrunde gehen, diffus, wenn die ganze Niere infolge der Unterbindung der Arterie (Aufrecht) zugrunde geht.

Von besonderer Bedeutung ist hier noch die Frage, wie bei dieser subakuten Verlaufsart die meist außerordentlich hochgradige Endothelwucherung in den mittleren und kleineren Gefäßen zu erklären ist.

Man könnte geneigt sein, sie für „entzündlich", d. h. toxisch bedingt zu halten, aber dagegen würden dieselben Einwände zu erheben sein, die gegen die entzündliche Auffassung der Endothelwucherung in den Schlingen aller Glomeruli geltend gemacht wurden.

Die unbestreitbare Tatsache, daß diese organischen Gefäßveränderungen im akuten Stadium fehlen oder nur angedeutet sind, in Form von Schwellung und Auflockerung der Gefäßwand und der Endothelkerne, und erst bei einer gewissen Dauer, genügender Stärke und Tiefenwirkung der akuten Ischämie deutlicher in die Erscheinung treten, spricht dafür, daß wir sie in der gleichen Weise wie die Endothelwucherung in den Schlingen aufzufassen haben als eine Folge der

hochgradigen Zirkulationsstörung, etwa im Sinne Weigerts als eine
raumausfüllende Wucherung in den gedrosselten Gefäßgebieten, die für den geringen zur Verfügung stehenden Blutstrom quasi zu weit geworden sind.

Wir begegnen dieser oft fälschlich als Arteriosklerose bezeichneten Form
der Gefäßveränderung, die wir als Endarteriitis obliterans oder mit Jores
als regenerative Intimawucherung bezeichnen, nur bei denjenigen Formen
und Stadien der hämatogenen Nierenkrankheiten, bei denen eine erhebliche
Blutdrucksteigerung vom aktiven Typus des blassen Hochdrucks besteht oder
bestanden hat, in denen wir eine hochgradige angiospastische Störung der
Nierenzirkulation annehmen müssen; ich glaube daher, wie schon in dem
Kapitel IV erwähnt, diese Endothelwucherung geradezu als histologisches
Symptom einer länger dauernden und hochgradigen Ischämie bzw. Arterien-
kontraktion stromaufwärts betrachten zu dürfen.

Daß diese angiospastische Zirkulationsstörung in der Niere bei subakuter
Verlaufsart auch den denkbar höchsten Grad erreichen kann, zeigen zwei Beobachtungen Löhleins, die wir an unserem Material wiederholt bestätigen konnten.

In einem Falle von subakuter Nephritis und $3^1/_2$monatlicher Krankheitsdauer waren im
Anschluß an schwerste Veränderungen der Arteriae afferentes (Thrombose, Nekrose der Gefäßwand) zahlreiche Glomeruli und kleine Bezirke von Rindenparenchym nekrotisch geworden.

In einem zweiten Falle von 11wöchentlicher Krankheitsdauer fanden sich im Anschluß
an Verlegung der Vasa afferentia durch homogene Massen (Intimaverdickung) schwerste
Veränderungen der Knäuel. In letzterem Falle wiesen manche der kleinen Arterien in mehr
oder weniger großer Ausdehnung eine vollständige Verlegung ihres Lumens durch eine
homogene Masse auf, die in ihrem färberischen Verhalten durchaus mit dem Inhalt homo-
genisierter Glomerulusschlingen übereinstimmte. Am Hilus total veröedeter Knäuel fand
Löhlein verhältnismäßig umfangreiche Vasa afferentia mit vollständig verschlossenem
Lumen, am Hilus besser erhaltener dagegen in der Regel auch ein besser erhaltenes Vas
afferens mit deutlichem Lumen, unter dessen Endothel ein mehr oder weniger breiter Ring
von homogener Beschaffenheit sich findet.

Obgleich Löhlein für diese Fälle es für selbstverständlich hält, daß der
Untergang des zugehörigen Parenchyms auf die Verlegung der Blutzufuhr
oberhalb des Malpighischen Knäuels zurückgeht, so neigt er doch zu der bisher
von allen Autoren geteilten Annahme, daß die Arterienveränderungen in den
übrigen Fällen von jahrelanger Krankheitsdauer rein sekundärer Natur
sind, besonders deshalb, weil nach Marchand gerade die chronische Nephritis
eine besonders wichtige Ursache für das Auftreten der schweren „arteriosklerotischen" Veränderungen im jugendlichen Alter bilde.

Die Frage wird in der Tat durch das Hineinspielen der Arteriosklerose
sehr kompliziert. Um Verwirrung der Begriffe zu vermeiden, müssen wir uns,
glaube ich, auf den Standpunkt von Jores stellen und dürfen nur diejenigen
Gefäßveränderungen wenigstens an den mittleren und kleinen Gefäßen der
Niere als arteriosklerotisch bezeichnen, in denen eine Hypertrophie der
Elastika nachzuweisen ist, und die fettige Degeneration sich vornehmlich im
Bereich oder stromabwärts von der hyperplastischen Intimaverdickung sich abspielt. Davon wäre dann scharf zu trennen die zellig faserige Intimaverdickung,
die Jores als regenerative Intimaverdickung bezeichnet und ihre
sekundäre Verfettung (vgl. S. 525).

An dem Löhleinschen Falle ist gerade das von besonderem Interesse,
daß das Vas afferens genau denselben Inhalt wie die Glomerulischlingen enthält,
nämlich den homogenisierten Rückstand jener Endothelwucherung des akuten
Stadiums, die wir als Folge der Ischämie gedeutet haben. Es ist auch sehr lehrreich und mit der Auffassung der Ischämie als pathogener Ursache der Veränderung
in schönster Übereinstimmung, daß es bei ganz vollständiger Absperrung
des Blutstromes gar nicht mehr zu aktiven, progressiven Reaktionen am Knäuel
kommt, sondern entweder zu vollständiger Homogenisierung und Veröedung

oder zu Nekrose von Schlingen oder Knäueln und zu nekrotischen Erscheinungen an den Gefäßen, wenn nicht gar zu teilweiser oder vollständiger Nekrose der Niere, wie in dem Falle von Friedländer (S. 1189). Denn alle die asphyktischen Zellreaktionen haben einen gewissen Ernährungsstrom zur Voraussetzung. So sehr man früher geneigt sein konnte, als man die Vorgänge an den Glomeruli als entzündlich betrachten mußte, an die Wirkung eines im Blute gelösten Giftes zu glauben, so wenig kann man sich jetzt noch mit dieser Vorstellung zufrieden geben. Wie könnte man auch mit der Gifttheorie die Tatsache vereinbaren, daß man an derselben Niere neben zahlreichen, schwerveränderten und nichtdurchbluteten Knäueln auch einzelne gut durchblutete ohne die schweren Veränderungen zu sehen bekommt. Das Gift müßte doch umgekehrt gerade da am stärksten wirken, wohin es durch den Blutstrom gelangt und nicht da, wo es vom Knäuel ferngehalten wird. Die Gifttheorie läßt ferner ganz unverständlich, daß es bei rechtzeitiger Behandlung in den schwersten Fällen z. B. durch Dekapsulation gelingt, das „giftige Blut" in den Knäuel zu treiben und damit Heilung statt Giftschädigung zu erzielen.

Wie viel klarer wird unsere Einsicht in das ganze Krankheitsbild und den Verlauf durch die Vorstellung, daß alle Veränderungen ausnahmslos als Reaktion auf verschieden hohe Grade der angiospastischen Asphyxie, der Erythrozytenleere, angesehen und verstanden werden können.

Unter 7 Fällen von subakuter Verlaufsart, die Koch eingehend beschrieben hat, fand er
bei 3 Fällen hyaline Durchtränkung der Arteriolen und der Glomeruli,
in einem Falle hochgradigste Nekrose zahlreicher Arteriolen und Glomeruli,
in einem Falle mächtige Endarteriitis der Präarteriolen und Arteriolen mit Degeneration und hyaline Degeneration der Glomeruli, und
zweimal hochgradigste Endarteriitis der Präarteriolen und Arteriolen mit Nekrose und nekrotischem Zerfall von Glomerulusschlingen oder ganzen Glomeruli.

Die Gleichartigkeit der Gefäß- und Glomeruliveränderungen und das Vorkommen 1. von degenerativen Veränderungen bis zur Nekrose, 2. von proliferativen bis zum Gefäßverschluß durch zellreiche Intimawucherung und 3. von der Kombination beider, Degeneration bis zur Nekrose der gewucherten Intima bei den verschiedenen Fällen einer einheitlichen Erkrankung spricht doch dafür, daß eine einheitliche, nur graduell verschieden sich auswirkende Ursache zugrunde liegt, daß eine Aufhebung der Durchblutung die Ursache der Nekrose, eine Verlangsamung der Strömung die Ursache der Degeneration, eine Einengung des Blutfadens die Ursache der proliferativen Veränderungen ist. Und für die angiospastische Genese dieser einheitlichen Durchblutungsstörung spricht doch sehr eindringlich die Tatsache, daß die Schwere der Gefäßveränderungen dem Grade der Blutdrucksteigerung, d. h. der darin zum Ausdruck kommenden Gefäßkontraktion parallel geht.

Daß auch bei nicht mehr heilbarer Nephritis von subakuter Verlaufsart das funktionelle — angiospastische — Moment des akuten Stadiums weiter fortbesteht, geht wiederum schön aus dem Ergebnis der Injektion hervor, die mein Mitarbeiter Koch in einem solchen Falle unmittelbar nach dem Tode vorgenommen hat. Wie die beifolgenden Abb. 159 und 160 auf S. 1369 zeigen, erweisen sich in dem injizierten Teil der Niere die Gefäße und Glomeruli noch gut durchgängig, die im nichtinjizierten Teil trotz des im Leben herrschenden Hochdrucks fast vollständig blutleer gefunden werden.

In diesem Falle von 2—2$^1/_2$monatlicher Krankheitsdauer der diffusen Nephritis (Retrotonsillarabszeß inzidiert, 8 Tage später Motorradsturz, 8 Tage später Schwellung der Beine und Albuminurie [vgl. S. 1421, Bau .. 42 J.]) zeigten die Glomeruli vorwiegend das Bild der akuten Phase: Blutleere, Schlingenblähung, Endothelschwellung und -vermehrung. Meist Schlingenkontur undeutlich, die Knäuel verwaschen, ödematös.

Sehr selten körniger Zerfall, nirgends Knäuel verödet. Selten Aktivierung des Kapselepithels und Verklebung von Schlingen mit Kapseln. Die Gefäße dagegen zeigen die

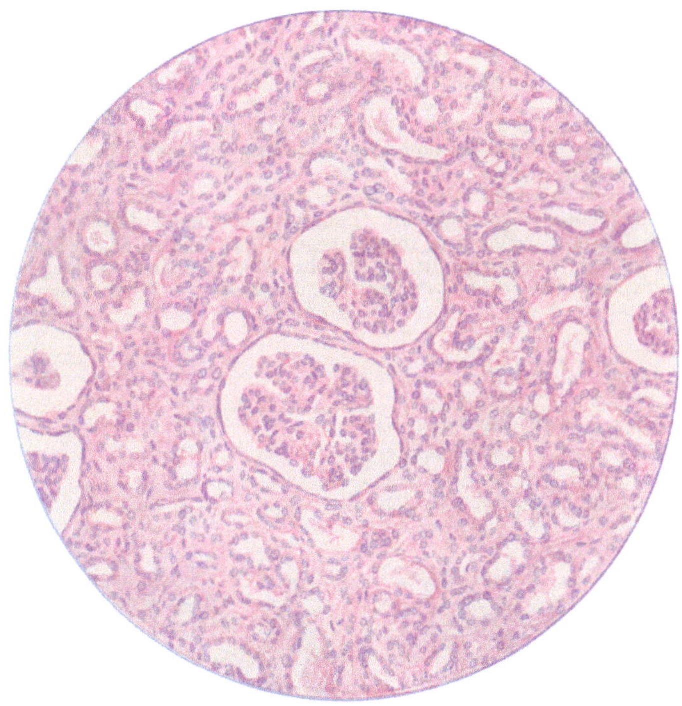

Abb. 159. Subakute Nephritis von zweimonatlicher Dauer; vaskulärer Typus (vgl. S. 1421).

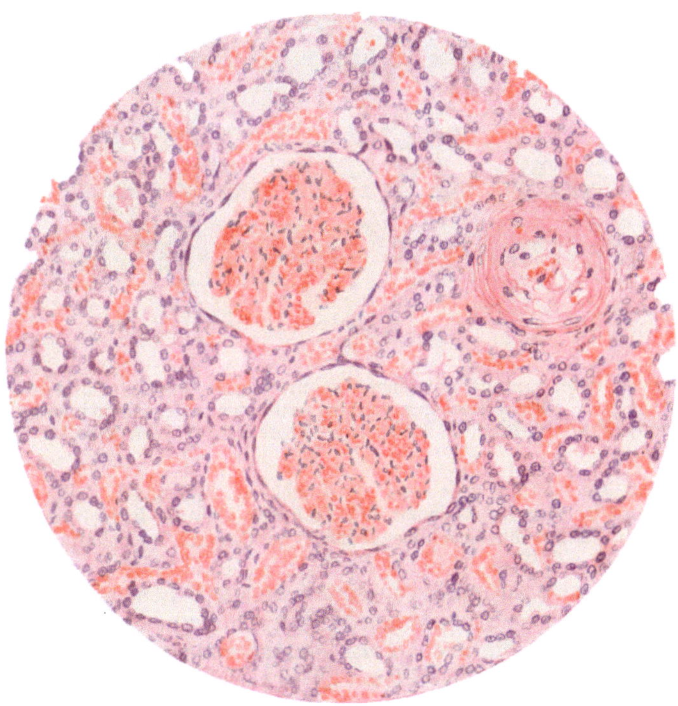

Abb. 160. Dieselbe Niere wie Abb. 159 injiziert.

auffallendsten und schwersten — irreparablen — Veränderungen: Sämtliche Interlobulares weisen eine hochgradige zellige Wucherung der Intima auf (vgl. außer Abb. 159 auch Abb. 147 S. 1354). Die wabigen Zellen sind in allen Stadien der Degeneration bis zu vollständigem Zerfall mit pyknotischen Kernresten. Stromabwärts nimmt der Zerfall zu, die ganze Wand der Arteriole ist homogen, schmutzig gefärbt und stark verfettet, das Lumen oft kaum mehr sichtbar.

Unmittelbar p. m. wird ein kleiner Ast der Arteria renalis mit Zitratblut bei einem Druck von nur 100 mm Hg durchspült. Sämtliche Glomeruli dieses scharf gegen das nicht injizierte Gewebe abgesetzten, infarktartigen Teiles sind in den Schlingen maximal und strotzend mit Erythrozyten gefüllt. Die Erythrozyten liegen in den verengten Arteriolen, oft in exzentrischem Lumen; bei starken Wandveränderungen haben sie die einzelnen

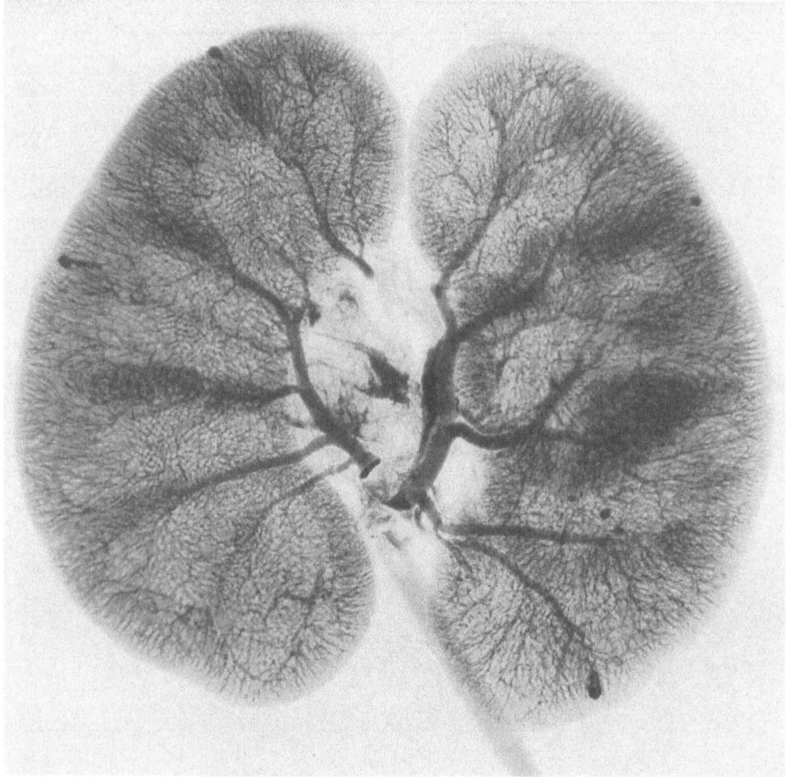

Abb. 161. Normale Niere, injiziert mit einer Mischung von Bariumsulfat und Gelatine nach der Methode von Groß. Die zahlreichen parallelen Arteriolen in der Rinde bilden eine dichte, breite Franse. (Nach G. Baehr und S. A. Ritter, New York[1].)

Schichten bis zum Interstitium durchsetzt. Es findet sich also nirgends ein vollständiger organischer Verschluß. Man hat vielmehr den Eindruck, daß die Intimawucherungen der Gefäße durch das injizierte Blut zusammengedrückt werden und im Schnitt dadurch deutlich dünner erscheinen (Koch).

Dieser Fall ist aus 3 Gründen von ganz besonderer Bedeutung, einmal weil es sich hier bei diesem ganz stürmischen Verlauf schon um einen rein vaskulären Typus handelt, bei dem die irreparablen Veränderungen ganz vorwiegend an den Gefäßen und nicht an den Glomeruli sich eingestellt haben. Man kann

---

[1] Die Abb. 161 und 162 stammen aus der Arbeit von George Baehr und Saul A. Ritter, New York: Arch. of Path. 1929, 457 f., Abb. 1 und 2. Die Originalphotographien wurden von Herrn Dr. G. Baehr liebenswürdigerweise zur Verfügung gestellt.

sich gut vorstellen, daß hier bei Nachlaß der primären allgemeinen Gefäßkontraktion und Wiederherstellung der Glomerulidurchblutung die Glomeruli sich größtenteils wieder erholt haben würden und wieder funktionsfähig geworden wären. Die zurückgebliebene Gefäßschädigung, hier bereits in Form einer ausgesprochenen Endarteriitis, würde aber doch zu einer Wiederkehr der — endogenen — Gefäßkontraktion und damit zur sekundären Schrumpfniere von rein vaskulärem Typus geführt haben (vgl. S. 1378).

Zweitens geht aus der Injizierbarkeit der scheinbar organisch verschlossenen Gefäße und der Komprimierbarkeit der gewucherten Intima hervor, daß die

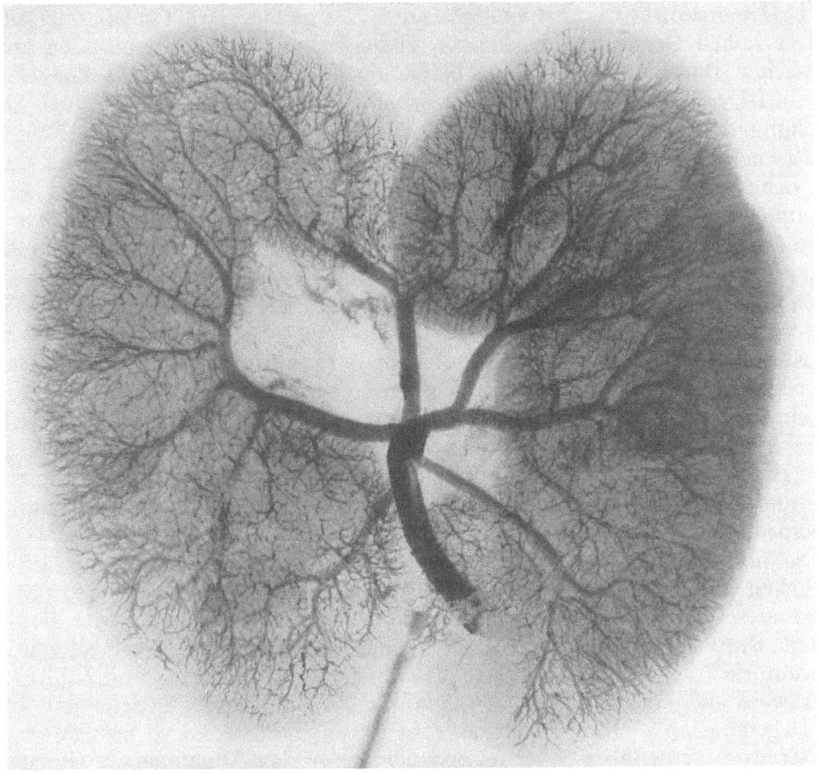

Abb. 162. Subakute Glomerulonephritis. Obwohl geschwollen und ödematös, zeigt die Niere noch keine erhebliche Veränderung des Gefäßsystems. (Nach G. Baehr und S. A. Ritter, New York.)

organische Einengung der Gefäßlichtung nicht die Ursache, sondern die Folge der Blutleere, der langen Dauer der angiospastischen Ischämie ist.

Dementsprechend haben Baehr und Ritter bei Injektion der Nierengefäße mit Bariumgelatine und Röntgenphotographie gefunden, daß bei subakuten (in 4 bzw. in 7 Monaten zum Tode verlaufenen) Nephritiden noch keine Verminderung der injizierbaren feinen Arterien und im Reichtum der Gefäßarchitektur kein deutlicher Unterschied von der normalen Niere festzustellen ist (vgl. Abb. 161 und 162).

Drittens spricht die geringe Beteiligung der Glomeruli an der vermeintlich entzündlichen Erkrankung sehr gegen die direkte Einwirkung eines infektiös-toxischen Momentes, von dem wir eine Schlingenschädigung wie bei der Herdnephritis zu erwarten hätten.

Daß neben der stromabwärts an Intensität zunehmenden **diffusen Endarteriitis** auch einmal **herdförmige mykotische** Läsionen vorkommen können
vom Typus der Periarteriitis nodosa (O. Meyer, Lemcke), ist verständlich und
entspricht dem Vorkommen herdförmiger mykotischer Läsionen einzelner
Glomeruli, die wir als **direkte** Wirkung des Infektes betrachten und als aufgepfropfte infektiöse Herdnephritis bezeichnen.

Semsroth und Koch haben einen typischen Fall der Art beschrieben. Sie fanden
bei einer anscheinend subakut verlaufenen Nephritis (Blutdruck 210/150 mm) mit sekundärer Schrumpfung neben der obliterierenden Endarteriitis in den Nierenarteriolen herdförmige Homogenisierung (Koagulationsnekrose) in der Media mittlerer, der Intima kleinster
Arterien in Herz und Niere.

II. Die subchronische Verlaufsart (der glomeruläre Typus): Bei einem
weniger hohen Grade und geringerer Tiefenwirkung der fortdauernden angiospastischen Durchblutungsstörung bleibt die Form der Glomeruluskäuel und
eine dürftige Glomerulidurchblutung erhalten, es kommt nicht zu einer „Verschiebung der Raumäquivalente" (Weigert) und raumausfüllenden Nachbarschaftswucherung der Kapselepithelien. Dem Verschluß der Schlingen und Untergang der Glomeruli geht ein „peristatischer" Zustand von verlangsamter Durchströmung (mit erythrozytenarmem Blut) in erweiterten Kapillaren voraus,
mit starker Exsudation von Bluteiweiß. Die schon besprochene Endothelwucherung innerhalb der Schlingen führt zur Organisation, die verlangsamte
Durchblutung, die Saft- und Säurestauung zu Eiweißdurchtränkung und zur
Hyalinisierung der Schlingen. Die Diffusion von Gewebsabbauprodukten oder
der Eiweißdurchtritt durch die — infolge der Säurestauung — durchlässiger
gewordene Kapselmembran führt — so kann man sich vielleicht den Vorgang
der chronischen „Entzündung" vorstellen — zu Aktivierung und Nachbarschaftswucherung der Elastika der Glomeruluskapsel, bzw. des perikapsulären Bindegewebes. Als Vorstadium dieser perikapsulären Wucherung kann
man die häufig zu beobachtende ödematöse oder Eiweißdurchtränkung des
perikapsulären Gewebes betrachten.

Die mangelhaft, aber doch besser als beim subakuten Verlauf entlüfteten
Epithelien der Tubuli infiltrieren sich mit Nährmaterial und Fett, das sie
bei Sauerstoffmangel nicht verbrennen können; sie zeigen als Folge der herabgesetzten Blutversorgung und Atmung (oder als Symptom der hochgradigen
Albuminurie? vgl. S. 1085) die Erscheinungen von Quellung und Infiltration
mit Eiweiß und Fett in Form der „hyalin-tropfigen" und „fettigen und lipoiden Degeneration". Ihre Funktion wird durch diese allein so wenig wie bei
der Nephrose aufgehoben, aber infolge der dauernden Abnahme der Glomerulidurchblutung und -funktion gehen die immer schlechter ernährten Epithelien
allmählich zugrunde und werden von dem auf ihre Kosten wuchernden
Bindegewebe phagozytiert. Gewöhnlich ist bei dieser Verlaufsart die Albuminurie
groß, die Blutdrucksteigerung gering, es fehlt die Endarteriitis obliterans, wie
wir annehmen deshalb weil hier die — meist bescheidene — Gefäßkontraktion sich im wesentlichen auf die Arteriolen beschränkt. Die mehr gleichmäßige
Erkrankung aller Glomeruli führt zu einer gleichmäßigen Schädigung aller
sekretorischen Elemente und zu einer „glatten" Schrumpfniere. Doch kann eine
stärkere Tiefenwirkung der Gefäßkontraktion gelegentlich auch bei dieser Form
zu einer granulierten oder höckerigen Oberfläche führen.

Ein schwieriges Problem ist die Frage der Histogenese der Epithelveränderungen,
soweit sie nicht in Atrophie und Untergang bestehen, sondern in Schwellung, „hyalin-
tropfiger und fettiger Degeneration". Während Fahr darin mit Löhlein und mir
übereinstimmt, daß die atrophischen Vorgänge von der Glomeruluserkrankung abhängen
— Fahr spricht dabei von chronischer Entzündung der Glomeruli, ich nehme die chronische
Störung der Durchblutung der Glomeruli als Ursache ihres Unterganges und des der zugehörigen Kanälchen an —, so glaubt Fahr nicht, daß für die degenerativen Vorgänge an den

Kanälchen, „in erster Linie tropfige Degeneration und Koagulationsnekrose", die Glomerulus-veränderung von entscheidendem Einfluß ist. Wenn er auch nicht in Abrede stellen will, daß die durch die Glomerulusveränderung gegebene Störung (der Ernährung und Funktion) als mitbegünstigendes Moment eine Rolle spielt, so scheint es ihm doch sicher, daß als der wichtigere Faktor eine direkte toxische Beeinflussung der Kanälchenepithelien in Frage kommt. Er denkt dabei mit Aschoff einmal an „die direkte Giftwirkung von den die Kanälchen umspinnenden Kapillaren aus" und dann an die Stockung des mit giftigen Produkten und Abfallmassen geschwängerten Harnstromes.

Zur Begründung führt er folgendes an: Er hat zahlreiche Fälle von Glomerulonephritis und von Amyloidnephrose miteinander verglichen und dabei gefunden, daß die hyalin-tropfige Degeneration bei der Amyloidniere in viel stärkerem Maße hervortritt als bei der Glomerulonephritis, obwohl die Glomerulusveränderungen bei dieser schwerer sind als bei jener. Wichtig erscheint ihm ferner, daß gerade in vorgeschrittenen Fällen der Amyloidose, bei denen die Veränderungen durch zunehmende Verödung der Kanälchen ebenso stark sind wie bei der Glomerulonephritis, die tropfige Degeneration hinter den frischen Fällen völlig zurücktritt, und daß sie bei der Glomerulonephritis ganz wechselnd und ungleichmäßig auftritt, also keinerlei gesetzmäßige Abhängigkeit von der Glomeruluserkrankung er-kennen läßt. Diese Gegengründe sind meines Erachtens nicht überzeugend.

Eines ist vor allem zu betonen: Löhlein hat die degenerativen Veränderungen in Ab-hängigkeit gebracht von mäßigen Graden der Störung der Glomerulusdurchblutung und -funktion, bei schweren Graden ist nicht mehr degenerative Infiltration, sondern Atrophie zu erwarten. Dem würde durchaus entsprechen, daß bei schwerer Störung der Glomerulus-durchblutung sowohl bei der Amyloidnephrose wie bei der Glomerulonephritis die degene-rative Infiltration fehlt oder viel geringfügiger ist als bei mäßigem Grade von Amyloid mit noch besser erhaltener, wenn auch herabgesetzter Glomerulusdurchblutung.

Eine „Stockung des mit Giften geschwängerten Harnstromes" kann nicht gut ange-schuldigt werden, denn in dem Stadium, von dem hier die Rede ist, stockt der Harnstrom nicht, und die direkte Giftwirkung von den Kapillaren aus setzt die Annahme voraus, daß nach unvollständigem Abklingen einer Nephritis, die zu rückbildungsunfähigen Verände-rungen in den Glomeruli geführt hat, noch jahrelang Gifte im Blut kreisen, was abgesehen von dem arg hypothetischen Charakter dieser lückenbüßenden Gifte an sich doch höchst unwahrscheinlich, wenn auch nicht auszuschließen ist.

Man müßte denn annehmen, daß die ursprüngliche Noxe dauernd weiter wirkt, und daß ein chronischer Infekt besteht, der die Tubuli selbständig und ganz unabhängig von der bestehenden Glomerulusveränderung schädigt.

Eine solche Vorstellung schwebt wohl denjenigen vor, die die echte Nephrose als die Folge einer ausgeheilten Nephritis betrachten.

Die Schwierigkeit, hier klar zu sehen, wird dadurch noch vergrößert, daß wir noch gar nicht wissen, was die sog. tropfige Degeneration bedeutet, ob sie das histologische Symptom einer Schädigung des Zellstoffwechsels oder der sichtbare Ausdruck einer Ausscheidung von Eiweiß ist, oder ob sie beides bedeutet, Ausscheidung des infolge Schädigung des Zell-stoffwechsels die Zelle überfüllenden Plasmaeiweißes.

Eine weitere Schwierigkeit besteht darin, daß wir die Stadien der subchronischen Nephri-tis, in denen die Nierenfunktion noch ungestört, der nephrotische Einschlag am stärksten ausgesprochen ist, nur selten auf dem Sektionstisch zu sehen bekommen, während im End-stadium, das zum Tode führt, die degenerativen Prozesse an den abgeplatteten Epithelien der erweiterten Kanälchen mehr zurücktreten.

Da wir es hier im Gegensatz zur Nephrose stets mit einer Störung der Nierendurch-blutung zu tun haben, und die Glomeruli stets erythrozytenarm gefunden werden und wohl immer auch organisch verengte Kapillaren aufweisen, so glaube ich, daß Löhlein mit seiner Annahme recht hat, daß diese — nephroseähnlichen — Epithelveränderungen eine Folge der mäßigen (aber vor allem gleichmäßigen) Störung der Glomerulidurchblutung sind und der Ausdruck für eine ungenügende Be- und Entlüftung der Epithelien, die infolge-dessen eine Schwellung und Infiltration mit Eiweiß und Fett erfahren.

So wenig ich glauben kann, daß eine Hyperämie an sich zu Zellproliferation (Ricker) und zu Epithelveränderungen der vorliegenden Art führen kann, so glaube ich doch, daß eine Kreislaufstörung ähnlich derjenigen, die Ricker als peristatische bezeichnet, hier vorliegt und zu Steigerung der Permeabilität der Kapillar- und Gewebsmembranen, zu vermehrtem Eiweißaustritt und zu Eiweißdurchtränkung des Parenchyms führen kann. Ob dabei die Verlangsamung der Strömung an sich die Kapillarwanddurchlässigkeit steigert oder auf dem Umweg über eine Atmungsstörung und Reaktionsänderung des Parenchyms ist hier unwesentlich. Wesentlich ist, daß hier wie bei der Nephrose die eigenartigen Paren-chymveränderungen der starken Albuminurie parallel gehen, und daß sie hier wie dort durch die II. Krankheit der Hypalbuminämie unterhalten und gesteigert, wenn nicht gar hervorgerufen werden, was angesichts der Versuche von Barker (S. 1079) nicht unmöglich erscheint.

Was die lipoide Verfettung betrifft, so glaubt hier Fahr aus den gleichen Gründen nicht, daß sie von der Glomerulusveränderung abhängig ist, sondern daß hier auch ein extrarenales Moment, eine Vermehrung des Fettes im Blut, eine Cholesterinämie eine Rolle spielen kann. Ich kann Fahr darin nur zustimmen und zweifle nicht, daß auch hier dieselben Verhältnisse wie bei der Nephrose vorliegen: anhaltende erhebliche Albuminurie führt zu Hypalbuminämie und diese zu Hyperlipoidämie. Alle 3 Komponenten, die das charakteristische Syndrom der chronischen Nephrose darstellen, finden wir bei den Fällen von subchronischer Verlaufsart mit nephrotischem Einschlag wieder (vgl. S. 1073).

Doch kann es auch ohne Hyperlipoidämie in den infolge der Störung der Glomerulusdurchblutung schlecht beatmeten Epithelien zu (degenerativer) Infiltration mit Fetten und Lipoiden kommen, die wegen O_2-Mangel ungenügend verbrannt werden. Und andererseits gehört bei bestehender Hyperlipoidämie wohl eine gewisse Schädigung (Atmungsstörung?) der Epithelien dazu, daß sich die Epithelien so stark mit Lipoiden infiltrieren.

Bemerkenswert ist in manchen Fällen die enorme Lipoidüberfüllung von Zellen im Zwischengewebe bei geringer oder fehlender Lipoidinfiltration der Epithelien. Man findet dann — genau wie bei der sog. Lipoidnephrose — ganze Züge lipoidbeladener Zellen im Interstitium, wahrscheinlich Lymphgefäßendothelien, die nach Alkoholbehandlung des Präparates als Schaumzellen imponieren und wohl der Hyperlipoidämie des Blutes oder der Lipoidresorption aus den Nierenzellen ihre Entstehung verdanken.

III. Die chronische Verlaufsart (der vaskuläre Typus): Hier hat mit Nachlassen der allgemeinen und renalen Gefäßkontraktion oder mit Zunahme der Herzkraft das Blut sich wieder einen Weg durch die vormals blutleeren Schlingen gebahnt, und wir müssen annehmen, daß der glomerulitische Prozeß im wesentlichen zur Ausheilung gekommen ist, denn viele Jahre lang kann die Funktion der Niere und die Leistungsfähigkeit des Trägers ausgezeichnet sein.

Aber der Blutdruck bleibt erhöht, oder er steigt wieder an, und die allgemeine und renale Gefäßkontraktion nimmt allmählich immer mehr zu. Mit wachsender Gefäßkontraktion wird die Herzarbeit immer mehr gesteigert, der Durchblutungseffekt geringer, der Blutfaden, der die Nierenarterien durchströmt, immer dünner, die rhythmische Blutversorgung der einzelnen Elemente immer unregelmäßiger. Einzelne Elemente erhalten dauernd zu wenig Blut; sie atrophieren und das Kanälchen geht unter Wucherung des zugehörigen Bindegewebes zugrunde. In den besser durchbluteten Partien stellt sich die kompensatorische Hypertrophie der sekretorischen Elemente ein, die lange Zeit eine ungestörte Funktion sichert. Ganz allmählich nimmt die Zahl der sekretorischen Elemente ab, die allgemeine und renale Gefäßkontraktion immer mehr zu, es kommt zu dem charakteristischen Krankheitsbilde der allgemeinen Ischämie, die in der Niere den Untergang der noch erhaltenen Elemente beschleunigt, bis schließlich der Nierenrest nicht mehr genügt. Die Form, in der die Elemente zugrunde gehen, ist die der allmählichen Erstickung und Atrophie, wobei sich die Glomeruli in hyaline Kugeln umwandeln.

Am einzelnen Element lassen sich wohl gelegentlich die typischen Erscheinungen der plötzlicheren Zunahme der Kreislaufstörung, Hyalinisierung einzelner Schlingen oder Andeutung von Kapselwucherung — die natürlich frisch entstanden sein muß und nicht von dem akuten Stadium vor Jahren übernommen sein kann — erkennen, genau wie bei dem später zu besprechenden Endstadium der malignen Sklerose, unserer Kombinationsform. Aber das Auftreten derartiger frischer Glomerulusausschaltungen oder gar von Arteriolonekrosen (vgl. S. 1432) zeigt gerade, daß dieser Vorgang nicht wie bei der subakuten Verlaufsart auf die Fortdauer der diffusen Glomeruliischämie des akuten Stadiums zurückgeführt werden kann, sondern auf das Neuauftreten einer sekundären Spätischämie bezogen werden muß, die das Endstadium einleitet.

Und wie bei der malignen Sklerose und bei der subakuten Verlaufsart der Nephritis entspricht dieser finalen schweren ischämischen Durchblutungsstörung eine mehr oder weniger frische zellreiche Intimawucherung in den kleinen Arterien und Arteriolen.

Charakteristisch für diese Verlaufsart ist also klinisch die Permanenz und der Grad der Blutdrucksteigerung, morphologisch die eigenartige Verteilung der zugrunde gegangenen Glomeruli, die zu der Granulierung führt, einerseits und das Hervortreten der Gefäßveränderungen andererseits. Über die Granulierung der sekundären Schrumpfniere, die wir in genau der gleichen Weise bei der genuinen Schrumpfniere finden und ihre Entstehung soll dort eingehend gesprochen werden (vgl. S. 1604). Hier sollen uns nur die Gefäßveränderungen beschäftigen.

Daß bei der geschrumpften Niere des Endstadiums der ganz chronisch verlaufenden Nephritis beträchtliche Gefäßveränderungen vorkommen, ist bekannt. Nur hat man sie bisher fast allgemein als arteriosklerotisch bezeichnet oder für die Folge des Schwundes von Nierenparenchym gehalten.

Die letztere Auffassung hat auch noch Roth aus dem Institut von Jores vertreten, der sich gegen die erstere Auffassung mit Recht gewandt und gerade auf das Fehlen von Arteriosklerose bei sekundärer Schrumpfniere hingewiesen hat als ein wichtiges Moment, das diese Form von der Schrumpfniere mit Arteriosklerose trennt. Er beschreibt an den Vasa afferentia, hauptsächlich in den Partien der stärksten Schrumpfung, eine sehr ausgesprochene Intimaverdickung, die aus homogenem Bindegewebe besteht mit spärlich eingestreuten, spindeligen Zellen, ohne elastische Fasern. „Das Gefäßlumen ist dabei entweder geschlossen, oder man findet noch ein kleines Lumen, das häufig exzentrisch gelegen ist." Einige von diesen veränderten kleinen Gefäßen gaben bei Sudanfärbung eine Rötung, die das ganze Gefäßlumen und die bindegewebige Intima einnimmt. Es handelt sich also um eine fettige Degeneration der bindegewebigen, gewucherten Intima, welche die elastischen Lamellen und die Muskularis frei läßt, aber häufig das ganze Lumen ausfüllt, während bei der Arteriosklerose die fettige Degeneration das Lumen und die Intima frei läßt, aber sich auf die Elastika und die Muskularis erstreckt.

Roth meint, es sei klar, daß es sich hier nicht um Arteriosklerose, sondern um die Endarteriitis obliterans handele, die so reichlich in entzündetem Gewebe aufgefunden wird und auch hier nur eine Folge des Parenchymunterganges ist.

Ich stimme Jores und Roth darin vollständig bei, daß die Endarteriitis obliterans nicht mit der Arteriosklerose zusammengeworfen werden darf, aber ich halte diese Endarteriitis obliterans nicht für die Folge des Parenchymunterganges, sondern beide, dieses „Zuwachsen" der Gefäße wie den Untergang der Glomeruli für die Folge der Gefäßkontraktion.

Auch Fishberg kommt in seiner schönen Arbeit über die Arteriolenveränderungen bei der Glomerulonephritis, in denen er unsere Befunde vollinhaltlich bestätigt, zu dem Schluß, daß die Endarteriitis, die identisch ist mit der bei Arterienligatur auftretenden, die Folge der Glomeruluserkrankung sei, die den Blutstrom blockiere. Liegt es nicht näher anzunehmen, daß die Blockierung des Blutstromes durch die Gefäßkontraktion die Ursache ist sowohl der Glomeruluserkrankung wie des Zuwachsens der Arteriole? (Vgl. S. 531.)

Dafür spricht, daß sich dieselbe hochgradige Endothelwucherung auch bei subakuter Verlaufsart in allen den Fällen findet, die sich durch eine erhebliche Blutdrucksteigerung ausgezeichnet haben, daß sie dort wie bei dem glomerulitischen Typus langsamerer Verlaufsart trotz hochgradiger Glomerulierkrankung (-verschließung) fehlen kann, wenn die Blutdrucksteigerung gering war (vgl. Beisp. S. 1364), und vor allem, daß umgekehrt die Endarteriitis in höchstem Maße ausgebildet sein kann, wenn die Glomeruli noch tadellos zu injizieren sind (vgl. S. 1370 u. Abb. 160).

Damit kommen wir zu der wichtigen, bisher noch nie befriedigend beantworteten Frage: Warum führt eine chronische Nephritis, die mit einer kaum merkbaren Schädigung das akute Stadium verlassen hat, nach vielen Jahren noch zu einem fortschreitenden Schwunde des Parenchyms, obwohl dieses solange Zeit voll funktionsfähig gewesen ist? Worauf beruht hier die bisher unerklärliche **Progredienz** der Erkrankung?

Aschoff spricht von einem großen Trümmerfeld, das der „akute entzündliche Schub" hinterlassen hat, auf dem man die verschiedensten Ausheilungen, Reparations- und Regenerationsvorgänge findet.

„Je mehr sich alle diese Regenerations-, Vernarbungs- und Rückbildungsprozesse entwickeln, je mehr sich die einzelnen Entzündungsgebiete dem Narbenstadium nähern, um so eher wird sich das auch an der ganzen Niere durch eine allmähliche Verkleinerung nach der ursprünglichen Schwellung dokumentieren. Schließlich kann das Nierenvolumen zur ursprünglichen Größe oder selbst darunter herabgehen. Die Oberfläche bleibt dabei, wenn die Vernarbungsherde sehr dicht stehen, relativ glatt und erhält eine ausgesprochene feine Granulierung (sekundäre Schrumpfniere der Autoren, Nephrocirrhosis secundaria). Je mehr Gewebe zwischen den einzelnen alten Entzündungsherden übrig geblieben ist, je gröber wird die Granulierung werden, indem das erhaltene gesunde Gewebe durch kompensatorische Hypertrophie erst recht an der Oberfläche hervortritt. Auch die Gefäße können bei längerer Dauer der Krankheit sekundäre Verdickungen atherotischer Natur aufweisen. So kann sich das Bild durchaus demjenigen der genuinen Schrumpfniere, der Nephrocirrhosis genuina nähern."

Von einer solch schweren Schädigung der Niere durch den „akuten Schub" kann nach unseren klinischen Erfahrungen bei dieser ganz chronischen Verlaufsart gar keine Rede sein.

Die Verhältnisse liegen hier meines Erachtens genau so wie bei der Sklerose.

Die narbige Schrumpfung des gewucherten Bindegewebes mag wohl die Ursache der Verkleinerung der Niere sein, die Bindegewebswucherung ist aber sicherlich nicht das Primäre.

Das Parenchym wird nicht, wie man früher glaubte, durch die vermeintlich entzündliche Wucherung des Bindegewebes erdrückt, sondern diese ist, wie Weigert über jeden Zweifel erhoben hat, selbst erst die Folge des Parenchymschwundes. Weigert hatte die Vorstellung, es sei eine durch „Hemmungsfortfall bedingte" Nachbarschaftswucherung des minderwertigen Zwischengewebes infolge „Verschiebung der Raum und Stoffäquivalente", wenn hochwertiges Parenchym in seiner Ernährung leidend, weniger Raum und Stoff beanspruchend, zugrunde geht.

Statt dessen werden wir heute sagen, es handelt sich um eine — phagozytäre oder parasitäre — Nachbarschaftswucherung des minderwertigen gegen Störung der Entlüftung minder empfindlichen Bindegewebes, das durch die (sauren?) Abbauprodukte des erstickenden Parenchyms aktiviert wird (vgl. S. 1217).

Es kann auch — darin stimme ich mit Löhlein vollständig überein — keinem Zweifel unterliegen, daß das Parenchym nur deshalb zugrunde geht, weil die zugehörigen Glomeruli in großer Anzahl der Verödung anheim gefallen sind.

Es fragt sich nur, warum die Glomeruli in den Fällen von ganz chronischer Verlaufsart so spät noch, nach Jahr und Tag, ja Jahrzehnten, in so großer Zahl zugrunde gehen. Ihre fortschreitende Verödung kann nicht, wie bei der subchronischen — glomerulitischen — Verlaufsart die Folge der ehemals akuten Glomerulierkrankung sein, nachdem sich ihre Durchblutung wieder hergestellt hatte, und ihre Funktion jahrelang wohl erhalten geblieben war.

Es kann sich nur um eine neue Störung der Durchblutung handeln, die mit der aus dem akuten Stadium zurückgebliebenen oder nachträglich wieder aufgetretenen Blutdrucksteigerung im Zusammenhang stehen muß.

Die Frage nach der Pathogenese dieser Verlaufsart kommt also auf die Frage hinaus, wie entsteht bei dieser ganz chronischen Verlaufsart die allgemeine Gefäßkontraktion, die sich in zunehmender Blutdrucksteigerung äußert. Diese Frage ist im Kapitel IV schon eingehend erörtert worden.

Konnte man sich zur Not noch vorstellen, daß bei der stürmischen subakuten und weniger stürmischen subchronischen Verlaufsart die allgemeine Gefäßkontraktion noch aus der Zeit des akuten Stadiums stammen und auf eine

Permanenz der — infektiösen — Grundursache der akuten Nephritis beruhen könnte, so läßt dieser schon dort nicht sehr glückliche Erklärungsversuch hier völlig in Stich.

Mag auch ein chronischer Infekt dazu beitragen, daß eine Nephritis nicht ausheilt, so wird man sich doch schwer oder gar nicht zu der Annahme entschließen können, daß er 20 oder 30 Jahre lang gleichmäßig und von Jahrzehnt zu Jahrzehnt in zunehmendem Maße fortwirkt und die — hämatogene — allgemeine Gefäßkontraktion unterhält und steigert.

Überdies sehen wir ja den gleichen chemischen Mechanismus auftreten im Verlauf mancher, der jugendlichen, Fälle von Sklerose, derjenigen, die sich zur „malignen" Sklerose entwickeln, ohne daß man Veranlassung hätte, hier das Auftreten eines akuten oder chronischen Infektes anzunehmen.

Wir haben in diesen — angiopathischen — Fällen eine renale Entstehung der allgemeinen Gefäßkontraktion angenommen, eine Retention oder Produktion der hier wohl sicher endogenen gefäßaktiven Stoffe, auf die wir glauben den chemischen Mechanismus der Blutdrucksteigerung zurückführen zu dürfen. Eine gleiche renale Entstehung der Blutdrucksteigerung nehmen wir auch bei der chronischen Nephritis bzw. dem vaskulären Typus an.

Es muß also die Niere das akute Stadium der Nephritis in einem Zustande verlassen haben, in dem trotz scheinbar gut erhaltener Funktion doch eine heute noch nicht faßbare Schädigung zurückgeblieben ist, die das Auftreten vasoaktiver Stoffe im Blute bewirkt.

Diese Schädigung kann, wenn wir den ganz gleichartigen Vorgang bei der malignen Sklerose zum Vergleich heranziehen, wohl nur in einer Störung der Nierendurchblutung bestehen. Ich habe früher, als ich die Blutdrucksteigerung noch für eine direkte, reflektorische Folge der Störung der Nierendurchblutung ansprach, angenommen, daß diese Störung der Nierendurchblutung auf einer bleibenden Schädigung der Nierengefäße beruhe, die diese während des Stadiums der akuten Ischämie erlitten haben, und die zu einer Wucherung und Verdickung der Intima im Sinne der Endarteriitis obliterans geführt hat, wodurch aus der angiospastischen eine angiopathische Nierenerkrankung geworden ist.

Es wäre für die Entscheidung dieser Frage wie für das Verständnis der chronischen Nephritis überhaupt ganz besonders wichtig, zu wissen, in welchem histologischen Zustande gerade diese Nephritiden von ganz chronischer Verlaufsart das akute Stadium verlassen. Darüber ist bisher noch gar nichts bekannt. Wir haben aber eine Anzahl von Fällen beobachtet und histologisch untersuchen können, bei denen der Tod an Herzinsuffizinez oder Apoplexie das Leben allerdings nach jahrelangem Verlauf, aber doch vorzeitig abschnitt, noch ehe eine deutliche Schädigung der Nierenfunktion eingetreten war.

In diesen Fällen war noch kein nennenswerter Ausfall von sekretorischen Elementen festzustellen, im Gegenteil, die Glomeruli waren größtenteils auffallend gut erhalten, dagegen war an den Gefäßen jene Endarteriitis obliterans, d. h. eine „regenerative" Intimawucherung — mit oder ohne Elastikawucherung — nachzuweisen.

Ich verweise auch auf den Fall von subakuter Verlaufsart (S. 1368 u. 1421), bei dem die histologischen Glomeruliveränderungen beim Tode noch rückbildungsfähig erschienen und die Glomerulischlingen post mortem noch gut injizierbar waren, aber schon eine sehr schwere Endarteriitis der Präarteriolen und Arteriolen bestanden hat (Koch).

Da wir aber die Endarteriitis selbst erst als die Folge der renalen Gefäßkontraktion anzusehen haben, so ist es nicht wahrscheinlich, daß die Fälle von chronischer endarteriitischer Verlaufsart das akute Stadium bereits mit einer so

schweren organischen Gefäßschädigung verlassen, zumal hier die Blutdrucksteigerung nach Ablauf der akuten Erkrankung längere Zeit sich dem sicheren
Nachweis entziehen oder gering sein kann.

Die zurückbleibende Schädigung, die zum Wiederauftreten der Blutdrucksteigerung und zu sehr langsamer Progredienz der Erkrankung führt, muß doch
wohl anderer Art sein.

Welcher Art entzieht sich noch unserer Kenntnis.

Im akuten Stadium ist eine Schädigung der Gefäßwand der Präarteriolen und Arteriolen
sehr häufig zu sehen, bestehend in Auflockerung, Quellung der Wand, Flüssigkeitsdurch-
tränkung (vgl. Abb. 106, S. 1180).

Die dauernd zurückbleibende Schädigung der Gefäßwand könnte in einer Verfestigung,
einer Abnahme ihrer Dehnbarkeit bestehen, die die Weitbarkeit des Gefäßes nach Bedarf und
seine elastische Kapazität im Sinne der Angiosklerose vermindert, und dadurch zu Hypertonus und Hypertrophie der kleineren Arterien und Arteriolen führt (vgl. S. 480).

Diese Hypertrophie der Gefäßmuskulatur könnte zu einer gesteigerten Kontraktions-
bereitschaft der Nierengefäße führen. Es könnte sich also um eine erworbene angiospastische Diathese der Nierengefäße handeln, wie wir sie als funktionelles Vorstadium der
Thromboangitis obliterans annehmen müssen (Doppler, Goecke).

Diese angiospastische Diathese könnte aber auch die „Nachwirkung der Reizung der
innervierten Strombahn" im Sinne Rickers sein, die den akuten Reizzustand oft außerordentlich lange überdauert. Auch an eine postinfektiöse allergische Überempfindlichkeit
der Nierengefäße wäre zu denken.

Jedenfalls muß in diesen Fällen eine Schädigung der Niere bzw. der Nierengefäße zurückgeblieben sein, die den Zustand unterhält und von neuem herbeiführt, bei dem vasoaktive Stoffe im Blute auftreten.

Wir haben es hier also mit einem ausgesprochenen Circulus vitiosus
zu tun. Anfang und Ende des Vorgangs, den wir als diffuse Nephritis zu bezeichnen gewohnt sind, ist die arterielle Ischämie.

Der Vorgang, der sich bei der akuten (und subakuten) Nephritis abspielt,
kehrt unter denselben klinischen und histologischen Symptomen bei jeder
chronischen Nephritis vom vaskulären Typus wieder. Es ist derselbe Vorgang,
dem wir, wiederum unter gleichen klinischen und histologischen Symptomen,
bei der malignen Sklerose begegnen werden.

Man könnte mit demselben Recht die subakute und chronische vaskuläre
Nephritis als eine „maligne Sklerose" auf dem Boden einer nicht ausgeheilten
Nephritis betrachten, wie die maligne Sklerose als eine subakute oder chronische
vaskuläre „Nephritis" auf dem Boden einer Nephroangiosklerose und essentiellen
Hypertension.

Den gleichartigen, ja bisweilen identischen klinischen und histologischen
Symptomen muß ein gleichartiger Vorgang entsprechen; das kann nicht eine
„Entzündung", das muß die allgemeine und renale Gefäßkontraktion sein.

Das, was uns zum vollen Verständnis noch fehlt, ist eine Erklärung dafür,
warum in dem einen Falle diese allgemeine Gefäßkontraktion auf dem Boden
einer exogenen, nicht abgeheilten akuten Nephritis, im anderen Falle auf dem
Boden einer endogenen essentiellen Hypertension und renalen Angiosklerose
entsteht. Wir stellen uns vor, daß eine Änderung (Hypertonus und Muskularis-
Hypertrophie?) der Nierengefäße durch die Blutdrucksteigerung das Bestehenbleiben oder die Wiederkehr der rätselvollen allgemeinen Gefäßkontraktion bei
der chronischen Nephritis, ihr Auftreten bei der malignen Sklerose bewirken
könnte.

Der Unterschied würde nur darin bestehen, daß bei der malignen Sklerose
eine Änderung im Mechanismus der Blutdrucksteigerung eintritt, die sich durch
Auftreten der Retinitis angiospastica verrät, während bei der Nephritis von
Anfang an die Blutdrucksteigerung auf dem hämatogenen Mechanismus einer
allgemeinen Gefäßkontraktion beruht.

Je nach dem Grade der allgemeinen Gefäßkontraktion und der Herzkraft kann die allgemeine Ischämie schon im akuten Stadium hohe Grade erreichen, und an dem sichtbaren Gefäßbereich des Augenhintergrundes dieselben ischämischen Reaktionen wie an der Niere auslösen; sie kann aber auch erst im Spätstadium eintreten und im Auge die gleichsinnigen Veränderungen der Niere widerspiegeln. In beiden Fällen, im akuten und im chronischen Stadium, geht den vermeintlich entzündlichen Veränderungen der Netzhaut wie der Niere nicht eine „entzündliche" Hyperämie, sondern eine Periode höchstgradiger arterieller Ischämie voraus, und nicht nur die degenerativen, sondern auch die proliferativen Prozesse sind erst die Folge dieser funktionellen Kreislaufstörung.

Die Veränderungen des Augenhintergrundes gleichen in ihrem Wesen und in ihrer Erscheinungsform so sehr den ischämischen Reaktionen in der Niere, daß wir das Auge geradezu als Spiegel der Niere betrachten können.

Im akuten Stadium der Nephritis sind die arteriellen Gefäße des Auges hochgradig verengt; wie in der Niere, so können wir im Augenhintergrunde ein ischämisches Ödem und eine rückläufige venöse Stauung beobachten.

Bei längerem Bestehen der Ischämie kann sich am Auge wie in der Niere rasch Atrophie und Blindheit, entsprechend dem raschen Eintreten der Niereninsuffizienz bei subakutem Verlauf der Nephritis einstellen.

Es kann bei chronischem Verlauf und langer Dauer der ungenügenden Durchblutung an dem Auge wie in der Niere die lipoide „Degeneration" als Zeichen des chronischen Sauerstoffmangels in die Erscheinung treten, in Form der doppeltbrechenden Lipoidherde bei der Retinitis albuminurica.

Und endlich finden wir auch am Auge wie in der Niere die charakteristische Endarteriitis obliterans, die Endothelwucherung als histologisches Symptom einer länger anhaltenden Ischämie.

Dabei brauchen die Störungen der renalen und allgemeinen Durchblutung durchaus nicht immer Hand in Hand zu gehen.

Es kann der primäre lokale Prozeß in der Niere die Führung übernehmen und hohe Grade erreichen, ohne daß die allgemeine Ischämie entsprechend hochgradig ausfällt;

es kann aber auch im akuten Stadium die allgemeine Ischämie schwere und rückbildungsunfähige Veränderungen an dem Auge bis zur Erblindung gesetzt haben, wenn die ischämischen Störungen der Niere wieder größtenteils zurückgegangen sind; und

die ischämische Veränderung im Auge kann im chronischen Stadium schon hohe Grade erreichen, wenn die Nierendurchblutung zur Erhaltung der Funktion noch genügt. Die Retinitis kann endlich auch ausbleiben, wenn in der Niere bereits das ischämische Endstadium der Niereninsuffizienz eingetreten ist.

Das spricht für eine gewisse Unabhängigkeit der einzelnen Gefäßgebiete. Sie sind zwar alle in gleichem Sinne, aber nicht in gleichem Grade an der allgemeinen Gefäßkontraktion beteiligt.

Das macht sich besonders bei geringem Grad von allgemeiner Gefäßkontraktion — gemessen an der Blutdrucksteigerung — bemerkbar, bei dem wir das Auge unbeteiligt, in der Niere schwere Parenchymveränderungen antreffen.

Bei hohem Grade der allgemeinen Gefäßkontraktion dagegen erweist sich das Auge empfindlicher als die Niere.

Das histologische Bild und der klinische Verlauf der diffusen Nephritis und ihre Beziehung zu den drei monosymptomatischen Formen wird also bestimmt je nach der Dauer und dem Grade der Gefäßkontraktion, ihrer Tiefenwirkung im akuten Stadium:

1. Durch bleibende Blutleere, asphyktische Ausschaltung der Glomeruli, Kollaps der Schlingen und raumausfüllende Wucherung des Kapselepithels

(Capsulitis), rasche Atrophie der Mehrzahl der sekretorischen Elemente und baldige Erschöpfung, Abplattung der noch funktionsfähig gebliebenen Tubuliepithelien. Es tritt rasch schon im Anschluß an das akute Stadium Niereninsuffizienz ein. Der Tod erfolgt nach Wochen oder Monaten unter dem subakuten oder stürmischen Verlauf der extrakapillären Nephritis.

Dabei kann die Niere auch Blutungen und herdweise hämorrhagisch infarzierte Glomeruli, der Harn stärkere Blutbeimengung aufweisen. Die Blutaustritte können aus den asphyktisch geschädigten Glomeruli, im Falle eines Infektes aber auch aus mykotisch geschädigten Schlingen kommen. Dann handelt es sich um eine Kombination einer diffusen ischämischen Nephritis mit einer infektiösen Herdnephritis. Wir können dann von einer diffusen Nephritis „mit hämorrhagisch-infektiösem Einschlag sprechen", und nur die Blutdruckmessung schützt vor einer Verwechslung mit der viel gutartigeren, reinen monosymptomatischen Herdnephritis.

2. Durch ungenügende, verlangsamte Glomerulidurchblutung mit Degeneration, Eiweißdurchtränkung und Hyalinisierung der Schlingen („Glomerulitis") und schwere sekundäre Parenchymdegeneration.

Es kommt viel langsamer zu einer Verödung der Glomeruli und konsekutiver Atrophie der sekretorischen Elemente, und die Niereninsuffizienz tritt erst nach Jahren ein. Bei dieser subchronischen Verlaufsart der intrakapillären Nephritis wird das histologische und klinische Bild ganz von der schweren, sekundären Parenchymdegeneration, der großen Albuminurie und der hochgradigen Ödembereitschaft beherrscht.

Hier besteht eine enge innere Beziehung zu der primären Parenchymdegeneration der Nephrose. Wir sprechen dann von einer diffusen Nephritis „mit nephrotischem Einschlag", und nur die Blutdruckmessung schützt vor einer Verwechselung der sekundären Parenchymdegeneration mit der anderen monosymptomatischen Form, der primär degenerativen Nephrose.

3. Durch Wiederherstellung der Glomerulizirkulation und -funktion, aber zurückbleibende Gefäßschädigung ohne Glomerulitis. Infolge der bleibenden und zunehmenden allgemeinen und renalen Gefäßkontraktion kommt es sehr allmählich zu ischämischer Atrophie einzelner Glomeruli, zu angiospastischer Endarteriitis und endarteriitischer Obliteration einzelner Gefäßgebiete mit herdförmigem Ausfall von Gefäßgebieten und kompensatorischer Hypertrophie sekretorischer Elemente.

Es kommt erst nach Jahren oder Jahrzehnten zu Niereninsuffizienz infolge der Verödung der Mehrzahl und Erschöpfung der erhalten gebliebenen hypertrophischen Elemente.

Bei dieser ganz chronischen Verlaufsart wird das histologische Bild ganz von der Endarteriitis und der gruppenweisen Hyalinisierung von Glomeruli, das klinische Bild von dem „blassen" Hochdruck beherrscht. Hier besteht eine enge innere Beziehung zwischen der 3. Verlaufsart der nicht ausgeheilten Nephritis und der 3. monosymptomatischen Form, der Sklerose. Wir können daher von einer chronischen Nephritis „mit sklerotischem Einschlag" sprechen, zumal sich diese endarteriitische Verlaufsart mit Vorliebe mit Arteriosklerose der Nierengefäße kombiniert. Und nur die Kenntnis der Vorgeschichte schützt vor einer Verwechslung der sekundären mit der primären Schrumpfniere.

Es versteht sich von selbst, daß wir es nicht immer, ja gewöhnlich nicht mit den reinen Typen zu tun haben.

Wirklich einheitlich ist der Prozeß nur im akuten Stadium. Er wird um so weniger einheitlich, je weiter er sich von diesem entfernt, je mehr sich mit

Wiedereinsetzen einer gewissen Glomerulidurchblutung graduelle Unterschiede ergeben und ergeben müssen. Bei der großen Zahl von sekretorischen Elementen und Gefäßgebieten haben wir also zahllose Variationen und Kommutationen zu erwarten.

Das geht schon daraus hervor, daß — rasch, langsam, sehr langsam sind ja an sich schon relative Begriffe — die Lebensdauer bis zur tödlichen Niereninsuffizienz Tage, Wochen, wenige, mehrere Monate, wenige, einige, viele Jahre, 1, 2, 3 Jahrzehnte betragen kann.

Und wie schon im akuten Stadium neben der geläufigsten Form der Schlingenblähung und Plättchenstase manche Glomeruli auch stärkere Grade von Endothelwucherung innerhalb der Schlingen oder hyaline Durchtränkung oder sogar Halbmondbildung, ja Nekrose aufweisen können, so können wir auch, nur in viel größerem Ausmaße im nicht mehr rückbildungsfähigen Stadium die verschiedensten Reaktionsweisen der Glomeruli in ein und derselben Niere antreffen.

Die Unterscheidung der 3 Typen der Verlaufsart hat nur den Sinn, das histologische Bild der 3 sinnfälligsten Todesarten der Glomeruli, ihr typisches Aussehen, wenn sie rasch, langsam oder sehr langsam zugrunde gehen, zu kennzeichnen, und je größer die Zahl gleichsinnig veränderter Glomeruli ist, umso mehr entspricht das klinische und anatomische Bild einem der 3 Typen. Aber selbst unter dieser Voraussetzung sind diese Krankheitsbilder und Reaktionsweisen der Glomeruli auch nur dann als typisch zu bezeichnen, wenn der Krankheitsprozeß in typischer Weise, akut begonnen hat.

Dann können wir bei raschem Eintritt der Niereninsuffizienz eine mehr oder weniger extrakapilläre Form der Glomerulonephritis, bei hochgradiger Blutdrucksteigerung die Endarteriitis erwarten,

bei länger erhaltener Nierenfunktion, hochgradiger Albuminurie mit Ödembereitschaft und mäßiger Blutdrucksteigerung die intrakapilläre Form und eine subchronische Verlaufsart annehmen,

bei scheinbarer Ausheilung mit Restalbuminurie aber Neigung zu Blutdrucksteigerung eine chronische Verlaufsart vermuten, und im letzteren Falle von einem vaskulären, im vorhergehenden Falle von einem glomerulären Typus der Erkrankung sprechen.

Bei schleichendem und klinisch kaum merklichem Beginn kann der Verlauf relativ rasch sein, Niereninsuffizienz z. B. schon in 1—2 Jahren eintreten, und wir können dennoch histologisch und klinisch den vaskulären Typus der ganz langsamen Verlaufsart mit Schrumpfung, Endarteriitis und ausgedehnter Verödung der Glomeruli antreffen.

Umgekehrt kann bei bis dahin chronischem Verlauf final die angiospastische Ischämie plötzlich so hochgradig werden, daß nunmehr Reaktionen wie bei der stürmischen, subakuten Verlaufsart auftreten, z. B. Halbmonde oder zellreiche Arteriolenverschlüsse oder sogar frische Arteriolennekrose (vgl. Beisp. S. 1432), genau wie bei der malignen Sklerose, unserer früheren „Kombinationsform".

Es gibt also auch atypische Verlaufsweisen und atypische histologische Bilder.

Es ist ja aber auch nicht das Ziel unseres Studiums der Pathologie, das gar nicht eingehend genug sein kann, am Krankenbett histologische Diagnosen zu stellen.

Dieses Studium ist aber notwendig, wenn wir unsere klinischen Befunde verstehen, aus dem Vergleich des klinischen mit dem histologischen Befunde in typischen Fällen das lernen zu wollen, was wir vor allem brauchen: Ein Verständnis für das Wesen des Krankheitsvorganges und seiner klinischen und histologischen Symptome.

Sie alle lassen sich unter dem einen gemeinsamen Gesichtspunkt verstehen, daß wir es hier mit den verschiedenen Reaktionen auf verschiedene Grade einer Störung der Glomerulidurchblutung zu tun haben, die an den einzelnen

Glomeruli verschieden ausfallen kann. Diese Störung der Glomerulidurchblutung ist abhängig einerseits von dem Grade der allgemeinen Gefäßkontraktion, auf die wieder die individuelle Ansprechbarkeit des Gefäßsystems und damit die Konstitution von Einfluß ist, andererseits, wie jede Kreislaufstörung, von der Herzkraft. Wie weit das Herz die gesteigerten Widerstände zu überwinden vermag, wie die Resultante zwischen diesen beiden entgegengesetzt wirkenden Kräften ausfällt, das können wir klinisch nicht beurteilen. Am Grade der Blutdrucksteigerung jedenfalls nicht mit der wünschenswerten Sicherheit. Denn der Grad der renalen Gefäßenge braucht im Blutdruck nicht zum Ausdruck zu kommen.

Das geht auch aus dem Tierversuch hervor: Schwache Adrenalinwirkungen lassen sich durch Massage einer subkutanen Injektionsstelle hervorrufen. Durch gleichzeitige Registrierung von Blutdruck (Karotis), Milz- oder Nierenvolumen sowie Harnausfluß aus einem Ureter läßt sich zeigen, daß starke Gefäßverengerungen der Niere (oder der Milz) verbunden mit Sistierung der Harnsekretion durch kleine, durch solche Massage in die Zirkulation gelangende Adrenalinmengen verursacht werden, die keine oder nur eine sehr geringe Blutdrucksteigerung, oder sogar eine Blutdrucksenkung hervorrufen (Koppány and Dooley).

Hohe Blutdruckwerte sprechen zwar ganz allgemein für einen hohen Grad der Gefäßenge, aber auch zugleich für ein entsprechend kräftiges Herz.

Gleichen Graden von Blutdrucksteigerung können verschiedene Grade von Gefäßverengerung und Kreislaufstörung, gleichen Graden von Gefäßverengerung können verschiedene Grade von Blutdrucksteigerung entsprechen.

Maßgebend ist die Stärke des Blutfadens und seine Geschwindigkeit, d. h. die in der Zeiteinheit zur Verfügung gestellte Blutmenge. Bei starker Blutdrucksteigerung wird die — ischämische — Kreislaufstörung vor allem auf der Abnahme der Blut- und Erythrozytenmenge beruhen, die Stromgeschwindigkeit wird bei genügender Herzkraft eher gesteigert sein (vaskulärer Typus); bei starker Albuminurie wird die — peristatische — Kreislaufstörung vor allem in Verlangsamung der Strömung bestehen (glomerulärer bzw. parenchymatöser Typus). Entscheidend für jeden einzelnen Glomerulus ist das Mißverhältnis zwischen Blutbedarf, Dauer der Durchblutung und Blutleere im rhythmischen Wechselspiel der Arteriolen.

Ätiologie.

Aus dem in der Einleitung Gesagten geht hervor, daß die frühere Vorstellung, nach der ein dauernder, jahrelang wirkender Reiz einen chronischen Entzündungsprozeß in der Niere unterhalten sollte, aufgegeben werden muß. Die chronische = unheilbare und progrediente diffuse Nephritis entsteht nach unserer Meinung ebenso wie die sekundäre Hypertonie und Schrumpfniere nach chronischer Bleivergiftung und Schwangerschaft ausnahmslos aus einem sehr verschieden lang dauernden funktionellen Vorstadium, in dem die Veränderungen noch rückbildungsfähig sind. In den Fällen, in denen eine akute, freilich keineswegs immer akut, sondern oft schleichend, d. h. unbemerkt einsetzende diffuse Glomerulonephritis vorausgegangen ist, ist die chronische Nephritis gleichbedeutend mit einer nicht ausgeheilten Nephritis. Nicht immer gelingt es freilich dem Arzte, diesen Nachweis zu führen, weil gar nicht so selten das akute Stadium selbst vom Kranken übersehen wird, besonders dann, wenn der akute Prozeß ohne Ödem verläuft. Nur etwa in einem Drittel der Fälle fanden wir in der Vorgeschichte von chronischen Nephritiden die ganz bestimmte Angabe, daß ein akutes Nierenleiden durchgemacht worden ist, häufiger Anzeichen dafür, daß die akute Phase latent gewesen ist.

Man könnte derartige Fälle ohne manifeste Nephritis in der Vorgeschichte als „von vornherein chronisch" bezeichnen, zumal solche vorkommen, bei denen das Krankheitsbild sich aus unscheinbaren Anfängen ganz allmählich aus einer zufällig entdeckten Albuminurie zu einem progredienten und an Schwere der Erscheinungen zunehmenden Nierenleiden entwickelt. Es läßt sich aber bei der Buntheit der Entwicklungsbilder und Verlaufsarten keine scharfe Grenze ziehen zwischen akut beginnenden und nach unvollständiger Heilung schleichend weiter verlaufenden und jenen schleichend beginnenden allmählich progredienten Fällen. Zwischen beiden Typen gibt es alle Übergänge, ja auch bei den schleichend, mit zufällig entdeckter Albuminurie beginnenden Fällen kommen Heilungen vor; auch dieses latente Frühstadium einer chronischen Nephritis müssen wir uns bei dem funktionellen Charakter der chronischen Kreislaufstörung als für unbestimmt lange Zeit reparabel vorstellen. Das gemeinsame Moment scheint bald plötzlich wie eine Katastrophe, bald ganz allmählich einsetzende allgemeine Gefäßkontraktion zu sein. Bei der enormen Häufung von Kriegsnephritiden kamen beide Arten von Beginn und Verlauf und alle Zwischenstufen vor.

Der Unterschied liegt aber vermutlich weniger in der Art des Einsetzens der Gefäßkontraktion als in der Herzkraft, d. h. der Fähigkeit des Herzens, die gesteigerten Widerstände zu überwinden.

Es liegt kein Grund vor anzunehmen, daß die Verschiedenheit des Beginns der als einheitlich anzusehenden Erkrankung auf Unterschieden der Ätiologie beruht. In beiden durch zahlreiche Übergänge verbundenen Extremen handelt es sich wohl allermeistens um Streptokokkeninfekte.

Die Ätiologie der chronischen Formen ist also die gleiche wie die der akuten.

Die Frage der Ätiologie der chronischen Nephritis spitzt sich daher auf die Frage zu, warum eine akute Nephritis nicht im Stadium der Rückbildungsfähigkeit der Veränderungen zur Ausheilung gelangt ist.

Es ist nicht anzunehmen, daß die Besonderheit der Ätiologie der akuten Nephritis dabei eine wichtigere Rolle spielt. Man kann wenigstens nicht feststellen, daß Nephritiden einer bestimmten Ätiologie besonders dazu neigen, chronisch zu werden. Wir glauben vielmehr, daß jede Nephritis unter besonderen ungünstigen Bedingungen infolge des Grades und der Dauer der Gefäßkontraktion auch zu rückbildungsunfähigen Veränderungen führen kann. Ob solche Bedingungen in der Natur der Grundkrankheit selbst liegen können, wissen wir noch nicht, da uns die eigentliche Ursache, die Quelle der allgemeinen Gefäßkontraktion, noch unbekannt ist. Aber allein aus der Tatsache, daß es zu den allergrößten Seltenheiten gehört, daß eine rechtzeitig, d. h. im wirklich frischen, d. h. heilbaren Frühstadium entdeckte und richtig behandelte Nephritis nicht ausheilt, geht schon hervor, daß in der Ätiologie der chronischen Formen weitaus die größte Rolle der Umstand spielt, daß entweder eine akute Nephritis nicht richtig behandelt, d. h. nicht rasch genug der Heilung zugeführt worden ist, oder daß das Frühstadium sich ganz unbemerkt und schleichend entwickelt hat, von dem Kranken nicht beachtet oder über den unspezifischen Allgemeinerscheinungen übersehen, oder vom Arzte nicht richtig gedeutet worden ist.

Zahlenmäßig scheinen diejenigen Fälle zu überwiegen, bei denen die akute Erkrankung so schleichend eingesetzt hat, daß der Kranke entweder gar nicht oder zu spät die Hilfe des Arztes in Anspruch genommen hat. Man darf daraus nur den Schluß ziehen, daß die Krankheit nicht etwa deshalb chronisch geworden ist, weil sie besonders schwer war, d. h. besonders rasch schwere Veränderungen hervorgerufen hat, sonst würden wohl ernstere Symptome ein Übersehen der Krankheit unmöglich gemacht haben. Wir müssen vielmehr im Gegenteil annehmen, daß die Erkrankung dann am meisten Gefahr läuft, chronisch zu werden, wenn sie weniger heftig einsetzt und an sich leichter verläuft. Dabei mag auch die Fortdauer der ursächlichen Erkrankung (Infektion) eine begünstigende Rolle spielen.

Ophuels hat bereits auf die wichtige Tatsache aufmerksam gemacht, daß bei der Autopsie chronischer Nephritiden — ich kann hinzufügen auch im Leben — sehr oft ein wichtiger Befund an den Tonsillen erhoben wird:

Die Tonsillen sind nicht vergrößert, im Gegenteil gewöhnlich mehr oder weniger geschrumpft. Die Oberfläche ist glatt, mehr oder weniger weiß und narbig verändert. Die Öffnungen der Krypten und der Fossa supratonsillaris sind sehr verengt, oft praktisch obliteriert. Wenn man diese Mandeln quetscht, spritzt krümliches Material und Eiter oft in großen Mengen durch die engen Öffnungen aus den erweiterten Taschen dahinter. In dem Eiter findet man massenhafte Diplostreptokokken entweder in Reinkultur oder gemischt mit anderen Bakterien. Besonders die Fossa supratonsillaris ist gewöhnlich sehr erweitert und voll von eitrigem Material, ihre Wände können mehr oder weniger nekrotisch sein.

Ophuels macht ausdrücklich darauf aufmerksam, daß derartige Mandelveränderungen bestehen können, ohne daß der Patient eine Ahnung davon hat, und daß es schwer ist, sie im Leben zu entdecken.

Es entspricht wortwörtlich meiner Erfahrung, wenn Ophuels schreibt: In manchen dieser Fälle waren die Mandeln im Leben sorgfältig untersucht worden, und die Ärzte hatten erklärt, sie seien ganz oder praktisch normal.

Longcope, O'Brien, McGuire, Hansen und Denny nehmen an, daß die Progredienz von der akuten zur chronischen Nephritis gewöhnlich bedingt wird durch wiederholte, zum Teil unbemerkte Exazerbationen infolge von Rezidiven des ursprünglichen Streptokokkeninfektes, und daß zwischen Chronischwerden der Nephritis und Persistenz des Infektes ein enger Zusammenhang besteht.

Bei der Mehrzahl ihrer chronischen Nephritiden ließen sich bakteriologisch Streptokokken in dem Nasopharynx oder den Sinus nachweisen.

Longcope hat nicht nur die uns so geläufige Zunahme von Albuminurie oder Wiederkehr von Hämaturie nach operativem Eingriff an den Sinus, sondern auch bisweilen Rückkehr von Ödem und rapiden Anstieg des Blutdruckes gesehen, viel seltener bei Tonsillektomie.

Longcope und Mitarbeiter verfügen aber auch über 2 Fälle subakuter Nephritis mit tödlichem Verlauf, bei denen weder im Leben noch nach dem Tode eine Begleitinfektion gefunden werden konnte.

Bell und Hartzell, die ebenfalls den progredienten Verlauf der chronischen Nephritis auf rekurrierende Infektionen zurückführen, haben in 16 Fällen eine primäre Infektion weder in der Vorgeschichte noch bei der Autopsie gefunden.

Auch Kollert ist der Ansicht, daß bei der chronisch progredienten Glomerulonephritis in der ganz überwiegenden Mehrzahl der Fälle sich im Körper ein entzündlicher Herd befindet, dessen Existenz für das Nierenleiden von grundlegender Bedeutung ist. Als Beweise führt er an: den wiederholten klinischen Nachweis der Existenz eines solchen Herdes, die bei chronischer Nephritis fast stets vorhandene beschleunigte Senkung der roten Blutkörperchen und Veränderungen des weißen Blutbildes im Sinne einer Abwehrreaktion.

Der Herd ist in den Tonsillen und ihrer Umgebung zu suchen.

Wichtig sind die Veränderungen der regionären Lymphdrüsen. Bei einer Tonsillitis scheinen vorwiegend die vor und hinter der Glandula submaxillaris gelegenen Drüsen in Mitleidenschaft gezogen zu sein.

Zweifellos spielen diese chronischen Infekte, die Herdinfekte (focal infection) der Amerikaner eine sehr große Rolle, eine ebenso große für die Entstehung und Dauer der schleichend verlaufenden Nephritis, wie die akuten Infekte für die Entstehung der postinfektiösen akuten Nephritis; und es ist verständlich, daß je nach Sitz, Virulenz der Erreger und Abwehrfähigkeit des Organismus alle Zwischenstufen des Krankheitsbeginnes und Verlaufs möglich sind. Als chronisch in unserem Sinne = unheilbar werden wir aber nur diejenigen Fälle der akut beginnenden oder schleichend verlaufenden oder rezidivierenden Formen anerkennen, bei denen der rezidivierende oder chronische Infekt (über die Gefäßkontraktion) zu rückbildungsunfähigen Veränderungen geführt hat, bei denen also auch die Entfernung des Infektherdes nicht mehr zur Ausheilung führt.

Für die ätiologische Bedeutung eines Dauerinfektes spricht, daß bei schweren — septischen — Infektionen rasch schwere irreparable Glomeruliveränderungen auftreten können, die sich auch durch die beste — nicht auf die Beseitigung des Infektes gerichtete — Behandlung nicht verhüten lassen. Glücklicherweise sind diese Fälle selten.

Daß andererseits die Art und Konsequenz der Behandlung im Frühstadium — die nicht auf Beseitigung des Infektherdes, sondern auf Entspannung des Kreislaufes gerichtet ist — eine wichtige Rolle spielt, geht daraus hervor, daß bei den zahlreichen Fällen unserer Beobachtung, die im ganz frischen Stadium in klinischer Behandlung gestanden haben, seit Jahren ein Chronischwerden der Erkrankung kaum mehr beobachtet worden ist, während unter der größten Mehrzahl unserer Fälle von chronischer Nephritis keine entsprechende Krankenhausbehandlung während des rückbildungsfähigen Stadiums stattgefunden hatte.

Kollert steht der Hypothese, daß die chronische Nephritis die Tendenz zum Fortschreiten hat, ziemlich skeptisch gegenüber. Doch ist das keine Hypothese, sondern eine schmerzliche, immer noch viel zu oft erlebte Erfahrung.

Kollert erscheint die klare Charakterisierung der „chronisch progredienten Nephritis" einerseits, des „Narbenstadiums nach Nephritis" andererseits von Wichtigkeit. Nur an ihrer Hand lassen sich die Ergebnisse einer Therapie der Spätstadien beurteilen. Er gibt dazu folgende Übersicht:

	Progrediente Nephritis	Narbenstadium
Albuminurie	deutlich oder hochgradig	fehlt oder nur spurweise
Hämaturie	deutlich	fehlt oder gering
Erythrozytensenkung	rasch	normal
Temperatur	gelegentlich subfebril	afebril
Weißes Blutbild	sehr selten Leukozytose, häufiger Lymphozytose oder Eosinophilie oder Monozytose	normal
Lipoidurie und Pseudochylie .	gelegentlich vorhanden	fehlt
Hochdruck, Retentionssymptome (Rest-N-Vermehrung usw.), Anämie, Hyposthenurie.	Hängen von der Stärke der Ausschaltung funktionierenden Gewebes ab, also sowohl von der Intensität der Entzündung als auch der Ausdehnung der Narbenbildung. Sie können demnach bei beiden Gruppen vorhanden sein oder fehlen und sind für die Unterscheidung nicht geeignet.	

Das Narbenstadium darf nur diagnostiziert werden, wenn es sich tatsächlich um einen Dauerzustand handelt.

Gibt es das überhaupt? Auch das „Narbenstadium" zeigt eine ausgesprochene Neigung zu Progredienz.

„Ein klinischer Führer für die Unterscheidung zwischen Remission und Narbenstadium liegt auch im folgenden: Wird ein chronischer Nephritiker von einer interkurrenten Infektionskrankheit ergriffen (Coryza, Angina, Bronchitis, akutes Exanthem), so kommt es meist zu einem Aufflammen des Prozesses (stärkere Hämaturie, vermehrte Ödeme usw.). Im Narbenstadium ist dies nicht der Fall. Ebenso wertvoll ist eine genaue Anamnese: Gibt Patient zeitweise Hämaturie oder das Auftreten von Ödemen renalen Charakters an, ist es sehr unwahrscheinlich, daß der „entzündliche Prozeß" zum Stillstand gekommen ist."

Wie sind nun die Ergebnisse der ätiologischen Behandlung der „progredienten Nephritis"?

In der lückenlosen Serie von 32 ätiologisch behandelten Nephritiden finden sich, abgesehen von 10 akuten Fällen, die durch ätiologische Behandlung der Heilung zugeführt worden sind, an sog. „chronischen" Nephritiden, die durch ätiologische Behandlung geheilt wurden, nur folgende:

1. (Beisp. 51). 14jähriges Mädchen, „seit 4 Jahren im Anschluß an Scharlach eine milde diffuse oder herdförmige Glomerulonephritis". RR. 125 bei Verdacht auf Lues hereditaria. Albumen $1^0/_{00}$. Erythrozyten +, Zylinder +. Nach Tonsillektomie Heilung. Die Erythrozyten schwinden fast sofort aus dem Sediment. Die Kreuzschmerzen bessern sich.

2. (Beisp. 67.) 39jähriger Mann. 1926 „chronische milde (diffuse?) Glomerulonephritis". BD.: 135 → 90 mm. $^1/_4{}^0/_{00}$ Albumen. Erythrozyten +. 1927 Tonsillektomie. 1929 vollständig gesund. BD.: 95. Im Sediment einige Erythrozyten.

3. (Beisp. 73.) 19jähriges Mädchen. 1910 akute Nephritis. Ödem +. Albumen Spur. Zylinder +, Erythrozyten +. BD.: 85 mm. 1923: „chronische Nephritis ohne Hochdruck." Tonsillektomie. 1929 gesund. Alb. 0, Sed. einz. Leuk. (Koliurie). „Epikrise: Vermutlich Heilung einer chronischen Nephritis mit normalem Drucke nach Tonsillektomie."

Das ist keine genügende Basis, um den Beweis zu führen, daß eine Nephritis nur deshalb chronisch wird, weil der Infektionsherd im Körper verbleibt, und daß eine wirklich chronisch gewordene Nephritis ausheilt, wenn der Infektherd beseitigt wird. Denn keiner der Fälle entspricht dem, was wir unter einer chronischen diffusen hypertonischen Nephritis verstehen. Daß derartige gutartige und nicht progrediente Restalbuminurien auch nach langer Dauer durch Beseitigung eines Infektherdes ausheilen können, das haben wir oft gesehen, aber ebensowenig wie Kollert, daß eine unausgeheilte hypertonische Nephritis von jahrelanger Dauer durch Tonsillektomie bzw. Beseitigung des „Primärherdes" ausgeheilt wäre. Und die schlechten Erfolge, die Kollert bei 5 echten typischen chronischen Nephritiden mit Hochdruck gehabt hat, haben ihn veranlaßt, jetzt jede Operation bei ausgesprochenem Hochdruck abzulehnen.

Doch kommt das schließlich auf einen Streit um Worte hinaus. Ich bin von jeher für die ätiologische Nachbehandlung der akuten Nephritis und für die ätiologische Behandlung der länger sich hinziehenden Nephritis eingetreten, und ich bin der letzte, der die Wichtigkeit der Aufsuchung und Entfernung jedes Infektionsherdes leugnet. Ich leugne auch nicht die Bedeutung des Infektionsherdes für die Fortdauer einer Nephritis bzw. der dieser zugrundeliegenden Gefäßkontraktion und damit für die Gefahr des Chronischwerdens. Nur beschränken sich nach meiner Erfahrung die Heilerfolge der ätiologischen Behandlung auf die Frühstadien der Nephritis; und solange Heilerfolge noch zu erzielen sind, nennen wir die Nephritis noch nicht chronisch und unheilbar.

Die Schwierigkeit der Einigung ist dadurch gegeben, daß die Zeitspanne des reparablen und solange zum Frühstadium gehörenden Zustandes so ungemein verschieden ist. Sie kann sehr kurz sein, Tage oder wenige Wochen betragen, und sehr lange sein, Monate ja 1—2 Jahre dauern. Das hängt nach unseren Erfahrungen in erster Linie von dem Grade der Blutdrucksteigerung bzw. der Gefäßkontraktion ab. Je höher dieser, desto kürzer ist das rückbildungsfähige — z. B. durch Entfernung des Infektionsherdes noch heilbare — Frühstadium.

Wenn wir die Fiktion zugrunde legen, als ob 2 Momente zu der allgemeinen renal bedingten und hämatogen bewirkten Gefäßkontraktion führen, ein exogenes und ein endogenes Moment, so können wir uns den Vorgang als Arbeitshypothese vielleicht so vorstellen:

Im Frühstadium der akuten Nephritis bewirkt das exogene, extrarenale Moment des Infektes, der Erkältung, die renale Gefäßkontraktion.

Die Durchblutungsstörung der Niere ruft das endogene, renale Moment auf den Plan, das bei der Ausheilung mit Wiederherstellung der Nierendurchblutung verschwindet. Auch bei lange sich hinziehender Nephritis infolge Persistenz des ätiologischen Infektes kann mit Beseitigung dieses und Ausschaltung der exogenen Komponente volle Wiederherstellung der Nierendurchblutung und der Niere und damit die Ausschaltung des endogenen Faktors erfolgen. Mit zunehmender (organischer?) Durchblutungsstörung der geschädigten Niere übernimmt das endogene Moment die Führung, und dann führt Ausschaltung des exogenen Faktors nicht mehr zum Aufhören der Gefäßkontraktion. Die Krankheit wird unheilbar = chronisch, und sie wird progredient, weil die Störung der Nierendurchblutung zu allgemeiner und renaler Gefäßkontraktion und diese zu Zunahme der Störung der Nierendurchblutung führt (vgl. S. 1378).

Für die Ätiologie der chronischen Schwangerschaftsnierenerkrankungen gilt übrigens in gleichem Maße das, was über das Chronischwerden der diffusen Nephritis gesagt worden ist.

Grad und Dauer des Schwangerschaftsangiospasmus und nicht das Fortwirken der ursprünglichen, hier doch wohl sicher endogenen, nicht infektiösen Ursache ist verantwortlich zu machen für das Auftreten irreparabler Gefäßveränderungen. Diese ihrerseits bedeuten wiederum kein — stationäres — Narbenstadium, sondern sie bedingen das Fortbestehen oder die Wiederkehr der allgemeinen Gefäßkontraktion und damit ein progredientes Nierenleiden, das von dem vaskulären Typus einer chronischen hypertonischen Nephritis und sekundären Schrumpfniere ganz und gar nicht zu unterscheiden ist.

Und wie bei der Nephritis die Gefahr des Chronischwerdens, d. h. das Auftreten irreparabler Nierenveränderungen nicht von der Schwere des akuten Krankheitsbildes, sondern von dem Grade und der Dauer der Blutdrucksteigerung abhängt, so sind es auch bei der Schwangerschaftsnephritis nicht die plötzlich hereinbrechenden eklamptischen Anfälle, die die Gefahr der chronischen Nephritis heraufbeschwören, sondern die allmählich einschleichenden Zustände von sog. Präeklampsie, von Schwangerschaftsangiospasmus, die der Niere gefährlich werden.

Eine verblüffende Bestätigung dieser Erfahrung hat Harris gegeben, der die Nachwirkung von Spättoxämien der Schwangerschaft an 177 Fällen der geburtshilflichen Abteilung des John Hopkins Hospital verfolgt hat.

Er unterscheidet 3 Gruppen: Eklampsie, präeklamptische Toxämie und nephritische Toxämie.

Von 27 Kranken mit Eklampsie zeigten ein Jahr später 3 die Erscheinungen einer chronischen Nephritis.

Von 55 Kranken mit präeklamptischer Toxämie zeigten nach einem Jahr nicht weniger als 33 Erscheinungen einer chronischen Nephritis.

39 Kranke mit nephritischer Toxämie in der Schwangerschaft hatten alle bei der Entlassung Erscheinungen von chronischer Nephritis.

Was nun die Dauer der toxischen Symptome vor der Geburt betrifft, so betrug bei der Eklampsie die Dauer der prämonitorischen Erscheinungen meist weniger als eine Woche. In 10 von 51 Fällen fehlten diese ganz, in 8 bestanden sie länger als 4 Wochen. (Leider wird über den Blutdruck nichts angegeben.) In den 3 von den nachuntersuchten 27 Fällen, die eine chronische Nephritis zurückbehalten haben, gingen die prämonitorischen Symptome in einem Falle einen Monat, in 2 Fällen 2 Monate dem Ausbruch der Eklampsie voraus.

Bei der Gruppe von präeklamptischer Toxämie betrug die Dauer der Symptome vor der Geburt am häufigsten mehr als 4 Wochen. Von denen, die nach einem Jahr gesund befunden wurden, hatten 36% mehr als 4 Wochen vor der Geburt toxämische Erscheinungen, bei denen, die eine chronische Nephritis davontrugen, 65%.

Endlich hat Harris gefunden, daß das Absinken des Blutdruckes und Verschwinden des Albumens innerhalb von 3 Wochen nach der Geburt nicht garantiert, daß die Niere gesund ist und bleibt, daß aber fast mit Sicherheit auf ein Chronischwerden der Schwangerschaftsnierenerkrankung geschlossen werden kann, wenn Blutdrucksteigerung und Albumen die Geburt um 3 Wochen überdauern.

Ganz ähnlich sind die Erfahrungen von Baumgart, die Kobes gesichtet und mitgeteilt hat. Bei 32 früher eklamptischen Frauen ist in keinem Falle eine chronische Nephritis zurückgeblieben, bei 19 früher präeklamptisch gewesenen Frauen waren in 14 Fällen noch nach Jahren Abweichungen von der Norm, Albuminurie, Zylindrurie und 10mal Blutdruckerhöhung zu finden. In 5 Fällen bestanden die Erscheinungen einer chronischen Nephritis [1]; in 2 Fällen war vor der betreffenden Schwangerschaft eine Nephritis festgestellt; in 2 Fällen hatten in der voraufgehenden Schwangerschaft Eklampsismus mit Blutdrucksteigerung bzw. Nierenbeschwerden mit Schwellungen bestanden; eine Frau, anamnestisch nicht belastet, war amaurotisch mit Blutdruck von 220 mm Hg zur Aufnahme gekommen.

Ebenso hat Kjelland-Moerdre bei der Nachuntersuchung eines sehr großen Materials gefunden, daß die Eklampsie quoad Niere eine bessere Prognose hat als die Schwangerschaftsniere ohne Eklampsie. Spätes Auftreten der Schwangerschaftsalbuminurie gibt für die Niere eine bessere Prognose als frühzeitiges Auftreten in der Schwangerschaft und lange Dauer der Albuminurie vor der Geburt.

---

[1] Kobes erwähnt eine Frau, die 2 Jahre vor der ersten Schwangerschaft eine ärztlicherseits festgestellte Nierenentzündung durchgemacht hat. Während der ersten Geburt trat Eklampsie auf (vgl. S. 624). Die folgende Schwangerschaft wurde des Nierenleidens wegen unterbrochen. Die dritte bei der starke präeklamptische Symptome aufgetreten waren, endete mit Spontanabort. 18 Monate später Blutdruck 165/115, Isosthenurie.

Mit anderen Worten: Grad und Dauer der allgemeinen und renalen Gefäßkontraktion in der Schwangerschaft sind dafür maßgebend, ob sich eine chronische vaskuläre Nephritis im Anschluß an die Schwangerschaft entwickelt.

Daß ich die nicht ausgeheilte Schwangerschaftsniere zu den sekundären Hypertonien und sekundären Schrumpfnieren und damit zu den chronischen Nephritiden rechne, wird keinem ernsten Widerspruch begegnen, auch wenn das Ausgangsstadium von vielen nicht für eine „Entzündung" gehalten wird.

Ganz abgesehen davon, daß ich der gleichen Ansicht bei der akuten diffusen Nephritis bin, gleichen sich im chronischen Stadium die Meinungsverschiedenheiten leichter aus, weil manche sekundäre Hypertonie = chronische Nephritis wenig oder gar nichts mehr von einer „Entzündung" an sich hat.

Mehr Widerspruch wird es finden, daß ich auch die Bleiniere zu den sekundären Hypertonien und Schrumpfnieren rechne (vgl. S. 1258), während sie allgemein den genuinen zugezählt wird. Letzteres hat aber nicht nur sprachliche, sondern auch pathogenetische und histologische Bedenken. Einmal verstehen wir unter genuin entweder eine unbekannte oder eine endogene Ätiologie, zum anderen ist die Bleinierenschrumpfung deshalb sekundär, weil ihr ein Angiospasmus exogenen Ursprungs voraufgeht, und endlich entspricht die Art der Gefäßveränderungen bei der Bleiniere, bei der neben der — fakultativen — Arteriolosklerose die Endarteriitis obliterans besonders stark entwickelt ist, durchaus dem Typus der sekundären von vornherein angiospastischen Schrumpfniere und nicht dem der genuinen, bei der wir ein Vorstadium des roten Hochdruckes annehmen oder wenigstens eine Arteriosklerose der Nierengefäße für das Primäre halten.

Einteilung.

Bei der verwirrenden Fülle der Möglichkeiten, die das histologische und klinische Bild aufweisen können, ist es nicht leicht, einen Gesichtspunkt für eine Gruppierung der ungeheuer verschiedenartigen Fälle und Verlaufsarten zu finden, die dem ärztlichen Bedürfnis Rechnung trägt. Die unendlich reichen Möglichkeiten des Beginnes und Verlaufes bereiten der Namengebung große Schwierigkeiten, die die Verständigung erschweren. Die Bezeichnung chronisch wird auf ganz ungleichwertige und verschiedenartige Zustände angewandt, auf Fälle, die von vornherein schleichend beginnen, auf langdauernde, langwierige, aber doch noch heilbare und auf nicht heilbare Zustände, für die wir bei der Nephritis die Bezeichnung reservieren möchten. Vielleicht ist es am besten, die mißverständlichen Ausdrücke akut und chronisch möglichst zu vermeiden und von einem rückbildungsfähigen und einem rückbildungsunfähigen (zugleich progredienten) Stadium zu sprechen.

Im ersten rückbildungsfähigen Stadium können die Fälle plötzlich und schleichend beginnen, beide können rasch oder langsam ausheilen oder in das Stadium der Rückbildungsunfähigkeit eintreten. Eine schleichend verlaufende Nephritis kann relativ früh unheilbar werden, eine plötzlich einsetzende kann sich sehr lange hinziehen und sehr lange rückbildungsfähig bleiben und nach 1—2 (und mehr!) Jahren noch ausheilen, und umgekehrt schon nach Wochen unheilbar sein. Man muß also auch im heilbaren ersten Stadium plötzlich und schleichend beginnende und rasch und langsam entweder zur Heilung verlaufende oder in das Stadium der Rückbildungsunfähigkeit eintretende Fälle unterscheiden, ohne in der Lage zu sein, im einzelnen Falle anders als aus dem Verlauf sagen zu können, wann das Stadium der Rückbildungsfähigkeit überschritten ist. Im rückbildungsunfähigen Stadium sind wir gewöhnt, die Verlaufsart als subakut, subchronisch und chronisch zu bezeichnen und meinen damit die Geschwindigkeit des Verlaufes zur tödlichen Niereninsuffizienz.

Auch die Bezeichnung subakut wird vielfach noch arg mißbraucht, was der Verständigung höchst abträglich ist. Man meint damit Fälle, die nicht mehr ganz akut, aber noch nicht chronisch sind. Bei diesem Sprachgebrauch, der auch noch von leichten subakuten Fällen spricht, läßt sich die Bezeichnung nur eine gewisse Zeit lang anwenden; wenn seit dem akuten Stadium so viel Zeit verflossen ist, daß man auf Ausheilung nicht mehr rechnen kann, dann wird aus der Nephritis, die einige Monate lang subakut geheißen hat, eine chronische.

Man sollte die Bezeichnung subakut freihalten für die Art des Verlaufes der nicht mehr heilbaren Nephritis, den Löhlein auch als stürmisch bezeichnet hat. Nach der fehlerhaften Bezeichnung verliert eine Nephritis um so mehr ihren subakuten Charakter, je weiter sie sich vom akuten Stadium entfernt; nach der richtigen Bezeichnung wird der subakute Charakter mit wachsender Entfernung vom akuten Stadium um so deutlicher. Die Verlaufsart bleibt subakut bis zum Tode an Niereninsuffizienz, und die Geschwindigkeit, mit der das Endstadium erreicht wird, kann als stürmisch bezeichnet werden. Eine subakute Nephritis als leicht zu bezeichnen, ist also eine contradictio in adjecto.

Die Verlaufsart wird bestimmt von Art und Grad der funktionellen Kreislaufstörung, und diese ist die Resultante zwischen Grad der bleibenden allgemeinen Gefäßkontraktion und der vis a tergo, d. h. der Herzkraft.

Der Grad der — chronischen — allgemeinen Gefäßkontraktion wird, abgesehen von individuellen Faktoren wie Ansprechbarkeit des Gefäßsystems, Fähigkeit zur Bildung pressorischer Stoffe, in Beziehung stehen einerseits zu der exogenen Krankheitsursache, wenn diese dauernd fortwirkt, andererseits zu Art und Grad der rückbildungsunfähigen Veränderungen, mit denen die Niere das rückbildungsfähige Stadium verlassen hat. Diese werden wieder als organische Hindernisse von Einfluß auf die Art und den Grad der Kreislaufstörung sein.

Das Endresultat ist bei allen Verlaufsarten bei rascher und gleichmäßiger oder langsamer und ungleichmäßiger Ausschaltung sekretorischer Elemente das gleiche, die tödliche Niereninsuffizienz. Wesentlich verschieden ist aber die Zeit, in der dieses Endresultat erreicht wird. Dementsprechend kann auch das anatomische Substrat der klinisch in die Erscheinung tretenden Niereninsuffizienz wesentlich verschieden sein und in stark vergrößerten, normal großen, kaum verkleinerten oder enorm geschrumpften Nieren bestehen. Der objektive klinische Befund gibt uns keinen sicheren Anhalt, ob dieses Endstadium rasch oder langsam, innerhalb von Wochen, Monaten, Jahren oder Jahrzehnten nach dem akuten Stadium eingetreten ist. Um in einem solchen Falle die Verlaufsart, d. h. die Geschwindigkeit des Ablaufes, nachträglich angeben und das anatomische und histologische Bild vorhersagen zu können, dazu ist die Kenntnis der Vorgeschichte notwendig, und zwar ein sicherer Anhaltspunkt dafür, wann der Kranke das akute Stadium der Nephritis durchgemacht hat. Da diese Angabe in manchen Fällen nicht zu erhalten ist, so werden wir bei diesen darauf verzichten müssen, ein Urteil über die Verlaufsart abzugeben und uns damit begnügen, festzustellen, ob im einzelnen Falle das Endstadium der Nephritis noch weit entfernt oder in absehbarer Zeit zu erwarten oder schon eingetreten ist.

Eine solche Feststellung ist möglich auf Grund einer Prüfung der Nierenfunktion. Es erscheint daher vom klinischen Standpunkte aus am zweckmäßigsten, die chronischen Nephritiden nach funktionellen Gesichtspunkten zu unterteilen.

Aus der Möglichkeit einer so außerordentlichen Verschiedenheit des zeitlichen Verlaufes geht schon die ungemein wichtige Tatsache hervor, daß es Fälle geben muß, in denen die Nieren, obgleich ihre Glomeruli oder (bzw. und) ihre Gefäße geschädigt aus der akuten Asphyxie hervorgehen, noch jahre- und jahrzehntelang leistungsfähig bleiben, ehe sie in das zum Tode führende Stadium der Niereninsuffizienz eintreten.

Wir können daher die chronischen = rückbildungsunfähigen diffusen Glomerulonephritiden nach dem funktionellen Verhalten in zwei große Gruppen oder Stadien einteilen, in solche mit relativ ungestörter Funktion und solche mit gestörter Funktion, d. h. in ein früheres, zweites, Dauer-, und ein späteres, drittes, End - Stadium, wobei wir das noch rückbildungsfähige Stadium als erstes oder Früh-Stadium rechnen. Dabei müssen wir uns aber zweierlei klar machen:

1. daß fließende Übergänge bestehen und „Übergangsstadien" vorkommen müssen, weil jede chronische diffuse Nephritis schließlich in das spätere Stadium der Niereninsuffizienz übergehen muß, falls der Träger es erlebt;

2. daß das spätere Endstadium der Niereninsuffizienz sehr verschieden früh eintreten kann; es kann sich unmittelbar ohne Inzisur an das akute Stadium anschließen oder sich erst nach vielen Jahren ganz allmählich aus dem zweiten Dauerstadium entwickeln.

Als Unterscheidungsmerkmal dient die Nierenfunktion, in erster Linie die Konzentrationsfähigkeit der Niere und der RN- bzw. U⁺-Spiegel im Blute. Alle Fälle, die das Endstadium, sei es in subakutem, subchronischem oder ganz chronischem Verlauf erreichen und wirklich an der Niere, d. h. an Niereninsuffizienz sterben, weisen ausnahmslos Retentionen im Blute und die charakteristische Unfähigkeit der Konzentration, und zwar die Isosthenurie auf: die typische qualitative Änderung der Sekretion, die in Absonderung eines Harnes von fixierter, kaum mehr variabler Konzentration besteht, die der des Blutes entspricht (vgl. S. 183).

Zwischen dieses typische und allen chronischen diffusen Nephritiden, wie allen progredienten Nierenerkrankungen überhaupt, bei genügend langer Lebensdauer drohende Endstadium, das histologisch durch den Untergang der Mehrzahl der sekretorischen Elemente und durch das vikariierende „Emphysem" der Niere, d. h. die Erweiterung der erhaltenen Kanälchen und die Abplattung ihrer Epithelien gekennzeichnet ist, einerseits, und das erste akute bzw. funktionelle Stadium, das sich durch Blutleere der Glomeruli und unwesentliche oder wenigstens rückbildungsfähige Schädigung der Tubuli auszeichnet, andererseits, schiebt sich nun ein je nach dem Tempo des Ablaufes verschieden langes zweites Dauerstadium von gar nicht oder wenig gestörter Nierenfunktion.

Dieses zweite Stadium fehlt bei den subakut, d. h. stürmisch verlaufenden Fällen von nach Wochen oder Monaten zählendem Verlauf, die schon mit Niereninsuffizienz und Konzentrationsunfähigkeit das erste rückbildungsfähige Stadium verlassen. Es dauert relativ kurz bei den subchronischen Fällen von nur jahrelangem Verlauf und sehr lange bei den Fällen von ganz chronischer Verlaufsart.

Und ebenso kann das dritte, das Endstadium, sehr verschieden lange dauern, es kann sehr kurz sein, und es kann jahrelang ertragen werden.

Es wäre sehr wichtig, gerade diejenigen Fälle des zweiten Stadiums von ganz chronischem Verlauf genauer über Jahre und Jahrzehnte zu verfolgen, um die allmählichen (oder plötzlichen) Übergänge in das dritte Stadium zu beobachten. Doch sind die Voraussetzungen dazu nur selten gegeben. Eher kommt der einzelne schon in die Lage, den Übergang der Fälle von weniger langem Verlauf aus dem zweiten in das dritte Stadium zu beobachten, und wir haben mehrfach bei wiederholten Beobachtungen und Funktionsprüfungen eine deutliche Abnahme des Konzentrationsvermögens im einzelnen Falle innerhalb einiger Jahre gesehen. Auch lassen sich die zahlreichen Fälle des zweiten Stadiums nach dem Konzentrationsvermögen in eine Reihe ordnen, in der sich ganz deutlich eine Abnahme des Konzentrationsvermögens erkennen läßt. Wir zweifeln daher nicht, daß in allen lange genug lebenden Fällen des zweiten Stadiums, wenn auch nach außerordentlich verschieden langer Zeit, dieser Übergang in das dritte Stadium der Niereninsuffizienz erfolgt, dem etwa (nicht ganz) der Übergang der vorgeschrittenen Nephroangiosklerose in das ischämische

Stadium der malignen Sklerose und das Endstadium der genuinen Schrumpfniere entspricht.

Damit sind aber die Schwierigkeiten der Einteilung bzw. Namengebung
noch nicht erschöpft. Unabhängig von Stadium und Verlaufsart bestehen noch
so wesentliche Unterschiede in den klinischen Zustandsbildern, daß man
früher danach ausschließlich die „chronischen" Nephritiden in parenchymatöse und interstitielle unterschieden hat. Das heißt, die Fälle von nicht
ausgeheilter Nephritis können mehr unter dem Bilde einer — sekundären —
Hypertonie, oder mehr unter dem Bilde einer — sekundären — Nephrose verlaufen, und zwischen diesen beiden Extremen gibt es wieder alle Übergänge.

Wir haben die beiden Krankheitsbilder als glomerulären und vaskulären
Typus bezeichnet und Unterschiede in der Art der Kreislaufstörung angenommen.

Streng genommen müßte man bei jedem der beiden Typen eine subakute,
subchronische und chronische Verlaufsart zu Niereninsuffizienz unterscheiden,
denn es kommt bei jedem jede Verlaufsart vor. Erfahrungsgemäß treffen wir
aber den rein vaskulären Typus, wenn auch subakute und subchronisch
verlaufende Fälle vorkommen, am häufigsten bei der chronischen Verlaufsart,
das ausgesprochen nephrotische Krankheitsbild des glomerulären Typus, das
Schlayer so treffend als Pseudonephrose bezeichnet hat, selten bei der
ganz chronischen und auch nur gelegentlich bei der rasch zur Niereninsuffizienz
führenden subakuten Verlaufsart, sondern entweder bei sehr schleichend verlaufenden noch heilbaren Fällen des ersten Stadiums, das hier ausscheidet,
oder bei der subchronischen Verlaufsart der nicht mehr heilbaren Nephritis. Es
ist daher zur Vereinfachung der Einteilung und Namengebung gerechtfertigt,
wenn wir die Fälle des glomerulären Typus mit starkem nephrotischen Einschlag mit der subchronischen Verlaufsart der intrakapillären Glomerulonephritis identifizieren, mit dem Vorbehalt, daß ein nephrotischer Einschlag
auch bei anderen Verlaufsarten vorkommt und umgekehrt, daß eine subchronisch verlaufende Nephritis auch den nephrotischen Einschlag verlieren
oder ganz vermissen lassen und ganz das vaskuläre Krankheitsbild darbieten
kann.

Im allgemeinen kann man sagen, daß die subakute Verlaufsart das klinische
Zustandsbild der akuten Nephritis, die subchronische mehr weniger das klinische Zustandsbild des glomerulären Typus der Pseudonephrose, die chronische
mehr weniger das klinische Zustandsbild des kardiovaskulären Typus der
sekundären Hypertonie bietet.

Wir haben es also bei jeder chronischen Nephritis mit einer **Gleichung mit
zwei Unbekannten** zu tun.

Zur richtigen Kennzeichnung und Beurteilung des einzelnen Falles ist notwendig, zu wissen,

1. in welchem Zustande der Nierenfunktion, d. h. in welchem klinischen
Stadium er sich befindet,

2. mit welcher Geschwindigkeit die Zustandsänderung erfolgt.

Die erste Unbekannte, das Stadium, läßt sich klinisch feststellen
durch Prüfung der Nierenfunktion, d. h. durch Vergleich des objektiven
Befundes mit dem bekannten, für alle chronischen Nierenleiden gleichen Zu-
standsbilde des Endstadiums der Niereninsuffizienz.

Die zweite Unbekannte läßt sich aus dem objektiven Befunde nicht feststellen, aber durch Bezugnahme auf das Anfangsstadium ermitteln, d. h. aus
der Zeit, in der sich das vorliegende Zustandsbild aus dem akuten Stadium
entwickelt hat.

Die erste Unbekannte ist also stets, die zweite nicht immer festzustellen.
Daher entspricht die Einteilung nach Stadien in erster Linie dem klinischen

Bedürfnis. Wir müssen uns aber darüber klar sein, daß sie zur Kennzeichnung des einzelnen Falles nicht ausreicht, und daß, wenn irgend möglich, durch Ermittlung der zweiten Unbekannten auch noch ein Urteil über die Verlaufs art zur Stadiumbezeichnung hinzugefügt werden muß. Dann können wir voneinander unterscheiden:

1. Ein drittes Stadium einer nicht ausgeheilten (extrakapillären) Nephritis von subakuter Verlaufsart.

2. Ein zweites und drittes Stadium einer nicht ausgeheilten (intrakapillären) Nephritis von subchronischer Verlaufsart.

3. Ein zweites und drittes Stadium einer nicht ausgeheilten (vaskulären) Nephritis von ganz chronischer Verlaufsart,

und dann können wir im einzelnen Falle bei Berücksichtigung des klinischen Zustandsbildes meist ziemlich genau die anatomischen Veränderungen uns vorstellen und vorhersagen.

a) Das zweite (Dauer-) Stadium der diffusen Glomerulonephritis.

Die subchronischen und chronischen Formen ohne Niereninsuffizienz; die sekundären Pseudo-Nephrosen und sekundären Hypertonien.

Symptomatologie. Bei den nicht ausgeheilten diffusen Nephritiden des zweiten Stadiums mit erhaltener Nierenfunktion ist es in erster Linie die Fortdauer der pathognomonischen **Blutdrucksteigerung,** die uns vermuten läßt, daß die den Verlauf der Nephritis bestimmende Veränderung und Drosselung der Gefäße noch weiterbesteht. Wir finden aber auch hier wie im akuten Stadium (vgl. die Gegenüberstellung der maximalen Blutdruckwerte der drei Stadien auf S. 1401) sehr verschiedene Werte, sowohl im allgemeinen wie im besonderen, im einzelnen Falle.

Werte von 200 mm Hg wurden nicht häufig, Werte von 180 etwa in der Hälfte unserer 33 im Atlas verarbeiteten Fälle erreicht oder überschritten. Von diesen kamen aber manche im Laufe der Behandlung vorübergehend auf viel niedrigere Werte, die die obere Grenze der Norm erreichten. Die andere Hälfte der Fälle hatte Werte, die regellos im allgemeinen wie im einzelnen zwischen 120 und 180 schwankten und oft bis zur Norm herabsanken oder diese auch dauernd nur ganz wenig überschritten, solange sie sich in Krankenhauspflege befanden. Bei denjenigen, bei denen eine Nachuntersuchung möglich war, fanden wir in der Regel später wieder einen erhöhten Blutdruck.

In einer Zusammenstellung der in Halle und Frankfurt beobachteten Fälle von nicht-ausgeheilter Nephritis subchronischer oder chronischer Verlaufsart im 2. Dauerstadium ergeben sich folgende systolische Blutdruckwerte:

	— 120	— 140	— 160	— 180	— 200	— 240	— 280 mm Hg	Sa.
subchron.	4	9	9	5	4	4	2	37
chronisch	51	95	68	34	22	29	6	305
	55	104	77	39	26	33	8	342

Zum Vergleich setze ich die Blutdruckwerte des Endstadiums hinzu, die deutlich die Zunahme der Blutdrucksteigerung ersehen lassen.

	— 120	— 140	— 160	— 180	— 200	— 240	— 280 mm Hg	Sa.
subakute	2	—	2	1	1	3	1	10
sek. Schrumpfniere	6	3	10	9	14	24	11	77
	8	3	12	10	15	27	12	87

In 55 von 342 Fällen des 2. Stadiums = 16 % war also zur Zeit der Beobachtung der systolische Blutdruck nicht erhöht.

Solche Fälle mit ganz geringfügiger Blutdrucksteigerung unter 130 mm Hg und mit bei Bettruhe normalen Werten sind, wenn nicht eine deutliche Erhöhung des diastolischen

Druckes besteht, klinisch kaum zu unterscheiden von den Restzuständen einer durchgemachten Nephritis, von den mit Defekt (Restalbuminurie) abgeheilten diffusen und ebensowenig von den chronischen herdförmigen infektiösen Glomerulonephritiden ohne Blutdrucksteigerung (vgl. S. 1515), gegen die sich eine haarscharfe Grenze ohne Kenntnis des früheren und weiteren Verlaufes nicht ziehen läßt.

Daß der erhöhte Blutdruck bei interkurrentem Fieber oder bei eintretender Herzschwäche vorübergehend stark absinken kann, fanden wir auch bei diesen Formen bestätigt. Eine gewisse Labilität des Blutdruckes ist auch bei den Fällen, die in Krankenhausbehandlung und bei Bettruhe normale Werte erreichen, nicht zu verkennen. Die gelegentliche Beobachtung einer leichten Herzhypertrophie bei solchen Kranken mit scheinbar normalem Blutdruck ist wohl ungezwungener auf eine Neigung zu Hypertonie im gewöhnlichen Leben zurückzuführen, als auf eine noch unbewiesene primäre Herzwirkung der chronischen Nephritis (Schlayer). Doch erscheint uns eine solche heute durchaus möglich, da die vasoaktiven Stoffe auch am Froschherz leistungssteigernd wirken [Kerger (vgl. S. 424)].

In einem Falle ganz schleichend entstandener intrakapillärer Nephritis mit starkem und im Verlaufe immer mehr zunehmendem nephrotischem Einschlag fehlte lange die Blutdrucksteigerung, sie trat erst im Stadium der Niereninsuffizienz allmählich auf, so daß wir anfangs große Schwierigkeiten hatten, eine primäre Nephrose auszuschließen. Hier war als einziges Zeichen einer doch bestehenden Neigung zur Gefäßkontraktion gleichzeitig mit der Nierenerkrankung ein Raynaud-artiger Zustand eingetreten, häufiges Weißwerden der Finger mit nachfolgender hochgradiger Kälte und Zyanose derselben (vgl. Beisp. v. St. S. 1429).

Die bleibenden Folgen der Blutdrucksteigerung auf das **Herz** treten bei dem zweiten Stadium der Nephritis meist weniger stark in die Erscheinung als bei dem dritten Stadium.

Leichtere Grade von relativer Herzinsuffizienz, Atemnot beim Treppensteigen, Engigkeitsgefühl usw. kommen in diesem Stadium nicht selten, schwerste Grade von lebensbedrohender oder tödlicher Herzinsuffizienz nicht häufig zur Beobachtung. Die subjektiven und objektiven Erscheinungen gleichen dann denen der primären Hypertension, die im letzten Hauptabschnitte eingehender geschildert werden sollen.

Je stärker die Neigung ist zu Hypertonie und je länger die Krankheit besteht, desto mehr tritt die Hypertrophie des Herzens, und zwar gewöhnlich eine rein konzentrische nur des linken Ventrikels in den Vordergrund.

Der Grad der Herzhypertrophie ist abhängig von Grad und Dauer der Blutdrucksteigerung, aber auch von der Konstitution und von Anforderungen, die an die Körpermuskulatur gestellt werden. Beim glomerulären Typus ist die Herzhypertrophie gewöhnlich gering, beim vaskulären Typus stark.

Sehr starke Hypertrophie des linken Ventrikels bildet die Ausnahme (Beisp. vgl. S. 1737). Hypertrophie und Dilatation beider Ventrikel und Corda bovina wie bei der primären Hypertension sind bei der sekundären Hypertonie, dem zweiten Stadium der Nephritis sehr selten und kommen nur bei hohem Blutdruck, relativ chronischem Verlauf und insbesondere dann vor, wenn Gelegenheitsursachen, wie z. B. Unmäßigkeit im Genuß alkoholischer Getränke, besonders von Bier, oder schwere körperliche Arbeit hinzukommen.

Über den Kapillardruck bei chronischer Nephritis macht Kylin keine Angaben, und er rechnet sie zur permanenten Hypertonie. Klingmüller hat bei subakuter und chronischer Nephritis häufig etwas, bisweilen stark erhöhte Werte gefunden, z. B. 480 mm H_2O CD bei 200 mm Hg BD, 450 mm H_2O CD bei 250 mm Hg BD, aber auch nur 180 mm H_2O CD bei 240 mm Hg BD.

Besonders bemerkenswert erscheint mir auch hier wieder der Befund eines erhöhten Kapillardruckes bei scheinbar fehlender Blutdrucksteigerung. Klingmüller hat z. B. in einem Falle, in dem der systolische Blutdruck nur 130 mm Hg betrug, einen Kapillardruck von 305 mm H_2O festgestellt.

Boas und Mufson haben einen erhöhten Kapillardruck fast nur bei hohem diastolischem Blutdruck (ohne Unterschied der Genese des Hochdruckes) gesehen. Einen hohen Kapillardruck bei normalem Blutdruck haben sie (unter 100 Kranken nur einmal) in einem Falle von 2 Jahre alter subchronischer Nephritis bei einem 15jährigen Mädchen beobachtet.

Die Kapillardruckwerte betrugen 25—43 mm Hg nach Danzer und Hookers Methode, die 18—22 mm Hg als normal angeben. Der Blutdruck betrug 110/80, 110/90, 120/90, 125/95 und auch einmal nach Ablauf eines Jahres 105/70. Hier ist der hohe diastolische Blutdruck sehr verdächtig, der hohe Kapillardruck vielleicht beweisend für einen klinisch latenten blassen Hochdruck, d. h. für die Anwesenheit vasoaktiver Stoffe.

Ödem. Das Ödem ist ebensowenig ein obligatorisches Symptom des zweiten Stadiums der Nephritis wie des ersten Stadiums. Zahlreiche Fälle durchlaufen alle drei Stadien, ohne je wassersüchtige Anschwellungen gehabt zu haben. Im zweiten Stadium ist beim vaskulären Typus das Fehlen des Ödems auch dann die Regel, wenn das akute Stadium von starken Ödemen begleitet war; in einigen Fällen konnte vorübergehend leichte und rasch verschwindende oder auch gelegentlich wiederkehrende Wassersucht beobachtet werden.

In einer Reihe von Fällen dagegen — und zwar sind das die Fälle von intrakapillärer Nephritis und subchronischer Verlaufsart — bleibt die Neigung zur Wassersucht, die schon das akute Stadium ausgezeichnet hatte, in mehr oder weniger hohem Grade bestehen, und unter diesen behalten einige während des ganzen Verlaufes den „chronisch parenchymatösen" Charakter bei, der durch ausgebreitete Wassersucht von nephrotischem Charakter gekennzeichnet ist, und den wir als nephrotischen Einschlag bezeichnet haben. Diese Fälle des glomerulären Typus zeichnen sich auch durch die anderen Symptome der Nephrose, durch die hochgradige Eiweißausscheidung, den Reichtum des Harnbodensatzes an verfetteten, insbesondere mit doppeltbrechenden Lipoiden beladenen Epithelien, durch die Verschiebung des Eiweißblutbildes und die Hyperlipocholesterinämie, die abnorme Durchlässigkeit der Niere für Kongorot usw. aus und erweisen sich auch post mortem als „Mischformen" mit starker — sekundärer — degenerativer Eiweiß- und Fettinfiltration des Kanälchenepithels (vgl. S. 1080).

Wie bei der chronischen Nephrose, so kann man auch hier den charakteristischen Symptomenkomplex als Folge des hochgradigen Eiweißverlustes und als „zweite Krankheit" betrachten (vgl. S. 1077).

Naturgemäß kann in jedem Stadium der Nephritis auch Herzschwäche der Neigung zur Wassersucht zugrunde liegen, doch macht die Unterscheidung des kardialen Einschlages von dem nephrotischen in der Regel keine Schwierigkeiten.

So enorme Grade von Hydrops, wie sie sich noch bei Bartels beschrieben finden, die zu Glottis- und Lungenödem, Bersten der Haut, Gangrän des Skrotums geführt haben, kommen heute nicht mehr vor, weder bei den echten primären Nephrosen, noch bei den sekundären Pseudonephrosen, d. h. den Nephritiden mit nephrotischem Einschlag, nachdem wir gelernt haben, durch Einschränkung der Kochsalz- und namentlich auch der Wasserzufuhr die Ödeme zu beherrschen.

Der Harn. Bei der chronischen Nephritis treten die Erscheinungen der akuten — asphyktischen — Schädigung der Schlingen mehr zurück. Den hämorrhagischen Charakter behält der Harn nur in wenigen Fällen bei; es sind dies besonders die sog. rezidivierenden Formen, bei denen wir eine häufig wiederholte Keimverschleppung und -Haftung in den geschädigten Glomerulischlingen, d. h. eine aufgepfropfte infektiöse Herdnephritis anzunehmen geneigt sind. Mikroskopisch findet man aber auch im zweiten Stadium sehr häufig rote und wohl stets weiße Blutkörperchen im Zentrifugat. Das Harnsediment enthält in der Regel auch Zylinder aller Art und um so mehr verfettete Elemente, je mehr der nephrotische Einschlag in die Erscheinung tritt, häufig aber auch verfettete Epithelien und doppeltbrechende Lipoide, ohne daß hochgradige Albuminurie oder Hydropsie auf eine stärkere Ausdehnung der „degenerativen" Prozesse hinweisen.

Die Farbe des Harnes ist meist normal, es ist aber sehr auffällig, daß das Urobilin und seine Vorstufe im Harn nicht oder wenigstens nicht immer in gesteigertem Maße erscheint, unter Bedingungen, unter denen beim Normalen Urobilinurie nie vermißt wird. Insbesondere fehlt bisweilen das Urobilin selbst bei ausgesprochener Herzschwäche.

Der Eiweißgehalt ist bei den ganz ödemfreien Fällen von chronischer Verlaufsart, aber bisweilen auch bei subakuter, meist gering, von Spuren bis 1 oder $2^0/_{00}$. Es kommt sogar zeitweises Fehlen von Eiweiß vor, was zu der irrtümlichen und in bezug auf die Prognose verhängnisvollen Annahme einer primären Hypertension Veranlassung geben kann. Bei den mehr „parenchymatösen Fällen" von subchronischer Verlaufsart mit Neigung zu Wassersucht dagegen finden wir genau wie bei den primären Parenchymdegenerationen und „Mischformen" des ersten und dritten Stadiums größere Eiweißmengen von $5-10-15^0/_{00}$.

Wie wenig der Grad der Albuminurie ein Urteil über die Schwere der Nephritis, auch der chronischen gestattet, zeigt beispielsweise ein in unserem Atlas mitgeteilter Fall (XXI), der wegen schwerer Papillitis und rasender Kopfschmerzen mit Blutdruckwerten von 211 mm Hg zur Aufnahme kam. Der Harn enthielt meist nur Spuren Albumen bis zu einem Höchstwert von $0,3^0/_{00}$.

Die Nierenfunktion. Damit, daß wir als zweites Stadium der Glomerulonephritis das Stadium ohne Niereninsuffizienz vom dritten Stadium mit Niereninsuffizienz abtrennen, ist nicht gesagt, daß in dem zweiten Stadium die Nierenfunktion gar nicht gestört wäre. Es gibt zwar darunter eine ganze Reihe von Fällen, welche keinerlei Störung der Funktion erkennen lassen, eine Anzahl weist aber doch leichte Störungen auf, und wir finden naturgemäß alle Übergänge zum dritten Stadium. Der Funktionsausfall ist aber noch nicht so hochgradig, daß der Organismus gezwungen wäre, zu der kompensatorischen Form der Diurese, der Polyurie, zu greifen. Die Variabilität der Nierenfunktion ist, wenn auch vielleicht schon mehr oder weniger eingeschränkt, im großen und ganzen erhalten, und das drückt dem zweiten Stadium den Stempel auf.

Dem entsprechend besteht noch keine ausgesprochene Polyurie, dagegen finden wir im zweiten Stadium schon häufiger eine Verschiebung der Diurese auf die Nacht, eine Nykturie, die zum Teil schon ihren Ursprung haben kann in ungenügender Tagesausscheidung, zum Teil aber wohl auch extrarenalen, sei es kapillaren, sei es kardialen Ursprunges ist. Eine sichere Unterscheidung ist hier ohne genaue Beobachtung nicht möglich.

Eine wesentliche Vermehrung des Nachtharnes gegenüber der Tagesmenge und die Umkehrung bei Bettruhe spricht für eine extrarenale Komponente. Bleibt die Nykturie - — bei gut erhaltenem Konzentrationsvermögen — auch bei Bettruhe erhalten, so spricht das ebenso wie bei der genuinen Schrumpfniere für einen nächtlichen Nachlaß der allgemeinen und renalen Gefäßkontraktion.

Der Wasserversuch ergibt in der Regel, daß die Fähigkeit, schnell größere Wassermengen auszuscheiden, in manchen Fällen gar nicht, in anderen nur wenig gelitten hat. Aber auch hier deckt eine feinere Analyse bisweilen schon Störungen auf, insofern als die halbstündigen Einzelportionen kleiner werden als bei Gesunden und die Ausscheidung statt in zwei erst in vier Stunden quantitativ ziemlich vollständig erfolgt, aber qualitativ in weniger steiler Kurve verläuft.

Andererseits finden wir bei Fällen, die dem ersten Stadium noch näher stehen als dem dritten, dem Endstadium, auch gelegentlich eine ausgezeichnete und überschießende Wasserausscheidung, wie wir sie bei manchen Gesunden und bei rasch abheilenden akuten Formen beobachtet haben.

Daß bei Ödembereitschaft, sei sie kardiovaskulären oder renalen (d. h. hämatogenen, hypalbuminämischen) Ursprunges, der Wasserversuch nicht immer, wenigstens bei schlechtem Ausfall nicht, quantitativ verwertet werden kann, versteht sich nach dem auf S. 169 Gesagten von selbst.

Noch besser als durch den Wasserversuch wird das Erhaltenbleiben der Variabilität der Nierenfunktion durch den Konzentrationsversuch erwiesen. Dessen Ausfall ist als maßgebend dafür anzusehen, ob eine chronische Nephritis sich im zweiten oder dritten Stadium befindet. Die Konzentrationsfähigkeit ist im zweiten Stadium erhalten, bisweilen normal, bisweilen schon leicht, in einigen Fällen, die den Übergang zum dritten Stadium bilden, schon deutlicher geschädigt. Auch hier haben wir natürlich keine scharfen Grenzen zu erwarten, sondern eine fortlaufende Entwicklung.

Dementsprechend finden wir im zweiten Stadium auch in der Regel eine sehr gute oder mindestens genügende NaCl- und N-Ausscheidung. Werte von $1-1,5^0/_0$ NaCl bilden die Regel bei NaCl-Belastung, und auch die Stickstoffkonzentration, die bis zu $2,4^0/_0$ beobachtet wurde, sinkt nicht unter $1^0/_0$, so daß es bei genügender Harnmenge nicht zu einer Erhöhung des Reststickstoffes kommt. Auch hier kommen Ausnahmen vor, z. B.: Erhöhung des RN bei einer akuteren Verschlimmerung oder bei Ödemresorption oder bei Fällen, die gar nicht ernstlich aus dem akuten Stadium herausgekommen sind, d. h. noch nicht das Optimum der noch möglichen Leistung erreicht haben, oder bei Nachlaß der Herzkraft und sub finem bei Herzschwäche.

Als Regel gilt aber die wichtige Tatsache, daß das zweite Stadium der Nephritis ohne erhebliche Erhöhung der N-Schwelle im Blute verläuft, was ja eigentlich gleichbedeutend ist mit der Definition des zweiten Stadiums als chronisches Stadium ohne Niereninsuffizienz.

Die Ambardsche Konstante ist allerdings gewöhnlich schon leicht erhöht, über 0,1.

Die Indikanprobe im Blutserum ist meist negativ oder höchstens ganz schwach positiv.

Eine erheblichere Vermehrung der Phenole im Blute ist noch nicht nachweisbar, aber geringe Retentionen der großen Moleküle kommen bereits vor, so auch gelegentlich von Harnsäure, Kreatinin; auch der Kochsalzspiegel im Blute kann sich an der oberen Grenze, $620-650$ mg$^0/_0$ bewegen.

Die Schlayerschen Methoden ergeben keine Anhaltspunkte, um dieses zweite Stadium der chronischen Nephritis nach den beiden anderen Stadien einerseits oder nach der differentialdiagnostisch am meisten in Betracht kommenden primären sklerotischen Hypertonie andererseits zu unterscheiden.

Die Jodausscheidung ist meist normal, bei manchen Fällen mit oder ohne nephrotischen Einschlag verlängert. Sie war in einem Falle, bei einer sehr leichten Form von bester Funktion, ohne ersichtlichen Grund auf 92 Stunden verlängert, in einem anderen Falle von chronischer Nephritis bei Pleuritis auf 100 Stunden, um nach Abheilung der Pleuritis auf 56 Stunden zurückzukehren.

Die Milchzuckerausscheidung ist bisweilen gut oder fast gut, trotzdem das vaskuläre Symptom der Blutdrucksteigerung vorhanden ist, in anderen Fällen besonders auch bei bestehender Ödembereitschaft oder Herzschwäche stark verlängert.

Augenhintergrund. Die charakteristischen nephritischen Augenhintergrundsveränderungen kommen im zweiten Stadium etwas häufiger vor als im ersten, aber fast nur bei Fällen mit besonders hochgradiger Blutdrucksteigerung.

Bei Fällen mit starkem nephrotischen Einschlag kann die Retinitis auch bei mäßiger Erhöhung des — systolischen — Blutdruckes schon sehr ausgesprochen sein, z. B. war sie das in einem Falle dieser Art bei einem Blutdruck von 141/95, Ambard 0,12, U$^+$ 43,4, Cholesterin 720 mg$^0/_0$.

In einem Falle (Beispiel XXI des Atlas) wurde eine schwere Papillitis beobachtet, die auf dem einen Auge ausheilte, auf dem anderen zu atrophischen Veränderungen führte. In einem anderen Falle stellte der Augenarzt (Dr. Sievert) noch deutliche Gefäßveränderungen am Augenhintergrunde fest, obwohl die Nierenerkrankung fast abgeheilt erschien.

Es können sogar schwere rückbildungsunfähige Augenhintergrundsveränderungen mit Blindheit zurückbleiben, auch wenn die akute Nephritis vollständig ausheilt. Daher ist in jedem Falle besonders zu prüfen, ob es sich um eine aus dem akuten Stadium übernommene Retinitis albuminurica handelt oder um eine erst im chronischen Stadium entstandene retinale Ischämie, die den bevorstehenden Übergang in das dritte ischämische Stadium der Nephritis ankündigt, aber auch noch ausheilen kann.

Wir haben nicht nur maligne Sklerosen, sondern auch chronische Nephritiden des zweiten Stadiums mit bester Funktion gesehen, die erst durch die Sehstörung veranlaßt wurden, ärztlichen Rat einzuholen, und von dem ambulant durchgemachten Frühstadium keine Ahnung hatten, nichts weiter wußten, als daß sie eine Zeitlang über Müdigkeit und Atemnot zu klagen hatten.

Es ist daher nicht richtig, wenn v. Blaskovics hervorhebt, daß bei jeder Art der Nierenerkrankung das Auftreten der Retinitis nephritica ein vorgerücktes Stadium der Niereninsuffizienz bedeutet, wobei Stickstoffretention und Hypertonie immer vorhanden sind. Die letztere ist eine conditio sine qua non, die erstere dagegen nicht.

Wir hatten in den letzten Jahren öfters Gelegenheit, die Entwicklung der Retinitis über Jahre zu verfolgen, von dem ersten Beginn mit Verengerung und Kaliberschwankung der Arterien bis zur schwersten Retinitis.

J. B., 28jähriger Mann. November 1916 akute Nephritis nach Halsentzündung. Behandlung bis März 1917 zu Hause, bis Mai 1917 im Krankenhaus ohne Erfolg.

Erste Aufnahme Dezember 1919: Höchster Blutdruckwert 165, niedrigster 122 mm Hg. Eiw. $3-1^1/_2 \, ^0/_{00}$; Ambard 0,11.

Wasserversuch: Größte Einzelportion 300 und 400. Konzentrationsversuch: 1028. RN 30. Indikan —, Kreatinin 1,4 und 0,7.

Befund der Augenklinik: Arterien leicht verengt. Sonst o. B.

Zweite Aufnahme Mai 1923: Blutdruckwerte 232—196. Kapillardruck 300—80. Venendruck 95. Eiweiß $7-1 \, ^0/_{00}$. Ambard 0,25.

Wasserversuch: 90 ccm. Konzentrationsversuch: 1012. Ind. +, RN 81 mg $^0/_0$.

Augenbefund: Prof. Claußen: Neuroretinitis nephritica unter dem Bilde einer Stauungspapille. Im Bereich der Papille und deren Umgebung große, massige, weiße, speckig glänzende Plaques. Vereinzelt größere Blutungen. Auch in der Makula große und kleinere weiße Degenerationsherde. Die Arterien stellenweise vollständig verlegt.

Oder: 27jähriges Mädchen. 1911 mit 15 Jahren Nephritis mit Wassersucht im Anschluß an Blinddarmentzündung mit Abszeß. Seit 1918 heftige Kopfschmerzen.

Erste Aufnahme Juni 1923: Blutdruck 230. Eiweiß 0,3. Ambard 0,24 und 0,17.

Wasserversuch 350. Konzentrationsversuch 1021. RN 50,4. Harnsäure 3,9. Indikan negativ.

Augenbefund (Geh.-Rat Schieck): Die Arterien sind deutlich verengt, die Venen erweitert und geschlängelt. Papillengrenzen unscharf. Rechts kleine Blutung.

Zweite Aufnahme Oktober 1924: Blutdruck 210. Eiweiß 0,8. Ambard 0,34 und 0,19.

Wasserversuch 320. Konzentrationsversuch 1017.

Augenbefund: Zunahme der venösen Stauung und der Blutungen, Papillengrenzen gedunsen, weiße Degenerationsherde.

1925 schwere Retinitis. August 1925: Exitus an echter Urämie.

Urämie. Im zweiten Stadium der Nephritis kommen die Erscheinungen der echten Urämie nie, die eklamptischen Insulte des ersten Stadiums sehr selten zur Beobachtung.

Eklamptische Äquivalente (Kopfschmerz, besonders gegen Morgen) sind häufig zu beobachten, z. B. bei Fällen mit mäßiger, aber andauernder Ödembereitschaft, die entweder dem akuten Stadium noch sehr nadestehen oder zu Herzinsuffizienz neigen, aber auch bei ganz ödemfreien Formen mit erheblicher Blutdrucksteigerung. Bei Frauen pflegt die Zeit der Menses ein periodisches Auftreten eklamptischer Äquivalente (Kopfschmerz, Erbrechen) zu begünstigen.

Eine echte eklamptische Pseudourämie haben wir einmal gesehen in einem Falle von vaskulärem Typus mit schwerer chronischer Endarteriitis der Nierengefäße ohne erhebliche Glomeruliveränderungen, der infolge einer durch Mitralstenose komplizierten Herzschwäche ein schwer hydropisches Krankheitsbild geboten hatte.

Ein anderes Beispiel von eklamptischer Pseudourämie ohne Ödembereitschaft und ohne Retention, infolge sehr hohen Blutdruckes und relativer Herzschwäche ist das folgende:

W. Ki., 35 Jahre, Mechaniker. Keine Kinderkrankheiten. 1912 wenige Tage Mandelentzündung, ohne Beschwerden ausgeheilt. 1914 im Felde alle körperlichen Anstrengungen mühelos ertragen. September 1915 plötzlich erkrankt mit Kopfschmerzen, Übelkeit, Schwerhörigkeit, keine Schwellungen, keine Atemnot. Eiweiß im Urin festgestellt. 2 Tage Revierbehandlung, dann unter leichten Beschwerden Dienst getan bis November 1915. Wegen zunehmenden Schwächegefühls, starker Kopfschmerzen ohne sonstige Beschwerden erneut krank gemeldet. Damals viel Eiweiß, mit $50^0/_0$ Rente entlassen. Anfang 1916 vom Hausarzt wegen starker Eiweißausscheidung mit Bettruhe, salzfreier Ernährung, Flüssigkeitseinschränkung behandelt. Danach Besserung. Bis 1922 in regelmäßigen Abständen untersucht, wechselnde Eiweißmengen, immer etwas erhöhter Blutdruck gefunden. 1922 bei versorgungsärztlicher Untersuchung angeblich kein Eiweiß mehr, Rentenherabsetzung auf $20^0/_0$, dann Abfindung. Beschwerdefrei bis 1928. Seit dieser Zeit öfter leichte Atemnot, Husten, in den letzten 2 Jahren häufiges Urinlassen, vor allem nachts, 4—6mal, obgleich er wenig trinkt. März 1930, nachdem er einige Tage sich nicht wohl gefühlt hatte, eines Abends nach vorhergehenden heftigen Kopfschmerzen Übelkeit, Schwindel. Deshalb zu Bett gelegt, 2 Stunden später krampfartige Zuckungen in den Armen und Beinen, tiefe Bewußtlosigkeit, Zungenbiß, unwillkürlicher Urinabgang. Dauer des Anfalls 25 Minuten. Nach $^1/_2$ Stunde erneuter Anfall, die gleichen Erscheinungen. Danach starke Kopfschmerzen, Müdigkeit. Seit dieser Zeit Verschlechterung des Befindens, stärkere Atemnot, nur ganz leichte Arbeit möglich, bei Treppensteigen und körperlichen Anstrengungen starker Luftmangel. Juni 1930. 3. Anfall der eben beschriebenen Art. Weitere Verschlechterung des Befindens. Stellte Antrag auf Wiedergewährung der Rente, der vom Versorgungsamt wegen Fehlens von Brückensymptomen abgelehnt wurde. Ebenso vom Versorgungsgericht. Verfahren schwebt jetzt vor dem Reichsversorgungsgericht.

Befund: Kräftiger Mann, gesundes Aussehen, keine Zyanose, keine Ödeme. Liegt erhöht im Bett, bei flachem Liegen Dyspnoe. Augenhintergrund: geschlängelte Venen, enge Arterien, geringe weiße Gefäßeinscheidungen. Herz: nach links sehr groß, Spitzenstoß in der vorderen Axillarlinie, hebend, 2. Aortenton laut klingend. Blutdruck 200—250/115—150. Dichtes feuchtes Rasseln über den Lungen, Herzfehlerzellen +. Blutsenkung nicht beschleunigt. Blutstatus o. B. Keine Retention. U^+ 18 mg$^0/_0$, U^- 4,7 mg$^0/_0$. Urin: Albumen $3^0/_{00}$, Sediment: Erythrozyten, hyaline Zylinder. Wasserversuch: größte Halbstundenmenge 260, Verdünnung 1001, in 4 Stunden 1155. Konzentration bis 1029. Lipoide 0, Ninhydrin positiv.

Allgemeinsymptome können im zweiten Stadium der chronischen Nephritis vollständig fehlen, es können aber auch die wenig charakteristischen Allgemeinerscheinungen des akuten Stadiums lange Zeit bestehen bleiben. Insbesondere wird häufig über Müdigkeit und geringe Leistungsfähigkeit, nicht selten aber auch über dumpfe oder deutliche Schmerzen im Rücken, in der Nierengegend, geklagt, die bisweilen einseitig, anfallsweise auftreten und erhebliche Grade erreichen können.

Die Kranken zeigen zwar meist, nicht immer, die bezeichnende Blässe der Nierenkranken als Folge der allgemeinen Gefäßkontraktion (des blassen Hochdrucks), aber die Zahl der roten Blutkörperchen pflegt in diesem Stadium noch nicht oder nicht wesentlich vermindert zu sein.

Der Appetit ist im zweiten Stadium in der Regel gut, es bestehen im Gegensatz zum dritten Stadium weder Verdauungsbeschwerden noch gesteigerter Durst.

Sein Auftreten weist darauf hin, daß entweder eine latente Ödembildung stattfindet oder der Übergang in das dritte Stadium sich vorbereitet.

Daß sekundäre Infektionen, zu denen die wassersüchtigen Formen neigen, den Verlauf sehr ungünstig beeinflussen, aber auch ausnahmsweise die Ödeme zur Aufsaugung bringen können, braucht nach dem über die Nephrose Gesagten nicht besonders hervorgehoben zu werden.

Die Neigung zu Blutungen, z. B. zu kaum stillbarem Nasenbluten, kommt auch im zweiten Stadium vor, aber weniger häufig als im dritten, dem Stadium der Niereninsuffizienz.

b) Das dritte (End-)Stadium der diffusen Glomerulonephritis.

Die chronischen Formen mit Niereninsuffizienz, einschließlich der subakuten Verlaufsart und der „sekundären Schrumpfniere".

Das Krankheitsbild des Endstadiums der diffusen Glomerulonephritis, das bisher auch zu dem großen Sammelbegriff der „interstitiellen Nephritis" gerechnet und bestenfalls dann, wenn die Ausgangsnephritis bekannt war, als sekundäre Schrumpfniere bezeichnet worden ist, ist ein außerordentlich typisches. Es entspricht demjenigen, das man seit Traube als das klassische Bild der Schrumpfniere schlechthin anzusprechen gewohnt ist.

Zwei typische Beispiele sind auf S. 568 bis 572 geschildert worden (vgl. auch Beispiel Wei... S. 1414).

Das pathognomonische Symptom ist die Störung der Nierenfunktion, die chronische, latente oder manifeste, relative oder absolute Niereninsuffizienz. Diese funktionelle Unterscheidung sieht ganz ab von dem Alter des Prozesses, der Größe der Niere, ihrer glatten oder granulierten Oberfläche und dem Grade der Schrumpfung. Denn die Formen, die klinisch die Merkmale der „sekundären Schrumpfniere" aufweisen, entsprechen keineswegs alle dem anatomischen Bilde einer „ausgebrannten", stark geschrumpften Niere, sondern der Anatom kann, je nach der Schnelligkeit des Verlaufes, noch eine relativ große, ja vergrößerte, eine nicht oder kaum geschrumpfte Niere finden in Fällen, die funktionell durchaus dem Endstadium entsprachen, und umgekehrt eine relativ kleine und stark geschrumpfte Niere da vorfinden, wo der Kliniker nach dem funktionellen Verhalten noch von einer chronischen Nephritis des zweiten Stadiums gesprochen hat.

Das Wesentliche ist der Untergang bzw. die Atrophie der Mehrzahl der sekretorischen Elemente und die funktionelle Überlastung des zu kleinen erhaltenen Restes. Ihr funktioneller Ausdruck ist die Isosthenurie, ihr anatomischer die emphysemartige Erweiterung der erhaltenen Kanälchen und die Abplattung ihrer Epithelien (vgl. S. 178).

Wir werden als Reaktion auf den Untergang zahlloser sekretorischer Elemente in keinem Falle eine erhebliche Bindegewebszunahme vermissen, die zu der falschen Bezeichnung interstitielle Nephritis geführt hat. Aus dem objektiven klinischen Befunde erhalten wir aber, wie schon erwähnt, keinen Aufschluß darüber, ob dieses Bindegewebe noch aktiviert zellreich oder schon faserig, noch parasitär phagozytierend und raumausfüllend oder schon darbend geschrumpft ist, und ebensowenig darüber, ob die in jedem Falle hochgradige, dem Untergang der sekretorischen Elemente zugrunde zu legende Durchblutungsstörung und die entsprechenden Glomeruli- oder Gefäßveränderungen sich rasch oder langsam entwickelt haben, und welche der drei histologischen Verlaufsarten oder Reaktionen überwiegen.

Nur wenn uns das Alter des Prozesses oder das Zeitmaß des Verlaufes aus der Anamnese genau bekannt ist, können wir darüber eine Vermutung äußern. Wir können z. B. fast mit Sicherheit eine stärkere Schrumpfung ausschließen, wenn wir das typische funktionelle Verhalten der „sekundären Schrumpfniere" schon Wochen oder Monate nach der akuten Nephritis finden oder mit ziemlicher Sicherheit Schrumpfung annehmen, wenn wir bestimmt wissen, daß das charakteristische Endstadium die Folge einer vor 10 oder 20 Jahren durchgemachten Nephritis darstellt. Klinisch, d. h. funktionell, können sich aber beide Fälle vollkommen gleich verhalten, und die Unkenntnis der Vorgeschichte kann eine Unterscheidung unmöglich machen.

Nur in einem Teile dieser Fälle, die dem Krankheitsbilde der „fortschreitenden Nierenschrumpfung" entsprechen, das von Traube zuerst und meisterhaft

geschildert worden ist, handelt es sich also wirklich um **sekundäre** „Schrumpf"-
nieren. Es steht aber nichts im Wege, diese durch Überlieferung geheiligte
Bezeichnung für alle mit Niereninsuffizienz einhergehenden chronischen Nephritiden des Endstadiums zu gebrauchen, ohne Rücksicht darauf, ob die Niere
schon geschrumpft ist oder nicht. Denn in allen diesen Fällen ist die Mehrzahl der sekretorischen Einzelelemente aus der Zirkulation und Funktion ausgeschaltet und in ihrer Umgebung eine Wucherung des Bindegewebes eingetreten,
dessen Schrumpfung nur eine Frage der Zeit ist.

Im allgemeinen kann man sagen, je höher die Blutdrucksteigerung, um so
sicherer ist die Niere — unter dem Einfluß der starken renalen Gefäßkontraktion — geschrumpft, und zwar auch dann, wenn der Beginn der Erkrankung
erst ein bis zwei Jahre zurückliegt. Doch kommen auch Ausnahmen von der
Regel vor, z. B. relativ große Nieren beim vaskulären Typus von chronischer
Verlaufsart mit hochgradiger Blutdrucksteigerung und stürmischem Übergang zur Niereninsuffizienz und stark geschrumpfte Nieren beim glomerulären
Typus mit geringer Blutdrucksteigerung.

Ich habe sogar einen Fall von sekundärer Nierenschrumpfung gesehen, der bis zu
seinem an echter Urämie erfolgten Tode keine deutliche Blutdrucksteigerung aufgewiesen hat.

Ernst K., 18 Jahre. Mit 4 Jahren leichten Scharlach, „der nicht zum Ausbruch kam";
im 7. und 10. Jahr Alb. +. Mit 17 Jahren, 21. 10. 20, erste Aufnahme. RN 132, U+ 230 mg %,
Ambard 0,66. BD 132 mm Hg, verstärkte Herzaktion. 9. 3. zweite Aufnahme. BD
125 mm Hg, RN 216, U+ 355, Kreatinin 22,4 mg %, schwere Anämie, NaCl 0,63 g %. Zunehmende Atemnot. 21. 3. RN 293, Kreatinin 41 mg %, NaCl 0,44 g %. 22. 3. Exitus.

In solchen Fällen chronischer intrakapillärer „Glomerulitis" wird die Progredienz zur Schrumpfniere vielleicht vorwiegend durch die organischen Folgen
des akuten Prozesses bedingt, doch schließt Fehlen der allgemeinen Gefäßkontraktion eine renale nicht aus (vgl. S. 1382).

Symptomatologie. Wie bei dem ersten und zweiten Stadium, der akuten
und chronischen Form der diffusen Glomerulonephritis, so gehört auch bei dem
dritten, dem Endstadium, die **Blutdrucksteigerung** und damit die **Herzhyper**-
trophie zu den fast obligatorischen Symptomen, ja sie rücken noch mehr in
den Vordergrund. Und namentlich die Erscheinungen von seiten des **Herzens**
verleihen dem klinischen Bilde — wenigstens in den vorgeschritteneren Fällen
— das typische Gepräge der unter ausgesprochenster Beteiligung der Kreislaufs-
organe verlaufenden klassischen „Schrumpfniere".

Die **Blutdruckwerte** sind im allgemeinen **höher** als bei den chronischen
Formen mit noch erhaltener Nierenfunktion. Werte von 160 bis 170 werden selten,
meist nur vorübergehend und fast nur in den Fällen von subchronischer Verlaufsart unterschritten, häufig überschritten. Wir haben in 14 von 37 Fällen Werte
von über 200 gemessen, ja auch 250, 260 und einmal 272 mm Hg gefunden.

Eine Gegenüberstellung der maximalen Blutdruckwerte der drei Stadien
der diffusen Nephritis ist nicht ohne Interesse. Sie zeigt, daß die Blutdruckwerte nach dem Endstadium zu deutlich ansteigen. Wir finden im zweiten
Stadium häufiger hohe Werte als im ersten, im dritten Stadium die ganz hohen
Werte häufiger als im zweiten Stadium.

Tabelle aus Volhard-Fahr.

Maximale Blutdruckwerte	Zahl der Fälle des Stadiums		
	I	II	III
bis 160	46	11	5
161—180	14	6	8
181—200	6	11	10
201—240	1	5	9
240—272			5

Sehr deutlich kommt auch die Neigung zu hohen Blutdruckwerten in den Endstadien in der Gegenüberstellung S. 1392 und in einer Kurvenschar (Abb. 163) zum Ausdruck.

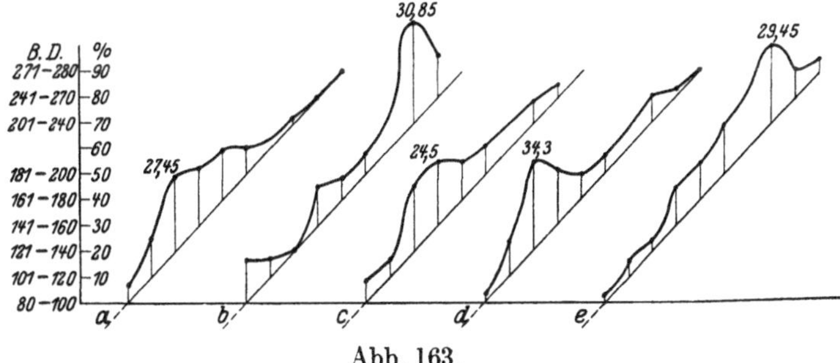

Abb. 163.

Jede einzelne Kurve gibt die prozentische Verteilung der Blutdruckwerte für eine Gruppe:
a) enthält die akuten Nephritiden;
b) die der subakuten Verlaufsart, also III. Stadien mit Niereninsuffizienz (10),
c) die subchronische (37),
d) die chronische Verlaufsart (305), beide im II. Stadium ohne Niereninsuffizienz;
e) sekundäre Schrumpfnieren, also wieder nur III. Stadien (77).
Die Ähnlichkeit der Kurven von b und e und die Neigung zu den höchsten Werten ist auffallend.

Dieser Anstieg der systolischen Blutdruckwerte ist auch am einzelnen Falle oft zu beobachten.

Ich verweise nur auf das Beispiel S. 1397: chronische Nephritis nach Angina November 1916. Blutdruck bei der ersten Aufnahme Dezember 1919: 165, sinkt bis 122 mm Hg. Nierenfunktion noch recht gut. Bei der zweiten Aufnahme Mai 1923: Blutdruck 232—196. Nierenfunktion deutlich verschlechtert. Exitus noch in demselben Jahre.

Im Gegensatz zu den benignen Formen des roten Hochdruckes und in Übereinstimmung mit den malignen Sklerosen mit blassem Hochdruck ist bei den sekundären Schrumpfnieren vom vaskulären Typus auch der diastolische Druck meist stark erhöht.

Ein Anstieg der diastolischen Druckwerte mit herannahender Niereninsuffizienz ist die Regel und von besonderer prognostischer Bedeutung. Er weist mehr als die systolischen Werte auf eine Zunahme der allgemeinen und renalen Widerstände hin.

Die Blutdruckwerte sind im allgemeinen um so konstanter, je höher sie sind und je älter das Nierenleiden. Stärkere Schwankungen wie bei dem zweiten Dauerstadium kommen vor bei den niedrigen Werten; ganz ausnahmsweise werden sogar gelegentlich für kürzere oder längere Zeit normale Werte erreicht. Auch für dieses Stadium gilt — natürlich nicht ohne Ausnahme — die Regel, daß die prognostisch günstigeren, d. h. langsamer verlaufenden Fälle die niedrigeren Blutdruckwerte aufweisen, wenn nicht etwa Herzschwäche an diesen schuld ist.

Das linke Herz wird fast ausnahmslos konzentrisch hypertrophisch, seltener, wie bei der primären Hypertension, gleichzeitig dilatiert gefunden. Das rechte Herz ist häufig auffallend klein und nur bei länger dauernder Insuffizienz des linken Herzens wird auch hier die rechte Kammer hypertrophiert und erweitert gefunden. Der Spitzenstoß ist ausgesprochen hebend, in- oder außerhalb der Mamillarlinie zu fühlen.

Trotzdem erreicht die Herzhypertrophie, genauer gesagt die Herzgröße, bei diesen Kranken nur ausnahmsweise so hohe Grade wie bei den primären Hypertensionen, die auf dem Boden reiner Angiosklerose bei sonst gesunden und vollsaftigen Individuen entstehen.

Diese Beobachtung hat schon Jores gemacht und zur Unterscheidung der sekundären Schrumpfnieren von den primären, genuinen verwertet. Im einzelnen Falle kann jedoch dieses Merkmal sehr im Stiche lassen (vgl. Beispiel Sp... S. 1736). Denn bei den sekundären Hypertonien ganz chronischen Verlaufes treffen wir ja schon im zweiten Stadium gelegentlich recht ansehnliche konzentrische Herzhypertrophien an. Ganz unmöglich ist es aber, die hohen und höchsten Blutdruckwerte ausschließlich für die Nephrosklerosen und genuinen Schrumpfnieren in Anspruch zu nehmen [1].

Wir können genau dieselben hohen und höchsten Werte auch bei „sekundären Schrumpfnieren" finden und in solchen Fällen auch genau dieselben hohen, ja höhere Grade von Veränderung und Verengerung der Nierengefäße (in Form der Endarteriitis obliterans) wie bei den genuinen (vgl. S. 527—529).

Wie am Herzen, so erzeugt die dauernde Blutdrucksteigerung am ganzen arteriellen System eine — konzentrische — Muskularishypertrophie, daneben auch an den großen und mittleren Gefäßen häufig genug eine klinisch feststellbare Atherosklerose (vgl. S. 520), an den kleinen eine Arterio- und Arteriolosklerose (vgl. S. 528). Gerade die chronische Nephritis bildet, wie Marchand in seinem Referate über Atherosklerose hervorgehoben hat, eine besonders wichtige Ursache für das Auftreten der schweren atherosklerotischen Veränderungen im jugendlichen Alter.

Um so auffallender erscheint es, daß die arteriellen Symptome, die bei der primären Hypertension und der genuinen Schrumpfniere eine so große Rolle spielen, im klinischen Bilde der chronischen Nephritis keinen breiteren Raum einnehmen. Angina pectoris, transitorische zerebrale Erscheinungen, periphere Gefäßspasmen sind nicht gerade häufig zu beobachten. Doch liegt das zum Teil wohl daran, daß etwa die Hälfte der Fälle die hohen Blutdruckwerte nicht erreicht, die für die genuinen Hypertensionen typisch sind (vgl. S. 1417). Bei den höheren Graden der sekundären Hypertonie und insbesondere bei älteren Individuen kommen auch arterielle Phänomene, vorübergehende Sprachstörungen, Lähmungen und auch Schlaganfälle nicht so ganz selten vor und sind bisweilen, wie bei der primären Hypertension, das erste Zeichen der bis dahin unerkannt gebliebenen Erkrankung.

Eine größere Rolle spielt in dem dritten Stadium der diffusen Nephritis der funktionelle Zustand des Herzens, das ja auch schon im akuten Stadium nur zu leicht, im zweiten Stadium gelegentlich versagen kann; und das renale Krankheitsbild wird oft beeinflußt und getrübt durch die charakteristischen Erscheinungen der relativen Insuffizienz des muskelstarken Herzens. Sie sollen bei der Besprechung der Sklerose eingehender geschildert werden (vgl. S. 1658).

Oft bilden die kardialen Symptome, insbesondere die Dyspnoe, die einzigen subjektiven Krankheitszeichen. Dann stehen jene auch objektiv im Vordergrund: präsystolischer Galopprhythmus, präsystolischer oder gar systolischer Venenpuls, Verbreiterung des Herzens auch nach rechts, Leberschwellung, Transsudate und kardiale Ödeme können den nephritischen Ursprung der Herzschwäche verschleiern. Pulsirregularität ist sehr selten, Pulsus alternans bei den höheren Blutdruckwerten häufig zu beobachten.

Der Kapillarbefund zeigt bei der subakuten Nephritis mannigfaltigste Schlingenformen mit Anastomosen, die venösen Anteile sind meist breit und gewunden, die arteriellen äußerst eng. In 2 Fällen hat Klingmüller die Schlingen in ihrem Verlauf eigenartig unregelmäßig, zickzackförmig, wie mehrfach eckig gebrochen gesehen.

---

[1] F. v. Müller ist im Irrtum, wenn er schreibt, ich hätte angegeben, daß bei der sekundären Schrumpfniere niemals so hohe Blutdruckwerte vorkämen wie sie bei der genuinen gewöhnlich sind (vgl. Tabelle S. 1400).

Bei den chronischen Nephritiden finden sich Teppichklopferformen, Knäuelbildungen, Wundernetze, Anastomosen. Die arteriellen Schenkel sind in manchen Fällen haarfein, in anderen nicht abnorm verengert, die venösen Anteile bisweilen erweitert. Klingmüller hat wie bei einem kleinen Teil der subakuten Nephritiden auch bei der chronisch verlaufenden, hier nur deutlicher und häufiger eine eigenartig brüchig eckige Besonderheit der Schlängelung und Schleifenbildung beobachtet, oft vergesellschaftet mit einer feinen unregelmäßigen Rauhigkeit der Kontur; beides hat Klingmüller bei der frischen akuten Nephritis nicht gesehen; er meint daher, daß organische Veränderungen der Kapillaren dieser Besonderheit zugrunde liegen können.

Die auf S. 410 geschilderte ischämische Kapillarströmung ist bei den hypertonischen Endstadien der Nephritis am deutlichsten zu sehen.

Ödem. Ödeme kardialen Ursprunges sind sehr häufig, renale im Endstadium selten. Die Unterscheidung ist freilich oft schwierig und erst ex juvantibus zu treffen. So leicht es gelingt, bei starken kardialen Ödemen ohne renale Erkrankung aus der Farbe, Dichte und dem Urobilingehalt des Harnes die Entscheidung zu treffen, so schwer ist es, den renalen Ursprung der Ödeme auszuschließen bei den Endstadien der chronischen Glomerulonephritis, weil hier der Harn auch bei kardialer Stauung hell bleibt und die Bildung und Ausscheidung des Urobilins allem Anschein nach Not leidet. Leberschwellung, Überfüllung der Halsvenen und Steigerung des Venendruckes weisen auf den kardialen bzw. kardiovaskulären Ursprung der Ödeme hin.

Beispiel: Fall H., als unheilbar nierenleidend aufgegeben, kommt mit allerschwersten Ödemen der enorm gespannten Haut, der Beine, der Geschlechtsteile, des Bauches, von zehnstündiger Bahnfahrt stark erschöpft am 11. 5. 1912 ins Mannheimer Krankenhaus. Körpergewicht: 89,9 kg. Fühlbarer Galopprhythmus, zweiter Pulmonalton lauter als der zweite Aortenton. Orthodiagraphische Herzmaße: 6,4 : 13,3 : 20,3 cm. Puls regelmäßig, 94. Blutdruck: 178/105, Alternans bei 170 angedeutet. Venendruck rechts 190, links 170 mm H_2O. Leber sehr stark vergrößert, präsystolischer Halsvenen- und Leberpuls. Harn hell, Albumen $3^0/_{00}$, Urobilin +. Sediment: Leukozyten, hyaline und granulierte Zylinder. Rest-N: 61 mg.
Im Laufe der Behandlung, die zuerst in Carellscher Milchkur, später in kochsalzarmer Trockendiät bestand, gingen die Ödeme rasch zurück, Gewichtsabnahme in sieben Tagen 10 kg. Sie verschwanden völlig nach dreimaliger Injektion von einem Tropfen Tinct. Strophanti, ohne daß bei der schweren renalen Schädigung des Wasserausscheidungsvermögens ein steilerer Diureseanstieg erfolgt wäre als durchschnittlich 800 ccm am Tage und 1200 bei der Nacht. Die Gewichtsabnahme betrug nach 20 Tagen **25 kg,** danach blieb das Gewicht konstant. Der Venendruck war nach 12 Tagen auf 88 mm gesunken. Nach Ausschaltung der kardialen Komponente blieb der Kranke ödemfrei, obwohl der Wasser- und Konzentrationsversuch eine schwere Schädigung des Wasserabscheidungs- und Konzentrationsvermögens erwies, und der Patient ist unter einer Polyurie von etwa drei Litern pro die noch längere Zeit beschwerdefrei in seinem Geschäfte tätig gewesen.

Es kommen aber doch, besonders bei Fällen vom glomerulären Typus, die in subchronischem Verlauf das Endstadium erreicht haben, auch in diesem noch Ödeme renalen Charakters und Ursprunges vor. Ein klassischer Fall einer derartigen chronisch hydropischen Form im Endstadium ist auf S. 1359 (Abb. 152 u. 153) abgebildet und unter den klinischen Beispielen bei Volhard und Fahr auf S. 182 beschrieben (Fall XXVI). Er bot nicht nur klinisch, sondern auch bei der Autopsie das typische Bild einer Vereinigung von chronischer Glomerulonephritis mit den — sekundären — degenerativen Veränderungen der Nephrose, makroskopisch die ausgesprochen gelbe Farbe und mikroskopisch enorme Verfettung im Parenchym und in den Interstitien.

Im allgemeinen pflegt mit Eintritt und Zunahme der Niereninsuffizienz der nephrotische Einschlag zu verblassen; vermutlich hängt das mit der Erschöpfung der Nierenepithelien, dem Schwund ihres Protoplasmas und dem Geringerwerden der Albuminurie, vielleicht auch mit der diuretischen Wirkung der Retention zusammen. Bemerkenswerterweise geht in diesem Stadium auch die Hyperlipoidämie zurück.

Im Gegensatz zu diesen Fällen von starkem degenerativem Einschlag und solchen, in denen wenigstens anamnestisch ein ödematöses Stadium ermittelt werden kann, stehen andere, welche vom Beginn bis zum Ende der Krankheit niemals Ödeme aufzuweisen hatten. Diese oft zu machende Erfahrung ist besonders bemerkenswert; sie zeigt auf das eindringlichste, daß das Ödem nicht zu den obligatorischen Zeichen einer nicht ausheilenden diffusen Glomerulonephritis gehört. Die Verkennung dieser wichtigen Tatsache hat hauptsächlich dazu geführt, daß man früher sehr häufig sekundäre Schrumpfnieren für primäre, genuine, und auch in neuerer Zeit noch manche für maligne Sklerosen angesprochen hat, weil kein „parenchymatöses" Stadium voraufgegangen war.

Harn. Noch mehr als im chronischen Stadium tritt im Endstadium das Zeichen der akuten Schlingenschädigung, die Hämaturie, zurück. Mit bloßem Auge ist so gut wie nie, chemisch nicht häufig eine Blutbeimengung zum Harne zu erkennen; mikroskopisch sind freilich rote Blutkörperchen, wenn auch nur spärlich, in vielen Fällen, wie bei dem zweiten Stadium, anzutreffen.

Der Harn ist stets sehr hell, die einzelnen Portionen sind von nahezu ganz gleicher Farbe bzw. Farblosigkeit, durch organisiertes Sediment leicht getrübt, ohne Uratsediment. Leukozyten sind in der Regel, Zylinder, hyaline und granulierte und breite „Insuffizienzzylinder" (Addis) in sehr wechselnder Menge, nicht selten gar nicht, verfettete Epithelien oder Detritus häufig im Sediment nachzuweisen. Bei stärkerem degenerativem Einschlag ist auch hier das Auftreten doppeltbrechender Lipoide im Harnbodensatz festzustellen.

Der Eiweißgehalt ist meist gering, oft unter 1 $^0/_{00}$. Manchmal ist Eiweiß auch nur in Spuren oder gar nicht vorhanden, bei Fällen mit nephrotischem Einschlag kann die Eiweißausscheidung aber auch dauernd höhere Werte bis zu 10 $^0/_{00}$ erreichen. Bei Nachlaß der Herzkraft, steigendem Blutdruck, sinkender Urinmenge und vor dem Tode ist ebenfalls stärkere Eiweißausscheidung zu beobachten.

Nierenfunktion. Die Nierenfunktion ist in charakteristischer und so typischer Weise gestört, daß wir aus klinischen und prognostischen Gründen genötigt sind, das dritte Stadium der diffusen Glomerulonephritis, das Endstadium, als das der chronischen Niereninsuffizienz von dem vorhergehenden zweiten chronischen Stadium mit gut erhaltener Funktion zu unterscheiden. Die Frage der Niereninsuffizienz ist im allgemeinen Teil S. 86 und 183 eingehend behandelt worden.

Ich wiederhole das Wichtigste:

Das wesentliche Merkmal einer guten Funktion ist die Variabilität der Funktion, die Unabhängigkeit der Ausscheidung der festen Bestandteile von der Wasserausscheidung.

Das wesentliche Merkmal der gestörten Nierenfunktion ist der Verlust der Variabilität der Funktion, die Abhängigkeit der Ausscheidung der festen Bestandteile von der Wasserausscheidung.

Das pathognomonische Symptom dieser Funktionsstörung ist die Unfähigkeit der Konzentration, die Hyposthenurie. Sie ist mit dem Leben lange Zeit vereinbar, aber nur solange als das Wasserausscheidungsvermögen der Niere so weit erhalten ist, daß eine Vermehrung der Harnmenge möglich ist.

Die Polyurie ist die einzige Form, in der die Absonderung eines dünnen Harnes kompensiert, genügende Schlackenausscheidung bei normaler Ernährung garantiert werden kann.

Sie hat nichts mit der Blutdrucksteigerung zu tun und ist nicht, wie Senator noch glaubte, eine von der Herzhypertrophie abhängige „Überkompensation", oder, wie Aschoff noch heute annimmt, eine dank des höheren Druckes gesteigerte Filtration. Denn sie fehlt trotz Blutdrucksteigerung und Herzhypertrophie bei chronischen Nephritiden und Hypertonien mit gut erhaltener Konzentration. Sie tritt erst auf im Stadium der Kanälchen-insuffizienz und wächst — solange das geschädigte Wasserabscheidungsvermögen noch eine Steigerung der Polyurie zuläßt — mit wachsender NaCl- und N-Belastung und sinkt bei Einschränkung der Salz- und Eiweißzufuhr.

Bei sehr stickstoff- und kochsalzarmer Nahrung kann daher eine Hyposthenurie auch lange Zeit, ja bis zum Tode, ohne eigentliche Polyurie ertragen werden.

Der Grad der Funktionsstörung ist natürlich in den einzelnen Fällen sehr verschieden; es finden sich alle Übergänge zwischen dem zweiten und dritten Stadium und im dritten Stadium mit ausgesprochener Hyposthenurie alle Übergänge von der fast vollkommenen Kompensation bis zur absoluten Insuffizienz, die sich voneinander nur mehr durch die Fähigkeit, die Harnmengen zu steigern, unterscheiden. Die Fähigkeit der Variation der Harnkonzentration nimmt früher ab als das Wasserausscheidungsvermögen, je fixierter aber das spezifische Gewicht, um so schlechter wird auch das Vermögen, schnell große Mengen Wasser abzuscheiden.

Den unmittelbaren Übergang vom ersten in das dritte Stadium finden wir bei den schwereren Fällen subakuter Verlaufsart, in denen sich rasch eine Isosthenurie ohne Polyurie entwickelt.

Den Übergang vom zweiten zum dritten Stadium bilden solche Fälle, bei denen die Harnmenge bereits infolge von Hyposthenurie gesteigert ist, das Wasserausscheidungsvermögen im Wasserversuch sich noch fast als normal erweist. In solchen Fällen pflegt auch die Konzentrationsfähigkeit noch nicht ganz aufgehoben zu sein und es lassen sich im forcierten Konzentrationsversuch noch spezifische Gewichte von 1016, 1017, ja 1018 erzielen.

Mit Abnahme der Nierenfunktion und Abnahme des Konzentrationsvermögens sinkt das Wasserausscheidungsvermögen und steigt zunächst die Wasserausscheidung. Darin liegt kein Widerspruch. Die normale Niere besitzt eine ungeheure Reservekraft für das Wasserausscheidungsvermögen, und selbst eine erhebliche Abnahme der maximalen Sekretionsgeschwindigkeit läßt immer noch große Gesamturinmengen in 24 Stunden zu. Mit anderen Worten: Das Wasserausscheidungsvermögen der gesunden Niere ist so groß — ein Gesunder vermag im Wasserversuch mit Leichtigkeit 500 ccm in einer halben Stunde zu produzieren, was einer Leistung von 24 Litern in 24 Stunden entspricht —, daß einer Herabsetzung dieses Vermögens sogar auf den zehnten Teil noch eine tatsächliche 24stündige Wasserabscheidung von 2,4 Liter entsprechen kann.

Dieser Umstand, daß auch dann, wenn alle Funktionen der Niere gleichsinnig abnehmen, infolge dauernder Arbeit des Nierenrestes das durch Quantität des Harnes ersetzt werden kann, was er an Qualität eingebüßt hat, macht es verständlich, daß die chronische Niereninsuffizienz jahrelang ertragen werden kann. Dabei ist noch zu berücksichtigen, daß bei Untergang des größten Teiles der sekretorischen Elemente der verschonte kleine Rest aus hypertrophischen Elementen besteht, deren Leistung sicher gesteigert ist — solange sie selbst noch genügend durchblutet werden. Wir dürfen wohl annehmen, daß hier die Tubuli für die Glomeruli einspringen und sich mit an der Wasserausscheidung beteiligen, während eine Mitwirkung der Glomeruli an der Ausscheidung fester Stoffe zum mindesten nicht zu Buche schlägt.

Dieser erhebliche Unterschied in der Größe der Reserve für die Ausscheidung der festen Stoffe einerseits und des Wassers andererseits bedingt auch, daß wir das Konzentrationsvermögen viel früher beeinträchtigt finden als das sog. Verdünnungsvermögen (v. Korányi). Letzteres hat nichts mit der qualitativen Abnahme der Kraft zu tun, gegen den osmotischen Druck des Blutes ein hypotonisches Sekret zu liefern, sondern es ist gleichbedeutend mit der Fähigkeit, rasch große Wassermengen auszuscheiden. Je langsamer die Wasserausscheidung bei maximaler Beanspruchung verläuft, desto mehr mischt sich dem Glomerulussekret das der unausgesetzt und maximal arbeitenden Tubuli bei.

Aus alledem geht schon hervor, daß wir aus der Messung der 24stündigen Harnmengen ebensowenig ein Urteil über die Störung der Wasserausscheidung erhalten, wie wir aus der Feststellung des spezifischen Gewichtes der 24 stündigen Harnmenge auf eine Konzentrationsunfähigkeit und Niereninsuffizienz schließen können. Das Gewicht der 24stündigen Mengen verschiedener Tage kann gleich und niedrig sein, ohne daß Konzentrationsunfähigkeit besteht, und die 24stündige Harnmenge kann groß sein, trotz erheblicher Schädigung des Wasserausscheidungsvermögens.

Beweisender für das Vorhandensein einer Störung der Nierenfunktion ist es schon, wenn die spezifischen Gewichte der einzelnen, spontan gelassenen Urinportionen nur wenig variieren. Noch lehrreicher ist der Vergleich der zweistündlich gelassenen Harnportionen. Sicher beweisen läßt sich die pathologische Form der Diurese durch den Wasser- und Konzentrationsversuch.

Die Wasserausscheidung: Für die quantitative Verwertung des Wasserversuches ist immer die Frage zu berücksichtigen, ob nicht die Verzögerung der Wasserausscheidung extrarenal, z. B. durch Schweiß oder aber durch Ödembereitschaft bedingt ist; doch spielt diese, wie schon erwähnt, bei der Mehrzahl der chronischen Fälle im Stadium der Niereninsuffizienz keine erhebliche Rolle, solange das Herz noch leistungsfähig ist.

In manchen Fällen finden wir noch ein leidlich gutes Wasserabscheidungsvermögen, was prognostisch als günstig zu verwerten ist. In der Mehrzahl der Fälle hat das Vermögen, schnell große Mengen Wasser abzuscheiden, merklich gelitten, von einer Übererregbarkeit der Nierengefäße ist keine Rede; in den ungünstig liegenden, dem Ende zuneigenden Spätstadien wird die Kurve der Harnabscheidung so gut wie gar nicht durch die einmalige Zulage von 1500 ccm Wasser geändert, ebensowenig durch Diuretika.

Der Ausfall des Wasserversuches gibt uns einen ungefähren Anhalt dafür, wie groß die Zahl der noch erhaltenen bzw. gut durchbluteten Glomeruli ist. Wir finden ihn daher ganz schlecht in allen Fällen des dritten Stadiums, die vor dem tödlichen Ausgange stehen, von vornherein besonders schlecht in den Fällen subakuter Verlaufsart, in denen gewöhnlich die Mehrzahl der Glomeruli unter reaktiver Wucherung des Kapselepithels (extrakapilläre Form) ausgeschaltet ist; mit bemerkenswerten Ausnahmen nicht gut (und extrarenal getrübt) bei den subchronischen Formen mit ausgedehnter intrakapillärer Hyalinisierung der Glomeruli; anfangs recht gut und lange Zeit gut bei den mehr vaskulären (endarteriitischen) Formen von ganz chronischem Verlauf, bei denen die Hyposthenurie erst nach vielen Jahren eingesetzt hat und selbst wieder viele Jahre dauern kann.

Hier wird im dritten Stadium trotz starker Einschränkung der Zahl der sekretorischen Elemente der Nierenrest von Inseln voll funktionsfähiger, ja hypertrophischer Elemente gebildet, und die Fähigkeit zur Polyurie bleibt dementsprechend am längsten erhalten.

Spezifisches Gewicht: Der Konzentrationsversuch macht in diesem Stadium der chronischen Nephritis einige Schwierigkeiten, führt aber zu einem bemerkenswerten und typischen Ergebnis. Trotz völliger Einstellung der Flüssigkeitszufuhr steigt das spezifische Gewicht des Harnes nicht, sondern der Kranke fährt fort, reichlich dünnen Harn abzusondern. Dabei nimmt er stark an Gewicht ab, — die Gewichtsabnahme kann zwei bis drei Kilo in 48 Stunden betragen —, ein Beweis dafür, daß der Körper aus seinen Geweben das nötige Wasser mobilisiert, und es stellt sich bald ein heftiger Durst ein, der die Fortsetzung des Konzentrationsversuches unmöglich macht. Die folgende starke Flüssigkeitsaufnahme stellt rasch das alte Gewicht wieder her, und die Harnmenge kann bezeichnenderweise am Dursttage größer sein als am darauffolgenden Trinktage.

Für das Verständnis der Polyurie ist diese regelmäßig zu machende Beobachtung von großer Bedeutung. Sie zeigt, daß die Polyurie nicht auf einem vermehrten exogenen Wasserangebot beruht, sondern daß es sich um eine Zwangspolyurie handelt (vgl. S. 177).

Sehr bemerkenswert ist, daß das spezifische Gewicht, das in den Übergangsstadien mit leidlich erhaltener Wasserabscheidung noch auf 1006, 1005 absinken kann, in den Spätstadien meist um 1010 bis 1013, dem spezifischen Gewicht des enteiweißten Blutes, fixiert bleibt. Der Gefrierpunkt eines solchen Harnes entspricht fast genau dem des Blutes und die Fixation der Harnkonzentration auf dieser Höhe beweist sowohl im Sinne von v. Korányi, daß die Niere nicht mehr imstande ist, osmotische Kondensationsarbeit zu leisten (vgl. S. 186), als auch die Unmöglichkeit, die Wasserausscheidung isoliert stärker zu steigern, als dem Angebot fester Stoffe entspricht (vgl. S. 170).

Bei der pyelogenen Schrumpfniere pflegt das Verdünnungsvermögen länger und besser erhalten zu sein, und diese Fälle (mit primärer Druckatrophie der Tubuli und besser erhaltenen Glomeruli) weisen auch im Endstadium noch spezifische Gewichte unter der Blutkonzentration auf.

Die Kochsalzausscheidung. Während wir bei den Nephrosen und zum Teil auch bei den akuten Nephritiden die Beobachtung machen konnten, daß die Kochsalzausscheidung schlecht, das Ausscheidungsvermögen erhalten war, finden wir bei den chronischen Nephritiden des dritten Stadiums eine genügende NaCl-Ausscheidung bei herabgesetztem Kochsalzausscheidungsvermögen, also dasselbe paradoxe Verhalten, das uns bei der Wasserausscheidung entgegentritt. So wie hier ein verschlechtertes Wasserausscheidungsvermögen und eine verzögerte Ausscheidung bei der Belastungsprobe mit einer 24stündigen Polyurie zusammenfällt, so sehen wir hier — wenigstens bei den zu Polyurie fähigen Fällen der chronischen Verlaufsart — infolge dieser Polyurie eine vollständig ausreichende 24stündige Chlorausscheidung und doch eine Verzögerung derselben beim Belastungsversuch. Eine Zulage von 10 g NaCl wird selbst bei NaCl-armer Kost stark verzögert, erst in zwei bis drei Tagen ausgeschieden, bei vorgeschrittener Niereninsuffizienz sogar unter Umständen vollständig retiniert.

Die prozentuale NaCl-Ausscheidung ist naturgemäß bei den stark polyurischen Fällen niedrig, sie erreicht aber auch beim Konzentrationsversuch fast nie die normalen Werte, und bei schweren Fällen erhebt sie sich kaum über $0,5\%$.

Wie wenig steigerungsfähig in solchen Fällen die NaCl-Ausscheidung ist, dafür als Beispiel einen Belastungsversuch in einem Falle, in dem die Konstanz der Urinsekretion bereits einen hohen Grad erreicht hatte und die isosthenurische Pseudonormalurie bereits an die Stelle der Polyurie getreten war.

Es handelt sich um eine chronische diffuse Glomerulonephritis von 20jähriger Dauer im dritten Stadium (vgl. Volhard und Fahr, Klinische Beispiele zum dritten Stadium S. 189, Nr. XXX). Bei NaCl-freier Kost und ungefähr normaler Diurese werden 10 g NaCl glatt retiniert. Die Ausscheidung betrug an den vorhergehenden Tagen prozentual etwa 0,3 und absolut im Mittel 3,6.

Erster Tag: Um 8 Uhr 10 g NaCl per os:

Zeit	Urinmenge	Spez. Gewicht	NaCl%	NaCl ges.	Serumweiß
9 Uhr	60 ccm	1011	0,234	0,140	7,15%
11 ,,	125 ,,	1011	0,269	0,336	
1 ,,	100 ,,	$1011^2/_3$	0,254	0,254	
3 ,,	90 ,,	1010	0,339	0,305	6,29%
5 ,,	90 ,,	1010	0,316	0,284	
7 ,,	65 ,,	1010	0,292	0,190	6,92%
1 ,,	200 ,,	1009	0,292	0,584	
5 ,,	250 ,,	1009	0,328	0,820	
7 ,,	120 ,,	1009	0,328	0,394	
	1100 ccm			3,307	

Zweiter Tag:

	1280 ccm		0,209 bis 0,351	3,989	

Auch die Konstanz der Diurese, die Gleichheit der zweistündigen Urinmengen, ist in diesem Beispiel schon sehr ausgesprochen.

In anderen Fällen, in denen wenigstens die Harnmengen noch variieren, läßt sich auch ein Einfluß des Salzes im Sinne einer Steigerung der Harnmenge erkennen, und mit steigender Salzzufuhr wächst allmählich die Polyurie.

Die Stickstoffausscheidung steht wie bei der akuten Ausscheidungsinsuffizienz so auch bei der echten chronischen Niereninsuffizienz im Brennpunkte des ärztlichen Interesses. Von ihr hängt das Schicksal des Kranken ab. Was die Beurteilung der N-Ausscheidung im Harne angeht, so gilt für sie das gleiche, was schon bei der Besprechung der Niereninsuffizienz hervorgehoben wurde (vgl. S. 139). Es ist nicht möglich, aus dem Vergleich zwischen Einfuhr und Ausfuhr ein sicheres Urteil darüber zu gewinnen, ob und inwieweit die lebenswichtige Funktion der N-Ausscheidung gelitten hat, da bei der chronischen Niereninsuffizienz die quantitative Ausscheidung des N — wie die des NaCl und Wassers — scheinbar vollständig ausreichen, d. h. der Zufuhr entsprechen kann; aber ein Belastungsversuch oder die Blutuntersuchung ergibt, daß N retiniert oder — ebenso wie NaCl und Wasser — nur sehr verzögert ausgeschieden wird. Auch hier sehen wir den gleichen Unterschied zwischen der Ausscheidung (sc. in 24 Stunden) und dem Ausscheidungsvermögen. Selbst die prozentuale Ausscheidung des N kann noch relativ gut erscheinen, ja $1^0/_0$ betragen, wenn bereits die tödliche Vergiftung begonnen hat.

Diese Tatsachen sind nur so zu verstehen, daß im Laufe der chronischen Nephritis die Anspruchsfähigkeit der Niere für die diuretisch wirkenden Schlacken immer mehr sinkt, so daß infolgedessen der Stickstoffspiegel im Blute, den wir als Rest-N bestimmen, immer mehr steigt, bis die Katastrophe eintritt.

Man kann eine Erhöhung des Rest - N oder des Harnstoffspiegels im nüchtern entnommenen Blute bei zwangloser Ernährung als die Regel für das dritte Stadium ansehen. Sie ist ebenso konstant, wie die charakteristische Form der Diurese, die Hyposthenurie, und es ist nicht unwahrscheinlich, daß dieses Ansteigen des Rest-N im Blute neben der Verzögerung der NaCl- und Wasserausscheidung den beständig wirkenden und beständig sich erneuernden Diuresereiz bildet, der den Nierenrest zu einer unaufhörlichen polyurischen Diurese zwingt.

Doch ist hierbei auch die extrarenale Beeinflussung des Wasserangebotes und die Möglichkeit osmotischer Wasserentziehung zu berücksichtigen (vgl. S. 188).

Die Höhe des Rest-N im Blute schwankt sehr, je nach der Größe der Eiweißzufuhr und je nach dem Stadium, in dem sich die chronische Niereninsuffizienz befindet, d. h. je nach der Fähigkeit der Niere zur Polyurie und dem Grade der Herabsetzung ihrer Anspruchsfähigkeit. Wir finden Werte von 40—60 mg, die an der oberen Grenze des Normalen stehen, und Werte von 100—200 mg, die den Ausbruch der Harnvergiftung unmittelbar erwarten lassen.

Je niedriger die Rest-N-Werte, desto weniger steigen sie bei N-Zulage, desto leichter sind sie durch Einschränkung der N-Zufuhr herabzudrücken, desto günstiger die Prognose; je höher die Rest-N-Werte, um so höher steigen sie bei N-Zulage, um so schwerer ist die Anspruchsfähigkeit der Niere geschädigt, um so weniger gelingt es, bei starker Einschränkung der N-Zufuhr die Niere zur Ausschwemmung des nicht nur im Blute, sondern auch in den Geweben (Becher, v. Monakow) zurückgehaltenen Stickstoffes zu bewegen: Die prozentuale und absolute N-Ausscheidung sinkt, der Rest-N bleibt hoch.

Erst dann, wenn im Stadium der Vergiftung der Rest-N steil in die Höhe schnellt, kommt wieder ein Anstieg der N-Ausscheidung im Harne zustande.

Stets werden Schwankungen der Zufuhr nicht plötzlich, sondern nur langsam und allmählich von der Niere beantwortet; bei brüsker Mehrzufuhr steigt die Ausscheidung erst nach Tagen, und sie fällt ebenso langsam ab, wenn plötzlich die N-Zufuhr reduziert wird.

Diese langsame Einstellung auf N-Gleichgewicht ist sehr charakteristisch; sie kommt zum Ausdruck bei Belastungsversuchen mit Harnstoffzulagen. Je vorgeschrittener die Fälle, um so weniger steigt auf eine Zulage von 20 g Urea die prozentische und absolute N-Ausscheidung. In günstiger liegenden Fällen wird die Zulage — seltener unter Erhöhung der Konzentration, häufiger unter Steigerung der Polyurie — vollständig aber verzögert ausgeschieden.

Als Beispiel für letzteren Modus (aus Volhard - Fahr):

Peter B...r, 47 Jahre. Blutdruck 216 : 144 mm Hg. Polyurie von etwa 2500, die bei Kochsalzbeschränkung allmählich auf Normalurie (1500) zurückgeht. Spezifisches Gewicht des Harnes (Albumen $2^0/_{00}$) fixiert zwischen 1008 und 1010, selten 1012. Wasserversuch: Von 1500 ccm in vier Stunden 820 und 900 ausgeschieden, niedrigstes spezifisches Gewicht 1006. Im Konzentrationsversuch wird in $1^1/_2$ Tagen 1017 erreicht, unter Gewichtsabnahme von 2 kg. 0,5 Jodkali in 65 und 98 Stunden ausgeschieden. Milchzuckerausscheidung ganz außerordentlich schlecht, in den ersten fünf Stunden ist Zucker nicht einmal qualitativ nachzuweisen. NaCl-Ausscheidung: absolut 13—20 g pro die, prozentisch 0,5—0,8 %. N-Ausscheidung deutlich beeinträchtigt, prozentisch bis 1,1 % (bei 96 RN).

RN bei der Aufnahme 83 mg, bei unbeschränkter N-Zufuhr erfolgt Anstieg des RN auf 96 mg, bei N-Beschränkung Abfall des RN auf 51 mg und 42 mg, bei wochenlanger Zufuhr von nur 10 g N bleibt der Nüchternwert des RN auf 41 und 38 mg und steigt bei etwas freierer Zufuhr auf 60 mg. In diesem Stadium Belastungsversuch mit 22 g Urea. Ausscheidung erfolgt deutlich verzögert unter Polyurie.

Datum	N-Zufuhr	N % im Harn	Ges. N im Harn	Urinmenge	
7. 1.	11,84	0,487	12,42	2550	
8. 1.	12,22	0,495	10,64	2150	
9. 1.	11,70	0,439	10,76	24 50	
10. 1.	12,50	0,428	8,84	2070	
11. 1.	11,49+10 g	0,467	12,84	**2750**	22 g Urea-
12. 1.	8,10	0,448	12,54	**2800**	Zulage
13. 1.	5,63	0,462	9,33	2220	
14. 1.	5,63	0,372	6,76	1820	

Es entspricht ja nur der hyposthenurischen Form der Diurese bei unseren Fällen von chronischer Niereninsuffizienz, daß wir hier in der Regel die Werte der prozentischen N-Ausscheidung niedriger finden als bei den Formen des ersten und zweiten Stadiums, und daß auch im Konzentrationsversuch die N-Ausscheidung im Harn nie zu normaler Höhe ansteigt.

Zur Beurteilung der N-Ausscheidung genügt es aber nicht, die prozentige N-Ausscheidung festzustellen, denn gerade bei der tödlichen Azotämie kommen relativ hohe Werte von 0,9—1 % N im Harn vor; wichtiger ist der Grad der N-Retention im Blute und die Spannung, die zwischen der meist wenig variierenden prozentigen N-Ausscheidung und dem Rest-N-Werte im Blute besteht (vgl. S. 139).

Das geht besonders deutlich aus folgendem hervor: Wenn man die Harnstoffzulagen täglich wiederholt, so steigen die Blutwerte treppenförmig zu sehr hohen Werten an (Monakow); dabei steigt allmählich auch die Stickstoffausscheidung erheblich an, bis schließlich selbst mit der Zulage von 20 g Harnstoff Stickstoffgleichgewicht eintritt (Doll und Siebeck). Siebeck spricht hier wie bei der Störung der Wasserausscheidung von einer Trägheit oder Starre der Einstellung in dem Sinne, als müsse sich die Niere erst an die Mehrbeanspruchung und Mehrleistung „gewöhnen".

Mir scheint das Wesen dieser Funktionsstörung nicht in dem Tempo der Einstellung der Niere zu liegen, sondern in der veränderten Anspruchsfähigkeit der Niere, die sie auch beibehält, nachdem sie sich an die Mehrleistung „gewöhnt" hat. Diese veränderte Anspruchsfähigkeit scheint mir darin zu bestehen, daß die Niere eines stärkeren Antriebes

bedarf, um anzusprechen; der normale Diuresereiz genügt nicht, sondern es sind übernormale Diuresereize schon für eine Normalleistung nötig. Nicht das Ansprechen der
Niere dauert aber dabei länger, sondern die Steigerung der Diuresereize bedarf Zeit.
Wenn man mit einem Schlage den Harnstoffspiegel im Blute auf die Höhe steigern würde,
die er nach mehrtägiger Harnstoffgabe erreicht, so würde die Niere sofort die entsprechende
Mehrleistung ausführen. Das ist ja der Sinn, den ich S. 147 der Berechnung der Ambardschen Konstante untergelegt habe, daß sie uns über die Anspruchsfähigkeit des Nierenrestes Auskunft gibt, uns sagt, wie hoch der Harnstoffspiegel sein müßte, damit die Niere
in einer Stunde 1 g Harnstoff ausscheiden könnte.

Dieses Verhältnis — oder besser bei der insuffizienten Niere — Mißverhältnis zwischen
Stärke des Reizes und Antwort behält die Niere bei schwachen und starken Reizen, bei
Schonung und „Gewöhnung" bei, und ich neige zu der Annahme, daß dieser nicht qualitative, sondern quantitative Unterschied in der Reaktion auf die verschiedene Stärke
der Diuresereize mit der quantitativen Abnahme an sezernierendem Protoplasma
zusammenhängt.

Für die Prognose ist der Grad der N-Retention von größter Bedeutung.

Sie ist, wie Widal schon 1904 gezeigt hat, um so ungünstiger, je größer
das Mißverhältnis ist zwischen dem RN-Spiegel im Blute und der Größe
der Eiweißzufuhr bzw. N-Ausfuhr. Ein RN von 70 mg bei eiweißreicher Kost
hat nicht viel zu bedeuten. Bleibt aber der RN trotz Einschränkung der
N-Zufuhr auf derartigen Werten stehen, so ist ein schlimmer Ausgang zu
erwarten.

Beispiel aus Volhard und Fahr (S. 180): Subchronische Nephritis von dreijähriger Dauer
im Endstadium. Rest-N anfangs 83 mg, nach je acht Tagen 86 und 93 mg, steigt bei der Ödemausschwemmung auf 114 mg. Dabei eine prozentuale N-Ausscheidung im Harn von 0,4—0,5.
Nunmehr wird die Zufuhr auf 5—7 g beschränkt. Die prozentuale Ausscheidung sinkt
trotz des hohen Rest-N auf 0,3, und die Gesamtausscheidung setzt sich mit der Zufuhr
bald ins Gleichgewicht, ohne daß trotz reichlicher Wasserzufuhr eine rasche Ausschwemmung des retinierten Stickstoffes zunächst eintritt. Erst ganz allmählich im Laufe von
je einer Woche sinkt der Rest-N auf 72 und 55 mg. Bei der Ausschwemmung inzwischen
angesammelter kardialer Ödeme kommt es zu einer ganz vorübergehenden Erhöhung auf
105 mg und in sechs Tagen wieder zu einem Abfall auf 60 mg. Diese Höhe wird trotz
reichlicher Diurese und trotz konsequenter Beschränkung der N-Zufuhr auf 3 g! bei sehr
niedriger prozentualer Ausscheidung von 0,2—0,3% dauernd beibehalten: RN nach je
acht Tagen 56 und 67 mg.

Bei der zweiten Aufnahme beträgt der Rest-N anfangs 94 mg. Trotz weitgehender
Beschränkung der N-Zufuhr auf etwa 5 g und dauernd unterhaltener Polyurie tritt bei
einer konstanten N-Ausscheidung von 0,3% eine Erhöhung des Rest-N auf 108 und
später auf 149 mg ein (Lumbalpunktat 130 mg). Nunmehr Ausbruch der Urämie und
rascher Anstieg des Rest-N auf 221 mg%.

Daß wir heute in der Lage sind, dieses Mißverhältnis zwischen Harnstoffgehalt im Blute und Harnstoffausscheidung durch die Niere in der Ambardschen oder der Addis-van Slykeschen Konstante quantitativ zu schätzen,
halte ich für einen großen Fortschritt (vgl. S. 139).

Nicht minder wichtig als für die Prognose ist die Bestimmung des Rest-N
bzw. der Ambardschen Konstante für die Frage, ob eine im Laufe des Nierenleidens eintretende Verschlimmerung, z. B. ein zerebrales oder viszerales Syndrom
als „urämisch" aufzufassen ist oder nicht.

Nach meinen Erfahrungen scheint es mir jedoch nicht überflüssig, ausdrücklich hervorzuheben, daß nur der negative Ausfall beweisend ist: Ein
normaler RN oder eine annähernd normale Ambardsche Konstante erlauben
den echt urämischen Charakter einer scheinbar urämischen Erscheinung mit
Sicherheit auszuschließen; ein hoher Reststickstoffwert und eine hohe Konstante
beweisen aber nicht, daß eine Erscheinung auf Harnvergiftung beruhen muß;
sie kann natürlich auch anders, z. B. angiospastisch bedingt sein, wie z. B.
die Retinitis albuminurica.

Noch wichtiger für die Feststellung des Grades und der Gefahr der Niereninsuffizienz ist die Bestimmung der Retention aromatischer Substanzen, am

einfachsten in Form der qualitativen Probe auf Indikan und der auf Phenole mit der Xanthoproteinreaktion nach Becher (vgl. S. 125).

In den Endstadien fallen beide Proben meist gleichsinnig, die letzten immer positiv und um so stärker aus, je näher das bittere Ende der echten Urämie heranrückt.

Milchzucker- und Jodausscheidung: Die Milchzuckerausscheidung ist in den Fällen des dritten Stadiums fast regelmäßig stark verlängert. Auf die Frage, ob sich der Ausfall dieser Probe differentialdiagnostisch verwerten läßt, kommen wir bei den Sklerosen zurück (S. 1677). Bemerkenswert ist, daß in Frühfällen, wie dies ja schon bei Besprechung des zweiten Stadiums hervorgehoben wurde, die Milchzuckerausscheidung gut sein kann, obwohl es sich um eine nicht ausgeheilte, chronische, allmählich zur Niereninsuffizienz führende „vaskuläre" Nephritis handelt.

Beispiel: Ein 35jähriger Patient hatte vor acht Jahren Halsschmerzen mit blutigem Auswurf (Tonsillarabszeß), seit sechs bis sieben Jahren nervöse Beschwerden, seit zwei Jahren Schmerzen in der Nierengegend, Nykturie und Polyurie, niemals Ödeme. Vor zwei Jahren war bei dem Patienten im Harne Eiweiß festgestellt worden.

Bei der ersten Beobachtung im Jahre 1911 fanden wir: Blutdruck 160 mm Hg, Albumen $^1/_4\,^0/_{00}$ bis Spuren, Zylinder, Leukozyten, verfettete Epithelien, Polyurie mäßigen Grades, Konzentration bis 1022 unter starkem Durstgefühl und Gewichtsabnahme von 1 kg. Wasserversuch überschießend, 1940 ccm in vier Stunden.

Hier wurde der Milchzucker in fünf Stunden quantitativ ausgeschieden, Jod in 53 Stunden.

Bei der zweiten Aufnahme (April 1913) fanden wir stärkste Polyurie, Blutdruck 170 mm Hg, Rest-N 46 mg, bei reichlicher Eiweißzufuhr 70 mg. Wasserversuch 1310 und 1490 ccm in vier Stunden, Konzentration in 40 Stunden nur 1015, dabei sehr quälender Durst und Abnahme des Körpergewichtes um $1^1/_2$ kg. Bei einem zweiten Konzentrationsversuch wurde ein spezifisches Gewicht von 1014 erreicht, dabei Gewichtsabnahme um $2^1/_2$ kg.

0,5 g Jodkali wurden in 96 Stunden ausgeschieden, von 2 g Milchzucker in den ersten fünf Stunden 0,44 g, Trommersche Probe nach zehn Stunden noch positiv. Der Kranke starb Juni 1914 unter dem typischen Bilde einer echten Urämie.

Hier handelte es sich zweifellos um eine chronische „vaskuläre" Nephritis im Übergang vom zweiten in das dritte Stadium. Der Ausfall des Wasserversuches bei der ersten Beobachtung hätte sogar noch an eine „Übererregbarkeit" denken lassen können. Der Milchzuckerversuch fiel aber durchaus gut aus, trotz der Schädigung der Nierengefäße, die schon nach der Blutdrucksteigerung und dem weiteren Verlauf mit Sicherheit angenommen werden mußte.

Andererseits erscheint es sehr auffallend, daß bei allen Fällen des dritten Stadiums, die doch in der Mehrzahl reine „vaskuläre Schrumpfnieren" darstellen, die Jodausscheidung ebenfalls stark verlängert ist. Relativ gering (74 Stunden) war die Verzögerung der Jodausscheidung gerade in einem Falle von starker tubulärer Miterkrankung, dessen Niere als Beispiel für eine subchronische hydropische Nephritis des dritten Stadiums mit starkem nephrotischen Einschlag abgebildet worden ist.

Im allgemeinen unterscheiden sich aber die Fälle des dritten Stadiums von denen des zweiten Stadiums durch den Ausfall der Jodprobe in dem Sinne, daß im Stadium der chronischen Niereninsuffizienz in der Tat Jod verlängert ausgeschieden wird. Doch läßt sich der Ausfall nicht etwa nach dem Grade der Verlängerung prognostisch verwerten. In einem Falle, bei dem die tödliche Urämie vor der Türe stand, fanden wir (Dr. Keller) $67^1/_2$ Stunden, in einem anderen zwei Jahre später noch lebenden Falle 148 Stunden, in einem dritten Falle bei ein und demselben Patienten das eine Mal 96, das andere Mal 150 Stunden.

Daß ausnahmsweise auch im zweiten Stadium die Jodausscheidung stark verlängert sein kann, wurde bereits erwähnt und wir werden bei den Sklerosen sehen, daß auch bei diesen starke Verlängerung der Jodausscheidung ohne Niereninsuffizienz vorkommt.

Zur Beurteilung des Grades der Niereninsuffizienz eignen sich diese Methoden nicht.

Urämie (vgl. S. 568 und 714). Die echte Urämie ist der typische und häufigste Ausgang des dritten Stadiums der chronischen Glomerulonephritis, sie tritt unaufhaltsam ein, wenn die kompensatorische Polyurie nachläßt.

Schon den alten Ärzten war das Absinken der Harnmenge ohne Ansteigen des spezifischen Gewichtes als Vorbote der Urämie bekannt.

Wir haben früher als wichtigstes Zeichen der herannahenden Harnvergiftung den Anstieg des Rest-N im Blute betrachtet, konnten aber keine bestimmte

Zahl angeben, welche als Grenze einer noch mit dem Leben verträglichen N-Retention anzusehen wäre.

Wir sahen, wenn auch selten, Kranke mit Niereninsuffizienz schon bei Rest-N-Werten von 145 mg in 100 g Blut sterben, andere mit 193 mg noch für einige Zeit sich erholen, doch schien uns bei Rest-N-Zahlen über 100 mg in 100 g Blut das Ende stets in nahe Ferne gerückt. Wir haben freilich im Verlaufe der tödlichen Urämie noch wesentlich höhere Werte vorgefunden.

Aber schon die Tatsache, daß auch bei relativ niedrigen RN-Werten wie 100 mg% die Urämie ausbrechen kann, zeigt, daß der Grad der N-Retention kein Gradmesser für die Urämiegefahr, noch weniger die direkte Ursache der echten Urämie sein kann.

Die S. 756 erwähnten Untersuchungen meines Mitarbeiters Becher zeigen, daß wir der Retention der aromatischen Gruppen die größere Aufmerksamkeit zuwenden müssen.

Wir können das in der Praxis um so leichter tun, als hier die viel einfacheren qualitativen Proben, die Indikan- und Xanthoproteinprobe, vollständig ausreichen. Wir haben noch keine echte Urämie gesehen, die sich nicht durch eine positive Indol- und eine stark positive Phenolreaktion angekündigt hätte. Über die Bedeutung der Phenole vgl. S. 777.

Es ist wichtig, zu wissen, daß der Umschlag in das Stadium absoluter Niereninsuffizienz recht plötzlich erfolgen kann.

Als Beispiel gebe ich folgende Tabelle. Sie stammt von einem 48jähr. Knecht A. B., der im Februar 1917 als Soldat bei der Ausbildung an Erkältung mit Kopfschmerz und Fieber erkrankt war. Es stellte sich Atemnot im Dienst und Schwellung beider Beine ein. Seitdem oft Schwellung der Beine und Atemnot. Februar 1922 erstmalig Sehstörung, Gegenstände erschienen verwaschen, besonders in der Dämmerung.

Aufnahme 17. Juli 1922 mit Unterschenkelödem. Albumin + in Spuren! Augenhintergrund zeigt an vielen Stellen beiderseits Verengerung der Netzhautarterien. Keine ischämischen Bezirke. Kap. Dr. 220 mm H_2O, arter. Schenkel eng, venöse rel. weit, körnige Strömung.

Tabelle.

Dat.	WV.	KV.	U+i.Bl. mg%	U+i.H. g%	Ur. $\sqrt{D}$	RN mg%	NaCl g%	Ind.	NH₃ mg%	Kreat. mg%	Chol. mg%	BD mm Hg
17. 7.	110/1003	1010										250/115 – 185/95
19. 7.	in ½ St.					68,5	0,66	+			180	
4. 9.			34	1,9	0,08!							
15. 9.			33,9	1,1	0,11							
22. 9.				N. 0,5 NaCl 0,15								
27. 9.				N. 0,51 NaCl 0,21								
3.10.	urinöser Fötor											
4.10.			307			204		+++				
5.10.			323				0,61	+++				
10.10.						132		+++				
18.10.						156	0,60	+++				
9.11.	40/1009	1013	254	0,84	1,35				3,1			180
4. 1.	in ½ St.		249	0,89	1,14						236	
9. 2.			273	0,82	1,43							
27. 2.			314	0,93	1,74							128
2. 3.	Exitus		388				0,61	+++	5,9	18,4		

Sektion: Ausgeprägte sekundäre Schrumpfniere.

Besonders bemerkenswert ist hier, daß das Unvermögen der Konzentration und der schlechte Ausfall des Wasserversuches schon die Niereninsuffizienz erkennen ließ, als die Harnstoffkonzentration im Blute noch niedrig, im Harne noch hoch war.

In anderen Fällen erfolgt und wächst die Retention allmählich, bleibt längere Zeit auf hohem Niveau stehen, und die Kranken können noch erstaunlich lange mit hohen Harnstoff-, ja sogar Phenolwerten leben und leidlich arbeitsfähig sein. Als Beispiel gebe ich die Blutwerte von Bal . . . und Wei . . .

Carl Ba . ., 29 Jahre. Familie: 1 Schwester (2 Jahre jünger als Pat.) nierenkrank. Eigene: Häufige Halsentzündungen. 1912 (13 Jahre) um Weihnachten heftige Halsentzündung. Urin soll danach schwärzlich ausgesehen haben, aber auch sonst nach Erkältung. Letzte Halsentzündung Anfang Februar 1913. Mutter untersucht zufällig Urin auf Eiweiß, Eiweiß positiv.

1. Aufnahme 5. 6. 13. Tonsillen zerklüftet. BD 125/40. W. V. 600/1004, C. V. nach 18 Stunden 1030.

Nach der Entlassung hat sich Pat. tadellos gefühlt, bei Kriegsbeginn Erntearbeiten. Winter 1915/16 schlapp, Rückenschmerzen. Oft Halsentzündung, letzte 5. April, Bettruhe bis 22. Juni.

2. Aufnahme: 11. 7. 16. BD 132, 105. W. V. 500/1001 in $^1/_2$ St. C. V. in 19 St. 1027.

Nach der Entlassung Wohlbefinden. $^3/_4$ Jahre landwirtschaftlicher Hilfsdienst. 1924 Blut im Urin (makroskopisch), verschwand nach Abklingen einer Angina und Beseitigung einer viel Eiter entleerenden Zahnfistel durch Zahnziehen. 1924—26 normale Lebensweise: beschwerdefrei: Bergbesteigungen (2400 m), Schwimmen, Radfahren; gelegentlich allerdings, besonders seit 1920 migräneartige Anfälle. 1926 Februar 24 Stunden nach Sektion eines tot aufgefundenen Feldhasen Eiterung des rechten Daumens, von da ab häufig kleine bis mittelgroße Eiterbeulen, Kopfschmerzen häufiger. Nach einer großen Eiterbeule an der Nasenspitze mit Schwellung von Oberlippe und Backen medizinische Poliklinik Heidelberg: 2 Aderlässe zu je 500 ccm. Mai erneute Angina: Steigerung der Erregbarkeit, Herzklopfen, RN erhöht.

3. Aufnahme 3. 6. 26: BD 196, 181. W. V. 110/1001. W. V. mit 0,3 Theozin 250/1001. C. V. in 11 und 25 Stunden 1011. Nach der Entlassung bei fleisch- und salzarmer Kost und Tierkohle relativ gut, häufig Eiterpickel.

4. Aufnahme 16. 10. 26: BD 190/110, 155/75. W. V. 120/1003, C. V. in 25 Stunden 1007. Nach der Entlassung Wohlbefinden bei fleisch- und salzfreier Kost, dauernde Streptokokkeninfektionen, kleiner Zahnabszeß.

5. Aufnahme 23. 5. 27: Tonsillen klein, zerklüftet. BD 185, 162. Sp. G. 1009 spontan 1012. Nach der Entlassung gegen ärztlichen Rat Extraktion der Zähne: Ohnmacht, Erbrechen, Muskelunruhe.

26. 6. 27: BD 164, 156. Conz. spontan 1012. Exitus. Blutwerte:

Datum	BD	U+	U−	Ind.	Xanth.	W. V.	C. V.	
6. 26	196/160	147	10,6	+	+	gr. $^1/_2$ Stp.	1011	fleisch- und salzarme
		126	7,5	(+)	(+)	250		Kost, Tierkohle
						1001 (mit Theozin)		
10. 26	190/110	175	7,1	+	+	120	1007	Wohlbefinden
	155/75					1003		
5. 27	185	419	9,5	+++	++	+	1012	
	162							Erbrechen, Muskel-
6. 27	160	587	10,6	++++	++++		1012	unruhe †

Nierenbefund (Dr K o c h): In breiten keilartigen Zügen das Parenchym durchweg in Verödung begriffen: Kanälchen mit engem Lumen und niedrigem Epithel, dabei hin und wieder Regenerationserscheinungen, das dazwischenliegende Bindegewebe erheblich und faserig verbreitert, nur hin und wieder stärkere Rundzelleninfiltration. Glomeruli völlig verödet meist zu einer homogenen Masse mit nur noch wenig pyknotischen Kernresten, nur selten noch mehr Kerne, die Schlingen auch nicht mehr zu unterscheiden, überall mit der Kapsel verklebt. An anderen Stellen der Niere sind einige Tubuli erweitert, das Epithel mehr oder weniger abgeflacht, oft nur noch endothelartig, dazwischen Herde verbreiterten Bindegewebes mit dem oben beschriebenen Parenchymuntergang. Die noch erhaltenen Glomeruli lassen nur hin und wieder vereinzelte Erythrozyten erkennen, sie sind durchweg auffallend blutarm, die Schlingen nicht mehr scharf gegeneinander abgesetzt, die Zeichnung verwaschen, sehr starker Kernreichtum, vorwiegend Epithelien; oft verschieden starke Schlingenverklebung, die dann in Verödung überführt. Nirgends Halbmondbildung, nur hin und wieder geringe Verdickung des Kapselbindegewebes.

Die Arterien durchweg muskelkräftig, in den stärkeren Teilen der Interlobularis hin und wieder geringe grobe Elastikaaufsplitterung, keine Endarteriitis in den kleinen Arterien.

A. Wei., 25 Jahre. Oft Erkältungen, leichte Grippen, Anginen, 1918 ins Feld. 1920 oft erkältet, zufällig bei ärztlicher Untersuchung im Freikorps (Schlesien) Albumen festgestellt. Nach 8 Tagen negativ. 6 Wochen später wieder positiv. Keine Beschwerden. BD nicht gemessen. 1923 bei ärztlicher Untersuchung wegen akuter Go. Albumen positiv, BD 130 mm.

Von da ab nur noch Spuren Alb., 1923 zweimal Kur in Wildungen. 1924 bei starker Grippe sehr viel Albumen bis zu $2^0/_{00}$. BD 135 mm, Tonsillektomie.

1925, 26, 27 mehrfache Kuren in Brückenau. Alb geht bis 0,2 zurück, BD 135. 1926/27 oft Furunkel, Dez. 1927 großer Nackenkarbunkel.

1. Aufnahme 25. 4. 28: Seit 3 Wochen sieht er auf beiden Augen schlecht, alle Gegenstände sind verschwommen, vor allem abends wie im Nebel. Müde, matt, keine Kopfschmerzen, Nykturie 2mal.

Befund: Blutwerte vgl. Tabelle: Geringe sekundäre Anämie, Alb. $1,5^0/_{00}$, Lipoide negativ, Sed. reichlich Erythrozyten. K.V. in 2mal 24 Stunden 1011. Harn spontan alkalisch. Augenhintergrund: Papillen tiefrot mit verwaschenen Rändern, größere frische Blutungen, Gefäße teilweise eng, teilweise normal weit. Nasal rechts zahlreiche gelbliche Degenerationsherde, mächtige Spritzfigur auch links.

Durch die Behandlung sinkt der Blut-U$^+$ von 111 auf 71 mg$^0/_0$, der BD von 210/140 auf 165/110 ab. Am 11. 6. 28 ist der Augenhintergrund wesentlich gebessert, die kleinen Gefäße erscheinen sklerosiert, die großen gliös eingescheidet, Spritzfigur wie bisher, aber keine frischen Blutungen mehr.

2. Aufnahme am 10. 1. 29 mit starker Erkältung: Subjektiv hat der Patient keine Augenstörungen mehr. „Netzhautprozeß ausgeheilt". Degenerationsfleckchen noch zu sehen, Gefäße noch sklerosiert, Papille aber jetzt scharf konturiert, Gefäßfüllung normal, nirgends ein entzündlicher oder hämorrhagischer Prozeß. BD 185/120. Alb $3,5^0/_{00}$. Hb. $72,9^0/_0$, Er. 3,9 Mill. Sed. massenhaft Erythro, W.V. größte $^1/_2$stündige Menge 150/1000, nach 4 Stunden 580. Isosthenurie.

Nach der Entlassung subjektives Wohlbefinden.

3. Aufnahme 2. 7. 29. Seit einigen Tagen schlechte Nächte. Beiderseits Wadenkrämpfe. Wächserne Gesichtsfarbe, weiße Fingerspitzen. BD 160/105, Alb. $1,5^0/_{00}$, reichlich Erythrozyten, Lipoide negativ. Sekundäre Anämie: Hb. $52^0/_0$, Er. 3 Mill. Nach Darmbädern vorübergehende Besserung der Blutwerte (vgl. Tabelle).

Juli 1929 im Schwarzwald. Dort vermehrte Wadenkrämpfe, schlechter Appetit, häufiges Erbrechen, Zunahme der wächsernen Hautfarbe.

4. Aufnahme 22. 8. 29: $4^0/_{00}$ Alb., vereinzelt granulierte Zylinder, reichlich Erythrozyten, Lipoide positiv. Hb. $37^0/_0$, Er. 2,2 Mill. Bluttransfusion 400 ccm, gut vertragen, fühlt sich hinterher für einige Zeit wohler. Besseres Aussehen, weniger Wadenschmerzen, ab und zu Erbrechen, Nykturie 3mal, morgens pappiger Geschmack.

5. Aufnahme 3. 9. 29: Seit 2 Tagen Zahnfleischblutungen. Hb. $53,4^0/_0$, Er. 2,7 Mill. BD 175/95, Alb. $0,9^0/_{00}$, reichlich granulierte und hyaline Zylinder, Lipoide negativ. 2. Bluttransfusion 500 ccm. Die Zahnfleischblutungen verstärken sich nach der Transfusion, mehr Wadenkrämpfe, pelziges Gefühl an den Füßen, Hautjucken, schlechter Geschmack im Munde. Mehrfaches Erbrechen, teilweise von geronnenem Blut.

Mitte September gelingt es, die Zahnfleischblutungen zum Stehen zu bringen. Das Erbrechen wird häufiger, vom 17. 9. ab erbricht P. fast jeden Schluck Wasser, zunehmender Kräfteverfall, urinöser Mundgeruch, unruhige Nächte, strohiger Geschmack im Munde.

6. Aufnahme 19. 9. 29: Alb. $20^0/_{00}$, reichlich granuliert\` und hyaline Zylinder und Erythrozyten, Lipoide positiv, BD 178/100, Hb. $35,4^0/_0$, Er. 2 Mill. Augenhintergrund: Keine akute Entzündung, nur Netzhautherde und Narben alter Prozesse, keine einzige Blutung, Gefäße hochgradig spastisch verengt. Beide Optizi abgeblaßt.

Im Urin $0,9^0/_0$ U$^+$, im Erbrochenen, das schmutziggrün aussieht, U$^+$ 154 mg$^0/_0$. Patient ist bei vollem Bewußtsein.

22. 9. Das Erbrechen nimmt weiterhin zu, ebenso die Schmerzen in den Gliedern. Urinöser Geruch stärker. Urin nur mit Katheter etwa 500 ccm in 24 Stunden, 1011. Alb. $10^0/_{00}$, BD 145/75. Im Urin ammoniakalische Gärung. Im Schlaf ganz feine choreatiforme Zuckungen, keine große Atmung.

24. 9. Pat. noch immer bei vollem Bewußtsein. Unstillbares, sehr heftiges Erbrechen schon nach der geringsten Flüssigkeitsaufnahme. Heftige Durchfälle von urinösem Geruch. Im Schlaf etwas Cheyne-Stokes. BD 150/75. Alb. $16^0/_{00}$.

26. 9. Trotz Schlafmittel kein Schlaf. Knipsreflex noch negativ. 390 ccm Urin, 1012. Alb. $14^0/_{00}$, ammoniakalische Gärung.

28. 9. Zeitweise ohne Bewußtsein, dann aber wieder völlig klar. Im Schlaf angedeutete Kußmaulsche Atmung. Harnstoffkristalle auf Nase und Stirn. Ziehende Schmerzen in den Gliedern, pelziges Gefühl an der Fußsohle. Ist zu schwach, um die Glieder noch zu rühren, stark urinöser Geruch, Zunge strohtrocken. Kleine schwarzbelegte Geschwüre an der Wangenschleimhaut. Durchfälle.

29. 9. In der Nacht und am Morgen die meiste Zeit ohne Bewußtsein. Schwere Träume, glaubt Affen und Zigeuner zu sehen. Während des Halbschlafes und von 12 Uhr mittags ab auch beim Wachsein große Atmung. Kann die Glieder nicht mehr bewegen, nur noch lallend sprechen, gibt aber noch eine Viertelstunde vor dem Tode völlig klare Antworten. Exitus 16 Uhr. Sektion verweigert. Blutwerte siehe folgende Tabelle.

Datum	BD mm Hg	Am-bard	U+ mg$^0/_0$	U− mg$^0/_0$	Indikan	Xanth.	Chol. mg$^0/_0$	NaCl mg$^0/_0$	Bemerkungen
25. 4. 28	210/140	0,3	111	4,9	Ø	0	160	0,58	Müdigkeit, Sehstör.
7. 5. 28	170/130	0,28	71	4,7	0	0	135	—	—
19. 6. 28	170/120	—	90	6,9	+	0	—	—	—
9. 1. 29	185/120	0,57	103	11,0	0	(+)	120	0,49	Keine Sehstörung mehr
1. 2. 29	—	—	114	—	+	+	—	—	subj. Wohlbefinden
15. 2. 29	185/120	0,4	82,2	16,0	(+)	+	—	0,46	—
12. 7. 29	160/105	0,69	201	9,6	++++	+++	130	—	Wadenkrämpfe, häufiges Erbrechen
15. 7. 29	165/100	0,66	204	7,1	+++	+++	—	—	—
14. 8. 29	—	—	239	7,8	+++	++	140	—	—
3. 9. 29	175/95	—	217	11,2	++++	++++	115	0,61	Zahnfleischblutung.
19. 9. 29	178/100	—	587	11,7	++++	++++	170	0,39	Erbrechen, Haut-jucken
24. 9. 29	150/75	—	628	12,6	+++++	+++++	130	(Blut-,,Zucker" 0,224)	bei vollem Bewußt-sein
28. 9. 29	—	—	762	—	—	—	—	—	zeitweise ohne Bewußtsein
29. 9. 29	—	—	996	12,4	+++++	+++++	120	—	meist ohne Bewußtsein

Symptome. Wir sehen bei dem Endstadium der chronischen Nephritis weitaus am häufigsten die Erscheinungen derjenigen Form der Urämie, welche auf der Vergiftung des Organismus mit harnfälligen Endprodukten des Stickstoffstoffwechsels beruht. Schon Widal hat daher diese Form mit Recht als Azotämie streng von den übrigen Erscheinungen getrennt, welche man früher mit ihr zusammen unter dem Sammelbegriff der Urämie vereinigt hat.

Die pathogenetische Trennung der verschiedenen Formen der Nierenerkrankung hat auch die Unterscheidung der verschiedenen Formen der Urämie gefördert und gezeigt, daß für jede Krankheitsgruppe auch eine besondere Form der „Urämie" als typisch anzusehen ist. Ausnahmen bestätigen auch hier die Regel, und es kommen auch „gemischte" Urämien vor. Während für die Sklerosen die pseudourämischen Zerebralerscheinungen, für die akute diffuse Nephritis die eklamptische Urämie als typisch betrachtet werden kann, ist es das Bild der echten Urämie, der chronischen Harnvergiftung, das uns bei dem dritten Stadium der diffusen Nephritis wie bei dem Endstadium der malignen Sklerose, der genuinen Schrumpfniere am häufigsten und in reinster Form entgegentritt.

Das klinische Bild der echten Urämie entlehnt seine Grundzüge aus den Erscheinungen der Harnsperre; es ist im allgemeinen Teil bereits eingehend beschrieben worden (S. 568).

Es ist nicht zu verkennen, daß der ganze Komplex klinischer Erscheinungen zum Teil wenigstens sich schon vorbereitet in dem chronischen Siechtum der letzten Lebenswochen und -Monate. Dyspeptische Beschwerden und allgemeine Mattigkeit stehen ja schon zu dieser Zeit im Vordergrund. Aber durchaus nicht immer ist die Entwicklung der tödlichen Urämie aus diesem Siechtum heraus eine kontinuierliche und allmähliche. Sie kann mit der Plötzlichkeit einer Katastrophe, selbst für den beobachtenden Arzt überraschend, einsetzen und im Verlauf von wenigen Tagen den Tod herbeiführen. Man kann dann, wie Widal es beschreibt, beobachten, daß in den letzten Tagen der Harnstoffwert im Blute, trotz der geringen Nahrungsaufnahmen, rapid in die Höhe schnellt, was auf einen toxisch oder durch Inanition bedingten Eiweißzerfall schließen läßt. Der Versuch, die Inanition durch reichliche Kohlehydratzufuhr aufzuhalten, scheitert an der Appetitlosigkeit der Kranken.

Die Reinheit des klinischen Bildes wird zuweilen gestört und kompliziert, nie aber ganz verwischt durch das Hinzutreten von Erscheinungen, welche der Gruppe der eklamptischen und der Pseudourämie angehören.

Ich habe die Beobachtung gemacht, daß die eklamptischen Phänomene der akuten falschen Urämie mit Vorliebe bei dem subakuten Verlauf, die rein ischämischen Phänomene der chronischen falschen Urämie mit Vorliebe bei ganz chronischem Verlauf zum azotämischen Bilde der Niereninsuffizienz hinzutreten. Diese eigenartige Beziehung zum zeitlichen Ablauf der Erkrankung ist durch die Gifttheorie gar nicht zu erklären, der Grad der Intoxikation kann in beiden Fällen der gleiche sein; die Beziehung erscheint aber vom Standpunkte der zirkulatorischen Theorie eher verständlich (vgl. S. 590 und 665). Zwar kann auch die zirkulatorische Bedingung für das Auftreten der beiden Formen der falschen Urämie bei beiden Verlaufsarten die gleiche sein, nämlich ein hoher Grad von Blutdrucksteigerung. Dabei ist aber nicht die manometrisch meßbare Blutdrucksteigerung das Maßgebende, sondern der zirkulatorische Nutzeffekt, die Resultante zwischen der allgemeinen (sowie zerebralen und renalen) Gefäßkontraktion und der Herzkraft. Daß dieser Durchblutungseffekt bei beiden Verlaufsarten in dem dritten Stadium in der Regel sehr herabgesetzt ist, geht schon aus der Häufigkeit der Retinitis albuminurica hervor. Wir können daher das Endstadium — wie bei der malignen Sklerose — geradezu als ischämisches oder als Stadium der sekundären Spätischämie im Gegensatz zum ischämischen Frühstadium der akuten Nephritis) bezeichnen. Soweit sind also auch die zirkulatorischen Bedingungen bei der stürmischen wie bei der langsamen Verlaufsart gleich.

Wenn also die Geschwindigkeit des Ablaufes einen Einfluß auf die Art der zerebralen Phänomene ausübt, so kann das meines Erachtens nur daran liegen, daß in dem einen Falle die allgemeine und zerebrale Ischämie plötzlicher, infolge Versagens des Herzens, im anderen Falle sehr allmählich, nach langdauernder kardialer Kompensation eintritt.

Im ersteren Falle wird sich das Krankheitsbild mehr dem Bilde des akuten Stadiums der Nephritis nähern, im letzteren Falle werden auch die zerebralen Symptome der chronischen Ischämie sich in das Bild des allgemeinen Siechtums einfügen.

Der stürmischen Reaktion in der Niere bei subakutem Verlauf entspricht eine stürmischere ischämische Reaktion im Gehirn (Schwellung und Hirndruckerscheinungen), und auch in dem Augenhintergrunde überwiegt das Ödem und die venöse Hyperämie.

Der chronischen, kardial lange kompensierten Ischämie entspricht eine mildere Reaktion in der Niere in Form von Degenerationsherden und blander Verödung einzelner Elemente, eine mildere Reaktion im Gehirn in Form der einfachen Durchblutungs- und Ernährungsstörung (Müdigkeit, körperliche und geistige Schwäche, Abnahme des Gedächtnisses) und auch in der Netzhaut, indem das Ödem und die venöse Stauung zurücktritt und die arterielle Anämie und kleinfleckige Degenerationsherde überwiegen.

Daß aber auch bei einem chronischen Ablauf und ganz allmählich zunehmender Ischämie unter Nachlaß der vis a tergo eine plötzliche Zunahme der Zirkulationsstörung und demgemäß eine stürmischere Reaktion eintreten kann, das dürfte dem Verständnis keine Schwierigkeiten bereiten.

Die stürmisch einsetzende Ischämie bedeutet gewissermaßen eine Rückkehr zum Zustande des Frühstadiums der akuten Nephritis, dem die subakute Verlaufsart so viel näher steht als die chronische. Doch kann diese akute Ischämie ausnahmsweise auch bei der ganz chronischen Verlaufsart in dem histologischen Bilde der Niere und in den zerebralen Symptomen zum Ausdruck kommen, und zwar nicht nur bei der chronischen Nephritis, sondern auch, wie wir sehen werden, bei der malignen Sklerose (vgl. S. 1617).

Die Symptome der chronischen allgemeinen Ischämie, Müdigkeit, Abmagerung usw., sind bereits im fünften Hauptabschnitt geschildert worden. Dort wurde auch bereits auf die Bedeutung organischer Gefäßveränderungen für die Entstehung lokalisierter Ischämien einzelner Gefäßgebiete hingewiesen, deren Symptome wir als pseudourämische im engeren Sinne bezeichnet haben. Ohne die Möglichkeit leugnen zu wollen, daß einzelne Gefäßgebiete auch ohne organische Veranlassung zu örtlich beschränkten Krämpfen neigen können, so scheint es doch, daß zerebrale, kardiale und periphere pseudourämische Erscheinungen vorzugsweise dann auftreten, wenn eine — lokale — angiosklerotische Erkrankung der Hirn-, Herz- und peripheren Gefäße sich zu der allgemeinen Gefäßkontraktion hinzugesellt hat. Dann kommt es gelegentlich während der tödlichen Urämie oder auch zu anderen Zeiten des Verlaufes zu Angina pectoris, bulbärem Asthma, zu Cheyne-Stokesschem Atmen und anderen arteriellen Symptomen von seiten des Gehirnes und der Peripherie, die uns auch bei den Sklerosen begegnen werden.

Doch drängen sie sich bei der chronischen Nephritis viel weniger vor, als bei der primären Hypertonie mit oder ohne Niereninsuffizienz. Dementsprechend sieht man zerebrale Blutungen oder Erweichungen viel seltener bei der chronischen Glomerulonephritis, der sekundären Schrumpfniere, obwohl gerade bei dieser Atherosklerose der größeren Arterien der Peripherie sich sehr häufig entwickelt. Immerhin kommen, wie ich im Gegensatz zu Bartels betonen muß, auch bei unzweifelhaft sekundären Schrumpfnieren Erweichungen und Blutungen im Gehirn vor. Wir haben mehrere derartige Fälle gesehen (vgl. S. 1739 [Sklerose]). Löhlein führt wohl mit Recht die — nur relative — Seltenheit dieses Vorkommens darauf zurück, daß sekundäre Schrumpfnieren häufiger bei jugendlichen Individuen beobachtet werden.

Wie S. 688 ausgeführt, nehmen wir an, daß die zerebralen Insulte auf funktioneller Kreislaufstörung hypertonischer oder angiospastischer Art beruhen. Ich nehme ferner an, daß der Nachlaß der elastischen Kapazität eines Gefäßabschnittes zu stärkerer Dehnung der distalen Arteriolen führt und damit das Auftreten hypertonischer und angiospastischer Reaktionen begünstigt.

Die Seltenheit der zerebralen Insulte bei — jugendlichen — hypertonischen Nephritikern würde dann darauf beruhen, daß hier eine gleichmäßige Muskularishypertrophie der Arterien die Belastung durch den hohen Druck aufnimmt und gleichmäßig auf die abnehmenden Gefäßquerschnitte verteilt, so daß es bei hochgradiger Engerstellung mehr zu einer gleichmäßigen Ischämie mit Allgemeinerscheinungen pseudourämischer Art kommt. Bei älteren Individuen dagegen wird die Drucksteigerung ungleichmäßig, zum Teil mit Muskularishypertrophie, zum Teil mit Verhärtung im Sinne der Angiosklerose beantwortet werden, und diese begünstigt das Auftreten lokalisierter Ischämien durch Hypertonus infolge von Hypertension.

Augenhintergrundsveränderungen bilden die Regel bei dem dritten Stadium der Nephritis, ihr Fehlen die Ausnahme. Ganz vermißt haben wir sie nur in den Fällen, die noch keinen besonders hohen Blutdruck aufwiesen oder kardial sehr gut kompensiert waren. Von den Spätstadien, die ante finem standen, zeigten fast alle Augenhintergrundsveränderungen. In einigen Fällen waren sie auf eine mehr oder weniger hochgradige Verengerung der Arterien neben kleinen Blutungen und Plaques beschränkt; die meisten hatten eine ausgesprochene Neuroretinitis albuminurica mit Sehstörungen, die in mehreren Fällen erst zur Entdeckung des Nierenleidens geführt hatten.

Es ist ein großes Mißverständnis, wenn P. F. Richter gegen die angiospastische Entstehung der Retinitis albuminurica die Tatsache ins Feld führt, daß sich keine direkte Beziehung zwischen Höhe des Blutdruckes und Auftreten der Retinitis albuminurica feststellen ließe, und daß die Retinitis trotz hoher Blutdruckwerte bei der benignen Sklerose fehle.

Wir können am Blutdruckmanometer nicht ablesen, ob die Blutdrucksteigerung durch einen allgemeinen Gefäßkrampf bewirkt wird, oder ob sie, wie bei der gutartigen Sklerose, ohne solchen zustande kommt, und ebensowenig, ob bei bestehendem Gefäßkrampf ein Mißverhältnis zwischen gesteigerten Widerständen und vis a tergo, also eine angiospastische

Ischämie besteht oder nicht, oder gar ob und welche Gefäßgebiete noch gut, welche schlecht durchblutet werden.

Sehr bemerkenswert ist die Tatsache, daß gerade die schweren, rasch zum Tode führenden Fälle der subakuten Verlaufsart fast ausnahmslos schwere Augenhintergrundsveränderungen aufweisen. Diese gehen gewissermaßen den sekundären Nierenveränderungen parallel und sind als prinzipiell gleichartig anzusehen. Das geht, wie schon erwähnt, so weit, daß Art und Grad der Augenhintergrundsveränderungen sogar einen gewissen Schluß auf die Verlaufsart des renalen Prozesses zuläßt. Auch die Gefäße des Augenhintergrundes zeigen die gleichen schweren Veränderungen wie die der Niere, und wir können nicht nur diese als ischämische Reaktionen, sondern auch die degenerativen Veränderungen der Netzhaut ebenso wie die der Niere als Folgen der arteriellen Ischämie, die Wucherung des Pigmentepithels am Auge ganz ebenso wie die des Kapselepithels und des interstitiellen Bindegewebes in der Niere als Ersatzwucherung in der Nachbarschaft verödeten spezifischen Parenchyms betrachten.

Allgemeinsymptome. Das Allgemeinbefinden und der Kräftezustand kann in dem Dauerstadium der chronischen Nephritis kaum beeinträchtigt, die Arbeitsfähigkeit erhalten sein, wenn auch Klagen über Müdigkeit nicht selten sind; in dem späteren ischämischen Endstadium kommt es nicht nur zu den schon erwähnten subjektiven Symptomen der allgemeinen Ischämie, sondern auch objektiv zu einem allmählichen Kräfteverfall, bisweilen zur förmlichen Kachexie. Das Fettpolster schwindet, die Muskulatur wird schlaff.

Die Haare verlieren ihren Glanz, werden struppig und trocken und neigen zum Ausfallen. Die Haut zeichnet sich durch besondere Trockenheit aus, gelegentlich kommt es zu Hautblutungen. Auch Blutungen unter die Konjunktiven, Nasen-, Zahnfleischbluten, Menorrhagien, sogar Hämoptoe werden im Endstadium häufiger als im Dauerstadium beobachtet.

Mit dem Übergang vom zweiten zum dritten Stadium finden wir mit zunehmender Häufigkeit eine Veränderung des Blutbildes. Die Hämoglobinwerte, die bei den Dauerstadien noch 70, $80^0/_0$ und mehr betragen, sinken bis auf 50, 40 und $30^0/_0$, und in gleichem oder auch etwas geringerem Maße nimmt die Zahl der roten Blutkörperchen ab, die der weißen zu. Im Spätstadium ist eine relative und bisweilen erhebliche absolute Leukozytose die Regel (Knack).

Zum Unterschiede von den primären oder genuinen sklerotischen Hypertensionen haben wir in keinem Falle von chronischer Nephritis im dritten Stadium eine Anämie vermißt. Gerade bei den Fällen des dritten Stadiums mit Schädigung des Wasserabscheidungsvermögens ohne Ödembereitschaft ist sicherlich die Anämie oft vorgetäuscht durch eine Hydrämie. Da aber gleichzeitig die Bedingungen gegeben sind für eine Hypalbuminämie, so läßt sich ohne Bestimmung der Blutmenge nicht entscheiden, wieweit es sich um eine relative oder um eine absolute Abnahme der roten Blutkörperchen handelt.

Daß es sich um eine echte Anämie, und zwar durch vermehrten Blutuntergang handelt, das beweist schon die starke Eisenablagerung in Leber und Milz. Doch fehlt Urobilin im Harn, und eine Urobilinogenretention im Blute.

Wie diese Blutzerstörung, die auch für das ischämische Endstadium der Sklerose charakteristisch ist, zustande kommt, wissen wir nicht; es liegt nahe, an die Retention toxischer, hämolytisch wirkender Stoffe zu denken. Vielleicht hängt die Anämie mit der Anhäufung der Phenolkörper zusammen, denn sie pflegt erst in dem Stadium aufzutreten, in dem die Xanthoproteinreaktion positiv wird (Becker). Ich möchte aber auch eine mechanische Entstehung der Hämolyse nicht für ganz ausgeschlossen halten.

Da man Blut vollständig hämolysieren kann, wenn man es durch enge
Metallkapillaren preßt, so könnte ich bei der bestehenden hochgradigen Gefäßkontraktion und dem hohen Druck mir auch eine ähnliche, bescheidenere Wirkung
auf einen Teil der roten Blutkörperchen vorstellen (vgl. S. 1283).

Doch kommt auch hochgradige Anämie als einziges klinisches Zeichen der
schweren Niereninsuffizienz bei Fällen ohne nennenswerte Blutdrucksteigerung
vor (vgl. S. 1447). Auch an die Möglichkeit wäre zu denken, daß die Anämie
infolge der stärkeren respiratorisch-osmotischen Beanspruchung der roten Blutkörperchen (durch die Azidose) zustande kommt, die nach van Creveld so
groß werden könne, daß jene infolge Überbelastung der physiologischen Funktion zugrunde gehen.

Brown und Roth nehmen an, daß die Anämie auf ungenügendem Ersatz
der normalerweise zugrunde gehenden roten Blutkörperchen beruht, und sind
überzeugt, daß das Knochenmark an der allgemeinen toxischen Gewebsschädigung teilnimmt, jedoch sind beweisende Knochenmarksänderungen bisher
nicht gefunden worden (Scarlett).

Über die von diesen Autoren besonders hervorgehobene prognostische Bedeutung der Anämie vgl. S. 1447.

Abgesehen von der sich erst allmählich im Endstadium entwickelnden Blutarmut besteht überdies die sehr charakteristische angiospastische Anämie des
„blassen" Hochdruckes.

Haut und Schleimhäute sind blaß; dabei hat die Farbe der Haut meist
einen eigentümlichen Stich ins Graugelbliche, oder, bei brünetten Individuen,
einen gelblich-bräunlichen Unterton. Der gelbliche Farbton, der bei hochgradiger Anämie an Perniziosa denken lassen könnte, ist an den dem Licht
ausgesetzten Körperteilen deutlicher ausgesprochen. Becher hat darauf aufmerksam gemacht, daß es sich dabei um retinierte, in der Haut abgelagerte
Urochromogene handelt, die unter dem Einfluß des Lichtes zu Harnfarbstoff
oxydiert werden.

Zuweilen ist in dem meist ein wenig gedunsenen Gesicht eine leichte Vor-
treibung der Augäpfel zu beobachten, der Blick erhält dazu durch die Blässe
der Konjunktiven etwas Starres, so daß man von einem basedowoiden Gesichtsausdruck sprechen kann.

Vielleicht hängt diese oft sehr auffallende Erscheinung mit einer Hypertonie der sympathisch innervierten glatten Augenmuskeln zusammen, die auf
die gefäßaktiven Stoffe im Blute zurückzuführen wäre (vgl. S. 417). Die
Pupillen sind jedoch verengt.

Die Neigung zu infektiösen Komplikationen wie Pneumonie, Pleuritis,
haben die hydropischen subchronischen Verlaufsarten des dritten Stadiums
mit den Nephrosen gemeinsam. Die bei allen Formen gegen Ende sehr häufig
auftretenden Perikarditiden sind zu den urämischen Symptomen zu rechnen.
desgleichen die Störungen von seiten des Digestionsapparates. Nicht so ganz
selten fanden wir intra vitam (Blutbrechen) oder post mortem echte chronische
Geschwüre des Magens oder Zwölffingerdarmes.

Als eine seltenere Komplikation des Endstadiums, in dem der Blutdruck
die höchsten Werte zu erreichen pflegt, verdient noch das Vorkommen einer
Spontanruptur der Aorta erwähnt zu werden.

Löffler hat nicht weniger als drei Fälle derart gesehen und beschrieben. Er hebt
besonders hervor, daß es durchaus nicht immer die Krampfurämien sind, die ihren Abschluß
durch Aortenruptur finden, sondern im Gegenteil die chronischen „suburämischen Zustände",
worunter nach der Beschreibung die Zustände von echter Urämie zu verstehen sind.
Bei einer 38jährigen Frau mit Schrumpfniere war während der ganzen Dauer des
fünftägigen Komas kein Krampf aufgetreten, und ein 43jähriger Mann mit chronischer
Urämie ohne Krämpfe wurde im Schlaf von der Aortenruptur überrascht.

Im dritten Fall handelte es sich um eine 38jährige Frau mit anscheinend sekundärer Schrumpfniere, die zehn Jahre vor ihrem Tode im Anschluß an einen Abort eine Nephritis bekommen hatte. Der Blutdruck betrug 220 mm Hg. Es bestand Retinitis albuminurica. Sie starb in einem Zustand typischer echter Urämie mit motorischer Unruhe und Verwirrtheit ohne Krämpfe, während der Visite ganz plötzlich. Das Herz wog 725 g. Der Herzbeutel war mit 800 ccm Blut gefüllt und die im ganzen gut elastische Aorta zeigte multiple Rupturen und ein Aneurysma dissecans der Aorta ascendens und descendens.

Verlauf und Dauer.

Der Verlauf der chronischen Nephritis ist außerordentlich verschieden, der Ausgang fast immer gleich.

Was zunächst die Dauer der grundsätzlich (definitionsgemäß) unheilbaren Erkrankung betrifft, so ist es ganz unmöglich, wie das vielfach geschieht, eine Zeitspanne anzugeben, in der etwa in der Mehrzahl der Fälle das Stadium der tödlichen Niereninsuffizienz erreicht wird.

Frehse hat die Fälle der Krehlschen Klinik zusammengestellt: Von 248 Kranken mit chronischer Nephritis, die in $5^1/_2$ Jahren in der Klinik behandelt wurden, bestand die Nephritis

bei 68 Kranken   5 Jahre und länger,
„ 23   „   10   „   „   „
„ 19   „   15   „   „   „
„   6   „   20   „   „   „   (einmal 25, einmal 28, einmal 44 Jahre).

Wir haben eine ununterbrochene Reihe vor uns:

An die allerschwersten, perakut, in wenigen Tagen anurisch zum Tode führenden Fälle schließen sich die schwersten Formen der extrakapillären Nephritis an, welche noch sozusagen im akuten Stadium, d. h. in den ersten Wochen, zugrunde gehen, an diese die schweren Fälle von überwiegend extrakapillärer Nephritis, bei denen das dritte Stadium unmittelbar aus dem ersten hervorgeht. Sie sterben unter subakuter Verlaufsart, mehrere Monate, $^1/_2$ bis $^3/_4$ Jahr nach der akuten Nephritis — wir haben eine ganze Reihe derartiger Fälle beobachtet.

An diese Formen schließen sich nun wieder lückenlos die minder schweren, vorwiegend intrakapillären Fälle des glomerulären Typus von subchronischer Verlaufsart an, die zwei, drei und mehr Jahre nach dem akuten Stadium sterben, und ebenfalls ohne eine Abgrenzung die Fälle des vaskulären Typus von subchronischer, chronischer oder ganz chronischer Verlaufsart, die einige Jahre oder ein, zwei, drei Jahrzehnte lang das erste Stadium überleben und an den Folgen der Gefäßkontraktion und -erkrankung sterben, ohne aus jenem eine schwerere diffuse und bleibende Glomerulischädigung übernommen zu haben.

So wie wir aus der Fülle der Möglichkeiten des anatomischen Substrates drei Idealtypen herausgegriffen und gewissermaßen an einem sekretorischen Element die biologischen Veränderungen, als ob sie für alle gültig wären, geschildert haben, ebenso kann man auch drei diesen entsprechende klinische Idealtypen aufstellen und an das klinische Bild des akuten Stadiums anknüpfen:

1. Die subakute Verlaufsart der Nephritis geht ohne merkbare Zäsur aus dem — hier anscheinend recht kurzen — heilbaren Stadium in das unheilbare über. In wenigen Wochen oder Monaten ist das Stadium der Niereninsuffizienz erreicht und das typische klinische Bild der sekundären Schrumpfniere bei bisweilen noch ungeschrumpftem eventuell vergrößerten, bisweilen schon nach so kurzer Zeit verkleinertem Organ entwickelt. Hydrops kann in hohem oder geringem Grade vorhanden sein oder fehlen. Der Blutdruck ist meist erheblich, ganz selten nicht gesteigert.

Beispiel: M. B., 26 Jahre. 1919 gesund aus dem Felde entlassen.

Anfang Januar 1924 Nachtwache im Freien, dabei sehr stark gefroren. In der Folgezeit Kopfschmerzen, besonders links. Keine Rückenschmerzen, kein roter Harn, keine Schwellungen.

Mitte Februar stellt Arzt hohen Blutdruck und Eiweiß fest. Acht Tage Bettruhe, Diät. Besserung. Ende April leichte Erkältung, wieder Kopfschmerzen. 4. bis 29. Mai Krankenhaus. Bettruhe, strenge Diät. Wohlbefinden bis Ende Juni. Mattigkeit, Kopfschmerzen, Aufregungszustände, Verschlechterung des Sehvermögens. Anfang Juli Magenbeschwerden. Urinöser Geschmack im Munde, Klopfen in den Schläfen, Schwächeanfälle, Flimmern vor den Augen.

17. Juli 1924 Aufnahme: Blasser Mann, starker urinöser Geruch aus dem Munde. Zunge braun, trocken. Herz nach links verbreitert. Spitzenstoß stark andrängend. Zweite Töne an Basis klappend.

Blutdruck 215/140. Knipsreflex $+ +$. Albumen 6$^{0}/_{00}$. Sed.: breite wachsartige, gran. und hyaline Zylinder. Erythrozyten $+$.

Auge: Papille um 5 D in den Glaskörper vorgetrieben, verbreitert bis fast zur Makula, auffallend blaß. Zahlreiche radiäre Blutungen. Makula schwer fettig degeneriert (Sternfigur).

Blut: Hb. 35$^{0}/_{0}$. Rote Blutkörperchen 1,9 Millionen.

Harnmenge vom 17. bis 23. Juli: $\dfrac{300}{1010}, \dfrac{750}{1015}, \dfrac{650}{1010}, \dfrac{500}{1015}, \dfrac{250}{1015}, \dfrac{500}{1012}, \dfrac{250}{1018}$.

Datum	Harn U+ g$^{0}/_{0}$	Serum U+ mg$^{0}/_{0}$	Ambard	RN	Indikan	Xanthoprotein
18. 7.	0,86	276,8	1,67	177,4	$+ +$	$+ +$
23. 7.		412		233,4	$+ + +$	$+ +$

Exitus 24. Juli unter Lungenödem. Klinische Diagnose: Extrakapilläre Glomerulonephritis vermutlich mit starker Endarteriitis.

Nierenbefund (Dr. Koch): Makroskopisch: Nieren deutlich verkleinert, feingranuliert, einzelne gröbere Narben. Farbe lehmgrau. Gewicht 120 g. Kapsel schwer abziehbar, zahlreiche Blutpunkte aller Größen und jeden Alters. Konsistent derb. Rinde schmal, Zeichnung völlig verwaschen. Undeutlich gegen das dunklere Mark abgesetzt. Hilus. Fettgewebe vermehrt. Kleine Schleimhautblutungen im Nierenbecken.

Histologisch: Ein Teil der Glomeruli völlig hyalin, ohne jede Struktur. Die dazu gehörigen Tubuli untergegangen oder nur noch Reste. Das kernreiche Bindegewebe stark verbreitert mit zahlreichen Rundzellen infiltriert. Die Mehrzahl der Glomeruli zeigt starken Kernreichtum, keine Erythrozyten im Lumen, mächtige Wucherung des Kapselepithels (Halbmondform). Nur hier und da eine durchblutete Schlinge, dann aber maximal weit und vollgepfropft, die Wand verdickt mit starker Hyalinisierung. Arterie durchweg mit auffallend dicker Muskularis, keine Elastikahypertrophie. Stärkste oft bis zum völligen Verschluß führende Endarteriitis, vielfach Nekrose oder mächtige hyaline Durchtränkung mit seeartiger Erweiterung der verdickten Arteriolen, die sich am Gefäßpol weit in den Knäuel einbohren (vgl. Abb. 143, S. 1352). Die noch erhaltenen Tubuli weit, mit endothelartig abgeplattetem Epithel.

Histologische Diagnose: subakut zugrunde gegangene extrakapilläre Glomerulonephritis mit starker Endarteriitis.

Daß dieser überstürzte Verlauf nicht unbedingt an das histologische Substrat der extrakapillären Halbmondnephritis gebunden ist, wurde schon erwähnt und geht aus folgendem Beispiel hervor, in dem die Glomeruli nach dreimonatlicher Dauer der Erkrankung noch ganz das Bild der akuten Phase extremer Blutleere darboten, und sogar post mortem sich gut injizieren ließen. Die rückbildungsunfähigen Veränderungen sind ganz auf die Arterien beschränkt, in denen die hochgradige Endarteriitis anzeigt, wie schwer die Gefäßkontraktion im Leben gewesen ist:

Bau . . . ., 42jähriger Landwirt. Als Kind Masern, später nie ernstlich krank. Januar 1925 Tonsillarabszeß, inzidiert. 8 Tage später nach Motorradsturz eine halbe Stunde nachts auf der Straße gelegen. Zu Bett wegen verstauchtem Bein. 8 Tage später Schwellung beider Beine, Urinveränderung nicht beobachtet. Arzt fand Eiweiß, BD nicht gemessen. 14 Tage vor Klinikaufnahme Zunahme der Schwellungen, Herzbeschwerden, Beklemmungen.

8. 3. 25 Klinik: Mittelgroß, kräftig, blasse Gesichtsfarbe. Tonsillen nicht vergrößert, keine Pfröpfe. Lungen und Hals o. B. Herzspitzenstoß im 5. Interkostalraum unter der Brustwarze, deutlich hebend. Systolisches Geräusch an der Spitze, 2. Aortenton knallend. Puls 95, regelmäßig, BD 165 mm Hg. Bauch, Leber und Milz o. B. Starke Ödeme beider Beine. Reflexe nicht gesteigert. Blutuntersuchung: WaR. negativ, U+ 115,2, Rest-N 80, Cholesterin 150 mg$^{0}/_{0}$, Indikan negativ.

Datum	Gewicht	BD mg°/₀	Harn-menge	Esbach	s
8. 3.	76	162	1100	2,6	1015
14.	66	160	700	4	1015
19.	63	160	1000	1,7	1012
23.	61	165	800	1	1011
26.	59	178	700	1,7	1013
27.	59	178	550	1,5	1014
28.	58,5	170	200	1,5	1014

Bis 14. 3. völlig entwässert, keine Ödeme mehr. 16. 3. Anfälle von Cheyne - Stokes. Wasserversuch: größte Halbstundenportion 40 ccm, niedrigstes spez. Gew. 1012. Ausscheidung nach 2 Stunden 117 ccm, nach 4 Stunden 255 ccm; Konzentration: höchstes spez. Gew. 1018. U$^+$ 116,7 mg°/₀, Indikan: +, Xanthoprotein +. 19. 3. Zunehmende Kurzatmigkeit, auf Strophanthin wenig gebessert, öftere Cheyne-Stokes. 20. 3. Zunehmende Mattigkeit. U$^+$ 159,3 mg°/₀, Indikan und Xanthoprotein +. 26. 3. Befinden unverändert, Erythrozyten 3,1 Mill., Hämoglobin 45°/₀. 27. 3. starke Verwirrungszustände, sehr unruhig, schreit laut, oft völlig desorientiert. 28. 3. Verwirrung nimmt zu. 29. 3. Tod unter Cheyne-Stokes.

Niere makroskopisch: deutlich verkleinert, Kapsel ohne Substanzverlust abziehbar. Oberfläche glatt, blaßgrau, zahlreiche kleine Blutpunkte. Rinde schmal, Zeichnung verwaschen, unscharf gegen das Mark abgesetzt. Gefäße mit stark verdickter Wand sichtbar. Hilusfettgewebe vermehrt, Nierenbecken o. B.

Niere mikroskopisch: Interstitium durchweg mäßig verbreitert, meist kernarm, ödematös. Selten kleine Rundzellinfiltrate. Tubuli-Epithel abgeplattet, trübe Schwellung, wenig hyalintropfige Degeneration oder stärkere Verfettung. Im mäßig erweiterten Lumen krümeliges Eiweiß. Fast alle Glomeruli vergrößert, Kapsel prall ausfüllend, starke Vermehrung der Endothelien, weniger der Epithelien und Leukozyten. Schlingen entweder gebläht, leer und wenig krümeliges Eiweiß enthaltend, Endothelkerne vorspringend, Wand glasig verdickt, oder meist in der Kontur undeutlich, der ganze Knäuel verwaschen, ödematös. Sehr selten eine Schlinge in körnigem Zerfall mit pyknotischen Kernen. Keine Verödungen.

Kapselepithel durchweg zart, mit freiem Kapselsaum, nur äußerst selten geringe Aktivierung mit wenig Zellvermehrung an der Verklebung von Schlinge und Kapsel. Kapselbindegewebe unverändert. Knäuel völlig erythrozytenleer, nur selten ganz vereinzelte Erythrozyten. V. afferens am Gefäßpol mit verdickter Wand gering erweitert, leer, oder Leukozyten enthaltend.

An den großen Arterien bei kräftiger Muskularis geringe grobe Aufsplitterung der Elastika. In allen Interlobulares hochgradigste Intimawucherung ohne geordnete, konzentrische Schichtung; Lumen daher oft nur exzentrisch als feiner Spalt sichtbar. (Vgl. Abb. 147, S. 1354.) Die wabigen Zellwucherungen in allen Stadien der Degeneration, auch stärkste Verfettung, dazwischen ausgedehnte hyaline Massen und Erythrozyten, nicht selten vollständiger Zerfall mit pyknotischen Kernen. Das ganze Gefäß oft auseinandergetrieben, Rundzellinfiltrate der Umgebung und Blutaustritte. Stromabwärts nimmt der Zerfall zu, die ganze Wand homogen, schmutzig verfärbt, stark verfettet, Lumen oft kaum mehr sichtbar. An der Adventitia ödematöse, kernarme Auflockerung. Interstitielle Kapillaren durchweg blutarm, stellenweise die Wand hyalin verdickt.

Ein kleiner Ast der Arteria renalis wurde unmittelbar post mortem mit einer Erythrozytenaufschwemmung unter einem Druck von nur 100 mm Hg durchspült: sämtliche Glomeruli dieses scharf gegen das nicht injizierte Gewebe abgesetzten, infarktartigen Teiles sind in den Schlingen maximal und strotzend mit Erythrozyten gefüllt (vgl. Abb. 159 u. 160, S. 1369). Die Erythrozyten liegen in den verengten Arteriolen oft im exzentrischen Lumen, bei starken Wandveränderungen haben sie die einzelnen Schichten bis zum Interstitium durchsetzt. Nirgends ein vollständiger organischer Verschluß. Man hat vielmehr den Eindruck, daß die Intimawucherungen der Gefäße zusammengedrückt werden und im Schnitt dadurch dünner erscheinen.

Während solche Fälle histologisch sich unmittelbar an das akute Stadium anschließen, bilden andere, die der subakuten Verlaufsart nahestehen, aber klinisch schon eine Inzisur im Verlaufe aufweisen, den Übergang zur subchronischen Verlaufsart.

Dieser Übergangstypus zeichnet sich histologisch neben der Endarteriitis durch intrakapilläre, vorwiegend degenerative Veränderungen an den Glomeruli aus und an Stelle der Halbmonde findet sich eine zwiebelschalenartige perikapsuläre Bindegewebswucherung.

Beispiel: Gottfr. Kn . . ., 34 Jahre, Bäcker. Zum erstenmal in Behandlung der Klinik vom 17. 5. 27—21. 6. 27 wegen Icterus catarrhalis. BD damals 115/75 mm, im Urin Spuren Eiweiß auf der Höhe der Erkrankung. Im Wasserversuch Einschränkung der Verdünnungsfähigkeit (bis 1009), Konzentration bis 1028.

2. Aufnahme 16. 1. 29—31. 5. 29. Kurz vor Weihnachten 1928 heftige Schmerzen in der Nierengegend. Urin trübe, rot und sehr schaumig. Allmählich Schwellung an den Füßen, im Gesicht, an den Händen und am Rumpf. Vorher keine Mandelentzündung. Zunehmende Verschlimmerung. Kopfschmerzen, Nachlassen der Sehkraft. Anfang Januar 1929 Herzklopfen, Atemnot, starker Durst. Einlieferung in die Klinik erst am 16. 1.

Befund: Ödem des Gesichtes, besonders um die Augen herum. Augenhintergrund: graue Herde, enge Arterien. Keine frischen Blutungen. Gebiß sehr schadhaft, kariöse Wurzeln. Tonsillen: Eiterpfröpfe. Herz: Spitzenstoß verbreitert, Tätigkeit des rechten Ventrikels verstärkt. 2. A. T. verstärkt. Leber vergrößert. BD 180/120 mm. Urin: Eiweiß $8^0/_{00}$. Sed.: rote und weiße Blutkörperchen, reichlich granulierte und hyaline Zylinder.

Verlauf: Zunächst 2 Tage Hunger und Durst. Daraufhin starke Diurese, der BD sinkt auf 145/90 ab. Die vorher sehr starken Kopfschmerzen bessern sich. Im Anschluß daran 2 Tage Obst, weiter gute Diurese, gesamte bisherige Gewichtsabnahme 6,2 kg. BD sinkt auf 125/90.

24. 1. BD 125/80 mm. Eiweiß $4,5^0/_{00}$. 5. 2. Tonsillektomie. 19. 2. WV. größte Halbstundenportion 250/1002, in 4 Stunden 900 von 1500 ccm. 1. 3. Zahnbehandlung. 8. 3. Im Sediment finden sich zum erstenmal doppeltbrechende Substanzen. 5. 5. 29. W.V. Größte $^1/_2$stündige Portion 200/1001, in 4 Stunden 1030 ccm. Konz. bis 1022. BD 130/95 mm Hg, Eiweißgehalt des Harns $3,5^0/_{00}$. Pat. muß aus familiären Gründen als ungeheilt und nicht mehr heilbar entlassen werden.

3. Aufnahme am 26. 11. 29. Erneute Schwellung im Gesicht und an den Füßen. Kopfschmerzen, Erbrechen und Atemnot.

Befund: Ödeme an den Beinen. Herz nach links verbreitert, Galopprhythmus. BD 185/135 mm. Alle Sehnenreflexe lebhaft, Knipsreflex positiv. Urin: $5^0/_{00}$ Alb., Sed.: gran. u. hyal. Zyl., doppeltbrechende Substanzen. Erhebliche Anämie.

Verlauf: Unter Digipurat Besserung der Herzkraft. Klagen über heftige Kopfschmerzen, Erbrechen. Augenhintergrund: enge Arterien und Kaliberschwankungen beiderseits, rechts besteht ein großer gelblich weißer Degenerationsherd nasal von der Papille.

2. 12. wegen der starken Kopfschmerzen Lumbalpunktion. Liquor klar, Druck 290, nach Ablassen von 20 ccm bis zu einem Druck von 150 Besserung der Kopfschmerzen. 3. 12. Otitis media acuta. 16. 12. zunehmende Verschlechterung des Allgemeinbefindens, dauerndes Erbrechen, Somnolenz. 20. 12. wegen der Kopfschmerzen erneute Lumbalpunktion, Liquordruck 315. 24. 12. dauernde Verschlechterung. Somnolenz, zeitweise tiefe Atmung, plötzlich ausgesprochen klonische Zuckungen in den Extremitäten. BD 180/125. 25. 12. Tiefe Atmung, Benommenheit. Exitus.

Blutwerte vgl. Tabelle.

Datum	BD	Blut-U+ mg$^0/_0$	U− mg$^0/_0$	Indikan	Xanthopr.	Bemerkungen
16. 1. 29	180/120	52,0	5,7	—	(+) (26)	Retinitis
24. 1. 29	125/80	73,0	5,9	—	—	—
31. 5. 29	130/95	81,6	7,0	—	—	—
26. 11. 29	185/135	199,6	6,3	++	+++ (100)	Ödem, Retinitis
4. 12. 29	—	231,0	5,5	+	+++ (90)	—
12. 12. 29	—	306,0	8,0	+	++++ (116)	Erbrechen, Somnol.
16. 12. 29	—	392,0	9,0	—	++++ (200)	Kopfschmerzen
24. 12. 29	180/125	454,0	24,0	++	++++ (222)	Klon. Zuckungen, tiefe Atmung

Die Niere makroskopisch leicht vergrößert, blaß, glatte Oberfläche, Rinde verbreitert, Zeichnung verwaschen, scharf gegen das Mark abgesetzt, nur äußerst selten kleine Blutpunkte.

Histologisch (Dr. Koch): Das Interstitium ist durchweg ganz erheblich verbreitert, meist fädig, hin und wieder aber stärker mit Rundzellen infiltriert. Darin eingebettet die Tubuli mit durchweg den gleichen Veränderungen in allen Stadien des Unterganges begriffen. Auffallend ist überall die stark verdickte hyaline Basalmembran. Herdweise ganz erhebliche Verfettung. Nirgends Erweiterung der Tubuli oder endothelartige Abplattung des Epithels.

Die Glomeruli mit nur ganz vereinzelten Ausnahmen zeigen durchweg die gleichen Veränderungen: entweder alle oder der größte Teil der Schlingen hyalin verödet, das Ganze verklumpt; die stets noch vorhandenen pyknotischen Kernreste aber und die bandförmige Anordnung der Schlingenmassen läßt den früheren Schlingenverlauf noch erkennen. Das Kapselbindegewebe ist meist faserig aufgelockert, die einzelnen Fasern ebenfalls dick plump und hyalin durchtränkt. Es finden sich an diesen Stellen wohl überall Verklebungen von Glomeruli mit der Kapsel, eine richtige Halbmondbildung aber ist nicht festzustellen. Hin und wieder auch Glomeruli mit freiem Kapselraum, das Kapselbindegewebe zwar auch hyalin verdickt, aber nicht aufgefasert, der Epithelbelag fein und zart. Die einzelnen Schlingen der Glomeruli sind aber nicht mehr voneinander zu unterscheiden, sie sind miteinander verbacken und der ganze Glomerulus ist verwaschen und ödematös durchtränkt. An solchen Glomeruli selten Schlingenkollaps. In einzelnen Schlingen davon vereinzelte Erythrozyten, hin und wieder auch eine strotzende Füllung, im großen und ganzen aber auffallende Blutleere.

Am auffallendsten sind die Gefäßveränderungen. Die Muskularis zeigt durchweg eine normale Stärke, aber bereits in mittelstarken Arterien findet sich eine Auflockerung der Wand und hyaline Durchtränkung. Stromabwärts nimmt diese hyaline Durchtränkung schnell zu und erreicht an sämtlichen Arteriolen so starke Grade, daß das ganze Gefäß nur noch als ein hyalines Rohr mit außerordentlich engem Lumen im Schnitt erscheint. Diese Arteriolen zeigen auch eine selten hochgradige tropfige Verfettung, die einerseits bis in das letzte Drittel der Interlobularis, anderseits auf die hyalin verödeten Glomeruli zu verfolgen ist.

In den Arterien von der Größe der Arciformis oder dem ersten Drittel der Interlobularis deutlich grobe Elastikahypertrophie, die die Elastica interna nicht mehr differenzieren läßt. Endarteriitis tritt hier völlig zurück, sie ist im letzten Drittel der Interlobularis aber deutlich nachzuweisen, führt hin und wieder fast zum Verschluß des Lumens und zeigt ebenfalls hyaline Durchtränkung und Verfettung.

2. Für die subchronische Verlaufsart ist der ausgesprochene nephrotische Einschlag charakteristisch. Das akute Stadium der Nephritis zieht sich in die Länge, der Hydrops wird hartnäckig, das Bild ähnelt zum Verwechseln dem einer Nephrose.

Bei diesem glomerulären oder glomerulotubulären Typus ist das stets wiederkehrende oder nie verschwindende Ödem das Symptom, das den Kranken beunruhigt und in seiner Arbeitsfähigkeit beeinträchtigt oder ihn dauernd ans Bett fesselt.

Hier spielt der kapillare Faktor der Ödembereitschaft die Hauptrolle. Objektiv ist die anhaltende Neigung zu Wassersucht, die wir hier wie bei der Nephrose wohl mit der Hypalbuminämie in Beziehung bringen dürfen, das hervorstechendste Zeichen; die Hypertension ist verschieden hochgradig, bisweilen nur sehr bescheiden oder fehlend, die Albuminurie groß.

Selbst nach Monaten ist oft die Frage, ob die Veränderungen noch rückbildungsfähig sein werden, nicht zu entscheiden. Schließlich bleibt die Ödembereitschaft nach der akuten, schon mit starkem Hydrops einhergehenden Ersterkrankung dauernd in mehr oder weniger hohem Grade bestehen.

So ist z. B. die schon mehrfach als Nephritis subchronischer Verlaufsart mit starkem nephrotischem Einschlag erwähnte und unter den klinischen Beispielen bei Volhard und Fahr als Fall XXVI S. 182 angeführte Patientin H., die 1903 eine akute, 1906 rezidivierende Nephritis durchgemacht hat, seit dieser Zeit bis zum Tode (1913) ihre Ödeme nicht mehr los geworden (vgl. Abb. 152 u. 153, S. 1259).

Ein ganz typisches Beispiel ist das folgende:
Roed . . Richard, 27 Jahre. Als Kind Scharlach, sonst nie ernstlich krank. 1914 ins Feld. Angeblich seit einer Verschüttung 1917 „Magenbeschwerden". Viel Erbrechen und Sodbrennen. 27. 9. 21 „Magenoperation" (keine näheren Angaben). 2—3 Tage später angeblich zum ersten Male Eiweiß im Urin bis 2 %/$_{00}$. 20. 1. 22 erstmals Ödeme am Rücken (lag noch zu Bette). Nach Aufstehen auch Ödeme an den Beinen. Trotz Bettruhe, salzfreier und Trockenkost Zunahme der Ödeme, zuerst Aszites, dann auch Gesichtsschwellung.

1. Aufnahme: 9. 2. 22. Starke Ödeme der Beine und des Hodens. Aszites, Hydrothorax. BD 141/95. Alb. 16$^0/_{00}$, spez. Gew. 1041. Augenhintergrund: Verdacht auf Papillenödem. Blut: vgl. Tabelle der Blutwerte. Gewicht 79 kg. Nach Schwitzen und Ödempunktion geringer Rückgang der Ödeme. 1. 3. Gewicht 70,5 kg, Alb. 6$^0/_{00}$. 3. 3. Otitis media acuta rechts. Paracentese. Ödeme geringer, Alb. 5$^0/_{00}$. 28. 3. Gewicht 64 kg, Alb. 6$^0/_{00}$. 3. 4. Wiederanstieg der Ödeme, heftige Kopfschmerzen, Herpes labialis. Gewicht 68 kg, Alb. 11$^0/_{00}$ 22. 4. Gewicht 76 kg!, Alb. 11$^0/_{00}$. 2. 5. Bauchpunktion. BD 138/102. 11. 5. Erstmals stärker erhöhter Blutdruck 175/125. 12. 5. erneute Bauchpunktion, BD 148/103. 15. 5. BD 165/123. 16. 5. Beginnende Retinitis albuminurica. Degenerationsherde und streifige Blutungen. 26. 5. BD 185/130. 1. 6. Sed.: Massenhaft Nierenepithel, meist lipoid degeneriert, zum Teil auch körnig, stellenweise große und kleine extrazelluläre Fetttropfen, zum Teil auf hyaline Zylinder aufgelagert, mäßig Erythrozyten. Retinitis stark fortgeschritten. Zahlreiche Degenerationsherde und frische Blutungen. Papillenödem. Auf Wunsch entlassen.

2. Aufnahme 24. 6. 22: BD 165/108. Ödeme nicht wesentlich verändert. 28. 6. gute Diurese. 15. 7. fieberhafte Bronchitis. Im Sputum Streptokokken. 21. 7. Gewicht 61 kg, gute Diurese. 15. 8. W.V. größte Halbstundenportion 350, in 4 Stunden 1515, C.V. 1031. September wiederholt Aderlaß und Lumbalpunktion wegen unerträglicher Kopfschmerzen. BD 170—190/125—135. Ödem geringer (66 kg). 2. 10. Pat. geht aus. Abends heftige Kopfschmerzen, die ganze Nacht erbrochen. 5. 10. Befund besser. BD 160/102, dann wieder viel Kopfschmerzen. 24. 10. W.V. größte Halbstundenportion 280, in 4 Stunden 1114/1006. C.V. 1023. Ende Oktober Fieber mit Herpes. November Abnahme der Ödeme, Zunahme der Diurese. Alb. 2—6$^0/_{00}$. Gewicht 62,5 kg. BD 160—190/110 bis 120. 19. 11. Plötzliche Sehstörung rechts, Gesichtsfeldeinschränkung, Glaskörperchenblutung. 27. 11. Lumbalpunktion. Druck 225. Indikan im Serum +. 4. 12. heftiges Nasenbluten (Gefäßblutung am Sept. nasi). 14. 12. Rückgang der Glaskörperblutung. Über Weihnachten zu Hause. Ödem geringer. 1. 1. 23 starke Koliken im Leib in der rechten Oberbauchgegend. Temperatur bis 40^0. Pneumonie. 6. 1. Leuko 7400, 7. 1. Leuko 16 000. 8. 1. BD 140/70. 9. 1. Leuko 28 000. 10. 1. Temperaturabfall auf 36,2. Leuko 16 000. 12. 1. Wiederanstieg der Temperatur auf 38,2. 14. 1. BD 146/72. Nasenbluten. 16. 1. Exitus. Blutwerte vgl. Tabelle. Besonders bemerkenswert ist die hochgradige Cholesterinanreicherung und Eiweißverarmung des Blutes, mit der die ebenso hochgradige Neigung zu Wassersucht einhergeht, die Abnahme der Ödeme mit Zunahme des Eiweiß- und Abnahme des Cholesteringehaltes des Blutes im Stadium der beginnenden Retention.

Datum	Ödem	BD	Harn Alb. $^0/_{00}$	Blut					Ödem			Blut Indikan
				Alb. g$^0/_0$	Chol. mg$^0/_0$	U$^+$ mg$^0/_0$	RN mg$^0/_0$	NaCl mg$^0/_0$	U$^+$ mg$^0/_0$	RN mg$^0/_0$	NaCl mg$^0/_0$	
10. 2.	+++	130/100	10—12	4,12	720	51	52	670	64	59	721	—
24. 2.	++	120/85	2,5	3,6	720	24	24	630	—	23,5	688	—
23. 3.	++	120/85	6	3,8	—	—	34,6	627	—	34	655	—
19. 4.	+++	130/95	11	3,9	—	—	38	683	—	32	683	—
8. 5.	++++	140/100	7,5	3,5	—	—	42,7	679	—	33	694	—
28. 6.	+++	150/100	6,5	4,0	—	—	34	713	—	32	694	—
3. 10.	++	170/120	6	—	—	—	46	—	—	—	—	Hb. 42$^0/_0$ E.2,4 Mill.
28. 11.	+	190/120	6	—	—	52	—	—	—	—	—	+
12. 12.	+	150/100	3,5	—	472	—	—	—	—	—	—	+
18. 12.	+	150/100	3,75	4,8	372	—	—	—	—	—	—	—
8. 1.	(+)	140/70	0,5	—	—	91	75	—	—	—	—	+
16. 1.	(+)	140/70	—	—	174	279	172	565	—	—	—	+++

Nierenbefund histologisch (Dr. Koch): Interstitium durchweg ganz erheblich verbreitert, fädig, stark gefärbt, meist mäßige Infiltration mit Rundzellen. Dazwischen Tubuli im Untergang mit verschieden verengtem Lumen und niedrigerem Epithel. Andere Tubuli mit wenig verbreitertem interstitiellem Gewebe sind stark erweitert, die Epithelzellen ebenfalls niedriger, in körniger Degeneration, stellenweise wabig, selten in Abschilferung; herdweise ausgesprochene hyalin tropfige Degeneration.

Nur ganz vereinzelt hyaline Glomeruli, mit pyknotischen Kernresten. Die meisten anderen Glomeruli zeigen verschieden starke Schlingenverödung, oft mit der Kapsel verklebt, stets ohne Halbmondbildung. Die in Verödung begriffenen Schlingen sind stark aufgetrieben, im Lumen wabiges Eiweiß, die verdickte Wand eigentümlich intensiv mit Eosin gefärbt. Die Wandverdickung wird immer stärker bis schließlich zum Verschluß des Lumens. Der übrige Teil des Glomerulus ist meist ödematös durchtränkt, die Zeichnung verwaschen, die Schlingen nur im Ausnahmefall noch scharf konturiert, geringe Zellvermehrung, nur äußerst selten vereinzelte Erythrozyten; nie normale Durchblutung, nie strotzende Füllung. Einige Glomeruli lassen überhaupt noch keine Schlingenverödung erkennen, sind deutlich vergrößert, füllen den Kapselraum prall aus. Im Kapselraum wabiges Eiweiß.

Nur an Stellen der Kapselverklebungen ist das Kapselbindegewebe deutlich verdickt, die einzelnen Fasern stark hyalin durchtränkt, jedenfalls nirgends zwiebelschalenartige Auffaserung des Kapselbindegewebes.

Arterien durchweg mit kräftiger Muskularis, meist einfache Elastica interna, nur selten geringe grobe Aufsplitterung. Auch in den kleinsten noch Elastika führenden Arterien findet sich eine kräftige Muskularis bei einfacher Elastika ohne Endarteriitis.

3. Für die chronische Verlaufsart ist der vaskuläre Typus charakteristisch. Wie diese sich an das akute Stadium anschließt, ist deshalb schwer zu sagen, weil man nur selten Gelegenheit hat, den ganzen Verlauf zu verfolgen, und die erst Jahrzehnte später sterbenden Fälle aus einer Zeit stammen, aus der objektive Befunde heute kaum mehr, Blutdruckwerte gar nicht zu erhalten sind.

Als typischen Verlauf kann man den bezeichnen, daß der Kranke nach einer anscheinend gut überstandenen Nephritis scheinbar gesund entlassen wird mit einer geringen, aber bleibenden Eiweißausscheidung, und daß sich allmählich eine ganz langsam zunehmende Blutdrucksteigerung entwickelt.

3 Beispiele sind auf S. 1428 erwähnt, eines ist S. 1470 ausführlicher geschildert.

Oder: Isem ..., 36 Jahre. Vor 21 Jahren (1901) Scharlach-Nephritis, 1908 Angina und Nephritis. Befund Nov. 1922: Herzhypertrophie, Blutdruck 140, Retinitis. Spez. Gewicht 1004—1014. Albumen 3$^0/_{00}$. Blut —, U$^+$ 147 mg$^0/_0$, Indikan $++$, 4 Monate später gestorben.

Ein gutes Beispiel findet sich auch bei Siebeck: H. Sch. Mit 18 Jahren ganz leichter Scharlach. In der Genesung geringe Albuminurie ohne alle sonstigen Zeichen von Nephritis; seitdem dauernd Spur Eiweiß im Harn, ganz vereinzelte hyaline Zylinder, kein Blut, normale Sekretion: Blutdruck dauernd 160—180. In letzter Zeit (nach über zehn Jahren) keinerlei abnormer Befund im Harne, kein Eiweiß, doch dauernde Hypertonie und Herzhypertrophie.

Ein besonders lehrreiches Beispiel ist das folgende:

Karl N., 32 Jahre. 1917 im Felde erkältet, Schüttelfrost, 14 Tage Fieber, im Revier-Schützengraben behandelt, hat besondere Diät erhalten, weiß nichts von Ödemen, auch nichts vom Ergebnis einer Urinuntersuchung. Man hat ihm gesagt, er habe eine Nierenerkrankung. 1918 Kopfschuß links, Lähmung der rechten Seite, die allmählich zurückgeht, seit dieser Zeit viel Kopfschmerzen. 1920 wegen dieser Schußverletzung in Nervenklinik Halle, dort Alb. festgestellt, deshalb in die Med. Klinik Halle. Hier chronische Nephritis festgestellt, nur geringe Albuminurie, Blutdruck 120—122, Funktion ausgezeichnet: W.V. 1555 ccm in 4 Stunden, größte Halbstundenportion 450 ccm. K.V. spez. Gew. 1028, Ambard 0,1. KDB. anerkannt. Erwerbsminderung unter 10$^0/_0$.

Die nächsten Jahre hat er sich vollkommen wohl gefühlt. 1926 etwas Atemnot beim Treppensteigen, ein- bis zweimalige Nykturie. 1929 plötzlich Trübung vor den Augen. Augenarzt veranlaßt Urinuntersuchung, Alb. 5$^0/_{00}$, Nykturie 3—4mal, Urinmengen größer und Farbe heller geworden. Nach 3 Wochen besser. Antrag auf Erhöhung der Rente, Untersuchung in Heidelberg: BD 230, Alb. 8$^0/_{00}$, Herz verbreitert, Erwerbsminderung 100$^0/_0$.

Sommer und Herbst 1929 dumpfe Kopfschmerzen im Hinterkopf, ab und zu rasch vorübergehende „Augentrübungen". Nach Aderlaß im Oktober besser. Weihnachten 1929 beim Lesen plötzlich Schleier vor den Augen, morgendliches Erbrechen, schlechter Geschmack im Munde, schlechter Appetit, starke Kopfschmerzen in Stirn und Hinterkopf, wird blaß, fühlt sich müde und elend. Nykturie 3—4mal.

1. Aufnahme 26. 2. 30: BD 250/165 mm Hg. Harn: Isosthenurie 1007—1010, 5$^0/_{00}$ Alb., reichlich granulierte und hyaline Zylinder, Lipoide positiv. Tonsillen unverdächtig. Blut: Ninhydrinprobe pos., U$^+$ 158,5 mg$^0/_0$, Alkalireserve 51$^0/_0$. Indikan und Xanth. pos. Lumbalpunktion: Druck 290 mm, Pandi pos., Ninhydrin pos., U$^+$ 95,8 mg$^0/_0$, NaCl 0,62 g$^0/_0$. Nach links großes Aortenherz. Augenhintergrund (Prof. Schnaudigel): links Stauungspapille, ausgedehntes Ödem, große Gruppen glitzender Degenerationsherde; rechts Papille verwaschen und blaß, ausgedehnte weiße konfluierende Herde. Beiderseits enge Arterien, teilweise nur fadenförmig, durch Ödem größtenteils verdeckt. Sehvermögen erloschen.

26. 3. Entlassung: Harnstoff 72 mg$^0/_0$, Ind. und Xanth. pos., Alb. 2,5$^0/_0$. Sediment vereinzelt hyaline Zylinder und Erythrozyten, Lipoide positiv. Augenhintergrund: Papille beiderseits atrophisch, konfluierende gelblich weiße Herde, starke Pigmentverschiebung,

glitzernde Degenerationsherde links. Arterien unregelmäßig, fast überall fadenförmig. Venen etwas unregelmäßig.

2. Aufnahme 5. 7. 30: Sehen in den letzten 4 Wochen besser geworden, wieder mehr Übelkeit und Erbrechen. BD 230/160. U+ 182 mg%, U− 11,7 mg%, Xanth. und Ind. +++. Alkalireserve 40%. Alb. 3%₀₀. Auf streng salz- und fleischfreie Diät und Herzbehandlung rasche Besserung. 15. 8. entlassen: U+ 102 mg%, U− 8,1 mg%, Xanth. und Ind. +. Harn: spez. Gew. 1003—1013: 2%₀₀ Alb. BD 205/135. Augenhintergrund: Atrophie der Nervi optici beiderseits. Hochgradige Gefäßveränderung: starke Verengerung, Kaliberwechsel, weiße Einscheidung. In der Makula beiderseits Pigmentklumpen, kein Ödem.

3. Aufn. 15. 12. 30: Seit Anfang Dezember Erbrechen, Übelkeit, starker Juckreiz, Hautblutungen. Ende Dezember Amaurose, große Unruhe, dauernd Zuckungen. Am 31. 12. Exitus. Harnstoff 405 mg%, U− 20 mg%, Xanth. und Ind. ++++.

Befund: Makroskopisch: Niere stark verkleinert (50 und 55 g), Oberfläche fein gleichmäßig granuliert, blaß, Rinde verschmälert. Fettgewebe des Hilus vermehrt. Gefäße klaffen mit verdickter Wand. Herzgewicht 450 g.

Histologisch: Typische sekundäre Schrumpfniere.

Die wenigen noch erhaltenen Glomeruli zeigen alle Stadien des Unterganges von verdickten, verklumpten und verödeten Schlingen bis zur Nekrose des ganzen Knäuels. Hin und wieder Kapselverklebungen mit geringer Epithelwucherung, stets auffallende Erythrozytenarmut oder völlige Blutleere. Arterienwand durchweg hypertrophisch, meist einfache Elastika, in den kleinsten Gefäßen eine in starker Degeneration bzw. Nekrose begriffene Endarteriitis (F. Koch).

In anderen Fällen sind während des ganzen chronischen Verlaufes Krankheitserscheinungen vorhanden.

Beispiel: Leir.., 43 Jahre. Vor 14 Jahren Scharlachnephritis. Seitdem immer leichte Ödeme. Befund: Herzhypertrophie, Blutdruck 230—205. Retinitis. Spez. Gewicht 1001—1025. Albumen 1,1%₀₀, U+ 57 mg%. 10 Tage nach Entlassung an Apoplexie gestorben.

Oder: So.., 37 Jahre. Vor 14 Jahren Ödeme und Albuminurie. Wurde nicht behandelt. Seitdem dauernd krank. Befund: Herzhypertrophie, Retinitis. Blutdruck 210. Spez. Gewicht 1008—1015. Albumen 0,5 %₀₀. U+ 166 mg%, Indikan ++. 6 Monate später gestorben.

In manchen Fällen hat die vorausgehende akute Nephritis gar keine besonderen Erscheinungen gemacht und keine Behandlung erfordert, was schon erkennen läßt, daß sie nicht besonders schwer gewesen sein kann.

Beispiel: Dr. Ei.... 38 Jahre. Vor 13 Jahren nach Angina Eiweiß festgestellt. Vor 10 Jahren wieder Albumen +. Befund Jan. 1923: Blutdruck 150. Herzhypertrophie. Retinitis. Höchstes spez. Gewicht 1015. Albumen 0,3%₀₀, RN 160 mg%, Indikan +++. 10 Tage später (an Pneumonie) gestorben.

Oder: Kerm.., 57 Jahre. Vor 7 Jahren nach Mandelabszeß Albumen +. Seitdem dauernd Eiweiß. Befund: Herzhypertrophie. Blutdruck 178. U+ 114 mg%. Indikan +. 9 Monate später gestorben.

Oder: Hos...., 34 Jahre. Vor 13 Jahren Hämaturie, nicht behandelt. Befund: Herzhypertrophie. Blutdruck 212. Retinitis. Spez. Gewicht 1012—1013. Albumen 1,5 %₀₀, Blut-U+ 80 mg%. 4 Wochen später gestorben.

In anderen Fällen weiß der Kranke überhaupt nichts von einer vorausgehenden Nierenerkrankung. Das schwere Leiden hat sich ganz unbemerkt und schleichend entwickelt.

Beispiel: Dan.., 49 Jahre. Vor 13 Jahren Angina. Vor 2 Monaten Albumen festgestellt. Befund: Herzhypertrophie. Blutdruck 200. Spez. Gewicht 1008—1012. Albumen 1%₀₀, RN 114 mg%. 6 Wochen später gestorben.

Oder: Frau Kes.., 34 Jahre. Nie nierenkrank gewesen, seit 1 Jahr leichtes Lidödem. Befund: Herzhypertrophie und Dilatation. Blutdruck 260/140. Spez. Gewicht 1001—1023. Albumen 0,3%₀₀. U+ 54 mg%. 2 Monate später an Herzinsuffizienz gestorben.

Oder: Dr. med. Kl.., 35 Jahre. Vor 2 Jahren zufällig Eiweiß gefunden und schon starke Blutdrucksteigerung festgestellt. Befund: Herzhypertrophie, BD 200, Retinitis. Spez. Gew. 1001 − 1012. Alb. 1%₀₀, RN 52 mg%, Indikan +. Wenige Wochen später gestorben.

Bei diesen Typen ist ein symptomloser Verlauf der sekundären Hypertonie, wie bei der primären angiosklerotischen Hypertension und dem hypertonischen Vorstadium der malignen Sklerose, die Regel und eine Unterscheidung von dieser oft unmöglich, vgl. das typische Beispiel Sp... S. 1736.

In einem Teil der Fälle wurde die chronische Nephritis als **Nebenbefund** entdeckt, oder sie wurde uns zur Beobachtung, weil Eiweiß gefunden worden war, überwiesen. Sie kann ganz unter dem kardialen Bilde der primären angiosklerotischen Hypertension verlaufen und auch deren arterielle Phänomene (vgl. S. 635) aufweisen.

Bei diesen rein kardiovaskulären und kardial gut kompensierten Fällen von Endarteriitis oder sekundärer Arteriolosklerose ohne Niereninsuffizienz kommen auch, wie bei den primären Hypertensionen, Schlaganfälle durch Hirnblutung oder Erweichung vor (vgl. Beisp. Leir.. S. 1427).

Objektiv besteht nur eine mehr weniger hochgradige Blutdrucksteigerung mit mäßiger oder auch starker Herzhypertrophie (siehe Abb. 233 S. 1737) und meist geringe Albuminurie ohne oder mit Nykturie.

Wenn Krankheitserscheinungen auftreten, so sind sie kardialer, seltener arterieller Natur. In manchen Fällen ist eine Verschlechterung der Sehvermögens das erste und einzige subjektive Zeichen des chronischen Nierenleidens, genau wie bei der genuinen Schrumpfniere.

Beispiel: Frl. Peu.., 17 Jahre. Außer chronischer Tonsillitis nie krank gewesen, kommt vom Augenarzt. Befund: Herzhypertrophie, Retinitis. Blutdruck 200/132. U+ 96 mg%, Indikan ++, Xanthoprotein ++. 4 Monate später gestorben.

Dieser symptomlose Verlauf der meist chronischen Verlaufsart der nicht ausgeheilten Nephritis vom vaskulären Typus kommt nicht nur im zweiten, sondern auch im dritten Stadium vor. Bei nicht weniger als 9 von 37 bis zum Jahre 1913 verarbeiteten Fällen unserer Beobachtung traten die ersten Beschwerden kurz vor dem Ausbruch der echten Urämie auf.

In einem Falle z. B. handelte es sich um eine nicht ausgeheilte Schwangerschaftsnephritis, die vor sechs Jahren entstanden war. Erst sechs Tage vor dem Tode begannen stärkere Krankheitserscheinungen, außerordentliche Mattigkeit, viel Erbrechen, rasch zunehmende Sehschwäche, Kopfschmerzen und Schwindel. Die Patientin kam bereits somnolent, mit großer Atmung, Muskelzucken, Retinitis albuminurica zur Aufnahme und am nächsten Tage an Urämie zum Exitus.

In einem anderen Falle lag die Nierenentzündung 18 Jahre zurück. Darnach bestand vollständiges Wohlbefinden. Die ersten Beschwerden traten sechs Wochen vor der Krankenhausaufnahme auf, bestanden in Schwellung der Füße, Kurzatmigkeit, Nykturie. Der Kranke wurde mit schwerer Herzinsuffizienz in bereits urämischem Zustande aufgenommen, die Sektion ergab Nierengewichte von 60 und 50 g und ein Herzgewicht von 530 g.

Derartige Fälle ließen sich noch mehrere anführen und sind auch in den klinischen Beispielen unseres Atlas (Volhard und Fahr, Fall XXIV, XXXVIII, XXIX) enthalten.

Diesen Fällen von symptomlosem Verlauf, die erst im urämischen Stadium zur Beobachtung gelangen, entsprechen andere, die nicht wegen subjektiver Beschwerden den Arzt aufsuchten, sondern zufällig entdeckt wurden und im weiteren Verlauf verfolgt werden konnten. Sie zeigen, daß in der Tat die chronische Glomerulonephritis auch im dritten Stadium viele Jahre lang ohne alle Beschwerden ertragen werden kann.

Ich denke hier z. B. an einen Fall, der als Kind von 13 Jahren seine Nephritis bekommen hat, als Mädchen zufällig wiederholt beobachtet, lange Zeit für eine nephrotische Schrumpfniere gehalten wurde und schließlich als chronische Nephritis im dritten Stadium entlarvt werden konnte. Die Kranke war dabei in ihrem Berufe als Krankenschwester voll arbeitsfähig, hat als Frau ohne Störung zwei Wochenbetten durchgemacht und sich ohne Diätbeschränkung bei erheblicher Polyurie vollständig wohl gefühlt. Der Blutdruck, der ungewöhnlicherweise lange Zeit im Stadium der kompensierten Niereninsuffizienz normal geblieben war, stieg in den letzten Jahren an. Vier Monate vor dem Tode traten erst Kopfweh, Schwäche und Hinfälligkeit, später Appetitlosigkeit auf, und die Kranke starb mit 26 Jahren an echter Urämie.

Ein anderer Fall betraf einen hochverdienten Kollegen, der als Student seine Nephritis akquiriert und viele Jahre lang eine durch Polyurie vollständig kompensierte Hyposthenurie aufgewiesen hatte, bis im 47. Jahre nach einem prämonitorischen Anfall von Herzinsuffizienz mit Lungenödem eine eklamptische Urämie sein Leben beschloß.

Genau denselben Fall habe ich bei einem Mitschüler erlebt, der als Student eine hämorrhagische Nephritis durchgemacht hatte. Er hat eine Albuminurie zurückbehalten und
deshalb vorsichtig gelebt, aber seinen Beruf als Studienrat ohne Störung ausüben können.
Erst $1/_2$ Jahr vor seinem Tode stellte sich Müdigkeit und Kurzluftigkeit, Blässe und schließlich Appetitlosigkeit ein. Er suchte zur Erholung in den Ferien den Thüringer Wald auf
und starb hier, ohne bettlägerig gewesen zu sein, mit 51 Jahren an einem plötzlich aus-
brechenden eklamptischen Anfall.

Ich habe seitdem auch echte sekundäre Schrumpfnieren gesehen, die ohne
Ahnung von ihrem tödlichen Leiden die Strapazen des Feldzuges monatelang
mitgemacht und gut ausgehalten haben.

Ein Beispiel von ungewöhnlich langsamem Verlauf über 44 Jahre bei voller Arbeitsfähigkeit hat Frehse aus der Krehlschen Klinik mitgeteilt:

63 jähriger Landwirt hat mit 20 Jahren 1878/79 ein Jahr lang wegen schwerer akuter
Nephritis mit sehr starken Ödemen, Blutdrucksteigerung und sehr starker Albuminurie
und Zylindrurie in der Heidelberger Klinik gelegen. Am 19. 11. 1878 von Friedreich
als Nephritis parenchymatosa chronica mit Aszites und Hydrothorax, am 11. 12. 1878 als
Krampfurämie in der Klinik vorgestellt; am 7. 6. 1879 entlassen mit „übernormaler Spannung der Radialarterien", Verbreiterung des Herzens nach links und mäßiger Albuminurie.
Seitdem dauernd voll arbeitsfähig. 1915 wegen Dyspepsie in der Klinik. Blutdruck
158 mm Hg, kein Albumen. 1922 mit Atem- und Herzbeschwerden, Ödem, wieder aufgenommen. Blutdruck 200 mm Hg. 2$^0/_{00}$ Albumen. RN 64 mg%. Anämie. Beschwerdefrei
entlassen. 17. 6. 22. Tod im urämischen Koma. Nach Mitteilung seiner Frau hat er sehr
unvernünftig gelebt, keinerlei Diätvorschriften eingehalten und sehr viel Wein getrunken.

Neben diesen drei typischen Verlaufsarten, der frühzeitigen Niereninsuffizienz,
der sekundären (Pseudo-) Nephrose und der sekundären Hypertonie kommen
nun aber alle möglichen Abweichungen und zwischen ihnen alle Übergänge vor.
So schließt sich z. B. die subakute Verlaufsart durchaus nicht immer an eine
dem Kranken wie dem Arzte als schwer imponierende Nephritis an. Vielmehr
ist es höchst bemerkenswert, daß auch bei der subakuten Verlaufsart
ein ganz oder fast symptomloser Verlauf vorkommt, ja sogar mit einer gewissen Vorliebe, weil gerade die ambulant durchgemachten, übersehenen Nephritiden zur subakuten Verlaufsart neigen.

Als Beispiel kann der Fall von dem Modellschreiner (Volhard-Fahr) S. 177 dienen,
der bis 8 Tage vor der tödlichen Urämie gearbeitet und bei Beginn der Erkrankung („Influenza") 5 Monate zuvor nur 3 Tage das Bett gehütet hatte.

Ebenso schließt sich die subchronische pseudonephrotische Verlaufsart
nicht immer an ein hochhydropisches akutes Stadium an, sondern es kommt
genau das umgekehrte Verhalten vor. Statt eines Decrescendo aus einer
akuten Nephritis mit nephrotischem Einschlag und allmählich absinkender
Blutdrucksteigerung mit allmählicher Abnahme der Ödeme und lang anhaltender
Ödembereitschaft erleben wir auch bisweilen ein Crescendo, eine schleichende
Entwicklung, zunächst nur mit Albuminurie aus unklarer Ursache mit allmählich von geringfügiger zu hochgradiger Wassersucht ansteigender Ödembereitschaft und immer stärker zunehmendem nephrotischen (hypalbuminämischen) Einschlag, dem sich schließlich ein ganz allmählicher Anstieg der
Blutdrucksteigerung beim Eintritt in das dritte Stadium hinzugesellt.

Beispiel: Frau v. St., 37 Jahre. 6 Kinder. Nach der Geburt des 4. Kindes Alb. +.
Als das Kind 2 Monate alt war starke Erkältung durch Stehen in scharfer Kälte, war ganz
steif, Schmerzen im ganzen Körper. Danach Alb. +, nie geschwollen. Nach Erholung
Alb. 0. 5. Schwangerschaft Herbst 1916. Winter 1916 geschwollene Füße, Alb. +. Nach
der Geburt Alb. 0. In der 6. Schwangerschaft 1918 wieder Alb. + und Schwellung der
Füße, nach der Geburt Alb. 0. 1920 2mal Grippe, Lungenentzündung, Alb. angeblich 0.
Seit Jahren Blauwerden der Hände. Winter 1920/21 Absterben der Füße und Hände.
Immer Alb. +. August 1921 Alb. ++. Wildungen. $^3/_4$$^0/_{00}$. BD normal. Ende September
1921 Müdigkeit, Kopfschmerzen, Rückenschmerzen. Keine Schwellung, Alb. 2$^0/_{00}$.
Januar 1922 Klinik: BD 118. Alb. 1—8$^0/_{00}$. Wa. neg. W.V. größte Halbstunden-
portion 400. Konz. 1029. U+ am 26. 1.: 77,6 mg%, Ambard 0,26, am 11. 2: 0,12.
6. 11. 22 Ambard 0,27. U+ 57,7. 10. 11: 82,5. RN 52 mg%. Ind. (+).
Im weiteren Verlauf traten zu Hause Ödeme, schließlich enormer Hydrops, Aszites
und Blutdrucksteigerung auf und die Kranke starb August 1923 urämisch.

Histologischer Befund: Der kleinste Teil der Glomeruli völlig hyalin. Alle Zeichen verschiedener Grade von Hyalinisierung der Schlingen, Verklumpung, Kernarmut. An verschiedenen Stellen Verklebung des Kapselraumes. Geringe, aber überall deutliche Wucherung des Bindegewebes, ringförmig um die Kapsel. Bindegewebe sehr kernreich, noch nirgends hyalin. Die Wucherungen sind um so stärker, je größer die Hyalinisierung der Schlingen. In den Schlingen wenig Blut.

An 2 Glomeruli geringe Halbmondbildung; hier keine Degeneration der Schlingen. Interstitielles Bindegewebe gering gewuchert, kleine Rundzelleninfiltrate, besonders in Nähe der Nierenkapsel.

Tubuli normal weit; keine Epithelabplattung; mit geronnenem Eiweiß erfüllt. Degeneration der Epithelien in allen Stadien, in den Hauptstücken hyalin-tropfig. Gefäße: Vas afferens hyaline Ablagerungen. Geringgradige große Aufsplitterung der Elastika, keine Endarteriitis.

Ferner kommt auch bei dem „parenchymatösen" glomerulären Typus meist subchronischer Verlaufsart trotz dauernd hochgradiger Albuminurie und Ödembereitschaft infolge sehr geringer Blutdrucksteigerung ein recht chronischer, auffallend gutartiger Verlauf von vielen Jahren vor.

Beisp.: Frau Osw.., 25 Jahre. Vor 12 Jahren (1913) schwerste Nierenwassersucht, allmählich aufgetreten, dauernd krank, bis 1921 Ödeme. Befund: März 1925 Herzhypertrophie. Blutdruck 130. Spez. Gewicht 1001—1020, Albumen 1,6$^0/_{00}$, U+ 65 mg$^0/_0$. 3 Jahre später Blutdruck 180, Albumen 1$^0/_{00}$. Polyurie.

Oder: V. v. P. November 1922 mit 9 Jahren Scharlach. 3 Wochen zu Bett, Urin eiweißfrei. Außer Bett, täglich Urinkontrolle, am 8. Tage plötzlich 2—3$^0/_{00}$ Alb. Angeblich Herzerweiterung. BD nicht gemessen, keine Schwellungen. Bettruhe 4 Monate. Alb. fiel auf $^1/_2$$^0/_{00}$. Lebt wie gesundes Kind. Sommer 1923 Spuren Alb., Winter Mandelvereiterung. Tonsillektomie. Urin nicht untersucht.

Mai 1924 Spickaalvergiftung. Erbrechen, Durchfall, Fieber. Urin nicht untersucht.

Juli/August 1924 (11 Jahre) Schwellungen. 6$^0/_{00}$ Alb. Klinik in Gr.: BD 110/80, Alb. 6—17$^0/_{00}$, vereinzelt Leukozyten, keine Erythrozyten. W.V. von 1000 ccm nach 4 Stunden 670, größte Halbstundenportion 70—95 ccm. Konzentration spontan bis 1027. Gesichts- und Beinödem. Diagnose Zustandsbild der Nephrose.

November 1924. Bericht Prof. v. M.: BD 128, 133, 144. Alb. 18—20$^0/_{00}$, vereinzelt hyaline Zylinder, keine Erythrozyten. W.V. von 1500 ccm. 4 Stunden 1265, größte Halbstundenportion 310, Konzentration spontan bis 1031. RN 83 mg$^0/_0$. Augenhintergrund negativ. Diagnose: Nephritis mit nephrotischem Einschlag.

1924/25 Winter Meran. Zunahme der Schwellungen. Alb. schwankend.

10. 3. 25 plötzliches Erbrechen, Kopfschmerzen nachts. Puls beschleunigt. BD nicht gemessen. Tagsüber matt. Abends plötzlich stärkere Kopfschmerzen, Amaurose, Krämpfe, nächsten Tag besser.

1. Aufnahme: 18. 3. 25: Blaß, mäßige Ödeme, besonders des Gesichtes. Herz: Spitzenstoß etwas andrängend. 2. Aortenton etwas knallend, systolisches Geräusch über Pulm. BD 118, Trommelschlägelfinger. Blut: Hb. 86$^0/_0$, Erythr. 4,6 Mill., Leuko. 12 800. Harn: sauer. Alb. 20$^0/_{00}$. Sediment doppeltbrechende Kristalle, vereinzelt Zylinder, ganz vereinzelt Leukozyten. Keine Erythrozyten. Ambard 0,06. U+ im Blute 12,1 mg$^0/_0$, im Harn 2,4 g$^0/_0$. W.V. von 1500 ccm 1448 in 4 Stunden, 1245 in 2 Stunden, größte Halbstundenportion 310 ccm. Konzentration nach 11 Stunden 1030 (enteiweißt 1029). Kongoversuch, Abnahme nach 1 Stunde 30$^0/_0$. Alkalisierungsversuch: nach Beckmannkost Urin bleibt sauer, p$_H$ 5,7—6$^0/_0$, einmal 6,2.

2. Aufnahme Mai 1925. Im wesentlichen unverändert.

3. Aufnahme März 1926. Blässe, B.D. 125/80, 2. Aortenton > 2. Pulmonalton. Alb. 2—4$^0/_{00}$. Ödem +. Ambard 0,1. U+ 28,3, U− 3,9, Chol. 280. Hb. 84$^0/_0$. Erythro. 4,7 Mill. Leuko. 9400. Alkalisierung: nach Obst und Magn. usta in 15 Stunden alkalisch.

Bericht vom 16. 12. 30. Groß geworden, sieht blühend aus, ist aber leicht müde, nervös. BD 148—132. Harnmenge 1000 ccm, Alb. $^1/_2$$^0/_{00}$. Lebt salzarm, sonst ohne Diäteinschränkung.

Umgekehrt kann der „interstitielle" oder kardiovaskuläre Typus, den wir als typisch für die ganz chronische Verlaufsart hingestellt haben, auch einen auffallend raschen und bösartigen Verlauf nehmen und schon in ein bis zwei Jahren, allerdings unter sehr hohen Blutdruckwerten, das tödliche Ende der Niereninsuffizienz erreichen.

Ich habe diesen überstürzten, der subakuten Verlaufsart nahestehenden Verlauf des rein kardiovaskulären Typus wiederholt gesehen; ihm entspricht anatomisch ein ganz überwiegendes Vorherrschen der Endarteriitis obliterans, klinisch die geringe Neigung zu Ödem und die große zu Blutdrucksteigerung; und der Verlauf nähert sich um so mehr der subakuten Verlaufsart, je weniger die Blutdrucksteigerung innerhalb der akuten Phase absinkt bzw. je früher die Blutdrucksteigerung nach der ätiologisch in Betracht kommenden Erkrankung einen hohen Grad erreicht.

Z. B. Ap . ., 14jähr. Mädchen: Vor 2 Jahren Mandelentzündung. Urin nicht untersucht. Vor 2 Monaten Sehstörung. Befund: Blutdruck 210 mm Hg. Spez. Gew. 1001—1012. Alb. 1$^0/_{00}$, U$^+$ 52 mg$^0/_0$, ein halbes Jahr später gestorben.

Oder: Frau Klap. ., 34 Jahre. Nephritis hat sich schleichend nach Grippe vor 2 Jahren entwickelt. Befund: Blutdruck 216, spez. Gew. 1002—1016, Alb. 3$^0/_{00}$, U$^+$ 62 mg$^0/_0$, Indikan $+$, 9 Monate später gestorben.

Ein derartiger Fall hat zu einer Meinungsverschiedenheit zwischen mir und Umber geführt: Ein 35jähriger Hauptmann im Generalstab war im Felde Anfang Januar 1915 erkrankt mit heftigen Kopfschmerzen, dabei zuweilen Erbrechen. Aus Pflichtgefühl meldet er sich nicht krank, sondern zwingt sich, seinen anstrengenden und verantwortungsvollen Dienst weiter zu tun.

Schließlich auf Urlaub geschickt, war er Juni bis August 1915 in klinischer Beobachtung bei Umber: Hypertonie von 220—240 mm Hg, harter Druckpuls, geschlängelte Arterien. Keine meßbare Herzhypertrophie, normale Harnstoff-, Kreatinin-, Indikanwerte im Blut, normales Konzentrationsvermögen der Niere, normaler Wasserversuch. Kein Eiweiß im Harn, keine Nierenelemente im Sediment.

Umber glaubte aus diesen Umständen begreiflicherweise Glomerulonephritis mit Sicherheit ausschließen zu können, und ich zweifle auch nicht, daß damals die Glomeruli intakt waren. Eine Dekapsulation brachte nur vorübergehende Senkung des Blutdruckes bis 150 und Linderung der Kopfschmerzen.

$^3/_4$ Jahre später bietet der Kranke das schwere Bild einer malignen Sklerose mit Niereninsuffizienz, Stickstoffretention, Retinitis albuminurica, Hypertonie von 250 mm Hg und geht unaufhaltsam dem Verfall entgegen.

Der Kranke starb in meinem Nierenlazarett an echter Urämie, und die Sektion bestätigte meine Annahme, daß es sich um eine sekundäre, nicht genuine Schrumpfniere gehandelt hat: Es fand sich die denkbar höchstgradige reine Endarteriitis obliterans mit hochgradiger Schrumpfung der blassen Nieren.

Ich möchte gerade aus diesem außerordentlich lehrreichen Falle nicht wie Umber schließen, daß auch der Obduktionsbefund im Endstadium nicht immer mit Sicherheit die klinische Entwicklung solcher Fälle aufklären kann, obwohl das für andere Fälle zu trifft. Im Gegenteil, der Obduktionsbefund lehrt uns gerade, daß hier die Pathogenese der allgemeinen Gefäßkontraktion eine andere war als bei der genuinen Schrumpfniere. Während bei dieser eine starke Elastikahypertrophie der Präarteriolen — und meist ein großes Herz — uns anzeigen, daß ein Stadium der Gefäßdehnung und essentieller Hypertension dem Umschlag in die allgemeine Gefäßkontraktion der genuinen Schrumpfniere vorausgegangen ist, lehrt uns hier das histologische Bild, daß die Krankheit mit einer allgemeinen Gefäßkontraktion begonnen haben muß. Dafür spricht auch der Beginn mit Kopfschmerz und Erbrechen und das relativ kleine Herz. Der Fall lehrt ferner, daß es nicht nur akute, sondern auch chronische diffuse Glomerulonephritiden ohne „Glomerulitis" gibt; er zeigt den endarteriitischen Typus in reinster Form als Folge der das Wesen der Nephritis ausmachenden allgemeinen Gefäßkontraktion. Der maligne Verlauf und die hochgradige Nierenschrumpfung ist zweifellos auf den hohen Grad der Gefäßkontraktion, und dieser auf den Mangel an Ruhe und Schonung im Stadium ihrer Entstehung zurückzuführen. Der zur Schrumpfung der Niere und zur Niereninsuffizienz führende Vorgang der angiospastischen Durchblutungsstörung ist aber in der Tat bei der genuinen wie bei der sekundären Schrumpfniere identisch, und bei leerer Vorgeschichte kann eine Unterscheidung aus dem klinischen Bilde, in anderen Fällen auch an dem histologischen ganz unmöglich sein (vgl. S. 1738).

Ein sehr typisches Beispiel von etwas längerem Verlauf nach scheinbarer Ausheilung einer manifesten diffusen Nephritis ist das folgende:

Br., 26jähriges Mädchen, mit 4 Jahren Gelenkrheumatismus. Rezidiv mit 12 Jahren; öfters Angina. 1924 Erkältung (nasse Füße beim Spazierengehen im Schnee). Anschließend starke Ödeme, auch der Lider, Hämaturie, Alb. bis 13$^0/_{00}$, Blutdruck erhöht (Wert unbekannt). Gleichzeitig Zystopyelitis. $^1/_4$ Jahr Bettruhe, dann nur noch Spuren von Alb., keine Ödeme.

Die nächsten Jahre immer sehr müde, ab und zu Knöchelödeme. 1927 mehr müde, Alb. sehr stark pos., BD erhöht, heftige morgendliche Kopfschmerzen, morgendliches Erbrechen. Nach einigen Tagen Bettruhe und strenger Diät Besserung. Von da ab salz- und fleischarm gelebt.

10. 7. 29. Erbrechen, zuerst morgens, dann mehrmals am Tage. Starke Kopfschmerzen, morgendlicher pappiger Geschmack; Visus wird schlechter. Seit 15. 7. leichte Dyspnoe. Spärlicher heller Urin, nachts mehr als am Tage. Obstipation. Seit 18. 7. choreatiforme Zuckungen. Sehr heftige Kopfschmerzen und heftiges Erbrechen, deswegen Einweisung in die Klinik.

Befund 20. 7. 29: BD **280/170.** U+ 219,2 mg%, U⁻ 10,38 mg%, Chol. 160 mg%, Indikan und Xanthoprotein +++. Lumbalpunktion Anfangsdruck 295 mm H_2O. Im Liquor 195,6 mg% U+. In den ersten 24 Stunden 175 ccm Urin, spez. Gew. 1010, 3‰ Alb., Sediment vereinzelt hyaline Zylinder, reichlich Erythrozyten, Lipoide ++. Blutsenkung: 25 Min.

24. 7. Hämogl. 40%, Erythr. 2,7 Mill., Leuko. 3400, Lympho. 21%.

Schwerste Retinitis albuminurica: blasse Papillen mit verwaschenen Grenzen. Arterien stark spastisch verändert. Fundus mit Degenerationsherdchen übersät. Zahlreiche Blutaustritte. Netzhautödem, Sehnerven weiß, degeneriert (Prof. Schnaudigel).

Der Blutdruck sinkt in den folgenden Tagen auf 215/120 ab. Die Urinmengen betragen durchschnittlich in 24 Stunden 150 ccm, 1010, 1,5‰ Alb. Anstieg der Blutwerte: Am 29. 7. U+ 447, U⁻ 11,7 mg%. Indikan und Xanthoprotein ++++.

29. 7. 29 Exitus. In der Nacht vorher unstillbares Erbrechen, auch von Blut. (Die letzten 3 Tage waren an der Wangenschleimhaut und den Lippen kleine nekrotisierende Geschwüre aufgetreten.) Choreatiforme Zuckungen, keine Krämpfe. In den letzten 2 Tagen je 150 ccm Urin in 24 Stunden.

Autopsie: Herz nach links hypertrophiert, kein Vitium. Urinöser Geruch sämtlicher Organe. Speiseröhre, Magen und Darm zahlreiche blutende Erosionen. Typische sekundäre Schrumpfniere (Abb. S. 1360). Histologisch (Dr. F. Koch):

Im durchweg erweiterten und mit Rundzellen infiltrierten Interstitium, alle Stadien von zugrunde gehenden oder zugrunde gegangenen Tubuli mit Regenerationserscheinungen, herdweise sind die Tubuli ganz mächtig, oft seeartig erweitert, der Epithelbelag ist durchweg sehr schmal, in den meisten Fällen endothelartig. An solchen Emphyseminseln ist das Interstitium weniger verbreitert und weniger mit Rundzellen infiltriert. Im Lumen der Tubuli viel krümeliges Eiweiß, nur wenig Zelltrümmer.

Nur ganz selten und erst nach langem Suchen hin und wieder eine völlig strukturlose hyaline Kugel, ebenfalls nur vereinzelt völlig hyaline Glomeruli, die aber noch deutlich pyknotische Kernreste oder nach der Anordnung des Hyalins die frühere Schlingenkontur erkennen lassen. Alle anderen Glomeruli zeigen die fortlaufenden Erscheinungen eines jähen Unterganges: In der Minderzahl ist der Kapselraum frei, bei plumpen verklebten Schlingen Kernvermehrung; geblähte leere Schlingen sind selten. In der allergrößten Mehrzahl sind die Glomeruli äußerst kernreich, entweder plump verklebte, kernreiche Schlingen oder völliger strukturloser krümeliger Untergang im Sinne der Nekrose; die Knäuel sind in ihrer ganzen Ausdehnung mit der Kapsel verwachsen, das umliegende interstitielle Gewebe vermehrt, aufgelockert. Nur äußerst selten in ganz vereinzelten Schlingen Erythrozyten.

Im Übersichtsbild fallen am meisten die mächtig verdickten Arterien aller Größen in ihrem vielfach gewundenen Verlauf auf.

Die adventielle Schale ist überall verbreitert und aufgelockert. An den großen Arterien ist die Elastika durchweg einfach, die Intima unverändert. An der Interlobularis tritt die Elastika als einfache und starke Schicht auch noch deutlich hervor. Die Kräuselung ist unregelmäßig, an einzelnen Stellen gestreckter Verlauf. Stromabwärts findet sich bereits in einem Teil der Interlobulares eine recht erhebliche Endarteriitis, die in der Peripherie das Lumen der Gefäße oft völlig verschließt. Die Muskularis aller Arterien bis zur Arteriole ist auffallend kräftig. An den Arteriolen dickes Hyalin, oft starke Verfettung, nicht selten völlig krümelige Nekrose.

Das histologische Bild läßt hier deutlich erkennen, daß nicht 5 Jahre lang eine „Entzündung" der Glomeruli bestanden hat, sondern daß diese an einer akuten Durchblutungsstörung zugrunde gegangen sind, die so hochgradig gewesen ist, daß es an den bis dahin offenbar gut erhaltenen Glomeruli und an den Arteriolen zu Nekrose gekommen ist wie bei der subakuten Nephritis oder der malignen Sklerose.

Noch deutlicher geht das aus dem S. 1736 mitgeteilten Beispiel Sp. hervor, das klinisch nicht, histologisch kaum von einer malignen Sklerose zu unterscheiden war und zudem zeigt, daß eine akute Nephritis bei kräftigem Herzen ganz unbemerkt bleiben kann.

In solchen Fällen wird Verlauf und Dauer, d. h. die Progredienz der Erkrankung ausschließlich von dem — funktionellen — Moment der bleibenden allgemeinen und renalen Gefäßkontraktion bestimmt, die wir uns bei der chronischen Nephritis wie bei der malignen Sklerose und anderen hypertonischen Nierenkrankheiten als renal bedingt vorstellen; und die Geschwindigkeit des Verlaufes zur Niereninsuffizienz hängt davon ab, wie früh das Herz gegenüber dieser starken und zunehmenden Gefäßkontraktion versagt. Von einem schleichenden „Entzündungsprozeß" kann in solchen fast oder ganz eiweißfreien Fällen ebensowenig die Rede sein, wie von einem „Narbenstadium".

Wir haben es also neben den rasch zur Niereninsuffizienz verlaufenden Fällen von extrakapillärer Nephritis mit rasch oder langsam verlaufenden „parenchymatösen" oder glomerulären Typen zu tun, in denen der Grad der intrakapillären Glomeruliveränderungen den Verlauf, die hochgradige Albuminurie und Ödembereitschaft das klinische, die Glomeruli- und Parenchymdegeneration das histologische Bild im wesentlichen bestimmt, und mit rasch, langsam oder sehr langsam verlaufenden „interstitiellen" oder kardiovaskulären Typen, in denen der Grad der bleibenden Gefäßkontraktion den Verlauf, die Blutdrucksteigerung das klinische, die Endarteriitis das histologische im wesentlichen bestimmt.

Und zwischen diesen beiden in ihren Extremen so grundverschiedenen Typen, von denen der eine der primären Nephrose, der andere der genuinen Schrumpfniere klinisch zum Verwechseln ähnlich sehen kann, gibt es nun wieder alle Übergänge, gemischte Typen, bei denen beide Faktoren, der kardiovaskuläre und der kapillare (hypalbuminämische) zusammenwirken und ein chronisches „suburämisches" Krankheitsbild erzeugen, in dem die Kranken fortdauernd über Allgemeinbeschwerden wie Kopfschmerz, Müdigkeit, Neigung zu Schwindel klagen. Ödembereitschaft fehlt selten ganz, ist aber geringfügig, die Hypertonie meist erheblich, die Eiweißausscheidung mäßig. Nykturie ist die Regel, es besteht gewöhnlich anämische oder chlorotische Beschaffenheit des Blutes.

Es kann sogar unter Umständen der pseudonephrotische Typus nach Beseitigung der Ödeme und Kräftigung des Herzens in den kardiovaskulären Typus der sekundären Hypertonie übergehen oder übergeführt werden, während wir das Umgekehrte, den Übergang des vaskulären Typus in den pseudonephrotischen, etwa mit Nachlaß der Herzkraft, noch nicht sicher beobachtet haben.

Ein Beispiel für den Übergang des pseudonephrotischen in den vaskulären Typus:
Marianne Hän..., geb. 1906. Seit dem 6. Lebensjahr halbseitige Kopfschmerzen endend mit Erbrechen, meist kurz vor der Periode. 1923 (17 Jahre) Anfang Dezember Mandelentzündung ohne Fieber etwa 8 Tage, nicht zu Bett. Nach 8 Tagen völlig beschwerdefrei. Etwa 8 Tage später nachts plötzlich Herzklopfen, Beklemmung, Todesangst, mußte sich aufsetzen.
23. 12. Beine und Leib geschwollen. 27. 12. vom Arzt Nierenentzündung festgestellt. Sehr viel Eiweiß.
Januar bis April zu Bett, April bis Juni im Krankenhaus A. Alb. 12⁰/₀₀, starke Wassersucht.
1. Aufnahme 17. 7. 24. Ödem ++, B.D. 140—125. Alb. 10⁰/₀₀. Ambard 0,06, U+ 11,9, Cholesterin 680 mg⁰/₀, 19. 8. 425. Konz. spontan bis 1038, Lipoide +, Schwellungen gehen zurück. Tonsillektomie.
Juli—November 1924 zu Hause. Wohlbefinden, aber Neigung zu Ödem.
2. Aufnahme 25. 11. 24: Eiweiß 6—7⁰/₀₀, BD 122—111. Doppelseitige Dekapsulation.
1925 und 1926 beschwerdefrei.
Nachuntersuchung Juli 1928: BD 190, Alb. 1,8⁰/₀₀, wenig hyaline Zylinder, Erythrozyten, Leukozyten, Lipoide 0. Ambard 0,11, U+ 31, U− 3,4, Cholesterin 210. Deutlich verstärkter Spitzenstoß.
Januar 1929 heftige Kopfschmerzen. Schleier vor den Augen. Keine Schwellungen. Nach 10 Tagen Bettruhe besser. Seit dieser Zeit oft Kopfschmerzen und Flimmern vor den Augen.
Juli 1929 starkes Flimmern, heftige Kopfschmerzen. Temperatur 38,9. Keine Schwellungen. BD 185—195.

Ende Oktober 1929 sehr starke Kopfschmerzen. Nachts gelegentlich Angstgefühl auf der Brust. Mattigkeit.

3. Aufnahme 21. 11. 29: Keine Ödeme, Herzhypertrophie, systolisches Geräusch, hebender Spitzenstoß, BD 195/125, Eiweiß, Zylinder und Erythrozyten positiv. W.V. größte $^1/_2$ Std.-Portion 260, spez. Gew. 1000, nach 4 Std. 1110, Konz. V. höchste Konzentration 1023 nach 14 Std. Ambard 0,04 und 0,06. U$^+$ 27, U$^-$ 5,1, Chol. 200 mg%. Augenhintergrund: Arterien zum Teil eng, Kaliberschwankungen und Einschnürungen. Kleine Blutungen, weiße Herdchen.

Bericht vom 15. 12. 30: Befinden im verflossenen Jahr gut. Sobald sie mit der Strenge der salzfreien Kost nachläßt, treten Kopfschmerzen und leichte Schwellungen auf.

Echte Rezidive, d. h. das Wiederauftreten einer akuten diffusen Nephritis Jahr und Tag nach vollständiger Ausheilung einer solchen kommen, wenn auch nicht häufig, vor. In dem Falle B. (S. 1460) und zwei von unseren neueren Fällen ist in der Vorgeschichte erwähnt, daß eine akute hydropische Nierenentzündung ausgeheilt war und nach einigen (in dem Falle B. nach 10) Jahren unter denselben Erscheinungen sich wiederholt hat; in mehreren Krankengeschichten der chronischen Nephritiden ist von „Rückfällen" die Rede, doch sind diese kaum als wirkliche Wiederholungen des akuten „Nierenstrombahnanfalles" zu betrachten.

Häufiger kommen aus heiterem Himmel „Verschlimmerungen" vor; die Eiweißausscheidung nimmt zu, und die bereits Monate oder Jahre verschwundene Neigung zu Wassersucht tritt wieder auf. Nicht selten läßt sich ein Zusammenhang mit einem Infekt oder mit einer „Erkältung" nachweisen. Bisweilen bleibt die Ursache dunkel.

Der gegenteiligen günstigen Wirkung eines Infektes, z. B. eines Erysipels, auf die Ödeme und ihre schnelle Entleerung wurde schon Erwähnung getan.

Bei scheinbaren Rückfällen mit Hydrops ist wohl oft das Herz primär, die Niere rein sekundär beteiligt.

Beispiel: 24 Jahre. Vor 7 Jahren nach Angina Nephritis. Vor einem halben Jahr „Rezidiv". Befund: Herzhypertrophie. BD 220. Retinitis. U$^+$ 62 mg%, spez. Gew. 1003 bis 1014. Alb. 2—6%₀. Zyl., Erythr., Lip. +. 4 Wochen später gestorben. Hier dürfte das vermeintliche Rezidiv der Beginn des Versagens von Herz und Niere gewesen sein.

Das gleiche gilt von dem S. 1482 angeführten Beispiel Kn., der mit erhöhtem diastolischem Druck und Blut-U$^+$ von 81,6 mg% entlassen, ein halbes Jahr später mit erneuten Schwellungen, Kopfschmerz, Erbrechen, Atemnot und einem U$^+$-Wert von 199,6 wiederkam.

Manche Autoren neigen dazu, die Rezidive für die Ursache des Chronischwerdens einer Nephritis und für das Fortschreiten zu betrachten. Nach unserer Erfahrung spielen hinsichtlich der Progredienz die sog. Rezidive keine ausschlaggebende Rolle.

Z. B. heißt es in dem schon erwähnten Fall Isem... (S. 1426): 1901 Scharlachnephritis, 1908 Anginanephritis. Tod an Urämie 1923. In einem anderen Fall wird angegeben vor 14 Jahren nach Empyem Albuminurie, vor 11 Jahren Rezidiv, seitdem dauernd krank. Befund: Herzhypertrophie, BD 200, Retinitis. Alb. 2%₀, spez. Gew. 1010, U$^+$ 180 mg%. Ind. und Xanth. +++. 1 Monat später gestorben.

Oder: 43 Jahre. Vor 13 Jahren akute Nephritis. Vor 6 Jahren Rezidiv, seitdem dauernd krank. Befund: Herzhypertrophie. BD 230, Retinitis. U$^+$ 46 mg%, spez. Gew. 1010 bis 1022. 3 Monate später gestorben, war total erblindet. Ob man bei so langem Verlauf die erste oder die zweite Erkrankung für die Progredienz verantwortlich machen will, ist unwesentlich. In jedem der Fälle fehlt überdies der sichere Nachweis, daß die erste Erkrankung vollständig ausgeheilt gewesen ist.

Eher könnte man den Einfluß des Rezidivs anerkennen in Fällen wie dem folgenden:

Str., 30 Jahre, vor 5 Jahren akute Nephritis, 2 Rezidive. Befund: Herzhypertrophie. BD 180—164, spez. Gew. 1001—1012. Alb. 2%₀, Zyl., Erythr., Lipoide +, U$^+$ 107 mg%, Ind. und Xanth. +. 10 Monate später gestorben.

Oder: Frau He., 30 Jahre. Vor 2$^1/_2$ Jahren akute Nephritis, gleich im Anschluß Rezidiv. Seitdem dauernd krank. Befund: Herzhypertrophie, BD. 245—200. Retinitis. Spez. Gew. 1001—1014. Alb. 3%₀, Zyl., Lipoide +. U$^+$ 112 mg%, Ind. +. 8 Monate später gestorben.

Oder: As., 50 Jahre. Vor 7 und vor 2 Jahren akute Nephritis. Befund: Herzhypertrophie. BD 260—245. Retinitis, spez. Gew. 1018, Alb. $0,3^0/_{00}$. U$+$ 57 mg$^0/_0$. Ind. $+$. $2^3/_4$ Jahre später gestorben.

Aber diesen Fällen steht die große Mehrzahl derjenigen gegenüber, in denen ein ganz gleichartiger Verlauf ohne Rezidiv eingetreten ist, und auf der anderen Seite Fälle mit Rezidiven und sehr gutartigem Verlauf.

Beispiel: Wo., 38 Jahre. Vor 14 Jahren akute Nephritis. 2 Rezidive. Befund: BD 132, spez. Gew. 1001—1026. Alb. $1^0/_{00}$, Zyl., Erythr. $+$, RN 32 mg$^0/_0$. $7^1/_2$ Jahre später BD 160. Alb. $1—2^0/_{00}$.

Oder: He. ., 52 Jahre. Vor 15 Jahren (1906) akute Nephritis. 3 Rezidive. Befund: Dezember 1921 Herzhypertrophie. BD 170—150, spez. Gew. 1003—1027. Alb. $1^1/_4{}^0/_{00}$, Zyl. u. Erythr. $+$. U$+$ 26 mg$^0/_0$. $6^1/_2$ Jahre später Befinden zufriedenstellend. Kurz zuvor Apoplexie überstanden.

Oder: 26 Jahre. Vor 8 Jahren und vor 3 Monaten akute Nephritis. BD 176, 152, 136, spez. Gew. 1001—1035. Alb. $1^0/_{00}$, Erythr., Zyl. $+$. U$+$ 26,8 mg$^0/_0$. $3^1/_4$ Jahre später guter Befund, voll arbeitsfähig.

Ich möchte annehmen, daß ein echtes Rezidiv nach vollständiger Ausheilung des ersten „Nierenstrombahnanfalles" ebensogut ausheilen kann, wie dieser, daß bei nicht vollständiger Ausheilung einer diffusen Nephritis Rezidive, d. h. Verschlimmerungen durch Erkältung, Rezidive eines Infektes, die zu Zunahme der Gefäßkontraktion führen, ungünstig wirken, die Progredienz beschleunigen können, nicht müssen, daß aber auch ohne solche exogenen Einflüsse der Verlauf aus endogenen Gründen progredient ist, wenn einmal eine dauernde Blutdrucksteigerung besteht.

Nicht selten kommt es vor, daß ein neuer Nachschub von Hämaturie den Kranken in die Behandlung zurückführt. Auch hier läßt sich heute noch nicht sagen, ob nicht die dauernde und fortschreitende Zirkulationsstörung in einzelnen Glomeruli schon an sich zu plötzlicher Zunahme der — mikroskopisch ja meist dauernd vorhandenen — Hämaturie führen kann. Wir neigen, wie schon erwähnt, mehr zu der Auffassung, daß es sich in solchen Fällen meist um frische, herdförmig-infektiöse Prozesse auf dem Boden der alten diffusen Glomerulonephritis oder Endarteriitis handelt, also um die Komplikation der chronischen diffusen — ischämischen — Nephritis mit einer akuten herdförmigen, infektiösen.

Solche Fälle können leicht fälschlich für akute angesprochen werden, besonders dann, wenn noch keine ausgesprochene Herzhypertrophie nachzuweisen ist. Eine sehr genaue Erhebung der Vorgeschichte ergibt aber, daß früher schon gleichartige Hämaturien oder ärztlich beobachtete Nierenentzündungen vorangegangen waren. Auf derartige Vorkommnisse hat Watson hingewiesen, aus ihnen aber den irrigen Schluß gezogen, daß die meisten scheinbar akuten Nephritiden nur Rezidive latenter chronischer Nierenentzündungen seien.

Richtig ist nur, daß wohl alle chronischen Nephritiden ohne Ausnahme ein — freilich oft nichts weniger als stürmisches — „akutes", d. h. rückbildungsfähiges, funktionelles Stadium durchschritten haben, in dem die Erkrankung heilbar gewesen ist, und daß eine große Anzahl dieser chronischen Nephritiker das heimlich sich entwickelnde Frühstadium ambulant durchschritten haben, ohne die folgenschweren Vorgänge zu bemerken oder zu beachten, die sich in der Niere und damit in dem ganzen Kreislaufe abspielten. Wohl aber kann man sagen, daß der Übergang der chronischen Nephritis in das (ischämische) Endstadium klinisch wie pathogenetisch einer Rückkehr in den ischämischen Zustand des akuten Stadiums gleichkommt, wobei hier wie dort die allgemeine und renale Gefäßkontraktion das Wesen der Erkrankung ausmacht.

Die Dauer der beiden Stadien ohne und mit Niereninsuffizienz hängt naturgemäß von der Verlaufsart ab.

Bei der subakuten Verlaufsart haben wir ein Zwischenstadium mit guter Funktion, erhaltenem Konzentrationsvermögen noch nicht gesehen; bei der subchronischen glomerulären Verlaufsart ist wohl erhaltene Nierenfunktion in der ersten Zeit die Regel, und sie kann lange erhalten bleiben; bei der chronischen kardiovaskulären Verlaufsart kann das zweite Stadium Jahre und Jahrzehnte dauern. Groß ist die Zahl derer, die in einem Übergangsstadium mit leichter Funktionsstörung zur Beobachtung gelangen, und selbst nach Eintritt des Stadiums der relativen Niereninsuffizienz kann dieses unter Umständen noch viele Jahre mit Hilfe der kompensatorischen Polyurie ertragen werden. Auch dieses dritte Stadium ist mit voller körperlicher und geistiger Arbeitsfähigkeit vereinbar und kann fast ohne subjektive Beschwerden bis wenige Wochen vor der tödlichen Urämie durchlaufen werden.

Ein Teil der Fälle des dritten Stadiums verläuft aber unter mehr oder weniger chronischen oder periodisch wiederkehrenden Allgemeinbeschwerden, die den Kranken immer wieder zum Arzte führen und diesem dadurch Gelegenheit geben, den Verlauf zu verfolgen. Unter diesen Beschwerden stehen an erster Stelle Kopfschmerzen, Erbrechen, Nachlaß der Eßlust, Atemnot, Herzklopfen, Schwindel, Flimmern vor den Augen, allgemeine Mattigkeit oder Müdigkeit, die in manchen Fällen erst im letzten Jahre des Lebens, in anderen viele Jahre vor dem Ende den Kranken belästigen, ohne ihn mehr als vorübergehend in seiner Arbeitsfähigkeit zu beeinträchtigen.

Kranke, die in diesem durch Polyurie kompensierten Stadium der latenten Niereninsuffizienz zur Beobachtung gelangen, weisen meist die charakteristische periphere Ischämie und zugleich Anämie, das fahlgelbliche Kolorit der chronischen Nierenkranken auf. In noch leidlich kompensierten Frühformen des Endstadiums kann dabei die N-Retention im nüchtern entnommenen Blute noch fast fehlen oder sehr geringfügig sein. In dieser chronisch-anämischen Phase sind auch allgemein nervöse Symptome, Reizbarkeit, Müdigkeit, Störungen des Schlafes nicht selten. In manchen Fällen wird auch über Schmerzen in der Nierengegend geklagt. Im allgemeinen aber kann der Zustand auch dieser, durch ihre Allgemeinbeschwerden der Behandlung zugeführten Kranken lange Zeit, unter Umständen viele Jahre, stationär bleiben und ihr Befinden bei einer entsprechenden Lebensweise recht erträglich sein.

Mit dem Eintritt in das Endstadium läßt die Neigung zu Ödemen von nephrotischem Typus gewöhnlich nach, kardiale dagegen werden häufiger beobachtet. Im allgemeinen treten die kardialen Symptome, welche dem Krankheitsbild die Züge der „Schrumpfniere" verleihen, erst in den späteren Phasen der Erkrankung auf. Die Insuffizienzerscheinungen des muskelstarken Herzens sind in manchen Fällen der Behandlung noch gut zugänglich, in anderen Fällen leiten sie das Ende ein. Den gutartigen Verlauf der Herzstörungen sehen wir bei den renal gut kompensierten Fällen mit einer noch ausreichenden Wasserausscheidung, den ungünstigen Verlauf in denjenigen Fällen, in denen das Wasserabscheidungsvermögen so stark gesunken ist, daß eine polyurische Kompensation der Hyposthenurie nicht mehr möglich ist.

Es ist die Regel, daß zugleich mit dem Ausbruch der (echt) urämischen Symptome auch Insuffizienzerscheinungen des Herzens auftreten. Man könnte daran denken, daß der Nachlaß der Herzkraft das Primäre ist, zu Oligurie führt, und daß infolge des Aufhörens der kompensatorischen Polyurie die Vergiftung einsetzt. Das stimmt aber nicht mit der klinischen Beobachtung überein, daß die unverkennbaren Vorboten der tödlichen Urämie, wie unstillbares Erbrechen, Perikarditis, ebenso wie die Einstellung des RN-Spiegels um 100 mg schon eintreten können zu einer Zeit, in der die Harnmenge noch nicht unter beispielsweise zwei Liter gesunken ist. Das spricht dafür, daß die ungünstige Entscheidung nicht, oder wenigstens nicht immer, nur durch die Abnahme der Harnmenge herbeigeführt wird, sondern vor allem durch die Abnahme der

Anspruchsfähigkeit der Niere, deren Ursache wir wohl in der vorgeschrittenen Abplattung (Erschöpfung?) der erhalten gebliebenen Nierenepithelien zu erblicken haben.

Sicherlich ist aber das Zusammentreffen von Herzschwäche mit tödlicher Urämie nicht ein zufälliges. Denn in jedem Falle ist die — von der Nierenzirkulation abhängige — Harnmenge relativ, d. h. im Vergleich zu dem durch Herabsetzung der Anspruchsfähigkeit der Nierenepithelien gesteigerten Bedarf zu klein, und ebenso ist in jedem Falle die Herzkraft relativ, d. h. im Vergleich zu den gesteigerten Widerständen zu gering. Die Entstehung der allgemeinen und renalen Ischämie, d. h. der ungenügenden Durchblutung setzt ja ein Mißverhältnis zwischen Gefäßwiderständen und Herzkraft voraus. Insofern ist, wenigstens bei den Fällen, in denen der funktionelle Faktor der allgemeinen Gefäßkontraktion im Vordergrunde steht, stets eine relative Herzinsuffizienz in letzter Linie die Ursache sowohl der allgemeinen wie der renalen Ischämie und auch der Niereninsuffizienz. Denn beide treten trotz der Gefäßkontraktion nicht in Erscheinung, solange das hypertrophische Herz imstande ist, die gesteigerten Widerstände zu überwinden.

Die Niereninsuffizienz vermehrt aber wieder ihrerseits die Herzarbeit und steigert die Herzinsuffizienz infolge der vorgeschrittenen und schweren Schädigung des Wasserausscheidungsvermögens, die in jedem Falle nachzuweisen ist, auch dann, wenn die 24stündige Harnmenge noch die Norm überschreitet. Infolgedessen kommt es wohl in jedem Falle zu einer erheblichen Hydrämie und häufig zu Überfüllung des Kreislaufes, Steigerung des Venendruckes und Erlahmung des Herzens, die ihrerseits wieder durch kardiale Oligurie die Zunahme der tödlichen Vergiftung beschleunigen kann. Es ist ein ausgesprochener Circulus vitiosus, aus dem es keinen Ausweg gibt. Einschränkung der Kochsalz- und Flüssigkeitsaufnahme kann zwar die manifeste Herzschwäche bisweilen beseitigen, die Harnvergiftung aber nicht aufhalten.

Wie auch immer die allgemeine Gefäßkontraktion bei der chronischen Nephritis zustande kommen mag, für ihren Grad ist doch wohl — abgesehen von dem persönlichen Faktor der individuellen Reaktion, der Ansprechbarkeit der hypertrophierenden Arterienmuskulatur — irgendwie die Niere, ihre Durchblutung (?), ihre Leistung (?) verantwortlich, und ihre Leistung und Durchblutung nimmt ab mit Zunahme der Gefäßkontraktion.

Für den Durchblutungseffekt ist aber bei gegebener Gefäßkontraktion das Herz verantwortlich. Daher ist das Herz an Verlauf und Ausgang nicht nur der akuten, sondern auch der chronischen Nephritis in hohem Maße mitbeteiligt, und es ist nicht nur eine Frage der Niere, sondern auch des Herzens, ob jener renal bedingte, kardiorenale Zusammenbruch des dritten Stadiums Monate, Jahre oder Jahrzehnte nach dem akuten Stadium eintritt.

Diagnose der chronischen diffusen Nephritiden.

Die Schwierigkeiten der Diagnose sind verschieden, je nachdem der Kranke schon während des akuten Stadiums in Beobachtung gestanden hat oder nicht.

Im ersteren Falle lautet die Frage, ist das Stadium der Unheilbarkeit erreicht, die Nephritis als chronisch zu betrachten?

Ist im zweiten Falle die Tatsache gegeben, daß ein chronisches Nierenleiden vorliegt, so ist zuerst die Entscheidung zu treffen, ob es sich um eine chronische diffuse Glomerulonephritis handelt, was verschiedene differentialdiagnostische Schwierigkeiten machen kann.

In beiden Fällen ist es dann weiterhin die Aufgabe der Diagnose, das Stadium der Erkrankung und die Verlaufsart festzustellen.

1. Die Frage, ob und wann eine Nephritis, die während des akuten Stadiums in Behandlung stand, als ungeheilt aus der Behandlung zu entlassen und als chronisch zu bezeichnen ist, kann sehr leicht und sehr schwer zu beantworten sein.

Leicht dann, wenn trotz entsprechender Behandlung das Krankheitsbild stationär bleibt,

wenn nach Wochen die Nierenfunktion schwer gestört, das Wasserausscheidungs- und Konzentrationsvermögen stark beeinträchtigt bleibt,

wenn nach Monaten trotz Beseitigung der Ödeme und Wiederherstellung der Nierenfunktion der Blutdruck dauernd erhöht bleibt,

wenn nach vielen Monaten trotz Wiederherstellung der Nierenfunktion und Absinken des Blutdruckes die Eiweißausscheidung und Neigung zur Wassersucht dauernd bestehen bleibt.

Schwer dann, wenn nach Abklingen der Blutdrucksteigerung und der Ödembereitschaft auch nach wochen- oder monatelanger Behandlung noch Eiweiß ausgeschieden wird, das Sediment noch rote Blutkörper, Leukozyten, auch vereinzelte Zylinder aufweist.

Wenn Munk schreibt, praktisch sei mit dem frühzeitigen Auftreten einer starken Lipoidausscheidung der Nephritis das Merkmal einer gewissen Chronizität aufgeprägt, so gilt das nur für den vaskulären Typus der Erkrankung mit Vorherrschen der Blutdrucksteigerung. Bei Fällen dieser Art scheint nach unseren Beobachtungen (Koch) das Auftreten von Lipoiden im Harnbodensatz auf eine subakute Verlaufsart hinzuweisen. Beim glomerulo-tubulären pseudonephrotischen Typus dagegen mit Vorherrschen der Albuminurie und der Ödembereitschaft darf das für diesen Typus charakteristische Auftreten der Lipoide nicht in dem Sinne von chronisch = unheilbar verstanden werden, sondern höchstens im Sinne eines mehr chronischen Ablaufes einer unter Umständen noch sehr wohl heilbaren akuten Nephritis.

Dem Unterschied in der prognostischen Bedeutung der Lipoidausscheidung entspricht die Verschiedenheit der Pathogenese.

Beim vaskulären Typus ist die Lipoiddegeneration der Tubuliepithelien pathogenetisch und in ihrer prognostischen Bedeutung der lipoiden Degeneration in der Netzhaut gleichzustellen und durch die Schwere der angiospastischen Durchblutungsstörung bedingt.

Bei dem glomerulären (pseudonephrotischen) Typ ist die noch so rätselvolle Lipoidinfiltration der Parenchymzellen pathogenetisch und in ihrer prognostischen Bedeutung dem gleichen Vorgang bei der Nephrose gleichzustellen und vermutlich hämatogen, durch Hypalbuminämie und Hyperlipoidämie bedingt.

Ist der Blutdruck dauernd normal niedrig, so ist vollständige Ausheilung nach Jahr und Tag noch möglich und meist zu erwarten, bisweilen sogar auch dann, wenn bei der Entlassung noch eine Neigung zu Blutdrucksteigerung sich nachweisen ließ. Eine gewisse Labilität des Blutdruckes bleibt oft noch lange nach einer durchgemachten Nephritis zurück. Man wird also in manchen Fällen die Entscheidung offen lassen müssen und erst nach Ablauf eines Jahres bei einer Nachuntersuchung treffen können. Eine solche ist dringend wünschenswert bei allen Fällen, bei denen zur Zeit der Entlassung aus dem akuten Stadium nicht zweifelsfrei und dauernd alle krankhaften Erscheinungen verschwunden waren. In zweifelhaften Fällen wird man sehr häufig nach einem Jahre die erfreuliche Beobachtung machen, daß tatsächlich vollständige Heilung eingetreten ist.

In anderen Fällen bleibt eine dauernde Albuminurie zurück. Wir können auch dann noch von einer Ausheilung mit Defekt und von einer — harmlosen — Restalbuminurie sprechen, wenn sich auch nach Jahr und Tag, nicht nur in der Ruhe, sondern auch unter den Bedingungen des erwerbstätigen Lebens, keinerlei Blutdrucksteigerung, keine Ödembereitschaft zeigt und auch keine Herzvergrößerung nachzuweisen, die Nierenfunktion vollkommen erhalten ist.

Beispiel: Magdal. Me .., 30 Jahre. Vor 10 Jahren Mandelentzündung, Nierenleiden, blutiger Urin, Brennen beim Wasserlassen, nicht geschwollen, 10 Wochen bettlägerig. Klagen: Mäßige Mattigkeit, besonders nach· längerem Gehen. Befund 1919: BD 115, Alb. 0,25⁰/₀₀, RN 26,5 mg⁰/₀, W.V. 1719 in 4 Stunden, Konzentration 1036.

Oder: Dr. G. .., 47 Jahre. Mit 4 Jahren schwerer Scharlach mit nachfolgender schwerer Nierenentzündung. Starke Ödeme, Eiweiß usw. Mit 22 Jahren vom Pat. selbst Albumen festgestellt. Keine Beschwerden. 1914 Feld. November 1916 Alb. +. Januar 1917 BD normal. Stets Alb. +. September 1923 Klinik. BD 140—128 mm Hg. Alb. +. Sediment: keine Zylinder, Erythrozyten +. W.V. größte Halbstundenportion 402. Konz. 1027. Ambard 0,096, U+ 32,5 mg⁰/₀. 5 Jahre später BD 150. Alb. 0,25⁰/₀₀.

Die Beurteilung dieser Fälle ist sehr schwierig und bei Abschluß der Behandlung der akuten Phase nie mit Sicherheit möglich. Wir haben da schwere Enttäuschungen erlebt und Fälle als sekundäre Schrumpfniere wiedergesehen, die seinerzeit mit guter Nierenfunktion, normalem Blutdruck und geringer Albuminurie als „mit Restalbuminurie geheilt" entlassen worden waren.

Beispiel: Lindst. .., Arthur, 34 Jahre. Vater mit 49 Jahren an Schlaganfall gestorben, Mutter herzleidend. 1914 als Kriegsfreiwilliger ins Feld, März—Mai 1915 im Lazarett wegen Lungenentzündung. Seit 1917 ständig Kopfschmerzen und Schwindelgefühl. 1918 deshalb nach Offenburg ins Lazarett. Damaliger Befund: Urin ¹/₂⁰/₀₀ Eiweiß, im Sediment rote und weiße Blutkörperchen, gran. Zyl., BD 123 mm. 8. 5. 18 Verlegung ins Reservelazarett Mannheim. Noch immer Klagen über dauernde Kopfschmerzen. Aufnahmebefund: Herz o. B., Leber nicht vergrößert, BD 132 mm. Urin 0,3⁰/₀₀ Eiweiß. 11. 5. 18 Wasser- und Konzentrationsversuch. 4 Std. Menge 1722 ccm, größte ¹/₂ Std. P. 540 ccm, Konz. nach 10 Std. 1028. BD in der Folgezeit immer um 130 (126—138). 22. 7. 18 W.V. in 4 Std. 1412, größte ¹/₂ Std. P. 416 ccm, nach 8 Std. Konz. bis 1028. BD 128, Eiweißmenge im Urin 0,2⁰/₀₀. Schlußurteil: „Die diffuse Glomerulonephritis ist geheilt. Gute Nierenfunktion und niederer BD. Resteiweißausscheidung bis 0,2⁰/₀₀, die nach Anstellung eines Lordoseversuches zum Teil als orthotische anzusprechen ist".

Sommer 1923 erneute Gesichtsschwellung, verstärkte Eiweißausscheidung im Urin. Dieselbe Erscheinung 1926 im Anschluß an eine Erkältung, damals soll auch der BD erhöht gewesen sein. Genaue Angaben kann L. nicht machen. Juli 1927 Nachuntersuchung wegen Rente: BD 130/100, Urin enthält Spuren von Eiweiß. September 1927 nochmalige Untersuchung, BD 185/110, Urin enthält 0,7⁰/₀₀ Eiweiß, im Sediment rote Blutkörperchen. Nierenfunktionsprüfung: Konz. genügend, Verdünnung gut. Röntgenuntersuchung des Herzens: Herz aortenkonf., beträchtlich nach links verbreitert.

15. 6. 28: Kliniksaufnahme. Seit 14 Tagen Husten und blutigen Auswurf. Starke Kopfschmerzen im Hinterkopf, Brechreiz, Durstgefühl. Aufnahmebefund: Über der Lunge starkes Giemen und Brummen, Herz nach links verbreitert. BD 190/130 mm Hg., Leber überragt den Rippenbogen um 2 Querfinger. Augenhintergrund o. B. Urin: Eiweiß 0,5⁰/₀₀, im Sed. gran. Zyl., vereinzelt Erythro. und Leuko. Konz. bis 1032, Verdünnungsversuch wegen dauernder Neigung zu Hirndrucksymptomen nicht angestellt. Blut-U+ 39,4 mg⁰/₀, U⁻ 1 mg⁰/₀, Ind. und Xanth. neg. Behandlung: salzfreie Kost, Rohkost, außerdem Tonsillektomie. Besserung der kardialen Stauung. Entlassungsbefund 24. 7. 28: BD 140/90, Urin: Eiweiß 0,3⁰/₀₀, Blut: U+ 18 mg⁰/₀, Ind. u. Xanth. neg.

4. 1. 29 ambul. Nachuntersuchung: BD 200/140. Urin: Eiweiß 0,5⁰/₀₀, im Sed., vereinzelt Erythro. und Leuko. Blut: U+ 18 mg⁰/₀, Ind. u. Xanth. neg.

10. 9. 30. Wiederaufnahme. Pat. hat seit seiner Entlassung ununterbrochen gearbeitet, gelegentlich sogar ein kleines Auto gesteuert. Seit 14 Tagen wieder quälender Reizhusten mit blutigem Auswurf, nächtlicher Atemnot. Schleier vor den Augen. Befund: Venenstauung am Hals, Venendruck 120 mm, trockener Katarrh über den Lungen, Herz stark nach links verbreitert, deutlicher Galopprhythmus, Leber überragt den Rippenbogen um 2 Querfinger, BD 215/140, Urin: Eiweiß 7⁰/₀₀, im Sed. gran. und hyal. Zyl. Blut: Harnstoff 114 mg⁰/₀, Harnsäure 6,9 mg⁰/₀. Ind. u. Xanth. +. Augenhintergrund: Beiderseits stark ödematöse Papille, weißliche Degenerationsherde, meist von etwa ¹/₄ Papillengröße in mäßiger Zahl in der Umgebung der Pupille. Blutungen an Zahl und Größe gegenüber den Herden zurückstehend. Arterien größtenteils eng, viele Einziehungen. Unter Strophantin Besserung der Herzkraft, BD dauernd um 220/140.

20. 9. Zunehmende Schwäche, Benommenheit, starke Kopfschmerzen. L. P. Druck 250 mm H₂O, nach Ablassen von 20 ccm Liquor Besserung der Kopfschmerzen. Aderlaß 350 ccm. Blut-U+ 350 mg⁰/₀, U⁻ 9,8 mg⁰/₀, Ind. +++, Xanth. +++. Nach vorübergehender Besserung nimmt die Dösigkeit wieder zu. 23. 9. zunehmende Somnolenz, tiefe Atmung, U+ 441 mg⁰/₀. U⁻ 11 mg⁰/₀, Ind. u. Xanth. +++. Exitus im Koma.

Nierenbefund (Dr. Koch): Interstitium oft erheblich verbreitert, meist fädig, kernarm, selten herdweise kleine Rundzelleninfiltrationen, oft ausgedehnte Blutaustritte ins Interstitium und dazwischen Tubuli in allen Phasen des Untergangs. Die noch erhaltenen Tubuli sind zum Teil erweitert, das Epithel abgeflacht, hin und wieder bis zum endothelartigen Saum.

Ein Teil der Glomeruli verödet mit nur noch vereinzelten pyknotischen Kernresten, die anderen in allen Stadien der Verödung, oft nur eine einzige Schlinge breit hyalin verklumpt, mit der Kapsel verklebt, hin und wieder sogar erweitert und strotzend mit Erythrozyten gefüllt. Der Erythrozytengehalt der noch erhaltenen Glomeruli ist gut, viel strotzende Füllung: an anderen Glomeruli Zeichnung verwaschen, starker Kernreichtum, freier Kapselraum, nur einzelne durchblutete Schlingen. Hin und wieder Nekrose teils in einer, teils in mehreren Schlingen bis zum ganzen Glomerulus mit verschieden starkem Erythrozytengehalt. In den kleinen Gefäßen oft völlig nekrotischer Untergang mit Wandblutungen, andere kleine Gefäße in allen Wandschichten hyalin durchtränkt. An den Gefäßen kräftige Muskularis. In dem ersten Zweidrittel der Interlobularis oft beträchtliche grobe Elastikaaufsplitterung, hochgradige Endarteriitis mit allen Degenerationserscheinungen bis zur Nekrose, die oft bis zur Interlobularis hinaufführt, während daneben andere Gefäße des gleichen Kalibers ein völlig freies Lumen zeigen.

2. Ist eine größere Spanne Zeit, etwa ein Jahr und mehr, nach Ablauf der akuten Nephritis verflossen, oder war das akute Stadium nicht Gegenstand der Behandlung, so macht die Diagnose einer chronischen (progredienten) Nephritis keine Schwierigkeiten, wenn das Kardinalsymptom der Blutdrucksteigerung mit oder ohne Hydrops, Albuminurie oder Hämaturie vorhanden ist und die Vorgeschichte ergibt, daß eine akute hydropische Nephritis bekannter oder unbekannter Ätiologie voraufgegangen ist. Schwierigkeiten entstehen erst dann für die Diagnose, wenn diese Angabe fehlt.

Da es für die Beurteilung des Falles, insbesondere für die Feststellung der Verlaufsart von außerordentlicher Wichtigkeit ist, zu wissen, seit wann die Krankheit besteht, und in welcher Zeit das vorliegende Krankheitsbild erreicht worden ist, so ist ganz besondere Sorgfalt auf die Erhebung der Vorgeschichte zu verwenden. Für ihre Verwertung für die Diagnose muß immer wieder betont werden, daß durchaus nicht in jedem Falle ein wassersüchtiges Stadium vorausgegangen sein muß. Vielmehr neigen gerade die Fälle, die im akuten Stadium nicht hydropisch gewesen sind, aus begreiflichen und bereits erwähnten Gründen dazu, chronisch zu werden.

Die Nachforschung hat sich daher besonders eingehend mit der Frage zu beschäftigen, ob und wann einer jener ätiologisch wichtigen Infekte voraufgegangen ist. Das allein genügt aber durchaus nicht, denn Erkältungsinfektionen und Infektionskrankheiten, wie Angina, Appendizitis, Rheumatismus, Influenza, selbst Scharlach finden wir fast in jeder Vorgeschichte. Sondern die Nachforschung muß besonders darauf gerichtet sein, ob nicht während oder nach einer derartigen Erkrankung oder auch ohne solche, während einer Schwangerschaft, nach einer Erkältung, nach einer Hauterkrankung, eine Periode verminderter Leistungsfähigkeit mit Müdigkeit, Kopfschmerz, Herzklopfen, Atembeschwerden (vgl. Beispiel S. 1433), Schmerzen im Rücken, Harnbeschwerden, Nykturie, Abnahme der Menge und dunkler oder roter Farbe oder Schäumen des Harnes beobachtet worden ist.

Es bleibt dann immer noch eine nicht kleine Zahl von Fällen übrig, in denen über diese wenig charakteristischen subjektiven Erscheinungen einer übersehenen ganz unbemerkt einsetzenden und schleichend verlaufenen Nephritis, die vielleicht viele Jahre zurückliegt, keine Angaben mehr zu erheben sind.

Was die Verwertung des objektiven Befundes betrifft, so braucht nicht mehr besonders hervorgehoben zu werden, daß bei einer chronischen Nephritis jede Spur von Wassersucht fehlen, diese selbst also für die Diagnose nur in positivem Sinne verwertet werden kann.

Gemeinhin gilt als wichtigstes Zeichen die Albuminurie. So peinlich es ist, wenn eine chronische Nephritis deshalb übersehen wurde, weil eine Untersuchung des Harnes auf Eiweiß, die doch zu jeder vollständigen Krankenuntersuchung gehört, versäumt worden ist, so verkehrt ist es, die schwerwiegende Diagnose allein auf ein so wenig tragfähiges und so vielsagendes Symptom wie die Albuminurie aufzubauen. Auch ein positiver Sedimentbefund, insbesondere der Nachweis von roten Blutkörperchen und Zylindern schützt nicht vor folgenschweren Irrtümern; er kann zwar unter Umständen differentialdiagnostisch mit verwertet werden, er kann aber auch fehlen, obwohl eine chronische diffuse Nephritis besteht, und vorkommen, ohne daß eine solche dem Durchtritt von Eiweiß und roten Blutkörpern, der Abschilferung von Zellen und Bildung von Zylindern zugrunde liegt.

Für die Diagnose der chronischen diffusen (d. h. progredienten ischämisierenden) Nephritis ist zweifellos das wichtigste Symptom die Blutdrucksteigerung, und die Unterlassung der Blutdruckmessung ist in diesen Fällen ein weniger verzeihlicher und schwerer wiegender Fehler als die Versäumung der Harnuntersuchung.

Denn die Blutdruckmessung verrät uns den wesentlichen, für die Unheilbarkeit charakteristischen, für die Progredienz verantwortlichen, pathogenetischen Vorgang der allgemeinen Gefäßkontraktion. Die Schwierigkeiten für die Diagnose beginnen erst dann, wenn weder Ödem, noch Blutdrucksteigerung, sondern nur Albuminurie mit oder ohne makro- oder mikroskopische Hämaturie und Zylindrurie sich nachweisen lassen. Eine leichte Herzvergrößerung spricht in solchen Fällen für eine chronische diffuse Nephritis, fehlt auch diese, so kann nur die Vorgeschichte über die Herkunft der Albuminurie, allein die wiederholte Beobachtung und Prüfung der Funktion und des Verhaltens des Blutdrucks, insbesondere des diastolischen, in größeren Zeitabständen darüber Klarheit bringen, ob es sich um eine Restalbuminurie oder um eine chronische Nephritis, d. h. um eine fortschreitende Erkrankung handelt.

Daß die Blutdrucksteigerung während des ganzen Verlaufes fehlt, ist extrem selten, doch erinnere ich mich, einen derartigen Fall gesehen zu haben, der auch autoptisch keine Herzhypertrophie geboten hat. Bouchut und Ravault haben zwei Fälle von Azotämie ohne Blutdrucksteigerung beschrieben; bei der Autopsie fanden sich aber in beiden Fällen große Herzen von 560 und 480 g, und während der Beobachtung wurden Werte von 140/75 und 130—145/90 mm Hg beobachtet. Danach würde ich diese Fälle nicht zu den anhypertonischen rechnen. Ebensowenig den Fall eines 14jähr. Knaben, mit 130/90 (!) mm Hg, den Branch und Linder als solchen angesehen haben.

3. **Differentialdiagnose.** Die Unterscheidung einer chronischen diffusen Nephritis von den monosymptomatischen Formen kommt nur in den relativ seltenen Fällen in Frage, in denen die diffuse Nephritis ausnahmsweise selbst ganz monosymptomatisch verläuft, kann dann aber große Schwierigkeiten bereiten und oft erst auf Grund längerer Beobachtung des Verlaufes getroffen werden.

a) Die Restalbuminurie von einer infektiösen Herdnephritis kann von einer Restalbuminurie nach einer diffusen Nephritis nicht zu unterscheiden sein, wenn keinerlei Neigung zur Blutdrucksteigerung besteht, und wenn nicht aus der Vorgeschichte bei jener eine Neigung zu häufig wiederkehrenden Hämaturien, bei dieser gelegentliches Auftreten von Ödemen bekannt ist.

Besonders unsicher ist die Unterscheidung von einer embolischen (mykotischen) Herdnephritis, da diese selbst ausgesprochen chronisch verläuft und auch diffuse Nephritiden bei der infektiösen Endokarditis vorkommen, wobei die Aorteninsuffizienz gewöhnlich die Entscheidung der wichtigen Frage, ob eine Blutdrucksteigerung besteht, vereitelt. Hier spricht eine Störung der Nierenfunktion mehr für die diffuse Schädigung. Doch ist hier bei der ungünstigen Vorhersage des Grundleidens die Beurteilung der Nierenerkrankung von untergeordneter Bedeutung.

b) Der glomeruläre, pseudonephrotische Typus der chronischen Nephritis kann sehr leicht zur Verwechslung mit einer echten primären Parenchymdegeneration Veranlassung geben.

Wenn neben Wassersucht und Albuminurie auch eine Mikro- oder gar Makrohämaturie besteht oder bestanden hat, so spricht diese für eine Nephritis, auch dann, wenn ausnahmsweise, z. B. infolge fieberhafter oder Kachexie bedingender Allgemeinerkrankung (Tuberkulose) oder wegen der hypalbuminämischen Dyskrasie die Blutdrucksteigerung fehlt.

Es kommen aber, wenn auch selten, Fälle vor, die, ohne daß derartige Komplikationen vorliegen, die Blutdrucksteigerung sehr lange Zeit vermissen lassen und sich durch bleibende Ödemneigung, hochgradige Albuminurie, Fehlen von Blutkörperchen im Harnbodensatz und gute Nierenfunktion auszeichnen. Sie können einer primären Nephrose zum Verwechseln ähnlich sehen, und eine Unterscheidung kann, wenn nicht die Ätiologie für den sekundären Charakter der Parenchymdegeneration, d. h. für eine Nephritis spricht, lange Zeit unmöglich sein.

Beispiel: Eva Sie . . . ., 9 Jahre. Vor $1^1/_4$ Jahren Angina, anschließend Ödeme, im Harn Blut und Eiweiß, nach 5 Monaten verschwunden. Herbst 1924 nach Erkältung wiedergekehrt. Seitdem nie ganz erholt. 1. 5. 25 Tonsillektomie, wobei Nierenleiden festgestellt wurde, daher Klinik.

5. 5. 25: Keine Ödeme. BD 135/85, Alb. 11 $^0/_{00}$. Sed. massenhaft Leuko., einige gran. Zyl., vereinzelt Erythro. Lipoide $+ + + +$. Amb. 0,3. U+ 29, U− 7,6 mg$^0/_0$. NaCl 0,645 g$^0/_0$. Ind. u. Xanth. neg. Chol. 145 mg$^0/_0$. Papillengrenzen etwas verwaschen. Venenstauung. Alb. schwankend. Nach wochenlang fortgesetzter täglicher Diathermie Abnahme der Alb.

15. 3. 26. BD 108/66. Ambard 0,06. Alb. 0,6−2$^0/_{00}$. Wohlbefinden, zuweilen Dickwerden des Halses.

27. 1. 27. BD 110/68. Konz. 1030. Verdünnung 1001. W.V. (800) größte $^1/_2$-Stundenportion 100−170. Alb. 6$^0/_{30}$ hyal. Zyl., Er., Leuko. Lipoide $+ + +$. Seitdem hat sich das Kind laut Bericht sehr wohl gefühlt, es ist regelmäßig in die Schule gegangen, hat gut gelernt.

Im Juli 1930 habe sich ohne erneute Erkältung Appetitmangel und Atemnot eingestellt und Beine und Körper seien wieder geschwollen. Diese Schwellungen sind wieder geschwunden, das Kind sei aber sehr elend und matt geblieben und im August 1930 sanft eingeschlafen.

In diesem Falle hat schon der Beginn der Erkrankung mit Hämaturie die Annahme einer Nephrose ausgeschlossen, desgleichen die Blutdruckerhöhung bei der Aufnahme. Später bei dem Übergang in das 3 Jahre dauernde Stadium der Latenz, d. h. zur Zeit der Entlassung mit 110/68 mm BD, viel Alb. und Lipoiden im Sediment, hätte man ohne diese Kenntnis den Fall für eine Nephrose halten können.

Über die Schwierigkeiten der Differentialdiagnose zwischen primärer und sekundärer Parenchymdegeneration ist bereits S. 1134 eingehend gesprochen worden.

Ich will hier nur noch einmal die Wichtigkeit sorgfältiger, häufiger und fortlaufender Messung des Blutdrucks, insbesondere des diastolischen betonen und die Unmöglichkeit, auf Grund des Nachweises doppeltbrechender Lipoide im Harnbodensatz irgendeine Entscheidung zu treffen, ob es sich um eine mehr als 2 Wochen alte akute, noch heilbare Nephritis oder um eine unheilbare chronische Nephritis mit sekundärer Parenchymdegeneration oder gar um den so seltenen Fall einer echten primären Lipoidnephrose handelt.

Jede Spur einer (nicht nur psychisch bedingten) Blutdrucksteigerung schließt, ebenso wie der Nachweis einer etwa nach Absinken des Blutdruckes noch bestehenden Retinitis albuminurica im Stadium erhaltenen Nierenfunktion die Annahme einer reinen primären Nephrose aus.

Nicht aber die Annahme einer sehr vorgeschrittenen und chronischen Amyloidnephrose, einer Amyloidschrumpfniere.

Ihr klinisches Bild kann ausnahmsweise vollkommen identisch sein mit dem einer sekundären Schrumpfniere, und höchstens die Ätiologie oder der Nachweis eines derben Milztumors, einer starken Kongoretention, kann eine Unterscheidung ermöglichen (vgl. S. 1140 u. 440).

In Fällen von Niereninsuffizienz mit Hyposthenurie kann die Unterscheidung einer (äußerst seltenen) nephrotischen von einer nephritischen sekundären Schrumpfniere große Schwierigkeiten bereiten, ja unmöglich werden, wenn die erstere (falls dies vorkommt) mit, die letztere fast ohne oder noch ohne Blutdrucksteigerung verläuft.

d) Der kardiovaskuläre Typus der chronischen Nephritis kann wiederum sehr leicht zu einer Verwechslung mit der monosymptomatischen Form der Nephrosklerosen und anderen Nierenkrankheiten führen, denen das wichtigste Kardinalsymptom der Nephritis, die Blutdrucksteigerung, ebenfalls zukommt.

Die Fälle sind nicht häufig, in denen Zweifel auftauchen, ob eine gut kompensierte sekundäre Hypertonie mit guter Nierenfunktion und Spuren von Eiweiß nicht etwa als essentielle Hypertension, eine dekompensierte essentielle Hypertension mit kardialen Ödemen und Stauungsniere nicht etwa als sekundäre Hypertonie anzusehen ist.

Eher können schon Verwechslungen zwischen sekundärer und genuiner Schrumpfniere unterlaufen, ja eine Unterscheidung kann bei leerer Vorgeschichte klinisch — und histologisch — unmöglich werden, da der Mechanismus und wohl auch die Ursache der allgemeinen Gefäßkontraktion gleich ist, und nur die zugrunde liegende Nieren(gefäß?)veränderung im einen Falle unter Mitwirkung eines exogenen Momentes, im anderen endogen entstanden ist.

Auf die Differentialdiagnose zwischen der primären und sekundären Hypertonie und Schrumpfniere soll in dem Abschnitt Sklerose näher eingegangen werden.

Die Unterscheidung einer Zystenniere oder einer hydronephrotischen bzw. pyelonephritischen Schrumpfniere von einer chronischen Nephritis im dritten Stadium ist möglich, wenn sich bei der ersteren palpable höckerige Nieren- und Lebertumoren und Neigung zu periodischen Hämaturien, bei der letzteren eine Harnstauung oder eine bisweilen in die Kindheit zurückreichende chronische Zystopyelitis nachweisen lassen.

Ich habe einen Fall von Zystenniere gesehen, der im klinischen Bilde von einer chronischen Nephritis ganz chronischer Verlaufsart nicht zu unterscheiden war. Die Nierenerkrankung begann 25 Jahre vor dem an echter Urämie erfolgten Tode mit einer einfachen Albuminurie, ohne jede Neigung zu Ödem oder Blutdrucksteigerung.

Nach 18 Jahren hatte sich eine erhebliche Blutdrucksteigerung und Herzhypertrophie eingestellt, und die Nierenfunktion erwies sich als deutlich geschädigt.

In den folgenden Jahren stellten sich anfangs vorübergehend, dann dauernd Ödeme der Unterschenkel, offensichtlich kardialer Natur, ein, und es entwickelte sich allmählich das ischämische Endstadium mit Müdigkeit, Abmagerung, quälendem Durst bis zum Auftreten der vollständigen Niereninsuffizienz 25 Jahre nach Beginn der Albuminurie.

In zwei anderen Fällen, die mit starker Hypertonie, mäßiger Albuminurie und guter bzw. wenig gestörter Nierenfunktion zur Aufnahme kamen, wurde wegen fühlbarem, scheinbar einseitigem Tumor und Hämaturie auf Hypernephrom gefahndet und bei der Operation eine Zystenniere gefunden.

In einer Reihe von Fällen, die das typische Bild der hypertonischen Schrumpfniere boten, konnte durch Palpation die doppelseitige Zystenniere sicher nachgewiesen werden.

Bei Zystennieren kommen eigenartige Kolikanfälle mit heftigen Schmerzen, Fieber, Erbrechen und rascher Größenzunahme der Geschwulst vor. ,,Wahrscheinlich handelt es sich meist um Stauungserscheinungen, verursacht durch Lageveränderung der Geschwulst'' (Payer). Wir haben diese Anfälle am deutlichsten gesehen bei einer Patientin mit Hypertonie und einseitigem zystischem Tumor, bei der vor 20 Jahren die andere zystisch entartete Niere exstirpiert worden war.

Nach Israel sind konzentrisch geschichtete Körperchen, die aus dem Zysteninhalt stammen, für die Diagnose beweisend.

Die hydronephrotischen Harnstauungsnieren zeichnen sich durch ganz besonders starken Durst bei trockenem Mund und pappigem Geschmack, hartnäckige Verstopfung, durch hochgradigere Polyurie und sehr niedriges spezifisches Gewicht bei minimaler Eiweißausscheidung aus. Die pyelonephritischen

Schrumpfnieren können Blutdrucksteigerung vermissen lassen, aber auch enorm hohe Grade von Blutdrucksteigerung erreichen; im Harnbodensatz wird man kaum einen abnorm reichlichen Gehalt an Leukozyten vermissen.

Oberling hat neuerdings auf die Häufigkeit chronischer Nephritiden von aszendierendem Ursprung aufmerksam gemacht. Die Pyelonephritis kann nicht nur in der bekannten Form der senkrecht zur Oberfläche aufsteigenden isolierten Eiterherde, die zu Narbenzügen werden, auftreten; sie kann auch diffuse Epithelveränderungen und das Bild einer hydropigenen Nephritis und endlich Endarteriitis und Hyalinisierung der Gefäße hervorrufen und das klinische Bild einer hypertonischen Nephritis nachahmen. Der Endausgang ist eine pyelonephritische Schrumpfniere; charakteristisch ist nicht die granulierte, sondern die gebuckelte Oberfläche.

Sie findet sich vorwiegend beim weiblichen Geschlecht; wichtig ist für die Diagnose die Anamnese und der Nachweis einer Erweiterung des Nierenbeckens bei der Pyelographie.

Auch Hyper- und Epinephrome können sich unter der Maske einer doppelseitigen chronischen, mit Blutdrucksteigerung einhergehenden Nephritis oder der einer Hypertonie verbergen (vgl. S. 389 u. 1742).

Endlich soll noch Erwähnung finden, daß auch die seltene Periarteriitis nodosa unter dem Bilde einer akuten oder chronischen Nephritis mit Blutdrucksteigerung und Ödem, oder dem einer echten hypertonischen Schrumpfniere auftreten kann.

Die Allgemeinerscheinungen Blässe, „chlorotischer Marasmus", Mattigkeit, Schwächegefühl, Magendarmstörungen sind nicht geeignet zur Differentialdiagnose, da dieselben Erscheinungen für den Zustand der allgemeinen Gefäßkontraktion bei der Nephritis charakteristisch sind. Dagegen können die der Nephritis fremden Erscheinungen, wie Fieber, neutrophile Leukozytose, Haut- und Muskelschmerzen, polyneuritische und polymyositische Erscheinungen, und wenn vorhanden, Knötchenbildung unter der Haut, einmal die Diagnose ermöglichen (vgl. S. 1535).

Auch hier ist der ungünstige Verlauf der gleiche.

4. Die **Unterscheidung der beiden Stadien** mit und ohne Niereninsuffizienz macht auch ohne die Heranziehung der Blutuntersuchung auf Retention keine Schwierigkeiten, wenn man die spezifischen Gewichte der zweistündigen Harnportionen ermittelt oder besser einen Konzentrationsversuch bei Trockenkost unter Körpergewichtskontrolle anstellt.

Eine Verwechslung der echten chronischen Hyposthenurie mit der vorübergehenden Rekonvaleszentenhyposthenurie ist leicht zu vermeiden, da sich die letztere stets unmittelbar an das akute Stadium anschließt, ohne Blutdrucksteigerung verläuft und im Laufe der Zeit verschwindet. Vor der verhängnisvollen Verwechslung dieser harmlosen Rekonvaleszentenhyposthenurie mit der prognostisch so ungünstigen Hyposthenurie der subakuten Verlaufsart, die sich ja auch unmittelbar an das akute Stadium anschließt, schützt der maligne Charakter dieser Hyposthenurie, die schon ganz die charakteristische Fixation der Harnkonzentration auf die Blutkonzentration, die Isosthenurie ohne Polyurie aufweist und sich außerdem durch eine schwere Schädigung des Wasserausscheidungsvermögens von der Rekonvaleszentenhyposthenurie unterscheidet. Das führt uns

5. zu der Diagnose der Verlaufsart im einzelnen Falle, aus der sich auch Anhaltspunkte für den mutmaßlichen anatomischen Befund ergeben. Jene ist möglich, wenn aus der Vorgeschichte das Alter des Prozesses, die zeitliche Entfernung des vorliegenden Zustandsbildes von der akuten Erkrankung bekannt ist. Schließt sich eine Isosthenurie unmittelbar an das akute Stadium an, so können wir eine vorwiegend extrakapilläre Glomerulonephritis diagnostizieren; liegt bei einer hyposthenurischen Nephritis mit mäßiger Blutdrucksteigerung und starker Albuminurie das akute Stadium viele Monate

oder wenige Jahre zurück, so werden wir eine diffuse, vorwiegend intrakapilläre Glomerulonephritis finden; haben wir es mit einem rein kardialen hypertonischen Krankheitsbilde und guter Nierenfunktion bei einer chronischen Nephritis zu tun, deren akutes Stadium Jahre zurückliegt, oder mit sehr hohen Blutdruckwerten und geringer Albuminurie, so können wir eine vorwiegende Endarteriitis annehmen, und wir werden die Glomeruli im wesentlichen intakt, die Intima der Gefäße stark verdickt finden, wenn in einem solchen Falle eine Herzinsuffizienz das Leben vorzeitig beendet. Wir dürfen endlich einen ganz chronischen Verlauf der Erkrankung mit Ausgang in sekundäre endarteriitische Schrumpfniere annehmen, wenn wir wissen, daß eine akute Nephritis vor Jahrzehnten durchgemacht worden ist und ein langes Stadium der Polyurie der tödlichen Niereninsuffizienz voraufgegangen ist.

Die klinische Diagnose extrakapilläre Nephritis ist, wie ich im Gegensatz zu F. v. Müller betone, unter obiger Voraussetzung mit einem gewissen Vorbehalt durchaus möglich; davon hat mich schon in Mannheim mein früherer Oberarzt Dr. Keller, davon haben wir uns seitdem wiederholt überzeugt. Der Verdacht wird aber nicht, wie Lichtwitz schreibt, durch Bestehenbleiben des hydropischen Zustandes oder durch „ein entsprechend schweres Krankheitsbild im akuten Stadium" (Munk), sondern nur durch Fortdauer der akuten Phase ohne Inzisur und frühes Auftreten der Niereninsuffizienz geweckt, d. h. nicht durch hohes spezifisches Gewicht und Oligurie (Lichtwitz), sondern durch Isosthenurie und Oligurie. Wassersucht kann dabei vollständig fehlen.

Der Vorbehalt bezieht sich darauf, daß unter diesen Umständen zwar häufig Halbmonde gefunden werden, aber auch Fälle von subakutem Verlauf vorkommen, in denen andere gleich schwere Veränderungen (Nekrose) oder gar noch die Veränderungen der akuten Phase (vgl. Beispiel S. 1421) neben hochgradiger Endarteriitis das Bild beherrschen.

Auf die Bedeutung der Lipoidausscheidung für die Diagnose der subakuten Verlaufsart bei dem vaskulären Typus der Nephritis wurde S. 1438 schon hingewiesen.

Fehlt der wichtigste Anhaltspunkt, die Kenntnis des Zeitpunktes des akuten Stadiums, so kann der Vergleich von zwei zeitlich auseinander liegenden Beobachtungen noch einen Rückschluß auf die Verlaufsart erlauben, je nachdem sich innerhalb einer bekannten Zeit das Krankheitsbild wenig oder deutlich nach der Richtung der Niereninsuffizienz verschoben hat.

In der einmaligen Beobachtung können wir nur feststellen, ob das Endresultat, die tödliche Niereninsuffizienz, früh oder spät zu erwarten ist, früh, wenn die Hyposthenurie sich der Isosthenurie nähert und eine deutliche Schädigung des Wasserausscheidungsvermögens besteht, spät, wenn das Konzentrationsvermögen nur relativ wenig geschädigt, die Fähigkeit zur Polyurie noch weitgehend erhalten ist, sehr spät, wenn die Konzentrationsfähigkeit und das Wasserausscheidungsvermögen noch vollständig erhalten, die Herzkraft noch gut, der Blutdruck nur mäßig erhöht ist. Doch sind früh und spät hier sehr relative Begriffe, es kann auch, wie erwähnt, bei dem vaskulären Typus ein ziemlich rascher Verlauf und ein kurzes zweites Dauerstadium vorkommen (vgl. Beispiel S. 1431), und es kann bei Fällen von chronischer Verlaufsart auch im Stadium der Niereninsuffizienz das Leben Jahre erhalten werden.

Vorhersage.

Das unentrinnbare Schicksal, das jedem Falle droht, ist der Tod an Urämie infolge von absoluter Niereninsuffizienz. Wann diese eintritt und jenes sich erfüllt, das ist eine Frage der Verlaufsart.

Mit der Diagnose der Verlaufsart sind daher schon die wichtigsten Anhaltspunkte für die Vorhersage gegeben, denn die Prognose der Lebensdauer ist in jedem Falle in erster Linie von der Verlaufsart abhängig.

Von seiten der Niere drohen im zweiten Dauerstadium ohne Niereninsuffizienz noch keine Gefahren. Die Feststellung einer noch gut oder leidlich erhaltenen Nierenfunktion ist daher prognostisch günstig, die einer erheblich gestörten

Nierenfunktion prognostisch ungünstig, aber wieder nur im Rahmen der Verlaufsart. Denn der Umschlag aus einer tadellosen Funktion in das Endstadium kann bei rasch verlaufenden Fällen (vgl. Beispiel S. 1412) sehr bald erfolgen und das Stadium der kompensierten Niereninsuffizienz bei sehr langsam verlaufenden Fällen Jahre dauern.

Daraus geht schon hervor, daß die Feststellung der Nierenfunktion bei einer einmaligen Beobachtung für die Prognose von geringem Werte ist; denn man kann weder aus der augenblicklich guten Nierenfunktion schließen, daß sie lange ungestört bleiben wird, noch aus einer beginnenden Funktionsstörung, daß sie schnell vorwärtsschreiten muß.

Für die Vorhersage im Endstadium ist die Blutuntersuchung von großer Bedeutung. Aber mit der bloßen Harnstoffbestimmung und der einfachen Regel von Widal, Weill und Pasteur Vallery-Radot, daß Harnstoffwerte bis 50 mg⁰/₀ günstig, 100—200 mg⁰/₀ sehr ernst zu bewerten, und daß Werte über 200 mg⁰/₀ bedenklicher als eine Karzinomdiagnose sind, kommt man nicht aus. Erhöhungen des Harnstoffwertes im Blute sagen nur, daß der Kranke in das Stadium der Niereninsuffizienz eingetreten ist, und hohe Werte sind im allgemeinen ungünstiger zu beurteilen als niedrige. Aber einmal gibt es Kranke, die schon bei relativ niedrigem Harnstoffwert urämisch werden, zum anderen Kranke, die recht hohe Harnstoffwerte, z. B. 300 mg⁰/₀ auffallend gut und lange ertragen (vgl. S. 744).

Also auch in diesem Stadium ist selbst bei ausgesprochenen Erscheinungen einer gewissen Niereninsuffizienz die Prognose nicht auf eine einmalige Untersuchung, sondern auf den Verlauf, d. h. auf die Geschwindigkeit zu stützen, mit der die Funktion weiter abnimmt.

Abgesehen davon ist für die Gefahr des augenblicklichen Zustandes, soweit sie von der Niere droht, der Harnstoffspiegel kein geeigneter Gradmesser, (vgl. S. 757), auch dann nicht, wenn wir mit Hilfe der Ambardschen Konstante den korrigierten Harnstoffwert berechnen (vgl. S. 146). Nach dem, was S. 744 ausgeführt worden ist, geht nicht der Grad der U⁺-Retention der Gefahr parallel; eher schon die Höhe des Kreatininspiegels im Blut, insofern als Fälle mit hohen Kreatinin- und relativ niedrigen U⁺-Werten ungünstiger zu bewerten sind als solche mit sehr hohen U⁺-Werten und niedrigen Kreatininwerten. Kreatininwerte von 8—10 mg⁰/₀ sind ein ungünstiges Zeichen (Annes Dias).

Viel wichtiger als der Grad der N-Retention ist aber die Feststellung, ob bereits aromatische Gruppen in stärkerem Maße zurückgehalten werden. Eine starke Indikan- und Xanthoproteinreaktion ist von sehr übler Vorbedeutung und zeigt an, daß das Ende vor der Türe steht.

Das ungünstigste Zeichen ist eine erhebliche Abnahme der Alkalireserve, der ein Sinken des Kalziumspiegels im Blute parallel geht.

Nach Annes Dias kommen eklamptische Krämpfe hauptsächlich in den Fällen vor, wo eine starke Kreatininämie sich mit Calcipénie trifft. Die Hyperkreatininämie führe zu Krampfurämie (?), die Hyperazotämie und Azidose zum Koma.

Auch ohne Blutuntersuchung läßt sich der Ernst des Zustandes dann erkennen, wenn eine starre Fixation des spezifischen Gewichtes auf 1010—1013 besteht und die Harnmenge abnimmt, unter 1 Liter sinkt, oder gar die finale Anurie eintritt.

Von prognostischer Bedeutung ist auch der Grad der Anämie.

Das wird verständlich, wenn die Angabe von Becher zutrifft, daß die Anämie mit der Retention der ominösen Darmfäulnisprodukte parallel geht (vgl. S. 1418).

Brown und Roth haben an dem großen Material der Mayoklinik die seit Myers und Killian bekannte prognostische Bedeutung der Kreatininretention mit dem Auftreten und der Schwere der Anämie verglichen:

Kreatinin mg%	Zahl der Fälle	lebend	gestorben innerhalb 9 Mon. bis 2½ Jahr	Schicksal unbekannt	Sterblichkeit %	Davon hatten Hb.		Anämie insgesamt %
						60—70 %	60% oder weniger	
2 und weniger . .	31	24	**3**	4	19	22	3	26
2—5	41	13	**23**	5	56	46	27	73
5 und darüber . .	67	7	**57**	3	86	25	71	96

Die Sterblichkeit bei Fällen mit und ohne Anämie betrug:

						Durchschnittl. Blutwerte	
						Hb. %	r. B. K.
1. Keine Anämie	30	22	**5**	3	18	normal	normal
2. Hb. 60—70%, r. B. 4 Mill. .	46	23	**19**	4	46	65	3,73 Mill.
3. Hb. unter 60%, r. B. unter 4 Mill.	78	5	**66**	7	85	48	2,83 „

Sie haben nur 4 Kranke mit deutlicher Niereninsuffizienz ohne Anämie gesehen, leider geben die Autoren nicht an, welcher Art die Fälle waren, und wie sich bei diesen die chemischen Blutwerte verhalten haben.

Auch Scarlett betont die diagnostische und prognostische Bedeutung einer schweren Anämie bei chronischer Nephritis im Stadium der Niereninsuffizienz; sie ist besonders bedeutungsvoll und kann das einzige Zeichen von Niereninsuffizienz sein in Fällen ohne deutliche Blutdrucksteigerung, ohne Retinitis und ohne Neigung zu Ödem, die sich ganz unbemerkt bis zur Urämie entwickeln.

Von größter Bedeutung für die Vorhersage ist die Kontrolle des Augenhintergrundes.

Eine ausgesprochene Retinitis albuminurica (angiospastica) ist ein sicheres Zeichen, daß die allgemeine Gefäßkontraktion einen sehr hohen und für die Niere bedenklichen Grad erreicht hat, auch dann, wenn noch keine deutliche Störung der Nierenfunktion vorhanden ist. Meist wird die übliche Annahme, daß innerhalb von zwei Jahren, wenn nicht früher, der Tod eintritt, zutreffen (vgl. S. 698).

Z. B. sind von 32 Fällen chronischer Nephritis und sekundärer Schrumpfniere mit ausgesprochener Retinitis, deren Schicksal bekannt ist, und die Frl. Kuckenburg aus dem Hallischen Material zusammengestellt hat, 24 innerhalb eines halben Jahres, 5 innerhalb 1 Jahres, 3 in 2—3 Jahren gestorben.

Die Gefahren, die abgesehen von der Niere drohen, sind je nach den klinischen Typen verschieden und dieselben wie bei den nächst verwandten monosymptomatischen Formen, deren Kreise jene schneiden.

Bei dem glomerulären, pseudonephrotischen Typus erwächst eine Gefährdung, wie bei der primären Nephrose, aus sekundären, interkurrenten oder durch Ödembereitschaft begünstigten Infektionen, unter denen, abgesehen von solchen der Haut, wie Erysipel, Furunkel, Phlegmone, auch hier die mit Pneumokokken (Bronchitis, Empyem und eitrige Peritonitis) an erster Stelle stehen.

Bei den kardiovaskulären Typen der sekundären Hypertonie spielt die Gefahr der Apoplexie eine geringe, die Herzgefahr eine nicht zu unterschätzende Rolle.

Bei den gemischten Typen mit ihrer Neigung zu pseudourämischen Äquivalenten, die auf erhöhten Hirndruck hinweisen, kann eine plötzlich eintretende Eklampsie das Leben bedrohen.

Was die Bewertung der einzelnen Zeichen betrifft, so sind sehr hohe Blutdruckwerte immer bedenklich; sie färben die Prognose um so ungünstiger, je früher nach dem akuten Stadium ein hoher Blutdruck erreicht wird, weil das Herz nicht die notwendige Zeit zur Anpassung (Hypertrophie) hatte und daher der geforderten Mehrleistung auf die Dauer bzw. noch nicht gewachsen ist, und weil bei kräftigem Herzen der aktive Hypertonus der kontrahierten Gefäße durch stärkere Dehnung anscheinend gesteigert wird. Einen ungefähren Anhaltspunkt für die Herzleistung bzw. für das Mißverhältnis zwischen Widerständen in der Peripherie und Herzkraft gibt die Bestimmung des diastolischen Blutdruckes und der Amplitude.

Je kleiner diese, d. h. je höher der diastolische Druck, um so geringer ist das Schlagvolumen, die Herzleistung und die Organdurchblutung.

Man kann aber, ,,wenn die Erscheinungen am Kreislaufsystem das Krankheitsbild beherrschen'', bloß deshalb, weil es sich um eine sekundäre Schrumpfniere handelt, die Prognose keineswegs ungünstiger stellen als bei einer beginnenden genuinen Schrumpfniere (Munk). Das kommt ganz auf die Verlaufsart an. Es gibt genug sekundäre Schrumpfnieren, die auch im Endstadium noch gutartiger und langsamer verlaufen als die Mehrzahl der genuinen.

Nachlaß der Herzkraft im Stadium der Niereninsuffizienz ist immer prognostisch ungünstig; im Stadium erhaltener Nierenfunktion kann die Herzgefahr noch gut und für unbestimmt lange Zeit abwendbar sein.

Das Auftreten der urämischen Perikarditis ist fast immer letal.

Hochgradige Neigung zu renalem Ödem ist immer mit starker Albuminurie verbunden und meist ein wenig günstiges Zeichen, wenngleich auch solche Fälle sehr chronisch verlaufen können. Es läßt um so mehr einen prognostisch ungünstigen Schluß auf den histologischen Zustand der Niere zu, je weniger es auf die Methoden der Entwässerung anspricht, und je mehr daneben der Blutdruck erhöht ist.

Am ungünstigsten liegen die Fälle, die hochgradigste Ödembereitschaft mit Niereninsuffizienz aufweisen und noch nicht weit vom akuten Stadium entfernt sind. Hochgradige Wassersucht kann außerdem den Verlauf ungünstig beeinflussen, weil sie zu sekundären Infektionen disponiert und den Allgemeinzustand immer schwer beeinträchtigt im Sinne der ,,zweiten Krankheit'' (vgl. S. 1077).

Die Behandlung kann in mannigfacher Weise den Verlauf und damit die Vorhersage beeinflussen. Sie kann auf die Verlaufsart einen Einfluß ausüben, wenn sie noch unmittelbar nach dem akuten Stadium eingreifen kann, sie kann die Herzgefahr verhüten und die Leistungsfähigkeit des ganzen Organismus erhöhen, und sie kann das Stadium der Niereninsuffizienz hinausschieben und nach Eintritt dieses Stadiums die Lebensdauer verlängern. Damit sind bereits die Ziele der Behandlung vorgezeichnet.

Die Behandlung der chronischen diffusen Nephritis.

Die Erkenntnis, daß für die Dauer des Verlaufes einzig und allein der Rückstand der primären, nicht zur Ausheilung gekommenen Erkrankung ausschlaggebend ist, der wiederum abhängt von Grad und Dauer der Gefäßkontraktion im akuten oder wenigstens funktionellen Stadium, ist von der größten Bedeutung für die Prophylaxe. Wenn wir uns daran erinnern, daß selbst die schwersten akuten Nephritiden fast ausnahmslos zur Heilung zu bringen sind, wenn sie so rechtzeitig erkannt und behandelt werden, ehe rückbildungsunfähige Veränderungen Platz ergriffen haben, so ergibt sich, daß die zu tödlichem Siechtum führende, heute noch so häufige chronische Nephritis eine vermeidbare Krankheit darstellt, die um so seltener werden muß, je sorgfältiger die ätiologisch in Betracht kommenden Krankheiten, in erster Linie die Anginen, überwacht, und die akuten Nierenentzündungen in ihren ersten Anfängen behandelt werden.

Die wichtigste Aufgabe des Arztes besteht daher darin, das Chronischwerden der akuten Nephritis zu verhüten. Dies geschieht durch rechtzeitige Erkennung und Behandlung der akuten Formen.

Da wir als chronisch die nicht mehr heilbaren Fälle bezeichnen, bei denen das akute Stadium rückbildungsunfähige Veränderungen hinterlassen hat, so müssen wir von vornherein auf Heilung verzichten.

Auch von der **chirurgischen Behandlung** in Form der Nierenenthülsung ist eine Heilung, wie sie Edebohls in Aussicht gestellt hat, im wirklich chronischen Stadium der Nephritis nicht zu erwarten.

Da wir aber kein sicheres klinisches Kriterium haben, wann und ob die Veränderungen in der Niere endgültig rückbildungsunfähig geworden sind, so verdienen alle Angaben der Chirurgen über Heilung „chronischer" Nephritiden durch Dekapsulation größte Beachtung.

Kümmell hat bis 1912 in 26 Fällen chronischer Nephritis und Schrumpfniere operiert und in 14 Fällen Besserung, in drei Fällen Heilung eintreten sehen.

Nach einer neueren Statistik von 1925 hat Kümmell in 47 Fällen von „medizinischer Nephritis" operiert. 28mal wurde einseitig, 5mal doppelseitig dekapsuliert. 10 Dekapsulierte starben, ohne daß durch die Operation mehr als eine kurze vorübergehende Besserung erzielt worden wäre. Es waren weit vorgeschrittene hoffnungslose Fälle, bei denen die Operation als letzte Hilfe versucht wurde. 12 Patienten wurden geheilt, 8 gebessert entlassen, 3 ungeheilt. Von diesen waren 2 nach 18 Jahren, je 1 nach 12 und 13 Jahren, 2 nach 5 Jahren vollständig gesund. Gestorben sind 2 Patienten 10 Jahre nach der Operation, nicht am Nierenleiden.

9 Nephrotomien wurden vorgenommen, davon starben 2, ungeheilt 2, gebessert bzw. geheilt wurden 5 Patienten entlassen. Einer ist nach Amerika verzogen, einer als Seemann unterwegs.

Die Nephrektomie wurde in 5 Fällen vorgenommen. 3 Patienten wurden geheilt, 2 gebessert entlassen. Von diesen ist 1 Patient nach 13, 1 nach 12, 2 nach 5 Jahren beschwerdefrei geblieben, 1 nach 8 Monaten urämisch, vorher arbeitsfähig, gestorben. Eine einnierige Patientin, bei welcher etwa 10 Jahre zuvor die linksseitige Nephrektomie ausgeführt war, wurde nach lange Zeit bestehender Nephritis urämisch und anurisch. Dekapsulation: Volle Heilung seit 17 Jahren.

Kümmell erzielte also unter 47 Operierten 18 Heilungen, 11 Besserungen, 5 blieben unbeeinflußt, 13 starben.

„Wenn man bedenkt, daß besonders in der ersten Zeit die schwersten, weit vorgeschrittenen Fälle, bei denen nur wenig funktionierendes Nierengewebe noch vorhanden war, zur Operation kamen, so kann man mit dem Erfolg von 37 % Heilungen und einer größeren Zahl wesentlich Gebesserter bei dieser schwersten Form zufrieden sein."

Kümmell glaubt die Wirkung der Nephrolyse, die der Dekapsulation entspricht, in dem Abfluß der sich auf der Nierenoberfläche ansammelnden toxischen Stoffe zu finden. Der Eingriff wirke gleichsam als Drainage.

Rovsing stellt ein Aufhören der Blutungen, eine erhebliche Herabsetzung des Blutdruckes, in einem Falle um 100 mm fest.

Nach einer älteren Statistik von 1921 sind die von Rovsing operierten Fälle folgendermaßen gruppiert:

1. 26 Fälle von „interstitieller Nephritis und Perinephritis" mit Auftreten von Hämaturie und Schmerzen, aber ohne Eiweiß in den Intervallen; sämtlich geheilt.

2. „Interstitielle meist granuläre Nephritis" mit Albuminurie, Schmerzen und Hämaturie: 31 Fälle, davon 19 vollständig geheilt, 9 erheblich gebessert; 2 starben nach vorübergehender Besserung an Urämie, 2 starben bald nach der Operation (1 an Urämie, 1 an Anämie). Die Todesfälle und die vorübergehenden Besserungen gehören zu einer Untergruppe von 11 Fällen, in denen es sich um eine vorgeschrittene Schrumpfniere gehandelt hat.

3. Diffuse parenchymatöse Nephritis: 8 Fälle, davon 4 geheilt, 2 Besserung, 2 unverändert.

4. Glomerulonephritis: 3 Fälle, 2 davon einseitig — geheilt, 1 doppelseitig — unverändert. R. weist hierbei nachdrücklich auf die Tatsache hin, daß die „medizinischen" Nephritiden keineswegs immer doppelseitig sind. Der Ureterenkatheterismus ergibt hierüber einwandfreien Aufschluß.

Neuerdings hat Rovsing durch Owe Wulf über 157 in Dänemark operierte Fälle, davon 77 aus seiner Klinik, berichten lassen.

Unter diesen sind 1. 56 Fälle von sog. „granulärer Nephritis mit Albuminurie und oft fortschreitender Schrumpfniere mit Hypertension". Davon sind 24 geheilt, 21 gebessert, 2 unverändert, 9 gestorben.

2. Nephrosen. Das Leiden war in 2 Fällen einseitig (?). 24 Fälle: 8 geheilte, 9 gebessert, 4 unverändert, 3 gestorben. (Unsere echten Nephrosen sind niemals einseitig und sehr viel seltener.)

3. Glomerulonephritis. 9 Fälle: 4 geheilt, 4 gebessert, 1 unverändert.

4. Interstitielle Nephritis oft mit Schmerzen und Hämaturien ohne Albuminurie 62 Fälle: 53 geheilte, 8 gebesserte, 1 gestorben.

5. Albuminuria orthotica. 6 Fälle geheilt.

Von 88 später Nachuntersuchten waren 43 vollkommen gesund nach 5—20 Jahren, 38 gebessert, 7 unverändert.

Es ist unmöglich, sich auf Grund dieser Angaben ein Bild zu machen, welcher Art die geheilten Fälle waren, die als chronisch bezeichnet werden. Sicher waren darunter Fälle von langdauernder Nierenerkrankung und wohl größtenteils solche, bei denen die interne Behandlung vergeblich war; andererseits muß es sich zweifellos um Fälle gehandelt haben, die noch nicht in das rückbildungsunfähige Stadium eingetreten waren.

Man kann daraus doch so viel entnehmen, daß die Operation ein sehr wirksames Mittel der Behandlung darstellt, das öfter angewandt zu werden verdient, wenn eine wirklich sachgemäße Behandlung nicht zum Ziele führt, und vor allen Dingen rechtzeitig, ehe eine sich lang hinziehende Nephritis chronisch = unheilbar geworden ist.

Es wäre sehr wichtig, wenn solche Fälle genau beschrieben und Probestückchen der Niere histologisch untersucht würden, um die Erfolge der Operation bei scheinbar und wirklich chronischen Fällen genauer beurteilen und ihre Anzeige schärfer umgrenzen zu können.

Wir selbst haben eine ganze Reihe von Fällen des Stadiums, das wir als chronisch = rückbildungsunfähig bezeichnen, operieren lassen. Bei einigen subchronischen intrakapillaren Fällen ohne Niereninsuffizienz trat nach der Entkapselung eine deutliche Wendung zum Besseren, aber keine Heilung ein, bei anderen war die Operation ganz ohne Erfolg.

Wir haben in einem Falle des zweiten Stadiums ohne Niereninsuffizienz, dessen akutes Stadium erst elf Monate zurücklag, die Operation machen lassen, aber nicht nur keine Besserung, sondern eine erhebliche Verschlechterung gesehen. Der Fall, der nach dem klinischen und anatomischen Bilde zum mindesten eine subchronische Verlaufsart erwarten ließ, ging klinisch und histologisch in das Bild der subakuten Verlaufsart über und sehr bald an Niereninsuffizienz und Herzschwäche zugrunde.

Der Vergleich des histologischen Bildes eines bei der Operation gewonnenen Probestückchens mit dem Leichenbefunde war außerordentlich lehrreich. Denn er zeigte, daß sich auf dem Boden einer etwa elf Monate alten intrakapillären Glomerulonephritis noch eine typische extrakapilläre Halbmondform ausbilden kann.

Der 23jährige Kranke, der eine Schwester mit fünf Jahren an Nierenentzündung verloren hatte, erkrankte, viel der Nässe ausgesetzt, Anfang Oktober 1915 an Halsschmerz, Heiserkeit, Krankheitsgefühl. Seitdem viel Kopfweh, Appetitlosigkeit, starker Durst, Kreuzschmerz. Ende Oktober Abnahme der Menge und schwarze Farbe des Urins bemerkt, 28. Oktober zunehmende Schwellung der Füße.

1. November 1915 ausgebreitete Wassersucht und Bronchitis, hochgradige Albuminurie. Allmählich Abnahme der Ödeme und der Eiweißausscheidung. Juli 1916 wieder leichte Ödeme, kommt 18. Juli 1916 in unsere Beobachtung mit ziemlich starken Ödemen. Blutdruck 168 mm Hg.

Nach Fastenkur Ödeme verschwunden.

Nierenfunktion: Wasserversuch in die Länge gezogen in vier Stunden 16—1700, größte Einzelportion 300. Konzentration 1018—1021. Bei gesteigerter Flüssigkeitszufuhr von 6 Liter (Schwemmkur) wurden 6700 ccm in 24 Stunden ausgeschieden. Albumen wechselnd

$2-4^0/_{00}$. Reichliches Sediment, viel hyaline und granulierte Zylinder, verfettete Epithelien, doppelbrechende Substanzen vorhanden. Blutdruck zwischen 150—160 mm Hg, Rest-N 21 mm.

Da Spontanheilung bei der Dauer der Erkrankung mit Sicherheit ausgeschlossen war, wurde am 25. August 1916 die Dekapsulation beider Nieren vorgenommen. Beide Nieren groß, keine Blutpunkte auf der Oberfläche. Nach der Operation elf Tage Fieber und Bronchitis. Absinken des Blutdruckes auf 132. Ansteigen der Eiweißausscheidung. Wasserversuch am 6. April ganz schlecht, in vier Stunden 50 ccm. Allmählicher Anstieg des Blutdruckes auf 170, 190 mm Hg. Abnahme der Diurese, Zunahme der Eiweißausscheidung bis 20, 30, $40^0/_{00}$ und zunehmender Hydrops. Starke Zunahme der Zylindrurie, reichlich doppeltbrechende Substanz.

Unter zunehmender Apathie, Erbrechen, Kräfteverfall Exitus am 24. Oktober. Augenbefund (Dr. Sievert) vor der Operation 23. Juli: An der rechten Papille nasal eine kleinere Arterie vollständig blaß bis etwa $^1/_4$ Pupillendurchmesser über die Papillengrenzen hinaus, sonst ohne Besonderheiten. Nach der Operation (22. September): Beiderseits oben und unten verwischte Papillengrenzen. Leichtes Papillenödem an der Übertrittsstelle der größeren Gefäße. Arterien farblos. Venen ohne Besonderheiten. Beiderseits unter der Makula eine größere Fläche schillernder Reflexe.

Durchleuchtung der Fingerkapillaren ergibt: Kapillaren wenig oder gar nicht gefüllt, stärker geschlängelt als normal, vielfach in Achtertouren. Unterbrochene Strömung ungemein deutlich.

Histologischer Befund (Dr. Loeschcke).

1. Exzision bei Dekapsulation 25. August 1916: Sämtliche Glomeruli sehr groß, füllen die Kapseln sehr vollständig aus, vielfach zwischen Glomerulus und Kapsel etwas hyalines Exsudat. Kapselepithelien klein, platt, mit sehr zahlreichen großen, dunkel gefärbten Kernen. Die Glomerulischlingen vielfach mit der Kapsel verklebt, auffallend kernreich, doch enthalten sie nicht sehr viele Polynukleäre. Blutgehalt der Schlingen mäßig, die Schlingen selbst verdickt, stellenweise etwas hyalin. Vereinzelte Schlingennekrosen.

Die Tubuli contorti meist weit, etwas fädiges Eiweiß enthaltend, ihre Epithelien nicht abgeplattet, in Paraffinschnitt vielfach stark vakuolisiert, im Gefrierschnitt kristallinische Massen enthaltend, die keine Fettfarbstoffe annehmen. Die intertubulären Kapillaren meist sehr gut mit Blut gefüllt. Die Epithelien der Schleifen wie die der Tubuli contorti. Vasa afferentia frei, auch sonst an den Gefäßen nichts Auffallendes.

2. Post mortem 24. Oktober 1916: Sämtliche Glomeruli sehr hochgradig verändert, Kapseln sehr weit, Glomeruli unverhältnismäßig klein, der Kapselraum ausgefüllt durch hochgradige halbmondförmige Wucherungen, die auch in die trichterförmig erweiterten Tubuli hineinragen und diese vielfach verschließen. Bei einem Teil der Glomeruli sind die peripheren Partien der Wucherungen fibrös umgewandelt, gelegentlich findet sich nur noch ein ganz kleiner Rest der Glomeruli. Glomeruli ohne Wucherungen im Kapselraum finden sich nur ganz vereinzelt, in ihnen ist dann auch keine Erweiterung des Kapselraumes festzustellen. Die Glomerulischlingen haben verdickte Wandungen, stellenweise sind ganze Schlingen hyalin oder fibrös umgewandelt. In einzelnen Glomeruli fehlt der Blutgehalt vollständig, in anderen sind einzelne Schlingen durchblutet, andere haben guten Blutgehalt aller Gefäßschlingen, daneben sieht man Kernwucherung und einzelne Leukozyten. Die intertubulären Kapillaren sind in einzelnen Bezirken sehr weit und stark blutgefüllt, in anderen fast leer. Das Interstitium ist diffus verbreitert, vielfach mit Leukozyten infiltriert. Die Hauptstücke sind teils klein atrophisch, teils stark dilatiert, mit abgeplatteten Epithelien und großen hyalinen Eiweißmassen im Lumen.

Die Arterien zeigen eine Auflockerung der Muskularis mit Vakuolisierung der Zellen (kein Fett). Die Elastika zeigt vielfach mehrere Lamellen. Das Endothel ist an einigen wenigen Stellen verdickt. Vereinzelt finden sich kleine Arterien hyalinisiert. In einer großen Vene des Präparates findet sich ein großer, wandständiger, organisierter Thrombus.

Ich nehme an, daß in diesem Falle durch die sehr lange und wegen der Größe der Nieren recht schwierige Operation und die $2^1/_2$ Stunden dauernde Narkose im Verein mit der postoperativen fieberhaften Bronchitis eine solche Schwächung des ohnehin nicht sehr kräftigen Herzens herbeigeführt worden ist, daß unter Nachlaß der Herzkraft die Zirkulationsstörung in der Niere rasch so zunahm, daß die für die subakute Verlaufsart charakteristische ischämische Reaktion und Halbmondbildung eintrat.

Bei chronischen Nephritiden mit Niereninsuffizienz, d. h. mit Isosthenurie, haben wir niemals einen Nutzen von der Dekapsulation gesehen, selbst nicht bei einer ganzen Reihe von subakuten extrakapillären Nephritiden, die nur Wochen oder Monate alt waren.

Daher wird auch der an sich sehr beherzigenswerte Rat Eppingers, zu dekapsulieren, wenn das bedrohliche Stadium der akuten Nephritis mit hohem Blutdruck, Oligurie, Hämaturie und Druckempfindlichkeit der Nieren länger als einen Monat dauert, wohl in wirklich schweren Fällen oft schon zu spät kommen.

Eppinger sah in vier derartigen Fällen nach der Enthülsung rasche Besserung und ein Sinken des Blutdruckes zur Norm eintreten. Ich möchte glauben, daß Fälle, die so gut auf eine — aus prophylaktischer Anzeige — unternommene Operation ansprechen, auch unblutig zur Heilung zu bringen sind (vgl. die beiden sehr schweren Fälle S. 1458). und daß andererseits Fälle, die durch eine energische und zielbewußte diätetische, auf Entspannung des Kreislaufes gerichtete Behandlung und wiederholte Wasserstöße innerhalb von vier Wochen nicht ansprechen, sondern eine erhebliche Blutdrucksteigerung behalten, bereits rückbildungsunfähige Veränderungen haben, die auch durch die Operation nicht mehr zu beheben sind.

Horder hat 4 Fälle, die zur Dekapsulation kamen, genauer beschrieben:

1. 30jährige Frau, vor 4 Monaten allmählich zunehmende Ödeme. Bild der sog. parenchymatösen Nephritis. Blutdruck 120. 6. 4. bis 29. 5. 1914 in Behandlung, gebessert entlassen. Wiederaufnahme 27. 2. 1925. Rückfall der Schwellung, seit Januar Aszites. Blutdruck 110. Albumen 4⁰/₀₀, abundante Zylindrurie. 13. 5. 1925. Dekapsulation (perinephritische Adhäsionen). Niere vergrößert, gefleckt. Rasche Genesung. Nach 5 Jahren gesund (Nephrose?).

2. 10jähriges Mädchen. Vor 6 Wochen und vor 4 Wochen Halsweh, 8 Tage später Ödeme. Nach 6monatlicher vergeblicher Behandlung — Autovakzine mit Streptokokken von den Tonsillen bewirkten Verschlechterung — noch extreme Ödeme. Ende des 7. Monats Dekapsulation. Niere sehr groß, blaß, gefleckt. Die Nieren stehen nicht unter besonderer Spannung. Diurese beginnt sogleich. Rasches Verschwinden der Ödeme. 6 Monate nach der Operation trotz großer allgemeiner Besserung doch noch leichtes Gesichts- und Fußödem und leichte Albuminurie. 15 Monate nach der Operation „Aufflackern" des Prozesses mit Nausea, Übelbefinden und leichter Zunahme von Ödem und Albuminurie. Juni 1918 Enukleation der Tonsillen. 1 Monat später waren Ödem und Eiweiß verschwunden. 1920 vollständige Heilung festgestellt.

3. Kapitän, 29 Jahre. 10 Monate zuvor „Influenza", Hämaturie, häufige und schmerzhafte Miktionen, Kopfschmerz, Übelbefinden, Übelkeit. Nach 8 Tagen aus der Behandlung entlassen. Bald wieder krank. Als Nephritis ins Speziallazarett. Kopfschmerzen, Nausea, Rückenschmerzen, morgendliche Gesichtsschwellung. Dezember 1918 bis April 1919 in Behandlung, nach Hause entlassen.

Befund: keine Ödeme außer morgens in der Gegend der Augen. 2⁰/₀₀ Albumen. Spez. Gewicht 1014. Herzhypertrophie links. Blutdruck 175/85 mm Hg. Augen frei. August 1919 Dekapsulation. Kapseladhäsionen. Probeexzision; Zunahme des interstitiellen Gewebes. In einigen Vasa afferentia fettige obliterierende Endarteriitis („hyperplastische Sklerose" Evans), hyaline Degeneration der Glomerulusschlingen. Vielfach Halbmonde.

Erfolg bescheiden. Juni 1920 Blutdruck 160/80, Urin unverändert. Allgemeinbefinden und Leistungsfähigkeit besser.

4. 18jähriger Jüngling. Vor 18 Monaten Albuminurie entdeckt. Klagt über Kopfweh, Rückenschmerzen, Leistungsunfähigkeit und Appetitmangel. Blutdruck 195, Herzhypertrophie links. Augen frei. 4. 3. 1918 Operation. Die Albuminurie ging von 4,5 auf 0,75⁰/₀₀ zurück, die Hämaturie und Zylindrurie verschwand, der Allgemeinbefund besserte sich allmählich. Der Blutdruck fiel auf 120. Die Kopfschmerzen wurden geringer und selten. Leider wird über den histologischen Befund nichts angegeben.

Horder stellt die beiden erfolgreich operierten und geheilten Fälle als subakute Nephritis den anderen nicht geheilten gegenüber; wir würden nur den Fall 3 mit der Halbmondnephritis als eine subakute Verlaufsart bezeichnen. In den nicht geheilten Fällen waren deutliche kardiovaskuläre Veränderungen vorhanden, in den beiden geheilten nicht. Horder glaubt, daß es sich bei jenen Fällen um eine generalisierte Arterio-capillary-fibrosis handelt, und daß hier die Noxe am Gefäßsystem, bei der anderen Gruppe dagegen am Parenchym angreift. Diese letzteren Fälle ohne kardiovaskuläre Erscheinungen seien besonders für die Operation geeignet.

Von dieser Art waren auch 2 Fälle von Boyd, die durch Dekapsulation zur Heilung kamen. In dem einen Fall (Blutdruck 130) wurde wegen extremer Wassersucht und Albuminurie nach 5monatlicher vergeblicher Behandlung dekapsuliert, in dem zweiten (Blutdruck 79/55) wegen akuter urämischer Symptome.

Die guten Erfolge bei diesen vermeintlich chronischen Fällen bestätigen unsere Erfahrung, daß die Nierenveränderungen bei Fällen ohne erhebliche

Blutdrucksteigerung meist lange Zeit rückbildungsfähig sind, während die Fälle mit Blutdrucksteigerung früher Gefahr laufen, chronisch = unheilbar zu werden. Man könnte daher der Anzeigestellung, gerade die hoch hydropischen, sich lange hinziehenden Fälle zu operieren, zustimmen, wenn es nicht gerade bei dieser Art von Fällen so oft gelänge, auch ohne Operation Heilung herbeizuführen. Ich würde daher eher raten, die hypertonischen Formen, die auf interne Behandlung nicht ansprechen, zu operieren, und zwar um so früher, je höher der Blutdruck ist.

Nach unseren Erfahrungen sind die Fälle, die akut unter noch so schweren Erscheinungen erkranken, nicht entfernt so in Gefahr, chronisch zu werden, wie die schleichend beginnenden und unmerklich verlaufenden, ambulanten Formen, die im rückbildungsfähigen Stadium sich der Diagnose oder der Behandlung oder beidem entziehen.

Eine Anzeige zu örtlicher Behandlung der Niere durch Dekapsulation ist im chronischen Stadium ferner dann gegeben, wenn sehr starke Nierenschmerzen oder starke Nierenblutungen bestehen.

Als Beispiel dafür, wie kurz die rückbildungsfähige Phase sein kann, in der noch ein Erfolg von der Operation zu erwarten ist, führe ich folgende Beobachtung an:

Alfred Bec ..., 18 Jahre. 14. 10. 30 Schmerzen in den Oberschenkeln beiderseits. „Kissen" unter den Augen. Keine Mandelentzündung vorher. 17. 10. 30. Besserung der Beinschmerzen nach Einreibungen. Nach $1^1/_2$stündigem Radfahren Ohnmacht, Sturz vom Rade, Verletzungen am Kopf und an den Händen. Bekommt eine Tetanus-Antitoxineinspritzung. 18. 10. starke Kopfschmerzen, wenig Urin, Atemnot, abends Knöchelschwellungen, Schmerzen in der Nierengegend. 19. 10. wird Eiweiß im Urin festgestellt, Wildunger Wasser verordnet. Danach Vermehrung der Harnmenge, Rückgang der Ödeme. 21. 10. Ödeme fast völlig verschwunden, Atemnot erheblich verstärkt. Erbrechen, Flimmern vor den Augen. 29. 10. Einweisung in die Klinik.

Aufnahmebefund: blasse Gesichtsfarbe, Gesicht gedunsen, besonders unter den Augen. Tonsillen vergrößert, zerklüftet. Augenhintergrund o. B. Herz: nicht vergrößert, leises systolisches Geräusch an der Spitze, 2. Aortenton stark akzentuiert. Puls: gespannt bisferiens, 70 i. d. M. BD 180/125 mm Hg. Urin: spez. Gew. 1012, Eiweiß 12$^0/_{00}$, im Sediment massenhaft Erythroc. Blut-U+ 89 mg$^0/_0$, U− 4,5 mg$^0/_0$. Ind. u. Xanth. neg. Cholesterin 135 mg$^0/_0$.

29. 10.—2. 11. Hungern und Dursten, BD sinkt auf 150/100, Eiweiß auf 4,5$^0/_{00}$. Urinmenge überschießend, spez. Gew. 1010—1016. Körpergewichtsabnahme von 67 auf 63 kg.

Ab 3. 11. Kohlehydrat und Obstdiät. Eiweißmenge im Harn nimmt wieder zu.

7. 11. wieder 12$^0/_{00}$, am 9. 11. 16$^0/_{00}$. BD schwankt immer um 150/105. 7. u. 8. 11. täglich 2stündige Diathermiebehandlung, keine Besserung. 11. 11. 0,5 mg Adrenalin subkutan. Keine Änderung des BDs. Eiweiß im Harn 16$^0/_{00}$. 13. 11. BD 155/95, Eiweiß 12$^0/_{00}$, spez. Gew. 1014. Blut-U+ 194 mg$^0/_0$, U− 8,4 mg$^0/_0$, Ind. und Xanth. pos. Cholesterin 230 mg$^0/_0$. Doppelseitige Splanchnikusanästhesie. Der BD kehrt nach vorübergehender Senkung des diastolischen Druckes auf 65 mm Hg wieder zurück auf 155/95.

14. 11. Status idem. BD 155/105. Doppelseitige Dekapsulation. Beide Nieren stark vergrößert, die Kapsel läßt sich leicht ablösen, Parenchym brüchig. Probeexzision: In allen Glomeruli Schlingen kollabiert, blutleer, Halbmonde. Interstitielles Bindegewebe stark verbreitert. Kanälchen erweitert, Epithel endothelartig abgeplattet.

15. 11. BD nach Dekapsulation völlig unverändert, Puls 60—70 i. d. Min. Harnmenge bei völliger Flüssigkeitskarenz 260 ccm, vom spez. Gew. 1013.

18. 11. zunehmende Somnolenz, Klagen über leichte ziehende Schmerzen im Nacken. BD 165/105, Eiweiß im Urin 12$^0/_{00}$. Zum erstenmal doppeltbrechende Substanz im Urin. Blut: Harnstoff 293 mg$^0/_0$, Harnsäure 10 mg$^0/_0$, Xanth. ++, Ind. ++.

25. 11. 30. Häufig Erbrechen, Nasenbluten, Blut U+ 412, U− 10,5 mg$^0/_0$, Ind. und Xanth. +. BD 140/70.

2. 12. Heftige Leibschmerzen, dauernd seröses Sekret aus dem Anus; viel Erbrechen, Somnolenz, zunehmende Anämie. Augenhintergrund zahlreiche Blutungen. U+ 417, U− 12 mg$^0/_0$, Ind. ++, Xanth. +++ (85).

16. 12. U+ 685, U− 12 mg$^0/_0$, Ind. +++, Xanth. +++++ (130). Schläfrigkeit nimmt zu, anhaltendes Erbrechen. Alkalireserve 53,4 Vol.-$^0/_0$.

20. 12. Schläft den größten Teil des Tages, ist aber im übrigen bei klarem Bewußtsein. Er bittet ihm das Deckbett zu ordnen, einige Minuten danach tritt plötzlich der Tod ein.

Das Interstitium, das bei der Probeexzision schon durchweg stark verbreitert, aber locker, wabig war, ist bei der Niere p. m. fester, fädig, im ganzen derber. An den Glomeruli keine stärkere Verödung, wohl aber hat der Kerngehalt deutlich und stark abgenommen. Die meist nekrotisch untergegangenen Schlingenteile zeigen schon ein fädiges, festes Hyalin, die akuten Nekrosen treten zurück (F. Koch).

Es ist zweifelhaft ob in diesem Falle die Seruminjektion, sicher, daß die Verordnung von Wildunger Wasser geschadet hat. Zweifellos wäre der Fall zu retten gewesen, wenn die Nierenentzündung am 14. 11. erkannt worden wäre.

Eine ätiologische Behandlung kommt bei der wirklich chronischen Nephritis in der Regel zu spät, es sei denn bei den Fällen, die dem akuten Stadium noch nahestehen. In solchen ist es ratsam, alle etwaigen Infektionsquellen aufzuspüren und zu beseitigen, da immer die Möglichkeit besteht, daß derartige Herde irgendwie an der Verzögerung der Ausheilung schuld sind. Aber auch sonst gehört es zu den ältesten Regeln der Behandlung chronischer Nephritiker, alle Infektionsmöglichkeiten und Erkältungen von dem Kranken fernzuhalten, da man von solchen Einflüssen Verschlimmerungen fürchtet. Es ist daher nur logisch, etwa bestehende chronische Infektionsquellen zu beseitigen, wie eiterige Mandelpfröpfe, Zahnwurzel-, Nebenhöhlenvereiterung usw. Ich halte diese Sanierung doch für sehr wichtig und habe danach, insbesondere nach Mandelausschälungen, zwar zuerst starke Zunahme, dann aber sichtliche Abnahme der Albuminurie gesehen.

Über das typische Vorgehen beim Aufsuchen der Primärherde und ein sehr empfehlenswertes Untersuchungsschema vgl. Kollert, Grundlagen der ätiologischen Behandlung der Nierenentzündungen.

Wenn die chronischen Infekte die direkte Ursache der chronischen Nephritis wären, so müßte nach Beseitigung der Infektionsquelle Heilung eintreten.

Die Angaben über den Erfolg einer derartigen ätiologischen Behandlung lauten sehr verschieden.

Wichert hat von 27 Fällen von „chronischer" Nephritis, „die schon lange ohne nennenswerten Erfolg ärztlich behandelt wurden" und tonsillektomiert worden waren, durch Fragebogen Auskunft zu erhalten gesucht und von 24 Kranken Antwort erhalten; alle waren mit positivem Eiweißbefund aus der Klinik entlassen worden. Von diesen waren

$$9 = 37\,^0/_0 \text{ voll arbeitsfähig, eiweißfrei,}$$
$$4 = 17\,^0/_0 \text{ voll arbeitsfähig, Eiweiß gelegentlich,}$$
$$3 = 12,5\,^0/_0 \text{ beschränkt arbeitsfähig, Eiweiß} +,$$
$$5 = 21\,^0/_0 \text{ arbeitsunfähig, Eiweiß dauernd} +,$$
$$3 = 12,5\,^0/_0 \text{ gestorben an Urämie.}$$

Danach wären $54\,^0/_0$ als praktisch ausgeheilt zu betrachten.

Dagegen lautet das Urteil von Schoen aus der Klinik von Morawitz viel ungünstiger.

Bei 12 akuten Fällen mit 7 Heilungen war kein unmittelbarer Einfluß der Operation auf den Heilverlauf nachweisbar. Bei „subakuter" Nephritis, worunter Schoen — leider — das Übergangsstadium der akuten in die chronische Form nach etwa 4—6 monatlicher Dauer der Nierenentzündung versteht, hat Schoen keinen sicheren Erfolg (nur in 2 Fällen einen vorläufigen Stillstand der Erkrankung) gesehen und einen Todesfall erlebt. Es trat hohes Fieber, schwerste Hämaturie, Oligurie auf; der Kranke ging an doppelseitiger Pneumonie zugrunde.

Bei chronischer Nephritis in 4 Fällen kein Erfolg.

Das entspricht insofern unseren Erfahrungen, als in Fällen, die wir zum chronischen = unheilbaren Stadium der Nephritis rechnen, eine Heilung nicht zu erwarten und auch nicht eingetreten ist. Trotzdem lasse ich in jedem Falle von chronischer Albuminurie und chronischer Nephritis die Mandeln ausschälen und die Zähne gründlichst in Ordnung bringen. Wir haben danach in manchen Fällen von chronischer Albuminurie Heilung gesehen und glauben davon selbst in schweren und vorgeschrittenen Fällen von chronischer Nephritis noch Nutzen, Besserung und Milderung der Erscheinungen gesehen zu haben, sind aber des propter hoc hier nicht sicher, da stets gleichzeitig diätetisch behandelt worden ist.

Vielleicht hätte man auch in dem 2. Falle von Horder (S. 1452) die Heilung ohne Dekapsulation herbeiführen können, wenn man die Tonsillektomie zuerst gemacht hätte. Das gilt auch von den 2 Fällen, die Rubritius operiert hat. Bei einem Falle von akuter Nephritis, der nach der Anzeigestellung von Eppinger prophylaktisch dekapsuliert worden war, wurde nur die schwere Oligurie und die Hämaturie durch die Operation beseitigt; ein endgültiger Heilerfolg trat erst ein, nachdem 4 Monate später die stark entzündlich veränderten Tonsillen entfernt wurden. Ebenso stellte sich in einem Falle von chronischer Nephritis, bei dem nach der Operation nur die Hämaturie, nicht aber Albuminurie und Ödeme zurückgegangen waren, eine auffallende Besserung erst nach der 2 Jahre später vorgenommenen Tonsillektomie ein.

Man wird daher gut tun, erst alle erreichbaren Infektionsherde zu beseitigen, ehe man sich zur Dekapsulation entschließt.

Ob der ungünstige Einfluß derartiger Infektionsherde auf eine chronische, auch durch Beseitigung aller „Primärherde" doch nicht mehr heilbare Nephritis darin besteht, daß das Nierengewebe durch den infektiösen Einschlag im Sinne der infektiösen Herdnephritis geschädigt wird, oder ob der Infekt die dauernde Produktion der vasoaktiven Stoffe, die wir für die akute Nephritis verantwortlich machen, begünstigt, das wissen wir nicht.

Neuere Angaben über Heilerfolge der Tonsillektomie, die L. Fischer aus der Klinik von O. Müller gemacht hat, sind nicht zu verwerten, solange nicht genau definiert wird, was unter subakuter bis chronischer Nephritis (4 Fälle weitgehend gebessert, 1 Fall gebessert),

unter chronischer Nephritis (von 26 Fällen sind 6 geheilt, 10 beschwerdefrei arbeitsfähig, 1 gebessert, 5 unverändert oder verschlechtert, 3 gestorben, 1 in Steinleiden übergegangen)

und unter Nierenreizung nach Angina (2 geheilt, 2 weitgehend gebessert) verstanden wird.

Über Kollerts Ergebnisse der ätiologischen Behandlung der chronischen Nephritis wurde schon S. 1385 berichtet.

Hier sei noch folgendes nachgetragen:

Kollert scheint eine Gruppe mit klinisch stationären Nephritiden besonders wichtig zu sein. Er sieht hier in der äußerst langsamen Progredienz der Erkrankung einen Erfolg der Behandlung und meint, daß der ungemein gutartige Verlauf dieser Fälle auf der teilweisen Entfernung der Infektionsherde beruht. „Durch den Eingriff wurde unseres Erachtens die Toxämie, unter der der Körper leidet, wesentlich vermindert."

Als gutes Maß dieser Schädigung betrachtet Kollert die Senkungsgeschwindigkeit, und diese ist bei den 9 „stationären" Fällen im Mittel 75 Minuten, bei den 5 „progredienten" Fällen 17 Minuten.

Betrachtet man sich die beiden Gruppen genauer, so gewinnt man nicht den Eindruck, daß sie sich wesentlich bezüglich der Infektionsherde oder infektiösen Komponente unterscheiden, wohl aber sehr ausgesprochen in dem Verhalten des Blutdruckes, so daß man ohne jede Kenntnis der Ätiologie und ohne Rücksicht auf persistierende Infektionsherde die Fälle der beiden Gruppen in sehr langsam und in rascher progrediente Verlaufsarten trennen könnte. Das geht aus folgender Zusammenstellung hervor, der ich die Blutdruckwerte bei der maßgebenden Nachuntersuchung hinzugefügt habe:

Stationäre Gruppe. Beispiel Nr. . .	20	24	39	55	56	57	58	61	68	71
Senkungsgeschwindigkeit	250	107	17	54	?	73	31	93	27	20
Blutdruck	115	105	140	140	136	125	125	110	125	130
	trotz Zahnextraktion und Tonsillektomie	persist. primär Herd Otitis media	chronische Tonsillitis	chronische Tonsillitis	trotz Tonsillektomie	trotz Tonsillektomie Verdacht auf Otitis media	Zahnwurzelbehandlung ohne Einfluß	Siebbeinzelleneiterung	chronische Nebenhöhlenentzündung	Tonsillitis

Progrediente Gruppe. Beispiel Nr. . . .	25	63	66	69	70
Senkung.	7	18	43	9	10
Blutdruck	155	170	215	235	170
	trotz Entfernung der Granulome Milztumor	chronische Tonsillitis	trotz Tonsillektomie (Lues)	Ursache unbekannt	trotz Abszeßspaltung in Tonsillen

Kollert hat aus dem Vergleich der verschiedenen Gruppen folgenden Schluß gezogen: „Wird der Körper eines Nephritikers vollkommen frei von Infektionsherden, so heilt die Nephritis. Sind die Infektionen äußerst milde, so heilt die Nephritis nicht, wird aber im wesentlichen klinisch stationär. Ist das infektiöse Moment ausgesprochen, so schreitet die Nephritis vorwärts."

Der erste Satz trifft ohne Einschränkung nur zu für die herdförmig infektiöse Nephritis. Satz 2 und 3 findet keine Stütze in der oben gegebenen Zusammenstellung. Denn Steigerung der Blutsenkungsgeschwindigkeit beweist nicht, daß das infektiöse Moment stärker ausgesprochen ist; sie kommt z. B. auch bei der genuinen Schrumpfniere häufig vor und scheint fast eine Eigentümlichkeit des blassen Hochdruckes zu sein. Statt dessen würde ich sagen: der Verlauf ist stationär, wenn die aus dem akuten Stadium zurückgebliebene Nierenschädigung mehr den Charakter einer Restalbuminurie trägt und nicht oder kaum zu Blutdrucksteigerung führt; er ist progredient, wenn eine ausgesprochene Blutdrucksteigerung besteht, und diese kann auch unabhängig von einem Infektionsherd wieder auftreten bzw. bestehen bleiben. Im ersteren Falle kann nach Beseitigung der Infektionsherde noch Heilung eintreten, im letzteren Falle nicht mehr, oder nur dann, wenn die Erkrankung noch frisch ist, die Blutdrucksteigerung noch nicht zu lange gedauert hat.

Vorläufig möchte ich in dieser praktisch so wichtigen Frage folgenden vermittelnden Standpunkt einnehmen: Es kann sowohl durch die Fortdauer eines Infektes als auch durch die zu lange Dauer der Blutdrucksteigerung die Heilung einer akuten Nephritis verzögert, ihre Unheilbarkeit herbeigeführt werden. Ist die Nephritis erst in das Stadium der Unheilbarkeit getreten, d. h. chronisch geworden, so kann auch die Beseitigung aller Infektionsherde eine Heilung nicht mehr herbeiführen und die Progredienz nicht aufhalten, wohl aber Verschlimmerung durch wiederaufflammende chronische Infekte und Beschleunigung des gegebenen Verlaufes verhüten.

Das erstrebenswerteste Ziel einer kausalen Behandlung ist dank unserer völligen Unkenntnis der Noxen, die die allgemeine und renale Gefäßkontraktion bewirken, seien sie exogen oder endogen bedingt, hier vorläufig leider unerreichbar.

Denn so viel ist sicher, daß eine chronische Nephritis ganz anders verlaufen würde, wenn eine Möglichkeit bestände, diese — exogen bedingte, vermutlich endogen bewirkte, im chronischen Stadium endogen unterhaltene, irgendwie von der Niere oder ihrer mangelnden Leistung herrührende — allgemeine Gefäßkontraktion auszuschalten.

Denn es würde zwar der organische Anteil der die Progredienz bewirkenden Faktoren bestehen bleiben, der viel wichtigere funktionelle aber in Wegfall kommen.

Solange das nicht möglich ist, wird die Behandlung rein symptomatisch, d. h. in diesem Falle vorwiegend diätetisch sein und die gleichen Faktoren berücksichtigen müssen, die bei der akuten Nephritis in Frage standen und das Krankheitsbild beherrschen.

Sie muß sich darauf beschränken, zu retten, was zu retten ist, und versuchen, den Gefahren, die den Kranken drohen, soweit wie möglich vorzubeugen, das Schicksal der tödlichen Niereninsuffizienz tunlichst hinauszuschieben.

Es leuchtet ohne weiteres ein, daß wir um so mehr oder um so weniger in der Lage sein werden, die Verlaufsart bestimmend zu beeinflussen, je früher oder je später die Behandlung nach Ablauf des akuten, bzw. des heilbaren Stadiums einsetzt.

Handelt es sich um ein relativ frisches Stadium der Erkrankung, so muß unsere wichtigste Aufgabe sein, den subakuten oder subchronischen Verlauf zu verhüten und wenigstens einen möglichst chronischen Verlauf zu erreichen. Das bedeutet in die Sprache der Pathogenese und Histologie übersetzt das Ziel, soweit wie möglich den Blutstrom in den Glomeruli wieder herzustellen, so daß sich die bleibenden Veränderungen wenigstens auf die Gefäße beschränken.

Das wird, wenn überhaupt noch ein Einfluß auf den histologischen Vorgang möglich ist, erreicht durch die für die Behandlung des akuten Stadiums geschilderte Methode der Blutdrucksenkung durch Hunger und Durst und die der periodischen kurzen Durchspülung zur Steigerung der Glomerulidurchblutung. Erschwert wird die letztere durch starke Wassersucht. Es gehört daher auch aus diesem Grunde zu den wichtigsten Aufgaben der Behandlung, eine ödematöse chronische Nephritis in das ödemlose, womöglich symptomlose Stadium überzuführen.

Es ist immer ein schwerwiegender Fehler, wenn eine Nephritis im akuten Stadium lange Zeit die Wassersucht behält.

Merkwürdigerweise gelingt die Beseitigung des Hydrops gewöhnlich auch dann noch rasch, wenn er bei der „üblichen", durch Tradition geheiligten Behandlung schon monatelang bestanden hat (vgl. S. 1458) — unter einer Voraussetzung, nämlich der, daß sich nicht unter dieser ungünstigen Kombination bereits die gefürchteten schweren histologischen Veränderungen ausgebildet haben, die sich klinisch in Niereninsuffizienz äußern und anzeigen, daß das Krankheitsbild den subakuten Verlauf zur Niereninsuffizienz bereits genommen hat.

In diesen Fällen der subakuten oder subchronischen Verlaufsart mit Niereninsuffizienz macht die Beseitigung des Hydrops größere Schwierigkeiten, und es bleibt in ganz vereinzelten Fällen nichts anderes übrig als die mechanische Entleerung mit nachfolgender diätetischer Behandlung durch eine wasserarme und streng salzfreie Diät, in der wegen der Niereninsuffizienz auch der Stickstoff stark eingeschränkt werden muß.

Derartige unliebsame Verlaufsarten sind aber unbedingt zu vermeiden. Es ist schon schlimm genug, daß subakute Verlaufsarten vorkommen bei Kranken ohne Hydrops, bei denen das Fehlen dieses in die Augen springenden Zeichens ein Übersehen der Erkrankung möglich gemacht hat.

Bei schweren hydropischen Fällen kommt aber ein Übersehen nicht vor, und daher sollte bei diesen weder eine subakute Verlaufsart, noch ein monatelanges Bestehenbleiben der Wassersucht vorkommen. Der Fehler, der gewöhnlich in solchen Fällen gemacht wird, ist nicht so sehr ein Übermaß der Salzzufuhr als die unbeschränkte Wasser- und Milchzufuhr, und es liegt doch so nahe, mit der Durchspülungsmethode dann aufzuhören, wenn das Wasser nicht wieder im Harne erscheint, sondern das Körpergewicht vermehrt. Allerdings gehört zur Behandlung einer hydropischen Nephritis auch eine Waage und eine fortlaufende, womöglich tägliche Kontrolle des Körpergewichtes.

Es gibt in der Regel keine dankbarere Aufgabe, als die wochen- oder monatelang bestehende Wassersucht einer nicht ausgeheilten, noch relativ frischen Nephritis zu beseitigen, und mit wachsendem Verständnis pflegen sich die Kranken der mehrtägigen Fastenkur zu unterziehen, wenn sie schon in der ersten Nacht das Ansteigen der Harnflut bemerken und ihr weiteres Anwachsen verfolgen können.

In Fällen, in denen die Kranken schon sehr heruntergekommen sind oder über großen Durst während der Fastenkur klagen, kann ruhig etwas Obst oder auch eine kochsalzfreie vegetarische Trockenkost oder Rohkost gegeben werden.

Wie bei den akuten Formen schließen wir an die Fastenperiode einige Wasserversuche mit oder ohne Theocin an, und auch in diesen Fällen läßt sich oft besonders schön die ödemmobilisierende Wirkung der einmaligen großen Wassergaben und die Steigerung der Theophyllinwirkung durch die Kombination mit dem Wasserversuch beobachten.

Zwei Beispiele mögen das besser als Worte zeigen:

1. Wa . . . . .il, Karl, 35 Jahre, Infanterist, fühlte sich **Mitte Dezember 1915** auffallend müde und magerte ab. Es fiel ihm auf, daß er höchstens zweimal am Tage Urin lassen mußte, während er nachts häufig große Urinmengen ließ.

Am 19. Dezember hatte er starke Atemnot, so daß er alle fünf bis sechs Schritte stehen bleiben mußte. Der Leib wurde dick, so daß ihm das Koppel zu eng wurde. Gleichzeitig schwollen die Beine an, auch die Augen waren beim Erwachen völlig verschwollen. Es wurde Nierenentzündung festgestellt. Nach kurzem Aufenthalt im Feldlazarett kam der Kranke am 31. Dezember 1915 in ein Heimatlazarett und wurde dort **bis zum 10. April 1916** vergeblich behandelt. An diesem Tage wurde er im Vereinslazarett Allgem. Krankenhaus zu Mannheim aufgenommen.

Bei der Aufnahme fand sich der ganze Körper geschwollen. Besonders starke Schwellung im Gesicht, an den Beinen bis herauf zum Körper, starke Schwellung der Bauchdecken, nachweisbarer Aszites, beiderseitige kleine Pleuraergüsse; auch auf der Brusthaut bleiben vereinzelte Dellen stehen. Die gesamte Körperhaut zeigte eine blaßgelbe Farbe, auch die Schleimhäute waren blaß, dabei trocken. Herzmaße: 5,9 : 10,9 : 16,8. Akzentuation des zweiten Aortentones. Blutdruck **220** bis **245** mm Hg. Leberschwellung. Retinitis albuminurica (vgl. unten).

Urin graubräunlich rot, gibt starke Eiweiß- und Blutreaktion. Körpergewicht 78,8 kg. Venendruck 78. Rest-N 21 mg%.

Innerhalb von zehn Tagen war die fast vier Monate bestehende hochgradige Wassersucht unter Gewichtsabnahme von 17 Pfund im wesentlichen beseitigt. Durch konsequente und oft wiederholte Anwendung des Wasserversuches mit und ohne Zusatz von Theophyllinnatrium gelang es dann, die Glomerulisperre noch zu sprengen, so daß schließlich die enormen halbstündigen Einzelportionen von 700—900 ccm erzielt wurden. Der Blutdruck sank vom 67. Tag ab auf die obere Grenze der Norm, vom 107. Tag ab auf normale Werte, und der Kranke, der schon als aufgegeben in sein Heimatlazarett überführt werden sollte, wurde scheinbar völlig gesund und leidlich arbeitsfähig entlassen. Bei der Entlassung am 245. Tage betrug der Blutdruck 108—112 mm Hg; der Harn enthielt noch 0,2 %oo Albumen, kein Blut und keine Zylinder. Der Kranke sah aber immer noch blaß aus und klagte noch über leichte Ermüdbarkeit. Art, Verlauf und Erfolg der Behandlung geht aus der folgenden Tabelle hervor.

Der Augenhintergrund (Dr. Sievert) zeigte am 12. April beiderseits schweres Ödem der Papille und der peripapillären Zone, vaskuläre Einscheidung, keine Einzelherde oder Hämorrhagien. Am 18. April Ödem um Papille geringer, besonders nasal. Zwischen Papille und Makula ist die Retina gestippt, mit punktförmigen degenerierten Herdchen, welche links in einer halben Sternfigur angeordnet sind. Am 3. Mai Ödem um die Papille noch vorhanden, aber wesentlich geringer. Die Sternfigur ist nun beiderseits fächerförmig, mit nach der Makula gerichteter Konvergenz der Strahlen, sehr deutlich ausgesprochen, erreicht aber anscheinend knapp den Rand der Makula.

Am 26. Mai: Zurückgehende Papillitis und halbe Spritzfigur an der Makula. Rechts erscheint ein nabelschnurartig gedrehter Venenzapfen, der von der Papilla aus stark in den Glaskörper vorspringt.

Am 19. April: Ödem beiderseits fast vollkommen verschwunden, Papillengrenzen noch nicht ganz scharf konturiert, Papille leicht atrophisch entfärbt. Die Venenschlinge rechts unverändert, links zeigt sich eine gleiche am Oberrand der Papille in den Glaskörper hineinragend, aber nicht so stark gedreht wie die rechts.

Am 21. Juli (Prof. Wessely): Rechts korkzieherartige Gefäßschlinge in den Glaskörper vorragend (angeborene Anomalie?), Papillengrenzen nasal etwas unscharf, Netzhaut in der Umgebung der Papille und längs einiger Gefäße deutlich getrübt, Papille aber nicht merklich geschwollen. Nach der Makula typische sternförmige Spritzfigur, zahlreiche Pigmentfleckchen, Arterien nicht wandverdickt, nicht blaß, ebenso wie die Venen gut gefüllt. (Blutdruck war bereits normal.) Links ebenfalls (angeborene?) Gefäßschlinge. Befund ganz ebenso wie rechts. Auch hier massenhaft feinste glänzende weiße Stippchen.

2. Grenadier Kra . . . . .er, 33 Jahre alt: Erlitt am 10. März 1916 durch Sturz im Schützengraben eine Quetschung des rechten Knies, kam nach Reservelazarett K. am 17. März, wo eine allgemeine wassersüchtige Anschwellung des Körpers und Eiweiß im Urin festgestellt und **über drei Monate** vergeblich behandelt wurde. Er hatte den ganzen Winter starken Husten und glaubt seine jetzige Erkrankung auf diese Erkältung zurückführen zu können.

Kommt am 23. Juni 1916 in das Nierenlazarett Mannheim mit hochgradigen Ödemen. Zahlreiche Striae am Leib und an den Oberschenkeln, sehr blasse Haut und blasse Schleimhäute.

Herz: Spitzenstoß überragt die Brustwarzenlinie um $2\frac{1}{2}$ Querfinger, leises systolisches Geräusch, an allen Ostien zweiter Ton an der Spitze und über der Aorta betont.

Tabelle zu Beispiel 1, S. 1458.

Tag	kg	Blut- druck in mm Hg	Diät	Flüssig- keits- zufuhr	Verordnung	Harnmenge größte Menge in ½ Std.	in 4 Std.	in 24 Std.	°/oo Eiweiß	Be- merkungen
1.	78,8	220—245	Fasten					1450	14,5	
2.	77,2	175		200 Wasser	Bitterwasser			800	8	RN 21 mg
3.	74,8	173	100 g Obst, 1 Pfannkuchen, Kompott	300 ,,				830	7	
4.	74,8	150	½ Buttersemmel, 1 Pfannkuchen, grünen Salat, 5 Zwieback	200 ,,	Hochlagern der Beine			1310	6,5	
5.	73,2	150	½ Buttersemmel, 1 Pfannkuchen, Spargel, 2 Eier	—	Hochlagern der Beine			1300	11	
6.	73	162	1 Buttersemmel, Kartoffelküchlein, Rührei, Kompott	—	0,96 Euphyllin intravenös			920	10	C. — 1022
7.	72	158	1 Buttersemmel, 1 Ei, Kartoffeln, Reisauflauf, Kompott	300				725	8	
8.	72,1	175	1 Buttersemmel, 2 Eier, Kartoffeln	300				900	10	
9.	72	163	1 Buttersemmel, Eierkuchen, Salat, Grieß- brei, 2 Äpfel	200+WV.	Digipurat.0,1	340	945	+600	11	RN 21 mg
10.	71,5	163	Grießbrei, Apfelkompott	150	,, 2×0,1			550	11	
11.	70,4	155	½ Buttersemmel, Pfannkuchen, Kompott, gebackene Nudeln, Salat	100+WV.	mit Theoph. 0,5	200	485	+410	4,0	
12.	70,5	154	1 Buttersemmel, 1 Apfelsine, Pfannkuchen, Kompott, Windbeutel	250+WV.	,, ,, ,,	400	1440	+1250	3,5	
13.	69,7	164	Salzarme und fleischfreie Kost	250+WV.	,, ,, ,,	500	1530	+1450	3,5	
14.	69,2	152	,, ,, ,, ,,	400				760	4,5	
18.	69,7	165	,, ,, ,, ,,	700	jeden 2. Tag 1 Bad			1050	3	
23.	68,2	155	,, ,, ,, ,,	300+WV.	mit 0,5 Theoph.	690	2110	+1140	2,5	
24.	67,4	165	,, ,, ,, ,,	—	CV			1090	3	C. — 1026
27.	67,4	155	,, ,, ,, ,,	WV.	mit 0,5 Theoph.	530	1690	+850	4,0	
28.	67	145	,, ,, ,, ,,	600+WV.		620	2010	+1100	2,5	
29.	66,1	135	,, ,, ,, ,,	1000				1250	3,0	
30.	67,7	154	,, ,, ,, ,,	1100	0,48 Euphyllin intravenös			2010	3	
32.	67,4	145	,, ,, ,, ,,	600+WV.	mit 1,0 Theoph.	820	2520	+1050	1,5	
33.	66,7	150		1200				1400	2,5	
35.	68,1	150	Salzarme Kost mit Fleisch	700+WV.		740	2160	+1750	2,0	
36.	66,8	145		1200	darf aufstehen			2000	1,0	C. — 1026
47.	67,7	144	Volle Kost					4200	0,6	
55.	69,6	140			geht aus			3300	1,25	
67.	72,4	131	,, ,,	WV.	mit 1,0 Theoph.	900	2560	+1350	1,0	
79.	72,0	124		WV.	ohne ,,	540	2050	+1050	0,5	

Bronchitis, Aszites, Leberschwellung, mächtige Ödeme, ausgeprochene Retinitis albuminurica (vgl. unten). Sehvermögen sehr schlecht. Der Eiweißgehalt des Harnes, der bei Beginn der Erkrankung (1. April) noch $12^0/_{00}$ betragen hatte, beträgt $4—7^0/_{00}$. Wie aus dem Krankenblatt hervorgeht, hatte in K. die Harnmenge trotz der Ödeme etwa zwei Liter in 24 Stunden betragen.

Der Kranke wurde sofort auf Fastendiät gesetzt und erhielt Digipuratum. In den ersten 17 Stunden nach der Aufnahme schied er bereits **6750** ccm Urin aus vom spezifischen Gewicht 1001. Nach drei Tagen war das Körpergewicht bereits um 4 kg abgefallen und die Ödeme an Unterschenkeln und Rücken fast verschwunden. Dagegen war noch Rumpfödem und Aszites vorhanden.

Nach zwei Wasserversuchen ohne Theophyllin kam die Ausschwemmung der Ödeme unter flüssigkeits- und salzarmer Kost in Gang und Pat. schied in acht Tagen 184 g Kochsalz, in 15 Tagen 54 Liter Wasser aus, bei einer Flüssigkeitszufuhr von 12 Litern, Obst und den Wassergehalt der Speisen nicht mitgerechnet. Der Kranke entwickelte einen ungeheuerlichen Appetit, den er vom neunten Tage ab voll befriedigen konnte.

Am 20. Tage hatte der Kranke mit einer Gewichtsabnahme von 45 Pfund sein niedrigstes Gewicht und fast normalen Blutdruck erreicht und begann wieder zuzunehmen bei riesigem Appetit und bestem Wohlbefinden. Gewicht am 20. Tag 59 kg, am 79. Tag 77,5 kg. Am 42. Tag kleines Rezidiv mit viertägiger Blutdrucksteigerung bis 152 mm Hg. Nach dreitägigem Fasten Blutdruck wieder gesunken.

Funktion: Am 33. Tag Konzentration 1021, am 61. Tag 1025, am 105. Tag 1030 spezifisches Gewicht.

Entlassung am 225. Tag mit Blutdruck 110 mm Hg. Albumen 0 oder Spur. Funktion tadellos.

Bei Wiedervorstellung nach einem Jahre der gleiche Befund.

Der Augenhintergrund (Dr. Sievert) zeigte bei der Aufnahme am 24. Juni beiderseits ziemlich gleichmäßig ausgedehnte Ödeme der Papillen- und ganzen Makulagegend mit beginnenden Degenerationserscheinungen, hauptsächlich in der Zone zwischen Papille und Makula. Keine abgegrenzten Degenerationsherde, keine Blutung. Sehen sehr schlecht, grobschlägiger horizontaler Nystagmus, keine zentrale Fixation.

Am 6. Juli nach vollständigem Verschwinden der Ödeme: Ödeme der Papille sichtlich zurückgegangen, doch sind die Grenzen noch absolut verwaschen, die ödematös gewesenen Partien zeigen eine grauliche Verfärbung. Nystagmus entschieden geringfügiger. Visus gehoben.

21. Juli (Prof. Wessely): Ausgesprochene Retinitis albuminurica auf einer alten Chorioretinitis (Retinitis pigmentosa atypica mit Hemeralopie und Nystagmus aus der Kindheit). Beiderseits Papillen stark geschwollen und getrübt. Arterien eng. Netzhaut in weitem Umfang um die Papille getrübt. Typische Sternfigur in der Makula (Blutdruck bereits normal).

24. August: Papillengrenzen noch deutlich verschwommen, keine venöse Stauung. In der Makulagegend gruppenförmig angeordnete Degenerationsfleckchen.

18. Juli 1916: Ödem vollständig verschwunden. Die Papillengrenzen unscharf wie von alter Neuritis.

19. Januar 1917: Von der Sternfigur ist nichts mehr vorhanden, im Gebiet des hinteren Poles erscheint vielmehr nur eine starke Anschoppung von graulich pigmentierten Herdchen stärker als in der Umgebung ausgebildet.

29. März 1917 bei gelegentlicher Vorstellung: Keinerlei nephritische Erscheinungen mehr.

Verlauf, Art und Erfolg der Behandlung geht aus den beiden Tabellen hervor.

In beiden Fällen ist also trotz Retinitis albuminurica und klinisch subchronischen Verlaufes noch Heilung einer scheinbar chronisch - parenchymatösen Nephritis eingetreten.

Eine Dekapsulation würde in beiden Fällen vermutlich den gleichen Erfolg gebracht haben und auf das Konto Heilung bei chronischer Nephritis gebucht worden sein.

Man kann auch in Fällen von hartnäckigem Hydrops ohne Niereninsuffizienz zum Harnstoff seine Zuflucht nehmen. Ein Beispiel dieser Art der Entwässerung, das aus einer Zeit stammt, ehe die erstgenannte Methode ausgebildet war, ist folgendes:

B...ann, Heinrich, 38 Jahre alt, Arbeiter aus Mannheim: Patient, der vorher nie krank gewesen war, erkrankte vor zehn Jahren nach Durchnässung an Nierenentzündung, war abgeschlagen, bekam dicke Beine und geschwollenes Gesicht. Der Urin war trübe, angeblich nie blutig gefärbt. Nach einem Vierteljahr war er wieder gesund, konnte arbeiten wie zuvor. Im Februar 1914 wurde er nach Erkältung wiederum von Nierenentzündung

Tabelle zu Beispiel 2, S. 1458.

Tag	Körpergewicht in kg	BD mm Hg	Diät	Verordnung	Flüssigkeits-zufuhr	Harnmenge größte ½ Std. Einzelp.	in 4 Std.	in 24 Std.	Eiweiß °/oo	Bemerkungen	NaCl
1.	**79,5**	—	—	Digipurat. 4×0,1	—		Nacht	6750	4,7	RN 25 mg	—
2.	—	**214**	600 g Obst	Bitterwasser	—			3600	5	—	—
3.	75	207	—	Hochlagerung der Beine	600			2100	6	—	10,5
4.	75,5	206	400 g Obst	Hochlagerung der Beine	750			1250	7	—	4,6
5.	75,5	190	—	Hochlagerung der Beine	650+**WV.**	50	350	+1200	4,5		3,08
6.	77	180.	300 g Obst		900			2115	3	C. 1014	5,2
7.	76	185			400			2150	6		6,5
8.	75,8				100+**WV.**	145	955	+1940	—		—
9.	76	178	salzarme fleischfreie Kost	Digipurat. 3×0,1	800			3365	3		13,8
10.	76		„ „ „	„ „	650			4395	3		17
11.	74	177	„ „ „	„ „ Ric.	700			4450			28,6
12.	70,5		„ „ „	„ 2×0,1	700			3500	2		21
13.	70,5	176	„ „ „	„ „	750			5515			31,5
14.	67,5	166	„ „ „	„ 1×0,1	600			5350	1		33,2
15.	64,7	166	„ „ „	„ 1×0,1	850			4820	1		26,5
16.	62		„ „ „	Ferr. sacch.	1000			?	1		12,2
										In 8 Tagen	183,8g
17.	61	**130**	„ „ „		1000			2425	0,5		10,2
18.	60	**128**	„ „ „		**WV.**	400	1675	+910			10,9
19.	59,7	121			—			1900		C. 1013	9,8
20.	**59**	128			1000			1615			7,8
21.	62,5	128			1000			2025	0,5	RN 30 mg	7,7
22.	62	129			1100			2500			9,4
23.	61,5	125			1200	Tag 1250	Nacht	+2000	0,7		
24.	63	—			1200	„ 1450	„	+2300			
25.	65	120		darf aufstehen	—			1965			12,8
26.	63	124		„ „	—			1525	0,6	C. 1015	8,0

befallen, die Füße schwollen an, und die Schwellung reichte schon bald bis an die Oberschenkel hinauf. Abgesehen von Mattigkeit und Müdigkeit war das Allgemeinbefinden
wenig gestört. Die Urinmenge war gering, Blut war im Urin nie zu erkennen. In den
letzten Wochen schwoll auch der Leib an, es traten häufig Durchfälle ein. Hier und da
bestanden Kopfschmerzen. Der Appetit blieb gut, das Sehvermögen war stets ungestört.

Patient kam erst am 4. Juli 1914 zur Aufnahme, ohne daß sich bis dahin seit Februar
eine wesentliche Änderung in seinem Zustande gezeigt hätte.

Status: Mittelgroßer, kräftig gebauter Mann, blaßgelbliche Hautfarbe. Beine, Geschlechtsteile, Bauchhaut und abhängige Partien des Körpers stark ödematös geschwollen,
gedunsenes Gesicht, starkes Ödem der Konjunktiven. Bronchitis. Rechtsseitiger Pleuraerguß. Aszites.

Herz nach links verbreitert, Töne rein, zweiter Aortenton akzentuiert. Gespannter
Puls. Blutdruck 188 mm Hg.

Der Urin enthält 12 $^0/_{00}$ Eiweiß, gibt starke Blutreaktion, 24stündige Menge 590 ccm,
spezifisches Gewicht 1024. Rest-N 42 mg.

In diesem Falle von äußerst hartnäckiger, fünf Monate bestehender Wassersucht, die
auf intravenöse Euphyllin- und Theophyllininjektionen gar nicht ansprach, gelang die
Entwässerung unter einer Gewichtsabnahme von **73 Pfund** erst in dem Zeitraum von
$7^1/_2$ Monaten durch konsequente Darreichung großer Mengen Harnstoff, in Gaben von
60 g pro Tag.

Der Kranke hat im ganzen nicht weniger als 7,4 kg Harnstoff genommen, rund
1000 g im Monat. Dabei wurde eine RN-Steigerung von 42 auf 127 mg beobachtet.

Man kann zur Entwässerung auch Schwitzprozeduren heranziehen
(vgl. S. 348). Wie aus obigen Beispielen hervorgeht, kann man sie aber für
die Entwässerung hydropischer Nephritiden oft entbehren. Die seltenen Fälle
von hochgradiger Wassersucht **mit** Niereninsuffizienz, bei denen es nicht mehr
gelingt, durch Fasten, kochsalzfreie Trockendiät und einzelne große Wassergaben die Resorption der Ödeme zu erzwingen, sind gewöhnlich auch nicht zum
Schwitzen zu bringen, und umgekehrt, bei Kranken ohne Niereninsuffizienz,
die zum Schwitzen gebracht werden können, läßt sich in der Regel auch Diurese
erzwingen, doch kann unter Umständen in solchen Fällen der Einstrom und
damit die Diurese durch Bäder oder Schwitzprozeduren in Gang gebracht
werden.

Die Schwitzprozeduren haben den Nachteil, daß sie, wenn oft wiederholt,
die Kranken ziemlich angreifen, und daß sie in manchen Fällen eklamptische
Äquivalente hervorrufen.

Um nur ein Beispiel zu nennen, so berichtete ein Kranker, der an einer etwa $^3/_4$ Jahre
alten chronischen Nephritis mit erheblicher Blutdrucksteigerung litt und aus eigenem
Antrieb Bäder von 32—34 ^{0} R und viertelstündiger Dauer genommen hatte, um die
geringen Anschwellungen der Füße zu beseitigen, er habe jedesmal am nächsten Morgen
elende Kopfschmerzen und Erbrechen bekommen, Erscheinungen, die mit Aussetzen der
Bäder sofort aufhörten.

Wenn man also an der früher viel geübten Methode der Schwitzkur festhalten will, muß man sorgfältig auf etwaige eklamptische Prodrome achten und
für Kühlhaltung des Kopfes sorgen.

Auch diese Behandlungsmethode ist vielfach ganz schematisch und indika-
tionslos bei fast allen Nierenkranken, bei wirklichen und vermeintlichen, bei
diffusen und herdförmigen, ödematösen und nicht ödematösen Nephritiden
angewandt worden. Wirklich angezeigt sind Schwitzprozeduren nur bei hydropischen Formen, die nicht auf salzlose Trockenkost mit Diurese ansprechen.

Ist erst einmal in den relativ frischen Fällen chronischer Nephritis die
Überführung der hydropischen Verlaufsart in die ödemlose mit guter
Nierenfunktion gelungen, so tritt in manchen Fällen scheinbare Heilung ein,
und nur das Fortbestehen der Blutdrucksteigerung neben einer mäßigen oder
geringen Albuminurie zeigt an, daß eine dauernde Nierenschädigung zurückgeblieben ist.

In den älteren, gewöhnlich verschleppten Fällen, die sich von einer echten
primären Nephrose nur durch die Pathogenese, klinisch wenig oder gar nicht

unterscheiden, gleicht die Behandlung der der Nephrose (vgl. S. 1140), insbesondere kann und soll — bei tadelloser Nierenfunktion — der Kranke genügend Eiweiß erhalten, und es ist in jedem Falle zunächst ein Versuch angezeigt, durch eine wasserarme und streng salzfreie Kost die Entwässerung in Gang zu bringen.

In solchen Fällen ist sogar unter Umständen die Anwendung von Salyrgan, die bei chronischer Nephritis mit unsicherer Funktion besser zu meiden ist, gestattet. Auch von Chlorkalzium in großen Dosen haben wir bisweilen erstaunliche Diuresen gesehen. Thyreoidin hat uns hier, abgesehen von einer bescheidenen Steigerung der Harnmenge, meist im Stich gelassen.

Bei den gemischten Typen, die neben der Blutdrucksteigerung noch eine gewisse Neigung zu Ödem und zu pseudourämischen Symptomen zeigen, muß eine eiweißarme, salzfreie bis salzarme Trockenkost oft längere Zeit beibehalten und die periodische Durchspülung der Niere fortgesetzt werden, bis das Ziel, das symptomlose arbeitsfähige Stadium der chronischen Nephritis erreicht ist.

Das, was die Erreichung dieses Zieles bisweilen erschwert, ist der zweite, kardiovaskuläre Faktor im Krankheitsbilde, der nach Beseitigung des Hydrops rein in die Erscheinung und bei älteren Fällen von chronischer Verlaufsart ganz in den Vordergrund tritt.

Je höher die bleibende Blutdrucksteigerung ist, je älter eine Nephritis wird, und je mehr sie sich dem Endstadium nähert, eine um so größere Rolle spielt das Herz im Krankheitsbild und in der Behandlung.

Die Lebensdauer einer chronischen Nephritis ist vorgezeichnet durch den Grad der bleibenden Glomeruli- und Gefäßschädigung einerseits, der allgemeinen Gefäßkontraktion andererseits, und das natürliche Ende ist die Niereninsuffizienz.

Fast immer ist das Herz daran schuld, wenn die renal prädestinierte Lebensdauer und das natürliche Ende nicht erreicht wird. Aufgabe der Behandlung ist es, einen vorzeitigen Herztod oder einen vorzeitigen Eintritt der Niereninsuffizienz infolge von Herzinsuffizienz zu verhüten.

Man kann aber nicht von einer durch Herzhypertrophie kompensierten Niereninsuffizienz oder gar Schrumpfniere reden und glauben, jene trete unmittelbar mit Nachlaß der Herzkraft als Folge der Dekompensation ein. Wir finden die gleiche Herzhypertrophie auch bei chronischer Nephritis ohne Niereninsuffizienz, und wo diese bei guter Herzkraft fehlt, da tritt sie auch nicht ohne weiteres mit Nachlaß der Herzkraft ein. Nicht die Funktionsstörung wird durch die Herzhypertrophie „kompensiert", sondern die — allgemeine — Gefäßkontraktion und die renale Zirkulationsstörung, und diese führt erst mittelbar, über die Ernährungsstörung, durch die Verödung zahlreicher Einzelelemente zur Niereninsuffizienz.

Das, was die Niereninsuffizienz kompensiert, ist die Polyurie; ihre Ursache ist die Konzentrationsunfähigkeit und nicht die Blutdrucksteigerung und Herzhypertrophie. Eine genügende Nierendurchblutung ist aber bei gegebener allgemeiner Gefäßkontraktion die Voraussetzung für das Zustandekommen jener kompensatorischen Polyurie; daher wird diese wiederum in hohem Maße beeinträchtigt durch Nachlaß der Herzkraft. Grund genug, bei chronischen Nephritiden des dritten Stadiums ganz besonders auf das Herz zu achten.

Die ganz chronisch verlaufenden, rein vaskulären Fälle des zweiten Stadiums ohne Niereninsuffizienz mit hochgradiger Blutdrucksteigerung und mächtiger Herzhypertrophie, die ganz das Bild der reinen (sekundären) Hypertonie darbieten und auch histologisch als reine Endarteriitis imponieren, bedürfen lange Zeit keiner besonderen Herzbehandlung, bis das kardiale Stadium der relativen Insuffizienz des muskelstarken Herzens beginnt, das sich hier oft durch besonders hartnäckige Ödeme auszeichnet. Die Behandlung ist dann neben der diätetischen vorwiegend eine medikamentöse (vgl. S. 1317). Auch bei den frischeren Fällen, die dem akuten Stadium noch nahestehen, oder denjenigen Fällen jeder Verlaufsart, die dem Endstadium sich nähern, kommt bei drohender Herzschwäche nur eine medikamentöse und Schonungs-Behandlung in Frage.

Bei den Dauerstadien ohne Niereninsuffizienz ist es dagegen die Aufgabe der Behandlung, die gesamte Muskulatur und den Herzmuskel durch Übung zu kräftigen. Denn auch die körperliche Leistungsfähigkeit des chronischen Nephritikers hängt weniger von dem Zustande der Niere als von dem des Herzens ab.

Durch vorsichtige Steigerung der Muskelarbeit, kräftigende, die Zirkulation anregende und erfrischende Kälteprozeduren (Halbbad, Ausgangstemperatur etwa 30⁰, Endtemperatur etwa 27⁰), dosierte Gymnastik und maßvolle systematische Übung des Herzmuskels wird bedeutend mehr erreicht als durch übertriebene Schonung. Der Gebrauch von Kohlensäurebädern wird von Hürter allgemein widerraten. Wir möchten empfehlen, ihn auf die kardiovaskulären Fälle mit guter Nierenfunktion zu beschränken.

Manche Beschwerden der Kranken schwinden alsbald mit Kräftigung des Herzmuskels und Besserung der Blutzirkulation. In anderen Fällen beruhen sie auf der Anämie, die sehr häufig bei einer chronisch gewordenen diffusen Glomerulonephritis zu konstatieren ist. Das führt zur dritten Indikation, der Kräftigung des ganzen Organismus. Schon Gerhardt sen., Kuttner, Gerhardt jun. u. a. haben Eisenkuren bei chronischen Nephritiden empfohlen zur Förderung der Blutbildung. Man kann diese durch Anwendung der Kuhnschen Saugmaske unterstützen, man kann die Kranken in Stahlbäder, z. B. nach Pyrmont, schicken oder in die Luftkurorte des deutschen Mittelgebirges, wo anfangs Freiliegekuren, später Steigübungen zu machen sind.

Bei sehr schwerer Anämie kommen Blutinjektionen, -transfusionen und Leberbehandlung in Frage.

Bei einer unter Umständen Jahrzehnte dauernden Krankheit ist es vor allem wichtig, den Kräftezustand zu heben und nicht nur die Arbeitsfähigkeit zu erhalten, sondern auch die Lebensfreudigkeit. Häufige Harnanalysen oder gar tägliche Eiweißbestimmungen sind in der Hand des hypochondrisch veranlagten Kranken eine Quelle beständiger Sorgen und Aufregungen, die um so mehr verstopft werden muß, als selbst der Arzt aus geringfügigen Schwankungen der Albuminurie keine neuen Gesichtspunkte gewinnt.

Zur psychischen und Allgemeinbehandlung gehört auch, daß der Arzt nicht so viel wie möglich, sondern so wenig wie möglich verbietet (v. Noorden). Das gilt insbesondere für die Mehrzahl der Fälle des zweiten Stadiums, die keine Ödeme, keine Herzinsuffizienz und keinerlei Beschwerden haben und voll leistungsfähig sind. Gar keine Behandlung ist in solchen Fällen sicherlich besser als eine falsche mit Liege- und Milchkuren, wo keine Neigung zu Hydrops, oder mit einer zu stickstoffarmen Diät, wenn keine Niereninsuffizienz besteht. Denn Kräftigung des Herzens ist hier wichtiger als Schonung der Niere.

Das führt uns zur Frage der diätetischen Behandlung im gut kompensierten Dauerstadium der sekundären Hypertonie.

Ist eine Nierenschonungskost angezeigt? Es handelt sich nicht um einen „chronischen Reiz" oder „Entzündungszustand", sondern um eine dauernde Störung der Nierendurchblutung, und die Zahl der erhaltenen arbeitsfähigen Elemente ist noch so groß, daß sich ein funktioneller Ausfall noch kaum feststellen läßt. Sollte man von einer gewissen funktionellen Inanspruchnahme nicht wie bei jedem arbeitenden Organ eine Besserung der Durchblutung erwarten? Ich habe daher bisher im Hinblick auf die Niere den Standpunkt eingenommen, daß die Diät von der Normaldiät eines Gesunden nicht abzuweichen braucht, wenn nicht die bestimmten Anzeichen der Ödembereitschaft oder der beginnenden Niereninsuffizienz vorliegen. Eine Nierenschonung erscheint unnötig oder zwecklos, wenn die Funktion der sekretorischen Elemente vollständig erhalten ist; einer Schonung bedürftig sind höchstens die Nierengefäße bzw. die Kapillaren der Glomeruli, deren Durchlässigkeit für Eiweiß und rote Blutkörper angeblich durch große Salzgaben, scharfe Gewürze, Alkohol und andere sog. nierenschädigende Genußstoffe gesteigert wird. Ob dadurch aber der Verlauf ungünstig beeinflußt wird, dafür haben wir keinerlei Anhaltspunkte. Der S. 1429 erwähnte Fall von 44jähriger Krankheitsdauer, der keinerlei Diätvorschriften eingehalten und sehr viel Wein getrunken hat, spricht eher für das Gegenteil.

Im allgemeinen wird man ein Zuviel vermeiden, und es genügt, wenn der chronisch Nierenkranke einmal täglich Fleisch zu sich nimmt. Aber es liegt keine Veranlassung vor, Fleisch oder Eier ganz zu verbieten oder den noch immer so beliebten Unterschied zwischen weißem und rotem Fleisch zu machen. Das schematische Verbot des roten Fleisches ist, wenigstens vorläufig noch, wissenschaftlich durch nichts begründet (vgl. aber S. 1473) und kann besonders bei solchen Kranken, die gerne päpstlicher als der Papst sind, zu einer schädlichen Eiweißunterernährung führen.

Noch weniger Veranlassung liegt vor, mit Rücksicht auf die Niere im zweiten Stadium ohne Ödembereitschaft das Kochsalz zu verbieten, wie das noch immer bei Fällen mit bester Nierenfunktion geschieht, oder die üblichen Gewürze, die das Essen schmackhaft machen. Andererseits ist es nicht wünschenswert und zum Lebensgenuß auch nicht nötig, daß der Kranke gerade sehr scharf gewürzt und gesalzen ißt, oder Nahrungsmittel, die als nierenschädlich gelten, in großen Mengen zu sich nimmt. v. Noorden hat z. B. bei einem Kranken mit „Schrumpfniere" zweimal nach dem unmäßigen Genuß von Sommerrettichen Hämaturie, bei einem anderen Falle nach dem Genuß von englischem Bleichsellerie Steigerung der Albuminurie auftreten sehen. Eine systematische Prüfung der Schädlichkeit derartiger Gemüse für die Niere bzw. die Nierengefäße, wie sie von Kakowski begonnen worden ist, ist sicherlich wertvoll. Danach sind Dill, Petersilie und Steinpilze in großen und vom üblichen Gebrauch stark abweichenden Dosen als „nierenreizend" anzusehen. Ob sie aber schädlich sind im Sinne einer Beschleunigung des Verlaufes, das ist noch sehr die Frage (vgl. S. 1144).

Alkohol, Kaffee, Tee, Tabak gelten als herzerregende und gefäßschädigende Genußgifte. Man wird daher jeden unmäßigen Genuß unbedingt verbieten, aber der individuellen Toleranz im einzelnen Falle Rechnung tragen.

An sich schadet der Alkohol der Niere weder im akuten noch im chronischen Stadium der Nephritis, davon haben wir uns in „Alkoholwasserversuchen", die diuresebefördernd wirken, oft überzeugt.

Nachdem schon für das akute Stadium das Prinzip der Nierenschonung für die Wahl der Diät verworfen wurde, soll hier auch für die chronische Nephritis des zweiten Stadiums noch einmal unzweideutig die Überzeugung ausgesprochen werden, daß weder eine Reizung, noch eine Schonung der Niere bei der Wahl der Diät in Frage kommt. Der Schaden, der mit der sog. „Nierendiät", die sich wie eine ewige Krankheit fortgeerbt hat, in chronischen Formen des zweiten Stadiums mit guter Funktion angerichtet wird, ist meines Erachtens größer als der Nutzen. Man muß sich doch in jedem Falle klar machen, was wir mit der Diät erreichen wollen und können, und wo der Schaden einer falschen und der Nutzen einer richtigen Diät angreifen kann.

Wir meinen die Niere zu schonen, wenn wir ihr NaCl vorenthalten. Wir treffen damit aber nicht die Niere, sondern die Kapillaren und Lymphgefäße. Ist es da nicht zwecklos, das Kochsalz bei guter Kapillarfunktion und fehlender

Ödembereitschaft zu verbieten, und mehr als das, wenn statt des unschädlichen Chlorsalzes Bromsalz gegeben wird, mit dem Erfolg, daß Selbstmorde infolge von Bromismus vorkommen?

Wir meinen die Niere zu schonen, indem wir Fleisch verbieten; kann man sich wirklich vorstellen, daß ein zum Untergang bestimmtes sekretorisches Element infolge dieser Schonung auch nur um einen Tag später zugrunde geht, infolge der „reizenden" Wirkung des Fleisches seine Tätigkeit früher einstellt?

Und welchen Nutzen für die Niere können wir von der Milch erwarten, die in der Zeit der Milchknappheit wahllos in jedem Falle von Albuminurie durch besonderes Zeugnis verschrieben worden ist? Man mache sich doch klar, daß die Einzelelemente, die ungenügend mit Blut versorgt werden, unter der normalen Beanspruchung sicher nicht leiden, und daß der Untergang derjenigen Elemente, die infolge ungenügender Durchblutung veröden, durch keine noch so schonsame Nierendiät aufgehoben werden, durch keine noch so reizende Diät beschleunigt werden kann.

Eine andere Frage ist es, ob wir mit der Diät irgendeinen Einfluß ausüben können auf das pathogene Moment der allgemeinen Gefäßkontraktion, so wie wir es im akuten Stadium der Nephritis mit so gutem Erfolge durch Hunger und Durst vermögen. Von diesem Standpunkt ist das Ernährungsproblem der Nephritis noch nicht betrachtet worden, weil das Gesichtsfeld ganz auf das Prinzip der Schonung der gereizten, reizbaren oder entzündeten Niere eingeengt war. Läßt sich eine kreislaufentspannende diätetische Behandlung auch in chronischen Fällen durchführen? Es kommt hier nicht nur die Quantität — da Unterernährung den Blutdruck herabsetzt, wird man jede Überernährung vermeiden —, sondern vor allem die Qualität in Betracht. Es handelt sich, ganz unabhängig von der für die zukünftige kausale Behandlung so wichtigen Frage, ob die Art der Nahrung auf die Entstehung der ursächlichen, die Gefäßkontraktion bewirkenden unbekannten chemischen Noxen von Einfluß ist, vorläufig nur um die Fragestellung: Gibt es Nahrungsstoffe, deren Abbauprodukte die Eigenschaft haben, die bereits bestehende allgemeine Kontraktion der allem Anschein nach überempfindlichen Gefäße zu steigern?

Von den eigentlichen Nahrungsmitteln — Wasser und Salz müssen gesondert betrachtet werden — kommen nur die Eiweißstoffe in Frage. Daß mit Abnahme der Nierenfunktion der Blutdruck steigt, läßt sich oft beobachten.

Allerdings ist die Frage noch keineswegs spruchreif, was hier Ursache und Folge ist. Ich halte es für mehr wahrscheinlich, daß die Nierenfunktion abnimmt, weil der Blutdruck steigt, d. h. weil die allgemeine und renale Gefäßkontraktion zunimmt. Denn wir sehen hier wie bei der malignen Sklerose, daß die Erscheinungen einer Zunahme der abnormen Gefäßkontraktion (Anstieg des diastolischen Blutdruckes, Retinitis angiospastica) der Abnahme der Nierenfunktion gewöhnlich vorausgehen.

Andererseits müssen wir, wenn es auch Fälle von tödlicher Niereninsuffizienz gibt ohne Blutdrucksteigerung, doch angesichts des Blutdruckanstieges bei der Anurie sehr mit der Möglichkeit rechnen, daß auch durch Abnahme der Nierenfunktion eine Blutdrucksteigerung hervorgerufen, eine schon bestehende allgemeine Gefäßkontraktion ungünstig beeinflußt werden kann.

Der Gedanke liegt nahe, die retinierten Stoffe dafür verantwortlich zu machen. Die Tierversuche Backmans (vgl. S. 387) lassen ebenfalls an diese Möglichkeit denken. Ich habe aber nicht den Eindruck, daß die niederen Eiweißspaltprodukte wie Harnstoff, Harnsäure, Kreatinin, eine Rolle spielen, viel eher scheint mir ein krampffördernder Einfluß von der Retention der Darmfäulnisprodukte (Amine?), oder von bestimmten Bausteinen des Nahrungseiweißes (vgl. S. 1473) zu erwarten. Vielleicht eröffnet uns ein Studium dieser Frage das Verständnis für die traditionelle Scheu vor Fleisch, besonders vor dunklem Fleisch bei der Nephritis; für die unzweifelhaft günstigen Erfolge der vegetarischen Diät im Endstadium; für die günstigen Erfolge, die Hirschfeld bei der genuinen Schrumpfniere mit einer recht eiweißarmen Kost erzielt hat; für die günstigen Erfahrungen, die wir selbst in den letzten Jahren bei der Verordnung vegetarischer Kost schon vor Eintritt der Niereninsuffizienz erzielt haben?

Dabei ist freilich ein wichtiger Faktor nicht zu vergessen, der für uns der Grund war, die Kranken zu vegetarischer Kost zu ermuntern, das ist der Faktor der Flüssigkeitseinschränkung. Ich habe bei der chronischen diffusen Nephritis im hypertonischen Dauerstadium (wie bei der essentiellen Hypertension) von keiner Maßnahme einen so großen Nutzen gesehen wie von einer Einschränkung der Flüssigkeitszufuhr, die ich verordne, um den Kreislauf zu entspannen und das Herz zu schonen. Ihre Durchführung wird dem Kranken außerordentlich erleichtert durch Einhaltung einer sehr salzarmen und einer vegetarischen Kost.

Unter dem Zwange der Vorstellung, daß durch reichliche Flüssigkeitszufuhr beim Nierenkranken Gifte und Stoffwechselprodukte ausgeschwemmt werden müßten, galt es früher immer als ein erstrebenswertes Ziel, den chronischen Nierenkranken eine ausgiebige Diurese zu verschaffen, bis v. Noorden mit Recht darauf aufmerksam machte, daß der „Schrumpfnierenkranke" mehr wie ein Herzkranker zu behandeln sei, und daß bei diesem eine Einschränkung der Flüssigkeitszufuhr von großer, bisweilen lebensrettender Bedeutung ist.

Der Nutzen dieser Vorschrift war schon Stokes bekannt. Später haben Körner (Graz) und sein Schüler Glax (Abbazia) auf den großen Nutzen der Einschränkung der Flüssigkeitsaufnahme bei Herzkranken ausdrücklich hingewiesen, doch ist diese Methode erst durch die später erfolgten epochemachenden Mitteilungen Oertels populär geworden.

Diese Veröffentlichungen stammen alle aus einer Zeit, in der man den Blutdruck noch nicht zu messen verstand; vermutlich hat es sich bei den hervorragend günstig beeinflußten Fällen Oertels gerade um solche Herzvergrößerungen gehandelt, die auf einer Blutdrucksteigerung beruhen, denn bei keiner anderen Herzkrankheit sind die Erfolge der Flüssigkeitsentziehung so in die Augen springend wie bei jenen muskelstarken Herzen im Stadium beginnender Dekompensation.

Alle die vielbestrittenen Angaben Oertels, daß der Zufluß des Blutes zum Herzen nicht mehr dem Abfluß desselben entspreche, daß eine hydrämische Plethora eintrete, daß der Druck in den Venen steige, und die von v. Basch ins Lächerliche gezogene Behauptung, daß mit Entziehung der Flüssigkeiten die Harnmenge nicht nur nicht sinkt, sondern steigt, alles dies trifft für die relative Insuffizienz des muskelstarken Nephritiker- und Hypertonikerherzens zu.

Man hat vom grünen Tisch aus gegen die methodische Flüssigkeitseinschränkung den Einwand erhoben, daß Flüssigkeitsaufnahme beim Normalen den Blutdruck nicht steigere, aber dabei unterlassen, sich zu überzeugen, daß bei einer sekundären nephritischen Hypertonie der Blutdruck tatsächlich im Wasserversuch ansteigt, bei Trockenkost absinkt.

Noch unbegreiflicher ist die Logik des vielfach erhobenen Einwandes, daß der an Diabetes insipidus Leidende trotz abundanter Wasserzufuhr weder Blutdrucksteigerung noch Herzhypertrophie bekommt. Dabei bedarf es keiner besonderen Beobachtungsgabe, um zu sehen, daß der an Diabetes insipidus Leidende Wasser in ein Sieb schüttet und dabei fast verdurstet. Alle diese Einwände können die unbestreitbare Tatsache des frappanten Erfolges der Trockenkost bei der relativen Herzinsuffizienz der Hypertoniker nicht aus der Welt schaffen.

Nicht das Wasser, das den Körper rasch verläßt, schadet dem Herzmuskel, sondern das, was zurückbleibt, führt bei unvollständiger Entleerung des Herzens gegen abnorme Widerstände zur Überdehnung.

Gelegentliche Überschreitungen der auf etwa $^3/_4$—$^5/_4$ Liter einzustellenden Tagesmenge haben keinen schädigenden Einfluß auf das Herz, und v. Noorden hat empfohlen, einmal wöchentlich einen Trinktag mit beliebiger Flüssigkeitsaufnahme einzuschalten, um die Ausschwemmung etwaiger Rückstände zu ermöglichen. Auch gegen gelegentliche Trink- (Auswaschungs-) Kuren ist nichts einzuwenden, wenn keinerlei Zeichen von relativer Herzinsuffizienz vorhanden sind. Es erscheint aber ratsam, die kurmäßige Wasseraufnahme nach Art des Wasserversuches auf einmal, nüchtern und bei Bettruhe vornehmen zu lassen und die Diurese zu kontrollieren.

Der große Vorzug der vegetarischen Kost besteht darin, daß die Kranken keinen Durst empfinden, so daß selbst bei freigestellter Flüssigkeitszufuhr die Harnmenge abnimmt und sich auf etwa einen Liter einstellt. Die Ursache dafür ist nicht nur in der Eiweißarmut, sondern auch in der Salzarmut der vegetarischen Kost zu suchen, und in dieser Beschränkung der Salzaufnahme liegt ein weiterer Faktor, der zur Entspannung des Kreislaufes beiträgt.

Man hat bisher die **Kochsalzentziehung** auch nur unter dem Gesichtswinkel der Nierenschonung empfohlen und hauptsächlich bei Neigung zur Wassersucht angewandt in der Meinung, die bei dieser leicht festzustellende Kochsalzzurückhaltung rühre von einer Undurchlässigkeit der Niere für Chlor her. Es ist schon S. 282 dargelegt worden, daß dieser Standpunkt zugunsten einer extrarenalen Chlorretention aufgegeben werden muß.

Neuerdings ist nun Allen mit der überraschenden Angabe hervorgetreten, daß jede Blutdrucksteigerung eine noch strengere Salzentziehung fordere als die Wassersucht.

Er verlangt, daß die Salzentziehung so weit getrieben wird, daß in 24 Stunden nicht mehr als 0,2—0,5 g Kochsalz ausgeschieden werden, und er dehnt dieses Verbot auch auf alle anderen Salze aus. Als therapeutischen Hauptgrundsatz stellt er auf Grund empirischer Beobachtung die Regel auf, daß alle osmotisch wirksamen Substanzen, die in irgendeinem in Betracht kommenden Ausmaß durch die Niere ausgeschieden werden, verboten werden müssen. Seine Erfolge damit bei jeder Art von Hochdruck — leider wird in seinem Material kein Unterschied gemacht zwischen akuter oder chronischer Nephritis und essentieller Hypertonie oder genuiner Schrumpfniere — scheinen so vorzüglich zu sein, daß eine Nachprüfung dringend erforderlich ist, ob mit dieser strengen, schwer durchführbaren und für die Kranken sicher sehr entbehrungsreichen Diät, bei der 60—90 g Fleisch oder anderes Eiweiß erlaubt sind, mehr erreicht wird als mit unserer N-, NaCl- und wasserarmen vegetarischen Kost.

Allen macht aber ausdrücklich darauf aufmerksam, daß sich niemand ein Urteil über diese Kur erlauben oder über Mißerfolge beklagen dürfe, der nicht eine Salzausscheidung von 0,2—0,5 g in 24 Stunden erreicht hat, was unter Umständen unter Ausscheidung im Körper zurückgebliebener Salzmengen Wochen dauern kann.

Bezüglich der Eiweißzufuhr richtet sich Allen nach dem Grade der N-Retention; bei einem höheren Grad derselben ist die Zufuhr größerer Eiweißmengen und die Anwendung von Harnstoff kontraindiziert. Anderenfalls gestattet er 60—90 g Protein täglich, weil er keinen schädlichen Einfluß davon in Fällen von Hypertonie und Arteriosklerose und keinerlei Parallelismus zwischen jener und dem Grade der N-Retention beobachtet hat.

Dagegen hat ihn eine sechsjährige klinische Erfahrung gelehrt, daß der geringste Nachlaß in der strengen salzfreien Kost, schon 1—2 g NaCl täglich, sofort oder allmählich beantwortet wird entweder mit einer Gewichtszunahme (bei Ödemfällen) oder mit einem Ansteigen des Blutdruckes und Wiederkehr von Symptomen. In solchen, d. h. in einigen Ödemfällen und in einer größeren Reihe von Hochdruckfällen, muß die strikte salzfreie Diät während des ganzen Lebens beibehalten werden. In weniger schweren Fällen können 1—4 g Salz vertragen werden, ohne daß Ödem oder Hochdruck zurückkehrt.

Immerhin hält er nach der Theorie, daß eine funktionelle Überlastung nicht nur verschiedene Symptome, sondern auch eine Verschlechterung der Funktion selbst herbeiführt, es für vorsichtiger, die Salzration sehr niedrig zu halten in all den Fällen, deren Salzhaushalt irgendwie von der Norm abweicht.

In einem Teil seiner Fälle von Hochdruck oder Ödemneigung, bei denen Allen diese überstrenge Salzentziehung angewandt hat, traten Zeichen von Salzmangel auf: erhebliche Schwäche und Schwinden der Eßlust. In den nächsten ein bis zwei Tagen kommt es zu Hinfälligkeit, Anorexie, Übelkeit, bisweilen Erbrechen, Kopfschmerz, Wadenschmerzen und Schwäche oder Unregelmäßigkeit der Herztätigkeit. Auf 2 g Kochsalz in Suppe oder

Wasser schwinden alle Erscheinungen wie weggezaubert meist in vier, sicher in 24 Stunden. In leichteren Fällen kann man dann ohne Schaden 2 g Kochsalz täglich erlauben, in schweren muß man versuchen, mit 1 g oder $^1/_2$ g auszukommen. Bei solchen Konzessionen ist große Vorsicht nötig, da laut Urinanalyse selbst bei diesen kleinen Mengen Retention stattfinden und nach ein oder zwei Wochen der Hochdruck oder das Ödem wiederkehren kann. In sehr seltenen Fällen versagt auch die strikte salzfreie Diät; Hochdruck und Ödem bleiben, und dennoch treten die Zeichen des Salzmangels auf, so daß man hier mit einem Kompromiß zwischen beiden Übeln hindurchsteuern und eine leichte dauernde Salzmangel-schwäche in den Kauf nehmen muß.

Allens Beobachtungen und praktische Erfahrungen sind von großem Interesse und können nicht bestritten werden. Aber wie steht es mit ihrer Begründung? Ist wirklich der Salzhaushalt bei jederlei Hochdruck so schwer gestört, das Kochsalzausscheidungsvermögen so viel mehr beeinträchtigt als das Stickstoffausscheidungsvermögen? Das widerspricht allen Erfahrungen über die Nierenfunktion, die bei Hochdruck, selbst bei sekundärem, wohlerhalten sein kann. Die Rücksicht auf die Niere, die Vermeidung ihrer „Überlastung" oder „Reizung" mit wenigen Gramm Kochsalz — Allen steht auf dem grund-sätzlichen Standpunkt, daß eine geschädigte Niere durch Salz „gereizt" wird — kann unmöglich die Ursache des Erfolges sein, zumal da es Fälle genug von Hochdruck gibt, die auch normale Kochsalzmengen in der normalen Zeit und in der normalen Weise ausscheiden. Das Geheimnis des Erfolges muß wo anders gesucht werden.

Ich sehe in der Salz-, und zwar der Kochsalzentziehung eine Entlastungs-therapie ersten Ranges, aber nicht die Niere, sondern der hochgespannte Kreislauf wird entlastet, denn eine derartige Salzentziehung, die bis an oder dicht an den gefährlichen Zustand des Salzhungers heranreicht, muß zu einer erheblichen Verminderung der Körperflüssigkeiten, in erster Linie der Blut-menge führen.

Was wir im akuten Stadium in kürzester Frist durch Hunger und Durst erreichen und nur für kurze Zeit festhalten können, das erreicht die strenge Salzentziehung allmählich, aber auf die Dauer. Allen glaubt die Niere zu schonen, aber er schont Herz und Gefäße und erreicht eine mächtige Ent-spannung des Kreislaufes, also dasselbe und vielleicht in noch höherem Grade, was wir durch unsere eiweiß- und salzarme vegetarische Trockenkost zu erreichen suchen.

Ein Beispiel unserer Beobachtung für den Erfolg der Salzentziehung in einem Falle des 2. Stadiums mit gut erhaltener Nierenfunktion, in dem die Erscheinungen kardialer Insuffizienz bei sekundärer Hypertonie ganz im Vordergrunde standen, ist das folgende:

Sch., 49 Jahre. 1918 im Feld Grippe, trotzdem Dienst getan. Am Geschütz umgefallen. Schmerzen im Kreuz. Alb. +. Blieb im Dienst. Behandlung unmöglich. Frühjahr 1919 Alb. nach Esbach angeblich 0. März 1925 Durst und Atemnot beim Gehen. Juli Nauheim. Cor bovin. festgestellt. BD 200—210/150—160. Systolisches Geräusch. Starke Ödeme, enorme Leberstauung, Stauungsbronchitis. Alb. 1 $^0/_{00}$. Reichlich hyal. u. gran. Zyl. Wa. neg. Gebessert. Februar 1926 von neuem starke Ödeme. März wieder Nauheim. Gebessert, nicht frei von Ödemen, viel zu Bett, wenn auf, in wenigen Stunden wieder Ödeme. Mai 1926 Klinik: Starke Wassersucht, BD 170. Alb. +. Sehr große Leber. Durch streng salzfreie Kost, Salyrgan und Strophantin werden die Ödeme vollständig beseitigt. Die starke Erweiterung des Herzens geht zurück, Herz noch recht groß. Gewicht 190 Pfund. Nachuntersuchung 29. 6. 26. Ausgezeichneter Befund, völlig beschwerdefrei, keine Atemnot mehr. Nie mehr Ödeme. BD 126, Alb. +.

30. 7. 26: Alb. +. BD 140. Keine Nykturie, lebt völlig salzfrei. 1927 geht gut bis auf Bergsteigen. BD 150. Alb. +.

23. 6. 28: BD 160, Alb. +. Röntgenbefund: Quergestelltes, nach links und rechts großes, aortenkonfiguriertes Herz mit breiter elongierter Aorta.

13. 8. 29: hat strengstens salzfrei gelebt. Gewicht 220 Pfund. BD 160/100. Alb. 0,2 $^0/_{00}$ vereinzelte hyal. Zyl. u. Er. Lipoide neg., spez. Gew. 1024.

11. 8. 30: BD 160. Alb. +. Harn-U+ 2,2 g%, Blut-U+ 48 mg%, Ind. u. Xanth. neg. Ambard 0,1. Chol. 225 mg%. Hat seit 1926 streng salzfrei gelebt, nie wieder Herzbeschwerden oder Ödeme gehabt. Voll arbeitsfähig.

Die von Allen geforderte Ausdehnung des Verbotes auf alle anderen Salze ist nicht notwendig. Wir geben sogar mit Vorliebe Alkalisalze organischer Säuren zur Bekämpfung der Azidose und haben davon bei strenger Kochsalzentziehung keinen ungünstigen Einfluß auf Blutdruck oder Ödeme gesehen.

Als Beispiel für den Erfolg dieser Behandlung im III. Stadium möchte ich folgenden Fall anführen:

Dr. jur. H. M., 33 Jahre. Zu Erkältungen geneigt. 1915 freiwillig gemeldet, Albumen festgestellt. Urin manchmal rötlich, immer dunkel. BD 125 mm Hg. 1 Jahr Bettruhe, keine Besserung, deshalb 1916 Dekapsulation der Nieren, kein Einfluß. Juni 1916 Tonsillektomie, danach makroskopische Hämaturie verschwunden. Mikroskopisch noch nachzuweisen.

Die folgenden Jahre häufige Kontrollen, 1—3%₀₀ Alb., Zylinder pos., ab und zu Erythr., BD um 125, lebt salzarm, fühlt sich gesund.

1921 rechtsseitige Pleuritis, punktiert; Hämaturie. Die nächsten Jahre in Wildungen.

1925 in Wildungen Isosthenurie 1009—1012. 20 mg% Harnstoff im Blute. BD um 125, zeitweise Knöchelödem. Nykturie 1—2mal.

1927. Blutdruck steigt langsam an, ab und zu Kopfschmerzen, morgendliches Erbrechen.

1929. BD um 180 mm Hg. Gewichtsabnahme. Kopfschmerzen, Alb. 3%₀₀.

20. 11. 29 plötzlich eintretende Verschlechterung der Sehkraft des rechten Auges, Unmöglichkeit zu lesen. 5 Tage später Aderlaß, 3 Tage später von seiten der Augen beschwerdefrei. Kopfschmerzen nehmen aber zu. Weihnachten 29: Sehkraft wird schlechter. 31. 12. heftiges Erbrechen, heftige Kopfschmerzen, Flimmern vor den Augen, kann nicht mehr lesen. Lumbalpunktion bessert nur für einige Stunden.

5. 1. 30. Sehkraft hat sich rapid verschlechtert, die Nykturie zugenommen, Erbrechen, starke Kopfschmerzen, vor allem in Schläfe und Hinterkopf, metallischer Geschmack im Munde. Es wird Urämie angenommen und die Prognose ganz schlecht gestellt.

1. Aufnahme 6. 1. 30. Urinöser Geruch, schmutzig gelbes Kolorit. BD 220/150 mm Hg. Blut: Ninhydrin pos. U+ 150, U− 7,6 mg%. Xanthoprotein und Indikan negativ. Harn: 9%₀₀ Alb., mäßig rote BK, Lipoide neg., spez. Gew. um 1008 fixiert.

Augenhintergrund: Schwerste Neuroretinitis beiderseits, Optici fahl, Ränder verwaschen, Venen gestaut, Arterien spastisch; flächenartige Degenerationsfelder, grobe Spritzfiguren; zahlreiche Blutungen. Fast blind.

Behandlung: Ab 6. 1. Flüssigkeitsaufnahme 500 ccm, vorwiegend Aqua dest., salz- und fleischfreie Diät.

Ab 16. 1. etwas mehr Flüssigkeit, Basika und alkalisierendes Mischpulver. Bis zu diesem Tage Strophantin.

Vom 28. 1.—31. 1. täglich 2mal 20 ccm Eigenblut i. m.

Ab 23. 1. Zahnbehandlung, Wurzelresektion, Extraktionen.

In der Zwischenzeit weiter alkalisierende Diät mit Zusatz von Alkalien. Flüssigkeitsmenge um 1 Liter.

27. 1. Allgemeinbefinden ausgezeichnet, BD 144/105, Blut-U+ 80 mg%. Harn: Alb. 2,5%₀₀, vereinzelt Zyl. u. Erythr., Lipoide pos. Ödeme im Augenhintergrund vollkommen verschwunden, Papillengrenzen scharf, Arterien weiter. Sehvermögen wesentlich besser.

2. Aufnahme zur Nachuntersuchung 26. 3. 30. Allgemeinbefinden ausgezeichnet, BD 168/115. Blut-U+ 48, U− 7,6 mg%. Harn: Alb. 2%₀₀, reichlich Zyl., mäßig Erythro., Lipoide neg. Alkalireserve 67%. WV. größte ½-Std.-Menge 200/1001! Nach 4 Std. 1090 von 1500. Am Abend 1012. Augenhintergrund: Die Gefäße „zur Norm zurückgekehrt, allerdings ist ihre Wandung unregelmäßig", Papillenränder scharf. Keine Blutungen. Glitzernde Herde um die Maculae.

3. Aufnahme 4. 6. Allgemeinbefinden ausgezeichnet. BD 148/105. Blut-U+ 32, U− 6,3 mg%. Xanth. u. Ind. neg. Alb. 0,6, mäßig hyal. Zyl., vereinzelt Erythro., Lipoide neg. WV. größte ½-Std.-Menge 178/1001. Konzentr.: In 48 Stunden nicht über 1012. Augenhintergrund: Optikus scharf konturiert, hat seine hyperämische Färbung verloren. Gefäße leicht verändert, Herde haarscharf und glitzernd, Sehvermögen normal.

4. Aufnahme. Seit der letzten Entlassung am 7. 6. 30 ausgezeichnetes Allgemeinbefinden, voll leistungsfähig, versieht seine ganze Praxis mit täglich durchschnittlich 8 Std. Arbeit, geht auf die Jagd. Keinerlei Atembeschwerden. Körpergewichtszunahme von 3,4 kg. Morgens leicht ammoniakalischer Geschmack im Munde. Das Zahnfleisch blutet leicht beim Zähneputzen. Hat streng salzfrei gelebt, 2mal wöchentlich 100 g Leber oder Niere, sonst kein Fleisch gegessen.

Aufnahme am 29. 11.: BD 145/100. BSG. $3^1/_2$ Std., im Urin 0,9$^0/_{00}$ Alb., vereinzelt gran., reichlich hyal. Zyl. und vereinzelt Erythro., keine Lipoide. Im Augenhintergrunde in der Makulagegend noch allerfeinste Reste der Spritzfigur, die Gefäße gut, leicht verändert, die Sehnerven eine Spur abgeblaßt. Im Blute U+ 102 mg$^0/_0$, U− 10,5, Ambard: 0,41. Cholesterin, Xanth. u. Ind. neg.

Beim WV. größte $^1/_2$-Std.-Portion 170 (mit Theozin 305) ccm, in 4 Std. 940 (mit Theozin 1420) ccm von 1500 ausgeschieden. Verdünnt bis 1003. Kein Anstieg des BD's während des WV.

Bei der Entlassung 2. 12. nach reichlichem Trinken Blut U+ 75,5, U− 10,3 mg$^0/_0$. Xanth. +. Ind. neg. Alkalires. 55,4.

Ein ganz ähnliches Beispiel für den Erfolg der Salzentziehung in solchen pseudurämischen Fällen findet sich bei Floyd:

30jähriger Mann, schwere Halsentzündung Januar 1923. 13. 2. 1923 bettlägerig, mit etwas Hydrops, Hydrothorax rechts. Hartnäckige Übelkeit und Erbrechen, Alb. +. 18. 2. 6 Krampfanfälle. Delirium. 24. 4. 7 Krampfanfälle. Danach ganz blind bis 5. Mai. RN 37 mg$^0/_0$.

Krankenhaus 5. 6. 23 schwere Retinitis. BD 200/140, großes Herz. Alb. ++. Kein Ödem, keine Anämie, RN 51. Salzfreie Kost, keine andere Behandlung. In einer Woche besser. Ab 18. 6. kann der Kranke aufstehen. 21. 6. entlassen. Konnte wieder sehen, Retinitis wesentlich gebessert. RN 39. Gewichtszunahme 20 Pfund. BD 148/95. Die folgenden 3 Jahre fest gearbeitet, wohl. Retinitis vollkommen geheilt. Sehvermögen normal. BD 140/90. Alb. u. Zyl. +. RN 40. Bleibt bei einer salzfreien Kost.

Es ist wohl möglich, daß in einem Stadium des Hochdruckes, in dem die Eiweißschlacken noch vollständig ausgeschieden werden und auch noch keine Retention aromatischer Gruppen erfolgt, eine Einschränkung der Eiweißzufuhr nicht nötig ist, wenn auf dem Wege der Salzentziehung die Entspannung des Kreislaufes erreicht ist.

Anders liegen die Dinge im dritten Stadium der Nephritis, wenn sich die Störung der Nierenfunktion einstellt.

Hier tritt die Rücksicht auf die Niere ganz in den Vordergrund.

Aber auch hier wieder ist es nicht so sehr der Gesichtspunkt der Schonung des geschwächten, kranken, schonungsbedürftigen Organes, sondern der der Verhütung der Retention, der Aufstauung giftiger Stoffe, der die Behandlung leitet mit dem Ziel, das Leben zu verlängern. Ohne zu wissen, welche Stoffe schließlich die tödliche Vergiftung herbeiführen, können wir doch so viel sicher sagen, daß sie weder dem Salz-, noch dem Kohlehydrat-, noch dem Fettstoffwechsel entstammen, sondern ausschließlich dem Eiweißstoffwechsel. Daher ist in diesem Stadium eine Einschränkung der Eiweißzufuhr unbedingt geboten.

Man hat hier zu unterscheiden zwischen einer kurzfristigen Entgiftungskost, wenn der Kranke bereits im präurämischen Stadium oder mit hohem RN-Spiegel in die Behandlung kommt, und einer Dauerkost, bei der der Kranke fernerhin leben und womöglich arbeiten soll.

Im ersteren Fall kommt eine vorübergehende vollständige oder fast vollständige Entziehung des Eiweißes in Frage, wobei durch Rohobst mit Zucker und Sahne, Gemüse mit Butter, Salate mit Öl und Essig, Kartoffeln mit Butter, Reisbrei in Sahne usw. oder durch Rohkost das Kalorienbedürfnis für Wochen oder länger gedeckt werden kann, ohne daß es zu einem Zerfall von Körpereiweiß kommt.

Für die Dauerdiät ist zu berücksichtigen, daß die meisten Menschen sich bei einer stickstoffreicheren Kost wohler und arbeitsfähiger fühlen als bei einer sehr stickstoffarmen. Als obere Grenze des bei einem Nierenkranken Erlaubten kann man etwa 70—80 g Eiweiß festhalten, was einer Stickstoffausscheidung von rund 11—13 g in 24 Stunden entspricht. Das ist eine Menge, die auch für den Normalen völlig ausreicht.

Für die genauere Festlegung der Dauerdiät und des Grades der nötigen N-Einschränkung im dritten Stadium der chronischen Nephritis ist eine Kontrolle der N-Zu- und Ausfuhr, zum mindesten der N-Retention im Blute unerläßlich, da sie für uns einen Indikator der Funktionsstörung bedeutet.

Die Höhe der N-Einfuhr muß sich nach der Höhe des RN-Spiegels im Blute richten, bei dem die N-Ausscheidung der Einfuhr entspricht. Jene zeigt im dritten Stadium durchaus nicht das unberechenbare „bizarre" Verhalten, das v. Noorden, getäuscht durch die extrarenal bedingten Schwankungen des endogenen N-Angebotes, als charakteristisch für die Nephritis beschrieben hat. Im Gegenteil, die prozentuale N-Ausscheidung ist in den meisten Fällen außerordentlich konstant und die absolute fast nur — und auch das nur bis zu einem gewissen Grade — von der Harnmenge abhängig. Wenn große Schwankungen vorkommen, so sind sie stets extrarenal, und zwar meist kardial, durch Ödembildung oder Ödemresorption bedingt.

Solange der Kranke noch arbeitsfähig ist und der Rest-N-Gehalt des Blutes die obere Grenze des normalen nur wenig übersteigt, etwa 60—70 mg beträgt, wird man die N-Zufuhr im Rahmen der erlaubten Grenze von höchstens 10 g so groß wie möglich einstellen, d. h. so groß bemessen, als die N-Ausscheidung ohne erhebliche Polyurie beträgt, also immer noch kleiner als normal.

Hat der Rest-N bereits diese Werte überschritten, so ist mit einer vollen Arbeitsfähigkeit des Kranken doch nicht mehr zu rechnen, und dann ist die N-Zufuhr so niedrig wie möglich einzustellen; keinesfalls darf die Zufuhr die Ausscheidung übersteigen, und wir pflegen bei den Kranken der Endperiode die N-Zufuhr auf 3—4 g in 24 Stunden zu beschränken. Dabei sieht man nicht selten noch eine erfreuliche Besserung des Allgemeinbefindens und ein Konstantbleiben oder leichtes Absinken des Rest-N eintreten. Eine Steigerung der Salz-, Schlacken- und Wasserdiurese durch Diuretika ist bei der insuffizienten Niere ohne Ödeme nicht zu erreichen.

Die Kranken sprechen auf die Eiweißeinschränkung in der Nahrung verschieden an. Je nachdem die Anspruchsfähigkeit der Niere weniger oder stark beeinträchtigt ist, sinkt der Harnstoffspiegel im Blute unter Mehrausscheidung von N, oder sinkt die N-Ausscheidung und der Harnstoffspiegel im Blute bleibt erhöht, ein prognostisch wichtiges Verhalten, das in der Ambardschen Konstante deutlich zum Ausdruck kommt.

Bisher haben wir und hat man die Anzeige zur Eiweißeinschränkung nur von dem Gesichtspunkte der N-Retention betrachtet. Nun wächst zwar die Urämiegefahr mit Abnahme der Anspruchsfähigkeit der Niere, wie sie im Anstieg der Ambardschen Konstante zum Ausdruck kommt; es besteht aber kein direkter Parallelismus zwischen Urämiegefahr und dem Grade der N-Retention, sondern, wie es scheint, zwischen jener und dem Grade der Retention aromatischer Substanzen. Damit tritt im dritten Stadium noch dringender als im zweiten die Frage an uns heran: Ist es gleichgültig, welches Eiweiß gegeben wird?

Die meisten Autoren (Machwitz und Rosenberg, Lichtwitz, auch Allen) sind der Meinung, daß es ganz gleichgültig ist, in welcher Form das Eiweiß zugeführt wird.

Hürter dagegen legt besonderen Wert auf die Art des Eiweißes in der Nahrung und rät, das animalische Eiweiß besonders einzuschränken. Er hat beobachtet, daß eine eiweißarme vegetarische Diät auf die Retinitis albuminurica unzweifelhaft günstig einwirkt. Doch könnte diese günstige Wirkung auch indirekt zustande kommen durch Entspannung des Kreislaufes, Besserung der Herzkraft und Senkung der Blutdrucksteigerung, die bei N- und NaCl-armer Diät einzutreten pflegt.

Auch wir haben von der vegetarischen, eiweiß-, kochsalz- und flüssigkeits-
armen Kost gerade im dritten Stadium recht Gutes gesehen und z. B. auch bei
dieser viel milderen Kostordnung ebenso wie Allen bei seiner strengen Kochsalzentziehung dauerndes Verschwinden der bis dahin monatelang bestehenden
quälenden Kopfschmerzen gesehen.

Die Frage, ob die Abbauprodukte des tierischen Eiweißes schädlicher für
die Niere sind oder stärker auf die Gefäße wirken als die des pflanzlichen,
bedarf dringend der Untersuchung; auch der Grad der Darmfäulnis bei
beiden ist zu vergleichen, nachdem Becher in schweren Fällen von Niereninsuffizienz so bedeutende Mengen von Phenolen, die wohl im wesentlichen der
Darmfäulnis entstammen, im Blute gefunden hat. Vielleicht ist hier der Grund
für die traditionelle Bevorzugung der Milch bei der Nierendiät zu suchen.

Wenn wir also auch bis jetzt noch keine wissenschaftlichen Beweise für
unseren Verdacht, daß die Form der Eiweißdarreichung nicht gleichgültig ist,
erbringen können, so rate ich doch auf Grund der Erfahrung, im dritten
Stadium grundsätzlich eine vegetarische, an Kohlehydraten und
Fetten reiche, an Eiweiß und Salz arme Kost zu verordnen und überdies
einen Versuch mit der strikten Kochsalzentziehung nach Allen zu machen.

Dabei ist besonders für regelmäßige und mühelose Stuhlentleerung
zu sorgen, um die Anhäufung von Darmfäulnisprodukten zu vermeiden. Wir
pflegen diese auch durch Darmauswaschungen (z. B. im subaqualen Darmbad)
und reichliche Darreichung von Tierkohle per os zu bekämpfen (vgl. S. 806).

Man kann in den Ergebnissen der Versuche von Mark am Halbnierenhund schon einen
Beweis erblicken, daß Fleisch bei Niereninsuffizienz anders, und zwar schädlicher wirkt als
z. B. Milcheiweiß und als Harnstoff, den wir im Gegensatz zu Allen für unschädlich halten,
solange er wieder ausgeschieden wird (vgl. S. 757). Auch die Selbstbeobachtung von
Bienstock, der bei vegetarischer Diät trotz Bestehenbleibens seiner Hypertonie Gefäßspasmen verschwinden sah, mag hier noch erwähnt werden (vgl. S. 1763).

Auch aus den S. 1256 schon erwähnten interessanten Tierversuchen von Newburgh
und Curtis könnte der Schluß gezogen werden, daß es nicht gleichgültig sein wird, in welcher
Form das Eiweiß gegeben wird. Sie erhielten bei Ratten bei einer Kost, die $75^0/_0$ getrocknete
Ochsenleber enthielt, innerhalb eines Jahres eine ausgesprochene (glomeruläre) Schrumpf-
niere. Wurde die gleiche Menge Kasein 16 Monate gefüttert, so fand sich nur eine bescheidene
Schädigung der Tubuli. Die Wirkung von Ochsenfleisch, in derselben Menge und Zeit
gefüttert, hielt sich zwischen den beiden. Leider fehlen Angaben über Blutdruck und
Herzbefund. Zur Erklärung verweisen die Autoren auf ihre Versuche über die nephrotische
Wirkung von Aminosäuren, die am stärksten ausfiel bei Zystin und Tryptophan (vgl.
S. 196 u. 551). Kasein ist arm, Muskeleiweiß relativ reich an beiden.

Gegen eine voreilige Nutzanwendun auf den Menschen spricht freilich, daß Lian und
Heimann bei chronischer Nephritis selbst mit Azotämie gegen die Anämie mit Erfolg
Leber gegeben haben.

Ein Vorteil der vegetarischen oder laktovegetabilen Kost besteht übrigens
unabhängig von der Art des Eiweißes auch darin, daß die Basenzufuhr die der
Säuren überragt, was angesichts der drohenden Azidose von Bedeutung ist.

Die Frage der Flüssigkeitszufuhr bedarf in diesem dritten Stadium
einer besonderen Überlegung.

Hier ist bei der Regelung der Flüssigkeitsaufnahme zu bedenken, daß eine
gewisse Polyurie notwendig ist zur Kompensation des Unvermögens, die harnpflichtigen Stoffe in normaler Konzentration auszuscheiden. Es wäre ein ganz
vergebliches Bemühen, den Kranken allein durch Einschränken der Flüssigkeitszufuhr auf normale Harnmengen einstellen zu wollen. Die Zwangspolyurie
geht weiter und zwingt durch einen unüberwindlichen Durst zu Vermehrung
der Wasseraufnahme. Hier muß die Flüssigkeitsaufnahme dem Wasserbedarf
angepaßt werden. Der Wasserbedarf richtet sich aber nach der Menge der
harnpflichtigen festen Stoffe und wird gesteigert und vermindert durch Steigerung und Verminderung der NaCl- und N-Zufuhr. Will man also die

Flüssigkeitsaufnahme dauernd einschränken, so muß man gleichzeitig eine Einschränkung der Kochsalz- und Eiweißzufuhr eintreten lassen.

Aus kardialen Gründen ist diese Einschränkung der Feststoffe in der Nahrung, d. h. eine kochsalz- und stickstoffarme Diät im dritten Stadium immer dann angezeigt, wenn Zeichen von Herzinsuffizienz oder gar kardiale Ödeme bestehen, die eine Einschränkung der Flüssigkeitszufuhr als notwendig erscheinen lassen. Das kann in Form der Karellschen Milchkur (800 ccm in 24 Stunden) oder einer vegetarischen Trockenkost (vgl. z. B. Fall H. S. 1493), oder mit Einschaltung einiger Obsttage oder durch Obst gemilderter Fasttage, oder auch durch salzfreie Rohkost geschehen, je nachdem man dem Kranken eine vorübergehende Unterernährung noch zumuten kann. Hat sich das Herz — gegebenenfalls unter Zuhilfenahme von Herzmitteln — wieder erholt, so ist in diesem dritten Stadium auch zur Verhütung der Herzgefahr dauernd eine Einschränkung der NaCl- und N-Zufuhr, am besten in Form einer salzfreien vegetarischen Lebensweise, beizubehalten.

In diesen kardial gefährdeten Fällen, die zu abendlichen Ödemen neigen oder leicht Bewegungsdyspnoe bekommen, ist auch oft eine dauernde Darreichung von Digitalis (1—2 Tabletten Digipuratum oder 3 × tgl. 0,05 Folia dig. titr. in Pillen), oder eine chronische Strophantinbehandlung angezeigt. Man kann auch zur Sicherheit einmal wöchentlich einen Durst- oder Obsttag einschalten. In diesen Fällen ist wie bei allen anderen kardial gefährdeten Zuständen eine vollständige Kochsalzentziehung von sehr guter Dauerwirkung.

Aber auch in kardial gut kompensierten Fällen des dritten Stadiums, in denen das Herz noch kräftig, die Niere noch zu Polyurie fähig ist, erscheint eine dauernde Einschränkung der Flüssigkeitszufuhr und daher auch der Feststoffe in der Diät wünschenswert, und zwar hier wirklich aus renalen Gründen.

In der durch Polyurie kompensierbaren günstigen Periode des dritten Stadiums trinken die Kranken in der Regel mehr als nötig wäre, um die Feststoffe vollständig auszuscheiden. Der Harn, der dünner ausgeschieden wird, als der Blutkonzentration entspricht, enthält Wasser, das nicht unbedingt nötig ist. Es besteht also eine gewisse Polydipsie. Hier liegt anscheinend ein ganz ähnlicher Circulus vitiosus vor wie bei dem Diabetes insipidus.

Die Polyurie ist zwar die Folge der Konzentrationsunfähigkeit; andererseits wird aber durch eine polyurische Sekretion wieder das Konzentrationsvermögen beeinträchtigt und der Durst gesteigert. Veil hat bei der Polyurie des Diabetes insipidus die interessante Tatsache gefunden, daß die Blutkonzentration — und damit der Durst — erheblich ansteigt, wenn die Wasseraufnahme plötzlich beschränkt wird. Es steigt der NaCl- und, wie es scheint, auch der Rest-N-Gehalt des Blutes an; das Konzentrationsvermögen der Niere erweist sich als stark beeinträchtigt. Das spricht dafür, daß durch die hochgradige Polyurie die Anspruchsfähigkeit der Niere abnimmt. Das ist aber gerade die spezifische Störung der Nierenfunktion bei der Niereninsuffizienz, deren Eintritt wir solange wie möglich hinausschieben wollen.

Es erscheint daher auch aus renalen Gründen zur Erhaltung des ohnehin schon stark beeinträchtigten Protoplasmabestandes der konzentrierenden Epithelien angezeigt, die Polyurie so gering wie möglich zu halten, d. h. die Harnmenge auf etwa $1\frac{1}{2}$ bis höchstens 2 Liter einzustellen. Das gelingt aber nur durch eine N- und NaCl-arme, vorwiegend vegetarische Diät.

Eine Steigerung der Polyurie zur Verminderung der Retention durch dauernde große Flüssigkeitszufuhr im Sinne einer Durchspülung halte ich nicht für zweckmäßig, doch kann man auch hier gelegentlich von der Einschaltung von Trinktagen bei Bettruhe Gebrauch machen.

Ich fürchte hier das Zuviel mehr als das Zuwenig, denn die notwendige Zwangs-polyurie läßt sich auch durch Einschränkung der Flüssigkeitszufuhr nicht einschränken; uer Körper stoppt jede extrarenale Wasserabgabe, verwendet alles verfügbare Wasser für die Diurese, und der gebieterische Durst macht eine Verordnung von zu wenig Wasser illu-sorisch. Daher dürfte von dem Zuwenig Flüssigkeit kaum eine Nierengefahr drohen, von einem Zuviel immer eine Herzgefahr.

Man darf sich auch nicht zuviel von einer „Auswaschung" im dritten Stadium ver-sprechen, denn gewöhnlich liegen die Dinge so: Wenn die Niere zu einer erheblichen Polyurie fähig ist, so fehlt die Retention; ist eine erheblichere Retention vorhanden, so kann man keine Polyurie mehr erzwingen und durch Wasserzufuhr auch keine nennenswerte Mehrausscheidung der retinierten Stoffe erreichen. Über die künstliche Auswaschung des Blutes vgl. S. 810.

Ein weiterer renaler Grund, das Kochsalz zu entziehen, besteht endlich in dem Antagonismus zwischen der Cl- und der N-Ausscheidung, den wir bei der Isosthenurie festgestellt haben (vgl. S. 189). Bei stark herabgesetztem Konzentrationsvermögen wird der Stickstoff gewissermaßen durch das Koch-salz von der Ausscheidung verdrängt und umgekehrt. Das Maximum der N-Ausscheidung wird daher durch mindestmögliche Beanspruchung der Niere durch Kochsalz erreicht. Abgesehen davon erleichtert Kochsalzentziehung auch die Verhütung der Azidose, eine Anzeige, der wir auch durch basenreiche Nahrung sowie durch die Verwendung organischer Salze wie Hosal, ameisen-saures, zitronensaures Natron als Kochsalzersatz gerecht zu werden suchen.

Vor dem Gespenst der Natriumretention, das Mainzer überflüssigerweise ohne Berück-sichtigung des Basenhungers des Nephritikers und auf Grund von Hosalgaben von täglich 10 g an die Wand gemalt hat, braucht man sich also nicht zu fürchten.

Erwähnung verdient noch, daß wir eine Abnahme der Magensaftsekretion oder gar eine Achylie als Folge der strengen Kochsalzentziehung nicht beobachtet haben.

Eine dritte Anzeige zur Einschränkung der harnpflichtigen Feststoffe in der Nahrung, die man als die vitale bezeichnen kann, ist gegeben in der letzten, nicht mehr durch Polyurie kompensierbaren isosthenurischen Periode des dritten Stadiums, die sich durch Anwachsen des Rest-N im Blute ver-rät. Hier muß die N-Zufuhr am stärksten herabgesetzt werden, um den Eintritt der tödlichen Azotämie hinauszuschieben, andererseits die Kohlehydrat- und Fettzufuhr nach Möglichkeit gesteigert werden, um den durch Ischämie, Inanition oder toxisch bedingten Eiweißzerfall solange wie möglich zu ver-hüten, wenn man das Ziel verfolgt, den Kranken in diesem Stadium der Arbeits-unfähigkeit solange wie möglich am Leben zu erhalten.

In dieser nicht mehr durch Polyurie kompensierbaren finalen Periode des dritten Stadiums kann immer noch durch gleichzeitige Einstellung der NaCl-Zufuhr der Durst wirksam bekämpft werden, so daß die frei gewählte Flüssigkeitsaufnahme gerade dem Bedarf entspricht und jedes Mehr der N-Aus-scheidung zugute kommt. Hier muß ganz besonders sorgfältig das Herz über-wacht und eventuell dauernd unter Herzmitteln gehalten werden, denn jeder Nachlaß der Herzkraft birgt dreifache Gefahr in sich, die Gefahr eines vor-zeitigen Herztodes, die eines vorzeitigen Eintrittes der tödlichen Azotämie und die des Auftretens eklamptischer Phänomene. Über die Behandlung dieser Komplikationen siehe S. 800 und 804.

In diesem Endstadium können ausnahmsweise Kochsalzgaben oder -injek-tionen angezeigt sein, wenn durch Erbrechen ein zu starker Chlor- bzw. Koch-salzmangel eingetreten ist (vgl. S. 805).

Eine gewisse Salzzulage ist ferner nötig, wenn man den Versuch machen will, die Retention durch Schwitzen zu bekämpfen. Allen hat auf diese Möglichkeit aufmerksam gemacht und gezeigt, daß solche Kranke bisweilen davon erstaunlichen Nutzen haben.

Er läßt in einem mit trockener Luft ventilierten Raume bei einer Temperatur von 140 bis 180 Grad Fahrenheit 12—14 Stunden täglich schwitzen, wobei 4 Liter Wasser getrunken und ausgeschwitzt werden. Dabei kann der Schweiß reicher an U+ sein als der Harn, und bei einer nicht mehr als 20 g Eiweiß und etwa 4 g Salz enthaltenden Diät hat er ein beträchtliches Sinken der stark erhöhten Harnstoffwerte im Blute gesehen.

Über die Proteinkörpertherapie bei Niereninsuffizienz habe ich keine größere eigene Erfahrung. Bei Retinitis hat Heine Gutes von Milchinjektionen gesehen. Düttmann hat über auffallend günstige Beeinflussung der Niereninsuffizienz bei Prostatikern durch Eigenbluteinspritzungen berichtet (vgl. S. 1323).

Die Kranken erhielten nach Entlastung der Blase durch Dauerkatheter und Blasenspülungen mit Rivanol und Preglscher Jodlösung, wenn die Nierenfunktionsprobe eine Störung der Nierenfunktion anzeigte, an 2 aufeinanderfolgenden Tagen je 2× täglich 10 ccm Eigenblut intramuskulär oder altes defibriniertes Eigenblut intravenös. Danach fielen die Funktionsproben des Wasser- und Konzentrationsversuches wesentlich besser aus, und die — in diesem Fall noch vor der RN-Retention auftretende — positive Indikanreaktion verschwand.

Besonders auffallend ist, daß auch der Blutdruck nach der Proteinkörperinjektion eine ganz erhebliche Senkung zeigte. Eine Erklärung der günstigen Wirkung steht noch aus. Bei einem Prostatiker mit Niereninsuffizienzerscheinungen sah Düttmann die gleiche günstige Wirkung von einer doppelseitigen paravertebralen Unterbrechung von D_{12} und L_1. Auch hiernach besserte sich der Wasserversuch und das Konzentrationsvermögen überraschend schnell. Danach wäre anzunehmen, daß die Proteinkörperbehandlung im Sinne einer Entspannung sympathisch tonisierter Gefäße wirkt.

Die wahrscheinlich ähnlich wirkende Behandlung mit Röntgenbestrahlung haben wir bei chronischen Nephritiden noch nicht angewandt. Sie wird neuerdings von Stern für alle Fälle von Oligurie empfohlen. Albuminurie und Ödeme nehmen ab, die Harnmengen zu.

Alkalibehandlung: Über diese ist bereits mehrfach (S. 214 und 1150) gesprochen worden. Ihre Domäne scheint nach den von Osman mitgeteilten Beispielen die pseudonephrotische Verlaufsart der Nephritis zu sein. Wir können uns noch kein abschließendes Urteil darüber erlauben; in einzelnen Fällen hatte sie keinen Einfluß auf den Grad der Albuminurie, in anderen war ihre Durchführung wegen Erbrechen und Durchfall unmöglich. In folgendem Falle von schwerer und sehr hartnäckiger Albuminurie, die auch nach Beseitigung der Infektionsherde bestehen blieb, hat sie sich uns sehr bewährt.

Wolf H., 9 Jahre. Die ersten 4 Jahre auf dem Lande, dann in Industriestadt gekommen. Dort sehr häufig Anginen, 2 oder 3mal Otitis media, 1mal Parazentese. Sommer 1927 Masern ohne Komplikationen. Winter 1927/28 gehäufte Anginen, häufige Bronchitis. Deshalb 7 Monate nach Königsfeld. Auch dort öfters Bronchitis, hat sich im allgemeinen gut erholt, $8^1/_2$ Pfund Gewichtszunahme. Juli 1928 7 Wochen Nordseebad. Dort leichte Angina, im September 1928 Icterus infectiosus, danach erhebliche Gewichtsabnahme. November 1928 Grippe, starke Bronchitis, anschließend Angina, weitere Gewichtsabnahme.

Ende Dezember 1928 erste Urinuntersuchung: Alb. pos. Blutkörperchen im Urin, BD nicht gemessen. Lunge Röntgen o. B. Januar bis Mai 1929 in Königsfeld, Pfingsten 1929 KV. normal, zuerst einige Monate bei salzloser Kost gelegen, Alb. $2{,}4^0/_{00}$. Kauterisation der Mandeln, Juli 1929 Tonsillektomie. Nach der Operation vorübergehende Zunahme der Alb. Insgesamt ist die Alb. auf Werte um $0{,}7-1^0/_{00}$ zurückgegangen.

Zu Hause wieder leichte Bronchitis und Angina, Alb. geht auf $6^0/_{00}$ herauf.

1. Aufnahme 23. 9. 29: Alb. $12^0/_{00}$, Blutwerte normal, Wasserversuch normal, Konz. bis 1031. Keine Lipoide, im Sed. vereinzelt Erythroz. Orthost. Versuch neg. BD 115/75.

Beiderseits, links mehr als rechts eitriges Sekret in den unteren Nasengängen, beide Trommelfelle transparent, zeigen Exsudatlinien. Röntg.: Verschleierung beider Siebbeine und beider Kieferhöhlen, rechts mehr als links.

Bei Bettruhe Abnahme der Alb. von 12 auf $5^0/_{00}$, konservative Behandlung der doppelseitigen Nasennebenhöhleneiterung mit beiderseitigem Mittelohrexsudat. Bei der Entlassung am 2. 10. ist der Nasennebenhöhlenbefund fast normal. Alb. $5^0/_{00}$.

Kurz nach der Entlassung aus der Klinik zu Hause abermals Bronchitis, Röntgenuntersuchung der Lunge o. B. Nasennebenhöhlenbehandlung wird durchgeführt.

2. Aufnahme 25. 11. 29: Alb. $12^0/_{00}$, BD. 115/60. Normales Blutbild, außer $10^0/_0$ Eosinophilie. Untersuchung Ohrenklinik: der chron. Katarrh ist abgeheilt.

Alb. geht bei Bettruhe wiederum auf $5^0/_{00}$ herunter. Alkalisierung in langsam steigenden Dosen. Bei einer p_H - Zahl von 6,7 Alb. $4^0/_{00}$. Dauernd alkal. Reaktion (p_H um 8,0) erst bei 17 g Natrium citr. und 3 Eßlöffel Basika. Alb. sinkt langsam bis auf $0,5^0/_{00}$.

Im Winter 1929/30 weniger Erkältungen. Anfang Februar nach St. Moritz. Dort am 1. Tage Scharlach. Urin dauernd kontrolliert, keine wesentliche Steigerung der Alb. Anfangs sehr strenge, fleisch- und salzfreie Kost, nachher Zulage von Leber, Niere und Milch. Am 15. 10. in St. Moritz mit $0,2^0/_{00}$ Alb. entlassen. Rückreise in Etappen, während der Reisezeit $0,4^0/_{00}$.

3. Aufnahme 22. 10. 30: BD. 105/70. Blutwerte normal, Nasennebenhöhlen kein krankhafter Befund mehr. Alb. $0,4^0/_{00}$, normales Sediment, keine Lipoide. Nach Weglassen der Alkalien bei gemischter Kost geringe Zunahme der Alb. bis $0,9^0/_{00}$. Ist jetzt mit 2×2 g Natr. citr. und 1 Teelöffel Basika dauernd alkalisch.

Klimatische Behandlung. Die Diagnose eines Nierenleidens ruft bei den meisten Kranken der besseren Stände und bei allen Ärzten den Gedanken an Ägypten wach und an das Wüstenklima als eines Eldorado für Nierenkranke. Der Glaube an die Heilkraft des Wüstenklima ist in letzter Zeit etwas erschüttert worden, und bei vordem Ungläubigen sind die Zweifel nicht verstummt, seit man weiß, daß gar viele Nierenkranke nach Ägypten deportiert werden, die sich für die Wüstenkur nicht eignen und nicht wieder zurückkehren. Für welche Formen aber eignet sich das Wüstenklima?

Die Erfahrungen der einzelnen auf dem Gebiete der Nierenkrankheiten überhaupt lassen sich deshalb so schwer verwerten, weil bisher keine Einigung über die Namengebung bestand und Krankheiten der verschiedensten Stadien, Genese und Prognose mit demselben Namen bezeichnet wurden.

Es wird in Zukunft bei Verwendung einer einheitlicheren Namengebung und bei genauer Unterscheidung nach Art, Verlaufsart und Stadium leichter sein als heute, die Indikationen für eine Wüstenkur zu umgrenzen, die immer eine sehr kostspielige Sache und nur durch eine weite, beschwerliche, von Seekrankheit bedrohte Reise zu ermöglichen ist, wenn erst genügend Erfahrungen vorliegen, bei welchen der vier Hauptformen der Nierenkrankheiten und in welchen Stadien derselben Vorteile gesehen worden sind.

Heute darf man soviel wohl schon sagen: Den größten Vorteil vom Wüstenklima werden diejenigen Nierenfälle haben, in denen eine Insuffizienz der Kapillaren, d. h. eine Ödembereitschaft besteht.

Wie für die Nephrosen, so ist auch für die Nephritiden mit starkem nephrotischen Einschlag der Aufenthalt in einer warmen und besonders trockenen Luft sicherlich von größtem Vorteil, wobei neben der trockenen Wärme des Wüstenklimas auch die intensive Belichtung und Besonnung der Haut einen wichtigen Heilfaktor darstellt (Preminger).

Aber auch alle diejenigen Fälle ohne Ödemneigung, in denen zur Entlastung des hochgespannten Kreislaufes Trockenkost angezeigt ist, werden von einem Aufenthalt in Ägypten Vorteil haben, besonders dann, wenn ihnen Gelegenheit geboten wird, die streng salzfreie Kost dort beizubehalten (Beispiel Sanatorium Dr. Glanz, Helouan).

Fälle, die zu Herzinsuffizienz neigen, eignen sich wahrscheinlich weniger für Ägypten; der anregende und austrocknende Einfluß des Wüstenklimas ist durch die beschwerliche Reise zu teuer erkauft.

Herzkräftigen chronischen Nephritikern im zweiten Stadium, die das Bedürfnis nach Sonne und Wärme haben, kann man aber den Aufenthalt in der Wüste in den Wintermonaten Dezember bis März ruhig raten. Vor der durch die trockene Luft gesteigerten Flüssigkeitsaufnahme braucht man sich nicht zu fürchten, da das Wasser den Körper, wenn nicht durch die Niere, so doch durch die Haut verläßt und nur das retinierte Wasser, nicht das ausgeschiedene die Herzarbeit steigert. Eine Gegenindikation für solche Fälle sieht v. Noorden im Gegensatz zu Engel darin, daß die Bedingungen für die erforderliche systematische Übung der Muskeln in den Wüstenkurorten ungünstig sind.

Ja sogar im Stadium der Niereninsuffizienz könnte man sich von dem Wüstenklima Nutzen versprechen, wenn systematisch unter ärztlicher Aufsicht bei sehr eiweißarmer, kochsalzarmer (nicht -freier) Kost durch starke Wasserzufuhr eine Ausscheidung der retinierten Schlacken durch den Schweiß herbeigeführt wird.

Allen hat bei einer Reihe von Fällen Besserung durch seine Diät gesehen, nachdem die klimatische Behandlung versagt hatte, und in den schweren Fällen, bei denen die strenge Diät versagt hatte, hat er niemals eine Besserung von der Verbringung in ein warmes Klima gesehen.

Das Klima muß schon mehr als warm und vor allem sehr trocken sein, wenn man die Erfolge des Wüstenklimas erreichen will.

Brunnentrinkkuren können bei ungenügender Herzkraft in jedem Stadium sehr ungünstig, bei guter Herzkraft und mäßiger Blutdrucksteigerung im zweiten Dauerstadium symptomatisch und psychisch günstig wirken.

Doch müßte hier die Behandlung durchaus individualisiert und die Möglichkeit zu streng salzfreier Beköstigung gegeben werden. Sorgfältige Kontrolle des Blutdruckes ist dabei unerläßlich.

Im Gegensatz zu den Fällen von rotem Hochdruck, die nach reichlicher Flüssigkeitszufuhr (und prompter Ausscheidung) eine Senkung des Blutdruckes erfahren, pflegt ·beim Nephritiker mit blassem Hochdruck der Blutdruck bei reichlicher Flüssigkeitszufuhr zu steigen, zumal die Wasserausscheidung meist gestört ist.

Auch hier würde ich, wenn einmal getrunken werden soll, raten, morgens nüchtern und bei Bettruhe trinken und den übrigen Tag Trockenkost einhalten zu lassen.

Zum Schluß noch ein Wort über die wichtige Frage, ob bei Bestehen einer chronischen diffusen Nephritis eine **Schwangerschaft** verhindert oder unterbrochen werden soll.

Diese Frage ist generell, nicht individuell, zu bejahen. In jedem Falle von chronischer und insbesonders hypertonischer Nephritis bedeutet die Schwangerschaft eine Gefahr für Mutter und Kind; sie wächst mit der Höhe des Blutdruckes und dem Grade der Störung der Nierenfunktion. v. Korányi meint, die Gefahr sei in der Vergangenheit entschieden überschätzt worden (S. 248). Gewiß gibt es Fälle, die eine und mehrere Schwangerschaften überstehen, aber eine Verschlechterung des Nierenleidens ist in jedem Falle zu erwarten, und man ist nie sicher, ob sich die Opfer an Kraft und Gesundheit lohnen werden. Unter besonderen Umständen kann man bei geringer Neigung zu Blutdrucksteigerung und sehr guter Nierenfunktion den Versuch wagen, wenn die Möglichkeit dauernder sorgfältiger Überwachung und Diätbehandlung gegeben ist und der dringende Wunsch nach einem Kinde besteht. In der Regel wird man die operative Sterilisation empfehlen müssen. Bei Blutdruckwerten um 160 und darüber und in jedem Fall des III. Stadiums ist eine Schwangerschaft unbedingt zu vermeiden.

Harris hat über 43 Fälle von Schwangerschaft bei chronischer Nephritis („nephritischer Toxämie") berichtet (vgl. S. 1387). 9 davon hatten Krämpfe. 9 waren Primiparae, 34 Multiparae. 19 wurden am Ende der Schwangerschaft, 24 vorzeitig entbunden. Die früheste Beendigung der Schwangerschaft fiel in die 10. Woche. 4 starben in der Klinik, 2 im Coma uraemicum, 1 in urämischen Krämpfen, 1 verblutete infolge vorzeitiger Plazentarlösung. 19 Kinder gesund, 24, davon 20 prämature, kamen tot zur Welt oder starben in den ersten 3 Wochen. Von den 39 lebend entlassenen Müttern starb eine 6 Monate später im urämischen Koma.

30 konnten 1 Jahr später nachuntersucht werden. Bei allen waren die Erscheinungen der chronischen Nephritis schwerer als bei der Entlassung. 6 Frauen haben eine weitere Entbindung in der Klinik durchgemacht. In jedem Falle war die Schwangerschaft kompliziert durch schwere nephritische Toxämie, und diese trat früher in die Erscheinung als bei der voraufgehenden Schwangerschaft.

X. Die infektiösen Herd-Nephritiden.

Inhaltsverzeichnis.

Einleitung. Über die Sonderstellung der sog. embolischen und der interstitiellen infektiösen Herdnephritis herrschen keine Meinungsverschiedenheiten. Anders bei der herdförmigen Glomerulitis, die ich als die häufigste und praktisch wichtigste der infektiösen Herdnephritiden herausgestellt habe. In den Abschnitten Einteilung (vgl. S. 878) und Ätiologie (S. 1239) wurde bereits der durchgreifende und prinzipielle Unterschied zwischen der diffusen und der herdförmigen Glomerulonephritis scharf hervorgehoben. Der polysymptomatische Charakter jener, der monosymptomatische dieser hat einen tiefen Sinn und ist pathogenetisch wohl begründet.

Es handelt sich zwar auch bei der Herdnephritis um eine „Allgemeinerkrankung". Aber diese ist ganz anderer Art als die bei der diffusen Nephritis. Während bei dieser die sog. Allgemeinerkrankung in einer allgemeinen Gefäßkontraktion besteht, die Nierenerkrankung zunächst nur eine Teilerscheinung dieses rätselvollen — postinfektiösen — Zustandes darstellt, besteht die Allgemeinerkrankung bei der — intrainfektiösen — Herdnephritis in der Infektion selbst; die Nierenerkrankung ist eine Teilerscheinung des Infektes.

Wir verstehen nun, warum bei der Herdnephritis die charakteristischen sog. Fernwirkungen der diffusen Nephritis und derjenigen Nierenerkrankungen, die mit einer allgemeinen Gefäßkontraktion einhergehen, fehlen: Es fehlt die nephritische Wassersucht, die Blutdrucksteigerung, die Krampfurämie, die Retinitis angiospastica, mit einem Wort, es fehlen alle die Erscheinungen, die wir nicht auf die Nierenerkrankung, sondern auf die allgemeine Gefäßkontraktion zurückgeführt haben.

Bei der diffusen Glomerulonephritis haben wir ebenso die histologischen Veränderungen an den Glomeruli, den Epithelien, den Gefäßen und an dem Augenhintergrunde als Folge der angiospastischen Ischämie gedeutet, die im Glomerulus sich abspielende Reaktion, die Aktivierung und Wucherung der Wand- und Deckzellen auf endogene Abbauvorgänge in dem gestauten gelierenden Plasma und dem erstickenden Gewebe zurückgeführt und als pseudoentzündlich bezeichnet.

Hier bei der Herdnephritis haben wir die histologischen Veränderungen als Folge des Infektes, als Metastase gedeutet. Hier handelt es sich wirklich um echte entzündliche Prozesse, wenn man will, um „defensive Reaktionen des biologischen Systems" auf exogene Schädigungen oder Eindringlinge, um zelluläre Abwehrvorgänge mit Aktivierung und Wucherung der Mesenchymzellen als Ausdruck phagozytärer Prozesse.

Dort sind gelegentlich Nekrosen ganzer Glomeruli oder gar beider Nieren die Folge der Erstickung; hier sind Nekrosen einzelner Schlingen die Folge der Vergiftung mit bakteriellen Endotoxinen.

Dort ist die allgemeine körnige und hyalintropfige Degeneration des Parenchyms sekundär, die Folge einer Störung der Glomerulidurchblutung; hier sind die gelegentlich — fakultativ — auftretenden allgemeinen Parenchymveränderungen, albuminöse Degeneration bis zur Koagulationsnekrose unabhängig von dem glomerulären Prozeß, selbständig, eine direkte Folge der primären Infektionsintoxikation.

Dort ist die kleinzellige Infiltration, die Verbreiterung, Aktivierung und Wucherung des intertubulären Bindegewebes die Folge des dyshämischen Unterganges des Parenchyms; hier ist die kleinzellige Infiltration, die seröse und zellige Exsudation in dem intertubulären Bindegewebe das Primäre, eine selbständige produktive infektiöse Entzündung, der etwaige Untergang des Parenchyms die Folge.

Die diffuse — angiospastisch-ischämische — Glomerulonephritis zeigt die größte Verwandtschaft zu anderen angiospastisch bedingten Nierenerkrankungen, der Schwangerschafts- und Bleiniere, der genuinen Schrumpfniere; die herdförmige — mykotische — Glomerulitis alle Übergänge zu den embolischen und metastatisch-eitrigen Prozessen.

Die nicht ausgeheilte diffuse Glomerulonephritis bedingt ein progredientes, zum sicheren Tode an Niereninsuffizienz führendes Leiden, die herdförmige Glomerulitis nicht.

Dort bei der diffusen postinfektiösen Glomerulonephritis diffus Blutleere, Blähung, hyaline Durchtränkung, Kollaps der Schlingen infolge Abdrosselung des Blutstromes; hier, bei dem Prototyp der intrainfektiösen Herdnephritis, der herdförmigen mykotischen Glomerulitis überwiegend Blutüberfüllung der Schlingen.

Dort blasse Kranke, blasse Nieren, hier gerötete Wangen, rote Nieren, so daß man, wie beim Hochdruck, eine blasse und eine rote Nephritis unterscheiden könnte. Dort Angiospasmus, hier Vasoparalyse; dort grundsätzlich doppelseitiger diffuser, hier herdförmiger, bisweilen einseitiger Prozeß.

Die verschiedene Ausdehnung der Erkrankung ist aber nicht das Wesentliche, sondern die Vorgänge sind verschieden. Auch bei diffuser Ausbreitung des herdförmigen infektiösen Prozesses würde der Unterschied bestehen bleiben und nicht das klinische Bild einer diffusen Nephritis zu erwarten sein.

Der diffuse Charakter der Erkrankung ist bei der postinfektiösen diffusen Glomerulonephritis bedingt durch den indirekten Angriff der pathogenen — chemischen — Noxe am Gefäßsystem in Gestalt der allgemeinen und renalen Gefäßkontraktion.

Der herdförmige Charakter ist bei den intrainfektiösen Herdnephritiden bedingt durch den direkten Angriff der pathogenen Keime (oder ihrer Toxine) an den einzelnen Elementen der Niere.

Bei Überschwemmung der Niere mit Keimen (oder ihren Toxinen) könnte wohl eine diffuse Kapillarschädigung unter dem Bilde einer alterativen (peristatischen) Hyperämie aller Glomeruli und gehäufter Diapedesisblutungen bis zur Stase, eine Häufung von infektiösen Schlingennekrosen, eine nahezu diffuse interstitielle Nephritis oder ein diffuses entzündliches Ödem der Nieren bis zur Anurie entstehen, aber niemals das klinische oder histologische Bild der diffusen Glomerulonephritis.

Kritik: Man sollte glauben, darüber, daß hier zwei einander wesensfremde, prinzipiell verschiedene Prozesse sich gegenüberstehen, könnte es keine Meinungsverschiedenheiten geben. Wenn das heute leider noch in hohem Maße der Fall ist, so liegt das einmal an der herrschenden Uneinigkeit über den Entzündungsbegriff, die die Verständigung fast unmöglich macht, zum anderen an der Gemeinsamkeit der Ätiologie und der engen Beziehung beider Arten der Nephritis gerade zur Streptokokkeninfektion, und endlich an der begreiflichen, aber sehr störenden Neigung gerade der diffusen Nephritiden, zuweilen gleichzeitig, nicht selten nachträglich, auch noch an einer infektiösen Herdnephritis zu erkranken.

Begreiflich erscheint diese Neigung deshalb, weil Infektionserreger an den asphyktisch geschädigten, vielleicht auch sensibilisierten Schlingen viel leichter haften müssen als an gesunden; störend, weil dieses Zusammentreffen nur dazu dient, die Zusammenhänge zu verschleiern, und die Scheidung der differenten Prozesse bisher sozusagen geflissentlich erschwert hat.

Die Unterscheidung der beiden Krankheitsbilder erschien mir eine klinische Notwendigkeit. Der pathologische Anatom aber fühlte sich bei der Abtrennung der infektiösen Glomerulitis als Herdnephritis nicht ganz sicher, in Anbetracht des geringen zur Verfügung stehenden Sektionsmateriales. Unglücklicherweise hat nun auch der anatomische Pate dieses Begriffes, mein früherer Mitarbeiter Fahr, mich insofern im Stich gelassen, als er mir nicht soweit folgen konnte, die beiden Prozesse als wesensverschieden anzuerkennen, so daß schließlich für ihn die quantitative Ausdehnung der in beiden Fällen als „entzündlich“ angesprochenen histologischen Nierenveränderungen maßgebend erschien.

Ich habe schon in der ersten Auflage dieses fünf Jahre nach unserer gemeinsamen Arbeit erschienenen Buches den prinzipiellen Unterschied zwischen diesen beiden, leider mit derselben Endung „itis“ gekennzeichneten Nierenerkrankungen eindringlich betont und dem nichtentzündlichen ischämischen Charakter der postinfektiösen diffusen den entzündlichen hyperämischen Charakter der infektiösen Herdnephritis gegenüber gestellt.

Da diese in dem Kapitel Pathogenese S. 1183 eingehend begründete Auffassung, wie dort erwähnt, bis vor kurzem keine Gegenliebe gefunden hat, so wurde auch die Unterscheidung zwischen diffuser und herdförmiger Nephritis unter der Führung eines so verdienstvollen Autors wie Löhlein von der Mehrzahl abgelehnt.

Selbst von klinischer Seite (R. Schmidt, Siebeck, Frey, Strauß, Munk u. a.) wurde der wesentliche — nicht nur quantitative — Unterschied der beiden, im klinischen Bilde in Verlauf und Ausgang, Prognose und Therapie so grundverschiedenen Formen nicht anerkannt oder ihre Unterscheidung am Krankenbett nicht mit der nötigen Sicherheit für möglich gehalten.

Nur Nonnenbruch gibt an, einen Fall gesehen zu haben, „in dem auch vom pathologischen Anatomen die ‚Volhardsche herdförmige Nephritis‘ anerkannt wurde“.

Elwyn hat unsere Unterscheidung ganz übernommen und sieht in der Herdnephritis vielleicht die häufigste Form von Nephritis.

Auch Lichtwitz hält es für notwendig, an dem Begriff der herdförmigen Glomerulonephritis festzuhalten, wenn es auch in manchen Fällen schwer oder selbst unmöglich sein kann, die Diagnose zu stellen.

Da Lichtwitz aber die Veränderungen bei der herdförmigen und der diffusen Nephritis für wesensgleich, d. h. auch bei der letzteren für echt entzündlich hält, hat diese Anerkennung nur platonische Bedeutung. Solange die Überzeugung fehlt, daß der pathogenetische Vorgang bei der diffusen Glomerulonephritis ein toto coelo anderer ist als bei der infektiösen Herdnephritis, so lange muß einer nur auf die Ausdehnung des vermutlich wesensgleichen Prozesses gerichteten Unterscheidung die rechte Durchschlagskraft mangeln.

In seiner zweiten Auflage erkennt Munk die prinzipielle Verschiedenheit der beiden Nephritisarten an, denn die diffuse Glomerulonephritis sei eine Systemerkrankung, die nicht so unmittelbar mit dem Infekt verbunden sei wie die „Infektnephritiden“. Was Munk unter Systemerkrankung versteht, ist S. 1205 bereits geschildert worden. Merkwürdigerweise betrachtet er aber die Glomeruliveränderungen bei dieser Systemerkrankung als echt entzündliche, die der Infektnephritis dagegen nicht. Immerhin gibt er zu, daß es sich bei unserer herdförmigen (infektiösen) Glomerulonephritis „offenbar“ um seine Infektnephritis handle.

Als „Infektnephritis“ bezeichnet Munk im Gegensatz zur Glomerulonephritis den Komplex von Erscheinungen, der sich in gleicher Weise bei allen Infektionskrankheiten finde. „Neben der albuminösen, der nekrotischen und der fettigen Degeneration der Epithelien kommt noch eine durch das Fieber bedingte ‚kongestive Hyperämie‘ der Organe, besonders der Niere als mitbestimmend für die klinischen Erscheinungen in Betracht, dazu endlich noch durch das Krankheitsvirus lokal bedingte oder reaktiv entzündliche Prozesse in der Niere.“

Als Prototyp der Infektnephritis dient ihm die hämorrhagische Form der Typhusniere, der „hämorrhagische Katarrh" bei der Typhusnephrose.

Der Vorgang der Hämorrhagie ist aber in diesem Falle, da „die für die Glomerulonephritis charakteristische und bei ihr übliche Quellung und die übrigen Merkmale der Entzündung" fehlen, nicht als ein entzündlicher anzusehen. „Es handelt sich vielmehr lediglich um eine toxische Zellschädigung der Kapillaren, die den Veränderungen an den Epithelien, also einer Nekrose, entsprechen dürfte." Infolgedessen handelt Munk die Infektnephritis, „von der fortlaufende Übergänge bis zur einfachen Fiebernephrose bestehen", unter den Nephrosen ab.

So sehr ich mit Munk darin übereinstimme, daß der Vorgang in seinem Wesen durchaus verschieden ist von dem bei der diffusen Glomerulonephritis, so würde ich doch lieber den Vorgang bei der Munkschen Infektnephritis als entzündlich betrachten, den bei der diffusen Glomerulonephritis dagegen nicht.

Denn bei der Munkschen Infektnephritis ist das bezeichnendste Phänomen der Entzündung, die Hyperämie und das seröse Exsudat vorhanden, und das, was diese Reaktion bei der „Entzündung" hervorzurufen pflegt, ist doch nichts anderes als eine toxische Zellschädigung der Kapillaren und im Gewebe eine Mikronekrose. Hier zeigt sich wieder die Schwierigkeit, alle Vorkommnisse in ein Schema zu pressen und die Unmöglichkeit, den Entzündungsbegriff zur Einteilung zu verwenden, solange man bei der diffusen Glomerulonephritis auch von Entzündung spricht.

Da nicht alle Infektionskrankheiten zu dieser Kapillarschädigung, die sich in Hämaturie äußert, führen, in manchen wenigstens die degenerativen Veränderungen am Parenchym ganz überwiegen, so müßte man genau genommen die Munkschen Infektnephritiden unterteilen in akute Nephrosen ohne und mit toxischer (entzündlicher) Gefäßreaktion.

Die letzteren kann man, wenn man will, zu den infektiösen Herdnephritiden bzw. zu den toxischen Schwellnieren rechnen, doch möchte ich den Namen Infektnephritis für alle bei Infektionskrankheiten auftretenden akuten Nephrosen lieber vermeiden.

Schließlich ist bei der diffusen Nephritis doch auch gewöhnlich ein Infekt die — mittelbare — Ursache, und andererseits sind die embolische und die interstitielle Nephritis doch auch „Infektnephritiden". Es wäre richtiger, für die diffuse Glomerulonephritis einen neuen Namen ohne „itis" zu finden, der die Pathogenese besser zum Ausdruck brächte.

Vorläufig kommt es aber nur auf die Anerkennung der prinzipiellen Unterschiede in der Pathogenese an. Ich hoffe, diese wird nicht mehr so lange auf sich warten lassen, nachdem von pathologisch-anatomischer Seite Kuczynski auf Grund höchst sorgfältiger Untersuchungen damit vorangegangen ist (vgl. S. 1228), den scheinbar entzündlichen Charakter der Veränderungen bei der diffusen ischämischen Glomerulonephritis erklärt, den echt entzündlichen bei der herdförmigen infektiösen Glomerulitis bestätigt, und Gräff den Unterschied zwischen postinfektiöser und intrainfektiöser Nephritis (vgl. S. 1199) hervorgehoben hat.

Was Tidy 1928 als akute hämorrhagische Nephritis — die in den Lehrbüchern kaum erwähnt werde — beschreibt und der akuten parenchymatösen Nephritis gegenüberstellt, entspricht im wesentlichen unserer hämorrhagischen Herdnephritis, doch geht aus seiner Angabe, daß gelegentlich auch Ödem und Blutdrucksteigerung, auch Niereninsuffizienz vorkomme, und aus seiner Bemerkung, daß histologisch von einer diffusen Glomerulonephritis gesprochen werden kann, hervor, daß er die beiden Formen der diffusen Glomerulonephritis und der herdförmigen Glomerulitis nicht scharf genug und vor allem nicht pathogenetisch unterscheidet. Das Symptom der Hämaturie, das er in den Vordergrund stellt, kommt bei beiden vor und ist daher nicht geeignet, als Unterscheidungsmerkmal zu dienen.

Einteilung und Namengebung. Um den Gegensatz zur diffusen Glomerulonephritis schon im Namen zum Ausdruck zu bringen, wollen wir die herdförmige, infektiöse Glomerulierkrankung als Glomerulitis bezeichnen, ohne Rücksicht darauf, ob daneben aus der gleichen Krankheitsursache degenerative Veränderungen an dem Parenchym bestehen.

Genau genommen müßte man die infektiösen Glomerulitiden unterteilen in toxische Erkrankungen mit und mykotische Erkrankungen ohne Parenchymdegeneration, doch läßt sich zwischen diesen keine scharfe Grenze ziehen.

Von Rechts wegen müßte andererseits die in dieser Darstellung beibehaltene Unterscheidung der herdförmigen infektiösen oder mykotischen Glomerulitis von der embolischen Glomerulitis fallen, da die letztere eigentlich zur ersteren gehört und nur eine herdförmige mykotische Glomerulitis bei Endokarditis bedeutet, insofern als die mykotische Schädigung der Schlingen wahrscheinlich eine viel größere Rolle spielt als die Embolisierung.

Pathologische Anatomie und Pathogenese.

a) Die herdförmige (infektiöse, hämorrhagische) Glomerulitis, klinisch häufig, ist auf dem Sektionstisch ein Zufallsbefund, da niemals das Nierenleiden, sondern nur die infektiöse Grundkrankheit zur Todesursache werden kann. Die Niere ist im Gegensatz zu der diffusen ischämischen Nephritis

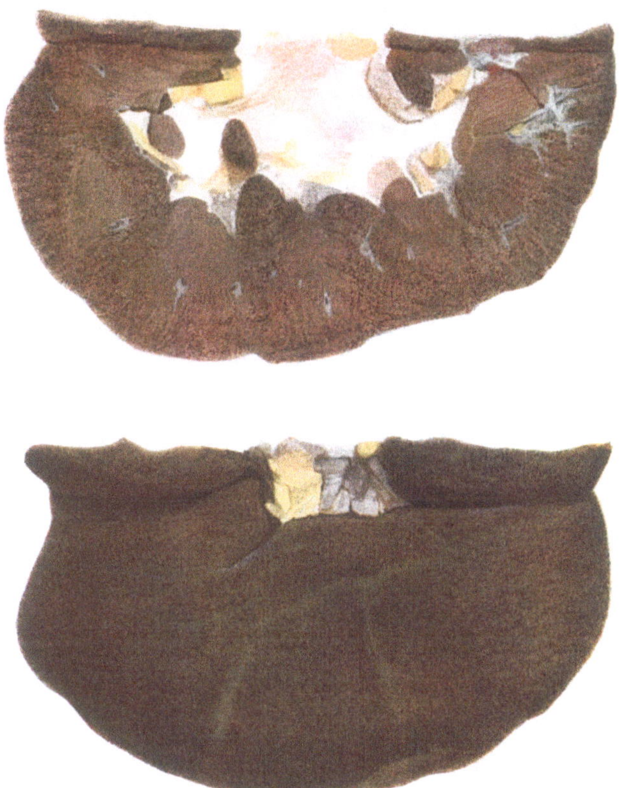

Abb. 164 und 165. Herdförmige Glomerulitis. Ober- und Schnittfläche.
Mikroskopisch schwere alterative Schädigung einzelner Glomerulischlingen,
die zu diesen starken Blutungen in Kapselraum und Kanälchen geführt haben.
(Aus Fahr: Pathologische Anatomie des Morbus Brighti 1925.)

sehr blutreich, je nach dem Grade der Mitbeteiligung des Parenchyms dunkelrot oder mehr grau, bisweilen erheblich vergrößert, geschwollen, durchfeuchtet.

Das Kennzeichnende sind die mehr oder weniger zahlreichen tiefroten Punkte auf der Ober- und Schnittfläche, von denen jeder einer Blutung in ein sekretorisches Element entspricht (vgl. Abb. 164 und 165).

Die Veränderungen an den einzelnen erkrankten Glomeruli entsprechen im Prinzip nur in wesentlicher Verkleinerung dem, was wir bei der zweiten Form der infektiösen Herdnephritiden, der typischen „embolischen" Herdnephritis zu sehen gewohnt sind. Wie die Abb. 166 zeigt, handelt es sich um eine Nekrobiose einzelner Schlingen, die in eine homogene kernarme Masse umgewandelt worden sind, und um eine ganz gleichartige Veränderung an dem der nekrotischen Schlinge gegenüberliegenden Kanälchen. Es sieht aus, als ob ein Gift durch Diffusion die Nachbarschaft in Mitleidenschaft gezogen habe.

An dieser Stelle ist auch die Wand der erkrankten Schlinge mit der Kapselwand verlötet, während die Kapsel im übrigen frei bleibt, abgesehen von Kapselexsudaten (vgl. auch Kuczynski S. 1198).

In anderen Fällen haben wir Schlingennekrosen nicht gefunden. In allen aber sehen wir im Gegensatz zum Bilde der akuten diffusen ischämischen Nephritis die

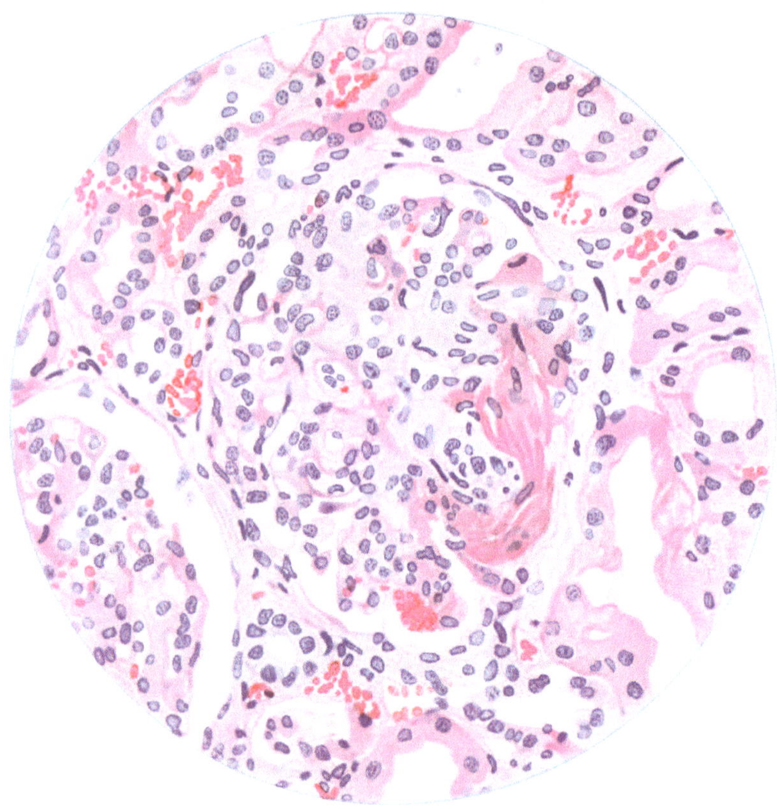

Abb. 166. Herdförmige infektiöse Glomerulitis. Aus Volhard-Fahr.
Ein entzündlich veränderter Glomerulus bei stärkster Vergrößerung. Die Schlingen sind zum Teil blutüberfüllt, zum Teil blutarm, enthalten vermehrte Endothelien und Leukozyten. Nekrobiose einiger Schlingen und des anliegenden Kanälchens. Im Kapselraum Fibrin und abgestoßene Epithelien. In einigen Kanälchen reichlich rote Blutkörperchen [1].

Kapillaren der Glomeruli gut, zum Teil strotzend mit Blutkörpern gefüllt. Ihre Blutfülle verhindert den genauen Einblick in die Schädigung, welche

---

[1] Die Abbildung stammt von einer schweren Tuberkulose mit Spontanpneumothorax (vgl. klin. Beispiel XXXII Volhard und Fahr S. 199), die in den letzten Wochen Mikrohämaturie und Albuminurie geboten hatte bei normalem Blutdruck, guter Konzentration und Fehlen von Ödem.

Bei der Autopsie fanden sich auf der glatten Oberfläche kleine Blutpünktchen, mikroskopisch Tuberkeln in der Niere, daneben entzündliche Veränderungen (Epithelwucherung, Kapselverklebung) an manchen Glomeruli. Viele sind völlig intakt. Kleine Herdchen von Granulationsgewebe, in manchen Kanälchen Blut, vereinzelt Zylinder, Verfettungen in den gewundenen Harnkanälchen.

die Wand der Kapillaren erlitten hat; daß aber eine solche unter dem Einfluß der Mikrobenverschleppung stattgefunden hat, das zeigt der Blutaustritt in die Kapsel und in zahlreiche Kanälchen an.

Derartige Bilder bekommen wir häufiger zu Gesicht bei (eventuell schon abheilenden) diffusen Nephritiden, die an dem septischen Grundleiden starben und eine schwere, anhaltende Hämaturie aufgewiesen haben (vgl. Reichel S. 1239 und Herxheimer S. 1197).

Ein schönes Beispiel seltenerer Ätiologie findet sich bei Frenzel, der eine subakute diffuse Glomerulonephritis (Halbmonde) mit aufgepfropfter Paratyphus-A-Infektion beschrieben hat, und bei Lepehne. Hier war bei einer abklingenden Kriegsnephritis eine Infektion mit Paratyphus B hinzugetreten. Niere übersät mit feinen Blutpunkten und Streifchen. Daneben Abszesse. Bazillen in einigen sehr zellreichen Glomeruli im Kapselraum oder in einzelnen Schlingen in Reinkultur nachweisbar. Typische Kombination älterer diffuser Nephritis mit akuter hämorrhagischer Herdnephritis.

Zum Bilde dieser Unterart der infektiösen Herdnephritis gehören auch kleinzellige Infiltrate, die mit Vorliebe einzelne Glomeruli umgeben, oder unabhängig von diesen im Zwischengewebe auftreten.

An dem Kanälchenepithel können Veränderungen ganz fehlen; sie können je nach der Art und Schwere des hochfieberhaften Grundleidens (toxischer Scharlach, Fleckfieber, Febris recurrens, Typhus, Grippe, Pneumonie, Sepsis) alle Arten der degenerativen Veränderungen aufweisen bis zur Nekrose. Es kann auch herdweise zu Nekrose von Kanälchen kommen, die im Inneren Kokken enthalten. Über das histologische Bild der hierher zu rechnenden „toxischen" Schwellniere (Kuczynski) vgl. S. 1198.

Wir haben es also mit prinzipiell entgegengesetzten Veränderungen wie bei der diffusen ischämischen Nephritis zu tun; statt der pathognomonischen allgemeinen Blutleere der Glomeruli sehen wir hier disseminierte Blutüberfüllung und statt asphyktischer Reaktion bakteriotoxische oder mykotische Schädigung der Kapillarwand mit, wenn auch bescheidener, chemotaktischer Wirkung. Es fehlt die diffuse Schädigung der Glomeruli und die dort schon bei subakutem Verlauf oft so deutliche Beteiligung der kleinen Gefäße bis zur Endarteriitis obliterans. Denn es fehlt die allgemeine und renale Gefäßkontraktion. Es fehlt daher auch die Progredienz, die Verlaufsrichtung zur Niereninsuffizienz.

Pathogenese.

Es läge nahe, sich vorzustellen, daß der pathogenetische, Unterschied zwischen der diffusen und der herdförmigen Nephritis darin besteht daß die erstere durch die Toxine der Krankheitserreger, die letztere durch diese selbst hervorgerufen wird, daß wir es also im ersten Falle mit einer toxischen, im zweiten mit einer infektiösen Nephritis zu tun haben, um so mehr, als in der Ätiologie beider die Streptokokken eine große Rolle spielen. So einfach liegen die Dinge aber nicht. Es läßt sich zwar mit einiger Sicherheit ausschließen, daß die diffuse Nephritis einer Verschleppung und unmittelbaren Einwirkung der Erreger selbst ihre Entstehung verdankt. Aber nach den Ergebnissen des Tierversuches ist auch eine unmittelbare (nicht mittelbar, an den Gefäßen angreifende) Toxinwirkung bei der diffusen Nephritis höchst unwahrscheinlich, bei der herdförmigen dagegen nicht unmöglich.

Denn bemerkenswerterweise treten im Tierversuch die entzündlichen bzw. nekrobiotischen Veränderungen der Glomeruli selbst da herdförmig und nicht diffus auf, wo sie durch ein gelöstes Gift hervorgerufen werden.

So erhielt Baehr bei seinen sorgfältigen Studien über die Urannephritis in einzelnen Glomeruli Verödung der Knäuel mit typischer Halbmondbildung oder aber Nekrose einzelner Schlingen in manchen Glomeruli, wie bei der embolischen Herdnephritis. Besonders deutlich erhielt er derartige Veränderungen,

wenn er das Uran direkt in die Nierenarterie einspritzte, nämlich Koagulationsnekrose mit starken Blutungen, die bald den ganzen Glomerulus, bald nur
einzelne Schlingen betraf. Daran schließt sich eine Schwellung und Wucherung
der Epithelien, Erweiterung der Kapillarschlingen mit gelegentlicher Bildung
großer blutgefüllter Hohlräume und schließlich hyaline Entartung der schwer
geschädigten Schlingen mit Anheftung an die Kapsel. Ganz ähnlich liegen die
Dinge bei der Habugiftnephritis.

Selbst bei dieser Versuchsanordnung, wo das Nierenarterienblut ein Gift
enthält, durch das zuerst und am stärksten die Endothelien der Glomerulischlingen und der Vasa afferentia geschädigt werden, und zwar offenbar in viel
stärkerem Grade, als das bei der diffusen Glomerulonephritis der Fall ist, selbst
da entstehen an den Glomeruli nur herdförmige Veränderungen, niemals diffuse.

Longcope hat durch wiederholte Einspritzung von Pferdeserum oder Eiereiweiß herdförmige Nierenveränderungen ähnlich denen nach Urannitratver-
giftung erzeugt.

Die Tiere bekamen Albuminurie und Zylindrurie. Die Nierenveränderungen bestanden
in Degeneration und Nekrose des Epithels der Henleschen Schleife, der Sammelröhren
und seltener der gewundenen Kanälchen. Dabei fand sich eine ausgedehnte Rundzelleninfiltration des Interstitiums und später eine Bindegewebswucherung. Endlich fanden
sich auch in einigen Fällen akute und chronische entzündliche Veränderungen der Glomeruli,
Schwellung und Proliferation des Kapillarendothels, die Kapillaren waren meist leer von
roten Blutkörperchen, aber enthielten hier und da kleine Rundzellen. Einige Glomeruli
zeigten vollständige hyaline Degeneration, vereinzelt wurden auch Halbmonde beobachtet.

Ich sehe in dem ausgesprochen herdförmigen Charakter der Glomerulischädigung bei Anwendung gelöster Gifte eine weitere Stütze meiner Ansicht, daß der diffuse Charakter der ischämischen Nephritis nicht durch unmittelbare Giftwirkung,
sondern nur mittelbar, auf dem Umweg über die Gefäße zustande kommen kann.

Andererseits beweisen diese Versuche die Möglichkeit, daß nicht nur durch
Keimverschleppung, sondern auch durch Toxine, ja sogar nach Sensibilisierung
durch an sich ungiftige Antigene eine herdförmige Nierenerkrankung vom Typus
der Glomerulitis entstehen kann.

Fahr konnte den herdförmigen Charakter der Glomerulischädigung bei der Uranvergiftung bestätigen. Er erhielt bei Anwendung kleiner Dosen (1 mg subkutan beim
Kaninchen) eine Verdickung der Kapillarwand mit Einlagerung hyaliner Tropfen, und
die Kapillaren wurden mit zunehmender Nekrotisierung der Wand blutleer. Es entsteht
eine Koagulationsnekrose mit Blutungen in die nekrotischen Massen. Die proliferativen
Prozesse traten in diesen Versuchen (sechs Tage) sehr zurück. Es bestanden aber gleichzeitig schwere degenerative Veränderungen an den Hauptstücken in Form von tropfiger
Degeneration und Koagulationsnekrose der Epithelien.

Einen ganz ähnlichen Befund konnte nun Fahr auch beim Menschen erheben. Bei
einer Streptokokkensepsis nach Verbrennung mit nachfolgendem Scharlach fand er
in den vergrößerten, von zahlreichen kleinsten Blutungen bedeckten und durchsetzten
Nieren neben vielen intakten Glomeruli an einzelnen Verdickung und Körnelung der
Kapillarwand, stellenweise kleinste Koagulationsnekrosen und Schlingenektasien mit starker
Blutfüllung und Blutung in den Kapselraum; an manchen Glomeruli deutliche Wucherung
der Kapselepithelien; an den Hauptstücken starke tropfige Degeneration und Koagulationsnekrose, Verfettung, teilweise doppeltbrechend, stürmische Epithelneubildung.

Als ersten Beginn einer solchen — toxischen — herdförmigen Glomerulitis betrachtet
Fahr die Nierenerkrankung in folgendem Fall:

Streptokokkensepsis nach Angina (vor acht Tagen) mit eitriger Peritonitis. Nieren
übersät von kleinsten Blutungen. Massenhaft Blutungen in die Kapseln und Kanälchen.
An den blutenden Glomeruli stellenweise Verbreiterung und Verdickung der Schlingenwand, nur ganz vereinzelt Kernvermehrung.

Fahr neigt, trotzdem in beiden Fällen Streptokokken im Blute kreisten, dazu, diese
Form der Herdnephritis für toxisch bedingt zu halten und stellt ihr eine zweite Gruppe
gegenüber, in der er eine bakterielle Entstehung annimmt. So findet Fahr in einem Falle
von Pneumokokkenmeningitis nach Ohreiterung wieder die Nieren von kleinen Blutungen
übersät. Auf Serienschnitten läßt sich an den blutenden Glomeruli als einzige Veränderung nur feststellen, daß einzelne Schlingen, oder auch nur eine, eine leichte Verdickung
ihrer Wand zeigen, und man sieht aus diesen geschädigten Schlingen das Blut austreten.

An anderen Stellen sieht man neben der Verdickung der Schlingenwand, die klumpig sein kann, eine starke Zellvermehrung hauptsächlich in Gestalt endothelialer Kerne und eine Wucherung des Kapselepithels, besonders stark da, wo die verdickte verklumpte Schlinge das parietale Kapselblatt berührt.

Die Kanälchen sind, entsprechend der Blutung in die Kapsel, vielfach prall mit Blut gefüllt, in manchen Kanälchen ist eine tropfige Degeneration der Epithelien festzustellen. Manche Kanälchen sind stark erweitert, die Epithelien abgeplattet und zum Teil in eine strukturlose Masse umgewandelt. In diesen nekrotischen Kanälchen finden sich Kokken in reichlicher Zahl.

Es handelt sich hier also nicht, wie bei der embolischen Herdnephritis, um eine Verstopfung der Schlingen mit embolischem Material, sondern um eine mykotische Schädigung der Schlingenwand infolge Eintrittes einzelner Kokken in die Wand der Glomerulischlingen.

Fahr meint, es handle sich hier um einen Ausscheidungsprozeß und möchte den Vorgang als nicht eitrige Ausscheidungsnephritis bezeichnen.

Fahr hat endlich noch Bilder, ebenfalls bei Sepsis, beschrieben, bei denen sich in vielen Glomeruli, an den befallenen allerdings nicht in allen Schlingen, eine Anhäufung von Leukozyten findet. An manchen Glomeruli ist diese so stark, daß eine Verstopfung der Schlingen zustande kommt; „die Folge ist an diesen Stellen ein Absterben der Schlingenwände, und so kommt es vielfach zur Bildung kleiner Nekrosen, in deren Umgebung das Epithel deutlich Proliferation zeigt, stellenweise ist es zur Bildung ausgesprochener Halbmonde gekommen".

Es handelt sich also um thrombotische, nicht embolische Vorgänge, bei denen die Exsudation im Vordergrunde steht; doch stehen diese Fälle einerseits der eitrigen, andererseits der embolischen Herdnephritis sehr nahe. Fraglich erscheint nur, ob man das Absterben der Schlingenwände als Folge und nicht vielmehr als Ursache der Leukozytenanhäufung ansehen soll.

Ich zweifle auch, ob man hier noch von dem Ausscheidungsgeschäft der Niere und von einer Ausscheidungsnephritis sprechen soll, wo die Kapillaren sichtbar durch Aufnahme der — natürlich auch im Harn und den Kanälchen erscheinenden — Erreger geschädigt werden. Ich möchte diese Blutungen aus mykotisch geschädigten Glomerulikapillaren vergleichen mit den Roseolen und Petechien bei Typhus und Flecktyphus, deren mykotischer Charakter seit den Untersuchungen von E. Fränkel wohl ebensowenig bezweifelt wird, wie der der knötchenförmigen Zellanhäufungen, die Ceelen an den kleinen Nierengefäßen bei Fleckfieber beschrieben hat.

Hückel hat einen ganz frischen Fall von „toxisch bedingter herdförmiger Glomerulonephritis" beschrieben bei einer $2^1/_2$ Tage alten, durch hämolysierende Streptokokken hervorgerufenen Sepsis nach Abrasio. Neben starker, ja strotzender Blutfülle zahlreicher Knäuel — etwa $5^0/_0$ sind blutleer — findet sich Endothelschwellung, in zahlreichen Knäueln umschriebene Nekrose einzelner Schlingen, besonders in den ersten, unmittelbar aus dem Endteil des Vas afferens hervorgehenden Schlingenabschnitten, vereinzelt Fibrinpfröpfe und Leukozytenvermehrung (Abb. 167). Die Vasa afferentia sind stark, zum Teil seeartig erweitert und prall mit Blut gefüllt (Abb 168). Endothel hier vielfach gequollen und abgestoßen. Vielfach starker Durchtritt von Blutkörperchen durch die Wand der Vasa afferentia. An einigen Arteriolen in geringer Entfernung vom Glomerulus deutliche Wandnekrose,

Die Veränderungen gleichen ganz den bei der toxisch bedingten herdförmigen Glomerulonephritis nach Uran.

Geringe Anklänge an die diffuse Glomerulonephritis sieht Hückel in den alterativen, exsudativen und proliferativen Vorgängen in zahlreichen Knäueln mit der deutlichen Neigung, alle Knäuelschlingen zu befallen; je stärker der proliferative Anteil ausgesprochen ist, desto geringer ist der Blutgehalt der Knäuel.

Hückel möchte daher den Fall als eine Mischform zwischen der (toxisch bedingten) herdförmigen und der diffusen Glomerulonephritis auffassen, mit Überwiegen der ersteren.

Da Bakterien nicht nachzuweisen waren, hält er diese herdförmige Glomerulonephritis für toxisch bedingt.

Die Frage, ob die Veränderungen am einzelnen Glomerulus toxisch oder infektiös bedingt sind, kommt, da die Toxine in jedem Falle einem Infekt entstammen, darauf hinaus, ob die bakteriellen Toxine als solche im Blute kreisen, oder ob erst an Ort und Stelle nach Aufnahme der Erreger in die Endothelzellen der Niere, durch Lyse der Bakterien Endotoxine entstehen.

Beides ist möglich, und eine scharfe Grenze zwischen bakteriotoxischen und mykotischen Schlingenschädigungen wird sich nicht ziehen lassen, so verschieden auch die Endglieder der Kette sind, die auf der einen Seite wie eine Sublimatvergiftung, auf der anderen Seite wie eine embolische Herdnephritis aussehen.

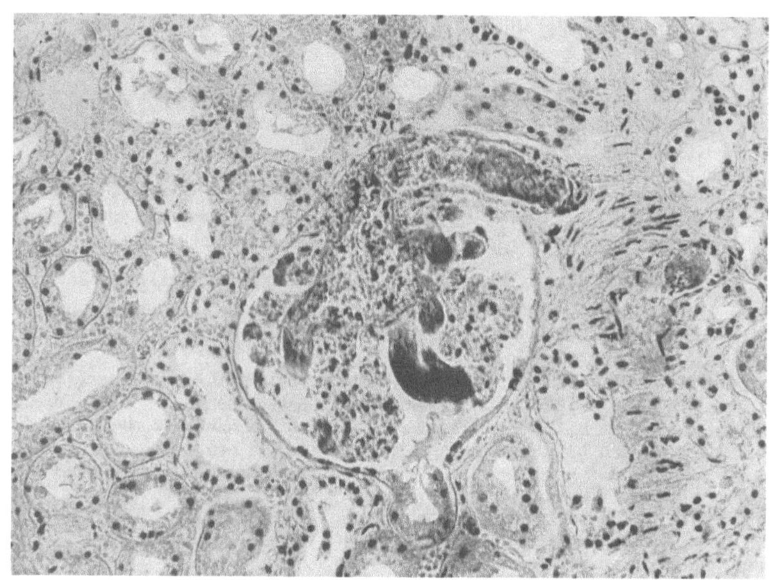

Abb. 167. Nekrosen der aus dem erweiterten Ende des Vas afferens doldenförmig abgehenden ersten Schlingenabschnitte.

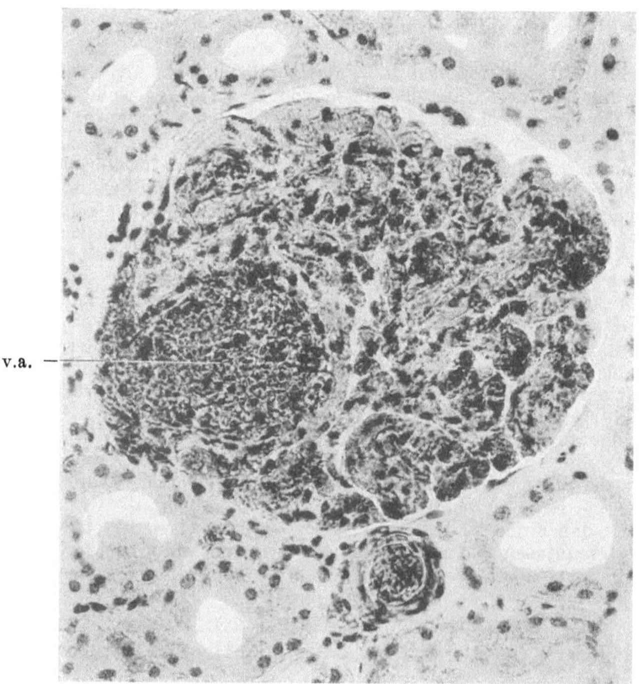

Abb. 168. Starkes blutgefülltes Ende des Vas afferens (Va.) auf dem Querschnitt.

[Aus Hückel: Über eine seltene Form von frischester Glomerulonephritis. Virchows Arch. **268,** 395 (1928).]

Die Wirkung präformierter Toxine wird man da annehmen, wo es sich um sehr schwere Infekte mit toxinbildenden Erregern handelt und auch das Parenchym stark in Mitleidenschaft gezogen ist, z. B. bei der hämorrhagischen Typhusnephritis oder bei der intrainfektiösen hämorrhagischen Nephritis in den ersten Tagen des „toxischen“ Scharlachs.

Kuczynski hat einen solchen Fall beschrieben: Eine 24jährige Frau stirbt bereits 30—36 Stunden nach dem Erscheinen des Scharlachexanthems. Die Nieren sind makroskopisch deutlich vergrößert, die Schnittfläche ist ödematös durchtränkt. Mikroskopisch zeigt sich eine „unregelmäßige, starke, bis zu Stase und Blutungen führende Hyperämie der Rinde, an den Tubuli Degenerationsbilder, Zellen oder ganze Zellreihen erscheinen abgestorben, einzelne Hauptstücke sind im ganzen zerstört. Das histologische Bild wird direkt mit dem bei der Sublimatvergiftung verglichen.

Die Gefäßreaktion in der Niere kann man hier mit der Reaktion der Hautgefäße vergleichen (Koch). Daß Toxine beim Scharlach im Blute kreisen und im Harne ausgeschieden werden, geht aus den schönen Versuchen von Trask und Blake hervor.

Sie konnten mit Blutserum und Harn von den ersten Tagen des Scharlachs bei empfänglichen Individuen intrakutan injiziert eine Hautreaktion hervorrufen. Sie blieb aus bei Personen, deren Blutserum auslöschte und ließ sich auch durch Zusatz von auslöschendem Blutserum oder antitoxischem Scharlachserum aufheben.

Vielleicht gehört hierher auch die „toxische Schwellniere“ (Kuczynski) bei Influenza, während man bei Typhus und Flecktyphus schon zweifelhaft sein kann, ob nicht die Glomerulischädigung (wie die der Haut) durch Aufnahme der Keime in die Endothelien erfolgt.

Bei der reinen herdförmigen infektiösen Glomerulitis ohne deutliche Parenchymbeteiligung, bei der der Infekt klinisch ganz in den Hintergrund tritt, möchte ich die lokale Giftentstehung für das wahrscheinlichere halten. Dafür spricht der bei der infektiösen Glomerulitis wie bei der embolischen Herdnephritis in den beiden Abb. 166 (S. 1484) und 169 (S. 1490) so deutliche Hof nekrotischer Hauptstücke um die erkrankten Glomeruli. Dafür spricht auch, daß Kuczynski bei der Maus durch Streptokokkeninfektion Veränderungen erzeugt hat, die ganz denen bei der herdförmigen Glomerulonephritis entsprechen. Hier läßt sich nachweisen, daß Endothelschwellung, Zerfall und sekundäre Zellwucherung entsteht durch Phagozytose einzelner Streptokokken in Endothelzellen.

Ich neige daher mehr dazu, die Glomeruliveränderungen bei der infektiösen herdförmigen Glomerulitis, von seltenen Ausnahmen bei solchen toxischen Infektionen abgesehen, für mykotisch bedingt anzusehen und glaube mich auch da in Übereinstimmung mit Kuczynski zu befinden. Der prinzipielle und nicht nur graduelle Unterschied zwischen der diffusen und der Herdnephritis wird dadurch so klar zum Ausdruck gebracht, daß ich es mit dieser diametralen Verschiedenheit der Pathogenese für völlig unvereinbar halte, wenn man die herdförmigen infektiösen Glomerulitiden als „Übergänge von der Langhansschen Glomerulonephritis zur embolischen Herdnephritis Löhlein“ auffaßt oder konfluierende Herdnephritiden wegen ihrer quantitativen Ausdehnung zu den diffusen rechnet.

Der Unterschied liegt in der Ursache des Vorganges, der bei der diffusen Glomerulonephritis wie bei der herdförmigen Glomerulitis am einzelnen Glomerulus zu ganz gleichartigen histologischen Reaktionen führen kann. Der Vorgang besteht in einer dort durch Asphyxie, hier durch Phagozytose giftbildender Bakterien bedingten, dort allgemeinen — diffusen —, hier lokalen — herdförmigen — Patho- bis Nekrobiose des Endothels.

Auch hier werden wir, zumal so häufig bei Streptokokkeninfekten die Erreger im Harn erscheinen, ohne die Niere zu schädigen, mit allergischen Reaktionen rechnen müssen, und zwar um so mehr, je mehr die Intoxikation

im Krankheitsbilde zurücktritt, je milder der Infekt, je weniger virulent die
Erreger sind.

Vielleicht haben wir es bei der diffusen Nephritis bzw. bei dem noch so
unklaren Zustande der „Pränephritis", bei dem die pathogene, renale und allgemeine Gefäßkontraktion auftritt, mit einer vorwiegend humoralen, bei der
herdförmigen mit einer vorwiegend zellulären Allergie zu tun, so daß die erstere
dem anaphylaktischen Schock, die letztere der Artusschen Nekrose entsprechen
würde.

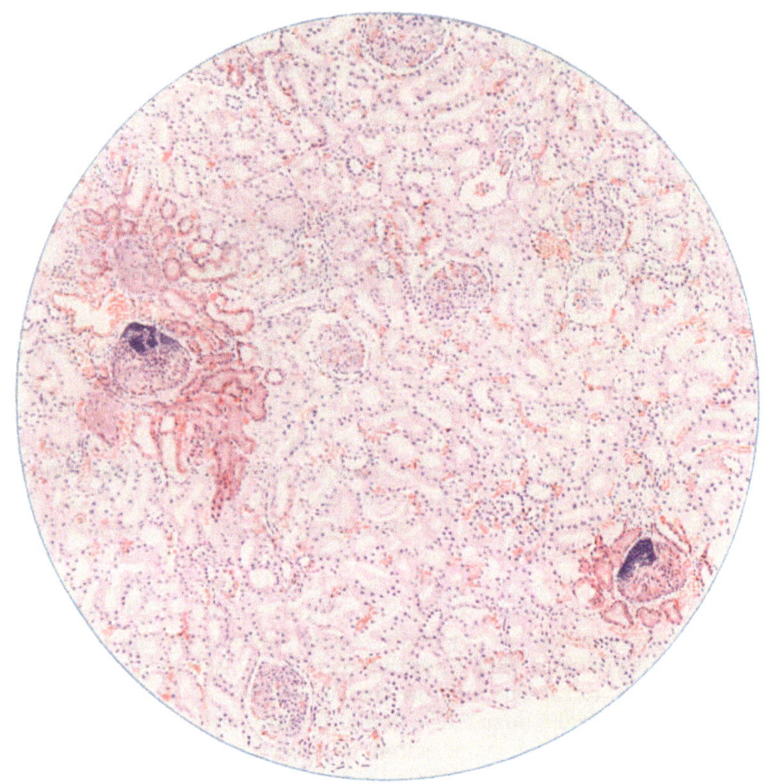

Abb. 169. Embolische Herdnephritis. Frisches Stadium. Aus Volhard und Fahr.
In einzelnen Glomeruli kleine Kokkenembolien, in der nächsten Umgebung der embolisierten
Glomeruli Nekrobiose der Hauptstücke. Entzündliche Reaktion nur ganz gering.
Die nicht embolisierten Glomeruli intakt, einzelne verödet [1].

b) Noch deutlicher kommt die rein mykotische Schädigung der Gefäßwand zum Vorschein bei der nichteitrigen „embolischen Herdnephritis"
(Löhlein), die zum Krankheitsbilde der ulzerösen oder schleichenden
Endokarditis, der von Libman so eingehend studierten „subacute bacterial
endocarditis", gehört.

---

[1] In dem Falle, von dem die Abb. 169 stammte, hat es sich um die Niere eines 48 jährigen
Mannes mit Mitral- und Aorteninsuffizienz gehandelt, der eine vereiterte, mit Streptokokken infizierte Thrombose der linken Vena mediana brachialis und subclavia hatte.
Da in diesem Falle auch gröbere Embolien gefunden wurden, an die sich die Bildung
eines miliaren Abszesses anschließt (Volhard-Fahr S. 48), so entspricht der Befund mehr
dem Übergang von der embolischen nicht eitrigen zur embolischen eitrigen Herdnephritis
und ist nicht typisch für die sog. embolische Herdnephritis bei Endocarditis lenta, bei der
in den nekrotischen Schlingen Kokken gewöhnlich nicht nachzuweisen sind.

Hier handelt es sich nicht nur um eine Verschleppung einzelner Keime und um ihre Aufnahme in das Endothel der Glomerulischlingen, sondern auch um die Verschleppung eines gröberen, von den endokarditischen Auflagerungen stammenden Materiales, d. h. um eine Embolisierung der Niere mit Kokken in Häufchen, die sich zwar auch nur durch relativ geringe, chemotaktische Wirkung auszeichnen, aber massig genug sind, um in den kapillären oder überkapillären Gefäßchen stecken zu bleiben. Das Bild ist im Wesen sehr einheitlich, im einzelnen sehr verschieden, je nach der Korngröße und Zahl der infizierten Embolie. Die Mehrzahl der Glomeruli ist in der Regel intakt. Je nachdem ein Vas afferens oder nur ein oder mehrere Schlingengefäße mit Kokkenhaufen verstopft werden, kommt es zu einer Nekrobiose des ganzen Glomerulus oder nur einzelner Schlingen mit auffallend geringer Leukozytenansammlung. Die embolisierten Schlingen sind stark geschwollen, ihre Struktur geht verloren, an ihre Stelle tritt eine homogene feingranulierte Masse, die Hämatoxylin stark annimmt.

Es kommt auch hier zu Blutaustritt in die Kapsel und in die Lichtung der dazu gehörigen Kanälchen. Dementsprechend finden sich auf der Oberfläche der meist glatten, wenig geschwollenen Niere dieselben flohstichähnlichen Blutpunkte wie bei der herdförmigen Glomerulitis und vielen Fällen der diffusen Glomerulonephritis.

In späteren Stadien können sich feine narbige Einziehungen der Oberfläche, an denen die Kapsel fester haftet, finden, da wo oberflächennahe sekretorische Einzelelemente infolge des Glomerulusunterganges zugrunde gegangen sind. In den embolisierten Schlingen haben sich die Kokkenhäufchen färberisch nachweisen lassen (Fahr, Baehr). Doch ist dieser Nachweis im Schnitte nur selten und schwer zu führen. Entsprechend der Größe der Embolie ist hier der Diffusionshof, die Zone der nekrobiotischen Epithelschläuche, die sich mit Eosin oder Hämatoxylin stark färben, größer als bei der herdförmigen Glomerulonephritis (vgl. Abb. 169).

Das Wesentliche an dem Vorgang ist nach der herrschenden Lehre Löhleins die embolische Verstopfung einzelner Kapillarschlingen mancher Glomeruli, seltener einzelner Vasa afferentia. Die betroffenen Schlingen sind blutleer, homogenisiert, ihre Lichtungen obliterieren (Bähr). Es kommt unter dem aktivierenden Einfluß von Abbauprodukten, wie bei der herdförmigen Glomerulitis, zu Wucherung der Knäuel- und Kapselepithelien, die sich bei Verstopfung einzelner Schlingen auf diese und den gegenüberliegenden Kapselanteil beschränkt, bei Embolisierung eines Vas afferens zur Halbmondbildung ähnlich der subakuten diffusen Nephritis führen kann. Der Vorgang des Gefäßverschlusses ist aber ein anderer als dort, und der von Löhlein vorgeschlagene Vergleich mit einer lobären und einer lobulären Pneumonie trifft, wie schon erwähnt, nicht den wesentlichen Unterschied zwischen der diffusen und der herdförmigen Nephritis (vgl. S. 889).

Daß auch größere Infarkte infolge einer Embolie gröberen Kalibers zur Beobachtung kommen können, versteht sich von selbst.

In einem einzigartigen Falle meiner Beobachtung zeigte sich die der infektiösen Endokarditis eigene Neigung zu mykotischen Aneurysmen vornehmlich an den Nierengefäßen:

Bei einem fiebernden Kranken mit schwerer Hämaturie, bei dem die Endokarditis noch nicht erkannt war, trat plötzlich unter heftigen Schmerzen und hochgradiger Blässe ein Krankheitsbild auf, das auf eine Blutung in das Nierenlager schließen ließ. Die Operation bestätigte diese Diagnose, ergab aber den merkwürdigen Befund, daß das Blut aus einem geplatzten Aneurysma der Nierenoberfläche stammte. Nach Entfernung der Niere zeigte sich, daß zahlreiche kirschgroße Aneurysmen das Organ durchsetzten, ein Befund, der viel später, als der Kranke endlich der daraus erschlossenen Endocarditis lenta erlegen war, auch an der anderen Niere erhoben werden konnte.

Ganz gleichartige gehäufte Aneurysmen der Nierengefäße kommen übrigens auch bei der Periarteriitis nodosa vor (vgl. S. 1535).

Über die Pathogenese herrschen kaum Meinungsverschiedenheiten. Durch die Verstopfung einzelner Schlingen entsteht „eine Miniaturausgabe eines infizierten Infarktes, der nur, wie Löhlein schon mit Recht hervorhebt, durch die geringe Zahl bzw. geringe Infektiosität der beteiligten Bakterien

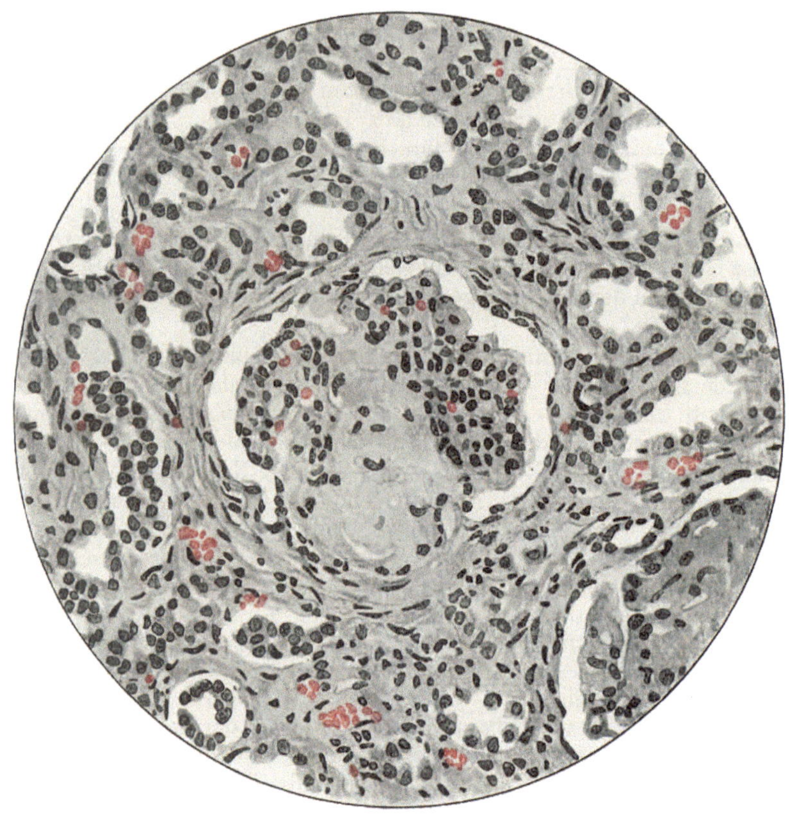

Abb. 170. Embolische Herdnephritis. Älteres Stadium. Aus Volhard und Fahr.
Im Zentrum des Glomerulus eine verödete Partie.
Die Schlingen in der Randzone sind noch gut erhalten.

ausgezeichnet ist, so daß keine eiterige Einschmelzung, sondern das von Löhlein richtig gezeichnete Bild am Glomerulus (Homogenisierung der Schlingen und sekundäre Wucherung des benachbarten Kapselepithels) entsteht" (Fahr).

Daß hier die Aktivierung und Wucherung gerade nur das an die embolische Schlinge anstoßende Epithel betrifft, scheint mir ein deutlicher Hinweis darauf, daß es die absterbende Schlinge ist, welche der Nachbarschaft die oberflächenaktiven, aktivierenden Freß- und Wuchsstoffe liefert. Das Ausbleiben der Leukozytose, der Eiterung und das Verhalten des Organismus zu den Erregern bei der Endocarditis lenta, die man als die Sepsis hochimmunisierter Individuen bezeichnet hat, das sind immunbiologische Probleme, die trotz ihrer Wichtigkeit für die Pathogenese hier unerörtert bleiben müssen.

Entsprechend der geringen Virulenz der embolisierten Mikroben kommt es nicht zu Eiterung, in der Regel nicht einmal zu stärkerer Leukozyteninfiltration; Löhlein hat sogar in solchen Fällen das Auftreten von Fremdkörperriesenzellen in der Umgebung der embolischen Herdchen beobachtet, wie es von Rößle u. a. bei blanden Infarkten beschrieben worden ist. Dementsprechend kann es auch zu einer blanden Rückbildung der Prozesse kommen unter Ersatz der embolischen und nekrotisierten Schlingen durch Bindegewebe, das den Schlingenrest mit der Kapsel verlötet (vgl. Abb. 170).

Bezeichnend für das Wesen der quoad Niere meist gutartigen, aber naturgemäß unter immerwährenden Nachschüben verlaufenden, quoad vitam meist bösartigen Erkrankung ist die Tatsache, daß sich an einem Präparat derselben Niere die einzelnen Glomeruli in allen möglichen Stadien der Erkrankung und der Verödung der Schlingen und der vollständigen oder teilweisen Verschmelzung mit der Kapsel finden können.

Die zu den erkrankten Knäueln gehörigen Kanälchen weisen im frischen Stadium entweder nekrobiotische oder degenerative Veränderungen auf; die zu verödeten Knäueln gehörigen Kanälchen sind atrophisch, das Bindegewebe entsprechend verbreitert. In der Nachbarschaft gut erhaltener Glomeruli können sich — wie bei dem Dauer- und Endstadium aller anderen mit Verödung zahlreicher sekretorischer Elemente einhergehenden Nierenerkrankungen — die zugehörigen Kanälchen erweitert, das Zwischengewebe unbeteiligt erweisen. Gerade die embolische Herdnephritis, die zu Einzelausschaltung sekretorischer Elemente führt, zeigt am deutlichsten, daß die Verödung der Glomeruli maßgebend für den Schwund des Parenchyms (Löhlein) und für die „ausfüllende" Bindegewebsentwicklung ist. Dementsprechend kann es bei sehr ausgedehnter Embolisierung zahlreicher Glomeruli zu Niereninsuffizienz, und sollte es auch zu dem anatomischen Bilde der sekundären (embolischen) Schrumpfniere kommen, wenn die Endokarditis gutartig genug verläuft oder ausheilt bzw. in das bakterienfreie Stadium (Libman) übergeht.

Nicht immer kann aber das Versagen der Nierenfunktion wirklich auf die große Zahl embolisch zugrunde gegangener Glomeruli zurückgeführt werden, da bei der Endocarditis lenta neben der embolischen Herdnephritis auch echte diffuse Nephritiden mit Ausgang in Niereninsuffizienz vorkommen.

Auch eine stärkere Reaktion auf die Keimeinschleppung in Form von eitrigen Prozessen kommt vor.

Fahr hat einen Fall von rekurrierender Endokarditis mit multiplen Abszessen in Nieren, Darm, Leber beschrieben, bei dem einmal Abszeßchen in der Niere bestanden, wobei die Leukozyten, von einer enormen Exsudation in die Glomeruluskapsel ausgehend, auch das periglomeruläre Gewebe infiltrieren und einschmelzen. Daneben waren manche Glomerulusschlingen durch bakterienhaltige Pfröpfchen verschlossen, an vereinzelten Glomeruli wieder sah man die für die embolische, nicht eitrige Glomerulonephritis charakteristische Homogenisierung einzelner Glomerulusteile.

Fahr hat schon hervorgehoben, daß bei der sog. embolischen Herdnephritis nicht alle Veränderungen am Glomerulus als embolisch gedeutet werden können. Er hat dabei aber nur die Schlingenveränderungen im Auge, bei denen das Lumen noch erkennbar bleibt, so daß von embolischer Verstopfung dieser Schlingen also keine Rede sein könne.

Er denkt dabei an toxische Wirkung auf die Schlingenwand in der Umgebung nekrotischer Herde oder an den Durchtritt einzelner Bakterien. Charakteristisch für die Embolisierung seien die umschriebenen Nekrosen im Glomerulus, diese würden in Fällen, in denen nur Bakterien kreisen und nicht in Pfröpfchen, sondern einzeln die Schlingen passieren, vermißt (vgl. dagegen Abb. 166, S. 1484).

Merkwürdigerweise kann nun aber das typische histologische Bild der sog. embolischen Herdnephritis auch vorkommen ohne Endokarditis.

In 2 von F. Koch histologisch genau untersuchten Fällen von herdförmiger Glomerulitis ohne Endokarditis — es hat sich in dem einen Fall um Bronchiektasen, in dem anderen um Lungenabszeß gehandelt — fanden sich genau dieselben Nekrobiosen, Homogenisierung und Nekrotisierung einzelner Glomerulischlingen oder Knäulchenabschnitte wie bei der typischen embolischen Herdnephritis.

Auch Baehr hat die für „subacute bacterial endocarditis" charakteristischen, herdförmigen, embolischen Glomerulusläsionen in 2 Fällen ohne Endokarditis gesehen. In dem einen Falle handelte es sich um eine generalisierte miliare Aktinomykose, in dem anderen um Nekroseherde in der Leber und adhäsive Perikarditis infolge unklarer Infektion.

Schiele hat 2 Fälle, die innerhalb von 4—5 Monaten bei noch relativ großen Nieren zum Tode an Niereninsuffizienz geführt haben, genau beschrieben:

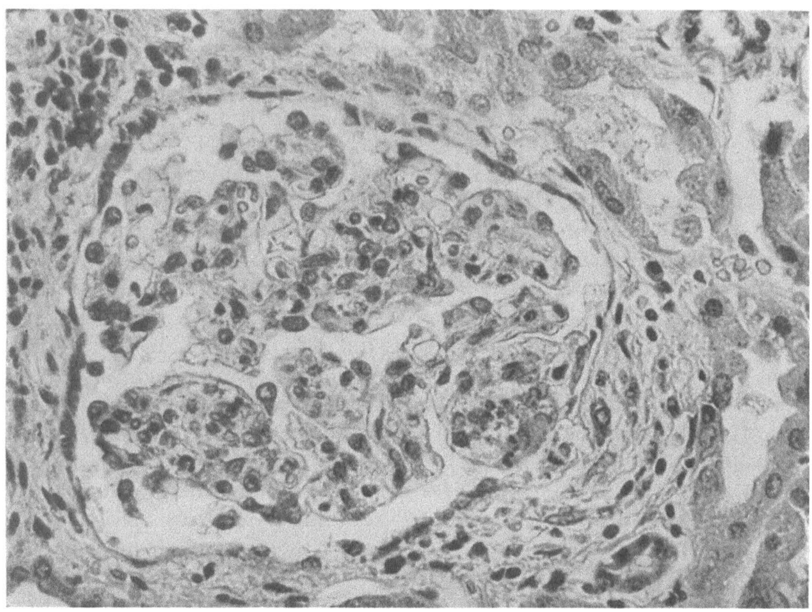

Abb. 171. Seg . . Endocarditis lenta. Der größte Teil der Schlingen noch gut an der scharfen Kontur erkennbar. Im ganzen keine Kernvermehrung. Die intensiv gefärbten und vergrößerten Endothelkerne springen oft weit in das erweiterte Lumen vor. In diesem viel krümeliges Eiweiß mit Erythrozyten verfilzt, überall auch deutlich das Deckepithel sowohl in Zelle wie Kern vergrößert. An einigen Stellen deutlich Pyknose der Endothel- und Epithelkerne — beginnender Untergang. Eine solche Stelle rechts unten ist breit mit der Kapsel verklebt; nur an dieser Stelle zwiebelschalenartige Auflockerung des Kapselbindegewebes mit Zellinfiltration (F. Koch).

In dem einen Fall war eine typische Endocarditis lenta vorhanden, in dem anderen Fall dagegen nicht, und es wird keine Erklärung gegeben, woher die Kokkenembolien stammen sollen. Die Auszählung von 100 Glomeruli in Serienschnitten ergab ganz gleichartige Veränderungen:

	Fall 1 ohne Endokarditis %	Fall 2 mit Endokarditis %
Völlig intakte Glomeruli	6	4
Glomeruli mit Nekrose einer Schlinge	10	13
Glomeruli mit ausgedehnten Schlingennekrosen	61	45
Glomeruli mit völliger Hyalinisierung.	18	32
Glomeruli mit Halbmondbildung	5	6

Daß man das Ausbleiben der Hypertonie und Herzhypertrophie nicht darauf zurückführen kann, daß die Zeit (4—5 Monate) nicht genügt hätte für die „Anpassung des kardiovaskulären Systems", das geht aus dem in Kapitel III S. 443 Gesagten hervor.

Diese Beobachtungen sind geeignet, Zweifel zu erwecken, ob wirklich Embolien, d. h. mechanische Gefäßverstopfungen die wesentliche oder einzige Ursache der Glomeruliveränderungen bei der sog. embolischen Herdnephritis sind. Wenn ohne Endokarditis, also wohl auch ohne eine Möglichkeit zu wirklichen Embolien, ganz gleichartige Bilder von Schlingennekrose entstehen können, dann muß man an die Möglichkeit denken, daß die sog. embolische Herdnephritis nur eine Steigerung der Vorgänge bei der infektiösen herdförmigen Glomerulitis darstellt, und daß die Schlingennekrosen bei jener wie bei dieser auch durch

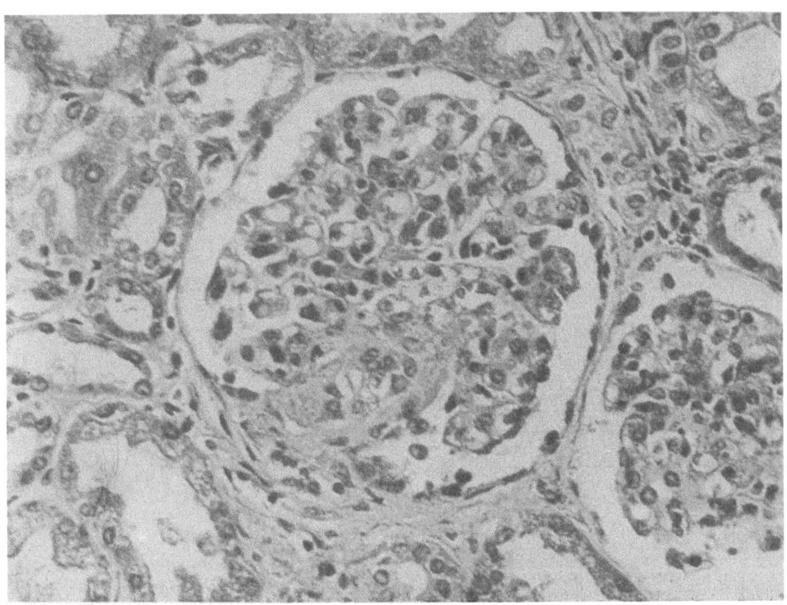

Abb. 172. Far... Exsudative produktive Phthise, Tuberculosis laryngis. Schlingen größtenteils gut durchgängig mit scharfer Kontur, nur wenige gering verdickt. Keine Kernvermehrung, aber Vergrößerung und intensive Färbung der ins Schlingenlumen vorspringenden Endothelkerne. Im Schlingeninnern oft krümeliges Eiweiß mit Erythrozyten. An einer Stelle Schlingenverödung mit Kernuntergang; hier breite Verklebung mit der aufgefaserten Kapsel. Rechts oben eine einzelne Schlinge mit der Kapsel verklebt, in nächster Nähe Aktivierung des Kapselepithels. Kapselraum sonst frei, Kapselepithel und -bindegewebe sonst zart, anliegendes Interstitium unverändert (F. Koch).

Aufnahme und Phagozytose der im Blute kreisenden Erreger und Thrombose zustande kommen können.

Rich, Bumstead und Frobischer bezweifeln ebenfalls, daß die Nephritis bei Viridans-Endokarditis durch Kokkenembolien zustande kommt, aus folgenden Gründen: 1. Wenn die Nephritis infolge Streptococcus-viridans-endocarditis durch Kokkenembolien hervorgerufen würde, sollte man eine gleichartige Nephritis ebenso häufig bei jeder Form von Endokarditis mit reichlichen, abbröckelnden Vegetationen vermuten, unabhängig von der Ätiologie; das ist aber nicht der Fall.

2. Es besteht keine Beziehung zwischen der Größe der Klappenvegetationen und der Häufigkeit und dem Grade der Nephritis.

3. Sie haben eine floride hämorrhagische Nephritis auch bei Gonokokkenendokarditis beobachtet, bei der die Vegetationen auf das rechte Herz beschränkt waren und die Lunge als Filter gewirkt haben müßte.

4. Das histologische Bild ist nicht überzeugend, daß für das Zustandekommen der Glomerulischädigung Embolien notwendig sind.

5. Denn die Glomerulusschädigung unterscheidet sich keineswegs von der bei Nephritiden beobachteten, in denen Embolien keine Rolle spielen können.

Die Autoren nehmen eine toxische Entstehung der Glomerulusveränderungen an, und sie konnten bei Kaninchen durch intravenöse Einspritzung von sicher bakterienfreien Berkefeld-Filtraten von frischen Streptococcus-viridans-Kulturen Glomeruliveränderungen erzeugen mit Blutungen in den Kapselraum und die Kanälchen. Doch gelang das nur bei einem Bruchteil der Tiere.

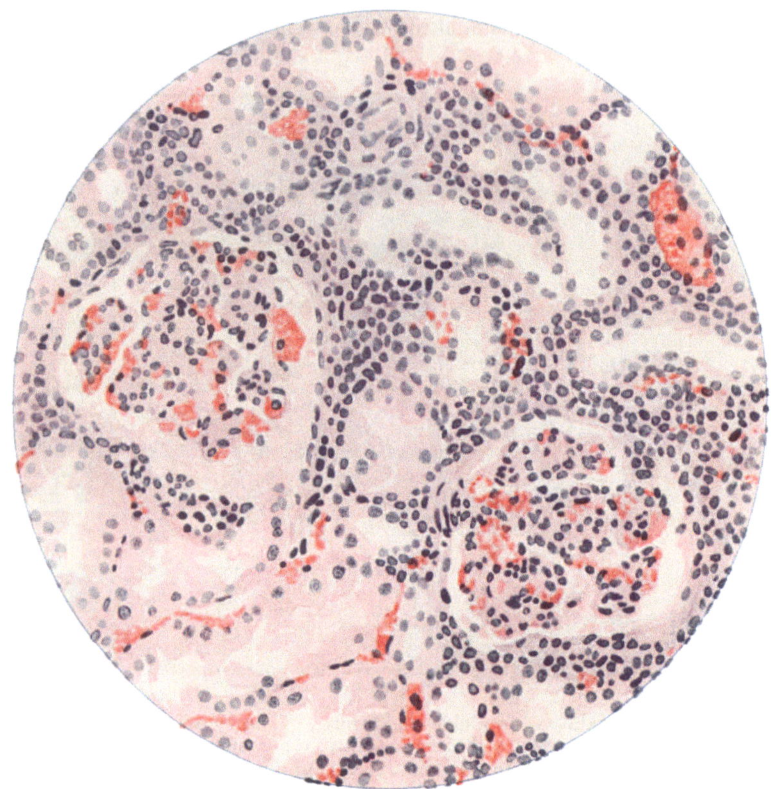

Abb. 173. Septisch interstitielle Nephritis. Kleines interstitielles aus Lymphozyten bestehendes Herdchen, das an manchen Stellen in ein Kanälchen einzudringen beginnt. Glomeruli intakt, sehr blutreich, in den Kapseln etwas geronnenes Eiweiß.
Aus Volhard und Fahr.

Glomeruliveränderungen, die etwas mehr den beim Menschen vorkommenden entsprechen, haben Kinsella und Sherburne bei Hunden in folgender Weise erzeugt: Es wurde zunächst die Aortenklappe verletzt und nach Abheilung eine intravenöse Injektion von grünen Streptokokken gemacht. Die Bakterien siedelten sich an der verletzten Klappe an unter Bildung von Wucherungen wie bei der Endocarditis lenta. Bei einem 17 Tage überlebenden Hunde — nach 12—14 Tagen waren noch keine Glomeruliänderungen vorhanden — fanden sich solche in Gestalt von Thrombosen mit hyaliner Degeneration, Blutungen und Infiltrationen mit polymorphkernigen Leukozyten.

Diese Tierversuche können die Frage nicht entscheiden, ob die Embolisierung und nicht nur die Infizierung der Schlingen das Wesentliche ist. Aber der Vergleich der Nierenbefunde bei herdförmiger Glomerulitis ohne und mit Endokarditis beweist in der Tat, wie eigentlich schon aus Abb. 166 hervorgeht, daß die für die sog. embolische Herdnephritis typischen Schlingennekrosen auch ohne „Embolie" zustande kommen.

Das zeigen ganz besonders schön die beiden voraufgehenden Abbildungen, die ich wie so viele andere den sorgfältigen histologischen Untersuchungen meines Mitarbeiters F. Koch verdanke.

In dem Falle Abb. 172 handelt es sich wieder wie bei Abb. 166 um eine herdförmige Glomerulitis bei einer Phthise, in dem anderen Falle Abb. 171 um eine sog. embolische Herdnephritis bei Endocarditis lenta.

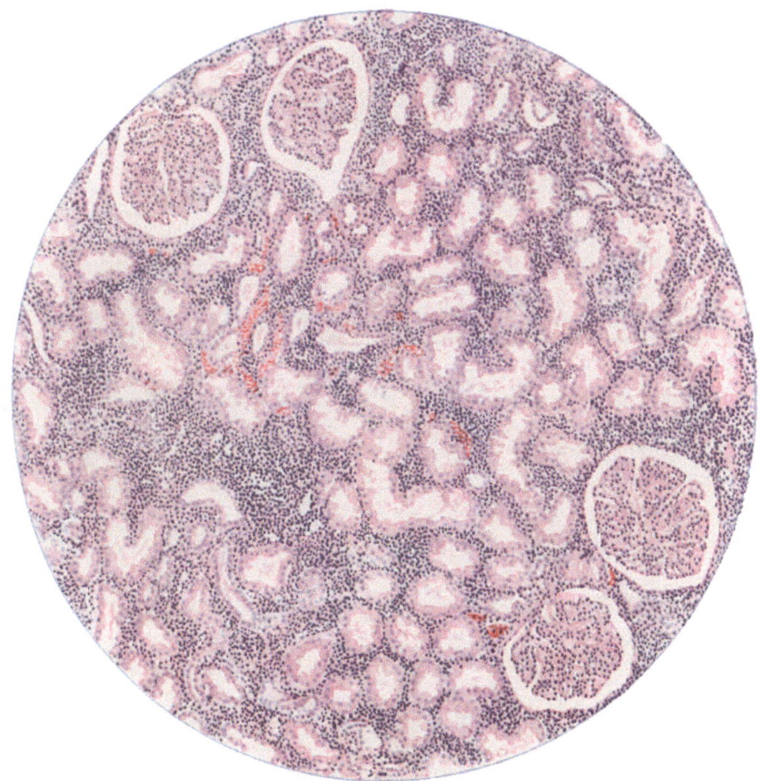

Abb. 174. Interstitielle Nephritis. Diffuse, lymphozytäre Infiltration.
An manchen Stellen Parenchymuntergang schon deutlich ausgesprochen.
Glomeruli blutarm, aber sonst intakt. Aus Volhard und Fahr.

In beiden Fällen haben wir es mit ganz gleichartigen Veränderungen, mit Schlingennekrose und Thrombose zu tun und mit einer ganz gleichartig auf die Gegend der Nekrose beschränkten Auflockerung und Wucherung des Kapsel-bindegewebes.

Auch ein Vergleich mit den gleichwertigen Gefäßveränderungen, die bei der Endocarditis lenta sowohl wie bei anderen chronischen Infektionen vorkommen, erlaubt einen Analogieschluß. Auch bei diesen Gefäßveränderungen von der Hautblutung über die Oslerschen Knoten bis zum Aneurysma hat man früher an Embolien gedacht. Merklen und Wolf haben diese Entstehungsweise mit Recht abgelehnt und gezeigt, daß es sich um echte proliferative Entzündungen handelt. Ebenso haben Semroth und Koch gezeigt, daß es sich bei den Gefäß-läsionen bei Allgemeininfekten wie Grippe, Fleckfieber, chronischen septischen

Erkrankungen um prinzipiell gleichartige Prozesse handelt wie bei der Periarteriitis nodosa, um Alteration vom Typus der Koagulationsnekrose, in
den feinsten Arterien in der Intima, in den größeren in der Media, mit reaktiver Endothelproliferation.

Da es sich bei diesen entzündlichen Gefäßläsionen ohne Endokarditis wohl
sicher um mykotische Nekrosen handelt, so wird man auch die Nekrosen der
Glomerulischlingen mit reaktiver Proliferation des Kapselepithels und Bindegewebes, die in gleicher Weise mit und ohne Endokarditis vorkommen, im
wesentlichen als mykotisch betrachten dürfen.

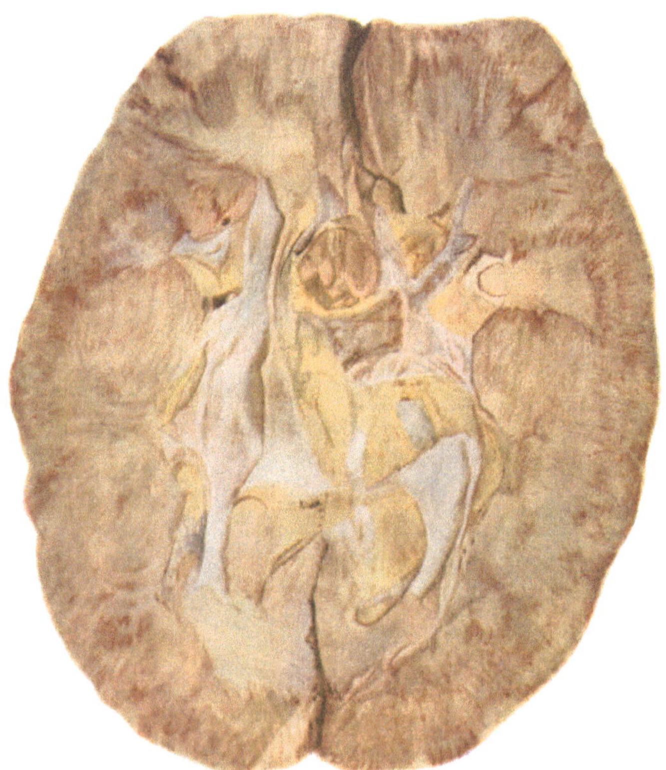

Abb. 175. Starke interstitielle Nephritis. Schnittfläche. (Aus Fahr.)
Die Abbildung stammt von einer Sepsis, nicht von einem Scharlach.

Das würde bedeuten, daß eine Unterscheidung der vermeintlich embolischen
Herdnephritis von unserer herdförmigen infektiösen Glomerulonephritis nicht
mehr nötig ist. Beide würden in Zukunft als herdförmige mykotische
Glomerulitis zusammengefaßt werden können.

c) Die (septisch-) interstitielle Herdnephritis hat mit den beiden vor-
erwähnten Formen der Herdnephritis den herdförmigen und intrainfektiösen
Charakter gemeinsam, ist aber im histologischen Bild vollständig von beiden
Arten der Glomerulitis verschieden. Es handelt sich um eine echt entzündliche
Reaktion auf chemo- bzw. zytotaktisch wirkendes Kokkenmaterial, um große
oder kleine, einzelne oder zahlreiche verstreute Herde, die dicht mit Lymphozyten infiltriert sind (vgl. Abb. 173 u. 174). In der Umgebung findet sich eine

starke reaktive Hyperämie (Abb. 176), welche dem geschwollenen Organ eine rötliche Fleckung und Streifung verleihen kann. Das spezifische Parenchym, Knäuel wie Kanälchen außerhalb der Herde bleiben intakt, nur im Bereich der Herde können die Zellhaufen rücksichtslos in die Kanälchen einbrechen, und es erfolgt eine systemlose blinde Durchsetzung und Zerstörung des befallenen Gewebes durch die fermentreichen Schutztruppen, die Freund und Feind wahllos vernichten, wobei die Glomeruli am längsten verschont bleiben.

In schweren Fällen dieser Art sind die Nieren stark vergrößert, serös durchtränkt, die Konsistenz ist weich, die Substanz brüchig, leicht einreißend. Oberfläche und Rinde sind schmutzig, graugelblich bräunlich, rötlich gefleckt. Der rötlichen Fleckung entspricht auf der Schnittfläche jene sehr charakteristische rötliche Streifung der äußeren Rindenschicht (Abb. 175). „Die ganze Rinde ist in dieser Weise unregelmäßig gestreift, wodurch die Zeichnung an den betreffenden Stellen verloren gegangen ist. In den großen Streifen lassen sich oft hellere Zentren nachweisen, die fast an Abszesse erinnern, aber nicht so gelb gefärbt sind und keine eitrige Konsistenz besitzen" (Aschoff).

Ob und wie derartig schwere Fälle septischen Ursprunges, die der eitrigen Nephritis am nächsten stehen, ausheilen, ist unbekannt. Kleine Herde interstitieller Nephritis sind ein so häufiger Nebenbefund bei allen möglichen Infektionen, z. B. bei Masern (F. Koch), daß mit ihrer Ausheilung bestimmt gerechnet werden kann. Daß auch in sehr schweren Fällen Ausheilung im Bereiche der Möglichkeit liegt, zeigt das auf S. 1529 beschriebene Beispiel mit Anurie, in dem nach Dekapsulation die Diurese sich wieder hergestellt hat. Eine Beziehung zu den systematischen Nierenerkrankungen und Schrumpfnieren

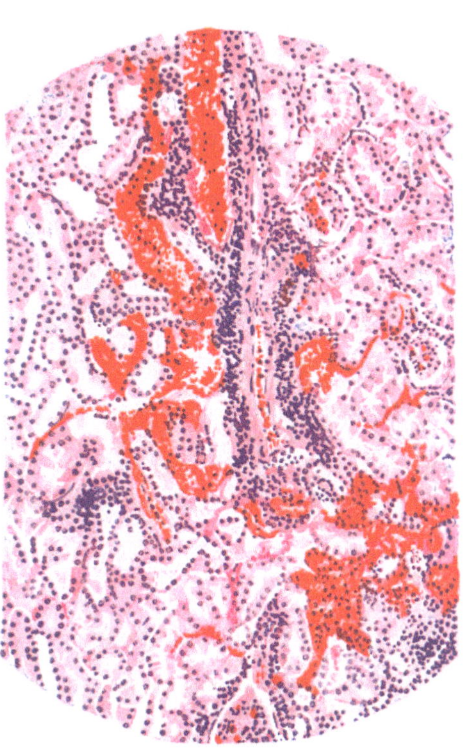

Abb. 176. Interstitielle Herdnephritis im Beginn. Starke Anlehnung an Arteriolen und Kapillaren. Stase und kapillare Blutungen. (Aus Fahr.)

haben die zu erwartenden Narbenherde sicher ebensowenig wie klinische Bedeutung.

Bei Hund und Katze scheinen herdförmige Narben und Narbenschrumpfnieren als Ausgangsstadien einer abgeheilten akuten interstitiellen Nephritis vorzukommen (Henschen).

Daß aus solchen Narben beim Menschen — wenn wirklich Fälle von Sepsis, die einmal zu septisch-interstitieller Herdnephritis geführt haben, noch zur Ausheilung kommen — ein chronisches progredientes Nierenleiden oder gar eine echte genuine Schrumpfniere entstehen sollte, wie Aschoff vermutet hat, das halte ich bei der unzweifelhaften Beziehung dieser zu einer Störung der Glomerulidurchblutung für ganz ausgeschlossen. Auch die Bindegewebsneubildung ist bei der genuinen wie bei der sekundären Schrumpfniere keine selbständige, sondern in ausgesprochenstem Maße abhängig von dem Parenchymuntergang.

Pepper und Lucke haben geglaubt, einen Fall von typischer sekundärer Schrumpfniere bei einem 14 Jahre alten Mädchen — sieben Jahre nach einem schweren Scharlach

ohne feststellbare Nierenerscheinungen — als echte chronisch-interstitielle Nephritis und
als mutmaßlichen Ausgang einer akuten interstitiellen Nephritis ansprechen zu sollen.
Aber hier hat es sich um eine ganz ausgesprochene chronische Glomerulonephritis mit
massenhaftem Untergang sekretorischer Elemente gehandelt, und auch hier ist die Bindegewebswucherung nicht unabhängig, sondern abhängig von dem Parenchymuntergang.

Die Vorstellung von Benjamin, daß eine interstitielle lymphozytäre Niereninfiltration
der typischen Glomerulonephritis vorausgehe, ist nicht diskutabel.

Die Pathogenese dieser für die Klinik der Nierenkrankheiten unwichtigen
Erkrankung ist von größerem Interesse, als es bei dem scheinbar durchsichtigen
und offensichtlich mykotischen Charakter der Nierenveränderungen den Anschein
hat. Ob man diese als toxisch oder bakteriell bedingt erklärt, scheint freilich
nur ein Streit um die Länge des kaiserliches Bartes zu sein, da die Gifte wohl
nicht humoral, sondern an Ort und Stelle aus den massenhaft in die Organe
verschleppten Kokken entstehen. Daß die interstitiellen Herde in schweren
Fällen auch in anderen Organen, Nebenniere, Leber, gefunden werden, erscheint
verständlich; ebenso wird niemand daran zweifeln, daß es sich bei dieser
interstitiellen Nephritis um eine Teilerscheinung eines allgemeinen pathologischen
Prozesses handelt.

Munk neigt auch hier zu der Annahme einer Systemerkrankung und der eines
spezifischen Vorganges: Mit den gelegentlichen Befunden kleinerer zelliger Infiltrationen
in den parenchymatösen Organen bei anderen Infektionskrankheiten (Typhus, Pneumonie)
seien die interstitiellen und perivaskulären Prozesse bei Scharlach nicht gleichzustellen.
„Die in der Niere wie in der Nebenniere vorhandenen lymphozytären Infiltrationen
gehören vielmehr einem mehr oder weniger über alle Organe verbreiteten System eines
durch das Scharlachgift bewirkten spezifischen Prozesses an." Munk lehnt die Streptokokken als Ätiologie ab, findet den gleichen spezifischen Prozeß aber auch bei einem Fall
von hämorrhagischen Pocken.

Huebschmann ist ebenfalls überzeugt, daß die interstitielle Nephritis die eigentliche
Scharlachnephritis ist, aber er zweifelt nicht an der Streptokokkenätiologie des Scharlachs.

Nach Fahrs, meinen eigenen und anderer Autoren (Ceelen, F. Koch)
Erfahrungen ist von einer Spezifität keine Rede. In kleinerem Ausmaß sind
wesensgleiche interstitielle Herde bei allen möglichen infektiösen Erkrankungen
und auch als Begleiterscheinung der herdförmigen infektiösen Glomerulonephritis
und der embolischen Herdnephritis, in größerem Ausmaß auch bei septischer
Angina, septischer Diphtherie und anderen Formen der Sepsis zu beobachten. Als
Beispiel führe ich einen Fall von Fahr an:

55jährige Frau, mit Purpura variolosa aufgenommen, stirbt nach zwei Tagen. Sektion:
Neben enormen Hautblutungen schwere hämorrhagische Nekrosen von Rachen, Speiseröhre, Blase und Nierenbecken. Im Blut Pneumokokken in Reinkultur, reichlich Pneumokokken in den Schnittpräparaten aus den hämorrhagischen Nekrosen. Nieren mächtig
vergrößert, schmutzigbräunliche Schnittfläche. Mikr.: Interstitielle Herdnephritis, namentlich im Mark reichlich lymphozytäre und plasmazelluläre Infiltrate. Parenchym intakt. An
einzelnen Glomeruli Blutungen in die Kapseln und in die anschließenden Kanälchen.

Gegen die vermeintliche Spezifität spricht sogar ein Beispiel aus Munks eigenen
Krankengeschichten: Bei einem fast abgeheilten Typhus, der an Sepsis infolge Ver-
eiterung einer Ohrspeicheldrüse mit retropharyngealer Phlegmone, eitrigen pneumonischen
Herden zugrunde gegangen ist, findet er in den sehr blutreichen trüb-geschwollenen Nieren
(von denen eine einige Abszeßchen enthält) mikroskopisch: „Zwischen Rinden- und
Markschicht, teilweise in diese einstrahlend, herdförmige zellige Infiltration des Interstitiums. Einzelne Herdchen übertreffen an Größe die Glomeruli um das Mehrfache.
Die Zellen bestehen größtenteils aus kleinen und großen Lymphozyten, aus vereinzelten
gelapptkernigen Leukozyten und aus Plasmazellen. Größere Haufen von Bakterien sind
nicht nachzuweisen."

Auch die zur Stütze seiner Ansicht aufgestellte Behauptung von Munk, bei der
Diphtherie seien die Infiltrate anders lokalisiert als beim Scharlach, und ausschließlich
im Mark, wird durch einen Befund von Schridde entkräftet.

Vierjähriger Knabe, vor vier Wochen diphtherische Geschwüre an der Stirn, nach
14 Tagen noch Rachendiphtherie. Mikroskopisch: „Es finden sich vereinzelte dichte
Infiltrate, die etwas häufiger in der Rinde, seltener im Marke sind."

Gegen eine Spezifität spricht auch die „erstaunliche Häufigkeit" der interstitiellen Nephritis bei den septischen Infektionen des Säuglingsalters (Noeggerath).

Ferner sind interstitielle Infiltrate aus Lymphozyten und Plasmazellen bei Typhus auch ohne Sekundärinfektion etwas sehr Häufiges (vgl. Wagner S. 1043).

Endlich möchte ich gegen die irrtümliche Annahme einer Spezifität noch geltend machen, daß nach den Angaben Henschens über die Nephritis der Hunde und Katzen, bei diesen die interstitielle lymphatische Nephritis am häufigsten vorkommt. Auch bei den Schweinen findet man relativ häufig eine interstitielle Herdnephritis. Sie entsteht hämatogen, und es kommen verschiedene Erreger in Frage, die gewöhnlichen Eitererreger vermutlich nicht (Joest, Lauritzen, Degen und Brücklmayer).

Long, Huggins und Vorwald haben bei tuberkulösen Ziegen und Schweinen kleine Mengen einer feinen Suspension von durch Hitze gefälltem Tuberkulin in eine Nierenarterie eingespritzt und Herde von interstitieller Nephritis mit lymphozytären Infiltraten erhalten.

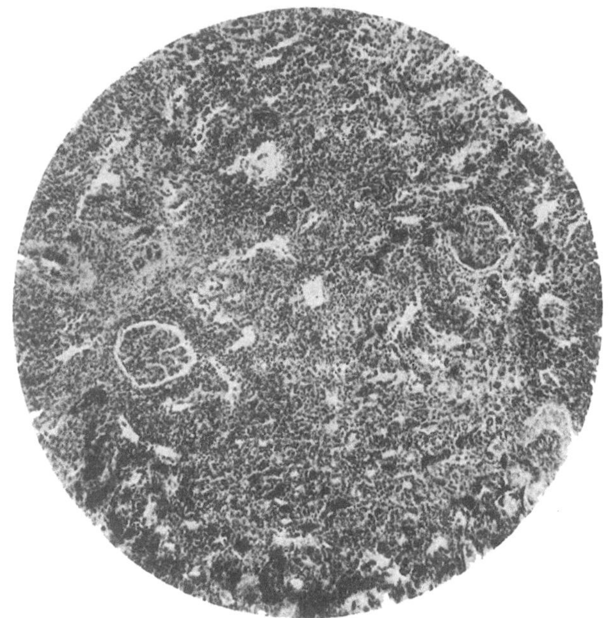

Abb. 177. Akute interstitielle syphilitische Nephritis.
[Aus F. Wohlwill: Pathologisch-anatomische Untersuchungen über die Syphilis des uropoetischen Systems. Z. urol. Chir. **22**, 17 (1927).]

Bei dieser Versuchsanordnung haben sie die bei massiven intraarteriellen Tuberkulingaben beobachteten Glomeruliveränderungen (vgl. Long und Finner S. 1178) vermißt.

Der allergische Charakter dieser Entzündung ergab sich daraus, daß bei nicht tuberkulösen Tieren keine Nierenschädigung auf diese Weise erzielt wurde.

Vor allem ist Munk ganz entgangen, daß auch bei der Lues eine echte akute (und chronische vgl. S. 1530) interstitielle Nephritis vorkommt, bald von herdförmigem Charakter, bald von mehr diffuser Ausbreitung.

Ein Beispiel aus der alten Literatur aus Karvonen:

1. 19 jähriger Mann, Frühjahr 1895 Infektion. Herbst Hautausschlag. Dezember hochfieberhaftes ausgebreitetes Exanthem, Scharlachröte am ganzen Körper. Ikterus. Nach 22. 1. Erythem verschwunden, Abschilferung, Eiweiß +. In der 4. Woche Magenbeschwerden, Erbrechen, Oligurie, zeitweise Anurie, Durchfall, Benommenheit, Schlafsucht. Urin wenig Eiweiß, spärlich hyaline und granulierte Zylinder, viele Leukozyten. Kein Ödem. Sektion: Interstitielle Pneumonie, Leber- und Milzschwellung, Niere von enormer Größe. Konsistenz weich, Struktur der Rinde verwischt, auf der Schnittfläche entleert sich reichlich Flüssigkeit. Mikroskopisch: Gesamtes interstitielles Bindegewebe sehr stark verbreitert, zum Teil durch Infiltrate von Zellen, zum Teil durch Wucherung des Bindegewebes, zum Teil

durch Ödem. Auffallend geringe Veränderungen an den epithelialen Elementen, sie sind frei von Verfettung. Glomeruli etwas vergrößert und kernreicher als normal. Typische interstitielle Nephritis.

2. Wohlwill hat folgenden Fall mitgeteilt:

35 jähriger Matrose, Anfang Januar 1904 frisches Ulkus. 6. 5. wegen 3 Wochen bestehenden Exanthems aufgenommen, nachdem er 6 Einreibungen bekommen hatte.

Befund: allgemeine indolente Drüsenschwellungen, dichtes Exanthem, Rhagaden am Mundwinkel, Anämie, Fieber. Urin spärlich. Reichlich Albumen. Keine Zylinder. 8. 6.

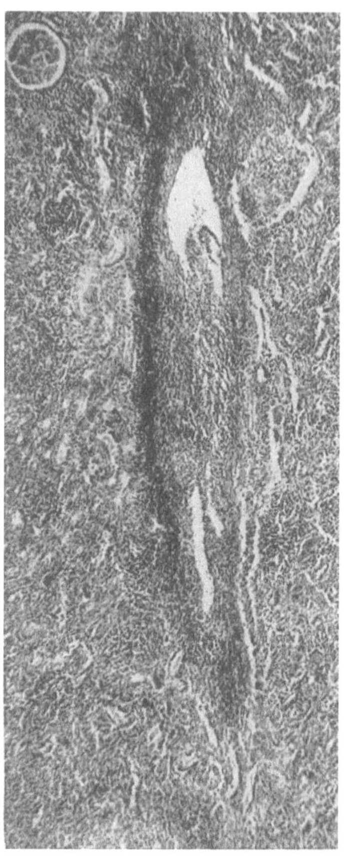

Abb. 178. Derselbe Fall (Abb. 177).
Spezifische Phlebitis.
Weigerts Elastinfärbung.
Aus Wohlwill l. c.

Blutiger Schleim. Durchfälle. Schmierkur abgebrochen. 9. 6. universelles Ekzem. Urin 50 ccm in 24 Stunden. 5⁰/₀₀ Albumen. Keine Zylinder. Ab 11. 6. vollständige Anurie, Somnolenz, später Zuckungen im Gesicht und den Extremitäten. 18. 6. Koma, 50 ccm Urin, Albumen $++$, Leukozyten, vereinzelte Erythrozyten, keine Epithelien, keine Zylinder. Abends Exitus an Urämie.

Autopsie: Akute nicht nekrotisierende Enteritis. Nieren stark vergrößert, weich, Oberfläche glatt, grau-weinrot. 1 cm breite Rinde durch dunkelrote Streifen von der Marksubstanz abgesetzt; anämische Infarkte.

Mikroskopisch: Ganz hochgradige Infiltration des Interstitiums mit Lymphozyten, Plasmazellen, verhältnismäßig reichlich Eosinophilen. Insofern herdförmige Infiltration, als einzelne Bezirke nur spärlich oder gar keine Zellanhäufungen zeigen. Hier — besonders perivaskulär — deutliches Ödem. An zwei Venen Eindringen der Infiltratmassen in die Wand deutlich (Abb. 177 u. 178).

3. 33 jährige Schiffsbauersfrau. Lues ob kongenital? Sattelnase. Geschwüre an Oberlippe und beiden Unterschenkeln, allgemeine Drüsenschwellung. WaR. $+++$. Hg-Salvarsankur. Exanthem, Fieber, blutige Durchfälle, Albuminurie. Exitus. Sektion: Beide Nieren stark vergrößert, weich. Mikroskopisch: Ganz ähnliches Bild wie im vorigen Fall, Infiltrate mehr herdförmig, fast ausschließlich die Rinde betreffend. Deutliches Eindringen der Zellen in die Harnkanälchen der Hauptstücke, auch Einbruch der Zellen in Venen. Kein interstitielles Ödem (Abb. 179).

Das Eindringen der Zellmassen in die kleinen Gefäße, zumal der Venen, die auch die von Eugen Fränkel beschriebene korbgeflechtartige Aufsplitterung der Elastika zeigen, gibt nach Wohlwill der interstiellen Nephritis bei Syphilis sein besonderes Gepräge, das sie von gewöhnlichen Formen, wie wir sie vor allem beim Scharlach kennen, unterscheidet.

Ceelen hat das Vorkommen einer primären, proliferativen interstiellen Nephritis bei Syphilis bestätigt und auch die Angabe von Cassel, daß jene bei allen syphilitischen Neugeborenen gefunden wird.

Die Infiltrate finden sich besonders um die arteriellen Gefäße der Rinde, perivaskulär, aber auch periglomulär und intertubulär; sie bestehen aus Plasmazellen und kleinen Lymphozyten und bilden einen für die kongenitale Syphilis charakteristischen Befund.

Pathogenese: Für das Verständnis des Vorganges ist der Beginn des Prozesses und die örtliche Verteilung der Infiltrate von Bedeutung.

Der Prozeß beginnt, wie Councilman zuerst beschrieben und Schridde bestätigt und weiter verfolgt hat, mit einer geradezu enormen Anhäufung von Lymphozyten in Gruppen von Kapillaren und auch Arteriolen des Markes, und zwar der Außenzone und den direkt benachbarten Abschnitten der Rinde, so daß man beim Anblick dieser Gefäße an eine hochgradige lymphatische Leukämie denken könnte. Councilman fand in einigen Fällen alle Gefäße im oberen Teile der Pyramiden so mit diesen Zellen erfüllt, daß, wenn man das Präparat gegen das Licht hielt, sich eine dunkelblaue Färbung hier zeigte. Oft füllen die Lymphozyten wie ein Pfropf eine bestimmte Strecke des Gefäßes in soliden Zellmassen aus, während daneben die Kapillaren fast nur rote Blutkörperchen beherbergen (Schridde). Die Zellansammlungen treten in fleckförmiger Verteilung auf.

Im nächsten Stadium liegen die noch immer sehr zahlreichen Lymphozyten in den Markgefäßen mehr zerstreut zwischen den roten Blutkörperchen. In der Folge ist das wichtigste Ereignis das Auftreten der Lymphozyteninfiltrate im Mark und besonders in der Rinde, und zwar im Mark neben dem dicken trüben Schleifenstück, in der Rinde ganz ausgesprochen an einer Seite der Glomeruli um die Pars convoluta der Harnkanälchen. Auch hier innerhalb dieser Infiltrate liegen stets sehr reichliche Lymphozytenmengen in den Kapillaren, während die Gefäße außerhalb der Infiltrate davon frei bleiben.

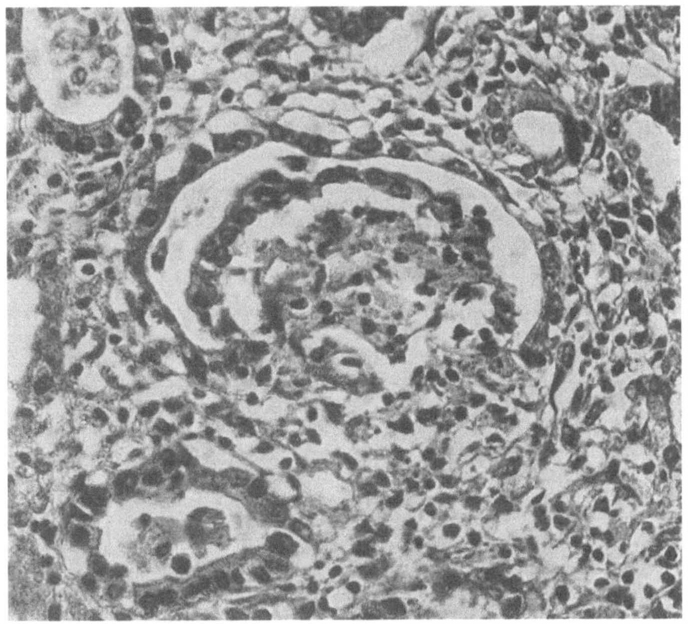

Abb. 179. Akute interstitielle Nephritis syphilitica. Exzentrische Kompression eines Hauptstückes mit umschriebener Durchwucherung der Wand. Aus Wohlwill, l. c.

Hier kann man nun eine Auswanderung der Lymphozyten aus den Blutkapillaren einmal in die kleinzelligen Infiltrate, zum anderen in massenhafter Weise in die gewundenen Harnkanälchen hinein beobachten, und in diesem Stadium verschwinden die Lymphozyten aus den Blutkapillaren.

Mit zunehmender Breite und Ausdehnung der Infiltrate in der Rinde treten immer reichlicher Plasmazellen an Stelle der Lymphozyten auf, bis schließlich die Infiltrate fast ganz aus Plasmazellen bestehen, zwischen denen verstreut sich einzelne eosinophile Leukozyten und auch Mastzellen finden.

Endlich schwinden auch die Plasmazellen unter reichlicherem Auftreten von eosinophilen Leukozyten, und — die Harnkanälchen sind zum Teil zugrunde gegangen oder atrophisch — es beginnt die Wucherung des Bindegewebes.

Schridde schließt aus diesen Beobachtungen, daß die kleinzellige Infiltration rein hämatogenen Ursprunges ist und sich nicht aus perivaskulären, adventitiellen Elementen bildet. Den Vorgang denkt er sich toxisch bedingt, und zwar durch Streptokokkentoxine.

Die charakteristische örtliche Verteilung der Lymphozytenansammlung erklärt er sich folgendermaßen:

Die Streptokokkentoxine werden durch den Glomerulus ausgeschieden und in den Schleifenschenkeln eingedickt, zum Teil von den Epithelien rückresorbiert. Diese an bestimmten Stellen in Massen befindlichen Toxine üben auf die in den benachbarten Gefäßen befindlichen und vorbeieilenden Lymphozyten einen zytotaktischen Reiz aus, so wie der Magnet in der Getreidemühle aus den vorbeigleitenden Körnermassen die Eisenteile an sich zieht und auf seiner Oberfläche verdichtet. Dafür spricht der um diese Zeit (etwa den fünften Tag des Scharlachs) zu beobachtende Lymphozytensturz im Blute, dem eine übermäßige Produktion auf dem Fuße folgt.

Die lymphozytäre Ansammlung an einer Seite der Glomeruli und um die Pars convoluta der Harnkanälchen erklärt Schridde durch Speicherung des Giftes in den Epithelien jener; hört mit ihrer Schädigung die Abscheidung und Aufnahme der Toxine auf, so stauen sie sich im interstitiellen Gewebe und verursachen die interstitielle Lymphozytenanhäufung. Die Umwandlung der Lymphozyten in Plasmazellen ist ein sekundärer, durch die Verarbeitung der Toxine bedingter Prozeß.

So einleuchtend diese, auf so sorgfältige Untersuchungen sich stützende, wohlüberlegte und darum eingehender geschilderte Vorstellung erscheint, so muß doch die Tatsache stutzig machen, daß gleichartige lymphozytäre Infiltrationen auch in anderen Organen, in Leber, Nebenniere, vorkommen, wo der Gedanke einer Giftsekretion, Speicherung und Rückresorption von vornherein ausscheidet.

Auch bezüglich der hämatogenen Entstehung der Infiltrate sind die Meinungen geteilt; Ceelen ist für die histiogene Entstehung (Unna, Pappenheim) der infiltrierenden Plasmazellen eingetreten und hat den Übergang adventitieller Zellen in Plasmazellen beschrieben und abgebildet.

Kuczynski und Wolf haben mit von Scharlachnephritis gezüchteten Streptokokken beim Kaninchen

1. Leberinfiltrate erzielt, bestehend aus ganz frischen periportalen Zellansammlungen des gleichen Charakters wie in der menschlichen Leber an Scharlach Verstorbener;

2. anämisch-albuminöse Nieren mit der allertypischsten Form der vom Scharlach her wohlbekannten interstitiellen Nephritis. Bei den verschiedenen Tieren sahen sie die verschiedenen Stadien der Ausbreitung wie beim Menschen, bis zu recht schweren Infiltrationen, die ganz wie beim Menschen mit schweren Tubulusschädigungen einhergehen. Nach der Ansicht von Kuczynski und Wolf überwiegt hier der adventitielle, histiozytäre, aber basophile Zelltyp, dem sich immer mehr Plasmazellen untermischen.

Sehr bemerkenswert ist die Angabe von Kuczynski und Wolf, daß sie mit Streptokokken aus Erysipelen, Sepsisfällen usw. nie derartige Reaktionen der Tiere erhalten haben, was für eine Sonderstellung der Streptokokken aus den Organen Scharlachkranker spricht. Kuczynski betrachtet es für gesichert, daß die infiltrierenden Prozesse und somit auch die interstitielle Nephritis beim Menschen lediglich den Streptokokken zuzuschreiben ist. Sehr wahrscheinlich ist ihm, daß hier eine Reaktion auf toxische Stoffe vorliegt — er spricht von „einer zunächst noch ihrem Wesen nach unklaren Abscheidung höchst wirksamer Stoffe in der Lymphe der Gewebe" —, und daß der Scharlach gleichbedeutend ist mit einem Infekt mit besonderen toxinbildenden Streptokokken. Er macht noch besonders auf die Herdförmigkeit (Diskontinuität) einer doch letzten Endes chemischen Einwirkung aufmerksam, die wir schon beim Uran kennen gelernt haben, und scheint geneigt, die interstitiellen Infiltrate bei der Diphtherie auf das Diphtheriegift zurückzuführen. Ich bin da sehr im Zweifel, weil wir als Folge des spezifischen Diphtheriegiftes die schwersten Parenchymschädigungen ohne interstitielle Infiltrate zu sehen bekommen, während umgekehrt Schridde, was meines Erachtens sehr gegen die rein toxische Entstehung der Infiltrate spricht, bei der interstitiellen Herdnephritis keine morphologischen Veränderungen der Epithelzellen, die auf eine toxische Schädigung zurückzuführen gewesen wären, hat nachweisen können. Ich möchte glauben, daß bei den schweren Fällen septischer Diphtherie, die diese Infiltrate aufweisen, auch eine Streptokokkeninfektion im Spiele ist.

Huebschmann erklärt die interstitielle Nephritis (NB. bei Scharlach) als Überempfindlichkeitsreaktion, bei der aus den Erregern so reichlich Endotoxine gebildet werden, daß damit das Bild einer schweren allgemeinen Vergiftung zustande kommt. „Daß bei einer derartigen Konzentrierung der Endotoxine im Blut die Niere zuweilen eine besonders schwere und besonders geartete Schädigung erfährt, deren Ausdruck die interstitielle Nephritis ist, kann nicht wundernehmen."

„Außerdem muß man aber auch an die Möglichkeit denken, daß die Endotoxine in der Niere besonders reichlich gebildet werden und darum besonders konzentriert zur Wirkung kommen. Dafür sprechen die Fälle von herdförmiger interstitieller Nephritis. Die einzelnen Herde mögen dann jenen Bezirken entsprechen, in denen die Streptokokken in größerer Menge im Blut kreisen als in den übrigen Gebieten der Niere."

Huebschmann erklärt also sowohl die diffuse Glomerulonephritis (vgl. S. 1242) als auch die interstitielle durch Endotoxinanreicherung in der Niere, was bei der großen Verschiedenheit der Prozesse an sich unwahrscheinlich ist, durch die Verschiedenheit im Zeitpunkt des Auftretens noch unwahrscheinlicher wird. Wenn man die postinfektiöse diffuse Nephritis als Überempfindlichkeitsreaktion auffaßt (z. B. als Folge eines Tonsillitisrezidivs bei inzwischen erworbener Allergie), dann kann man nicht gut bei der primären Infektion des normergischen Individuums und der im allerersten Beginn des Scharlachs auftretenden septisch-interstitiellen Nephritis von einer Überempfindlichkeitsreaktion sprechen.

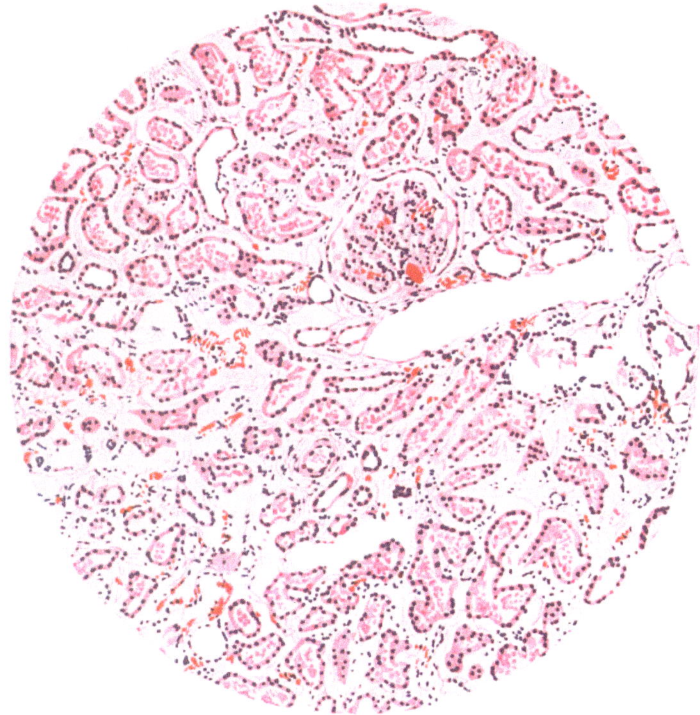

Abb. 180. Entzündliches Ödem der Niere. (Nach Th. Fahr.)

Näher würde es dann liegen, die interstitielle Nephritis wie den Scharlach selbst auf die Toxine des Scharlachstreptokokkus zurückzuführen, die postinfektiöse hypertonische Nephritis mit der Auflösung dieser Kokken und der Endotoxinbildung irgendwie in Beziehung zu bringen.

Die Auffindung der Erreger im Schnittpräparat, schon bei der embolischen Herdnephritis recht schwierig, ist hier noch schwerer möglich. Nach Aschoff gelingt es zuweilen, inmitten der Herde Streptokokken nachzuweisen. In den bis zur ausgesprochenen Lymphombildung führenden interstitiellen Infiltraten bei Typhus haben Herz und Herrnheiser Typhusbazillen gefunden. Auch bei experimenteller Infektion der Niere auf dem Blutwege mit Staphylokokken haben Hämaleinen und Hirose in den lymphozytären Infiltraten die Keime nachgewiesen.

Schridde gibt an, daß er weder in den intrakapillären noch in den extravaskulären Zellansammlungen jemals Bakterien gefunden habe.

Bei der außerordentlichen und begreiflichen Schwierigkeit, in diesem dichten Gewirr stark Farbstoff annehmender Zellen, die doch wohl die Erreger aufnehmen sollen, einzelne Kokken aufzufinden, möchte ich auf die negativen Befunde kein allzu großes Gewicht legen.

Ich möchte glauben, daß wir es hier bei der — rein exsudativen — interstitiellen Nephritis mit einem Mißverhältnis zwischen der Virulenz (und Giftbildung?) der Erreger und der Stärke der Abwehrkräfte zu tun haben, ähnlich wie bei der exsudativen Form der Tuberkulose.

Anatomisch kann man nach der Art der Exsudation noch als gleichwertige Vorgänge von der typischen interstitiellen Nephritis mit lymphozytärer Exsudation eine solche mit leukozytärer Exsudation (ohne Eiterung) und eine Form mit rein seröser Exsudation, das entzündliche Ödem, unterscheiden.

Im klinischen Bilde wird in jedem Falle wohl nur der Grad der serösen Exsudation, die bei jeder interstitiellen Nephritis im Spiele und für die Schwellung des Organes verantwortlich zu machen ist, als sekretionsbehinderndes Moment zum Ausdruck kommen (Abb. 180).

Nach Fahr ist das entzündliche Ödem in reiner Form recht selten.

Er hat es verhältnismäßig häufig (4mal) bei der letzten größeren Influenzaepidemie gesehen, „bei der man allerdings in einer Häufigkeit wie nie seither Gelegenheit hatte, rasch verlaufende Fälle schwerer Sepsis zu beobachten". Mikroskopisch imponiert es als trübe Schwellung. Klinisch macht es von der Möglichkeit der Anurie abgesehen keine Symptome, insbesondere kein Ödem und keine Blutdrucksteigerung, selbst Albuminurie kann fehlen.

Ich stelle mir vor, daß in den verschiedenen Formen der „infektiösen Herdnephritis" verschiedene Grade der Schwere der Infektion oder der Virulenz (und Giftbildung) der (gleichen) Erreger bzw. der Stärke der Abwehrkräfte, Unterschiede in der „Immunitätslage" zum Ausdruck kommen.

1. Am Anfang der Reihe steht die stets harmlose herdförmige Glomerulitis mit sehr starkem humoralem und zellulären Schutz und rascher phagozytärer Vernichtung der wenig virulenten Erreger in den Endothelzellen der Glomeruli unter leichter Schädigung der Kapillarwand. Blut oft steril.

2. In der Mitte steht die Dauerinfektion mit wenig virulentem Erreger, oder die schleichende Sepsis des hochresistenten Individuums, dessen Abwehrkräfte den ursprünglich virulenten Erreger merklich umgestalten. Starke phagozytäre Abwehr. Blut bisweilen steril, bisweilen Erregernachweis mit einiger Schwierigkeit möglich.

3. Am anderen Ende steht die fast stets tödliche, rasch verlaufende Sepsis mit Überschwemmung des Blutes mit hochvirulenten Keimen. Humorale nnd zelluläre Abwehr aufgehoben, reine Zytotaxis auf die Lymphozyten des Blutes (?) von seiten der — toxinbildenden — Erreger, die unaufgehalten bis in die Kapillaren und das Gewebe gelangen. Das Problem, warum es hier meist nicht zu Eiterung kommt, bisweilen zu stärkster leukozytärer Exsudation, scheint mir noch nicht befriedigend gelöst.

Als höchsten Grad der Wehrlosigkeit kann man vielleicht das entzündliche Ödem der Niere bezeichnen, bei der selbst die lymphozytäre Reaktion ausbleibt.

Über die chronische interstitielle Nephritis vgl. S. 1530.

a) Die herdförmige (hämorrhagische) Glomerulitis.

1. Das akute Stadium.

Vorkommen: Die akute intrainfektiöse herdförmige Glomerulitis ist eine häufige Erkrankung, besonders bei Kindern und Jugendlichen.

Osman hat sie in 36,8% unter 388 Fällen von „akuter Nephritis" gefunden, doch hat er nicht streng genug zwischen diffuser und herdförmiger Nephritis unterschieden (vgl.

S. 1517). In allen Fällen von Nephritis fand er bis zum Alter von 15 Jahren und jenseits der 30 eine ausgesprochene Bevorzugung des männlichen Geschlechtes, in dem Alter von 16 bis 30 Jahren waren beide Geschlechter gleich betroffen. Jenseits des 30. Jahres kamen Herdnephritiden nur selten vor.

In ihrer mildesten Form, der der Mikrohämaturie ist sie eine alltägliche Erscheinung bei Infekten aller Art.

Die Ätiologie ist zum Teil schon auf S. 1239 mitbesprochen worden. Während die Frage nach der Bedeutung der Infektion für die diffuse ischämische Nephritis noch nicht ganz geklärt ist, — wir wissen nur, daß sie auch bei oder nach Infektionen auftritt, aber nicht sicher, ob sie auch ganz ohne Infektion zustande kommen kann — ist bei der hämorrhagischen Herdnephritis in jedem Falle eine Infektion die Ursache der Erkrankung. Wir finden sie mit Vorliebe bei der Angina, gelegentlich bei Scharlach als initiale „hämorrhagische Nephritis" (Wagner, Friedländer), bei Influenza und bei Pneumonie (relativ selten), bei Lungentuberkulose mit Mischinfektion, bei Gelenkrheumatismus, Otitis, Rhinitis, Nebenhöhleneiterung, Drüsenfieber, Zahnwurzelvereiterung, ferner bei infektiösen Hauterkrankungen, wie Erysipel, Impetigo, bei infizierten Wunden, Skabies usw., bei infektiösen Darmerkrankungen, Typhus, Paratyphus, bei Appendizitis, Cholezystitis, endlich als Teilerscheinung der bakteriologisch noch unklaren Infektionen der Purpuraformen, die mit Hautblutungen einhergehen, ohne daß sich, wie bei den nahverwandten Sepsisformen mit multiplen Blutungen der mykotische Charakter der Blutungen bisher hat sicherstellen lassen.

Osman erwähnt, daß nach Pratt bei der thrombopenischen Purpura Nephritis nicht vorkomme, wohl aber Hämaturie. Dagegen sei bei der Henochschen Purpura ohne Thrombopenie Nephritis, herdförmige wie diffuse, häufig und die gefährlichste Komplikation dieser Erkrankung. Sie kommt hier besonders bei Fällen mit ausgesprochenen Leibschmerzen als Koliknephritis vor.

Wir finden diese hämorrhagische Form der infektiösen Herdnephritis aber auch bei Fällen von echter Sepsis ohne Endokarditis, die ohne Hautblutungen verlaufen. Diese Fälle bilden wiederum den Übergang zu der nächsten Gruppe der eigentlichen sog. embolischen Herdnephritis bei chronischer Sepsis mit Endokarditis.

Eine ganz überragende Rolle spielen hier wie bei der diffusen Glomerulonephritis die Streptokokkeninfekte.

Auch bei andersartigen Infektionen wird es sich oft um aufgepfropfte Mischinfektion mit Streptokokken handeln.

Z. B. hat das Auftreten einer Herdnephritis bei Varizellen höchstwahrscheinlich nichts mit dem Erreger zu tun, sondern mit einer Mischinfektion mit Streptokokken, die auch schon im Blute gefunden worden sind.

Dabei braucht es sich nicht um Sekundärinfektion der Haut, es kann sich auch, wie mehrfach beschrieben, um komplizierende Infekte der Tonsillen handeln, wie z. B. in dem von Denny und Baker beschriebenen Falle:

6jähriges Mädchen kommt 18. 1. 28 zur Aufnahme wegen Leibschmerzen. Ein Bruder ist Rekonvaleszent von Varizellen.

Am 8. 1. hatte sie Erkältung und Halsschmerzen mit Drüsenschwellung im Nacken.

12. 1. heftige Leibschmerzen mit Übelkeit.

13. 1. Die Schmerzen, zuvor in der Regio epigastrica, lokalisieren sich auf den rechten unteren Quadranten.

17. 1. Apathie, Fieber, Krankenhaus.

Befund: Temperatur erhöht. Puls 118. Beträchtliche Hypertrophie des pharyngealen Lymphgewebes. Keine Nackendrüsen. Urin frei, Leukozyten 16 000. Operation: Appendix perforiert, lokalisierte Peritonitis.

19. 1. Urin frei. 27. 1. Temperaturanstieg, Tonsillen und Pharynx rot, leicht ödematös, feines graues Exsudat in den Krypten.

29. 1. Varizelleneruption. BD 85/50 mm Hg. Tonsillen vergrößert, rot, geschwollen, Exsudat. Urin trüb, 1011, sauer, Alb. +. Sediment: Einige Leukozyten, viel rote Blutkörperchen, einige Zell- und Leukozytenzylinder. Phenolrotausscheidung $45^0/_0$ in 2 Std. Spez. Gew. 1010—1020, RN 38 $mg^0/_0$.

31.1. Kulturen von den Tonsillen ergeben β-hämolytische Streptokokken in großer Zahl. Kultur von Blut und Urin negativ. Varizellenbläschen hämorrhagisch.

3.2. Zweite Urinkultur ergibt β-hämolytische Streptokokken in enormer Zahl.

9.2. Dritte Urinkultur wieder positiv. Urinbefund sonst wie oben.

11.2. Exanthem verschwunden. Blutdruck 95/55 mm Hg.

13. u. 15. 2. Urinkultur $+$, Zahl geringer.

17.2. Blutdruck 95/65 mm, RN 28 mg$^0/_0$, Phenolrot 85$^0/_0$ in 2 Stunden.

23.2. Kultur von den Tonsillen: einige β-hämolytische Streptokokken. Kultur vom Urin negativ. Gleichzeitig Albuminurie und Hämaturie verschwunden, Zylinder und weiße Blutkörperchen sehr spärlich. 3. 3. Kultur von Tonsillen und Urin negativ. Urin frei. 6. 3. Geheilt entlassen. 17. 4. Nachuntersuchung. Blutdruck 95/60. Urin frei, Tonsillenkultur ergibt nur wenige Streptokokken.

6. 4. Blutdruck 88/48 mm, vollkommen wohl, Kulturen negativ.

Alles spricht dafür, daß die akute hämorrhagische Herdnephritis hier nicht mit den hämorrhagischen Varizellen, sondern mit der Streptokokkeninfektion zusammengehangen hat.

Viel häufiger als die diffuse findet sich die herdförmige Nephritis bei der Tuberkulose. Kieffer unterscheidet eine spezifische von einer nichtspezifischen. Die letztere kommt in allen Stadien der tuberkulösen Erkrankung vor infolge von interkurrenter Mischinfektion (Angina, Parulis, eiternde Wunden, Peliosis usw.). Unmittelbar im Anschluß an die interkurrente Infektion tritt ganz akut die meist sehr starke Hämaturie auf, die dann einem oft sehr lange anhaltenden Stadium leichter Hämaturie mit Neigung zu Rezidiven Platz macht. Der Blutdruck ist stets von Anfang an niedrig. Die Fälle verhalten sich genau so wie die infektiösen Herdnephritiden ohne Tuberkulose.

Daneben kommt nach Kieffer noch eine spezifische interstitielle und glomeruläre Herdnephritis vor. Auch hier findet man mikroskopisch den typischen Befund der herdförmigen Glomerulonephritis, Schwellung und fettige Infiltration einzelner Glomeruli, Nekrobiose einzelner Schlingen, Blutungen in die Kapsel, bindegewebige Umwandlung einzelner Glomeruli; makroskopisch flohstichartige Blutungen. Charakteristisch für diese spezifische Form sind die starken interstitiellen Veränderungen, besonders auch entlang der abführenden Harnkanälchen, wie wir sie bei der septischen interstitiellen Herdnephritis sehen.

Das klinische Bild unterscheidet sich in nichts von dem Bilde der herdförmigen Glomerulonephritis anderer Genese und äußert sich nur in leichten zeitweiligen Hämaturien.

Diese Komplikation findet sich besonders bei schweren, prognostisch ungünstigen Fällen im Gegensatz zu der gewöhnlichen unspezifischen infektiösen Herdnephritis und hat daher selbst eine ungünstige Vorbedeutung. Übergänge in ein chronisches und Narbenstadium mit Schrumpfungsherden kommen vor; es ist möglich, daß es sich dabei um eine von vornherein schleichend verlaufende Entzündung tuberkulösen Charakters handelt. Für die spezifische Ätiologie spricht nach Kieffers Ansicht, daß sich gleiche pathologische Veränderungen auch zusammen mit Tuberkulose der Niere finden.

Andererseits kann sich auch zu einer infektiösen Herdnephritis unspezifischer Art sekundär eine Tuberkelaussaat hinzugesellen.

Diese Beobachtungen Kieffers sind deshalb wichtig, weil diffuse Nephritiden bei der Tuberkulose so selten vorkommen und der pathogenetische Unterschied zwischen den beiden Formen deutlich zum Ausdruck kommt.

Ich zweifelte etwas an dem spezifischen Charakter der infektiösen Herdnephritis bei der Tuberkulose, weil ich glaubte, daß dieser im histologischen Bilde zum Ausdruck kommen müßte, zumal in schweren Fällen überdies die Möglichkeit zu Sekundärinfektionen (mit Streptokokken) immer gegeben ist.

Doch ist nach den oben S. 1178 und S. 1501 angeführten Versuchen von Long und Mitarbeiter sehr an die Möglichkeit zu denken, daß beim allergischen Tuberkulösen durch im Blute kreisende Tuberkelbazillen spezifische Überempfindlichkeitsreaktionen vom Charakter der Herdnephritis in der Niere hervorgerufen werden können, ohne daß Tuberkel oder Riesenzellen den spezifischen Charakter verraten.

Die Kombination von einer herdförmigen intrainfektiösen Glomerulitis mit einer diffusen postinfektiösen ischämischen Nephritis ist, wie schon mehrfach erwähnt, nicht selten.

Besonders häufig kann man unter dem Einfluß eines nachträglichen superponierten Infektes beobachten, daß in der Genesungszeit nach einer typisch ischämischen hypertonischen Nephritis eine langanhaltende Hämaturie auftritt, ohne Blutdrucksteigerung und ohne Ödeme, die durchaus dem Bilde der herdförmigen infektiösen Nephritis entspricht. In der Regel läßt sich dann auch ein ätiologisches Moment für diese gleichzeitige oder nachträgliche Infektion der Glomerulusschlingen nachweisen, die durch den voraufgegangenen diffusen ischämischen Prozeß sicherlich besonders dafür disponiert sind, daß im Blute kreisende Mikroben haften bleiben.

Auch bei chronischen Nephritiden kommt dieser infektiöse Einschlag vor (vgl. S. 1435).

Diese nicht seltene Vereinigung von diffuser ischämischer Nephritis mit einer aufgepfropften herdförmigen mykotischen und die Gemeinsamkeit der infektiösen Ätiologie hat bisher wohl davon abgehalten, die intrainfektiöse herdförmige Glomerulitis ohne Endokarditis von der diffusen Glomerulonephritis zu trennen.

Aber auch hier wirkt die prinzipielle Scheidung der reinen Krankeitsbilder klärend.

Wir dürfen diese, das akute Stadium der diffusen Nephritis überdauernden und gerne rezidivierenden Hämaturien als eine Komplikation betrachten, die nicht mehr zum reinen Bilde der diffusen ischämischen Form gehört, und müssen, wie schon S. 1338 erwähnt, solche Fälle von abheilender diffuser Nephritis mit abgeklungener Blutdrucksteigerung, aber anhaltender Hämaturie anders, günstiger, im Sinne der herdförmigen infektiösen Nephritis beurteilen und kausal behandeln.

Symptomatologie. Das pathognomonische Symptom der „monosymptomatischen" akuten herdförmigen Glomerulonephritis ist die Hämaturie bei **Fehlen** der Blutdrucksteigerung und der Ödembereitschaft.

Ödem gehört nicht zum Bilde der herdförmigen Glomerulonephritis. Die Kombination von Hämaturie ohne Blutdrucksteigerung mit Ödem spricht immer, eine Abnahme der Nierenfunktion fast immer für eine atypische oder abklingende diffuse Nephritis.

Diese negativen Kriterien, Fehlen von Blutdrucksteigerung, von Ödem und von Insuffizienzerscheinungen sind aber nicht etwa „durch die Herdförmigkeit des Prozesses, der funktionsfähiges Nierengewebe in hinreichender Menge verschont läßt, ohne weiteres verständlich", wie Fahr meint, sondern durch die Verschiedenheit der Pathogenese bedingt. Denn auch die positiven Kriterien sind bei der diffusen Nephritis nicht Folge des diffusen Charakters der Nierenerkrankung, sondern dieser ist selbst erst, ebenso wie die Funktionsstörung und das Ödem, Folge der allgemeinen Gefäßkontraktion, die bei der herdförmigen infektiösen Nephritis fehlt.

Der Harn: Die Erkrankung beginnt in der Regel mit Hämaturie, und diese setzt gewöhnlich sehr schnell nach bzw. zugleich mit der stattgefundenen Infektion ein. Meist ist die Blutbeimengung zum Harn schon makroskopisch sichtbar und verleiht ihm die charakteristische schwarze, rotbraune oder hellrote Farbe. Rezidiviert die Grundkrankheit, z. B. die Angina, oder bildet sich ein Tonsillarabszeß, so rezidiviert oder wächst die Hämaturie; das gleiche gilt von operativen Eingriffen an den Tonsillen, den Zähnen, dem Auftreten eines Furunkels, der Abstoßung eines Knochensequesters usw.

Ausnahmsweise kommt auch Albuminurie ohne Hämaturie vor.

Munk hat darauf aufmerksam gemacht, daß man in solchen Fällen dennoch Blutungen in einzelnen Glomeruli histologisch antreffen kann, und daß der Eisengehalt der Epithelien auf eine Resorption des Blutfarbstoffes hinweist.

Diese Beladung der Epithelzellen mit Hämatoidinkörnern bei künstlichen bakteriellen (hämorrhagischen) Tiernephritiden haben schon Pernice und Scagliosi gesehen, sie wird auch von Loeschcke in dem S. 1236 beschriebenen Beispiel erwähnt.

Wie bei der diffusen Nephritis die Blutdrucksteigerung, so bildet bei der herdförmigen die Hämaturie (bzw. Albuminurie) das Kriterium für den Verlauf. Sie kann nach wenigen Tagen dauernd schwinden, sie kann häufig rezidivieren, sie kann Monate und Jahre bestehen bleiben.

Sie kann doppelseitig und einseitig, geringfügig und abundant sein, durch Stärke und Dauer das Leben bedrohen.

Päßler findet bei der permanenten Mandelgrubeninfektion relativ häufig „ganz leichte Formen, bei denen schubweise, nicht selten mit Rückenschmerzen verbunden, ganz geringe, oft nur mikroskopisch oder mikrochemisch nachweisbare Blutungen und ab und zu einzelne Zylinder auftreten". Andererseits gehört hierher ein großer Teil der Fälle, die den Chirurgen wegen heftiger einseitiger Nierenblutungen zugehen, Fälle, die man wegen der Schwierigkeit oder Unmöglichkeit, den Blutungsherd zu finden, essentielle Hämaturien genannt hat und heute als „Blutung aus kleinem Herd" bezeichnet.

Die mykotischen Herde können also außerordentlich spärlich und einseitig, andererseits aber auch ungeheuer zahlreich sein.

Lichtwitz hat in einem Falle von Purpura variolosa, der eine ungeheure, bereits im Blutausstrich nachweisbare Bakteriämie (Staphylokokken) hatte, die Nieren von Kokkenembolien so überschwemmt gefunden, daß eine diffuse „herdförmige" Erkrankung vorlag. Will jemand derartiges als diffuse Nephritis bezeichnen und mit der ischämischen Form in einem Atem nennen?

Castaigne und Rathery haben drei sichere Fälle von einseitiger akuter Nephritis gesehen, je einen bei Typhus abdominalis, Osteomyelitis, Pneumonie.

Die Nierenfunktion: Die Harnmenge ist in der Regel normal, wenn nicht das Fieber an sich Oligurie bedingt. Bei ganz schweren toxischen Fällen kann es wohl ausnahmsweise auch zu einer hochgradigen Oligurie, ja infolge des entzündlichen Ödems der Niere (toxische Schwellniere, Kuczynski, F. Koch, vgl. S. 1198, 1512) oder infolge der toxischen Parenchymdegeneration zu Anurie kommen.

Der Wasserversuch deckt ganz im Anfang bisweilen eine Störung, Verzögerung der Wasserausscheidung auf, und ist in einigen unserer Fälle auch ohne Fieber schlecht, in den meisten aber gut ausgefallen. Bei allen Fällen, welche die infektiöse Grundkrankheit überstanden, wurde das Wasser schon nach wenigen Tagen wieder einwandfrei ausgeschieden.

Auch die NaCl-Ausscheidung ist in der Regel gut. Selbst Salzzulagen wurden restlos unter Ansteigen der NaCl-Konzentration auf $1-1,4^0/_0$ ausgeschieden, ohne daß eine Neigung zu Retention, zu Gewichtszunahme oder zu Ödem zu konstatieren gewesen wäre.

Das gleiche gilt für die Stickstoff-Ausscheidung. Meist wurden gute Stickstoffkonzentrationen von $1,5-2,4^0/_0$ erreicht, sehr selten kam es bei stärkerer Oligurie unter der fieberhaften Steigerung des Eiweißzerfalles zu leichter N-Retention mit Rest-N-Werten von $60-80$ mg.

In einem solchen Falle, in dem der Rest-N auf 80 mg in 100 ccm Blut sich erhob, war auch eine starke Störung des Konzentrationsvermögens nachzuweisen, so daß z. B. bei einer Harnmenge von 350 ccm nur 1013 spezifisches Gewicht erreicht wurde. Mit fortschreitender Genesung stellte sich aber rasch die Konzentrationsfähigkeit wieder her.

Den höchsten RN-Wert von 111 mg in 100 Blut beobachtete ich bei einem anderen Falle, dessen Vorgeschichte ganz typisch für die Neigung zu infektiöser Herdnephritis ist. Ein 27jähriger Mediziner, der Mai 1914, Juni 1915 (Tonsillektomie) und April 1916 eine Hämaturie ohne Ödem und ohne Blutdrucksteigerung durchgemacht hatte, bekam 1917 ein schweres hochfieberndes Erysipel und dabei wieder ohne Ödem und ohne Blutdrucksteigerung eine starke Hämaturie, Albuminurie und Oligurie bis zu 200 ccm in 24 Stunden. Dabei bestand Fixation des spezifischen Gewichtes auf 1010. Nach der Entfieberung stellte sich sehr rasch das Wasserausscheidungsvermögen wieder her, das Konzentrationsvermögen dagegen erst nach Wochen.

Gewöhnlich ist dieses nur gering oder gar nicht gestört.

Eine bleibende Einschränkung des Konzentrationsvermögens wurde in keinem Falle, eine Rekonvaleszentenhyposthenurie häufiger beobachtet. Im Konzentrationsversuch, d. h. bei Trockenkost, nimmt die hämorrhagische Beschaffenheit des Harnes zu, und jene wird meist schlecht vertragen.

Die Milchzuckerausscheidung kann trotz der in der Hämaturie sich dokumentierenden Gefäßschädigung normal, aber auch deutlich verlängert sein.

Die Jodausscheidung war nur bei den Fällen verlängert, deren Konzentrationsvermögen vorübergehend gelitten hatte, wurde aber später wieder normal. Eine tubuläre, d. h. epitheliale Erkrankung daraus zu folgern, halten wir uns, wie schon mehrfach erwähnt wurde, nicht für berechtigt, so wenig wie bei gutem Ausfall der Milchzuckerprobe trotz der Hämaturie eine vaskuläre Erkrankung auszuschließen.

Albumen findet sich meist nur in geringen Mengen, von Spuren bis 1 oder 2 $^o/_{00}$; höhere Eiweißmengen sind selten, wenn es sich nicht um eine Kombination mit febriler Albuminurie oder toxischer Parenchymdegeneration handelt.

Sediment: Zylinder, hyaline und granulierte, sind gewöhnlich spärlich, zuweilen reichlich zu finden, auch verfettete Epithelien enthält das Sediment gelegentlich. Daß rote und weiße Blutkörperchen im Sediment nicht fehlen, versteht sich bei dem hämorrhagischen Charakter der Erkrankung von selbst.

Wichtig ist der Nachweis von Bakterien in dem nach Gram gefärbten Trockenpräparat; die Kultivierung des Erregers aus dem Harn gelingt nicht selten auch dann, wenn die Blutkultur versagt. Auf die Wichtigkeit der bakteriologischen Untersuchung des Harnes hat Scheidemantel hingewiesen. Der Nachweis der Infektionserreger schließt natürlich eine Toxinwirkung oder eine diffuse Nephritis nicht aus, gibt aber gerade bei der herdförmigen wichtige Hinweise für die Ätiologie und Therapie.

Es darf aber hier nicht unerwähnt bleiben, daß, wie mein früherer Mitarbeiter Keller gefunden hat, bei Angina häufig, vielleicht regelmäßig, Kokken im Harn erscheinen, auch in Fällen, in denen keinerlei Symptome von seiten der Niere, wie Hämaturie oder Albuminurie auftreten. Munk kann diese Beobachtung auf Grund ausgedehnter Untersuchungen bei zahllosen Scharlach- und anginakranken Soldaten nur bestätigen. Es entspricht dies der experimentellen Erfahrung, daß Bakterien das Nierenfilter passieren können, ohne eine nachweisbare Schädigung zu hinterlassen (Biedl und Kraus, Rolly, Lüdke u. a.). Um so verständlicher erscheint es, daß Mikroben dann besonders leicht haften können, wenn eine ischämische Schädigung der Kapillarschlingen vorausgegangen war. Vielleicht spielt mehr noch als diese das Voraufgehen eines gleichartigen Infektes mit allergischer Reaktion und Sensibilisierung der Nieren die Hauptrolle.

Augenhintergrund: Eine Retinitis albuminurica kommt bei der hämorrhagischen Herdnephritis ohne Blutdrucksteigerung niemals, so wenig wie bei der anderen monosymptomatischen Form ohne Blutdrucksteigerung, der Nephrose, vor. Wohl aber können vereinzelte Blutungen in der Netzhaut — wie in der Haut — beobachtet und auf den gleichen Vorgang wie in der Niere bezogen und als metastatisch-infektiöse gedeutet werden. Auch septische Augenhintergrundveränderungen (Litten) können natürlich vorkommen.

Urämie: Bei der herdförmigen Glomerulonephritis haben wir weder Eklampsie noch Urämie je gesehen. Das Fehlen der ersteren ist zu verstehen aus dem Fehlen von Blutdrucksteigerung und Ödembereitschaft. Das Ausbleiben der Azotämie bei unkomplizierter herdförmiger Glomerulonephritis ist deshalb die Regel, weil das Parenchym ja gar nicht oder nur teilweise erkrankt ist. Doch ist die Möglichkeit durchaus zuzugeben, daß in schweren toxischen Fällen ein entzündliches Ödem oder eine ausgedehnte Epithelnekrose zu einer hochgradigen Oligurie, ja Anurie, und damit zu den Symptomen der Harnsperre, d. h. einer echten Urämie führen kann.

Lippmann hat in einem Falle von schwerer allgemeiner Purpura, bei der am siebenten Behandlungstage eine hämorrhagische Nephritis auftrat, zwei Anfälle von „Urämie" ohne Blutdrucksteigerung gesehen. Unter Abnahme der Harnmenge und insbesondere des spezifischen Gewichtes von 1027 auf 1013 trat mit heftigem Erbrechen, Kopfschmerz, Foetor uraemicus ex ore, dann Kollaps (Blutdruck 105 mm Hg) ein „urämischer Anfall" ein, der sich nach fünf Tagen wiederholte. Hier liegt die Annahme einer Meningealblutung näher als die einer eklamptischen Urämie, und eine echte Urämie kommt nicht in Frage.

Als Repräsentanten solcher Fälle, in denen ein entzündliches Ödem neben herdförmiger infektiöser Glomerulonephritis besteht, kann man die „toxische Schwellniere" von Kuczynski betrachten, die S. 1198 erwähnt worden ist.

Da in dessen Fällen klinische Angaben fehlen, so möchte ich hier ein solches Beispiel anführen, in dem die Nierenerkrankung zum Tode durch Anurie und Urämie geführt hat.

Friederike W., 63 Jahre. Aus der psychiatrischen Klinik überwiesen. War während der Grippeepidemie mit hohem Fieber erkrankt, anschließende remittierende Temperaturen bis 38,5. Seit den letzten Tagen unstillbares Erbrechen. Befund:

27. 2. Dämpfung und Bronchialatmen im rechten Oberlappen. Bronchitis, Sensorium benommen. Ißt nicht, trinkt viel. Temperatur 38,8. Puls 110. Blutdruck 130/65. Urin 110 ccm 1016. $12^0/_{00}$ Albumen. Sediment reichlich Erythrozyten und Leukozyten, einige hyaline, granulierte und Erythrozytenzylinder. Keine doppeltbrechende Substanz. Leukozyten 20 000. Erythrozyten 3,6 Mill. Blutsenkung 12 Min.

28. 2. Blutdruck 140/65 mm Hg (63 J.!). Urin 100/1016. $13^0/_{00}$ Alb. NaCl $0,01^0/_0$. Blut: U+ 409,5, U− 11,2 mg$^0/_0$. Indikan und Xanthoprotein +, Temperatur dauernd um 38.

4. 3. Harnmenge 75/1016. $15^0/_{00}$ Alb. Blutdruck 135/60. Leukozyten 20 000. Zunehmende Somnolenz. Masernartiges Exanthem.

5. 3. Blutdruck 155/60. Harnmenge 33 ccm. 6. 3. Zunehmende Somnolenz, ausgesprochene tiefe Atmung. Koma. Reflexe gestiegen. Knipsreflex +. Blutdruck 155/75. Harnmenge 75 ccm. Urin stets steril. Leukozyten 27 000. Blut: U+ 586, U− 16,7 mg$^0/_0$. Indikan und Xanthoprotein ++. Nachts Exitus im Koma.

Autopsie: Pseudolobäre Pneumonie mit multiplen Abszessen. Niere erheblich vergrößert, 200 g. Stark durchfeuchtet, von weicher Konsistenz; nirgends Blutpunkte. Rinde erheblich verbreitert. Zeichnung völlig verwaschen.

Mikroskopisch (Dr. Koch): Fixation lebenswarm. Schlingen der Glomeruli meist fein und zart, enthalten reichlich Leukozyten, wenig Erythrozyten. An manchen Stellen Konturen einzelner Schlingen oder Schlingenteile verdickt. Endothelzellen vergrößert, nicht vermehrt. Lumen der Schlingen enthalten massenhaft gelapptkernige Leukozyten und Erythrozyten in mäßiger Menge, vereinzelte Schlingen stark erweitert und prall mit Erythrozyten gefüllt, äußerst selten an einzelnen Glomeruli eine oder mehrere Schlingen völlig verwaschen, zusammengeklumpt. Endothelkerne als pyknotische Trümmer zu erkennen. Keine Kapselverklebung, keine Wucherung der Kapselepithelien. Kapselraum frei. Gelegentlich starke Blutung in den Kapselraum und in den abführenden Tubulus.

Interstitium an wenigen Stellen unverändert, auf weiten großen Strecken stark verbreitert, aufgelockert, kernarm oder mit massenhaften Leukozyten durchsetzt, die an stark infiltrierten Stellen den Epithelbelag durchwandern. Epithel zeigt alle Stadien der Degeneration. Nirgends eitrige Einschmelzung.

In diesen Fällen tritt die — herdförmige — Alteration der Glomerulischlingen stark zurück gegenüber der leukozytären Exsudation und der hochgradigen ödematösen Verbreiterung des Zwischengewebes, und die der Anurie gleichkommende Oligurie sowie der Ausgang in echte Urämie darf hier wie bei der lymphozytär-interstitiellen Herdnephritis auf die hochgradige Schwellung des Organes und seine Einklemmung in die Kapsel zurückgeführt werden (vgl. S. 1529).

Das Allgemeinbefinden wird durch die akute herdförmige Glomerulitis gewöhnlich — wenn wir von den Allgemeinerscheinungen der Infektion, dem häufigen Schüttelfrost und Fieber zu Beginn absehen — in keiner Weise getrübt, insbesondere fehlen die Durchfälle der Nephrosen, die eklamptischen Äquivalente, Kopfschmerz und Erbrechen der hypertonischen Nephritis und die kardialen Atemstörungen, die bei dieser Form bisweilen das einzige subjektive Symptom bilden.

Bei starker Hämaturie können Beschwerden beim Wasserlassen auftreten. Die Komplikation mit hämorrhagischer Pyelitis oder Zystopyelitis (Influenza) ist nicht selten. Schmerzen in der Nierengegend sind bei der akuten Form der anhypertonischen Herdnephritis häufig und können sehr hohe Grade erreichen, bei chronisch gewordenen Fällen anfallsweise auftreten (Nephritis dolorosa).

Gewöhnlich fühlen sich die Kranken nach Abklingen der Grundkrankheit trotz der hämorrhagischen Herdnephritis so wohl, daß man Mühe hat, sie im Bett zu halten.

Beginn, Verlauf und Ausgang, Vorhersage. Die herdförmige mykotische Glomerulitis beginnt meist ganz plötzlich, und zwar gleichzeitig mit der verursachenden Infektionskrankheit. Dieses typische Verhalten läßt sich bisweilen besonders gut bei Scharlach beobachten und war schon Friedländer geläufig.

Während die gewöhnliche diffuse Scharlachnephritis bekanntlich erst in der dritten Woche einzusetzen pflegt, sehen wir in manchen Fällen von Scharlach die hämorrhagische Nephritis ohne Blutdrucksteigerung an einem der ersten oder am ersten Tage des Scharlachs und der Angina auftreten. In einem dieser Fälle blieb eine leichte Albuminurie und Hämaturie ohne Blutdrucksteigerung nach Abheilung des Scharlach trotz Tonsillenexstirpation über zwei Jahre bestehen, um dann dauernd zu verschwinden.

Es kommt freilich auch vor, daß eine anhypertonische hämorrhagische Herdglomerulitis erst in der für die diffuse Nephritis typischen dritten Woche des Scharlach beginnt, z. B. im Anschluß an das „Drüsenfieber“ bzw. die Angina der „zweiten Erkrankung“ (Pospischill und Weiß).

Die akute herdförmige Glomerulitis ist eine durchaus gutartige Erkrankung. Eine scheinbare Ausnahme machen die Fälle, die bei schwerer Sepsis auftreten. Wenn es aber in solchen Fällen zu bedrohlicher Oligurie oder Anurie kommt, so handelt es sich entweder um eine Kombination mit akuter septisch-interstitieller Nephritis und um entzündliches Ödem der Niere, oder um eine schwere diffuse Glomerulonephritis, bei der infolge von Fieber und septischer Kreislaufschwäche die Blutdrucksteigerung ausblieb. Eine klinische Unterscheidung ist dann schon wegen der Schwere der Grundkrankheit nicht möglich.

In solchen schweren Fällen kann der Zustand der Niere den ungünstigen Ausgang herbeiführen oder beschleunigen.

In den unendlich viel häufigeren Fällen, in denen die Infektion selbst das Leben nicht bedroht, wie z. B. bei der gewöhnlichen Herdnephritis nach Angina, Appendizitis, bei Tuberkulose, bei Erysipel, tritt die Nierenerkrankung wegen des Fehlens von Blutdrucksteigerung und Ödem im Krankheitsbilde gar nicht in den Vordergrund, und sie heilt oft schnell aus, wenn die Grundkrankheit überwunden ist.

In einer Reihe von Fällen aber zieht sich die Hämaturie und Albuminurie längere Zeit, Wochen und Monate hin, trotz Bettruhe und einer meist überflüssigen Diätbeschränkung; nicht ganz wenige Fälle heilen nicht völlig aus und gehen unter dauernder mäßiger Albuminurie und Hämaturie in ein chronisches Stadium über.

Zwischen den akuten und den chronischen Formen der herdförmigen Nephritis stehen diejenigen Fälle, welche sich durch eine große Neigung zu Rezidiven auszeichnen.

Wir finden diese Neigung zu Rezidiven in ganz besonders ausgeprägtem Maße bei den herdförmigen Glomerulitiden. Es kommt auch vor, daß eine ursprünglich diffuse Glomerulonephritis im anhypertonischen herdförmigen Typus rezidiviert und umgekehrt, daß das Rezidiv einer ursprünglich herdförmigen Nephritis den hypertonischen Charakter der diffusen aufweist.

Die Rezidive gehen fast stets mit starker Hämaturie einher und treten bisweilen aus heiterem Himmel auf, ohne daß eine Ursache zu eruieren wäre. Meist schließen sie sich aber an eine der infektiösen Ursachen an, die in der Ätiologie der Nephritis eine so große Rolle spielen.

Auch hier steht die Angina an erster Stelle, zumal sie ja selbst bei vielen Menschen mit Vorliebe rezidiviert.

Ein gutes Beispiel ist einer der Fälle von Scheidemantel (Münch. med. Wschr. **1913**, 16) aus der Klinik von Joh. Müller in Nürnberg. Wir könnten ihm eine ganze Reihe von gleicher Art an die Seite stellen.

30jähriger Mann. Hat dreimal Nierenentzündung gehabt.

Erste Nierenentzündung 1908 nach einer Angina (Krankenhaus P.).

Zweite Nierenentzündung 10. April bis 28. August 1910 nach einer Angina, die drei Wochen Schluckbeschwerden verursachte (Krankenhaus C.).

Dritte Nierenentzündung (Krankenhaus Nürnberg): Aufnahme 10. Oktober 1911.

Zwei Tage zuvor Schmerzen im Hals. Stechen im Rücken, seit gestern bemerkt Patient eine Änderung an seinem Urin (starke Rotfärbung).

Status praesens: Kräftiger Mann, gut genährt. Keine Drüsen, keine Ödeme. Rachen, weicher Gaumen stark gerötet, Tonsillen geschwollen, weite Lakunen ohne Pfröpfe. Innere Organe ohne Befund. Keine Milzschwellung. Keine Druckempfindlichkeit in der Nierengegend, aber subjektiv dumpfes Gefühl in den Lenden.

Urin: Fleischfarben, Menge am 10. Oktober 400 (spezifisches Gewicht 1024), am 11. Oktober 1700, spezifisches Gewicht 1024.

Eiweißgehalt $2\,^0/_{00}$ Esbach.

Mikroskopisch: Reichlich rote und weiße Blutkörperchen, spärliche epitheliale und granulierte Zylinder. Gefärbtes Ausstrichpräparat: Reichlich Kokken. Katheterharn: Kulturen von Staphylococcus aureus. 18. Oktober: Urin heller, Esbach $^1/_4\,^0/_{00}$. Menge 1700, spezifisches Gewicht 1017. Mikroskopisch: Spärliche rote und weiße Blutkörperchen, keine Zylinder. 21. Oktober: Wieder stärkere Schluckbeschwerden.

Urin: Wieder fleischwasserfarben. Esbach $^3/_4\,^0/_{00}$, Menge 1050 (spezifisches Gewicht 1020).

3. November: Wiederholte bakteriologische Untersuchung des Urins ergibt Staphylococcus aureus in mäßigen Mengen.

Mikroskopisch: Keine Zylinder, keine Erythrozyten, ganz vereinzelt Leukozyten, Eiweißtrübung.

6. November: Wegen andauernder Schwellung der Tonsillen Tonsillektomie.

7. November: Der bisher nur wenig getrübte dunkelgelbe Harn ist heute wieder fleischwasserfarben.

Mikroskopisch: Wieder reichlich Erythrozyten, daneben spärliche Leukozyten.

Gefärbter Ausstrich: Massenhaft Kokken. Eiweiß: Geringer Niederschlag.

15. November: Wundbeläge der Tonsillen völlig verschwunden, keine Schluckbeschwerden.

Eiweiß: Leichter Glanzverlust des Harnes.

Mikroskopisch: Nur noch vereinzelte Leukozyten, kein Blut, keine Zylinder. Harnkultur steril.

25. November: Geheilt entlassen.

Wie mir Herr Dr. Scheidemantel mitteilt, hat in dem Falle, der als typische herdförmige Glomerulonephritis aufzufassen ist, der Blutdruck bei Aufnahme 110/60, bei der Entlassung 115/60 mm Hg betragen.

v. Bergmann hat über einen Fall von Gallenblasenerkrankung berichtet mit einer Herdnephritis, die immer rezidivierte und erst ausheilte nach Entfernung der infizierten Gallenblase.

Einer unserer Fälle, ein 19jähriger Soldat, war zum ersten Male mit roten Flecken an den Beinen, Magenschmerz und Erbrechen erkrankt, bekam Schmerzen beim Wasserlassen und roten Urin. Nie Schwellung, nie Atemnot. Nach vier bis fünf Wochen war das Blut verschwunden. Vier Wochen später wieder Blut, Müdigkeit im Kreuz, keine Flecke auf der Haut, nach acht Wochen Blut verschwunden. Seitdem trat in Abständen von Wochen bis zu sechs Monaten neunmal jedesmal mit Schmerz im Kreuz und Müdigkeit die Blutung auf, das letzte Mal nach der zweiten Schutzimpfung, die in die Brusthaut erfolgt war. Beim Konzentrationsversuch (1026) trat sofort Blut auf, das am zweiten Tag wieder abnahm.

Es handelt sich also bei solchen Fällen von rezidivierender Herdnephritis nicht nur um die Neigung zu rezidivierenden Anginen — diese kommt bekanntlich auch sehr häufig vor, ohne daß Nierenschädigungen eintreten — sondern um eine besondere individuelle, angeborene oder erworbene Empfindlichkeit der einmal erkrankt gewesenen Niere. Denn die Rezidive der Nephritis kommen, auch ohne daß eine neue Infektionskrankheit nachzuweisen wäre, vor, und bei Fällen, die ihre erste Herdnephritis infolge von Scharlach bekommen hatten.

In solchen Fällen erworbener Überempfindlichkeit der Nieren genügen, wie es scheint, schon die Keimverschleppungen aus der Mundhöhle, aus Mandelpfröpfen, schlechten Zähnen, Pyorrhoea alveolaris, die so ungemein häufig bei Gesunden vorkommen, ohne Nierenschädigungen zu verursachen, um rezidivierende Hämaturien auszulösen, wobei sich die „Infektion" durch leichte oder stärkere Temperatursteigerung, Unbehagen, Frostgefühl, Kopf- und Kreuzschmerzen usw. zu verraten pflegt. Ja es genügen schon die alltäglichen, kaum zu vermeidenden Kälteeinflüsse.

In einem unserer Fälle — es handelte sich um einen asthenischen Primaner — war bei einer Angina eine Herdnephritis mit starker Hämaturie aufgetreten, die nach Ausheilen der Angina wieder verschwand. Bei jeder Abkühlung, nach kalten Füßen bei nassem Wetter, nach Schwimmen, stellte sich stets wieder eine makroskopisch sichtbare Hämaturie ein. Diese Neigung zu Hämaturie blieb auch nach Tonsillektomie und Sanierung des Gebisses lange Zeit bestehen, ist aber jetzt verschwunden, die Nierenfunktion ist ausgezeichnet. Mehrfach sahen wir auch nach der Schlayerschen Milchzuckerprobe schwere Hämaturie auftreten, was ebenfalls für eine erhöhte Empfindlichkeit solcher Nieren spricht und die Anwendung der Methode in diesen Fällen nicht ratsam erscheinen läßt.

Die Rezidive bewahren gewöhnlich den gutartigen Charakter der herdförmigen Glomerulonephritis; es kommen aber auch — auf dem Boden der erworbenen Allergie? — Rückfälle vor, die die Gefahr der Progredienz heraufbeschwören.

Beispiel: 31 jähriger Mann. Bei jedem Witterungswechsel Angina. Erste Nierenentzündung Oktober 1916. Weitere Rezidive Dezember 1916, Februar-April 1917, April 1919 und Mai 1921. Aufnahmebefund September 1921: Blutdruck 120—125 mm Hg. Kein Ödem. Makroskopische Hämaturie, Albumen $1—1^1/_2\,^0/_{00}$. Funktion: 1001—1031. Chronische Tonsillitis. Tonsillektomie wird abgelehnt. Daher nur Schlitzen der Tonsillen, worauf starke Hämaturie. $7^3/_4$ Jahre später schlechtes Allgemeinbefinden. Blutdruck 180 mm Hg. Herzhypertrophie. Albumen $2—4\,^0/_{00}$. Sehstörung. Niereninsuffizienz.

Unter 12 Fällen von herdförmiger Glomerulonephritis der Halleschen Klinik, die Litzner zusammengestellt hat, ist dies der einzige Fall, bei dem sich ein progredientes Nierenleiden entwickelt hat. 9 waren bei der Nachuntersuchung nach einer Reihe von Jahren gesund, 2 haben eine Daueralbuminurie (nach 6 und 9 Jahren) behalten ohne Blutdrucksteigerung.

In der prognostischen Beurteilung derartiger Restalbuminurien nach diffuser wie nach herdförmiger Nephritis kann man nicht vorsichtig genug sein, besonders, wenn man nicht das erste Stadium der Erkrankung zu beobachten Gelegenheit gehabt hat.

2. Das chronische Stadium.

Als chronische Formen der herdförmigen Nephritis müssen wir solche Fälle bezeichnen, in denen im Anschluß an eine unzweifelhaft herdförmige infektiöse Nephritis ohne Blutdrucksteigerung eine jahrelang dauernde Albuminurie ohne Blutdrucksteigerung, mit oder ohne Hämaturie zurückbleibt. Eichhorst und Lippmann haben derartige chronische Albuminurien aus einer akuten (herdförmigen) Purpuranephritis ohne Blutdrucksteigerung hervorgehen sehen.

Wir selbst haben eine ganze Anzahl solcher nicht völlig ausheilender Fälle von Herdnephritis gesehen, die sich zum Teil auch durch die Neigung zu hämaturischen Rezidiven auszeichneten, aber auch im Intervall das Eiweiß nicht ganz verloren. Wahrscheinlich ist die Mehrzahl der chronischen Albuminurien ohne Blutdrucksteigerung unklaren Ursprunges auf solche herdförmige infektiöse Nierenschädigungen zurückzuführen, die im akuten Stadium wegen des Fehlens aller Allgemeinerscheinungen nicht bemerkt und beachtet worden sind.

Hierher gehört auch die Mehrzahl der Fälle der Heubnerschen chronischen „Pädonephritis".

Worin die histologische Ursache dieser chronischen Albuminurie nach einer akuten mykotischen Schädigung besteht, wissen wir nicht, ebensowenig warum diese Schädigungen einzelner Elemente nicht stets durch Narbenbildung und Verödung oder Wiederherstellung der erkrankten Elemente vollständig ausheilen. Es scheint allerdings gerade bei der herdförmigen Nephritis noch nach Jahr und Tag vollständige Heilung eintreten zu können, besonders dann, wenn es gelingt, die Infektionsquellen zu beseitigen.

Die Bezeichnung chronisch schließt also nicht so unbedingt wie bei der chronischen diffusen ischämischen Nephritis mit Blutdrucksteigerung die Möglichkeit einer Spätheilung aus und hat nicht den ominösen Beigeschmack der Progredienz der Erkrankung.

Klinisch ist eine Abgrenzung der chronischen herdförmigen Nephritis von den mit Defekt, d. h. mit Restalbuminurie ausgeheilten diffusen Nephritiden, die keine Blutdrucksteigerung mehr aufweisen, nicht möglich, wenn über das akute Stadium der Erkrankung keine genügenden Angaben vorliegen.

Es ist sehr wahrscheinlich, daß bei den chronischen Albuminurien ohne Blutdrucksteigerung, die nach einer ausgeheilten diffusen Nephritis zurückbleiben, die bleibende Schädigung auch nur herdförmig, auf einzelne sekretorische Elemente beschränkt ist. Es ist daher anzunehmen, daß auch histologisch eine Unterscheidung derartiger Restschädigungen kaum durchführbar sein wird, während die frischen typischen Formen jeder Kategorie klinisch und histologisch, in ihrer Pathogenese, ihren Folgeerscheinungen und ihrer Prognose voneinander so grundverschieden sind, daß ihre Trennung im System gefordert werden muß.

Die Nierenfunktion erwies sich in allen reinen Fällen von chronischer Herdnephritis als ungeschädigt. Polyurie bestand in keinem Falle, Nykturie wurde gelegentlich angegeben. Die Albuminurie ist in der Regel geringfügig.

Das Sediment unterscheidet sich nicht von dem bei der Restalbuminurie oder einer leichten chronischen diffusen Nephritis.

Der Wasserversuch ließ keine Störung des Wasserabscheidungsvermögens erkennen.

Die Konzentrationsfähigkeit war entweder normal oder höchstens ganz unbedeutend (bis 1025) herabgesetzt.

NaCl und N wurden in normaler Konzentration ausgeschieden.

Milchzucker wurde quantitativ gut, aber verlängert, Jod in normaler Zeit ausgeschieden.

Urämie wurde in keinem Falle beobachtet.

Verlauf und Ausgang, Vorhersage. Die chronischen Formen der herdförmigen Glomerulonephritis zeichnen sich wie die akuten Formen durch die Gutartigkeit der Nierenerkrankung aus. Oft ist die leichte chronische, eventuell viele Jahre bestehende Albuminurie und Hämaturie ein Nebenbefund, und es besteht keinerlei Bedürfnis nach ärztlicher Behandlung, wenn nicht ein Rezidiv die Hämaturie sinnfällig steigert.

Andere Fälle klagen öfter über Schmerzen in der Nierengegend; in einem solchen Falle trat vor acht Jahren der erste Anfall der hämorrhagischen Nephritis mit so heftigen Schmerzen in der Niere ein, daß der Kranke das Bewußtsein verlor.

Es entspricht durchaus dem infektiös-herdförmigen Charakter dieser Form von Nephritis, daß sie auch überwiegend einseitig auftreten kann. Derartige Fälle hat Casper beschrieben. Sie werden in der chirurgischen Literatur häufiger erwähnt als in der internen und als Nephritis dolorosa bezeichnet.

Eine Gefahr droht den chronischen Formen der herdförmigen Glomerulitis weder von der Niere noch von seiten des Herzens. Nur ist bei der

Empfindlichkeit der Nieren immer mit der Neigung zu Rezidiven zu rechnen und daher die Verhütung der Rezidive, die Beseitigung der Infektionsquellen, z. B. in den Tonsillen, womöglich schon nach der ersten akuten Erkrankung von großer Bedeutung, wenn auch nicht stets von sicherem Erfolge. Sicher läßt sich durch die Tonsillektomie, die **Päßler** als Erster besonders warm empfohlen hat, auch in den meisten Fällen tonsillärer Ätiologie das Chronischwerden der Erkrankung verhüten.

Die **Diagnose** einer akuten herdförmigen Nephritis, die sich unmittelbar während einer akuten infektiösen Erkrankung einstellt, macht selten Schwierigkeiten.

Die Abgrenzung der monosymptomatischen herdförmigen infektiösen von der polysymptomatischen diffusen ischämischen Nephritis kann bisweilen schwierig, ja unmöglich sein, einmal in sehr leichten Fällen, die rasch ausheilen, zum anderen in sehr schweren Fällen septischer Infektion. In beiden Fällen ist die Unterscheidung praktisch ohne Bedeutung.

Wesentlich für die Diagnose ist einerseits das Fehlen von Ödemneigung und Blutdrucksteigerung, andererseits die infektiöse Ätiologie. Die Diagnose wird gestützt, wenn auch nicht gesichert, durch den färberischen oder kulturellen Nachweis von Mikrokokken im Harnsediment, in dem sich auch Zylinder, hyaline, zellreiche und Blutkörperchenzylinder finden können. Vor ihrer prognostischen Überschätzung — manche Ärzte sehen in jedem Falle von Zylindrurie mehr weniger einen Todeskandidaten — muß eindringlich gewarnt werden.

Schwierigkeiten in der Differentialdiagnose bereiten die nicht so ganz seltenen Fälle von diffuser Nephritis, in denen sowohl die Ödembereitschaft wie die Blutdrucksteigerung nicht oder nicht mehr nachzuweisen ist, was bisweilen, besonders im kindlichen Alter, vorkommt. Ein solcher Fall ist als Beispiel der Anurie bei Scharlachnephritis auf S. 217 mitgeteilt.

Wenn nicht, wie in diesem Falle, eine Anurie oder eine Störung der Nierenfunktion auf den diffusen ischämischen Prozeß der Niere hinweist, kann eine Entscheidung entweder gar nicht oder erst aus dem weiteren Verlauf getroffen werden.

Jede Spur von Ödem schließt die Annahme einer Herdnephritis aus, wenn nicht andere, von der Niere unabhängige Gründe für eine Ödembereitschaft vorliegen, zu denen freilich besonders bei Kindern auch ein schwerer Infekt gehört.

Ebenso schließt jede Spur einer Blutdrucksteigerung eine einfache Herdnephritis aus; schon eine auffällige Erhöhung des diastolischen Druckes allein ist sehr verdächtig auf diffuse Nephritis, d. h. darauf, daß die Blutung nicht durch mykotische Schädigung von Kapillarschlingen, sondern durch angiospastisch bedingte Verlangsamung der Strömung in den wenigen noch rot durchbluteten Glomeruli entsteht.

Ich kann daher Osman, der meine Einteilung der Nierenkrankheiten angenommen hat, die Namengebung aber zu vereinfachen sucht, nicht zustimmen, wenn er ohne Rücksicht auf den Blutdruck nur nach dem Vorwiegen von Hämaturie und Ödem zwischen hämorrhagischer und diffuser Nephritis unterscheidet und von akuter hämorrhagischer Nephritis = Herdnephritis spricht, wo Hämaturie überwiegt und Ödem fehlt oder nur in einer vorübergehenden Schwellung der Augenlider und des Gesichtes besteht. Auch nicht, wenn er hinzusetzt: In der Regel besteht keine erhebliche Steigerung des Blutdruckes, wenn dieser auch in den ersten Tagen etwas erhöht sein mag. Das genügt völlig zur Annahme einer diffusen Glomerulonephritis.

Gegen seine Annahme einer akuten diffusen Nephritis, wenn Hämaturie + Ödem (generalisiert oder wenigstens an 2 Stellen des Körpers, z. B. an Gesicht oder Füßen) besteht, ist nichts einzuwenden, wohl aber gegen seine Annahme einer „akuten" parenchymatösen Nephritis = Nephrose", wenn Ödem mit oder ohne einige rote Blutkörperchen im Urin, aber keine makroskopische Hämaturie besteht.

Daß wir auch bei zweifellos diffusen akuten und chronischen Nierenerkrankungen eine das akute Stadium lange überdauernde Hämaturie auf mykotische Schädigung der Kapillarschlingen, also auf eine komplizierende Herdnephritis zurückführen, wurde schon erwähnt.

Eine nicht hämorrhagische Albuminurie bei einer akuten fieberhaften und schweren infektiösen Erkrankung wird man nicht als infektiöse Herdnephritis, sondern als febrile Albuminurie (trübe Schwellung) auffassen und bezeichnen.

Charakteristisch für die (toxische) Herdnephritis, die hämorrhagische Infektnephritis Munks, die als Komplikation bei einigen schweren Infektionskrankheiten auftritt, ist ihr Verschwinden mit Ausheilung der Grundkrankheit.

Bei nicht ganz klarer infektiöser Ätiologie kann die Unterscheidung der Herdnephritis von andersartigen Hämaturien die größten Schwierigkeiten bereiten, da auch bei einer Herdnephritis die Blutung „aus einem kleinen Herd" einseitig und abundant und langdauernd sein kann.

Hier ist eine sehr sorgfältige Untersuchung mit allen Hilfsmitteln der modernen Urologie unerläßlich. Für eine Herdnephritis spricht, wenn sich auch in dem getrennt aufgefangenen Harn der nicht blutenden Niere Spuren von Eiweiß, rote und weiße Blutkörperchen und Zylinder nachweisen lassen.

Differentialdiagnose der Hämaturie: Als Ursache einer einseitigen Hämaturie, deren Quelle bekanntlich in manchen Fällen von Herdnephritis selbst nach Freilegung, Spaltung, ja sogar bei histologischer Untersuchung der herausgenommenen Niere nicht sicher festzustellen ist, kommt ihrer Häufigkeit nach in erster Linie die Urolithiasis in Frage. Sie geht durchaus nicht immer mit heftigen, die Koliknephritis an Stärke weit überragenden Schmerzen und Kolikanfällen einher. Die Blutung überdauert in beiden Fällen den Kolikanfall, geht aber bei der Steinniere in der Ruhe gewöhnlich zurück. Die Möglichkeit, durch heftige Bewegungen eine verschwundene Hämaturie wieder auszulösen, spricht mehr für Stein, ist aber, wenn ihre Einseitigkeit nicht besonders festgestellt wird, auch nicht unbedingt beweisend, da auch bei Gesunden nach Anstrengungen (nicht nur exzessiven, vgl. Sportalbuminurie), nach Körpererschütterungen, Reiten (nach jeder Reitstunde, Krämer), ja sogar bei längerem Stehen (Stehhämaturie, Meyer und Nassau) rote Blutkörperchen im Harne auftreten können.

Eine sehr gute Röntgenaufnahme kann oft, aber durchaus nicht immer, die Entscheidung bringen.

Sie muß sich auf den ganzen Bereich von der Niere bis zur Blase erstrecken, um zu vermeiden, daß Ureterensteine übersehen werden (vgl. Pflaumer).

Sehr wichtig ist weiterhin die Feststellung, ob es sich nicht um eine Frühhämaturie bei Tuberkulose der Papillenspitzen handelt. Eine Zunahme der Hämaturie auf Tuberkulininjektion ist nicht beweisend (vgl. S. 1339). Hier ist eine streng einseitige, wenn auch geringe Funktionsstörung bei der Indigkarminprobe verdächtig, der bei sorgfältigster Untersuchung des Harnes meist gelingende Nachweis von Tuberkelbazillen und der Tierversuch beweisend.

Von selteneren Ursachen seien noch erwähnt Ureterenstenosen, Hydro- und Pyonephrosen, rechtsseitige Nierenblutungen bei Coecum mobile und Torsion des Zökums, Kontaktinfektion durch Überwanderung der Entzündung von einem entzündeten, mit der Niere verwachsenen Wurmfortsatz, mit Nierenblutung bei jedem appendizitischen Anfall (Scheele und Klose), einseitige Blutungen in Form der Spätblutung nach Trauma, bei einer tabischen Nierenkrise usf.

Ausschließlich rechtsseitige Hämaturie bei vermeintlich appendizitischem Anfall ist sehr verdächtig auf Nieren- oder Ureterstein, Klopfempfindlichkeit der rechten Nierengegend sichert die Diagnose und verhütet die überflüssige Appendektomie (vgl. S. 63).

Eine „essentielle" „idiopathische" Blutung „aus gesunden Nieren" „auf angioneurotischer Basis" gibt es nicht. Nur ist die jeweils vorliegende, klinisch nicht diagnostizierbare Quelle der „Blutung aus kleinem Herd" (Scheele und Klose) oft schwer und erst bei systematischer histologischer Untersuchung der ganzen Niere in Stufen und Serien aufzufinden.

Die wichtigste Aufgabe der Differentialdiagnose bei einseitiger Nierenblutung ist es aber, sich zu vergewissern, ob nicht ein Tumor der Niere der Blutung zugrunde liegt, insbesondere ein Hypernephrom.

Da die infektiöse Herdnephritis viel häufiger bei Jugendlichen als bei Erwachsenen vorkommt, so muß man mit der Annahme dieser harmlosen Erkrankung bei Erwachsenen sehr zurückhaltend sein, besonders wenn es sich um plötzlich und spontan auftretende, periodisch rezidivierende Hämaturien handelt.

Es ist schon bei der ersten spontanen Nierenblutung in solchen Fällen verkehrt, erst Bettruhe und Nierendiät anzuwenden und den Rückgang der Blutung abzuwarten, sondern man muß gerade den Zeitpunkt der Blutung benutzen, um durch den Blasenspiegel die Seite der Blutung festzustellen oder feststellen zu lassen. Unter allen Umständen ist dies aber bei dem ersten Rückfall der Blutung geboten. Ich kenne mehrere solche Fälle, in denen der Hausarzt glücklich war, die Blutung zweimal allein, ohne fachärztlichen Beistand, „durch wochenlange Bettruhe und salzfreie Kost" zum Stehen gebracht zu haben, während bei der dritten Blutung die fachärztliche Untersuchung ein „zu spät" ergab, weil schon Knochenmetastasen eingetreten waren.

Die Zeit zwischen den Blutungen ist gewöhnlich, wenn der Tumor nicht etwa schon palpabel ist, diagnostisch unfruchtbar. Ich erinnere mich eines solchen Falles, der seine erste Hämaturie unmittelbar im Anschluß an eine Erkältung bekommen hatte, bei der Untersuchung in der Klinik — die Palpation war infolge Fettleibigkeit erfolglos — keinen Anhaltspunkt für Tumor gab und ganz nach einer Herdnephritis aussah, bis schließlich später doch ein Hypernephrom gefunden wurde.

In der Zwischenzeit zwischen den Blutungen wird die Diagnose besonders dadurch erschwert, daß sich merkwürdigerweise die Harnerscheinungen einer leichten doppelseitigen Nephritis, sogar mit Blutdrucksteigerung einstellen können, die nach Exstirpation des Hypernephroms verschwinden (vgl. S. 389).

Dasselbe klinische Bild bis zu dem der ausgesprochenen Schrumpfniere mit gelegentlicher spontaner Hämaturie, aber doppelseitigem palpablem Tumor finden wir bei der Zystenniere, an die bei der Hämaturie der Erwachsenen ebenfalls eher zu denken ist als an eine Herdnephritis.

Deshalb ist in jedem Falle von Herdnephritis der Aufklärung der Ätiologie ganz besondere Aufmerksamkeit zuzuwenden und in jedem Falle die Blasenspiegelung und der Harnleiterkatheterismus zu Hilfe zu nehmen, damit nicht über der falschen Diagnose einer gutartigen Herdnephritis die Zeit für einen notwendigen chirurgischen Eingriff versäumt wird.

Diese Gefahr droht allerdings weniger im akuten als im chronischen Stadium der Herdnephritis, und die diagnostische Überlegung muß erst alle anderen „chirurgischen" Nierenkrankheiten ausschließen, ehe sie sich mit der Annahme einer gutartigen chronischen Herdnephritis begnügt.

Bei doppelseitiger (evtl. auch einseitiger) Albuminurie und Hämaturie ist stets auch an Pyelitis haemorrhagica, nodularis (Scheele-Klose), und an die Möglichkeit zu denken, daß sich eine Pyelozystitis mit einer Herdnephritis kombinieren kann.

Bei Kindern und Jugendlichen ist die Herdnephritis soviel häufiger als die Lithiasis oder eine andere urologische Affektion abgesehen von Zystitis oder Zystopyelitis, daß man hier mit der Anwendung urologischer Methoden zurückhaltend sein kann. Osman bemerkt, die Häufigkeit der akuten Nephritis als Ursache einer Hämaturie sei bei Chirurgen und Urologen nicht genügend bekannt, nach der Zahl der Kinder seiner Beobachtung zu urteilen, die einer Zystoskopie, einem Ureterenkatheterismus und sogar einer Nephrotomie unterzogen worden sind. Ein weiterer Grund für diese oft ungerechtfertigten chirurgischen Eingriffe sei die große Häufigkeit, mit der Bauchschmerzen bei allen Formen von Nephritis, besonders der akuten hämorrhagischen und ganz besonders bei Kindern vorkommen. Sehr oft sei der Schmerz einseitig, mit Erbrechen gepaart und so heftig, daß das Bild im Verein mit der Hämaturie einer akuten Nierenkolik zum Verwechseln ähnlich sehe. Das stimmt ganz mit unseren Erfahrungen überein, nur scheint uns die Verwechslung mit Appendizitis noch häufiger zu sein.

Wieweit in solchen Fällen Nierenbecken (und Blase) an dem entzündlichen Prozeß beteiligt sind, ist freilich ohne urologische Hilfsmittel schwer festzustellen. Bei Koliinfektion hat sich uns das Griessche Nitritreagens außerordentlich bewährt [1].

Beim Kleinkinde kann eine Hämaturie die erste Manifestation der Möller-Barlowschen Krankheit sein.

Auch die hämorrhagische Diathese der akuten Leukämie kann sich zuerst in Form einer Hämaturie äußern.

---

[1] Anm.: 1. Sulfaninsäure 0,5, verdünnte Essigsäure ad 150.

2. Naphthylamin 0,2 in 20 ccm heißem Wasser lösen und in Lösung 1 hineinfiltrieren. Harn gibt bei Gegenwart von Nitriten (Koliinfekte) mit dem Griesschen Reagens leuchtendrote Farbe.

Gegenüber der diffusen Glomerulonephritis ist wesentlich und bestimmend für die Diagnose der monosymptomatische Charakter der Erkrankung, das Fehlen der Blutdrucksteigerung, der Ödembereitschaft und jeder längerdauernden Störung der Nierenfunktion. Ob es sich um eine nicht ganz vollständig, sondern „mit Defekt" oder „mit Infekt" ausgeheilte diffuse Nephritis mit diesen wichtigen negativen Eigenschaften oder um eine von Anfang an sicher herdförmige infektiöse Nephritis, die eine dauernde Schädigung einiger Elemente hinterlassen hat, handelt, ist im Grunde unwesentlich. Oft wird aber die Vorgeschichte leicht eine Entscheidung treffen lassen für eine primär diffuse, wenn im akuten Stadium Müdigkeit, Atemnot, Ödeme bestanden haben, für eine von vornherein herdförmige, wenn das akute Stadium mit Schüttelfrost, Fieber, Schmerzen beim Wasserlassen, Hämaturie eingesetzt hat und ohne Ödem verlaufen ist.

Unwesentlich ist auch die Unterscheidung der chronischen herdförmigen Glomerulonephritis von der embolischen Herdnephritis Löhleins, da beide wesensgleich sind und die Diagnose der letzteren nur dann möglich ist, wenn sich eine chronische Endokarditis nachweisen läßt, zu deren Diagnose die Mikrohämaturie beitragen kann.

Wesentlich ist aber die Unterscheidung der Herdnephritis von der reinen orthostatischen Albuminurie. Aber auch hier scheinen insofern Übergänge vorzukommen, als der „läsionelle Typus" (Pollitzer) dieser eigentümlichen Albuminurie anscheinend infektiöse, nicht restlos ausgeheilte Herdnephritiden darstellt, die lordotische Orthostatiker betroffen hat und vielleicht mit Vorliebe befällt. Es ist sehr wohl möglich, daß das Bindeglied sowohl für die Muskelschwäche und leichte Ermüdbarkeit als auch für die Nierenläsion in der chronischen Tonsilleninfektion, bzw. einer dadurch erworbenen Asthenie zu suchen ist (vgl. S. 849).

Noch wichtiger als die Unterscheidung ist freilich die richtige Kenntnis der einheitlichen Prognose in beiden Fällen und die Einsicht, daß beide nicht als Nierenkranke zu behandeln sind.

Behandlung der herdförmigen infektiösen Glomerulitis.

Solange sich mit jeder Nephritis und insbesondere mit jeder hämorrhagischen die Vorstellung der Nieren„reizung" verband, ergab sich von selbst der Gesichtspunkt der Nieren„schonung" als wichtigstes Prinzip für die Behandlung. Das mußte notwendig zu dem schon mehrfach beklagten und von v. Noorden so scharf gegeißelten „Schematismus" der Behandlung führen, dem eben eine schematische Auffassung von dem Wesen der Erkrankung und der Aufgabe der Behandlung zugrunde lag. Wenn wir uns von dieser Auffassung frei machen und das Wesen der Erkrankung hier wie oben geschildert in einer mykotischen Schädigung der Kapillarschlingen nicht aller, sondern eines Teiles der sekretorischen Elemente erblicken, so erscheinen die Aussichten gering, durch eine Herabsetzung der Anforderungen an die Niere einen Einfluß auf den Ablauf der örtlichen Reaktion auf die Keimverschleppung in die Niere auszuüben. Glücklicherweise ist dieser Versuch auch in der Tat unnötig.

Wenn wir von den seltenen Vorkommnissen absehen, daß im akutesten Stadium einer (toxischen) Infektnephritis infolge eines entzündlichen Ödems eine starke Abnahme der Harnmenge vorübergehend auftritt, so ergibt die Rücksicht auf den lokalen Prozeß in der Niere in der Regel keine Anzeige für die Behandlung. In jenen seltenen Ausnahmefällen wird man wohl die N-Zufuhr in der Nahrung beschränken, im Notfalle auch vor einer Dekapsulation nicht zurückschrecken, wenn eine hochgradige Oligurie oder Anurie länger als zwei bis drei Tage anhält.

In der Regel ist aber eine Sorge für die Niere überflüssig. In der größten Mehrzahl der Fälle ist ja die Nierenfunktion ungestört, es ist daher hier keine Anzeige gegeben, die übliche strenge Nierendiät zu verordnen, Eiweiß oder NaCl zu verbieten. Wir haben in solchen Fällen im akuten Stadium NaCl-Belastungen der Niere zugemutet, ohne irgendeine Störung der Ausscheidung oder des Ablaufes der gutartigen Erkrankung zu sehen.

Eine NaCl-Entziehungskur ist ja, wie schon mehrfach erwähnt, von der besonderen, nicht von Rücksicht auf die Niere diktierten Anzeige bei Hypertension abgesehen, nur dann angezeigt, wenn eine abnorme Durchlässigkeit der peripheren Kapillaren besteht, ein nephrotischer Einschlag mit entsprechender Ödembereitschaft, die bei den reinen Fällen von Herdnephritis stets fehlt, höchstens bei einer in der Rekonvaleszenz nach diffuser Nephritis aufgepfropften infektiösen Herdnephritis noch vorhanden sein kann.

Ebenso scheidet der kardiovaskuläre Faktor bei diesen ohne Blutdrucksteigerung verlaufenden Formen von selbst aus. Von einer Durchspülung der Niere ist daher zum mindesten kein Schaden zu erwarten, wenn es auch vorkommt, daß beim Wasserversuch die Hämaturie zunimmt.

Ganz zwecklos, ja schädlich ist es, die Kranken wochen- und monatelang das Bett hüten zu lassen, in der Hoffnung, durch diese Maßregel die letzten Spuren von Eiweiß oder Blut rascher oder sicherer zum Verschwinden zu bringen.

Es bleibt danach als einzige Anzeige einer symptomatischen Behandlung die Bekämpfung der Hämaturie übrig. Selbst diese kommt nur in der Minderzahl der Fälle in Betracht, wenn nämlich die Hämaturie nicht von selbst mit Ablauf der Infektionskrankheit verschwindet.

In einer Reihe von Fällen zeichnet sich aber die Hämaturie durch große Hartnäckigkeit und Dauer aus, das gilt besonders auch für die „mit Infekt abgeheilten" diffusen Nephritiden mit aufgepfropfter Herdnephritis.

Über die symptomatische Behandlung dieser hartnäckigen Hämaturie wurde S. 1338 schon gesprochen. Man kann keine bestimmten Anzeigen für die zahlreichen empfohlenen Mittel aufstellen. Bei manchen Fällen nützt längere Darreichung von Natrium bicarbonicum oder Calcium chloratum bzw. phosphoricum; andere sprechen auf Sekale und verwandte Präparate an; Leube hat nach dem Vorgang von Traube Plumbum aceticum (0,05 dreimal täglich) empfohlen; man kann auch intramuskulär Gelatine, Serum, Eigenblut, Milch einspritzen, eine Bluttransfusion machen, oder Koagulen (Kocher, Fonio), Clauden anwenden.

Osman warnt dringend vor einer Bluttransfusion bei Purpura mit Nephritis. Wir sahen bei der Purpura ausgezeichnete Erfolge von Milchinjektionen.

Interessant ist die Empfehlung von subkutanen Einspritzungen von Emetin (täglich 0,04—0,12 nach Oeconomos).

Ihre styptische Wirkung beruht wohl auf der Nausea und dem diese begleitenden Kollaps mit nachfolgendem Einstrom von die Blutstillung befördernder Gewebsflüssigkeit. Die Wirkung ist der eines Brechmittels oder der Anwendung von Kochsalz per os oder intravenös bei der Hämoptoe, der von Euphyllin bei Blutungen an die Seite zu stellen.

Ähnlich haben wir uns wohl auch die günstige Wirkung der Proteinkörpertherapie vorzustellen, die, wie S. 1339 erwähnt, bei Tuberkulinempfindlichen besonders wirksam mit Tuberkulin ausgeübt werden kann.

Sehr häufig ist bei solchen Nierenblutungen aus kleinem Herd die **Dekapsulation** mit gutem Erfolg ausgeführt worden.

Um nur ein Beispiel von vielen anzuführen (Warner):

38jähriger Arbeiter. Vor 2 Jahren wegen Hämaturie und rechtsseitigen Nierenkoliken mit Erfolg konservativ behandelt.

Seit kurzer Zeit von neuem Hämaturie.

Befund: Harn makroskopisch blutig, keine Zylinder. Blutdruck normal, kein Stein-schatten, keine Tuberkelbazillen, keine Allgemeinerkrankung. Zystoskopisch: leichte chronische Zystitis, rechtsseitige Hämaturie. Nierenfunktion anfangs rechts herabgesetzt, später normal. Konservative Behandlung (Instillation in das Nierenbecken) ohne Erfolg.

Operation: Normales Aussehen der freigelegten rechten Niere. Dekapsulation. Noch am Nachmittage des Operationstages ließ der Kranke blutfreien Urin, mikroskopisch einige weiße, keine roten Blutkörperchen, geheilt entlassen. Bei Nachuntersuchungen keine pathologischen Befunde.

Man hat geglaubt, diesen Erfolg einer Dekongestionierung oder gar der postoperativen Ruhigstellung (!) der Niere zuschreiben zu dürfen.

Ich habe in meinem Referat auf dem sechsten Urologenkongreß die Auffassung ver-treten, daß der sterile operative Eingriff als solcher und nicht die Entfernung der Kapsel, die ja eher die Nierendurchblutung steigert, der wirksame Faktor ist und im Sinne einer Reizkörpertherapie großen Stiles wirkt.

Mein Mitarbeiter Kürten konnte als Folge der aseptischen Operation regelmäßig eine deutliche Verkürzung der Blutgerinnungs- und Blutungszeit feststellen, und auch die sonstigen Blutveränderungen nach einer Operation sind, wie W. und H. Löhr gezeigt haben, die gleichen wie bei der Proteintherapie.

In dieser Auffassung bestärken mich Beobachtungen wie die, daß schon die einfache Freilegung der Niere, oder bei doppelseitiger Massenblutung die Dekapsulation der einen Niere, die Blutung ganz zum Aufhören gebracht hat, und daß auch die Röntgenbestrah-lung einen ausgesprochen blutstillenden Einfluß ausüben kann und in ihrer Wirkung ebenfalls auf eine Proteinkörpertherapie hinauskommt.

Ein sicherer Verlaß ist auf keines dieser Mittel, wie schon aus ihrer großen Zahl hervorgeht, und das Ziel der Behandlung muß immer das sein, an Stelle der symptomatischen Bekämpfung der Hämaturie die kausale Behandlung zu setzen, d. h. zu versuchen, die Quelle der Keimverschleppung zu entdecken und zu beseitigen.

Daher ist die ätiologische Diagnose so wichtig für die Behandlung. In Fällen unklarer Ätiologie wird man immer in erster Linie den Organen der Mund- und Rachenhöhle, den Gaumen- und Rachentonsillen, den Ohren, den Nebenhöhlen, den Zähnen, deren periapikale Eiterherde nur röntgenologisch auf-zudecken sind, seine besondere Aufmerksamkeit zuwenden. Man wird dann oft eher zuviel als zu wenig Infektionsmöglichkeiten finden.

Es ist entschieden ein Verdienst Päßlers, auf die große Bedeutung der permanenten Mandelgrubeninfektion hingewiesen zu haben, die sozusagen als Primäraffekt für eine große Zahl von sekundären infektiösen Allgemein- und Organerkrankungen anzusehen ist, eine Erkenntnis, die bis dahin über den Kreis der Halsspezialisten nicht genügend hinausgedrungen war.

Es ist zuzugeben, daß eine ungeheuer große Zahl von Menschen diese latenten Strepto-kokkenherde und Mandelpfröpfe aufweist, ohne eine Nierenerkrankung zu bekommen. Diese Tatsache darf uns aber an der großen Bedeutung dieser Keimlager und der Mandeln als Eingangspforte der Keime in das Blut nicht irre machen. Es bekommt auch nicht jeder, der Mandelpfröpfe hat, einen Gelenkrheumatismus oder eine Endokarditis, und doch wird man an dem Zusammenhang nicht zweifeln und da, wo beides zusammentrifft, die Tonsillektomie nicht unterlassen, um die Quelle des beständigen Keimnachschubes zu verstopfen.

Aus dem gleichen Grunde halten wir auch in jedem Falle von Herdnephritis nach Angina, in dem die Hämaturie länger anhält, oder Neigung zu Rezidiven der Angina mit oder ohne Wiederkehr der Hämaturie besteht, die Tonsill-ektomie für angezeigt, auch dann, wenn im Intervall die Mandeln klein, glatt und reizlos erscheinen. Wir fanden fast stets in den exzidierten und aus-geschälten Tonsillen Pfröpfe und Streptokokken, die sicherlich auch bei unzähligen Normalen gefunden würden, aber dann eine andere Bedeutung erlangen, wenn einmal ein Locus minoris resistentiae geschaffen ist, eine Schädigung oder wohl besser eine Sensibilisierung der Nieren (der Herzklappen, der Gelenke usw.) stattgefunden hat.

Die kleinen Mittel der Absaugung der Tonsillen oder der Tonsillotomie genügen nicht. Wenn man begründeten Verdacht hat, daß die Mandelinfektion der Nierenkrankheit zugrunde liegt, so ist nur die radikale Ausschälung der Tonsillen angezeigt.

Ob auch die von H. Meier empfohlene, oft wiederholte Schlitzung der Mandelgänge (Behandlungsdauer zwei bis sechs Wochen) ausreicht, darüber liegen noch nicht genügende Erfahrungen vor.

Auch die Rachentonsille und eine Angina retronasalis kann ätiologisch die Gaumenmandeln und ihre Entzündung vertreten.

Wir haben, ebenso wie A. v. Korányi, Fälle gesehen, in denen selbst die totale Ausräumung der Tonsillen nichts nützte und erst nach der Ausräumung des ganzen lymphatischen Rachenringes ein voller Erfolg erzielt werden konnte.

Rhodds und Dick haben bei 73% von früher tonsillektomierten Personen Stücke von Tonsillargewebe beträchtlicher Größe gefunden. Diese Tonsillarstümpfe beherbergten in den meisten Fällen, in denen Kulturen angelegt wurden, viel mehr pathogene Keime pro Gramm Gewebe, als die zuerst entfernten Tonsillenstücke. In allen diesen Fällen, in denen organische Erkrankungen auf die Tonsillenherde zurückzuführen waren, brachte die erste Tonsillektomie gar keine Besserung, während die Entfernung der Tonsillarstümpfe sehr gute Erfolge aufzuweisen hatte.

Eine Tonsillektomie darf sich also nicht auf Teile des Drüsengewebes beschränken.

Wir haben übrigens oft, ja fast regelmäßig, nach der Mandelexstirpation eine manchmal starke Zunahme der Hämaturie beobachtet; man wird daher mit der Operation warten, bis das akuteste Stadium der Nierenerkrankung abgeklungen ist und den Kranken auf diese Folgeerscheinung, die den infektiösen Charakter der Herdnephritis so gut illustriert, aufmerksam machen.

Bei Neigung zu wiederholten Anginen bewährt sich prophylaktisch die nach dem Vorschlag Fr. v. Koranyis zweimal täglich vorgenommene Ausspülung des Mundes und das Gurgeln mit 1%iger Salizylsäure in verdünntem Alkohol (A. v. Korányi). Nur muß die Desinfektion des Mundes und der Gaumenbögen täglich und sehr lange fortgesetzt werden. A. v. Korányi kennt mehrere Fälle, in welchen die Rezidive von Anginen mit herdförmigen Nephritiden sofort nach der Befolgung dieser Verordnung aufhörten.

Über der Mandelätiologie dürfen aber die übrigen Keimquellen der Mundhöhle nicht vernachlässigt werden. Es muß in jedem Falle das Gebiß gründlich auch röntgenologisch nachgesehen und alles Kariöse oder Eiterige entfernt werden. Auch nach Wurzelextraktionen wird bisweilen eine deutliche Zunahme der Hämaturie beobachtet.

Auf die mühselige, fast uferlose Behandlung der Pyorrhoea alveolaris, die wir in erstaunlicher Häufigkeit bei unseren Kranken finden, kann hier nicht eingegangen werden.

Auch der Wurmfortsatz ist als möglicher Ausgangspunkt einer infektiösen Herdnephritis nicht zu vergessen.

Dieulafoy hat schon von einer néphrite toxique appendiculaire gesprochen und bemerkt, daß diese Nephritiden keine Ödeme hervorrufen. Anschütz hat besonders auf die Häufigkeit der Hämaturie bei Appendizitis aufmerksam gemacht und darauf, daß es sich dabei meist um eine hämorrhagische Herdnephritis handelt. Diese verschwindet meist nach der Appendektomie, es kommt aber auch vor, daß die Nierenblutung erst nach jener auftritt.

Ein gutes Beispiel hat Werboff (Klinik Casper) beschrieben: 11 jähriger Knabe, ab und zu Schmerzen im Epigastrium und subfebrile Temperaturen, schlechter Appetit. Seit mehreren Monaten viel Eiweiß und Zylinder. Deutliche Schmerzhaftigkeit im Mac Burneyschen Punkt. Harn: Eiweiß +. Sediment: sehr viele hyaline und granulierte Zylinder. Spärliche Erythrozyten. Blutdruck 125 mm Hg. Keine Ödeme. Wasserversuch verdünnt bis 1001, konzentriert bis 1025. Liege- und Diätkur ohne Erfolg. 25. 3.

Appendektomie. Appendix verlängert, retrozökal, entzündlich verändert. 2. 8. Albumen 0, erheblich weniger Zylinder, vereinzelt rote Blutkörperchen. 16. 8. gesund.

Werboff spricht hier von subakuter (!) Glomerulonephritis; wir würden von einer herdförmigen Glomerulonephritis von monatelanger Dauer reden, die rasch durch Beseitigung der Infektionsquelle, hier des Wurmfortsatzes, zur Ausheilung gekommen ist.

Es mag genügen, eindringlich hervorzuheben, daß die Behandlung der Herdnephritis nicht die Niere, sondern die Ätiologie ins Auge zu fassen hat. Mit einer gewissen, keineswegs starken Übertreibung kann man sagen: Die Herdnephritis ist ein Symptom einer Infektion und so wenig eine Nierenkrankheit wie die Hautblutung bei Sepsis eine Hautkrankheit. So wenig diese eine Hautbehandlung erfordert, ebensowenig hat jene eine Nierenbehandlung nötig.

Baehr hat diese infektiöse Herdnephritis, die in der englischen und amerikanischen Literatur bis 1925 kaum erwähnt worden ist, als „gutartige und heilbare Form der hämorrhagischen Nephritis" bezeichnet und unsere klinischen Angaben vollinhaltlich bestätigt.

Bei den „rekurrierenden" Typen fand sich gewöhnlich eine akute Angina mit diffuser Rötung des Pharynx und Streptokokken im Abstrich, bei „den persistierenden" Typen gewöhnlich keine Halsentzündung, aber aus den Tonsillen ließen sich anhämolytische Streptokokken züchten. In einem Falle war der Ausgangspunkt eine Streptokokkeninfektion der Highmorshöhle, nach deren Beseitigung die Hämaturie verschwand, in einem anderen Falle eine kavernöse Lungentuberkulose.

Baehr bestätigt auch die als therapeutisches und differentialdiagnostisches Kriterium wichtige Tatsache, daß die Hämaturie nach der Tonsillektomie zunimmt. Seine Angabe, daß das merkwürdigerweise bei der diffusen Nephritis selten vorkomme, können wir allerdings nicht bestätigen.

Baehr bestätigt ferner die gute Prognose der Erkrankung, die er in Gegensatz stellt zu der ernsten Prognose der „bösartigen" Gruppe der akuten diffusen Glomerulonephritis, die nicht selten in ein chronisches, progredientes Nierenleiden übergehe. Daß ich hierin, was die wirklich frischen Fälle der Erkrankung betrifft, nicht ganz zustimme, wurde oben schon erwähnt.

Ein gutes Beispiel von Baehr: 22jährige Frau, gesund bis auf gelegentliche Attacken von Tonsillitis in den letzten Jahren, bemerkt zufällig, daß ihr Urin blutig ist. Steinverdacht, Zystoskopie: Hämaturie doppelseitig, Ureterenkatheterismus, Röntgenbild, Pyelogramm. Alles negativ. Blutdruck normal. Zylinder +. Andauernde makroskopische Hämaturie, Tonsillen vergrößert, entleeren bei Druck dünnen bräunlichen Eiter. Kulturell anhämolytische Streptokokken. Tonsillektomie: 36 Stunden später ausgesprochene Zunahme der Hämaturie für weitere 36 Stunden. Dann Abnahme der Hämaturie. Nach $3^1/_2$ Wochen nur noch Spuren Albumen. Keine roten Blutkörperchen mehr. Heirat, Schwangerschaft, Geburt ohne irgendwelche Störung von seiten der Niere.

b) Die embolische nichteitrige Herdnephritis.

Vorkommen: Die sog. embolische Herdnephritis stellt im Prinzip nichts anderes dar als eine infektiöse herdförmige Glomerulitis mit (oder ohne!) Embolien von Kokkenhaufen größeren Kalibers. Sie ist daher, da wo es sich wirklich um Embolie handelt, ausschließlich an eine Endocarditis infectiosa mit Kokkenvegetationen an den Klappen gebunden. Sie ist — mit dieser Einschränkung — die einzige aller hämatogenen Nierenerkrankungen von ganz bestimmter Ätiologie, aber nicht die einzige Folge dieser einheitlichen Ätiologie. Denn bei der infektiösen Endokarditis können auch alle möglichen anderen Nierenveränderungen auftreten, die Infiltrate der septisch interstitiellen Nephritis, die herdförmige (mykotische) Glomerulitis, degenerative Veränderungen, die der echten Nephrose nicht nachstehen, und sogar Amyloid. Auch diffuse Glomerulonephritiden sind bei Endocarditis infectiosa beschrieben (Libman, Baehr, Nonnenbruch, Morawitz) und auch von uns beobachtet worden. Umgekehrt kann die embolische Herdnephritis, d. h. die Embolisierung einzelner Knäuel oder Schlingen ausbleiben, wenn das embolische Material so großkalibrig ist, daß es schon oberhalb der Glomeruli die kleineren oder größeren Nierengefäße verstopft. Dann kommt es zu ausgedehnter Infarzierung und nicht zu der eigentlichen embolischen Herdnephritis.

Im Prinzip der Pathogenese als einer direkten Infektion unterscheidet sich die nichteitrige embolische Herdnephritis weder von der herdförmigen infektiösen Glomerulonephritis und der interstitiellen Herdnephritis noch von der eitrigen embolischen Nephritis, sondern nur durch die Eigenart der Erreger, z. B. dadurch, daß die chemo- und zytotaktischen Eigenschaften der Kokken, die eine Endocarditis lenta von subakutem oder chronischem Verlauf auslösen können, gering sind. Bei einer Staphylokokkensepsis sind wohl stets eitrige Infiltrationsherde zu erwarten.

Bei der „chronischen hämorrhagischen Nephritis" der älteren Autoren (Wagner, Weigert) hat es sich wohl meist, bei der Leubeschen „Nephritis bei Aorteninsuffizienz" stets um die embolische Herdnephritis Löhleins gehandelt.

Symptomatologie. Bei der wirklich embolischen Herdnephritis sind keine anderen Symptome zu erwarten als bei der herdförmigen mykotischen Glomerulitis. Es fehlt die Blutdrucksteigerung und die Urämiegefahr, wie es dem in der Pathogenese begründeten monosymptomatischen oder, wenn man will, echt entzündlichen, nicht ischämischen Charakter der Erkrankung entspricht; es fehlt nicht das Zeichen der mykotischen Schlingenschädigung, die Hämaturie, wenn sie auch bisweilen nur mikroskopisch nachweisbar ist.

Auch bei eitriger Einschmelzung der metastatischen Herde fehlen charakteristische klinische Erscheinungen.

So sahen wir bei einem Tabiker, der sich am Finger verletzt hatte, eine Sepsis mit Endokarditis auftreten, bei der im Blute der Streptococcus mucosus gefunden wurde. Der Harn war eiweißfrei, im Sediment waren weder Erythrozyten noch Zylinder, nur vereinzelte Leukozyten gefunden worden. Post mortem fanden sich zahlreiche Abszesse, an Streptokokkenembolien sich anschließend, die teils in den Kapillaren des Interstitiums, teils in Glomerulusschlingen gelegen waren.

Die Nierenfunktion wird in der Regel nicht beeinträchtigt. Die Ausnahmen sind von besonderem Interesse: Es kann nämlich in seltenen Fällen das typische klinische Bild der Niereninsuffizienz, d. h. eine ausgesprochene Konzentrationsunfähigkeit wie bei der subakuten Verlaufsart der diffusen Nephritis zur Beobachtung gelangen, und es kann sich eine ausgesprochene Polyurie zu dieser Hyposthenurie gesellen, wie bei der sekundären Schrumpfniere. Wir haben in einem derartigen Falle eine dauernde und hochgradige Polyurie bis zu $4^1/_2$ Litern in 24 Stunden beobachtet. In solchen Fällen haben wir nach den S. 176 besprochenen Gesichtspunkten anatomisch eine starke Verkleinerung der sekretorischen Fläche, die embolische Ausschaltung zahlreicher sekretorischer Elemente zu erwarten (vgl. unten Fall 1 von Nonnenbruch), wenn nicht eine diffuse Glomerulonephritis vorliegt. In zwei Fällen unserer Beobachtung trugen zahlreiche größere embolische Infarkte zur „Verkleinerung" des Organes bei, es kann aber die gleiche Wirkung auch allein durch Embolisierung sehr zahlreicher Glomeruli eintreten. In solchen Fällen wird auch eine Erhöhung des Rest-N-Spiegels im Blute beobachtet, und es kann auch der Tod an Niereninsuffizienz eintreten.

Baehr ist neuerdings geneigt, das Auftreten von Niereninsuffizienz stets auf eine diffuse Nephritis zu beziehen und nicht auf Häufung embolischer Glomeruliläsionen. Er hat unter 77 Fällen von „subakuter Streptokokkus-Endokarditis" 6mal 60—90$^0/_0$ der Glomeruli von dem „embolischen" Prozeß ergriffen gefunden. In keinem Fall bestand Niereninsuffizienz. Er erklärt das damit, daß die meisten Glomeruli nur teilweise betroffen sind, so daß die Zirkulation durch die nicht geschädigten Schlingen erhalten bleibt und infolgedessen auch die Tubuli nicht zugrunde gehen. In 9 Fällen, in denen er Niereninsuffizienz eintreten sah, hat es sich um diffuse Glomerulonephritis gehandelt.

Augenhintergrundsveränderungen in Form von Blutungen sind seit Litten bei der septischen Endokarditis öfter gefunden worden. Sie gehören aber in das Bild der Sepsis und nicht in das Bild der Herdnephritis.

Verlauf und Ausgang. Der meist ganz chronische Verlauf der infektiösen Endokarditis — es handelt sich in der überwiegenden Mehrzahl der Fälle um die von Lenhartz und Schottmüller als lenta bezeichnete Form nach Infektion mit Streptococcus viridans — wird durch die herdförmige Nierenerkrankung kaum beeinflußt. Sie bedeutet nur eine der vielen Komplikationen, wie Aneurysmenbildung, Polyneuritis, Anämie usw., welche diese eigenartige Form der chronischen Sepsis auszeichnen.

Nur in den oben erwähnten seltenen Ausnahmefällen mit Hyposthenurie kann die Niere im Krankheitsbilde und -verlaufe die Führung übernehmen und den letzteren ungünstig beeinflussen. Die Niereninsuffizienz kann dann entweder im bakteriämischen Stadium vorzeitig den Tod herbeiführen oder die Hoffnung auf Ausheilung der Sepsis vereiteln und im bakterienfreien Stadium noch nachträglich dem wiedergeschenkten Leben ein vorzeitiges Ende setzen.

Der Tod tritt dann unter dem Bilde der echten Urämie ein. Die Erscheinungen der falschen — eklamptischen — Urämie sind meines Wissens bisher bei dieser Herdnephritis noch nicht beobachtet worden.

Das klinische Bild kann aber auch eine von der herdförmigen Nephritis ganz abweichende Wendung erfahren durch anderweitige nicht embolische, sondern vermutlich toxische komplizierende Nierenveränderungen, die ebenfalls der Grundkrankheit ihre Entstehung verdanken. Es kann im Verlauf Ödem und hochgradige Albuminurie eintreten und sich ein Krankheitsbild entwickeln, das ganz dem einer Nephrose gleicht.

Ein solcher Fall ist in unserem Atlas als Beispiel XXXVII mitgeteilt. Dem starken nephrotischen Einschlag im klinischen Bilde entsprach der histologische Befund, bei dem neben der embolischen Herdnephritis und neben einer herdförmigen Glomerulonephritis auch noch degenerative Veränderungen am Epithel und Amyloid gefunden wurden.

Es kommt aber, wie schon erwähnt auch bei der Endocarditis lenta wie bei anderen Streptokokkeninfektionen eine echte diffuse Nephritis vor. Das wird von Morawitz bestätigt, der einen Fall mitteilt, der unter urämischen Erscheinungen gestorben ist und eine chronische Glomerulonephritis unter dem Bilde der großen weißen Niere geboten hat.

Baehr hat das nicht weniger als 9 mal unter 77 Fällen, also in 11,5 % gesehen. Zweimal trat im bakteriellen Stadium der Endokarditis eine schwere akute bzw. subakute Nephritis auf. Es kam zu typisch urämischen Erscheinungen und finaler Anurie, einmal mit allgemeinen Krämpfen. In 7 Fällen handelte es sich um eine chronische diffuse Nephritis im abakteriellen Stadium, und es kam zu dem typischen hydropischen Krankheitsbilde und zum urämischen Ausgang.

Auch in den beiden von Munk angegebenen Fällen von Niereninsuffizienz bei Endokarditis, von denen der eine eine erhebliche Blutdrucksteigerung, der andere starke Ödeme und eklamptische Anfälle gehabt hat, dürfte es sich um diffuse Nephritis gehandelt haben.

Die diffuse Glomerulonephritis kann sogar ganz in den Vordergrund treten und das klinische Bild beherrschen, so daß daneben die Endokarditis nicht richtig erkannt und bewertet wird.

Beispiel aus Le Noir und Baize: 39 jähriger Mann, seit Monaten hämorrhagische Nephritis mit wiederholten und abundanten Hämaturien, Atemnot; ausgebreitete Wassersucht, kein Fieber, kein Milztumor, keine Hautembolie. Vor 10 Jahren Schanker. Die Geräusche über der Aorta und die große Leber werden daher trotz negativem Wa. auf Lues bezogen und eine Syphilis néphroaortique angenommen. Spezifische Behandlung erfolglos; die Ödeme nehmen zu, und der Tod erfolgt im Coma uraemicum 10 Monate nach Beginn der Erkrankung. Erst bei der Autopsie wurden die typischen Vegetationen auf den Aortenklappen entdeckt.

Oder: Ein Kranker, der 2 Schübe von Nephritis im Abstand von 10 Monaten durchgemacht hat, systolisches Geräusch an der Spitze, stirbt an Urämie, ohne daß die Diagnose Endokarditis mit Sicherheit gestellt worden war (Aupérin).

Nonnenbruch berichtet über vier autoptisch kontrollierte Fälle von Endokarditis mit ausgesprochener Niereninsuffizienz aus den verschiedensten Ursachen:

1. Chronische und frische embolische Herdnephritis.

Kein Ödem, Blutdruck 140/35 (Aorteninsuffizienz). Wasserversuch in vier Stunden 420. Konzentrationsversuch 1017. RN 100 mg%. Hier hat die Ausdehnung des embolischen Prozesses zu Niereninsuffizienz geführt.

2. Extrakapilläre diffuse subakute Glomerulonephritis mit Halbmondbildung plus embolische Herdnephritis.

Ödem +. Blutdruck 140/70 mm (Aorteninsuffizienz). Wasserversuch in 4 Stunden 445. Konzentrationsversuch 1011. RN 75 mg%. Einzelne Diapedesisblutungen im Augenhintergrunde.

3. Hämorrhagische, vorwiegend extrakapilläre Glomerulonephritis ohne embolische Herdnephritis.

Ödem +. Blutdruck 150 (Aorteninsuffizienz). RN 140 mg%.

4. Echte diffuse intrakapilläre Glomerulonephritis ohne Herdnephritis, Glomeruli zellreich, größtenteils blutleer, um die Glomeruli vielfach kleinzellige Infiltrate.

Ödeme +. Blutdruck 125 (Aorteninsuffizienz). Wasserversuch 450 in vier Stunden. Konzentrationsversuch 1015. RN 86 mg%.

Eine differenzierte Diagnose des jeweiligen Gemisches von Nierenveränderungen ist hier nicht nur unnötig, weil ohne praktische Bedeutung, sondern auch unmöglich. Es ist unmöglich, zu entscheiden, ob die Insuffizienz durch hintereinander erfolgte Embolisierung oder durch allmählich zunehmende Durchblutungsstörung zahlreicher Glomeruli erfolgt; es ist unmöglich, das Ödem diagnostisch zu verwerten und zu entscheiden, ob es marantisch, kardial, nephritisch oder nephrotisch bedingt ist; es ist unmöglich, den Blutdruck in Rechnung zu stellen, da er wegen der schweren Infektion, des Fiebers, der Kachexie und Anämie zu niedrig sein, der maximale wegen der Aorteninsuffizienz zu hoch erscheinen kann.

Aber es ist von biologischem Interesse, zu sehen, welche verschiedenen Reaktionen bei dieser an sich schon biologisch interessanten eigenartigen Allgemeininfektion, also bei einheitlicher Ätiologie, entstehen und in ein und demselben Organ sich abspielen können.

Für die **Behandlung** ergeben sich aus der besonderen Art der Nierenerkrankung keine neuen Gesichtspunkte. Insbesondere ist in den reinen Fällen ohne Niereninsuffizienz und ohne degenerativen Einschlag „Nierendiät" überflüssig. Die Hauptaufgabe bleibt auch hier die rechtzeitige Entfernung der Infektionsquelle, die eine mögliche frühzeitige Diagnose nicht nur der Endokarditis, sondern auch ihrer Ätiologie zur Voraussetzung hat. In sehr seltenen Fällen ist Heilung möglich, z. B. durch rechtzeitige Absetzung des mit Streptococcus viridans infizierten Gliedes (Ribstein) oder durch Exstirpation der Gaumenmandeln (Schürer) oder auch durch intravenöse Behandlung mit Trypaflavin, Silberpräparaten usw.

Es ist hier nicht der Ort, auf die Diagnose der Endocarditis lenta, die erst die Unterlage für die Diagnose der embolischen Herdnephritis abgibt und auf die Behandlung jener einzugehen.

Ich möchte nur noch besonders auf die große diagnostische Bedeutung dieser mykotischen Herdnephritis in der Zusammenstellung von Herzfehler, Milztumor, Anämie, Trommelschlegelfinger und makro- oder mikroskopischer Hämaturie hinweisen. Leider ist die Vorhersage dieser in den Jahren nach dem Weltkrieg erschreckend häufig gewordenen Erkrankung, die Becher geradezu als Kriegsendokarditis bezeichnet hat, eine recht ungünstige.

c) Die akute (septische) interstitielle Herdnephritis.

Diese interstitielle Nephritis hat nichts zu tun mit der sog. „interstitiellen" Nephritis, wie man früher im Gegensatz zur „parenchymatösen" Nephritis die chronischen Formen bezeichnet hat, die ohne Ödem mit Blutdrucksteigerung verlaufen. Der alte Begriff umfaßt nicht weniger als alle diffusen anhydropischen

Glomerulonephritiden aller Stadien und alle Sklerosen, überhaupt alle Zustände, bei denen Parenchym zugrunde geht, und ist als obsolet zu verbannen.

Nur in einem kleinen Winkel außerhalb seines früheren Geltungsbereiches darf der Verwirrungsstifter noch ein kümmerliches Dasein führen. Es ist eine ganz kleine Gruppe von herdförmigen infektiösen Nephritiden ohne Blutdrucksteigerung, welche bei schweren Allgemeininfektionen auftritt, sich in lymphozytärer Infiltration dokumentiert und wirklich den Namen interstitielle Nephritis verdient. Dem infektiösen Charakter der herdförmigen Nephritiden entsprechend finden wir interstitielle Infiltrate sowohl bei der herdförmigen Glomerulitis wie bei der embolischen Herdnephritis, doch kommt die akute interstitielle Herdnephritis auch als reiner Typus ohne mykotisch-entzündliche oder embolische Glomerulusveränderungen vor und verdient darum eine eigene, wenn auch bescheidene Stellung im System.

Die Ätiologie ist oben S. 1500 bei der Pathogenese schon besprochen worden. Die Domäne der reinen septisch-interstitiellen Herdnephritis ist die akute Streptokokkensepsis nach Scharlach, nekrotisierender Angina, Wundinfektion usw. Sie kommt auch mit Vorliebe bei Typhus und bei Lues vor.

Symptomatologie. Im Gegensatz zu der alten, entthronten, pseudointerstitiellen Nephritis macht die wahre interstitielle Nephritis überhaupt keine charakteristischen Symptome. Es fehlt die Blutdrucksteigerung, es fehlt die Ödembereitschaft, ja es fehlt sogar in der Regel die Hämaturie und Albuminurie. Wenigstens ist Eiweiß gewöhnlich nur in Spuren vorhanden, was bei der Schwere der meist hochfieberhaften Grundkrankheit diagnostisch nichts bedeuten will.

Im Sediment sind Erythrozyten ebenfalls nur selten, Zylinder keineswegs regelmäßig, Leukozyten öfters, aber nicht reichlicher als bei anderen Nephritiden nachzuweisen. Selbst dann, wenn bei protrahierterem Verlauf die lymphozytären Infiltrate sich zu Abszeßchen umgewandelt haben, kann der Harn jedes auffälligere Symptom vermissen lassen. Eher gibt die genauere Untersuchung des Sedimentes auf Lymphozyten und Plasmazellen und die bakteriologische Prüfung des Harnes einen Anhaltspunkt.

Noeggerath und Eckstein haben die diagnostische Bedeutung des Nachweises von Lymphozyten (zum Teil neben Leukozyten) im Harn, die ja bei Pyurie nicht vorkommen, bestätigt und 3mal daraufhin die durch die Sektion bestätigte Diagnose stellen können.

Die Harnmengen sind normal oder dem Fieber entsprechend vermindert. In seltenen Fällen kann es bei sehr intensiver Infiltration und entzündlichem Ödem der Niere zu einer hochgradigen Oligurie, ja zu Anurie mit ihren gefährlichen Folgen kommen. Bei genügender Harnmenge ist die Nierenfunktion, die NaCl- und N-Ausscheidung sowie die Konzentration nicht merklich beeinträchtigt; gewöhnlich macht der rapide Verlauf der Grundkrankheit eine genauere Prüfung unmöglich.

In einem chronischer verlaufenden Falle wurde Milchzucker in 7 Stunden (80%), Jod in 48 Stunden ausgeschieden.

Verlauf und Ausgang: In der Regel wird der Verlauf und der meist ungünstige Ausgang durch die Grundkrankheit, die Sepsis bestimmt. Die septisch-interstitielle Nephritis kann nur in den seltenen Fällen den Ausgang beschleunigen, in denen das entzündliche Ödem zu Anurie und Azotämie führt.

So trat z. B. in einem Falle aus der Beobachtung des Speyerer Chirurgen Thönes nach einer komplizierten Oberarmfraktur mit nachfolgender Pneumonie und Sepsis eine Hämaturie nnd Anurie auf, und es kam anschließend zu dem Bilde der Harnsperre mit großer Atmung, Dösen, Schlafsucht, lebhaften Periostreflexen, Muskelzucken und Sehnenhüpfen. Der Rest-N betrug 200 mg. Bei der Autopsie fand sich eine schwere septische interstitielle Nephritis mit Verbreiterung und seröser Durchtränkung der Interstitien.

Ein typisches Beispiel ist von Reiche mitgeteilt worden: 13jähriges Mädchen mit schwerer — initialer — Scharlachnephritis. In den ersten Tagen Oligurie mit 200 ccm Urin, am 4. Tage Anurie, die $9^1/_2$ Tage bis zum Exitus anhielt. Reststickstoff bis 256 mg$^0/_0$, Harnstoff-N bis 125 mg$^0/_0$, Kreatinin bis 30 mg$^0/_0$, Indikan bis 4,8 mg$^0/_0$. Trotzdem kein Koma, keine Konvulsionen. Allmählicher körperlicher Verfall, leichte Ödeme, Magenbeschwerden. Die schwere Erkrankung trotzte aller Therapie, auch der Dekapsulation. Histologisch bot sich an einem probeexzidierten Stück das Bild der schwersten interstitiellen Nephritis.

Im Verlauf treten auch dann keine charakteristischen Erscheinungen von seiten der Niere auf, wenn es zu einer eiterigen Umwandlung und Einschmelzung der Infiltrate kommt. Eine scharfe Abgrenzung der interstitiellen Herdnephritis von der hämatogenen eiterigen Nephritis ist nicht möglich. Hier sind die Übergänge fließend.

Ob eine septisch-interstitielle Nephritis ausheilen kann, wissen wir nicht (vgl. S. 1499), jedenfalls hängt dies aber nicht von dem Zustand der Niere ab, sondern von der Prognose der Grundkrankheit.

Eine **Behandlung** der septisch erkrankten Niere kommt nur dann in Frage, wenn eine gefahrdrohende Oligurie oder Anurie sich einstellt. Dann bleibt nur der Versuch einer Dekapsulation übrig, vorausgesetzt, daß nicht der Allgemeinzustand oder die Prognose der Grundkrankheit diesen Versuch von vornherein als aussichtslos erscheinen läßt. Hier kommt es wirklich zu einer Entspannung der eingeklemmten Niere unter Abfluß des serösen Exsudates.

In einem unserer Fälle kam nach Dekapsulation die Diurese wieder in Gang, doch konnte der Verlauf dadurch nur verzögert, nicht aufgehalten werden. Die Kranke starb an multiplen Abszessen der anderen Niere.

Ähnlich verlief ein weiterer Fall unserer Beobachtung, den F. Koch genauer beschrieben hat: 27jährige Arbeiterin. 10. 10. 24. Gallensteinoperation. Glatter Wundverlauf. Seit 12. 10. ziehende Schmerzen im Gesicht, Hals und Brust. 16. 10. steigende Temperaturen.

20. 10. typisches Scharlachexanthem, Angina mit schmierigem Belag. Leukozyten 10 500, 17$^0/_0$ Eosinophile. Temperatur 39^0. Blutdruck 85 mm Hg. Harnmenge: 20 ccm. Alb. $^1/_2$$^0/_{00}$. Sediment: reichlich Leukozyten, Epithelien und hyaline Zylinder. Keine Erythrozyten.

Blutwerte: U+ 270, RN 170, U− 11,8 mg$^0/_0$. Indikan ++, Xanthoprotein +++.

21. 10. Anurie. Mittels Katheter 10 ccm Harn. Urinkultur steril.

28. 10. Völlig teilnahmslos. Angina abgeklungen, Exanthem abgeblaßt.

29. 10. In den vorhergehenden Tagen nur wenige ccm Urin.

31. 10. Völlige Anurie. Blutwerte: U+ 361 mg$^0/_0$. Röntgenbestrahlung beider Nieren ohne Erfolg.

1. 11. 18 ccm Urin. Große Atmung. U+ 385, RN 230 mg$^0/_0$. **Dekapsulation beiderseits.** In der Nacht **115** ccm Urin.

2. 11. **850** ccm Urin 1009. Alb. $^1/_2$$^0/_{00}$. Sed. reichlich Leukoz., keine Erythroz., wenig Zylinder.

3. 11. **1200** ccm Urin 1010. Besserung. Erbrechen läßt nach.

4. 11. **2128** ccm Urin 1012, kulturell steril. Blut U+ 464 mg$^0/_0$.

5. 11. 1600 ccm Urin 1012. 6. 11. 880 ccm Urin 1011. 7. 11. 630 ccm Urin 1012. Blut U+ 466 mg$^0/_0$.

8. 11. 850 ccm Urin 1011. Aus der Bauchwunde wird großer Abszeß mit gut 1 Liter Eiter entleert.

10. 11. 1180/1011. 11. 11. 750/1011 (5,6 g U+.) 12. 11. 1500 ccm Urin. Laparatomiewunde eitrig belegt. Exitus an Lungenödem.

Bei der Entkapselung waren beide Nieren groß, Oberfläche glatt, blaß. Die Nieren quollen förmlich aus der gespaltenen Kapsel hervor. Histologischer Befund: Probeexzision bei der Entkapselung: typische septisch-interstitielle Nephritis. Glomeruli frei. Im Interstitium dichte Rundzelleneinlagerung. Kapillaren stark erweitert, strotzend mit Erythrozyten gefüllt.

Post mortem (lebenswarm): Niere erheblich vergrößert, Konsistenz weich, leicht zerreißlich. Zeichnung verwaschen. Schnittfläche stark durchfeuchtet. In der Rinde viele strichförmige Blutungen.

Histologisch: Glomeruli intakt, Interstitium stark verbreitert, aufgelockert. Rundzelleninfiltration wesentlich geringer als bei der Probeexzision, nur noch herdweise vorhanden. Im Bereiche der Blutungen Gewebe zerstört. Hier Leukozytenvermehrung.

Auch in diesem Falle hat die Dekapsulation, wohl durch Entspannung und Entlastung der geschwollenen Niere von dem Kapseldruck, die Diurese wieder in Gang gebracht. Ohne die Komplikation des großen Bauchdeckenabszesses dürfte mit Sicherheit Heilung zu erwarten gewesen sein.

Bemerkenswert ist in diesem Falle das frühzeitige Auftreten der interstitiellen Nephritis und der Anurie. Sie müssen nach den stark erhöhten Blutwerten schon vor dem Ausbruche des Scharlachexanthems bestanden haben.

Kümmell hat bei einer 48jährigen Patientin wegen vereiterter Niere mit Steinen die Nephrotomie und wegen dauernder Fistel später die Nephrektomie ausgeführt, worauf Heilung erfolgte. Nach einigen Monaten wird die Patientin im tiefen Koma, mit kleinem frequentem Puls und hohem Fieber, urämisch und anurisch seit 3 Tagen, aufgenommen. Die vergrößerte Niere wird freigelegt, Fettkapsel ödematös durchtränkt. Nach Entfernung der Capsula propria zahllose miliare Herde in der Rinde. Spaltung der Niere, das ganze Parenchym mit Abszeßchen durchsetzt, Nierenbecken etwas erweitert, mit trübem eitrigem Inhalt gefüllt. Tamponade der gespaltenen Niere. Die Urinsekretion aus den beiden Nierenhälften beginnt bald, nimmt rasch zu, Urämie schwindet, und Patientin ist nach einigen Wochen geheilt und jetzt nach etwa 12 Jahren noch vollkommen gesund.

d) Die chronische (infektiöse) interstitielle Nephritis.

Es gibt auch eine chronische primär interstitielle Nephritis, bei der das intertubuläre Bindegewebe also ebenfalls nicht „parasitär" und raumausfüllend wuchert infolge Untergangs sekretorischer Elemente, sondern direkt, wie bei der akuten interstitiellen Nephritis durch den Erreger zur „Entzündung" angeregt, d. h. durch exogene im Kampfe mit dem Wirtsorganismus unterliegende Eindringlinge aktiviert wird. Als Erreger derartiger von vornherein „chronischer" Entzündung kommen die Syphilisspirochäte und der Tuberkelbazillus in Frage. Bei beiden chronischen Infektionen sind Schrumpfnieren beschrieben worden, die man als primär interstitiell bezeichnen könnte, doch wird bei beiden die Reinheit des Bildes verwischt durch endarteriitische Prozesse (Orth, Ceelen), die ihrerseits wieder durch Parenchymuntergang zu einer sekundären Bindegewebswucherung Anlaß geben.

Solche Schrumpfnieren sind aber sehr selten, entziehen sich der klinischen Diagnose und haben vorläufig nur ein histologisches und allgemein-patho-. logisches Interesse.

Mangels eigener Erfahrungen zitiere ich das Ergebnis der Untersuchungen von Schönberg über tuberkulöse Schrumpfnieren.

„Die Tuberkulose kann auf verschiedene Arten in der Niere eine Schrumpfung hervorrufen. Einmal durch eine besonders starke Mitbeteiligung des Interstitiums im Sinne einer Wucherung und eines sekundären Parenchymunterganges. Diese interstitielle Wucherung kann entweder eine Teilerscheinung der Tuberkulose sein, oder sie ist die Folge der Tuberkulose und ist dann als Heilungsprozeß anzusehen, der dann seinerseits die pathologischen Zustände einer Schrumpfniere bedingt. Neben der interstitiellen Wucherung kann es durch Tuberkulose zu einer Schrumpfniere kommen durch starkes Befallensein und durch Obduration der Arterien, wodurch Schrumpfungen vom Typus der arteriosklerotischen Niere ausgelöst werden. Häufig sind beide Formen kombiniert.

Histologisch unterscheiden sich diese Formen durch das Mitbeteiligtsein der Glomeruli. Bei der durch Gefäßtuberkulose verursachten Erkrankung haben wir das Bild einer Infarktnarbe mit ausgesprochener hyaliner Umwandlung der Glomeruli, während bei der interstitiellen Form die Glomeruli meist weniger beteiligt sind, während die Harnkanälchen hochgradig degenerieren und das Stroma stark von Lymphozyten durchsetzt ist. Ähnliche Bilder erhalten wir auch bei Gefäßtuberkulose, wenn das Lumen nicht vollends verlegt ist, es also nicht zur Infarktbildung kommt.

Neben dieser spezifischen Form von tuberkulöser Schrumpfniere sehen wir aber, daß durch Tuberkulose auch Schrumpfnieren erzeugt werden können, ohne das typische histologische Bild für Tuberkulose zu bieten. Es besteht auf tuberkulöser Basis eine rein interstitielle Wucherung und Entzündung, die zu Parenchymuntergang, Narbenbildung und Schrumpfung des Organes führen kann.

Dieser letztere Befund ist wichtig, weil er uns zeigt, daß Schrumpfnieren, die, weil sie histologisch keine Anhaltspunkte für Tuberkulose bieten, gewöhnlich einer anderen Form der Schrumpfniere zugerechnet worden sind, durch eine eventuell vorgenommene bakteriologische Untersuchung sich als tuberkulöse herausstellen würden."

Auch von Ceelen, Kirch, W. Fischer, A. Heye sind solche Fälle beschrieben worden, in denen interstitielle Entzündungsherde die Nieren regellos durchsetzten, wobei entweder der Bazillennachweis oder der enge Zusammenhang mit histologisch einwandfrei tuberkulösen Partien den tuberkulösen Charakter der scheinbar unspezifischen granulierenden Nephritis verrieten.

Ganz ähnlich, nur vielleicht noch verwickelter, liegen die Dinge bei der Lues. Auch hier kommt eine spezifische interstitielle Entzündung in Form eines zellreichen Granulationsgewebes und eine unspezifische chronisch-interstitielle Entzündung vor; daneben noch häufiger als bei der Tuberkulose die charakteristische Gefäßveränderung.

Karvonen unterscheidet bei der Lues drei Typen: 1. die eigentliche Schrumpfniere, 2. einseitige oder partielle Nierenatrophie und 3. Nierennarben.

1. Die Schrumpfnieren können zum Teil als sekundäre aufgefaßt werden, als Endstadien der subakuten und chronischen Nephritiden, welche schon viele Jahre früher deutliche Symptome gegeben haben. Hier erscheint aber, soweit echte hypertonische Nephritiden und nicht Nephrosen gemeint sind, die ätiologische Bedeutung der Lues noch zweifelhaft.

In sehr vielen Fällen hält Karvonen eine selbständige interstitielle Wucherung für das Primäre. Denn zuweilen ist die zellige Infiltration so hochgradig und übersteigt so stark alle räumlichen Verhältnisse, daß man notwendig an eine primäre proliferierende Entzündung denken muß, die zuweilen sogar dem diffusen Syphilom ähnlich sieht. Diese chronische interstitielle Nephritis ist gewöhnlich nicht diffus, sondern herdförmig, hinterläßt tiefe Narben oder macht eine einseitige Nierenschrumpfung, während die andere Niere kompensatorisch hypertrophiert. Bei dieser primär interstitiellen Nephritis sollen die Harnkanälchen erst sekundär leiden, ebenso die Glomeruli, obgleich man in ihnen schon frühzeitig subakute Glomerulitis mit starker Kernvermehrung und Auswanderung von Leukozyten sehen könne.

Beispiele von akuter interstitieller Nephritis, deren Narbenstadien solche Schrumpfnieren darstellen, sind oben S. 1501 bereits geschildert.

Einen Fall von primär chronischer diffuser interstitieller Nephritis bei Lues hat Löwenthal beschrieben:

Friseur von 43 Jahren kommt 1 Jahr nach der luetischen Infektion in elendem Zustand zur Aufnahme und nach 11 Tagen unter unstillbarem Erbrechen, zunehmender Mattigkeit und Schwäche und ständiger Gewichtsabnahme in einem epileptischen Anfall zum Exitus. Da Albumen fehlte, ist keine Blutuntersuchung auf RestN gemacht worden, leider fehlt auch jede Angabe über das spezifische Harngewicht. Bei der Autopsie fanden sich neben Kachexie, Atrophie und Anämie sämtlicher Organe kleine, glatte, derbe Nieren von grauweißer Farbe. Histologisch Glomeruli unverändert, zum Teil dicht zusammengerückt. Das Parenchym scheint ersetzt durch ein lockeres kernreiches Bindegewebe, Kanälchen komprimiert, Kerne gut erhalten, zwischen ihnen Bindegewebe, das aus feinen Fasern besteht und benachbarte Tubuli durch etwa je 2—3 Lagen Spindelkerne voneinander trennt. Dazwischen Rundzellen von Lymphozytencharakter. Ein geringer Teil der gewundenen Kanälchen erweitert. Herdförmig dichte Ansammlung von Lymphozyten in Haufen, durchwegs in unmittelbarer Nachbarschaft einer Arterie, ein schmales Lumen enthaltend, das von gut erhaltenem Endothel ausgekleidet ist. Die Wände sind von feinen elastischen Fasern durchzogen. Es handelt sich also um einen phlebitischen Prozeß.

Blutdrucksteigerung und Herzhypertrophie fehlen. Löwenthal meint, es sei überraschend, daß eigenartige schwerste Nierenveränderungen ein Krankheitsbild hervorrufen, das in keiner Weise auf die Niere als schädigendes Organ hindeutet. Tatsächlich hat es sich nach dem durchaus typischen Krankheitsbild unzweifelhaft um eine echte Urämie gehandelt.

Die „banale" Sklerose der kleinsten Gefäße kann sowohl die sekundäre Schrumpfniere als auch die primär interstitielle Nephritis komplizieren, aber in einigen Fällen scheint eine primäre syphilitische Arteritis die erste Ursache der Schrumpfniere gewesen zu sein mit sekundärer hyaliner Verödung der Glomeruli und Atrophie der Harnkanälchen. Die Bindegewebswucherung ist hier weniger hochgradig, und infolgedessen zeigt die Nierenoberfläche nur seichte flache Einziehungen. Diese verschiedenen pathogenetischen Vorgänge können sich mannigfach untereinander kombinieren.

2. Die einseitige Nierenatrophie ist für Syphilis bis zu einem gewissen Grade charakteristisch (Weigert, Wagner), besonders dann, wenn die Atrophie der einen Niere arteriellen Ursprunges, die andere ungefähr normal ist. Hier ist die Arteriitis obliterans, wie sie zuerst Heubner für die Hirnarterien Syphilitischer beschrieben hat, die Ursache der Schrumpfung.

3. Die Nierennarben können entweder auf einzelnen großen interstitiellen Herden, „welche eigentlich in nichts von den schwielenbildenden Syphilomen verschieden sind", beruhen, oder auf einer syphilitischen Endarteriitis eines größeren Gefäßastes. vgl. S. 1541.

Sie können aber anscheinend auch die Residuen einer chronischen interstitiellen Nephritis sein. Auch hier hat Wohlwill eine beweisende Beobachtung mitgeteilt.

Es handelte sich um eine 29 jährige Frau mit tertiärem serpiginösen Hautsyphilid und allgemeiner Amyloidose, bei der außer Narben in beiden Nieren noch eine ziemlich gleichmäßige Atrophie des gesamten unteren Drittels der rechten bestand. Sowohl Narben wie atrophische Bezirke zeigten mikroskopisch dasselbe bekannte Bild: massige, überwiegend plasmazelluläre interstitielle Infiltrate, hochgradige Verödung der Harnkanälchen, deren Lumina zum größten Teil infolge der Kompression nicht mehr erkennbar und, soweit vorhanden, durch Zylinder verstopft sind, sowie endlich völlig hyalinisierte Glomeruli. Dabei besteht keine wesentliche Bindegewebsentwicklung, so daß für das Einsinken der Oberfläche ausschließlich der Parenchymausfall verantwortlich zu machen ist. Bis hierher ist das Bild natürlich völlig unspezifisch. Der Zusammenhang mit der Syphilis wird aber durch

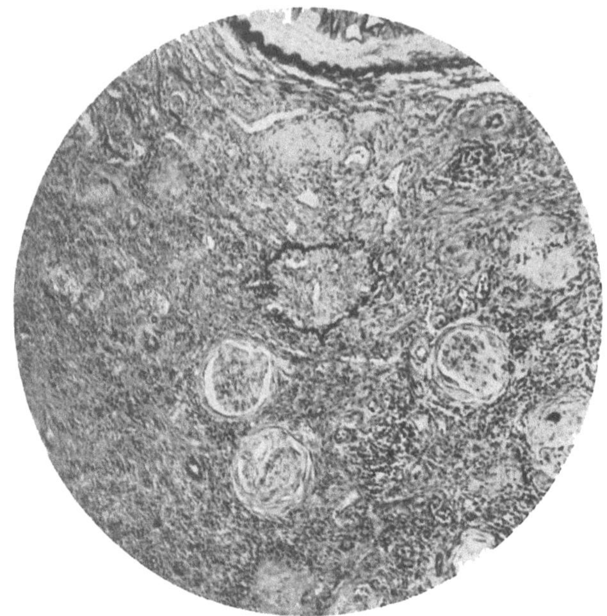

Abb. 181. Durchwucherung einer Vene mit mäßig kernarmem Bindegewebe.
(Nach Fr. Wohlwill: Z. urol. Chir. **22**, 26.)

die wiederum nachweisbaren Gefäß-, namentlich Venenveränderungen dargetan, die Wohlwill bedeutsamer zu sein scheinen als die Endarteriitis, nicht nur, weil die Phlebitis überhaupt, ohne allerdings durchaus spezifisch für Syphilis zu sein, doch bei anderen Erkrankungen viel seltener vorkommt als die Arterienaffektion, sondern vor allem, weil Endarteritiden in der Niere aus anderen Ursachen gar nicht selten sind.

Kombination mit Amyloid kann in allen Fällen vorkommen.

Die einseitige Nierenatrophie und die Nierennarben verlaufen gewöhnlich symptomlos. Herzhypertrophie fehlt bei den reinen Nierennarben stets, ist bei der partiellen Nierenatrophie selten und fehlt auch bisweilen bei der luetischen Schrumpfniere, die sonst die bekannten Schrumpfnierensymptome zeigt. Doch haben wir selbst mehrere Fälle mit ausgesprochener Herzhypertrophie gesehen (vgl. S. 1541.)

Die sekundären Schrumpfnieren Karvonens und vielleicht ein Teil der primär interstitiellen mögen wohl unter die Rubrik der nephrotischen Schrumpfnieren gehören; wenigstens glaubt Munk, daß die von ihm als solche beschriebenen Fäll dem Krankheitsbilde entsprechen, das Orth als Nephritis interstitialis chronica fibrosa multiplex bezeichnet hat. Doch ist hier die Möglichkeit im Auge zu behalten, daß diesem Krankheitsbild eine primäre, chronisch interstitielle Entzündung syphilomartiger Natur zugrunde liegt.

Einen einwandfreien Fall von syphilitischer nephrotischer Schrumpfniere hat Wohlwill nicht finden können, so daß er nicht für wahrscheinlich halten kann, daß sie die ihr von Munk zugeschriebene große Bedeutung hat.

Chevallier hat neuerdings Fälle von chronischer azotämischer Nephritis ohne Blutdrucksteigerung beschrieben, die in ganz schleichendem Verlauf zur Schrumpfniere führen und auf einer chronisch-interstitiellen Entzündung höchstwahrscheinlich syphilitischen Ursprungs beruhen. Es handelt sich meist um junge Personen vor dem 40. Lebensjahr. Die Kranken haben keine Ahnung von ihrem Nierenleiden. Erst im Stadium der Niereninsuffizienz tritt zunehmende Müdigkeit, Anämie, Polyurie auf; die Untersuchung des Harns ergibt eine leichte Albuminurie, die des Blutes eine ausgesprochene Azotämie. Die Nieren sind enorm geschrumpft; in einem seiner Fälle wogen beide zusammen 30 g. Neben dem üblichen Bilde der hochgradigen Nierenatrophie und der typischen Erweiterung der noch erhaltenen Tubuli mit abgeplattetem Epithel, der Endarteriitis, finden sich frische entzündliche Herde in Form von Lymphozyteninfiltraten.

Chevallier bezeichnet den Prozeß, „da der Name interstitielle Nephritis nicht mehr in Mode sei" als néphrite atrophique lente oder genauer: néphrite sclérosante à foyers torpides récidivants. Aber gerade für diese Form paßt die Bezeichnung chronische interstitielle Nephritis sehr gut, da der Prozeß als Folge eines chronischen Infektes von vornherein chronisch verläuft und es sich wirklich um eine interstitielle Entzündung handelt. Bei der Langsamkeit des insulären sklerosierenden Prozesses müsse man, meint Chevallier, annehmen, daß bei Kranken, die zwischen dem 15. und 30. Jahr sterben, die Infektion bis in die erste Kindheit zurückgeht.

Hier wäre noch zu erwähnen, daß Fahr neuerdings der Lues auch eine ätiologische Bedeutung für das Krankheitsbild der malignen Sklerose zuschreibt (vgl. S. 1568), worin ich ihm, soweit er die „nekrotischen und entzündlichen" Veränderungen für spezifisch luisch bedingt hält, nicht zustimmen kann.

Endlich muß als eine besondere Form der Schrumpfniere syphilitischer wie auch tuberkulöser Ätiologie die Amyloidschrumpfniere hinzugefügt werden. Auch sie kann sich ebenso wie die sekundäre nephrotische Schrumpfniere ganz schleichend, wenigstens ohne ein hydropisches Vorstadium entwickeln, und sie kann, was besonders bemerkenswert ist, in seltenen Fällen ganz das typische Bild einer echten hypertonischen Schrumpfniere aufweisen mit Blutdrucksteigerung, Herzhypertrophie und Retinitis albuminurica.

Die spezifisch-syphilitischen Prozesse, die Syphilome der Niere, die dem Tertiärstadium angehören, brauchen hier ebensowenig zur Sprache zu kommen wie die rein tuberkulösen Prozesse. Es handelt sich entweder um begrenzte Tumoren, Gummen, oder um diffusere gummöse Infiltrate oder Syphilome, die weniger als die ersteren zu zentraler Erweichung und Verkäsung neigen, sondern als zellreiches, stark proliferierendes Granulationsgewebe Teile der Niere diffus infiltrieren und später, eingesunken, strahlige Narben zurücklassen. Ihre Diagnose im Leben ist so gut wie unmöglich.

Ein zerfallendes Gumma kann ins Nierenbecken durchbrechen; dann tritt plötzlich dicker, schmutzigbrauner, sehr trüber Harn auf, der rote und weiße Blutkörperchen, zerfallende Zellen und Zellkerne, blutige und hyaline Zylinder und Detritus enthält. Bei der Differentialdiagnose der Hämaturie ist auch diese Möglichkeit zu berücksichtigen.

Vielleicht gehören hierher die beiden eigenartigen Fälle, die Welz aus der Klinik von Schwenkenbecher beschrieben hat:

1. 18jähriges Mädchen, Februar 1912 wegen gonorrhoischer periproktitischer Abszesse operiert, kommt Mitte März wegen Husten und heftiger Schmerzen in die Klinik. Befund: Starke Schmerzempfindlichkeit bei Druck auf die linke Nierengegend und leichte lokale Muskelspannung. Hochstand des Zwerchfelles links, Schmerzen wechselnd, bisweilen unerträglich. Urin stets reichlich Blut, bis $1^0/_{00}$ Eiweiß und viel Leukozytenhaufen. Kulturell steril. Im Tierversuch frei von Tuberkulose. Ureterenkatheterismus links trüber und blutiger Harn, rechts Harn klar und frei von Eiweiß. Wassermannreaktion positiv. Drei Monate bei Bettruhe und Nierendiät Beschwerden unverändert. Nach kombinierter spezifischer Behandlung mit Jodkali, Quecksilber und Salvarsan in wenigen Tagen Heilung.

2. 25jähriges Mädchen, Anfang Oktober 1912 Schüttelfrost, Erbrechen, Fieber. Krampfartige Schmerzen der linken Seite. Papulöses Exanthem der Brust und Haut. Bauchdecken gespannt. Nierengegend links etwas vorgewölbt und deutlich druckempfindlich. Zwei Wochen lang hohes remittierendes Fieber. Blut und Urin steril. Urin enthält Eiweiß, Leukozyten und Erythrozyten. Wassermannreaktion positiv. Urotropin und Durchspülung ohne Erfolg. Drei Tage nach Einsetzen einer Jodkali- und Sublimatbehandlung (0,01 täglich intravenös) und nach der ersten Salvarsaneinspritzung klingt das Fieber ab, und es tritt rasche Heilung ein.

Bemerkenswert sind die periodischen Schwankungen im Allgemeinbefinden bis zu stürmischen Erscheinungen und die zunehmende Entkräftung bei normaler Leukozytenzahl.

Pathogenetisch liegen die Verhältnisse also außerordentlich verwickelt, zumal alle die bei der Lues sich an der Niere abspielenden Vorgänge, abgesehen von den Phlebitiden und den Syphilomen, unspezifischer Natur sind. Es gilt daher nicht für das Nervensystem, sondern auch für die Niere der Satz, daß die Syphilis alles machen kann.

Anhang: Die Periarteriitis nodosa.

Bei der sog. Periarteriitis nodosa sind die Nierengefäße so häufig beteiligt, die Erscheinungen von seiten der Niere im Krankheitsbilde in nicht wenigen Fällen so vorherrschend, daß die Folgen dieser eigenartigen entzündlichen Arterienerkrankung für die Nieren hier noch kurz besprochen werden müssen.

Die periarteriitische Nierenerkrankung beruht auf einer Störung der Nierendurchblutung und wäre daher als primär angiopathisches Nierenleiden, ihr Endstadium als vaskuläre Schrumpfniere zu bezeichnen. Der Vorgang, der der Gefäßerkrankung zugrunde liegt, ist aber eine echte mykotische Entzündung, und zwar eine herdförmige infektiöse Arteriitis, die ihrem Wesen nach so enge Beziehungen zur herdförmigen infektiösen Nephritis aufweist, daß sie mit dieser in Parallele und wie diese der diffusen Nephritis und Endarteriitis gegenübergestellt werden muß.

Histogenetisch entspricht der Vorgang an den Gefäßen durchaus denen bei der mykotischen Glomerulitis: Herdweise mykotische (oder mykotisch-toxische) Nekrobiose der Gefäßwand, vor allem der Media, aber auch des subintimalen Bindegewebes mit Quellung, Homogenisierung, hyaliner Durchtränkung, Bildung von Fibrinfäserchen und reaktiver Infiltration mit Lymphozyten, Plasmazellen, Einwucherung von Granulationsgewebe, Wucherung des subintimalen Bindegewebes in der Nachbarschaft des zugrunde gehenden nekrobiotischen Gewebes; genau so wie das der nekrobiotischen Schlinge eines Glomerulus gegenüberliegende Kapselgewebe in diese hineinwuchert, oder wie das perikapsuläre Bindegewebe einen ganzen zugrunde gegangenen Glomerulus, die Kapsel durchwuchernd, aufzehrt und so ersetzt, daß nichts mehr von Schlingen oder Kapselwand übrig bleibt.

Pathogenetisch handelt es sich stets um die Reaktion auf eine infektiöse Erkrankung.

Nach Gruber ist die Periarteriitis nodosa „der Ausdruck einer symptomatischen, hyperergischen Reaktion, die diskontinuierlich in der Arterienwand sich geltend macht, wenn in einem voraufgehenden Infektionsvorgang — vielleicht innerhalb derselben Krankheitsfrist — eine Resorption infektiöser Keime oder ihrer Produkte stattgefunden hat, und wenn lokale Überempfindlichkeit geschaffen worden ist".

Was hier von der Periarteriitis nodosa oder, wie ich lieber sagen möchte, der herdförmigen infektiösen Arteriitis gesagt ist, gilt mutatis mutandis genau so für die herdförmige infektiöse Glomerulitis.

Die Ätiologie ist wie bei der Herdnephritis nicht einheitlich. Wie bei der herdförmigen infektiösen Nephritis können wahrscheinlich verschiedene Infekte bei der gleichen Immunitätslage zu dieser herdförmigen Arteriitis führen, auch die Lues; wie bei jener überwiegen die Streptokokkeninfekte.

Der Periarteriitis nodosa steht sehr nahe die Endocarditis lenta mit ihrer Neigung zu arteriitischen Veränderungen in den kleinen, zu mykotischen Aneurysmen in den großen Gefäßen, und das Fleckfieber, das wegen der herdförmigen perivaskulären Filtrate, der Endothel- und Medianekrosen der befallenen Präkapillaren als Periarteriolitis nodosa bezeichnet worden ist.

Die Beteiligung der Nierenarterie ist bei der Periarteriitis nodosa häufig, aber nicht obligatorisch, sie kann fehlen; andererseits können die Nieren die einzigen von der Arteriitis befallenen Organe sein, ja wie bei der infektiösen Herdnephritis auch nur einseitig erkranken. Wie bei dieser, so kann als Folge des gleichen Infektes neben der infektiösen Herdarteriitis eine diffuse Nephritis, eine mykotische Glomerulitis, eine interstitielle Herdnephritis und eine Parenchymdegeneration vorkommen, und auch eine diffuse Glomerulonephritis ohne Beteiligung der Nierengefäße an der Periarteriitis ist beobachtet worden (Rosenblath).

Im klinischen Bilde ist das Bemerkenswerteste, daß in den reinen Fällen von herdförmiger Arteriitis der Nierengefäße — ohne begleitende Nephritis — in der Regel Blutdrucksteigerung und Herzhypertrophie gefunden werden, eine Erscheinung, die eindeutig auf den renalen Ursprung des Hochdruckes hinweist. Die Blutdrucksteigerung fehlt bei den Fällen von Herdarteriitis ohne Beteiligung der Nierengefäße.

Der Hochdruck ist vom Charakter des blassen Hochdruckes, denn auch Retinitis albuminurica ist beobachtet worden.

Ödem vom renalen Typus scheint nicht zum Bilde der reinen Nierenarteriitis zu gehören, wenigstens ist sein Vorkommen meist durch Kachexie oder Herzinsuffizienz verständlich.

Der Harnbefund ist nicht charakteristisch, die Albuminurie ist oft sehr gering, Hämaturie kann fehlen. Mit Abnahme der Zahl der sekretorischen Elemente stellt sich Polyurie, Nykturie, Isosthenurie ein, wie bei jeder vaskulären Schrumpfniere.

Eklamptische Urämie kommt vor; echte Urämie ist nicht selten der Ausgang. Denn die Nierenfunktion leidet auch bei Fehlen nephritischer Veränderungen infolge der starken Einengung der Nierengefäße durch die herdförmige Arteriitis und die zahlreichen Infarkte.

Die Allgemeinerscheinungen sind die einer schweren akut, subakut oder chronisch verlaufenden Allgemeininfektion schleichenden Beginnes, die abgesehen von dem Fehlen der Endokarditis große Ähnlichkeit mit der Viridanssepsis aufweist.

Wie bei dieser stehen die Allgemeinerscheinungen, Schwäche, Mattigkeit, Blutarmut, Kachexie, „chlorotischer Marasmus" im Vordergrunde. Von objektiven Zeichen sind Neigung zu Fieber oder subfebrilen Temperaturen, Blässe und Milzschwellung, aber auch gelegentlich auftretende Besonderheiten, wie z. B. Neigung zu Blutungen oder polyneuritische Erscheinungen beiden Krankheitsbildern gemeinsam.

Hochgradige polynukleäre Leukozytose ist nur der Periarteriitis nodosa eigen.

Bei der Periarteriitis nodosa kommen dann noch Schmerzen in den Muskeln und Gelenken und kolikartige Leibschmerzen hinzu, und endlich das diagnostisch so bedeutungsvolle Auftreten von knötchenförmigen Verdickungen im Unterhautzellgewebe, deren Ausscheidung und histologische Untersuchung allein die sichere Erkennung der Krankheit ermöglicht. Gerade solche finden sich aber auch als Oslersche Knoten bei der Endocarditis lenta, und sie beruhen hier gleichfalls auf arteriitischen Herden.

Auch das Herz wird bei beiden Erkrankungen stark in Mitleidenschaft gezogen. Bei der Viridanssepsis bekanntlich offenkundig in Form der Endokarditis, bei der Periarteriitis nodosa in der renalen Herzhypertrophie oder versteckt in Form der Myokarditis oder herdförmiger Infarzierungen des Herzmuskels durch den die Kranzarterien besonders bevorzugenden Vorgang. Pulsbeschleunigung scheint bei der Periarteriitis nodosa regelmäßig vorzukommen.

Beiden Erkrankungen ist wiederum gemeinsam die große Neigung zur Bildung von Aneurysmen, die aber bei der Periarteriitis nodosa so groß sein kann, daß sie die Bezeichnung Aneurysma multiplex acutum (Benda) verdient.

In einem von Walter beschriebenen Falle von Periarteriitis fanden sich in beiden Nieren eine große Anzahl halb kirsch- bis erbsengroßer Aneurysmen; beiderseits war durch Durchbruch eines solchen eine Blutung in die Nierenkapsel entstanden. Die Niere war durchsetzt von Infarkten, die Epithelien der gewundenen Harnkanälchen mit feinen Fetttröpfchen beladen, die geraden Kanälchen erweitert und zum Teil mit Blut gefüllt.

Merkwürdigerweise habe ich, wie S. 1491 erwähnt, genau dasselbe Bild bei einer Endocarditis lenta beobachtet, bei der im Leben wegen einer Blutung ins Nierenlager die Niere freigelegt und von kirschgroßen Aneurysmen durchsetzt gefunden worden war. Nach dem Tode fand sich auf der anderen Seite das gleiche Bild.

Das Blut weist gewöhnlich eine zunehmende Anämie, aber im Gegensatz zur Endokarditis meist eine erhebliche Leukozytose auf.

Von den beiden Fällen eigener Beobachtung machte der eine den Eindruck einer akuten Nephritis, der andere verlief ganz unter dem Bilde einer genuinen Schrumpfniere.

Im ersteren Falle (Pickert - Menke) begann die Krankheit mit Schmerzen im linken Ohrläppchen, Magenschmerzen und Abmagerung. Am Ende der 3. Krankheitswoche traten plötzlich eklamptisch-urämische Krämpfe auf. Späterhin traten aber im Krankheitsbilde die Nierenerscheinungen ganz zurück gegenüber der abnormen Abmagerung und Kachexie einerseits, der schweren Herzinsuffizienz andererseits. Die Eiweißausscheidung war mit $0,2^0/_{00}$ gering im Vergleich zur gewaltigen Leberstauung und Herzdilatation. Gegen Ende des Lebens traten starke, offensichtlich kardiale Ödeme auf, und der Kranke — ein 13jähriger Knabe — ging nach einem jammervollen Siechtum an Herzinsuffizienz zugrunde.

Aus dem Leichenbefund (Dr. Loeschcke), der bald reine Intimawucherungen, bald herdförmige Wandschädigung, bald totale ringförmige Zerstörung der ursprünglichen Gefäßwandelemente und zahlreiche Aneurysmen in den verschiedensten Organen ergab, sei nur der Nierenbefund im besonderen hervorgehoben:

Beide Nieren waren verkleinert, die Oberfläche durchsetzt von zahlreichen sich scharf absetzenden gelben etwas eingesunkenen Herden, die im Querschnitt Keilform haben und an der Basis hanfkorngroße aneurysmatische vielfach thrombosierte Arterienausbuchtungen erkennen lassen.

2. Im zweiten Falle hat es sich um einen 33jährigen Mann gehandelt mit folgender Vorgeschichte:

1908 Gonorrhöe, die später noch 5mal rezidivierte. Kurz vor der am 27. 10. 22 erfolgten Einlieferung in die Klinik noch etwas eitriger Ausfluß aus der Harnröhre, mitunter Schwierigkeiten und Schmerzen in der Harnröhre beim Wasserlassen: der Urin kam bei gefüllter Blase nur in dünnem Strahl. 1911 Lungenentzündung. 1917 je einen Abszeß an After und Zunge ohne Schmerzen. Heilung nach Inzision. 1920 nichtschmerzhafte Schwellung der Leistendrüsen, die inzidiert wurde. Gleichzeitig nichtschmerzhafter, nicht juckender, nässender Ausschlag im Nacken und Rücken. Vernarbung nach indifferenter (?) Salbenbehandlung. August 1922 erstmalig während einer selbst vorgenommenen Go-Behandlung mit Solutio albargini (0,5 : 100,0, täglich 3mal) Schmerzen in der Nierengegend beiderseits. Nach kurzer Besserung Ausdehnung der Schmerzen in der Nierengegend über die ganze Wirbelsäule, dazu reißende Schmerzen in der Magengegend und im ganzen Leibe.

Aufnahmebefund (27. 10. 22): Mäßiger Ernährungszustand, Haut von leicht gelblicher Farbe, Skleren subikterisch. Nirgends unter der Haut fühlbare oder sichtbare etwa druckempfindliche Knötchen. Keine Ödeme. Im Nacken und oberen Teile des Rückens, in Girlanden angeordnet, zahlreiche stecknadelkopf- bis über linsengroße, zum Teil konfluierende, größtenteils weiße, bindegewebige, reaktionslose Narben. Daneben einige pigmentierte Hautstellen. Einzelne Haarbüschel fehlen. Über dem unteren Drittel der rechten Schienbeine eine 2mal $^1/_2$ cm große, dunkel pigmentierte, reaktionslose Narbe, nicht eingezogen, über dem Knochen verschieblich. Einzelne Inguinaldrüsen vergrößert bis zu Bohnengröße, nicht verbacken, nicht druckempfindlich. Beiderseits erbsengroße Kubitaldrüsen. Pupillenform, Reaktion o. B. Zunge zeigt im Bereiche der linken Papillae circumvallatae eine linsengroße, von normaler Schleimhaut umkleidete Vertiefung, ist etwas rissig, feucht, nicht belegt. Tonsillen klein, Rachen, Hals o. B. Keine Drüsenschwellungen in den Axillen. Lunge o. B. Herz: Grenzen: M. R. 4, M. L. 12 cm. Spitzenstoß in der Mamillarlinie, 5. Interkostalraum, verbreitert, hebend, lautes systolisches Geräusch an der Spitze, die übrigen Töne rein. 2. Pulmonalton = 2. Aortenton. Puls: regelmäßig, gespannt, im Liegen 110 Schläge in der Minute. Angedeuteter Kapillarpuls. Arterieller Blutdruck **200 : 125** mm Hg. Temperatur abends $37,5^0$ C. Abdomen: im unteren Teil etwas aufgetrieben. Bauchdecken straff, kein Aszites. Leberrand eben zu fühlen, nicht verhärtet. Milz deutlich palpabel. Geringe, diffuse Druckempfindlichkeit der ganzen Unterbauchgegend. Keine Druck- und Klopfempfindlichkeit in der Nierengegend. Kein Ausfluß aus der Harnröhre. Diese zeigt einige mit der Sonde und dem Katheter gut überwindliche

Strikturen. Nervensystem: die beiden unteren Bauchdeckenreflexe fehlen. Sonst o. B. Keine Ataxie, leichtes Schwanken bei Augen-Fußschluß. Wassermann im Blute ++++, in der Lumbalflüssigkeit negativ. Lumbaldruck 165 mm, Nonne negativ, Pandy negativ, Zellen 3. Erythrozyten 4,8 Mill., Hämoglobin 45%. Urin klar, von normaler Farbe. Tagesmenge 1450 ccm, Urobilin Spuren, Zucker negativ, Eiweiß Spuren, Reaktion sauer. Sediment: keine Erythrozyten, wenig Epithelzellen, vereinzelt fein granulierte Zylinder und Leukozyten. Ambardsche Konstante 0,12. U+ im Serum 38,45 mg%, Indikan im Blute neg. Schlechtes Verdünnungsvermögen: niedrigstes spez. Gewicht des Urins 1006 nach Einfuhr von 1500 ccm Tee und Theozin. Gesamtmenge 429 ccm, größte Halbstundenmenge 130 ccm, nach $1^1/_2$ Stunden ausgeschieden 193 ccm. Konzentration nach 22 Stunden bis 1022.

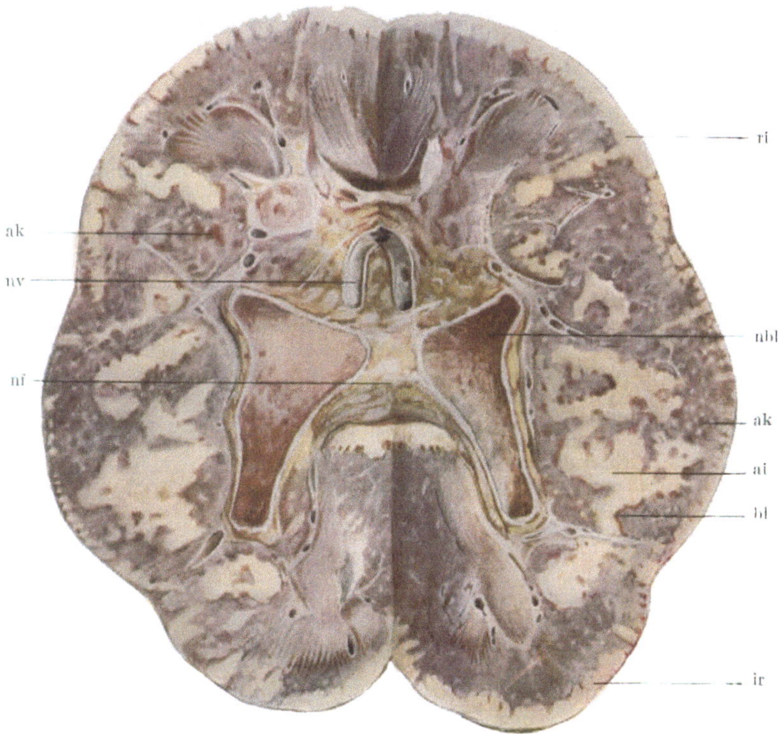

Abb. 182. Niere in natürlichen Farben nach L. Pick konserviert. $^3/_4$ natürl. Größe. nbl Blutungen im akut entzündeten Nierenbecken; ak deutliche Zeichnung kleiner grauweißlich verdickter Arterien mit Knötchen; ai anämische Infarkte; bl Randblutungen an diesen; ri Infarktzone an der Peripherie der Niere; nv durchschnittene Nierenvene; nf Nierenbeckenfett. [Aus A. M. Fishberg, New York: Virchows Arch. **240** (1922).]

Verlauf: Von Tag zu Tag zunehmend nächtliche Schlaflosigkeit und Schmerzen in der Magengegend. Bald auch Schmerzen in der Brust, besonders links, zeitweilig auch Kopfschmerzen. Vom 23. 12. 22 ab außerdem stechende Schmerzen in den Beinen. Silbersalvarsankur und Digitalisgaben. Der arterielle Blutdruck bleibt konstant auf etwa 200/125 mm Hg. Am 4. 11. Ambardsche Konstante 0,15. Am 18. 12. geringe Ödeme der Unterlider, des Gesichts und der Knöchelgegend beiderseits, die auf $CaCl_2$ wieder schwinden. Im Urin dauernd Spuren von Eiweiß. Im Sediment vereinzelt Erythrozyten, feingranulierte Zylinder, einige Leukozyten. Nach einigen Tagen rapider Kräfteverfall und Bewußtseinsverlust, schlaffe Lähmung von rechtem Arm und rechtem Bein. Temperaturanstieg, Pulsbeschleunigung. Niereninsuffizienz. Indikan im Blut +++. Arterieller Blutdruck 228/139 mm Hg. Am 31. 12. Exitus.

Sektionsbefund: Makroskopisch: Arterien der Hirnbasis geschlängelt, weit, etwas starr, stark atheromatös verändert. Beide Ventrikel hypertrophisch, am stärksten der linke, der stark kontrahiert ist. Conus pulmonalis ziemlich stark hypertrophisch und etwa dilatiert. Koronararterien stark geschlängelt, in ihrem Verlauf zahlreiche Knötchenbildungen von Hirsekorn- bis fast Erbsengröße.

Leber: Leicht höckerig, fest. Das periportale Bindegewebe überall vermehrt, in breiten Zügen. Lebergefäße weit, klaffend. Zahlreiche kleine, rundliche Knoten in diesen Bindegewebszügen, Thromben innerhalb von ektatisch erweiterten Gefäßen darstellend.

Nieren: Linke: Mäßig groß, grüngelbrote Oberfläche mit zahlreichen groben und feinen Höckern. Zahlreiche infarktähnliche Nekrosen mit hyperämischem, pseudomelanotisch verfärbtem Hofe. Trübe verwaschene Schnittfläche. Vor allem in den Pyramiden zahlreiche feinste grauweiße Herde, mit hyperämischem Hofe. Zahlreiche keilförmige Infarkte in der schmalen Rinde, deren Zeichnung durch viele Nekrosen und Verfettung verwaschen ist. Arterien vielerorts kugelig aufgetrieben. Vereinzelt auch Thromben. Die aneurysmatischen Gebilde besonders zahlreich in der Nähe des Nierenbeckens. Die rechte Niere in allen Teilen ein Spiegelbild der linken.

Dünndarm: Im Verlaufe fast aller kleineren Mesenterialarterien viele kleine und große, graue und dunkle Knötchen. Die kleinen Knötchen besonders oft an der Stelle der Verästelung. Bei den größeren Knötchen häufig nur Wandverdickung der Arterien, meist jedoch ein aneurysmatischer Sack, gefüllt mit grauroten thrombotischen Massen, die oft sehr fest aufsitzen. An den Extremitätenarterien keine deutliche Knotenbildung, aber ganz ausgedehnte, streckenweise vorhandene Intimaverfettung bis in die feinsten Äste hinein.

Mikroskopisch: Hirngefäße o. B. Herz-, Darm- und Lebergefäße stark ergriffen.

Nieren: Alle Entwicklungsstadien des arteriellen Erkrankungsprozesses nebeneinander bis zum thrombosierten, aneurysmatisch-ektatischen, völlig fibrös gewordenen rekanalisierten Gefäß. Perivaskuläre Infiltrate der kleinen veränderten Arterien nicht so häufig, überall aber deutlich die hyaline Mediadegeneration, Aufsplitterung der Media durch vordringende Leukozyten und Plasmazellen, Intimadesquamation. Parenchym strichweise trübe geschwollen, Kerne häufig karyolytisch, besonders in den Tubuli contorti und recti. Glomerulischlingen meist miteinander verbacken, hyalin, vielfach ganz sklerosiert und das zugehörige Kanälchensystem zugrunde gegangen. In einigen nekrotischen Bezirken massenhaft zelliges Infiltrat.

3. In dem von A. M. Fishberg beschriebenen Fall, dessen Abbildung ich zur Veranschaulichung des bunten und regellosen Bildes beifüge (Abb. 182), hat es sich um einen 33jährigen Schlosser gehandelt:

November 1919 Eiterung an der Hand nach Verletzung.

5. 12. 19. Abszeß am Oberarm. Inzision, Ausschlag (Erysipel?).

1. 1. 20. Schüttelfrost.

2. 1. 20. Aufnahme. Patient sehr still, teilnahmslos. Alb. 0.

3. 1. 20. Im Anschluß an die schuppende Stelle des alten Exanthems neues Exanthem.

8. 1. Alb. 0. Nasenbluten.

9. 1. Exanthem fortschreitend auf linkem Arm. Schwellung, Erysipel.

12. 1. Allgemeinbefinden schlecht. Nasenbluten.

13. 1. Hämoglobin 40%. Großfleckiges Exanthem an Bauch und Brust. Urin $^1/_2$ ccm, blutig.

14. 1. Schwarzer Stuhl. Plötzlicher Tod.

Sektion: Beide Herzkammern stark erweitert (!). Niere vgl. Abb. 182, S. 1537.

Mikroskopisch: Im nicht infarzierten Gebiet ist von den Glomeruli ein kleiner Teil ohne besondere Veränderungen, ein anderer ist kernreich, und es zeigt sich eine große Anzahl von Leukozyten in den dilatierten Schlingen.

Arterien: Mit Ausnahme der Arciformes und ihren gröbsten Verzweigungen ist kaum ein einziger Ast von dem entzündlichen Prozeß freigeblieben.

4. Endlich soll noch kurz über einen von Keegan mitgeteilten Fall berichtet werden, in dem intra vitam die eine und post mortem die andere Niere untersucht worden ist.

Frau, 24 Jahre. Seit 3 Wochen allgemeines Übelbefinden, Schwäche, Abmagerung um 16,3 kg.

13. 9. 24. Sieht alt und grau aus. Starke dentale Infekte. Temperatur erhöht, Puls 120. Leukozyten 20 000 (90% Polynukleäre). Urin Alb. 0, ohne Sediment, 1020. Blut- und Urinkultur negativ. Wa. neg. Schmerz und Spannung in der rechten Bauchseite und Nierengegend. Einige Eiterzellen im Urin.

29. 9. Operation: Probelaparotomie o. B. Flankenschnitt. Nierenexstirpation.

Befund: Zahlreiche weiße Knötchen an der Markrindengrenze mit hämorrhagischem Hof.

Mikroskopisch: Akute Arteriitis, typische Infarkte mit komplett-anämischer Nekrose und Blutung in der Umgebung. Die Gefäßveränderung scheint im wesentlichen auf die Art. arcuatae beschränkt. Glomeruli in dem nicht infarzierten Gebiet normal, meist ziemlich blutleer, einige kongestioniert. Tubuli: granuläre Degeneration.

Rasche Erholung. Temperatur geht zurück. RN 43, Kreatinin 2 mg%, 19. 10. Entlassung.

6. 11. Wiederaufnahme. Heftige Schmerzen und Spannung in der rechten Lumbal-
gegend seit 3 Tagen. In der Zwischenzeit Nykturie 6mal. Temperatur erhöht. Puls 130.
Leukozyten 40 000, Polynukleäre 82%. Rote Blutkörperchen 4,2 Mill., Hämoglobin 60%.
Urin: 1018. Alb. ++, zahlreiche weiße, einige rote Blutkörperchen, viele Zylinder. Blut:
RN 43, Kreatinin 1,5 mg%. Blutdruck 125/90 mm Hg.
Harn: spez. Gew. fixiert um 1008. Menge 1600. 23. 11. entlassen.
25. 11. Wiederaufnahme, starke Dyspnoe, leichte Ödeme, schwacher Puls, 100/70.
Leukozyten 29 000. Rote Blutkörperchen 3,5 Mill. Hämoglobin 60%. Harn: 1015,
Alb. ++. Leukozyten +, rote Blutkörperchen spärlich, ziemlich viel gran. Zyl. Phenol-
rotprobe: < 5% in 2 Stunden. Erbrechen. Perikardi is. Lungenödem. Exitus.
Sektion: Herz leicht vergrößert, Wand des linken Ventrikels verdickt und fest kontra-
hiert. Gefäße frei. Arteria cystica der Gallenblase extrem verdickt, ebenso die Arterien
in Pankreas und Milz. Linke Niere 225 g, gefleckt mit tiefroten und hellen Zonen, anämische
Infarkte. Verschmälerung der Rinde. Starke fibroblastische Intimaverdickung in den
Arcuatae und der Interlobulararterie. Der Prozeß ist irregulär, stellenweise auf dem Längs-
schnitt nur eine Seite des Gefäßes ergreifend, die andere ist normal.
Nirgends erstreckt er sich bis zum Vas afferens oder in die Glomerulischlingen.
Glomeruli meist, normal, Tubuli atrophisch, die Zellen abgeflacht, die Lumina erweitert.
Interstitium verbreitert, Bindegewebswucherung. Irreguläre Herde von Gewebsuntergang
durch vollständige Gefäßverschlüsse.

In diesem Fall hat es sich um ein frühes Stadium einer chronischen primären
vaskulären Nephritis gehandelt, meint Keegan. Die akute Gefäßläsion der
rechten Niere sei links in eine frühe Arteriosklerose übergegangen.

Daß die mächtige Verdickung der Intima durch jugendliches fibröses Gewebe
zu Anämie der Rinde geführt hat mit Atrophie, Fibrose und Infarzierung,
funktionell zu beginnender Niereninsuffizienz und Herzschwäche, das ist nicht
zu bezweifeln. Aber von einer vaskulären „Nephritis" kann man nicht gut
sprechen, sondern nur von einem vaskulären Nierenschwund. Immerhin ist die
Ursache des Gewebsunterganges dieselbe wie bei den sog. vaskulären Nephritiden. Aber als Arteriosklerose sollte man eine entzündliche Peri-, Meso- oder
Endarteriitis nicht bezeichnen.

Keegan denkt sogar daran, die Endarteriitis bei der malignen Sklerose,
unserer Kombinationsform, auch auf dieselbe Weise zu erklären und auf milde
Attacken einer renalen Periarteriitis nodosa zurückzuführen.

Auch bei Paul findet sich die Neigung, den ausgesprochen herdförmigen
Prozeß der Arteriitis dem diffusen Vorgang bei der Nephritis und malignen
Sklerose gleichzustellen.

„Greift die Noxe nur an den Vasa afferentia und Kapillarschlingen der Nierenglomeruli
an, entstehen die Bilder der akuten Glomerulonephritis. Auch hier resultieren im Aus-
heilungs- bzw. Schrumpfungsstadium Bilder, die histologisch von Verödungsprozessen im
Gefolge sog. arteriolosklerotischer Prozesse — „genuine Schrumpfniere" — schwer getrennt
werden können. Manches scheint mir für eine Identität des Prozesses zu sprechen."

Paul schließt sich dabei vollinhaltlich Fahrs Auffassung der diffusen
akuten Glomerulonephritis als Endokapillaritis an, die sich unter toxischer
Einwirkung an den Vasa afferentia und den Kapillarschlingen der Nierenglomeruli abspielte.

„Es wäre damit die Glomerulonephritis nichts anderes als eine „Periarteriitis", die sich nur am periphersten Anteil des Gefäßapparates (am Orte einer
Stromverlangsamung) auswirkt."

Das gibt mir Veranlassung, diese beiden Formen scharf einander gegenüberzustellen. Am einzelnen Querschnitt einer Arteriole können sich die beiden
Bilder von Obliteration und Endarteriitis zwar sehr ähnlich sehen, aber der
Unterschied ist in die Augen springend und pathogenetisch ebenso begründet
wie der Unterschied zwischen diffuser Glomerulonephritis und infektiöser Herdnephritis.

Bei der infektiösen Arteriitis (Abb. 183) liegt eine mykotische (Mikro-)
Nekrobiose der Gefäßwand der Bindegewebswucherung zugrunde, und diese

ist ausgesprochen irregulär, herdförmig und ergreift bisweilen nur einen Teil der Zirkumferenz.

Bei der Endarteriitis der nicht ausgeheilten diffusen Nephritis (vgl. Abb. 527, 528, S. 1353, 1362) und der malignen Sklerose (vgl. Abb. 529, S. 1585) liegt eine angiospastische Einengung der Gefäßlichtung der Bindegewebswucherung zugrunde; sie ist ausgesprochen regulär, systematisch, die großen und mittleren Arterien verschonend, von den kleinen bis zu den kleinsten fortschreitend und zunehmend. Nie bleibt das kleinste Gefäß verschont, wenn das nächst größere betroffen ist, nie ist auf dem Längsschnitt nur die eine Hälfte der Wand betroffen.

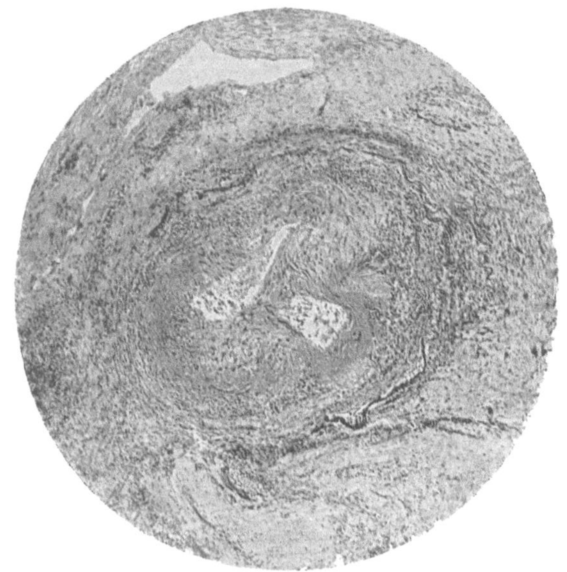

Abb. 183. Periarteriitis nodosa renalis. Links oben und rechts von den Lumina ist noch die hyaline Degenerationsschicht der subintimalen, medialen Zone zu sehen, welche zum Teil verdrängt ist von adventitieller, nach innen vorgedrungener und von subintimaler Gewebswucherung. Nur wenig Reste der zerstückelten elastischen Lamellen sind erkennbar. Die subintimale Wucherung hat 2 Lumina durch brücken- bzw. scheidenwandartiges Vorwuchern entstehen lassen. [Aus G. B. Gruber: Virchows Arch. 258, 457, Abb. 13 (1925).]

Bei der entzündlichen herdförmigen Arteriitis ist die Muskulatur der Hauptsitz der mykotischen Nekrobiose; bei der angiospastischen Endarteriitis ist die Muskulatur stets intakt, peripher im Bereich der stärksten Endarteriitis verdünnt, stromaufwärts hypertrophisch.

Bei der herdförmigen Arteriitis betrifft die Nekrobiose wahllos bald diese, bald jene Schicht der Gefäßwand; die reaktive Bindegewebswucherung durchbricht die Elastika und zerstört die Architektur der Gefäße. Sie bleibt bei der diffusen Endarteriitis erhalten. Bei jener ist kleinzellige Infiltration der Gefäßwände im Bereich des Herdes die Regel, bei dieser nicht. Die herdförmige Infektion ist eine Panarteriitis, die angiospastische eine reine Endarteriitis.

Die entzündliche herdförmige Panarteriitis ist vom Blutdruck völlig unabhängig, bei genügender Ausdehnung derselben innerhalb der Nierengefäße kann Blutdrucksteigerung die Folge der organischen Gefäßverengerung sein.

Die angiospastische diffuse Endarteriitis ist ausschließlich vom Grade der Blutdrucksteigerung abhängig; die Endarteriitis ist die Folge der Blutdrucksteigerung bzw. der allgemeinen und renalen Gefäßkontraktion.

Beide Formen der Endarteriitis sind hämatogen bewirkt, aber die eine ist exogen, die andere endogen bedingt.

Die mykotische irreguläre Arteriitis ist gebunden an einen chronischen Infekt, die nicht mykotische reguläre angiospastische Endarteriitis nicht, sondern an den hämatogenen Mechanismus der Blutdrucksteigerung.

2. Die luische Endarteriitis.

Bei der akuten infektiösen herdförmigen Arteriitis, die als Periarteriitis nodosa bezeichnet wird, ist wiederholt eine luische Ätiologie angenommen worden. Wenn das auch sicher nicht für alle oder nur die Mehrzahl der Fälle zutrifft, so gibt es doch eine infektiöse Arteriitis auf luischer Basis, die sich durch einen mehr chronischen Verlauf auszeichnet. Sie kann ebenso wie die sog. Periarteriitis nodosa die Nierengefäße bevorzugen und zu einer endarteriitischen Schrumpfniere führen, deren klinisches Bild von dem einer genuinen Schrumpfniere nicht zu unterscheiden ist.

Anatomisch fällt die Ungleichmäßigkeit und Regellosigkeit der Schrumpfung und Narbenbildung an den einzelnen Nieren (vgl. Abb. 184—186) und der Unterschied in dem Grad der Schrumpfung zwischen beiden Nieren auf.

Histologisch ist dementsprechend die exogene Gefäßerkrankung ganz regellos verteilt; es fehlt das für die angiospastische Schrumpfniere charakteristische Verhalten, daß die Endarteriitis von den Interlobulares zu den Arteriolen zunimmt. Und während hier die Bindegewebswucherung sich streng auf die Intima beschränkt und nur als Endarteriitis innerhalb der Elastika sich entwickelt, sehen wir bei der Lues die Arteriitis die Elastika durchbrechen und auf die Media übergreifen.

Besonders charakteristisch scheint mir bei der luischen Endarteriitis das zu sein, daß sich in der Lichtung der gewucherten Intima eine neue Elastika entwickelt. Derartiges haben wir bei der Endarteriitis der angiospastischen Schrumpfnieren nie gesehen. Das deutet darauf hin, daß dort die gewucherte Intima vom Druck getroffen wird, hier dagegen, wo sie sich abwärts von einer — funktionellen — Stenose entwickelt, nicht.

Als Beispiel gebe ich einige Abbildungen, die ich wie die meisten neuen dieser Auflage meinem Mitarbeiter F. Koch verdanke, und die Krankengeschichte von 2 Fällen unserer Beobachtung.

1. Esse...., Frau, 41 Jahre. Februar 1923 Salvarsankur. Darauf Durchfälle und Zahnausfall. Mitte Juli 1923 langsames Anschwellen der Füße, Atemnot. Seit 14 Tagen Atmen im Bett nur noch sitzend möglich.

Aufnahme 7. 9. 23: Herzgrenzen r. 4,5, lks. 14,5, Spitzenstoß hebend, systol. Geräusch über der Mitralis. Ödeme an beiden Füßen, Unterschenkeln, Rücken und Gesäß. Augenhintergrund: r. Retinitis haemorrhagica, lks. desgleichen, verwaschene Papille, Venenthromben, strotzend gefüllte Venen, enge Arterien. BD 205 (höchster 215, niedrigster 148), schwankt meist zwischen 160 und 200. Urin: Eiweiß $1^0/_{00}$, Blut: Wa.R. pos. (im Liquor neg.) U$^+$ 260,6 mg$^0/_0$, Ind. +.

Am 15. 10. 23. U$^+$ 160 mg$^0/_0$, RN 106 mg$^0/_0$, Ind. ++. 5. 11. 23. Exitus.

Sektionsbefund: Makroskopisch. Beide Nieren geschrumpft. Kapsel deutlich adhärent, Oberfläche fein höckrig, grau-braun, Konsistenz derb, die lk. Niere zeigt genau in der Mitte eine deutliche Taille, innerhalb derer das Gewebe derb und grauer ist (Abb. 185). Die Schnittfläche der Rinde ist schmal, unscharf abgesetzt, Gefäßwandung dick, Lumina klaffend (Abb. 186).

Mikroskopisch: Glomeruli hyalin, besonders deutlich an der Stelle der taillenförmigen Schrumpfung, sonst alle Stadien der Verödung. In diesen Bezirken sind die Kanälchen stark erweitert mit abgeflachtem Epithel. Interstitielles Bindegewebe durchweg mächtig verbreitert mit diffusen starken Rundzelleninfiltraten bis herunter zur Marksubstanz. Die Gefäße zeigen fast überall eine grobe Aufsplitterung der Elastika und Endarteriitis verschiedenen Grades, die besonders deutlich bis zum fast völligen Verschluß an den Stellen ausgesprochener Verödung in Erscheinung tritt. Der Fettgehalt ist nicht vermehrt.

2. Fra.., Richard, Elektrotechniker, 49 Jahre. 1904 hoch fieberhafte Erkrankung. Der Arzt soll damals Herzmuskellähmung festgestellt haben. Näheres ist nicht bekannt. 1910 Wa.R. neg. Infectio luica wird von dem Pat. nicht zugegeben. Seit 1919 starker Durst, nachts verstärktes Urinlassen. Mai 1927 Anfälle von Atemnot, besonders bei Witterungsumschlägen. Juli 1927 wurde im Urin Eiweiß gefunden, außerdem stellte der Arzt Blutdrucksteigerung fest; Wa. stark pos. Pat. lebt seitdem salzarm, wurde mit Neosalv. und Bismogenol behandelt. Wegen erneut aufgetretener Atemnot wird er am 20. 9. 27 in die Klinik eingewiesen. 20. 9. 27. Befund: Hautfarbe blaß, Herz stark nach lks., aber auch

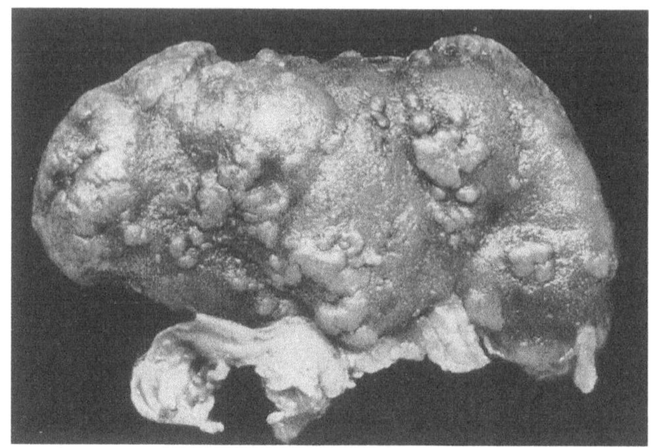

Abb. 184. Luische Schrumpfniere (vgl. Bsp. Fr..., S. 1545).

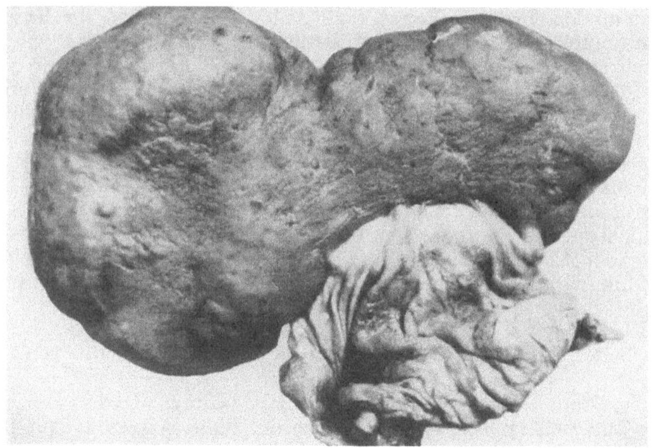

Abb. 185. Luische Schrumpfniere, Oberfläche.

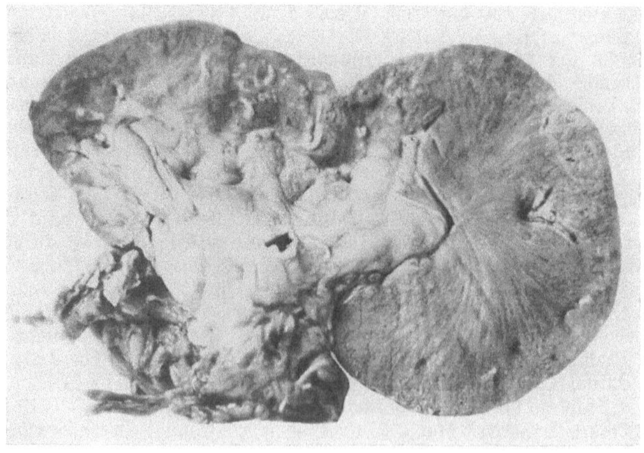

Abb. 186. Luische Schrumpfniere, Schnittfläche (vgl. Bsp. Ess..., S. 1541).

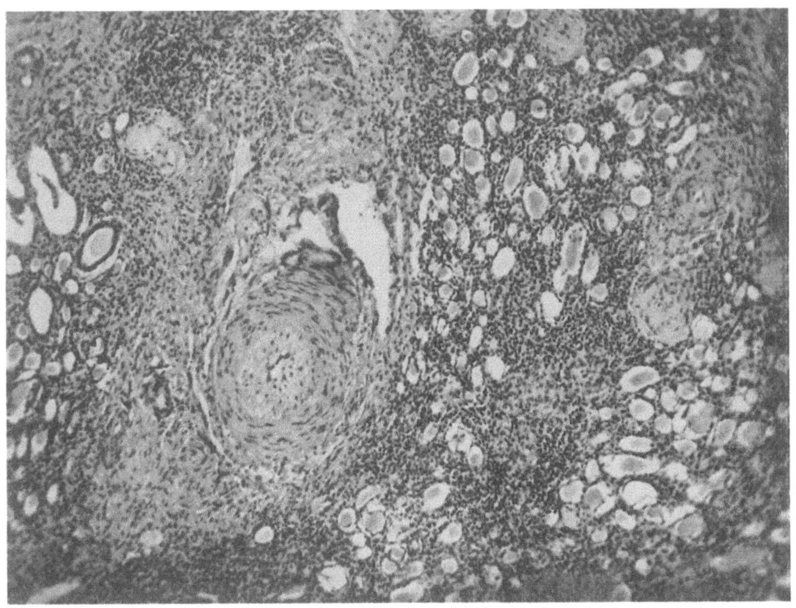

Abb. 187. Luische Schrumpfniere. (Bsp. Ess..., S. 1541.)

Frau Esse...., Luische Schrumpfniere. Narbengewebe: stark verbreitertes, mit reichlich Rundzellen infiltriertes Interstitium. Tubuli erweitert mit abgeplattetem Epithel, im Lumen zusammenhängende Eiweißmassen. Einige völlig hyaline Glomeruli mit nur noch pyknotischen Kernen. Arterien wie Arteriolen zeigen eine fast bis zum Verschluß gehende Wucherung der Intima (F. Koch).

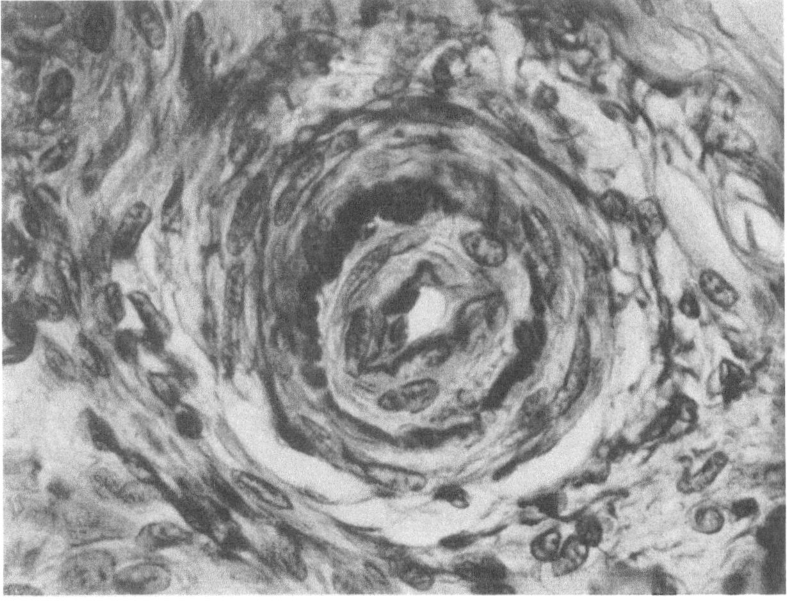

Abb. 188. Esseb... Luische Schrumpfniere. Eine Arteriole bei starker Vergrößerung. Ganz im Inneren, einwärts der erheblichen Intimawucherung ist deutlich eine neugebildete elastische Schicht sichtbar (F. Koch).

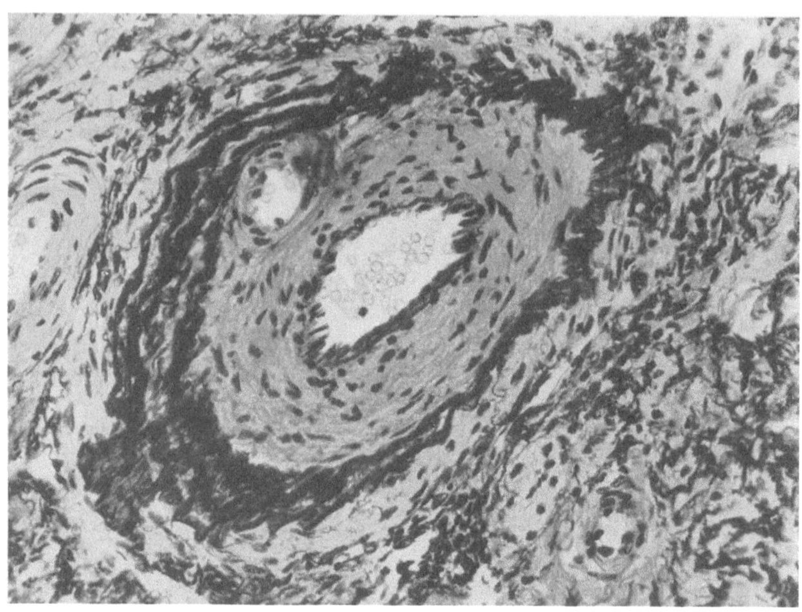

Abb. 189. Luische Endarteriitis.

Gäb... Luische Schrumpfniere. Nur geringe Vermehrung grober elastischer Fasern an der Elastica interna. Stärkste, das Lumen einengende Wucherung der Intima, die 2 Gefäßlumina (die Erythrozyten sind deutlich sichtbar) in sich einschließt. In dem größeren deutliche neugebildete Elastika. Die Muskularis ist durchweg sehr dünn (F. Koch).

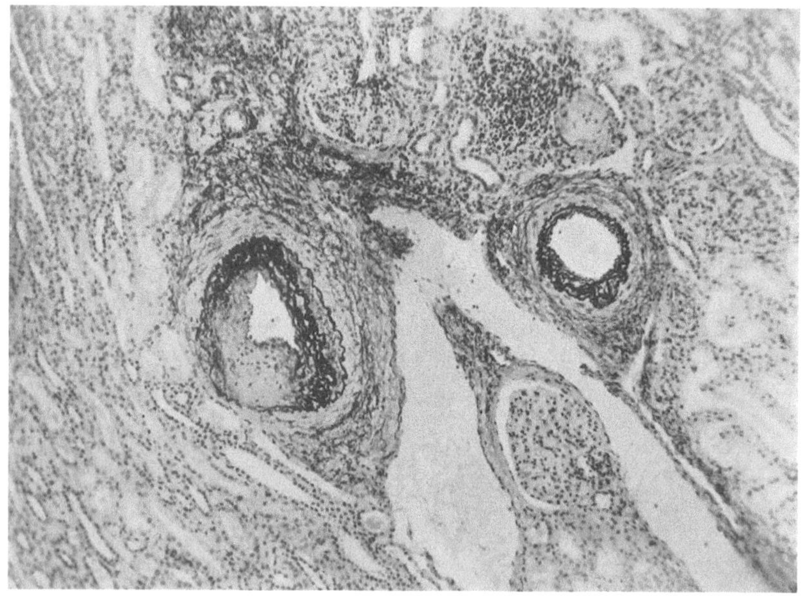

Abb. 190. Luische Endarteriitis.

Herr Gäb...., Luische Schrumpfniere. An beiden Arterien eine starke Vermehrung der elastischen Elemente der Elastica interna. Am rechten Gefäß ist die Muskularis gut erhalten, keine Intimawucherung, am linken starke exzentrische Wucherung, zum Teil kernarm, und an dieser Stelle Zerstörung der elastischen Elemente und völliger Schwund der Muskularis (F. Koch).

nach r. verbreitert, aortenkonfiguriert. BD 245/150 mm Hg , Urin Eiweiß pos., 2⁰/₀₀ nach Esbach. Im Sed. reichlich Leuko, vereinzelt Erythro, keine Lipoide. Im Urin wird ein spez. Gew.
von 1001 erreicht, im Durstversuch aber nur 1015. Augenhintergrund: Leichte Blutungen
und Degenerationsherde. Blut: Wa. pos., U^+ 66 mg⁰/₀, U^- 3,9 mg⁰/₀. Ind. pos., Xanth. neg.
    Unter salzfreier Kost Besserung der Herzkraft, bei der Entlassung am 19. 10. 27 BD
220/120 mm Hg.
    2. Aufnahme am 4. 2. 28: In der letzten Zeit wieder Rasseln beim Atmen, nachts viel
heller Urin, Depressionszustände. Befund: BD 250/150, Herz stark nach lks., weniger nach
r. verbreitert, stark hebender Spitzenstoß, Urin: Eiweiß 1³/₄⁰/₀₀, im Sed. vereinzelt gran.
u. hyal. Zyl., spez. Gew. schwankt zwischen 1006 und 1013. Augenhintergrund: alte
Degenerationsherde, Kaliberschwankungen, frische Blutungen. Blut: U^+ 106 mg⁰/₀, U^-
4,9 mg⁰/₀, Xanth. pos., Ind. pos. Unter salzfreier Kost, Digipurat, Besserung der Herzkraft.
Bei der Entlassung am 29. 3. 210/110, im Blut 90 mg⁰/₀ U^+, Ind. +, Xanth. ++.
    3. Aufnahme 26. 4. 28. Nach Entlassung Wohlbefinden, Pat. kommt zur Kontroll-
untersuchung. Befund: BD 230/135. Urin: Eiweiß 0,7⁰/₀₀, spez. Gew. 1005—1015, Sed.
sehr viel Erythro, Leuko, hyal. Zyl. Blut: 120 mg⁰/₀ U^+, Ind. +. Xanth. ++. Augenhintergrund: vereinzelt Blutungen und Degenerationsherde. Bei der Entlassung am 22. 5. BD
255/125. U^+ im Blut 108 mg⁰/₀, Ind. und Xanth. pos. Pat. fühlt sich subj. wohl bis auf
Neigung zu Schwindel.
    Ambulante Untersuchung: BD 255/135 U^+ 145, Ind. pos., Xanth. pos.
    Mitte Juni 1928 wieder Knöchelschwellungen, zunehmende Atemnot, vorübergehend
Kopfschmerzen, schlechter Appetit.
    4. Aufnahme 1. 7. 28: Kräfte- und Ernährungszustand stark reduziert, Haut und sicht-
bare Schleimhäute sehr blaß. Herz: stark nach lks. und r. verbreitert, BD 250/160, Leber
überragt den Rippenbogen um 2 Querfinger. An den Beinen leichte Ödeme. Urin: Eiweiß
5⁰/₀₀ nach Esbach, Sed. massenhaft Leuko-, vereinzelt Erythrozyten. Blut: U^+ 115 mg⁰/₀,
Ind. +. Xanth. ++. Unter Digipurat und salzfreier Kost Besserung der Herzkraft,
überschießende Diurese, Gewichtsabnahme von 64 kg auf 59 kg.
    20. 7. 28. Blut: U^+ 91 mg⁰/₀, Ind. und Xanth. ++. In den letzten Tagen zeitweise
Verwirrungszustände.
    28. 7. 2 Uhr morgens starke Unruhe, Pat. verläßt das Bett, redet wirr. Klagt über
Schmerzen über dem r. Auge. BD 200/125. 2 Uhr 10 Min. das rechte Augenoberlid hängt
herab, Pat. knirscht mit den Zähnen, Trachealrasseln. Aderlaß 300 ccm (U^+ 104 mg⁰/₀,
Ind. u. Xanth. ++). Während des Aderlasses Ausbreitung tonisch-klonischer Krämpfe
über den r. Arm, das r. Bein, von da über alle Extremitäten, Pat. bäumt sich auf, zunehmendes
Trachealrasseln. Lumbalpunktion: Druck 300 mm, Liquor anfangs klar, wird dann sangui-
nolent. 4 Uhr 10 Min. Exitus.
    Sektionsbefund: Ausgedehnte Hirnblutung r., subdurale und kleine piale Blutungen,
hochgradige Mesaortitis luica, starke konzentrische Hypertrophie des lk. Ventrikels, Stauungs-
lungen, Obliteration beider Pleurahöhlen, großer weicher Milztumor, Fibrosis testis.
    Nieren: r. 65, l. 45 g.
    Histologisch (Dr. F. Koch): Den eingesunkenen Teilen auf der Nierenoberfläche ent-
sprechen keilartige, tief in das Mark hineinreichende Herde von Parenchymverödungen; die
völlig hyalinen Glomeruli liegen außerordentlich eng zusammen, die Tubuli entweder völlig
verschwunden oder kollabiert mit abgeflachtem Epithel; das Interstitium ist stark verbreitert. Scharf dagegen getrennt ist das noch erhaltene Nierengewebe: Glomeruli in
Schlingen normal durchblutet, etwas Eiweiß stellenweise im Kapselraum, hin und wieder
einzelne Schlingen gering verdickt, selten und nur einzelne verödet. Tubuli in trüber Schwellung, wenig hyalintropfige Degeneration. Das Interstitium nur herdweise stärker mit Rundzellen infiltriert.
    Am Rand der Narben zeigen die Glomeruli zwiebelschalenartige Aufsplitterung des
Kapselbindegewebes oder die Verödung größerer Schlingenteile mit pyknotischen Kernresten, hin und wieder auch Verklebung der Kapsel.
    In den in der Narbe liegenden Arterien hochgradige, faserige Endarteriitis meist bis
zum Verschluß, hin und wieder auch grobe Aufsplitterung der Elastika. Diese Endarteriitis
läßt sich bis in die größten Markgefäße hinein verfolgen. In den noch erhaltenen Nieren-
teilen findet sich zwar auch grobe Aufsplitterung der Elastika, aber keine Endarteriitis.
    An der Spitze einer Narbe findet sich jedesmal eine Arterie mit den Veränderungen
wie Abbildung 187 und 189, mit hochgradiger herdweiser Zerstörung der Arterienwand,
einschließlich der Elastika.
    Einen ganz gleichartigen Fall haben kürzlich Rathery, Thoyer und
Waitz beschrieben:
    24jähriges Mädchen kommt vom Augenarzt wegen Retinitis albuminurica. Seit Ende
Januar 1929 Abnahme des Sehvermögens. Kopfschmerzen besonders im Nacken. Im
Februar Bordet-Wassermann positiv. Kombinierte Wismut-Hg-Behandlung. Stomatitis.
Menorrhagien.

Aufnahmebefund: 8. 4. 29. Blässe, Abmagerung. BD 210/140. Alb. 2,5$^0/_{00}$. Sed.: viel Leukozyten, einige Erythro., gran. Zyl.; Blut-U$^+$ 110 mg$^0/_0$. Alkalireserve 42, typische Retinitis albuminurica: papilläres Ödem mit degenerativen Herden und diffusem Netzhautödem, vereinzelte Blutungen.

Herzhypertrophie, lks. lautes systolisches Geräusch über der Aorta. Blut-Wa. stark pos. Unter salzfreier Kost bis 7. 5. Abnahme des Alb. auf 0,5$^0/_{00}$, der Blutdrucksteigerung auf 150—180 mm, der Azotämie auf 62 mg$^0/_0$. Besserung des Sehvermögens, Alkalireserve 46,6.

Bei Zugabe von 3 g Salz täglich Zunahme des Alb. auf 1,3$^0/_{00}$, des BDs auf 200/130. Trotz Wiederaufnahme der salzfreien Diät Zunahme des BDs auf 250/160. Vom 2. bis 18. Juni 2 bzw. 4 g Salz täglich. BD 250/170. Verschlechterung des Sehvermögens und des Allgemeinbefindens, heftige Kopfschmerzen Tag und Nacht, besonders temporal. Nächtliches Erbrechen. Ab 18. 6. wieder salzfreie Kost. BD 250/220. Blässe, gedunsenes Gesicht. 3.—16. 7. starke Hämaturie. Zunahme der Kopfschmerzen, Erbrechen, Asthenie. U$^+$ 200, RN 109 mg$^0/_0$. Ab 16. 7. Amaurose, Dyspnoe, Erstickungsanfälle. BD 220—200/170—150. Alb. bis 10$^0/_{00}$. U$^+$-Gehalt des Speichels 100 mg$^0/_0$. Abnahme der Diurese von 1000 auf 125. 20. 7. Alkalireserve 32,5, U$^+$ 280, RN 172 mg$^0/_0$. 23. 7. BD 200/150, Koma mit tiefer Atmung ohne Krämpfe und ohne Ödem. Exitus.

Autopsie: Starke Hypertrophie des linken Ventrikels. Ansatzstelle der Aortenklappen äußerst hart und rigide. Nieren sehr geschrumpft r. 45, lks. 90 g.

Mikroskopisch: Die vorherrschende Veränderung besteht in Erscheinungen einer Endoperiarteriitis beiderseits. Gefäßwand 4mal so dick als normal. Starke interstitielle Bindegewebsvermehrung, Blutungen, Inseln von massiven Degenerationen von eigenartigem hyalinem Aussehen.

In der Milz, dem Pankreas, der Schilddrüse, den Nebenschilddrüsen, der Leber Endoperiarteriitis.

Hierher möchte ich auch den Fall rechnen, den Leo Heß aus der Klinik Chvostek als periarteriitische Schrumpfniere beschrieben hat.

Ein 38jähriger Mann, 1919 wegen Ulkus, 1920 wegen Kapillarbronchitis, 1921 wegen luischer Hemiparese in Behandlung der Klinik, wobei eine Erhöhung des Blutdrucks nicht festgestellt worden war, kommt 1922 zum viertenmal in die Klinik mit Schwächegefühl, schwerer Parästhesie und heftigen, besonders nächtlichen Schmerzen in den Extremitäten. Befund: Peroneusparese beiderseits. Atrophie der Vorderarmmuskulatur beiderseits. Spitzenstoß hebend. Blutdruck 160—180, zuletzt 200 mm Hg. Auffallende Polyurie. Zunehmende Fixation des spez. Gewichtes auf 1007—1009. RN 60—70 mg$^0/_0$. Augenhintergrund ohne Veränderungen. Erythro. 4,2 Mill., Leuko. 4500. Unter zunehmenden Herzbeschwerden im Anfall von Asthma cardiale Exitus Februar 1923.

Sektion (Prof. Erdheim): Konzentrische Hypertrophie des linken Ventrikels. Beide Nieren mäßig verkleinert, an ihrer Oberfläche nur noch wenige prominente Herde wohlerhaltenen Nierengewebes. Im weitaus größten Teil ist das Nierenparenchym hochgradig atrophisch, die Rinde verschmälert mit multiplen, kleinen keilförmigen, ischämisch nekrotischen Koagulationsherden. Beide Arteriae renales frei, beide Nierenbecken mäßig erweitert, ihre Wand verdickt, ihre Schleimhaut chronisch entzündet. In dem größten Teil der Niere besteht mikroskopisch die auffallendste Veränderung in der diffusen Vermehrung des Rindenstromas, einer Verkleinerung der Tubuli contorti, deren Epithel atrophisch ist, und einer Verkleinerung der im übrigen nicht grob veränderten Glomeruli. Die makroskopisch als infarktähnlich bezeichneten Rindenanteile zeigen mikroskopisch Nekrose aller Gewebsanteile. Die mittleren und kleinen Arterien zeigen an vielen Stellen die für die Periarteriitis nodosa charakteristischen Veränderungen in verschiedenen Stadien so: Erfüllung des Arterienlumens durch bald sehr spärlich, bald reichlich kanalisiertes Bindegewebe, oder durch in Organisation begriffene Thromben, während die Arterienwand bald in der ganzen Zirkumferenz, bald nur auf längere oder kürzere Strecken vollständigen Untergang der Media, zuweilen auch der inneren Grenzelastika mit bindegewebigem Ersatz und endlich auch aneurysmatische Ausbauchungen bei vollständigem Fehlen der ursprünglichen Wandschichten und in der Regel durch Bindegewebe vollständig verschlossenem Lumen aufweist.

Heß spricht hier von Veränderungen der Niere im Verlauf der Periarteriitis nodosa. Da aber von periarteriitischen Herden im übrigen Körper nicht die Rede ist, so könnte es sich hier auch um eine luische Arteriitis gehandelt haben.

Das Bemerkenswerteste an diesen Fällen von luischer endarteriitischer Schrumpfniere ist wie bei den Fällen von periarteriitischer Schrumpfniere die außerordentliche Blutdrucksteigerung, die sich hier infolge einer exogen bedingten vaskulären Nierenschrumpfung entwickelt. Hier kann an dem renalen Ursprung der Blutdrucksteigerung, und zwar des blassen Hochdrucks infolge allgemeiner Gefäßkontraktion (Retinitis) nicht gezweifelt werden.

XI. Die Sklerosen.

Inhaltsverzeichnis.

Einleitung.

Als (Nephroangio-) Sklerosen haben wir die vierte Hauptgruppe der
doppelseitigen, zum Sammelbegriff des Morbus Brighti gehörenden Nierenerkrankungen, die dritte monosymptomatische Form bezeichnet, welche
sich klinisch durch Blutdrucksteigerung und Herzhypertrophie, anatomisch durch eine primäre Sklerose der Nierengefäße auszeichnet.

Die Forschungen der letzten Jahrzehnte haben uns gelehrt, daß in diese Gruppe
auch das klinisch so wichtige Krankheitsbild der „genuinen Schrumpfniere" gehört. Das Dunkel, das über der Pathogenese dieser unheimlichen

Erkrankung und ihrer Stellung zum System geruht hat, beginnt sich erst in neuerer Zeit zu lichten. Auf keinem Gebiet der Nierenkrankheiten hat sich mehr als bei der genuinen Schrumpfniere die Unmöglichkeit herausgestellt, nur auf rein morphologischem Wege zur Klarheit zu gelangen, auf keinem mehr die Notwendigkeit ergeben, das Problem der Pathogenese gleichzeitig mit morphologischen und klinischen Methoden anzugehen.

Die Entwicklung der Lehre von der Nephroangiosklerose im allgemeinen, der genuinen Schrumpfniere im besonderen und ihre Beziehungen zu dem Kernproblem der Nierenerkrankungen, der Blutdrucksteigerung, ist so verwickelt, so lehrreich und von so weittragender Bedeutung für das Verständnis der vaskulären Nierenerkrankungen überhaupt, daß ich sie im folgenden eingehender schildern möchte.

Entwicklung der Lehre von der genuinen Schrumpfniere. Es hat sehr lange gedauert, bis man zu einer sinngemäßen, d. h. pathogenetischen Unterscheidung zwischen sekundärer und primärer Schrumpfniere gekommen ist. Die Schwierigkeiten lagen und liegen — sie sind auch heute noch nicht ganz überwunden — ebenso in der Unkenntnis der Pathogenese der genuinen wie in der Verkennung des Wesens der sekundären Schrumpfniere vermeintlich entzündlicher Genese.

Das Zustandsbild der Schrumpfniere selbst hat man schon sehr früh als etwas Besonderes erkannt. Man war sogar so sehr geneigt, sie für eine selbständige Erkrankung zu halten, daß man längere Zeit überhaupt die Möglichkeit bezweifelte, daß eine Schrumpfniere sich auf dem Boden einer akuten Nephritis entwickeln könne.

Wilks macht 1853 gegen die Lehre von Frerichs, daß die Brightsche Krankheit auf einer diffusen Entzündung der Niere beruhe und in den drei Stadien der Hyperämie, der Exsudation, der Rückbildung und Atrophie ablaufe, geltend, daß weder Frerichs einen Fall beschrieben, noch er einen solchen gesehen habe, in dem eine akut begonnene Nephritis nach jahrelangem Verlauf sich als kleine geschrumpfte Niere erwiesen hätte.

Wilks kennt bereits den symptomlosen Verlauf mit plötzlichem Tod bei alten Leuten mit roter Granularniere, bei der Eiweiß fehlen kann, aber es fehlt nie die Verdickung oder Schlängelung der Arterien und post mortem die Arterienerkrankung bei den Fällen mit Herzhypertrophie.

Traube sieht bei der Nierenschrumpfung das Primäre in einer Entzündung des interstitiellen Nierengewebes, die Epithelveränderung ist erst die Folge.

Sein Schüler Johnson hebt 1859 das Fehlen von Wassersucht in der Vorgeschichte der Schrumpfnieren hervor und meint, daß die Nierenschrumpfung herbeigeführt werde durch eine primäre Zerstörung der die Harnkanälchen auskleidenden Epithelien, wodurch diese von den Wandungen der Harnkanälchen losgelöst und mit dem Urin fortgeschwemmt, die Harnkanälchen aber auf diese Weise gänzlich entleert werden. Dadurch werde die Ausscheidung der festen Harnbestandteile beeinträchtigt, die Wasserausscheidung dagegen begünstigt.

Johnson kennt freilich auch die sekundäre Schrumpfung der Niere nach einer ursprünglich mit Wassersucht verlaufenen Nephritis. Diese behält aber ihr anämisches bleiches Aussehen, während die durch genuine Schrumpfung verkleinerte Niere oft ein relativ rotes und hyperämisches Aussehen behauptet. Hier finden wir zum ersten Male die Unterscheidung zwischen der kleinen weißen Niere und der roten Granularniere.

Noch bestimmter spricht sich Grainger Stewart 1868 dahin aus, daß die sekundären Schrumpfnieren das Ausgangsstadium eines entzündlichen Vorganges seien; bei diesem findet man das interstitielle Bindegewebe relativ vermehrt, weil zahlreiche Harnkanälchen infolge fettigen Zerfalles der Epithelien völlig entleert und geschwunden sind. Die genuine Schrumpfung dagegen hält er wie Traube für das Produkt einer primären Hypertrophie des interstitiellen Bindegewebes, welche eine konsekutive Atrophie der übrigen Gewebselemente in der Niere nach sich ziehe. Hier handelt es sich also nicht um einen entzündlichen Vorgang, sondern um eine Gewebshypertrophie wie bei der Leberzirrhose, weshalb er hier auch von zirrhotischen (oder gichtischen) Nieren spricht.

In Deutschland war Bartels (1871) der erste, der sich auf diesen dualistischen Standpunkt gestellt hat. Er unterscheidet rein als Kliniker scharf zwischen der chronisch entzündlichen Schwellung der Niere und der genuinen Schrumpfniere oder Granularatrophie der Niere. Über das Wie des Vorganges erlaubt er sich noch keine selbständige Meinung, aber er ist von der Verschiedenheit der Krankheitsprozesse, deren Unterscheidung für die klinische Praxis von eminenter Wichtigkeit sei, überzeugt.

„Die chronisch entzündliche Schwellung der Nieren entwickelt sich in einzelnen Fällen aus der akuten Nephritis nach heftiger Erkältung, seltener jedenfalls nach Scharlach. Unter allen sicher konstatierten Ursachen aber steht, soweit meine Erfahrungen reichen, der Häufigkeit nach die Malariawirkung obenan. Niemals habe ich beobachtet, daß eine während eines anderen akut fieberhaften Krankheitsprozesses aufgetretene Albuminurie dieses chronische Nierenleiden nach sich gezogen hätte."

Viel weniger Sicheres weiß Bartels über die Ursachen der genuinen Schrumpfung zu sagen. „Die Kranken selbst, deren Leiden stets ganz unvermerkt entstanden war und sicher zur Zeit der Entdeckung schon längst latent bestanden hatte, wußten fast in keinem meiner Fälle auch nur vermutungsweise eine Ursache, welche außerhalb der allgemeinen Schädlichkeiten gelegen war, denen mehr oder minder jeder Mensch ausgesetzt ist, anzugeben." „In keinem meiner Fälle ließ sich das chronische Nierenleiden auf einen akuten Anfang zurückführen, namentlich habe ich in keinem Falle den Zusammenhang desselben mit überstandener Intermittens nachweisen können. In der Mehrzahl meiner Fälle habe ich mich vergeblich bemüht, aus der Lebensgeschichte der Kranken irgendein Moment herauszufinden, welches ich als ursächlich auf die Entstehung dieser Krankheit wirkend hätte ansehen können."

„Mit Bestimmtheit weist uns die anatomische Untersuchung der genuinen Schrumpf-nieren nach, daß in denselben oft die Überzahl der für die Absonderung der Harnflüssig-keit bestimmten Filtrierapparate, der Malpighischen Gefäßknäuel, durch umlagernde Bindegewebsmassen komprimiert und für den Blutstrom völlig undurchgängig geworden, während die angehörigen Harnkanälchen verödet und ihrer Epithelauskleidung beraubt sind. Dem durch die Nierenarterien einströmenden Blute ist also ein großer Teil seiner Abzugskanäle verschlossen. Es wird also unter stärkerem Drucke und mit größerer Geschwindigkeit durch den Rest noch wegsamer Malpighischer Knäuel strömen. Es bleibt aber der wachsende Widerstand für die Blutbewegung durch die Nieren nicht ohne Rück-wirkung auf den Blutdruck im ganzen Aortensystem, dessen erhöhte Spannung sich durch den vollen gespannten Puls verrät, und, wie Traube das überzeugend dargetan hat, die Hypertrophie der linken Herzkammer veranlaßt und so eine Kompensation der durch die Nierenschrumpfung gesetzten Störung des Blutlaufes herbeiführt."

„Wenn die entzündliche Schwellung der Nieren zur sekundären Schrumpfung führt, nimmt die tägliche Harnmenge zu, und der Harn gleicht alsdann hinsichtlich seiner chemi-schen Zusammensetzung dem der in genuiner Schrumpfung begriffenen Nieren, und es kann damit die früher bestandene Wassersucht vollständig schwinden."

„Die Hypertrophie der linken Herzkammer ist die fast konstante Begleiterin der genuinen Nierenschrumpfung, wird dagegen bei der chronisch entzündlichen Nieren-schwellung in der Regel vermißt. Und doch haben wir keineswegs die Gewißheit, daß die Blutbewegung durch den Schrumpfungsprozeß in den Nieren mehr beeinträchtigt wird als durch den entzündlichen Vorgang, welcher die chronische Schwellung der Nieren ver-anlaßt. Vielmehr deutet das auffallend blasse und anämische Aussehen der geschwollenen Nieren auf einen hohen Grad von Anämie während des Lebens, Folge vermutlich der durch die Schwellung des Nierenparenchyms auf die Blutgefäße ausgeübten Kompression. In dem einen Falle aber, bei der genuinen Nierenschrumpfung, entwickelt sich das Kreis-laufhindernis, welches die vermehrte Anstrengung des Herzens herausfordert, ganz all-mählich in einem unter günstigen Ernährungsverhältnissen befindlichen und mit ungestörter Blutbereitung versehenen Körper; im anderen Falle dagegen bei der chronisch entzünd-lichen Nierenschwellung, in einem Körper, dessen Blutmasse durch verhältnismäßig große Eiweißverluste rasch verarmt, also auch die Mittel zu einer Extraernährung des Herzens nicht herzugeben vermag, in welchem überdies die Spannung im Aortensystem, wegen der hydropischen Ausschwitzungen aus den Blutgefäßen, niemals höhere Grade erreicht. Geht aber im Laufe der Zeit die entzündliche Schwellung in die sekundäre Schrumpfung über, hört die begleitende Wassersucht auf, werden die Eiweißverluste durch die Nieren auf ein geringes Maß reduziert, hebt sich die Verdauung und allgemeine Ernährung, so kann sich auch mit dieser sekundären Nierenschrumpfung Hypertrophie der linken Herz-kammer vergesellschaften. Ja diese Hypertrophie kommt zuweilen schon während des Bestehens der entzündlichen Schwellung zustande; in solchen Fällen mag die allgemeine Ernährung der Kranken ausnahmsweise wenig beeinträchtigt gewesen sein."

Später hat Bartels die chronisch entzündliche Schwellung der Niere als **chronisch-parenchymatöse**, die davon prinzipiell verschiedene, genuine? Schrumpfniere und die mit ihr häufig verwechselte sekundäre Schrumpfniere als **chronisch interstitielle** Ne-phritis bezeichnet. Diese Unterscheidung, von Senator 1878 angenommen, ist in alle Lehrbücher übergegangen und hat bis zum Erscheinen des Atlas von Volhard und Fahr den klinischen Sprachgebrauch beherrscht. Damit war aber die Unterscheidung der beiden Formen von Schrumpfniere wieder verwischt worden, und über die Pathogenese der von der Nephritis abgetrennten genuinen Schrumpfniere herrschte keinerlei Einigkeit, ja überhaupt keine klare Vorstellung.

Ein ganz neues Gesicht bekam diese rätselvolle Erkrankung, als Gull und Sutton (1872) mit der überraschenden Lehre hervortraten, daß die Nierenerkrankung bei der genuinen

Schrumpfniere nur eine Teilerscheinung eines Prozesses sei, welcher hauptsächlich die Arteriolen und Kapillaren betrifft und mehr oder weniger allgemein über den ganzen Körper verbreitet ist:

Diese Erkrankung besteht in einer hyalin fibrösen Veränderung der Arteriolen und einer fettig hyalinen Veränderung der dazu gehörigen Kapillaren. Diese Veränderung sitzt hauptsächlich an der Außenseite der Muskularis, aber auch an der Intima der Arteriolen.

Der Grad, in welchem die erkrankten Gefäße ergriffen sind, und die Ausdehnung, in welcher die krankhaften Veränderungen über das Gefäßsystem der verschiedenen Organe ausgebreitet ist, ist in den einzelnen Fällen sehr verschieden.

Die Muskularis der erkrankten Gefäße ist oft in einem verschiedenen Grade atrophisch.

Die Schlüsse, zu denen die beiden Autoren in der bedeutungsvollen Arbeit gekommen sind, fassen sie folgendermaßen zusammen:

Es gibt einen krankhaften Zustand, der charakterisiert ist durch hyalinfibröse Bildungen in den Arteriolen und Kapillaren.

Diese krankhafte Veränderung wird begleitet von einer Atrophie des davon abhängigen Gewebes.

Es ist wahrscheinlich, daß diese krankhafte Veränderung gewöhnlich in der Niere beginnt, aber es ist augenscheinlich, daß sie auch in anderen Organen primär beginnen kann.

Die Granularatrophie der Niere ist nur eine Teilerscheinung der allgemeinen krankhaften Veränderungen.

Die Nieren können aber wenig ergriffen sein, während die krankhaften Veränderungen in anderen Organen weit fortgeschritten sind.

Diese krankhaften Veränderungen der Arteriolen und Kapillaren sind die primäre und hauptsächlichste Bedingung des krankhaften Zustandes, der gewöhnlich chronische Brightsche Krankheit mit Schrumpfniere genannt wird.

Die Krankheitserscheinungen wechseln entsprechend den primär und hauptsächlich erkrankten Organen.

Nach dem gegenwärtigen Stande unseres Wissens können wir nicht die Gefäßveränderungen auf vorangehende Veränderungen des Blutes, die durch geschädigte Nierenfunktion bedingt sind, beziehen.

Die Nieren können höchstgradigen degenerativen Veränderungen unterliegen, ohne begleitet zu sein von kardiovaskulären und anderen Läsionen, wie sie für die chronische Brightsche Krankheit charakteristisch sind.

Die Veränderungen sind wahrscheinlich, obgleich sie mit Altersveränderungen zusammenhängen, doch durch bestimmte, jetzt noch nicht näher zu bezeichnende Ursachen bedingt. Sollte es als notwendig betrachtet werden, diesen krankhaften Zustand durch einen besonderen Ausdruck zu unterscheiden, so schlagen Gull und Sutton dafür den Namen „arterio-capillary-fibrosis" vor.

Diese Auffassung, die fast wörtlich mit der heutigen Lehre von der Arteriolosklerose übereinstimmt, sieht zum ersten Male in Gefäßveränderungen das Wesen der Erkrankung; sie kann sich nur noch nicht von der Vorstellung der primären Natur der Bindegewebswucherung frei machen, die als eine den Gefäßveränderungen koordinierte Erscheinung betrachtet wird: „Die sichtbaren krankhaften Veränderungen in granularatrophischen Nieren sind primär auf die Bildung fibröser oder hyalinfibröser Substanzen in den intertubulären Teilen einschließlich der Gefäße zurückzuführen. Diese Veränderungen beginnen in den verschiedenen Teilen der Niere, gewöhnlich nahe der Oberfläche, aber sie scheinen uns auch in der äußeren Umkleidung der Arteriolen und der Kapillargefäße zu beginnen. Von diesen Teilen dehnen sie sich um die zusammengeballten Tubuli und die Malpighischen Körperchen aus. Diese fibrösen oder hyalinfibrösen Massen pressen die Malpighischen Körperchen und die Tubuli zusammen und mögen schließlich zu einer vollständigen Obliteration führen."

Übrigens sind Gull und Sutton sicherlich auch Verwechslungen mit pathogenetisch andersartigen Prozessen unterlaufen, und Galabin zögert mit Recht, von senilen Veränderungen zu sprechen, da sie in 8 von 79 Fällen vor dem 30. Lebensjahr, in einem der von Gull und Sutton publizierten Fälle sogar bei einem 9jährigen Kinde gefunden wurden.

Diese anatomischen Feststellungen finden eine ausgezeichnete Ergänzung durch die klinische Schilderung des Krankheitsbildes durch Mahomed (1879). Er spricht von chronischer Brightscher Krankheit ohne Albuminurie, die durch Herzschwäche oder Apoplexie zum Tode führt. Wenn Albumen auftritt, so ist es mehr kardial als renal bedingt. Der Pulsus magnus, durus et tardus der Alten, dessen abnorme Spannung sich dem Finger verrät und am Sphygmographen zum Ausdruck kommt, und die Lage des Herzspitzenstoßes machen die Diagnose bei Fehlen von Albuminurie leicht.

Mahomed nimmt an, daß der hohe Blutdruck der Arterio-capillary-fibrosis voraufgeht und ihre Ursache darstellt, daß aber jener nicht rein kardial bedingt sein könne, nachdem Broadbent gezeigt habe, daß Amylnitrit den hohen Blutdruck senkt durch Erschlaffung der Arterien.

Er findet den hohen Blutdruck selten bei jungen Leuten und spricht von einer Diathese, die schon in jungen Jahren und gesunden Tagen vor Auftreten der anatomischen Veränderungen bestehe, und erwähnt als Stütze für die Annahme einer Disposition die Häufigkeit der Apoplexie in manchen Familien.

v. Leyden ist der erste deutsche Kliniker, der die Bedeutung der von Gull und Sutton beschriebenen Gefäßveränderungen für die Pathogenese der genuinen Schrumpfniere voll anerkennt. Er findet zwar auch bei der chronischen Nephritis die gelatinösfibröse Degeneration und die Endarteriitis, aber bei der „roten" Form der Schrumpfniere konnte er neben den interstitiellen und parenchymatösen Veränderungen so ausgedehnte Gefäßdegenerationen nachweisen, daß die Ansicht sich rechtfertigt, daß hier die Gefäßentartung das Primäre und die Parenchymentartung das Sekundäre ist. Ja, er beschreibt bereits Fälle, in denen die Niere noch nicht geschrumpft, das Parenchym wenig erkrankt oder so gut wie intakt war, während die arteriellen Gefäße bereits starke Wucherungen der Intima und die kleinen Arterien sowie die Glomerulusschlingen beginnende glasige Degeneration zeigten. v. Leyden stimmt im allgemeinen auch der anatomischen Beschreibung der Gefäßveränderungen durch Gull und Sutton zu, während Johnson ebenso wie Ewald (1877) jene für eine wahre Hypertrophie der Muskularis in den Nierengefäßen und als den Ausdruck einer Selbststeuerung des Blutzuflusses zu der Niere angesprochen und die Arterio-capillary-fibrosis lediglich für ein Kunstprodukt erklärt hatte.

v. Leyden unterscheidet zwei Arten der Gefäßveränderungen, die eine ist die von Gull und Sutton beschriebene hyaline Entartung, die zweite die von Thoma und Ewald beschriebene Endarteriitis, die mit der Degeneration in nahem Zusammenhange steht und wesentlich in einer Verdickung des Endothels besteht, wodurch das Lumen verengert wird. Beide Arten kommen ohne Ausnahme fast gleichzeitig vor und können als Arteriosklerosen zusammengefaßt werden. Er schlägt daher vor, den Prozeß, der zur roten Granularniere führt, als Arteriosklerose oder Sklerose der Nieren zu bezeichnen.

Einen großen Fortschritt für das Verständnis der histologischen Veränderungen in der Niere, aber einen gewissen Rückschritt in der Erkenntnis der Pathogenese der genuinen Schrumpfniere bedeutet die wichtige Feststellung Weigerts, daß die Ursache der Bindegewebswucherung und damit die Genese der Schrumpfung in allen Fällen eine einheitliche ist.

So muß denn Weigert konstatieren, „daß die interstitiellen Veränderungen einen Unterschied der parenchymatösen chronischen Nephritis und der sog. Nierenschrumpfung nicht ergeben". Die weißen Nieren unterscheiden sich von den roten nur durch eine neben dem entzündlichen Interstitialprozeß noch vorhandene Anämie, die die Ursache der hochgradigen Verfettung ist.

Obwohl übrigens Weigert die „Verschiebung der Raumäquivalente" für das Moment ansieht, das zu übermäßiger Neubildung des Bindegewebes anregt, bezeichnet er diese doch noch als entzündlich; er bezweifelt z. B. nicht, „daß ein Untergang der Glomeruli auch direkte Veranlassung zur Entzündung geben kann".

Die Arterienveränderungen spielen eine doppelte Rolle, einmal können sie zur Erzeugung einer sog. entzündlichen Nierenschrumpfung beitragen, dann aber umgekehrt von einer solchen selbst ins Leben gerufen werden.

Wie weit Weigert von dem Verständnis für den wahren phagozytären Charakter der Bindegewebswucherung entfernt war, das geht daraus hervor, daß er für ihre Vorbedingung eine Aufsaugung oder Ausstoßung von Zelltrümmern hält, wozu die Niere dank der Möglichkeit, das zerfallende Zellmaterial nach außen zu entleeren, besonders geeignet sei, und daß er als weitere Bedingung dafür, daß gerade das Bindegewebe den sonst vom Epithel eingenommenen Platz ausfüllt, für notwendig hält, daß nichts anderes in den frei gewordenen Raum eintritt.

Aber von größter Bedeutung für das Verständnis der Histogenese im allgemeinen, der Nierenveränderungen im besonderen ist seine Lehre geworden:

„Die Ursache der interstitiellen Zellwucherung ist in allen Fällen die Epitheldegeneration."

Damit hatte Weigert freilich die seit Bartels erreichte Trennung zwischen parenchymatöser und interstitieller Nephritis wieder aufgehoben und an Stelle der dualistischen Auffassung die einheitliche, das in allen Fällen gleiche „pathogenetische Prinzip" der primären Epitheldegeneration gesetzt.

Gegen die Annahme Weigerts, daß der Verlust des Epithels genüge, um eine Schrumpfung, also eine dauernde Atrophie herbeizuführen, macht Ziegler (1880) geltend, daß hochgradige Degenerationen und Epithelverluste einer Niere ohne bleibenden Schaden ertragen werden können; „es muß also noch ein besonderes Moment vorhanden sein, das auch nach der Elimination der Schädlichkeit die Regeneration verhindert":

Dieses Moment ist nach Ziegler eine dauernde Störung der Blutzufuhr und Ernährung. Bei der senilen Atrophie ist es die Abnahme der Zirkulation, bei den lang dauernden Anämien mit ihren lokalen Atrophien in der Niere ist es die Störung der Ernährung, die zur Verödung der Glomeruli, Kollaps der Harnkanälchen, Atrophie ihres Epithels mit daran sich anschließender zelliger Infiltration und Hyperplasie des Bindegewebes führt.

Was für die allgemeine Anämie gilt, gilt in noch erhöhtem Maße auch für die lokale Anämie der Nieren.

„Bei ausgebreiteter Sklerose der Intima der kleinen Arterien findet man sehr häufig atrophische Stellen in den Nieren. Es ist auch, wie ich gleich bemerken will, die Arteriosklerose eine der häufigsten Ursachen der Nierenschrumpfung, und zwar nicht nur leichter, sondern auch der höchsten Grade. Ein nicht geringer Teil der kleinen roten Nieren ist infolge von Arteriosklerose geschrumpft. Oft ist diese Sklerose auch in anderen Organen bemerkbar und die Nierenatrophie ist nur Teilerscheinung einer über einen großen Teil des Körpers verbreiteten Erkrankung des Gefäßsystems. Immerhin ist dies nicht immer der Fall. Nicht selten ist die Arteriosklerose eine auf die Niere oder einige wenige Organe beschränkte Krankheit. Andererseits kann wohl auch die Niere bei ausgedehnter Arteriosklerose in anderen Organen frei bleiben. Sie verhält sich in dieser Beziehung gerade so variabel, wie z. B. das Gehirn, dessen Arterien oft hochgradig erkrankt sind bei Intaktheit der Arterien anderer Organe, während sie bei ausgebreiteter Arteriosklerose zuweilen vollkommen frei bleiben."

„Je nachdem vorzüglich die Hauptstämme oder die Arteriae interlobulares oder die Vasa afferentia erkranken, tritt auch die Verödung mehr gleichmäßig verteilt oder in größeren oder kleineren Gruppen auf. In manchen Fällen scheinen wesentlich die Abgangsstellen der kleinen Arterien zu erkranken. Auch gibt es Fälle, bei denen der Prozeß in den Glomeruli selbst beginnt. Wenn man auch die Sklerose der Intima der Arterien meist sehr leicht nachweisen kann, so kommt es doch zuweilen vor, daß die Glomeruli zu homogenen Kugeln sich umwandeln, ohne daß man eine Veränderung der zuführenden Gefäße nachzuweisen imstande ist. In solchen Fällen, in denen nicht allgemeiner Marasmus oder Störungen der Zirkulation diese Veränderungen der Glomeruli erklären, in denen andererseits auch eine entzündliche Affektion nicht vorliegt, wird man wohl auf eine primäre Sklerose der Glomeruli rekurrieren müssen."

Daneben unterscheidet nun Ziegler noch eine interstitielle indurative Nephritis, er bringt aber merkwürdigerweise als Beispiele typische extrakapilläre Nephritiden mit Herden atrophischer Harnkanälchen und entsprechender zellreicher Bindegewebswucherung, und er betrachtet diese als die Form der genuinen Schrumpfniere, die man von der parenchymatösen unterschieden hatte. Die Drüsendegeneration trete hier zwar vielleicht nicht klinisch, dagegen wohl anatomisch gegenüber den interstitiellen Zellanhäufungen und der Bindegewebshyperplasie in den Hintergrund.

Allerdings hält er es auch hier nur in beschränktem Maße für richtig, in der interstitiellen Entzündung und der Bindegewebsentwicklung die Ursache der Schrumpfung zu suchen. Vielmehr hebt er auch hier, wie schon Thoma, die große Bedeutung der aufgehobenen Funktion für die bleibende Atrophie der Harnkanälchen hervor. „Auch hier gehen ja Glomeruli zugrunde und mit ihnen auch die Funktion der Drüsen."

Und wodurch gehen die Glomeruli bei der interstiellen Nephritis zugrunde? „Wo der Wucherungsprozeß auf die Bowmansche Kapsel übergreift und allmählich auf den Glomerulus überschreitet, liegen die Verhältnisse klar. Wo die Glomeruli ohne eine solche fibröse Hyperplasie der Kapsel veröden, da sind wir genötigt, auf die Störung der Zirkulation und auf Miterkrankung des arteriellen Gefäßsystems zu rekurrieren. Wie mehrere Autoren nachgewiesen haben, und wie man sich auch durch Gefäßinjektion überzeugen kann, geht bei der interstiellen Nephritis ein großer Teil des alten Gefäßsystems zugrunde. Ergreift der Obliterationsprozeß die Vasa afferentia oder efferentia, so ist auch eine genügende Ursache zur Verödung der Glomeruli gegeben."

Ziegler hält trotz dieser wichtigen grundlegenden Feststellung daran fest, daß interstitielle Entzündungen, und zwar nicht zur Eiterung, sondern zur Induration führende, direkt unter dem Einfluß einer Noxe entstehen können, und er bleibt dabei, daß es eine primäre interstitielle Nephritis gibt, welche zu Hyperplasie des Nierenbindegewebes führt.

Das klinische Krankheitsbild ist bereits 1898—1900 von Runeberg als Arteriosklerose vom Typ der Granularniere beschrieben und als eine besondere Hauptform der Arteriosklerose aufgefaßt worden: „Der arteriosklerotische Prozeß ist entweder über den ganzen Organismus oder einen größeren Teil desselben verbreitet. Er tritt in

Erscheinung hauptsächlich in Form einer diffusen oder gleichmäßig ausgebreiteten Verdickung der mittelgroßen, besonders aber der kleinen und kleinsten Arterien der Bauchorgane. Verstopfung der Arterien und als dessen Folge Erweichung, Schwartenbildung oder gangränöse Prozesse kommen kaum vor, dagegen verursacht der ausgebreitete Krankheitsprozeß in den kleinen Arterien ein bedeutendes Zirkulationshindernis und dadurch eine vermehrte Arbeit für das Herz. Hieraus leitet sich die vermehrte Spannung der Arterien ab, die ja ein frühzeitig auftretendes und so charakteristisches Symptom bei dieser Form der Arteriosklerose ist. Daher auch die Herzhypertrophie und später auch die Herzdilatation, die die Ursache einer allmählich zunehmenden Herzinsuffizienz sind mit all deren bedeutsamen Symptomen von seiten der übrigen Körperteile."

„Die Krankheitssymptome entwickeln sich langsam im Laufe mehrerer Jahre; zum Exitus kommt es nur ausnahmsweise plötzlich durch eine Blutung ins Gehirn oder einen urämischen Anfall, gewöhnlich aber durch die immer mehr zunehmende Herzinsuffizienz, manchmal auch im Anfall von Asthma cardiale. Das Krankheitsbild gleicht also sehr dem bei einem Mitralvitium und ist auch identisch mit dem der sogenannten idiopathischen Herzhypertrophie (weakened heart), einer Affektion, die wenigstens in den meisten Fällen auf einem diffusen sklerotischen Prozeß der Nieren beruhen dürfte. In seiner reinen Form können wir dieses Bild beobachten bei den soeben beschriebenen arteriosklerotischen Herzaffektionen, bei der Granularatrophie der Nieren sowie auch bei einer Reihe von Fällen von Arteriosklerose ohne Nierenschrumpfung, d. h. bei dem Krankheitszustand, den Gull und Sutton arterio-capillary-fibrosis benennen."

„Innerhalb dieser Gruppe von Arteriosklerose muß man also 2 Untergruppen unterscheiden: diejenige, wo neben der Arteriosklerose eine Granularatrophie der Nieren vorkommt, und eine, wo eine solche inflammatorische Nierenaffektion fehlt. Die Symptome stimmen bei beiden eng überein, und am Krankenbett ist es häufig schwer zu unterscheiden, zu welchem von beiden Gruppen der vorliegende Fall zu rechnen ist. Albuminurie findet sich oft bei beiden, und im Urinsediment fehlen charakteristische Formbestandteile, selbst wo eine Granularatrophie vorhanden ist."

„Wenn das Symptom der Herzinsuffizienz für einige Zeit zurückgeht, so verschwindet bei der unkomplizierten Arteriosklerose gewöhnlich die Albuminurie, was in der Regel nicht der Fall ist, wenn eine Granularatrophie der Nieren vorhanden ist. Bei der letzteren treten außerdem urämische Symptome auf, gewöhnlich in der Form eines akuten urämischen Anfalls, was bei der unkomplizierten Arteriosklerose nicht vorkommen dürfte, obgleich auch bei dieser Insuffizienzsymptome auftreten können, besonders als meiopragische Erscheinung, d. h. wenn aus irgendeinem Anlaß größere Ansprüche als gewöhnlich an das Funktionsvermögen der Nieren gestellt werden. Einen Anhalt für die Differentialdiagnose hat man nicht selten an der charakteristischen Retinaerkrankung, die bei der unkomplizierten Arteriosklerose nicht vorzukommen pflegt" (vgl. Ehrström).

Der große Fortschritt, der sich an den Namen Jores (1904) knüpft, besteht einmal in der genauen Beschreibung und bestimmten Kennzeichnung der Veränderungen, die zur Arteriosklerose gehören (vgl. S. 524), zum anderen in der Feststellung, daß bei dem Krankheitsbilde, das bisher als genuine Schrumpfniere, als primäre chronisch interstitielle Nephritis, als rote Granularniere bezeichnet worden war, eine echte Arteriosklerose der mikroskopisch kleinen Arterien das Wesentlichste und Wichtigste ist. Diese Arteriosklerose, die mit hyperplastischen und stark degenerativen Prozessen einhergeht, „ist über die Niere und viele Organe verbreitet und stellt sich somit als eine Systemerkrankung dar". „Diese Gefäßveränderung kommt bei der genuinen Granularniere konstant, stark und von Anfang an vor und ist bei der sekundären Schrumpfniere gering oder kann fehlen" (Roth). Damit hat Jores den wichtigen Nachweis erbracht, daß die genuine rote Granularniere wesensgleich ist mit der von Leyden und von Ziegler beschriebenen arteriosklerotischen Schrumpfniere. Während aber Ziegler bei den Nierenläsionen der Arteriosklerotischen sowohl die Erkrankung der Nierenarterie im Hilus als auch ihrer gröberen und feineren Verzweigungen für die Atrophie der Niere verantwortlich machte, ist Jores der Meinung, daß die Hauptwirkung in der Arteriosklerose der kleinen Arterien (Vasa interlobulares und afferentia) gesucht werden muß. „Denn hierdurch kommt die häufigste, fast regelmäßige Nierenläsion der Arteriosklerotiker, die feine Granulierung zustande, und diese ist es, welche anatomisch und klinisch Beziehungen zur genuinen Schrumpfniere zeigt."

Es bedeutet wohl eine Stellungnahme zu der Vorstellung Zieglers, daß es außer der arteriosklerotischen Schrumpfniere noch eine genuine interstitielle Nephritis gäbe, oder die Feststellung, daß bei dieser eine sichtbare makroskopische Arteriosklerose fehlen kann, wenn Jores fortfährt, die Verhältnisse lägen bei der genuinen Schrumpfniere nicht nur ähnlich, sondern fast gleich: „Die Arteriosklerose der kleinen Organarterien ist hier ebenso stark und so verbreitet, wie bei den Nieren der Arteriosklerotiker, vielfach noch viel erheblicher. Die Art der Glomerulusverödung ist dieselbe wie bei der arteriosklerotischen Niere und verschieden von der chronisch parenchymatösen Nephritis und der

sekundären Schrumpfniere." Leider läßt Jores ebenso wie Ziegler eine klare Begriffs-
bestimmung vermissen, was er eigentlich unter genuiner Schrumpfniere versteht. Er
spricht davon, daß die rote Granularniere nach der Richtung der arteriosklerotischen
Schrumpfniere zahlreiche Übergänge zeigt, andererseits betont er den hohen Grad der
Herzhypertrophie bei der roten Granularniere im Gegensatz zur arteriosklerotischen
Schrumpfniere und spricht in einem typischen Falle von noch großer beginnender roter
Granularniere von dem frühzeitigen Vorhandensein der Affektionen des Gefäßsystems,
die in ihrer Stärke in keinem Verhältnis stehen zur Ausdehnung des „nephritischen
Prozesses". Während man auf der einen Seite den Eindruck gewinnt, daß die genuine
Schrumpfniere sich von der arteriosklerotischen nur dadurch unterscheidet, daß bei
der ersteren keine makroskopische Arterio- (bzw. Athero-) sklerose besteht, kommt
andererseits in der Bezeichnung der Prozesse als „nephritisch" schon eine gewisse Unsicherheit zum Ausdruck, ob mit der Feststellung des arteriosklerotischen Charakters
der Gefäßveränderungen bei der genuinen Schrumpfniere das Wesen der Erkrankung
erschöpft ist.

Aber wir finden bei Jores zum ersten Male eine klare und histologisch eindeutige
Unterscheidung zwischen genuiner und sekundärer Schrumpfniere und die unzwei-
deutige Erklärung, daß die Pathogenese der beiden Formen verschieden ist. Für die Pathogenese der sekundären Schrumpfniere spielt für Jores die Degeneration des Epithels der
Harnkanälchen die Hauptrolle, der Glomerulusuntergang kommt auf dem Wege der chronischen Glomerulonephritis zustande, die Arteriosklerose der Vasa afferentia spielt hierfür
keine Rolle. Die Veränderungen der kleinen Arterien spielen nur bei der roten Granularniere eine Rolle, bewirken im wesentlichen, da Parenchymdegeneration fast ganz zurücktritt, die Ausbildung der Nierenschrumpfung und verleihen ihr ein charakteristisches,
anatomisch-histologisches Gepräge.

Die sekundären Schrumpfnieren gehen mit geringer Herzhypertrophie (vgl. Bartels)
und bescheidener Blutdrucksteigerung einher, neigen zur Urämie und gehen an Urämie
zugrunde; bei den roten Granularnieren, die mit hochgradiger Herzhypertrophie und hohen
Blutdruckwerten einhergehen, stehen die Gefäßaffektionen (Herzinsuffizienz, Apoplexie)
im Vordergrund und führen in der Regel das Ende herbei.

Gaskell hat unter Leitung von Aschoff diese Lehre von Jores bestätigt. Er unterscheidet bei den Schrumpfnieren eine entzündliche und eine vaskuläre Gruppe; in der
letzteren können wieder zwei Untergruppen unterschieden werden:
a) die senile, arteriosklerotische und
b) die genuine oder primäre Schrumpfniere, die auf einer primären Arteriosklerose
der kleinen Arterien beruht.
Die Primärveränderung bei der senilen arteriosklerotischen Gruppe beginnt in der
Aorta und den größeren Gefäßen, breitet sich von da in die Arterienzweige der Nieren aus.
Obwohl es zu hochgradiger Nierenschrumpfung kommen kann, ist diese nur im Alter vorhandene Form klinisch ohne Bedeutung und geht ohne Herzhypertrophie einher.
Die genuine Schrumpfniere ist eine Teilerscheinung eines pathologischen Komplexes,
bestehend in hypertrophischen Veränderungen an Herz und Aorta und vaskulären Veränderungen in der Niere und in anderen Organen, vorzugsweise des Gehirns. Diese sind
direkt abhängig von einer schweren primären Arteriosklerose der kleinen Arterien und
Arteriolen. Der Tod wird gewöhnlich durch Hirnhämorrhagie herbeigeführt, und zwar in
der mittleren Periode des Lebens.

Die durch Ziegler und Jores geläuterte und auf exaktere histologische
Grundlage gestellte Lehre von Gull und Sutton hat fast allgemeinen Anklang
gefunden. Auf die ablehnende Stellungnahme von Ribbert komme ich noch
zurück.

Etwas abweichend ist die Vorstellung von Aufrecht. Auch er sieht zwar den primären
Vorgang bei der fein granulierten Niere in einer hyalinen Degeneration der kleinsten Gefäße,
insbesondere der Vasa afferentia; aber er bezeichnet den Prozeß als „hyalin-vaskuläre
Nephritis".
Daß Arteriosklerose der Gefäße überhaupt und der Nierengefäße im besonderen auf-
fallend häufig bei dieser Form der Nephritis vorkommt, erklärt Aufrecht folgender-
maßen: Der Prozeß der Arteriosklerose nimmt von den Vasa nutritia vasorum seinen
Ausgang, die in ihrer Größenordnung den Vasa afferentia entsprechen. Der hyalinen
Erkrankung der Vasa afferentia entspricht eine gleichartige Erkrankung der Vasa nutritia
der großen Gefäße. Erkranken beide gleichmäßig, so kommt es zur hyalin-vaskulären
Nephritis mit arteriosklerotischem Einschlag.

Für den Pathologen schien mit der Feststellung von Ziegler und Jores,
daß die große Gruppe von Schrumpfungszuständen der Nieren ohne vorauf-

gegangene Nephritis auf Arteriosklerose größerer oder kleinster Arterien zurückzuführen ist, die Frage der roten Granularniere und ihrer Abtrennung von der sekundären — nephritischen — Schrumpfniere endgültig gelöst; für den Kliniker dagegen war damit das Problem der genuinen Schrumpfniere keineswegs erledigt. Denn das, was Jores als rote Granularniere beschrieben hat, das war nicht dasselbe, was der Kliniker unter genuiner Schrumpfniere verstanden hat und noch versteht; das waren nicht die typischen Krankheitsbilder, die zwar auch mit höchstgradiger Blutdrucksteigerung und gewaltiger Herzhypertrophie einhergehen, aber ein ausgesprochen renales Krankheitsbild aufweisen und nicht wie die Joresschen Fälle am Herz und am Gehirn, sondern an der Niere sterben. Das wurde mir bald klar, als ich 1905 die innere Abteilung des Krankenhauses in Dortmund übernommen hatte. Hier hatte ich an großem Material die Möglichkeit, mich noch eingehender mit dem Problem der Blutdrucksteigerung zu beschäftigen, und das Glück, in M. John einen klinisch wie histologisch gleich bewanderten und zuverlässigen Mitarbeiter zu finden.

Das erste, was uns auffiel, als wir grundsätzlich bei jedem Kranken den Blutdruck maßen, das war die außerordentliche Häufigkeit des Hochdrucks ohne Erscheinungen von seiten der Niere und ohne Nierenerkrankung in der Vorgeschichte. Die grundlegende Mitteilung von Jores über Wesen und Entwicklung der Arteriosklerose, in der Jores zwei Arten von Intimaverdickung, die elastisch-hyperplastische und die regenerative bindegewebige Intimaverdickung unterscheidet, veranlaßte John, die Nierengefäße histologisch sorgfältig zu untersuchen.

Da war das zweite auffallende Ergebnis, daß sich die von Jores beschriebene Elastikahypertrophie der kleinen Arterien und die Degeneration der Vasa afferentia bei einer ganzen Reihe solcher Fälle von Hochdruck, die plötzlich am Herzen oder am Schlaganfall gestorben waren, in ausgesprochenstem Maße fand, (ohne daß sich entzündliche Erscheinungen am Parenchym oder Neubildung von Bindegewebe nachweisen ließen, und ohne daß es sich um rote „Granular"nieren gehandelt hätte. Vielmehr konnten John und ich (1907/1908) bei Fällen von Hochdruck diesen Befund in makroskopisch vollkommen glatten, großen Nieren erheben, die man damals einfach für Stauungsnieren angesehen hätte.

War schon anatomisch in solchen Fällen von Schrumpfnieren nicht die Rede, so zeigte auch die klinische Untersuchung mit der damals bereits von uns ausgebildeten Methode des Wasser- und Konzentrationsversuches oft keine Spur einer Störung der Nierenfunktion.

Das dritte, was uns überraschte, war endlich, daß bei Fällen, die klinisch als genuine Schrumpfnieren imponierten, d. h. Polyurie und Hyposthenurie und bei der Funktionsprüfung mittels der genannten Methode eine schwere Störung der Nierenfunktion dargeboten hatten und an Urämie gestorben waren, autoptisch zwar mikroskopisch die von Jores beschriebenen „arteriosklerotischen" Gefäßveränderungen in stärkstem Maße, aber makroskopisch keine roten, sondern eher rötlichgraue, gesprenkelte oder marmorierte Granularnieren gefunden wurden.

John hat damals schon die Unterschiede der Gefäßveränderungen bei den roten Granularnieren und den sekundären Schrumpfnieren beobachtet, im ersteren Falle vorwiegend Elastikahypertrophie, im letzteren Falle vorwiegend Bindegewebswucherung der Intima gefunden. Übergroße Kritik hat mich damals leider veranlaßt, die Beschreibung dieser Befunde, die ich noch nicht recht zu deuten wußte, zurückzuhalten.

Die 1909 erschienene Arbeit von Fahr über chronische Nephritis und ihre Beziehungen zur Arteriosklerose, die ebenfalls von der Joresschen Mitteilung ausging, bestätigte das überaus häufige Vorkommen der hyperplastischen Intimaverdickung in den Nieren und ihr Fehlen bei der chronischen Nephritis. Sein Interesse für diesen Gegenstand veranlaßte mich, ihn nach meiner Übersiedlung nach Mannheim (1908) als Mitarbeiter zu gewinnen und ihm die auf mein Betreiben neu gegründete Prosektur der städtischen Krankenanstalten zu übertragen. Das Ergebnis unserer weiteren gemeinsamen Arbeit war folgendes (1910):

Die Hypertonieniere und rote Granularniere läßt sich klinisch-histologisch leicht von einer sekundären Schrumpfniere unterscheiden. Die rote Granularniere, von den Pathologen auch als genuine Schrumpfniere bezeichnet, ist aber nicht identisch mit der bösartigen, rettungslos zur Niereninsuffizienz und Urämie führenden genuinen Schrumpfniere der Kliniker, sondern eine quoad Lebensdauer und quoad Niere auffallend gutartige Erkrankung. Die genuine Schrumpfniere ist eine auf dem Boden der Arteriosklerose entstandene Granularniere, zu der sich klinisch die Erscheinungen einer Nierenkrankheit und die Neigung zu Niereninsuffizienz, histologisch die entzündlichen und degenerativen Erscheinungen einer Nephritis hinzugesellt haben; sie ist als eine Kombination von roter Granularniere mit echter Nephritis zu betrachten. Auch die in der Regel abnorm hohen Blutdruckwerte, die 230 bis 250 mm Hg betragen können, erklären sich vielleicht am besten aus einer Kombination von einer schon lange bestehenden, nicht renalen Hypertonie mit einer nephritischen Blutdrucksteigerung. Die elastisch-hyperplastische Intimawucherung ist nicht die Ursache, sondern die Folge der jahrzehntelang andauernden Blutdrucksteigerung; deren Ursache ist unbekannt. „Nur so viel kann wohl aus dem klinischen Verhalten geschlossen werden, daß die Blutdrucksteigerung bei der roten Granularniere nicht renalen, wenigstens nicht nephritischen Ursprunges ist" (Volhard).

Damit waren wir bereits 1910 bei der Unterscheidung von zwei Formen der Nephrosklerose und von zwei Arten der Blutdrucksteigerung angelangt. Unklar blieb die Herkunft der zur roten Granularniere hinzutretenden Nephritis, unklar die Genese der Blutdrucksteigerung, und meine Vorstellung über diese beiden Probleme hat sich mehrfach gewandelt. In unserer gemeinsamen Monographie über die Brigthsche Nierenkrankheit (1914) haben wir die Unterscheidung von zwei Arten der Blutdrucksteigerung fallen lassen, aber nach wie vor zwei Formen der Sklerose unterschieden: „Beiden gemeinsam ist klinisch die Hypertonie, anatomisch die präsklerotische oder arteriosklerotische Veränderung an den Nierengefäßen. Beide Formen unterscheiden sich aber dadurch voneinander, daß bei der einfachen blanden Sklerose, der gutartigen Hypertonie, das restierende Parenchym — soweit es nicht infolge arteriosklerotischen Gefäßverschlusses infarktähnlich untergegangen, verödet ist — gesund und funktionell leistungsfähig bleibt, während bei der bösartigen Form der Hypertonie, die wir als Kombinationsform bezeichnet haben, sich in dem Parenchym, abgesehen von den „blanden" arteriosklerotischen Prozessen, noch außerdem „entzündliche und degenerative" Prozesse abspielen. Diese durchlaufen ihrerseits alle Stadien der Nephritis und können schließlich klinisch und anatomisch zu dem charakteristischen Bild der chronischen Niereninsuffizienz, des Endstadiums der diffusen Nephritis führen, einem Bilde, das sich klinisch unter Erhöhung des Rest-N-Spiegels durch die Diurese des Nierenrestes: Polyurie und Hyposthenurie, anatomisch neben ausgedehnter Verödung sekretorischer Elemente und konsekutiver Bindegewebswucherung durch Erweiterung der erhaltenen Kanälchen und Abplattung der Nierenepithelien dokumentiert" (Volhard und Fahr).

Von der Vermutung, daß das, was zur roten Granularniere hinzukommen muß, um eine genuine Schrumpfniere zu erzeugen, eine zufällig hinzutretende — exogene — Nephritis sei, sind wir trotz des ausgesprochen nephritischen Einschlages im klinischen und histologischen Bilde bald zurückgekommen zugunsten einer endogenen Entstehung des nephritischen Einschlages. Fahr hat die Vermutung geäußert: „Durch die starken Gefäßveränderungen und die daraus resultierenden Ernährungsstörungen wird die Niere in ihrer Widerstandsfähigkeit und Leistungsfähigkeit beeinträchtigt und reagiert auf geringe Schädlichkeiten, wie sie die normale Niere ohne weiteres erträgt, ohne Schaden zu nehmen, mit degenerativen resp. entzündlichen Veränderungen, die von Funktionsstörungen des Organes begleitet sind, während die Arteriosklerose der kleinen Gefäße an sich nur zur Hypertonie führt."

Ich selbst hatte die Vermutung geäußert, daß ein toxisches Moment hinzutreten muß, daß vielleicht ein physiologisches Stoffwechselprodukt zu toxischer Wirkung gelangt, weil eine hochgradige disponierende Arteriosklerose — darunter hatte ich schon damals die diffuse hochgradige hyperplastische Intimawucherung verstanden — bereits besteht.

Unser gemeinsamer Standpunkt kam folgendermaßen zum Ausdruck:

„Wir halten also die Arteriosklerose der kleinen Nierengefäße insofern für das Wesentliche und Bestimmende bei der Kombinationsform, als wir glauben, daß die Arteriosklerose der kleinen Nierengefäße, wenn sie nur ausgedehnt und intensiv genug ist, zur Kombinationsform disponiert, doch betonen wir dabei nochmals, daß die Arteriosklerose der kleinen Nierengefäße zwar zur Kombinationsform führen kann, aber nicht führen muß."

In der Frage nach der Ursache der Hypertonie hatte ich mich auf Grund der Untersuchungen Fahrs, der einen sehr auffälligen Parallelismus zwischen Arteriosklerose der Nierengefäße und Herzhypertrophie feststellen konnte (vgl. S. 457), nachträglich seiner Auffassung angeschlossen, daß die Arteriosklerose der Nierengefäße der primäre Vorgang, und daß Blutdrucksteigerung und Herzhypertrophie die Folge, also — im Gegensatz zu meiner früher geäußerten Ansicht — renalen Ursprunges sei.

Was die Namengebung betrifft, so habe ich die Bezeichnung genuine Schrumpfniere beanstandet für die roten Granularnieren, weil diese vom Standpunkte des Klinikers gutartige Hypertonien sind, rein kardial verlaufen und nicht zu Niereninsuffizienz führen, während nur die bösartige Form den prognostisch so ominösen Namen verdient.

„Für beide Gruppen, die sich für den Kliniker durch ihre Prognose so wesentlich unterscheiden, daß man von einer gutartigen und einer bösartigen Form der genuinen Schrumpfniere sprechen müßte, ist aber die Bezeichnung „Schrumpf"niere zu eng, denn bei der gutartigen Form sind in der Mehrzahl, bei der bösartigen Form in der Minderzahl der Fälle die Nieren nicht geschrumpft. Es hat daher keinen Sinn, diese inkonstante, unwesentliche, dabei klinisch gar nicht diagnostizierbare Möglichkeit, daß Bindegewebe sich in reicherem Ausmaße entwickelt und zu narbiger Retraktion geführt hat, in der Namengebung derart in den Vordergrund zu rücken."

„Wenn ich diesen ehrwürdigen Namen der genuinen Schrumpfniere beibehalte und weiter gebrauche, so geschieht das nicht in anatomischem, sondern nur in klinischem Sinne zur Bezeichnung der malignen Sklerose mit Neigung zur Niereninsuffizienz."

„Das Wesentliche ist für beide Formen, für die gutartige wie für die bösartige Sklerose, die Hypertonie und die Arteriosklerose der Nierengefäße, weshalb uns als Sammelname die Bezeichnung (Nephro-) Sklerosen — ohne den Nebengedanken von Zirrhose oder Schrumpfung — gerechtfertigt erschien."

„Nicht gerechtfertigt erschien uns aber wiederum, die benignen Formen als Arteriosklerosen der größeren und kleineren, die malignen als Arteriosklerosen der kleinsten Gefäße zu bezeichnen, weil letztere auch nicht selten bei den gutartigen Formen stark verändert gefunden wurden."

„Wir haben daher vorgezogen, die einfache blande Sklerose oder gutartige Hypertonie der bösartigen Hypertonie, der mit „Entzündung" gepaarten Sklerose, i. e. der Kombinationsform gegenüberzustellen, wobei die erstere auch Fälle enthält, die der Anatom schon als genuine Schrumpfniere bezeichnet hat, die letztere diejenigen Formen betrifft, die der Kliniker unter der Bezeichnung genuine Schrumpfniere im Traubeschen Sinne sich vorzustellen gewöhnt ist."

Die klinische Bedeutung der Unterscheidung dieser beiden Formen von Sklerose und der Einordnung der bis dahin ganz ungeklärten sog. primären interstitiellen Nephritis in die Gruppe der Sklerosen ist rückhaltlos anerkannt worden.

Nur Rosenthal kann die Berechtigung, klinisch zwei verschiedene Formen der Schrumpfniere, eine maligne und eine benigne, zu unterscheiden, nicht anerkennen. Sein Urteil gründet sich aber nicht etwa auf klinische, sondern auf anatomische Untersuchungen, wobei er unter dem klinischen Begriff der benignen Sklerose alle Fälle von Arteriosklerose der Nieren versteht, die jene von Fahr beschriebenen anatomischen Glomerulusveränderungen nicht zeigen, während er die mit „entzündlichen" Glomeruliveränderungen als maligne bezeichnet. Infolgedessen findet er bei seinen 44 Fällen von benigner Sklerose 7mal Urämie. Obwohl diese 7 Fälle neben der Niereninsuffizienz auch Retinitis albuminurica aufweisen, und obwohl Rosenthal meinen Satz: „mit dem Auftreten der Retinitis albuminurica ist der Zeitpunkt gegeben, von dem ab die Sklerose aufhört, eine gutartige Hypertonie zu sein", anführt, rechnet Rosenthal diese Fälle — weil entzündliche Glomeruliveränderungen fehlen — zur benignen Sklerose. Den gleichen Grad von klinischem Verständnis zeigt seine Bemerkung, daß in Zukunft eine schärfere Trennung der verschiedenen Formen der Urämie angestrebt (!) werden müsse, weil in einem Falle Symptome auftraten, die anscheinend der Pseudourämie angehören, während die Sektion echte Urämie ergab (als ob sich beides ausschlösse), oder weil in einem anderen

Falle nach dem Krankenblatt echte Urämie bestand, während die Sektion nichts von alledem feststellen konnte (als ob die echte Urämie ein anatomischer Begriff wäre); oder seine Vorstellung über den Krankheitsverlauf: Bei der malignen Sklerose verläuft einmal „die Krankheit" in 10 Tagen (!), nachdem 14 Jahre vorher eine Nephritis (!) vorausgegangen war, einmal in 1 Jahr, zweimal in 10 Jahren. Rosenthal steht nicht an zu behaupten, daß die benigne Sklerose unter Umständen viel rascher, als man bisher annahm, (in einem Jahre!) verlaufen kann, und da zwei maligne Sklerosen 10jährige Dauer haben, so schließt er, daß durchaus nicht alle stürmisch verlaufen, sondern manchmal so schleichend, wie man es von der benignen annahm. Es hätte nur noch gefehlt, daß Rosenthal sein Erstaunen darüber ausgedrückt hätte, daß sich so gewaltige Herzhypertrophien in 1 Jahr resp. 10 Tagen entwickeln, und daß die entzündlichen Glomeruliveränderungen nach vermeintlich 10jähriger Dauer noch so frisch aussehen können.

Das einzige, was man aus dieser Arbeit schließen kann, ist so viel, daß der klinisch maligne Verlauf nicht von den von Fahr als „entzündlich" bezeichneten Glomeruliveränderungen abhängig sein kann, und daß diese allein eine histologische Unterscheidung der beiden Formen nicht gestatten.

Als Gegenbeispiel verweise ich auf die vortreffliche klinische Arbeit von Machwitz und Rosenberg aus der Klinik von Umber. Ihnen hat sich „die von Volhard und Fahr inaugurierte Zweiteilung der „genuinen Schrumpfniere" in eine benigne und maligne Form glänzend bewährt". Obgleich Übergänge zwischen beiden vorkommen (und wie ich hinzufüge, notwendigerweise vorkommen müssen, weil sich die eine Form aus der anderen entwickelt), sei es unbedingt erforderlich, prinzipiell diese Zweiteilung aufrecht zu erhalten.

Diese Unterscheidung ist denn auch in alle klinischen Lehrbücher übergegangen und Gemeingut der Ärzte geworden.

Sehr viel lebhafter war aber und ist noch heute der Widerspruch, den die Deutung der histologischen Befunde und unsere Annahme einer Kombination von Sklerose mit „Entzündung" erfahren hat.

Jores hat zwar die Berechtigung anerkannt, die Kombinationsform von Volhard und Fahr von seiner roten Granularniere abzutrennen. Jores und Paffrath meinen aber, man müsse die Kombinationsform histogenetisch anders auffassen. Diese unterscheide sich von der gewöhnlichen arteriosklerotischen Nierenveränderung nur durch die große Intensität der Gefäßveränderungen, insbesondere der kleinsten Gefäße. Bei der von Fahr beschriebenen Epithelproliferation handelt es sich nicht um einen entzündlichen, sondern um einen degenerativen Prozeß, eine Epitheldesquamation. „Je hochgradiger die Gefäßaffektionen, um so eher ein Übergang des degenerativen Prozesses auf die Glomerulischlingen und damit das Auftreten der Epitheldesquamationen in der Kapsel. Alle Umstände deuten darauf hin, daß es sich um eine akut auftretende Entartung handelt, die bis dahin unveränderte oder wenig veränderte Glomeruli befällt. Dieser wahrscheinlich akut eintretende Prozeß scheint besonders geeignet, in einer ursprünglich herdweise alterierten Niere eine diffuse Alteration der Glomeruli zu bewirken."

„Der Unterschied zwischen den beiden von Volhard aufgestellten Formen der durch Arteriosklerose bedingten chronischen Nierenkrankheiten liegt darin, daß in dem einen Falle eine herdweise Erkrankung der Glomeruli und damit ein herdweiser Untergang von Nierenparenchym vorliegt (rein arteriosklerotische Nierenerkrankungen Fahrs, rote Granularniere), in dem anderen Fall eine diffuse Erkrankung der Glomeruli und ein diffuser Untergang von Parenchym (sog. Kombinationsformen)".

Obwohl diese Unterscheidung in Nephrocirrhosis arteriosclerotica disseminata und diffusa im wesentlichen zutrifft, aber die Halbmondbildung in einzelnen Glomeruli nicht erklärt, so enthält diese Deutung von Jores geradezu das Eingeständnis, daß etwas zu der gewöhnlichen Arteriosklerose hinzukommen muß, was dieser fremd ist, nämlich ein akuter degenerativer Prozeß. Sie läßt aber gerade die wichtigste Frage unbeantwortet, wie dieser akute degenerative Prozeß auf dem Boden einer sonst so langsam fortschreitenden Arteriosklerose entsteht.

Löhlein hat sich nicht ohne Einschränkung Jores angeschlossen, insofern er die benigne als herdförmige, die maligne als diffuse Erkrankung bezeichnet. Er betont aber Jores gegenüber, daß in einer ganzen Reihe seiner Fälle von Kombinationsform der herdförmige Charakter der Veränderungen ganz ausgesprochen war, und daß zwischen diesen und solchen „diffuser" Glomerulierkrankung alle möglichen Übergänge bestanden.

Auch er kommt zu dem Schluß, daß die Trennung einer gutartigen und einer bösartigen Form der vaskulären Sklerose klinisch zu Recht besteht, daß aber anatomisch die Trennung an anderer Stelle, als Volhard und Fahr wollen, vorgenommen werden muß. Es handelt sich nicht um zwei Formen, sondern um Entwicklungsstadien eines einheitlichen Prozesses.

Löhlein behauptet: „Für die Pathogenese der genuinen Schrumpfniere sei ganz allein und ohne „Kombination" mit irgend etwas anderem entscheidend die Atherosklerose der Arteriolen nach Jores: „Diese ist diffuser Art, und gerade dies bedingt den malignen Charakter der Erkrankung, der eben auf der Schädigung aller oder doch sehr zahlreicher harnbereitender Systemchen beruht. Im einzelnen hängt das Tempo — Länge des „blanden" Vorstadiums und anderes — und ebenso das histologische Bild von der Art ab, in welcher der Prozeß an den Arteriolen schädliche Folgen für die spezifischen Organteile — zunächst die Glomeruli — nach sich zieht; diese kann sehr verschieden sein".

„Der rapide Untergang (Erstickung) des ganzen Knäuels oder von Teilen desselben bei totaler Verlegung des Vas afferens steht am einen Ende der Reihe, das den Fällen „maligner" Form mit foudroyantem Verlauf entspricht. — Die ganz allmähliche hyaline Verdickung der Schlingen vom Hilus aus bei dilatiertem Vas afferens steht am anderen Ende und kommt wesentlich bei langsamem Verlauf, bei der initialen Form vor, für die er bis zu einem gewissen Grade charakteristisch ist. Er fehlt aber (selbstverständlich) nicht — gelegentlich — bei „malignen" Fällen.

Der rapide Untergang des Knäuels („Erstickung") ist oft mit starker Dilatation der Schlingen, mit Auftreten von Lipoidmassen in den Kapillaren, nicht selten mit totaler oder partieller Nekrose, zuweilen mit Hämorrhagien verbunden; er ist außerdem häufig, wenn nicht immer, von mehr oder weniger ausgesprochenen Reaktionserscheinungen begleitet, indem Leukozyten ein- und auswandern und indem die Knäuelepithelien in Wucherung und Desquamation geraten.

Die hyaline Umwandlung der Schlingen äußert sich zunächst in einer vom Hilus aus nach dem Kanälchenpol langsam fortkriechenden hyalinen Wandverdickung, die in der Regel mit einer konzentrischen Kapselverdickung vergesellschaftet ist; sie führt allmählich zum Kollaps und schließlich zur hyalinen Knäuelnarbe.

Zwischen beiden Formen des vaskulär bedingten Unterganges der Glomeruli gibt es viele Übergänge und auch Mischungen, und nicht einmal in einer und derselben Niere ist das pathologische Geschehen immer einheitlich."

Löhlein betont, daß der Charakter einer „selbständigen Entzündung" im Sinne von Lubarsch den reaktiven Erscheinungen an den Knäueln bei schwerster Atherosklerose der Arteriolen insofern nicht zukommt, als sie nicht die Reaktion auf „eine von außen eindringende oder eingedrungene Schädlichkeit" bilden.

Der die entzündlichen Vorgänge auslösende Reiz ist in Produkten des Gewebsunterganges zu suchen.

Löhlein gesteht offen, daß er erst durch die Nachprüfung der Volhardschen Lehre von der „Kombinationsform" auf die enge Zusammengehörigkeit mancher großen, noch nicht geschrumpften, blutreichen Nieren bei Apoplektikern mit den typischen Fällen ausgebildeter maligner Nierensklerose schärfer aufmerksam geworden ist, und er meint, daß diese beginnenden Sklerosen, die ja früher vielfach verkannt wurden (sie werden auch heute noch ungemein häufig übersehen, als Stauungsniere angesprochen und die Herzhypertrophie für idiopathisch gehalten), ohne Zweifel frühe Stadien der malignen Nierensklerose sind, was meiner Auffassung durchaus entspricht, mit der Einschränkung, daß solche Fälle einmal in die maligne Form übergehen können, aber nicht müssen.

Löhlein unterscheidet aber schließlich doch auch eine maligne Form — Nephrosclerosis vascularis progressiva, seu perniciosa, seu maligna — und eine benigne Form — Nephrosclerosis vascularis lenta oder präsklerotische Form — und meint, daß aus der präsklerotischen benignen Form in dem Augenblick, da die Atherosklerose der Arteriolen voll entwickelt ist, die maligne Form wird oder werden kann, daß Übergangsstadien nicht selten sind, und endlich, daß eine akute Nephritis zu vaskulärer Sklerose in jedem Stadium komplizierend hinzutreten kann.

An anderer Stelle stellt Löhlein als zwei Extreme gegenüber: Die perakute, zum baldigen urämischen Ende führende arteriolosklerotische Schrumpfniere einerseits und die essentielle Hypertonie mit unter Umständen viele Jahre bestehender geringgradiger narbiger Verödung bei frühsklerotischer Veränderung andererseits. Zwischen beiden bestehen Übergänge. Die Unterscheidung in lenta und progressiva zieht Löhlein zurück, glaubt aber doch, daß wir ohne Zweiteilung des Gesamtgebietes der angiosklerotischen Schrumpfnieren und ohne eine entsprechende Bezeichnung nicht auskommen können, und er schlägt nun die Bezeichnung initialis und progressiva vor. Damit verwischt aber Löhlein gerade wieder den wesentlichsten Unterschied im Tempo des Ablaufes, der durch die Bezeichnung lenta und progressiva viel besser gekennzeichnet war, zugunsten einer rein quantitativen Unterscheidung.

Ganz ähnlich äußert sich Aschoff; auch er lehnt die Kombinationsform ab:
1. Eine Komplikation von angiosklerotischen Schrumpfnieren mit echten entzündlichen, exogen bedingten Glomerulonephritiden kommt vor, ist aber selten (Komplikationsform).

2. Die von Fahr beschriebenen Bilder der Glomerulusveränderungen sind zum großen Teil als auf die Glomerulusschlingen fortschreitende angiosklerotische Prozesse mit ischämischen Nekrosen einzelner Schlingen zu deuten (fortschreitender Charakter der genuinen angiosklerotischen Schrumpfniere, Löhlein). In anderen Fällen bleibt es zweifelhaft, wieweit eine durch endotoxische urämische Momente bedingte Glomerulitis vorliegt (urämisches Stadium der genuinen angiosklerotischen Schrumpfniere).

3. Die unter 2 genannten Glomerulusveränderungen in den genuinen angiosklerotischen Schrumpfnieren sind in der Regel zu gering, als daß sie ursächlich für die Niereninsuffizienz in Betracht kämen. Vielmehr kann die genuine Angiosklerose der Nierenarterien auch ohne solche Veränderungen zur völligen Niereninsuffizienz führen. Die Glomeruliveränderungen sind als urämisch anzusehen und ein Symptom der Niereninsuffizienz, nicht ihre Ursache.

4. Die senile Form, bei welcher das System der größeren und mittleren Arterien erkrankt ist, und bei welcher keine Hypertonie besteht, ist von der genuinen hypertonischen Form, bei welcher die kleinen und präkapillaren Arterien (die Arteriolen) erkrankt sind, zu trennen.

Funktionell kann man das Stadium der Anpassung von dem Stadium der Insuffizienz unterscheiden. Unter Anpassung versteht Aschoff die genügende Ausscheidung des Wassers und der Stoffwechselprodukte trotz der Einengung des zum Filterapparat führenden Röhrensystems. Jede Zurückhaltung von exkretorischen Stoffen bewirkt reflektorisch eine entsprechend vermehrte Durchblutung der Nieren. Dies wird zunächst durch maximale Erweiterung der Nierengefäße erreicht; an diese muß sich bei stärkerer Einengung des zum Filter führenden Röhrensystems durch weitere Zurückhaltung der Exkretionsstoffe oder auf eine andere, uns noch unbekannte Weise eine reflektorische Spannungserhöhung im peripheren Arteriengebiet anschließen. Durch diese erhöhte Blutdurchströmung wird die Wasserausscheidung auf das nötige Quantum gebracht (Pseudonormalurie). Da aber mit der Verkleinerung des Filters auch eine Verkürzung des tubulären Ausschwitzungsapparates einhergeht, so wird eine genügende Auswaschung nur dann zustande kommen, wenn die in erhöhter Geschwindigkeit hindurchströmende Flüssigkeit auch der Menge nach eine Erhöhung erfährt. Das Ergebnis ist die Polyurie, das Zeichen der vollendeten Anpassung, der erhöhten Tätigkeit der noch arbeitsfähigen Gefäße. (Aschoff übersieht dabei, daß bei der benignen Sklerose trotz hochgradiger Blutdrucksteigerung keine Polyurie, bei manchen Fällen von hochgradiger Niereninsuffizienz trotz fehlender Blutdrucksteigerung Polyurie zustande kommt.)

Kann das Herz der vermehrten Inanspruchnahme nicht nachkommen, so kommt es zur Herzinsuffizienz. Können die Gefäße nicht standhalten, so kommt es zur Apoplexie, d. h. zum Stadium der kardiovaskulären Insuffizienz. Kann die Niere trotz aller erhöhten Durchblutung oder erst infolge abnehmender Herzkraft nicht mehr alle Schlacken abgeben, so kommt es zum Stadium der renalen Insuffizienz mit allgemeiner Cholesterinsteatose (präurämisches Stadium, Retinitis albuminurica, Urämie). (Wenn Aschoffs Vorstellung von der Anpassung richtig wäre, so müßte auch bei der benignen Sklerose die Herzinsuffizienz jedesmal zur Niereninsuffizienz führen, was aber nicht der Fall ist.)

Zwischen den verschiedenen Stadien der genuinen angiosklerotischen Nierenerkrankung lassen sich keine scharfen Grenzen ziehen; auch das Tempo, in welchem die Erkrankung fortschreitet, kann ganz verschieden sein. So ist es verständlich, daß in einigen Fällen mit langsamem Fortschreiten des Prozesses ein relativ hohes Alter erreicht wird und der Tod durch Apoplexie den Abschluß bildet, während in anderen Fällen durch das mehr diffus und gleichzeitig schnelle Fortschreiten, wie es sich histologisch in den akut ischämischen Veränderungen der Glomerulischlingen dokumentieren kann, die renale Insuffizienz frühzeitig herbeigeführt wird. Das sind aber keine verschiedenen Formen von Nierenerkrankungen, sondern nur Verschiedenheiten in der Schnelligkeit, mit welcher sich die Stadien der Erkrankung entwickeln.

Aschoff bleibt uns dabei wie Jores und Löhlein die wichtige Antwort auf die Frage schuldig, warum der seiner Natur nach ungemein langsam verlaufende Prozeß der Atherosklerose in manchen Fällen so auffallend schnell fortschreitet.

Als wertvolles Ergebnis unserer Untersuchung betrachtet Aschoff den von Fahr und Volhard geführten Nachweis der relativen Häufigkeit besonderer reparativer oder inflammatorischer Veränderungen an den Glomeruli in Fällen von Urämie. Sie sind wichtig als ein Symptom besonderer Progredienz des Prozesses oder bereits eingetretener renaler Insuffizienz; eine kausale Bedeutung für die letztere kommt ihnen nicht zu.

„Zwei verschiedene Formen der genuinen Angiosklerose der Nieren, eine sog. benigne und eine sog. maligne, können also, wenn man die Gesamterkrankung des Individuums ins Auge faßt, und das ist für den Praktiker die Hauptsache, nicht anerkannt werden. Noch viel weniger kann man von einer benignen und malignen Form der Hypertonie sprechen. Wie kann eine Hypertonie benigne sein, die durch Apoplexie sofort zum Tode führen kann!"

Diese Beanstandung, die merkwürdigerweise auch von anderer, ja sogar von klinischer Seite erhoben ist, erscheint ganz unberechtigt, ja geradezu weltfremd. Sie rechnet in keiner Weise mit dem Bedürfnis des Arztes. Für diesen ist es, gerade wenn er die Gesamterkrankung des Individuums ins Auge faßt, von ungeheurer Bedeutung, ob bei ganz gleichartigem Symptomenkomplex in dem einen Falle eine benigne Hypertonie vorliegt, die keine „Schrumpfniere" ist und vielleicht auch nie eine werden wird und Jahre und jahrzehntelang ertragen werden kann, oder ob im anderen Falle eine echte Schrumpfniere, deren richtige Diagnose zugleich das Todesurteil bedeutet, angenommen werden muß. Daß jemand , der eine quoad Niere gutartige Erkrankung hat, an Apoplexie sterben kann, ändert nichts an dem gutartigen Charakter dieser ungemein häufigen Erkrankung, während die — seltenere — bösartige Form in Verfall und Kachexie an das Karzinom erinnert und bisweilen mit einem solchen verwechselt wird. Auch an einer benignen Pylorusstenose kann man sterben, und doch legt der Kliniker den größten Wert darauf, sie von einer malignen karzinomatösen zu unterscheiden.

Herxheimer vertritt ebenfalls die Meinung, „daß eine scharfe Trennung in benigne und maligne Formen nicht nötig ist, sondern daß verschiedene Hochgradigkeit und vor allem unterschiedliches „Tempo" des Werdeganges der Gefäßalteration die Unterschiede der prinzipiell einheitlichen Veränderungen erklären kann". Die Unterschiede zwischen der blanden Hypertonie, die Herxheimer wegen der Regelmäßigkeit, mit der er dabei Arteriolenveränderungen in der Niere findet, als Arteriolosclerosis renum bezeichnet, und der Nephrosclerosis arteriolosclerotica mit Niereninsuffizienz sind seiner Meinung nach nur quantitativer Natur.

Die Kritik der Pathologen hat also unsere Zweiteilung der auf Arteriosklerose beruhenden Schrumpfnieren gar nicht oder nur sehr bedingt angenommen und die Annahme einer Kombinationsform abgelehnt.

Am klarsten haben Jores und Löhlein das Wesentliche erkannt, nämlich den Unterschied im Ablauf der Erkrankung, den ich schon bei der ersten Beschreibung der Kombinationsform mit den Worten zum Ausdruck gebracht habe: Es ist, als ob die Arteriosklerose ein schnelleres Tempo einschlage.

So wertvoll das Zugeständnis der Pathologen ist, daß die Unterschiede im Verlauf, die ich mit benigne und maligne gekennzeichnet hatte, auch im histologischen Bilde zum Ausdruck kommen, so wenig wird dadurch das Rätsel der Pathogenese der malignen Verlaufsart entschleiert. Mit der Ablehnung der Kombination von Arteriosklerose plus Nephritis wurde dem Kliniker alles, was den nephritischen Einschlag im Bilde der genuinen Schrumpfniere erklären konnte, genommen, aber nichts dafür gegeben. Denn mit der Vorstellung, daß „die Atherosklerose" in dem einen Falle vom Hilus nach den Arteriolen „fortkriecht", im anderen Falle forteilt, kann sich der Kliniker nicht zufrieden geben. Der Anatom sieht, was vor Augen ist, der Kliniker sucht hinter die sichtbaren Erscheinungen zu blicken und den Vorgang zu ergründen. Und soviel war mir klar: Das, was sich da in den Arteriolen abspielt, das kann nicht „die Krankheit" sein, sondern nur das Symptom eines Vorganges, in diesem Falle der Ausdruck dafür, daß eine Ernährungsstörung stattfindet. Die Aufgabe war, die Ursache dieser Ernährungsstörung aufzufinden.

Die Kritik unserer Lehre hat auf Fahr und mich einen verschiedenen Einfluß ausgeübt, nachdem mit seiner Berufung nach Hamburg nach Vollendung unseres gemeinsamen Werkes unsere Wege sich getrennt hatten.

Wir blieben beide der Überzeugung, daß nicht rein quantitative Unterschiede die enorme Verschiedenheit des klinischen Verlaufes erklären können und ließen uns auch nicht irre machen in der Annahme, daß bei unserer Kombinationsform „noch etwas hinzukommen" müsse.

Während aber Fahr auf seinem Standpunkt beharrte, daß man die „proliferativen" Prozesse nicht durch Arteriosklerose erklären könne, und daß ein toxisches entzündungserregendes Moment hinzukommen müsse, hat die Kritik von Jores und Löhlein in mir die Überzeugung geweckt:

daß die Arteriolenerkrankung auf einer Ernährungsstörung beruhen muß,

daß diese Ernährungsstörung nur in einer Störung der Durchblutung bestehen kann,

daß für den malignen Verlauf und seinen histologischen Ausdruck der Grad der Durchblutungsstörung der Niere von ausschlaggebender Bedeutung sein muß,

und daß die Annahme eines Toxins für die Genese der „entzündlichen" Erscheinungen nicht nötig ist.

Diese Erkenntnis war für mich von allergrößter Bedeutung. Sie hat mich von der Zwangsvorstellung befreit, daß die proliferierenden Prozesse entzündlich sein müßten, sie hat mir die Scheuklappen der Toxinlehre von den Augen genommen und mich gelehrt, die Retinitis albuminurica mit anderen Augen und unter dem Gesichtswinkel der Zirkulationsstörung zu betrachten, sie hat mich zu einer ganz neuen Auffassung der Nephritis geführt und mich die Bedeutung der Zirkulationsstörung für das Schicksal der Glomeruli bei dieser sowohl wie bei der sekundären Schrumpfniere erkennen lassen.

Den Anstoß zu dieser neuen und höchst fruchtbaren Auffassung gab die histologische Beobachtung, daß die Gefäßveränderungen bei der sekundären (nephritischen) und primären (arteriosklerotischen) Hypertonie ganz verschieden sind. Hier Elastikahypertrophie, dort bindegewebige Intimaverdickung. Die erste mußte ich deuten als das histologische Symptom einer abnormen Beanspruchung auf Dehnung, in der letzteren erblickte ich das histologische Symptom einer abnormen Gefäßverengerung (vgl. S. 530).

Die gleiche Endarteriitis obliterans wie bei der sekundären Schrumpfniere fand ich nun aber auch neben der Elastikahypertrophie bei der Kombinationsform.

Es mußte also auch bei der genuinen Schrumpfniere, unserer malignen Sklerose, dasselbe Moment sich auswirken wie bei der sekundären Schrumpfniere und den nephritischen Einschlag im klinischen und histologischen Bilde der Kombinationsform hervorrufen. Die klinische Beobachtung, daß beide sich durch die der benignen Sklerose fehlende Blässe der Haut auszeichnen, daß beiden die der benignen Sklerose fehlende Retinitis albuminurica gemeinsam ist, die seit vielen Jahren immer und immer wieder erhärtete Beobachtung, daß bei der Retinitis albuminurica die Arterien des Augenhintergrundes eine mit Fortschreiten der Nierenerkrankung immer stärkere, bis fast zum Verschwinden sich steigernde Verengerung der sichtbaren Arterien des Augenhintergrundes aufweisen, das alles war nur zu erklären durch ein einheitliches pathogenetisches Prinzip, nur zu verstehen als Folge der allgemeinen Gefäßkontraktion, die in der nephritischen Blutdrucksteigerung zum Ausdruck kommt.

Mit einem Schlage stand vor meinem geistigen Auge das überwältigende Bild der **allgemeinen angiospastischen Ischämie** und ihre fundamentale Bedeutung für die Klinik der Nierenkrankheiten, für die Patho- und Histogenese der akuten, für die Progredienz der chronischen Nephritis, für das Auftreten der bekannten und unerklärlichen Fernwirkungen, der Blässe, der Krampfurämie, der Retinitis angiospastica und endlich für die Umwandlung der benignen Sklerose in die maligne und für die Histogenese der genuinen Schrumpfniere.

Ich habe daraufhin in der ersten Auflage dieses Werkes (1918) über die Pathogenese der Sklerose folgende Vorstellung entwickelt:

Die Erkrankung beginnt nicht an den Arteriolen, sondern an den Präarteriolen. Infolge der hohen funktionellen Anforderungen, die gerade an die Nierengefäße im Laufe des Lebens gestellt werden, stellt sich allmählich eine gewisse — relative — Unzulänglichkeit der muskulären Elemente ein, die eine kompensatorische Hypertrophie der Elastika hervorruft. Für diese Auffassung läßt sich ein „histologisches Symptom" anführen: Auf dem Querschnitt erscheint die Elastikahyperplasie nicht immer gleichmäßig konzentrisch angeordnet, sondern nicht selten exzentrisch. In diesen Fällen erweist sich die Gefäßmuskelschicht auf der Seite der stärksten Elastikaentwicklung regelmäßig erheblich verdünnt. Wir haben es hier mit einer unzweifelhaft ganz chronisch sich entwickelnden organischen Veränderung und Einengung der Nierengefäße zu tun.

„Wir müssen annehmen, daß bei der gutartigen Form der einfachen sklerotischen Hypertonie, trotz der ganz diffusen elastisch-hyperplastischen Intimawucherung an den Nierengefäßen, mit Hilfe jener kardialen Kompensation der Kreislauf und die Durchblutung im wesentlichen erhalten bleibt. Das schließt nicht aus, daß hier und da in besonders stark verdickten und verengten Gefäßen lokale Ernährungsstörungen und „arteriosklerotische Degenerationen" auftreten, die in dem betreffenden Gefäßbezirk ganz langsam und allmählich infolge der lokalen Beeinträchtigung der Blutversorgung zu asphyktischer Erweiterung und hyaliner Degeneration vereinzelter Arteriolen, Hyalinisierung der betreffenden Glomeruli und Atrophie der zugehörigen sekretorischen Elemente führt. Die Gesamtfunktion bleibt infolge genügender Durchblutung der großen Mehrzahl der Elemente, unbeschadet des sehr allmählichen Ausfalles einzelner oder auch vieler, sehr lange wohlerhalten."

„Es erhebt sich nun die wichtige Frage, was zu dieser durch diffuse, elastisch-hyperplastische Intimaverdickung gekennzeichneten Präsklerose der Nierengefäße hinzutreten muß, um

1. klinisch den renalen Einschlag: Nachlaß der Nierenfunktion bis zur Niereninsuffizienz und Retinitis albuminurica,

2. anatomisch herdweise die „nephritischen", d. h. entzündlich-degenerativen Veränderungen zu erzeugen, nämlich proliferative: Kernvermehrung, Wucherung des Kapselepithels, kleinzellige Infiltration, Endothelwucherung der kleinen Gefäße und ausgedehntere interstitielle Bindegewebswucherung; degenerative: hyalintropfige und fettige Degeneration im Epithel des Glomerulus und der Kanälchen, hyaline und fettige

in der verdickten Intima der kleinen Gefäße und in der verdickten Wand der Glomerulus-schlingen."

„Das histologische Bild, und zwar das gerade von Fahr betonte Vorkommen proliferativer Prozesse an einzelnen Glomeruli in Form der Kapselwucherung, genau wie bei der subakuten Nephritis, spricht . . . durchaus für einen Faktor, der den ungemein chronischen Ablauf der Atrophie sekretorischer Elemente, wie er für die reine gutartige Hypertonie bezeichnend ist, im Sinne eines subakuten oder subchronischen Ablaufes wie bei der Nephritis beschleunigt."

Den histologischen Zustand sowohl wie den klinischen Ablauf, vor allem auch die eigenartige Vorliebe, mit der die bösartige Kombinationsform mit der Retinitis albuminurica (und mit gleichartigen akuten Degenerationen an den kleinen Gefäßen anderer Organe, wie Milz, Pankreas, Leber) vergesellschaftet ist, kann man am besten verstehen, wenn man die histologischen Erscheinungen, sowohl die proliferativen und degenerativen Prozesse am Parenchym, wie die Endothelwucherung und akuten Degenerationen der kleinsten Gefäße auffaßt als die Reaktion auf eine mehr weniger plötzliche Zunahme der Zirkulationsstörung.

„Das, was hinzutritt, um aus einer gutartigen Hypertonie die bösartige „Kombinationsform" zu machen, muß derselbe Faktor sein, der bei der hypertonischen Nephritis eine so außerordentlich große Rolle spielt, nämlich eine allgemeine Ischämie, die den Ablauf der Erkrankung in der Niere beschleunigt und gleichzeitig zu anderen ischämischen Phänomenen im Organismus (Retinitis albuminurica) und zu ischämischen Reaktionen in den kleinen Gefäßen anderer Organe führt."

„Man kann die Bestätigung dieser Auffassung und den „pathologischen Vorgang" unmittelbar aus dem histologischen Bilde ablesen, wenn man die „histologischen Symptome" richtig deutet und sich von der Zwangsvorstellung frei macht, daß proliferative Prozesse unbedingt „entzündliche" sein müßten. Es ist dies im Grunde dieselbe Zwangsvorstellung, die für die Wertung der Bindegewebswucherung in der Niere trotz Weigert noch heute nicht ganz überwunden ist. Aber die Weigertsche Lehre von der Ersatzwucherung des Bindegewebes in der Nachbarschaft untergehenden Parenchyms läßt sich meines Erachtens ohne weiteres auch auf die „raumausfüllende" Wucherung des Kapselepithels und des Gefäßendothels bei ungenügender Blutfüllung übertragen."

„Gerade das Auftreten der „akuten Degeneration" neben den proliferativen Prozessen an einzelnen Glomeruli, deren Vasa afferentia durch die relativ akuten degenerativen Prozesse mehr minder plötzlich verschlossen werden, das gleichzeitige Vorkommen von Wucherung des Endothels der kleinen Gefäße, d. h. von der Joresschen regenerativen Intimawucherung = Endarteriitis obliterans neben, d. h. innerhalb der Zone der elastisch-hyperplastischen Intimawucherung, alles dies spricht einerseits für die ischämische Natur des Prozesses und gegen unsere frühere Annahme einer aufgepfropften Nephritis, andererseits für die neue Annahme, daß auch bei der Nephritis das Wesentliche des Prozesses, das pathogenetische Prinzip, die Abdrosselung des Blutstromes bis zur Ischämie ist."

„Im Licht dieser neuen und besseren Erkenntnis der nephritischen und vaskulären Vorgänge könnten wir sogar bei unserer früheren Auffassung, daß eine nephritische Komponente bei der Kombinationsform hinzutritt, bleiben; denn die bei der Nephritis sich abspielenden Vorgänge sind nicht andere als ischämisierende."

„Aber auch für die Entstehung der Retinitis albuminurica gibt die mit dem Augenspiegel nachweisbare Ischämie eine viel bessere Erklärung. Nicht nur alle histologischen Befunde, die übrigens geradezu in überraschender Weise die Vorgänge in der Niere nachahmen, lassen sich ausnahmslos als ischämische auffassen, auch die klinische Beobachtung spricht überzeugend für diese Auffassung: Wir treffen die Retinitis albuminurica nur bei denjenigen Nierenerkrankungen, die zu hochgradiger Blutdrucksteigerung geführt haben, gleichgültig, ob diese Bedingung im akuten oder chronischen Stadium bei subakutem, subchronischem oder ganz chronischem Ablauf der diffusen Nephritis, oder bei der malignen Form der Sklerose erfüllt wird. Wir treffen zwar die Retinitis albuminurica mit Vorliebe im Stadium der Niereninsuffizienz, aber zweifellos auch bei Fällen jeder Art auch ohne Niereninsuffizienz, wenn nur die eine Bedingung erfüllt ist, daß ein hoher Grad von Blutdrucksteigerung, d. h. von allgemeiner Gefäßkontraktion besteht oder längere Zeit bestanden hat."

„Wir können daher das Stadium der Nierenerkrankungen, in dem die Retinitis albuminurica auftritt, als das ischämische Stadium bezeichnen und aus dem Auftreten der ischämischen Reaktionen am Auge schließen, daß auch in der Niere die Ischämie einen hohen Grad erreicht hat und früher oder später, je nach dem Grade der kardialen Kompensation zu Niereninsuffizienz führen wird."

„Nach dieser Auffassung haben wir nicht mehr nötig, die Hypothese einer aufgepfropften autotoxischen Nephritis zur Erklärung des bösartigen Verlaufes heranzuziehen, ja wir werden gar nicht mehr von zwei Formen der Sklerose zu sprechen haben, sondern es handelt sich bei der bösartigen Kombinationsform um den Übergang der gutartigen Hypertonie in ein **ischämisches Stadium,** das dem ischämischen Endstadium der Nephritis der verschiedenen Verlaufsarten entspricht.

Damit können wir für die Sklerose das gleiche Einteilungsprinzip anwenden wie für die Nephritis und drei Stadien unterscheiden:

1. Das histologisch und pathogenetisch noch ganz unbekannte Frühstadium (der funktionellen Überlastung der Gefäßmuskulatur?), in dem sich die elastisch-hyperplastische Intimaverdickung entwickelt und der Prozeß vielleicht noch aufzuhalten ist. Klinisch handelt es sich hier vermutlich um die ganz beginnenden oder wirklich transitorischen Hypertonien.

2. Das Dauerstadium der gutartigen Hypertonie, die wir im Gegensatz zur sekundären (nephritischen) Hypertonie als **primäre** oder **genuine Hypertonie** bezeichnen können.

3. Das ischämische Endstadium der bösartigen Hypertonie = Kombinationsform, die wir im Gegensatz zur sekundären (nephritischen) Schrumpfniere als **primäre** oder **genuine Schrumpfniere** bezeichnen können."

„Bei dieser Einteilung nach Stadien ist aber zu berücksichtigen, daß nicht jede Hypertonie in das ischämische oder atrophische Endstadium übergeht, sondern daß im Gegenteil die Verlaufsart der primären Hypertonie gewöhnlich so chronisch ist, daß das Endstadium gar nicht erreicht wird, während bei der malignen vorgeschrittenen Form der Übergang aus dem Dauerstadium ohne Niereninsuffizienz in das Endstadium mit Niereninsuffizienz relativ rasch erfolgt."

„Wir haben also genau wie bei der chronischen Nephritis neben der Stadienunterscheidung auch noch die **Verlaufsart** zu berücksichtigen, die wiederum von dem Grade der Gefäßveränderung abhängen wird; und wir müssen als das wesentliche der malignen (vorgeschrittenen) Sklerose die Tatsache betrachten, daß überhaupt ein Stadienwechsel erfolgt, daß die gewöhnlich sehr chronische Verlaufsart der Sklerose durch den Eintritt der Ischämie eine Beschleunigung erfährt.

Wir haben es demnach auch bei den Sklerosen mit einer Gleichung mit zwei Unbekannten zu tun. In der klinischen Einteilung nach Stadien können wir nur den jeweiligen Zustand treffend bezeichnen. Zur Kennzeichnung des einzelnen Falles ist noch ein Urteil über die Verlaufsart notwendig. Diese ist aber bei der Sklerose viel schwerer zu ermitteln als bei der Nephritis, weil der Beginn gänzlich unbekannt ist.

Wir wissen nur, daß bei der großen Mehrzahl der (gutartigen) Sklerosen der Stadienwechsel vom zweiten in das dritte Stadium gar nicht eintritt, und daß bei der bösartigen Form der Übergang aus dem Dauerstadium in das Endstadium mit sehr verschiedener Geschwindigkeit eintreten und dieses selbst, wie bei den Nephritiden, von sehr verschieden langer Dauer sein kann. Wir können danach unterscheiden:

1. Die benignen oder fast stationären Sklerosen, die überhaupt keine Neigung zum Übergang in das dritte Stadium zeigen.

2. Die vorgeschrittenen Sklerosen von sehr chronischer Verlaufsart, die möglicherweise bei sehr langer Lebensdauer infolge von reiner Atrophie der Mehrzahl der sekretorischen Elemente in ein ebenfalls lang dauerndes drittes (atrophisches) Endstadium übergehen können.

3. Die sehr vorgeschrittenen Sklerosen von beschleunigter Verlaufsart, die nach einem langen oder kurzen zweiten Dauerstadium mehr weniger rasch in ein relativ kurzdauerndes (ischämisches) Endstadium übergehen."

Es ist für den, der immer wieder die maximal verengten Arterien des Augenhintergrundes sieht und gewohnt ist, mit dem Begriff der allgemeinen Gefäßkontraktion zu denken, unbegreiflich, daß die Konzeption der allgemeinen angiospastischen Ischämie, die auf mich wie eine Offenbarung gewirkt hat, auf andere nicht nur nicht erlösend gewirkt, sondern so gut wie keinen Eindruck gemacht hat.

So haben die pathologischen Anatomen von diesem pathogenetischen Faktor gar keine Notiz genommen. Aschoff erwähnt ihn gar nicht in den letzten Auflagen seines Handbuches (1923 und 1928) und führt die Neuroretinitis albuminurica auf Bildung chronischer Ödeme mit perivaskulären Lipoidinfiltraten zurück. Zur Erklärung der Krankheitsbilder der genuinen angiosklerotischen Schrumpfniere würde jedenfalls eine primäre Erkrankung der kleinsten Nierengefäße genügen. Deren hochgradige Verengerung erschwere naturgemäß die Durchblutung, die, nach Aschoff, wie oben erwähnt, zunächst „durch extreme Vasodilatorenreizung der Nierenarterie", sodann „durch stärkere Spannung im peripheren Gefäßsystem" erreicht wird.

Auch für Herxheimer, Roth, Fahr stehen die Veränderungen an den Arteriolen im Vordergrund. „Wodurch diese ganzen Veränderungen bedingt werden, ist schwer zu sagen. Wahrscheinlich sind vasomotorische Störungen, die auch Hueck als grundlegend für die Saftstauung heranzieht, bedingende Faktoren" (Roth). Roth denkt an ein nervöses Vorstadium, das sich zuerst rein funktionell auswirkt. Die Rolle der Zirkulationsstörung infolge der primären Veränderung der Präarteriolen wird ebensowenig in die pathogenetischen Überlegungen eingestellt wie die der allgemeinen Gefäßkontraktion.

Es mag für die Morphologen schwer sein und das Maß der in ihrer Wissenschaft erlaubten Phantasie überschreiten, sich ohne den optischen Eindruck vom Lebenden die Funktionsstörung und ihre Auswirkung auf das histologische Substrat vorzustellen.

Aber auch auf klinischer Seite ist die neue Lehre entweder schamhaft verschwiegen oder abgelehnt worden, was wohl auf der Schwierigkeit beruht, sich, durch eigene fixierte Vorstellungen gehemmt, ganz in die Vorstellungswelt eines anderen einzuleben.

Nach Munk ist die Hypertonie das Primäre; an diese schließt sich der Gefäßprozeß nach Gull und Sutton an. „Das charakteristische Merkmal dieses Prozesses ist ihre systematische Ausbreitung vorwiegend an den kleinsten Gefäßen (Arteriolen, Präkapillaren, Kapillaren). Es handelt sich um eine Systemerkrankung der Arteriolen, um eine Arteriolosklerose."

Bezüglich der Genese der Hypertonie steht Munk auf dem Standpunkt, der etwa dem von Senator entspricht, „daß die permanente und selbst auch die länger dauernde temporäre Hypertonie (Senator sagt Herzhypertrophie) nur durch eine durch das Blut vermittelte Einwirkung auf die Gefäßzellen erfolgen kann". „Es mag sich hier um sehr feine Störungen der Blutbeschaffenheit handeln, zu deren Nachweis die rein chemischen und die physikalisch-chemischen Untersuchungen einschließlich der pH-Konzentration unzureichend sind, und die durch pathologische kolloidale Spannungen innerhalb der Säfte und Gewebe den regelmäßigen Austausch und Abbau der Stoffwechselprodukte verhindern, so daß der reaktive, zunächst reversible Zustand der Gefäßzellen allmählich in den irreversiblen Zustand übergeht, der die Grundlage der permanenten Hypertonie bidet."

Die „Nierensklerose" ist lediglich eine Teilerscheinung dieser Systemerkrankung der kleinsten Gefäße, die genuine Schrumpfniere auch heute noch der rein klinische Begriff für die im Stadium der Niereninsuffizienz stehende Hypertonie bzw. Arteriolosklerose.

Lichtwitz schließt sich meiner oben gegebenen Einteilung in sachlicher Beziehung an, nicht aber in bezug auf die Namengebung. Die Änderung im Tempo, die für den Übergang der Nephrocirrhosis arteriolosclerotica initialis in die progressiva bezeichnend ist, erklärt er folgendermaßen:

„Da das Eintreten des beschleunigten Verlaufes gesetzmäßig erfolgt, so müssen innere Gründe bestehen, die zunächst in dem kranken Organ selbst zu suchen sind. Bei der chronischen Hypertonie reagieren die Nierensysteme, die noch leidlich mit Blut versorgt werden, mit einer verstärkten Funktion und mit einer Hypertrophie. An dieser Reaktion nehmen auch die präsklerotischen Arteriolen Anteil, die durch eine Erweiterung (Löhlein, Volhard) der Querschnittsverengerung des renalen Arteriengebietes, wie sie durch die Sklerose erfolgt, entgegenwirken. Durch diese Hypertrophie wird jahrelang eine gute und ausreichende Nierenarbeit aufrechterhalten, bis der allmähliche Aufbrauch die Zahl der funktionsfähigen Nierensysteme so weit vermindert, daß, da eine Hypertrophie ja nur sehr beschränkte Möglichkeiten hat, eine dauernde und maximal gesteigerte Arbeit des Restes von Parenchym und Gefäßen notwendig wird, um wenigstens mittlere Sekretionsansprüche noch zu befriedigen. Die Nierensysteme sind in der Norm auf Wechsel von Arbeit und Ruhe eingerichtet und eine dauernde Beanspruchung führt zu einer schnellen Abnutzung. Man kann mit sehr großer Wahrscheinlichkeit annehmen, daß bei starker Arbeit und schlechter Durchblutung nicht nur eine Stauung normaler Stoffwechselprodukte in ihnen auftritt, sondern auch abnorme Stoffe in ihnen entstehen, die lokale Reiz- und Degenerationserscheinungen hervorrufen."

Diese Vorstellung entspricht etwa der von Aschoff, kann mich aber nicht befriedigen. Die Erweiterung der Arteriolen (bei denen es keine Präsklerose, keine eigentliche Elastikahypertrophie gibt, weil sie keine Elastika mehr führen) fasse ich nicht als einen Versuch, der Querschnittsverengerung des renalen Arteriengebietes entgegenzuwirken, auf, sondern als Ausdruck der Asphyxie, der die hyaline Degeneration auf dem Fuße folgt. Ich stimme Lichtwitz bei in der Auffassung, daß das Eintreten des beschleunigten Verlaufes gesetzmäßig und aus inneren Gründen erfolgt; ich glaube aber nicht an eine unmittelbare lokale Wirkung von Produkten eines gestörten Stoffwechsels auf die Niere. Selbst Aschoff hat die noch heute von Fahr vertretene Vorstellung, daß es eine urämische Reizung der Glomeruli gäbe, wieder aufgegeben, nachdem sein Schüler Buss solche bei klinischen Fällen von echter Urämie und bei künstlich urämisch gemachten Tieren nicht hat feststellen können. Ebenso hat mein Mitarbeiter F. Koch bei echter Urämie infolge von Amyloid, von Oxalsäurevergiftung, von akuter interstieller Nephritis eine urämische „Reizung" der Glomeruli vermißt. Und gegen die Annahme einer Retention von Stoffwechselprodukten spricht, daß das Signal für den beschleunigten Verlauf, die Retinitis angiospastica, klinisch schon zu einer Zeit beobachtet werden kann, zu der die gebräuchlichen Methoden noch keine Retention erkennen lassen.

Fahr unterscheidet neuerdings:

A. eine benigne einfache und B. eine maligne (spezifische) Nierensklerose und bei der ersteren Gruppe

I. kompensierte und II. dekompensierte Fälle.

A. I. Bei den kompensierten Fällen handelt es sich um ältere Leute. Im Vordergrunde steht die arteriosklerotische Erkrankung der Arteriolen (kleinere Vasa interlobularia und afferentia). Die Gefäßchen, die noch eine Elastika besitzen, zeigen elastisch-hyperplastische Intimawucherung und regressive Metamorphosen an der verdickten Intima; bei den kleinsten Arteriolen, deren Veränderung am wichtigsten ist, handelt es sich um eine Wandverdickung in Form einer Hyalinisierung. Verengerung braucht damit von vorneherein nicht verbunden zu sein, tritt aber in späteren Stadien mit großer Regelmäßigkeit auf. Verfettungen der Gefäßwand sind häufig, aber nicht regelmäßig. Es handelt sich um einen Prozeß, der durchaus der gewöhnlichen senilen Arteriosklerose der großen Gefäße an die Seite gestellt werden kann. Die arteriosklerotischen Veränderungen an den mittleren und größeren Gefäßchen (größere Interlobulares, arciformes, interlobares), die man in wechselnder Intensität findet, sind bei der Beurteilung des Krankheitsbildes längst nicht so wichtig wie die Sklerose der Arteriolen, aber es wäre sicher nicht richtig, wenn man ihnen, wie das neuerdings vielfach geschieht (Aschoff, Herxheimer, Munk u. a.) hier jede Bedeutung absprechen wollte.

Diese Veränderungen an den mittleren und größeren Gefäßchen bestehen in einer elastisch-hyperplastischen Intimawucherung. In dieser treten regressive Metamorphosen, vor allem fettige Degeneration auf, oder auch Verquellung, Verklumpung der elastischen Fasern, an die sich weiterhin Bindegewebsentwicklung anschließt. In dieser im Anschluß an eine ursprüngliche Hypertrophie sich entwickelnde Degeneration sieht Fahr im Einverständnis mit Jores das Wesentliche der an diesem Gefäßkaliber sich abspielenden arteriosklerotischen Erkrankung.

Die Folgen der Arteriolenerkrankung sind:

1. Rein ischämische Vorgänge, Kollaps der Glomerulischlingen mit nachfolgender atrophischer Veröddung und sekundärem Untergang des zugehörigen Systems, Ersatz des Defektes durch Granulationsgewebe.

2. Die zweite Möglichkeit besteht darin, daß die Hyalinisierung der Arteriolen direkt auf die Glomerulischlingen „überkriecht". Diese hyalinisierten Schlingen können verfetten, können miteinander verklumpen, der Knäuel hyalinisiert und verödet. Die Hyalinisierung kann, wie Löhlein angibt, auf den Glomerulus übergreifen, solange das Vas afferens noch weit und gut durchgängig ist. Da wo die Hyalinisierung die Kapsel berührt, kann man eine Aufspaltung der Kapsel mit leichter Degeneration beobachten.

3. Eine dritte Art der Glomerulusveröddung geht von der Kapsel aus; die Kapsel ist verdickt, man sieht sehr verschiedene Stadien von einer geringfügigen bis zu einer enormen Kapselverdickung, in deren Mitte atrophische Glomerulusreste liegen.

A. II. Die Dekompensation der reinen arteriosklerotischen Nierenveränderung kann auf zweierlei Weise vor sich gehen, sie kann renal oder kardial bedingt sein; der kardiale Weg ist offenbar der viel häufigere. Die „dekompensierten" Fälle unterscheiden sich von den kompensierten zunächst kaum merklich, später etwas stärker, aber nie sehr erheblich. Die Funktionsstörungen von seiten der Nieren treten klinisch wohl gelegentlich in die Erscheinung, aber sie beherrschen das Bild nicht so sehr wie bei den Fällen, die Fahr zur malignen Sklerose rechnet. „Eine stärkere Beschränkung der Konzentrationsbreite bestand eigentlich nirgends, auch die Rest-N-Werte waren fast durchweg an der Grenze der Norm." Und warum nennt Fahr dann diese Fälle, die noch keine nennenswerten Störungen von seiten der Nierenfunktion aufweisen, dekompensiert, was doch einen klinischen Begriff bedeutet? Weil die histologische Untersuchung schon daran denken läßt, daß es sich bei den Veränderungen an Glomeruli und Parenchym nicht mehr um rein arteriosklerotische Veränderungen handelt. Eine Steigerung der Arteriolosklerose gegenüber den vorgeschrittenen Fällen der „kompensierten" Fälle ist zwar nicht zu konstatieren, auch die Hyalinisierung der Glomerulischlingen ist durchaus nicht stärker. Was die beiden Gruppen histologisch voneinander scheidet, ist das Vorkommen von Kernvermehrungen, Epithelproliferationen, kleinen Schlingennekrosen und gelegentlichen tropfigen Degenerationen an den Kanälchenepithelien.

Fahr hält das nicht für Folgeerscheinungen des arteriosklerotisch bedingten Gewebsunterganges, sondern ist der Meinung, daß es sich hier um eine toxische Beeinflussung des Nierenparenchyms handelt. In einem Falle (59 Jahre) steht im Vordergrunde der Veränderungen eine mächtige, manchmal geradezu abenteuerliche Verdickung der Glomerulikapsel, die zum Untergang zahlreicher Knäuel geführt hat (nicht umgekehrt?). Fahr spricht hier von toxisch wirkender „Schlackenstauung" und denkt daran, daß Stoffwechselschlacken in der durch die Arteriosklerose „empfindlich" gewordenen Niere entzündungserregend wirken, und daß diese Gifte in der Niere in größerer Menge als in dem übrigen Körper sich anhäufen, zu einer Zeit, in der dem Kliniker noch keine dauernde Funktionsstörung oder N-Retention auffällt.

B. Die maligne (spezifische) Nierensklerose (genuine Schrumpfniere). Handelt es sich bei der einfachen Sklerose, auch der dekompensierten, um ältere Individuen (langsame Entwicklung, lange Dauer der Kompensation, Analogie zur Arteriosklerose der großen Gefäße), die klinisch hervortretenden Funktionsstörungen sind relativ gering, ebenso die anatomisch feststellbaren, nicht arteriosklerotischen, degenerativen und entzündlichen Veränderungen, so handelt es sich bei der malignen Sklerose in der Regel um Leute in mittlerem und jüngerem Lebensalter (rasche Entwicklung, kurze Kompensation, Analogie zu den luischen Veränderungen der größeren Gefäße).

Klinisch standen die Nierenerscheinungen durchaus im Vordergrunde, fast alle sind urämisch zugrunde gegangen. Die anatomischen Veränderungen sind entsprechend schwerer:

1. Man findet an den Arteriolen Wandnekrosen, statt der Hyalinisierung einen feinkörnigen Zerfall und eine hämorrhagische Durchtränkung der Wand.

2. Findet man die bisher nicht beachtete und nicht hinreichend gewürdigte, aber von mir bereits eingehend beschriebene Endarteriitis productiva[1], die man von der Arteriosklerose trennen muß (vgl. 1. Aufl. S. 163), und nichts scheint Fahr näher zu liegen, als hier einen spezifisch toxischen Ursprung anzunehmen.

3. Beobachtet man die arteriosklerotischen Veränderungen an den Knäueln hier in großem Ausmaß, auch stärkere thrombotische Prozesse.

4. Als Glomerulusveränderungen, die Fahr nicht für arteriosklerotisch bedingt hält, nennt er die Kernvermehrungen und Proliferationen. Daß sie an die Ausgänge der Glomerulonephritis erinnern, ist für Fahr der Grund, hier nicht mit Löhlein und Herxheimer einen „reparativen", sondern einen echt entzündlichen Prozeß zu vermuten. Fahr gibt zu, daß man die Proliferation sehr häufig in der unmittelbaren Nachbarschaft nekrobiotischer Schlingen sieht, aber man sieht sie auch, wenn es sich nur um eine Hyalinisierung der Schlingen handelt, oder wenn die Schlingen erst anfangen zu nekrotisieren, und zwar gelegentlich in solcher Mächtigkeit, daß man an einzelnen derart veränderten Glomeruli keinen Unterschied gegenüber der echten Glomerulonephritis vermuten könnte. Und da die Proliferation bei diesem — nach Fahr zweifellos entzündlichen — Prozeß zustande kommt, wenn eine stärkere entzündliche „Reizung" der Kapillarwand statthat, die bis zu den Epithelien reicht, so stellt sich Fahr vor, daß bei der malignen Nierensklerose die Verhältnisse etwa analog liegen. Bei beiden Formen des Morbus Brigthi, der diffusen Glomerulonephritis wie bei der malignen Sklerose handelt es sich um eine „Gift"wirkung, nur sind die beiden Gifte durch verschiedene chemische Affinitäten ausgezeichnet und infolgedessen werden die einzelnen Teile des Gefäßsystems der Niere in verschiedener Reihenfolge angegriffen: Bei der Glomerulonephritis kommt es zunächst zu einer Kapillaritis, sekundär werden Epithel und — rückwärts — die Vasa afferentia angegriffen; bei der malignen Sklerose kommt es zunächst zu einer Arteriolitis, sekundär werden die Glomerulusschlingen und weiterhin auch das Epithel in Mitleidenschaft gezogen. Nur greift das Gift bei der malignen Sklerose nicht in so diffuser Weise an wie bei der Nephritis; daher liegt die Analogie zur herdförmigen Glomerulonephritis, speziell zur embolischen Herdnephritis, näher, wo man im Anschluß an bakterielle Embolien auch mit Vorliebe proliferative Prozesse am Epithel auftreten sieht.

Für entzündliche und gegen degenerative Prozesse spricht nach Ansicht Fahrs auch das Auftreten hyalintropfiger Degeneration an den Glomerulusschlingen, analog der an den Kanälchenepithelien. Und diese wieder hält Fahr zweifellos für toxisch bedingt und nicht wie Löhlein für Ernährungsstörungen infolge Durchblutungsstörung der Glomeruli.

Endlich kommen interstitielle Prozesse, ja periarteriitische mit Granulombildung um die kleinen Gefäße vor, die nicht allein als reparative Vorgänge aufgefaßt werden können. Fahr denkt sogar an die Möglichkeit einer neuen „Kombination", eines Hinzutretens einer herdförmigen interstitiellen Nephritis zur Sklerose.

---

[1] Fahr bemerkt dazu noch, ich hätte diese endarteriitische Veränderung zur Trennung der Nierensklerose ohne und mit Funktionsstörung benutzt, er aber habe diese Endarteriitis bei den von ihm als dekompensierte einfache Sklerose bezeichneten Fällen trotz bestehender Funktionsstörung und trotz proliferativer Veränderungen am Glomerulus vermißt. Das ist ein doppelter Irrtum: 1. Ich habe die Endarteriitis nicht zur Trennung der Nierensklerose ohne und mit Funktionsstörung benutzt, denn dazu habe ich klinische und nicht histologische Methoden; sondern ich habe aus dem Auftreten der Endarteriitis auf eine hochgradige Gefäßkontraktion geschlossen und damit die maligne Verlaufsart der Sklerose zu erklären versucht, die wir auch dann schon diagnostizieren können, wenn die Nierenfunktion noch gut ist. 2. Hätte Fahr die Endarteriitis mit Recht vermißt, auch wenn sie zur Unterscheidung von Fällen mit und ohne Niereninsuffizienz gedient hätte, denn seine dekompensierten Fälle hatten ja keine Funktionsstörungen, sondern nur proliferative Veränderungen am Glomerulus.

Es braucht aber gar keine exogene Schädlichkeit hinzuzukommen, denn es können bestimmte Gifte für die vermutete toxische Schädigung angeschuldigt werden: das Blei und die Lues. Die Rolle der Niere als Bleidepot würde die Bevorzugung der Nierengefäße bei den durch das Blei gesetzten Veränderungen gut erklären. Bei nur vorübergehender Bleischädigung könnten, so vermutet Fahr, die zu Arteriosklerose führenden Schädlichkeiten des täglichen Lebens sich in stärkerem Maße als sonst an den Nierengefäßen fühlbar machen, eine Disposition für die Entwicklung einer gewöhnlichen Arteriosklerose entstehen, die sonst vielleicht ausgeblieben wäre.

Daß aber das Blei keine gewöhnliche, sondern eine ganz andere sog. Arteriosklerose, nämlich vorwiegend die von dieser zu trennende Endarteriitis, macht, das habe ich an anderer Stelle schon erwähnt (S. 1258). Es ist richtig, daß die Bleiniere histologisch ganz dem Bilde einer malignen Sklerose entsprechen kann, aber hier ist meines Erachtens die Arteriosklerose fakultativ und nicht wie bei der genuinen Schrumpfniere das Primäre, sondern wie bei manchen sekundären Schrumpfnieren das Sekundäre. Für das Wesentliche halte ich hier die Endarteriitis infolge der aktiven Gefäßkontraktion, die infolge der Bleiwirkung von vornherein besteht und die Ursache des angiopathischen Nierenleidens darstellt, während bei der malignen Sklerose umgekehrt die Angiopathie zur Ursache des Angiospasmus und der — sekundären — Endarteriitis wird. Die generelle Annahme der Luesätiologie — daß die Lues ein verfrühtes Auftreten der Nephrosklerose begünstigt, wurde oben S. 466 erwähnt — steht auch auf schwachen Füßen, sie stützt sich darauf, daß bei Fahrs 16 Fällen von maligner Sklerose sich 7mal ein Hinweis auf Lues fand.

Die benignen und malignen Sklerosen unterscheiden sich also nach Fahr prinzipiell, und zwar dadurch, daß bei der malignen Sklerose ein toxisches Moment (Blei, Lues) von vornherein wirksam ist, während es bei der Dekompensation einfacher Sklerosen sekundär, endogen entsteht, immer wieder mit der Einschränkung, daß es bei letzterer Form Fälle gibt, bei denen die Dekompensation ausschließlich renal durch übermäßige Glomeruliverödung ausgelöst wird. Eine ganz strenge histologische Scheidung lasse sich allerdings nur dann durchführen, wenn die Endarteriitis stark genug hervortritt.

Schließlich teilt Fahr noch drei Fälle von typischer Sklerose mit, in denen die endarteriitischen Veränderungen zwar vorhanden, aber so geringfügig waren, daß er Bedenken trägt, diese als Unterscheidungsmerkmal der dekompensierten einfachen Sklerose gelten zu lassen.

Ich halte es für wenig glücklich, Fälle von Sklerose allein auf Grund histologischer Einzelheiten zu unterscheiden, und solche nur deshalb, weil sie proliferative Veränderungen an den Glomeruli aufweisen, als dekompensiert, andere nur deshalb, weil sie außerdem noch neben Parenchymdegenerationen und Arteriolennekrosen Endarteriitis aufweisen, für spezifisch zu erklären. Man denke nur an die ungemein verschiedenen Bilder bei der subakuten und chronischen Nephritis. Es gibt doch auch sekundäre Schrumpfnieren ohne und mit proliferativen Veränderungen an den Glomeruli und solche ohne und mit — enormer — Endarteriitis, ohne und mit degenerativen Veränderungen an Arteriolen und Glomeruli bis zur Nekrose, Unterschiede, für die nach der klinischen Erfahrung nur der Grad der Blutdrucksteigerung, d. h. der Gefäßkontraktion maßgebend ist, ohne daß wir spezifische Unterschiede der Ätiologie annehmen könnten.

Eine andere Frage ist es, ob die luische Schrumpfniere, die sich schon makroskopisch durch eigenartige, ausgedehnte flache Narben auszeichnet, überhaupt zu den Nephrosklerosen gehört und nicht besser ganz von diesen abzutrennen und für sich zu betrachten ist (vgl. S. 1541). Das gleiche gilt für die Bleischrumpfniere.

Beide mögen als spezifische, ätiologisch bestimmt charakterisierte Schrumpfnieren von der Nephrosklerose abgesondert werden. Sie repräsentieren nicht das, was der Kliniker unter genuiner Schrumpfniere oder maligner Sklerose versteht, und es gibt nur Anlaß zu neuer Verwirrung, wenn sie von anatomischer Seite dem erst noch pathogenetisch zu klärenden Krankheitsbegriff der genuinen Schrumpfniere als maligne Sklerose gleichgestellt werden.

Was übrigens die Endarteriitis obliterans, die wir, wie schon erwähnt, in ihrer reinsten und eindeutigsten Form bei stark hypertonischer subakuter Nephritis und sekundärer Schrumpfniere sehen, betrifft, so möchte ich ausdrücklich hervorheben, daß die Endarteriitis nur da als beweisend für eine maligne Verlaufsart der Sklerose angesehen werden kann, wo sie sich innerhalb und stromabwärts von einer starken Elastikahyperplasie entwickelt.

Wo diese fehlt, zurücktritt oder die elastischen Fasern irregulär in der endarteriitischen Neubildung angeordnet sind, da handelt es sich meines Erachtens nicht um eine primäre arteriolosklerotische, sondern immer um eine sekundäre (von vornherein angiospastisch-nephritische) Schrumpfniere. Als solche (sekundäre) sind mehrere Fälle von Fahr und auch von Löhlein, der diese Gefäßveränderungen nicht auseinanderhält, und alle Bleinieren anzusprechen [1].

Die histologische Unterscheidung solcher Fälle von sekundärer Hypertonie und maligner Sklerose ist oft so schwierig, daß beide Autoren in einigen Fällen eine „echte" Kombination von Sklerose mit Nephritis annehmen und gelegentlich auf eine Entscheidung verzichten müssen. Liegt es da nicht näher, und ist es nicht folgerichtiger, da unter beiden auf so verschiedene Weise entstandenen Bedingungen so ähnliche Veränderungen auftreten, eine gemeinsame Ursache anzunehmen und nicht gänzlich hypothetische reizende Gifte, sondern die in beiden Fällen gleich hochgradige, und zwar angiospastische Zirkulationsstörung anzuschuldigen? Nur die Macht der Überlieferung und die chinesische Mauer des Entzündungsbegriffes haben bisher den Einblick in diese mir ganz durchsichtig erscheinenden Analogien verhindert.

Man darf nur nicht mit einer vorgefaßten Meinung an die Dinge herantreten, wie das z. B. auch Ribbert tut.

Ribbert weist mit Recht darauf hin, daß die zugförmige Anordnung des schrumpfenden Gewebes bei manchen sekundären Schrumpfnieren genau die gleiche sei wie bei den genuinen. Da die sog. genuine Schrumpfniere ebenso aufgebaut sei wie die sekundäre, müsse man annehmen, daß in beiden Fällen ähnliche genetische Bedingungen vorliegen. „Und da nun niemand (?) daran zweifelt, daß die entzündlichen Vorgänge als solche (in Verbindung mit degenerativen Prozessen an den Harnkanälchen) es sind, die bei chronischem Verlauf zur Granularniere führen, während die Rolle der Arteriosklerose umstritten ist, so werden wir, von dieser sicheren (?) Basis ausgehend, voraussetzen dürfen, daß auch bei der genuinen Schrumpfniere entsprechende, wenn auch natürlich nicht so intensiv einsetzende, sondern mehr schleichend verlaufende Vorgänge mitspielen."

Ribbert kann sich auch nicht entschließen, die Epitheldesquamationen an den Glomeruli „für eine regressive Erscheinung zu halten, weil sie eine dauernde Neubildung von Epithelien voraussetzt und diese selbstverständlich progressiver Natur ist".

Der auf Grund dieser beiden vorgefaßten Meinungen gezogene Schluß ist verblüffend. „Eine sekundäre Schrumpfniere ist demnach eine solche, deren Beginn beobachtet wurde, eine genuine eine solche, bei der es nicht der Fall war."

Ich würde gerade umgekehrt schließen: Da bei der akuten Nephritis der Faktor der Entzündung höchst unsicher ist, eine hochgradige Zirkulationsstörung aber sicher besteht, da ferner bei der nach Jahren und Jahrzehnten zugrunde gehenden sekundären Schrumpfniere von Entzündung sicher nicht mehr die Rede sein kann, bei den Arteriolenveränderungen der genuinen Schrumpfniere die schwere Durchblutungsstörung aus dem histologischen Bilde unmittelbar abzulesen ist, so ist die Ähnlichkeit der Bilder und des Aufbaues in beiden Fällen nur so zu erklären, daß der den Untergang zahlreicher Einzelelemente bedingende Faktor in beiden Fällen die Durchblutungsstörung ist.

Die einzige Schwierigkeit wird dem Verständnis dadurch bereitet, daß eine sekundäre Schrumpfniere eben nicht immer eine solche ist, deren Beginn beobachtet wurde, sondern

---

[1] Ebenso hat es sich in einem von Sachs veröffentlichten Falle von vermeintlich arteriolosklerotischer Schrumpfniere bei einer 40jährigen Frau, die 4 Jahre nach einer im 7. Monat der Schwangerschaft aufgetretenen Nierenentzündung urämisch gestorben ist, um eine sekundäre Schrumpfniere gehandelt, wie ich nach Durchsicht der von Prof. Maresch freundlicherweise übersandten Präparate mit dessen Zustimmung sagen kann. Das gleiche gilt von den beiden jugendlichen Fällen von maligner Sklerose, die Sjöwall mitgeteilt hat, wie aus der geringfügigen Elastose der Präarteriolen hervorgeht.

Wenn Sjöwall den Gegensatz zwischen unbedeutenden Glomerulusveränderungen und der schweren Arteriolenerkrankung hervorhebt und annimmt, daß das „toxische" Agens besonders an dem letzteren Ort eingewirkt hat, so kann ich ihm darin nur zustimmen. Das für die Pathogenese Wesentliche ist nach meiner Überzeugung aber nicht der Grad der Glomeruliveränderung, sondern der Grad der allgemeinen und renalen Gefäßkontraktion, der — wie bei der Bleiniere — schwere Arteriolenveränderung hervorrufen kann, ohne daß die Glomeruli nennenswert im Sinne der Nephritis geschädigt werden (vgl. das Beispiel von subakuter Nephritis, Bau.., S. 1421).

Auch Bell und Clawson haben unter ihren Fällen von primärer (essentieller) Hypertension solche Fälle von vermutlich sekundärer Schrumpfniere, z.B. den Fall eines 13jährigen Mädchens, das mit 5 Jahren mit Kopfschmerzen, Erbrechen, Sehstörung, Polyurie mit häufiger schmerzhafter Urinentleerung erkrankt war. Es hatte bemerkenswerterweise einen Blutdruck von 265/190 mm Hg, und die Niere zeigte mikroskopisch zahlreiche nekrotische Arteriolen (vgl. Beispiel Br., S. 1431).

Ebenso hat es sich in den von Hückel mitgeteilten Fällen von maligner Sklerose und in einigen Fällen von Murphy und Grill sicherlich um sekundäre Schrumpfnieren gehandelt (vgl. S. 1591).

daß es sekundäre Hypertonien und Schrumpfnieren gibt, die sich so unbemerkt entwickeln, daß nicht einmal der Kranke, geschweige denn ein Arzt ihren Beginn beobachtet (vgl. S. 1427 u. Bsp. Sp.., S. 1736).

In Frankreich herrscht noch heute nach der Darstellung der Nierenkrankheiten durch Ieanselme, Chauffard, Ambard und Laederich in der 4. Auflage des Handbuches von Gilbert-Carnot 1921 zu urteilen, trotz Lanceraux, Cornil (1889), die die interstitielle Nephritis bereits für eine néphrite artérielle, une cirrhose vasculaire, erklärt hatten, trotz Vaquez, der die Nephrosklerose als Teilerscheinung der allgemeinen Arteriosklerose und diese als Folge des arteriellen Hochdrucks ansieht, die alte Théorie glandulaire ou épithéliale, die sich auf die Experimente und Beobachtungen Charcots und Gombaults bei der Bleivergiftung stützt: Die Granularniere wird noch heute aufgefaßt als eine Nephritis, und zwar als die chronischste von allen chronischen Nephritiden und als néphrite atrophique lente bezeichnet. Unter dem Einfluß minimaler, aber sehr langdauernder Giftwirkungen geht ein sekretorisches Element nach dem anderen zugrunde. Die Wucherung des Bindegewebes wird durch dieselben Reize unterhalten, die die Epithelschädigung bewirken, und ebenso verhält es sich mit den Gefäßschädigungen: Nephritis mit, nicht infolge von Arteriosklerose (vgl. S. 871/872).

Die bis dahin abgelehnte Lehre von der vaskulären Genese der Nephrosklerose scheint in Frankreich erst von Oberling (1923) voll anerkannt worden zu sein, obgleich von Josué und Alexandrescu schon aus dem Jahre 1907 eine ausgezeichnete histologische Beschreibung vorliegt.

Oberling stützt sich auf 7 Fälle von 62—75 Jahren und stimmt in der Beschreibung der objektiven Befunde vollständig mit der von Jores, Volhard und Fahr, Löhlein gegebenen überein. Er diskutiert ihre Bedeutung, schließt parenchymatöse und interstitielle Nephritis als Ursache aus, weil „entzündliche" Veränderungen fehlen, und nimmt wie wir eine Sklerose vaskulären Ursprungs an.

Das Auftreten der Veränderungen fällt in die Periode, in der die Arteriosklerose ihre Verwüstungen macht; die Läsionen sind, in irreguläre Herde gruppiert, nicht diffus; vor allem handelt es sich um einen Degenerationsprozeß; die Läsionen tragen offen die Kennzeichen einer Ernährungsstörung. Entscheidend ist, daß die primären Parenchymschädigungen in einer hyalinen Degeneration des vaskuloglomerulären Apparates bestehen. Es scheint unzweifelhaft, daß diese hyaline Degeneration in Beziehung steht zu der hyalinen Degeneration der Arteriolen.

Über den Mechanismus der Schädigung spricht Oberling sich folgendermaßen aus:

1. Die Veränderungen der großen Gefäße (Endarteriitis und Arteriosklerose) sind inkonstant,

2. die Gefäße mittleren Kalibers sind konstant betroffen. Bald bestehen sie in muskulär-elastischer Hyperplasie der Intima, bald in offenkundigen arteriosklerotischen Veränderungen, die ausnahmsweise bis zur völligen Obliteration der Lichtung führen.

3. Die Arteriolen sind konstant betroffen, sie zeigen die hyaline Degeneration ihrer Wand.

Wie kommt die irreguläre Sklerose durch diese Gefäßveränderungen zustande? Durch Gefäßverschlüsse sicher nicht. Der Schlüssel ist zu suchen in der konstanten hyalinen Degeneration der Arteriolen. Diese findet sich auch in anderen Organen, Leber, Pankreas, Gehirn, von Milz ganz zu schweigen. Dabei ist zu bemerken, daß die hyalinisierten Arteriolen meist permeabel sind.

Daher treten auch offenbar bei diesen Organen keine Parenchymschädigungen auf. Bei der Niere liegt das Verhältnis anders. Alle Kapillaren, die einen Tubulus versorgen, stammen aus dem Vas efferens eines Glomerulus, und zwischen Arterien und Kapillaren ist ein fragiles Kapillarsystem in Knäueln zwischengeschaltet. Die hier auftretende hyaline Degeneration macht leicht beträchtliche Störungen, die meist zur vollständigen Obstruktion führen. Die Tubuli der zugehörigen Glomeruli verfallen dem Untergang. Oft sind nur die Arteriolen eines Gefäßabschnittes betroffen, so daß, wenn alle dazugehörigen Glomeruli hyalinisiert, die Tubuli atrophiert sind, das Bild eines scheinbaren Infarktes entsteht. Diese infarktoiden Herde entstehen aber nicht, weil die terminalen Arterien, sondern weil die betreffenden Glomeruli verschlossen sind.

Man muß also in Übereinstimmung mit Jores eine Arteriosklerose der großen und der kleinen Gefäße unterscheiden, aber Oberling erscheint es falsch, diese Scheidung auf die arteriolosklerotischen Veränderungen der Organe, speziell der Niere anzuwenden. Oberling meint, man habe eine arterio- und eine arteriolosklerotische Sklerose unterschieden und unter benigner Sklerose die erstere, unter maligner die letztere verstanden. Aber auch die infarktoiden Herde bei der arteriosklerotischen Sklerose der Greise sind in Wahrheit die Folge von Arteriolenveränderungen, nicht von arteriellen Gefäßverschlüssen. Der Mechanismus bei beiden sei also derselbe. Die Arteriosklerose der großen Gefäße mache fast nie Nierenveränderungen. Das, was die beiden Formen unterscheidet, sei der Grad und die Ausdehnung ein und desselben Prozesses, der hyalinen Degeneration der Arteriolen. Die Tatsache, daß im einen Falle wenig, im anderen Falle so viel Nierengewebe untergegangen ist, daß es zur Urämie kommt, bedingt keine prinzipielle Unterscheidung. Daher schlägt Oberling für die Gesamtheit aller dieser Veränderungen den Namen sclérose rénale vasculaire vor.

Hier liegt insofern ein Irrtum vor, als wir (Volhard und Fahr) bei Aufstellung des Begriffes der benignen und malignen Sklerose nie daran gedacht haben, die Arteriosklerose der großen Gefäße, die meist gar keine Erscheinungen macht, als benigne Nephrosklerose zu bezeichnen.

Was nun die „Kombinationsform" von Volhard und Fahr betrifft, solche Fälle, meint Oberling, existieren; aber an sich ist das Auftreten von Epithelläsionen nicht erstaunlich und in der Natur des Prozesses begründet. Es genügt zur Erklärung der Dystrophie, daß das den Tubulus ernährende Gefäß einen in Hyalinisierung begriffenen Glomerulus passiert.

Kurz die Epithelläsionen kommen in allen Fällen von vaskulärer Sklerose vor, meist direkt durch die Zirkulationsstörung verursacht, bisweilen aber handelt es sich um eine echte aufgepfropfte epitheliale Nephritis, die oft auf Rechnung einer interkurrenten Infektion zu setzen sei.

Aber es kommt auch das Umgekehrte vor, daß sich die vaskuläre Sklerose entwickelt in einer von vornherein nephritisch erkrankten Niere. Eine chronische parenchymatöse Nephritis oder Pyelonephritis kann Gefäßveränderungen machen, die ihrerseits ganz das Bild der vaskulären Sklerose geben. Aber dann kann diese — sekundäre — vaskuläre Sklerose in jungen Jahren erscheinen, und es enthält, meint Oberling, die genuine Schrumpfniere der deutschen Autoren eine große Zahl solcher Fälle.

Das möchte ich bestreiten. Die sekundäre Schrumpfniere und ihre Gefäßveränderungen sind uns wohl bekannt und von uns genau und zum Teil als andersartig, zum Teil als gleichartig beschrieben worden. Auch die Epithelläsionen infolge der Arteriolosklerose sind uns nicht unbekannt, und ich habe von jeher mit Löhlein auf die Störung der Glomerulidurchblutung als Ursache der Kanälchendystrophie hingewiesen. Oberling ist entgangen, daß wir als besondere Eigentümlichkeit der Kombinationsform frische und diffuse Degenerationsprozesse am Epithelialapparat und frische akute, pseudoentzündliche Veränderungen der Glomeruli beschrieben haben.

Auch Oberling sieht also das Wesen des Prozesses in einer primären glomerulovaskulären Sklerose, einer Degeneration der Glomeruli und Arteriolen.

Elwyn, dessen Werk „Nephritis" sich vorteilhaft durch das Bemühen, der Pathogenese auf die Spur zu kommen und Ursache und Wirkung klar auseinanderzuhalten, auszeichnet, unterscheidet auf Grund meiner Lehre Arteriosklerose ohne und mit Niereninsuffizienz und entwickelt folgende Anschauungen von der Pathogenese.

Die Arteriosklerose beginnt mit einer Fettinfiltration der subendothelialen Intima. Diese beruht auf einer Stoffwechselstörung der Zelle, und diese beruht auf einer Störung ihrer Versorgung mit Ernährungsflüssigkeit. Die Ernährung des subendothelialen Gewebes erfolgt durch die Kapillaren der Vasa vasorum, von denen der Ernährungsstrom durch die Gewebsspalten zu den Zellen der Intima gelangt. Bei einer Störung dieses Ernährungsstromes müssen die subendothelialen Zellen zuerst leiden. Diese Ernährungsstörung mag zustande kommen durch die Obliteration der Gewebsspalten infolge übermäßiger Dehnung und wird im Alter befördert durch Nachlassen der Elastika der Arterienwand, ebenso auch durch Blutdrucksteigerung. Von großem Einfluß auf die Leichtigkeit, mit der die Gewebsspalten durch den Einfluß starker Beanspruchung obliterieren, ist, abgesehen von Grad und Dauer der Beanspruchung, die erbliche Anlage des Gefäßsystems und seiner Vasomotoren.

Die funktionelle Beanspruchung wird noch wesentlich erhöht durch eine permanente Blutdrucksteigerung. Die Arterienwand paßt sich an durch Hypertrophie der Wand und Vervielfachung der Elastika. Um so größer werden die Zonen, in denen bei übermäßiger Dehnung die Wege des Ernährungsstromes obliterieren. Lipoide werden deponiert und der Prozeß der Arteriosklerose beginnt. Da die permanente Blutdrucksteigerung in dem ganzen Gefäßsystem sich auswirkt, so sind auch die Gefäßveränderungen universell; besonders sind es die Arterien von elastischem Typus, die bei langdauerndem Hochdruck erkranken. Elwyn behauptet, man finde in diesen Arterien in Fällen von dauerndem Hochdruck Atherom und Arteriosklerose am stärksten ausgesprochen, und die Ausdehnung der Veränderungen entspräche der Dauer des Hochdruckes; beides entspricht unseren Erfahrungen nicht. Elwyn widerspricht sich auch selbst, wenn er sagt, Hochdruck sei der klinische Ausdruck für eine renale Arteriosklerose, und diese sei, vom nephritischen Hochdruck abgesehen, die einzige anatomische Veränderung, welche den dauernden Hochdruck begleitet. Der Prozeß beginnt in den Nierenarterien in gleicher Weise wie in dem übrigen Gefäßsystem mit Deponierung von Fett in der Intima und ebenso in den Arteriolen mit hyaliner Degeneration. Die Hypertrophie der Arterienwand betrachtet Elwyn mit Jores-Aschoff als kompensatorischen Prozeß, als Antwort auf eine gesteigerte funktionelle Beanspruchung. Vermehrte Kontraktion führt zu Hypertrophie der Muskularis, vermehrte Dehnung zu Hypertrophie der Elastika. Zweifellos werden normalerweise die Nierengefäße besonders stark beansprucht. Was kommt dazu, um die Hypertrophie der elastisch-muskulären Elemente der Intima und die Verdickung der Arterienwand hervorzurufen? Von größter Bedeutung sind hier erblich angeborene Eigenschaften der Gefäßwand und des Vasomotorensystems. Es muß besonders die Fähigkeit entwickelt sein, leichter mit Hypertrophie der elastischen und muskulären Elemente auf lokale Druckschwankungen zu antworten, und es muß das Vasomotorenzentrum mit großer Intensität und Dauer reagieren. Beides sind die Hauptelemente, die zur Entwicklung der renalen Arteriosklerose und zu dauerndem Hochdruck führen.

Die Verdickung der Wand und ihre starke Verengerung bei der Kontraktion erschwert die Aufrechterhaltung der Filtration. Infolgedessen steigt durch eine reflektorische Vasokonstriktion im Splanchnikusgebiet der Druck im arteriellen System der Nieren. (Dieser reflektorische Mechanismus ist von jeher gesucht, aber nie gefunden worden.) Bei den erblich disponierten Individuen ist diese Hypertrophie der Wand schon mit Eintritt in die dreißiger Jahre ausgebildet. Aber schon gegen Ende der dreißiger Jahre (Aschoff) reagiert die Intima auf Druckänderungen anstatt mit Hypertrophie der Elastika mit Zunahme des Bindegewebes. Das führt noch mehr zur Verengerung der Lichtung der Arterien und infolgedessen werden die Perioden von temporärer Drucksteigerung immer häufiger. Zur gleichen Zeit erscheinen auch die gewöhnlichen arteriosklerotischen Veränderungen, die hier und da im Körper anfangen aufzutreten, auch in dem Arteriensystem der Niere, besonders ausgeprägt bei den oben gekennzeichneten, erblich belasteten Individuen, weil hier Kontraktion und Dilatation der Arterien und Arteriolen stärker sind und länger dauern.

In den größeren Arterien beginnt die Arteriosklerose mit Lipoidinfiltration, in den Arteriolen ohne Elastika mit hyaliner Degeneration und nachfolgender Fettinfiltration, wobei die erstere die gleiche Bedeutung hat wie die Fettinfiltrate in den großen Arterien. Dadurch wird die Lichtung der interlobulären und afferenten Gefäße noch mehr eingeengt, die Aufrechterhaltung des normalen Filtrationsdruckes wird noch mehr erschwert, und infolgedessen muß der Blutdruck steigen. Einmal in Gang gekommen, dehnt sich der arteriosklerotische Prozeß weiter aus und ergreift mehr und mehr Arterien und Arteriolen und führt allmählich zum Verschluß der Gefäße; in Fällen von Arteriolosklerose ohne Niereninsuffizienz ist der größte Teil der Gefäße trotz Verdickung noch durchgängig, in den Fällen mit Niereninsuffizienz verschlossen.

In diesem Stadium ist eine permanente Blutdrucksteigerung notwendig und als kompensatorischer Mechanismus zu betrachten. Da die Beobachtung lehrt, daß bei geeigneter Behandlung der Blutdruck beträchtlich gesenkt werden kann, ohne Störung der Nierenfunktion, so muß angenommen werden, daß hier eine Überkompensation vorliegt. Die Arteriosklerose mit Niereninsuffizienz betrachtet Elwyn als nur graduell von der Form ohne Niereninsuffizienz verschieden. Mit dem Fortschreiten der Arteriolendegeneration wird ihre Lichtung immer enger oder ganz verschlossen, und der Blutdruck muß mehr und mehr steigen. Mit dem Verlust der Funktion in einem großen Teil der Glomeruli muß die Nierenfunktion von dem kleinen Rest aufrechterhalten werden mit Hilfe des hohen Blutdruckes, wie im Endstadium der Glomerulonephritis.

Dieser Auffassung gegenüber muß immer wieder betont werden, daß die Arteriolosklerose der Nierenarterien von der allgemeinen Atherosklerose weitgehend unabhängig ist. Ebenso sicher scheint es mir auch zu sein, daß die Art der Entstehung der Gefäßveränderung grundsätzlich verschieden ist. Es mag sein, daß die Arteriosklerose der größeren Gefäße, wie schon Martin, Köster, Aufrecht und viele andere Autoren angenommen haben, auf einer Störung der Ernährung der Gefäßwand durch die Vasa vasorum beruht; die Ernährungsstörung, die der Arteriolosklerose zugrunde liegt, entsteht sicher auf ganz anderem Wege und wieder auf ganz andere Weise die Veränderung der Präarteriolen, die wir als elastisch-hyperplastische Intimawucherung bezeichnen und ganz regelmäßig bei der Nephrosklerose finden. Daß abnorm starke Kontraktion der Arterien, wie Elwyn meint, die Entwicklung dieser Gefäßveränderung hervorruft, ist ebenfalls ganz unwahrscheinlich, das Gegenteil wahrscheinlicher.

Mit der Unterscheidung in Sklerose ohne und mit Niereninsuffizienz, wie sie auch von Munk und Lichtwitz getroffen wird, kann ich mich auch nicht einverstanden erklären; wenn man den wesentlichen Unterschied kennzeichnen wollte, so müßte man unterscheiden in Sklerose ohne und mit Retinitis albuminurica, denn die Retinitis ist das Signal, an dem wir die prognostisch so ungünstige Wendung zur „malignen Sklerose" schon erkennen können, noch ehe Niereninsuffizienz in die Erscheinung getreten ist.

Ich muß nach wie vor daran festhalten, daß die Unterscheidung der benignen und der malignen Sklerose ein dringendes klinisches Bedürfnis ist. Die maligne Sklerose ist nicht einfach als Stadium der Niereninsuffizienz zu definieren, sondern es tritt eine Wendung im Krankheitsbilde auf, die angezeigt wird durch das Auftreten der Retinitis albuminurica. Diese wieder ist ein sicheres Zeichen dafür, daß eine allgemeine und hochgradige Gefäßkontraktion eingetreten ist.

In einem wichtigen — wie mir heute scheint, dem wichtigsten — Punkte bedarf aber meine oben entwickelte Vorstellung und Kennzeichnung der malignen Sklerose als ischämisches Stadium der Sklerose noch einer Ergänzung: Ich habe damals schon die Frage aufgeworfen und als dringend der Aufklärung bedürftig bezeichnet, warum nicht bei jeder gutartigen Hypertonie mit Nachlassen der Herzkraft ischämische Symptome auftreten und den Ablauf zur Niereninsuffizienz beschleunigen. Die Vorstellung, daß je nach dem Grade der Gefäßkontraktion bei Nachlassen der vis a tergo in dem einen Falle die Lichtung der Nierengefäße offen bleibt, in anderen Fällen sozusagen verschlossen wird, hat mich selbst nicht befriedigt.

Heute sehen wir darin klarer. Wir haben gelernt, zwei Mechanismen des Hochdruckes zu unterscheiden; wir müssen annehmen, daß im Stadium des essentiellen Hochdruckes keine (aktive) allgemeine Gefäßkontraktion, wie bei der Nephritis, sondern eine allgemeine (passive) Gefäßdehnung mit Hypertonus der Arteriolen besteht (vgl. S. 509), daß im ischämischen Stadium der Sklerose dagegen, das wir nach der Verlaufsart als maligne bezeichnet haben, ein Umschlag des passiven in den aktiven Mechanismus stattgefunden hat und nunmehr eine hochgradige allgemeine Gefäßkontraktion besteht (vgl. S. 448). Nun erst wird auch der Umschlag im Krankheitsbilde und in der Prognose, den uns die Retinitis angiospastica verrät, verständlich. Sie zeigt uns an, daß an Stelle des passiven — physikalischen — Mechanismus des roten Hochdruckes der aktive — chemische — des blassen Hochdruckes getreten ist.

Das was hinzukommt, um aus einer benignen Sklerose eine maligne werden zu lassen und den nephritischen Einschlag im Krankheitsbilde hervorzurufen, das ist also die allgemeine Gefäßkontraktion, die der Nephritis eigen ist.

Diese aus dem klinischen Verhalten geschlossene Vorstellung ist nunmehr auch durch den inzwischen gelieferten Nachweis gefäßkrampffördernder (Huelse), ja direkt pressorisch wirkender Stoffe (Bohn) im Blute bestätigt worden.

Er gelingt regelmäßig im ischämischen Stadium der Sklerose, nicht im Stadium der essentiellen Hypertension (vgl. S. 423).

Die oben gegebene Einteilung würde also sinngemäß heute so lauten:

I. Die essentielle Hypertension ohne erhebliche Gefäßveränderungen in der Niere, der — extrarenale — rote Hochdruck, infolge allgemeiner (?), insbesondere splanchnischer (?) Angiosklerose.

II. Die benigne Nephroangiosklerose mit rotem Hochdruck.

III. Die maligne Nephrosklerose mit — renalem — blassem Hochdruck (Kombination von rotem und blassem Hochdruck).

Pathologische Anatomie der Nephroangiosklerosen.

Bei Atherosklerose der großen Nierengefäße finden wir oft „Infarktnarben" in der sonst unveränderten oder auch durch Schrumpfungsherde verkleinerten Niere, infolge atherosklerotischen Verschlusses einzelner größerer, atheromatös entarteter Gefäße.

Klinisch kann sich eine solche Gefäßverstopfung wie jeder Infarkt durch Blutaustritt in den Harn verraten, aber nach Eintritt der sekundären Verödung fehlt jedes Nierensymptom, vor allem kann die Blutdrucksteigerung fehlen, wenn es sich nur um herdförmige Ausfälle durch Atherosklerose einzelner größerer Nierengefäße handelt und auch im übrigen nur Atherosklerose der größeren Gefäße besteht.

Staemmler macht mit Recht darauf aufmerksam, daß die Arteriosklerose der großen Nierenäste zunächst zu einer Atrophie der Hauptstücke führt und erst später, d. h. wahrscheinlich bei stärkerer Einengung der Blutbahn oder stärkerer Verlangsamung des Blutstroms zu einer Verödung der Glomeruli.

Die Atrophie der Hauptstücke ist hier also keine Atrophie infolge Inaktivität, sondern eine infolge mangelhafter Ernährung.

Das gilt meines Erachtens auch für die seltene reine senile Schrumpfniere oder Nierenatrophie, die infolge hochgradiger Athero- oder Arteriosklerose ohne Hochdruck entsteht. Hier tritt die Fibrose der Glomeruli ganz zurück, die Atrophie des Parenchyms mit Sklerose des Bindegewebes überwiegt, und es fehlt die sog. Arteriolosklerose.

Ich glaube sogar, das gilt auch für manche Fälle von sekundärer und genuiner Schrumpfniere. Wenigstens kann man dabei die Atrophie der Tubuli mit entsprechendem Ersatz durch Bindegewebe in einem Ausmaße sehen, das der Zahl der untergegangenen Glomeruli nicht entspricht.

Ich habe dabei Fälle von hochgradiger, kardial lange kompensierter Gefäßkontraktion im Auge, die dann anscheinend infolge Unvermögens des Herzens, die enorm gesteigerten Widerstände zu überwinden, in stürmischem Verlauf zugrunde gehen (vgl. Bsp. Sp.., S. 1736).

Es wäre wichtig, darauf zu achten, ob nicht in seltenen Fällen auch ohne diffuse Arteriosklerose der kleinen Nierengefäße lediglich durch atherosklerotische Ausschaltung mehrerer größerer Gefäßgebiete beider Nieren, also durch Verkleinerung der Nieren, wie in den Experimenten von Bradford, Heinecke und Päßler, Mark, das klinische Bild der Niereninsuffizienz mit Polyurie und Hyposthenurie entstehen kann. Da es sich aber fast stets um ältere Leute handelt, so wird wohl auch eine ziemlich erhebliche Abnahme der Zahl der sekretorischen Elemente reaktionslos ertragen werden, weil die Ansprüche an die Größe des funktionsfähigen Nierenrestes gesunken sind.

Man kann daher von einem klinischen Bilde der „arteriosklerotischen Schrumpfniere", wie man seit Ziegler diese besondere Form der Infarktniere bei herdförmiger Schrumpfung durch Arteriosklerose einzelner größerer Gefäße der Niere bezeichnet, nicht sprechen, so wenig wie von dem klinischen Bilde einer embolischen Infarktschrumpfniere. Beide gehen, was immerhin betont zu werden verdient, gewöhnlich ohne Blutdrucksteigerung einher. Eine solche wäre aber denkbar, wenn es durch sehr ausgedehnte Infarzierung und Ausschaltung zahlreicher sekretorischer Elemente zu starker Verkleinerung der Niere und zu Niereninsuffizienz käme. Ich habe mehrfach einseitig ganz erhebliche Nierenschrumpfung gesehen, wenn der Hauptstamm einer Nierenarterie durch einen atheromatösen Herd stark verengert war.

Man tut übrigens Ziegler Unrecht, wenn man nur diese Form, die ich lieber als atherosklerotische Narbenniere oder Nierenatrophie bezeichnen möchte, mit seinem Namen kennzeichnet; denn er hat unter die arteriosklerotischen Schrumpfnieren auch die Fälle gerechnet, die wir heute nach F. v. Müller als arteriolosklerotische bezeichnen, und Zieglers Verdienst ist es ja gerade, deren Abhängigkeit von der Arteriosklerose erkannt zu haben.

Da wir heute wissen, daß das im folgenden zu beschreibende anatomische und klinische Bild der hypertonischen Nierensklerose auf einer mehr weniger diffusen Arteriosklerose (Elastose) der mittleren und kleinen Nierengefäße beruht und auch ohne Atherosklerose (der größeren) zustande kommt, so darf es nicht etwa als atherosklerotische Schrumpfniere bezeichnet oder mit dieser, der Folge der herdförmigen Atherosklerose einzelner größerer Gefäße zusammengeworfen werden. Eine Vereinigung beider ist allerdings häufig. Aschoff hat vorgeschlagen, die letztere als Nephrocirrhosis arteriosclerotica, die erstere als N. arteriolosclerotica zu bezeichnen, die klinisch kaum diagnostizierbare Vereinigung beider als N. arterioarteriolosclerotica.

Da bei den Frühfällen noch keine Zirrhose besteht, schlägt Herxheimer vor, diese Arteriolosclerosis renum zu nennen. Aber gerade die Arteriolenveränderungen können bei Frühfällen auch vermißt werden, oder wenigstens sehr bescheiden sein.

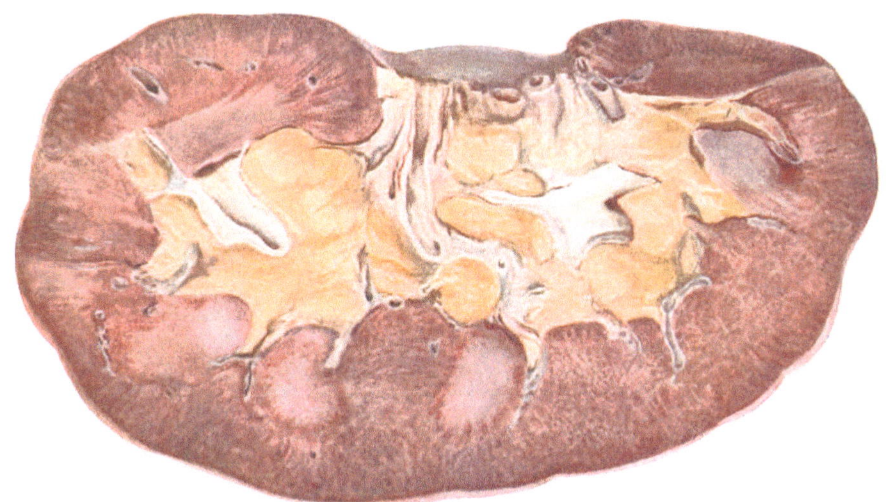

Abb. 191. Reine arteriosklerotische Nierenveränderung ohne Schrumpfung. Starke Arteriosklerose der kleinen und kleinsten Nierengefäße. Schnittfläche. (Aus Volhard-Fahr.)

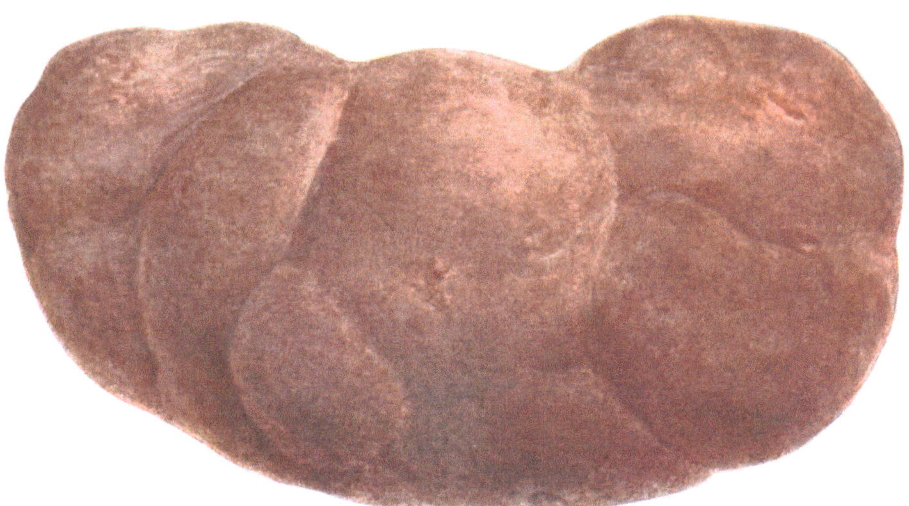

Abb. 192. Reine arteriosklerotische Nierenveränderung ohne Schrumpfung. Starke Arteriosklerose der kleinen und kleinsten Nierengefäße. Oberfläche. (Aus Volhard-Fahr.)

Ich halte es für notwendig, prinzipiell zu unterscheiden zwischen 1. der degenerativen und herdförmigen Wanderkrankung der Atherosklerose der größeren Gefäße, 2. der hyperplastischen und diffusen Gefäßverhärtung, der Arterio- oder Angiosklerose der mittleren und kleineren, die in elastischer Verstärkung der Wand zum Ausdruck kommt, und 3. der degenerativen und herdförmigen sog. Atherosklerose der kleinsten Gefäße oder Arteriolosklerose, die ich aber lieber Arteriolomalazie nennen möchte.

Danach ist die Hypertonieniere in den Frühstadien eine arterio- oder angiosklerotische Niere, in den späteren Stadien eine arteriolosklerotische oder besser arteriolomalazische. Die nach Ziegler benannte wäre dann als atherosklerotische, eine Vereinigung von Athero- und Angiosklerose als athero-angiosklerotische Niere, die sog. Arteriolosclerosis renum wegen

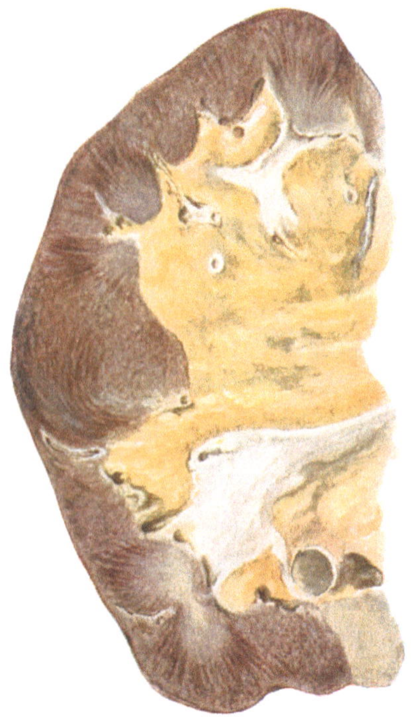 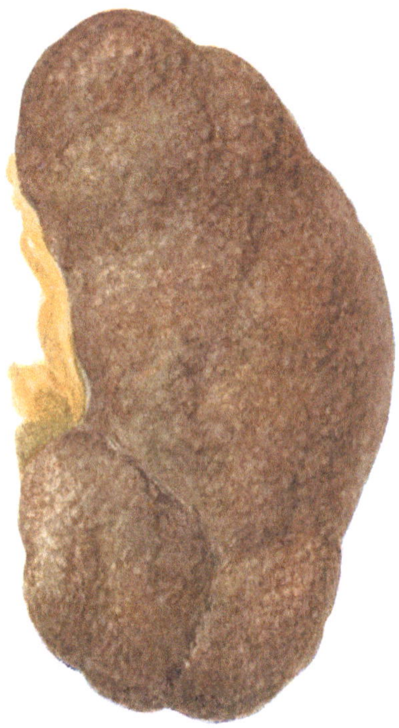

Abb. 193.   Abb. 194.

Rote Granularniere. Reine arteriosklerotische Nierenveränderungen mit Schrumpfung
ohne Niereninsuffizienz. Starke Arteriosklerose der kleinen und kleinsten Nierengefäße.
(Aus Volhard-Fahr.)

der nie fehlenden, meines Erachtens primären Angiosklerose als angio-arteriolosklerotische, genauer als angiosklerotisch-arteriolomalazische zu bezeichnen.

Makroskopisch ist die Hypertonieniere und benigne Nephrosklerose recht häufig noch von normaler oder übernormaler Größe, von glatter oder feingranulierter Oberfläche und braunroter Farbe. (Vgl. Abb. 191 und 192, S. 1575.)

In selteneren Fällen ist sie erheblich verkleinert, grobhöckerig oder fein oder grob granuliert, aber auch dann gewöhnlich von roter oder braunroter Farbe (rote Granularniere Jores). (Vgl. Abb. 193 und 194.)

Zwischen diesen beiden hier abgebildeten Extremen, den ganz großen, makroskopisch nur als Stauungsnieren imponierenden, und den kleinen (oder noch kleineren) roten Granularnieren finden sich alle denkbaren Übergänge.

Für die renal stigmatisierte Verlaufsart der malignen Sklerose oder genuinen Schrumpfniere, die wir früher als „Kombinationsform" bezeichnet haben, gilt das gleiche; auch hier können wir normal große, ja vergrößerte, fast glatte, oder leicht granulierte, und verkleinerte und stark granulierte Nieren finden.

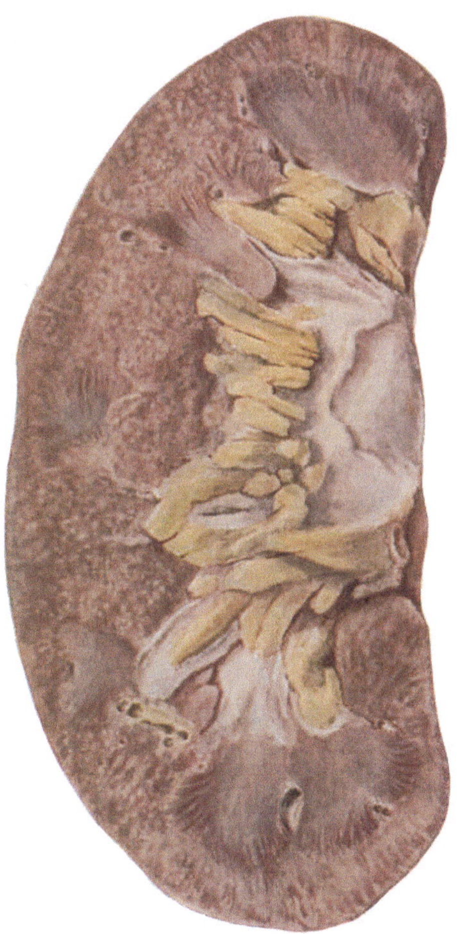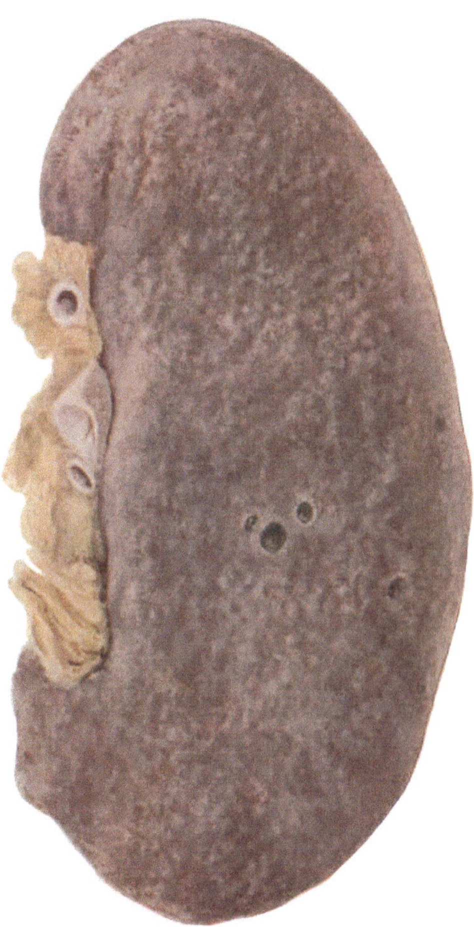

Abb. 195. Schnittfläche.   Abb. 196. Oberfläche.
Kombinationsform (maligne Sklerose) nicht geschrumpft.
[Aus Volhard-Fahr (vgl. klin. Bsp. XXXXIV).]

Meist läßt sich aber schon in der Farbe ein deutlicher Unterschied feststellen. Ober- und Schnittfläche erscheinen bei der malignen Form nicht gleichmäßig braunrot, sondern graubraun bis grau, unmittelbar post mortem auch tiefzyanotisch, und dabei eigentümlich gefleckt oder marmoriert (vgl. Abb. 195—198 und 200, 201). Zahlreiche graugelbliche Flecke, Streifen und Höcker durchsetzen die Rinde, und in vorgeschritteneren Fällen können die grauweißen oder graugelblichen Töne vollständig überwiegen bis zum Bilde einer großen blassen oder kleinen weißen Niere.

Die Grenzen zwischen Rinden- und Marksubstanz sind bei dem ischämischen Stadium im Gegensatz zur gutartigen Verlaufsart mehr oder weniger verwaschen. (Vgl. Abb. 195, 197, 200.)

An der Oberfläche finden sich bisweilen genau dieselben „Blutpunkte" wie bei der akuten und subakuten Nephritis; nicht selten ist auch die Nierenbeckenschleimhaut von Blutungen übersät (Abb. 203).

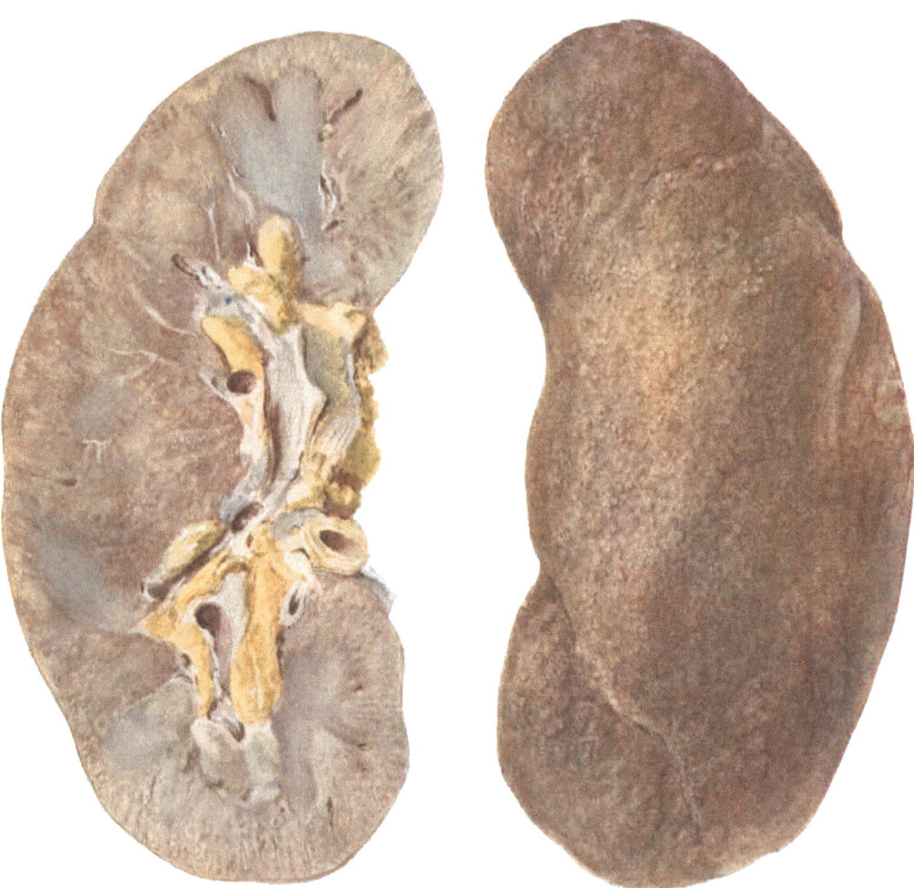

Abb. 197. Schnittfläche.   Abb. 198. Oberfläche.
Kombinationsform (maligne Sklerose), beginnende Schrumpfung.
[Aus Volhard-Fahr (vgl. klin. Bsp. XXXXIV).]

Bei den verkleinerten Nieren beider Formen ist die Nierenkapsel oft verdickt, mit den eingesunkenen verödeten Partien durch die vernarbte Nachbarschaftswucherung des Kapselbindegewebes fester verwachsen, so daß sie sich nicht ohne Substanzverlust abziehen läßt. Auch die Fettkapsel und das Hilusfett zeigen bei den verkleinerten Nieren eine „raumausfüllende" Ersatzproliferation des Fettgewebes. Häufig finden sich Zysten in der Rinde verstreut.

Die Konsistenz der verkleinerten Nieren ist sehr derb, lederartig.

Die Nierengefäße zeigen eine exzentrische oder konzentrische Verdickung der Wand, sie sind starr, und ihre Lichtungen klaffen.

Über das histologische Bild der gutartigen Sklerose ist schon an mehreren
Stellen so eingehend gesprochen worden (vgl. S. 455, 481, 523), daß ich mich
hier ganz kurz fassen kann.

Das Wesentliche ist die mehr weniger diffuse Veränderung der mittleren
und kleineren, die herdförmige der kleinsten Nierengefäße.

Man kann darüber zweifelhaft sein, ob man in dem Frühstadium des
klinisch so eindeutigen Krankheitsbildes histologisch von einer „Erkrankung"
der Nierengefäße sprechen kann. Denn in diesem Jahre und Jahrzehnte mit
vollem Gesundheitsgefühl und unverminderter Leistungsfähigkeit erträglichen
Stadium spielen sich an den mittleren und kleineren Nierenarterien nur die
Veränderungen ab, die wir als Erscheinungen der Abnutzung und funktioneller
Anpassung betrachten können: Abnahme der Muskulatur und Ersatz derselben
durch eine Hypertrophie der Elastika, die Jores als Arbeitshypertrophie

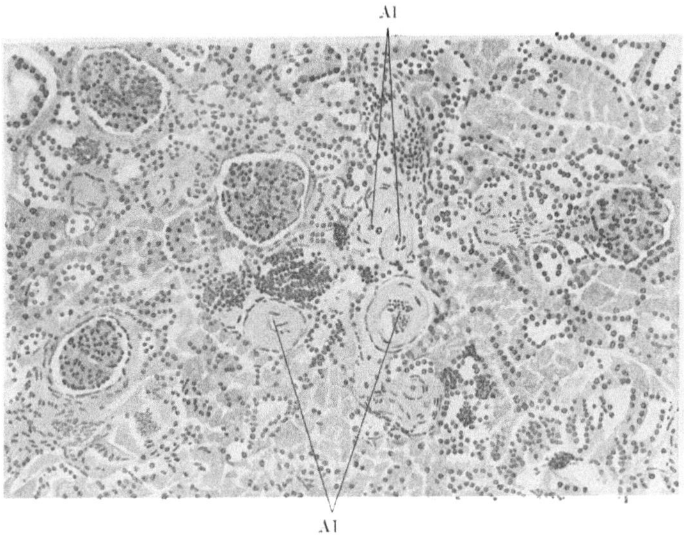

Abb. 199. Starke Verdickung, Hyalinisierung und Lumenverengerung an den Arteriolen (Al)
bei benigner Nierensklerose. (Mittlere Vergrößerung.)
(Aus Th. Fahr: Pathologische Anatomie des Morbus Brightii, im Handbuch der speziellen
pathologischen Anatomie und Histologie, Bd. 6/1, S. 380, Abb. 69.)

bezeichnet hat. Sie besteht in Einlagerung kräftiger elastischer Lamellen,
die scheinbar durch Abspaltung aus der Membrana elastica interna, tatsächlich
durch echte Neubildung (Oppenheim) entstehen, also in elastisch-hyper-
plastischer Verstärkung der Wand (Friedemann, Jores). Unmerklich gehen
aber diese noch fast in das Gesundhafte zu rechnenden Veränderungen in das
Krankhafte über, einmal durch den Grad der die Lichtung der Gefäße schließlich verengernden Elastikawucherung (vgl. Abb. 204) und zweitens, indem
degenerative Veränderungen in dem hyperplastischen Gewebe und vor allem
in der Wand der kleinsten Arteriolen einsetzen.

Wir finden dann neben der diffusen Elastose, wenn wir damit die reine
Elastikahypertrophie bezeichnen wollen, hier und da in verschiedener Ausdehnung auch Quellung und hyalin-fettige Degeneration in den neugebildeten
Schichten der kleinen Gefäße, besonders aber in der Wand der Vasa afferentia, die normalerweise keine Elastika mehr führen, hier aber oft einen
deutlichen Elastikaring aufweisen. Es kommt zu einer ganz allmählichen

Zunahme der bereits durch die Elastose gesetzten Verengerung der Lichtung der kleinen und schließlich zum völligen hyalinen Verschluß der jeweils stärker betroffenen kleinen und kleinsten Gefäße (vgl. Abb. 199). Dementsprechend finden wir in verschiedener Häufigkeit bald nur vereinzelt, bald zahlreich und radiär in Gruppen angeordnet verödete Glomeruli in Gestalt hyaliner Kugeln.

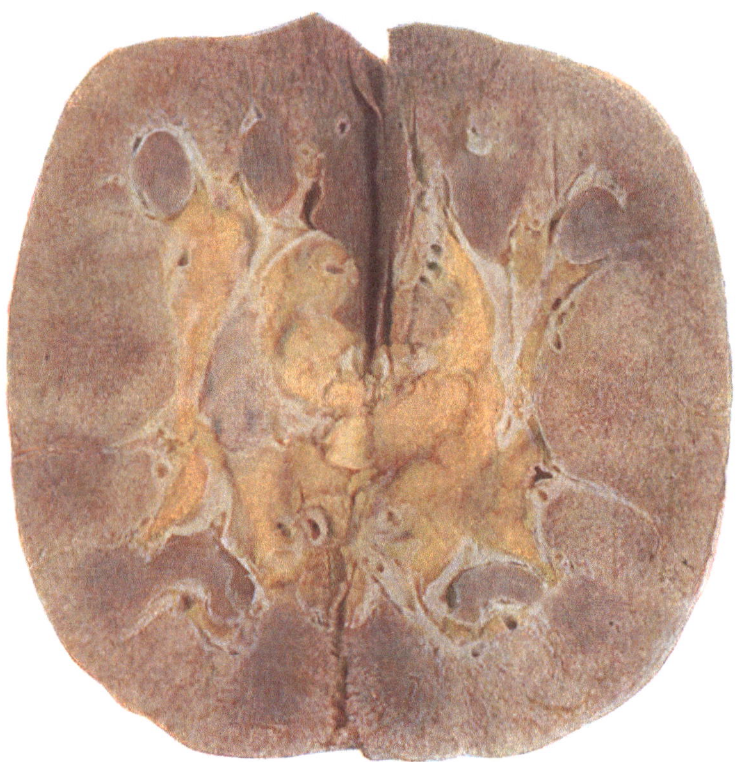

Abb. 200. Ischämisches Stadium der Sklerose.

Als das wesentliche Moment, das diese gutartige Form von der folgenden bösartigen Form unterscheidet, erscheint mir die Tatsache, daß die Reaktionserscheinungen auf die Abnahme der Durchblutung, Ausschaltung und Verödung der Glomeruli durch Erstickung auffallend gering sind; wir finden wohl hier und da kleinzellige Infiltration, aber keinerlei stürmischere Reaktion am Epithelapparat oder am Bindegewebe, sondern eine „blande" Atrophie der ausgeschalteten Elemente.

Im Anschluß an die Verengerung resp. den Verschluß einer Arteriole kann auch Kollaps der Schlingen mit nachfolgender atrophischer Verödung entstehen (Fahr). Auch teilweise Hyalinisierung des Glomerulus kommt vor.

Die zugehörigen Harnkanälchen atrophieren und werden durch Bindegewebe ersetzt, das in Keilform die Rinde durchsetzt und auch in den Markstrahlen sich im Bereich der untergegangenen Elemente entwickelt.

Fahr beschreibt als besondere Form der Parenchymveränderung eine Sklerose des interlobulären Stromas besonders im Mark, die so erheblich werden könne, daß sie den

Untergang zahlreicher grader Kanälchen durch Atrophie zur Folge hat, daran schließe sich in Analogie zu den Vorgängen bei der hydronephrotischen Schrumpfung ein Kollaps mit nachfolgender Atrophie der nach oben sich anschließenden Kanälchenabschnitte an, so daß man wie bei der Hydronephrose dicht gedrängte, an sich noch erhaltene Glomeruli in dem durch „aufsteigende" Atrophie verödeten Parenchym liegen sieht.

Fahr bezieht sich dabei auf den Fall einer 82jährigen Frau mit Nierengewicht von links 110, recht 40 g, linker Ventrikel stark hypertrophisch (Fahr, S. 378). Hier hat es sich um eine starke Sklerose der größeren Gefäßchen und Arteriolen gehandelt; am Parenchym findet sich eine gleichmäßige Verödung, Kanälchen kollabiert und atrophisch, reichlich hyalinisierte, aber auch zahlreiche gedrängt gelagerte, gut erhaltene Glomeruli mit zum Teil strotzend gefüllten Schlingen.

Ich möchte im Gegensatz zu Fahr hier keine primäre Sklerose des Marks, sondern eine primäre — dyshämische — Atrophie des Parenchyms mit sekundärer Marksklerose annehmen, wie sie Staemmler als charakteristisch für den rein arteriosklerotisch bedingten Untergang des Parenchyms beschreibt.

Wenn wir auch hier das pathologisch-anatomische Zustandsbild als Symptom für den pathologischen Vorgang verwerten, so dürfen wir aus dem Mangel an Reaktionserscheinungen schließen, daß der Verlauf außerordentlich langsam ist, die Ausschaltung der einzelnen Elemente sehr allmählich erfolgt.

Man kann den typischen Befund für die blande Sklerose dahin zusammenfassen:

1. Diffuse, mehr minder hochgradige elastisch-hyperplastische Intimaverdickung der mittleren und kleineren Nierengefäße, d. h. der Präarteriolen (vgl. Abb. 204, S. 1583 und Abb. 61, S. 529), mit Abnahme, Verdünnung der Muskularis.

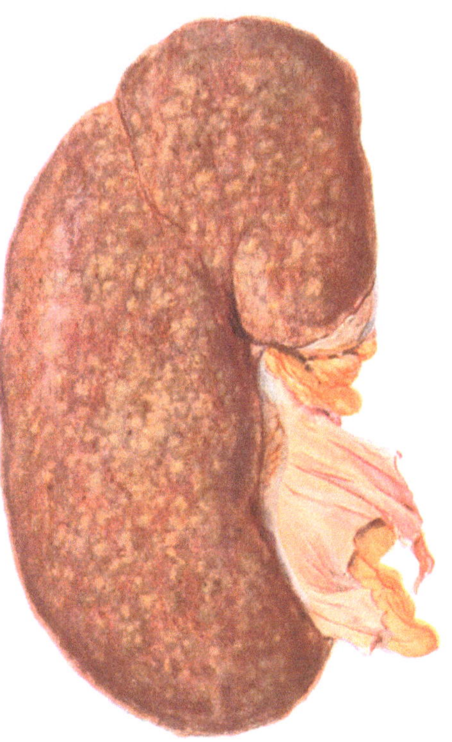

Abb. 201. Typische maligne Sklerose mit Niereninsuffizienz (genuine Schrumpfniere). (Vgl. Bsp. S. 1720.)

2. Herdförmig hyaline Verdickung der Wand der Arteriolen, insbesondere der — häufig erweiterten — Vasa afferentia, und vereinzelter oder herdweise verstreuter Verschluß der verdickten Vasa afferentia durch Quellung und hyalinfettige Degeneration (Malazie) mit hyaliner Verödung einzelner Knäuel bzw. Knäuelgruppen, wenn die hyalinfettige Degeneration der gequollenen Intima ein etwas größeres Gefäß verschlossen hat.

3. Blande Atrophie der zugehörigen sekretorischen Elemente und entsprechende Ersatzwucherung des benachbarten Bindegewebes ohne nennenswerte Reaktion am hyalinisierten Glomerulus außer gelegentlich einer Elastika- oder Bindegewebswucherung um die Kapsel und geringfügiger kleinzelliger Infiltration.

Das, was die der Niereninsuffizienz zueilende bösartige Verlaufsart, deren Abtrennung daher zunächst eine klinische, nicht eine anatomische Notwendigkeit war, histologisch auszeichnet, ist folgendes:

1. Es handelt sich ausnahmslos um ebenfalls diffuse, mehr weniger hochgradige, elastisch-hyperplastische Intimaverdickung der größeren

und kleineren Gefäße (vgl. Abb. 205 u. 62 S. 529). Die Muskulatur finden wir dabei aber hypertrophisch statt atrophisch (F. Koch).

2. Neben der Elastika- und Muskelhyperplasie aber finden wir eine oft außerordentlich hochgradige bisweilen ganz frische und zellreiche bindegewebige Intimawucherung in Form der Endarteriitis obliterans in den kleineren und kleinsten Gefäßen, den Präarteriolen und Arteriolen genau wie bei einer hypertonischen subakuten Nephritis, einer (vaskulären) sekundären Schrumpfniere oder Bleiniere (vgl. Abb. 206 u. 207, S. 1585 mit Abb. 144 u. 145, S. 1353) und

3. sehr ausgedehnte hyaline oder fettige Degeneration der gewucherten Intima der kleinen und kleinsten Gefäße der Niere, insbesondere der Vasa

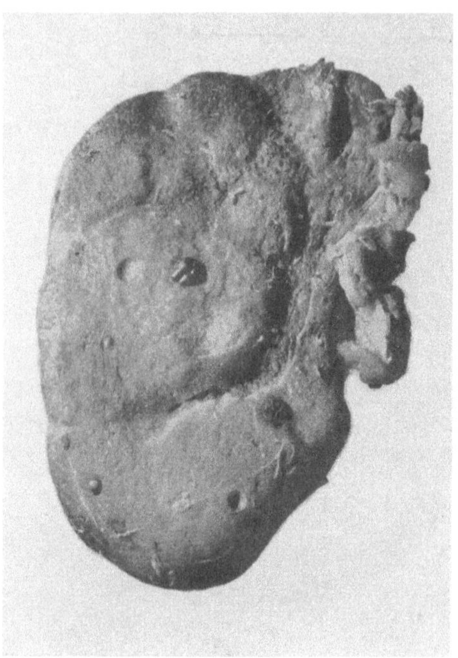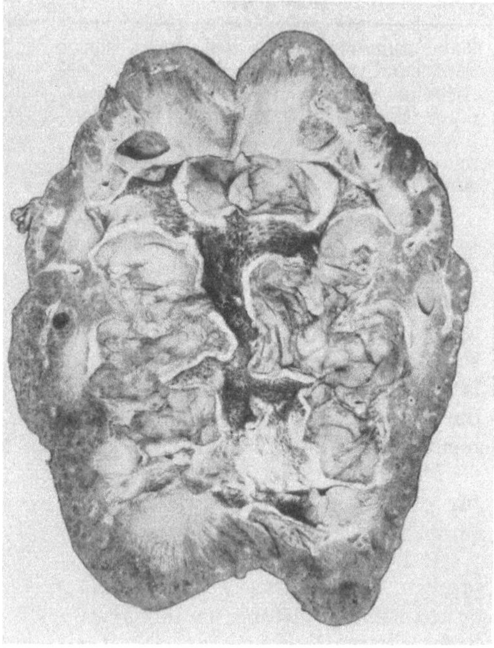

Abb. 202.   Abb. 203.

Genuine angiosklerotische Schrumpfniere; chronische Verlaufsart (vgl. Fall La.., S. 1722).

afferentia (vgl. Abb. 210, S. 1587 u. Abb. 216, S. 1591 u. Abb. 62, S. 529) und anderer Organe, wie Milz, Pankreas, Leber.

4. In besonders stürmisch verlaufenden Fällen findet man an den bindegewebig verdickten Arteriolen statt der hyalin-fettigen Degeneration eine echte Nekrose der Wand (Fahr, F. Koch), mit feinkörnigem Zerfall nicht nur der Bindesubstanz, sondern auch der Kerne, und eine hämorrhagische Durchtränkung der Arteriolenwand (vgl. Abb. 214, S. 1590). In den zugehörigen Glomeruli finden sich Nekrosen einzelner oder sämtlicher Schlingen (vgl. Abb. 208), in der Umgebung besonders schwer betroffener Glomeruli Blutaustritte, kurz Befunde wie bei der schwersten subakuten Nephritis (Herxheimer, Stern, eigene Beobachtungen, F. Koch [vgl. Abb. 146, S. 1354]).

5. Im Gegensatz zur gutartigen Sklerose sehen wir bei der bösartigen — herdweise — eine stärkere und stürmischere Reaktion am sekretorischen Apparat neben stärkerer kleinzelliger Infiltration und eine viel ausgedehntere und frischere Nachbarschaftswucherung des Bindegewebes. Diese stürmischeren und

an den einzelnen Glomeruli verschieden heftigen Reaktionserscheinungen bestehen genau wie bei der subakuten oder subchronischen Nephritis:

a) in hyalintropfiger oder fettiger Degeneration (Infiltration) des Glomerulusepithels und des Kanälchenepithels (vgl. Abb. 209, S. 1586). Die Vefettung betrifft wie bei der Nephritis vorwiegend die Hauptstücke; die am schwersten veränderten gehören wie bei jener den schwerst veränderten Glomeruli zu (Stern, F. Koch),

b) in Blutleere der Glomeruli, Endothelwucherung oder hyalin-fettiger Degeneration in zahlreichen Glomerulischlingen,

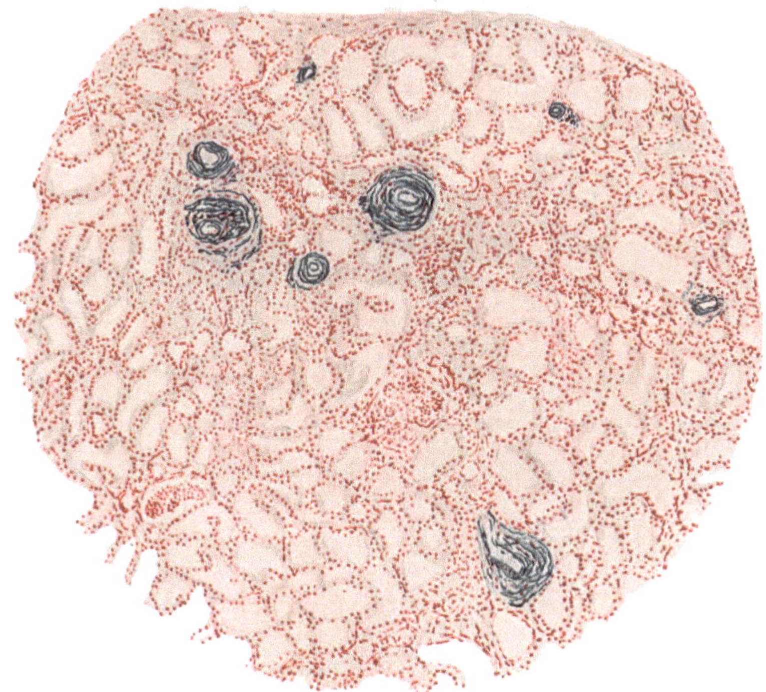

Abb. 204. Reine arteriosklerotische Nierenveränderung.
Die elastisch-hyperplastische Intimaverdickung (Elastose) reicht bis tief in die kleinen Rindenverzweigungen hinein. Gefäßlumen stark verengt. Parenchym in diesem Gesichtsfeld im ganzen intakt, nur an einer Stelle ist ein kleines atrophisches Herdchen zu sehen.
Der Schnitt stammt von der roten Granularniere, die S. 1576 abgebildet ist.
(Aus Volhard und Fahr, Abb. 68, Tafel XXXIV.)

c) in Kernvermehrung, Epithelschwellung, Kapselverklebung und Kapselverdickung, Abstoßung und Wucherung des Glomerulus- und Kapselepithels bis zur Halbmondbildung (vgl. Abb. 208, S. 1586 u. Abb. 213, S. 1589). Dabei können wir auch hier eine partielle Wucherung von Knäuel- oder Kapselepithel beobachten, wenn der Verschluß bzw. die Nekrose nur einen Teil der Schlingen betroffen hat (vgl. Abb. 211 u. 212, S. 1588), ein sehr überzeugendes Beispiel der phagozytären Nachbarschaftswucherung ohne „Entzündung".

6. Sehr häufig und zwar fast stets bei klinisch festgestellter Niereninsuffizienz finden sich Inseln erweiterter Harnkanälchen mit abgeflachtem Epithel genau wie bei der sekundären Schrumpfniere (vgl. Abb. 209, S. 1586).

7. Bei den Fällen, die noch vor Eintritt der Niereninsuffizienz bei gut erhaltener Nierenfunktion am Herzen oder am Schlaganfall sterben, kann man die Glomeruli größtenteils gut erhalten finden. Sie sind vergrößert, füllen den Kapselraum gut aus bis zum Prolaps in die abführenden Kanälchen (Abb. 215, S. 1590); die Kerne sind vermehrt, die Endothelien vergrößert, geschwollen; die zum Teil geblähten Schlingen sind ganz oder fast ganz erythrozytenleer, enthalten zahlreiche Leukozyten. Der Kapselraum ist frei, das Kapselepithel

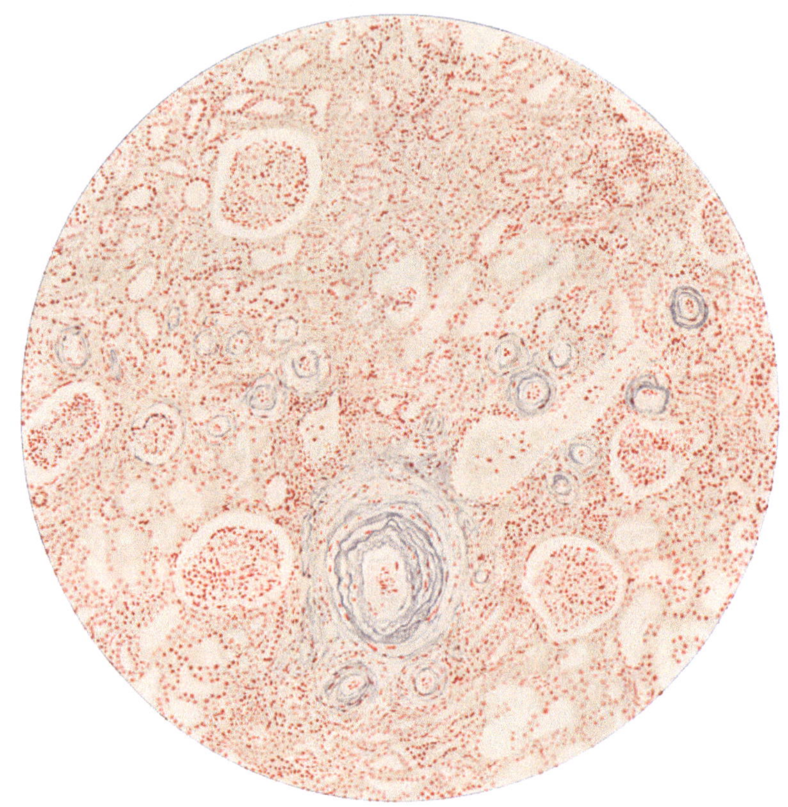

Abb. 205. Gefäßveränderungen bei der Kombinationsform.
An den großen Gefäßen deutliche Elastose (mit beginnender Hyalinisierung zwischen den elastischen Lamellen). An den Vasa afferentia vielfach völliger Verschluß des Lumens. Das Präparat stammt von dem gleichen Fall wie Abb. 213, S. 1589 (Halbmond). (Aus Volhard und Fahr, Abb. 86, Tafel XLIII.)

und -bindegewebe ist fein und zart. An den Tubuli nur trübe Schwellung. Kurz, der Zustand ist im Stadium guter Nierenfunktion von dem bei der akuten diffusen Nephritis nicht zu unterscheiden (F. Koch).

Das histologische Bild entspricht also vollkommen einer Kombination von Sklerose mit akuter oder subakuter Nephritis. Sogar in der Art der Gefäßveränderungen ist diese Kombination ganz deutlich ausgesprochen: Wir finden bei der unkomplizierten chronischen Nephritis der Jugendlichen, wenn sie mit hochgradiger Blutdrucksteigerung einhergeht, eine reine Endothel- oder bindegewebige Intimawucherung, bei der reinen gutartigen Sklerose

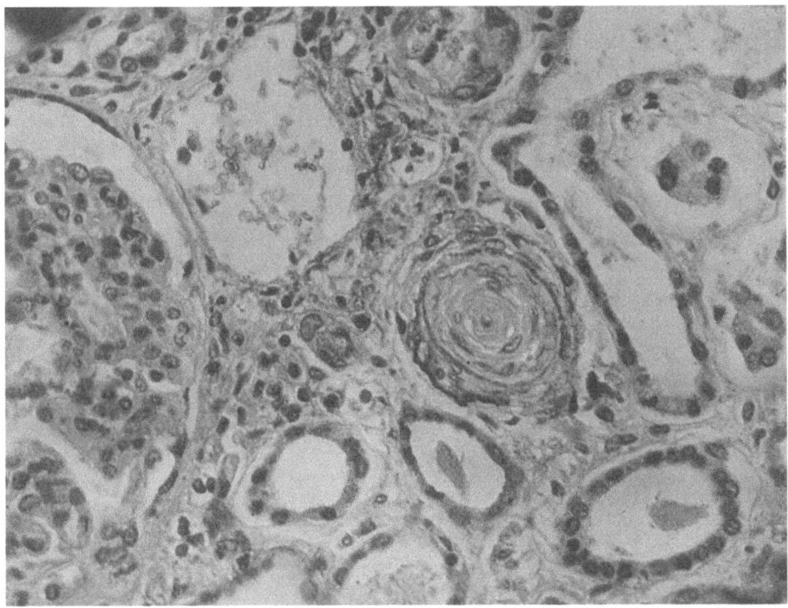

Abb. 206. Maligne Sklerose. Äußerste Verzweigung einer Interlobularis. Muskelstarke Wand. Einfache, völlig gestreckt verlaufende Elastika, zum Teil in körnigem Zerfall. Mächtige, zum Teil in hyaliner Degeneration befindliche Endarteriitis, die das Lumen des Gefäßes völlig verschließt (F. K o c h.)

Me..., 54 J. Postrat. Früher kerngesund. Seit Mitte 1923 starkes Herzklopfen. Im Auswurf bei Bronchitis etwas Blut. Seit Frühjahr 1924 zunehmende Kopfschmerzen und Mattigkeit, Gewichtsabnahme. Seit November 1924 schlechtes Sehen, Atemnot, Schlaflosigkeit. BD 255/150, leichte Knöchelödeme. Leber 2 Querfinger breit unter dem Rippenbogen. Starke weiße Degenerationsherde im Augenhintergrund beiderseits. U$^+$ 281,8 mg%, Indikan + +, Xanthoprotein + +. 1. 1. 25. Tod im Coma uraemicum.

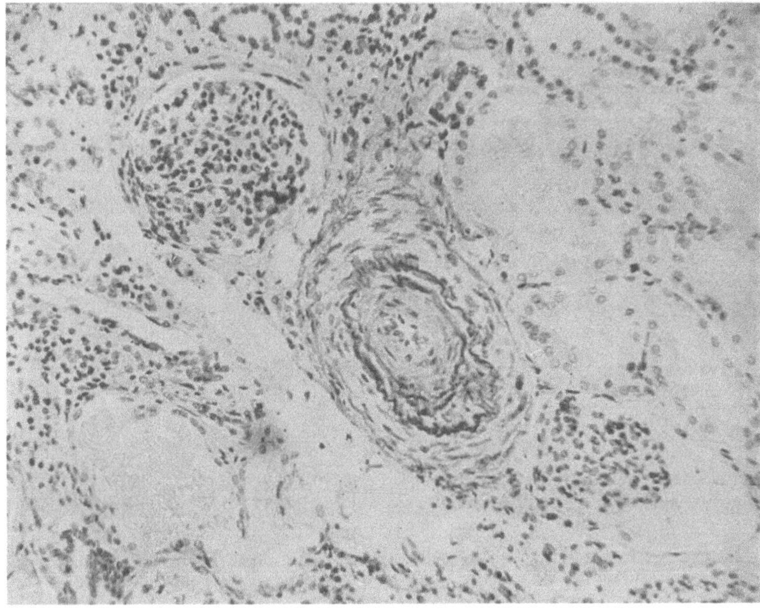

Abb. 207. Maligne Sklerose. Interlobularis mit sehr kräftiger Muskularis, mäßiger Elastikahypertrophie und starker, zum Teil kernreicher Endarteriitis (F. K o c h.)
(Vgl. Anmerkung zu Abb. 214 und 215, S. 1590).

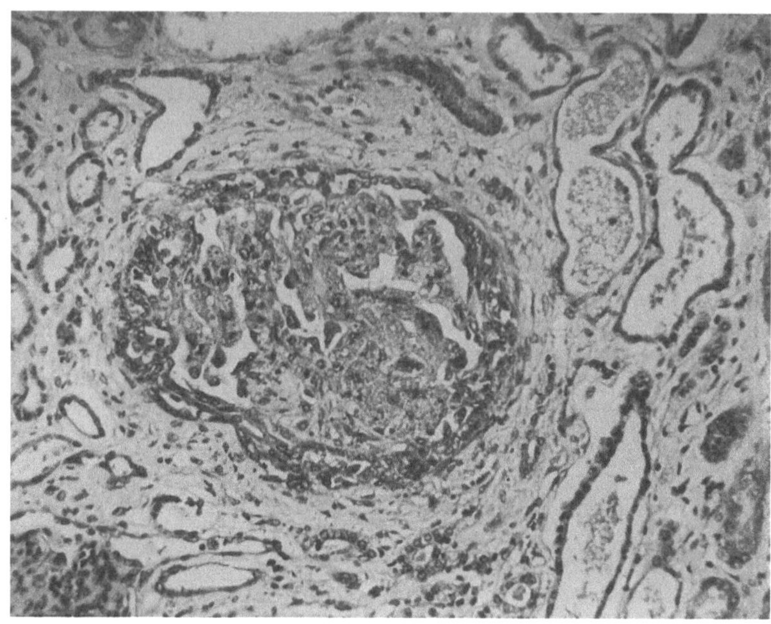

Abb. 208. Maligne Sklerose. In Nekrose begriffener Glomerulus. Die Schlingen verödet, verklumpt, blutleer, nur noch pyknotische Kerne. Überall Verklebung mit der Kapsel und deutliche Aktivierung des Kapselepithels bis zur Halbmondbildung. Beträchtliche Auffaserung des Kapselbindegewebes (F. K o c h). (Vgl. Anmerkung zu Abb. 216, S. 1591.)

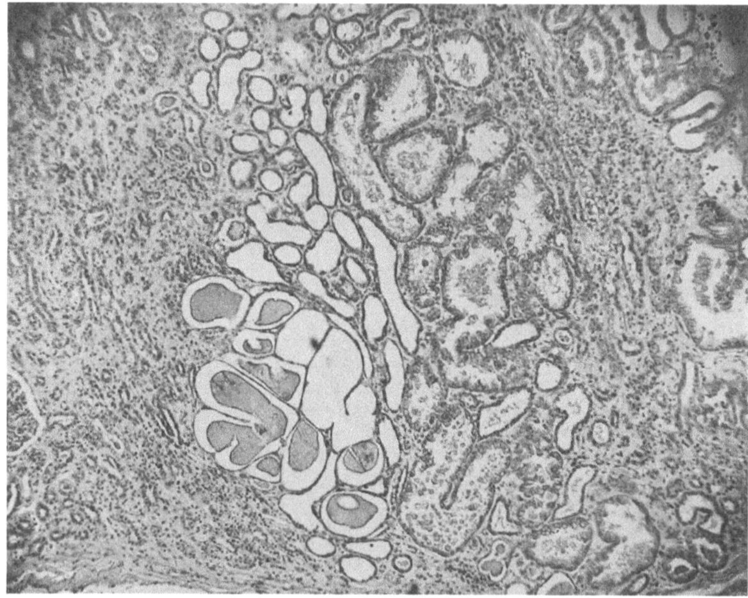

Abb. 209. Maligne Sklerose. In der äußersten Rindenzone unmittelbar unter der Kapsel in keilförmiger Anordnung das Interstitium erheblich verbreitert und verschieden stark mit Rundzellen infiltriert, darin eingebettet untergehende Tubuli. Dazwischen aber Stellen, bei denen das Tubulusepithel die hochgradigsten Degenerationserscheinungen mit Abschilferung und Regeneration der Zellen erkennen läßt. Das Lumen deutlich erweitert, darin viel krümeliges Eiweiß und Zellreste. Andere Tubuli sind mächtig erweitert, das Epithel endothelartig, im Lumen oft zusammnhängende Eiweißmassen; das Interstitium an diesen Stellen nicht verändert (F. K o c h.)
Fi...., 48 J. Feuerwehrmann. Kerngesund. Vor $^1/_4$ Jahre zunehmende Atembeschwerden. 4. 8. 27. Befund: Herkulischer Mann. BD 200/140, hochgradige Retinitis mit deutlichen weißen Degenerationsherden beiderseits. 25. 10. 27. Tod. Kardial. BD 220/170. U+ 72,2. Ind. θ, Xanth. +.

eine reine Elastikawucherung, bei der „Kombinationsform" beide vereint, und
zwar nicht selten eine „frische", zellreiche Wucherung der Intima innerhalb
der hyperplastischen Elastika. Von den Glomerulusveränderungen bei der
akuten diffusen Nephritis unterscheidet sich aber die Reaktion bei der
malignen Sklerose abgesehen von der nur der letzteren eigentümlichen Grundlage hochgradiger Elastikaverdickung nur durch die Buntheit und Vielgestaltig-
keit des Prozesses. Es sind fast immer nur einzelne, bald nur sehr wenige,

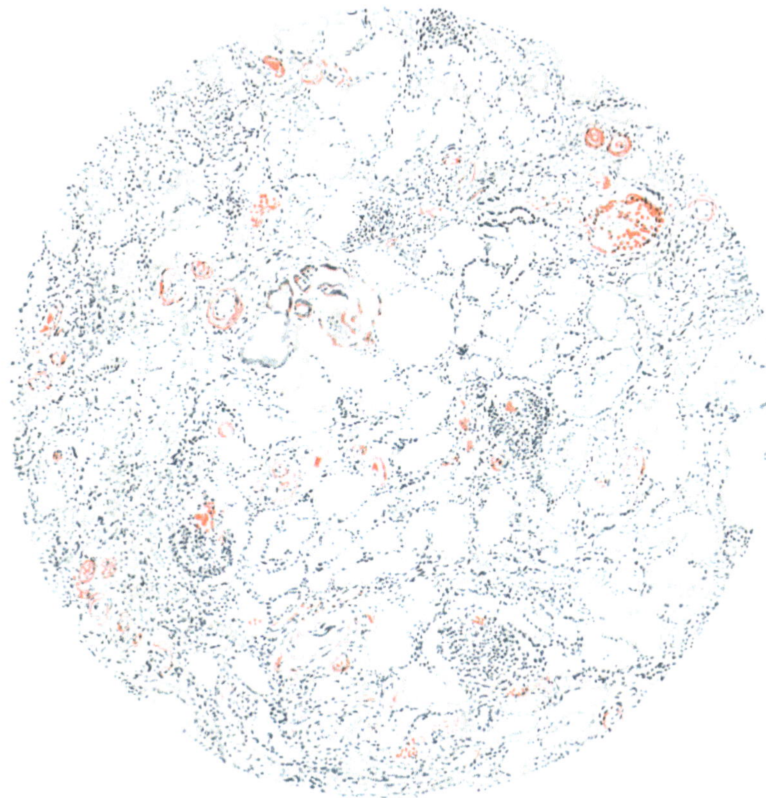

Abb. 210. Maligne Sklerose („Kombinationsform").
Starke Verfettungen an den Vasa afferentia und manchen Glomeruli. Vgl. klin. Beispiel S. 1698.
(Aus Volhard und Fahr [Abb. 85] Tafel XLIII.)

bald zahlreichere Glomeruli, die gleichzeitig gleichartige, und insbesondere
diese „nephritischen" Veränderungen aufweisen, niemals alle.

Abgesehen von dem für die Sklerose charakteristischen Umbau der Gefäße
unterscheidet sich aber der histologische Befund an den spezifischen Gewebs-
elementen der Niere bei den stürmisch verlaufenden Fällen von maligner Sklerose
in nichts von dem bei einer subakuten Nephritis, wie aus einem Vergleich der
Abbildungen mit denen auf S. 1351—1354 hervorgeht.

„Alle Einzelheiten der morphologischen Veränderungen in der Niere, — an
den Präarteriolen und Arteriolen unregelmäßige Schwellung der Kerne, Auflockerung der Wand und Quellung der Zellen, verschieden starke Einlagerung

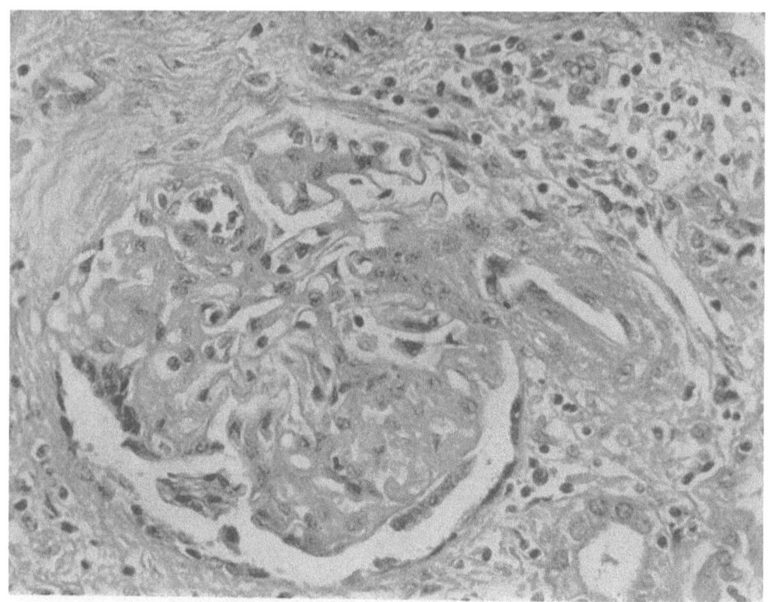

Abb. 211. Maligne Sklerose. Hyaline Verklumpung der Schlingen, völlige Erythrozytenleere, Verklebung mit der Kapsel und Auffaserung des Kapselbindegewebes sowie hochgradige hyaline Degeneration des erythrozytenleeren V. afferens (F. K o c h).
Gru..., 48 J. Landarbeiter. Früher kerngesund. Seit ¹/₂ Jahre geschwollene Füße, zunehmende Kopfschmerzen. 12. 3. 23. Befund: Sehr muskelkräftiger Mann. BD 226/133 mm Hg. Venendruck 125 mm Wasser. Leber reicht bis zum Nabel. Leichte Ödeme beider Knöchel. U⁺ 264,8. Ind. + +. 24. 3. 23. Tod im Coma uraemicum.

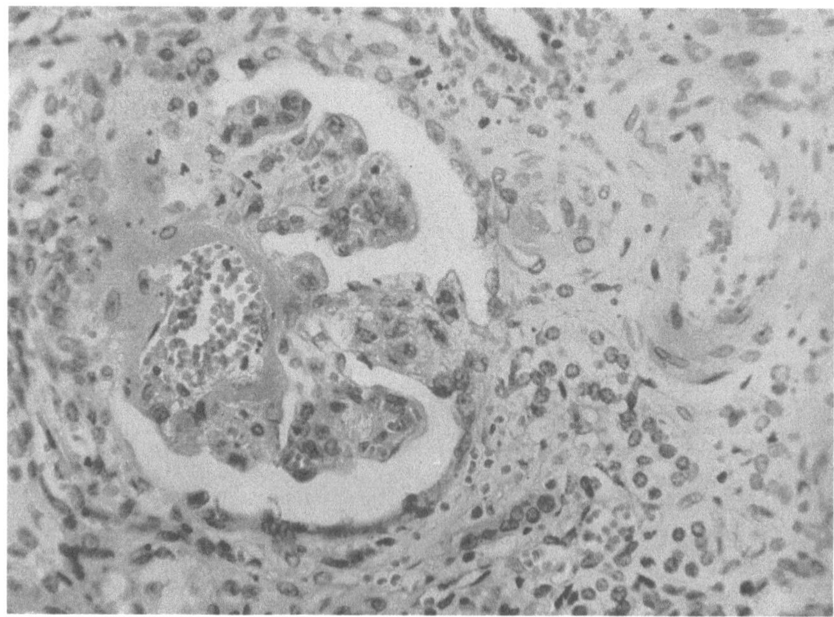

Abb. 212. Maligne Sklerose. Die seeartige Erweiterung der Einmündungsstelle des V. afferens mit völlig hyaliner Wand, strotzende Füllung mit Erythrozyten. Die Schlingen zum Teil verdickt; meist unscharf in der Kontur, zum Teil Kernvermehrung (F. K o c h).
Stap..., 49 J. Kaufmann. Seit 1925 zunehmende Müdigkeit, dumpfer Druck im Kopf. Februar 1926 wegen schlechten Sehens zum Augenarzt. Hier starke Degenerationsherde beiderseits festgestellt, Herzbeklemmung mit Atemnot. 22. 2. 26. Befund: Muskelkräftiger, untersetzter Mann. BD 215/140. Keine kardialen Dekompensationserscheinungen. U⁺ 146, U⁻ 8 mg%, Ind. +, Xanth. +. 8. 3. 26. BD 210/140. U⁺ 170, Ind. + + +, Xanth. + + +. 15. 3. 26. Tod im Coma uraemicum.

von Hyalin und Fett, Endarteriitis bis zur völligen Nekrose (Abb. 214, 216);
an den Glomeruli Schlingenblähung, Kernvermehrung, ödematöse Durchtränkung (Abb. 215), Hyalinisierung einzelner Schlingen bis zur völligen Verödung auch des ganzen Knäuels, einschließlich Nekrose und Verfettung,
Halbmondbildung, Veränderung des Kapselbindegewebes, seiner unmittelbaren
Umgebung und des Interstitiums; schließlich alle Erscheinungen an den Tubuli,
von trüber Schwellung und hyalintropfiger und lipoider Degeneration bis zum

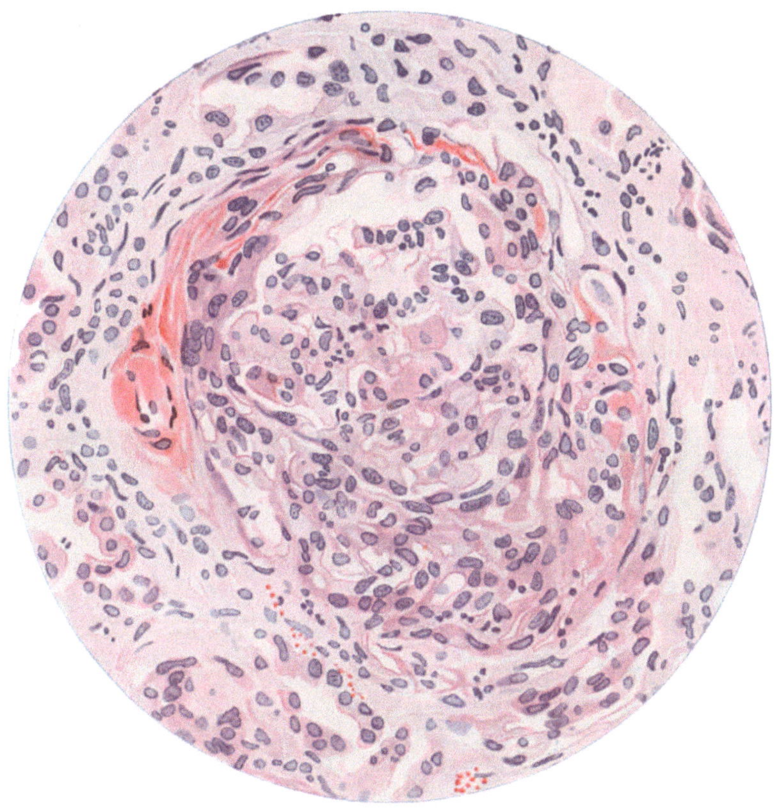

Abb. 213. Maligne Sklerose („Kombinationsform") mit stürmischem Verlauf.
Glomerulus mit Halbmond aus gewucherten Epithelien, Fibrin und Leukozyten. Das
zugehörige Vas afferens zeigt starke hyaline Verdickung seiner Wände und Verengerung
des Lumens (derselbe Fall wie Abb. 205).
(Aus Volhard und Fahr [Abb. 84] Tafel XLII.)

völligen Untergang und Nekrose und mächtige Erweiterung mit endothelartiger Abplattung des Epithels — sind hier wie dort zu finden" (F. Koch,
noch nicht veröffentlicht). Es ist daher verständlich, daß chronische Nephritiden, in denen unter dem Einfluß des Hochdrucks ein gleichartiger Umbau der
Gefäße eingetreten ist, ein histologisches Bild liefern können, das dann, wenn
sie in stürmischem Verlauf zur Niereninsuffizienz zugrunde gehen, von dem
der malignen Sklerose nicht zu unterscheiden sein kann.

Die Fahrschen Richtlinien — Freibleiben eines Teiles der Glomeruli, der Nachweis,
daß die gefundenen Veränderungen an den Knäueln gleichsinnig mit denen an den Arteriolen

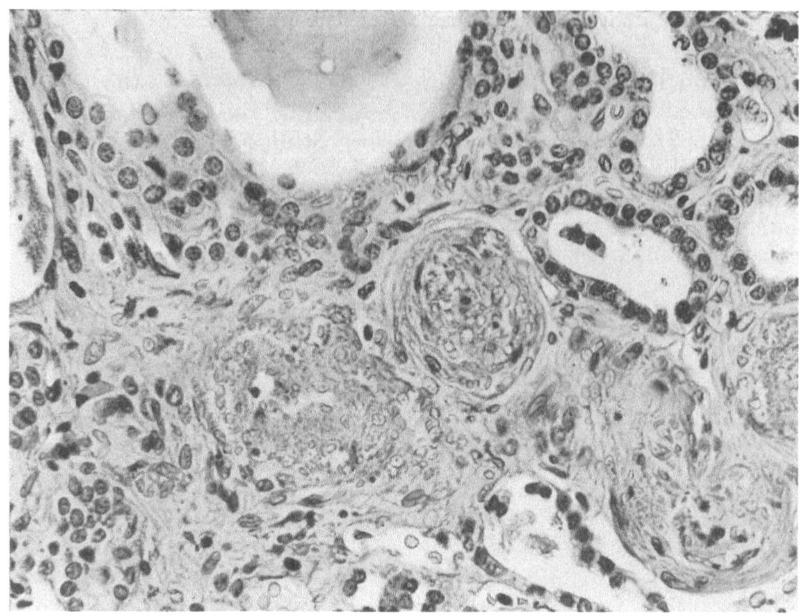

Abb. 214. Maligne Sklerose. Eine kleine Arterie erscheint infolge ihres geschlängelten Verlaufes wiederholt im Schnitt. Die Arterienwand ist völlig nekrotisch, in körnigem strukturlosem Zerfall begriffen mit nur wenigen Kernresten. Diese Massen sind durchsetzt mit einzelnen Erythrozyten (F. K o c h).

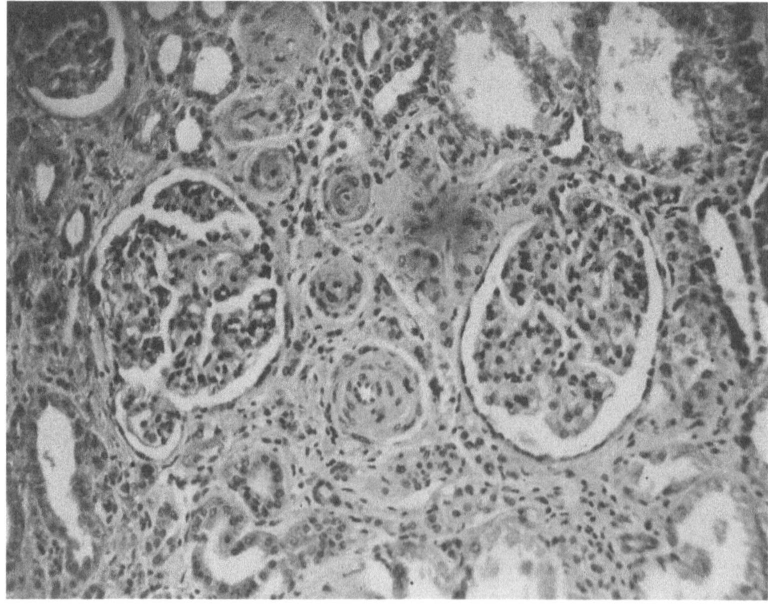

Abb. 215. Maligne Sklerose. Die beiden Glomeruli zeigen eine verwaschene Struktur, sind im ganzen ödematös durchtränkt, die Schlingen völlig erythrozytenleer und miteinander verklebt. Am linken Glomerulus Schlingenprolaps in den abführenden Tubulus. Der Kapselraum bei beiden frei, das Kapselepithel fein und zart. Die kleinen Arterien zwischen den Glomeruli zeigen eine erhebliche, oft bis zum völligen Verschluß führende Endarteriitis, die zum Teil eine hyaline Durchtränkung und starke Kernarmut erkennen läßt (F. K o c h.)

Anm. zu Abb. 214, 215 und 207: Ande.., 48 J. Ehefrau. 1921—26 öfters Kopfschmerzen. August 1926 konnte sie plötzlich nicht mehr recht sehen; gebessert auf salzfreie Nahrung. Anfang 1927 zunehmende Mattigkeit, Kopfschmerzen. 18. 8. 27. Befund: Herabgesetzter Ernährungszustand, leichte Lebervergrößerung. BD 240/140. Augenhintergrund: Zahlreiche weiße Degenerationsherde beiderseits. U⁺103. Ind. e, Xanth. +. 23. 11. 27. Tod im Coma uraemicum, U⁺214. Ind. + +, Xanth. + +.

von den Arteriolen auf die Glomeruli fortgeleitet sind, Zurücktreten von Lipoidablagerung im Interstitium — genüger zur Unterscheidung nicht. Das geht aus unseren Befunden bei subakuter Nephritis (vgl. S. 1350), wie aus den von Hueckel nach diesen Richtlinien als maligne Sklerose beschriebenen Fällen hervor. Die Befunde lassen, da über den Umbau der Gefäße im Sinne der Arteriosklerose nichts erwähnt wird, eine Entscheidung nicht zu, und in einem seiner Fälle — 25 Jahre, vor 1 Jahre Diphtherie, seitdem nicht recht erholt, 4 Monate in auswärtigem Krankenhaus wegen „Nierenentzündung" — hat es sich nach der Beschreibung um eine subakute Nephritis gehandelt.

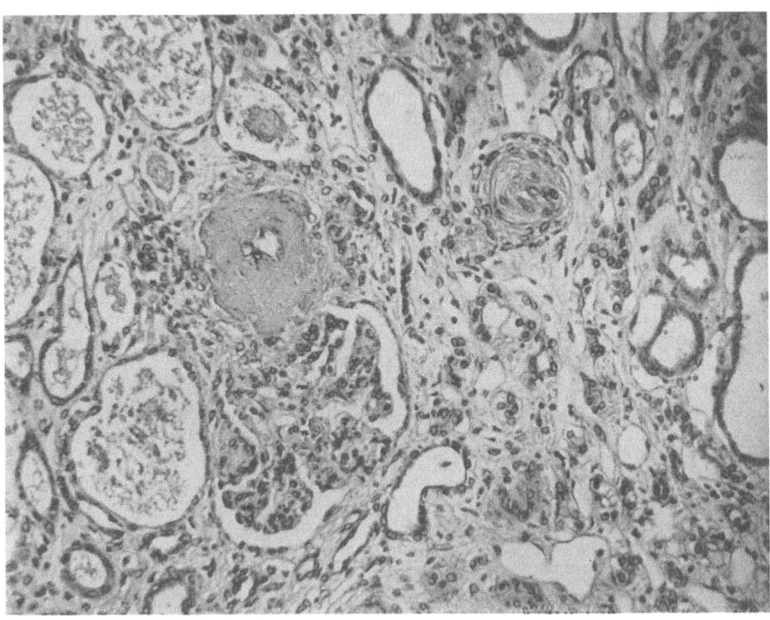

Abb. 216. Maligne Sklerose (vgl. auch Abb. 208). Arteriole zweimal getroffen. Stromaufwärts hochgradige, aber auch schon hyalin durchtränkte kernreiche Endarteriitis, stromabwärts Hyalinisierung der ganzen deutlich verdickten Wand mit nekrotischen Zerfallserscheinungen. Glomerulus blutarm, Kernvermehrung, ödematös durchtränkt. Verklebungen mit der Kapsel.[1]

Rack...., 48 J. Arzt. Dez. 1925 Hypertonie und Herzinsuffizienz festgestellt. Ab 1926 zunehmende Kurzatmigkeit, hartnäckige Kopfschmerzen. Seit Anfang Juni 1926 kann er keine Buchstaben mehr erkennen. 17. 6. 26. Befund: BD 245/145, beiderseits massenhaft weiße Degenerationsherde im Augenhintergrund. Leber 2 Querfinger breit unter dem Rippenbogen. U+ 93,2, Ind. + +, Xanth. +. 6. 7. 26. Plötzlicher Tod, kardial. U+ 234,6 mg %. Ind. +, Xanth. +.

Fahr, Meyer, Lemke haben auch bei der malignen Sklerose periarteriitische Prozesse mit Granulombildung beobachtet, die an die Periarteriitis nodosa erinnern. Es erscheint nicht ausgeschlossen, daß jene auf einer Komplikation mit einem Infekt beruhen, wobei die Ischämie das Haftenbleiben der Erreger begünstigen könnte in Analogie zu der Neigung der ischämischen Nephritis zu aufgepfropften herdförmigen mykotischen Schlingenschädigungen, die die Genesung überdauert. Es mag sein, daß in der Ätiologie dieser aufgepfropften entzündlichen Gefäßveränderungen, die Meyer auch bei subakuten und chronischen Nephritiden beobachtet hat, die Lues und der Gelenkrheumatismus (Fahr), septische Anginen und Streptokokkeninfektionen (Meyer) eine Rolle spielen. Im Gegensatz zu Fahr und Meyer vermag ich aber diesen infektiös-toxischen Schädigungen eine Bedeutung für das Zustandekommen der malignen Sklerose nicht zuzuerkennen. Ich bin sogar sehr im Zweifel, ob die Annahme einer infektiösen Genese notwendig ist, und ob nicht die ischämischen Nekrosen der Gefäßwände allein genügen, das Zustandekommen der Granulome und periarteriitischen Bilder zu erklären.

---

[1] Anm.: Die photographischen Abbildungen 206—209, 211, 212 und 214—216 stammen aus einer noch nicht veröffentlichten Bearbeitung der malignen Sklerose von F. Koch.

Patho- und Histogenese der Nephrosklerosen.

Patho- und Histogenese der benignen Sklerose und roten Granularniere.

Nach der herrschenden Lehre ist das Wesentliche des Prozesses die Arteriolosklerose oder mit Löhlein die Atherosklerose der Arteriolen, der Vasa afferentia, wie schon die auf der Heidelberger Tagung (S. 881) gewählte Bezeichnung Nephrocirrhosis arteriolosclerotica ausdrückt. Bei der Wahl dieses Ausdruckes ließ man sich trotz der etwas schwierigen Aussprache von dem Wunsche bestimmen, schon im Namen auszudrücken, daß die Erkrankung der **Arteriolen** pathogenetisch ausschlaggebend ist (Löhlein).

Jores hat schon in seiner ersten bahnbrechenden Arbeit ausgeführt und in späteren Veröffentlichungen wiederholt, daß er die Entstehung der Schrumpfniere fast allein auf die Affektion der Vasa afferentia zurückführen möchte. Verschluß einer Arteria interlobularis durch Arteriosklerose oder Thrombose ist, wie auch Fahr hervorhebt, bei der glatten und granulierten Schrumpfniere sehr selten. Roth spricht von dem lobulären Sitz der Veränderungen an den Vasa afferentia und hält die lokale Veränderung bis zur Schrumpfniere für Folgen der Arteriolenveränderung.

Auch Fahr ist mit Jores stets darin einig gewesen, daß es sich bei der sog. genuinen Schrumpfniere um einen von den Arteriolen ausgehenden Prozeß handelt. „Für den Organismus fühlbare Schädigungen der Niere entstehen in der Regel nur, wenn an dem atherosklerotischen Prozeß die Arteriolen beteiligt sind.“

Ebenso sieht Aschoff den primären Vorgang in einer Atherosklerose der Vasa afferentia. „Diese zeigen schon in ganz frühen Stadien, wenn noch keine sichtbare gröbere Schrumpfung eingetreten ist, typische atherosklerotische Veränderungen. Dieselben stellen anscheinend den primären Vorgang dar (Jores, Fahr, Gaskell, Herxheimer, Ophüls). Sie beginnen mit einer hyalinen Quellung der subendothelialen Schicht und sind nicht selten auf die Eintrittsstelle der Vasa afferentia in den Glomerulusknäuel beschränkt. Allmählich entwickeln sich unter gleichzeitiger Lipoidablagerung stärkere, auf die Vasa afferentia selbst übergreifende Intimaverdickungen mit Vermehrung der elastischen und bindegewebigen Strukturen, die eigentliche Atherosklerose. Die zunehmende Verdickung der Gefäßwand mit Einengung oder Verlegung der Lichtung führt zum Verschluß der Gefäße und zum allmählichen Kollaps oder zur plötzlichen Nekrose der Glomeruli. Diese Art der Gefäßveränderung kann auch bei hochbetagten Individuen eintreten, stellt also nicht immer eine präsenile Sklerose dar. Man kann mit Herxheimer von einer Arteriolosclerosis renum schlechthin sprechen.“

Munk spricht sogar von einer Systemerkrankung der Arteriolen, einer — universellen — Arteriolosklerose, und meint seltsamerweise, daß dieser Auffassung heute wohl sämtliche pathologischen Anatomen beistimmen, wogegen Herxheimer sich verwahrt und auf Grund ungewöhnlich reicher Erfahrung feststellt: „Die Nierenarteriolen werden von vorneherein und zumeist isoliert oder das Bild völlig beherrschend ergriffen.“

Nach Löhlein beginnt der Prozeß mit präsklerotischer Dilatation der Arteriolen — benigne Sklerose; je mehr die weitere Entwicklung zu echter (manifester) Atherosklerose der Arteriolen fortschreitet, um so schwerer sind die Schädigungen der Glomeruli und des Parenchyms — maligne Sklerose.

Trifft die präsklerotische Dilatation der Vasa afferentia — oft mit seeartiger Erweiterung an der Stelle der Aufteilung in die Knäuelkapillaren — wirklich das Wesen der Erkrankung? Und warum sind diese Seen bei dem enormen Blutdruck nicht maximal mit Blut gefüllt?

„Vielfach ist ein Weiterkriechen hyaliner Wandverdickungen auf die Glomerulikapillarwände vom Stiel her sehr deutlich zu verfolgen.“

Die herrschende Lehre macht diesen „fortkriechenden“ Prozeß der hyalinfettigen Degeneration der Arteriolen verantwortlich für den Untergang der Glomeruli. Merkwürdigerweise gibt es aber auch hier Ausnahmen von der Regel, die zu denken geben und Zweifel erwecken, ob wirklich dieser „atherosklerotische Prozeß“ an den Arteriolen das Wesentliche ist.

So hat z. B. Munk einen typischen Fall beschrieben, bei dem er zu seinem Erstaunen ein auffallendes Freibleiben der Vasa afferentia feststellen mußte.

Bei einem 40jährigen Reisenden, der an Apoplexie gestorben war, fand er eine starke Herzhypertrophie und eine Granularniere. Mikroskopisch erstrecken sich die Gefäßveränderungen durchaus vorwiegend auf die Arteriae arciformes und interlobulares, während die Vasa afferentia, wie auch die Sudanfärbung ergibt, nur vereinzelt betroffen und die Glomerulusschlingen dementsprechend annähernd vollständig erhalten sind. Der Gefäßprozeß besteht in einer Verdickung der Gefäßwand (Elastikawucherung) und in einer starken Hyperplasie der Intima, die überall eine beträchtliche Verengerung des Lumens verursacht.

Munk hebt als bemerkenswert hervor die starke frühsklerotische Veränderung der Nierengefäße aller Kaliber, unter auffallendem Freibleiben der Vasa afferentia und dadurch der Glomeruli, und die diffuse Atrophie der Harnkanälchen. Munk fügt hinzu „die anatomische Beurteilung und Einteilung dieser von Volhard und Fahr als „rein arteriosklerotische" bezeichneten Form von Nierenveränderung im Rahmen der „Nierensklerosen" ist nicht leicht". Das was ihm die Einreihung dieses selten reinen und nur dadurch atypischen Falles erschwert, ist aber lediglich die Vorstellung, daß in solchen Fällen eine Systemerkrankung vorliegen müsse, die sich auf eine bestimmte Gattung von Gefäßen, nämlich auf die Arteriolen und Kapillaren erstreckt, und ferner ein bestimmter Prozeß, nämlich der einer hyalinen Degeneration.

Beide, Systemerkrankung und hyaline Degeneration, werden hier vermißt.

Daß es aber auch ohne Systemerkrankung und ohne hyaline Degeneration sogar zu einer Nierenschrumpfung mit Niereninsuffizienz, also zu einer echten genuinen Schrumpfniere kommen kann, das lehrt ein Fall von Löhlein, den dieser als reine Atrophie der Niere beschreibt:

63jährige Frau, an Urämie gestorben, Herzgewicht 520 g. Ganz fein granulierte, gelblich marmorierte Schrumpfniere. Mikroskopisch: Diffuse Verbreiterung des Zwischengewebes, Inseln hochgradig dilatierter Tubuli mit sehr flachem Epithel. Die Arterien aller Kaliber zeigen deutliche Schlängelung, mäßige Grade einer „sklerotischen Intimaverdickung". Auch die Arteriolen sind stark geschlängelt, aber im übrigen von jeder schweren Veränderung frei; insbesondere fehlt durchweg eine hyaline oder fettige Umwandlung der Wandschichten. Die Glomeruli zeigen sämtlich die verschiedenen Stadien eines einheitlichen Verödungsprozesses, der ohne Vergrößerung der Knäuel beginnt und in einer allmählichen Hyalinisierung der Schlingen, meist vom Hilus aus, bei streifiger Kapselverdickung besteht.

Und daß nicht etwa, wie manche glauben, die in der Nephrosklerose nur eine besondere Art von Glomerulonephritis erblicken, die Glomeruli zuerst erkranken, — Jaffe (Chicago) sieht die primäre Nierenläsion in den Glomerulischlingen; hier spiele sich der verhängnisvolle Spasmus ab. Die Folge sei eine plötzliche Unterbrechung der Glomerulidurchblutung und eine Drucksteigerung in den afferenten Arteriolen, die deren Wand ausdehne — das lehrt ein weiterer Fall von Löhlein, der S. 1600 eingehender beschrieben wird.

Hier, bei einem 45jährigen Landsturmmanne, waren in den wohlerhaltenen Bezirken der Niere die Arteriolen zum überwiegend größeren Teile atherosklerotisch verändert, die Glomeruli jedoch wohl erhalten. Die Erklärung des Falles bereitet Löhlein dementsprechend große Schwierigkeiten.

Bisher hatte er von entscheidender Bedeutung für die Entstehung der genuinen Schrumpfniere die atherosklerotische Erkrankung der Glomerulikapillaren im Anschluß an diejenige der Arteriolen gehalten. „Der atherosklerotische Prozeß kann zur Absperrung der Blutzufuhr unter ischämischer Nekrose des Knäuels führen, er kann vom Vas afferens aus kontinuierlich auf die Knäuelgefäße überkriechen, er kann mehr oder weniger diskontinuierlich die Knäuelkapillaren befallen, er kann endlich, und das lehrt der vorliegende Fall, in einer zunächst rätselhaft erscheinenden Weise am Hilus der Knäuel haltmachen, diese selbst verschonen."

Der Fall hat Löhlein selbst, wie er schreibt, persönlich eines Besseren belehrt, daß die Abhängigkeit der atherosklerotischen Knäuelveränderungen von der Arteriolosklerose nach dem heutigen Stande unserer Kenntnisse noch nicht so restlos aufgeklärt ist, wie er angenommen hatte.

Für die diskontinuierliche atherosklerotische Erkrankung der Knäuelkapillaren müsse man aber aus diesem Falle geradezu auf eine gewisse Selbständigkeit, Unabhängigkeit gegenüber der Atherosklerose der Arteriolen schließen: „Eine bisher nicht genau bekannte schädigende Ursache führt zu Atherosklerose der Nierenarteriolen, ohne daß es dabei zu Gefäßverschlüssen oder zu kontinuierlichem Weiterkriechen des Prozesses auf die Knäuel kommt; während wir nun meist bei einer gewissen Ausbreitung und noch höherem Grade der atherosklerotischen Gefäßerkrankung die wesensgleiche Knäuelerkrankung einsetzen sehen, bleibt sie in selteneren Fällen — mindestens eine Zeitlang — aus.“

Ehe wir uns genauer mit dieser nicht bekannten Ursache beschäftigen, müssen wir uns erst die Frage vorlegen, ob die als Atherosklerose bezeichnete Erkrankung der Arteriolen identisch ist mit dem Begriff der Arteriosklerose überhaupt. Die herrschende Lehre ist geneigt, diese Frage zu bejahen.

„Es handelt sich (an den Arteriolen) um einen Prozeß, der durchaus der gewöhnlichen Arteriosklerose der großen Gefäße an die Seite gestellt werden kann“ (Fahr S. 380).

„Die Ursachen der einfachen Nierensklerose (Arteriolosklerose) fallen mit denen der Arteriosklerose an den großen Organarterien zusammen. Es kommen hier zwei Hauptmomente in Betracht: die funktionelle — mechanische — Abnutzung und die Einwirkung toxischer Substanzen, die beim Kreisen die Gefäßwand in degenerativem Sinne beeinflussen. Diese beiden Faktoren kommen für die Niere als Ausscheidungsorgan im besonderen Maße in Frage und es scheint deshalb durchaus begreiflich, daß die Arteriosklerose gerade in der Niere eine so große Rolle spielt“ (Fahr S. 375).

Die beliebte Annahme toxischer Substanzen darf hier wohl füglich außer Rechnung bleiben. Dafür ist der Einfluß von erblicher Veranlagung und vor allen Dingen des Alters von zu überragender Bedeutung.

Nach Munk bietet die Kolloidchemie eine anschauliche Analogie zu den Veränderungen an dem Gewebe der Gefäßwand selbst:

„Wir haben gesehen, daß die Grundsubstanz des Bindegewebes eine kolloide, stark quellungsfähige Masse ist. Von den Kolloiden und insbesondere von den Leimen (z. B. den Agarplatten) sind uns bei längerem Stehen eintretende Veränderungen (Schrumpfung) bekannt, die man zutreffend als „Altern“ der Kolloide bezeichnet. Es ist erwiesen, daß auch die „Grundsubstanz“ des Bindegewebes je nach den gegebenen Bedingungen früher oder später derartige Altersveränderungen erfährt, aus denen die „Arteriosklerose“ hervorgeht. Es sind demnach eine „Atherosklerose“ sowie eine „Abnützungssklerose“ der Gefäße als physikalisch-chemische Vorgänge durchaus verständlich.“

Bei aller Hochachtung vor der Fülle der Belehrung, die uns die Kolloidchemie gibt und geben wird, möchte ich diese Erklärung nicht auf die Nierenarteriolen anwenden und auch nicht glauben, daß die Glomeruli mit den Arteriolen zusammen altern.

Schon die Tatsache, daß die Glomeruli in gleichartiger Weise erkranken und zugrunde gehen, in Form von Nekrosen, wenn die Arteriolen nekrotisch werden, in Form von hyalin fettiger Degeneration, wenn die Arteriolen fettig degenerieren, und daß sie, wie in dem oben angeführten Beispiel, sogar atrophieren können, ohne daß an den Vasa afferentia etwas von Atherosklerose sich nachweisen läßt, alles das spricht dafür, daß die Veränderungen der Arteriolen selbst erst die Folge einer übergeordneten Schädigung sind.

Löhlein stellt sich den Vorgang folgendermaßen vor: „Zuerst bringt eine toxische Substanz eine Steigerung des arteriellen Blutdruckes, dann kommt es zur allgemeinen Atherosklerose, die aber die Nierenarteriolen besonders bevorzugt, weil sie den Zustrom zu den Glomeruli drosseln müssen, bis sie atherosklerotisch erkrankt sind; nun sind auch die Knäuel nicht mehr zu retten und der Prozeß treibt unaufhaltsam zur Katastrophe.“ „Atherosklerose (oder seltener ischämische Nekrose) der Knäuel tritt immer erst ein, wenn die Arteriolen höhere Grade der Erkrankung aufweisen.“

„Wenn die Arteriosklerose der Arteriolen durch die Blutdrucksteigerung verursacht ist, so muß man dasselbe auch für die wesensgleiche Glomerulierkrankung annehmen. Die Tatsache, daß diese immer später auftritt als die Arteriosklerose, läßt nur eine Deutung zu: Die intakten oder leidlich intakten Arteriolen verhindern eine Blutdruckschädigung der Knäuel; erst wenn die Vasa afferentia atherosklerotisch geworden sind, wirkt die gleiche Schädlichkeit, die die Arteriosklerose verursacht hatte, in gleicher Weise auf die Knäuel. Nach ihrem Bau und ihrer Funktion können die Arteriolen diese ihre beschützende Tätigkeit nur durch eine Drosselung des arteriellen Blutstromes ausüben. Eine solche ist aber ein unbedingtes Postulat, wenn bei Steigerung des allgemeinen arteriellen Druckes der Druck in den Knäuelkapillaren nicht verändert werden soll. Erst wenn die Arteriolen sich in der Regulierung des gesteigerten Druckes „aufgerieben" haben . . ., werden die Knäuel geschädigt und nun beginnt das mehr oder weniger alarmierende Bild der „Funktionsstörung".

Auch Ruehl faßt die Arteriolosklerose als — direkte — Folge der Blutdrucksteigerung auf, die er ihrerseits auf die Nierenarterieclosklerose zurückführt und als regulatorischen Vorgang betrachtet (vgl. S. 514): „Wo die großen und kleinen Arterien noch eine Belastung kompensieren, zeigen die Arteriolen eine Degeneration als Folge der Überlastung." Durch den starken Druckabfall = Reibung erfolge im Vas afferens — der kurzen Strecke entsprechend verstärkt — eine Imbibition der Wand mit plasmatischen Bestandteilen vom Blute aus.

Ich glaube nicht, daß diese Vorstellung das Richtige trifft. Es ist doch nicht recht einzusehen, warum die ihrer Funktion entsprechend auf mächtige Durchblutung eingerichteten Glomerulikapillaren und Arteriolen unter dem Blutdruck so leiden sollten. Gerade das Gegenteil ist zu erwarten, nämlich daß ungenügende Blutversorgung an den degenerativen Veränderungen der Arteriolen und Glomeruli schuld ist.

Nehmen wir hinzu, daß wir uns nach Hueck die hyaline Substanz nicht gleich als eine harte feste Masse, sondern wenigstens anfangs als eine weiche, leicht zusammendrückbare Materie vorstellen müssen und in der hyalinen und fettigen Degeneration grundsätzlich eine Störung des Zellstoffwechsels erblicken dürfen, so liegt es doch sehr viel näher anzunehmen, daß die Arteriolenwand infolge ungenügender Bluterneuerung aufquillt, und daß dadurch allmählich das Lumen sich verschließt. Kann man sich überhaupt derartige Gefäßverschlüsse durch eine weiche knetbare Masse in einem unter der vollen Wucht des Blutdruckes stehenden Gefäßrohr vorstellen? Ebensowenig wie die diesem Vorgang sehr nahe stehende Endothelwucherung, die sich auch nur dann einstellt, wenn oberhalb der Blutstrom stark gedrosselt ist.

Wir kommen also zu dem Schluß: Der Vorgang der hyalinen und fettigen Degeneration der Arteriolen muß auf einer Störung der Durchblutung und Entlüftung beruhen. Dieser degenerative Prozeß, den wir auch bei der chronischen, vaskulären Nephritis finden, betrifft bald die Arteriolen allein, bald die Glomeruli allein, gewöhnlich beide gemeinsam.

Die Hyalinisierung findet sich, worauf Hueck mit Recht hinweist, schon bei noch offenem Gefäßlumen, ja mit Vorliebe und zuerst in der Wand der seeartig erweiterten Vasa afferentia im Glomerulushilus entwickelt. Aber diese Erweiterung ist hier wie bei der Glomerulonephritis nicht als eine Druckwirkung, sondern meines Erachtens als asphyktische zu betrachten, zumal hier wie dort die Seen durchaus nicht mit Blut überfüllt, sondern eher blutarm gefunden werden.

Auch die Atrophie der Muskularis in den hyalin degenerierten Gefäßchen möchte ich nicht, wie Hueck annimmt, als Druckatrophie betrachten, und zwar deshalb, weil an der lumenwärts gerichteten hyalinen Masse so gar nichts von einer Druckwirkung zu merken ist. Diese Masse würde ganz anders aussehen, wenn sie dem mächtig erhöhten Blutdruck ausgesetzt wäre. Da man die gleiche Muskelatrophie auch bei den kleinen Gefäßen finden kann, deren Lichtung durch eine zellreiche Intimawucherung verschlossen wird, so scheint es mir einleuchtender, jene als Inaktivitätsatrophie in den vom Drucke gerade nicht mehr stark beanspruchten Gefäßen zu betrachten.

Kurz, der Verschluß eines Gefäßes mit einer fettig hyalinen (oder zelligen) Masse kann gar nicht unter dem Druck des strömenden Blutes zustande kommen, sondern er muß geradezu als histologisches Symptom dafür gedeutet werden, daß die Durchblutung aufgehört bzw. in ihrer Intensität oder Geschwindigkeit nachgelassen hat.

Wie oben S. 530 schon ausgeführt, wird man sich den Blutstrom in diesen Arteriolen als stark verlangsamt, zeitweilig stockend vorstellen müssen, wobei Dilatation der terminalen Stromgebiete durch Säurewirkung die Folge sein muß. Die Hyalinisierung kommt wahrscheinlich durch eine Plasmadurchtränkung der — unter dem Einfluß der Säurewirkung abnorm durchlässig, hydrophil gewordenen — quellenden Zell- und Grundsubstanz zustande. Es wird mehr Eiweiß und Fett aufgenommen („Infiltration"), als bei der ungenügenden Sauerstoffversorgung verbraucht werden kann, und es kommt allmählich zur Erstickung des Gewebes. Es handelt sich im Prinzip um denselben Vorgang wie bei der akuten und chronischen Nephritis, und von der Nekrose über die „Aktivierung" der Zellen bis zur hyalinen Degeneration wohl nur um verschiedene Grade und Geschwindigkeitsunterschiede eines und desselben Vorgangs, der perakuten, akuten oder chronischen Erstickung, infolge verschiedener Grade der Durchblutungsstörung von der Stase und „peristatischen Hyperämie" bis zur Ischämie. (Vgl. S. 1382 Nephritis.)

Ganz ähnlich äußert sich Kuczynski:

„Das genaue Studium der Vasa afferentia zeigt aber vollends, daß bei der genuinen Schrumpfniere ganz genau so wie bei der akuten Glomerulonephritis die gleichen Hyalinisierungen in ganz gleichem Verlaufe (Kuczynski spricht von rhythmisch intermittierenden Kreislaufstörungen) auftreten.

Sie beginnen mit tropfigen Einpressungen und enden mit diffusen Quellungen. Dies ist keine „Krankheit", die von einem Teil auf den anderen „fortkriecht", sondern der unmittelbare Ausdruck der Einpressung von Blutwasser durch die inneren Wandschichten, ohne die unmittelbare Möglichkeit sofortigen Abflusses mit der Lymphe."

Nur würde ich auf die in der Bezeichnung Einpressung liegende Vorstellung von Druck dabei weniger Wert legen, als auf die Quellung unter dem Einfluß der ungenügenden Entsäuerung des Gewebes.

Sjövall nimmt ebenfalls an, daß sowohl die Hyalinablagerung wie die Verfettung Ausdruck für abnorme Durchlässigkeit sind, aber er denkt hier und noch mehr bei der malignen Sklerose an eine Toxinwirkung, wenn auch im weitesten Sinn.

Im weitesten Sinne kann man vielleicht auch von einer Giftwirkung sprechen, insofern als eine Asphyxie, der Zustand der Erstickung, in der Tat auf einer Säurevergiftung beruht, was aber unter Toxinwirkung nicht gemeint ist.

Die von Löhlein gesuchte, bisher noch nicht bekannte Ursache der Stoffwechselstörung der Arteriolen kann nur auf einer Störung der Durchblutung beruhen. Ihre Ursache haben wir stromaufwärts von den Arteriolen zu suchen.

Betrachten wir daraufhin die Präarteriolen.

Hier finden wir nicht oder viel weniger als in den Arteriolen die in die Augen springenden degenerativen Prozesse, die man zu Unrecht für das Wesen der Erkrankung gehalten und fälschlich als Sklerose = Verhärtung, statt als Erweichung bezeichnet hat. Sondern hier in den Präarteriolen finden wir die bereits mehrfach erwähnten produktiven bzw. hyperplastischen Prozesse, die eher an eine Verhärtung der Gefäße denken lassen. Sie bestehen in einer starken Vermehrung, Vervielfachung der elastischen Lamellen der Elastica interna.

Die meiner Meinung nach irrtümlich für das Wesentliche des Prozesses gehaltenen degenerativen Veränderungen an den Arteriolen sind im vorgerückten Stadium fast regelmäßig, im früheren gewiß sehr häufig, aber nicht immer vorhanden; ich möchte sie cum grano salis als fakultativ bezeichnen.

Die Hyperplasie der Elastika an den Präarteriolen dagegen, die ich früher als Präsklerose, oben als Elastose bezeichnet habe, ist da, wo sich Arteriolomalazie findet, ausnahmslos vorhanden; ich möchte sie, wie schon in der 1. Auflage begründet, als obligatorisch bezeichnen und für das Wesentliche dieser in Frage stehenden endogenen Angiopathie halten.

Ich befinde mich hier in einem prinzipiellen Gegensatz zu v. Monakow, der diese Veränderungen für eine in der Regel ziemlich belanglose Folge der Hypertonie hält, und zu den Ausführungen von Munk: „Die Vorgänge an der Media (Elastikawucherung, Druckatrophie der Muskularis) dürfen wir wohl außer acht lassen; sie sind ja, ebenso wie die Intimaverdickung, lediglich direkte und sekundäre Folgen ihrer bei den pathologischen Blutdruckschwankungen („Gefäßkrisen") im Beginn der Krankheit gesteigerten Funktion, wobei ebenfalls kolloidale Vorgänge in Betracht kommen."

Jores schreibt diesem, der Arteriosklerose vorangehenden hyperplastischen Prozeß bereits funktionelle Bedeutung zu, freilich nicht im Sinne von Thoma, der annahm, daß die Gefäßverdickung bei der Arteriosklerose den Zweck hätte, eine zu große Weite der Gefäßlichtung und eine dadurch bedingte Verlangsamung des Blutstromes zu kompensieren. Sondern Jores glaubt, daß es sich hier um die Neubildung eines für die Aufrechterhaltung der Funktion notwendigen Gewebes in der Gefäßwand handelt. In der Neigung dieses wenig widerstandsfähigen (?) Gewebes zu Degeneration sehen Jores und Fahr den Grund für die große Häufigkeit der Arteriosklerose, und Jores nimmt an, daß bei der Schrumpfniere die Arteriosklerose an den periphersten Teilen des arteriellen Systems beginnt und nach den zentralen fortschreitet, während ich die umgekehrte Reihenfolge annehme.

Sehr lehrreich ist diesbezüglich die Zusammenstellung, die Bell und Clawson über die Häufigkeit des Vorkommens von Sklerose (= Elastikahypertrophie) der Nierenarterien und renaler Arteriolosklerosis bei primärer (essentieller) Hypertonie gemacht haben, wobei Bell unter Arteriolen nur die Vasa afferentia (und efferentia) versteht.

Sklerose der Nierenarterien bei primärer Hypertension.

Todesursache:	Herzinsuffizienz $^0/_0$	Koronarerkrankung $^0/_0$	Apoplexie $^0/_0$	Niereninsuffizienz $^0/_0$	Gemischt $^0/_0$	Insgesamt $^0/_0$
keine	3,2	3,1	1,5	0	2	2,4
leicht bis mäßig	36,9	50,8	26,5	8,3	45,8	35,8
schwer	59,8	46,0	72,0	94,7	52,2	61,7
renale Arteriolosklerose dabei.						
keine	7,6	17,5	9,3	0	20,8	10,6
leicht bis mäßig	52,9	55,5	28,1	11,1	50	44,5
schwer	39,5	27,0	62,5	88,9	29,2	44,8
Zahl der untersuchten Fälle	157	63	64	36	48	368

Danach haben die Autoren bei essentiellem Hochdruck nur in 2,4$^0/_0$ der Fälle eine Elastose der Nierenarterien vermißt, eine Arteriolosklerose aber in 10,6$^0/_0$. Bei der Gruppe von Fällen, die auf Grund des histologischen Befundes als niereninsuffizient bezeichnet wurden (wenn mehr als 40$^0/_0$ der Glomeruli funktionsunfähig aussahen), fehlte Arteriosklerose und Arteriolosklerose nie, und die erstere war schwer in rund 95$^0/_0$, die letztere in 90$^0/_0$. Auch Bell und Clawson bestätigen, daß die renale Arteriolosklerose sozusagen immer verbunden ist mit elastisch hyperplastischer Intimaverdickung der kleinen Nierenarterien, aber auch sie rechnen jene zur Arteriosklerose und vermuten, daß sie die gleiche Ätiologie habe wie diese. Ebenso bestätigt Zacharjewskaja, daß bei Verfettung und Hyalinose der Interlobulares und Afferentia stets eine ausgesprochene Elastikahyperplasie der größeren Arterien vorhanden ist. Er verfügt auch über Fälle von starker Elastikahyperplasie der größeren Arterien, in denen gar keine oder eine nur schwache Hyalinose und Verfettung der Arteriolen zu finden war; diese könnten sehr wohl als Frühfälle betrachtet werden.

Wie haben wir uns nun die Entstehung dieser — primären — „Elastose" der Präarteriolen, wenn ich der Kürze halber diesen Ausdruck gebrauchen darf, vorzustellen?

Wie S. 482—525 bereits ausgeführt, betrachte ich auch heute wie vor 12 Jahren diese Elastose als echte Hypertrophie eines übermäßig in Anspruch genommenen Gewebes; die dabei gleichzeitig bestehende Abnahme der Ringmuskulatur als die Ursache, die Elastikahypertrophie als die Folge, als histologischen Ausdruck einer Abnahme an Muskelmasse und Kraft, infolge deren das elastische Gewebe stärker als normal auf Druck, auf Dehnung, beansprucht worden ist. Das was bei diesem Umbau der Gefäßwand als Ersatz für die schwindende oder wenigstens nachgebende Gefäßmuskulatur geliefert wird, ist aber nicht, wie Jores meint, das zur Aufrechterhaltung der Funktion notwendige Gewebe, sondern ein Material, das an Wertigkeit weit hinter dem ursprünglichen Material zurücksteht.

Die Folge dieses Umbaues der Wand muß die sein, daß das Gefäß seine Weitbarkeit und Anpassungsfähigkeit an den wechselnden Bedarf einbüßt.

Es hieße die funktionelle Bedeutung der mächtig angelegten Muskulatur der Präarteriolen arg unterschätzen, wollte man mit dieser Materialverschlechterung nicht auch eine erhebliche Beeinträchtigung der Blutversorgung stromabwärts verbinden. Eine solche ist auch dann zu erwarten, wenn noch keine hochgradige Verengerung der Lichtung mit dem Umbau der Gefäße verbunden ist.

Ich betrachte also, wie schon in der 1. Auflage entwickelt, als den Ausgangspunkt und das Wesentliche des Prozesses, der doppelt irrtümlich als Arteriolo- und als -sklerose bezeichnet wird, die **produktiven** Veränderungen der Präsklerose oder Elastose der **Präarteriolen**.

Die zu degenerativen Veränderungen der Arteriolen führende Stoffwechselstörung wird erst die Folge der durch die produktive Veränderung der Präarteriolen bedingten Durchblutungsstörung sein.

Es fragt sich nun, welcher Art diese durch die Elastose der Präarteriolen bedingte Durchblutungsstörung ist. Ein gewisser Grad von Durchblutungsstörung wird schon dadurch zustande kommen, daß infolge des Umbaues der Gefäßwand der Präarteriolen die Weitbarkeit der Gefäße und damit die Anpassung der Durchblutung an den Bedarf abnimmt.

Wenn diese organische Veränderung der Arterien einen hohen Grad erreicht und sich bis auf die kleinen Gefäße erstreckt, so genügt dieses organische Moment allein, um eine Granularatrophie der Niere hervorzurufen; aber hier kommt es wie in den Fällen Löhleins und wie bei der atherosklerotischen und senilen Schrumpfniere mehr zu einer Atrophie des Parenchyms bei vielfach erhaltenen Glomeruli, weniger zu einer richtigen Arteriolosklerose.

In den Fällen dagegen, in denen wir eine ausgedehnte Arteriolosklerose bei noch ganz großer Niere ohne Parenchymatrophie finden, da kann die organische Veränderung der Präarteriolen, die Abnahme ihrer Weitbarkeit allein nicht gut die Ursache der Durchblutungsstörung sein, auf die wir die hyaline Nekrobiose der Arteriolen zurückführen müssen.

Gegen die Annahme einer rein organischen Durchblutungsstörung spricht ja auch, daß sich die scheinbar hyalin verschlossenen Gefäße nach dem Tode noch injizieren lassen. Es muß also wohl neben den organischen Veränderungen der Präarteriolen noch ein **funktionelles** Moment im Spiele sein, das nach dem Tode verschwindet.

Dieses **funktionelle** Moment suche ich, wie bereits mehrfach (S. 481) erwähnt, darin, daß die Abnahme der elastischen Kapazität einer Arterie, ihres Vermögens, den pulsatorischen Druckzuwachs zu speichern und wieder abzugeben, zu einer Mehrbeanspruchung auf Dehnung stromabwärts führen wird. Diese wird je nach dem Zustand der Muskulatur und ihres Verhältnisses zur Lichtung entweder zu Hypertrophie der Elastika oder zu Zunahme des Tonus führen. Ich stelle mir also vor, daß die Folge von Elastose und Verhärtung der Präarteriolen ein Hypertonus der — proximalen — Arteriolen ist, und daß dieser eine — intermittierende — spastische Durchblutungsstörung der — distalen — Arteriolen bedingt oder bedingen kann, deren histologischer Ausdruck die hyaline Degeneration ist.

Hueck ist der einzige Autor, der mit meiner in der ersten Auflage dieses Werkes schon ausgesprochenen Vorstellung, daß die hyalin-fettige Degeneration erst die **Folge**, nicht die **Ursache** der hochgradigen Zirkulationsstörung in der Niere ist, einverstanden zu sein scheint. Er sieht „die Ursache des Vorganges in vasomotorischen Störungen nervöser Art: das ganze Bild der „Saftstauungen" des gelockerten Netzes der Gefäßwand läßt an Gefäßspasmen denken."

Ob man sich dabei die hyalin degenerierten Arteriolen selbst spastisch kontrahiert denkt, wie Hueck es zu tun scheint, oder ob man den Spasmus in den proximalen Abschnitt der Arteriolen verlegt, weil der distale arteriomalazische Abschnitt oft erweitert, seine Muskulatur atrophisch gefunden wird, das ist weniger wichtig.

Wir führen damit diese „asphyktische Nekrobiose" der distalen Arteriolen bei der Nephrosklerose im Prinzip fast auf dieselbe funktionelle Durchblutungsstörung zurück wie bei der chronischen vaskulären Nephritis, nur mit dem Unterschied, daß wir uns bei dieser den Spasmus chemisch bewirkt und auch die Präarteriolen kontrahiert, stark verengert, vorstellen. Bei der Nephrosklerose dagegen stellen wir uns den Hypertonus der Arteriolen mechanisch, durch Dehnung bedingt (und nerval bewirkt), die Präarteriolen nicht verengert, eher gedehnt vor. Damit steht in Einklang, daß wir bei der Nephritis als Folge der aktiven Gefäßverengerung außer der hyalinen Degeneration der Arteriolen auch noch stromaufwärts eine Endarteriitis finden, bei der benignen Sklerose dagegen nicht, sondern eine Elastikahypertrophie.

Die Ursache dieses Umbaues der Gefäßwand mag wohl in einer Schwächung, Abnutzung, Überdehnung der Muskulatur der Präarteriolen zu suchen sein.

Wie kommt nun aber diese Schwächung der Muskulatur der Präarteriolen zustande?

Die Elastikahypertrophie beginnt zwar schon in der Jugend, wie Jores gezeigt hat; ihre höheren Grade sind aber eine ausgesprochene Alterserscheinung, mit der selbstverständlichen Einschränkung, daß manche Menschen und bei dem einzelnen manche Gewebe früher, manche später altern, und daß zahlreiche Faktoren vor allem endogener Art (Konstitution) und solche exogener Art (Mißbrauch) darauf von Einfluß sind. Unter dieser Einschränkung kann man vielleicht, wie S. 482 geschehen, die Altersschwäche der Media der Präarteriolen der Niere für die endogene Ursache der Erkrankung bezeichnen, die wir in ihrem vorgeschrittenen Zustande als rote Granularniere bezeichnen.

In welchem Verhältnis steht nun der rote, genuine, allem Anschein nach extrarenal bedingte Hochdruck, der, wie wir glauben, gar nichts mit einer allgemeinen aktiven Gefäßkontraktion, sondern eher mit einer allgemeinen passiven Gefäßdehnung etwas zu tun hat (vgl. S. 483), zur Pathogenese der Nephrosklerose und „Arteriolosklerose" bzw. der roten Granularniere?

Die Erfahrung lehrt einerseits, daß bei dieser Form des — passiven — Hochdrucks, den wir mit einer Verhärtung des Gefäßsystems und sekundärem Hypertonus der Arteriolen in Beziehung gebracht haben, fast ausnahmslos auch eine „Elastose" der Präarteriolen der Niere gefunden wird, andererseits aber wieder, daß eine lokal auf einzelne Organe beschränkte Elastikahypertrophie hohen Grades, und zwar wiederum gerade in der Niere, auch ohne Hochdruck zustande kommen kann. Da hier aber das wichtigste, ja einzige Symptom der Nephrosklerose, die Blutdrucksteigerung fehlt, so sind solche reinen Fälle von angiosklerotischer Nierenschrumpfung ohne Hochdruck nur gelegentliche Zufallsbefunde auf dem Obduktionstisch.

Es handelt sich um richtige, meist rote Granularnieren bei alten Leuten; es findet sich dabei fast regelmäßig eine Altersatherosklerose der größeren Gefäße, häufig und in verschieden hohem Grade eine Atherosklerose der großen Nierengefäße, in Fällen von ausgedehnter Schrumpfung aber auch gewöhnlich eine Elastose der Präarteriolen. Es kommt hier anscheinend zu einem ganz allmählichen Untergang der sekretorischen Elemente, seltener zur hyalinen Degeneration der Arteriolen und nur sehr selten zu Niereninsuffizienz. Hier fehlt oder kann fehlen die Herzhypertrophie und Hypertension (vgl. Beispiel S. 1723).

Es liegt für den Anatomen, der mit dem Worte Schrumpfniere nicht wie der Kliniker den Begriff der Niereninsuffizienz verbindet, kein Grund vor, diese

Fälle von roter Granularniere ohne ausgesprochene Hypertonie und ohne Niereninsuffizienz nicht als genuine, endogen bedingte Schrumpfnieren zu bezeichnen, zumal der Vorgang, der zur Schrumpfung führt, die Störung der Nierendurchblutung, derselbe ist, und diese auch demselben Umbau der Prä-arteriolen ihre Entstehung verdankt. Hier genügt die Altersschwäche der Media allein bei normalem Druck, um eine Hypertrophie der Elastika und damit eine Abnahme der Weitbarkeit der Nierenarterie und eine Durchblutungs-störung der Niere in Erscheinung treten zu lassen.

Ob auch eine Arteriolosklerose?

Als Beweis dafür, daß Fälle dieser Art auch (ausnahmsweise) in weniger vorgerücktem Alter vorkommen und dann statt der reinen Atrophie das Bild der Arteriolosklerose dar-bieten, kann ich eine Beobachtung von Löhlein anführen.

Ein 45jähriger, sehr kräftiger Landsturmmann, der bei anscheinend völliger Gesund-heit und in recht gutem Ernährungszustande war, starb plötzlich durch Verschüttung an den Folgen vielfacher Schädel- und Rippenbrüche. Die Sektion ergab bei sonst gesunden Organen ein Herzgewicht von 360 g und neben ganz geringfügiger Atherosklerose der Aorta und der Kranzarterien beiderseitige „Narbennieren". Masse und Gewicht der Organe waren nicht wesentlich vermindert, ihre fibröse Kapsel haftete etwas fester, und nach ihrer Entfernung zeigten sich zahlreiche kleinste und bis nahezu bohnengroße flache, narbige Einziehungen an der Oberfläche, denen auf dem Durchschnitt mehr oder weniger deutliche, grauweißliche, narbige Streifchen und Herdchen entsprachen, die zum Teil bis in die Marksubstanz hineinreichten. Das übrige Strukturbild der Nieren schien ganz unver-ändert; die Glomeruli waren — von den narbigen Herdchen abgesehen — als rote Pünktchen eben zu erkennen. Mikroskopisch boten die Narbenherdchen im wesentlichen den gewöhn-lichen Befund, indem zahlreiche, teils verödete hyaline, teils im Kollaps begriffene Glomeruli mit streifiger Kapselverdickung dicht gedrängt zwischen mehr oder weniger unkenntlich gewordenen Resten von Harnkanälchen lagen. Auffallend war nur eine ungewöhnlich dichte, ausgedehnte, kleinzellige Infiltration, die namentlich auch die Narbenzüge be-gleitete, die von Rindenherdchen aus zur Marksubstanz zogen und den verödeten Schleifen-teilen der zugrunde gehenden Kanälchensysteme entsprachen. Das zwischen den Narben-herdchen gelegene Rindenparenchym zeigte wohlerhaltene Struktur — nicht einmal Dilatation der Hauptstücke —, durchaus zartes Bindegewebe und durchaus wohl-erhaltene Glomeruli mit zarten bluthaltigen Schlingen. Die Arterien aller Kaliber wiesen Zeichen einer recht vorgeschrittenen Atherosklerose auf, vor allem waren die Arteriolen zum überwiegend größeren Teile auch in den ganz wohlerhaltenen Bezirken atherosklerotisch verändert, von umschriebenen hyalinen Schollen-bildungen, unter dem Epithel anfangend, bis zur Bildung ringförmiger, das Lumen ver-lagernder Lipoidmassen innerhalb der verdickten Innenwandschichten.

Löhlein verwertet zunächst das Fehlen einer ausgesprochenen Herzhypertrophie trotz sehr verbreiteter Atherosklerose der Arteriolen als Beweis gegen unsere frühere, heute noch von vielen vertretene Anschauung, wonach die Atherosklerose der Arteriolen der Niere von ausschlaggebender Bedeutung für die Entstehung der Herzhypertrophie sein sollte. „Gegen die Richtigkeit dieser Anschauung spricht ja schon", schreibt Löhlein, „die von mir früher hervorgehobene Tatsache, daß man in ausgesprochenen Fällen arterieller Herzhypertrophie und Hypertension eine ausgebildete Atherosklerose der Nierenarteriolen durchaus vermissen kann." Der Fall scheint aber außerdem zu lehren, daß es auch eine präsenile echte arteriolosklerotische Schrumpfniere ohne roten Hoch-druck gibt.

Nach Bell und Clawson ist allerdings ein normales Herzgewicht kein Beweis, daß keine Blutdrucksteigerung bestanden hat. Sie haben eine Reihe von Fällen von Arteriolo-sklerose mit normalem Herzgewicht; aber in jedem solchen Falle, in dem der Blutdruck gemessen worden war, war er erhöht gefunden worden, außer wenn Bedingungen vorhanden waren, die den Blutdruck erniedrigen, wie kardiale Dekompensation usw.

Bell hat keinen Fall von ausgesprochener „Sklerose" der Afferentia glomerulärer Arteriolen gesehen, in dem eine Hypertonie mit Sicherheit ausgeschlossen werden konnte, so daß er geneigt ist, diese Veränderung für pathognomonisch bei Hypertension zu halten.

Für „ausgesprochene" Arteriolosklerose mag das gelten, es fragt sich aber, ob überhaupt Arteriolosklerose auch ohne Hochdruck vorkommt. Hueck (vgl. S. 458 u. 530) sieht in der Hypertonie geradezu die Ursache der Arteriolosklerose, während Oberling und Hickel (vgl. S. 459) in der Arteriolosklerose die Ursache des Hochdrucks erblicken.

v. Monakow hat seiner Zeit gegen die Annahme einer renalen Entstehung des arte-riellen Hochdrucks ins Feld geführt, daß die sklerotischen Veränderungen an den Nieren-arteriolen fehlen könnten bei Hochdruck und zugleich behauptet, es könne Arteriolosklerose in der Niere vorhanden sein, ohne daß im Leben eine Blutdrucksteigerung bestanden hatte. Die Beweiskraft der beiden von ihm angeführten Fälle wird freilich sehr dadurch beeinträchtigt, daß in beiden Fällen eine Herzdilatation und -hypertrophie bestanden hat. Aber es geht schon aus älteren Arbeiten von Fahr und Gaskell hervor, daß zwar höhere Grade von Arteriolosklerose nur bei Hochdruck vorkommen, geringere Grade aber auch ohne diesen. Dagegen ist mir kein Fall von rotem Hochdruck bekannt geworden, in dem eine Arteriolosklerose ohne Elastose der Präarteriolen gefunden worden wäre.

Wir hätten demnach bei der benignen Nephroangiosklerose mit folgenden morphologischen Tatsachen zu rechnen:

die renale Arteriolosklerose kommt nie ohne Angiosklerose,
die renale Angiosklerose kommt auch ohne Arteriolosklerose vor,
die renale Arteriolosklerose kommt (selten) auch ohne Hochdruck vor,
die renale Angiosklerose kommt auch ohne Hochdruck vor,
der rote Hochdruck kommt (sehr selten) auch ohne renale Angiosklerose vor.
Dann fehlt auch die Arteriolosklerose.

Das würde bedeuten, daß der Hochdruck weder die Folge noch die Ursache der Sklerose der renalen Präarteriolen sein kann, die wir als die notwendige Vorbedingung für das Auftreten der Arteriolosklerose betrachten.

Wenn aber der Ausgangspunkt dieser endogenen, renalen Angiopathie, die der „arteriolosklerotischen" Schrumpfniere zugrunde liegt, eine Schwäche der Media der Präarteriolen, der elastische Umbau der Gefäße ein Ausdruck ihrer verstärkten Beanspruchung auf Dehnung ist, so kann der Druck, mit dem weiterhin die Gefäßwand belastet wird, nicht ohne Einfluß auf beide Vorgänge sein.

Eine stärkere Druckbelastung der überdehnten Muskulatur wird diese früher zum Versagen bringen, die Elastika zu stärkerer Hypertrophie veranlassen. Der Umbau, der im Alter bei normalem Blutdruck eintreten kann, wird bei hohem Blutdruck stärker und wesentlich früher in die Erscheinung treten. Und wenn die dadurch bedingte Abnahme der elastischen Kapazität der Präarteriolen Mehrdehnung und Hypertonus der Arteriolen zur Folge hat, so wird ein hoher Blutdruck leichter die hypertonische Durchblutungsstörung in den Arteriolen hervorrufen, die zur sog. Atherosklerose der Arteriolen, d. h. zur Arteriolomalazie und zur roten Granularniere führt.

Man kann deshalb nun nicht einfach die Sklerose = Elastose der Nierenarterien als die Folge des Hochdrucks betrachten, sonst müßte die erstere regelmäßiger auch bei jugendlichen Fällen von nephritischem Hochdruck und könnte nicht auch ohne roten Hochdruck zustande kommen. Es gehört dazu, wie für die Entstehung des roten Hochdruckes auch, als das Primäre, die mit dem Alter einhergehende Abnützung des Gefäßsystems, die wir in die Muskulatur verlegen, die Mehrbelastung der elastischen Elemente der Gefäßwand durch den Innendruck, der in der Jugend mehr von der Muskulatur getragen wird. Wenn aber jene zu Elastikahypertrophie und Abnahme der Weitbarkeit der kleinen Nierengefäße geführt hat, so wird ein vermutlich aus den gleichen Gründen entstandener Hochdruck, wie oben S. 485 u. 512 schon ausgeführt, als Schraube ohne Ende wirken und ein Circulus vitiosus eintreten, in dem die Progredienz der Erkrankung begründet ist.

Es wäre für das Verständnis der Beziehungen zwischen benigner Nephroangiosklerose und Hochdruck von größter Bedeutung, wenn wir eine klare Vorstellung von dessen Mechanismus hätten und wüßten, ob die Gefäßveränderungen die Ursache oder die Folge des Hochdrucks sind, bzw. da an dem Einfluß des Hochdrucks auf den Grad und die Progredienz der Gefäßveränderungen nicht zu zweifeln ist, was das Primäre ist. Im vierten Hauptabschnitt wurden die Gründe dargelegt, die für einen passiven Mechanismus des roten Hochdrucks

sprechen, doch konnte eine Entscheidung, ob Überdehnung und Abnahme der
elastischen Kapazität der kleinen Arterien im allgemeinen (der splanchnischen
im besonderen), ob Abnahme der Dehnbarkeit der großen vasosensiblen
Arterien dem roten Hochdruck zugrunde liegt, nicht getroffen werden. Im
letzteren Falle wäre der Mechanismus des Hochdrucks doch insofern als aktiv
zu betrachten, als eine Abnahme des Depressortonus zu einem nerval und hor-
monal bedingten Hypertonus insbesondere der splanchnischen Arterien führen
würde. Die morphologischen Befunde gerade an den Nieren sprechen bei der
benignen, mit rotem Hochdruck einhergehenden Sklerose nicht sehr für einen
derart aktiven Mechanismus, eher, wenn es erlaubt ist, von den Nierengefäßen
auf gleichsinnige Zustände in anderen Gefäßgebieten zu schließen, für einen
passiven Mechanismus, bei dem die Überdehnung, Abnahme der Kraft der
Muskulatur und Verhärtung der Kleinarterien, d. h. die Angiosklerose, das
Primäre, der Hypertonus der Arteriolen die Folge sein würde.

Wenn wir von dieser Fiktion ausgehen, so würde es sich an den kleinen
Nierenarterien bei der roten Granularniere im Prinzip um denselben Vorgang handeln, der sich beim roten Hochdruck mehr
oder weniger im ganzen Arteriensystem abspielt (vgl. S. 509). Nun
erst verstehen wir die engen inneren Beziehungen zwischen rotem Hochdruck
und Arteriosklerose = Elastose der Präarteriolen der Niere. Wir verstehen auch,
daß gelegentlich beide für sich, unabhängig voneinander, Hochdruck ohne
sichtbare Arteriosklerose der kleinen Nierengefäße, Nephrosklerose bis zur
roten Granularniere ohne Hochdruck vorkommen können. Im letzten Falle
kann es sich um eine mehr weniger isolierte, lokale, auf die Niere beschränkte
Gefäßverhärtung handeln. In der Regel wird wohl die Kombination mit Atherosklerose und seniler Erweiterung des Arteriensystems und eine altersgemäße
Abnahme des Herzschlagvolumens, vielleicht auch der Anspruchsfähigkeit
der Arteriolenmuskulatur an dem Ausbleiben des Hochdrucks schuld sein
(vgl. S. 499).

Es ist in diesem Sinne bemerkenswert, daß die hypertonische Form der roten Granularniere sich von der senilen Granularniere ohne Hochdruck, wie Fahr, Gaskell, schon
1912 hervorgehoben und Fahr sowie Herxheimer immer wieder bestätigt haben, dadurch
unterscheidet, daß bei jener die großen Gefäße meist keine Atherosklerose, sondern eher
eine Hypertrophie der Wand aufweisen, während bei dieser Atherosklerose der großen
Gefäße und der Aorta die Regel bildet, und ferner dadurch, daß bei jener auch die Präarteriolen anderer Organe Veränderungen im Sinne der Präsklerose aufweisen, wobei
allerdings die Präarteriolen der Nieren meist am stärksten betroffen sind.

Es handelt sich jetzt nur noch um die Frage, warum gerade die Nieren
von dieser rechtzeitigen oder vorzeitigen Altersveränderung ihrer Präarteriolen
so bevorzugt, oder besser so bevorzugterweise benachteiligt sind. Denn soviel
ist sicher, es handelt sich nicht in dem Sinne um eine Systemerkrankung,
wie Münzer, Munk, sich vorstellen, weder um eine allgemeine Kapillarsklerose
noch um eine allgemeine kolloidal bedingte Hyalinose, noch um eine isolierte
Erkrankung des Systems der Nierenarteriolen. Wenn man bei dem noch so
hypothetischen Charakter unserer Vorstellungen über den Mechanismus des
roten Hochdrucks von einer Systemerkrankung sprechen will, so in dem Sinne,
daß die Präarteriolosklerose vielleicht besonders das System des Splanchnikusgebietes betrifft. Aber auch in diesem nimmt nach den von Herxheimer
wiederholt bestätigten Feststellungen Fahrs die Niere zweifellos eine Sonderstellung ein; sie kann schwere und schwerste präsklerotische Veränderungen an
den Präarteriolen, degenerative an den Arteriolen aufweisen, ohne daß in den
Arteriolen anderer Organe nennenswerte degenerative Veränderungen zu bestehen brauchen, wenn auch solche in Milz, Leber, Pankreas selten ganz vermißt werden.

Der auffallende Unterschied in der Intensität der Arteriolenveränderungen
wird mit dem hohen Grade der Präarteriolosklerose, vielleicht auch mit der
gerade in der Niere besonders kräftigen Arteriolenmuskulatur zusammenhängen.
Der auffallende Unterschied in der Intensität der Präarteriolosklerose wird
mit der starken funktionellen Beanspruchung gerade der Nierengefäße, mit
ihrer häufigen, dem Bedarf sich anpassenden, maximalen Erweiterung zusammenhängen, mit diesem häufigen Wechsel von Ebbe und Flut, der nach einem Ausspruch von Traube wie „Hammerschläge" auf ein Gefäß wirken muß.

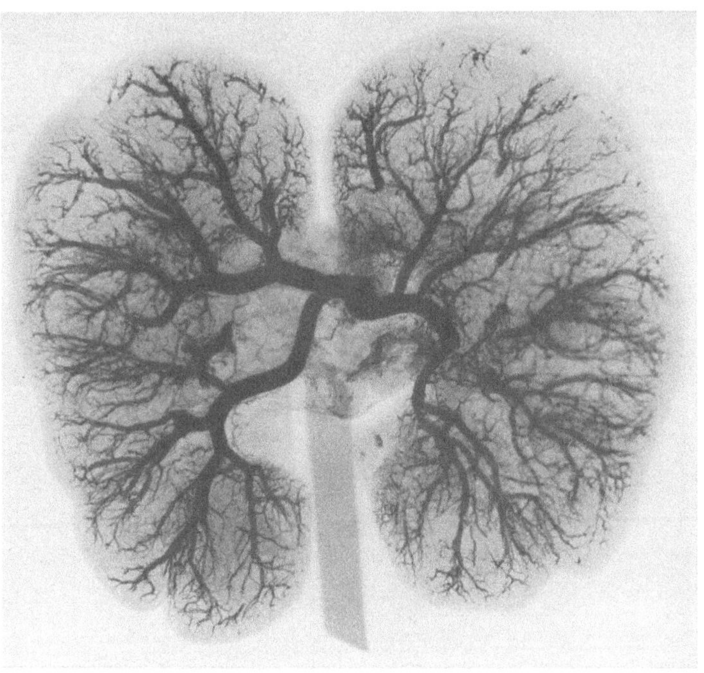

Abb. 217. „Chronische diffuse Nephritis (sekundäre Schrumpfniere). Gleichzeitige Verminderung des Gefäßsystems und Verschmälerung der Rinde. Die ursprüngliche Glomerulonephritis hat bereits einen langen Verlauf hinter sich und der pathologische Prozeß, der
jetzt für den arteriellen Hochdruck, die Niereninsuffizienz und den Tod die Ursache darstellt, ist identisch mit dem der primären Schrumpfniere."[1]
(Nach G. Baehr und S. A. Ritter, New York.)

Man kann in der von Fahr festgestellten Tatsache „daß in der Niere viel
früher, regelmäßiger und ausgeprägter wie in allen anderen Organen eine Zunahme der elastischen Lamellen — die elastisch-hyperplastische Intimawucherung von Jores — beobachtet wird" geradezu ein histologisches
Symptom dafür erblicken, daß die Gefäße der Nieren, die von allen Organen
die stärkste Durchblutung erfahren, funktionell durch deren Schwankungen
am stärksten beansprucht werden.

Es sind nun aber, wenn auch meistens, doch nicht immer die Nierengefäße
stark oder am stärksten betroffen.

In manchen Fällen von rotem Hochdruck sind es die Hirngefäße, bei
wieder anderen die Pankreasgefäße, die zuerst und am stärksten leiden;

---

[1] Die Photographien für Abb. 217—219 wurden von Herrn Dr. G. Baehr-New York
freundlichst zur Verfügung gestellt.

ja in einigen, freilich recht seltenen Fällen von genuiner Hypertonie und Herzhypertrophie werden sogar präsklerotische Veränderungen an den Nierengefäßen vermißt (Fahr, Wallgren S. 458/459). Diese Feststellung hat mich veranlaßt, die in der 1. Auflage vertretene Vorstellung von einer renalen Entstehung des roten Hochdrucks aufzugeben und reuig zu meiner früheren Vorstellung einer extrarenalen zurückzukehren, die heute durch die Erkenntnis eines besonderen und Annahme seines passiven Mechanismus und seiner Beziehung zur Angiosklerose etwas klarer geworden ist.

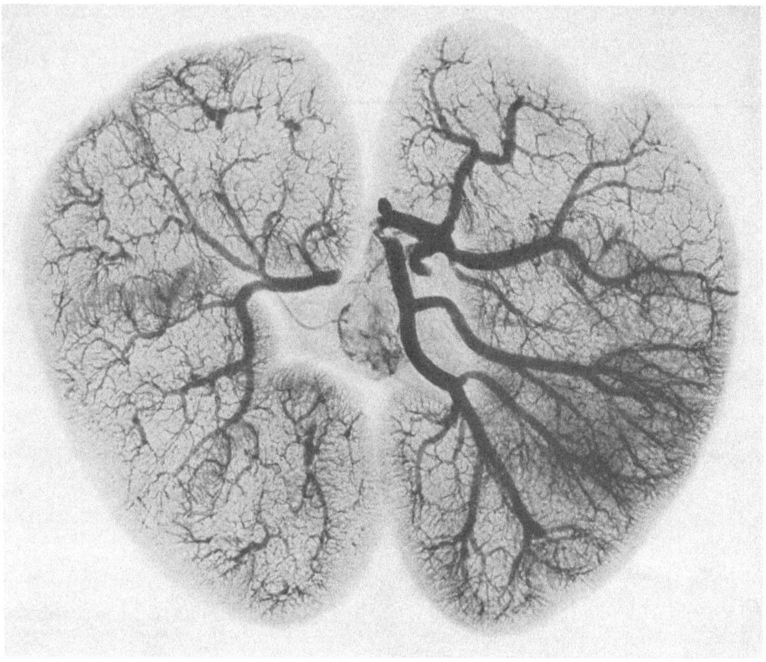

Abb. 218. Arterioläre Nephrosklerosis (Frühstadium primärer Schrumpfniere). Erhebliche Verminderung der Zahl der Arteriolen. Die Rinde ist verschmälert, und die Arteriolen nehmen stellenweise einen unregelmäßigen und gewundeneren Lauf. (Nach G. Baehr und S. A. Ritter, New York.)

Die **Granulierung** der Nieren bei der sog. roten Granularniere bedarf noch einer besonderen Erklärung.

Hueck hat den Gedanken ausgesprochen, daß die eigenartige und bisher ungeklärte Regelmäßigkeit der Höckerung einer Schrumpfniere verständlich erscheine, wenn man sich den von Heidenhain vorgelegten Organisationsplan der Niere vergegenwärtigt. Heidenhain geht von der die ganze Morphologie in ungeahnter Weise neu befruchtenden Vorstellung aus, daß es der Zelle übergeordnete Histosysteme gibt, die als Ganzes das Vermögen der Teilbarkeit besitzen. Bei der Niere z. B. entsteht durch Spaltung und dichotomische Verzweigung des einzelnen Drüsenröhrchens ein Drüsenbäumchen. Dieses verhält sich als teilbarer Formwert erster Ordnung und unterliegt wieder der Reihe nach mehrfachen Spaltungen, welche sich basalwärts bis auf die Papillengegend fortsetzen. So entstehen mehrere gleichartige Drüsenbäumchen oder Büschel, deren Mündung nebeneinander auf der Papille liegen. Mehrere solcher Büschel gehören zu einem besonderen Sektor des Renkulus. Diese Sektoren sind oft durchaus symmetrisch gestellt, buckeln sich an der Nierenoberfläche vor und sind im Verhältnis zu den Drüsenbäumchen als Formwerte einer nächstoberen Ordnung anzusehen, welche wiederum spaltbar sind. Die Sektoren ihrerseits sind die Grundlage für die Teilungsfähigkeit der Renkuli; letztere vermehren sich in der Ontogenese durch Spaltung auf der Basis der sektorischen Gliederung und nehmen somit an Zahl zu.

Es wäre, meint Hueck, eine verlockende Aufgabe für den pathologischen Anatomen, zu untersuchen, wie sich die bei der Granularniere untergegangenen oder dem Untergang verfallenen Elemente auf die Niere verteilen und wieweit sich hier Beziehungen zu dem ontogenetischen Aufbau der Niere aus einzelnen durch Spaltungen entstandenen Histosystemen aufweisen lassen.

Mir scheint eine andere Erklärung näher zu liegen. Wir müssen uns vorstellen, ja wir wissen aus den Untersuchungen von Richards (vgl. S. 1221) und anderen (Khanolkar, M. Ascoli), daß in der ruhenden Niere nicht alle

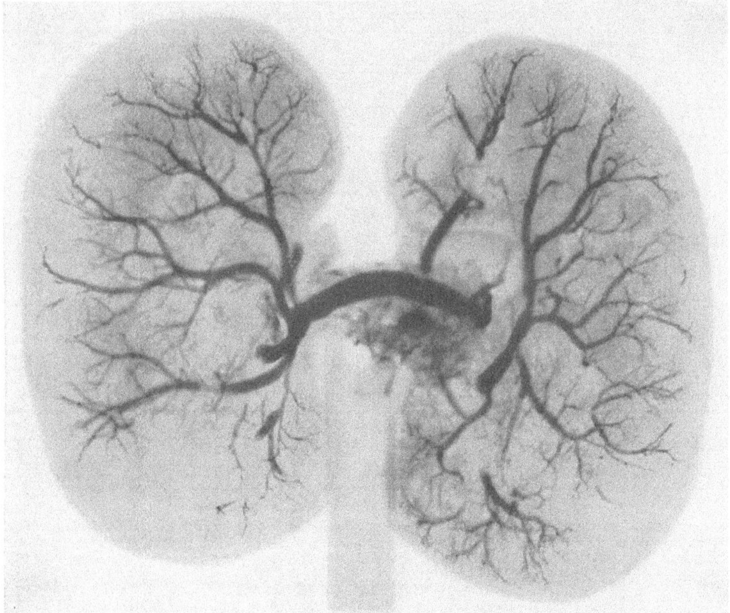

Abb. 219. Arterioläre Nephrosklerose kompliziert durch arterioläre Nekrosen (maligne Sklerose). Infolge des Verschlusses der meisten Arteriolen in der Rinde erscheint das arterielle System nach Injektion eines Gemisches von Bariumsulfat und Gelatine als toter Baum, beraubt der meisten feineren Zweige.
(Nach G. Baehr und A. S. Ritter, New York.)

Abschnitte, nicht alle Glomeruli gleichzeitig durchblutet werden, so wie im ruhenden Muskel nur ein Bruchteil der Kapillaren mit Blut gefüllt ist (Krogh).

Nach M. Ascoli funktionieren z. B. in den Nieren der Meerschweinchen normalerweise etwa $30^0/_0$ der Glomeruli, bei der Einzelniere (nach einseitiger Nierenexstirpation) bis $90^0/_0$. Bei Verminderung des Blutdrucks erscheinen etwa doppelt soviel Glomeruli funktionierend als normal.

Es besteht, solange nicht durch stärkere funktionelle Beanspruchung der Hauptstamm der Arterie und ihre mit starker Muskulatur versehenen Zweige maximal erweitert sind, eine Art von rhythmischem Hin- und Herpendeln der Durchblutung, wobei die zeitweise ungenügend durchbluteten Gefäßgebiete mit zunehmender H - Ionenkonzentration sich erweitern und den Blutstrom von den bis dahin gut durchbluteten zu sich ablenken mögen. Wird nun das Gefäßgebiet der Niere durch den Umbau der Wand vornehmlich der Präarteriolen,

der in Ersatz von Muskulatur durch Elastika besteht, an seiner aktiven Weitbarkeit gehindert, seine passive Weitbarkeit erschwert, seine „elastische
Kapazität" vermindert, so muß dieser Umstand allein, auch ohne ausgesprochene
Verengerung der Strombahn schon genügen, das der Niere zukommende Blut-
volumen herabzusetzen, seine gerechte Verteilung zu erschweren und den
Ruhezustand der ungleichmäßigen Organdurchblutung gewissermaßen zu
fixieren.

Tritt dazu eine funktionelle Verengerung der hypertonischen Arteriolen oder
gar erst eine organische Verengerung der nicht mehr weitbaren Gefäße ein,

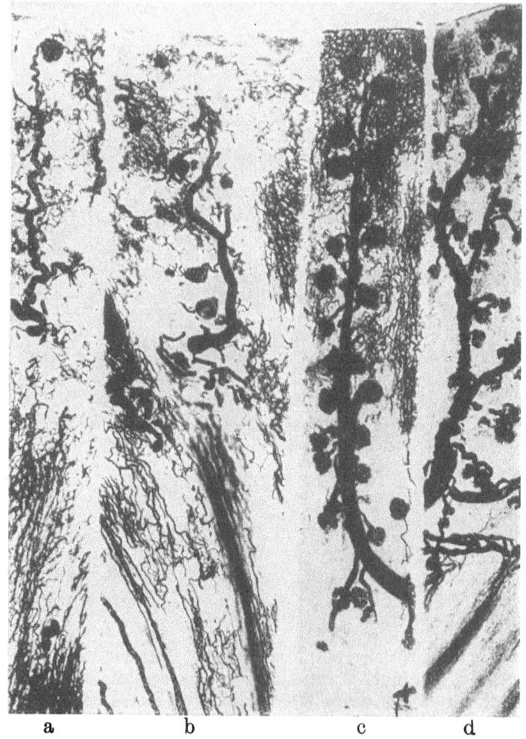

Abb. 220. (Aus M. Gänsslen: Verh. Dtsch. Ges. inn. Med. **1930**, 568, Abb. 11.)
a Sekundäre Schrumpfniere, b genuine Schrumpfniere, c normale Niere,
d arteriosklerotische Schrumpfniere.

so muß für die Dauer eine sehr unvollständige Blutfüllung bzw. -erneuerung
der abzweigenden Arteriolen eintreten, und von den zahlreichen Glomeruli,
die von einer Interlobulararterie gespeist werden, werden einzelne genügend,
andere zu wenig Frisch-Blut erhalten und allmählich ersticken. Die gleiche
Überlegung gilt bei ungenügender Blutzufuhr auch für die zahlreichen Schlingen
eines Glomerulus, von denen unter Umständen nur einzelne genügend, andere
zu wenig Blut erhalten und ersticken (hyalinisieren).

Nur so kann ich mir die eigentümliche Gruppierung des Glomerulusausfalls
erklären, die zu der merkwürdigen Granulierung führt, deren Erklärung Ribbert
so große Schwierigkeiten bereitet.

Ribbert meint, die Gleichmäßigkeit der Arteriosklerose vertrage sich nicht mit der Unebenheit der Nierenoberfläche. Wenn alle Gefäße verengt seien, müßte ein glatte Schrumpfniere entstehen. Die Verengerung der Interlobulararterien könne es nicht sein, denn die Einziehungen der Oberfläche entsprächen gar nicht einem umschriebenen Arteriengebiet. Die Granula müßten dann größer sein und weiter auseinander liegen. Auch die Vasa afferentia könnten es nicht sein, man müßte sich denn, wenn man an sie dächte, vorstellen, daß die zu den obersten Glomeruli gehörenden Arteriolen abwechselnd verschlossen würden und offen blieben. „Das ist aber natürlich auch hier ausgeschlossen." Auch die Gestalt der atrophischen Bezirke ließe sich durch Arteriosklerose nicht erklären, denn es handle sich um Züge, die von der Kapsel durch die Rinde zur Grenze des Markes ziehen. Der Untergang des Nierengewebes im Verlauf und in der Umgebung der Arterien spräche also gegen seine Abhängigkeit von der Arteriosklerose.

Jores hat Ribbert eingewendet, daß an dem Zusammenhang von Gewebsuntergang und Arteriosklerose nicht zu zweifeln sei. Das Wie? dieses Zusammenhanges sei eine zweite Frage. Er möchte die Entwicklung der Schrumpfung auf die Affektion der Vasa afferentia zurückführen; aber auch er vermag die von Ribbert seiner Meinung viel zu sehr betonte Gleichmäßigkeit nicht zu erklären.

Auf Grund der oben entwickelten Vorstellung scheint mir eine Erklärung durchaus möglich. Die Granulierung stellt gewissermaßen die Fixierung des Zustandes der ruhenden, d. h. der nicht maximal durchbluteten Niere dar, und die relative Gleichmäßigkeit der Granulierung entspricht dem normalen rhythmischen Wechsel von Blutfülle und Blutleere der einzelnen Glomeruli.

Die gleiche Fixierung und Granulierung tritt bei den hypertonischen sekundären Schrumpfnieren ein, bei denen die Strombahn durch die dauernde Gefäßkontraktion (und die Arteriitis obliterans) eingeengt wird.

Die grundsätzliche Übereinstimmung in der zugförmigen Anordnung der atrophischen Bezirke bei der primären Granularniere und manchen Fällen von sekundärer Schrumpfniere, deren entzündlichen Ursprung Ribbert irrtümlich für unzweifelhaft erklärt hatte (vgl. S. 1569), erlaubt also nicht etwa den Schluß, daß die rote Granularniere auf dem Boden einer Entzündung entsteht, sondern sie beweist im Gegenteil, da diese sicher auf Beeinträchtigung der Zirkulation beruht, daß auch bei jener, sekundären, vermeintlich entzündlichen Schrumpfniere die Granulierung nicht auf dem Boden der Entzündung, sondern ebenfalls durch die Durchblutungsstörung entsteht. Eine willkommene Bestätigung dieser Auffassung erblicke ich darin, daß im Tierversuch nach Ausschaltung der Blutdruckzügler die gleiche Granulierung und dieselbe regelmäßige Verteilung der indurierten Bezirke in der Verlängerung indurierter Markstrahlen entsteht.

Diese Auffassung wird ferner gut illustriert durch die beifolgenden, der Arbeit von Baehr und Ritter entnommenen Röntgenbilder vom Gefäßbaum der Niere, die verglichen mit den Bildern des Gefäßbaumes der normalen Niere und desjenigen bei subakuter Nephritis (Abb. 161 S. 1370 u. 162 S. 1371) sehr deutlich den gleichartigen Schwund der Arteriolen zeigen, der bei der Nephrosklerose (Abb. 218) in mäßigem, bei der sekundären Schrumpfniere (Abb. 217) in stärkerem Grade, bei der malignen Sklerose mit arteriolärer Nekrose (Abb. 219) am stärksten ausgeprägt ist.

Einen guten Begriff von der vaskulären Bedingtheit und prinzipiellen Gleichartigkeit des Gewebsunterganges bei der sekundären und genuinen Schrumpfniere gibt auch die Abb. 220 aus der Arbeit von Gänsslen über den Gefäßaufbau gesunder und kranker Nieren.

Die Bilder sind durch Tuscheinjektion der Niere und Aufhellung der 200—400 μ dicken Schnitte gewonnen worden.

Zusammenfassung: 1. Die benigne Nephroangiosklerose ist eine präsenile endogene Angiopathie der Niere, der eine altersgemäße oder vorzeitige Abnutzung (Überdehnung, Altersschwäche) des spezifischen und wertvollsten Elementes der Gefäßwand, der glatten Muskulatur, zugrunde liegen mag.

2. Diese Angiopathie besteht morphologisch in einer Atrophie der Muskulatur, Hypertrophie der Elastika = Elastose der Präarteriolen, funktionell in Abnahme der Weitbarkeit der Nierenarterienäste. Diese kann für sich allein zu Störung der Blutverteilung und Abnahme der Nierendurchblutung und dadurch zu Atrophie der Niere führen. Sie kann auch, besonders wenn gleichzeitig ein roter Hochdruck besteht, zu Hypertonus der Arteriolen und zur sog. Arteriolosklerose führen.

3. Die Arteriolosklerose, besser Arteriolomalazie, ist also die Folge, nicht die Ursache der Durchblutungsstörung, die den herdförmigen Untergang von sekretorischen Elementen bewirkt; sie ist die Folge der Präarteriolosklerose.

4. Diese endogene Angiopathie (= Elastose der Präarteriolen) und deren Folge, die Arteriolomalazie, kann in hohem Alter, aber ausnahmsweise auch früher, ohne roten Hochdruck zustande kommen.

Ihr Auftreten und Fortschreiten wird aber wesentlich begünstigt, verstärkt und beschleunigt, wenn gleichzeitig ein roter Hochdruck besteht.

5. Dieser selbst ist unabhängig von der Angiopathie der Nierengefäße und beruht möglicherweise auf der gleichen, präsenilen Abnahme der Dehnbarkeit oder Verhärtung des gesamten (insbesonders des splanchnischen?) Arteriensystems, die wir als allgemeine Angiosklerose (Präarteriolosklerose) bezeichnen möchten.

6. Die Nephroangiosklerose ist deshalb fast immer mit rotem Hochdruck verbunden, weil sie selbst meist nur eine Teilerscheinung der allgemeinen (splanchnischen?) Angiosklerose darstellt.

Der fundamentale, morphologisch wie klinisch oft gleich deutlich zum Ausdruck kommende Unterschied zwischen der roten Granularniere der Anatomen und der genuinen Schrumpfniere der Kliniker, zwischen der benignen und der malignen Sklerose ist nun der, daß bei einem gewissen Grade der endogenen Angiopathie, die in der Regel mit rotem (extrarenalem, sklerotischem, passivem?) Hochdruck verbunden ist, eine allgemeine Gefäßkontraktion auftritt, die wir als renal bedingt auffassen müssen. Es tritt damit ein Umschlag im Krankheitsbilde, eine Änderung im Mechanismus des Hochdrucks ein; der hämatogen-chemische, aktive Mechanismus, der sich zuerst an den Netzhautarterien verrät, setzt ein, und wenn vorher schon ein roter (gutartiger) Hochdruck bestanden hat, so wird nun aus diesem der blasse (bösartige) Hochdruck des Nephritikers.

Pathogenese der malignen Sklerose und der genuinen Schrumpfniere. Meinen im Laufe der Jahre etwas geänderten Standpunkt zu diesem schwierigen Problem habe ich im Kapitel IV von dem Gesichtswinkel des Hochdrucks bereits angedeutet, ich möchte ihn hier vom Gesichtspunkt der Nierenerkrankung aus noch einmal kurz darlegen.

Ich gehe von dem typischen Krankheitsbilde der genuinen, rasch an Niereninsuffizienz zugrunde gehenden Schrumpfniere aus.

Klinisch unterscheidet sie sich, abgesehen vielleicht von dem Grade der Blutdrucksteigerung und Herzhypertrophie, in nichts, makroskopisch anatomisch oft kaum, bisweilen gar nicht von einer typischen, subakuten vaskulären Nephritis oder sekundären Schrumpfniere (vgl. Abb. 201 S. 1581 u. Abb. 156 S. 1360).

Hier wie dort haben wir die charakteristische Blässe der Haut, die Retinitis albuminurica, den nephritischen — blassen — Typus der Blutdrucksteigerung und die typischen Erscheinungen der Niereninsuffizienz, und schon der bloße Anblick, noch deutlicher die maximal verengten Arterien des Augenhintergrundes beweisen, daß in beiden Fällen eine mächtige allgemeine Gefäßkontraktion besteht.

Dieser aus dem klinischen Bilde gezogene Schluß wird bestätigt durch das biologische und chemische Verhalten des Blutes: In dessen Alkoholextrakt lassen sich regelmäßig wie bei dem blassen Hochdruck der Nephritiker und im Gegensatz zu dem roten Hochdruck der essentiellen Hypertension und der benignen Sklerose vasoaktive Stoffe, die eine positive Ninhydrinreaktion geben, nachweisen.

Wir haben es also mit demselben pathogenetischen Faktor wie bei der akuten und chronischen diffusen Nephritis zu tun, und wir dürfen das Wesen der malignen Sklerose suchen in dem Auftreten oder Hinzutreten der allgemeinen und renalen Gefäßkontraktion. Sie ist die Ursache der raschen Progredienz der Erkrankung zur Niereninsuffizienz. Je nach dem Grade dieser allgemeinen und renalen Gefäßkontraktion (oder je nach dem Mißverhältnis zwischen dieser und der Herzkraft) gehen die sekretorischen Einzelelemente sehr rasch, rasch oder langsam zugrunde (vgl. S. 1363).

Worauf kann das Auftreten dieser Gefäßkontraktion beruhen? Wir kennen außer der akuten Nephritis nur eine Krankheit, bei der diese allgemeine Gefäßkontraktion exogen bedingt sein dürfte, das ist die Bleivergiftung; im übrigen sehen wir jene nur endogen bedingt, und abgesehen von der konstanten oder paroxysmalen Hypertonie bei Epinephrom sowie der Form der endogenen Nephritis, die wir als Schwangerschaftsniere bezeichnen, fast ausschließlich infolge Erkrankungen der Niere auftreten (vgl. S. 449). Hier wiederum nur bei Störung der Nierenfunktion oder -durchblutung, wobei jene wiederum höchstwahrscheinlich mit dieser verbunden sein wird.

Sogar bei der akuten Nephritis erscheint diese allgemeine Gefäßkontraktion selbst wahrscheinlich, bei der Schwangerschafts- und Bleiniere möglicherweise als renal bedingt.

Wenn wir uns daraufhin die genuine Schrumpfniere, d. h. die maligne — renale — Verlaufsart der Sklerose, und zwar auch ihre Frühstadien noch ohne deutliche Störung der Nierenfunktion, aber mit Retinitis albuminurica ansehen, so stehen hier im anatomischen Bilde auch der Frühstadien schwere bis schwerste Gefäßveränderungen derart im Vordergrunde, daß es gesucht wäre, eine andere Ursache für die allgemeine Gefäßkontraktion zu suchen als eine Störung der Nierendurchblutung; denn diese ist es, die wir auch bei der chronischen Nephritis, bei der Amyloidschrumpfniere, der Harnstauungs- und Zystenniere, der Endo- und Periarteriitis der Nierengefäße — vermutlich über eine gewisse dadurch bedingte Störung der Nierenleistung — als das auslösende Moment der allgemeinen Gefäßkontraktion betrachten. Wir denken dabei, wie schon mehrfach erwähnt, an die Möglichkeit, daß die blutdrucksteigernden Stoffe (Amine?), die den chemischen Mechanismus der allgemeinen Gefäßkontraktion bewirken, aus der Niere stammen, oder von der Niere nicht entgiftet, oder sehr frühzeitig retiniert werden könnten, noch ehe die kleinmolekulären Endprodukte des Eiweißstoffwechsels, an denen wir die Nierenfunktion zu messen pflegen, sich merklich im Blute anstauen.

Wie dieser chemische Mechanismus der allgemeinen Gefäßkontraktion auf endogenem Wege auch entstehen mag, an der Tatsache ist nicht zu zweifeln, daß 1. der Untergang zahlreicher sekretorischer Elemente und eine chronische Niereninsuffizienz, eine Schrumpfniere, fast ausschließlich infolge Störung der Glomerulidurchblutung entsteht, daß 2. diese Störung der Glomerulidurchblutung bei der malignen Sklerose nicht organisch durch die — sklerotischen — Gefäßveränderungen, sondern funktionell durch die Gefäßkontraktion zustande kommt, und daß 3. diese allgemeine Gefäßkontraktion um so sicherer und um so stärker aufzutreten pflegt, je näher das Stadium der manifesten Niereninsuffizienz heranrückt.

Wir haben es also hier bei der genuinen Schrumpfniere wie bei der sekundären, der periarteriitischen und Amyloidschrumpfniere mit einer angiopathischen Nierenerkrankung zu tun, die in einem gewissen, der Niereninsuffizienz hier voraufgehenden Stadium zur angiospastischen wird (vgl. S. 899).

Der wesentliche Unterschied besteht nur darin, daß die angiopathische Erkrankung hier bei der Nephroangiosklerose nicht sekundär, sondern primär, nicht exogen, sondern endogen entstanden ist.

Der Vorgang der angiospastischen Ischämie, der zur „Schrumpf"niere führt, ist also bei der genuinen und sekundären gleich, verschieden ist aber die Pathogenese des Zustandes, der diesem Vorgange zugrunde liegt: In der chronischen Nephritis sehen wir eine angiospastische Erkrankung, bei der infolge von Grad und Dauer des blassen Hochdrucks — der renalen Gefäßkontraktion — eine Angiopathie der Nierengefäße aufgetreten ist, die die allgemeine Gefäßkontraktion unterhält und steigert.

In der malignen Sklerose sehen wir eine angiospastische Erkrankung, bei der infolge Grad und Dauer des roten Hochdrucks — der renalen Gefäßdehnung — eine Angiopathie der Nierengefäße eingetreten ist, die eine allgemeine Gefäßkontraktion hervorruft.

Hier wie dort haben wir es mit denselben beiden pathogenetischen Faktoren zu tun: 1. dem stets funktionellen Faktor der allgemeinen und renalen Gefäßkontraktion, der die Durchblutung der Niere beeinträchtigt und die Progredienz der Erkrankung bewirkt, 2. dem Faktor, der diese Gefäßkontraktion hervorruft und dauernd unterhält (vgl. S. 1346).

Bei der chronischen Nephritis haben wir bezüglich des zweiten Faktors an die Möglichkeit exogenen Einflusses (Dauerinfekt) gedacht, aber die Hauptrolle dem endogenen Moment der organischen (?) Störung der Nierendurchblutung zugeschrieben.

Hier bei der malignen Sklerose spielt ein exogenes (infektiöses) Moment höchstwahrscheinlich gar keine, das endogene der organischen Störung der Nierendurchblutung die Hauptrolle.

Worin diese Störung der Nierendurchblutung besteht, und auf welchen der organischen Gefäßveränderungen diese vermutete „Dysfunktion der Niere bzw. ihres Gefäßapparates" beruht, das wissen wir hier bei der malignen Sklerose ebensowenig wie bei der nicht ganz ausgeheilten Nephritis, die mit besterhaltener Nierenfunktion das akute Stadium verläßt und dennoch die allgemeine Gefäßkontraktion behält oder wieder bekommt.

Hier stoßen wir wieder auf das undurchdringliche Dunkel, das noch über den Bedingungen liegt, unter denen die vasoaktiven Stoffe entstehen, und wir müssen uns auch hier mit Arbeitshypothesen behelfen. Wenn es auch in manchen Fällen sehr chronisch verlaufender Nephritis, sehr vorgeschrittener Angiosklerose so aussieht, als ob eine Störung der Nierenfunktion diese Bedingungen schaffe, hier, gerade bei der überstürzten Verlaufsart der Angiosklerose, die wir als maligne Sklerose bezeichnen, ist nicht daran zu zweifeln, so wenig wie bei der Mehrzahl der chronischen vaskulären Nephritiden, daß das Auftreten der allgemeinen und renalen Gefäßkontraktion in der Regel das erste, die Störung der Nierenfunktion die Folge ist.

Es muß also, wenn überhaupt unsere Vermutung richtig ist, daß die Niere die (alleinige ?) Quelle der vasoaktiven Stoffe ist, Art und Grad der organischen (?) Nieren-Gefäßveränderungen die Bedingungen schaffen, daß die vasoaktiven Stoffe auftreten.

Das gleiche Problem hat uns schon bei der Pathogenese der chronischen Nephritis beschäftigt (S. 1377).

Die Vorstellung, daß etwa eine aus dem akuten Stadium übernommene Endarteriitis das Moment sein könnte, das das Bestehenbleiben oder Wiederauftreten des blassen Hochdrucks bei der chronischen Nephritis bewirken könne, haben wir fallen lassen, und sie kann auch hier bei der malignen Sklerose als Ursache für den Wechsel im Mechanismus des Hochdrucks nicht in Frage kommen, denn sie ist in beiden Fällen nicht obligatorisch und muß selbst erst als Folge der renalen Gefäßkontraktion betrachtet werden.

Wir haben bei der chronischen Nephritis an die Möglichkeit gedacht, daß eine infolge der Blutdrucksteigerung entstandene Muskularishypertrophie mit Hypertonus der Nierengefäße die noch so fragliche „Dysfunktion" herbeiführen könne, bei der die vasoaktiven Stoffe auftreten. Hier bei der endogenen Angiopathie, aus der sich die angiospastische Nierenerkrankung der malignen Sklerose entwickelt, haben wir es einmal mit einer erheblichen Elastikahyperplasie der größeren und zum anderen gerade in den Fällen, die den malignen Verlauf nehmen, mit einer erheblichen Muskelhypertrophie der kleineren Nierengefäße zu tun (F. Koch).

Der wesentliche histologische Unterschied an den Gefäßen scheint nach den sorgfältigen Untersuchungen meines Mitarbeiters F. Koch der zu sein, daß bei der benignen Sklerose mit rotem Hochdruck die Atrophie der Muskulatur und die entsprechend starke Elastikahypertrophie bis in die kleinsten Äste der Präarteriolen vorgetrieben ist.

Bei der malignen Sklerose mit blassem Hochdruck dagegen, bei der die Elastikahypertrophie auch stets vorhanden ist, betrifft diese mehr die Arterien mittleren Kalibers, die Arciformes und die erste Hälfte der Interlobulares. Sie nimmt dann stromabwärts ab und liegt hier nicht so exzentrisch wie bei der roten Hypertonie der alten Individuen, sondern mehr konzentrisch, und die Muskularis ist nicht atrophiert, sondern hypertrophiert.

Die von uns und anderen immer wieder gemachte Erfahrung, daß die benignen Sklerosen die höheren Altersstufen, die malignen die jüngeren bevorzugt, möchte ich folgendermaßen zu erklären versuchen:

Je jünger das Individuum ist, wenn es infolge präseniler Verhärtung der Arterien die rote (extrarenale) Hypertonie bekommt, um so reaktionsfähiger sind seine Gefäße, um so eher ist eine stärkere histologische Reaktion, eine Zunahme der Elastose und vor allem auch eine Muskularishypertrophie zu erwarten, und um so früher wird die hypertonische Zirkulationsstörung in der Niere einen so hohen Grad erreichen, daß der Umschlag in den blassen Hochdruck einsetzt.

Dieser wird bei älteren Individuen mit ohnedies viel langsamerem Fortschreiten der Sklerose der Präarteriolen schon deshalb später oder gar nicht einsetzen, weil der Bedarf an Nierengewebe im Alter wesentlich geringer ist.

Dabei spielt auch der Zustand der glatten Gefäßmuskulatur, ihre Anspruchs- und Regenerationsfähigkeit eine große, vielleicht die größte Rolle. Es liegt wohl nicht nur an dem aktiven Mechanismus, sondern auch an dem größeren Bestand an Muskulatur, daß wir bei den Fällen von maligner Sklerose mit aufgepfropfter allgemeiner aktiver Gefäßkontraktion die Muskulatur der elastisch verstärkten Präarteriolen oft hypertrophisch, bei den Fällen von benigner Sklerose mit passivem Hochdruck stets atrophisch gefunden haben (F. Koch).

Man kann also das Paradoxon wagen, daß die Verlaufsart der Nephroangiosklerose um so günstiger ist, je hochgradiger die (senile) Präarteriolosklerose in der Niere entwickelt ist, und man bekommt eine maligne Sklerose, wenn gerade die kleinen Nierenarterien von dem allgemeinen Prozeß der (präsenilen) Arterio- und Angiosklerose weniger stark betroffen sind. Es ist doch kein Zufall, daß die Mehrzahl der Fälle von maligner Sklerose um 10 Jahre jünger ist als die Mehrzahl der Fälle von benigner Sklerose.

Eine hochgradige, weit in die Präarteriolen hineinreichende senile Elastose schützt (wegen der Muskelatrophie) gewissermaßen vor der diffusen — hypertonischen — Durchblutungsstörung, die zum Auftreten pressorischer Stoffe im Blut und damit zu angiospastischer Ischämie der Niere führt.

Danach würde die endogene Angiopathie der Nierengefäße, die zum angiospastischen Nierenleiden der malignen Sklerose führt, in einer Hypertrophie der Nierengefäße, insbesondere der Muskulatur der Präarteriolen bestehen. Diese könnte durch Hypertonus (unterstützt durch angeborene Neigung zu angiospastischen Reaktionen? S. 1641) zu der rätselhaften Dysfunktion der Niere führen, bei der die vasoaktiven Stoffe auftreten.

Es ist anzunehmen, daß sich diese Muskularishypertrophie der Präarteriolen in einem Vorstadium des roten Hochdrucks als dessen Folge entwickelt, besonders dann, wenn eine Verhärtung der größeren Nierengefäße vorhergeht, die zu einer Mehrbeanspruchung der kleineren führen wird. Wenigstens spricht der ganz konstante Befund einer Elastikahypertrophie in den Nierengefäßen bei der malignen Sklerose dafür, daß zwischen dieser, als histologisches Symptom einer Überdehnung aufzufassenden Gefäßverhärtung und der stromabwärts sich entwickelnden Muskularishypertrophie der kleinen Gefäße eine innere Beziehung besteht.

Wenn unsere Vorstellung richtig ist, daß eine Abnahme der elastischen Kapazität der Präarteriolen durch Mehrdehnung zu Hypertonus und hypertonischer Durchblutungsstörung der Arteriolen führt, so hätten wir hier bei besser erhaltener Muskulatur mit einem durch Abnahme der elastischen Kapazität der mittleren Arterien bedingten Hypertonus der Präarteriolen infolge Hypertension zu rechnen, der zu einer tiefergreifenden und diffusen Durchblutungsstörung der Niere führen könnte.

Es wäre denkbar, daß dieser Hypertonus der Präarteriolen auch einmal ohne roten Hochdruck, als Folge einer auf die Niere beschränkten lokalen Elastose der mittleren Nierengefäße zustande käme.

Nachdem wir uns darüber klar geworden sind, daß der rote Hochdruck keine notwendige Bedingung für die Entstehung dieser endogenen Angiopathie ist, sondern daß ein hoher Grad von Elastose der Nierenarterien auch ohne Hochdruck zustande kommen kann, so müßte theoretisch — ob praktisch ist im Einzelfalle schwer zu entscheiden — auch eine echte genuine Schrumpfniere mit Urämie und Retinitis albuminurica vorkommen, ohne daß dem Stadium der angiopathisch und endogen bedingten, sekundären, renalen, allgemeinen Gefäßkontraktion ein Stadium primären — roten — Hochdrucks voraufgegangen ist.

Dieser Standpunkt weicht von meiner bisher vertretenen Lehre ab, daß jede genuine Schrumpfniere oder maligne Sklerose sich aus einer genuinen Hypertonie oder gutartigen hypertonischen Sklerose entwickle.

Wenn aber die oben entwickelte Vorstellung über die Pathogenese richtig ist, und wenn es eine rote Granularniere ohne roten Hochdruck gibt, so ist es fast als ein logisches Postulat anzunehmen, daß eine bei normalem Blutdruck, also ohne Hochdruck entstandene Sklerose = Elastose der Nierengefäße auch einmal so hochgradig werden kann, daß aus der endogenen angiopathischen Erkrankung die endogene angiospastische der malignen Sklerose und genuinen Schrumpfniere wird.

Auch am Krankenbett habe ich den Eindruck gewonnen, daß genuine Schrumpfnieren dieser Art vorkommen, deren Hochdruck von vornherein den Charakter des blassen Hochdrucks hat und auf einer allgemeinen Gefäßkontraktion beruht.

Beweisen ließe sich das nur, wenn man in der Lage wäre:

1. die beiden Mechanismen des Hochdrucks, den passiven des roten und den aktiven (toxischen) des blassen Hochdrucks stets sicher voneinander zu unterscheiden, und das war chemisch bisher unmöglich, biologisch sehr schwierig, wird aber in Zukunft wohl möglich sein;

2. den Blutdruckanstieg von Anfang an zu verfolgen. Diese Gelegenheit ist aber kaum je gegeben.

Ich verfüge nur über einen mir sehr nahe gehenden Fall, der 1917 noch fast normalen Blutdruck hatte, 1920 einen blassen Hochdruck von 230 mm Hg und 1921 mit 60 Jahren an einer schweren malignen Sklerose mit noch großer grauweiß gesprenkelter Niere gestorben ist.

Ein derartig rascher Verlauf ist ganz ungewöhnlich und macht wenigstens ein längeres rot-hypertonisches Vorstadium sehr unwahrscheinlich. Auch in anderen Fällen ähnlicher Art, bei denen ich den Zeitpunkt des Beginnes der Blutdrucksteigerung nicht kenne und nur den malignen Verlauf beobachten konnte, sprachen die relative Kleinheit des Herzens, trotz des sehr hohen Blutdrucks und der Retinitis angiospastica, und die gar zu leere Vorgeschichte dagegen, daß ein längeres rot-hypertonisches Vorstadium vorausgegangen war.

So ist z. B. mit einer gewissen Wahrscheinlichkeit anzunehmen, daß der oben S. 1600 erwähnte 45jährige Landsturmmann Löhleins bei weiterem Fortschreiten seiner hochgradigen präsenilen Arteriosklerose der Nierengefäße, die ohne deutliche Herzhypertrophie, also vielleicht ohne roten Hochdruck entstanden war, schließlich eine Störung der Nierenfunktion und einen blassen Hochdruck bekommen und das typische Bild der genuinen Schrumpfniere bei relativ kleinem Herzen geboten haben würde.

Einen derartigen Fall hat Bansi aus der Klinik von His mitgeteilt:

Es handelt sich um eine 48jährige schwer belastete Frau. Die Eltern sind Vetter und Kusine. Vater mit 48 Jahren an Urämie gestorben, ebenso eine Schwester mit 45 Jahren.

Vor zwei Jahren Eiweiß festgestellt. Seit einigen Monaten viel Kopfschmerz. Vom Augenarzt Netzhauterkrankung festgestellt, vom Hausarzt geringe Blutdrucksteigerung 130—140 mm Hg. Seit 14 Tagen Verschlechterung, Gewichtsabnahme, Brechneigung, Appetitlosigkeit. Befund: Blutdruck 115 : 70. Albumen positiv, Urobilinogen negativ. Herzhypertrophie fehlt. RN 205,4. Am dritten Tag Herzschwäche, große Atmung, urinöser Geruch, NH_4Cl-Nebel positiv. Die Sektion ergab eine Granularatrophie der Nieren mit starker Verkleinerung der Organe. Beiderseits mehrere bis haselnußgroße Zysten. Kompensatorische Hypertrophie des Hilusfettgewebes. In den mittleren Körperarterien und in der Aorta nur geringfügige Lipoidsklerose. Herzgewicht 300 g, was eine nur sehr geringfügige Herzhypertrophie bedeutet.

Mikroskopisch: Arteriosklerotische Schrumpfniere, starke Lipoidsklerose der kleineren und mittleren Arterien, stellenweise bis zum vollkommenen Verschluß derselben. Zahlreiche verödete und in Verödung begriffene Glomeruli. Herdförmige Bezirke mit kompensatorisch erweiterten Harnkanälchen.

In diesem Falle hat wohl sicher kein Vorstadium des roten Hochdruckes, sondern nur ein blasser Hochdruck mäßigen Grades mit Retinitis albuminurica bestanden; hier bestand anscheinend nur eine isolierte Arteriosklerose der Nierengefäße bei konstitutionell minderwertiger Anlage infolge schwerer erblicher Belastung.

Ich muß die Frage offen lassen, ob ohne ein Vorstadium des roten Hochdrucks Fälle von maligner Sklerose mit blassem Hochdruck vorkommen, bei denen das rasche Fortschreiten der Erkrankung zu Niereninsuffizienz als Folge des Einsetzens der allgemeinen Gefäßkontraktion anzusehen ist.

Sicherer ist mit der umgekehrten Möglichkeit zu rechnen, daß die senile Atheroangiosklerose der Nierengefäße (mit Atrophie der Muskulatur und weit in die kleinen Gefäße vorgetriebener Elastose) mit oder ohne Mitwirkung eines roten Hochdrucks so hochgradig werden kann, daß eine Atrophie der Niere bis zur Niereninsuffizienz entsteht, die ihrerseits einen blassen Hochdruck mit Retinitis albuminurica zur Folge hat.

Hierzu wären die seltenen Fälle von Granularatrophie oder Greisenniere mit Niereninsuffizienz (vgl. S. 1723) zu rechnen, bei denen von einer Beschleunigung des sehr chronischen Verlaufes durch den blassen Hochdruck nicht gesprochen werden kann.

Wenn wir nun versuchen, die verschiedenen Zustandsbilder und ihre Übergänge pathogenetisch in eine Reihe zu ordnen, so steht an dem einen äußeren Flügel die seltene ganz reine „essentielle" präsenile (angiosklerotische, rote) Hypertension, ohne Elastose der Nierengefäße, also noch ohne erkennbare Beteiligung der Niere an der fraglichen allgemeinen bzw. splanchnischen Angiosklerose.

Am anderen äußeren Flügel steht die reine Angiosklerose (Elastose) der Nierengefäße ohne rote Hypertension.

In der Mitte steht die häufigste Form, die genuine rote Hypertension mit präseniler Angiosklerose = Elastose der Nierengefäße.

Das eine Extrem braucht nicht zur Schrumpfniere zu führen und kann vielleicht ausnahmsweise die Niere ganz intakt lassen. Es sieht klinisch aus wie eine „Schrumpfniere" und ist keine.

Das andere Extrem führt meist sehr spät zur Schrumpfniere, ohne rot hypertonisches Vorstadium, und erst zum Schluß, im Stadium der Niereninsuffizienz zur allgemeinen Gefäßkontraktion des renalen blassen Hochdrucks. Es sieht nicht aus wie eine Schrumpfniere und ist eine.

Die in der Mitte stehenden Formen führen früher oder später zur roten Granularniere ohne Niereninsuffizienz und ein Teil von ihnen nach kürzerem oder längerem Vorstadium von — extrarenalem — roten Hochdruck zu dem — renalen — blassen Hochdruck mit allgemeiner Gefäßkontraktion und zur typischen genuinen Schrumpfniere mit Niereninsuffizienz.

Das eine Extrem würde dem reinen, essentiellen „konstitutionellen" Hochdruck und der „genuinen (idiopathischen) Herzhypertrophie",

das andere Extrem einer Art von endogener chronischer Nephritis oder Nierenatrophie auf dem Boden einer isolierten Elastose der Nierengefäße,

die Mitte, bei kardialer oder zerebraler Verlaufsart der benignen Nephrosklerose,

bei renaler Verlaufsart der malignen Sklerose, der Kombinationsform, d. h. der Kombination von rotem plus blassem Hochdruck, der Kombination von Sklerose plus endogener ischämischer (subakuter) „Nephritis" auf dem Boden einer präsenilen Elastose der Nierengefäße entsprechen.

Wie verhält sich nun diese Reihe, deren Endglieder zwei wesensverschiedene Zustände zu sein scheinen, sich aber nur durch die Ausdehnung der — allgemeinen (bzw. splanchnischen) oder lokalen renalen — Angiosklerose unterscheiden, zu den Formen, die wir früher als blande Sklerose und Kombinationsform, als benigne und maligne, als genuine Hypertonie und genuine Schrumpfniere unterschieden haben.

Der wesentliche Unterschied zwischen beiden Formen oder Verlaufsarten war der, daß die benigne, trotz lange bestehender (roter) Hypertension nicht (oder kaum je oder sehr spät) zu Niereninsuffizienz führt, während die maligne in einem ganz verschieden raschen bisweilen geradezu beschleunigt erscheinenden Verlauf der Niereninsuffizienz zueilt.

Ich habe aber schon in der ersten Auflage hervorgehoben, daß hier die Verhältnisse nicht so einfach liegen wie bei der sekundären Hypertonie und der sekundären Schrumpfniere der chronischen Nephritis. Bei dieser konnten wir den Ablauf einer dem Wesen nach einheitlichen Erkrankung bei den zahlreichen nur der Verlaufsgeschwindigkeit nach verschiedenen Fällen in 3 Stadien einteilen und ein II. Dauerstadium mit guter Funktion von einem III. Endstadium mit Niereninsuffizienz unterscheiden.

Hier bei den Sklerosen dagegen sah ich die Schwierigkeit der Unterscheidung darin, „daß wir gerade bei der bösartigen Sklerose, unserer Kombinationsform, auch nicht selten Frühfällen, Übergangsformen begegnen, in denen die Variabilität der Nierenfunktion noch erhalten ist, der bösartige Charakter der Erkrankung aber bereits deutlich erkannt werden kann. Aus prognostisch ärztlichen Gründen müssen wir solche Fälle auch schon zur malignen Sklerose unserer „Kombinationsform" rechnen, auch wenn sie das eigentliche Endstadium der Niereninsuffizienz noch nicht erreicht haben, oder vielleicht gar nicht mehr erleben. Das Hauptunterscheidungsmerkmal liegt eben in der Erkenntnis des bösartigen, raschen Ablaufs der Erkrankung und damit in ihrer Neigung zur Niereninsuffizienz."

Als Signal und Kriterium für diese bösartige Verlaufsart hat mir bereits damals, bemerkenswerterweise aus rein klinisch empirischen Gründen, die Retinitis albuminurica s. angiospastica gedient, die uns heute ein sicheres und unersetzliches Zeichen dafür geworden ist, daß ein hoher Grad von allgemeiner aktiver Gefäßkontraktion besteht. Den malignen Verlauf selbst ebenso wie den nephritischen Einschlag im klinischen wie im histologischen Bilde habe ich damals schon auf eine angiospastische Ischämie zurückgeführt und von einem ischämischen Stadium der Sklerose gesprochen.

Genau denselben Standpunkt können wir auch heute noch festhalten. Das was uns damals noch fehlte, war die Erkenntnis, daß der Mechanismus des Hochdrucks in diesem ischämischen Stadium der Sklerose ein anderer ist als im hypertonischen Vorstadium; daß in diesem hypertonischen Vorstadium keine allgemeine aktive Gefäßkontraktion, sondern im Gegenteil eher eine Gefäßerweiterung, wenigstens eine passive Gefäßdehnung (mit Hypertonus der Arteriolen infolge von Hypertension) besteht.

Nun erst ist es möglich, die verschlungenen Fäden der kausalen Zusammenhänge zwischen rotem Hochdruck, Präarteriolosklerose der Nierengefäße und blassem Hochdruck und ihre Verknüpfung beim Zustandekommen der benignen und malignen Sklerose zu entwirren:

Maligne quoad Niere ist die Verlaufsart immer dann, wenn der aktive, chemische, renale Mechanismus der allgemeinen Gefäßkontraktion (erkennbar an der Retinitis angiospastica) in die Erscheinung getreten ist, denn er bedingt den mehr weniger raschen Verlauf zur Niereninsuffizienz.

Benigne quoad Niere ist die Verlaufsart immer dann, wenn und solange der passive, extrarenale Mechanismus des roten Hochdrucks besteht.

Benigne ist die Verlaufsart quoad Niere auch bei der spontanen senilen Nephroangiosklerose ohne nennenswerte Blutdrucksteigerung, denn der Verlauf zur Schrumpfniere tritt erst sehr spät oder gar nicht ein.

Maligne wird die vordem quoad Niere benigne Verlaufsart dann, wenn unter dem steigernden Einfluß des passiven roten Hochdrucks die Angiosklerose und der Hypertonus der Nierengefäße so hochgradig geworden ist, daß (infolge Störung der Nierendurchblutung?) gefäßkontrahierende Stoffe auftreten und infolgedessen zu dem extrarenalen Mechanismus des roten Hochdrucks der renal bedingte aktive Mechanismus der allgemeinen Gefäßkontraktion hinzutritt.

Maligne quoad Niere kann die Verlaufsart eventuell auch dann werden, wenn ohne ein hypertonisches Vorstadium eine auf die Nierengefäße beschränkte spontane senile oder seltener präsenile Angiosklerose so hochgradig geworden ist, daß jene renal bedingte allgemeine Gefäßkontraktion eintritt.

Da sowohl dieses Extrem, die reine spontane senile bzw. präsenile Nierensklerose ohne essentielle Hypertonie plus Niereninsuffizienz,

wie das andere Extrem, eine reine essentielle rote Hypertension ohne stärkere Elastose der Nierengefäße, sehr selten vorkommt, so dürfen wir annehmen, daß die mit rotem Hochdruck verbundene Mehrbeanspruchung der Nierengefäße auf Dehnung die häufigste Hilfsursache des verfrühten elastischen (und muskulösen) Umbaues der Nierengefäße ist, der zur genuinen Schrumpfniere führt. Daraus leiten wir das Recht ab, die genuine Hypertension, die an sich ihrem Wesen und ihrer Pathogenese nach nichts mit der Niere zu tun hat, bei den Nierenkrankheiten zu besprechen und als ein Vorstadium der genuinen Schrumpfniere zu betrachten.

Aus dem Gesagten geht hervor, daß auch das Problem der Pathogenese der genuinen Schrumpfniere heute noch nicht, rein morphologisch überhaupt nicht zu lösen ist. Es hängt aufs engste zusammen mit dem großen Problem der Blutdrucksteigerung und ihrer Beziehung zur Niere und ist beschwert mit den schwierigen Problemen des Kreislaufs, der Arteriosklerose und der Entzündung.

Viel bleibt noch zu tun, um die vielfach verschlungenen Fäden zu entwirren und zwischen primären und sekundären Gefäßveränderungen, echter und falscher „Arteriosklerose", echter und falscher „Entzündung", organischen und funktionellen Kreislaufsstörungen zu unterscheiden.

Aber wir fangen an, die engen Beziehungen und Zusammenhänge zwischen Alter, Konstitution, allgemeiner und renaler Angiosklerose, essentieller Hypertonie und genuiner Schrumpfniere einerseits und zwischen dieser und der sekundären Schrumpfniere andererseits zu ahnen.

Zusammenfassung: 1. Die maligne Sklerose = genuine Schrumpfniere beruht auf einer organisch bedingten Störung der Nierendurchblutung, die denselben Ablauf zur Schrumpfniere herbeiführt wie die organisch unterhaltene Störung der Nierendurchblutung bei der nicht ausgeheilten Nephritis und anderen organischen Störungen der Nierendurchblutung, anderen „angiopathischen" Nierenerkrankungen, die zu angiospastischen werden, sobald die Störung der Nierendurchblutung einen gewissen Grad erreicht hat.

2. Für die Entstehung und Zunahme der organischen Gefäßveränderungen spielt bei der genuinen wie bei der sekundären Schrumpfniere meist, wenn auch nicht immer, ein Vorstadium des Hochdrucks eine große Rolle.

3. Bei der genuinen Schrumpfniere ist dieser Hochdruck des Vorstadiums extrarenaler Genese, endogen, durch Konstellationen, die mit dem Alter und der erblichen Anlage zusammenhängen, bei der Nephritis exogen, durch Konstellationen, die mit einem Infekt zusammenhängen, bedingt. Der Unterschied besteht darin:

4. Bei der genuinen Schrumpfniere geht der endogene initiale (rote) Hochdruck des Vorstadiums mit einer passiven Dehnung der weniger dehnbar gewordenen Gefäße (und Tonussteigerung stromabwärts) einher, bei der Nephritis führt der exogenbedingte, vermutlich endogen bewirkt, initiale (blasse) Hochdruck von vorneherein — primär — zu einer aktiven Kontraktion, Verengerung der Gefäße.

5. Daher sind auch die initialen histologischen Reaktionen grundverschieden, im einen Falle Elastikahypertrophie, im anderen Falle Intimawucherung und Endarteriitis obliterans.

6. Erst im ischämischen Stadium der Sklerose, mit Einsetzen der sekundären, renal bedingten allgemeinen Gefäßkontraktion, die mehr weniger rasch zum Endstadium der genuinen Schrumpfniere führt, sind die histologischen Reaktionen dieselben wie bei der sekundären Schrumpfniere, und nur die mächtige Hypertrophie der Elastika der Präarteriolen erinnert an die endogene Entstehung der initialen organischen Gefäßveränderungen.

Histogenese. Die Tatsache, daß die histologischen Reaktionen bei der malignen Sklerose ganz denen gleichen, die wir bei der Nephritis zu sehen gewohnt sind, hatte Fahr und mich früher veranlaßt, das Wesen der genuinen Schrumpfniere in einer Kombination von Sklerose plus Nephritis zu suchen.

Diese Annahme traf nicht zu, solange wir darunter das Hinzutreten einer exogenen Komplikation und unter Nephritis eine entzündliche Reaktion der Niere verstanden.

Ich war der Wahrheit schon viel näher gekommen, als ich die Vermutung äußerte, daß ein endogenes toxisches Moment hinzutreten müsse, „daß vielleicht ein physiologisches

Stoffwechselprodukt zu toxischer Wirkung gelangt, weil eine so hochgradige disponierende Arteriosklerose — darunter war die diffuse, hochgradige, elastisch-hyperplastische Intimawucherung verstanden worden — bereits besteht".

Jene Annahme trifft zu, wenn meine Vorstellung richtig ist, daß diese „Kombination" endogen bedingt ist, und daß auch die histologischen Reaktionen der diffusen Nephritis, der akuten wie der subakuten und chronischen, auf einer Ischämie beruhen und infolge einer angiospastischen Durchblutungsstörung der Niere zustande kommen.

Nun erst wird diese damals richtig erkannte, aber noch falsch gedeutete Kombination von Sklerose plus Nephritis verständlich. Das was hinzukommen muß, um aus einer benignen Sklerose eine maligne, aus einer senilen, rechtzeitigen, oder unter der Wirkung des essentiellen, extrarenalen Hochdrucks entstandenen oder beförderten vorzeitigen, präsenilen Elastose der Nierengefäße eine genuine Schrumpfniere zu machen, das ist der — endogene — aktive Mechanismus der allgemeinen Gefäßkontraktion, der sich auf den passiven des roten Hochdrucks aufpfropft, sobald die Störung der Nierendurchblutung und -funktion einen gewissen Grad erreicht hat.

Damit ist aber auf endogenem Wege aus der Sklerose das geworden, was wir bei exogener Veranlassung der Gefäßkontraktion eine akute diffuse Nephritis, bei endogener Unterhaltung derselben eine sekundäre Schrumpfniere nennen.

Und nun können wir, je nach dem Grade der Gefäßkontraktion und je nach der Geschwindigkeit, mit der die bereits organisch (Elastose und Muskelhypertrophie) vorhandene, nunmehr außerdem noch funktionell, d. h. angiospastisch gesteigerte Durchblutungsstörung zunimmt, alle Arten der histologischen Reaktionen der Nephritis, von der perakuten, akuten, subakuten bis zur chronischen Verlaufsart beobachten.

Und zwar können an den Glomeruli wie an den kleinen und kleinsten Arterien sowohl die verschiedensten Grade der chronischen, subchronischen, akuten und akutesten Degeneration von der hyalinen und fettigen Degeneration bis zur Nekrose, als auch die proliferativen Veränderungen, Halbmondbildung und Kapselverdickung, Endothelwucherung und Endarteriitis obliterans bis zum Gefäßverschluß, als auch die Kombination beider, Degeneration der gewucherten Intima bis zur Nekrose angetroffen werden.

Halbmondförmige Wucherungen des Kapselepithels wie bei der subakuten Nephritis waren es ja, die Fahr zu der Annahme gezwungen hatten, ein Hinzutreten „entzündlicher" Veränderungen anzunehmen, mir die Schuppen des landläufigen Entzündungsbegriffes von den Augen genommen und mich veranlaßt haben, auch bei der nicht ausgeheilten Nephritis von subakuter Verlaufsart das Wesen der Erkrankung in einer schweren Durchblutungsstörung der Glomeruli zu erblicken.

Wie bei der subakuten Nephritis treffen wir auch hier bei diesen Fällen von genuiner Schrumpfniere subakuter Verlaufsart die schwersten pseudoentzündlichen histologischen Veränderungen und die schwersten Störungen der Nierenfunktion mit echter Urämie schon bei noch großen Nieren, und es kommt vor, daß eine derartige genuine Schrumpfniere klinisch und makroskopisch anatomisch von einer subakuten diffusen Glomerulonephritis nicht zu unterscheiden ist, wie z. B. in dem Falle von Herxheimer, den Stern als besonders akut verlaufenen Fall von Arteriolosklerose der Nieren mit dem makroskopischen Bilde der „großen bunten Nieren" beschrieben hat.

Die Nieren waren bei dem 55jährigen Manne, der erst seit vier Monaten über Kreuzschmerzen, Atemnot, Herzklopfen geklagt, hohen Blutdruck und Retinitis hatte, groß (je 150 g), Oberfläche glatt, nur ganz flache Höckerchen wahrnehmbar, von buntscheckigem Aussehen. Die rote Farbe überwiegt. Es finden sich vereinzelte, bis stecknadelkopfgroße, zum Teil auch kleinere, gelb gefärbte Abschnitte, noch weit zahlreicher aber,

das Bild völlig beherrschend, bis weit über stecknadelkopfgroße, dunkelrote, nicht weg-
wischbare Blutpunkte, so daß ein außerordentlich buntes Bild entsteht.

Daß es sich nicht um eine Nephritis gehandelt hat, bewies die mächtige elastisch-
hyperplastische Intimaverdickung der Arciformes und Interlobulares [1].

Die Wandungen eines sehr großen Teiles der Arteriolen und Kapillarschlingen der
Glomeruli erscheinen völlig nekrotisch und nicht nur an dieser oder jener Stelle, sondern
außerordentlich ausgedehnt, oft ganze Gefäße ergreifend.

Einen derartigen Fall von Glomerulonekrose, aber bei einer älteren,
schon stark verkleinerten genuinen Schrumpfniere, bei der wir aus der Kombination von alten Veränderungen (Schrumpfung) mit frischen Nekrosen auf
eine ursprünglich chronische, dann beschleunigte Verlaufsart schließen
dürfen, hat Gaskell bereits 1911 mitgeteilt:

37jähriger Mann, seit etwa einem Jahr herzkrank, Retinitis albuminurica, Ödeme.
Blutdruck 228. Starke Herzhypertrophie trotz Mitralstenose, beträchtlich geschrumpfte
Granularniere. Mikroskopisch: Extreme Intimaverdickung der kleinen Arterien, Interlobulares und Afferentia. Glomeruli von vier Typen: 1. normal und vergrößert, leichte
Kernvermehrung, 2. stark geschrumpft, hochgradige Kapselverdickung, 3. klein und zugrunde gegangen, genau wie bei der senilen arteriosklerotischen Glomerulusdegeneration,
4. Glomeruli, die eine gewisse Kapselverdickung aufweisen, aber anscheinend eine plötzliche Nekrose erfahren haben. Diese Glomerulinekrose rührt aller Wahrscheinlichkeit nach
von einem plötzlichen völligen Verschluß der zuführenden Arterien her.

Ebenso beschreibt Löhlein eine perakute Form einer schweren „Kombinationsform" bei einem 46jährigen Manne, der (nach den klinischen Angaben in einer Arbeit von Machwitz und Rosenberg) vor 5 Wochen plötzlich
Sehstörungen bekommen hatte und an Urämie gestorben war.

Befund: Mäßige Nierenschrumpfung, Gewicht 140 und 120 g, Herz 540 g. Erweiterung
und Starrwandigkeit der Nieren-, Milz- und Kranzarterien.

Mikroskopisch: Arteriae arcuatae zeigen geringe, die aufsteigenden Arterien ausgesprochene, die Arteriolen ganz ungewöhnlich schwere Veränderungen, und zwar die
letzteren vorwiegend einen ganz außerordentlich hohen Grad unregelmäßiger Wandverdickung; Lumen der Vasa afferentia verlegt. Zahlreiche total nekrotische Glomeruli.
Andere Knäuel zeigen analoge Veränderungen in einem Teil ihrer Schlingen vom Hilus
aus beginnend.

Seitdem haben wir derartige Glomerulo- und Arteriolennekrosen in zahlreichen Fällen von maligner Sklerose gesehen (F. Koch), und sie sind auch
von anderen Autoren, so von Bell und Clawson bei Fällen von Hypertension
mit rasch einsetzender Urämie, von Murphy und Grill bei der sog. malignen
Hypertension und von Klemperer und Otani beschrieben worden.

Ganz gleichartige Arteriolennekrosen und auch in sehr starker Ausdehnung
kommen aber auch (wie schon oben S. 1355 erwähnt) bei der diffusen Glomerulonephritis, besonders ihrer subakuten Verlaufsart, also bei einer von vornherein
angiospastischen Durchblutungsstörung vor.

Selbst ausgedehnte ischämische Nekrosen ganzer Rindenbezirke sind bei
der diffusen Nephritis beschrieben; bei genuiner Schrumpfniere habe ich selbst
derartiges noch in Mannheim gesehen in einem Falle, der mit mäßiger Zystenniere kompliziert war.

Hier bei der genuinen Schrumpfniere haben wir es noch weniger als bei der
Nephritis nötig, eine unmittelbare Giftwirkung für die Entstehung der Nekrose
anzuschuldigen, da die schwere zum Teil organische Durchblutungsstörung
mit Gefäßverschlüssen auf der Hand liegt. Löhlein hat denn mit Recht auch
die Mannigfaltigkeit der histologischen Befunde bei der genuinen Schrumpfniere
auf die verschiedene Geschwindigkeit des asphyktischen Gewebsunterganges
bezogen.

---

[1] Ich habe allerdings von den pathogenetischen Zusammenhängen zwischen Elastikahypertrophie und Muskelschwund, wie schon oben angeführt, eine andere Vorstellung als
Stern, wenn er schreibt: „Die Muskularis wird durch eine hyperplastische Intimaverdickung zusammengedrückt."

Löhlein hat sich gewundert, „daß Volhard und Fahr die naheliegende und einfache Lösung des Problems des histogenetischen Zusammenhanges der Knäuelveränderungen mit den Arteriolenverschlüssen nicht gefunden haben", und daß wir so dicht an der Lösung des Problems vorbeigegangen sind. Nun habe ich zwar, leider unter Trennung von Fahr, diesen Zusammenhang bei der Bearbeitung der I. Auflage dieses Buches gefunden und genau denselben Standpunkt vertreten wie Löhlein; dafür ist aber Löhlein selbst wieder, trotz der außerordentlichen Ähnlichkeit der geschilderten Befunde mit denen bei der Nephritis, die naheliegende und einfache Lösung des Problems der histogenetischen Zusammenhänge bei der akuten Nephritis nicht aufgegangen, weil er dort nicht mit einem sichtbaren organischen, sondern mit einem unsichtbaren funktionellen Verschluß der Gefäße hätte rechnen müssen.

Vor allem aber hat Löhlein übersehen, daß auch die Arteriolenverschlüsse nicht das Primäre, sondern selbst erst die Folge einer Durchblutungsstörung sind, und er ist uns jede Erklärung dafür schuldig geblieben, warum die nach seiner Meinung primäre „Atherosklerose der Arteriolen" das eine Mal nur vorwärts „kriecht", das andere Mal sich überstürzt, im einen Falle an dem Hilus der Knäuel Halt machen, in einem anderen Falle sogar trotz Hyalinisierung der Knäuel und Niereninsuffizienz fehlen kann.

Gerade die damals wie heute allgemein herrschende und auch von ihm vertretene Auffassung, daß bei der Nephritis echt entzündliche Prozesse toxischer Genese sich abspielten, war es ja, die auch unseren Blick im Anfang getrübt hatte, und sie ist es noch, die eine Anerkennung meiner Lehre von der angiospastisch-ischämischen Genese der nephritischen Veränderungen bis heute verhindert und Fahr gezwungen hat, anzunehmen, daß noch ein toxisches Moment zu der Arteriosklerose hinzutreten müsse, um die nekrotischen und entzündlichen Veränderungen zu erklären.

Die Macht dieser Vorstellung ist es auch, die Aschoff veranlaßt hat, der neuen Form maligner Sklerose Fahrs, die besonders durch mehr akute nekrotisierende Prozesse an der Intima der kleinen Arterien ausgezeichnet ist, die sich mit partieller Schlingennekrose der zugehörigen Glomeruli und proliferativen Prozessen des Kapselepithels verbinden, eine Sonderstellung einzuräumen. Er schreibt: „Es ist sehr wohl möglich, daß hier eine besondere Form der Gefäßund Glomeruluserkrankung vorliegt, die aber dann nicht mehr zu den Arteriosklerosen, sondern zu der Gruppe herdförmiger Glomerulitiden zu rechnen wäre, bei denen die Miterkrankung der Gefäße besonders hochgradig ist (Löhlein)".

Ohne die Möglichkeit leugnen zu können, daß auch einmal bei einer Arteriosklerose ebenso wie bei einer abklingenden diffusen Nephritis eine bakterielle Sekundärinfektion mancher Arteriolen und einzelner Schlingen mancher Glomeruli hinzutreten und die Bilder der Arteriolitis und Periarteriitis hervorrufen könnte, was Fahr gar nicht annimmt, so sehe ich doch keine Veranlassung, die von Fahr abgebildeten Nekrosen anders als Gaskell und Löhlein, nämlich als Folge der plötzlichen totalen Aufhebung der Blutzufuhr zu erklären.

Nur halte ich den organischen Gefäßverschluß, dessen Zustandekommen weder Gaskell noch Löhlein erklären, genau wie bei der subakuten Nephritis (vgl. S. 1368), nicht für die Ursache der Aufhebung der Blutzufuhr, sondern ebenso wie die Nekrose für die Folge, d. h. für die Folge eines weiter oberhalb gelegenen funktionellen, spastischen Gefäßverschlusses, so wie ich den hyalinen Verschluß der Arteriolen bei der benignen Sklerose für die Folge einer Stockung der Blutzufuhr halte.

Paßt schon für diese die Benennung Atherosklerose oder Arteriolosklerose gar nicht, so kann man die Steigerung dieses nekrobiotischen Vorgangs bis zur Nekrose noch weniger als „akute Arteriosklerose" bezeichnen.

Was nun die „entzündlichen" Veränderungen betrifft, so meint Fahr, „selbst wenn man zugäbe, daß die Wandnekrosen nur eine extrem hochgradige Arteriosklerose darstellen, die sich von der gewöhnlichen Arteriosklerose nur dem Grade nach, nicht grundsätzlich unterscheidet, so wird man dieses nicht gut von der Endarteriitis productiva und der Periarteriitis behaupten können, die mitunter in ganz auffälligem Maße hervortritt".

Auf diese Endarteriitis, „die seither" und, wie Fahr zugibt, auch von ihm „nicht hinreichend gewürdigt worden ist", habe ich Fahr aufmerksam gemacht und wiederholt versucht, ihn gerade an dem Beispiel der Endarteriitis zu überzeugen, daß hier wie bei der Nephritis ein angiospastisches Moment im Spiele sein muß. Wir haben diese Endarteriitis ausnahmslos bei denjenigen chronischen Nephritiden gefunden, die im Leben eine sehr starke Blutdruck-steigerung und einen hohen Grad von allgemeiner Gefäßkontraktion, erkennbar an der schweren Retinitis angiospastica, geboten haben; und wir finden sie nicht nur in den Nieren, sondern auch an den sichtbar maximal kontrahierten Retinagefäßen und auch in anderen Gefäßgebieten. Ich habe dieses Zuwachsen der kleinen Gefäße in Form der Intimawucherung geradezu als histologisches Symptom dafür bezeichnet, daß im Leben eine hochgradige — spastische — Verengerung des Gefäßes bestanden haben muß (vgl. S. 525).

Darum halte ich es für nötig, auch für die Histogenese bei der Nephro-sklerose zu unterscheiden zwischen der vorwiegend organisch (durch Elastose der Präarteriolen, vielleicht auch funktionell durch Hypertonus der Arteriolen) bedingten Durchblutungsstörung des rot-hypertonischen Vorstadiums und der ganz überwiegend funktionell (durch Kontraktion der Arterien und Prä-arteriolen) bedingten Durchblutungsstörung des blaß-hypertonischen End-stadiums.

Bei dem ersten habe ich ausschließlich Quellung und hyalinfettige Degene-ration und niemals deutliche Intimawucherungen gesehen, bei dem letzteren dagegen neben hyalinfettiger Degeneration oft sehr ausgesprochene End-arteriitis obliterans wie bei der sekundären Schrumpfniere, übrigens auch in anderen Gefäßgebieten, nicht nur in der Niere und am Auge.

Das Zustandekommen dieser Endarteriitis bei Hochdruck ist also an den aktiven, hämatogenen Mechanismus desselben, an das Bestehen einer angio-spastischen Gefäßverengerung von einer gewissen Tiefenwirkung gebunden, es setzt, wie es scheint, zum mindesten noch einen Plasmastrom in vorher noch relativ ungeschädigten Präarteriolen und Arteriolen voraus, deren Innenhaut vom Druck entlastet nun den durch stromaufwärts gelegene Gefäßkontraktion eingeengten Blut- oder Plasmafaden förmlich zu umwachsen scheint.

Dabei spielt folgender Umstand noch eine Rolle:

Mit Einsetzen der Gefäßkontraktion, die sich auch auf die größeren und mittleren Gefäße erstreckt, erhält die Durchblutungsstörung einmal eine gleich-mäßigere, mehr diffuse Ausbreitung, so wie bei der Nephritis, so daß auch die mehr weniger zahlreichen, von der Atheromalazie noch wenig oder gar nicht er-griffenen Arteriolen betroffen werden, während die vorwiegend organisch (durch Elastose) bedingte Durchblutungsstörung immer mehr weniger ungleichmäßig erfolgt, die verschiedenen Gefäßgebiete in verschieden hohem Grade und vor allem fast nur die Arteriolen betrifft. Zum anderen muß aber auch der Charakter der Durchblutungsstörung sich ändern, wie schon die Änderung der Farbe der Niere von dunkelrot in mehr blaßgrau-braun mit hellerer Sprenkelung anzeigt.

Bei der benignen Nephrosklerose möchten wir uns die Durchblutung als verlangsamt in proximal hypertonischen?, distal erweiterten Arteriolen, zeitweise für kurze oder längere Zeit stockend vorstellen als „peristatische Hyperämie". Bei der malignen Sklerose dagegen muß es mit Einsetzen der allgemeinen Gefäßkontraktion (wie bei der vaskulären Nephritis) zu einer angiospastischen Ischämie kommen mit einer mehr weniger plasmatischen, feinfädigen, bald abnorm beschleunigten, bald ganz stockenden Strömung.

Der Zustand entspricht jetzt vollkommen dem einer **latenten diffusen Nephritis,** und es ist nur eine Frage der Herzkraft, d. h. des Mißverhältnisses zwischen der renalen Gefäßkontraktion und der vis a tergo, ob dieser Zustand der — endogenen — latenten „Nephritis", der sich gewöhnlich zuerst an der Netzhaut verrät, manifest wird.

Die histologischen Folgen der nunmehr meist rasch, seltener langsam zu dem höchsten Grade ansteigenden — sekundären — angiospastischen Ischämie sind naturgemäß im einzelnen Falle und in den verschiedenen Gefäßgebieten verschieden. Je nach dem Grade der schon vorher in einzelnen Gefäßgebieten vorhandenen Elastose, Muskelhypertrophie oder Atrophie der Präarteriolen und Degeneration der Arteriolen, je nachdem das schon vor dem Eintreten der angiospastischen Gefäßkontraktion gewaltig hypertrophierte Herz das minder weitbare, verhärtete und hypertonische renale Arteriensystem noch zu füllen vermag, je nach der Schnelligkeit, mit der die nun auch angiospastisch gedrosselte Durchblutung in den einzelnen Gefäßgebieten der Niere versiegt und stockt, werden die Reaktionen verschieden ausfallen, von der Nekrose über die Endarteriitis bis zur hyalinfettigen Degeneration der gewucherten Intima der Arteriolen; von der totalen Nekrose der Glomeruli zur Nekrose einzelner Schlingen mit reaktiver (phagozytärer) Wucherung des Kapselepithels bis zur Halbmondbildung oder perikapsulären Bindegewebswucherung, von der Blutleere und Kernvermehrung der vergrößerten Glomeruli bis zur Verdickung, hyalin tropfigen Degeneration und Hyalinisierung der Wand der Glomerulischlingen und zur völligen Verödung der Knäuel.

Und daß die Veränderungen an dem Epithel der Harnkanälchen von der trüben Schwellung, der hyalintropfigen Degeneration und der lipoiden Verfettung bis zur Atrophie ausschließlich von der Durchblutungsstörung der Niere abhängig sind, die Wucherung des Bindegewebes ausschließlich vom Untergang des Parenchyms, daran möchte ich im Gegensatz zu Fahr, der hier auch toxische Veränderungen annehmen möchte, nicht zweifeln.

Fahr hat aber im Grunde ganz recht, wenn er die Ansicht vertritt, es handle sich hier bei der malignen Sklerose nicht um eine „gewöhnliche" Arteriosklerose, und wenn er spezifisch toxische, zu entzündlichen Veränderungen führende Ursachen für ihre Entstehung anschuldigt, die nicht am Nierenparenchym resp. an den Interstitien direkt, sondern an den Arteriolen angreifen, und wenn er die nekrobiotischen Vorgänge, die „Nekrosen in der Wand der Arteriolen und Glomeruluskapillaren, die Löhlein der Arteriosklerose subsumiert" mit den toxischen Schädigungen der Gefäßwand, wie man sie nach Adrenalinvergiftung z. B. sieht, in Parallele setzt. Oder wenn er meint, „daß es sich bei der malignen Sklerose, wie bei der Glomerulonephritis um eine toxische Schädigung handele, die wie bei der Glomerulonephritis durch bestimmte Gifte ausgelöst ist".

Es fehlt nun noch der letzte Schritt, das Tertium comparationis, zu der die Parallele mit der Adrenalinschädigung den Weg weist, nämlich der Entschluß, auch diese Giftwirkung wie beim Adrenalin nicht als eine direkte, sondern als eine indirekte aufzufassen. Dann ist die wünschenswerte Einigung erzielt. Man kann sich so leicht an einer subkutanen Adrenalineinspritzung überzeugen, daß von einer direkten entzündungserregenden Wirkung keine Rede sein kann.

Die Wirkung des gesuchten endogenen Giftes besteht ebenfalls, wie beim Adrenalin, in einer Gefäßkontraktion, und meine früher geäußerte Vermutung, daß hier wie bei der Retinitis albuminurica ein Stoffwechselprodukt — von Gefäßkrampf erregender oder fördernder Wirkung — die entscheidende Rolle spielt, dürfte, wie die schönen Untersuchungen von Hülse und Bohn gezeigt haben, instinktiv das Richtige getroffen haben.

Man kann auch mit Fahr unter einem gewissen Vorbehalt von Schlackenstauung, mit Aschoff von Urämiegiften reden, da die Möglichkeit besteht, daß eine — mit den üblichen Methoden freilich noch nicht nachweisbare — Störung der Nierenfunktion an der Retention dieses Giftes schuld ist, das die allgemeine renale Gefäßkontraktion auslöst und steigert. Für das Wesentliche halte ich aber wie beim Adrenalin die indirekte Giftwirkung, die Wirkung auf die Gefäße.

Es mag sogar sein, daß das lange gesuchte, inzwischen gefundene, aber chemisch noch unbekannte „Gift" bei seiner im letzten Stadium der Nierenerkrankung vielleicht rasch anwachsenden Konzentration außerdem noch direkte Giftwirkung entfaltet. Für nötig zur Erklärung der Histogenese der genuinen Schrumpfniere halte ich diese Eigenschaft ebensowenig wie die Annahme einer aufgepfropften Infektion.

Zusammenfassung. 1. Die Vorstellung, daß die genuine Schrumpfniere der Kliniker, unsere maligne Nephroangiosklerose, histologisch eine Kombination von Sklerose plus „Nephritis" darstellt, besteht zu Recht.

2. Das, was hinzukommt, um aus einer Sklerose den klinischen Typus der genuinen Schrumpfniere, d. h. aus einer quoad Verlauf zur Niereninsuffizienz benignen Sklerose eine maligne zu machen, ist das Hinzutreten des aktiven Mechanismus der allgemeinen Gefäßkontraktion, des blassen Hochdrucks.

3. Damit tritt — aus endogenen Gründen — zu der Sklerose der gleiche Mechanismus, den wir, exogen bedingt, aber wohl gleichfalls endogen bewirkt, für das Wesen der sog. akuten und chronischen Nephritis halten.

4. Mit Einsetzen des blassen Hochdrucks, der allgemeinen aktiven Gefäßkontraktion, wird die schon mehr oder weniger gestörte Durchblutung zu einer allgemeinen und renalen angiospastischen Ischämie.

5. Dadurch wird der Verlauf zur Niereninsuffizienz herbeigeführt oder beschleunigt, histologisch das Bild einer aufgepfropften, perakuten, akuten, subakuten oder chronischen sog. Nephritis erzeugt.

6. Um eine „Entzündung" im Sinne einer exogenen, bakteriotoxischen, unmittelbaren Gewebsschädigung handelt es sich hier ebensowenig wie bei der sog. Nephritis.

Klinik der Nephroangiosklerosen.

Einteilung.

Die Schwierigkeiten einer rationellen Gruppierung der vielen durch zahlreiche Übergänge miteinander verbundenen Verlaufsarten und -möglichkeiten sind bei den arteriosklerotischen Nierenerkrankungen noch größer als bei den nephritischen. Wir haben nur ein führendes Symptom, die Blutdrucksteigerung, zur Verfügung, und dieses hat eine ganz verschiedene Bedeutung, je nach dem Mechanismus, der ihm zugrunde liegt. Wenn unsere Vorstellung richtig ist, daß der passive Mechanismus des roten Hochdrucks nichts mit der Niere zu tun hat, sondern das Symptom einer mehr oder weniger allgemeinen Gefäßverhärtung darstellt mit sekundärem Hypertonus, so sagt uns der Grad der Blutdrucksteigerung nichts darüber aus, wieweit die Nierengefäße an dem arteriosklerotischen Prozesse beteiligt sind, nichts darüber, ob und wann von seiten der Niere eine Gefahr droht. Wir können nicht vorhersagen, wie der histologische Befund sein wird. Nur die Erfahrung lehrt, daß meist die Nierengefäße mehr weniger stark an dem Prozesse der Angiosklerose, der die splanchnischen Organe besonders in Mitleidenschaft zieht, beteiligt sind, und daß stärkere Grade der Nephroangiosklerose viel seltener isoliert, ohne roten Hochdruck, angetroffen werden.

Nur dann, wenn wir — vornehmlich aus dem Auftreten der Retinitis angiospastica — schließen dürfen, daß der aktive Mechanismus des blassen Hochdrucks hinzugetreten ist, können wir mit Sicherheit eine starke Beteiligung der Niere an dem angiosklerotischen Prozesse annehmen und nunmehr auch aus dem mehr weniger raschen Verlauf zur Niereninsuffizienz den histologischen Befund uns vorstellen und ungefähr voraussagen. Jedenfalls können wir erst in diesem Stadium des blassen Hochdrucks, das ich früher schon als das ischämische Stadium der Sklerose bezeichnet habe, mit Sicherheit von einer Nierenerkrankung sprechen, im Stadium des roten Hochdrucks dagegen meist nicht.

Man hat, wie schon erwähnt, versucht, sich die Sache dadurch zu vereinfachen, daß man ein Stadium ohne und mit Niereninsuffizienz unterscheidet. Das geht deshalb nicht, weil auch im ischämischen Stadium die Nierenfunktion noch voll, ja überraschend gut erhalten sein kann.

Eher könnte man noch ein „Stadium" des — passiven — roten Hochdrucks von dem ischämischen „Stadium" des — aktiven — blassen Hochdrucks unterscheiden. Doch auch das würde den Tatsachen Gewalt antun, weil der rote Hochdruck durchaus nicht immer ein Vorstadium des blassen darstellt, sondern in vielen Fällen eine besondere (kardiale oder zerebrale) Verlaufsart der Sklerose bedeutet, bei der die Niere gar nicht schwerer betroffen zu sein braucht. Lange nicht jeder Fall von rotem Hochdruck nimmt einen renalen Verlauf und geht in das ischämische Stadium über; umgekehrt kann sogar allem Anschein nach ein erheblicher Grad von Nierenatrophie in Form der senilen oder roten Granularniere vor Eintritt des blassen Hochdrucks erreicht werden, sogar ein gewisser Grad von Niereninsuffizienz bei ganz chronischem Verlauf, ohne daß dieser durch das Hinzutreten der angiospastischen Ischämie beschleunigt wird (vgl. Bsp. La... Abb. 202 und 203, S. 1582 und S. 1722).

Das Charakteristische, zur Einteilung Verwertbare scheint mir auf der einen Seite in dem Ausbleiben von schweren Nierenveränderungen bei manchen, von Niereninsuffizienz in praktisch allen Fällen von rotem Hochdruck und zum mindesten in dem sehr langsamen Verlauf zur Atrophie einzelner Elemente zu liegen, auf der anderen Seite in der Konstanz schwerer Nierenveränderungen in den Fällen mit blassem Hochdruck und dem beschleunigten Verlauf zur Niereninsuffizienz unter dem mehr weniger raschen Untergang zahlreicher Elemente. Das entspricht der Unterscheidung in quoad Niere benigne und maligne Sklerose, was etwa der Unterscheidung zwischen Nephroangiosclerosis lenta und progressiva entsprechen würde. Dabei wäre noch der Vorbehalt zu machen, daß Übergänge zwischen der benignen und malignen Form häufig vorkommen und naturgemäß vorkommen müssen, daß aber die letztere vielleicht auch einmal ohne ein Vorstadium des roten Hochdrucks entstehen kann.

Theoretisch hätte man demnach zu unterscheiden:

I. Reine allgemeine Angiosklerose ohne Nephroangiosklerose (= essentielle Hypertonie, roter Hochdruck), kardiale und zerebrale (auch pankreatische) Verlaufsart.

II. Reine Nephroangiosklerose ohne allgemeine Angiosklerose, ohne Vorstadium des roten Hochdrucks.

Sie ist klinisch nicht zu diagnostizieren, kann aber zu einer anatomischen (senile Granularniere) und in seltenen Fällen in sehr chronischem, relativ gutartigen Verlauf auch zu einer klinischen Schrumpfniere (Nierenatrophie) mit blassem Hochdruck führen, der hier nicht als Ursache, sondern als Folge der Nierenverkleinerung oder -insuffizienz zu deuten wäre.

In diese Gruppe wären die auch noch so unklaren Fälle von präseniler maligner Sklerose zu rechnen, die sich anscheinend (scheinbar?) ohne ein Vorstadium des roten Hochdrucks in jüngeren Jahren entwickeln und schon beim Beginn der Erkrankung einen blassen Hochdruck mit Retinitis ohne deutliche Herzhypertrophie aufweisen. Hier wäre die Niereninsuffizienz als Folge des blassen Hochdruckes zu betrachten.

III. Gemischte, allgemeine und Nephroangiosklerose.

Hier könnte man unterscheiden zwischen:

1. der benignen (senilen) hypertonischen Nephroangiosklerose, die im Alter von 60—70 Jahren am häufigsten auftritt und trotz starker Elastose der kleinsten Nierengefäße nicht zur malignen Sklerose führt, sondern wie Gruppe I in kardialer, zerebraler oder pankreatischer Verlaufsart zugrunde geht,

2. der renalen Verlaufsart der (präsenilen) hypertonischen Nephroangiosklerose, die schon im mittleren Alter, am häufigsten von 50—60 Jahren auftritt und nach einem kurzen oder langen rot-hypertonischen Vorstadium zur malignen Sklerose mit blassem Hochdruck führt.

Bei dieser Form, die durch Elastose der mittleren, Muskularishypertrophie der kleineren Nierengefäße ausgezeichnet ist, hätte man zu unterscheiden:

1. ein Vorstadium des roten Hochdrucks, in dem der Umschlag noch verhütet oder nicht vorausgesehen werden kann,

2. ein ischämisches Stadium der Nephroangiosklerose ohne Niereninsuffizienz, Kombination von rotem und blassem Hochdruck = maligne Sklerose,

3. ein Endstadium mit Niereninsuffizienz = genuine Schrumpfniere der Kliniker.

Für praktische Zwecke können wir die Gruppen mit rotem Hochdruck zusammenfassen als benigne Nephrosklerose, die Gruppen mit blassem Hochdruck zusammenfassen als maligne Sklerose, und hier ein ischämisches Stadium ohne Niereninsuffizienz von dem Endstadium mit Niereninsuffizienz unterscheiden.

Die Übergänge zwischen den einzelnen theoretisch zu unterscheidenden, praktisch ineinanderfließenden Formen lassen sich etwa in nebenstehender Reihengruppierung klarmachen.

Der provisorische Charakter einer derartigen Gruppierung liegt auf der Hand, angesichts des hypothetischen Charakters unserer Vorstellungen über das Kardinalproblem der Blutdrucksteigerung, dessen außerordentliche Bedeutung hier wieder klar zutage tritt. Sorgfältige Vergleiche der klinischen und histologischen Erscheinungen an zahlreichen Fällen jeder Kategorie unter Anwendung sicherer biologischer und chemischer Methoden für die Unterscheidung der beiden Mechanismen des Hochdrucks werden nötig sein, um auf diesem verwickelten und so viel bearbeiteten Gebiete die notwendige Klarheit zu schaffen.

Eine sehr wertvolle Ergänzung und zum Teil Bestätigung haben unsere Vorstellungen durch ausgezeichnete Untersuchungen aus der Mayo-Klinik erfahren.

Kernohan, Anderson und Keith haben bei einer großen Reihe von Fällen unter Lokalanästhesie Stückchen des Musculus pectoralis entnommen und die Arteriolen untersucht. Sie teilen ihre 52 Fälle ein in benigne Hypertension (11), Übergangsfälle = benigne schwerer Art oder früh maligne Hypertension (18) und in maligne Hypertension (23). Sie fanden bei der benignen Gruppe keine oder mäßige Hypertrophie der Arteriolen, bei den Übergangsfällen, die sich durch höhere Blutdruckwerte, stärkere Sklerose der palpablen und der Retinaarterien auszeichnen, ist die Arteriolenhypertrophie deutlich

Reine „allgemeine" Angiosklerose	Allgemeine und Nephro-Angiosklerose				Reine Nephro-Angiosklerose		
präsenil u. senil	senil	←———— präsenil ————→			präsenil(?)	senil	
roter Hochdruck ohne Nierenerscheinungen	Hochdruck bleibt rot	rot hypertonisches Vorstadium ohne Retinitis	ischämisches Stadium ohne Niereninsuffizienz mit Retinitis	Endstadium mit Niereninsuffizienz	ischämisches Stadium ohne Niereninsuffizienz mit Retinitis	Endstadium mit Niereninsuffizienz	klinisch nicht zu diagnostizieren
essentielle Hypertension	rote Granularniere (genuine Schrumpfniere der Anatomen)	maligne Sklerose mit rothypertonischem Vorstadium	genuine Schrumpfniere der Kliniker		maligne Sklerose ohne rothypertonisches Vorstadium?	senile Schrumpfniere	Nierenatrophie (Altersniere)
kardiale, zerebrale, pankreatische Verlaufsart des genuinen Hochdrucks			renale Verlaufsart des genuinen Hochdrucks				
„idiopathische" Herzhypertrophie"	benigne Nephrosklerose		maligne Nephrosklerose			relativ benigne Nephrosklerose	
roter Hochdruck			blasser Hochdruck				normaler Blutdruck

entwickelt, und bei der malignen Form mit ausgesprochener Retinitis fanden sie regelmäßig eine ausgesprochene Verdickung der Arteriolenwand mit Verengerung des Lumens. Der Verlauf war rasch progressiv. Manches spricht dafür, daß die maligne Hypertonie als das Endstadium der benignen und schweren benignen oder früh malignen Form zu betrachten ist, und sie haben auch Fälle gesehen, die unzweifelhaft zu der benignen Gruppe gehört und später das klassische Bild des malignen Typus geboten haben. Möglicherweise sei der Unterschied nur ein gradueller.

Andererseits sei zuzugeben, daß bei der großen Majorität der Fälle von benignem Hochdruck das maligne Syndrom sich nicht entwickelt. Daher muß jede Theorie über die Ursache der diffusen hypertonischen Gefäßerkrankung erklären

1. die langsame Progression über den gutartigen Hochdruck,
2. die rasche Entwicklung und Verlaufsart der bösartigen Fälle, besonders in der Jugend,
3. den graduellen Übergang von eindeutig benigner Form in die maligne,
4. die gelegentliche Entwicklung der bösartigen Hypertonie in Fällen von chronischer Glomerulonephritis.

Charakteristisch ist für die Arteriolen des Muskels Hypertrophie der Media, Proliferation der Intima und deutliche Abnahme des Verhältnisses Wanddicke zu Lichtung der Gefäßwand. Es werden weder deutliche Zeichen von Degeneration noch solche von seniler Rückbildung gefunden.

Es handelt sich um eine diffuse Gefäßerkrankung, und im Einzelfall gibt das Vorhandensein oder Fehlen der Arteriolenveränderungen in den Muskeln wichtige Hinweise für Diagnose und Prognose.

Die Art der Veränderungen spricht für Hypertrophie infolge exzessiver Beanspruchung. Man kann die Arteriolenveränderungen für sekundär, für die Folge des Hochdrucks halten. Da es aber Fälle von malignem Hochdruck gibt mit mäßiger Blutdrucksteigerung, so kann man auch annehmen, daß die diffusen Veränderungen der Arteriolen das Primäre und der Hochdruck die Folge der erhöhten Widerstände ist. Die ophthalmoskopischen Beobachtungen von Wagener, daß eine deutliche Verengerung der kleinen Arterien der Netzhaut infolge aktiver Gefäßkonstriktion der Sklerose voraufgeht, läßt die Gefäßkontraktion als das Primäre erscheinen.

Die eigentliche Ursache der diffusen hypertonischen Gefäßerkrankung ist noch in Dunkel gehüllt. Syphilis ist zu selten, um eine Rolle zu spielen. Eine renale Ursache der Hypertonie für alle Fälle ist kaum anzunehmen. Es scheint, daß die Hypertonie eher die Folge ist einer inhärenten Störung des sympathischen Nervensystems oder auf der Wirkung von hypothetischen pressorischen Substanzen im Blute beruht, die auf den Sympathikus oder seine Endigungen in der Arteriolenwand oder direkt auf die glatten Muskeln der Gefäßwand wirken.

Keith, Wagner und Kernohan bezeichnen als die wichtigste und konstante Erscheinung der malignen Hypertension den extrem diffusen Charakter der Läsion. Nicht ein einziges Organ entgeht, sogar die Gefäße des Magendarmtraktes und der Skelettmuskulatur sind schwer verändert.

Bisweilen ist die Niere, das Herz oder das Hirn stärker betroffen, aber nicht ein Organ ist unbeteiligt. In jedem Falle zeigt die Niere tiefgreifende Veränderungen, die alle den schweren Gefäßläsionen, hauptsächlich der kleinen Arterien und Arteriolen zugeschrieben werden können. Die Glomeruliveränderungen sind verschieden von denen bei Glomerulonephritis. Einige zeigen vollständige Fibrose, andere teilweise; der Knäuel erscheint gelappt, und ein oder mehrere Läppchen sind fibrotisch, die anderen unverändert. Einige Glomeruli erscheinen normal oder sogar hypertrophisch, wobei die einzige Veränderung in einer deutlichen Zunahme der Kapillarwandendothelien besteht. Ausgedehnte interstitielle Fibrose und Zerstörung von Tubularepithelien mit wenig Erscheinungen von wahrer Entzündung.

Alle diese „Veränderungen können der schweren Ischämie der Niere zugeschrieben werden und ähneln nicht einer der primären diffusen Nierenveränderungen".

Das Charakteristische der Erkrankung scheint den Autoren die diffuse Hypertrophie der Arteriolen zu sein, und zwar die Hypertrophie ihrer 3 anatomischen Schichten, die bei stetigem Fortschreiten schließlich zu Okklusion der Lichtung führt; solche Okklusionen werden auch bisweilen gefunden. „Das spricht sehr zugunsten der Ischämiehypothese von Volhard, die eine logische Erklärung gibt für die diffusen parenchymatösen Läsionen, die bei diesem Syndrom gefunden werden."

Es fehlt in dieser erfreulichen Zustimmung nur noch das Zugeständnis, daß auch die schweren Gefäßläsionen, auf die die parenchymatösen Läsionen zurückgeführt werden, nicht das Primäre, sondern selbst erst die Folge der — funktionellen — Ischämie sind, die wir auf die von den Autoren bereits vermuteten pressorischen Substanzen im Blute zurückführen. Ferner rechnen die Autoren nicht mit der Möglichkeit, daß der Mechanismus des Hochdruckes bei der benignen Form ein anderer ist als bei der malignen, und es fehlt die Unterscheidung zwischen der reinen Muskularishypertrophie der Arteriolen von der mit Intimawucherung gepaarten, die sie als universelle Hypertrophie, wir als Endarteriitis obliterans — infolge angiospastischer Verengerung oberhalb — auffassen. Aber alle Befunde der Autoren lassen sich sehr gut mit unserer Vorstellung vereinigen, daß der Umschlag aus dem roten in den blassen Hochdruck für die maligne Form charakteristisch ist und durch Auftreten der von uns nachgewiesenen pressorischen Stoffe im Blut bewirkt wird.

Wenn unsere Annahme richtig ist, daß die Stoffe aus der Niere stammen und infolge einer Durchblutungsstörung der Niere auftreten, so würden die Befunde der amerikanischen Autoren wiederum sehr gut zu unserer Vorstellung passen, daß diese Durchblutungsstörung der Niere nur in den Fällen auftritt, in denen es unter dem Einfluß entweder des benignen Hochdruckes (oder einer nur lokalen Verhärtung der Nierengefäße) zu Hypertonus und Hypertrophie der — noch erhaltenen — Arteriolenmuskulatur in der Niere gekommen ist.

Die Forderung der amerikanischen Autoren, daß jede Theorie über die Ursache der diffusen hypertonischen Gefäßerkrankung die oben aufgestellten 4 Punkte erklären muß, wird, wie mir scheint, durch unsere Vorstellung erfüllt.

1. Die benigne Sklerose und rote Granularniere.

Das Stadium des roten Hochdrucks.

Vorkommen und Ätiologie.

Die primäre, nicht nephritische Hypertension ist etwas ungemein Häufiges. Das haben schon die alten Ärzte, die sich noch mit dem Gefühl des palpierenden Fingers oder der Sphygmographie begnügen mußten, geahnt, das ist uns schon 1905/08 zur Gewißheit geworden, als wir bei jedem Kranken grundsätzlich den Blutdruck zu messen begannen (vgl. S. 1555).

Davon, daß die „Blutdruckkrankheit" eine neuartige Erkrankungsform (Külbs, Höfler) sei, wie etwa die Encephalitis epidemica, kann gar keine Rede sein. Neu ist nur der Name und für viele die tägliche Anwendung des Blutdruckmessers, neuartig die Auffassung, daß die Blutdrucksteigerung, die früher für das Symptom der Arteriosklerose gehalten worden war, nichts mit dieser zu tun habe. Tatsächlich ist die essentielle Hypertonie so häufig wie die „Arteriosklerose", mit der sie durch zahllose Brücken verbunden ist, und sie ist seit dem Kriege nicht oder kaum häufiger geworden. Sie wird aber, nachdem heute die Blutdruckmessung in vielen (nicht in allen) Kliniken zur Bestandsaufnahme gehört und von vielen (bei weitem nicht allen) Ärzten häufiger angewandt wird, öfter erkannt als früher, wo die kardiale Verlaufsart fast immer als Myokarditis oder Herzfehler oder Herzschlag, die zerebrale Verlaufsart als Apoplexie, die Krankheit schlechthin als Arteriosklerose bezeichnet worden ist. Ist die Blutdrucksteigerung entdeckt, so wird sie freilich noch immer nicht selten als interstitielle Nephritis, oder schlechtweg als Schrumpfniere bezeichnet, beides mit Unrecht, wie aus der Schilderung des histologischen und makroskopischen Befundes hervorgeht.

G. Fahr hat aus der Mortalitätsstatistik der Vereinigten Staaten berechnet, daß 1924 ungefähr 140 000 Todesfälle im Alter von 50 Jahren und darüber auf Rechnung des Hochdrucks kommen.

78 000 sind an Hirnblutung gestorben, G. Fahr nimmt an, daß 60% davon Hochdruck hatten (was wohl zu niedrig geschätzt ist) . . . . =	47 000
65 000 sind an chronischer Nephritis gestorben; G. Fahr nimmt an, daß 50% davon Nephrosklerosen waren und hohen Blutdruck hatten (was auch wohl zu niedrig geschätzt ist) . . . . =	32 000
140 000 sind am Herzen gestorben; in etwa 70% = 92 000 handelt es sich um primäre Erkrankung des Herzmuskels oder um Koronarerkrankung. Nach seiner eigenen Statistik werden von diesen wieder 70% hohen Blutdruck gehabt haben . . . . =	64 000
Das wären an Todesfällen mit 50 Jahren und darüber infolge Hochdrucks	143 000

Das sind 23% aller Todesfälle bei Personen von 50 Jahren und darüber, d. h. soviel als an Krebs, Tuberkulose und allen Formen von Krankheiten der Respirationswege einschließlich Pneumonie von der gleichen Altersstufe in demselben Jahr gestorben sind, und doppelt soviel Todesfälle an Hochdruck wie an Krebs.

An einem kleineren, dafür aber exakt anatomisch untersuchten Material von 420 Todesfällen an primärer Hypertension geben Bell und Clawson über die Häufigkeit folgende Zahlen:

Dekade	Gesamtzahl der Autopsien	Fälle von Hypertension	
		Anzahl	Prozent
21—30	685	8	1,2
31—40	887	28	3,1
41—50	920	68	7,4
51—60	976	137	14,0
61—70	768	115	14,9
71—80	290	48	16,5
81—90	51	10	19,6

Bei den engen Beziehungen des primären Hochdrucks zur Arteriosklerose ist es von Interesse, auch einen Blick auf die Statistik der Atherosklerosesterblichkeit zu werfen, wie sie von Margarete Hesse gegeben wird:

Die vorzügliche Lokalisation der Atherosklerose und ihr Verhältnis

Alter Jahre	Atherosklerose der Arterien in		Nieren, einschl. Fälle von Arteriolosklerose	Schwere allgemeine Atherosklerose	Summe	Gesamtzahl der Fälle
	Gehirn	Herz				
20—29	—	—	—	—	—	403
30—39	3	1	1	—	5	421
40—49	15	2	4	5	26	416
50—59	32	7	7	20	66	502
60—69	31	7	12	45	95	349
70 u. älter	13	9	14	26	59	112
unbekannt	4	—	1	—	5	55
	98	26	39	96	256	2258

„Im Alter von 50—59 Jahren sterben etwa $1^1/_2$ mal soviel Menschen infolge von Atherosklerose als infolge von Tuberkulose. Mit 60 Jahren und älter standen schon etwa $^1/_3$ aller Todesfälle im Zusammenhang mit der Atherosklerose, welche hier häufiger als irgendeine andere Erkrankung als wichtigster resp. wesentlicher Faktor für den tödlichen Ausgang verantwortlich gemacht wurde. In diesem Alter übertrifft im speziellen die Anzahl der im Zusammenhang mit der Atherosklerose Verstorbenen um mehr als das Doppelte die Anzahl der infolge von akuten Infektionskrankheiten Verstorbenen.

Die angeführten Zahlen zeigen, daß der Tod bei der Atherosklerose resp. bei der Arteriolosklerose der Nieren nicht nur im Greisenalter eintritt, sondern häufig auch auf einer solchen Altersstufe, wo der Mensch — besonders auf geistigem Gebiet — noch völlig arbeitsfähig ist.“

Die Beziehungen der Erkrankung zu Geschlecht und Alter lassen sich anschaulich durch eine Tabelle illustrieren, welche sich aus unserem nur bis zum Jahre 1913 verarbeiteten Material ergeben hat (Volhard und Fahr). In der Tabelle ist bei den zur Autopsie gekommenen Fällen gleichzeitig noch unterschieden worden, ob die Nieren geschrumpft waren oder nicht.

Tabelle X.

Alter	lebend	Männer gestorben		lebend	Frauen gestorben		Zahl der Männer	Zahl der Frauen	Gesamtzahl
		Niere geschrumpft	nicht geschrumpft		Niere geschrumpft	nicht geschrumpft			
bis 20	—	—	—	1	—	—	—	1	1
21—30	1	—	1	—	—	—	2	—	2
31—40	6	—	2	7	—	—	8	7	15
41—50	26	1	4	14	—	1	31	15	46
51—60	33	5	10	23	5	6	48	34	82
61—70	28	3	11	24	10	6	42	40	82
71—80	8	5	5	7	6	6	18	19	37
81—90	—	—	—	1	1	—	—	2	2
91—100	—	—	—	—	1	—	—	1	1
	102	14	33	77	23	19	149	119	268

Von 268 Hypertensionen mit 89 autoptisch erhärteten und histologisch untersuchten Fällen waren demnach 149 Männer, 119 Frauen, woraus man vielleicht mit großer Zurückhaltung schließen darf, daß die Frauen etwas weniger häufig erkranken.

zur Gesamtzahl der Fälle der betreffenden Altersgruppe.

Verhältnis der Atherosklerose zur Gesamtzahl der Fälle	Tumoren	Tuberkulose	Akute Infektionen	Andere Erkrankungen
—	4,7%	32,5%	44,9%	17,8%
1,1%	11,6%	27,7%	35,6%	23,7%
6,2%	27,8%	20,1%	22,8%	22,8%
13,1%	33,4%	8,7%	22,1%	22,5%
27,2%	29,5%	8,3%	18,6%	16,3%
52,6%	20,5%	7,1%	10,7%	8,9%
9,0%	9,1%	20,0%	34,5%	27,4%
11,2%	21,3%	18,7%	28,0%	20,5%

Von den Männern starben 47, davon hatten 33 nicht geschrumpfte Nieren. Von den Frauen starben 42, davon hatten 19 nicht geschrumpfte Nieren. Da die Schrumpfung abhängig sein muß von dem Grade und vor allem von der Dauer der arteriosklerotischen Gefäßveränderung, so ergibt sich aus der größeren Häufigkeit des Befundes geschrumpfter Nieren bei den Frauen, daß diese im allgemeinen die Hypertension länger ertragen als die Männer. Damit stimmt auch die bemerkenswerte Tatsache überein, daß die größte Zahl der beobachteten Erkrankungen und Todesfälle bei den Männern (48 Fälle, 14 +) in das Alter von 51—60 Jahren, bei den Frauen (40 Fälle, 16 +) in das Alter von 61—70 Jahren fällt. Wie stark diese beiden Jahrzehnte dazu neigen, den hypertonischen Symptomenkomplex manifest werden zu lassen, geht daraus hervor, daß die Summe aller beobachteten Fälle in jedem der beiden Jahrzehnte 82 beträgt. Etwa halb so viel Fälle fallen in das vorausgehende und folgende Jahrzehnt. Doch bedeutet die relativ große Zahl von 37 Fällen in dem Jahrzehnt von 71—80 noch eine große Neigung des vorgeschrittenen Alters zur Hypertension, da an sich ja viel weniger Menschen diese Altersstufe erreichen als die von 41—50 Jahren.

Der große Einfluß des Alters auf die Häufigkeit der Hypertension geht aus unserer Tabelle und folgenden Zahlen zur Evidenz hervor.

Von 268 Fällen fallen allein 164 in das Alter von 51—70 Jahren, 204 jenseits des 50. Jahres, 250 in das Alter nach dem 40. Lebensjahre, nur 15 in die dreißiger Jahre und nur 3 in das jüngere Alter.

Ganz ähnlich sind die Angaben von Bell und Hartzell; sie fanden die primäre Hypertension (einschließlich der malignen) am häufigsten zwischen 50 und 60 Jahren. Ebenso nimmt von 184 Todesfällen an Hypertension, die Bell und Clawson bearbeitet haben, die Dekade von 51—60 Jahren die größte Zahl ein, 60% waren zwischen 51—70 Jahre alt.

Es ist auch nicht uninteressant, aus unserer Tabelle zu entnehmen, daß jenseits des 60. Lebensjahres Männer und Frauen in gleicher Zahl erscheinen, und daß das Plus von 30 Männern in die Periode von 40—60 Jahren fällt.

Wiechmann und Paal haben diese Beziehungen der Hypertonie zu Geschlecht und Alter an 500 Fällen vollständig bestätigt. Leider haben sie keine Trennung zwischen sekundärer (nephritischer) Hypertonie und genuiner Hypertension durchgeführt.

Immerhin ist die Abhängigkeit der Hypertension vom Alter evident: Von den 500 Fällen fallen allein 294 in das Alter von 51—70 Jahren, 424 jenseits des 50. Jahres, 475 in das Alter nach dem 40. Lebensjahr, nur 14 in die 30er Jahre und nur 11 in das jüngere Alter.

Alter	239 Männer		261 Frauen	
	Zahl der Personen	Hypertoniker in %	Zahl der Personen	Hypertoniker in %
unter 30	3	1,2	8	3,0
30—40	9	3,7	5	1,9
41—50	27	11,2	24	9,2
51—60	93	39,3	56	21,5
61—70	62	25,9	83	31,8
71—80	36	15,0	62	23,8
81—90	9	3,7	20	7,7
über 90	—	—	3	1,1

Aus der Tabelle geht genau wie aus der unseren hervor, daß die Hypertension sich bei den Männern früher und bis zum Lebensalter von 60 Jahren hinauf in jeder Dekade in höherem Prozentsatz findet als bei den Frauen, während sie von da ab bei letzteren überwiegt und in ein höheres Alter hineinreicht. Bei den Männern fällt die größte Zahl der Hypertensionen in das Alter von 51—60 Jahren; bei den Frauen fällt sie dagegen in das Alter von 61—70 Jahren.

Im folgenden gebe ich eine tabellarische Übersicht über die Altersverteilung der in Mannheim, Halle und Frankfurt klinisch beobachteten 719 Fälle.

Essentielle Hypertension.

Alter	Männer		Frauen		Männer und Frauen	
	Zahl	%	Zahl	%	Zahl	%
bis 20	—	—	2	0,67	2	0,27
21—30	6	1,47	1	0,33	7	0,96
31—40	27	6,32	15	5,05	42	5,84
41—50	87	20,61	62	20,80	149	20,72
51—60	160	37,9	92	30,94	252	35,04
61—70	109	25,82	88	29,96	197	27,39
71—80	32	7,58	34	11,44	66	9,17
81—90 u. mehr	1	0,23	3	1,01	4	0,54
	422 (58,7%)		297 (41,3%)		719	

Von 719 Fällen fallen nicht weniger als 449 (= 62,4%) in das Alter von 51 bis 70 Jahren, 519 (= 72%) jenseits des 50. Lebensjahres, 668 (= 93%) in das Alter nach dem 40. Lebensjahr und nur 9 (= 1,3%) in das Alter vor dem 31. Lebensjahr.

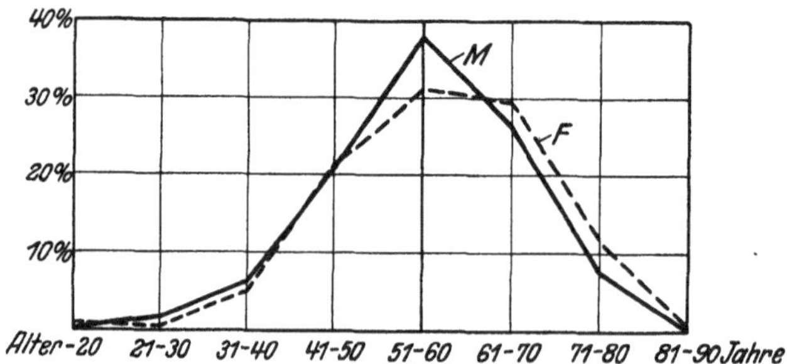

Abb. 221. Graphische Darstellung der Alters- und Geschlechtsverteilung von 719 Fällen essentieller Hypertension. Männer ausgezogene, Frauen unterbrochene Linie.

Die Männer überwiegen, es sind 58,7% gegen 41,3% Frauen.

Von 40—50 Jahren ist hier die prozentuale Häufigkeit der Erkrankung bei Frauen und Männern ganz gleich (20,6 und 20,8%).

Von 51—60 Jahren sind die Männer stärker (mit 37,9%) vertreten als die Frauen (31%), vom 61.—70. und 71.—80. Jahr sind die Frauen häufiger als die Männer vertreten.

Im ganzen zeigt sich eine leichte Verschiebung der Frauenmorbidität nach dem hohen Alter. Das geht besonders deutlich aus der kurvenmäßigen Darstellung Abb. 221 hervor.

Riseman und Weiss in Boston haben eine Statistik über 1612 Fälle von Hypertonie bei ambulanten und 1073 Fälle bei Krankenhauspatienten veröffentlicht.

69,3% der Männer der 1. ambulanten Gruppe fielen in das Alter von 50 bis 69 Jahren und 69,4% der Frauen der 1. ambulanten Gruppe fielen in das Alter von 45—64 Jahren.

Bei der 2. Gruppe der Krankenhauspatienten waren

61,8% der Männer und 61,7% der Frauen zwischen 50 und 69 Jahre alt.

Aus den Kurven der Verfasser geht hervor, daß bei ihnen der Anstieg der Häufigkeitskurve bei den Frauen (dicke ausgezogene Linie) früher beginnt, besonders bei den ambulanten Kranken. Der Verlauf der Kurve bei den männlichen Krankenhauspatienten (Abb. 223 dünne ausgezogene Linie) stimmt auffallend mit unserer Kurve überein.

Bemerkenswert ist, daß in Boston die Frauen mit Hypertension stark überwiegen. Von den 1612 ambulanten Kranken mit Hypertension waren nur 442 Männer, 1170 Frauen, von den 1073 Saalkranken 499 Männer und 574 Frauen, während unter den Kontrollen Männer und Frauen bei den ambulanten gleich verteilt waren, unter den Saalkranken 831 Männer und 447 Frauen waren.

So interessant und der Erklärung bedürftig das Vorkommen der Hypertension in jugendlicherem Alter erscheint, so darf wohl die Tatsache, daß die Hypertension — wie die Arteriosklerose überhaupt — eine Erkrankung des vorgerückteren Alters darstellt und mit zunehmendem Alter um so häufiger beobachtet wird, mit als Beweis für unsere S. 509 niedergelegte Auffassung an-

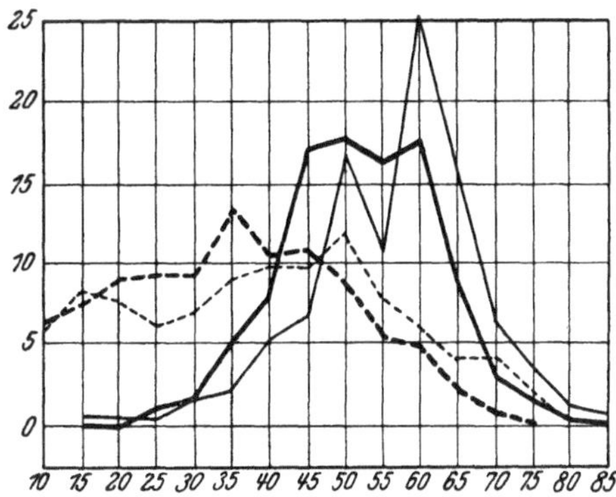

Abb. 222. Graphische Darstellung der Alters- und Geschlechtsverteilung von ambulanten Kranken mit Hypertension, verglichen mit der Altersverteilung der ambulanten Kranken überhaupt.

Hyperton. Männer dünne ausgezogene Linie,
    ,,   Frauen dicke   ,,   ,,
Kontrollen: Männer dünne unterbrochene ,,
          Frauen dicke   ,,   ,,

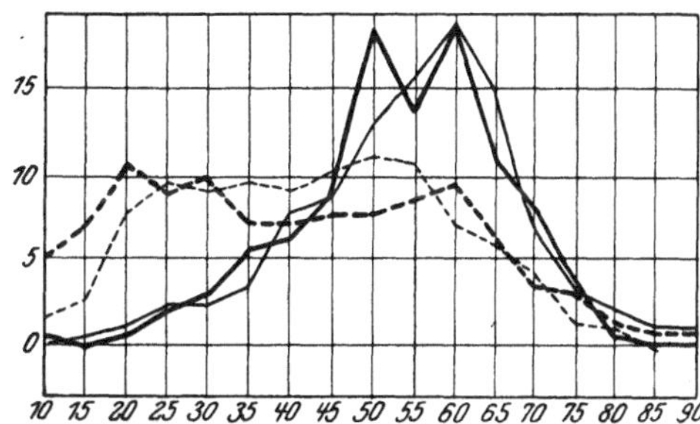

Abb. 223. Alters- und Geschlechtsverteilung von Krankenhauspatienten mit Hypertension im Bostoner Stadtkrankenhaus, verglichen mit der Verteilung der Krankenhauspatienten überhaupt.
[Aus Riseman u. Weiss, Heart 5, 172 (1929).]

gesehen werden, daß das Primäre eine Veränderung der Arterien ist, die wir glauben als Altersveränderung bezeichnen und als Folge der Abnutzung der Gefäße deuten zu dürfen.

Die Ätiologie der essentiellen Hypertension und der hypertonischen Nierensklerose ist nach der in Kapitel IV vorgelegten Vorstellung über den Mechanismus des roten Hochdrucks gleichbedeutend mit der Ätiologie der Arterio- bzw. Angiosklerose, und alle Momente, welche die Entwicklung dieser begünstigen, finden wir auch wieder in der Ätiologie der Hypertonie.

Die große Bedeutung des Alters für die Verhärtung der Gefäße wurde schon S. 460 erwähnt.

Hier erhebt sich die wichtige Frage, wie beeinflußt das Alter, dieser wichtigste ätiologische Faktor den Blutdruck. So wie wir histologisch an den Arterien in der absteigenden Periode des Lebens eine gewisse Elastikahypertrophie fast als physiologisch bezeichnen können, so scheint auch ein gewisser Grad von Drucksteigerung im Alter noch als physiologisch angesprochen werden zu dürfen (vgl. Abb. 55, S. 461).

Tavaststjärna hat schon im Jahre 1909 ein Ansteigen des Blutdruckes mit zunehmendem Alter beschrieben und gibt folgende Werte an:

Alter Jahre	Maximaler Blutdruck in mm Hg			Zahl der Individuen
	Maximum	Minimum	Mittel	
7—9	96	72	87	12
10	129	79	100	10
11	120	82	102	16
12	124	86	103	39
13	126	84	107	39
14	126	90	109	31
15	133	94	114	27
16	142	89	111	28
17	138	100	112	21
18	132	95	112	12
19	140	103	121	11
22	142	92	116	58
23	141	100	116	46
24	152	95	117	56
25	142	95	122	20
26—30	142	110	121	21
31—40	170	99	121	21
41—45	180	102	134	5
61—70	175	130	155	3
71—80	248	142	199	7
81—91	190	140	169	4

Es ist wahrscheinlich, daß damals noch nicht alle Vorsichtsmaßregeln bekannt waren, und daß die auffallend hohen Höchstwerte von 152 mit 24 Jahren, 170 im Alter von 31 bis 40, 180 im Alter von 41 bis 45 zum Teil psychisch bedingt waren, und sicher, daß unter den Alten „gesunde" Hypertoniker gewesen sein müssen (Maximaldruck 248); der Anstieg mit zunehmendem Alter ist aber unverkennbar.

Wikner hat bei 192 völlig Gesunden für die Altersgruppen jenseits der fünfziger Jahre folgende Durchschnittswerte für den systolischen Blutdruck gefunden:

Alter	Männer		Frauen	
	Zahl	Druck	Zahl	Druck
50—60 Jahre	49	141	24	142
61—70 „	44	150	24	151
71—80 „	24	146	27	165

Hitzenberger hat die Drucksteigerungen bei Diabetes mit denen Normaler derselben Altersklasse verglichen (vgl. S. 1644). Er findet bei Normalen

im Alter von	11—20	21—30	31—40	41—50	51—60	über 60 Jahre
einen Blutdruck von						
141—180 mm Hg in	1	6	10	24	37	54%
über 180 . . . in	—	—	1	4	5	13%
unter	91	128	102	117	84	39 Fällen

Ich gehe nicht soweit, Menschen mit Blutdruckwerten über 180 mm Hg noch für normal zu halten; aber es ist immerhin bemerkenswert, daß Hitzenberger jenseits der vierziger Jahre in einem Viertel, jenseits der fünfziger Jahre in mehr als einem Drittel und jenseits der sechziger Jahre in mehr als der Hälfte der „Normalen" Werte von 140 bis 180 mm Hg hat feststellen können.

Dagegen hat Scheel bei 175 Personen, von denen 84 zwischen 51 und 90 Jahren alt waren, gefunden, daß der Blutdruck sich bis zu einem Alter von 60 bis 70 Jahren unverändert hält und erst dann etwas ansteigt. Als Durchschnitt des mittleren Maximaldruckes fand Scheel

im Alter von 61—70 Jahren für Männer 114 für Frauen 105

71—80 „ 120 127

81—90 „ 132 135

Ebenso gibt C. Müller auf Grund seiner Untersuchungen über den Blutdruck im Schlafe an, daß das Alter als solches keine Erhöhung des Blutdrucks bewirkt, und daß die für die Jungen aufgestellten Normalwerte auch für die Alten Gültigkeit haben. Damit steht aber in Widerspruch, daß Müller, wie Kylin bei näherer Untersuchung seiner Ziffern feststellt, unter 58 Personen im Alter von 46 bis 90 Jahren 21mal, also in 38%, einen Tagesblutdruck von über 141 mm Hg gefunden hat. Diese hat Müller sofort als Hypertoniker abgerechnet. Von den übrigen 37 hatten 13 eine leichte und 9 eine größere Erhöhung der Schlafwerte. Auch diese 22 werden daher als Hypertoniker weggelassen!

Demnach bleiben von 58 Untersuchten nur 15 als normal, während 43 als Hypertoniker angesehen werden.

Kylin meint, bei Personen von weniger als 48 Jahren dürften die normalen Werte ungefähr zwischen 90—130—135 mm Hg liegen. Bei Personen von über 40 Jahren dürfen die Grenzwerte auf ungefähr 145—150 mm erhöht werden, an anderer Stelle (S. 79) bezeichnet er in diesem Alter 150—160 noch als normal.

Hahn findet bei Blutdruckmessungen an 368 Personen im Alter von 10—70 Jahren einen jähen Anstieg des Durchschnittswertes vom 40. Jahr ab. Für das männliche Geschlecht ist im hohen Alter die Zunahme der Schwankungsbreite um den Durchschnittswert, für das weibliche das höhere Niveau der Mittellage charakteristisch. Der Anstieg des maximalen Blutdrucks mit zunehmendem Alter geht aus seiner tabellarischen Zusammenstellung hervor.

Alter	Blutdruck über 130 mm Hg		Blutdruck über 180 mm Hg	
	Männer %	Frauen %	Männer %	Frauen %
10—20	0	20	0	0
21—30	14	7,5	0	0
31—40	32,5	32	0	0
41—50	34,7	43,6	10,2	12,8
51—60	66,6	87,9	20,8	30,3
61—70	77,3	82,6	18,2	43,5

Auch in der Tabelle von Richter aus der Klinik von Rostoski ist der Anstieg des Blutdrucks im hohen Lebensalter sehr deutlich.

Alter	Druck über 150 mm Hg % = Zahlen	Druck über 180 mm Hg % = Zahlen	Druck über 200 mm Hg % = Zahlen	Normale Werte
60—64	33,3	—	—	138/74
65—69	48,3	3,4	3,4	150/71
70—74	48,5	14,3	8,6	156/73
75—79	50,0	19,2	11,5	155/68
80—84	54,1	20,8	5,6	157/69
85—89	60,3	20,6	4,2	161/67

Der systolische Blutdruck steigt vom 60.—89. Lebensjahr an; der diastolische zeigt bei Greisen mit steigendem Lebensalter eine Abnahme, die Amplitude mit zunehmendem Lebensalter einen ausgesprochenen Anstieg. Es wurden nicht selten abnorm hohe Werte dafür gefunden. Besonders wichtig ist die Beobachtung von Richter, daß die Tagesschwankungen des Blutdrucks auch bei gesunden Greisen besonders ausgesprochen sind.

Saller hat nach allen Regeln der Statistik an je rund 2500 Patienten der Kieler Poliklinik die Altersveränderungen des Blutdrucks untersucht. Der Mittelwert beträgt bei

den 3—14 Jahre alten Männern 106 mm Hg, nach dem 20.—47. Jahre um 120 mm. Nach
dem 47. Jahre erfolgt ein langsamer Anstieg der Mittelwerte für den systolischen Blutdruck,
und dieser erreicht bei den 68—89 Jahre alten Männern den Wert von 136 mm Hg. Die
Variationsbreite ist in der jüngsten Altersklasse geringer als in der mittleren, sie wächst
aber nach dem 47. Jahre immer mehr an zu einem Höchstwerte von 210 mm Hg, während
die untere Grenze des systolischen Blutdrucks auch in diesem höheren Lebensalter keine
wesentliche Verschiebung erfährt. Besonders deutlich ist die Vergrößerung der Streuung
vom 48. Lebensjahre ab, wie sie in der Kurve zum Ausdruck kommt.

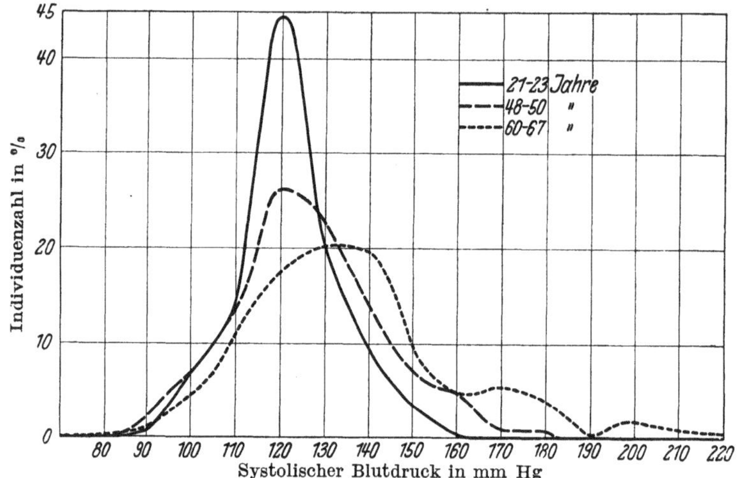

Abb. 224. Altersveränderungen des Blutdrucks bei Männern.

Bei der Frau beträgt der Mittelwert bei den 7—17 Jahre alten Individuen 112 mm Hg.
Er steigt weiterhin und hält sich bis zum 36. Jahre auf 120 mm. Mit dem 36. Jahre erfolgt
ein langsames Ansteigen, bei 45—47 Jahren beträgt der Mittelwert schon 135, bei 57 bis
59 Jahren 152, bei 68—80 Jahren 167 mm. Die Variationsbreite, bei der jungen Altersklasse
geringer als bei der älteren, beginnt etwa vom 36. Jahre ab sich nach oben zu verschieben
und sich zu vergrößern. Der Höchstwert beträgt 240 mm Hg.

Die Vergrößerung der Streuung kommt wieder in der Kurve sehr deutlich zum Ausdruck.

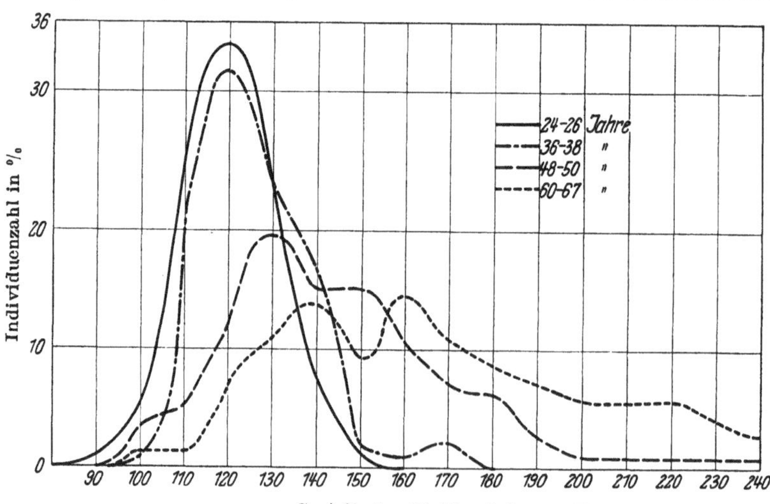

Abb. 225. Altersveränderungen des Blutdrucks bei Frauen.
(Aus Saller: Z. exper. Med. 58, H. 6.)

Vom 39. Lebensjahr ab steigen also die mittleren Blutdruckwerte bei den Frauen ganz wesentlich mehr als bei den Männern. Der Altersanstieg beginnt um dieselbe Zeit, in die der Beginn des Klimakteriums fällt. Die Menopause allein kann aber die Ursache der Geschlechtsdifferenz in dem Blutdruckverhalten nicht sein; denn bei einem Teil der Untersuchten steigt der Blutdruck nicht, und der Anstieg der Blutdruckwerte geht mit steigendem Alter weiter, wenn die Menopause längst vorbei ist, und die Streuung der Individualwerte um den berechneten Mittelwert wird auch bei den Männern mit wachsendem Alter immer größer, obwohl ihr Mittelwert keinen so steilen Blutdruckanstieg erkennen läßt wie bei den Frauen. In gleicher Weise verhält sich der diastolische Druck und die Amplitude.

Für alle 3 Werte, den systolischen, den diastolischen Druck und die Amplitude erfolgt im Alter ein Ansteigen, das beim weiblichen Geschlecht früher einsetzt und sich viel deutlicher und stärker äußerst als beim männlichen Geschlecht.

Eine exakte Normbestimmung erscheint daher für den Blutdruck unmöglich.

Als Übersicht über die Werte für den systolischen Blutdruck, die annähernd als Grenze des Normalen (nach I. Bauer im Bereich einer Abweichung von $\pm\,2\,\sigma$ [Streuung] vom Mittelwert) in Betracht kommen, gibt Saller die S. 460 mitgeteilte Tabelle.

Saller fügt hinzu: „Nachdem, wie Bauer anführt, etwa 95% aller Individualwerte in den Bereich von $\pm\,2\,\sigma$ fallen, dürfte durch diese Art der Normbestimmung der größte Teil der untersuchten, in funktionell-gestaltlichem Gleichgewicht befindlichen Individuen erfaßt sein. Für die außerhalb dieses Bereiches fallenden Blutdruckwerte läßt sich, wie Naegeli zu Recht betont, nicht apodiktisch sagen, daß sie abnorm sein müßten, wenn auch die Wahrscheinlichkeit dazu außerordentlich groß ist. Ebensowenig braucht ein Blutdruckwert, der in den vereinbarten Normbereich, etwa seiner oberen Grenze nahe, fällt, durchwegs normal zu sein, wenn er es auch mit größter Wahrscheinlichkeit sein kann. Ein solches abschließendes Urteil für den Einzelfall erfordert auch hier eine eingehende Würdigung des Gesamtzustandes des untersuchten Individuums, die allein erst den Ausschlag für die endgültige Beurteilung eines gefundenen Blutdruckwertes als normal oder abnorm geben kann.‟

Gegen diese Ausdehnung des Normbereiches für den Blutdruck habe ich doch große Bedenken. Ich glaube nicht, daß das Material einer Poliklinik, d. h. einer ärztlichen Beratungsstelle, nur Individuen erfaßt, die sich in funktionell-gestaltlichem Gleichgewicht befinden. Selbst wenn, was nicht ausdrücklich angeführt wird, keines von den Individuen mit den hohen, für unsere Begriffe abnorm hohen Blutdruckwerten, die hier als höchste Werte der Norm angegeben werden, subjektive Krankheitserscheinungen und irgendwelche Zeichen von Herz-, Hirn- oder Nierenbeteiligung geboten hat, was an sich schon wegen der Tatsache, daß sie die Poliklinik aufgesucht haben, unwahrscheinlich ist, so zweifle ich doch nicht einen Augenblick, daß organische Veränderungen als Ursache und Folge des hohen Druckes vorhanden gewesen sind, die nicht mehr zur histologischen Norm gehören. Aber es geht aus dieser Statistik klar hervor, daß die Blutdruckkrankheit eine Krankheit des Alters ist, und — daß man damit sehr alt werden kann.

Von Bedeutung für die Frage des frühzeitigen Auftretens von Hochdruck im jugendlichen Alter sind amerikanische Statistiken, die bei Studentenuntersuchungen gewonnen wurden:

Alwarez, Wulzer und Mahoney fanden bei 6000 männlichen und 8934 weiblichen Studenten

über 130 mm Hg bei 45% der Männer und nur 12% der Frauen
über 140 mm Hg bei 22% ,,   ,,   ,,   ,, 2% ,,   ,,

Diehl und Sutherland haben 5122 Studenten in den Jahren 1922, 1923 und 1924 untersucht. In den letzten beiden Jahren wurde größere Sorgfalt aufgewendet, um den Einfluß von Erregung auf den Blutdruck zu vermeiden, mit dem Erfolge, daß die Blutdruckwerte in diesen Jahren niedriger wurden

1922 hatten einen Blutdruck über 140 mm Hg nicht weniger als $16{,}2\%$,
1923 und 1924 hatten einen Blutdruck über 140 mm Hg nur 9%.

Unter diesen hatten nur $0{,}5\%$ 160 mm Hg und darüber, und nur $0{,}1\%$ 170 mm und mehr.

Von allen Studenten, die 1922 und 1923 Blutdruckwerte über 140 mm hatten, wurden $53{,}7\%$ nachuntersucht, und nur 16% hatten eine dauernde Hypertension. Im ganzen hatten

$1{,}2\%$ sekundäre Hypertonie (Thyreoidose, Aortenfehler, Nephritis),

$5{,}4\%$ vorübergehende Hypertonie, d. h. nur bei der ersten Untersuchung erhöhte Werte, sonst unter 130 mm,

$2{,}8\%$ intermittierende Hypertonie (bei der Mehrzahl der Ablesungen über 130 mm),
$1{,}6\%$ persistente Hypertonie (alle Ablesungen über 140 mm und mehr).
Nervosität und Erregungen machten sehr häufig vorübergehende Hypertonie.

Es scheint eine gewisse Beziehung zu bestehen zwischen Übergewicht und persistenter Hypertonie.

Kisch bezeichnet auf Grund einer amerikanischen Statistik als obersten Grenzwert der Norm bei Männern = 100 plus Lebensalter, bei Frauen = 100 plus Alter minus 10 mm Hg; das würde im 70. Jahre einem Blutdruck von 170 bzw. 160 mm Hg entsprechen.

Die Formel von Peters $\left(\text{systol. BD schwankt zwischen } 90 + \dfrac{A}{2} \text{ und } 130 + \dfrac{A}{2}\right)$ wurde S. 461 erwähnt.

Es kommt also bei der Beurteilung des roten Hochdrucks im Gegensatz zum blassen des Nephritikers sehr wesentlich auf das Alter an. Im Einzelfalle hat ein Blutdruck von 160 mm Hg im Alter von 30 Jahren eine ganz andere, weit ernstere Bedeutung als ein solcher von 160—180 im Alter von 70 Jahren. Von einer Hochdruckkrankheit wird man erst dann sprechen, wenn die im Senium sozusagen physiologischen Hochdruckwerte im Präsenium, verfrüht auftreten oder überschritten werden.

Wenn Pal es für unzweifelhaft hält, daß es sich nicht um eine Alterskrankheit handelt, so kann man das nur so verstehen, daß Hochdruck nicht zwangsläufig im Alter eintritt und auch bei Jugendlichen vorkommt. Daß er aber vor dem 40. Lebensjahr selten und nach diesem mit wachsender Häufigkeit beobachtet wird, daran ist nicht zu zweifeln (vgl. auch R. Schmidt).

Um so wichtiger wäre es zu wissen, warum manche Individuen so früh altern und infolge von „Abnutzung" — Abnahme der Dehnbarkeit und verstärkter Dehnung? — klinisch die Erscheinungen der Hypertension, anatomisch die Erscheinungen kompensatorischer Hypertrophie an den Gefäßen aufweisen. Eine einheitliche Ursache dafür kann gar nicht erwartet werden. Wohl aber werden wir nach Bedingungen suchen müssen, welche das Auftreten derartiger Erscheinungen am Kleinarteriensystem im allgemeinen und gerade an den Nierengefäßen, d. h. an denjenigen Gefäßen, welche im Leben die stärkste Inanspruchnahme erfahren, begünstigen.

Die erbliche Veranlagung, die **Konstitution,** spielt hier, wie S. 461 schon ausgeführt, die größte Rolle. Es ist mir und meinem Mitarbeiter John schon zu Beginn unserer Studien über den Hochdruck vor 25 Jahren immer wieder aufgefallen, wie oft eine eingehende Erhebung der Vor- und Familiengeschichte die Angaben zutage fördert, daß bei einem der Eltern oder bei den Geschwistern der Kranken oder bei beiden Herzschlag, Wassersucht, Schlaganfall, Nierenleiden, „Arterienverkalkung" vorgekommen sind. Wir finden in manchen Familien diese Neigung zu arteriosklerotischen Erkrankungen überhaupt, in anderen auch die Neigung zu Arteriosklerose bestimmter Gefäßgebiete erblich fixiert, sogar den Zeitpunkt des Auftretens. Das ist von der Koronarsklerose bekannt, kommt aber auch bei der Nephrosklerose und bei der allgemeinen Angiosklerose, der Hypertension, vor.

Am verblüffendsten kommt die Bedeutung des konstitutionellen Faktors zum Ausdruck bei eineiigen Zwillingen.

Weitz verfügt über eine höchst bemerkenswerte Beobachtung von Hypertonie bei einem eineiigen Zwillingspaar von 64 Jahren. Bei diesem trat trotz größter Verschiedenheit der äußeren Lebensverhältnisse — die eine Schwester lebte seit 40 Jahren auf dem Lande und hatte schwere Feldarbeit zu verrichten, die andere in einem städtischen Haushalt zu arbeiten — im gleichen Lebensalter die Hypertonie auf; bei der einen Schwester betrug der Blutdruck 178—175, bei der anderen 182—175 mm Hg.

Michaelis erwähnt Zwillingsbrüder, die an getrennten Orten unter ungleichen Bedingungen lebten; sie bekamen zur gleichen Zeit eine Retinitis albuminurica und starben binnen wenigen Wochen an Apoplexie.

Ich habe vielfach Gelegenheit genommen, bei Geschwistern von Nierensklerosen beider Stadien den Blutdruck zu messen, und auffallend oft Blutdrucksteigerung ohne irgendein Krankheitssymptom feststellen können. Freilich sieht man auch gar nicht ganz selten in der Privatpraxis, daß beide Ehegatten eine Hypertension aufweisen, doch mag man das bei der Häufigkeit der Alters-hypertonie für Zufall halten.

Zwei besonders schlagende Beispiele eigener Beobachtung für den konstitutionellen Charakter der essentiellen Hypertension seien im folgenden mitgeteilt.

1. Mediziner von 24 Jahren mit maligner Sklerose.

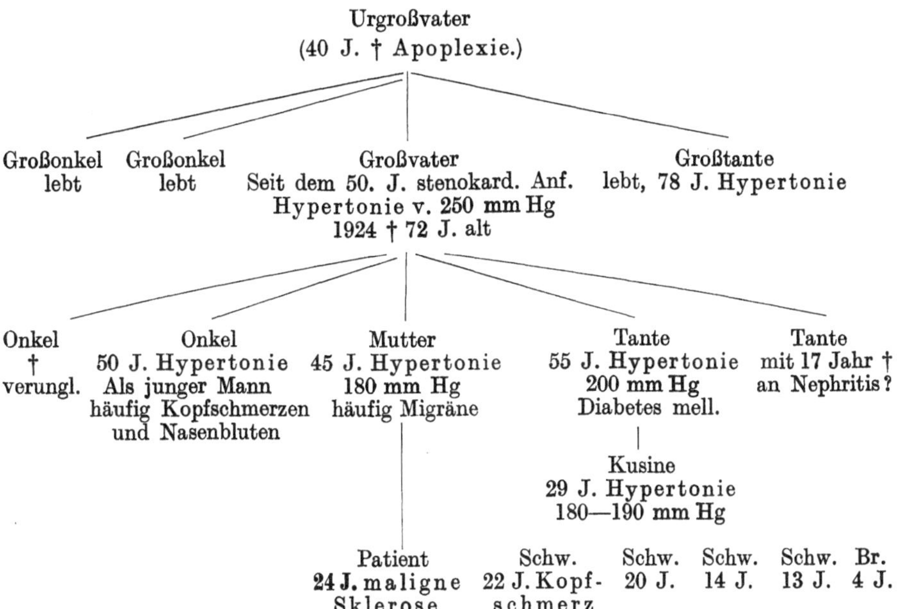

Bei dem Kranken ist 1923 bei der Studentenuntersuchung zufällig ein Blutdruck von 180 mm Hg festgestellt worden. Die Beobachtung in einer Klinik ergab gute Nierenfunktion (W. V. überschießend, C. V. 1028) und Spuren Albumen, die verschwanden. 1924 ergab eine Nierenfunktionsprüfung dasselbe Resultat. Sommer 1925 Kopfschmerzen, im Herbst zunehmend. Albumen 1,5⁰/₀₀, absinkend auf 0,1⁰/₀₀. Februar 1926 wieder Albumen pos. abnehmend bis 0,1⁰/₀₀.

I. Beobachtung Mai 1926: systolischer Blutdruck 245 mm Hg. Albumen 0,8⁰/₀₀, Hämoglobin 95⁰/₀, Erythrozyten 4,7 Millionen. Herz $\dfrac{3,8 \cdot 10,0}{16,7}$ bei 1,78 m Größe. II. Aortenton akzentuiert. Spitzenstoß in der Mamillarlinie. W. V. größte Halbstundenportion 340, in 2 Stunden 825, in 4 Stunden 1103. Konzentration 1025. U+ 24,4. U− 4,5 mg⁰/₀, Indikan —, Xanthoprotein —. Beiderseitige Neuritis optica mit deutlicher Schwellung des Papillenkopfes, Blutungen und Degenerationsherde.

II. Beobachtung April 1927: Blutdruck 236 mm Hg. U+ 128,3. U− 6,9. Indikan +, Xanthoprotein +. Blutsenkung 64 Minuten. Konzentration bis 1013. Harn am 2. Obsttag und nach 5 g Magn. usta nicht alkalisch.

Anfang Mai 1927 stenokardische Anfälle. Exitus.

2. Landwirt von 24 Jahren mit essentieller Hypertension.

Vor einem Vierteljahr zum erstenmal Blutdruck gemessen, 160 mm Hg. Hatte wegen Herzklopfen beim Treppensteigen und bei jeder Erregung, sehr lebhaften Kopfschmerzen (als Kind schon gehabt und in den Entwicklungsjahren) Arzt aufgesucht. Beim Geradeaussehen sieht er am Rand des Bildes ein pulsierendes Rucken. Stammbaum vgl. S. 1638.

Hierher gehört meines Erachtens auch der nächst folgende Stammbaum, S. 1639, den Pel als Beweis für die Erblichkeit der Nephritis angeführt hat.

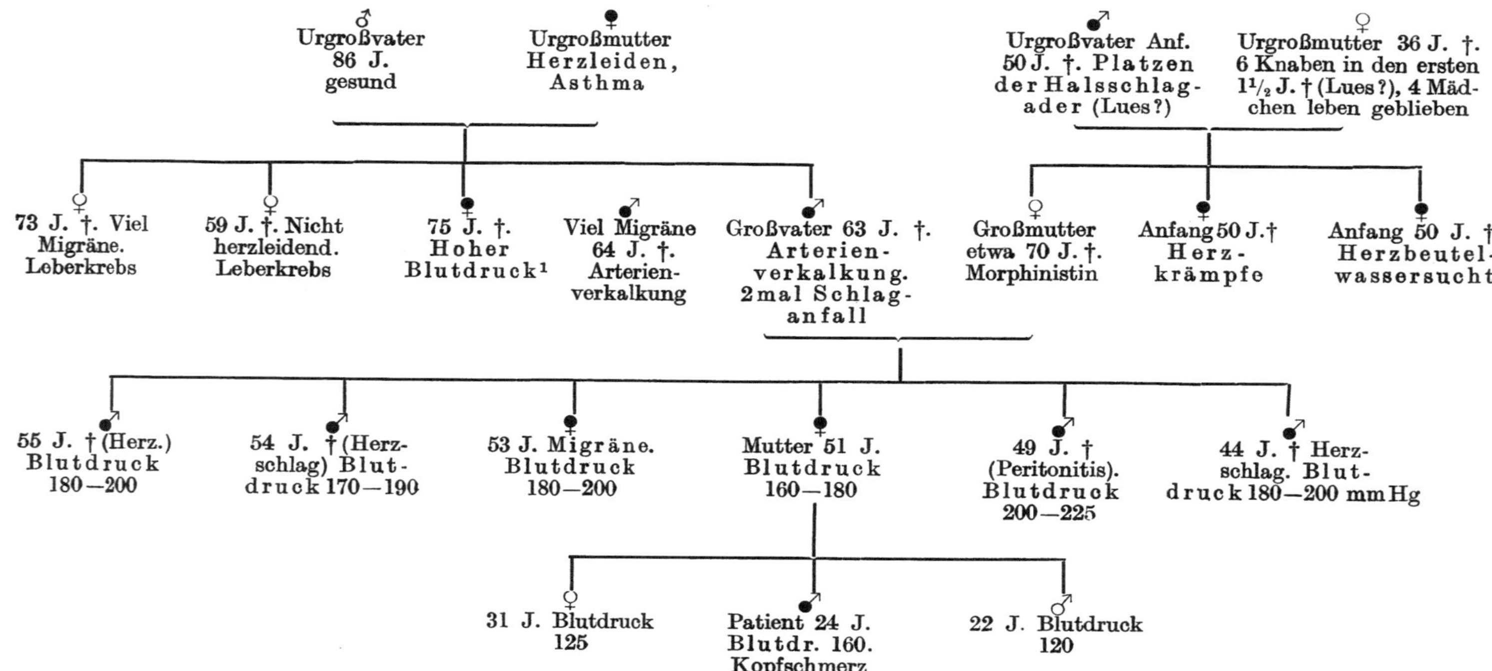

¹ Soll schon als junge Frau einen abnorm hohen Blutdruck gehabt haben, der in ihren letzten Lebensjahren († 1923) 180—200 mm Hg nie unterschritten habe.

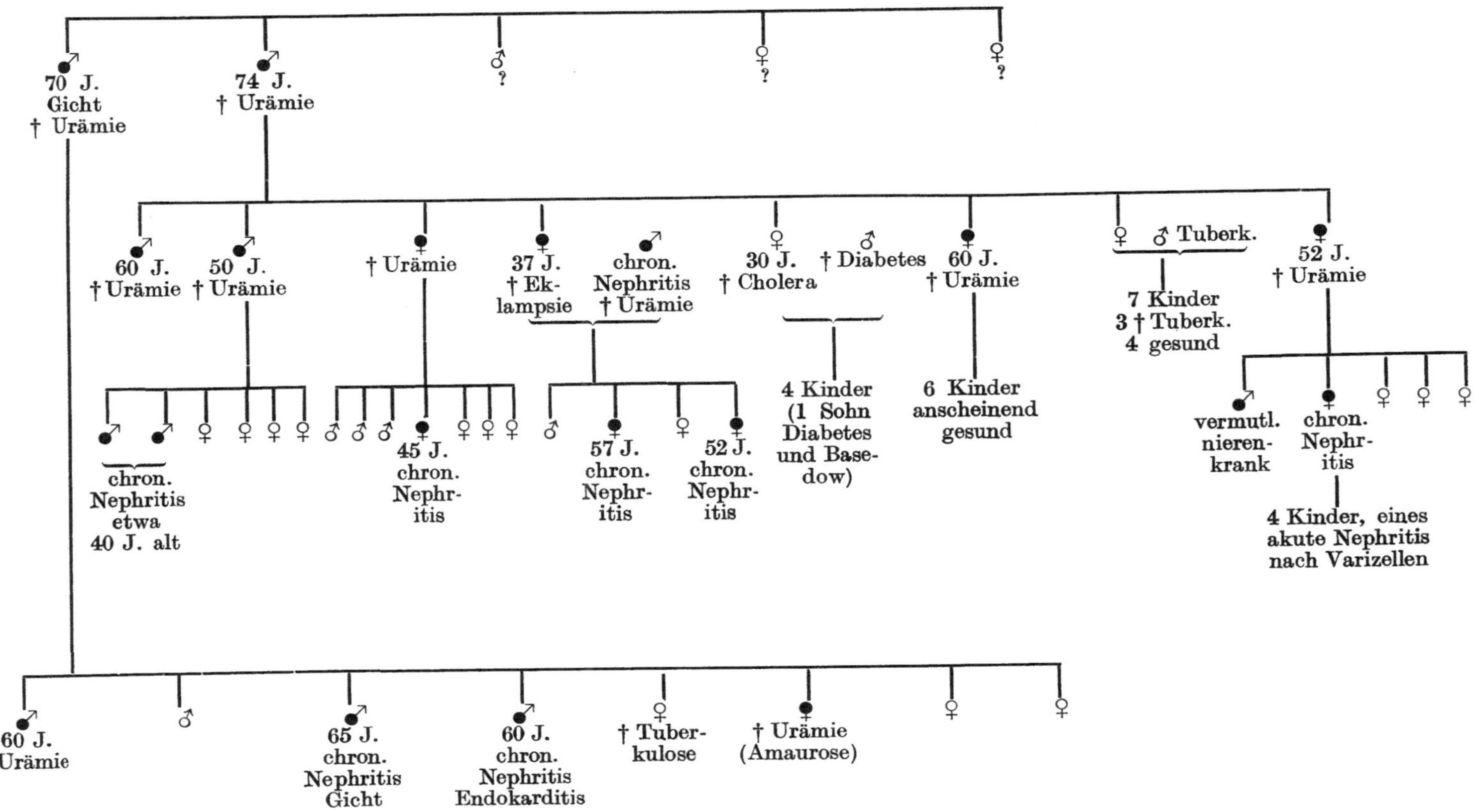

Stammbaum einer „Nephritiker"-Familie aus Pel: Erblichkeit der chronischen Nephritis. Z. klin. Med. 38 (1899).

Pel erscheint es in hohem Maße bemerkenswert, daß alle Kranken, obwohl zweifelsohne seit Jahren mit der tödlichen Krankheit behaftet, doch ein verhältnismäßig hohes Alter erreicht haben, und daß sie alle urämisch und wohl komatös gestorben sind. Nur eine Kranke ging in jugendlichem Alter an urämischen (eklamptischen) Erscheinungen während der Niederkunft zugrunde. Auffallend ist, daß ein Kind der 4. Generation, dessen Mutter an „chronischer Nephritis" leidet, dessen Großmutter und Urgroßvater an Urämie gestorben sind, nach Wasserpocken an akuter Nephritis erkrankt ist, was als äußerst seltene Komplikation gilt.

Es ist wohl nicht zu bezweifeln, daß es sich bei den 9 Mitgliedern dieser Familie, die in hohem Alter an Urämie gestorben sind, um genuine Schrumpfnieren und bei den 9 Fällen von „chronischer Nephritis" um Nephrosklerosen gehandelt hat.

Lange konnte in der Familie eines 32 jährigen Kranken der v. Rombergschen Klinik mit Apoplexie 10 Angehörige kennen lernen mit einem Blutdruck von über 200 mm Hg.

Auch R. Schmidt hebt die angeborene Veranlagung zu Hochdruck hervor: „Es handelt sich vielfach um Individuen vom sthenischen Typus, von robuster Konstitution, Willensstärke, impulsivem und tatkräftigem Wesen. Eine Asthenia congenita dürfte im allgemeinen ein Schutz gegen eine Erkrankung an „essentiellem Hochdruck" sein."

„Den geborenen Unterdruckmenschen, wie sie sich besonders aus dem Status thymicolymphaticus rekrutieren, entsprechen auch geborene Überdruckmenschen."

Demgegenüber muß erwähnt werden, daß Kahler bei 50 Fällen von „bulbärer" Hypertonie in etwa der Hälfte ausgesprochen asthenischen Habitus gefunden hat.

Weitz hat sich der dankenswerten Mühe unterzogen, genaue Nachforschungen in den Familien von 82 Hypertonikern zu machen, um statistische Unterlagen für die Bedeutung erblicher Faktoren zu gewinnen.

„Es ergab sich, daß Todesfälle an Herzleiden und Schlaganfall bei den Eltern von Hypertonikern viel häufiger vorkommen als bei den Eltern beliebiger Personen, daß der Tod an Schlaganfall oder Herzleiden bei den Eltern der Hypertoniker in jüngerem Alter erfolgt als bei den Eltern beliebiger Personen und bei den Eltern jüngerer Hypertoniker in früherem Alter als bei denen älterer Hypertoniker. Die Eltern der Hypertoniker erreichten nur ausnahmsweise ein hohes Alter. Es besteht die Möglichkeit, daß unter dem untersuchten Material stets eines der Eltern der Hypertoniker eine Hypertension hatte.

Blutdruckmessungen, die bei 93 Geschwistern von 42 Hypertonikern gemacht wurden, ergaben, daß die Prozentzahl der Hypertoniker unter ihnen viel größer war als bei zahlreichen beliebigen Personen, deren Blutdruck bestimmt war. Nach dem 55. Jahre scheint die Hälfte der Geschwister der Hypertoniker an Hypertension zu leiden oder daran gestorben zu sein.

Hiernach und bei dem nachgewiesenen Vorkommen des Leidens durch drei Generationen hindurch und in zahlreichen Seitenlinien folgt das Leiden wahrscheinlich einem einfach dominanten Erbgang.

Anhaltspunkte für eine exogene Bedingtheit des Leidens fanden sich nicht. Die Hypertension fand sich unter unserem Material bei den Frauen nicht weniger als bei den Männern, sogar etwas häufiger, was eine ursächliche Rolle des Nikotins und Alkohols unwahrscheinlich macht. Zudem ergab sich bei den Alkoholikern keine größere Häufigkeit der Hypertension als bei beliebigen Personen. Zur Entscheidung der Frage, ob lang dauernde psychische Affekte besonders depressiver Art das Leiden bewirken, wurden an zahlreichen Insassen mehrerer Irrenhäuser, die solche Affekte lange Zeit gehabt hatten, Blutdruckmessungen vorgenommen. Die Druckwerte waren kaum höher als die beliebiger Personen des gleichen Alters. Auch andere äußere Ursachen konnten unter unserem Material für die Entstehung der Hypertension nicht verantwortlich gemacht werden. Die bisher als Ursache der Hypertension angenommenen äußeren Schädigungen wirken wahrscheinlich so, daß sie durch Schwächung des Herzens die Hypertension aus einer latenten zu einer manifesten machen.

Die Angabe, daß Hypertension sich vor allem mit pyknischem und nur selten mit asthenischem Körperbau vergesellschafte, konnte nicht bestätigt werden."

Ebenso fanden O'Hare, Walker und Vickers bei 300 Fällen mit hohem Blutdruck in 204 Fällen (68 %) in der Familienanamnese Arteriosklerose, Apoplexien, Herzkrankheiten, Nephritis oder Diabetes, während bei 436 Fällen mit nicht erhöhtem Blutdruck der Prozentsatz nur 37,6 betrug.

Auch Wiechmann und Paal haben bestätigt, daß Todesfälle an Schlaganfall, Herzleiden, Herzschlag, Wassersucht, bei den Eltern der Hypertoniker viel häufiger (in 38,4 %) vorkommen als bei Eltern beliebiger Personen (in 19 %).

Als weiteres konstitutionelles Moment geben sie noch an, daß sich bei dem Hypertoniker relativ häufiger die Blutgruppen B und AB (also Rezeptor B) finden.

Das letztere können wir nicht bestätigen; wir haben keine Unterschiede in der Blutgruppenverteilung feststellen können (F. Koch).

Die wichtige Frage, worauf die erbliche Neigung zu Arteriosklerose beruht, was vererbt wird, wurde oben S. 462 u. 493 schon gestreift.

Im Schrifttum wird mit großer Einmütigkeit die Annahme vertreten, daß eine abnorme Reaktionsweise der Gefäße vererbt werde, man spricht von vasomotorischer Konstitution oder konstitutioneller Vasoneurose und kann sich dabei auf den Ausspruch von Hueck berufen: „Letzten Endes läuft alles auf die Vasomotoren hinaus, denn die Nerven beherrschen alle jene Momente, die „ursächlich" für die Arteriosklerose in Frage kommen." (Vgl. auch v. Romberg S. 462.)

In diesem Sinne wird auch die besonders von Lichtwitz und von Barker betonte nahe Beziehung der Hypertension zur Migräne verwertet. Lichtwitz nimmt als gesicherte Tatsache an, daß die Migräne und auch die Epilepsie auf das engste mit angiospastischen Zuständen zusammenhängt, und er findet in der Vorgeschichte seiner Hypertoniker die ebenfalls erbliche Belastung des Kranken und seiner Familie mit Migräne auffallend häufig, was ich an meinem im Laufe der Zeit recht groß gewordenen Material nicht in dem Umfange bestätigen kann. Lichtwitz meint, die in der Zeit der Anfälle auftretende örtliche Kontraktionsneigung wird später eine allgemeine und damit der Beginn der Entwicklung des Krankheitsbildes der essentiellen Hypertonie und der folgenden Nephrosklerose. Diese Vorstellung setzt einen angiospastischen Mechanismus der essentiellen Hypertonien voraus und verträgt sich nicht mit meiner Annahme, daß dieser Mechanismus ein anderer, passiver ist. Jedoch ist Vasolabilität und Neigung zu angiospastischen Gefäßreaktionen wohl als ein wichtiger Faktor anzusehen, der die vorzeitige Entstehung von Angiosklerose begünstigt.

O'Hare, Walker und Vickers sprechen von „vaskulären Familien". Bei 42% der Hypertonien wurden im früheren Lebensalter vasomotorische Schwäche und nervöse Veranlagung, wie Nasenbluten, starke Menstruation, Migräne, kalte und zyanotische Hände, beobachtet.

Sogar die psychische Veranlagung ist verdächtigt worden.

Braun spricht in seinem Buche Herz und Psyche von dem „klimakterischen Mann" als Hauptvertreter des Hypertonikers und findet, daß der dauernde Hochdruck ausnahmslos mit seelischen Veränderungen einhergeht. Insbesondere soll der jugendliche Hypertoniker schon frühzeitig gewisse konstitutionelle Besonderheiten der Psyche zeigen.

Er beschreibt sie folgendermaßen:

„Es sind darunter viel Jähzornige, die leicht aufbrausen, bei geringfügigen Anlässen, leicht heftig werden, Überempfindliche, die auf die Nadelstiche des Lebens mit starken Unlustaffekten antworten und alles schwer nehmen, Ängstliche, welche sich über den Grund ihrer Ängstlichkeit oft nicht Rechenschaft ablegen können, Unausgeglichene, in ihrer Stimmung Schwankende, Unsichere.

Eine große Zahl von Hypertonikern gehört fast ausnahmslos den besseren und besten Lebenskreisen an. Es sind sehr häufig Menschen, von denen das Leben viel verlangt hat, die aber auch selbst viel vom Leben verlangen; Kaufleute in verantwortlicher, sorgenvoller aufreibender Tätigkeit usw. Nicht selten wird die erste Mahnung des Leidens häufiger auf einen psychischen Insult zurückgeführt als auf einen körperlichen.

Alle Klagen und Beschwerden laufen so ziemlich auf den einen Punkt hinaus, die quälende Unruhe bei Tag und bei Nacht. Besonders charakteristisch ist die Verkürzung des Schlafes. Die Kranken erwachen bereits nach einigen Stunden und können nicht wieder einschlafen, so fühlt er sich am Morgen müde, zerschlagen, wie gerädert, der Hypertoniker ist immer nervös, reizbar und launisch. Der Hypertoniker ist immer weinerlich. Ehemals vollwertige Männer, welche in schwerem Lebenskampf ruhig, sicher und gesetzt ihren Lebensweg gegangen waren, Tränen nie gekannt hatten, werden kleinmütig, in ihrer Stimmung schwankend und weinerlich."

Fahrenkamp bestätigt, daß sich die hier beschriebenen drei wesentlichen psychischen Momente: die größere Erregbarkeit gegenüber den Reizen des alltäglichen Lebens, die Verkürzung des Schlafes und die Neigung zu depressiven Stimmungen sozusagen regelmäßig beim Hypertoniker finden.

Er erinnert sich unter 350 Kranken nicht eines, der nicht eines oder mehrere der angeführten Symptome deutlich gezeigt hätte.

Ich kann mich dem doch nicht ohne weiteres anschließen. Die Beschreibung trifft zu für Hypertoniker mit Arteriosklerose der Hirngefäße, eine Komplikation, die ja ungemein häufig ist, besonders bei den Kranken der besseren

Stände. Aber ich kenne doch auch genug Hypertoniker dieser Kreise ohne
derartige psychische Störungen, vollwertige Männer, Draufgänger, ausgeglichene
Frauen, Hypertoniker, die gut schlafen, die Ruhe selbst sind und gar nicht zu
depressiven Stimmungen neigen; insbesondere lassen Hypertoniker der allgemeinen Krankenabteilungen, deren Hochdruck zufällig entdeckt wird, oder
deren Herz versagt, oft jede psychische Störung vermissen.

Es ist doch auch nicht zu leugnen, daß wir den gleichen, in den Rahmen der
Neurasthenie sich einfügenden Störungen, soweit sie nicht erst Folgen der
Hirnsklerose sind, oft ohne Hochdruck begegnen. Auch hier wäre auf die Frage,
wie viele Hochdruckler haben Neurasthenie, mit der Gegenfrage zu antworten,
wie viele Neurastheniker haben Hochdruck.

Ich zweifle nicht, daß da, wo die — physikalischen — Bedingungen für die
überhöhte Einstellung des Blutdruckes gegeben sind, das Nervensystem auf
den Grad und den Verlauf des Hochdrucks von großem Einfluß sein wird,
aber ich zweifle, ob psychische Veränderungen und Erregungen allein jene
Bedingungen schaffen können. Daß psychische Erregungen den Hochdruck
steigern, körperliche und geistige Ruhe ihn mindern können, ist keine Frage.
Auch der normale Blutdruck ist psychischen Einflüssen recht zugänglich.

Wir denken dabei vielleicht zu viel an die vasomotorische Einstellung
der Gefäßperipherie, zu wenig an den wichtigen Faktor des Zentrums,
des Herzschlag- und Minutenvolumens.

Noch mehr bezweifle ich, daß das erbliche Moment, das zur Arteriosklerose
disponiert, in der psychischen Konstitution zu suchen ist. Gerade die Beobachtung, daß auch die Lokalisation der Arteriosklerose erblich verankert ist,
scheint mir eindeutig dafür zu sprechen, daß weniger die Reaktionsweise der
Vasomotoren, als die Anlage der Gefäßwand, die Widerstandsfähigkeit ihrer
Elemente das ist, was vererbt wird, etwa so wie Straffheit oder Schlaffheit
des Bindegewebes eine Frage der Konstitution und vererblich ist.

Auf dem Boden dieser Veranlagung mag auch eine konstitutionelle Übererregbarkeit der Gefäße, auch die konstitutionelle Neigung zu Vollblütigkeit
(vgl. Dietrich S. 513) für die vorzeitige Abnutzung des gesamten Arteriensystems eine begünstigende Rolle spielen.

Wie wenig ein bestimmter somatischer oder psychischer Konstitutionstypus für
die konstitutionelle Hypertension charakteristisch ist, geht aus der folgenden Gegenüberstellung der Schilderungen eines amerikanischen und eines englichsen Autors hervor. Nach
Barach (Amerika) verläuft die Lebensbahn des vorbestimmten Hypertonikers in folgender
Weise:

In der Kindheit sind Infektionen häufig infolge eines Mangels an Immunität, besonders
bevorzugt sind Typhus und Diphtherie.

In der Pubertät trennen sich die Wege nach den Geschlechtern. Bei den Frauen entwickelt sich das Tonsillar-Thyreoidsyndrom, das klinische Bild des Dysthyreoidismus und
des lymphatischen Habitus, mit Neigung zu Leukopenie und relativer Lymphozytose,
herabgesetztem Grundumsatz, trägen immunbiologischen und psychischen Reaktionen.

Im mittleren Alter sind die Frauen entweder ledig geblieben oder wenig fruchtbar.
Die Menopause ist hektisch, oft stark gestört, an sie schließt sich die Hypertonie an.

Bei den Männern entwickelt sich in der Pubertät die neurozirkulatorische Asthenie mit
hyperthyreoiden Zügen. Ermüdung, Präkardialnot, Tachykardie, Arrhythmie, Schwindel,
Kopfweh, Schweiße, Zyanose, Blutdruckschwankungen — alles das weist auf eine Schwäche
des Gefäßapparates hin.

Mit zunehmenden Jahren werden die anfangs temporären Blutdruckanstiege häufiger
und schließlich wird die Blutdrucksteigerung permanent.

Das Verhalten dieser Männer dem Leben gegenüber ist nicht die Ursache, sondern
die Folge der angeborenen Krankheit.

Später hängt der weitere Verlauf bei beiden Geschlechtern von der Organstruktur ab,
d. h. ob die Dekompensation auf kardialem, zerebralem oder renalem Gebiet eintritt.

Mit diesem Typus des neurozirkulatorischen Asthenikers, der nicht von athletischer
Konstitution, sondern schlank oder fett sein soll, läßt sich schlecht die Angabe von Barach
vereinigen, daß der hypersthenische Typus vorherrscht.

Ryle (England) gibt an, daß 62% seiner 50 Fälle von Hypertension robust, hyper-sthenisch, breitbrüstig plethorisch oder fett waren. Die Kranken dieser Gruppe sind gewöhnlich von Jugend auf mit großer Körper- und Geisteskraft begabt, haben einen guten oder übermäßigen Appetit, bisweilen große Fähigkeit für Arbeit, bisweilen auch für Ärger, eine bemerkenswerte Immunität gegen Infektion und eine Neigung zu Gicht. In ihrer Erscheinung entsprachen sie dem „John Bull-Typus", den Laycock in seinen Vorlesungen über physiognomische Diagnose folgendermaßen beschreibt: „Er ist ein kräftiger, gesunder Engländer oder Tiefland-Schotte oder nordischer Ire, dem Mittelstande angehörend, in der Blüte des Lebens. Er ist von aktivem Wesen, nicht erregbar oder schnell handelnd, von ziemlich unbeholfenem Temperament, aber mit einer gewissenhaften Urteilsfähigkeit und energischen Tatkraft. Kurz gesagt, er ist wohl das, was man mit phlegmatisch bezeichnen dürfte. Er verträgt Reizmittel gut und kann viel Alkohol vertragen, ohne sich extravagant oder wütend zu gebärden.

Er ist nicht „nervös" und leidet nur selten an Kopfschmerzen. Angst und Sorgen haben wenig Einfluß auf seinen Ernährungszustand, obgleich er sprichwörtlich vorsichtig und ängstlich ist. Er bevorzugt Freiluftübungen und Sport, nimmt unbekümmert tierische Nahrung und Reizmittel und ist prädisponiert für Gicht und rheumatische Erkrankungen in den mittleren Jahren und im Alter. Er hat eine recht gut entwickelte Gestalt, einen großen Schädel, eine fleischige Nase; Kinn und Wangen sind breit, kräftige, gut sitzende Zähne, rötliche Gesichtsfarbe, ölige, dickliche Haut, dichtes Haar. Seine Glieder sind dick, Hände und Füße groß, Bauch und Brustkorb sind umfangreich, und er wird mit zunehmendem Alter immer dicker."

Ryle möchte glauben, daß diese Kranken einen ererbten physiologischen Hypertonus ihrer quergestreiften und glatten Muskulatur haben, und daß sie durch Übermaß von Arbeit, Ärger und Essen ihr Herz- und Gefäßsystem und den Stoffwechsel überlasten, so daß das, was ursprünglich ein physiologischer arterieller Hypertonus war, sich steigert zu einem pathologischen Hypertonus, bis als Reaktion auf die physikalische und chemische Abnutzung die Arterio-capillary-fibrosis entsteht.

Sehr bemerkenswert ist die häufige Vereinigung der konstitutionellen Hypertension und Neigung zu Arteriosklerose mit anderen ebenfalls konstitutionell verankerten erblichen Stoffwechselanomalien, wie Fettsucht, Gicht, Diabetes. Auch Neigung zu Steinbildung, Gallensteinen und besonders Nierensteinen fällt auf. Doch liegt keine Veranlassung vor, diesen koordinierten Diathesen eine ätiologische Bedeutung zuzuschreiben.

Die Kombination mit Gicht, hierzulande selten, in England sehr häufig, hat dort zu der irrigen Bezeichnung der Granularniere als Gichtniere geführt. Wie oben S. 884 ausgeführt, ist bei der Gichtschrumpfniere die Arteriosklerose der Nierengefäße das Wesentliche. Ob die gichtische Diathese die vorzeitige Entwicklung einer konstitutionellen Hypertension oder einer Nierenangiosklerose begünstigt, steht noch völlig dahin. Es liegt daher keine Veranlassung vor, die erstere als Symptom oder Äquivalent einer larvierten Gicht zu bezeichnen oder Fälle von Nierensklerose auf eine atypische Gicht zurückzuführen (Goldscheider). Eher könnte man umgekehrt daran denken, daß die Hypertonie das Auftreten von Gicht begünstigt, zumal bei jener eine Erhöhung des Harnsäurespiegels im Blute häufig zu finden ist und manche Autoren (Thannhauser, Lichtwitz) glauben, die gichtische Stoffwechselstörung auf eine isolierte Störung der Harnsäureausscheidung zurückführen zu dürfen. Es ist doch sehr merkwürdig, daß auch die exogen bewirkte Bleihypertonie und Bleischrumpfniere so enge Beziehungen zur Gicht aufweist, die die chronischen Nephritiden und sekundären Schrumpfnieren vermissen lassen.

Gudzent hat bei 39 von 78 sicheren, von ihm selbst 10—15 Jahre beobachteten Gichtikern, also gerade bei der Hälfte, erhöhten Blutdruck gefunden (cf. Fleischmann). Aber auch hier ist der Einfluß des Alters evident:

Alter	Blutdruck nicht erhöht	Blutdruck erhöht
20—30	1	0
30—40	7	0
40—50	10	6
50—60	15	19
60—70	5	13
70—80	1	1
	39	39

Auch die diabetische Stoffwechselstörung hat man geglaubt in ursächliche Beziehung zur Hypertonie setzen zu dürfen, doch ist hier gerade das Nebeneinander noch deutlicher aufzuzeigen als bei der gichtischen Diathese.

Daß eine sehr auffallende Beziehung zwischen seniler oder präseniler Form des Diabetes und Blutdrucksteigerung besteht, das geht aus folgenden Zahlen hervor, die ich zur besseren Übersicht anders als in den Originalarbeiten zusammengestellt habe.

Kylin fand bei Diabetes Blutdruckwerte (mm Hg)

	bis 120	120—139	140—149	160—179	180—199	200
bei 29 Fällen unter 40 Jahren	15	12	1	1	—	
bei 50 Fällen über 40 Jahren	—	—	15	14	15	12

54 $^0/_0$

Hitzenberger fand Blutdruckwerte (mm Hg)

		von 70—109		110—140		141—180		über 180	
bei (79 Norm.) 7 Diab. v. 11—20 J.	(33)	86 $^0/_0$	(66)	14 $^0/_0$	(1)	— $^0/_0$	—	—	
(128 „) 12 „ v. 21—30 J.	(16)	67	(78)	33	(6)	—	—	—	
(102 „) 11 „ v. 31—40 J.	(13)	46	(76)	27	(10)	27	(1)	—	
(117 „) 10 „ v. 41—50 J.	(13)	—	(59)	60	(24)	30	(4)	**10**	
(84 „) 42 „ v. 51—60 J.	(7)	—	(51)	33	(37)	38	(5)	**31**	
(39 „) 15 „ über 60 J.	(3)	—	(30)	33	(54)	13	(13)	**54 $^0/_0$**	

Zur besseren Übersicht habe ich die Zahlen Hitzenbergers graphisch dargestellt.

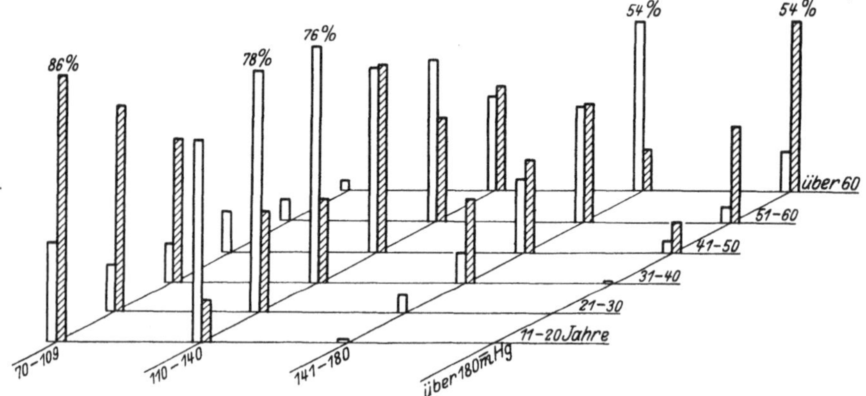

Abb. 226. Graphische Darstellung der Tabelle von Hitzenberger. Die Stäbe bedeuten die prozentuale Verteilung der verschiedenen Druckwerte auf die verschiedenen Altersgruppen, die weißen Stäbe für die Normalen, die schraffierten für die Diabetiker.

Marañon fand bei 90 Fällen von Diabetes einen Blutdruck

	unter 180	180—210	über 210
unter 12 Fällen bis zu 40 Jahren	10 (83,3 $^0/_0$)	2 (16,6 $^0/_0$)	—
unter 35 Fällen von 40—50 Jahren	17 (54,3 $^0/_0$)	10 (28,5 $^0/_0$)	6 (17,1 $^0/_0$)
unter 43 Fällen über 50 Jahre	17 (39,5 $^0/_0$)	11 (25,5 $^0/_0$)	15 (32,5 $^0/_0$)

58 $^0/_0$

Aus diesen Tabellen ergibt sich mit merkwürdiger Übereinstimmung, daß die Fälle von Altersdiabetes, d. h. jenseits der vierziger Jahre, in mehr als 50 $^0/_0$ Hochdruck aufweisen, und daß beim Diabetiker noch mehr als beim Normalen die Neigung zur Blutdrucksteigerung mit dem Alter zunimmt.

Joslin hat bei Diabetikern unter 50 Jahren nur in 19 $^0/_0$, bei solchen über 50 Jahren in 32 $^0/_0$ einen Blutdruck über 150 mm gefunden. Beim Vergleich der Blutdruckzellen normaler und diabetischer Individuen findet er bis zum 40. Lebensjahr eine auffallende Ähnlichkeit der Werte, jenseits dieser Altersgrenze beobachtete er ein Ansteigen des Blutdruckes beim Diabetiker.

Dementsprechend bevorzugt der hypertonische Diabetes genau dieselben Altersstufen wie die hypertonische Nephrosklerose:

Katz-Klein hat die Fälle von Diabetes mit Hochdruck der v. Noorden-Isaacschen Privatklinik zusammengestellt und gefunden, daß in 44% der Diabetes zwischen dem 40. und 50. Jahre, in 30% zwischen dem 50. und 60. Jahre beginnt.

Worauf die von Kylin besonders betonte Beziehung zwischen Hypertonie und Diabetes beruht, darüber äußert sich Kylin nicht, er scheint nur die von mir und auch von Fahr geäußerte Annahme einer Arteriosklerose der Pankreasgefäße als Ursache des Diabetes abzulehnen, und zwar deshalb, weil auch die Hypertension nicht mehr auf Sklerose der Nierengefäße bezogen werden darf. Nun ist aber an der kausalen Verknüpfung von Diabetes und Arteriosklerose der Pankreasgefäße viel weniger zu zweifeln als an der von Hypertonie und Angiosklerose der Nierengefäße. Daß der Diabetes den Hochdruck hervorruft, wird niemand glauben wollen. Es bleibt also nur übrig, entweder den Diabetes via Sklerose der Pankreasgefäße als die Folge der Hypertension, oder beide als die Folge einer gemeinsamen Ursache zu betrachten. Diese gemeinsame Ursache scheint mir, abgesehen von der konstitutionellen Anlage, das Alter zu sein, das Alter der Gefäße im allgemeinen, das zu Hochdruck führt, und das vorzeitige (durch Hochdruck beschleunigte) Alter einzelner disponierter Gefäßgebiete, z. B. des Pankreas im besonderen. Tatsächlich gehören die Pankreasgefäße zu denjenigen des Körpers, die neben der Niere und der Milz am stärksten und am frühesten Erscheinungen von Sklerose aufweisen; diese kommen, wie bei der Niere, auch ohne Hochdruck vor; der Hochdruck scheint aber die Entstehung lokaler Gefäßsklerose in minder widerstandsfähig veranlagten Gefäßgebieten zu begünstigen. Der Altershypertension entspricht der Altersdiabetes, der familiären Neigung zu Nephroangiosklerose die konstitutionell vererbte Neigung zu Pankreasangiosklerose.

Das, was im Verlaufe der Hypertension die klinischen Nierenerscheinungen der Nephrosklerose macht, das macht auch, wenn gleichzeitig oder überwiegend die Gefäße des Pankreas betroffen werden, die diabetischen Erscheinungen der Pankreassklerose; man könnte also, wie von einer zerebralen, kardialen, renalen Verlaufsart der Hypertension auch von einer pankreatischen Verlaufsart der — fakultativ hypertonischen — Angiosklerose sprechen. Und wie wir auch bei der benignen Form der hypertonischen Nephrosklerose geringfügige Erscheinungen von seiten der Nieren und leichte Störungen der Nierenfunktion finden ohne Neigung zu Progredienz, so können wir bei der hypertonischen Pankreassklerose auch leichte Funktionsstörungen des Pankreas benigner Art ohne eigentliche Zuckerkrankheit feststellen, leichte Erhöhungen des Blutzuckerspiegels, gelegentliche Glykosurie und verminderte Kohlehydrattoleranz bei Traubenzuckerbelastung. Hagelberg, Farini, Marañon haben auf das Vorkommen der letzteren hingewiesen, und die Angaben sind von Hitzenberger und Richter-Quittner, Kylin bestätigt worden.

Hetényi fand bei benignen Sklerosen ein sehr buntes Verhalten auf Zuckerbelastung, bald normales Verhalten, bald Erhöhung des Blutzuckers mit oder ohne Glykosurie, bald niedrigen Blutzuckeranstieg mit Glykosurie schon auf 50 g Dextrose wie bei der Nephrose.

Die malignen Sklerosen dagegen wiesen auf alimentäre Belastung eine stark verminderte Zuckerdurchlässigkeit auf; in der großen Mehrzahl der Fälle trat trotz erheblicher Erhöhung des Blutzuckers selbst nach 200 g Dextrose keine Glykosurie auf.

O'Hare fand nach Traubenzuckerbelastung (1,5 mg pro Kilogramm Körpergewicht) bei Hypertonikern in 15 von 22 Fällen auffallend hohe Blutzuckerwerte, aber keinen Parallelismus zum Grade der Blutdrucksteigerung. Genau so finden wir beim roten Hochdruck von seiten der Nieren ungemein häufig irgendwelche Zeichen der Erkrankung, aber keinen Parallelismus dieser zum Grade der Blutdrucksteigerung. Kerppola hat sogar in 80% eine Erniedrigung der Zuckertoleranz, in 25% alimentäre Glykosurie gefunden. Das würde mit der Häufigkeit morphologischer Befunde an den Pankreasgefäßen wohl übereinstimmen.

Wiechmann hat ebenfalls an 256 Diabetikern gezeigt, daß die Hypertonie bei diesen häufiger ist als bei gleichaltrigen Stoffwechselgesunden, und er fand auch oft bei Hypertonikern Veränderungen im Verhalten des Blutzuckers mit und ohne Belastung, die für Diabetes charakteristisch sind. „Bei einem großen Teil der Hypertoniker besteht gewissermaßen ein latenter Diabetes." Auch er führt dieses Verhalten auf eine „Pancreatocirrhosis arteriolosclerotica" zurück.

Es ist wichtig, dabei im Auge zu behalten — das gilt für alle Folgeerscheinungen der Angiosklerose —, daß eine mangelhafte Durchblutung der Organe auch schon bei herabgesetzter Weitbarkeit der Arterien zustande kommen kann, und daß diese Gefäßverhärtung nicht gleichbedeutend ist mit dem atherosklerotischen Intimaleiden und sich der morphologischen Feststellung ganz oder fast ganz entziehen kann.

Wenn Peiser aus dem großen Material der Straußschen Abteilung in seiner sehr lehrreichen Abhandlung über den hypertonischen Diabetes zu dem Schluß kommt, daß der Diabetiker mehr als der Nichtdiabetiker zu Hypertonie und Arteriosklerose prädisponiert ist, so kann man den Satz, glaube ich, mit mehr Recht umkehren und sagen, Hypertoniker und Arteriosklerotiker sind mehr zu (Alters-)Diabetes prädisponiert als Nicht-Hypertoniker und Nicht-Arteriosklerotiker.

Bei der nahen Beziehung der endokrinen Drüsen zur Konstitution und Vererbung (Grote) lag es nahe, auch für die Ätiologie der konstitutionellen Hypertension an Störungen der inneren Sekretion der Inkretdrüsen zu denken.

Lichtwitz schreibt, daß sich als eine häufige Folge der bei der Involution eintretenden Disharmonie eine Spannungszunahme der Arterienwandungen ergibt, die klinisch als Hypertonie in die Erscheinung tritt und die anatomischen Folgen nach sich zieht, die man als Arteriosklerose bezeichnet. So käme z. B. auch die Hypertension im Klimakterium zustande, „das ja zu starken Beanspruchungen der Gefäße führt, zweifellos durch hormonale Unstimmigkeiten, an denen verschiedene Innendrüsen beteiligt sind.“

Ich habe mich trotz der großen heute überall zutage tretenden Neigung, die Hypertension bei Frauen in ätiologische Beziehung zu dem Aufhören der Ovarialinkretion zu bringen, bisher nicht davon überzeugen können, daß hier engere Beziehungen bestehen, als sie das zeitliche Zusammentreffen der Wechseljahre mit dem hypertonischen Alter mit sich bringt. Doch mögen die vasomotorischen Erscheinungen dieser Phase geeignet sein, bei Disponierten — mit nicht mehr ganz weitbaren Gefäßen — die Hypertension manifest werden zu lassen, oder durch Schwankungen des Schlagvolumens mit Überhöhung nur des systolischen Druckes eine Hypertension vorzutäuschen (vgl. S. 507).

Fishberg hat einen merkwürdigen Fall von Myxödem mit Hochdruck beschrieben.

Bei einem bis dahin gesunden Jungen von 17 Jahren entstand plötzlich eine extreme Fettsucht; die Entwicklung der primären und sekundären Geschlechtsmerkmale war stark verzögert. Der Blutdruck stieg auf 175/135, der Kranke starb mit 21 Jahren an Bronchopneumonie, Kreislaufinsuffizienz. Bei der Autopsie fand sich eine Hirnblutung, ausgedehnte Atrophie der Schilddrüse, keine Abnormität an Zirbeldrüse oder Nebennieren, aber eine generalisierte Arteriolosklerose am stärksten in Nieren, Milz und Pankreas, keine Glomerulonephritis.

Nach den vorliegenden Sektionsbefunden komme Herzhypertrophie, Granularniere und schwere Arteriosklerose nicht selten bei Myxödem vor. Fishberg meint selbst, daß das Fehlen des Schilddrüsenhormons nicht direkt den Hochdruck hervorrufe, vielleicht bestehe eine komplizierte Störung in der gegenseitigen Relation der Inkretdrüsen und dem vegetativen Nervensystem, doch sei der Mechanismus noch ganz dunkel. Wesentlich und der Erklärung bedürftig scheint mir das verfrühte Auftreten hochgradiger allgemeiner Arteriosklerose bei Hypothyreose zu sein.

Auch das Gegenteil, eine Hyperthyreose kann nicht als ätiologischer Faktor der Hypertension in Frage kommen (vgl. S. 508), wenn auch Fälle von Überfunktion der Schilddrüse mit Tachykardie und Blutdrucksteigerung beschrieben worden sind.

Mannaberg hat über Tachykardie bei Hochdruck berichtet und diese mit einer endokrinen Störung wahrscheinlich thyreogenen Ursprungs in Zusammenhang gebracht. In diesen Fällen fand er auch eine Erhöhung des Grundumsatzes, bei nephritischem Hochdruck dagegen nicht.

Herbst hat das bestätigt, während Hayasaka den Grundumsatz bei der benignen oder essentiellen Hypertension selten etwas erhöht, meist normal gefunden hat. Dagegen war er bei der malignen Hypertension erhöht, bei sekundärer Schrumpfniere herabgesetzt. Wir haben den Grundumsatz bei rotem Hochdruck meist normal, nur bei Herzinsuffizienz etwas erhöht gefunden (Kroetz). Doch kommen Fälle mit thyreotoxischem Einschlag und erhöhtem Grundumsatz vor (Glatzel).

Secher hat wiederum die Vermutung geäußert, daß manche Form der essentiellen Hypertension auf einer Insuffizienz der Nebenschilddrüsen beruhen möchte.

Diese Vermutung stützt sich auf anatomische Veränderungen der Glandula parathyreoidea (Schwinden der Hauptzellen und Vermehrung der eosinophilen Zellen), auf die Abnahme der Blut-Ca-Werte im Alter, und er hat nach länger fortgesetzten Injektionen eines Parathyreodinpräparates (Paroidin von Partke Davis u. Co.) eine Steigerung des Blutkalks und Abnahme des Blutdruckes beobachtet.

Auch an die Hypophyse ist gedacht worden.

Otfried Müller und K. A. Bock haben in einem Fall von jugendlicher Hypertonie mit Vasoneurose, nicht tastbarer Schilddrüse, herabgesetztem Grundumsatz und Dystrophia adiposo-genitalis röntgenologisch eine kleine Hypophysengrube gefunden und nach Präphysongabe körperliche und geistige Besserung und Senkung des Blutdrucks gesehen. Sie sehen in dieser Beobachtung „einen weiteren Hinweis für die Annahme, daß bei der Entstehung der konstitutionellen Blutdrucksteigerung die Verminderung der Tätigkeit der Hypophyse und insonderheit ihres Vorderlappens eine wesentliche, ja wahrscheinlich die primäre Rolle spielt."

Andere Autoren denken im Gegenteil an eine Überfunktion der Hypophyse als Ursache der essentiellen Hypertonie. Kahler erwähnt den Befund von Tumoren der Hypophyse bei 2 Hypertonikern, und Leimdörfer wie Hirsch finden bei einer Anzahl von Hypertonikern röntgenologisch eine vergrößerte Sella turcica.

Was die Lebensweise betrifft, so steht unter den Faktoren, welche das Auftreten einer Hypertension begünstigen, die Überernährung wohl oben an. Ein großer Teil der Hypertoniker ist fettsüchtig, oder doch übermäßig gut genährt. Es gibt aber auch magere Hypertoniker. Recht häufig hört man auch, daß eine große Vorliebe für Fleischgenuß besteht.

Weitz hat auf dem Kongreß von 1929 mitgeteilt, daß die kein Fleisch essenden Mönche von drei strengen Orden niedere, Mönche zweier anderer Orden, die den Fleischgenuß nicht verschmähen, in allen Altersstufen höhere Blutdruckwerte aufweisen. In den höheren Altersstufen betrugen die Unterschiede durchschnittlich 40 mm Hg (Saile). So sehr das dafür zu sprechen scheint, daß Fleischnahrung die Entstehung der Hypertonie begünstigt, größte Enthaltsamkeit in allen Dingen ihr Auftreten hintanhält, so ist dabei doch nicht zu vergessen, daß es auch eine Frage des Temperamentes und damit der Konstitution ist, ob jemand sich entschließt, gerade ein Trappistenkloster aufzusuchen, in dem nicht nur der Genuß von Fleisch, Fisch, Butter und Eiern, sondern auch Sprechen verboten ist.

Saile läßt das nicht gelten und meint, der wichtigste und erste Faktor, der die erbliche Anlage zur Entfaltung bringt, sei der jahrelang durchgeführte Genuß von animalischen Lebensmitteln, speziell des Fleisches. Ganz fehlen übrigens die Hypertoniker nicht unter den fleischlos lebenden Mönchen, im 6. Jahrzehnt hatten 2 derselben Blutdruckwerte von 170 und 175, im 8. zwei die Blutdruckwerte von 160 und 170, und — auch fanatische Vegetarianer können Hochdruck haben. Faber hat z. B. bei einem seit 12 Jahren streng vegetarisch Lebenden einen Blutdruck von 220 gefunden.

Nach Thomas zeigt der Grönlandeskimo, der nur auf reine Fleischkost angewiesen ist, keine Neigung zu Gefäß- und Nierenerkrankungen, der Labradoreskimo dagegen, dessen Kost auch getrocknete und anderweitig präparierte Nahrungsmittel enthält, sei diesen beiden Krankheiten stark ausgesetzt.

Newburgh, Falcon-Lesses und Johnston wenden ein, daß hier eine Anpassung vorliegen könne; doch gehe aus den Zahlen von Thomas hervor, daß immerhin 8,5% der 142 untersuchten Grönlandeskimos mittleren Alters Albuminurie und 6% Hypertension gehabt haben, während nach der Statistik der Lebensversicherungsgesellschaft nur 2,5% der Menschen von 45—55 Jahren Albuminurie haben und nur 0,9% eine erhebliche Menge Eiweiß ausscheiden.

Bei einem 32jährigen Freiwilligen trat bei einer Kost, die 337 g Protein (davon etwa $1/_4$ in Form von Leber), 271 g Fett und 96 g Kohlehydrate enthielt, nach 6 Wochen Albuminurie auf, im Laufe von 6 Monaten nahm die Eiweißausscheidung zu bis zu 2—4 mg Protein pro Stunde, der Urin enthielt anfangs nur hyaline, später auch und noch mehr granulierte Zylinder. Der Blutdruck stieg aber nicht an, und 10 Tage nach Absetzung der Eiweißdiät und vorwiegender Kohlehydraternährung war das Eiweiß verschwunden.

Während der eiweißüberreichen Kost war der Urin sehr sauer, p_H nahe an 5, und es fehlt ein Kontrollversuch, ob nicht die starke Säuerung des Urins allein genügt hätte, die Eiweißausscheidung hervorzurufen.

Ich habe 1910 auf Grund einer Auskunft aus Japan angegeben, daß die Hypertension bei den Japanern, die sehr wenig Fleisch genießen, sehr selten sei. Diese Bemerkung hat Akatsuka und Hashimoto veranlaßt, das Vorkommen des Hochdrucks in Japan statistisch zu untersuchen. Das auf der japanischen Gesellschaft für innere Medizin 1928 vorgetragene Ergebnis ist folgendes:

Unter 1314 Männern und 1955 Frauen von 11—80 Jahren, die während der letzten 2 Jahre die Charitéklinik des Hospitals aufgesucht haben — die Mehrzahl ist arm, lebt hauptsächlich von Reis und Vegetabilien, etwas Fisch, aber wenig Fleisch — hatten 141 Männer

$= 10,7\%$ und 255 Frauen $= 10,99\%$ einen systolischen Blutdruck über 160 mm Hg oder diastolischen Druck über 100, wenn der systolische niedriger als 160 mm Hg war.

Auch hier findet sich ein allmähliches Zunehmen der Fälle von Hochdruck in den höheren Altersklassen:

Alter	Männer $\%$	Frauen $\%$	Männer und Frauen $\%$
11—15	0	0	0
16—20	0,7	0	0,4
21—25	3,2	4,0	3,8
26—30	4,5	6,0	5,4
31—35	4,8	7,1	6,3
36—40	17,2	12,7	14,2
41—45	12,0	13,7	13,0
46—50	21,4	17,2	19,0
51—55	27,4	38,9	33,6
56—60	23,6	51,1	47,7
61—65	52,4	55,0	53,7
66—70	48,3	56,5	51,9
71—80	54,5	70,0	64,3

Janeway hatte für Amerika gefunden, daß $11,1\%$ von 7872 erwachsenen Patienten über 20 Jahren einmal einen systolischen Blutdruck von 165 mm Hg und mehr aufwiesen. Akatsuka und Hashimoto fanden jenseits der 20er Jahre einen Blutdruck von über 165 mm Hg in 12% Männern und $11,2\%$ Frauen, zusammen $11,6\%$, also etwas mehr als in der amerikanischen Statistik. Danach ist eine relative Immunität gegen den Hochdruck bei den Japanern nicht vorhanden.

Diese konstante Beziehung zwischen Hochdruck und Alter auch bei einer ganz vorwiegend vegetarisch lebenden Rasse sprechen nicht sehr für eine ätiologische Bedeutung der Nahrungsweise, oder von Darmtoxinen, die Mirtl aus einer Beobachtung von dreimaligem Druckabfall nach Beseitigung von Verdauungsstörungen angenommen hat. Auch nicht für die Annahme von Biebl, daß die genuine Hypertonie durch nicht entgiftete Phenol-Indolkörper hervorgerufen werde. Auch nicht für einen Zusammenhang der Hypertension mit einem allergischen Charakter tragenden Nährschaden durch blutfremde Eiweißabbauprodukte (Funk) und endlich nicht für die Annahme, daß die Hypertension zu den allergischen Krankheiten gehört.

Waldbott hat das für einen Teil der Fälle daraus geschlossen, daß in 2 allergischen Familien, von denen die eine auch mit Hypertension erblich belastet war, die Hypertension in Verbindung mit allergischen Krankheiten gehäuft auftrat und durch Beseitigung der allergischen Phänomene gemildert wurde.

Bemerkenswert ist allerdings in beiden Fällen das relativ jugendliche Alter der hypertonischen Patienten, die alle zugleich an einer allergischen Erkrankung (Heufieber, Ekzem, Urtikaria usw.) litten. Auch Lintz gibt an, daß 50% der Hypertoniker in der eigenen oder der Familienvorgeschichte allergische Erscheinungen aufwiesen.

Wie weit der Alkoholismus zur Nierensklerose disponiert, ist bei der großen Häufigkeit des Lasters wie der Krankheit schwer zu sagen. Doch haben wir den Eindruck, daß die starken Bier- und Weintrinker oft Hypertonie aufweisen, und unter den Berufsarten unserer Hypertoniker sind die alkoholischen Berufe der Brauer und Gastwirte, der Reisenden, der Weinhändler und Schnapsbrenner, die allerdings auch starke Esser zu sein pflegen, und dementsprechend auch die Metzger stark vertreten. Dieser ätiologische Faktor würde uns verständlicher erscheinen, wenn wir die essentielle Hypertonie auf eine vorzeitige Präarteriolensklerose vornehmlich der Bauchgefäße zurückführen dürften. Nach v. Romberg bekommt jeder seine Arteriosklerose in dem Gefäßgebiet, das er am meisten anstrengt.

Auch das Münchener Bierherz und die alte idiopathische Herzhypertrophie dürften wohl auf einer Abnahme der Weitbarkeit des Gefäßsystems mit oder ohne Nierensklerose beruhen, die autoptisch bei den so häufigen Befunden von makroskopisch normalen Nieren sehr leicht übersehen wird und selbst für die mikroskopische Untersuchung ohne spezifische Elastikafärbung oft nicht sicher zu erkennen ist.

Für das Tübinger Weinherz ist meine Annahme einer hypertonischen Nephrosklerose von Mönckeberg nachträglich durch den Nachweis der typischen Nierengefäßveränderungen in alten Sammlungspräparaten bestätigt worden (vgl. S. 458), während Fahr auf Grund negativer Nierenbefunde das Vorkommen idiopathischer Herzhypertrophie noch behauptet. Nachdem wir uns davon überzeugt haben, daß die (rote) Hypertension von der Niere unabhängig ist, und glauben, jene irgendwie auf Abnahme der Dehnbarkeit des Arteriensystems zurückführen zu dürfen, so möchten wir in der vermeintlich idiopathischen Herzhypertrophie ohne Nephrosklerose die — seltene — reine essentielle Hypertension bei „allgemeiner" Angiosklerose ohne bevorzugte Elastose der Nierengefäße erblicken (vgl. S. 625).

Der Schnapstrinker neigt nach Fahrs Beobachtungen am Material des Hamburger Hafenkrankenhauses weder zu Hypertension noch zu Arteriosklerose. Auch Orth hat die Organe von Säufern häufig frei von Arteriosklerose gefunden. Es kommt also wohl auf die Belastung des Gefäßsystems mit großen alkoholischen Flüssigkeitsmengen an. Ich kenne aber auch im Trinken ganz mäßige Hypertoniker, die nur starke Esser sind, und solche, die weder nach der einen noch nach der anderen Seite das Maß überschreiten. Schon die fast gleichmäßige Verteilung der Hypertension auf die beiden Geschlechter sollte davon abhalten, die Bedeutung von Alkohol und Überernährung, die angeblich zu einer Änderung des chemischen „milieu interne" des Organismus führen (E. Frank), zu überschätzen.

Das gleiche gilt vom Tabakmißbrauch. R. Schmidt meint allerdings, daß dieser eine ganz außerordentliche, vielleicht die wichtigste Rolle in der Summe der Bedingungen des Hochdrucks spiele, teils unmittelbar, als wahrscheinlich angiospastisch wirkende Noxe, teils mittelbar, indem der Tabak als Peitsche wirkt und die wohltätige vorbeugende Regelung des Ermüdungsgefühls stört. Mein Mitarbeiter John konnte im Rauchversuch eine Blutdrucksteigerung feststellen.

Munk erwähnt den Fall eines 57jährigen Kollegen, bei dem er einen Blutdruck von 145 mm Hg und röntgenoskopisch ein mächtig vergrößertes Herz feststellte. Der Kranke versicherte, daß er zwischen seinem 48. bis 53. Jahre fast immer 200 mm Hg Blutdruck und entsprechende Beschwerden gehabt habe. Nachdem er das Rauchen gelassen habe, seien die Beschwerden geschwunden und sein häufig kontrollierter Blutdruck wieder zurückgegangen.

Da der Einfluß des Tabaks für die Entstehung der Koronarsklerose wohl nicht zu bezweifeln ist, so wird man auch die Möglichkeit zugeben müssen, daß er das Auftreten allgemeiner Angiosklerose bei Disponierten begünstigt; doch spricht die große Häufigkeit der Alters-Hypertension bei Frauen gegen eine zu starke Betonung dieses ätiologischen Hilfsfaktors. Es mag sein, daß an seiner Stelle bei Frauen starker Tee- und Kaffeegenuß im gleichen Sinne begünstigend wirkt.

Von sonstigen exogenen Hilfsfaktoren werden mit Vorliebe das Blei und die Lues erwähnt.

Der Hochdruck bei der Bleivergiftung, die von allen Autoren ausnahmslos als exogenes Moment in der Ätiologie der Hypertension angeführt wird, hat, wie schon mehrfach erwähnt, wahrscheinlich nichts mit der — passiven — Hypertension zu tun, sondern beruht wohl auf dem aktiven hämatogenen Mechanismus der allgemeinen Gefäßkontraktion. Die Reihenfolge heißt beim Blei nicht, wie Lichtwitz behauptet: Hypertonie — Arteriosklerose — Schrumpfniere, sondern wahrscheinlich Angiospasmus — Endarteriitis (mit fakultativer Elastikahypertrophie und sekundärer Angiosklerose) — sekundäre Schrumpfniere. Die Endstadien sehen allerdings den genuinen Schrumpfnieren und malignen Sklerosen zum Verwechseln ähnlich (vgl. auch Brogsitter und Wodarz, Battaglia), insbesondere finden wir dort wie hier die zellreiche Endothelwucherung in den Arteriolen, wie sie für die Nephritis und sekundäre Schrumpfniere eigentümlich sind. Es fehlt uns aber zur sicheren Entscheidung der Vergleich mit den Frühstadien, der Vergleich der reinen Bleihypertonie ohne klinische Nierenveränderungen mit der essentiellen Hypertonie.

Daß der Tod an Urämie als Folge der schweren Arteriolenveränderungen bei relativ intakten Glomeruli (Battaglia) eintreten kann, beweist nichts gegen, sondern spricht für die Annahme, daß der Angiospasmus das Primäre und die Ursache sowohl der Gefäßveränderungen als auch des Parenchymschwundes ist. Denn das gleiche kommt bei subakuter Nephritis vor (vgl S 1368). Das Tertium comparationis ist nicht die Glomerulierkrankung der Nephritis — Battaglia leugnet die Existenz einer akuten oder subakuten Bleinephritis (vgl. S. 1258) —, sondern der aktive Mechanismus der Gefäßkontraktion, den ich aus der starken Endarteriitis schließe.

Lues begegnet uns in der Anamnese, luetische Aortitis im Leichenbefunde der Hypertoniker nicht ganz selten, doch scheint es auch hier gewagt, daraus zu weitgehende Schlüsse zu ziehen. Immerhin gehört die Lues mit zu den Krankheiten, welche die frühzeitige Entwicklung von allgemeiner Arteriosklerose befördern (vgl. S. 466), und es wird allgemein angenommen, daß Arteriosklerose häufig gefunden wird bei jungen Personen mit kongenitaler Syphilis (Fremont Smith).

Die Hauptbedeutung der Lues für die Niere scheint Kollert in einer relativ raschen Entwicklung arteriosklerotischer Veränderungen zu liegen. Unter 120 Nephrosklerosen hatten 29 (24%) eine Lues. In unserem Material hatten unter 452 Fällen von rotem Hochdruck 4,8% Lues und zufällig ebensoviel Prozent unter 124 Fällen von maligner Sklerose.

Die andere chronische Infektionskrankheit, die Tuberkulose, verhält sich entgegengesetzt. Obwohl sich das anatomische Substrat der Elastose und Arteriolosklerose der Niere bei älteren Tuberkulösen nicht selten findet, kommt die genuine Hypertonie bei dieser nur sehr selten vor (Kieffer). Dieses Mißverhältnis erklärt Kieffer aus der blutdrucksenkenden Wirkung der Tuberkulotoxine; es muß dabei aber auch in Betracht gezogen werden, daß die Arterien bei Tuberkulösen auffallend weich und dehnbar gefunden werden (Hochrein).

Wenn sich die Tuberkulose bei einem Hypertoniker entwickelt — Kieffer fand unter 476 Fällen von Lungentuberkulose im Rückbildungsalter nur 15mal Blutdruckwerte von 140 bis 150 und 8mal solche von 150 bis 180 mm —, so tritt im weiteren Verlauf der Erkrankung Druckabfall ein.

Da eine Tuberkulose das Auftreten des hämatogenen blassen Hochdrucks bei komplizierender Nephritis nicht hindert (vgl. Abb. 137, S. 1329), so könnte man den Druckabfall bei mit Tuberkulose kompliziertem rotem Hochdruck mit der Tonus herabsetzenden Wirkung der Tuberkulotoxine in Beziehung bringen und darin eine Stütze für unsere Hypothese erblicken, daß der — infolge Abnahme der druckspeichernden Fähigkeit der Kleinarterien auftretende — Hypertonus der Arteriolen es ist, der die — rote — Hypertension bei Angiosklerose bewirkt.

Als begünstigendes Moment muß die Intensität des Lebens überhaupt betrachtet werden, und wir finden die genuine Hypertension besonders häufig in den besseren Ständen bei abgehetzten Personen in verantwortlicher Stellung, welche ein sehr arbeitsreiches Leben hinter sich haben.

Es ist wohl kein Zufall, daß die schwer körperlich arbeitende Klasse viel weniger zu hypertonischer Angiosklerose, viel mehr zu Verkalkung der großen peripheren Gefäße neigt, während die gut situierte Klasse und die Kopfarbeiter sich umgekehrt verhalten.

Die Entlastung des Splanchnikusgebietes durch starke Muskelarbeit auf der einen Seite, die stärkere Belastung dieses Gebietes durch Wohlleben, Regulation psychischer Insulte und mangelnde Entlastung durch sitzende Lebensweise mögen da schon eine begünstigende Rolle spielen.

Auch Kummer, Sorge und Not sind geeignet, eine Hypertension zu manifestieren und ihre Entwicklung zu befördern.

Pal ist es aufgefallen, daß mit der gewaltigen Umwälzung der Lebensführung während des Krieges — und man kann hinzufügen, mit den vielfachen seelischen Aufregungen und Erschütterungen — die schwere Atherosklerose der Aorta in den letzten Jahren seltener, die Hypertension häufiger geworden ist. Man könnte das so auslegen, daß die Abnutzungserscheinungen im Gefäßsystem früher, vorzeitig, unter dem Typus der präsenilen Gefäßerkrankung aufgetreten sind.

Auch Munk und Lichtwitz ist die Zunahme der Hypertonien während des Krieges bei Frauen aufgefallen, auf denen neben aller Sorge um Mann und Kinder noch die Arbeit und Verantwortung für das Geschäft oder den Hof des Mannes lastete.

Es ist wohl bei der Arteriosklerose überhaupt die Funktion, d. h. das Leben selbst, das je nach seiner Intensität und je nach der individuellen Resistenz des Organismus früher oder später zur Abnutzung der Gefäße führt, in denen das Leben pulsiert, und es ist schließlich doch nur eine Frage der Konstitution, die wir ja auch an dem Maß der Ermüdung messen (F. Kraus), eine Frage der vererbten Widerstands- und Dauerfähigkeit, ob in dem einen Fall trotz größter Schonung vorzeitige Alterserscheinungen an den Gefäßen auftreten, im anderen Falle trotz größten Mißbrauchs ausbleiben.

Symptomatologie.

Wie der Name besagt, ist das pathognomonische Symptom der konstitutionellen Hypertension und der mit ihr fast regelmäßig verbundenen „monosymptomatischen" Nierensklerose die Blutdrucksteigerung.

Korrekterweise müßte man, da die Blutdrucksteigerung nicht mehr als Symptom der Nierensklerose betrachtet werden kann, trennen zwischen allgemeiner (splanchnischer?) Angiosklerose und Nephroangiosklerose. Da die Vereinigung beider aber die Regel ist, so kann man wenigstens in praxi ganz davon absehen, daß Fälle von — reiner — „allgemeiner" Angiosklerose mit Hypertension ohne Nierenangiosklerose vorkommen, und umgekehrt Fälle von — reiner — Angiosklerose der Nierengefäße, welche p. m. bei histologischer Untersuchung entdeckt werden, klinisch aber weder Blutdrucksteigerung, noch Herzhypertrophie, noch sonstige Nierensymptome dargeboten haben.

Für den Arzt und den Kranken spielen diese Fälle von reiner arterio- bzw. angiosklerotischer Erkrankung der Nierengefäße kaum je eine Rolle. Die Nierengefäßsklerose macht nur dann subjektive oder objektive Erscheinungen, ist gewöhnlich nur dann der Diagnose zugänglich, wenn sie mit Blutdrucksteigerung verbunden ist, d. h. als Teilerscheinung der allgemeinen und splanchnischen Gefäßverhärtung auftritt oder bereits zu blassem Hochdruck mit Retinitis oder Niereninsuffizienz geführt hat (vgl. S. 1723).

Die **Blutdrucksteigerung** ist bei den typischen Fällen von essentieller Hypertension recht bedeutend. Unter den in unserer Monographie zusammengestellten 268 klinisch beobachteten Fällen fanden wir 102 mal Blutdruckwerte über 200 mm Hg, in 104 Fällen Werte von 170—200 mm Hg und nur in 61 Fällen Werte unter 170 mm Hg.

Man kann im Zweifel sein, von welcher Grenze ab der Blutdruck als pathologisch gesteigert angesprochen werden soll. Wir finden als Normalwert bei Erwachsenen 110—120 mm Hg und betrachten bei der akuten Nephritis und bei jugendlichen Individuen schon kleine Anstiege für beachtenswert. Von einer beginnenden oder leichten Hypertension sprechen wir aber erst dann, wenn der systolische Blutdruck dauernd bei Jugendlichen 140, bei Älteren jenseits der 50er Jahre 160 mm Hg überschreitet. Daß der Blutdruck bei nervösen Individuen oft viel höher schnellt, ist jedem, der regelmäßig bei jedem Kranken den Blutdruck bestimmt, geläufig. Aber auch bei ganz normalen Leuten kann man oft zu Beginn der ungewohnten Prozedur der Messung Werte von 140 mm Hg und darüber feststellen, die bei mehrfacher Wiederholung zur Norm abfallen.

Man muß als Regel festhalten, den Druck vielfach hintereinander zu messen und nicht das Mittel, sondern den niedrigsten gefundenen Wert zu notieren.

Eine große Zahl von Fällen zeichnet sich durch eine überraschende Konstanz des hohen Blutdrucks aus, und zwar durch Wochen, Monate und Jahre.

Bei anderen Fällen finden wir merkwürdige Schwankungen nach abwärts, so daß unter Umständen stunden- oder tageweise niedere oder normale Zahlen erreicht werden, doch kehrt der Blutdruck dann doch meist wieder — abgesehen von Fällen tödlicher Herzschwäche — zur alten Höhe zurück.

Kylin hat diese Blutdruckschwankungen bestätigt und solche auch im Laufe des Tages beobachtet, wobei des Morgens gewöhnlich die niedrigsten Blutdruckwerte gemessen wurden.

Seltener sind plötzliche Schwankungen nach oben, die nach Pals Vorschlag zweckmäßig als Krisen bezeichnet werden. Sie sind dann gewöhnlich von alarmierenden Symptomen kardialer, kardiopulmonaler oder zerebraler Natur begleitet.

Derartige pressorische Gefäßkrisen, d. h. Anfälle von paroxysmalem Hochdruck, der minuten-, stunden- oder tagelang bestehen kann (Pal), können auch bei normalem Druck auftreten und zu Hochdruck überleiten.

Pal hebt hervor, daß solche Zustände anfangs in leichterer Form insofern latent verlaufen, als nur zufällige Druckmessungen ihren Bestand aufdecken, da der Kranke subjektiv wenig von ihnen empfindet. Allein sie können, wie Pal zu beobachten Gelegenheit hatte, die Vorläufer intensiver manifester Anfälle und auch von dauerndem Hochdruck sein.

Wir haben ausgesprochene Gefäßkrisen bei unseren essentiellen Hypertonikern des Krankenhauses recht selten gesehen, vielleicht sind sie in der Hauspraxis häufiger zu beobachten.

Eine besondere Gruppe bilden die Fälle, die man als transitorische Hypertonien bezeichnen kann. Hier finden wir zu Beginn der Behandlung hohe Blutdruckwerte, die im Laufe derselben schneller oder langsamer bis zur Norm absinken, doch pflegt der Blutdruck nach Abschluß der Behandlung unter den Bedingungen des täglichen Lebens gewöhnlich wieder anzusteigen.

Die Bestimmung des diastolischen Druckes, die mit dem Federmanometer von Recklinghausen, von Plesch oder mit dem von mir angegebenen, transportablen Hg-Manometer mit sehr kleinem Luftraum [1] oszillatorisch, oder nach Korotkow auskultatorisch so leicht und sicher auszuführen ist, ist nicht nur insofern von Wert, als man aus einem niedrigen diastolischen Druck auf eine Verschlechterung der Windkesselfunktion der Aorta, d. h. auf Atherosklerose der großen Gefäße schließen kann, sondern sie ist auch für die Beurteilung des Hochdrucks sehr wichtig, fast noch wichtiger, als die Bestimmung des systolischen Druckes. Denn der diastolische Druck (oder Restdruck, Mirtl) gibt, wie oben (S. 477) bereits ausgeführt, das Maß für die Erhöhung der Widerstände, die Differenz zwischen systolischem und diastolischem Druck, die Amplitude, ein Maß für die Herzkraft und bei ein und demselben Individuum einen Anhaltspunkt für die Größe des Schlagvolumens (vgl. S. 497).

In manchen Fällen von Hochdruck betrifft die Erhöhung nur oder fast nur den systolischen Druck (vgl. S. 477); wir schließen daraus, daß die Dehnbarkeit des Gefäßsystems im allgemeinen und insbesondere der großen Gefäße gelitten hat.

In anderen Fällen betrifft die Erhöhung auch und vorwiegend den diastolischen Druck. Wir schließen daraus, daß die Dehnbarkeit vorwiegend oder ausschließlich der kleinen und die Weitbarkeit der kleinsten Gefäße (insbesondere des Bauches?) durch Hypertonus vermindert ist. Dabei kann der systolische Druck infolge ungenügender Herzkraft relativ wenig erhöht sein; dann gibt die

---

[1] Cassel, B. B.: Medizinisches Warenhaus. Frankfurt a. M.

Höhe des diastolischen Druckes ein viel besseres Urteil über den Grad der Hypertension oder des Hypertonus infolge von Hypertension als der systolische.

In einem Fall unserer Beobachtung z. B. fanden wir bei einem Cor bovinum mit allen Zeichen der chronischen Herzinsuffizienz einen systolischen Druck von 150—160 mm Hg, dagegen einen diastolischen Druck von 110—120, dem bei guter Herzkraft ein systolischer Druck von über 200 entsprechen würde.

Als Normalwert kann man etwa die Hälfte des systolischen Druckes, sowohl beim Gesunden als beim Hypertoniker betrachten.

Lian nimmt für den diastolischen Druck als Norm an: Hälfte des systolischen Druckes + 10, bei sehr ausgesprochener Hypertension + 20 mm Hg. Nach Peters schwankt der diastolische Druck zwischen $\frac{S}{2}$ und $\frac{S}{2} + 30$ (vgl. S. 461).

Als Beispiel für die Konstanz des erhöhten Blutdrucks gebe ich nur zwei kleine Zahlenreihen aus vielen:

Kon...i, Johann, 68 Jahre.		Bur....dt, Philipp, 60 Jahre	
10. 10. 1911	188/90 mm Hg	24. 4. 1912	230/130 mm Hg
15. 10.	183/96 ,, ,,	28. 4.	229/104 ,, ,,
20. 10	194/125 ,, ,,	9. 5.	222/100 ,, ,,
27. 10.	170/108 ,, ,,	17. 5.	232/104 ,, ,,
10. 11.	192/105 ,, ,,	21. 5.	240/98 ,, ,,
3. 12.	184/102 ,, ,,	13. 6.	250/115 ,, ,,
14. 12.	185/112 ,, ,,		

Beispiele für transitorische Hypertonien sind in der Arbeit von Leva aus dem Mannheimer Krankenhaus in größerer Zahl zusammengestellt, auch hier noch zwei derartige Fälle:

Fall 26, 47 Jahre (Frau)		Fall 39, 58 Jahre (Mann)	
22. 11. 1910	210/125 mm Hg	20. 3. 1911	210/105 mm Hg
23. 11.	187/126 ,, ,,	21. 3.	155/82 ,, ,,
25. 11.	170/180 ,, ,,	23. 3.	132/65 ,, ,,
30. 11.	117/87 ,, ,,	25. 3.	118/60 ,, ,,
8. 12.	120/90 ,, ,,	nach 5 Wochen	150/72 ,, ,,

Als Beispiel eines Falles, in dem man von einem Übergang einer transitorischen in eine mehr konstante Hypertonie reden kann, mag der Fall Dör... dienen:

I. Aufnahme:		II. Aufnahme:		III. Aufnahme:	
21. 5. 1912	170/98 mm Hg	12. 12. 1912	152/102 mm Hg	10. 2. 1913	198/102 mm Hg
28. 5.	144/75 ,, ,,	16. 12.	146/87 ,, ,,	15. 2.	168/80 ,, ,,
7. 6.	138/86 ,, ,,	19. 12.	119/86 ,, ,,	24. 2.	156/78 ,, ,,
21. 6.	136/74 ,, ,,	10. 1.	135/75 ,, ,,	1. 3.	146/73 ,, ,,
30. 6.	136/70 ,, ,,			18. 3.	187/72 ,, ,,

Als Beispiel für die Labilität des erhöhten Blutdruckes gebe ich eine Reihe von Zahlen, die bei einem 71jährigen (systolischen) Hypertoniker beobachtet wurden (Philipp D.).

15. 9. 1910	200/55 mm Hg	13. 10. 1910	177/35 mm Hg
16. 9.	192/51 ,, ,,	14. 10.	151 ,, ,,
18. 9.	179/51 ,, ,,	15. 10.	178/54 ,, ,,
19. 9.	156/76 ,, ,,	16. 10.	203/39 ,, ,,
20. 9.	158/61 ,, ,,	24. 10.	229/57 ,, ,,
21. 9.	160/55 ,, ,,	25. 10.	161/34 ,, ,,
23. 9.	145/55 ,, ,,	26. 10.	206 ,, ,,
26. 9.	173/55 ,, ,,	30. 10.	179/55 ,, ,,
27. 9.	136/31 ,, ,,	1. 11.	158/51 ,, ,,
28. 9.	142/46 ,, ,,	2. 11.	212/54 ,, ,,
29. 9.	158/38 ,, ,,	3. 11.	169/56 ,, ,,
30. 9.	134/31 ,, ,,	5. 11.	283/63 ,, ,,
2. 10.	176/30 ,, ,,	13. 11.	144/60 ,, ,,
5. 10.	171/37 ,, ,,	24. 11.	160/54 ,, ,,
6. 10.	203 ,, ,,	30. 11.	170/56 ,, ,,
7. 10.	178/56 ,, ,,	4. 12.	187/76 ,, ,,
10. 10.	212 ,, ,,	11. 12.	194/72 ,, ,,
12. 10.	195/48 ,, ,,	14. 12.	184/57 ,, ,,

Endlich noch einige Beispiele dafür, daß der Blutdruck bis kurz vor dem Tode erhöht bleiben kann.

Tod durch akute Herzinsuffizienz.		Tod durch Hirnblutung.	
Well... Blutdr. 162 am Tag des Todes.		Götz... Blutdr. 245 am Tag des Todes.	
Müß... ,, 195 ,, ,, ,, ,,		Merk... ,, 225 ,, ,, ,, ,,	
Hufn... ,, 195 1 Tag vor d. Tode.		Banz... ,, 274 ,, ,, ,, ,,	
		Herz... ,, 200 ,, ,, ,, ,,	

Auch G. Fahr hebt als bemerkenswert hervor, daß extrem hohe Blutdruckwerte trotz schwerer Herzschwäche bis 1 oder 2 Tage vor dem Tode aufrecht erhalten werden können. In einem seiner Fälle betrug bei schwerer Dekompensation der Blutdruck 24 Stunden vor dem Tode 250 : 160 mm Hg.

Die Beurteilung des einzelnen Falles, des Krankheitsverlaufes, des Einflusses therapeutischer Maßnahmen, wird sehr erleichtert, wenn man die täglich, womöglich mehrfach, zum mindesten morgens und abends gemessenen Blutdruckwerte kurvenmäßig nach Art der Fieberkurve darstellt; man sieht auf dieser Blutdruckkurve mit einem Blick, ob es sich um einen labilen oder stabilen Hochdruck handelt.

Kylin und Fahrenkamp haben besonders auf die Tagesschwankungen des Blutdrucks hingewiesen und sind der Meinung, daß die essentielle Hypertonie weit mehr durch die Labilität als durch den Grad der Blutdrucksteigerung charakterisiert wird. Das gilt besonders für die systolische Altershypertension und mag vielleicht auch für die ganz frühen Stadien zutreffen und ein wichtiges Kennzeichen der beginnenden Hochdruckkrankheit sein, doch steht der Beweis noch aus, daß aus solchen nur durch die Labilität des Blutdrucks gekennzeichneten Fällen später immer eine echte permanente Hypertonie wird.

Ich finde bei der ausgesprochenen auch diastolischen Hypertension im Gegenteil die Konstanz der hohen Blutdruckwerte über Monate und Jahre höchst charakteristisch und erstaunlich; man muß freilich die oben erwähnte Vorsichtsmaßregel beachten, mehrfach hintereinander zu messen und den niedrigsten Wert festzuhalten, während Kylin, um die pathologische Labilität besser hervorzuheben, es für zweckmäßiger hält, die höchsten Werte ins Auge zu fassen. Vielleicht sind manche Angaben über die Variabilität des Blutdrucks auf diese Weise entstanden. Bei dieser Art der Messung findet man aber bei sehr vielen Menschen große Blutdruckschwankungen und könnte man viele jugendliche „Hypertoniker" diagnostizieren.

Das geht auch noch aus einer Aufstellung Kylins über die systolischen Blutdruckwerte bei 300 jungen Wehrpflichtigen von 20 bis 25 Jahren hervor:

Er fand einen normalen Blutdruck

unter 130 mm nur bei	228
130—139 mm bei	71
140—149 mm bei	6
150 mm und höher bei	5

Es ist auch nicht gleich, ob — gleiche Sicherheit in der Technik vorausgesetzt — der Arzt oder die Schwester mißt, ob der Kranke glaubt, daß etwas mit ihm geschieht, oder ob er die allmorgendliche Druckmessung wie die Temperatur- und Pulskontrolle als etwas Selbstverständliches hinnimmt.

Daß diese Variabilität des Blutdrucks gerade bei der — passiven — Hypertension durchaus nicht immer, ja nicht einmal vorwiegend auf Vasolabilität beruhen muß, sondern auch von der Gefäßfüllung und dem Schlagvolumen abhängen wird, die nüchtern am geringsten sind, das wurde schon mehrfach hervorgehoben. Von besonderem Interesse ist die von Müller und von Katsch und Pansdorf festgestellte Blutdrucksenkung im Schlafe, die Römheld übrigens auch beim Aufwachen des Kranken noch feststellen konnte. Auch sie weist darauf hin, daß das Minutenvolumen des Herzens, das im Schlafe und im nüchternen Zustande zurückgeht, von größerer Bedeutung ist als der Tonus der Peripherie, der vermutlich weniger durch den Schlaf oder durch das Fasten an sich als durch den Grad der Gefäßfüllung und Dehnung beeinflußt werden und erst infolge Abnahme dieser im Schlafe sinken dürfte. Straub glaubt allerdings im Schlafe Erweiterung der Blutgefäße annehmen zu dürfen, und er führt diese sowie die Verlangsamung des Herzschlages und die Blutdrucksenkung auf die im Schlafe eintretende Kohlensäurestauung zurück.

Es entspricht im allgemeinen unserer Erfahrung, wenn Fahrenkamp größere morgendliche Intermissionen auch bei an sich sehr hohen Einzelwerten des systolischen Druckes als ein günstiges Zeichen, einen Kurvenverlauf bei hohen systolischen Werten mit nur kleinen Intermissionen im Sinne einer schlechten Prognose verwertet. Kauffmann hat angegeben, daß die zunehmende Labilität des Blutdrucks sich durch den Nitroglyzerinversuch früher erkennen läßt, als die Schwankungen in der Tagesdruckkurve zum Ausdruck kommen. Kauffmann gibt nüchtern 2 mg Nitroglyzerin, d. h. 15 ccm der folgenden Lösung: Sol. Nitroglycerini alcohol. 1 % 2,0, Aqu. dest. ad 150. Bemerkenswert ist Kauffmanns Angabe, daß Kranke mit einer Apoplexie eine geringere Nitroglyzerinwirkung zeigen und ebenso Kranke mit sekundärer Schrumpfniere.

Über das Verhalten der Kapillaren und den Kapillarpuls bei der Hypertension, vgl. S. 462, 495, 500.

Die Strömung in den Nagelfalzkapillaren ist im Stadium des roten Hochdrucks kontinuierlich wie beim Normalen, aber „jagend", beschleunigt (O. Müller). Der Kapillardruck ist — bei normalem Venendruck — nicht erhöht (Kylin, Boas und Frant).

Weiß und Ellis glauben mit Hilfe der Kapillardruckmessung den Arteriolendruck messen zu können. Sie benutzen die Methode von Lewis und Haynel und bestimmen mit einer v. Recklinghausenschen Kapsel den Druck, der nötig ist, das erste deutliche Erbleichen der Haut zu erzielen, das ist der Kapillardruck. Dann spritzen sie eine kleine Menge Histaminphosphat 1 : 1000 in die Haut ein. Die eintretende Rötung wird als Folge einer Arteriolendilatation (Lewis) betrachtet. Nun soll die zweite Messung des Kapillardrucks bis zum Erbleichen der Haut dem Arteriolendruck entsprechen. Auf diese Weise fanden sie beim Normalen und bei seniler Arteriosklerose ohne Hochdruck Werte von 55 bzw. 48 mm Hg für den Arteriolendruck, bei Kranken mit Hochdruck Werte von 100 und mehr (bis zu 150) mm Hg.

Sie schließen daraus (Weiß und Ellis), daß bei Hochdruck der Hauptwiderstand in den Arteriolen liegt, daß der Mechanismus bei nephritischer und primärer Hypertension derselbe ist, und daß ein gesteigerter Widerstand in den Arteriolen, ein hoher Druck in Arterien und Arteriolen „notwendig" ist, um den normalen Strom und Druck in den Kapillaren aufrecht zu erhalten. (Diese Annahme einer kompensatorischen Bedeutung der Drucksteigerung würde voraussetzen, daß ohne diese Drucksteigerung der Strom und Druck in den Hautkapillaren ungenügend sein würde, und daß die zu kompensierenden Widerstände hier liegen, was beides außerordentlich unwahrscheinlich ist.)

Merkwürdigerweise haben nun aber Boas und Mufson unter Nitroglyzerinwirkung, das ebenfalls die Arteriolen erweitert und die Blutströmung in den Kapillaren sichtbar beschleunigt (vgl. auch Deusch und Liepelt), das Gegenteil gefunden, neben einer geringen Senkung des Blutdrucks eine sehr deutliche Senkung des Kapillardrucks.

Es wäre denkbar, daß die Kapillardrucksteigerung unter Histamineinfluß durch Verengerung der Venen zustande kommt.

Herzog hat versucht, den „Hautgefäßdruck" auf folgende Weise zu messen: Über den mittels übergeschobenen Gummiringes anämisierten Finger wird ein durchsichtiger, in einem Glasrohr befestigter Fingerling übergestülpt, in dem Glasrohr ein Überdruck erzeugt und beobachtet, bei welchem Gegendruck nach Durchschneidung des anämisierenden Gummiringes der Finger sich wieder rötet. Herzog glaubt, damit den peripheren Widerstand in den kleinsten Hautgefäßen messen zu können. Je größer dieser Widerstand, desto geringer wird der Außendruck sein, bei dem sich die Haut rötet. Der Druck in den kleinsten Gefäßen verhält sich entgegengesetzt zu dem Widerstand; je größer dieser ist, desto geringer wird der Druck sein und umgekehrt. Den Außendruck, der die Füllung der Hautgefäße schon zu verzögern vermag, betrachtet Herzog als Maß des Blutdruckes in diesen Gefäßen. Bei gesunden Menschen beträgt der so bestimmte Hautgefäßdruck 40—50 mm Hg.

Bei akuter Nephritis (und bei peripherer Arteriosklerose, Diabetes, Herzdekompensation) ist dieser Hautgefäßdruck erniedrigt, bei essentieller Hypertonie abnorm hoch bis 100 mm Hg, jedoch verhältnismäßig weniger erhöht als der systolische Druck in den Arterien. Herzog schließt daraus auf ein höheres Druckgefälle und nimmt an, daß die kleinen Arterien bei essentieller Hypertonie verengt sind, und daß auch die Hautgefäße eine Rolle spielen beim Zustandekommen der Blutdrucksteigerung.

Der letztere Schluß scheint mir nicht zwingend, denn aus der Tatsache, daß der systolische Blutdruck stärker erhöht ist als der Druck in den Hautgefäßen, kann man nicht ohne weiteres auf ein hohes Druckgefälle und eine Erhöhung der peripheren Widerstände schließen, sondern nur auf eine stärkere Druckschwankung bei hohem Ausgangsdruck (Tigerstedt). Eher könnte man vielleicht aus den Herzogschen Befunden, daß der Druck in den kleinen Hautgefäßen bei der essentiellen Hypertonie stark erhöht, bei der Nephritis erniedrigt ist, schließen, daß bei dieser die kleinen Arterien verengt sind, bei jener dagegen nicht. Das spärliche Material an Nephritiden und das Fehlen von solchen mit ebenso hohen Blutdruckwerten wie bei essentieller Hypertension erlaubt aber keine Schlüsse zu ziehen, ganz abgesehen von der Unsicherheit, welchen Druck man mit dieser Methode mißt.

Nach unseren Beobachtungen scheint in der Tat ein Unterschied zwischen dem roten Hochdruck bei essentieller Hypertension und dem blassen Hochdruck bei genuiner und sekundärer Schrumpfniere zu bestehen.

Bei gleich hohen systolischen und höheren diastolischen Blutdruckwerten kann der sog. Hautgefäßdruck bei blassem Hochdruck trotz größeren Druckgefälles niedriger sein als bei rotem Hochdruck. Das würde dafür sprechen, daß die Zone der stärksten Widerstände beim roten Hochdruck nach der Peripherie verschoben ist, daß die erhöhten Widerstände beim blassen Hochdruck weiter proximal, in den — verengten — Kleinarterien und Präarteriolen, beim roten Hochdruck weiter distal in den — hypertonischen — Arteriolen liegen.

Herz. Die verminderte Dehnbarkeit des Arteriensystems, die es dem Motor erschwert, sein Schlagvolumen in jenem unterzubringen, macht sich zuerst ausschließlich am Herzen bemerkbar. Wie bei der akuten diffusen Nephritis hypertrophiert zunächst nur der linke Ventrikel, im weiteren Verlauf aber schließlich das ganze Herz. Und während die Größe des Herzens bei den nephritischen Hypertonien auch bei ihren Endstadien in der Regel nur bescheidene Grade erreicht, finden wir hier bei der „essentiellen" Hypertension die höchsten Grade von Herzvergrößerung und Herzgewichte, wie sie selbst von Aortenfehlern, wenn sie nicht mit Hypertonie kompliziert sind, kaum je erreicht werden.

Bei Männern werden häufiger die ganz großen Herzgewichte erreicht als bei Frauen. Von 33 Männern, deren Herzgewichte bestimmt wurden, hatten 17 Herzen von 600 g und darüber, von 27 Frauen nur 6. Das durchschnittliche Herzgewicht bei Männern betrug 570, bei Frauen 487 g. Das höchste erreichte Herzgewicht war bei Männern 980, bei Frauen 890 g (Volhard und Fahr).

Bei der Autopsie findet man in der Regel sämtliche Herzabschnitte hypertrophiert und erweitert, da der Tod in der großen Mehrzahl der Fälle an Herzinsuffizienz eintritt. Bei solchen Fällen dagegen, die interkurrent an anderen Ursachen, insbesondere an Hirnblutung sterben, trifft man bisweilen auch eine mächtige konzentrische Hypertrophie des linken Ventrikels und des linken Vorhofes, ohne stärkere Beteiligung des rechten Herzens. Doch gewinnt man den Eindruck, daß auch in solchen Fällen gerade beim roten Hochdruck das rechte Herz stets etwas stärker und größer ist als beim normalen Menschen, was vielleicht auf einer Vermehrung der Blutmenge beim Hypertoniker oder aber darauf beruht, daß eine gewisse Drucksteigerung im kleinen Kreislauf nicht ausbleibt, wenn der Druck im großen Kreislauf dauernd erhöht ist.

Ausgesprochene Vergrößerung des rechten Herzens tritt dagegen erst dann ein, wenn der linke Ventrikel anfängt zu erlahmen und sich nicht mehr vollständig gegen den hohen Druck entleert. Dann kommt es wie bei dem Mitralfehler zu einer Stauung im kleinen Kreislauf mit Akzentuation des zweiten Pulmonaltones und den bekannten Folgen für den rechten Ventrikel (vgl. S. 539).

Der klinische Nachweis der reinen Hypertrophie des linken Ventrikels ist nicht immer leicht zu erbringen dann, wenn nicht ein hebender Spitzenstoß mit systolischem Plateau zu fühlen ist. Denn die Herzdämpfung braucht bei jener die linke Brustwarzenlinie noch nicht zu überschreiten.

Der hebende Charakter des Spitzenstoßes, der bisweilen erst bei linker Seitenlage deutlich wird, wird leicht verkannt, besonders wenn der Spitzenstoß nicht sicher zu fühlen ist. Der stark hebende Charakter, die gewaltige Kraft der Herzaktion wird dann sofort deutlich, wenn man einen kleinen Kunstgriff anwendet und durch immer stärker werdenden Gegendruck gegen die Brustwand die zu hebende Last vergrößert.

Ob der hebende Charakter des Herzstoßes nur dadurch zustande kommt, daß sich die Kammer gegen höhere Widerstände entleert (Fr. Müller), so daß man gewissermaßen nur den erhöhten Blutdruck am Herzen fühlt, oder ob man, wie am hypertrophischen Bizeps, das Hartwerden der sich kontrahierenden Muskulatur fühlt, ist eine noch unentschiedene Frage.

Die Ansicht Paeßlers, daß ein hebender Spitzenstoß mit Insuffizienz der linken Kammer gleichbedeutend ist, vermag ich nicht zu teilen.

Im Orthodiagramm, das übrigens gewöhnlich eine auffallende Kleinheit der Lungenfelder[1] aufweist, sieht man schon früh eine Höhenzunahme des linken Herzschattens, zunächst ohne stärkere Verbreiterung nach links; Pal spricht in sehr anschaulicher Weise von entenleibartigem Aussehen. Jene tritt erst später deutlich in die Erscheinung und bietet diejenige Form des Herzens dar, die man als Sockenherz bezeichnet hat.

Sobald das Herz in der Längsrichtung sich vergrößert, pflegt auch der Spitzenstoß in charakteristischer Weise nach unten und außen zu rücken und durch den ausgesprochen hebenden Charakter die Hypertrophie zu verraten. Mit überwiegender Dilatation und Übergreifen derselben auf den rechten Ventrikel und besonders den rechten Vorhof kommen dann die bekannten Formen der Corda bovina zustande, mit mächtigem Schatten im Röntgenbilde, starker Verbreiterung der Herzdämpfung nach beiden Seiten und weit nach unten und außen verlagertem Spitzenstoß.

Charakteristisch ist im Orthodiagramm die Verlängerung der linken Kammer in der Diagonale, die Aortenkonfiguration, doch kommen wie bei der Aortenstenose auch rein konzentrische Hypertrophien in die Dicke vor.

Lange und Wehner an der von Rombergschen Klinik haben das Herz bei Hypertonie dem bei Atherosklerose gegenüber gestellt. Im Gegensatz zu dem straffen, aufgerichteten und nach links verbreiterten Herzen des Hypertonikers — je höher der Blutdruck um so stärker ist die Verbreiterung nach links — zeigt der Atherosklerotiker ein schlaffes, liegendes Herz von geringer Höhe und beträchtlicher Breite. Die Herzform entspricht durchaus der bei Herzinsuffizienz, ohne daß immer eine solche nachweisbar wäre. Die Aorta ist beim Hypertoniker verlängert und schlank, beim Atherosklerotiker kurz und verbreitert. Zwischen den Veränderungen bei Hypertonie und bei Atherosklerose gibt es mannigfaltige Übergänge. Leider haben die Autoren keinen Unterschied zwischen rotem und blassem Hochdruck gemacht.

Ich habe den Eindruck, daß die Herzform bei der malignen Sklerose mit blassem Hochdruck straffer ist als bei dem roten Hochdruck (vgl. Abb. 230—232, S. 1702), und habe das auf die Herzwirkung der vasoaktiven Stoffe bezogen (S. 538).

Im allgemeinen besteht ein gewisser aber keineswegs absoluter Parallelismus zwischen dem Grade der Herzvergrößerung und dem Grade und der Dauer der Blutdrucksteigerung. Sicher spielen auch andere Einflüsse noch eine wichtige fördernde oder abschwächende Rolle. Fördernd wirken jugendlicheres Alter, üppige Lebensweise, Potus, Muskelarbeit.

Wer einmal den verblüffenden Erfolg einer Flüssigkeitsbeschränkung bei der relativen Herzinsuffizienz des Hypertonikers gesehen hat, kann nicht daran zweifeln, daß reichliche Flüssigkeitszufuhr und wohl auch gewohnheitsmäßige Überernährung dazu beitragen müssen, die Herzarbeit in Fällen von Hypertension zu steigern und das Volumen und die Wanddicke der Herzhöhlen zu vergrößern.

Daß intensive Muskelarbeit beim Hypertoniker viel stärker als beim Normalen im gleichen Sinne wirken muß, kann wohl auch nicht bezweifelt werden.

In umgekehrtem Sinne wirken höheres Alter, Atherosklerose, Abmagerung, schwächende Krankheiten und aufgezwungene Ruhe.

Wir haben mehrfach unliebsam erfahren, wie schwach die Herzen von solchen Kranken werden, die durch eine ankylosierende Arthropathie dauernd zu Muskeluntätigkeit

---

[1] Auch Lintz hat die Kleinheit der Lungen beobachtet und ihr häufiges Vorkommen bei Hypertonikern, ganz besonders weiblichen, durch ausgedehnte vergleichende Messungen bestätigt.

gezwungen werden. In einem solchen Falle, in dem der Tod nach kurzer Äthernarkose eingetreten war, fanden wir nach vierjährigem Krankenlager trotz eines Blutdruckes von 190 mm Hg ein ganz schlaffes Herz von 190 g, dessen Muskulatur sich blaß und so stark mit Fett durchwachsen erwies, daß an manchen Stellen die Muskulatur fast völlig durch Fett ersetzt schien.

Es ist von vornherein nicht zu erwarten, daß alle Individuen auf die gleiche Veränderung der Gefäße mit der gleichen Drucksteigerung, auf dieselbe Drucksteigerung mit der gleichen Herzhypertrophie antworten. Der herzerregbare Vasomotoriker wird anders reagieren als der Gefäßphlegmatiker, die Sturm- und Drangperiode anders als das kühlere Greisenalter.

Es ist wohl gestattet, anzunehmen, daß in einem Teil der Fälle die Blutdrucksteigerung ausbleibt, weil das Minutenvolumen des Herzens der alten oder geschwächten Individuen abgenommen hat, so wie in den anderen Fällen mit Blutdrucksteigerung die Herzhypertrophie ausbleibt, weil der gealterte Organismus zu dieser produktiven Leistung nicht mehr fähig ist.

In solchen Fällen ist übrigens das Ausbleiben einer Herzatrophie schon gleichbedeutend mit einer Hypertrophie.

Bei einer Reihe sehr alter Frauen über 70 Jahre wurde trotz Hypertonie auch post mortem eine Herzhypertrophie vermißt und statt dessen ein schlaffes Fettherz oder braune Atrophie gefunden. Doch ist z. B. bei einem braunen Herzen von 300 g mit Sicherheit anzunehmen, daß früher eine Herzhypertrophie bestanden hat, die nachträglich unter brauner Atrophie zurückgegangen ist.

Eine wichtige Ursache für das Ausbleiben einer stärkeren Hypertrophie bilden wohl auch Störungen in den Ernährungsbedingungen des Herzmuskels selbst. Es erscheint durchaus einleuchtend, daß ein Herz, dessen Koronargefäße stark verändert, dessen Muskelsubstanz von Schwielen durchsetzt ist, nicht mehr zu erheblicher Hypertrophie befähigt ist. Es muß aber als ganz besonders bemerkenswert ausdrücklich hervorgehoben werden, daß auch in solchen Fällen ohne Herzhypertrophie hohe systolische Blutdruckwerte beobachtet worden sind, z. B. 245 mm Hg bei einem schlaffen Fettherz, 185 mm Hg bei einem Fett- und Schwielenherz.

Die kardialen Symptome der Hypertension. Die Erscheinungen von seiten des Herzens sind es, die im Vordergrunde des klinischen Bildes stehen. Selbst in der so häufigen Kombination mit benigner Nierensklerose imponiert die sog. essentielle Hypertension durchaus als eine Herzkrankheit, wenn wir von den Fällen absehen, in denen Erscheinungen von seiten der Hirngefäße die ersten Zeichen der Erkrankung bilden.

Die Blutdrucksteigerung selbst macht keinerlei Symptome, solange der linke Ventrikel seinen Inhalt vollständig gegen den höheren Widerstand zu entleeren imstande ist. Es hängt ausschließlich von dem Kräftezustand des Herzmuskels einerseits, dem Grad der Arteriosklerose in den verschiedenen Organgefäßen andererseits ab, ob und zu welchem Zeitpunkte die ersten Erscheinungen auftreten.

Die renalen Symptome treten bei der gutartigen Nierensklerose ganz in den Hintergrund, die kardialen und arteriellen in den Vordergrund, und diese bestimmen je nach dem Überwiegen der einen oder anderen Komponente das Krankheitsbild. Selten fehlt eine der beiden Komponenten ganz im Bilde, häufiger treten gegen Ende des Lebens die kardialen und arteriellen Symptome zusammen in die Erscheinung. Beide Erscheinungen haben nichts für die Hypertension Spezifisches, sondern können in ähnlicher Form bei kardialer Insuffizienz ohne Hypertrophie und bei Arteriosklerose der Extremitäten-, Bauch-, Herz- oder Gehirngefäße ohne Hypertension sich zeigen.

Und doch erhält das Krankheitsbild der Hypertension ein charakteristisches Gepräge dadurch, daß die arteriellen (besonders die zerebralen) Symptome schon in relativ frühen Jahren auftreten. Andererseits erhalten die Erscheinungen der Herzinsuffizienz bei Hochdruck eine besondere Note dadurch, daß es sich um die relative Insuffizienz des muskelstarken Herzens handelt.

Das Charakteristische dieser klinisch außerordentlich wichtigen Form der relativen Insuffizienz eines an sich abnorm kräftigen Herzens besteht darin, daß

1. sie sehr lang ertragen werden und eventuell ohne Behandlung verschwinden kann, weil das kräftige Herz nur vorübergehend einer zu hohen Belastung unterliegt;

2. daß wegen des kräftigen Zustandes des Herzens lange Zeit diejenigen objektiven Erscheinungen zu fehlen pflegen, welche die Insuffizienz des muskelschwachen Herzens verraten, wie Beschleunigung und Irregularität des Herzschlags und Stauung im großen Kreislauf.

Ja selbst dann, wenn schon leichte Ödeme an den unteren Extremitäten auftreten, so zeichnet sich diese manifeste Erscheinung kardialer Insuffizienz dadurch aus, daß sie wochen-, monate-, ja jahrelang allnächtlich verschwinden und alltäglich wieder auftreten kann, ohne daß schwerere Störungen des Rhythmus, der Herzaktion, oder Abnahme der Pulsspannung und -füllung, oder sonstige ernstere subjektive Symptome auf eine Verschlechterung der Herzkraft hindeuten.

Es gibt keine andere Form der Herzerkrankung, welche solange ohne Verschlimmerung in gleichmäßigem Verlaufe zwischen Kompensation und Dekompensation lavieren kann und so sehr die Fähigkeit zum Ausgleich der Störung in sich selbst trägt. Deshalb bietet auch keine Form der Herzinsuffizienz ein dankbareres Objekt der ärztlichen Behandlung, als gerade die relative Insuffizienz des muskelstarken Herzens.

Wer sich daran gewöhnt, bei jedem Kranken ohne Ausnahme den Blutdruck zu messen, wird oft eine Hypertension zufällig entdecken, ohne daß irgendein subjektives Symptom darauf hingewiesen hätte. Umgekehrt können ganz charakteristische subjektive Symptome vollständig verkannt werden, wenn der Arzt versäumt, den Blutdruck zu messen.

Der Kranke klagt über einen gelegentlichen Druck unter dem Brustbein, über leichte Beklemmung nach reichlicherer Mahlzeit oder nach einem Exzeß in Baccho oder Venere, über Luftmangel beim Treppensteigen, bergauf oder gegen den Wind gehen, Erscheinungen, die keineswegs regelmäßig, sondern eher selten mit dem Gefühl des Herzklopfens verbunden sind.

Besonders charakteristisch sind die Störungen des Schlafes. Der Kranke kann nicht mehr auf der linken Seite liegen; er bemerkt das laute Klopfen des Pulses in den Ohren oder im Kopfe und wird hierdurch am Einschlafen gehindert. Der Schlaf ist unruhig, Alpdrücken, schwere beängstigende Träume lassen den Kranken aus dem Schlafe auffahren. Oder aber der Kranke schreckt nach kurzem Schlummer von einem unerklärlichen Lufthunger gepeinigt empor, die Atemnot zwingt ihn, sich aufzusetzen, er stürzt ans Fenster, und ein echtes Asthma mit verlängertem Exspirium und pfeifenden Nebengeräuschen kann von nun an wochenlang allnächtlich den Kranken von seinem Lager scheuchen, so daß er schließlich sich vor seinem Bette fürchtet und im Stuhle sitzend die Nacht zubringt. Nicht selten läßt nach 1—2 Stunden im Anschluß an eine reichliche Urinentleerung die Atemnot spontan nach, und der Kranke vermag für den Rest der Nacht noch einen, wenn auch unruhigen Schlummer zu finden.

Diese Atemnotsanfälle, die Basch als kardiales, Huchard als toxalimentäres Asthma, Pal als kardiale Hochspannungsdyspnoe bezeichnet haben, werden hervorgerufen durch Anfälle von unvollständigem oder auch vollständigem Lungenödem, d. h. durch vorübergehende Insuffizienz der linken Herzkammer. Man kann sie insofern dem echten Bronchialasthma an die Seite stellen, als auch beim kardialen ein Transsudat, dessen Zähflüssigkeit durch Schaumblasen enorm gesteigert wird, die Bronchiolen stenosiert und ein Exspirationshindernis bildet, das, wie beim Bronchialasthma zu Abschwächung des Atemstoßes und einer gewissen Lungenblähung führt.

Aus dem Lungenbefund ist eine Unterscheidung vom Bronchialasthma nicht möglich, auf Grund der Blutdruckmessung eine Verwechslung mit diesem ausgeschlossen. (Über die Pathogenese vgl. S. 644.)

Eine Täuschung über die kardiale Natur der geschilderten subjektiven Beschwerden ist dadurch so leicht möglich, daß der starke, volle, von einigen Extrasystolen abgesehen meist ganz regelmäßige Puls, dessen Frequenz kaum die Norm übersteigt, und der kräftige Spitzenstoß bei fehlenden Ödemen den Eindruck einer genügenden Herzkraft erweckt. Nur die starke Spannung des schwer unterdrückbaren Pulses, der bei Kompression an der Radialarterie unterhalb der Kompressionsstelle aus der Peripherie wiederkehrt, gibt dem Kundigen einen Hinweis auf die relative Insuffizienz des muskelstarken Herzens und Veranlassung, den Blutdruck, dessen Höhe aus der Palpation zwar oft richtig geschätzt, aber doch nicht immer sicher beurteilt werden kann, zu messen.

Die Akzentuation des zweiten Aortentones ist nicht absolut konstant und nicht absolut beweisend. Ein klingender zweiter Aortenton kommt bei sklerotischer Aorta auch ohne erhebliche Drucksteigerung vor, sei es infolge der vergrößerten Pulsamplitude, sei es infolge von Rigidität der Aortenwand (Krehl) oder der Aortenklappen. Bei verminderter Dehnbarkeit des Aortenbulbus muß hier auch dann, wenn die peripheren Widerstände nicht erhöht sind, lokal eine stärkere Druckschwankung entstehen, die die Klappen geräuschvoller schließt als bei normal dehnbarer Aortenwand.

Bisweilen wird auch bei erheblicher Drucksteigerung die Akzentuation des zweiten Aortentones vermißt, wenn das Herz stark von der Lunge überlagert ist.

Ziemlich konstant scheint eine starke Akzentuation des II. Tones an der Herzspitze zu sein. Auskultatorisch wird vor allem, besonders im Stadium der relativen Insuffizienz, der präsystolische Galopprhythmus fast nie vermißt. Man hört einen Vorschlag vor dem ersten Ton und kann bisweilen einen präsystolischen Anschlag oder eine Erhebung noch besser fühlen und im Kardiogramm zur Darstellung bringen. Sie entspricht zeitlich der Vorhofswelle des Venenpulses und ist als der Ausdruck der verstärkten Tätigkeit des hypertrophischen linken Vorhofs anzusprechen. In seltenen Fällen kommt diese Vorhofsaktion sogar an der Radialpulskurve als kleine Welle vor der großen Erhebung zum Vorschein; besonders deutlich bei Reizleitungsstörung, wenn Dissoziation zwischen Vorhof und Kammer besteht (Volhard).

Bei Arhythmia perpetua mit Vorhofsflimmern kommt es ebensowenig bei Hochdruck zu einem präsystolischen Ton wie zu einem präsystolischen Geräusch bei der Mitralstenose.

Mond und Oppenheimer haben elektrokardiographisch sowohl die Zugehörigkeit des Extratons zur Vorhofszacke (bei partiellem Block) wie das Fehlen des präsystolischen Galopps bei Vorhofsflimmern in Übereinstimmung mit den Angaben von Lewis bestätigt.

Vaquez, der sich besonders eingehend mit dem Phänomen der Hypertension beschäftigt hat, rechnet zu dem „Syndrome cardioaortique" außer der Akzentuation des zweiten Aortentones und der Hypertrophie des linken Ventrikels noch eine transitorische oder definitive Dilatation der Aorta, wobei die Aortendämpfung den rechten Sternalrand überschreitet, und ein Hinaufrücken der rechten Arteria subclavia. Das Hinaufrücken der großen Gefäße kann man oft daraus konstatieren, daß eine sehr kräftige arterielle Pulsation im Jugulum fühlbar wird.

F. Kraus hat gezeigt, daß es sich bei dem Randständigwerden der Aorta ascendens und der Verbreiterung des Aortenschattens keineswegs immer um eine Erweiterung handelt, sondern um eine Verlagerung. Infolge des stärkeren Innendruckes wird die Aorta stärker gestreckt. Da aber der Radius des Aortenbogens zunimmt und dieser hinaufrückt, so ist wohl auch eine stärkere Dehnung der Aorta in die Länge mit der Lageveränderung verbunden.

Es wurde oben schon hervorgehoben, daß dieses Stadium der relativen Insuffizienz des muskelstarken Herzens sich sehr lange hinziehen und auch ohne Behandlung wieder verschwinden kann.

Je nach dem Zustande des Herzmuskels und der Koronargefäße, dem Alter und Kräftezustande des Kranken kann dieses Stadium früher oder später, bisweilen erst viele Jahre nach den ersten kardialen Erscheinungen, übergehen in ein vorgeschritteneres Stadium, in dem stärkere Kompensationsstörungen auftreten. Auch diese sind ein dankbares Objekt ärztlicher Behandlung und besonders prophylaktischer Fürsorge.

Das Herz wird nun bereits deutlich erweitert gefunden. Mit Nachlaß der Kraft des rechten Ventrikels verschwindet die Neigung zu asthmatischen Anfällen, und die Stauungsbronchitis tritt an ihre Stelle.

Waren früher schon gelegentlich stärkere Füllung und Pulsation der Halsvenen aufgefallen, so ist nun eine abnorme präsystolische Pulsation und Schwellung der Venen und eine Anschwellung der Leber die Regel, und die exakte Messung des Venendruckes nach Moritz und von Tabora bildet ein wichtiges und zur Beurteilung des Heilerfolges höchst wertvolles Kriterium der retrograden Stauung und des Grades der sekundären Insuffizienz des rechten Ventrikels. Ist seine Entleerung stärker erschwert, so kann man bisweilen einen so kräftigen zentrifugalen Vorhofsvenenpuls konstatieren, daß auch die Leber deutlich fühlbar präsystolisch pulsiert, ein Phänomen, das nach Hebung der Herzkraft gewöhnlich wieder verschwindet, im Gegensatz zu dem bleibenden präsystolischen Leberpuls bei Trikuspidalstenose und manchen Fällen von chronischer Einflußstauung (Volhard).

Die pathologische Steigerung des Venendruckes kann aber auch ganz ausnahmsweise so hochgradig werden, daß eine relative Schlußunfähigkeit der Trikuspidalklappe zustande kommt mit positivem, kammersystolischem oder ventrikulärem Venen- und Leberpuls.

Auch an der Mitralis kommt es nicht selten zu einer relativen oder muskulären Insuffizienz, die sich im Gegensatz zur relativen Trikuspidalinsuffizienz gewöhnlich durch ein lautes systolisches Geräusch verrät. Doch treten gerade beim Hypertoniker auch laute systolische Geräusche an der Spitze auf, ohne daß der autoptische Befund immer eine befriedigende Erklärung bietet.

G. Fahr gibt an, daß man in wenigstens 80% der Fälle von Hypertension mit Dekompensation ein systolisches Geräusch an der Spitze, das in die Axilla fortgeleitet wird, hört.

Natürlich kommen bei einer so häufigen Erkrankung auch Kombinationen mit Klappenfehlern vor, z. B. die Kombination mit einer Aorteninsuffizienz auf arteriosklerotischer oder luetischer Basis. In beiden Fällen kann die Aorteninsuffizienz auch eine relative sein und entstehen durch Dilatation des Bulbus aortae. Wir haben auch gelegentlich die Kombination mit Aortenstenose, öfter mit Mitralinsuffizienz gesehen, die auch auf arteriosklerotischer Basis entstehen kann. Auch die Kombination von Hypertension mit Mitralstenose, die sich durch einen klappenden ersten Ton an der Herzspitze und Neigung zu Pulsus irregularis perpetuus auszeichnet, ist nicht so ganz selten. Es scheint, als ob diese Kombination, wenn ohne Arhythmie, nicht ungünstig wäre, indem die Stenose einer starken Dilatation des linken Ventrikels, wie sie durch die Hypertension droht, die Hypertension einer Atrophie des linken Ventrikels, wie sie bei Mitralstenose die Leistungsfähigkeit und das Leben gefährdet, entgegenwirkt.

Es bedeutet einen schwereren Grad von Herzinsuffizienz, wenn an die Stelle des präsystolischen ein diastolischer Galopprhythmus tritt. Man sieht dann ein Zurückfedern der Herzgegend, unmittelbar nach der Systole, ähnlich dem diastolischen Brustwandschleudern bei Perikardialadhäsion (Brauer), oder eine eigentümliche zweischlägige Erschütterung der Brustwand zugleich mit einer zweischlägigen Venenpulsation. Diese entspricht einem doppelten, systolisch-diastolischen Venenkollaps wie bei der schwieligen Umklammerung des Herzens, und zeigt an, daß eine Stauung vor dem Herzen, eine „Einflußstauung", hier durch Überfüllung der Herzhöhlen, besteht. Man fühlt dann, oft besonders gut durch Vermittlung des Stethoskopes mit dem aufgesetzten Ohre, einen Anschlag in der Diastole und hört einen undeutlichen III. Ton.

Es ist hier nicht der Ort, auf dieses Phänomen genauer einzugehen. Es tritt nur auf bei pathologischer Drucksteigerung in den Vorhöfen und Kammerschwäche und wird vermutlich hervorgerufen durch die unter gesteigertem Vorhofsdruck erfolgende brüske

Anfüllung der erschlaffenden und in der Systole unvollständig entleerten Kammern. Die Vorstellung, daß eine aktive Diastole des Herzens das Phänomen des diastolischen Brustwandschleuderns hervorruft, ist aufgegeben worden. Gegen die Annahme, daß das in größerer Fläche der Brustwand anliegende Herz eine Saugwirkung auf die Brustwand ausübt, und daß diese mit Nachlaß der Saugwirkung wieder zurückfedert, spricht die Tatsache, daß das Phänomen gerade bei ausgesprochener Insuffizienz beobachtet wird, bei der wohl mit Recht eine Verkleinerung des Schlagvolumens und damit eine geringere Saugwirkung erwartet werden darf.

Ich nehme an, daß das Phänomen des diastolischen Stoßes erzeugt wird durch den plötzlichen Widerstand, den der straffe und diastolisch gestraffte Herzbeutel einer weiteren diastolischen Füllung des Herzens entgegensetzt. Jede plötzliche Hemmung einer Bewegung verrät sich als Stoß. Der diastolische Herzstoß scheint mir, sowohl bei der schwieligen Perikarditis wie bei der Überfüllung des Herzens durch plötzliche Hemmung der Herzfüllung durch den Herzbeutel zustande zu kommen. Der Unterschied besteht nur darin, daß im ersten Falle der Widerstand des schwielig verdickten Herzbeutels stärker ist und früher, schon bei normaler, ja unternormaler Füllung eintritt und als Stoß fühlbar wird, während bei normalem Perikard eine Hemmung des Einstromes durch den schon gedehnten Herzbeutel erst spät und nur bei Überfüllung des Herzens stattfindet und als Stoß gegen die Brustwand empfunden wird. Für diese Auffassung spricht, daß der diastolische Stoß bei der schwieligen Perikarditis nach Entknochung der Brustwand (Thorakolyse nach Brauer) bestehen bleibt, aber nach Entfernung des Herzbeutels verschwindet.

So rationell mein Vorschlag der Exstirpation des Herzbeutels, den Schmiedens Meisterhand in mehreren Fällen mit außerordentlichem Erfolg ausgeführt hat, bei schwieliger Umklammerung des Herzbeutels gewesen ist, so bedenklich erscheint mir der Gedanke von Felix, bei Hypertension den Herzbeutel zu spalten. Obwohl davon eine Besserung der Herzkraft und weitere Hypertrophie des linken Herzens nach einer Periode stärkster Überdehnung zu erwarten ist, so scheint es mir doch vorsichtiger, hier lieber nicht auf die Sicherung des Herzens gegen Überdehnung zu verzichten, und rationeller, der Überfüllung des Herzens durch (diätetische) Verminderung der Blutmenge und der Herzfüllung und durch Kräftigung des Herzmuskels zu begegnen. Doch kann über die Brauchbarkeit des Vorschlages von Felix nur die Erfahrung entscheiden.

In diesem II. Stadium stärkerer Herzinsuffizienz ist die Frequenz des Herzschlages meist in mäßigen Grenzen beschleunigt, der Rhythmus oft noch auffallend regelmäßig, wenigstens selten irregulär.

Unsere Beobachtung, daß der Puls bei Hypertension geradezu durch die Gleichmäßigkeit des Rhythmus auffällt, ist von Kraus, Goldschmidt und Seelig mittels des Pulsresonators bestätigt worden. Sie fanden eine „Pulsstarre", d. h. eine Einschränkung der normalen ständigen Pulsvariationen bis zu völliger Gleichförmigkeit des Herzschlages, geradezu charakteristisch für Blutdrucksteigerung jeder Art. Sie stellt vielleicht eine zweckmäßige Anpassung des Motors an die Steigerung der Belastung dar.

Schwerere Störungen des Herzrhythmus, regellose Arhythmie, Pulsus irregularis perpetuus kommen bei der reinen Hypertension erst im spätesten Stadium der Herzinsuffizienz vor, gewöhnlich erst dann, wenn das Myokard (durch Koronarsklerose oder -thrombose) schwer geschädigt ist. Häufiger, wie schon erwähnt, bei der Kombination mit Mitralstenose.

Dagegen sind Allodromien jeder Art etwas sehr Häufiges. Ventrikuläre Extrasystolen treten gelegentlich fast bei jeder Hypertension auf. Sie werden von dem Kranken selbst oft schon in den frühesten Stadien wahrgenommen und entweder als Aussetzen des Herzschlags oder als Stoßen empfunden, je nachdem das Gefühl für die Pause oder für die verstärkte postkompensatorische Systole überwiegt. Bisweilen wird auch die Extrasystole selbst als Stoß empfunden, bei der Auskultation als Pauken gehört und an der Herzspitze als verstärkter Stoß empfunden, dann, wenn der Extraschlag der Kammer mit der rechtläufigen Vorhofsystole zusammenfällt. Letztere ruft dann eine vergrößerte Vorhofswelle an den Halsvenen hervor, welche auch beim stehenden oder sitzenden Patienten deutlich sichtbar wird.

Auffallend häufig sehen wir die Form der Pulsanomalie, welche nicht einer Störung der Reizbildung, sondern einer Schädigung der Funktion der Kontraktilität entspringt, den Pulsus alternans. Die alternierende Herztätigkeit ist noch häufiger, aber bei der bloßen Betastung des Pulses nicht zu fühlen.

Sie wird leicht erkannt bei unvollständiger Kompression der Brachialarterie mit der Hand oder bei der Blutdruckmessung. Man bemerkt in dem Momente, in welchem der Manschettendruck den Maximaldruck fast erreicht, daß jeder zweite Puls kleinere oder gar keine Oszillationen mehr am Manometer auslöst und für die Palpation verschwindet, so daß der Rhythmus plötzlich halbiert erscheint. Die Differenz der Maximaldrucke zwischen den großen und kleinen Pulsen kann 20, 30 und mehr mm Hg betragen. Kleine Unterschiede zwischen den geraden und ungeraden Pulsen sind außerordentlich häufig.

Die alternierende Herztätigkeit wird regelmäßig vorübergehend verstärkt und deutlicher durch Pulsbeschleunigung, z. B. durch Treppensteigen, mehr noch durch eine Extrasystole. Bei dem darauffolgenden Pulspaare kann es direkt zum Ausfall des zweiten Pulses kommen, wie dies schon in der ersten Publikation beschrieben worden ist, die den Nachweis erbrachte, daß der Pulsus alternans beim Menschen vorkommt (Volhard). Auch den Wechsel zwischen Pulsus alternans und einem regelmäßigen Pulsus bigeminus haben wir einigemal gesehen.

Die früher geäußerte Ansicht, daß der Pulsus alternans eine Seltenheit wäre, hat sich inzwischen sehr geändert. Sie gilt nur für alle übrigen Herzerkrankungen, aber nicht für die Hypertensionen nephritischen oder sklerotischen Ursprunges.

Der Pulsus alternans hat im allgemeinen keine günstige prognostische Bedeutung, doch kennen wir Fälle, bei denen der alternierende Puls schon vor Jahr und Tag beobachtet worden ist. Wir sahen ihn bisweilen wieder verschwinden mit Besserung der Herzkraft, doch scheint uns die Regel zu sein, daß die Neigung zur alternierenden Herzaktion dauernd bestehen bleibt (vgl. Beisp. Br. S. 1778) und, wenn latent, durch Pulsbeschleunigung wieder zum Vorschein zu bringen ist.

Nicht ganz selten kommen beim roten Hochdruck auch Störungen der beiden übrigen Funktionen des Herzmuskels vor, eine Änderung der Reizschwelle, die paroxysmale Tachykardie, und die Störung der Reizleitung. Beide sind mehr als interessante Komplikationen zu betrachten und haben keinen deutlichen Einfluß auf die Prognose.

Einfache Tachykardie kann nach Kauffmann auch ein Frühsymptom der beginnenden „Blutdruckkrankheit" sein.

Die Anfälle von Herzjagen werden von den Patienten meist subjektiv sehr unangenehm empfunden, auch ohne daß sie sich über die plötzliche enorme Beschleunigung des Herzschlages klar werden. Sie empfinden ein unangenehmes Klopfen am Halse mit dem Gefühl von Engigkeit, Angst und Luftmangel und geben auf Befragen bisweilen an, daß sie während oder nach Aufhören des Anfalles große Mengen wasserhellen Urins entleeren. Einen tödlichen Ausgang im Anfall haben wir nie gesehen. Die Tachykardie geht prompt auf intravenöse Einspritzung von Strophantin (oder Chinin [Wassermann], Cholin [Stepp]) zurück.

Störungen der Reizleitung bis zum vollständigen Herzblock haben wir öfter bei Hypertonien beobachtet und mehrere Hypertoniker gesehen, bei denen trotz jahrelang bestehender vollständiger Dissoziation und einer Frequenz von 25 bis 30 Schlägen in der Minute der linke Ventrikel imstande war, dauernd den abnorm hohen Blutdruck aufrecht zu erhalten, so daß die Kranken sich jahrelang eines ungestörten Wohlbefindens erfreuten.

Einer der neun Fälle von Herzblock, die ich auf der Naturforscherversammlung in Köln vorstellen konnte, hatte außer der vollständigen Dissoziation einen Blutdruck von 200 und ist damit 79 Jahre alt geworden.

Die Atmung ist im Stadium der relativen Herzinsuffizienz meist beengt, und jede stärkere Bewegung verursacht Dyspnoe. Sehr charakteristisch ist die Dyspnoe, die schon beim Auskleiden des Kranken zum Zwecke der Untersuchung in der Sprechstunde beobachtet wird, und die eigentümliche Dyspnoe, die oft während der Blutdruckmessung zu beobachten ist.

Dieses Phänomen kann nicht mechanisch durch die einfache Abschnürung des Gefäßgebietes des Armes zustande kommen. Es muß sich um eine reflektorische Einwirkung auf das Gefäßsystem handeln, die zu Erhöhung der Widerstände führt. Dafür spricht, daß man während der ersten Blutdruckmessungen nicht selten einen Anstieg des Blutdruckes beobachtet. Dem entspricht, daß Boas und Mufson beim Aufblasen der Manschette am einen Arm am anderen einen Stillstand der Kapillarströmung und das Verschwinden einer Anzahl von Kapillaren gesehen haben.

Häufig hört man die Angabe, daß die Atemnot beim Beginn eines Spazierganges das Gehen erschwert, nach längerem Gehen aber vollständig verschwindet.

Die kardiale Hochspannungsdyspnoe (Pal), das nächtliche Asthma, das noch vielfach verkannt oder aber ganz zu Unrecht als urämisch angesprochen wird, und das auf ungenügender Entleerung des linken Ventrikels bei kräftiger Arbeit des rechten beruht, wurde schon erwähnt (vgl. S. 644).

Das bulbäre Asthma (vgl. S. 652) und das Phänomen des Cheyne-Stokesschen Atmens gehört zu den arteriellen Symptomen der Hypertonie (vgl. S. 654). Zu den kardialen gehört noch die Stauungsbronchitis, die bei den schweren Formen der Herzinsuffizienz des Hypertonikers ebensowenig fehlt, wie bei jeder anderweitig bedingten Stauung im kleinen Kreislauf, und durch Entfachung bronchopneumonischer Prozesse gefährlich werden kann. Wie bei anderen nicht hypertonischen Herzaffektionen gibt die Auskultation der unteren hinteren Lungenabschnitte oft wichtige Anhaltspunkte zur Beurteilung der Störung im kleinen Kreislauf. Geringfügige Rasselgeräusche, besonders rechts hinten unten, die sich durch ihr Fortbestehen nach tiefem Atmen vom atelektatischen Knistern wohl unterscheiden, sind oft die einzigen Zeichen einer ungenügenden Entleerung des linken Ventrikels.

Die Erscheinungen von seiten der Lunge können bisweilen das Bild ganz beherrschen, und zwar noch ehe eine „Stauung" in der üblichen Form die kardiale Natur der Beschwerden verrät.

Ich kenne Fälle, die wegen eines quälenden und jeder Behandlung trotzenden Hustens, wegen ihrer vermeintlichen „chronischen Tracheitis oder Bronchitis" von einem Facharzt für Hals- oder Lungenkrankheiten, von einem „Bronchialbad" zum anderen wanderten, ohne Erfolg, bis die Hypertension entdeckt und der Kranke sachgemäß, d. h. kardial behandelt wurde. Der quälende Dauerhusten verschwindet dann mit einem Schlage z. B. nach einer Trocken- oder Fastenkur oder nach Strophantinanwendung, um gegebenenfalls mit Nachlaß der Herzkraft wieder zurückzukehren.

Über einen ganz typischen Fall dieser Art hat auch E. Meyer berichtet.

Auch die Neigung zu hartnäckigen, oft nur einseitigen Pleuratranssudaten finden wir wie bei jeder chronischen Stauung im kleinen Kreislauf; sie werden schon wegen der Häufigkeit von Zwerchfellhochstand und abnormer Tiefe des Thorax beim Hypertoniker nur zu leicht übersehen, wenn man nicht auf das Mißverhältnis zwischen dem Grade der Dyspnoe und den sonstigen Zeichen der Herzinsuffizienz achtet.

Auch das Emphysem ist eine nicht seltene Komplikation der Altershypertension wie der hypertonischen Herzschwäche; für seine Entstehung spielen die chronischen Stauungszustände in der Schleimhaut auch der kleineren Bronchien eine wichtige Rolle. Von einer obligatorischen Zugehörigkeit des Emphysems zum Krankheitsbilde der Hypertension, wie Gull und Sutton sie für die Arterio-capillary-fibrosis behaupteten, kann aber keine Rede sein.

Das einigende Band ist das Alter und die Herzschwäche. Die Frage des Emphysems ist in ein neues Stadium getreten, seitdem Loeschcke als den wesentlichen und notwendigen Faktor des anatomischen Lungenemphysems, d. h. der großblasigen Lungenerweiterung die Erweiterung des Brustraumes durch eine Kyphose erkannt hat, während Volhard mit Raither als das wesentliche Moment im klinischen Bilde die Exspirationsbehinderung, erkennbar an der Schwäche des „Atemstoßes", in den Vordergrund gestellt hat. Diese kommt durch eine katarrhalische Stenosierung der kleinen Bronchien und durch „Schleimverschlüsse" zustande. Die gemeinsame Bearbeitung dieses viel umstrittenen Krankheitsbildes hat Loeschcke und mich dazu geführt, prinzipiell zwei Arten von Emphysem zu unterscheiden, das anatomische und das klinische Emphysem. Das anatomische kann ohne die klinischen Erscheinungen der Exspirationsbehinderung und ohne Schleimverschlüsse, das klinische ohne Kyphose und ohne großblasige Lungenerweiterung vorkommen. Bei dem anatomischen kollabiert die durch die Thoraxerweiterung passiv geblähte Lunge nach Eröffnung des Brustkorbes, bei dem klinischen Emphysem dagegen nicht. Anatomisches und klinisches Emphysem können zusammentreffen, wenn sich auf dem Boden der kyphotischen Thoraxerweiterung eine chronische oder eine Stauungsbronchitis mit Schleimverschlüssen entwickelt. Bei Hypertonikern kommt nicht nur das klinische Emphysem, sondern bei der bevorzugten höheren Altersklasse auch die das anatomische Emphysem bedingende Alterskyphose mit Vorliebe vor, und auch die Vereinigung beider wird im Stadium der Herzinsuffizienz nicht selten beobachtet.

Das **Ödem** fehlt in dem kompensierten Stadium der Hypertension mit guter Herzkraft vollständig. Im Stadium der relativen Insuffizienz des muskelstarken Herzens ist ein auf die Füße beschränktes, allnächtlich verschwindendes, alltäglich wiederkehrendes Ödem sehr häufig, und es wurde schon hervorgehoben, daß diese Form des abendlichen Ödems lange Zeit, Monate und Jahre, ohne Verschlimmerung in diesem bescheidenen Maße bestehen bleiben und sogar von selbst wieder verschwinden kann. Durch Regelung der Flüssigkeits-, Einschränkung der Salzaufnahme und Kräftigung des Herzens läßt es sich oft für lange Zeit beseitigen. Es spricht schon auf Bettruhe und Trockendiät sofort an, natürlich auch auf Herzmittel.

Wenn die Herzschwäche zunimmt, so kann das Ödem stärker werden und die denkbar höchsten Grade der Wassersucht mit Ergüssen in die serösen Höhlen erreichen. Doch ist das Ödem keineswegs obligatorisch für die Endstadien der Hypertension und kann in vielen Fällen bis zum Tode fehlen. Wenn es aber im gutartigen Dauerstadium der hypertonischen Nierensklerose auftritt, so ist es niemals renal, sondern stets kardial bedingt, d. h. ausnahmslos durch Herzschwäche, und es verschwindet stets, wenn es gelingt, durch Diät und Herzmittel die Herzinsuffizienz zu beseitigen.

Die renalen Symptome der Hypertension.

Der Harn. Als wichtigste Eigenschaft der mit der Hypertension sozusagen regelmäßig verbundenen Angiosklerose der Nierengefäße muß hervorgehoben werden, daß der Harn vom Zustande der Niere kaum, von dem des Herzens dagegen ausschlaggebend beeinflußt wird. Menge und Farbe des Harnes können viele Jahre lang ganz normal bleiben. Dadurch unterscheidet sich der Kranke mit gutartiger Nierensklerose prinzipiell von einem solchen mit sekundärer oder genuiner Schrumpfniere, daß nicht der bekannte helle und dünne „Schrumpfnierenharn" in abnorm großer Menge abgesondert wird, sondern ein normal gefärbter, normal konzentrierter Harn, in normaler Menge.

Die Variabilität der Nierenfunktion ist im Gegensatz zur wirklichen — klinischen — Schrumpfniere erhalten. Während bei dieser ein Harn von konstanter Zusammensetzung bei wechselnder Beanspruchung abgesondert wird, finden wir hier die Zusammensetzung des Harnes wie beim Normalen, bei wechselnder Beanspruchung entsprechend verschieden.

Erst dann, wenn der linke Ventrikel gegenüber den abnormen Widerständen anfängt zu erlahmen, beginnt die Harnmenge zu sinken. Und zwar kommt es im Stadium der relativen Insuffizienz, in dem die Herzkraft bei Tage nachläßt und allnächtlich sich wieder erholt, zu einer charakteristischen abnormen Verteilung der 24 stündigen Harnmenge, zu einer Tagesoligurie und nächtlichen Polyurie.

Man hört dann auf Befragen von den Kranken häufig, daß sie des Nachts 1—2mal oder gar öfter aufstehen müssen, um Urin zu lassen, und bei getrennter Messung der Urinmengen des Tages und der Nacht ergibt sich, daß die Menge des Nachturins die des Tages erreicht oder übertrifft.

Dieses von Quincke zuerst beschriebene, von Péhu als Nykturie bezeichnete Phänomen ist bei der gutartigen Sklerose recht häufig, aber keineswegs regelmäßig vorhanden; es kann bei guter Herzfunktion fehlen, bei jedem

Nachlaß der Herzkraft auftreten und bei der relativen Insuffizienz des muskelstarken Herzens monatelang bestehen bleiben, auf Regelung der Flüssigkeitszufuhr und Kräftigung des Herzens vollständig verschwinden. Diese Verschiebung der Diurese auf die Nacht ist ein wichtiges Frühsymptom einer kardialen Störung beim Hypertoniker.

Die kardiale Nykturie hängt eng mit dem kardialen Asthma und der nächtlichen — „klinostatischen" — Resorption okkulter Ödeme zusammen. v. Korányis Schüler v. Gönczy hat gezeigt, daß bei solchen Kranken mit orthotischer Oligurie im Laufe des Tages Gewichtszunahmen bis über 1 kg stattfinden, die bis zum nächsten Morgen zurückgehen, wobei das retinierte Wasser teils renal in Form der Nykturie, teils extrarenal ausgeschieden wird. Bei Abnahme der Herzkraft steigt das Körpergewicht treppenförmig an unter unvollständiger nächtlicher Gewichtsabnahme (v. Korányi).

Den Beweis, daß mit dieser Wasserretention das kardiale Asthma und die kardiale Nykturie zusammenhängen, liefert eine Salyrganinjektion, deren Wirkung beide zum Verschwinden bringen kann.

Diese kardiale Nykturie ist nicht zu verwechseln mit der renalen Nykturie bei beginnender Niereninsuffizienz, bei der die Tagesoligurie fehlt und die Nykturie nicht durch Einschränkung der Flüssigkeitszufuhr oder Kräftigung des Herzens beseitigt werden kann.

Ob die Nykturie beim Hypertoniker stets rein kardial bedingt ist, wagen wir nicht zu entscheiden. Manche Fälle behalten jahrelang eine konstante Nykturie mäßigen Grades, ohne daß eine relative Insuffizienz des Herzens sicher nachweisbar wäre. Es wäre auch möglich, daß über Nacht ein Nachlaß des Gefäßtonus stattfindet, der einen Einstrom von Gewebsflüssigkeit in das Blut zur Folge hat, und daß ein Nachlaß des Tonus der kleinen Nierengefäße zu gesteigerter Nierendurchblutung und verstärkter Diurese führt. In solchen Fällen von permanenter, vielleicht vaskulärer Nykturie bleibt auch bei Einschränkung der Flüssigkeitszufuhr, ja selbst bei Bettruhe die Diurese zugunsten der Nacht verschoben.

Es scheint mir ein vergebliches Bemühen zu sein, Schwankungen des Blutdruckes und der Diurese zueinander in Beziehung zu setzen und eine Stütze der Filtrationstheorie darin zu erblicken, daß normalerweise Blutdruck und Diurese nachts zu sinken pflegen, oder einen Widerspruch zu konstruieren, wenn beim Hypertoniker der Blutdruck nachts sinkt, aber die Diurese steigt, oder das Ausbleiben der nächtlichen Senkung von Blutdruck und Herzschlagzahl beim herzinsuffizienten Hypertoniker für die Nykturie verantwortlich zu machen (Wiechmann und Paal). Der Blutdruck sagt uns ja doch nichts über den Zustand der einzelnen Organgefäße und den Grad ihrer Durchblutung.

Es kann der Blutdruck hoch sein und Oligurie bestehen, wenn die präglomerulären Gefäße den Blutstrom zu der Niere drosseln, und es kann der Blutdruck gesunken sein, aber Polyurie bestehen, wenn die präglomerulären Gefäße dem Bedarf entsprechend sich auf weit eingestellt haben.

Wenn die Diurese normalerweise nachts gering ist, so hat das nichts mit der nächtlichen Blutdrucksenkung und dem möglicherweise nachts eintretenden Nachlaß des Gefäßtonus zu tun, sondern das hängt nach unserer Meinung lediglich damit zusammen, daß das Angebot von Wasser und harnfähigem Material nachts geringer ist.

Umgekehrt sehe ich, wenn immer Nykturie eintritt, darin einen Hinweis, daß der Niere mehr harnfähiges Material als normalerweise des Nachts angeboten wird. Dieses Angebot kann bei Einstellung des exogenen Angebotes nur endogen, aus den Geweben erfolgen.

Ich nehme daher an, daß die Nykturie bei wirklich gut erhaltener Nierenfunktion extrarenal bedingt ist und daher rührt, daß die Gewebe bei Tage sich nicht so vollständig wie normal entleert, sondern Wasser retiniert haben, infolge einer geringen orthostatischen, über Nacht sich wieder ausgleichenden Durchblutungsstörung, einer Trägheit der Vorniere, einer — kardialen — Störung der „Protoplasmadynamik". Der Ausdruck der gestörten Gewebsdynamik während der Arbeit ist nach F. Kraus die Wasseransammlung in den Geweben.

Nykturie bei sicher guter Herzkraft ist ebenfalls auf ein den Tag überdauerndes Angebot zurückzuführen, aber ein renales Zeichen dafür, daß die Niere ihr Tagespensum nicht voll zu leisten imstande war und die Nacht zu Hilfe nehmen muß.

Lichtwitz weist auf Polyurie und Pollakisurie bei Angina pectoris hin; der Spasmus der Koronargefäße mache einen Reflex auf die Niere. Lichtwitz sah auch eine spastische

Polyurie bei einer Patientin, die gehäufte, bis zu 10 Minuten dauernde Anfälle von rechtsseitiger Hemiparese hatte.

Im späteren Stadium schwererer Herzinsuffizienz tritt, wie bei jeder Herzschwäche, Oligurie ein. In weitaus den meisten Fällen wird dabei ein hochgestellter konzentrierter Harn abgesondert, von dunkler Farbe und reichlichem Gehalt an Urobilin und Urobilinogen, das im nephritischen Harn auch bei Herzinsuffizienz zu fehlen pflegt.

Eine deutliche primäre Zwangspolyurie besteht in dem Dauerstadium der Sklerose, solange die immer wachsende Herzkraft ausreicht, eine ausreichende Durchblutung der Niere zu gewährleisten, nicht. Wie bei dem Endstadium der chronischen Nephritis beschrieben wurde, zeichnet sich die echte renale Polyurie dadurch aus, daß sie ähnlich wie beim Diabetes insipidus sich durch Einschränkung der Flüssigkeitszufuhr nicht unterdrücken läßt. Der Kranke fährt fort, große Harnmengen zu entleeren; er nimmt dabei an Gewicht ab, und der sehr bald sich einstellende, unerträgliche Durst zwingt ihn gebieterisch zur Wasseraufnahme.

Anders der herzkompensierte Hypertoniker, der sich wie ein Normaler verhält. Bei Trockendiät sinkt die Harnmenge schnell und entspricht der Einfuhr. Der Kranke kann eine mäßige Einschränkung der Flüssigkeitszufuhr, wie der Gesunde, längere Zeit ertragen, und ohne mehr als dieser an Gewicht abzunehmen.

Es kommt allerdings auch gar nicht selten vor, daß ein Hypertoniker anfangs auf Trockendiät mit einer profusen Diurese antwortet und stark an Gewicht abnimmt. Dabei handelt es sich aber nicht um eine echte Polyurie, sondern um eine Ausschwemmung von Ödem oder Präödem, das sich infolge von Herzschwäche angesammelt hat. Denn nach der Ödementleerung stellt sich alsbald das Gleichgewicht zwischen Flüssigkeitsaufnahme und -abgabe wieder her.

Ein gesteigerter Durst, wie bei der sekundären Schrumpfniere, besteht beim Hypertoniker mit gut kompensiertem Herzen in der Regel nicht.

Im Stadium der Herzinsuffizienz dagegen, in dem, wie bei jeder anderen Herzschwäche, Flüssigkeit in gesteigertem Maße die Blutbahn verläßt und in verringertem Maße aus den Gewebsspalten resorbiert wird — und sei es auch nur im Laufe des Tages —, stellt sich naturgemäß, wie bei jeder Herzschwäche, gesteigertes Durstgefühl ein. Es ist aber auch möglich, daß die beim Hypertoniker so häufige Erhöhung der Blutkonzentration zu vermehrtem Durstgefühl Anlaß gibt, das durch Aderlaß zu beseitigen wäre. Stärkere Polydipsie und Polyurie bei guter Herzkraft weisen auf die Möglichkeit hin, daß die Arteriosklerose der Nierengefäße weit vorgeschritten ist und zu einer Abnahme der Nierenfunktion geführt hat.

Albuminurie: Eiweißbeimengung zum Harn fehlt bei der reinen Hypertension stets und kann auch bei der gutartigen Nierensklerose lange Zeit, viele Jahre lang, vollständig fehlen und wiederum jahrelang nur in Spuren sich zeigen. Da der Untergang einzelner sekretorischer Elemente, der zu der Granulierung führt, ganz allmählich infolge mangelhafter Durchblutung (vgl. Pathogenese S. 1606) der Glomeruli erfolgt, so werden immer nur einige unter schlechteren Ernährungsbedingungen stehen und wie bei der Erstickung Eiweiß durchtreten lassen, nach ihrer Verödung aber sich weder an der Harnabsonderung, noch an der Albuminurie mehr beteiligen. Wir finden daher selbst bei solchen Fällen, in denen die Arteriosklerose der Nierengefäße bereits zu starker Schrumpfung der Niere geführt hat, keineswegs stärkere Albuminurie. So fanden sich unter den Fällen, in denen kein oder nur Spuren von Albumen gefunden wurden, auch 11 Fälle mit geschrumpften Nieren und zwei, bei denen die linke Niere nur 55 bzw. 45 g wog, während die rechte 190 bzw. 150 g aufwies.

Demnach treten selbst bei vorgeschrittenen Fällen von einfacher — nicht durch arterielle Ischämie beschleunigter — Sklerose die renalen Bedingungen der Albuminurie außerordentlich zurück gegenüber den kardialen. Stärkere Albuminurie ist wohl stets durch Stauung infolge von Herzschwäche bedingt; in seltenen Ausnahmen beruht sie auf frischerer Infarzierung kleinerer statt kleinster Nierengefäße oder gar größerer Äste der Art. renalis und kann dann von Hämaturie (und Schmerz) begleitet sein.

Da wir bei den gutartigen Nephrosklerosen die Ödeme als rein kardial bedingt und als sicheres Zeichen der Herzschwäche betrachten, so ist ein Vergleich des Grades der Albuminurie mit den Ödemen sehr lehrreich:

Tabelle (aus Volhard und Fahr).

Von den gestorbenen Fällen hatten:

			Ödeme		
			0	+	++
15% = 13 Fälle	kein Albumen	davon hatten	12	1	0
47% = 42 ,,	Spuren Albumen	,, ,,	30	9	3
20% = 18 ,,	$\frac{1}{4}$—$\frac{1}{2}\%_{00}$ Albumen	,, ,,	5	4	9
18% = 16 ,,	mehr Albumen	,, ,,	3	6	7

Bei den nichtgestorbenen Fällen von Hypertonie sind höhere Grade von Albuminurie noch seltener als bei den meist an Herzinsuffizienz Gestorbenen. Von 179 Fällen, die zum Teil mehrfach im Krankenhaus aufgenommen 192 Einzelbeobachtungen darstellen, hatten:

				Ödeme			Von den Ödemfällen	
				0	+	++	wurden ödemfrei:	u. bek. Alb. 0:
36% = 64 Fälle mit 66 Beobachtungen		0 Alb.		62	4	—	—	—
47% = 84 ,, ,, 90	,,	Spur	,,	67	22	1	7	7
10% = 17 ,, ,, 17	,,	$\frac{1}{4}$—$\frac{1}{2}\%_{00}$	,,	8	7	2	8	2
8% = 14 ,, ,, 19	,,	mehr	,,	8	6	5	10	6
179	192							

Der überwiegende Einfluß des Herzens auf die Albuminurie geht auch daraus zur Evidenz hervor, daß es oft gelingt, die stärkeren Grade der Albuminurie durch Wiederherstellung der Herzkraft auf Spuren herabzudrücken oder ganz zum Verschwinden zu bringen.

Dauernde Werte von $1\%_{00}$ Albumen und darüber ohne kardiale Stauung sind immer verdächtig auf renale Ischämie und weisen entweder auf einen nephritischen Ursprung, d. h. auf den sekundären Charakter der Hypertonie, oder darauf hin, daß das ischämische Endstadium der — progredienten — Sklerose bevorsteht oder eingetreten ist.

Das Harnsediment geht der Albuminurie parallel. Solange nur Spuren von Albumen vorhanden sind, finden wir auch nur sehr spärlich und nur in einer kleinen Anzahl der Fälle Zylinder und Leukozyten, bei stärkerer Stauungsalbuminurie können die Zylinder reichlicher auftreten. Bei Besserung der Herzkraft nehmen sie wieder ab. Während einer „Gefäßkrise" können massenhaft Zylinder aller Art, auch Epithelzylinder und rote Blutkörperchen im Sediment auftreten.

Ganz verfehlt wäre es, wollte man den Befund von Zylindern immer in dem Sinne deuten, daß ein „entzündlicher" Prozeß in den Nieren sich abspielen muß, denn jeder Stauungsharn kann reichlich Zylinder enthalten. Auch hier ist vor der prognostischen Überschätzung der Zylinder dringend zu warnen.

Rote Blutkörperchen sind seltener im Harnsediment zu finden und dann wohl auf kleine Infarzierungen oder starke Stauung zurückzuführen. Leukozyten finden sich häufiger, doch ist ihr Vorkommen im Harn alter Leute an sich nichts Seltenes.

Urobilin ist im Gegensatz zur chronischen Nephritis, aber auch zur genuinen Schrumpfniere fast stets im Harne nachzuweisen, oft stark vermehrt.

Nierenfunktion. Wer wie z. B. Munk in der genuinen Schrumpfniere nur „den rein klinischen Begriff für die im Stadium der Niereninsuffizienz stehende genuine Hypertonie bzw. allgemeine Arteriosklerose" erblickt, der wird einfach wie bei der chronischen Nephritis alle Fälle mit gestörter Nierenfunktion nicht mehr zum Dauerstadium und nicht zu unserer gutartigen Nierensklerose rechnen und umgekehrt.

So einfach wie bei der chronischen Nephritis liegen die Verhältnisse aber hier nicht. Der wesentliche Unterschied ist bei den Sklerosen die Verlaufsart, und wir verstehen unter der Form der genuinen Schrumpfniere, die wir als maligne Sklerose bezeichnen, eine besonders ungünstige, rasch zur Niereninsuffizienz führende Verlaufsart. Das geht am deutlichsten daraus hervor, daß wir auch dann schon eine maligne Sklerose diagnostizieren können, wenn die Nierenfunktion noch ganz intakt ist und nur die Retinitis angiospastica darauf hinweist, daß hier — ohne bestimmte Abhängigkeit von der sekretorischen Nierenfunktion — ein neues Moment hinzugetreten ist, das die Nierendurchblutung noch viel mehr beeinträchtigt: die allgemeine, aktive Gefäßkontraktion renaler Genese (vgl. S. 447). Damit erst tritt die „Niere bei Hypertension" oder die bis dahin gutartige Nephroangiosklerose in das maligne, ischämische Stadium ein, das oft so unheimlich rasch in das Endstadium übergeht. Wir dürfen daher die Nephrosklerose unabhängig von dem Grad einer etwa bestehenden Nierenfunktionsstörung solange zu den gutartig verlaufenden rechnen, als jedes Anzeichen für die allgemeine Gefäßkontraktion, vor allem die Retinitis angiospastica fehlt. In der Regel bleibt bei der gutartigen hypertonischen Nierensklerose die Variabilität der Nierenfunktion erhalten; eine echte typische hyposthenurische Polyurie mit Absonderung eines Harnes von konstanter Konzentration haben wir ohne die Erscheinungen der allgemeinen Gefäßkontraktion bisher noch nicht beobachtet.

Es kommen aber, besonders im hohen Alter Fälle stark geschrumpfter Nieren (senile Granularnieren) vor mit unzweifelhafter Störung der Nierenfunktion und N-Retention im Blute, die so langsam verlaufen, solange in diesem Stadium der Niereninsuffizienz verharren und erst zum Schlusse — wenn überhaupt — eine allgemeine Gefäßkontraktion unter den Zeichen der Retinitis angiospastica bekommen, daß man hier kaum von einer malignen Sklerose sprechen kann (vgl. Beispiel La.., S. 1722). Hier dürfte die allgemeine Gefäßkontraktion die Folge der starken angiosklerotischen Verkleinerung der Niere sein, sicherlich nicht, wie bei der malignen Verlaufsart, die Ursache der Niereninsuffizienz. Doch scheinen so hochgradige Verkleinerungen der Niere durch reine Arteriosklerose, die man als III. oder Endstadium der gutartigen Sklerose bei ganz chronischer Verlaufsart bezeichnen könnte, außerordentlich selten zu sein. Als Regel ist jedenfalls festzuhalten, daß die Funktion der Niere insbesondere die ausschlaggebende Funktion der N-Ausscheidung bei der permanenten Hypertension stets, bei der gutartigen Sklerose mit rotem Hochdruck in den weitaus meisten Fällen im wesentlichen erhalten ist, auch dann, wenn die Niere bereits deutlich geschrumpft ist, ja selbst dann, wenn das muskelstarke Herz vorübergehend erlahmt.

Bei schwerer Herzinsuffizienz kann es zu einer mäßigen Störung der Konzentration bei Oligurie und zu N-Retention kommen, doch gilt dies ebenso für schwere Stauungsnieren ohne Blutdrucksteigerung und ohne Arteriosklerose der Nierengefäße, und mit Wiederherstellung der Herzkraft verschwindet auch die Störung der Nierenfunktion.

Die Wasserausscheidung: Am deutlichsten zeigt sich der Einfluß des Herzens auf die Ausscheidung, die wir auch hier nicht mit dem Ausscheidungsvermögen verwechseln dürfen, bei der Wasserprobe. Der Wasserversuch fällt in vielen Fällen gut, normal aus, d. h. es werden, wie beim Gesunden, nicht nur die nüchtern eingeführten 1500 ccm Wasser in vier Stunden quantitativ oder wenigstens fast vollständig ausgeschieden, sondern auch, wie beim Gesunden, weitaus der größte Teil innerhalb der ersten zwei Stunden und in großen halbstündigen Einzelportionen. Dabei sinkt das spezifische Gewicht tief ab als Beweis, daß keine Retention harnfähiger Substanzen stattgefunden hat.

In anderen Fällen fällt der Wasserversuch „überschießend" aus, d. h. es wird weit mehr Wasser in vier Stunden ausgeschieden, als der eingeführten Menge entspricht, statt 1500 ccm: 1800 und mehr; bis zu 2700 wurde beobachtet. Man könnte auch hier an eine „Übererregbarkeit" der hypertonischen Gefäße denken. Doch scheint es sich meist um eine diuretische — mobilisierende (s. S. 349 und 1325) — Wirkung des Wassers und um die Ausschwemmung von okkulten Ödemen zu handeln, wie schon daraus hervorgeht, daß oft auch bei anschließender Trockendiät noch weiter größere Wassermengen ausgeschieden werden, und daß nach völliger Entwässerung der Wasserversuch normal ausfällt. Ein überschießender Wasserversuch mit großen halbstündlichen Einzelportionen ist jedenfalls nicht als pathologisch anzusehen und puncto Niere günstig zu bewerten.

Ein schlechter Ausfall des Wasserversuches wurde ungefähr in einem Viertel der Fälle beobachtet. Aber nicht etwa besonders häufig bei stärker geschrumpften Nieren, sondern hauptsächlich dann, wenn das Herz in seiner Leistungsfähigkeit stärker beeinträchtigt oder deutlich insuffizient war. Auch hier sehen wir die kardialen Einflüsse durchaus die renalen überwiegen. Oft kam nach Beseitigung der Herzschwäche nachträglich noch ein guter Wasserversuch zustande. Daß man bei sehr hohen Blutdruckwerten den Wasserversuch lieber unterläßt, bei erheblicher Herzinsuffizienz und stärkeren Ödemen auf die Wasserprobe verzichten muß, versteht sich von selbst, ebenso auch die Tatsache, daß bei länger fortgesetzter Trockendiät der Wasserversuch zunächst schlecht ausfallen muß, weil ein großer Teil des zugeführten Wassers von den durstenden Geweben retiniert wird.

In zweifelhaften Fällen bringt oft ein Theophyllinwasserversuch Klarheit, was die Niere nach Ausschaltung hemmender extrarenaler Faktoren in maximo leisten kann.

Als Beispiel dafür, daß unter dem Einfluß von Theophyllin ein vorher schlecht ausgefallener Wasserversuch eine sehr viel bessere Leistungsfähigkeit der Niere aufdeckt, seien folgende Zahlen angeführt:

	größte Halbstundenportion	in 2 St.	in 4 St.	Konzentration	Blutdruck
Nr. 3. R. B. Wasserversuch ohne Theophyllin	150	240	495	1041	175
mit „	500	1320	1820		
Nr. 19. F. L. Wasserversuch ohne Theophyllin	140	400	860	1035	180
mit „	450	846	1480		
Nr. 59. F. B. Wasserversuch ohne Theophyllin	190		703	1026	190
mit „	620		1056		

Der Blutdruck steigt im Gegensatz zur Nephritis im allgemeinen nicht während des Wasserversuches, abgesehen von einer initialen, vielleicht psychogenen Zacke im Beginn.

Dagegen konnten wir gelegentlich bei einer transitorischen Hypertonie, deren Blutdruck bei Trockenkost und Bettruhe zur Norm abgefallen war, einen starken Wiederanstieg des Blutdrucks während des Wasserversuches beobachten und danach wieder Abfall zur Norm.

Falta, Depisch und Högler haben das Verhalten der Wasserausscheidung bei Zusatz von Salzen zum Wasserversuch geprüft. Mit der Kochsalzwasserprobe (6—9 g auf 1000 H_2O) fanden sie bei den initialen Fällen von „essentieller" Hypertension im Gegensatz zur Nephritis oft eine auffallend geringe Hemmung der Wasser-Salzdiurese, häufig sogar eine überschießende Ausscheidung; in weiter vorgeschrittenen Fällen von Nierensklerose ist aber die Hemmung der Wasser-Salzdiurese meist viel bedeutender als bei normalen Individuen, außerdem fanden sie hier meist ein sehr beträchtliches Ansteigen des Blutdruckes.

Bei der Kalium-Wasserprobe (6 g KCl auf 1000 H_2O) fanden sie oft eine stark überschießende Wasser- und Chlorausscheidung; der Blutdruck steigt vorübergehend an und sinkt dann unter den Ausgangswert.

Bei der Kalziumwasserprobe (4 g $CaCl_2$ auf 1000 H_2O) fanden sie bei den „blanden' Sklerosen sehr häufig starke, zum Teil sogar enorme Diuresesteigerung und entsprechende Ausschwemmung von Chlor. Der Blutdruck verhält sich ähnlich wie bei der Kaliumwasserprobe.

Ich schließe daraus, daß man durch Salz, insbesondere durch Kali- und Kalziumsalzbelastung beim Wasserversuch eine stärkere Mobilisierung von Wasser aus den Geweben, eine gute Vornierendiurese erzielen und damit ebenso wie mit Theophyllin die extrarenalen Bedingungen für eine gute Diurese günstiger gestalten kann.

Machwitz und Rosenberg fanden den Wasserversuch nur bei einer kleinen Minderzahl der benignen Sklerosen (im ganzen 25 Fälle) mit einwandfreier Herztätigkeit normal, in der Mehrzahl der Fälle überschießend oder mäßig und fast ebenso häufig schlecht wie gut.

Klein fand in nicht ganz $50^0/_0$ der Fälle normale, in $30^0/_0$ überschießende Wasserausscheidung, bei $20^0/_0$ war die Ausscheidung der $1^1/_2$ Liter zwar in 4 Stunden vollendet, doch war die Ausscheidungskurve eine etwas flache. Dabei führt aber Klein als Beispiel einen Fall an, in dem um 8 Uhr 440, um 8.30 490, um 9 Uhr 330 ccm und in 2 Stunden 1490 ccm ausgeschieden wurden. Eine direkt ungenügende, ausgesprochen protrahierte Wasserausscheidung sah Klein nur in einem Fall.

Wir legen, wie S. 166 bereits erwähnt, den Hauptwert auf die größte halbstündige Einzelportion als Maß für das maximale Leistungsvermögen und schließen dann auf eine renale Störung, wenn bei guter Herzkraft auch mit Hilfe eines Diuretikums keine großen halbstündigen Einzelportionen erreicht werden. Aber selbst unter diesen Voraussetzungen kommen Fälle vor, die eine gewisse Störung des Wasserausscheidungsvermögens erkennen lassen, d. h. nicht mehr imstande sind, eine große Halbstundenportion von über 300 ccm zu liefern.

Spezifisches Gewicht. Von besonderer Bedeutung ist der Ausfall des Konzentrationsversuches. Als Regel ergibt sich die wichtige Tatsache, daß die Niere des Hypertonikers mit leistungsfähigem Herzen, wie die des Gesunden, bei Trockendiät rasch imstande ist, einen konzentrierten Harn abzusondern, so daß schon nach etwa 8—12 Stunden eine Konzentration von 1030 oder wenigstens 1025 erreicht wird, was, wie schon mehrfach erwähnt wurde, Niereninsuffizienz ausschließt.

In einer neueren Zusammenstellung von 45 Fällen hatte 1 Fall als höchstes spezifisches Gewicht 1041, 8 Fälle 1035—1039, 19 Fälle 1030—1043, 15 Fälle 1025—1029.

In einer Reihe von Fällen war es nicht möglich, einen exakten Konzentrationsversuch anzustellen. Insbesondere verhindert die Ausschwemmung von Ödemen oft die nötige Reduktion der Harnmenge. Oder der bei schwerer Herzinsuffizienz bekanntlich häufig vorhandene Durst und Appetitmangel läßt eine strengere Trockendiät als grausam erscheinen.

Bisweilen bleibt man daher für die Beurteilung der Variabilität der Nierenfunktion auf die Beobachtung der spontanen Schwankungen des spezifischen

Gewichtes angewiesen, und wir sehen dabei fast regelmäßig in einzelnen Harnportionen spezifische Gewichte von 1020 und darüber, die bei genügender
Harnmenge ebenfalls Niereninsuffizienz ausschließen.

Nur in einzelnen Fällen kommt eine gewisse Reduktion der Konzentrationsfähigkeit auch bei der gutartigen, sehr langsam verlaufenden Form der Sklerose
vor. Aber auch dies hauptsächlich dann, wenn die Herzkraft besonders stark
nachgelassen hat.

Es sind keineswegs die stärker geschrumpften Fälle gewesen, bei denen wir diese
mäßige Beschränkung der Konzentration beobachtet haben. Unser (Volhard und Fahr)
stärkst geschrumpfter Fall Se...t (Abb. 193 und 194, S. 1576, Nierengewicht rechts 60,
links 80 g) wies z. B. spontan ein spezifisches Gewicht von 1025 bei 700 Menge auf. (Er
starb, nebenbei bemerkt, unter scheinbar „urämischen" Krämpfen an einem Tumor der
motorischen Region!) Vielmehr handelte es sich z. B. in einem schlecht konzentrierenden
Falle um ganz große rote Nieren und ungewöhnlich starke Herzschwäche mit Herzaneurysma und wandständiger Thrombose, mächtigen Ödemen und stärkster Appetitlosigkeit.

Die Frage der Stauungsniere ist S. 827 besprochen worden. Wir waren
bisher gewohnt, die Oligurie bei kardialer Stauung als Zeichen renaler Störung
zu betrachten, was in der Regel sicher nicht zutrifft. Wir müssen aber die Frage
noch offen lassen, ob hochgradige Herzschwäche nicht doch durch ungenügende
Entlüftung die Kondensationsarbeit des Protoplasmas der Epithelien beeinträchtigen kann.

Bei Beurteilung des Konzentrationsversuches ist daher eine gewisse Vorsicht geboten und Erfahrung nötig. Auch ist der Einfluß der bei Herzschwäche
stets geratenen kochsalzarmen Diät, die Höhe der Nahrungszufuhr und die
bei alten Leuten ohnehin herabgesetzte Intensität des Stoffwechsels und Stick-
stoffumsatzes zu berücksichtigen.

Für die überwiegende Mehrzahl der Fälle von genuiner Hypertension und
benigner Nierengefäßsklerose, namentlich für diejenigen, die in der Vollkraft
der Jahre beobachtet werden und differentialdiagnostisch in Betracht kommen
gegenüber der Nephritis und ihrem Endstadium, gilt die Regel, daß die Nierenfunktion und Variabilität der Nierenleistung erhalten bleibt.

Jede dauernde stärkere Einschränkung der Konzentrationsfähigkeit unter
1025, zumal dann, wenn die Herzkraft gut ist, erweckt den Verdacht auf den
— sehr seltenen — Übergang in das III. Stadium der benignen Sklerose oder
den — häufigeren — in die maligne, beschleunigte Verlaufsart. Auch hier gibt
es Grenzfälle und Übergänge und muß es der Natur der Sache nach geben.

Die Kochsalzausscheidung ist beim Hypertoniker ohne Herzinsuffizienz
durchaus normal, wie dies nicht anders der Fall sein kann bei einer Erkrankung,
die viele Jahre, ja Jahrzehnte lang bei der gewöhnlichen kochsalzreichen Kost
ohne Störung ertragen werden kann. Dementsprechend wird auch im Harn
die normale Kochsalzkonzentration erreicht.

Aber auch hier zeigt sich, genau wie bei dem Wasser, daß Ausscheidungsvermögen und Ausscheidung nicht identisch sind. Die Kochsalzausscheidung
sinkt sofort, wenn Herzschwäche eintritt. Im Stadium der Ödembildung
kann der prozentuale Kochsalzgehalt sehr niedrig werden, und es kann die
Gesamtausfuhr selbst bei kochsalzarmer Diät die stark beschränkte Einfuhr
nicht erreichen.

Prinzipiell unterscheiden sich die Beziehungen der Kochsalzausscheidung
zu den Ödemen in keiner Weise von den Nephrosen; höchstens graduell, insofern, als die kardiale Ödembereitschaft nie so gleichmäßig, selten so hochgradig, und die Schädigung der Resorption meist entsprechend geringer ist
als bei der Nephrose, bei der die Steigerung der Gefäßdurchlässigkeit alle
Gefäßgebiete viel gleichmäßiger betrifft.

Und so wie die degenerativ erkrankte oder die Stauungsniere' im Moment der Ödemresorption Wasser und Kochsalz ausgezeichnet ausscheidet, so kann die sklerotische Niere bei Besserung der Herzkraft momentan enorme Wasser- und Kochsalzmengen ausscheiden und auch prozentual die höchsten Werte für Kochsalz erreichen.

Beispiel: P. Wa.... kam mit hochgradigen Ödemen und einem Blutdruck von 205 mm Hg zur Aufnahme und schied am ersten Tage 250 ccm Urin aus mit 0,4% Kochsalz. Am zweiten Tage erhielt der Kr. 1 Tropfen Tct. strophanti intramuskulär und Carelldiät, d. h. 4×200 g Milch in 24 Stunden. Am gleichen Tag stieg der prozentuale Kochsalzgehalt auf 0,67%, obgleich eine Menge von 5500 ccm Urin produziert wurde, so daß die Gesamt-NaCl-Menge in 24 Stunden 37 g betrug. Am nächsten Tage schied der Kr. 3450 ccm Harn aus von 0,84% Kochsalz, im ganzen 29 g in 24 Stunden. Am fünften Tage betrug der Kochsalzgehalt 1,38% bei 1075 Urinmenge = 14,8 g Kochsalz.

Bisweilen läßt sich auch an der Kochsalzausscheidung die diuretische d. h. Gewebswasser mobilisierende Wirkung des Wasserversuches beobachten.

Der gleiche Patient schied an sieben Tagen durchschnittlich 0,8% Kochsalz aus. Während des Wasserversuches stieg die Kochsalzausscheidung auf 1,05% und fiel nach demselben auf 0,5% am gleichen Tage. Am folgenden Tage wurden wieder 0,8% erreicht.

Noch stärker scheint die wasser- und kochsalzmobilisierende Wirkung des Kalium- und Kalziumwasserversuches zu sein (vgl. S. 1671 Falta und Mitarbeiter).

Kochsalzzulagen werden in den Fällen, in denen keinerlei Herzinsuffizienz besteht, oft in der gleichen Weise wie vom Gesunden d. h. unter Steigerung der Kochsalzkonzentration, ausgeschieden. Es werden aber auch Ausnahmen beobachtet, die auf die NaCl-Belastung mit einer Steigerung der Harnmenge antworten. Bisweilen kommt es sogar zu einer überschießenden Diurese, die man im Sinne Schlayers als Übererregbarkeit deuten könnte. Wir zweifeln aber nicht, daß es sich auch hier um eine extrarenale, Wasser mobilisierende Wirkung des Kochsalzes handelt.

Beispiel: Frau K.: Blutdruck bei der Aufnahme 295, bei der Entlassung 162 mm Hg. NaCl-Ausscheidung 0,5—0,7%, Gesamtmenge 5—10 g.

Am 11. September 10 g NaCl-Zulage. Dabei Steigerung der Harnmenge, die am vorhergehenden Tage 600 ccm betrug, auf 2100 ccm, der Kochsalzkonzentration von 0,7 auf 1,1%, der absoluten NaCl-Menge von 4,2 auf 23,3 g.

Es wird also die gesamte NaCl-Zulage innerhalb von 24 Stunden vollkommen eliminiert und dabei gleichzeitig noch ein diuretischer Reiz auf die Niere bzw. „Vorniere" ausgeübt.

Der Wasserversuch war in diesem Falle ebenfalls überschießend (1850 ccm), wie beim Gesunden. Es bestand keine Herzinsuffizienz.

Gar nicht selten erfolgt die Ausscheidung einer NaCl-Zulage trotz Ansteigens der NaCl-Konzentration auf 1% und darüber nicht vollständig am ersten Tage, sondern dauert noch in den zweiten Tag hinein, was übrigens auch bei Gesunden beobachtet wird. Auch hier spielen sicher extrarenale Momente die Hauptrolle. Besonders dann, wenn sich die NaCl-Belastung an eine Periode salzarmer Ernährung anschließt, wie sie bei den Hypertonikern aus therapeutischen Gründen ja oft angewandt wird, kann schon normalerweise NaCl retiniert und dadurch eine ungenügende NaCl-Ausscheidung vorgetäuscht werden.

Eine schematische Beurteilung des NaCl-Versuches nach der quantitativen Seite ist um so weniger angebracht, als ganz geringe Störungen der Leistungsfähigkeit des Herzens, auch ohne daß Ödeme bestehen, die Kochsalzausscheidung stark beeinträchtigen. Es kommt dann sofort zu einer vorwiegend durch Schädigung der Kapillaren, d. h. extrarenal bedingten Kochsalz- und Wasserretention unter Gewichtszunahme, aber auch zu Hydrämie und sogar nicht selten zu Blutdrucksteigerung, wie dies schon Bayer aus der Krehlschen Klinik und andere Autoren gefunden haben (vgl. auch Falta S. 1671).

Die Salzbelastung eignet sich überhaupt wegen des Hineinspielens der extrarenalen Faktoren wenig zur Funktionsprüfung der Niere. Da sie überdies oft direkt ungünstig wirkt, sowohl auf die Funktion der peripheren Kapillaren bei der Nephrose, als auch auf die Herzfunktion bei den hypertonischen Formen, ja gelegentlich Anfälle von Lungenödem und sogar von eklamptischer Urämie auslösen kann, so erscheint große Zurückhaltung in der methodischen Verwendung des Salzversuches geboten.

Stickstoffausscheidung. Im gutartigen Dauerstadium der Nierensklerosen ist die prozentuale wie die absolute N-Ausscheidung in der Regel ungestört. Wir finden sowohl die hohen prozentualen Stickstoffwerte von $1-2\%$ wie beim Gesunden, als auch die normale Anspruchsfähigkeit der Niere für den Harnstoff. Eine Herabsetzung der Anspruchsfähigkeit, wie sie bei den sekundären Schrumpfnieren so deutlich in die Erscheinung tritt, haben wir bei der benignen Nephrosklerose kaum gesehen.

Harnstoffzulagen, die bei vorgeschrittener Nephritis des dritten Stadiums glatt retiniert werden, wurden entweder unter Erhöhung der N-Konzentration oder unter Polyurie in ein bis zwei Tagen prompt ausgeschieden.

Beispiel: Ludwig Kra..., 46 Jahre, Hypertension.
Blutdruck 200/106, 180/94 mm Hg.

	N %	N g		Zeit h	ccm	N %	N g
				12	180	1,204	2,2
21. August	0,73	13,1	in	4	190	1,884	3,6
22. „	0,93	10,6	Einzel-	8	200	1,786	3,6
23. „ + 20 g U+	1,59	17,0	portionen	12	350	1,512	5,3
24. „	1,67	14,2	von:	4	150	1,568	2,3
							17,0

Dementsprechend hält sich auch der Reststickstoffwert des Blutes gewöhnlich in normalen Grenzen.

Es ist allerdings nichts Seltenes, daß bei Kranken, die mit den Erscheinungen der Herzinsuffizienz zur Aufnahme kommen, anfangs ein höherer RN-Wert gefunden wird, der womöglich während der Aufsaugung der Ödeme noch ansteigt; mit Wiederherstellung der Herzkraft fällt der RN aber wieder auf normale Werte. Kurz vor dem Tode fanden wir den RN gewöhnlich erhöht.

Auch Machwitz und Rosenberg ist es aufgefallen, daß die Fälle von benigner Nierensklerose schon bei leichteren Graden von Herzinsuffizienz eine Neigung zur Erhöhung des Blutharnstoffes aufweisen, während sie eine solche Retention bei sonst gesunden Nieren nur bei hochgradiger Dekompensation angetroffen haben. Sie fanden bei mäßigen kardialen Ödemen eine Erhöhung des Blutharnstoffes bis zu Werten von 120 mg%. Höhere Werte haben sie bei benigner Sklerose nie beobachtet.

Klein konnte bei Fällen, bei denen der RN im Blute mäßig erhöht war, bei Harnstoffbelastung keine stärkere Retention nachweisen. Der Harnstoff wurde also prompt, wenn auch im polyurischen Typus ausgeschieden. Klein hat ferner gefunden, daß bei den Fällen, die wiederholt, zu verschiedenen Zeiten untersucht wurden, nur in einem Drittel der Fälle der RN-Wert ständig normal war. In etwa zwei Dritteln der Fälle wurde wenigstens einmal, bei vielen aber zwei- bis dreimal ein erhöhter RN-Gehalt gefunden. Die Erhöhungen waren allerdings mäßig, bewegten sich meist zwischen 55—75 mg, seltener waren sie höher, der höchste Wert war 100 mg; hier war Herzinsuffizienz mit Stauung vorhanden. Klein glaubt bei der Mehrzahl dieser Fälle Herzinsuffizienz ausschließen zu können, weil Stauung in den Körpervenen fehlte. Dabei gibt er aber selbst an, daß die kardialen Symptome in Atemnot vom Typus des Asthma cardiale bestanden hätten, „jenen leichten Graden von relativer Insuffizienz des muskelstarken Herzens (Volhard), die hervorgerufen werden durch ein vorübergehendes Erlahmen des linken Ventrikels gegenüber dem hohen Blutdruck".

Meiner Meinung nach genügt das vollständig zur Erklärung einer Störung der Nierenfunktion, bzw. einer Ausscheidungsinsuffizienz, da mit diesem Zustand der relativen Herzinsuffizienz sehr wohl eine stärkere Herabsetzung der Nierendurchblutung und der Harnmenge gegeben sein kann. Klein möchte diese periodisch auftretenden Funktionsstörungen der Nieren so erklären, daß es in ihrem arteriosklerotisch erkrankten Gefäßgebiet vorübergehend zu Zirkulationsstörungen infolge periodisch bestehender Kontraktionszustände der kleinen Arterien und Verengerung des Lumens derselben kommt. Auch Kerppola spricht bei transitorischen Störungen der Nierenfunktion von „funktioneller" Niereninsuffizienz infolge von Angiospasmen.

Es mag sehr wohl sein, daß der arterielle Faktor (hypertonische Arteriolenverschlüsse) eine Rolle spielt, z. B. bei dem wesentlich besseren Ausfall eines Wasserversuches bei Zugabe von Theophyllin. Im Effekt wird es auf dasselbe hinauskommen, ob bei gleichbleibendem Herzschlagvolumen die Widerstände in den Nierengefäßen zunehmen, oder ob bei gleichbleibenden Widerständen in den Nieren das Minutenvolumen abnimmt. Da Erscheinungen von Überlastung des Herzens bestehen, ist die letztere Möglichkeit wahrscheinlicher.

Noch stärker als durch Nachlaß der Herzkraft oder Zunahme des örtlichen Gefäßtonus kann die Nierenfunktion beeinträchtigt werden durch eine Abnahme des allgemeinen Gefäßtonus, wie sie im Fieber eintritt.

In einem sehr schweren Falle von genuiner Hypertension bei einer erblich belasteten 41jährigen Krankenschwester, die seit 1924 wegen heftigster Kopfschmerzen und Blutdrucksteigerung in Beobachtung der Klinik war und 1927 einen Blutdruck von 200/120, einen RN von 19 mg, am 10. 12. 28 BD 210/120, U^+ 21,4 gehabt hatte, trat am 22. 12. mit einer fieberhaften Thrombose eine Blutdrucksenkung auf 170/90 ein; mit zunehmendem Fieber bis 40° sank der Blutdruck fortdauernd unter zunehmender Benommenheit und betrug am 31. 12. 115/70, die Harnmenge war auf 50 ccm in 24 Stunden bei einer Aufnahme von 500 ccm gesunken.

Am 3. 1. wurde bei tiefer Benommenheit ein Blut U^+ von 232, Ind. 0, Xanth. 0 festgestellt.

Am 5. 1. betrug der U^+-Wert im Blute 330 mg%, trotz Zunahme der Diurese auf 720 ccm; am 7. 1. 29 bei BD 140/75 U^+ **345, Ind. +, Xanth. ++**.

Am 11. 1. U^+ 272, U^- 12, Ind. 0, Xanth. 0.

Bei guter Diurese trotz eines Blutdruckes von 125/65 fielen die Blutwerte auf U^+ 80 mg%, stiegen bei Wiederanstieg der Temperatur am 5. 2. wieder auf U^+ 174, U^- 10, Ind. +, Xanth. + und erreichten mit Abfall der Temperatur unter Wiederanstieg des Blutdruckes auf 190/115 am 5. 2. mit U^+ 23, U^- 4, Ind. 0, Xanth. 0 die Norm. Am 30. 3. war wieder der alte Blutdruckwert von 230/130 vorhanden.

In diesem Falle, den wir als eine Übergangsform zur malignen Sklerose betrachten, da sich in der weiteren Beobachtung Augenhintergrundsveränderungen eingestellt haben, hat die fieberhafte Senkung des Blutdruckes zu einem Zustand echter Urämie mit bedrohlicher Retention geführt.

Nicht so bedrohlich waren die Folgen des durch Fieber bedingten plötzlichen Blutdrucksturzes bei einem Falle von essentieller Hypertonie, der eine Bronchopneumonie bekam. Der Einfluß des Fiebers auf den Blutdruck geht aus der folgenden Kurve sehr schön hervor. Hier stieg der U^+-Wert von 40 mg% auf 130 mg%, der U^--Wert von 4 auf 11 mg%, und die Blutwerte sanken nach Abklingen des Fiebers annähernd zur Norm noch vor dem Wiederanstieg des Blutdruckes (Abb. 227).

Natürlich ist in beiden Fällen die Mehrproduktion an dem Anstieg der Blutwerte im Fieber stark beteiligt; nur der Ausschlag ist hier wie unter dem Einfluß einer vorübergehenden Herzschwäche beim Hypertoniker stärker als beim Normalen.

Einen besseren Einblick in den Grad der „azotischen" Funktionsstörung als die einfache RN-Bestimmung gibt uns der Vergleich zwischen dem Harnstoffgehalt im Blut und der Harnstoffausscheidung mittels der Ambardschen Konstante, die uns gewissermaßen ein Urteil über die Anspruchsfähigkeit der Nieren auf den Diuresereiz der Harnstoffe ermöglicht. Wir wenden diese Probe, die uns die Berechnung des (auf normale Ansprüche) korrigierten Blut-U^+-wertes gestattet (vgl. S. 147), seit vielen Jahren in jedem Falle an, und wir finden auch mit ihr das bestätigt, was uns die anderen Proben sagen:

In einem großen Teil der Fälle ist die Funktion gut oder tadellos. In vorgeschrittenen Fällen finden wir leichteste Grade von Funktionsstörung, die genügen, nicht mehr von essentieller Hypertension, sondern von manifester Angiosklerose der Niere zu sprechen. Höhere Grade von Funktionsstörung sind sehr selten.

Das Wesentliche und für die benigne Sklerose Charakteristische ist abgesehen davon, daß die Nierenfunktion sich von der Herzkraft mehr abhängig erweist, als wir das sonst bei Herzkranken gewohnt sind, vor allem das, daß die Krankheit fast stationär erscheint, daß die Störung der Nierenfunktion wenn überhaupt, nur sehr langsam zunimmt.

Das geht auch aus einer sorgfältigen statistischen Arbeit von Guggenheimer hervor. Er fand unter 73 nicht herzdekompensierten stationären Hypertensionen in 41,1% normale

Konstantenwerte von 0,06 bis 0,08, in 42,47$^0/_0$ Werte von 0,08 bis 0,10. Das sind nach unseren Erfahrungen Werte, die unter Berücksichtigung der Fehlerquellen noch eben in den Bereich des Normalen fallen und einem korrigierten Blutharnstoffwerte von 40 bis 50 mg, eine Ausscheidung von 1 g U+ pro Stunde als normal angenommen, entsprechen (vgl. S. 147). Nur in 16,43$^0/_0$ fand er Konstanten zwischen 0,1 und 0,14, was zweifellos eine deutliche Erhöhung bedeutet. Nach Ambard und Weill entspricht eine Konstante von 0,14 bereits einer Einbuße an sekretorischen Elementen von 75$^0/_0$, die im Tierversuch noch glatt ertragen wird.

Doch gilt diese Bewertung der Konstante nur bei Ausschluß extrarenaler Momente, die die Harnmenge herabsetzen, und diese lassen sich bei so stark kardial gestempelten Fällen nie sicher ausschließen.

Guggenheimer konnte in einigen Fällen den Verlauf der Erkrankung an Hand der Konstanten über drei Jahre verfolgen und meine Angabe eines gutartigen Verlaufes

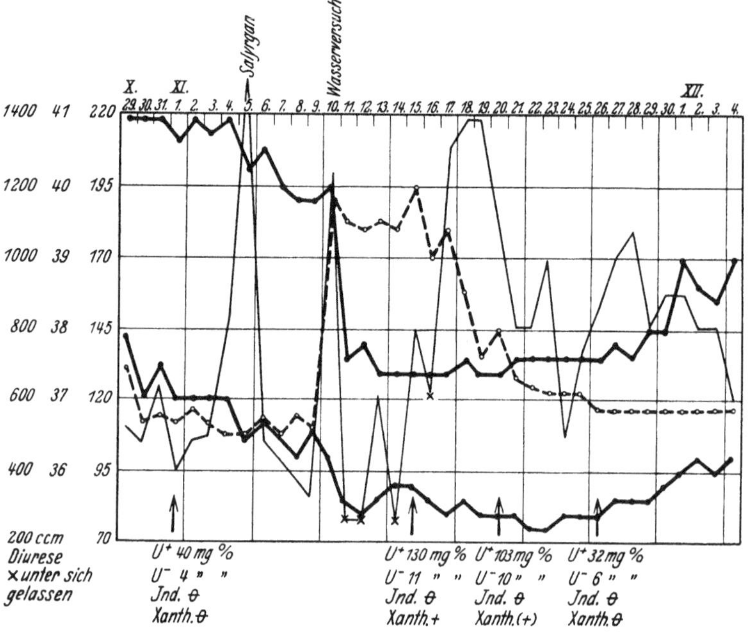

Abb. 227. (Erklärung im Text, S. 1675.)

———• Blutdrucksenkung; •---• im Fieber; ——— mit Abnahme der Diurese.

daraus bestätigen, daß der Konstantenwert innerhalb dieser Zeit konstant blieb oder sich nur sehr langsam änderte.

Was die Ergebnisse anderer Funktionsproben betrifft, so verdient noch Erwähnung, daß die Rehn - Günzburgsche Probe ebenso wie die Probe auf Säure- und Basenausscheidung mit Beckmanns Probekost uns im Gegensatz zur malignen Sklerose meist keine Schwierigkeit ergab, den Harn alkalisch zu bekommen.

Renaud und Roland geben an, daß die Phenolrotausscheidung in den meisten Fällen ungenügend sei, obwohl $^2/_3$ ihrer 75 Fälle einen Blutharnstoff von weniger als 45 mg$^0/_0$ hatten. Sie fanden auch die Ambardsche Konstante in fast allen Fällen deutlich, aber nicht sehr hochgradig erhöht.

Sie legen besonderen Wert auf die Verzögerung der Farbstoffausscheidung, denn sie zeige an, daß eine Anzahl von Nierenläppchen ausgefallen sei neben noch gut arbeitendem Parenchym. Die Funktionsproben seien wertvoller für die Prognose als für die Diagnose, da der sklerosierende Prozeß schon sehr fortgeschritten sein müsse, bevor leichte Funktionsstörungen sich bemerkbar machen.

Das letztere glaube ich nicht, sondern daß leichte Zirkulationsstörungen schon auffallende Verminderung der Farbstoffausscheidung machen können.

Major hat angegeben, daß viele Hypertoniker, die zur Gruppe der essentiellen Hypertension gehören, nicht, wie allgemein angenommen wird, eine normale Nierenfunktion haben. Denn sie könnten zwei Guanidinabkömmlinge, Methylguanidin und Kreatinin (das essigsaure Anhydrid des Methylguanidins) nicht in normaler Weise ausscheiden (vgl. S. 106).

Die Milchzuckerausscheidung ist bei der blanden Hypertonie regelmäßig verlängert. Wie wenig es gestattet ist, aus diesem Ausfall der Milchzuckerprobe auf eine vaskuläre Nephritis zu schließen, geht schon daraus hervor, daß mein Mitarbeiter Keller auch bei alten Leuten ohne Hypertonie fast regelmäßig starke Verlängerung der Milchzuckerausscheidung gefunden hat. Erscheint dadurch die Schlayersche Methode einerseits als ein sehr feines Reagens auf Zustandsänderungen der Nierengefäße, so wird ihr praktischer Wert andererseits damit illusorisch, daß wir aus dem positiven Ausfall der Milchzuckerprobe keinerlei Anhaltspunkte dafür gewinnen, welcher Art die Schädigung der Nierengefäße ist.

Darin liegt wohl der größte Nachteil der Milchzuckerprobe, daß sie bei jeder Alteration der Gefäße gleichsinnig anspricht, mag es sich nun um hyaline Entartung der Glomeruluskapillaren oder um Amyloid oder um entzündliche oder um arteriosklerotische oder auch nur um Altersveränderungen der Nierengefäße handeln. Und da beim Menschen die Methode schon für die Unterscheidung der akut entstehenden sog. entzündlichen („vaskulären") Formen der Glomerulonephritis von den rein degenerativen epithelialen („tubulären") Nephrosen versagt, so ist es nach dem positiven Ausfall bei rein arteriosklerotischen und Altersveränderungen noch viel weniger möglich, auf Grund der verlängerten Milchzuckerausscheidung eine Unterscheidung der Nierenerkrankungen in vaskuläre und tubuläre Funktionsstörungen vorzunehmen.

Leider hat sich auch unsere Hoffnung nicht erfüllt, mit Hilfe der Prüfung der Jodausscheidung sichere differentialdiagnostische Aufschlüsse über örtliche Funktionsstörungen (Schlayer) oder Anhaltspunkte für die Frage der Niereninsuffizienz (Müller, Ingelfinger) zu erhalten. Zwar ist bei den Hypertonien die Jodausscheidung meist innerhalb von 60 Stunden beendet. In 54 von 93 geprüften Fällen wurden 0,5 Jodkali innerhalb von 50, in weiteren 22 Fällen innerhalb von 60 Stunden ausgeschieden. In 17 Fällen aber fand Keller die Jodausscheidung verlängert, zum Teil stark, bis zu 100 Stunden, ohne daß sonst Zeichen von Niereninsuffizienz vorhanden gewesen wären. In einem Falle wurde das Ende der Jodausscheidung einmal nach 54 Stunden, ein zweites Mal nach 103 Stunden festgestellt. Daß Herzinsuffizienz an der Verlängerung der Jodausscheidung schuld war, können wir deshalb nicht ohne weiteres annehmen, weil wir in 18 Fällen trotz kardialen Ödems eine normale Jodausscheidung gefunden haben.

Wir vermögen diesen schlechten Ausfall des Jodversuches um so weniger zu erklären, als wir umgekehrt selbst bei der beginnenden „Kombinationsform" gelegentlich normale Jodausscheidung beobachtet haben.

Machwitz und Rosenberg haben bei 47 Fällen die Jodausscheidung geprüft und sie in 28 Fällen normal, d. h. unter 60 Stunden gefunden, in 5 Fällen auf 60 bis 70 Stunden, in 2 auf 70 bis 80, in 7 auf 80 bis 100 Stunden und in 5 auf über 100 Stunden verlängert. In einem Falle betrug die Jodausscheidung anfangs, als der Kranke dekompensiert war, 84 Stunden, später, nach Ausschwemmung der Ödeme 52 Stunden. Auch nach ihren Erfahrungen ist die Jodausscheidung in hohem Grade von extrarenalen Faktoren abhängig.

Das einzige Stoffwechselprodukt, das bei der Hypertension fast regelmäßig im Blute vermehrt gefunden wird, ist die Harnsäure. Ob man daraus auf ein Unvermögen der Niere schließen darf, gerade diese Substanz der Norm entsprechend auszuscheiden, das ist hier wie bei der Gicht noch strittig.

Fishberg hat schon Fälle mit hohen U^--Werten gesehen, die post mortem anatomisch intakte Nieren geboten haben, und er meint wie wir, daß die Hyperurikämie auf einer Stoffwechselstörung und nicht auf beginnender Niereninsuffizienz beruhe.

Nach Faber-Gottlieb besteht ein umgekehrt proportionales Verhältnis zwischen dem Gewicht und der Fähigkeit des Menschen, durch die Nahrung eingeführte Purinstoffmengen prompt auszuscheiden, und Grotel hat gezeigt, daß gesunde Hyperstheniker einen etwa um $50^0/_0$ höheren Harnsäurespiegel im Blut haben als Astheniker. Die Neigung zu Hyperurikämie fand Grotel nur bei hypersthenischen Hypertonikern (vgl. S. 464).

Das Indikan und die Gruppe der die Bechersche Xanthoproteinreaktion gebenden Phenolabkömmlinge finden wir im Blute in der Regel

Tabelle über die Blutmengen bei Hyperämie. (Aus Hartwich und May.)

Nummer	Name	Alter	Geschlecht	Blutdruck	Körpergewicht in kg	Zahl der Erythrozyten	Hämoglobin	Relatives Blutkörpervolumen	Gesamtblutmenge in ccm	Blutmenge in % des Körpergewichts	Plasma	rote BK
1	Kö.	74	♀	168/85	39,1			45,77	3690,3	99,29	1680,3 1696,9	2010,0 1597,8 normal nach Körpergewicht
2	Mi.	46	♀	265/150	56,9	5,75	87	53,85	5622,7	10,376	2894,7 2485,2	3028,0 2310,2
3	Ko.	63	♂	197/88	78,0	5,9	100	59,75	6148,7	8,324	2474,8 3385,2	3673,9 3166,8
4	Br.	66	♀	210/105	50,8	4,36	75	48	5507,3	11,394	2863,8 2204,7	2643,5 2062,5
5	Hü.	63	♀	200,110	61,5	4,8	75	49	4575,4	7,788	2387,8 2668,1	2187,6 2497,9
6	Wei.	40	♀	155/88	76	4,4	91	49	4994,5	6,891	2547,2 3298,4	2447,3 3085,6
7	Si.	50	♂	225/163	64	5,6	90	49,4	6092,3	10,00	3082,7 2777,6	3009,6 2598,4
8	Vo.	56	♂	220/110	75	5,6	93	50	6157,4	8,628	3078,7 3255	3068,7 3045
9	Ki.	64	♂	198/100	72	5,67	98	48,5	5162,3	7,528	2658,6 3124,8	2503,7 2923,2
10	Kie.	49	♀	220/120	82,3	4,86	82	45	7128,1	9,136	3920,4 3571,8	3207,6 3341,4
11	Sedn.	49	♀	208,115	63,9	4,8	69	43,5	6470,7	10,633	3787,9 2773,2	2682,8 2594,4
12	Kii.	56	♂	175/103	60,5	4,8	83	45	6129,9	10,625	3371,4 2625,7	2758,5 2456,3

auch dann nicht vermehrt, wenn der RN- oder U+-Spiegel erhöht ist. Das umgekehrte Verhalten ist bei malignen Sklerosen mit scheinbar noch guter Nierenfunktion zu beobachten und fast charakteristisch.

Kisch hat in Fällen von labilem Hochdruck bei Klimakterischen, abgesehen von kleinen „Schönheitsfehlern" der Nierenfunktion, die nach meiner Erfahrung gewöhnlich auf Schönheitsfehlern der Methodik beruhen, gelegentlich sogar eine Erhöhung des Indikanspiegels gefunden. Bei Fällen von dauerndem Hochdruck mit Albuminurie fand er in allen mehr minder markante Zeichen einer Funktionsminderung der Nieren und in einem Drittel der Fälle zum Teil erhebliche Vermehrung des Blutindikans. Es fehlt aber hier jeder Hinweis auf den Augenhintergrund und der Versuch, die Fälle von maligner Sklerose abzutrennen.

Im übrigen ergibt die Blutuntersuchung auffallend oft (30 mal unter 75 untersuchten Fällen) eine deutliche Vermehrung der Zahl der roten Blutkörperchen bis zu Werten von etwa 7 Millionen. Diese Neigung zu mäßiger Polyzythämie ist sehr auffallend und steht in charakteristischem Gegensatz zu der Neigung der sekundären und genuinen Schrumpfniere zur Anämie. Die Polyglobulie kommt nicht etwa nur bei Herzinsuffizienz vor und kann wegen ihrer Inkonstanz auch nicht als einfache mechanische Folge verstärkter Filtration aus den Gefäßen infolge der Blutdrucksteigerung angesprochen werden. Wir haben Grund zu der Annahme, die durch eine exakte Blutmengenbestimmung zu überprüfen wäre, daß eine Plethora vera bei diesen Formen sehr häufig ist.

Meine Mitarbeiter Hartwich und May haben mit der von Seyderhelm und Lampe in Deutschland eingeführten Trypanrotmethode in 12 Fällen von essentieller Hypertension die Blutmenge bestimmt und nur in 5 Fällen eine normale bzw. unternormale (7,5, 6,7, 7,8, 8,3, 8,6 statt 8,8% des Körpergewichtes), in allen übrigen eine erhöhte Blutmenge gefunden. Der Höchstwert betrug 11,4% (vgl. nebenstehende Tabelle).

Die Vermehrung der Blutmenge war in 3 Fällen auf eine Zunahme der Blutkörperchen bei normaler oder verminderter Plasmamenge zurückzuführen, in 2 Fällen allein auf den Plasmaanteil und in 2 weiteren Fällen auf beide Blutbestandteile. In 1 Falle war bei Vermehrung des Blutkörperchenanteiles die Plasmaverminderung so stark, daß sich eine Verringerung der Gesamtblutmenge fand.

Reggiani und Parenti haben mit der Kongorotmethode bei Arteriosklerose und essentieller Hypertonie in einer großen Zahl der Fälle eine erhebliche Plethora gefunden. Den höchsten Wert zeigte ein Fall von essentieller Hypertonie: 7910 ccm Blut bei einem Blutdruck von 225 mm Hg.

Bemerkenswert ist noch, daß bei den genuinen Hypertensionen im Gegensatz zu den sekundären (nephritischen) Hypertonien der Eiweißgehalt des Serums erhöht zu sein pflegt, was W. H. Veil auf die — nach meiner Meinung bei den ersteren gar nicht bestehende — Gefäßkontraktion zurückführen zu können glaubt. E. Meyer fand bei einer auffallend blassen Frau, die zwei lebensgefährliche Anfälle von Nasenbluten durchgemacht hatte, bei einem Blutdruck von 220 normale Zahlen von roten Blutkörperchen, aber 60% Hämoglobin und einen Serum-Eiweißgehalt von 8,1 statt 7,3%.

Die weißen Blutkörperchen zeigen keine Besonderheiten.

Mononukleose und Eosinophilie lassen im Rahmen des essentiellen Hochdruckes an die Möglichkeit einer vorangegangenen Lues denken (R. Schmidt).

Der Blutzucker ist nach unseren und anderer Erfahrungen (Kahler, Kerppola) bei der essentiellen Hypertension in der Regel nicht erhöht. Kylin möchte allerdings Werte von 0,1—0,11 g% schon als erhöht betrachten. Es ist aber hier daran zu erinnern, daß Hyperstheniker auch zu höherem Zuckergehalt des Blutes neigen als Astheniker (Tschernorutzky, vgl. S. 466).

Hyperglykämie findet sich nach zerebralen Insulten und bei urämischen Zuständen (Weiland, Port, Kahler); da wo sich ohne Komplikationen ein erhöhter Zuckerspiegel nachweisen läßt, ist die Annahme einer Beteiligung der Pankreasgefäße an der allgemeinen Sklerose um so mehr gerechtfertigt, als die Kombination von Hypertension mit Diabetes nichts Seltenes ist und der Hochdruckdiabetes die gleichen Altersstufen bevorzugt, in der auch die Hypertension am häufigsten vorkommt (vgl. S. 1644).

Wiechmann findet beim nüchternen Hypertoniker einen Durchschnittswert von 114 mg% (statt 96 mg% beim Normalen) und Grenzwerte zwischen 91 und 143 mg% (statt 82 und 118 mg%). Der Hypertoniker ähnele insofern bezüglich des Blutzuckers dem Diabetiker, als die roten Blutkörperchen wie bei diesem weniger Zucker enthalten als das Plasma. Beim Normalen enthalten die roten Blutkörperchen zwischen 90 und 113% des Plasmazuckers, beim Hypertoniker zwischen 73 und 106% des Plasmazuckers.

Der Cholesterinspiegel ist nicht selten erhöht.

Westphal, der diesem Befunde eine ätiologische Bedeutung beimißt (vgl. S. 464), fand in 80 Fällen von teils geringfügiger und labiler, teils stärkerer und stabiler Hypertension den Cholesteringehalt 53mal vermehrt (über 180 mg%), 18mal normal, 5mal erniedrigt und 4mal wechselnde Werte zwischen mittleren und erhöhten. Der Durchschnitt nur der erhöhten Werte betrug im vierten Dezennium 226, im fünften 242, im sechsten 226, im siebten 249 mg%. Unter 32 Apoplektikern fand Westphal bei 25 erhöhte, bei 4 normale, bei 3 unternormale Werte.

Gelmann fand die Hypercholesterinämie weniger häufig als Westphal, und Löwenstein konnte unter 44 Fällen von essentieller Hypertonie nur einmal einen erhöhten Cholesterinwert von 224 mg% feststellen; in 3 Fällen war der Cholesterinwert unter 100 mg%. in einem Fall 62, in einem zur Autopsie gekommenen Fall mit Nierensklerose und Blutdruck von 255 mm 96 mg%.

Pribram und Klein finden in der Mehrzahl der Fälle von Hochdruck eine Hypercholesterinämie, häufig bei sehr altem und labilem Hypertonus, und besonders stark bei maligner Sklerose. Sie fehlte bei kardial dekompensierten Fällen. Bei Hypercholesterinämie war häufig eine Polyglobulie vorhanden, und nach Pribram besteht zwischen diesen beiden Symptomen ein Zusammenhang.

Mein früherer Mitarbeiter Hülse, der ebenso wie ich die ätiologische Bedeutung des Cholesterins für den Hochdruck ablehnt, hält es für möglich, daß die Cholesterinämie mit den fast nie fehlenden Cholesterinesterverfettungen in den Gefäßen und in fakultativen atherosklerotischen Herden zusammenhängt. Wenn solche Gefäßveränderungen fehlten, so waren auch die Blutcholesterinwerte nicht erhöht; umgekehrt hat Hülse recht hohen Cholesterinspiegel auch wiederholt bei der Atheromatose größerer Arterien gesehen, auch dann, wenn der Blutdruck nicht erhöht war und, wie die fehlende Herzhypertrophie zeigte, auch früher nicht erhöht gewesen sein kann. Es scheint also eine Beziehung zwischen Hypercholesterinämie und Atherosklerose, nicht aber zwischen jener und „Arteriosklerose", d. h. essentiellem Hochdruck zu bestehen. Doch kommen auch Fälle von hochgradigster Atherosklerose ohne Erhöhung des Cholesterinspiegels vor (F. Koch).

Zu einem ähnlichen Ergebnis kommt Mjassnikow: Wenn man aus der Gesamtzahl der Hypertoniker die Fälle ausscheidet, wo gleichzeitig mit der Hypertonie auch ausgesprochene Atherosklerose vorhanden ist — 16 Fälle —, dann findet man unter 21 Fällen nur in 9 Hypercholesterinämie. Bei einer Reihe dieser 21 Hypertoniker war ausgesprochene Fettsucht zu konstatieren. Wenn man auch diese Fälle ausschließt, dann bleiben unter 14 Fällen reiner Hypertonie nur 4 mit Hypercholesterinämie übrig.

Am bemerkenswertesten ist, daß nach Mjassnikow alle Hypertoniker mit hohem Cholesteringehalt im Blut zum hypersthenischen Konstitutionstypus gehören, während die Hypertoniker vom normosthenischen Typus keine Hypercholesterinämie aufweisen. Dabei ist die Cholesterinämie bei den reinen Fällen von Hypertonie mit hypersthenischem Habitus verhältnismäßig wenig erhöht; die Erhöhung beträgt im Durchschnitt 2,1% der Norm. Im Vergleich zur „konstitutionellen Norm" ist also die Cholesterinämie hier nur verhältnismäßig selten und nicht stark erhöht.

Urämie. Die echte Urämie, d. h. die Harnvergiftung, kommt in dem Dauerstadium der Sklerosen mit rotem Hochdruck, da diese Form des Hochdrucks nicht zu Niereninsuffizienz führt, ebensowenig vor, wie in dem zweiten Dauerstadium der chronischen Nephritis, und wohl auch bei den Fällen ganz chronisch verlaufender, arteriosklerotischer Granularatrophie nicht ohne das Hinzutreten der allgemeinen, renalen, hämatogenen Gefäßkontraktion, die die genuine Schrumpfniere kennzeichnet.

Die arteriellen und pseudourämischen Symptome der Hypertension. Wenn auch die Präarteriolosklerose und Arteriolomalazie der Nierengefäße neben der Herzhypertrophie im Vordergrund des anatomischen, kardiale Symptome im Vordergrunde des klinischen Bildes stehen, so kommt es doch schon angesichts der in dem Hochdruck zum Ausdruck kommenden allgemeinen „Angiosklerose" und der Bevorzugung der höheren Altersklassen gar nicht selten auch zu arterio- und atherosklerotischen Veränderungen anderer Gefäßgebiete. Diese können sich ganz in den Vordergrund drängen; dies um so leichter, als die Blutdrucksteigerung an sich keinerlei Symptome zu machen braucht, renale Symptome bei jeder Verlaufsart der Hypertension im Dauerstadium überhaupt fehlen und kardiale sehr lange Zeit fehlen können.

Es ist nichts Seltenes, daß eine Hypertension erst dann entdeckt wird, wenn eine Apoplexie oder Erweichung das Leben bedroht und schwere zerebrale Ausfallserscheinungen hinterlassen hat, oder daß ein derartiger Insult zum Tode führt, noch ehe irgendein kardiales Symptom der vaskulären Katastrophe vorausgegangen ist. Plötzliche Hirnblutungen, aus scheinbar voller Gesundheit heraus, die nicht erst in vorgerücktestem Alter eintreten, oder nicht auf luischen Gefäßveränderungen beruhen, sind fast immer auf latente, d. h. unerkannt gebliebene Hypertension zurückzuführen.

Minder lebensgefährlich, aber auch häufiger als die Blutungen, treten unblutige Erweichungen bei rotem Hochdruck auf. Ihre Ausfallserscheinungen bilden sich oft mehr oder weniger vollständig zurück, doch hinterlassen schwere oder häufiger wiederholte Erweichungen nicht selten auch eine fortschreitende Demenz, die in Verblödung übergehen kann. Wir haben auch wiederholt im Anschluß an eine anfangs transitorische Hemiparese durch Fortschreiten der atheromatösen Thrombose eine doppelseitige Hemiplegie mit Bulbärparalyse beobachtet.

Wichtiger als diese grob-anatomischen Insulte des Gehirns, auf die hier nicht näher eingegangen zu werden braucht (vgl. S. 667), sind bei der Hypertonie die mehr funktionellen Störungen, die zwar vielleicht durch eine Arteriosklerose der Hirngefäße ausgelöst werden, aber nicht auf Blutaustritt oder Gefäßverschluß, sondern auf vorübergehenden Zirkulationsstörungen in den nervösen Zentren beruhen.

Anatomisch wird zwar nicht selten auch eine Arteriosklerose der kleinen Hirngefäße gefunden, doch scheint gerade die Atherosklerose der großen Hirngefäße bei der labilen Gefäßregulation des Hypertonikers eine große Rolle zu spielen für die Entstehung dieser meist transitorischen Symptome von seiten des Gehirns oder der Medulla oblongata, die wir als pseudourämische bezeichnet und auf transitorische Ischämien in diesen empfindlichen Organen bezogen haben (vgl. S. 635).

Wir haben nämlich fast in keinem Falle von ausgesprochenen zerebralen Erscheinungen bei der Sklerose wie bei der Kombinationsform eine Atherosklerose, wenn auch nur der großen Gefäße des Gehirns vermißt und sind geneigt, diese als auslösendes Moment der Gefäßkrämpfe anzusprechen.

Man kann sich vorstellen, daß es unter dem Einfluß von sklerotischen Prozessen an den größeren Gefäßen in den nervösen Zentralorganen ebenso zu angiospastischen Zirkulationsstörungen kommen kann wie bei der Atherosklerose der Extremitätenarterien, bei der diese transitorischen Gefäßkrämpfe als Ursache des intermittierenden Hinkens bekannt sind und sicher durch Atherosklerose der größeren Gefäße ausgelöst werden.

Doch ist auch mit rein funktionellen Zirkulationsstörungen in dem infolge Hypertension hypertonischen (Klein-)Arteriensystem zu rechnen (vgl. S. 639).

Wir können diese angiospastischen Phänomene oder Insulte geradezu als Vorläufer des „ischämischen" Stadiums der Hypertonie ansehen, als vorzeitige lokale Ischämien, vorzeitig insofern, als sie infolge lokaler Gefäßwandverhärtung in einzelnen Gefäßgebieten schon eintreten, noch ehe das vermutlich durch renale Ischämie herbeigeführte Stadium der allgemeinen Ischämie erreicht ist.

Zu diesen Symptomen vorzeitiger lokaler Ischämien rechnen wir, wie auf S. 652 und 654 erwähnt, auch das **bulbäre Asthma** (**Straub**) und das **Cheyne-Stokessche Atmen**, und wir haben aus dem Auftreten dieses typischen Syndroms, das eine bulbäre Ischämie beweist, geschlossen, daß auch die anderen transitorischen zerebralen Symptome in gleicher Weise durch Ischämie der Zentren hervorgerufen werden können. An den Gefäßen des Augenhintergrundes haben **Wagenmann**, **Elschnig**, **Weiß** derartige spastische Ischämien mit transitorischer Amaurose direkt beobachten können.

Das **Cheyne-Stokessche Atmen** wird gern als Signum mali ominis betrachtet und leitet in der Tat nicht nur nach zerebralen Insulten, sondern auch oft bei der Herzinsuffizienz des Hypertonikers das Ende ein. Aber gerade bei diesem sehen wir gar nicht so selten diesen Atemtypus lange Zeit mehr oder weniger deutlich anhalten, unter Morphiumwirkung zunehmen und unter Besserung der Herzkraft eventuell wieder für Jahre ganz verschwinden.

Als **Vorboten** oder als **Äquivalente** der arteriellen pseudourämischen Erscheinungen und oft als einzige Frühsymptome der arteriosklerotischen oder hypertonischen Zirkulationsstörungen im Gehirn sind noch besonders **Kopfschmerz**, eventuell in Form einer Migräne, **Schwindel** und **Ohnmachtsanfälle** zu erwähnen.

Harpuder macht besonders auf die bei Zerebralsklerose so häufigen Anfälle von Drehschwindel, die bei großer Heftigkeit zu Erbrechen und zu Bewußtseinstrübung führen können, J. **Bauer** auf das Auftreten typischer zerebellarer Herderscheinungen mit zerebellarer Ataxie, Adiadochokinesis, Vorbeizeigen bei Anstellung des **Bárány**schen Zeigeversuches, Störung der Schwereempfindung usw. bei Hypertonikern aufmerksam. Das zerebellare Bild kann plötzlich auftreten und nach mehrstündiger oder mehrtägiger Dauer wieder verschwinden und isoliert vorkommen oder mit den anderen pseudourämischen Erscheinungen alternieren. **Bauer** ist geneigt, jenes wie diese auf angiospastische Durchblutungsstörungen des Gehirns bzw. Kleinhirns zurückzuführen.

Obwohl als Symptome der Hirnarteriosklerose bekannt, werden diese Erscheinungen doch noch gar zu gerne als urämisch angesprochen, wenn Blutdrucksteigerung, Herzhypertrophie und womöglich noch Albuminurie den Gedanken an eine „Schrumpfniere" nahe legen.

Das gleiche gilt in vielleicht noch höherem Maße von den **psychischen Störungen** (vgl. S. 563), welche mit Vorliebe bei dem ischämischen Endstadium der Nierensklerose der genuinen Schrumpfniere auftreten, aber in gleicher Form von uns auch schon im Dauerstadium der Hypertension bei wohlerhaltener Nierenfunktion beobachtet worden sind.

Es ist daraufhin der Gedanke ausgesprochen worden, daß auch bei der einfachen Hypertension **Urämie** vorkomme. Ich halte es aber für richtiger, den entgegengesetzten Schluß zu ziehen und zu folgern, daß die psychischen Störungen, da sie **auch ohne Niereninsuffizienz** bei der Nierensklerose auftreten können, nichts mit der echten Urämie zu tun haben, sondern als **pseudourämische** Zufälle zu bezeichnen sind (vgl. S. 642).

Die Untersuchung des Blutes hat denn auch ergeben, daß diese psychischen Störungen ebenso wie die vorher erwähnten leichteren Prodromalerscheinungen der durch lokale Arteriosklerose beförderten oder rein funktionellen Ischämien des Gehirns und die ernsteren transitorischen Phänomene ohne jede Erhöhung des Rest-Stickstoffs im Blute vorkommen können.

In solchen Fällen ist es in der Regel leicht, die **echte Urämie**, d. h. die Azotämie auszuschließen, wenn die Nierenfunktion gut, ihre Variabilität und die Konzentrationsfähigkeit erhalten ist, eine Rest-N-Erhöhung im Blute fehlt. Auch schon das Krankheitsbild gestattet die Unterscheidung ohne weiteres, da wir die typischen Symptome der Harnvergiftung, das Muskelzucken und Sehnenhüpfen, die Neigung zu Perikarditis, die große Atmung, den Foetor urinosus usw. vermissen.

Schwieriger ist es in den Fällen, in welchen Kopfschmerz, Schwindel, Ohnmacht, Amaurose, Anfälle von Bewußtlosigkeit, ja epileptiforme Krämpfe auftreten, zu entscheiden, ob es sich nur um eine vaskuläre Krise mit Hirnischämie, oder um eine kleine Erweichung bzw. Blutung, oder um ein eklamptisches Äquivalent handelt.

Man wird geneigt sein, die leichteren, schnell vorübergehenden Erscheinungen auf eine vorübergehende Durchblutungsstörung der nervösen Zentren zurückzuführen. Länger dauernde Bewußtlosigkeit und Krämpfe aber können möglicherweise auch bei der roten Hypertension auf einem Hirnödem beruhen.

Für diese Möglichkeit spricht der Nachweis eines erhöhten Lumbaldruckes und die günstige Wirkung einer Lumbalpunktion in solchen Fällen.

Auch hier wird das Ödem erst die Folge einer Durchblutungsstörung sein.

Kerppola fand den Lumbaldruck bei der essentiellen Hypertension in etwa 70% der Fälle gesteigert, gewöhnlich mäßig, in einzelnen Fällen aber stark erhöht (in 3 Fällen auf je 250, 300 und 470 mm H_2O), den Eiweißgehalt der Lumbalflüssigkeit in der Regel erhöht, oft sogar sehr stark (auf $1—1,6\%_{00}$) gesteigert. In einigen Fällen fand er auch den Zuckergehalt der Lumbalflüssigkeit erhöht, den NaCl-Gehalt in der Regel deutlich, in den meisten Fällen sogar bedeutend herabgesetzt, während der Zellgehalt normal gefunden wurde. Er schließt daraus, daß bei der essentiellen Hypertension oft eine stark vermehrte meningeale Durchlässigkeit besteht, und da diese in Fällen von Zerebralsklerose besonders ausgesprochen war, so hält er für wahrscheinlich, daß arteriosklerotische Prozesse dabei eine wichtige Rolle spielen.

Die eklamptische (Pseudo-) Urämie kommt auch bei der Nephrosklerose vor, zum mindesten im Stadium gut erhaltener Nierenfunktion. Ihr Auftreten, das die Annahme einer zerebralen Ischämie nahelegt, ist aber immer verdächtig auf eine renale Verlaufsart der Sklerose. Doch haben wir wiederholt auch Fälle gesehen, in denen im weiteren Verlauf der Übergang in genuine Schrumpfniere nicht eintrat.

Machwitz und Rosenberg erwähnen als Beispiel eines Falles von benigner Nierensklerose mit absolut normaler Nierenfunktion eine 47 jährige Frau, die nach wiederholten Anfällen von Sprachverlust heftige Kopfschmerzen, Sehstörungen und einige Tage später 4 Anfälle von viertelstündiger Dauer mit Bewußtlosigkeit und Krämpfen bekam. Blutdruck 250 : 150, $1\,''/_{00}$ Albumen, Nierenfunktion normal. Rest-N im Blute 30 mg$^0/_0$. Nach Trockendiät 4 Wochen später beschwerdefrei entlassen.

2. Aufnahme $^1/_2$ Jahr später: Seit 4 Wochen Atemnot, Herzklopfen, Ödeme, Erbrechen, zunehmende geistige Verwirrtheit. Befund: Leichte Erhöhung des Blutharnstoffes, die nach 2 Tagen zur Norm absank. Reichlich Eiweiß. Unter epileptiformen Krämpfen, zunehmender Herzschwäche und Benommenheit nach 3 Tagen Exitus.

Obduktion (Prof. Löhlein): Mäßige Atherosklerose der Aorta, starke der Hirnarterien, Nephrosklerose. An den Stammganglien zahlreiche Erweichungsherde, im Pons zahlreiche Thromben kleiner Arterien.

Lichtwitz teilt folgenden Fall als Beispiel mit: 46 jährige Frau aus migränöser Familie, viel Kopfschmerzen, seit 10 Jahren kurzluftig, abends geschwollene Füße, wird bewußtlos mit tonisch gekrampften Gliedern, schwarzblauem gedunsenen Gesicht und durch Krampf der Atemmuskulatur stark behinderter Atmung eingeliefert. Blutdruck 215, Babinski beiderseits positiv. Im Harn nach dem Anfall viel Alb. und Zyl. Aderlaß von 550 ccm. 10 Minuten später Anfall vorüber. Amnesie. Im Aderlaßblut 182 mg$^0/_0$ Rest-N, nach 3 Tagen 39 mg$^0/_0$. Nierenfunktion gut. Konstante Hypertonie 185—220, nach $1\,^1/_2$ Jahren noch vorhanden; bis auf Kopfschmerzen Wohlbefinden.

Ein weiteres Beispiel eigener Beobachtung: Lau...., Fritz, 48 Jahre. Seit 2 Jahren leichte Atemnot; seit 3 Wochen stark kurzatmig, geschwollene Beine, Eiweiß im Harn.

Befund 29. 10. 30: Zyanose, Stauungsleber, beiderseits großes, dekompensiertes aortenförmiges Herz. BD 180/130, 190/130. Puls 120. Augenhintergrund o. B. Ninhydrin neg. Blut: U^+ 92, U^- 4,3 mg$^0/_0$, Ind. neg., Xanth. neg. Lebhafte Reflexe, rechts leichter Babinski +, Oppenheim +, Gordon +, Knipsreflex +. Psychisch etwas benommen, herabgesetzte Kritikfähigkeit.

Patient verweigert jede Injektion. Digitalis per os (3×20 Tr. Digipurat) ohne Wirkung. Puls dauernd um 110. Bei salzfreier Ernährung Gewichtsabnahme von 55,6 auf 52,1 kg.

5. 11. Blut-U^+ 24 mg$^0/_0$.

Am 8. 11. eklamptischer Anfall. BD vor dem Anfall 180/110, im Anfall nicht zu messen. Mittags nach 12 Uhr plötzlich den ganzen Körper überfallender tonisch-klonischer Krampfanfall, Kopf krampfhaft rückwärts gehalten, Opisthotonus. Pupillen weit, nicht reagierend.

Atemstillstand, tiefe Bewußtlosigkeit. Gesicht ganz blaß. Nach etwa 1 Minute Lösung des Krampfes der rechten Körperhälfte, tonisch klonischer Krampf links, vor allem linker Arm in Beugestellung, krampfhaft fixiert. Pupillen reaktionslos, Atemstillstand, Blaufärbung des Gesichts. Kardiazol, Lobelin intravenös wirkungslos. Sofortige Lumbalpunktion: über 250 mm Druck, $^1/_3$ Zellen, Pandy +. Ablassen von etwa 30 ccm Liquor bis Druck etwa 110 mm. Lobelin intralumbal. Darauf sofort Einsetzen tiefster Atmung, Verschwinden der Zyanose, nach etwa 4 Minuten Wachwerden, ohne Orientierung zu haben, Eintreten von Schlaf. Danach Zustand wie vor Anfall. Pyramidensymptome bleiben etwa 8 Tage rechts, danach verschwunden. Nach dem Anfall intravenöse Strophantin- und Salyrganinjektion möglich. Danach Puls 80—90. BD 2. 12. 150/85, 17. 12. 140/70.

Zu den arteriellen Phänomen rechnet J. Bauer auch die oft sehr hartnäckigen rheumatischen Beschwerden, die in wandernden Schmerzen im Rücken, im Kreuz, in den Beinen, den Armen, in der Hinterhaupts- und Nackengegend bestehen. Sie kommen sowohl bei nephritischem wie bei essentiellem Hochdruck vor und sollen bei letzterem besonders häufig in die Erscheinung treten.

Diese rheumatischen Beschwerden, die Bauer als Hochdruckrheumatismus bezeichnet, werden von manchen für gichtisch angesprochen (Munk, R. Schmidt) und in Beziehung zu dem häufigen Befund eines erhöhten Harnsäurespiegels bei Hypertonikern gebracht. Bauer glaubt, daß die Schmerzen durch spastische Ischämie der Muskulatur, der Haut, des Periostes, der Gelenke und ihrer Nerven bedingt werden. Für die direkte Abhängigkeit der rheumatischen Beschwerden vom Zustand des Gefäßsystems spricht nach Bauer, daß sie sehr häufig mit Parästhesien, besonders der Extremitätenenden, kombiniert sind, daß kontinuierliche Übergänge zu den offenkundig vasomotorisch bedingten Akroparästhesien führen, und daß Kälte die Beschwerden meist steigert. Außerdem sei der Hochdruckrheumatismus gegen Atophan refraktär, spreche aber auf Maßnahmen an, die gegen die Gefäßstörung gerichtet sind (Aderlaß, Chinin, Kolchikum).

Kauffmann, der auf die Wärmeempfindlichkeit mancher Hypertoniker und die inverse Reaktion ihrer Gefäße auf Wärme aufmerksam gemacht hat, gibt an, daß in manchen Fällen die rheumatischen Beschwerden durch Wärme auch gesteigert werden. Bei anderen hat das Wetter unverkennbaren Einfluß; bei schwüler Luft und bevor es zum Regen kommt, bei Witterungsumschlag, stellen sich ziehende rheumatische Schmerzen ein unter gleichzeitigem Anstieg des Blutdruckes.

Auch Franke hat häufig einen Anstieg des Blutdrucks (übrigens bei allen Formen von Blutdrucksteigerung) mit fallendem Luftdruck gesehen. Er bringt das in Beziehung mit der Annahme von Brugsch, daß beim Hochdruck „eine Störung in der Korrelation von Vegetativnerven, Grenzflächen und Elektrolytverteilung" besteht.

R. Sterling Palmer hat Kranke beobachtet, die besonders bei hoher Luftfeuchtigkeit ihren Schwindelanfall bekamen, und er erklärt sich das mit Abnahme des Blutdrucks infolge Erweiterung der Kapillaren bei Erschwerung der Wärmeabgabe.

Augenhintergrund: Die Untersuchung des Augenhintergrundes ist von der größten differentialdiagnostischen Bedeutung bei den Hypertensionen und Nephroangiosklerosen. Sie gibt bisweilen allein den Ausschlag, ob ein Fall von Nierensklerose noch zu dem gutartigen Dauerstadium der einfachen Hypertension oder schon zu der bösartigen Verlaufsart der „Kombinationsform" zu rechnen ist. Bei dem ersteren zeigt der Augenhintergrund in weitaus der größten Zahl der Fälle normale Verhältnisse. Nur die Arterien erscheinen häufig ein wenig verengt und geschlängelt, ihre Wand verdickt, die Venen bisweilen erweitert. Die Arterien weisen bei sehr hohem Blutdruck nicht selten Kaliberschwankungen, sklerotische Veränderungen, die Venen Impressionen durch die Arterien auf. Es kommen auch kleine Hämorrhagien oder sogar kleine zirkumskripte Degenerationsflecke auf arteriosklerotischer Basis zur Beobachtung. Dagegen weist das Auftreten einer Papillitis oder einer Neuroretinitis albuminurica mit Spritzfigur nachdrücklich darauf hin, daß es sich nicht mehr um eine einfache stationäre Hypertension, sondern um ihre renale Verlaufsart, d. h. um den progredienten Verlauf in das ischämische und Endstadium handelt.

Die Retinalblutungen sind nicht zum Krankheitsbilde der Atherosklerose, sondern zu dem der Hypertension zu rechnen (F. Lange und J. Lange).

Lichtwitz behauptet (S. 180), daß das ausgeprägte Bild der Retinitis nephritica auch bei essentieller Hypertonie vorkomme, bei der jedes Zeichen eines fortgeschrittenen oder fortschreitenden renalen Leidens fehlt. Das erstere ist richtig, das letztere nicht. Denn die Retinitis ist gerade das Zeichen eines fortschreitenden renalen Leidens. Lichtwitz erwähnt als Beispiel, er habe einen zweifelsfreien Fall von schwerer Retinitis albuminurica bei einem migränösen Hypertoniker im Zustand völliger renaler Kompensation beobachtet. Das haben wir nicht einmal, sondern in einer großen Reihe von Fällen gesehen. Derartige Beobachtungen waren ja für mich der Grund, in der malignen Sklerose nicht einfach das Stadium der Sklerose mit Niereninsuffizienz zu erblicken, sondern eine durch Hinzutreten der Ischämie beschleunigte Verlaufsart (vgl. erste Auflage). Der weitere Verlauf hat in solchen Fällen noch ohne Niereninsuffizienz — wenigstens früher — jedesmal unsere Annahme einer malignen Sklerose bestätigt. Und was schreibt Lichtwitz über den weiteren Verlauf seines Falles? „Aber auch hier entsprach der rapide Verlauf der alten Erfahrung über die schlechte Prognose." Von einer essentiellen Hypertonie kann man daher in solchen Fällen nicht mehr reden (vgl. S. 705).

Yater und Wagner unterscheiden die Arteriosklerose der Retina des Hochdrucktyps von der senilen Arteriosklerose. Die erstere ist gekennzeichnet durch allgemeine Kaliberverengerung mit Verstärkung der Reflexstreifen, Unregelmäßigkeit im Lumen der Arterien und arteriovenöse Kompression. Die senile kommt jenseits der 60er Jahre gewöhnlich mit Hochdruck vor und zeichnet sich durch allgemeine Reduktion des Kalibers ohne deutliche Konstriktion aus und durch Abnahme bis Verschwinden der Reflexe. Es fehlt die Irregularität des Lumens und die arteriovenöse Kompression.

Retinitis komme nur in Verbindung mit der Netzhautarteriosklerose vom Hochdrucktypus vor. Bei der Hochdruckretinitis unterscheidet Wagner eine Form der lokalen Gefäßerkrankung und eine Form mit Vasokonstriktion, die angiospastische Retinitis Volhards. Zur ersten Gruppe gehören isolierte Blutungen, Thrombose einzelner Venen mit Blutung, Ödem und Exsudation in die Retina und die „arteriosklerotische Retinitis". Es handelt sich um streng lokalisierte Veränderungen, und ihre diagnostische und therapeutische Bedeutung ist die der begleitenden oder ursächlichen Arteriosklerose. Diese Form komme nur bei ziemlich schwerer Arteriosklerose vor, und solche Kranke neigen besonders zu zerebrovaskulären Zufällen. Diesen Typus nennt Wagner die Retinitis der schweren benignen Hypertension.

Bei der ernsten und rasch fortschreitenden angiospastischen Form sei das vorherrschendste und interessanteste Gefäßphänomen die arterielle Konstriktion.

Diese Form kommt nur bei der malignen Hypertension vor.

Ich vermute, daß auch der „mildere" Typus schon nicht mehr zur benignen Form des roten Hochdrucks gehört, sondern bereits dem chemischen Mechanismus des blassen Hochdrucks seine Entstehung verdankt (vgl. S. 1734). Doch ist die Unterscheidung von den streng lokalisierten arteriosklerotischen Veränderungen schwer zu treffen.

Um die übrigen arteriellen Symptome der Hypertension erschöpfend zu schildern, müßte die ganze Symptomatologie der „Arteriosklerose" aufgerollt werden. Wir müssen uns darauf beschränken, die für die Hypertension bzw. den Hypertonus infolge von Hypertension charakteristischen Erscheinungen von seiten der Gefäße hervorzuheben.

Von den prämonitorischen kleinen Blutungen im Augenhintergrund und den zerebralen Apoplexien war schon die Rede.

Nicht selten ist heftiges, kaum stillbares Nasenbluten das erste Symptom einer Hypertension; es kann viele Jahre vor den ersten kardialen Symptomen auftreten und sollte stets Veranlassung geben, den Blutdruck zu messen, ebenso das Auftreten von heftigen Menorrhagien.

Das Nasenbluten kann lebensbedrohliche Formen annehmen, ja direkt zum Tode führen. Ich habe einen nahen Verwandten mit hypertonischem Nasenbluten innerhalb eines halben Tages an Verblutung dadurch verloren, daß der Zustand in einem Sanatorium in der Meinung, ein Aderlaß könne nur nützlich sein, nicht rechtzeitig sachgemäß behandelt worden ist.

Auch die Uterusblutungen können die bedrohlichsten Grade annehmen. Ihre Bedeutung als Hypertoniesymptom wird viel zu wenig beachtet und deshalb gern übersehen, weil die Hypertension bei Frauen mit Vorliebe in den Wechseljahren eintritt, die man dann für die Blutungen verantwortlich macht.

Der harte Puls trotz des Blutverlustes weist deutlich auf den Hochdruck hin, und eine kardiale Therapie wirkt in solchen Fällen merkwürdigerweise Wunder. E. Meyer sah bei einer Frau in den fünfziger Jahren, die wegen profuser Uterusblutungen in einer gynäkologischen Abteilung aufgenommen worden war, von der intravenösen Einspritzung der Höchstmenge von 1 mg Strophantin einen überraschenden Erfolg. Die Blutung stand [1].

Es ist besonders hervorzuheben, daß diese Blutungen auftreten können, ohne daß irgendsonst ein Zeichen einer Kreislaufstörung besteht, ohne jede Erscheinung von Herzschwäche.

Außer Nasen- und Uterusblutungen können auch Zahnfleischblutungen (E. Meyer) und Darmblutungen das Alarmsignal sein. Veil konnte bei einem Hypertoniker eine schwere Darmblutung zweimal durch intravenöse Strophantineinspritzung zum Stehen und zur vollständigen Ausheilung bringen.

Auch ich habe wiederholt bei hochgradiger Hypertension eine durch nichts sonst zu erklärende schwere Darmblutung gesehen. Kuttner hat mehrfach bei starker Hypertension schwere, unstillbare, meist letal endigende Magenblutungen beobachtet.

Es kommen auch Nierenblutungen auf hypertonischer Basis vor.

Strauß hat drei derartige Fälle mitgeteilt, bei denen der weitere Verlauf die Annahme eines Tumors ausschloß. Auch Westphal hat zweimal solche Hämaturien gesehen und denkt daran, daß kurz dauernde Ischämie durch Kontraktion größerer Nierenarterien den Blutaustritt nach Art eines hämorrhagischen Infarktes veranlaßt.

Neubürger fand einen kleinen hämorrhagischen Niereninfarkt mit stärkster kapillärer Hyperämie, Diapedesisblutungen und Stase bei einer 65jährigen Frau mit Hypertonie und allgemeiner Arteriosklerose, ohne daß ein embolischer Verschluß des entsprechenden Nierengefäßes nachzuweisen war. Im Innern des Infarktes wies die in ihrer Wandung völlig nekrotische Arterie eine erhebliche Füllung mit Erythrozyten auf und noch innerhalb der Arterienwandung wurden Erythrozyten getroffen. Neubürger nimmt an, daß in dem zum Herd ziehenden Ast eine vorübergehende Sperre bestanden hat, und daß nach deren Lösung wieder eine Durchblutung stattgefunden hat, in deren Gefolge dann die bekannten Blutungen und Stasen an den bereits im Absterben begriffenen Gefäßen des Herdes aufgetreten sind.

Auch Jaffé möchte auf Gefäßspasmen die seltenen Fälle von Infarkten in der Niere und Milz beziehen, bei denen in den Arterien keine Veränderungen zu finden sind, das Foramen ovale geschlossen ist und auch venöse Thromben fehlen.

Manche Nierennarben zumal bei Hypertonie, Arteriosklerose, verdanken, meint Neubürger, der Wirkung oder doch Beteiligung funktioneller Kreislaufsperren ihre Entstehung.

Doch wird man sich nur sehr ungern mit dieser Erklärung zufrieden geben und nicht nachlassen, auf Tumor oder Tuberkulose der Nieren oder andere Quellen der Blutung zu fahnden (Nierenbecken, Blase).

Das gleiche gilt — die Stauungsinfarkte bleiben natürlich hier außer Betracht — von den Lungenblutungen. Doch sind Fälle von Hämoptysen (Huchard, Dufour, Hall, Clifford Albutt) bei Hypertension beschrieben worden. Es fehlen freilich sichere Obduktionsbefunde.

Ich habe vor Jahren einen Fall tödlicher Hämoptoe bei einer hochgradigen habituellen Hypertension und auch solche mit periodisch rezidivierenden Lungenblutungen gesehen.

Hier wäre noch ein artifizielles Phänomen zu erwähnen, das sehr häufig im Anschluß an die wiederholte Blutdruckmessung eintritt. Es sind dies unzählige winzige Hautblutungen, die vom unteren Rand der Manschette ab den ganzen Arm übersäen. Vielleicht entstehen diese massenhaften kleinen Blutaustritte bei plötzlichem Ablassen des Manschettendrucks infolge der bei der Blutabsperrung eintretenden Entspannung der Gefäße und Erweiterung der Kapillaren; es kommt allerdings auch während einer längerdauernden unvollständigen Armkompression zu einer ungeheuren Steigerung des Venen- und Kapillardruckes.

Ich kann Stephan nicht zustimmen, wenn er behauptet, daß sich die sog. maligne Nephrozirrhose und die sekundäre Schrumpfniere durch das Endothelsymptom, d. h. durch das Auftreten von Hautblutungen bei Stauung scharf unterscheiden lassen. Walterhöfer hat überdies gezeigt, daß das Endothelsymptom sich auch bei Normalen auslösen, durch Wärme oder Traumen steigern, durch Kälte hemmen läßt.

---

[1] Es ist möglich, daß die blutstillende Wirkung des Strophantins nicht auf seiner direkten Wirkung auf das Herz, sondern auf der indirekten auf die Gewebe, die in Beförderung des Einstromes von Gewebsflüssigkeit in das Blut besteht, beruht.

Bemerkenswert ist seine Angabe, daß auffallend häufig bei Hypertension (und bei Basedow) nach länger dauernder Erwärmung oder nach mechanischer Reizung auch ohne Stauung lokal Blutpunkte auftreten.

An die von Weißmann behauptete, von Westphal aufgenommene verstärkte Blutungsbereitschaft beim Hypertoniker glaube ich nicht, wenigstens nicht an ihre Unabhängigkeit vom Druck. Wenn Westphal als Beweis für diese anführt, daß er bei Stauung beim Hypertoniker und beim Normalen den gleichen Kapillardruck von 500 mm H_2O gefunden habe, so kann das nur an der Unzulänglichkeit der Methode liegen, denn der Venen- und Kapillardruck muß bei venöser Stauung beim Hypertoniker höher steigen als beim Normalen, nämlich bis zur Höhe des arteriellen Blutdruckes, den man ja auf diese Weise auch blutig messen kann (Chantraine).

Am Herzen spielt die Arteriosklerose eine große, den Verlauf oft bestimmende Rolle. Die in ihrer Folge auftretenden Schädigungen des Myokards, Schwielenbildung, Infarkte, Herzaneurysmen, Wandendokarditis, eventuell sogar mit Ruptur, haben nichts für die Hypertension Spezifisches. Eher schon die Anfälle von Angina pectoris, die bei der Hypertension, wenn auch auf arteriosklerotischer Grundlage, so doch wohl überwiegend durch funktionelle Gefäßreaktion auftreten.

Die Prognose der Angina pectoris bei hypertonischer „Arteriosklerose" ist daher meist günstiger als die bei „Atherosklerose".

R. Schmidt bezweifelt, daß die Angina pectoris-Anfälle auf Störungen in den Koronararterien funktioneller oder anatomischer Art beruhen, anscheinend deshalb, weil sie oft jahrelang bestehen können, bevor es zu einem tödlichen Anfalle kommt.

Er meint, was in diesem Falle hinkt, ist nicht das Herz, sondern der Vergleich mit dem intermittierenden Hinken. Den Beweis für diese so witzig zum Ausdruck gebrachte Auffassung ist er aber schuldig geblieben; im Gegenteil, einer seiner Fälle, bei dem durch 10 Jahre solche Anfälle bestanden, starb an einem typischen Status anginosus.

Der ungünstige Einfluß des Nikotins, der günstige der gefäßerweiternden Mittel spricht doch sehr dafür, daß in der Regel eine krampfartige Kontraktion der Koronararterien dem Anfall zugrunde liegt, dem anscheinend beim Hypertoniker regelmäßig eine Extrasteigerung des Blutdrucks voraufgeht (Aubertin), so daß der Krampf der Kranzgefäße als hypertonische Reaktion auf abnorme Dehnung anzusprechen wäre.

Nach Bell ist die Koronarsklerose ungemein häufig beim Hochdruckherzen. Nur $10^0/_0$ hatten keine nachweisbare Koronarsklerose, $55^0/_0$ eine solche sehr mäßigen Grades und $35^0/_0$ mäßig schwere bis schwere Arteriosklerose der Koronargefäße mit sekundärer herdförmiger Muskeldegeneration und Fibrose.

Bell und Clawson geben in ihrer Statistik von 420 an Hypertension Verstorbenen folgende Übersicht über die Koronarsklerose bei hypertonischen und nichthypertonischen Herzkranken:

Koronarsklerose	mit Hypertension		ohne Hypertension (alle Altersstufen)		ohne Hypertension (über 50 Jahre alt	
	rechts	links	rechts	links	rechts	links
keine	53,3	11,2	84,2	71,2	77,1	60,4
leichte oder mäßige . .	38,8	50,6	15,8	26,0	22,9	35,4
schwere	7,9	38,1	0	2,8	0	4,2
Thrombose	7,2	21	0	0	0	0
Zahl der Fälle	152		146		48	

Danach ist die Koronarsklerose besonders der linken Kammer eng verbunden mit der Hypertension. Ob beide parallel gehen, oder ob eine ursächliche Beziehung besteht, das lassen die Autoren offen.

Auf die große Häufigkeit der Koronarthrombose bei Hypertensoin hat Levine aufmerksam gemacht. Mindestens 58 von seinen 144 Kranken mit Koronarthrombose hatten Blutdrucksteigerung, wahrscheinlich noch mehr.

Es ist bemerkenswert und spricht für unsere Vorstellung, daß ein zur Arteriosklerose gehörender Zustand der — kleinen — Gefäße die Grundlage des roten Hochdruckes bildet, daß die Altersverteilung jener Fälle von Arteriosklerose der Koronargefäße ziemlich genau der der essentiellen Hypertension entspricht. Die 144 Fälle Levines verteilen sich folgendermaßen, die Altersverteilung der essentiellen Hypertension (vgl. S. 1630) ist in Klammern beigefügt:

Alter 30—39 Jahre   3 Fälle   2%   (7)   (ess. Hyp.)
     40—49   „   29   „   20%   (20,7)   „   „
     50—59   „   44   „   30%   (35)   „   „
     60—69   „   55   „   38%   (27)   „   „
     70—79   „   13   „   10%   (10)   „   „
               144

Die subjektiven Symptome. Manche Hypertoniker haben über alles Mögliche zu klagen, während bei anderen ein dauernder Hochdruck von 200 mm Hg sich entwickeln und jahrelang bestehen kann, ohne daß die Kranken auch nur die geringsten subjektiven Beschwerden davon haben, bis eines Tages eine Apoplexie das unbemerkt weit vorgeschrittene Leiden aufdeckt. Man kann von solchen Kranken hören, daß sie das Jahr zuvor noch Hochgebirgstouren gemacht haben.

Clifford Albutt gibt an, daß die Hochdruckkranken sich eine Zeitlang sogar besser und leistungsfähiger fühlen, können infolge der reichlicheren Durchblutung des Gehirns, dessen Gefäße wegen der spärlichen Vasomotorenversorgung weniger zu Vasokonstriktion neigten.

Kauffmann berichtet von einem 50jährigen Feuerwehrmann mit einem permanenten Hochdruck über 200 mm Hg, der über nichts zu klagen hatte, seit 30 Jahren ein leidenschaftlicher Turner war und angab „Herzklopfen oder Atemnot kenne ich nicht". Er war wegen lebhafter Parästhesien auf der linken Körperhälfte im Anschluß an eine leichte Apoplexie in die Klinik gekommen.

Die v. Bergmannsche Schule hat besonders darauf aufmerksam gemacht, daß ein auf großer Höhe fixierter stabiler Hochdruck sehr oft mit wenigen, ein labiler dagegen mit zahlreichen Beschwerden einherzugehen pflegt.

Die subjektiven Beschwerden, die den Kranken veranlassen, den Arzt aufzusuchen, sind in einer großen Zahl der Fälle die schon geschilderten kardialer Natur: Klagen über Atemnot, von der leichtesten Kurzluftigkeit beim Treppensteigen und störendem Husten beim Einschlafen bis zu den nächtlichen Atemnotsanfällen. Abendliche Anschwellungen der Füße werden von manchen gar nicht beachtet, von anderen als Frühsymptom angegeben, Nykturie fast immer erst auf Befragen.

Oder die Kranken klagen über unangenehme Empfindungen, über Spannung, Druck oder Schmerz in der Herzgegend, über Beklemmungszustände bei Anstrengung, Aufregung, beim Gehen, nach den Mahlzeiten, wenn sie aus der Wärme ins Kalte kommen, mit dem Zwange stehen zu bleiben, bis zu Anfällen von echter Angina pectoris mit Schmerz, Angst, kaltem Schweiß und Vernichtungsgefühl. Klagen über aussetzenden Puls, Stoßen in der Herzgegend sind häufig, über Herzklopfen bei dem permanenten Hochdruck selten, viel häufiger bei den geringeren Graden und bei labilem Charakter der Hypertension. Kauffmann stellt dem „medullären Herzklopfen" bei psychischer Erregung und körperlicher Arbeit ein „dynamisches", von den Gefäßen her durch wechselnden Widerstand im arteriellen System ausgelöstes Herzklopfen gegenüber.

„Die Gefäße lassen das Herz nicht zur Ruhe kommen".

Das Gefühl des Herzklopfens kommt nach Kauffmann, der sich darin einer von F. v. Müller gegebenen Erklärung für das Herzklopfen Nervöser anschließt, durch den veränderten Kontraktionsablauf des Herzens, d. h. dadurch zustande, daß sich das Herz schneller um seinen Inhalt zusammenzieht. Kauffmann konnte auch eine Verkürzung der Systolendauer, die wie beim Nervösen die Austreibungszeit ganz besonders betrifft, nachweisen.

Hier ist es also weniger die Hochdruckkrankheit als das Schwanken des Blutdrucks, das die Beschwerden macht, wobei man die Frage offen lassen kann, ob dies durch Änderungen des Widerstands oder des Schlagvolumens zustande kommt.

Zu den arteriell bedingten subjektiven Beschwerden gehören ferner kongestiv-hyperämische Zustände einerseits, Wallungen wie bei den Klimakterischen — Blutandrang nach dem Kopf mit Druck und Hitze und Klopfen in Hals und Kopf, Rötung der Haut von Hals und Gesicht —, dysämische Zustände andererseits mit plötzlichem Blaßwerden, Schwindel, ja Ohnmacht, Gefäßkrämpfen bzw. Durchblutungsstörungen in den verschiedensten Gefäßgebieten. Hierher gehören auch die nicht seltenen vagen „rheumatischen" Beschwerden (vgl. S. 1685), deren Zusammenhang mit dem Hochdruck so häufig verkannt und übersehen wird, und die Überempfindlichkeit gegen Wärme (Kauffmann).

Hierher gehören ferner die nicht für Hochdruck spezifischen, auch bei Arteriosklerose ohne Hochdruck vorkommenden angiospastisch-dysämischen Schmerzen nach Art der Stenokardie, der Claudicatio intermittens, die Dyspragia intestinalis (Ortner) und die von Mannaberg als Stenonephrie bezeichneten Schmerzanfälle in der Nierengegend mit heftigsten, kurz dauernden, in beiden Nierengegenden sitzenden und in das Gesäß ausstrahlenden, wie Wetterleuchten aufflammenden Schmerzen, die den Kranken zwingen, stehenzubleiben, mit nachfolgender postparoxysmaler Albuminurie.

Von den dysämischen Gehirnerscheinungen war schon mehrfach die Rede, auch sie können die ersten subjektiven Zeichen der dann gewöhnlich schon lange bestehenden Erkrankung sein.

Sehr oft sind es scheinbar neurasthenische Beschwerden, die den Kranken zum Arzt führen.

Das Gedächtnis, die Arbeitsfähigkeit, die Arbeitslust, das Interesse haben nachgelassen, es wird über leichte Ermüdbarkeit, über Reizbarkeit, über schlechten Schlaf, niedergedrückte Stimmung geklagt. Die Kranken sind mit sich und der Welt unzufrieden. Alles ist ihnen zuviel.

Kauffmann erwähnt die frühzeitige Ermüdung einzelner Körperteile, besonders der linken Körperhälfte, und er bestätigt die Beobachtung von R. Schmidt, daß nicht selten eine Druckempfindlichkeit des linken Plexus brachialis als Irradiationserscheinung von seiten des Herzens besteht. Er berichtet von einem Falle von Angina pectoris vasomotoria bei einem 32jährigen Kranken, dessen linker Arm im Schmerzanfall hochgradige Blässe bis in die Fingerspitzen zeigte. Ähnliche Reaktionen kamen bei Hypertonikern auch ohne anginöse Beschwerden vor sowohl im linken Arm als im linken Bein. Da Kauffmann in hyperalgetischen (Headschen) Zonen einen erhöhten Tonus der kleinen Gefäße feststellen konnte, so nimmt er an, daß in solchen Gefäßgebieten deshalb vorzeitige und starke Ermüdung eintritt, weil die funktionelle Hyperämie verspätet und ungenügend erfolgt.

In einer ganzen Anzahl der Fälle ist der Kopfschmerz die Veranlassung den Arzt aufzusuchen. Der Kopfschmerz hat häufig den typischen Charakter der morgendlichen Kopfschmerzen der Nephritiker (vgl. S. 562 u. Janeway S. 1690). Kranke, die in der Jugend an Migräne litten und anscheinend zu Hypertension besonders disponiert sind, geben nicht selten an, daß der Kopfschmerz seinen Charakter geändert habe.

Subjektive Symptome von seiten der Augen sind bei dem roten Hochdruck viel seltener als bei dem blassen das erste Zeichen der Erkrankung. Es handelt sich dann um Sehstörungen infolge von Netzhaut- oder Glaskörperblutungen, um Thrombose der Vena centralis, Verschluß der Arteria centralis oder um Anfälle von Glaukom.

Endlich können auch Störungen von seiten der Verdauungsorgane die Veranlassung geben, den Arzt aufzusuchen. Dabei handelt es sich nicht um die schweren Störungen des Appetits wie bei der Schrumpfniere, sondern um Gefühl von Völle im Leib, Klagen über ungenügenden Abgang von Blähungen, Auftreibung von Magen und Darm evtl. mit Schmerzen, die an Ulkus- oder Darmkolik denken lassen, um Beklemmungserscheinungen mit Herzbeschwerden, die nach Aufstoßen verschwinden, an den gastrokardialen Symptomenkomplex von Römheld erinnern, und wie dieser stets mit Hochstand des Zwerchfells einhergehen. Rosin erwähnt noch Superazidität des Magens mit einer gewissen Atonie und Neigung zu Verstopfung.

Daß auch Blutungen aus der Nase, dem Uterus usw. das erste dem Kranken auffallende Zeichen eines Hochdrucks sein können, wurde schon erwähnt.

Aus der Schilderung der subjektiven Symptome geht also hervor: Die Tatsache, daß in dem Gefäßsystem ein abnormer Druck herrscht, wird von den Kranken subjektiv meist nicht empfunden.

Ist der Kranke aber erst durch den Arzt auf die Drucksteigerung aufmerksam gemacht worden, und hat er während der Behandlung die Ergebnisse der Blutdruckmessung erfahren, so vermag er bisweilen erstaunlich genau vor der Messung anzugeben, ob der Blutdruck hoch oder niedrig ist. Ja, gebildete und über ihre Blutdruckwerte orientierte Kranke vermögen sogar die jeweiligen Blutdruckwerte (ohne Pulsfühlung) ziemlich gut in mm Hg zu schätzen.

Über die Häufigkeit der einzelnen subjektiven Klagen und anamnestischen Angaben bei Kranken mit arterieller Hypertonie hat Kauffmann aus der v. Bergmannschen Klinik folgende Angaben gemacht, wobei er unterscheidet zwischen essentiellen Hypertonien, renalen Formen und solchen Fällen, bei denen eine sichere Entscheidung, ob essentielle oder renal bedingte Drucksteigerung vorlag, nicht möglich war.

	Essentielle Hypertonie 48 Fälle	Renale Hypertonie 43 Fälle	Unbestimmt 41 Fälle
Migräne	21	5	11
Angiospastische Insulte	6	4	4
Schwindel	28	13	25
Morgendlicher Kopfschmerz	17	16	21
Hochdruckrheumatismus	33	16	22
Überempfindlichkeit gegen Wärme	23	1	9

Über die gleiche Frage hat Janeway eine ausgezeichnete und sehr lehrreiche statistische Bearbeitung eines großen Materials von „hypertensive cardiovascular disease" aus der Privatpraxis von Vater und Sohn 1913 geliefert. Leider ist, obwohl Janeway bereits eine primäre und eine sekundäre Form nach vorausgegangener Nephritis unterscheidet, in der Statistik keine Unterscheidung gemacht worden zwischen chronischer Nephritis, essentieller Hypertonie, sekundärer und genuiner Schrumpfniere. Trotzdem ist die Zusammenstellung der subjektiven Symptome und ihrer Häufigkeit von großem Wert. Sie ist in der folgenden Tabelle wesentlich verkürzt wiedergegeben.

1. Die Symptome von seiten des Herzens sind zahlenmäßig am wichtigsten, und zwar steht an erster Stelle die Atemnot (in der Hälfte der Fälle). Sie kommt entweder in Form von Kurzatmigkeit bei Anstrengung vor oder als Anfall aus heiterem Himmel. Die schwersten Grade sieht man in den relativ seltenen Anfällen von akutem Lungenödem. Anginoide Beschwerden bei Anstrengung sind häufig; an Angina pectoris sind nur Männer gestorben. Einige hatten nur subjektive Herzstörungen, Herzklopfen und Extrasystolen, seltener andere Arhythmien; einige hatten Anfälle von Herzjagen Jahre vor ihrem Tode. Auch Ödeme der Beine sind nicht selten ein Frühsymptom.

2. Symptome von seiten der Nieren in Form von Nykturie oder Polyurie waren häufig (in einem Viertel der Fälle [1]). Eiweiß und Zylinder waren zufällig entdeckt worden als erstes Zeichen der Erkrankung bei 12 der verstorbenen Männer, aber keiner Frau. Beginn mit Wassersucht kam bei den Privatpatienten im Gegensatz zu den Krankenhauspatienten nicht vor.

3. Gehirnsymptome waren vielfach früh aufgetreten. Am häufigsten ist der Kopfschmerz. Eine überraschend große Zahl der Hypertoniker hatten während ihres Lebens mit Migräne zu tun. Einige Patienten konnten genau den Zeitpunkt angeben, in dem der Charakter der Kopfschmerzen sich vollständig änderte. Andere gaben an, daß die Anfälle heftiger geworden seien. In anderen Fällen traten die Kopfschmerzen erst mit Beginn der Erkrankung zum ersten Male auf. Dabei beschreiben die Kranken so oft dieselbe eigentümliche Art von Kopfschmerzen, daß Janeway diese für ein typisches Symptom der Nephritis oder des Hochdrucks hält: Der Kopfschmerz kommt beim Aufwachen oder vor dem Aufstehen und geht weg unmittelbar nach dem Frühstück oder im Laufe des Morgens, um in derselben Weise Tag für Tag wiederzukehren. Die Art der

---

[1] Es ist nicht zu vergessen, daß hier die Schrumpfnieren aller Art eingerechnet sind.

Symptome	% der 212 Gestorbenen	% der 248 Lebenden	Die Todesursache war von		häufigstes Frühsymptom (nach d. Häufigkeit geordnet)
			137 Männern %	47 Frauen %	
Atemnot	50	38,2			Dyspnoe Beinödem
Lungenödem . . .	5,2	1,2	Herzinsuffizienz	35	25,5	Angina pect. Polyurie Abmagerung Sehstörung
Anginöse Beschwerden	16,5	17,0			
Ödem der Beine .	12,3	10,9	Uräm. Krämpfe Koma oder fortschreit. Urämie	22,6	31,9	Polyurie Dyspnoe Kopfweh Abmagerung
Polyurie	25,0	18,2			
Sehstörungen . . .	6,1	5,3	Apoplexie	14,6	19,1	Dyspnoe Müdigkeit Hemiplegische Attacken
Typische Kopfschmerzen . . .	15,0	12,0	Angina pect.	10,0	—	Anginoide Beschwerden Dyspnoe
Attacken von Hemiplegie	11,3	4,0	Lungenödem	4,4	2,1	Lungenödem
Schwindel	4,2	14,2	Plötzlicher Tod	2,9	4,3	Dyspnoe
Abmagerung . . .	15,0	4,0	Akuter Infekt meistPneumonie	6,6	8,5	Dyspnoe Müdigkeit Angina pect.
Müdigkeit, Schmerzen	18,0	24,0	Andere akzid. Ursachen	6,5	8,6	Müdigkeit Kopfschmerz
Zufällige Entdekkung von Eiweiß und Zylinder . .	6,0	5,3	Unbekannt	in 25 Fällen	in 3 Fällen	Dyspnoe Anginoide Beschwerden Hemiplegische Anfälle Polyurie

Schmerzen gleichen denen bei Migräne, und in einigen Fällen kommt es auch zu Übelkeit und Erbrechen.

Hierher gehören dann noch Schwindelanfälle, Dösigkeit, Schlaflosigkeit, apoplektiforme Anfälle von der transitorischen Aphasie bis zur kompletten Hemiplegie mit Neigung zu Rückfällen. In 8 Fällen war der Schlaganfall das erste Zeichen der Erkrankung. Sehstörungen waren das früheste Symptom bei 13 der Gestorbenen, 13 der lebenden Hypertonien.

4. Allgemeinsymptome: Sehr wichtig sind die unbestimmten Allgemeinsymptome, die so oft zu der irrtümlichen Diagnose Neurasthenie führen. Ungewohnte Müdigkeit, Erschöpfung nach Anstrengungen ist das häufigste Symptom. In einer Reihe seiner Kranken waren Schmerzen verschiedener Art, neuralgische oder Muskelschmerzen, das erste Zeichen. Blutungen von seiten der Nase, der Lunge, des Gastrointestinaltraktes, des Uterus und Hämaturie können die Veranlassung sein, den Arzt aufzusuchen, auch Magen-Darmstörungen, intermittierendes Hinken, senile Gangrän, Ohrensausen, Durst, Husten usw.

5. Symptome, die von anderen Krankheiten herrühren: Diabetes wird sehr häufig in der Vorgeschichte dieser Hypertoniker gefunden, ferner Prostata- und Blasenleiden, Nierensteinkolik, chronische Bronchitis usw.

Vaquez, der mit Leconte 1000 Fälle von Hochdruck statistisch bearbeitet hat, freilich ebenfalls ohne die nephritische Hypertonie davon zu trennen, ordnet die subjektiven Symptome in folgender Reihenfolge:

1. Atemnot ist am häufigsten, 419mal bei 1000 festgestellt worden, 326mal als Anstrengungsdyspnoe, 63mal in Form nächtlicher Anfälle von asthmatiformer Oppression.

2. Nykturie 207 $^0/_{00}$.

3. Anginöse Schmerzen 193 $^0/_{00}$. Bald klagen die Kranken über einen präkardialen oder retrosternalen Schmerz, einen epigastrischen Druck; bald handelt es sich um richtige Angina pectoris bei der kleinsten Anstrengung, oder beim Liegen mit heftigen nächtlichen Anfällen.

4. Kopfschmerz ($159^0/_{00}$) mit seiner charakteristisch okzipitalen Lokalisation, bisweilen anfallsweise sehr heftig à la Meningitis, oder als klassische Migräne ($17^0/_{00}$).

5. Palpitationen ($100^0/_{00}$), Herzklopfen, Erregbarkeit oder kleine Anfälle von Tachykardie.

6. Blutungen; Nasenbluten $69^0/_{00}$ mit Neigung zu Abundanz und zu Rückfällen, Hämoptysen oder Auftreten von blutigem Schaum auf den Lippen morgens beim Erwachen und Anfälle von Lungenödem; Zahnfleischblutungen beim Zähneputzen; Uterus-, Hämorrhoidalblutungen.

7. Schwindel ($72^0/_{00}$), Ohrensausen ($17^0/_{00}$).

8. Sehstörungen ($60^0/_{00}$). Von einfacher Abnahme des Sehvermögens und Skotomen bis zu Retinalblutungen, Glaukom, Hemianopsie usw.

9. Abmagerung ($41^0/_{00}$) bisweilen mit ausgesprochener Müdigkeit und Schwäche.

10. Schlaflosigkeit ($25^0/_{00}$).

11. Endlich Gefäßspasmen mit Kribbeln, Steifigkeit in den Gliedern bis zu intermittierendem Hinken oder Asphyxie der Extremitäten.

Verlauf und Ausgang. Auf die Frage nach den ersten Anfängen der Hypertension, ob sie sich zunächst in abnorm starken Gefäßreaktionen überhaupt äußert, ob sie als labile und transitorische Blutdrucksteigerung oder als Anfallshypertonie beginnt, wieviel Zeit vergeht von der ersten bleibenden Erhöhung des Blutdrucks bis zur habituellen Hypertonie von etwa 180—200 mm Quecksilber und dem Beginn der arteriosklerotischen Veränderungen in den Nierengefäßen, und wieviel von da bis zum Ende, auf alle diese Fragen wissen wir noch keine Antwort zu geben. Darüber kann erst die Jahrzehnte hindurch fortlaufende Beobachtung einer großen Klientel Aufschluß bringen. Bedarf doch allein die Beobachtung des Verlaufes hochgradiger konstanter Hypertensionen viele Jahre. Sicherlich hat in jedem Falle, der wegen der geschilderten Symptome den Arzt aufsucht, die Hypertension schon jahrelang symptomlos bestanden. Soviel geht aus der Beobachtung der zufällig entdeckten Hypertonien unzweifelhaft hervor.

Der Verlauf der allgemeinen Angiosklerose, die uns als einfache Hypertension entgegentritt, ist ein ausgesprochen chronischer und in hohem Maße der Behandlung zugänglich. Oft gelingt es lange Zeit den Status quo zu erhalten, die drohenden Gefahren zu verhüten und die momentanen Beschwerden zu beseitigen. Bei Regelung der Lebensweise und sorgfältiger Überwachung kann der Hypertoniker sich unbestimmbare Zeit wie ein Gesunder verhalten und körperlich wie geistig voll leistungsfähig sein.

Die Art des Verlaufes und das klinische Bild wird bestimmt von dem Zustand von Herz und Gefäßen.

Dementsprechend kann die Verlaufsart entweder rein kardial sein — und auch diese ist fast stets durch Sklerose der Koronargefäße bedingt —, oder in den verschiedensten Variationen durch das Überwiegen der Arteriosklerose der Organgefäße ein besonderes Gepräge erhalten und als zerebrale oder pankreatische (Hochdruckdiabetes), oder renale Verlaufsart mit oder ohne kardialen Einschlag imponieren.

Nur bei der renalen Verlaufsart, die im folgenden Abschnitt besonders besprochen wird, kann man von einem wirklichen Nierenleiden reden, vor allem aber nicht mehr von einem essentiellen roten Hochdruck, und das ist es, was die Abtrennung rechtfertigt.

Die Gefahr droht beim roten Hochdruck oder im Stadium des roten Hochdrucks in erster Linie vom Herzen, in zweiter Linie von den Gefäßen, in dritter Linie von pulmonalen Komplikationen.

Von den in unserem Atlas verarbeiteten 86 gestorbenen Fällen sind

7 interkurrent an zufälligen anderen Krankheiten gestorben,

51 an Herzinsuffizienz, darunter 10 mit Bronchopneumonie,

18 an Hirnarteriosklerose (11 an Erweichungen, 5 an Blutungen, 2 an Selbstmord),

10 an Bronchopneumonien und 3 an kruppöser Pneumonie.

Der Tod an der Niere, d. h. an Niereninsuffizienz, kommt im Stadium des roten Hochdrucks nicht vor. Im Stadium der Niereninsuffizienz haben wir es, sei es als Ursache, sei es als Folge dieser, wohl immer mit dem hämatogenen Mechanismus des blassen Hochdrucks zu tun.

Wenn man berücksichtigt, daß für die pulmonalen Todesfälle auch in der Regel der Zustand des Herzens entscheidend ist, so ergibt sich, daß in der großen Mehrzahl der Fälle das Herz über das Schicksal des Hypertonikers entscheidet, in einem kleineren Teile der Zustand der Gefäße. Das gilt allerdings nur für die Klientel des Krankenhauses.

Von 35 Todesfällen bei Hypertension in Halle, die größtenteils nach dem Aufenthalt in der Klinik, nach Jahr und Tag zu Hause eingetreten sind, fielen 13 auf Apoplexie, 9 auf Herzschwäche (vgl. S. 1726).

Tatsächlich sterben noch dazu nicht wenige Hypertoniker aus scheinbar voller Gesundheit an Apoplexie oder Erweichung, ohne je die Hilfe des Arztes oder gar des Krankenhauses in Anspruch genommen zu haben. Die letzte Kategorie ist naturgemäß einer Behandlung ebensowenig zugänglich wie die nicht seltenen Fälle von plötzlichem Herztod (,,Herzschlag'').

Dagegen ist die Herzinsuffizienz des Hypertonikers ein sehr dankbares Objekt der ärztlichen Fürsorge, der diätetischen und medikamentösen Therapie, und es gelingt oft für lange Zeit, die Insuffizienzerscheinungen des muskelstarken Herzens zu beseitigen und hintanzuhalten, bis schließlich ein Zustand akuter oder chronischer Herzschwäche eintritt, der jeder Behandlung trotzt.

Je früher die Hypertonie erkannt wird, um so günstiger läßt sich der Verlauf gestalten, um so leichter läßt sich das in der Regel langsame Tempo mäßigen, indem die Arteriosklerose fortschreitet und die Herzkraft abnimmt.

Dieses Tempo ist allerdings noch in hohem Maße abhängig von Alter und Heredität; es ist um so rascher, je früher die Erkrankung beginnt, und je stärker sie konstitutionell verankert ist.

2. Die maligne Sklerose und genuine Schrumpfniere.

Das ischämische Stadium und das Endstadium der Nephroangiosklerose.

Einleitung. Die essentielle Hypertension ist noch keine Nierenerkrankung; die benigne Nephrosklerose ist klinisch keine solche, zum mindesten keine ,,Schrumpfniere'', obgleich histologische Veränderungen an den Nierengefäßen bei der ersteren sehr selten, bei der letzteren nie fehlen und wir hier die Niere nicht selten schon granuliert, ja bisweilen geschrumpft finden.

Die Nephroangiosklerose wird erst dann auch klinisch zu einer Nierenerkrankung, einer ,,Schrumpfniere'', wenn

1. der angiosklerotische Prozeß an den Nierengefäßen so weit vorgeschritten ist, daß infolge Ausfalls zahlreicher sekretorischer Elemente eine dauernde Schädigung der Nierenfunktion eingetreten ist,

2. wenn der Prozeß an den Nierengefäßen derart ist, daß der Organismus mit einer — höchstwahrscheinlich renal bedingten — allgemeinen Gefäßreaktion antwortet, und sich der aktive Mechanismus des bösartigen blassen Hochdrucks zu dem passiven des gutartigen roten Hochdrucks, die ,,hyperkinetische'' Hypertonie zur hypertonischen Hypertension hinzugesellt.

Im ersten Falle erfolgt der Übergang aus dem Dauerstadium in das Endstadium der Niereninsuffizienz langsam, und das Stadium gestörter Nierenfunktion kann lange ertragen werden.

Im zweiten Fall erfolgt der Übergang schnell, förmlich unter unseren Augen, und das Endstadium der tödlichen Niereninsuffizienz wird mehr oder weniger rasch erreicht.

Im ersten Fall haben wir es mit dem Endstadium einer sehr chronisch verlaufenden, selbst im Stadium der gestörten Nierenfunktion noch relativ gutartigen arteriosklerotischen Nierenerkrankung zu tun.

In anderen Fällen haben wir es mit einer subakuten Verlaufsart zur Niereninsuffizienz, einer „Nephrosklerosis accelerata" zu tun.

Dazwischen gibt es, denn rasch und langsam sind relative Begriffe, naturgemäß alle Übergänge.

Wir können in beiden Grenzfällen von einer genuinen Schrumpfniere sprechen, insofern als es in beiden Fällen aus endogenen Gründen zum Untergang zahlreicher sekretorischer Elemente kommt. Nur das Tempo des Untergangs ist verschieden, etwa so verschieden, wie bei einer subakuten und einer sehr chronischen Verlaufsart der Nephritis[1].

Der wesentliche Unterschied ist nur der, daß wir sowohl bei der chronisch verlaufenden genuinen Schrumpfniere wie bei der subakuten Nephritis die Diagnose auf Grund der Störung der Nierenfunktion stellen, bei der subakut verlaufenden Sklerose dagegen vor jeder Störung der Nierenfunktion aus dem Auftreten der allgemeinen Gefäßkontraktion, d. h. der Retinitis angiospastica.

Um die Tatsache, daß hier noch keine Schrumpfniere, noch kein Endstadium der Niereninsuffizienz besteht, aber eine solche in subakutem Verlauf zu erwarten ist, im Namen zu kennzeichnen, spreche ich hier von einem ischämischen Stadium der Sklerose oder von einer malignen Sklerose.

Pathologische Anatomie, Patho- und Histogenese sind bereits S. 1581 u. 1608 besprochen worden.

Die enorme Verschiedenheit der klinischen und histologischen Bilder, die auf dem Boden einer und derselben „Alters"veränderung der Nierengefäße entstehen, beruht unseres Erachtens auf der verschiedenen Reaktionsfähigkeit der Gefäße, ihrem Bestand an Muskulatur, der maligne Verlauf also auf der relativen Jugend des vorzeitig Alternden.

Das einigende Band ist die Arteriosklerose der Nierengefäße und die Ursache des Gewebsuntergangs: die einzelnen Elemente gehen infolge Durchblutungsstörung zugrunde.

Die Gegensätze lassen sich folgendermaßen gegenüberstellen:

Vorkommen: mittleres Alter (auch Jugend),	höheres und Greisenalter
Niere: glatt, groß, vergrößert.	grob und fein granuliert, sehr verkleinert.
Nierengefäße:	
Elastikahypertrophie der mittleren	auch der kleinen und kleinsten Arterien.
Muskularis derselben stark hypertrophisch	stark atrophisch.
Retinitis: regelmäßig vorhanden und Frühsymptom	fehlt oder Spätsymptom.
Verlauf zur Niereninsuffizienz: stürmisch, wird häufig erreicht	sehr langsam, wird selten erreicht.
Stadium der Niereninsuffizienz wird sehr kurz ertragen	wird jahrelang ertragen.
Das Auftreten vasoaktiver Stoffe: ist vermutlich die Ursache des Verlaufs zur Niereninsuffizienz	ist wahrscheinlich die Folge der Nierenverkleinerung.

---

[1] Munk meint, die rasch zur Niereninsuffizienz fortschreitenden Fälle seien selten; er selbst hat diesen Verlauf nur bei der chronischen Bleivergiftung gesehen. Nach unserer Erfahrung sind die rasch fortschreitenden Fälle wesentlich häufiger als die langsam fortschreitenden.

Wirkung der allgemeinen Gefäßkontraktion: deletär wegen des Bestandes an (hypertrophischer) Muskulatur	gering wegen der Atrophie der Muskularis.
Durchblutungsstörung: diffus angiospastisch	mehr herdförmig, mechanisch.
Form der dyshämischen Pathiobiose: Nekrose der Glomeruli, Degeneration des Parenchyms.	Glomeruli lange erhalten, Fibrose; Atrophie des Parenchyms.
Nekrose oder hyaline Malazie der Arteriolen	Arteriolomalazie gering.
Endarteriitis: stark, weit in die Präarteriolen hinaufreichend	gering.

Zwischen den beiden Extremen steht die sog. Arteriolosclerosis renum bis zur roten Granularniere, bei der es unter dem Einfluß des roten Hochdrucks statt zur einfachen Atrophie infolge Abnahme der Nierendurchblutung herdförmig zu hypertonischer Durchblutungsstörung einzelner Arteriolengebiete in Form der Arteriolomalazie kommt.

Ätiologie. Der schließliche Ausgang in Niereninsuffizienz, d. h. der Untergang der Mehrzahl der sekretorischen Elemente, ist bei der langsamen wie bei der beschleunigten Verlaufsart genau wie bei der Nephritis durch eine zunehmende und schwere Störung der Nierendurchblutung bedingt. Diese ist zum Teil — bei der langsamen Verlaufsart ganz überwiegend — organisch, zum Teil — bei der beschleunigten Verlaufsart ganz überwiegend — funktionell bedingt.

Die organische besteht in einer senilen oder präsenilen Arteriosklerose, die funktionelle in einer allgemeinen und renalen Gefäßkontraktion. Die allgemeine Gefäßkontraktion halten wir für renal bedingt und für die Folge der schweren Störung der Nierendurchblutung (vgl. S. 1610) die wir uns hier organisch bedingt, funktionell, durch Hypertonus bewirkt, vorstellen. Jene — sekundäre — allgemeine Gefäßkontraktion, die wir uns hämatogen, chemisch bewirkt vorstellen, tritt mehr in den Hintergrund bei der senilen, ganz in den Vordergrund bei der präsenilen Arteriosklerose der Nierengefäße.

Sie ist es nach unserer Meinung, die den Verlauf zur Niereninsuffizienz herbeigeführt bzw. beschleunigt.

Die Ätiologie der spät und langsam zur Niereninsuffizienz verlaufenden Form der genuinen Schrumpfniere ist daher die der senilen Arteriosklerose; die Ätiologie der früh und rasch zur Niereninsuffizienz verlaufenden Form der malignen Sklerose die der präsenilen Angiosklerose.

Die wichtigste Hilfsursache dieser sehen wir abgesehen von dem konstitutionellen Moment der Gefäßanlage in der genuinen konstitutionellen Hypertension. Je früher diese eintritt und je stärker diese ist, um so mehr werden wir erwarten dürfen, daß die vorzeitige Elastose der mittleren, der Hypertonus und die Muskularishypertrophie der kleinen Nierengefäße einen so hohen Grad erreicht, daß als Reaktion und Folge der blasse renale Hochdruck einsetzt.

Für die Ätiologie der renalen Verlaufsart der Sklerose spielt demnach wie bei der Ätiologie der allgemeinen (splanchnischen?) Angiosklerose oder konstitutionellen Hypertension einmal die ererbte Konstitution, sodann das Alter die größte Rolle, letzteres hier nicht wie dort in dem Sinne, daß die Neigung zu Hypertension mit dem Alter wächst, sondern umgekehrt: die Neigung zum renalen Verlauf wächst mit der Jugend des Alternden. Je jünger ein Hypertoniker ist, um so größer ist die Gefahr des renalen Verlaufes. Dabei spielt wohl auch die konstitutionelle Organdisposition, die Widerstandsfähigkeit gerade der Nierengefäße, ihr Bestand an Muskulatur, eine entscheidende Rolle für das Auftreten und den Grad der allgemeinen aktiven

Gefäßkontraktion, auch die Anspruchsfähigkeit des ganzen und renalen Gefäßsystems auf gefäßkrampffördernde Stoffe und Kontraktionsreize, die im Senium
vermutlich recht klein, bei jugendlichen und „vasoneurotischen" Individuen
vermutlich groß sein wird.

Von den exogenen Faktoren, die das frühe Auftreten der Hypertension
und Arteriosklerose begünstigen, war schon die Rede.

Wenn wir unter unseren Fällen nach Bedingungen Umschau halten, die für
das Auftreten der hochgradigen und frühzeitigen Elastose der Nierengefäße, die
der genuinen Schrumpfniere zugrunde liegt, wenn auch nicht in ätiologischem,
so doch vielleicht in begünstigendem Sinne in Frage kommen können, so fällt
zunächst das große Überwiegen des männlichen Geschlechtes — unter
36 Fällen unserer ersten Zusammenstellung sind nur 6 Frauen — und ein
auffallendes Dominieren der besseren Stände auf. Mehr als die Hälfte unserer
Fälle von „Kombinationsform" gehörten den besseren Ständen an, die zum
Teil in aufregender, verantwortlicher Berufsarbeit ganz im Geschäft aufgegangen
sind, zum Teil schlecht mit ihren Kräften gewirtschaftet oder unsinnig darauf
los gelebt haben.

Machwitz und Rosenberg konnten dieses Verhältnis in verblüffender Weise bestätigen. Sie haben zufällig ebenfalls 36 Fälle von maligner Sklerose beobachtet. „Ein
auffallend hoher Prozentsatz gehörte den besten Gesellschaftsklassen an." In 29 Fällen
betraf die Krankheit Männer, nur in 7 Fällen Frauen. Allerdings haben Machwitz und
Rosenberg 9 Fälle mit Bleiätiologie dazu gerechnet.

Als exogenen ätiologischen Faktor hatten auch wir das Blei für eine „Kombination von Sklerose mit degenerativen und entzündlichen Prozessen" in Frage
gezogen. Vier unserer Fälle waren Arbeiter, die mit Blei zu tun hatten. Zwei
davon litten schon seit Jahren an Erscheinungen der chronischen Bleivergiftung.
Es scheint mir aber heute richtiger, die hypertonischen Bleinieren, die man
ohnedies, als exogen bedingt, nicht als genuine Schrumpfnieren bezeichnen
kann, zu den chronischen Nephritiden bzw. Endarteritiden, d. h. zu den sekundären vaskulären Schrumpfnieren zu rechnen, weil ihnen allem Anschein nach
von vorneherein der aktive Mechanismus der allgemeinen Gefäßkontraktion
ohne ein Vorstadium passiver Hypertension zugrunde liegt. Dem entspricht
auch der Typus der bleibenden Gefäßveränderungen bzw. Verengerungen, die sich
in reinen Fällen durch eine besonders hochgradige Endothelwucherung und
Endarteriitis obliterans auszeichnen (vgl. S. 1258).

Tabakmißbrauch ließ sich unter unseren bis 1913 beobachteten Fällen
anamnestisch 5 mal, Alkoholmißbrauch 2 mal, beides vereint 5 mal nachweisen.

Typische Gicht fanden wir nur in 3 von 36 Fällen, Lues war nur einmal
dem Nierenleiden voraufgegangen.

Von der Möglichkeit, daß die Lues das frühzeitige Auftreten von Angiosklerose im allgemeinen und von Nephroangiosklerose im besonderen begünstigen
kann, war schon die Rede.

Davon ist wohl zu unterscheiden die luetische Schrumpfniere, die durch eine spezifische
luetische Endarteriitis hervorgerufen wird. Sie ist zwar klinisch gar nicht von einer
malignen Sklerose zu unterscheiden, steht aber pathogenetisch auf einem ganz anderen
Blatt, insofern es sich dabei nicht um eine endogene, angiosklerotische, sondern um eine
exogene mykotische Gefäßerkrankung handelt (vgl. S. 1541).

Fahr glaubt, daß die Lues in der Ätiologie seiner malignen Sklerosen eine
große Rolle spielt. Ich kann das für unsere Fälle nicht bestätigen. Wir fanden
in unserem seither erheblich angewachsenen Material — zufällig — genau
denselben Prozentsatz an Lues oder Luesverdacht $(4,8\,^0/_0)$ bei den malignen wie
bei den benignen Sklerosen (vgl. S. 1650).

Der weitaus wichtigste ätiologische Faktor für den malignen Verlauf der Sklerose scheint mir das Alter, und zwar das frühzeitige Auftreten der Altersveränderungen der Gefäße zu sein.

Was das Lebensalter betrifft, so ist zwar auch bei der malignen Sklerose das Alter von 40—60 Jahren am meisten betroffen, aber es fallen unverhältnismäßig viel mehr auf die niedrigen als auf die hohen Altersstufen.

Tabelle aus Volhard-Fahr.

	Geschlecht		lebend	gestorben		
Alter	Männer	Frauen		nicht autops.	die Nieren waren	
					nicht geschrumpft	geschrumpft
		im Alter von				
30—40	6	— 30, 2 × 38, 3 × 39 —		1	2	3
41—50	8	3 . . . . 3?		3	1	4
51—60	13	2 . . . . 2?		3	4	6
61—70	2	1 . . . . —		1	—	2
76	1	— . . . . —		—	—	1
	30	6	5?	8	7	16

Inzwischen haben wir noch öfter das Auftreten der malignen Sklerose in der Periode von 30—40, ja auch wiederholt sichere und zweifelfreie Fälle vor dem 30. Jahr beobachtet. Man kann sagen: die Neigung einer genuinen Hypertension zur renalen Verlaufsart der malignen Sklerose ist um so größer, der Verlauf um so maligner, je jünger der Hypertoniker ist und je höher und stabiler seine Hypertension.

Aus der unserem Atlas entnommenen Tabelle geht ferner hervor, daß bei der malignen Form häufiger als bei den gutartigen Sklerosen „Schrumpfnieren" gefunden wurden, daß aber immerhin in 30% der Fälle die Nieren noch nicht geschrumpft waren.

Im folgenden gebe ich wiederum eine tabellarische Übersicht über die Altersverteilung der Fälle von Mannheim, Halle und Frankfurt (vgl. S. 1630).

Maligne Sklerose:

Alter	Männer		Frauen		Männer und Frauen		
	Zahl	$\%$	Zahl	$\%$	Zahl	$\%$	ess. Hyp.
—20	—	—	—	— (0,2)	—	—	(0,27)
21—30	2	1,6 (1,5)	—	— (0,3)	2,3	1,3	(0,96)
31—40	17	13,8 (6,3)	4	11,8 (5,0)	21	13,3	(5,84)
41—50	45	36,6 (20,6)	14	41,3 (20,8)	59	37,6	(20,72)
51—60	47	38,2 (27,9)	10	29,3 (30,9)	57	36,3	(35,04)
61—70	9	7,3 (25,8)	5	14,7 (30,0)	14	9,0	(27,39)
71—80	3	2,5 (7,6)	1	2,9 (11,4)	4	2,5	(9,17)
							(0,54)
(benigne Sklerose):	$123 = 78,3\%$ (422 $= 58,7\%$)		$34 = 21,7\%$ (297 $= 41,3\%$)		$157 = 100\%$ (719 $= 100\%$)		

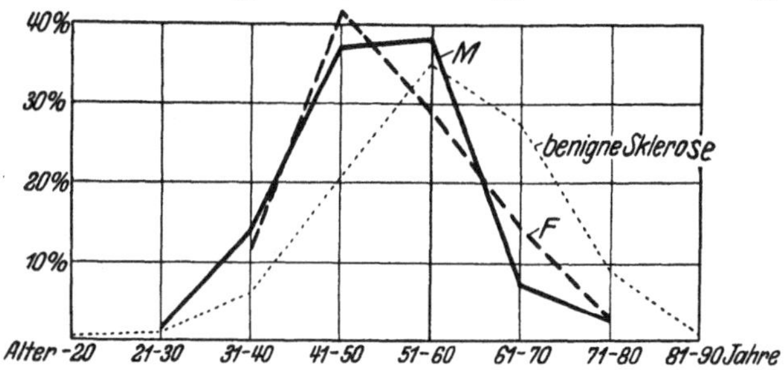

Abb. 228. (Erklärung im Text S. 1698.)

Auch hier zeigt sich sehr deutlich die starke Bevorzugung des männlichen Geschlechts (78%) und bei beiden Geschlechtern der Altersstufen von 41 bis 60 Jahren.

Die beiden Jahrzehnte von 41—50 und 51—60 sind in Summa fast gleich stark vertreten mit 37,6 und $36,3\%$; bei den Frauen fallen 41% in die 4., 25% in die 5. Dekade; in die früheren Jahrzehnte fallen bei den Männern noch mehr Fälle als in die späteren Jahrzehnte. Aus den in Klammern beigefügten Prozentzahlen der einfachen Hypertension in ihrer Altersverteilung geht deutlich hervor, daß diese in den späteren Jahrzehnten von 51—70, die malignen Sklerosen von 41—60 am häufigsten, jenseits 60 nur noch relativ selten vorkommen. Sehr deutlich ist diese Altersverschiebung auch wieder auf der kurvenmäßigen Darstellung zu sehen, auf der die Häufigkeit der malignen Sklerose für Männer und Frauen getrennt eingezeichnet, die der benignen Sklerose insgesamt punktiert beigefügt ist (Abb. 228, S. 1697).

Wirklich wertvoll würde diese Statistik erst, wenn es gelänge, das Schicksal der als essentielle Hypertensionen geführten, im Stadium des roten Hochdrucks beobachteten Fälle zu verfolgen. Ich möchte glauben, daß die jüngeren Jahrgänge bis zu 40 Jahren alle über kurz oder lang den Verlauf zur malignen Sklerose einschlagen werden — falls nicht interkurrent durch Apoplexie oder Herzinsuffizienz der Tod eintritt.

Der Beschreibung des Krankheitsbildes möchte ich ein typisches klinisches Beispiel aus Volhard und Fahr vorausschicken. Die Krankengeschichte stammt wiederum von meinem langjährigen früheren Oberarzte Dr. August Keller, der auch von dieser Krankheitsgruppe seiner Zeit das Material zusammengestellt und verarbeitet und mich durch seine wertvolle und selbständige Mitarbeit zu großem Danke verpflichtet hat.

W..., August, 45 Jahre alt, Großkaufmann.

Anamnese: Alkohol und Tabak mäßig (?). Lues negiert.

Vor 12 Jahren suchte Patient wegen nervöser Beschwerden den Arzt auf. Dieser veranlaßte viermonatliche Ausspannung und äußerte später, Patient hätte Eiweißverlust gehabt, jetzt sei der Urin aber wieder eiweißfrei. Vor drei Jahren fühlte sich Patient wieder nicht ganz wohl, konsultierte einen Arzt, der ihm Jod verordnete. Der Urin wurde ab und zu untersucht, es wurde aber nichts darin gefunden.

Im Jahre darauf (1908) klagte Patient über migräneartige Kopfschmerzen, die er aber schon ungefähr ein Jahr lang verspürt hatte. Die Kopfschmerzen saßen über dem rechten Auge. Er wurde deswegen zu einem Augenspezialisten geschickt. Der Augenarzt prüfte nach Untersuchung des Auges den Harn auf Eiweiß. Als der Urin klar blieb, schüttelte er den Kopf und sagte: „Das ist eigentümlich." Nach Rücksprache mit dem Augenarzt schickte ihn der Hausarzt zur Erholung ins Gebirge, woselbst Patient ohne Beschwerden noch anstrengende Bergtouren machte. Nach der Rückkehr veranlaßte der Hausarzt Untersuchung in einer Universitätsaugenklinik. Dort stellte man sich auf den Standpunkt des Hausarztes, der sich der Ansicht des erst konsultierten Augenarztes, daß eine Nierenerkrankung vorliege, nicht anzuschließen vermochte. Daraufhin im Herbst 1908 Konsultation einer Autorität auf dem Gebiete der internen Medizin. Schrieb dem Hausarzt, fraglich ob Neurasthenie, Arteriosklerose oder Migräne. Patient solle wenig Fleisch essen, auf Jagd gehen usw. Patient machte dann eine Jodkur durch und trank viel Vichy-Wasser. Daraufhin war der Kopfschmerz fast weg. 22. August 1908 Augenbefund: In der Umgebung der Papille große Zahl feiner, meist radiär gestellter, länglicher Blutungen. An den Blutgefäßen kein sicherer Befund. Daher wurde Arteriosklerose der feineren Gefäße angenommen. Keine Papillitis. Frühjahr 1909 wieder Kopfschmerz. Schlechtes Aussehen. Nochmalige Untersuchung von oben erwähntem Internisten und in Augenklinik. Jetzt wurde Eiweiß, Retinitis albuminurica und erhöhter Blutdruck gefunden.

Weihnachten 1909 Druckgefühl auf der Brust. Einmal waren kleine Blutfäserchen in dem spärlichen Auswurf; nunmehr auch ausgesprochene Nykturie. Patient mußte jede Nacht drei- bis viermal heraus zum Urinieren. Aber schon jahrelang vorher hatte Patient regelmäßig einmal nachts zum Urinieren aufstehen müssen und hatte auch sicher schon etwa zwei Jahre lang mehr Urin gelassen wie früher, eine Erscheinung, die für nervös

gehalten wurde. Patient kommt am 20. Januar 1910 zum Krankenhaus wegen der Kopfschmerzen, die besonders im Nacken sitzen und wegen Schlaflosigkeit.

Status praesens vom 20. Januar 1910:

Untermittelgroßer, mäßig kräftig gebauter Mann, in mäßigem Ernährungszustand.
Fahle, graugelbliche Hautfarbe. Verdrossener, etwas lamentabler Gesichtsausdruck. Keine
Ödeme.

Äußeres Auge ohne Befund. Pupillen gleichweit, reagieren auf Licht und Konvergenz.

Augenhintergrund: Ausgesprochenster Befund der Neuroretinitis albuminurica.

Zunge bräunlich belegt. Sehr übler Foetor ex ore. Auf Beklopfen besteht Schmerzhaftigkeit des Hinterkopfes. Der Schmerz zieht angeblich vom Hinterkopf und Nacken
über den ganzen Schädel. Oft setzt er sich oberhalb der Augen fest, dann wieder an den
Schläfen. Häufig tritt er frühmorgens auf, zuweilen auch nach dem Essen. Patient zeigt
sich über die Qual, die er ausstehen muß, sehr unglücklich, und über die Untätigkeit, zu
der er dadurch verdammt ist. Er gibt jedoch sich gar keine Mühe, darüber hinwegzukommen,
plagt ohne Unterlaß seine Umgebung mit Lamentationen und mit allen möglichen nichtigen
Wünschen, regt sich fortwährend über die nebensächlichsten Dinge auf und läßt sich nur
sehr schwer von seiner mißlichen Stimmung ablenken.

Normaler Lungenbefund.

Herz: Hebender Spitzenstoß im 5. Interkostalraum, in der Mamillarlinie. Herzgrenzen: Rechter Sternalrand, 4. Rippe, Mamillarlinie. Reine Töne, Akzentuation des
2. Aortentones. Herzaktion regelmäßig. Frequenz normal.

Leber ein Querfinger unter Rippenbogen. Reflexe lebhaft. Kein Klonus, kein
Babinski.

Verlauf: Patient befand sich bis zum 10. Februar 1910 in Beobachtung. Sein Verhalten und Befinden blieb während dieser Zeit unverändert. Morgens nach dem Erwachen
befand er sich immer ziemlich elend. Am 7. Februar war er dabei kurze Zeit nicht ganz
orientiert, klagte sehr über Mattigkeit und hatte den ganzen Tag etwas Brechneigung.

Blutdruck: Bis 238 mm Hg. Bei der Messung deutlich Alternans.

Wasserausscheidung: Urinmengen stets reichlich, fast ausnahmslos über $2^1/_2$ Liter,
meist über 3 Liter bis $3^1/_2$ Liter, auch $3^3/_4$ Liter pro die, bei einer Zufuhr von mindestens
$2^1/_2$ bis 4 Liter.

Wasserversuch am 24. Januar: 887 ccm in 4 Stunden, größte halbstündige Einzelportion 195 ccm.

Die spezifischen Gewichte des Harnes betrugen 1006 bis 1009. Höchstes beobachtetes
spezifisches Gewicht in den Einzelportionen 1011.

Albumen: $^3/_4$—$2^0/_{00}$.

Harnsediment: Enthält keine roten Blutkörper, dagegen Leukozyten, verfettete
Epithelien und Zylinder.

NaCl-Ausscheidung: Maximal $0{,}52^0/_0$.

N-Ausscheidung: Bei N-armer Diät maximal $0{,}52^0/_0$.

Rest-N: 42 mg$^0/_0$.

Nach der Entlassung aus dem Krankenhause machte sich bei dem Patienten ein
gewisser Rückgang auf geistigem Gebiete bemerkbar.

Er verlangte dauernd in geradezu kindischer Weise die verschiedensten Dinge: Hand-
reichungen, ganz zwecklose Veränderungen seiner Umgebung oder das Erscheinen von
Personen usw. Erschienen die betreffenden Personen nicht sofort, so schickte er einen
Wagen oder ließ telegraphieren. Dabei hatte er gar keinen Begriff von der Zeit, die zur
Ausführung seiner Wünsche nötig war. Öfter wurde er, wenn seine Wünsche nicht schnell
genug erfüllt wurden, sehr ausfällig. Die Klagen über Kopfschmerzen wurden im ganzen
geringer. Die Schlaflosigkeit bestand aber fort. Schließlich brachte man den Patienten
nach einem Sanatorium, woselbst man erst der Ansicht war, die psychische Veränderung
des Patienten beruhe auf einer Überfütterung mit Morphium. Als aber nach völliger Entziehung keine Änderung eintrat, glaubte man, es handle sich um eine Psychose und veranlaßte die Überführung des Patienten nach einer Irrenanstalt. Daselbst stellte man
die Diagnose: Paralysis progressiva. Man fand eine starke Polyurie, durchschnittlich
2,7 Liter pro Tag, davon 1,2 Liter zur Nachzeit. Der Urin enthielt keine Formbestandteile,
jedoch 2,4—$3{,}5^0/_{00}$ Albumen. Die Sehnenreflexe waren gesteigert, die Pupillen reagierten
meist überhaupt nicht, zuweilen aber auch ganz gut. Man bemerkte auch eine Differenz
der Pupillen. Es bestand grobschlägiger Tremor, links mehr als rechts, Neigung zu hypo-
chondrischen Vorstellungen, Inkohärenz, Urteilsschwäche, Verwechslung von Namen und
Worten, Silbenstolpern und Auslassen von Silben. „Anscheinende Sehstörungen, die
tatsächlich keine sind, sondern auf momentan auftretenden und wieder schwindenden
Defekten des Vorstellungsvermögens beruhen. Zum Beispiel greift Patient nach einem
Wasserglas, greift aber daneben, führt dann die Hand zum Munde, wie wenn er das
Wasserglas darin hätte, beginnt Schluckbewegungen auszuführen. Darauf aufmerksam
gemacht, schiebt Patient alles auf die Schwäche seiner Augen. Dabei erkennt er die

Personen seiner Umgebung ganz gut. Größen- und Beeinträchtigungsideen. Protzenhaftigkeit. Jede Krankheitseinsicht geht dem Patienten ab. Er hält sich für imstande, in sein Geschäft zu gehen."

Nur das Sträuben seiner Angehörigen bewahrt den Patienten vor Entmündigung und Stellung unter Vormundschaft.

Am 4. Juni 1910 wird Patient wieder dem Krankenhaus überwiesen. Der Status entspricht im großen ganzen dem früheren. Die Farbe der Haut im Gesicht ist noch mehr graubräunlich geworden. Zunge dunkelbraun, belegt.

Augenbefund entspricht dem früheren. Sehschärfe sehr verschlechtert. Am Herzen jetzt systolisches Geräusch. Verstärkter, nach links verlagerter Spitzenstoß. Akzentuation des 2. Aortentones.

Pupillenreflex träge. Pupillen eng.

Reflexe der oberen Extremität lebhaft, desgleichen Patellar- und Fußsohlenreflex. Kein Klonus, kein Babinski. Auffallende Muskelunruhe, besonders linksseitig. Die linke Hand resp. die einzelnen Finger führen beständig kratzende und pflückende sowie zuckende Bewegungen aus. Leichte mimische Fazialisschwäche links. Periodisches Aussetzen der Atmung, jedoch kein An- und Abschwellen. Dyspnoe beim Blutdruckmessen.

Verlauf: Am 7. Juni blutig gefärbter Auswurf und Rasselgeräusche rechts hinten unten. Die schwere psychische Depression, die Patient bei der Aufnahme darbot, schwindet allmählich. Patient erzählt nicht mehr soviel von seinem Aufenthalt in der Irrenanstalt und verhält sich ganz ruhig, geordnet, bleibt ganz gut bei der Sache. Zuweilen taucht aber wieder die Erinnerung an seinen Aufenthalt in der Irrenanstalt auf, und er ist dabei ganz unglücklich und verzweifelt.

Sein psychisches Verhalten ist jetzt wieder ganz das gleiche wie beim ersten Krankenhausaufenthalt. Seine vielfachen Ansprüche und Wünsche kehren wieder. Er beginnt wieder damit seine Umgebung geradezu zu tyrannisieren. Seine Hauptklagen sind Mattigkeit, Appetitlosigkeit und schlechter Schlaf. Am meisten bedrückt ihn seine Schwäche. Er erzählt viel von seiner früheren außerordentlichen Leistungsfähigkeit. Am 17. Juni ist Patient überaus matt und elend. Er hatte die ganze Nacht nicht schlafen können, schlief etwas über Tag, wurde darauf aber nicht frischer. Den ganzen Tag über heftiges Würgen, einmal auch Erbrechen. 11 Uhr abends plötzlich heftiger Schmerz in der Herzgegend mit furchtbarem Angstgefühl. Patient springt aus dem Bett und schreit fürchterlich. Schon bald danach hustet er blutig gefärbte wässerige Flüssigkeit aus. Unter fortwährender Expektoration solcher blutig wässeriger Schaummassen tritt über Nacht Koma ein. Kampfer, Koffein, Strophantin und Adrenalin ohne jeden Effekt. Koma und Lungenödem dauern unverändert an bis zum 19. Juni morgens. Allmähliches Versagen der Herztätigkeit. Exitus am 19. Juni mittags 12 Uhr.

Blutdruck betrug 215—218 mm Hg. Sub finem sank er ab.

Die Wasserausscheidung erreichte noch 5 Tage ante exitum 3800 ccm in 24 Stunden.

Wasserversuch: Am 14. Juni 880 ccm in 4 Stunden. Größte halbstündige Einzelportion 150 ccm. Das spezifische Gewicht des Harnes schwankte zwischen 1004 und 1008. Am Tage vor dem Tode stieg das spezifische Gewicht bei stark verminderter Harnmenge in Einzelportionen bis auf **1016** an.

Das Albumen betrug $^3/_4$—$1^0/_{00}$.

Der Harn enthielt Leukozyten, verfettete Epithelien und granulierte Zylinder, keine roten Blutkörper.

NaCl-Ausscheidung: Maximal $0,65^0/_0$.

N-Ausscheidung: $0,86^0/_0$.

RN: 100 mg.

Klinische Diagnose: Typische Kombinationsform im Endstadium. Hirnarteriosklerose. Koronarsklerose.

Autopsie (Dr. Fahr):

Gesamtbefund: Kombinationsform mit Schrumpfung. Herzhypertrophie. Arteriosklerose der Aorta und der Hirngefäße. Koronarsklerose. Ausgedehnte bronchopneumonische Herde in beiden Lungen. Lungenödem. Retinablutungen. Herzgewicht 560 g.

Nieren makroskopisch: Beide Nieren sind deutlich verkleinert. Das Gewicht beträgt je 100 g. Die Kapsel ist etwas adhärent, die Oberfläche allenthalben gleichmäßig granuliert. Die Nierensubstanz ist von zäher Konsistenz, die Rinde stark verschmälert, von zahlreichen dunkelbräunlichen Fleckchen und Streifchen durchsetzt, die sich auch auf die Pyramiden fortsetzen. Die Schnittfläche der Nieren zeigt insgesamt ein gelbgraubräunlich marmoriertes Aussehen. Rinden- und Pyramidensubstanz sind nicht deutlich gegeneinander abgesetzt.

Nieren mikroskopisch: Ziemlich diffuse Bindegewebsentwicklung mit auffallend zahlreichen kleinzelligen Infiltraten. Die erhaltenen Harnkanälchen stellenweise erweitert, Zylinder, zahlreiche verödete Glomeruli. Daneben Glomeruli aber auch vielfach gut erhalten, an anderen wieder sehr beträchtliche Verfettungen. Starke kapilläre Stauung, kleine Blutungen. Auffallend starke Arteriosklerose der kleinen und kleinsten Gefäße (Vasa afferentia). Besonders starke Verfettungen daselbst (vgl. Abb. 210, S. 1587).

Die **Symptomatologie** weist große Ähnlichkeit, ja Übereinstimmung mit dem Krankheitsbilde der essentiellen Hypertension auf, nur gesellen sich entsprechend der wenig, deutlich oder stark ausgebildeten „nephritischen" Komponente im histologischen Bilde auch klinisch renale Symptome verschiedener Abstufung zu den kardialen und vaskulären der Hypertension, die ihrerseits selbst meist schwerer, ernster und bösartiger in die Erscheinung treten.

Die Blutstrucksteigerung ist auch hier das obligatorische Symptom, und sie erreicht gerade bei der malignen Sklerose, der Kombination von rotem plus blassem Hochdruck die höchsten zu beobachtenden Grade.

Ausnahmen kommen nur bei der atheroangiosklerotischen Granularniere vor.

Blutdruckwerte, die niemals 200 mm Hg erreichten, fanden wir nur in 8 von 36 Fällen. Und unter diesen 8 sind 5 Fälle, die Höchstwerte von 190 bis 198 mm Hg erreichten.

Tabelle aus Volhard-Fahr.

Blutdruck unter 170 mm Hg	1,	200—219	. . . . . .	6
170—189 mm Hg	2,	220—239	. . . . . .	9
190—199 mm Hg	5,	240—259	. . . . . .	9
		260—280	. . . . . .	4
	8			28

Wenn wir das Endstadium der Sklerose oder die zum Endstadium hineilende maligne Sklerose bezüglich der Häufigkeit der ganz hohen Blutdruckwerte mit den 3 Stadien der diffusen Nephritis vergleichen, so erhalten wir folgendes instruktives Bild:

Tabelle aus Volhard-Fahr.

	Nephritis			Maligne
Maximale Blutdruckwerte	I	II	III	Sklerose
201—240	1	4	9	15
240—280	—	—	5	13
in Summa	1	4	14	28
von insgesamt	62	32	37	36 Fällen.

Eine gute Übersicht über die Verteilung der Blutdruckwerte auf die verschiedenen Stadien und Verlaufsarten der Nephritis und der benignen und malignen Sklerose gibt beifolgende Kurve, in der die auf S. 1401 abgebildete Kurvenschar der Nephritiden noch durch die 2 Kurven der Sklerosen ergänzt worden ist (Abb. 229).

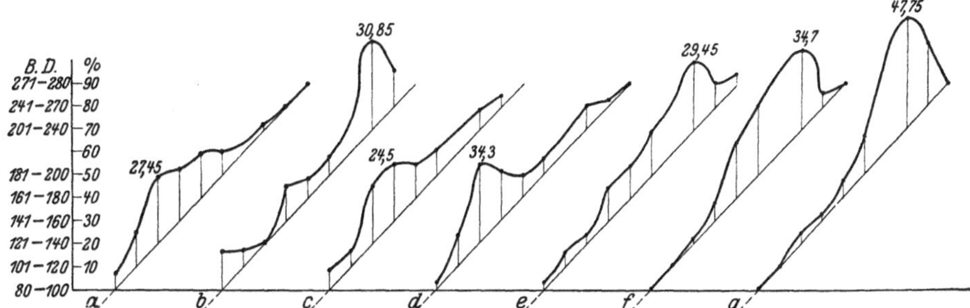

Abb. 229. Kurve der Häufigkeit der verschiedenen Blutdruckwerte bei den verschiedenen Formen und Stadien der Nephritiden und Sklerosen.
a akutes Stadium der Nephritis, b subakute, c subchronische, d chronische Verlaufsart, e sekundäre Schrumpfniere, f essentielle Hypertonie und benigne Sklerose, g maligne Sklerose.

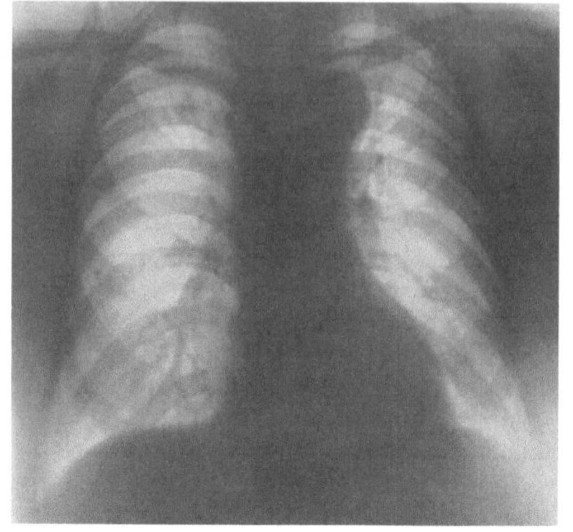 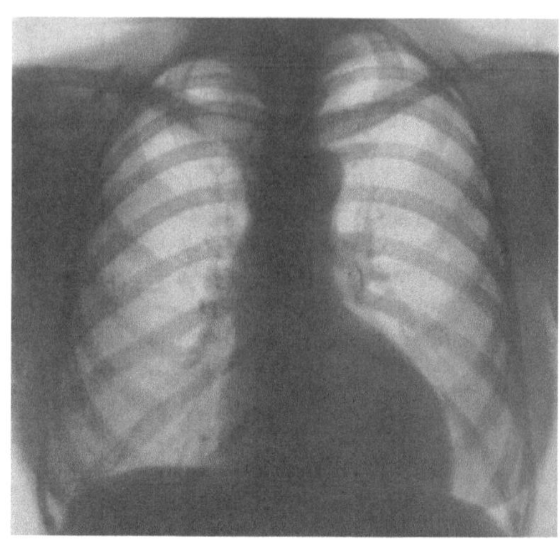

Abb. 230. Maligne Sklerose mit Retinitis bei guter
Nierenfunktion. (BD 229/160.) Mann 46 J.
Vgl. Beisp. Gei... S. 1707.

Abb. 231. Maligne Sklerose mit Retinitis und
beginnender Niereninsuffizienz.
(BD 275—230/180—130.) Frau 47 J.

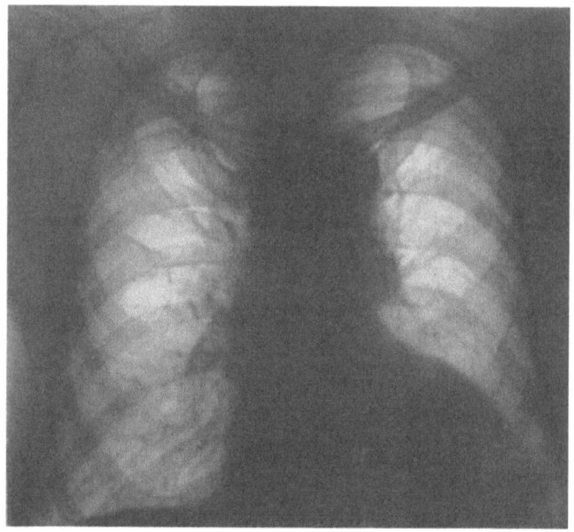

Abb. 232. Benigne Nephrosklerose mit rotem Hochdruck nach Beseitigung der Dekomp.
Mann 64 J. BD: 225/130—190/120.

Anmerkung zu Abb. 231.
Eltern gesund. 1923 „Nervenzusammenbruch", konnte nichts essen, Schlappheit, nach 8 Tagen
Erholung. 1925 alle 14 Tage starke Menses. 1927 genitaler Pruritus. Abrasio. Dabei Alb. festgestellt.
1928 starke Zunahme der seit der ersten Geburt (1904) bestehenden ziehenden Kopfschmerzen,
starkes Herzklopfen, leicht aufgeregt, Flimmern vor den Augen, Appetitlosigkeit, Schlaflosigkeit,
Verstopfung, Nervosität, Nykturie (4mal), pappiger Geschmack, trockener Mund. Befund: 3. 4. 29.
Blutdruck 250/180 mm Hg. Venendruck 145 mm H_2O. Schwere Neuroretinitis mit hochgradigen
Gefäßveränderungen, frischen Blutungen und Degenerationsherden. BSG 25 Min., Wa. negativ.
U^+ 81, U^- 5 mg%, Ambard 0,25. 22. 4. 29 zu Hause gestorben.

Anmerkung zu Abb. 232.
Eduard Bie., 64 Jahre. Ein Bruder mit 43 Jahren an Schrumpfniere gestorben. Der Patient
hat den ganzen Krieg als Rittmeister mitgemacht. November 1926 Atemnot beim Treppensteigen,
mußte nachts aufsitzen, Nasenbluten. Im Januar 1927 erste ärztliche Untersuchung: hoher Blutdruck, 8%₀₀ Eiweiß, nach wenigen Tagen nur 1%₀₀. Ende April 1929 für einige Tage Sprachstörung,
keine Lähmungen. Aufnahme am 24. 6. 29. Blutdruck 225/133. Blutwerte normal, 0,7%₀₀ Alb.,
im Sediment reichlich Erythro. Voll kompensiert mit einem Blutdruck von 190/120 entlassen. Hat
die salzfreie Diät nicht absolut eingehalten, keine Atemnot, keine Ödeme mehr. Blutdruck einige
Male kontrolliert 220.
2. Aufnahme 17. 12. 29. Blutdruck 205/130. Alb. in Spuren, vereinzelt Erythro, U^+ 60,8,
U^- 3,2 mg%, Cholesterin 145. Wieder leichte kardiale Dekompensation, präsystolischer Galopp, Pulsus alternans. Am 1. 1. 30 mit 187/115 entlassen.
Am 15. 1. Blutdruck 209—190/110. Nachricht vom 16. 1. 31. Befinden ausgezeichnet, lebt
strengstens salzfrei. BD um 190. Gehen, Treppensteigen leicht, Kopfweh, Atembeschwerden vollständig verschwunden.

Man sieht, daß die „malignen" Fälle der subakuten Nephritis, der sekundären Schrumpfniere und der genuinen Schrumpfniere am häufigsten die höchsten Blutdruckwerte aufweisen und daß die der malignen Sklerose die der benignen erheblich übertreffen [1].

Im Gegensatz zur gutartigen Sklerose haben wir bei der bösartigen Verlaufsart nie eine transitorische Blutdrucksteigerung gesehen, auch nicht eine reine „systolische Hypertension". Sondern der diastolische Druck ist in der Regel stark erhöht, oft Werte von 120 und 130 und mehr, 160—180 mm Hg erreichend.

Drucksenkungen von ungünstiger Bedeutung infolge finaler Herzschwäche wurden in mehreren Fällen beobachtet. Im allgemeinen variieren die Blutdruckwerte bei der „Kombinationsform" in bescheidenen Grenzen um eine recht hohe Mittellage und weisen keine Neigung zu erheblichen Schwankungen nach unten auf. Auch die Tagesschwankungen sind auffallend gering.

Fälle, die kurz ante finem mit Herzschwäche und einem annähernd normalen — in Wahrheit stark gesunkenen — systolischen Blutdruck zur Aufnahme gelangen, können natürlich erhebliche diagnostische Schwierigkeiten bereiten, doch wird in der Regel die Form und Größe des insuffizienten Herzens und vor allem die Höhe des diastolischen Druckes erkennen lassen, daß der scheinbar normale systolische Druck zur Zeit abnorm niedrig ist.

Der Kapillardruck, bei dem essentiellen Hochdruck niedrig, ist bei der malignen Sklerose erhöht.

Kylin hat das schon beobachtet, aber nicht verwertet. Es hätte ihn eigentlich veranlassen müssen, das Hinzutreten eines universellen Kapillarschadens bei der malignen Sklerose anzunehmen.

Boas und Frant haben mit dem Instrument von Danzer und Hooker den Kapillardruck gemessen und kommen zu dem Resultat, daß die Kranken mit Hochdruck in 2 Gruppen zerfallen, die klinisch nicht zu unterscheiden sind. In der einen Gruppe ist der Kapillardruck hoch, zwischen 21—70 mm, selten höher, noch seltener tiefer. Die Variabilität des Kapillardruckes ist groß. In der 2. Gruppe ist der Kapillardruck normal oder niedriger. Die Variabilität ist geringer. Bei dem essentiellen Hochdruck ist der Kapillardruck niedrig.

Boas und Mufson fanden weiterhin, daß die Fälle von hohem Kapillardruck eine schlechte Prognose haben — von 16 Kranken mit hohem Kapillardruck waren 8, von 28 mit niedrigem Kapillardruck 5 gestorben —, daß sie mit seltenen Ausnahmen auch einen hohen diastolischen Blutdruck haben, und daß die autoptischen Befunde Kylins Theorie nicht stützen, daß ein hoher Kapillardruck beweisend sei für eine Glomerulonephritis.

Nach dem S. 1271 Gesagten, scheint die Kapillardrucksteigerung eine Folge des hämatogenen Mechanismus des blassen Hochdrucks zu sein, die zwar nicht immer eintreten muß, aber, wenn vorhanden, vielleicht dafür verwertet werden kann, daß dieser chemische Mechanismus des Hochdrucks eingetreten ist.

Die Kapillarströmung entspricht der der sekundären Schrumpfniere und zeigt den oben S. 410 beschriebenen ischämischen Charakter.

Die Kapillarform entspricht der der subakuten oder der chronischen Nephritis. Auch hier fand Klingmüller die eigentümliche vielfältige Brüchigkeit und Rauhigkeit der Konturen, die den Eindruck organisch bedingter Umbildung erwecken.

Herz. Der Höhe des Blutdruckes entspricht bei der „Kombinationsform" meist auch der Grad der Herzhypertrophie. Von allen Nierenaffektionen finden wir bei dieser die größten Herzen; in dem in unserem Atlas (Volhard-Fahr) als Beispiel XXXXIX angeführten Falle wog das Herz 1000 g. Das Durchschnittsgewicht von 10 Fällen, in denen die Herzgewichte festgestellt wurden, beträgt 732 g gegen 570 g bei den gutartigen männlichen Sklerosen.

---

[1] Die statistische Bearbeitung des großen Materiales verdanke ich meiner fleißigen Mitarbeiterin Frl. Dr. F. Kuckenburg.

Doch kommen gerade bei der malignen Sklerose auch relativ kleine, sehr straffe Herzen mit konzentrischer Hypertrophie ohne Dilatation vor (vgl. Abb. 230).

Die Abbildungen S. 1702 zeigen die straffere Form der hypertrophischen Herzen bei der malignen Sklerose.

Vermißt wurde eine Hypertrophie in keinem Falle, auch nicht bei einem 76jährigen Manne, der kurz ante exitum ohne Blutdrucksteigerung mit Bronchopneumonie zur Aufnahme kam, und eine Fettdurchwachsung und fleckweise lehmgelbe Verfettung des Herzmuskels aufwies.

Bezüglich der **kardialen Symptome** kann auf das verwiesen werden, was bei der benignen Hypertension ausgeführt wurde, soweit es die subjektiven und objektiven Symptome betrifft.

Die Zeichen der Hypertrophie sind meist sehr ausgesprochen, man fühlt das systolische Plateau des hebenden Spitzenstoßes. Der 2. Aortenton ist fast regelmäßig verstärkt, ja klingend; der 2. Pulmonalton oft akzentuiert, bisweilen der 2. Ton nicht nur an der Spitze, sondern an allen Ostien abnorm laut hörbar.

Der präsystolische Galopp ist ungemein häufig, der diastolische nicht selten zu hören oder zu fühlen. Kurz, wir finden alle Symptome wieder, die dem Hochdruck an sich ihre Entstehung verdanken, auch die geringe Neigung zu stärkerer Arhythmie. Was aber dort über den gutartigen Verlauf der relativen Insuffizienz des muskelstarken Herzens gesagt wurde, gilt nicht in gleicher Weise für die Kombination von rotem und blassem Hochdruck. Oft schließt sich an die ersten Erscheinungen versagender Herzkraft ziemlich bald das Stadium der absoluten Herzinsuffizienz an, das nur zu häufig jeder Therapie trotzt oder nach kurzer und unbedeutender Besserung der Herzkraft rasch wiederkehrt.

Der prognostisch ungünstige Pulsus alternans findet sich dementsprechend noch häufiger als bei der einfachen (roten) Hypertension.

Daß das Herz, wenn einmal die ersten Erscheinungen von Herzschwäche eingetreten sind, rascher erlahmt als bei der einfachen Sklerose, das hat wohl abgesehen von der größeren Höhe der Widerstände mit seinen Grund darin, daß die schwere Arteriosklerose (und die Gefäßkontraktion?) sich auch auf die Koronargefäße erstreckt. Wir fanden bei 23 Autopsien nicht weniger als 14 mal eine erhebliche Koronarsklerose. Sie tritt auch klinisch bei den malignen häufiger in Erscheinung als bei den benignen Sklerosen.

Zu den charakteristischen nächtlichen Asthmaanfällen, die zuweilen in ausgesprochenes Lungenödem übergehen, gesellen sich dann noch anginöse Beschwerden, Beklemmungsgefühle, Herzangst mit Schweißausbrüchen, Herzkrämpfe und echte Angina pectoris.

Ödem bestand in der Hälfte der Fälle und erreichte oft enorme Grade, die sich nur schwer der Behandlung zugänglich zeigten. Bei relativ guter Herzkraft fehlten die Ödeme selbst in denjenigen Fällen, in welchen die „nephritischen" Erscheinungen vollständig ausgeprägt waren; umgekehrt wurde in keinem Falle von Ödem ein hoher Grad von Herzschwäche vermißt. Wir haben daher den Eindruck gewonnen, daß wie bei der essentiellen Hypertension so auch bei der Kombinationsform das Ödem stets kardial und nicht renal bedingt ist.

Die renalen Symptome. Der Harnbefund des einzelnen Falles braucht kein besonderes, nur für die „Kombinationsform" typisches Verhalten zu zeigen. Um so charakteristischer ist das Bild, das wir bei einer Synopsis der Harnbefunde sämtlicher Fälle von maligner Sklerose erhalten.

Wir haben auch hier zwei Extreme, auf der einen Seite noch den Harnbefund der reinen Hypertension, auf der anderen Seite den typischen „Schrumpfnierenharn" und dazwischen alle Übergänge einer fortlaufenden Entwicklung, genau wie bei dem Übergang der chronischen Nephritis aus dem hypertonischen Dauerstadium in das ischämische Endstadium.

Im Frühstadium verhält sich der Harn normal wie bei der gutartigen Sklerose. Es fehlen die nephritischen Züge noch vollständig im histologischen wie im klinischen Bilde. Aber es tritt das kardiale oder kardio-vaskuläre Moment noch stärker in die Erscheinung als bei der benignen Sklerose; die Nykturie ist bei der „Kombinationsform" fast die Regel. Sie kann der Vorgeschichte nach seit Jahren — also schon im rot hypertonischen Stadium — bestanden haben; sie kann aber auch erst in allerjüngster Zeit aufgetreten sein. Hier ist noch schwerer zu entscheiden als bei der reinen Sklerose, wie weit das vaskuläre Moment, ein nächtlicher Nachlaß der Gefäßspannung eine Rolle spielt, der zugleich die Aufnahme von Gewebswasser in das Blut und den gehemmten Blutstrom in der Niere beschleunigt. Meist steht das kardiale Moment im Vordergrunde, fast stets läßt sich eine relative Insuffizienz des starken Herzens entweder anamnestisch aus den nächtlichen Asthmaanfällen, klinisch aus leichten Ödemen nachweisen oder wenigstens nicht sicher ausschließen, da ja in den meisten der früh, d. h. noch vor Eintritt der Niereninsuffizienz auf malignen Verlauf verdächtigen Fällen die Herzinsuffizienz im weiteren Verlauf manifest wird.

In diesen Früh- oder Übergangsfällen kann die Menge und Farbe des Harnes noch normal, die Variabilität der Nierenfunktion noch vollständig erhalten sein; und es kann bei Nachlaß der Herzkraft die Menge sinken unter Zunahme von Farbe und Konzentration.

Je mehr aber die angiospastisch gedrosselte Durchblutung der Niere abnimmt, je zahlreicher die Gefäßverschlüsse das bis dahin gesunde Parenchym in seiner Ernährung herabsetzen, desto mehr tritt allmählich die renale Komponente in der Diurese in die Erscheinung. Es ist nicht so sehr der nephritische Charakter, als der renale Typus der Diurese des insuffizienten Nierenrestes, der das Harnbild verändert.

Die Variabilität der Nierenfunktion nimmt ab, die Nykturie wird stärker; es gesellt sich dazu bei genügender Herzkraft auch eine Tagespolyurie, bis schließlich der typische „Schrumpfnierenharn" resultiert, der helle dabei leicht getrübte Harn, der in konstanter Zusammensetzung und fast konstanten Stundenmengen vom maximal arbeitenden Nierenrest produziert wird, genau so wie bei dem Endstadium der diffusen Glomerulonephritis, der sog. sekundären Schrumpfniere.

Je länger die Herzkraft erhalten bleibt, um so typischer tritt diese charakteristische Form der Diurese des insuffizienten Nierenrestes in die Erscheinung. Auch hier ist die Poylurie eine Zwangspolyurie; der Kranke fährt fort, große Harnmengen zu produzieren trotz Trockendiät. Die Wage verrät dabei die Wasserabgabe aus den Geweben und erklärt die rasche Zunahme eines unbezwinglichen Durstgefühls.

Genau wie bei dem Endstadium der chronischen Nephritis bleibt der Harn auch dann dünn und hell, wenn die Herzkraft und die Polyurie nachläßt; kurz, das Endstadium der malignen Sklerose, unserer „Kombinationsform", d. h. das Stadium der (Spät-) Ischämie auf dem Boden der primären Angiosklerose, die genuine Schrumpfniere, unterscheidet sich bezüglich des Harnbildes in keiner Weise von dem Endstadium der diffusen Glomerulonephritis, der sekundären Schrumpfniere.

Die „Kombination" von Sklerose mit — endogener — „Nephritis", d. h. mit der für Nephritis charakteristischen angiospastischen Nierenischämie, und die fortschreitende Entwicklung der letzteren läßt sich bisweilen an dem Typus der Harnabsonderung sehr deutlich verfolgen. Vor unseren Augen nimmt die Variabilität der Nierenfunktion ab, vollzieht sich der Übergang von der Normalurie mit Nykturie der Sklerose zu der Polyurie und Hyposthenurie des Endstadiums der Nephritis, die ihrerseits wieder unter dem Einfluß der allgemeinen Gefäßkontraktion und — relativen — Herzschwäche in Pseudonormalurie und Oligurie mit Isosthenurie übergehen kann.

Nykturie: Es ist ganz charakteristisch für die renale Verlaufsart, daß die Kranken nachts mehrfach aufstehen müssen, um Urin zu lassen; zum Unterschied von der kardial bedingten Form verschwindet die renal bedingte Nykturie nicht trotz guter Herzkraft und auch nicht bei Trockenkost.

Urobilin und Urobilinogen sind in den Frühfällen gewöhnlich zu finden, sie fehlen meist im Harn der genuinen Schrumpfniere.

Albuminurie. Die gleiche Entwicklung läßt sich bezüglich der Albuminurie verfolgen. In den relativ seltenen Frühfällen kann wie bei der Sklerose das Eiweiß im Harn noch vollständig fehlen, wenn schon der Augenspiegel das Hinzutreten der ischämischen Komponente verrät. In einer ganzen Reihe unserer Fälle wurde die Retinitis albuminurica zuerst vom Augenarzt entdeckt, aber wegen des vollständigen Fehlens von Albuminurie die Diagnose in Zweifel gezogen.

Mit Fortschreiten der allgemeinen und renalen Ischämie tritt aber wohl regelmäßig Eiweißausscheidung im Harne auf. Sie hält sich zwar meist in bescheidenen Grenzen, ist aber im Gegensatz zu der übergroßen Mehrzahl der stationären Sklerosen deutlich und konstant, und beträgt $1/_2 - 1 - 2\,^0/_{00}$. Stärkere Grade von Albuminurie werden meist durch das sehr häufige Hinzutreten von Herzschwäche bedingt und sind dann wie bei der Sklerose von Ödem begleitet. Während aber bei jener Werte über $1/_2\,^0/_{00}$ ohne Herzschwäche nur ganz selten erreicht werden, finden wir solche bei der ausgebildeten „Kombinationsform" auch ohne manifeste Herzschwäche fast regelmäßig.

Andererseits haben wir ganz hochgradige Albuminurien, wie sie bei den — parenchymatösen — „Mischformen" jeden Stadiums der Nephritis beobachtet werden, bei der malignen Sklerose ohne Herzschwäche kaum gesehen.

Sediment. Im Bodensatz des oft schon makroskopisch getrübten Harnes fehlen die charakteristischen Nierenbestandteile nur ganz ausnahmsweise und nur in den frühesten Stadien ohne Albuminurie. Im weiteren Verlauf werden Zylinder jeder Art und reichlich Leukozyten so gut wie regelmäßig gefunden, meist auch verfettete Nierenepithelien, gelegentlich auch doppelbrechende Lipoide, seltener dagegen rote Blutkörperchen.

Es kommen aber auch Fälle mit hämorrhagischem Harne wie bei einer akuten Nephritis vor, besonders bei perakutem Verlauf. Dann sieht die Niere auch makroskopisch genau so aus wie eine subakute Nephritis; sie kann von Blutpunkten übersät sein.

Andererseits kann die Hämaturie aus Blase und Nierenbecken stammen. Blutaustritte in das Nierenbecken, genauer gesagt massenhafte Blutungen in die Nierenbeckenschleimhaut, sind bei der malignen Sklerose in tabula ein sehr häufiger Befund (vgl. Abb. 203, S. 1582).

Nierenfunktion. Wie schon bei der Besprechung der Harnabscheidung hervorgehoben wurde, ist die Nierenfunktion bei der Kombinationsform sehr verschieden, je nach dem Grade der Angiosklerose, der Ischämie und dem Stadium der ischämischen Atrophie des Parenchyms.

In den Frühfällen kann die Funktion vollkommen gut, die Variabilität erhalten sein wie bei der Sklerose; in den Endstadien der genuinen Schrumpfniere ist die Variabilität aufgehoben, die Funktion aufs schwerste gestört, wie bei der subakuten Nephritis oder der sekundären Schrumpfniere. Dazwischen kommen alle Übergänge vor, denn wir haben es nicht mit bleibenden Zuständen, sondern mit einer fortschreitenden Entwicklung, und zwar mit einer verschieden rasch fortschreitenden Ernährungsstörung der einzelnen sekretorischen Elemente zu tun.

Die Wasserabscheidung. Sogar der Wasserversuch kann bei den Frühstadien der malignen Sklerose, d. h. der Sklerose mit Retinitis angiospastica noch gut, ja sogar überschießend ausfallen; sehr bald läßt sich aber eine Schädigung des Wasserausscheidungsvermögens nachweisen. Die halbstündigen Einzelportionen werden kleiner; die Ausscheidung von 1500 ccm, die größtenteils in die ersten zwei Stunden fallen sollte, zieht sich gleichmäßig über die vier Stunden hin; in noch weiter vorgeschrittenen Fällen — und diese bilden die Mehrzahl — gelingt es überhaupt nicht mehr, profuse und rasche Diuresen durch eine einmalige große Wasserzufuhr zu erzielen (vgl. Tabelle). Bei weitaus den meisten Fällen fällt der Wasserversuch schlecht oder ganz schlecht aus, oft freilich infolge gleichzeitig bestehender, zum mindesten relativer Herzschwäche, was die Beurteilung sehr erschwert.

Eine noch größere Rolle muß aber das funktionelle Moment der — renalen — Gefäßkontraktion dabei spielen. Das geht aus folgender sehr lehrreicher Beobachtung hervor:

Ein schwer erblich belasteter Mann Gei. von 42 Jahren (vgl. Abb. 230, S. 1702, und Bsp. S. 1781) kommt mit Blutdruck 220/160 und ausgesprochener Retinitis albuminurica zur Aufnahme. Ambard 0,07—0,09. Blut U^+ 39,5 mg%. Konzentration am Abend des 1. Tages 1030. Wasserversuch fällt sehr schlecht aus, kleine Halbstundenportionen von 20—50 ccm, größte Halbstundenportion 50 ccm, nach $1^1/_2$ Stunden 110, nach 4 Stunden 295 ccm. Es wird — ausnahmsweise — ein „protrahierter Wasserversuch" mit 0,4 Theozin angestellt, wobei mit 1500 ccm Tee begonnen und alle halbe Stunde soviel Wasser oder Tee nachgetrunken wird, als Urin ausgeschieden worden ist. Schon die ersten halbstündigen Urinportionen betragen jetzt 450—500, und nach $2^1/_2$ Stunden wird eine größte Halbstundenportion von 750 ccm!, in 10 Stunden 11 100 ccm entleert. Die Niere war also voll funktionsfähig, das Wasserausscheidungsvermögen tadellos erhalten, und der ganz schlechte Anfall des ersten Wasserversuches kann nur darauf beruht haben, daß der vasodilatatorische Reiz der $1^1/_2$ Liter Wasser nicht genügt hat, die starke Gefäßkontraktion zu überwinden. Trotz 16 Tage lang streng durchgeführter salzfreier Ernährung wurden dabei noch 9,9 g NaCl ausgeschwemmt. Blut U^+ danach 16,3, U^- 4,1 mg%, Ind. neg., Xanth. neg.

Beispiele: Ausfall des Wasserversuches (1500 ccm nüchtern getrunken)

Zeit	fast normal		überschießend		Qualitativ schlecht, verzögert, in gleichen Einzelportionen		schlecht		sehr schlecht	
	Menge	Spez. Gew.	Menge	Spez. Gew.	Menge	Spez. Gew.	Menge	Spez. Gew.	Menge	Spez. Gew.
8							20	1009	50	1017
							60	1005		
$8^1/_2$	270	1007	350	1008	125	1018	100	1005		
9	**380**	1003	**400**	1002	150	1005	45	1008	50	1013
$9^1/_2$	370	1003	380	1003	175	1001	45	1008	**70**	1008
10			370	1003	180	1002	90	1008	30	
$10^1/_2$	110	1007	200	1003	**200**	1003	90	1007	20	1013
11	80	1006	160	1004	200	1006	60	1010		
$11^1/_2$			75	1007	180	1008	45			
12	70	1011	85	1008	150	1011	25	1013		
	1280		2020		1350		580		80	1016
									300	
	Frühfall		Frühfall		Frühfall vgl. Atlas S. 259		vgl. Atlas Fall XLIX Übergangsfall mit Herzinsuffizienz		vgl. Atlas Fall XLVIII Desgl.	

Aber gerade in den Fällen von Polyurie bei relativ gutem Zustand des Herzens, in denen eine gesteigerte, scheinbar also vorzügliche Wasserausscheidung besteht, läßt sich mit Hilfe des evtl. durch Theophyllin zur Höchstleistung gesteigerten Wasserversuches eine schwere Schädigung des Wasserausscheidungsvermögens nachweisen, genau wie bei dem III. Stadium der diffusen Nephritis, der sog. sekundären Schrumpfniere.

Konzentration: Noch wichtiger als die Prüfung der Wasserausscheidung ist die des Konzentrationsvermögens, weil dieses weniger extrarenalen, insbesondere weniger kardialen Einflüssen unterworfen ist.

Auch die Konzentrationsfähigkeit ist bei der malignen Sklerose sehr verschieden.

Bei den Frühstadien finden wir die Konzentration gut erhalten. Wir haben sogar auch hier bei Frühfällen mit Retinitis angiospastica noch spez. Gewichte von 1035 angetroffen. In den Endstadien sehen wir dagegen genau dieselbe schwere Schädigung des Konzentrationsvermögens, die fast absolute Fixation des spezifischen Gewichtes um 1010—1012, wie bei dem Endstadium der diffusen Nephritis. Und wie bei diesem gelingt es den kranken Organen weder im künstlichen Konzentrationsversuch, bei Trockenkost, noch im natürlichen, bei Herzschwäche, die Konzentration des Harnes nennenswert über Blutkonzentration zu erhöhen.

Und hier wie beim III. Stadium der primären diffusen Nephritis entspricht der charakteristischen konstanten Diurese des insuffizienten atrophierenden Nierenrestes gewöhnlich, wenn es sich nicht um ganz stürmisch verlaufende „subakute" Fälle handelt, der histologische Befund: die Abplattung der Epithelien, die Erweiterung der inselförmig erhaltenen und hypertrophischen Kanälchen und die Hypertrophie der verschonten Glomeruli.

In denjenigen Fällen, in denen es gelingt, die Entwicklung der Krankheit, das Fortschreiten der progressiven Sklerose vom Frühstadium aus zu verfolgen, kann man die Abnahme der Konzentrationsfähigkeit deutlich beobachten.

So fanden wir in einem besonders rasch verlaufenden Falle:

im Monat Okt. 1912: 1027,
„ „ Nov. 1912: 1022,
„ „ März 1913: 1014,
„ „ April 1913: 1012.

Häufiger sehen wir die maligne Sklerose erst in einem Stadium, in dem die zirkulatorische Schädigung der Nierenfunktion schon weiter vorgeschritten ist.

In 21 von 36 Fällen unserer ersten Bearbeitung war die Konzentrationsfähigkeit bereits unter 1020 gesunken, in den übrigen 15 wurden aber doch immerhin Werte von 1029—1020 im Konzentrationsversuch erhalten.

Da man nun Werte von 1020 auch bei gutartigen Sklerosen von ganz chronischer Verlaufsart gelegentlich findet, so ist die Feststellung einer mäßigen Konzentrationsbeschränkung nicht ausreichend, um in der Differentialdiagnose daraufhin allein mit Sicherheit die folgenschwere Entscheidung für maligne Verlaufsart zu treffen, so wenig wie gute Konzentrationsfähigkeit gestattet, eine maligne Verlaufsart auszuschließen, da ja andererseits auch normal hohe Konzentrationen von 1025—1030 und mehr oft von Frühfällen erreicht werden können.

Nur in 13 von 36 Fällen war die Fixation der Konzentration so typisch ausgesprochen, daß eine gewöhnliche gutartige Sklerose gar nicht in Betracht gezogen werden konnte, sondern die Differentialdiagnose sich nur noch zwischen genuiner und sekundärer Schrumpfniere zu entscheiden hatte.

Kochsalz. Das Ausscheidungsvermögen für Kochsalz verhält sich ähnlich wie das für Wasser. Es ist bei den Frühfällen gut erhalten, wie bei den Sklerosen, bei den Endstadien geschädigt, so wie bei der sekundären Schrumpfniere. Die NaCl-Ausscheidung unterliegt bei der malignen Sklerose noch mehr extrarenalen, d. h. im wesentlichen kardialen Einflüssen als bei der gutartigen Sklerose, und es ist von einer genaueren Prüfung mittels des Versuches der NaCl-Zulage für die Differentialdiagnose sehr wenig zu hoffen. Je fixierter das spezifische Gewicht, um so eher ist eine Störung der NaCl-Konzentration, eine Abnahme der prozentigen NaCl-Ausscheidung zu erwarten, doch können selbst bei Fällen mit typischer Fixation des spezifischen Gewichtes maximal noch prozentuale Werte von 0,8, ja 0,9 während einer erzwungenen oder spontanen Oligurie pathologischen Ursprungs beobachtet werden.

Bemerkenswert ist, daß die NaCl-Konzentration bei der Nykturie in den größeren Harnmengen der Nacht höher sein kann, als in den kleineren des Tages:

Beispiel:

	Flüssigkeitszufuhr	NaCl-Zufuhr	Harnmenge	NaCl %	NaCl gesamt			Menge	NaCl%	Ges.
17. Aug.	2500	etwa 6 g	1055	0,61	6,4	18. Aug.	9 h	10	0,47	0,05
18. „	1875	etwa 6 g + 10 g NaCl	2125	s. nebenstehend	11,2		11	40	0,29	0,12
							1	80	0,37	0,3
							3	120	0,49	0,59
							5	150	0,41	0,62
							7	90	0,40	0,36
							9	80	0,41	0,33
19. „	1750	etwa 6 g	1610	0,54	8,7	19. Aug.	12 h	230	0,43	1,0
20. „	2950	etwa 6 g	1840	0,5	9,4		$1^1/_2$	250	0,64	1,61
							$4^1/_2$	450	0,66	2,95
							$5^1/_4$	400	0,68	2,72
							$6^3/_4$	80	0,7	0,57
										11,22

N-Ausscheidung: Mit fortschreitender Ischämie leidet im ischämischen Stadium der Sklerose das Stickstoffausscheidungsvermögen genau so, wie bei dem Endstadium der diffusen Nephritis. Wie bei diesem finden wir in den Endstadien der Sklerose maximale N-Konzentrationen von 0,6% und weniger, die auch durch Oligurie nicht gesteigert werden können. Umgekehrt beobachten wir in den Frühstadien der „Kombinationsform", wie bei der stationären Sklerose, Werte von 1,7 und 1,9%, die eine Niereninsuffizienz ausschließen. Aus mittleren N-Werten von 1% ist ohne Kenntnis der Einfuhr und ohne Berücksichtigung der Harnmenge nicht viel zu schließen. Wenn bei gleichbleibender Ernährung im Konzentrationsversuch z. B. von einem Falle 670 ccm Urin in 24 Stunden abgeschieden wurden, und die N-Konzentration nur 1,07% erreicht, so bedeutet das schon eine deutliche Störung der N-Ausscheidung.

Wichtiger als die absolute und prozentuale N-Ausscheidung ist die Beurteilung der Anspruchsfähigkeit der Niere für Harnstoff, die wir nur aus dem Verhalten des Rest-N im Blute beurteilen können.

Ich verweise diesbezüglich auf das, was bei Besprechung des II. Stadiums der diffusen Nephritis ausgeführt wurde.

Es scheint, als ob bei der genuinen Schrumpfniere seltener eine so hochgradige Herabsetzung der N-Konzentration eintritt als bei der sekundären Schrumpfniere.

Harnstoffzulagen wurden nur selten gegeben und sehr schlecht ausgeschieden bei Fällen mit deutlicher Konzentrationseinschränkung.

Beispiel: L. Ma....... Wasserversuch: 1500 ccm Wasser nüchtern getrunken, in 4 Stunden: 500 ccm, größte halbstündige Einzelportion 130 ccm. Höchste Konzentration: 1021.

Ureazulage:

	Flüssigkeits-aufnahme	Harn-menge	N %	N gesamt
19. August	1750	1610	0,6	9,6
20. August + 20 g Urea	2950	1840	0,58	10,5
21. August	1965	1280	0.61	7,7

Für die Beurteilung der N-Ausscheidung wie der Nierenfunktion überhaupt ist die quantitative Bestimmung des Rest-Stickstoffes bzw. Harnstoffes im Blute ausschlaggebend. Das Verhalten des Rest-N ist von besonderer Bedeutung nicht sowohl für die Diagnose, als für die Beurteilung des Verlaufes. Der Verlauf der malignen Nephrosklerose ist ja nicht in allen Fällen von der Nierenfunktion abhängig, nur ein Teil erlebt das Stadium der Niereninsuffizienz. Aber die fortlaufende Beobachtung des Blutes auf Retention lehrt uns, ob die zur Sklerose hinzugetretene, der Nephritis wesensgleiche ischämische Parenchymschädigung langsam oder schnell fortschreitet, und ob sie bereits an ihrem Endstadium angekommen ist.

Natürlich erstreckt sich die prognostische Bedeutung der Blutwerte nur auf die renale Komponente und läßt keinen Schluß zu auf die Gefahren, welche aus der kardialen oder arteriellen Komponente drohen.

Endlich gibt uns, wie schon früher erwähnt, die Blutkontrolle auch ein Kriterium an die Hand, um zu beurteilen, ob ein Symptom als urämisch, d. h. azotämisch aufzufassen ist oder nicht.

Dabei lassen sich die Rest-N-Zahlen allerdings nicht einfach quantitativ zur Beurteilung des Grades der Harnvergiftung verwerten. Die urämischen Vergiftungserscheinungen können z. B. sowohl bei einem Rest-N von 100 mg schon eintreten, als auch bei einem Rest-N von 200 mg fehlen.

Aber normale, niedrige U+- oder Rest-N-Werte schließen nach unserer Erfahrung die echte Urämie aus.

Bei der malignen Sklerose finden wir nun im Anfangsstadium der beschleunigten Verlaufsart normale Werte um 30 mg in 100 g Blut. Wenn hier schon der Exitus eintritt, so ergibt nicht nur der klinische Verlauf, sondern auch die histologische Untersuchung der Niere, daß die sekundäre ischämische Reaktion am Parenchym noch sehr geringfügig, der Tod nicht an Niereninsuffizienz erfolgt ist. Bleibt der Ischämie Zeit, ihre dystrophische Wirkung auf das Parenchym zu entfalten, so können wir unter Umständen einen Anstieg des Rest-N fortlaufend verfolgen, wobei die Schwankungen nach unten durch starke N-Einschränkung der Nahrung oder Besserung der Herzkraft bewirkt werden.

Beispiele aus Volhard-Fahr:

Fall 2. Sch..ck: 13. 10. 1912: 28 mg RN   Fall 11. B..h: 20. 5.: 48 mg RN
           5. 12. 1912: 49 „   28. 6.: 53 „
           2. 3. 1913: 58 „   14. 7.: 74 „
           3. 3. 1913: 57 „   24. 7.: 67 „
           8. 4. 1913: 103 „   28. 8.: 58 „
          16. 4. 1913: 82 „   11. 9.: 45 „
                                                28. 9.: 81 „
            † an Erysipel.   † an Herzinsuffizienz.

In beiden Fällen trat der Tod ein, ehe ein urämisches Stadium erreicht wurde. In einem anderen Falle kam es zu sehr hohen Rest-N-Werten, ohne daß das prägnanteste Phänomen der Azotämie, die Muskelunruhe, zur Ausbildung gekommen wäre, und zu einer Komplikation mit eklamptischer Urämie.

Fall 27. H.....th: 14. 6. 1912: 108 mg% RN im Blute
                 26. 6. 1912: 172 „ „   „   „ (Ödemresorption)
                  2. 7. 1912: 202 „ „   „ Plasma
                  8. 7. 1912: 164 „ „   „ Blute

16. 7. 1912: 192 mg$^0/_0$ RN im Blute
18. 7. 1912: 200 ,, ,, ,, Zerebrospinalflüssigkeit
31. 7. 1912: 231 ,, ,, ,, Blute. Urinöser Foetor ex ore.
Keine Muskelunruhe. Kurz ante mortem epileptiformer
Krampfanfall mit geringer Bevorzugung der rechten
Körper- und Gesichtshälfte (Lumbaldruck 490 mm).

Wenn also auch der Grad und die Prognose der Niereninsuffizienz nicht einfach quantitativ nach der Höhe des Rest-N oder U+-Spiegels im Blute beurteilt werden können (vgl. S. 757), so weist doch jede dauernde, nicht nur vorübergehende, kardial (oder durch Fieber) bedingte Rest-N-Erhöhung bei einer Sklerose darauf hin, daß die renale Ischämie sich schon in ausgedehnterem Maße entwickelt hat; und die Funktionsstörung der Niere ist um so weiter vorgeschritten, die Anspruchsfähigkeit der Niere um so tiefer gesunken, je höher sich der RN-Spiegel im Blute einstellt.

Auch hier gibt die Berechnung der Ambardschen Konstante einen besseren Maßstab. Besonders bemerkenswert ist dabei, daß wir oft Fälle von unzweifelhafter, durch den Verlauf bestätigter maligner Sklerose gesehen haben, die mit vollkommen normaler Konstante (bis 0,08) zur Aufnahme gekommen sind und nur durch die Retinitis angiospastica ihre Malignität zu erkennen gegeben haben. In solchen Fällen kann man den malignen Verlauf an dem Ansteigen der Konstante verfolgen und geradezu ablesen.

Während wir z. B. bei der benignen Sklerose sogar ein allmähliches Abfallen der Konstante von 0,19 auf 0,12 und 0,07 in einem wiederholt untersuchten Falle feststellen konnten, sahen wir bei der malignen Sklerose gewöhnlich ein unaufhaltsames und relativ rasches Ansteigen, z. B.

von 0,28 auf 0,49 bis 0,73
oder von 0,29 auf 0,87 bis 1,24.

Guggenheimer fand bei seinen 30 malignen Sklerosen, von denen 16 eine Retinitis albuminurica hatten, in 16,7$^0/_0$ Werte von 0,8—0,1, in 27$^0/_0$ 0,10—0,14, in 57$^0/_0$ über 0,14. Die Harnstoffwerte im Blute hielten sich in 50$^0/_0$ unter 40 mg$^0/_0$, in 20$^0/_0$ unter 60 mg$^0/_0$. Harnstoffwerte über 60$^0/_0$ fand er nur in 30$^0/_0$.

Charakteristisch für die maligne Sklerose war nun aber nicht so sehr die Tatsache, daß mehr als die Hälfte der Fälle die höchsten von ihm bei benigner Sklerose beobachteten Konstantenwerte von 0,14 überschritten, als gerade der viel rascher fortschreitende Verlauf. Auch hier ein Beispiel:

13. 3. 1918: Blut-U+ 38 mg$^0/_0$ K = 0,107
6. 9. 1918: ,, ,, 36,5 ,, K = 0,110
3. 3. 1920: ,, ,, 56,2 ,, K = 0,20
19. 5. 1920: ,, ,, 118 ,, (8 Tage vor dem Exitus)

1. August 1918 Netzhautblutungen und -degeneration. 3. März 1920 ausgesprochene Retinitis alb. mit peripapillösem Ödem, zahlreichen Blutungen und Fettherden.

Klinkert ist also im Irrtum, wenn er meint, der maligne Verlauf zur Schrumpfniere ließe sich immer aus der Ambardschen Konstante voraussagen. Aus dem einmaligen Befunde sicher nicht, wohl aber aus der fortlaufenden Kontrolle.

Die Milchzuckerausscheidung ist bei der malignen Form stets sehr stark verlängert. Da das gleiche bei der Sklerose sowohl wie bei der diffusen Nephritis der Fall sein kann, so können wir von dieser Methode für die Differentialdiagnose weder nach der einen noch nach der anderen Seite einen Vorteil erwarten.

Die Jod-Probe lieferte uns auch keine zuverlässigen Resultate. In wenigen Frühfällen war die Ausscheidung innerhalb von 60 Stunden beendet, in der Mehrzahl dagegen bedeutend verlängert. Ein Fall schied in dem Stadium, in dem er noch als reine Hypertonie aufgefaßt wurde, $^1/_2$ g Jod in 48 Stunden aus, in einem späteren Stadium, in dem schon die ungünstige Verlaufsänderung angenommen werden mußte, erst in 92 Stunden.

Ein anderer Fall schied im Frühstadium, als der Rest-N noch niedrig war, Jod in 93 Stunden aus, nach Behebung der Herzinsuffizienz dagegen in 73 Stunden. Danach scheint der Zustand des Herzens doch nicht ohne Einfluß auf die Jodausscheidung zu sein. Es wäre aber schon wertvoll, wenn die Jodausscheidung wenigstens in allen Fällen von Nireninsuffizienz sich verlängert erwiese. Statt dessen hat aber einer unserer Fälle bei einem Rest-N von 100 mg, der auf 168 mg in 100 g Blut anstieg, kurz vor dem Tode, der unter urämischen Erscheinungen erfolgte, nach Eingabe von 0,5 Jodkali nicht länger als 51 Stunden Jod ausgeschieden.

Noch weniger eignet sich das Jod zur funktionellen Prüfung der Tubuli, denn es kann sehr stark verlängert ausgeschieden werden, wenn die Funktion der NaCl-Ausscheidung noch keine Störung aufweist und umgekehrt.

Im Blute finden wir die Harnsäurewerte oft deutlich erhöht. Relativ früh tritt — im Gegensatz zur akuten Nephritis und zur benignen Sklerose — eine positive Indikan- und Xanthoproteinreaktion im Blute auf, noch ehe die RN- und Harnstoffwerte deutlich gestiegen sind.

Eines der frühesten Zeichen der renalen, wahrscheinlich noch mehr der allgemeinen Durchblutungsstörung scheint das Unvermögen zu sein, bei basenreicher Kost einen alkalischen Harn zu liefern (vgl. S. 104).

Urämie. Die Urämie, die echte Harnvergiftung, würde der regelmäßige und notwendige Ausgang der bösartigen renalen, d. h. der Niereninsuffizienz zueilenden Verlaufsart der Sklerose, unserer „Kombinationsform" sein, wenn nicht ein Versagen des Herzens, ein zerebraler Insult, oder eine Lungenentzündung manchen Kranken vor der Zeit erlöste und ihm ersparte, den Kelch dieses qualvollen Leidens bis zur Neige zu leeren.

Die Erscheinungen sind dieselben wie bei der sekundären Schrumpfniere. Im Vordergrund steht zunächst eine zunehmende Müdigkeit. Die Vorboten sind von den Erscheinungen der allgemeinen und zerebralen Ischämie — Abnahme des Gedächtnisses, der körperlichen und geistigen Leistungsfähigkeit — nicht zu trennen.

Die Zwangspolyurie und die wachsende Retention führt zu einem unstillbaren Durst. Die Zunge ist dick bräunlich oder schwarz belegt, rissig und trocken. Pappiger Geschmack im Munde und absoluter Widerwillen gegen jede Nahrungsaufnahme stellen sich oft schon früh ein.

Der Atem riecht nach Urin, hin und wieder auch nach Azeton. Hautjucken stellt sich ein, das die allgemeine Unruhe steigert. Die Atmung wird geräuschvoll, vertieft, wie bei der Säurevergiftung des Diabetikers. Glücklicherweise wird wie bei diesem zuletzt das Bewußtsein getrübt. Der Kranke, fast erblindet, wird gänzlich apathisch, er döst vor sich hin, erwacht angesprochen für einen Augenblick, scheint orientiert, antwortet, versinkt aber womöglich noch mitten im Satze wieder in seinen Dämmerzustand, der allmählich in Somnolenz und Koma überleitet.

Mit wachsender Vergiftung kommt es zu allgemeiner Übererregbarkeit, zu Steigerung der Reflexe, Muskelzuckungen, Sehnenhüpfen, Tremor der Hände, ja zu choreatiformen Bewegungen.

In diesem azotämisch-urämischen und ischämischen Endstadium können auch ebenso wie bei der sekundären Schrumpfniere die bekannten sekundären Veränderungen am Perikard, am Darm, an der Lunge und Pleura, am Gaumen und Zahnfleisch usw. auftreten, die auf S. 574 besprochen worden sind.

Es kann aber auch unabhängig von dem Grade der Azotämie gelegentlich zu eklamptischen Krämpfen kommen (vgl. S. 1714).

Die arteriellen Symptome der malignen Sklerose. So wie die Arteriosklerose der Nierengefäße im histologischen Bilde dominierend in die Erscheinung tritt, so spielt auch die Arteriosklerose anderer Gefäße im anatomischen und klinischen Bilde der genuinen Schrumpfniere eine große Rolle, wie dies ja nach dem Verhalten der gutartigen Nierensklerose, von der die maligne Form ihren Ausgang nimmt, nicht anders zu erwarten sein kann. Beklemmungen und schmerzhafte Sensationen auf der Brust, die zum Stehenbleiben zwingen und jede Anstregung unmöglich machen, bis zu ausgesprochenen Herzkrämpfen und Angina-pectoris-

Anfällen weisen auf die häufige Beteiligung der Koronargefäße hin. Intermittierendes Hinken wird mehrfach bei unseren Fällen in der Vorgeschichte erwähnt, in einem Falle auch ein krampfhafter Schmerz in dem Arm bei der Pinselführung (Blei?), der ebenfalls auf eine lokale spastische Ischämie zurückgeführt werden darf. Schmerzen und Schwäche in den Beinen wurden mehrfach geklagt und mögen auch auf arterieller Basis entstehen, ebenso wie das nicht seltene Weißwerden oder Absterben der Finger unter dem Einfluß der Kälte.

Diese arteriellen Symptome des Herzens und der Peripherie haben nichts für die maligne Sklerose Spezifisches, sondern gehören zum Bilde der einfachen Sklerose oder roten Hypertension, ebenso wie die arteriellen Symptome von seiten des Gehirns in Form der angiospastischen Insulte, nicht lokalisierbarer, schwerer zerebraler Allgemeinstörungen, tödlicher Apoplexie, rezidivierender Erweichungen, die zur Verblödung führen, transitorischer Aphasien mit vorübergehender Fazialisparese oder Hemiparese, prämonitorischer kleiner „Schlaganfälle" mit kurzdauernder Lähmung ohne Bewußtseinsverlust, von Ohnmachten und Schwindelanfällen mit nachfolgender Taubheit und Astereognose einer Hand, Seelenblindheit u. a. m. Cheyne-Stokessches Atmen wird häufig beobachtet.

Autoptisch am Hirnbefund läßt sich ein deutlicher Unterschied zwischen den Fällen von benigner und maligner Sklerose nicht feststellen. Aus einer Zusammenstellung, die Katzenstein mit Schwartz gemacht hat, berechne ich, daß im Gehirn bei 80 Fällen „essentieller Hypertension" 34 mal (in 42,5 %) Blutungen, 14 mal (in 17,5 %) Erweichungen gefunden wurden, während bei 33 Fällen von maligner Sklerose 13mal (in 39,4 %) Blutungen und 8mal (in 24,2 %), also doch etwas häufiger, Erweichungen vorhanden waren.

Alle diese pseudourämischen, auf lokale Zirkulationsstörungen zurückzuführenden Symptome können auch ohne Kombination mit allgemeiner oder renaler Ischämie bei Hypertension, ja vielleicht auch ohne letztere bei reiner zerebraler Arteriosklerose vorkommen. Es erscheint aber begreiflich, daß sie — wenigstens klinisch — in ihrer funktionellen Form weit häufiger und aufdringlicher im Stadium der allgemeinen und renalen Ischämie in die Erscheinung treten. So sieht man zum Beispiel bei der Kombination von passiver Hypertension mit aktiver Hypertonie viel häufiger als bei der einfachen Hypertension die schweren psychischen Alterationen, von denen dort schon die Rede war.

Das Krankheitsbild wird dadurch ein außerordentlich wechselvolles, und die psychische Komponente verschleiert oft vollständig die renal-arterielle Grundkrankheit.

Die Kranken werden nervös, reizbar, aufgeregt, heftig; oder melancholisch, hypochondrisch, weinerlich, larmoyant; sie sind von Todesgedanken erfüllt und schwanken haltlos zwischen Furcht und Hoffnung. In ihrer inneren Unruhe plagen sie die Umgebung mit fortwährend neuen Wünschen, sind krittelig, mit allem unzufrieden, gegen die Anordnungen des Arztes oder der Pflegerin widersetzlich.

Eine geistige Schwäche macht sich bemerkbar, das Gedächtnis läßt nach, sie gehen geistig sichtlich zurück. Manche Kranke klagen selbst über Gedankenflucht, Unfähigkeit der Konzentration; sie ermüden rasch und werden apathisch, dösig, fassen nur sehr langsam den Sinn des Gesprochenen, schlafen mitten im Satze ein.

Zu diesen Erscheinungen, die auch bei seniler Arteriosklerose vorkommen, aber sich hier in der Regel nur langsam entwickeln, gesellen sich oft rasch Verwirrungszustände mit Wahnideen, Halluzinationen.

Die Kranken sind plötzlich ganz desorientiert über Ort und Zeit, erkennen ihre nächsten Angehörigen zeitweise nicht, trauen ihnen alles mögliche Schlechte zu. Sie schreien vor Angst, rufen um Hilfe, toben, versuchen sich zum Fenster herauszustürzen.

Diese psychotischen Zustände können akut auftreten, mit Besserung der Herztätigkeit schwinden, aber auch einen mehr chronischen Charakter annehmen. Einer unserer Kranken bot für den erfahrenen Psychiater das Bild der Paralyse, mit Überschätzungs- und Beeinträchtigungsideen.

Er ist auf S. 1698 als typisches Beispiel ausführlich geschildert.

Obwohl in diesem Falle eine chronische Niereninsuffizienz bestand, sind wir nach den Erfahrungen bei der benignen Sklerose einerseits und der Seltenheit psychischer Störungen bei der echten Urämie andererseits nicht geneigt, die psychischen Verwirrungszustände auf Harnvergiftung zurückzuführen. Wir rechnen sie vielmehr mit zu den pseudourämischen, arteriellen Symptomen der lokalen Hirnischämie bzw. zu den Folgen der durch den Hochdruck geförderten, die lokale Ischämie befördernden Arteriosklerose der Hirngefäße, die in keinem Falle von benigner oder maligner Sklerose, der derartige psychische Störungen bot, vermißt wurde.

Kopfschmerzen, die bisher allgemein als urämisch angesprochen wurden, sind sehr häufig und können sowohl durch aktive, lokale Gefäßkontraktion, wie durch passiv gesteigerte Transsudation unter Steigerung des Druckes in der unnachgiebigen Schädelhöhle entstehen. Einseitig auftretender, migräneartiger Kopfschmerz spricht mehr für die erstere Entstehungsweise, heftiger Nackenkopfschmerz mehr für die letztere und kann als eklamptisches Äquivalent bezeichnet werden. In einem unserer Fälle bestand anscheinend, nach dem Resultat der Lumbalpunktion zu urteilen, eine Verlegung der Kommunikation zwischen Spinalkanal und Ventrikel. Hier wurde wiederholt durch einfache Flüssigkeitszufuhr schon bei Beginn des Wasserversuches ein ganz rasender Nackenkopfschmerz ausgelöst, durch Aderlaß sofort Erleichterung geschaffen.

Auch echte eklamptische Anfälle rein epileptiformen Charakters waren in einem unserer Fälle neben Nykturie, leichter Dyspnoe und Schwindel als Frühsymptome bei einem fettleibigen Gichtiker aufgetreten, ohne daß der Kranke dadurch sich veranlaßt gesehen hätte, seine Lebensweise zu ändern.

In einem anderen Falle kam es im Stadium schwerer Harnvergiftung (vgl. die RN-Werte S. 1711) kurz ante exitum zu einem epileptiformen Anfall. Hier war zwei Tage vorher wegen des Auftretens zerebraler Reflexe (Oppenheim und Babinski) eine Lumbalpunktion gemacht und eine enorme Drucksteigerung von 490 mm H_2O gefunden worden.

In einem Falle war der aus heiterem Himmel „aufblitzende" Krampfanfall bei dem bis dahin ganz arbeitsfähigen Mann das Signal für den Umschlag des Krankheitsverlaufes zur Niereninsuffizienz, über den der Augenhintergrund keinen Zweifel ließ. Zunächst trat scheinbar wieder Erholung ein, aber von dem Zeitpunkte an wurde der Kranke immer blasser, müder, hinfälliger. Er wurde unerträglich reizbar, verstimmt und ging ein halbes Jahr später an Herzschwäche und Urämie zugrunde.

In einem anderen Falle bekam eine 57 Jahre alte, bis dahin ungemein arbeitsame Frau (BD 220/138, Ret. alb., seit 7 J. Atemnot) zwei oder drei Jahre vor ihrem Tode epileptiforme Krämpfe, die sich mit erstaunlicher Regelmäßigkeit alle $4^1/_2$ Wochen wiederholten.

In dem S. 1722 als Beispiel für eine sehr chronische relativ gutartige Verlaufsart zu höchstgradiger Granularniere angeführten Fall traten im Stadium der Azotämie nach intravenöser Wasserinjektion eklamptische Krämpfe auf.

Das gleiche haben wir bei einer unter dem Bilde der malignen Sklerose verlaufenden sekundären Schrumpfniere (vgl. Fall Sp. S. 1736) mit Retention schon nach — sehr langsamer — intravenöser Eingießung von 200 ccm Wasser gesehen.

Beides spricht doch sehr für unsere S. 581 begründete Auffassung, daß die eklamptischen Krämpfe auf Hirnödem bzw. Hirndruck beruhen, und daß das gesuchte „Krampfgift" das Wasser ist. Daß die epileptiformen Krämpfe auch auf einer Hirnblutung beruhen können, zeigen die S. 1738 und 1739 angeführten Beispiele von „malignem" Hochdruck bei sekundärer Schrumpfniere.

Der Augenhintergrund: Die **Neuroretinitis angiospastica** gehört zu den wichtigsten und konstantesten arteriellen Symptomen der malignen Verlaufsart der Sklerose. Ihr Fehlen schließt aber diese nicht aus. Wir haben sie in Früh- oder Übergangsfällen vermißt, in denen auch anatomisch die ischämische Reaktion an der angiosklerotischen Niere in ihren ersten

Anfängen stand, und sogar gelegentlich normalen Augenhintergrund gefunden, wenn schon die Erscheinungen der Niereninsuffizienz deutlich ausgesprochen waren. In der übergroßen Mehrzahl der Fälle aber finden wir die typische Neuroretinitis in dem ischämischen Stadium der progressiven Sklerose, und zwar nicht nur sehr ausgesprochen bei den Fällen, in denen die renale Komponente über jedem Zweifel steht, sondern auch gerade bei den Frühfällen als erstes und einziges Symptom, noch ehe der Blut- und Harnbefund sich von dem der gutartigen Sklerose unterscheidet (vgl. S. 1694).

In einem derartigen Falle wurde die Retinitis albuminurica ein Jahr vor dem Tode festgestellt, der Harn war noch frei von Albumen, die Funktion noch recht gut, nur der Wasserversuch (1350 ccm in 4 Stunden, größte halbstündige Einzelportion 200 ccm, fast alle Einzelportionen gleich) bewies eine deutliche Verzögerung der Wasserausscheidung, was hier nicht gleichbedeutend ist mit Unvermögen (vgl. S. 1707). Im Konzentrationsversuch wurde ein spezifisches Gewicht von 1029, eine NaCl-Konzentration von 1,6$^0/_0$, eine N-Konzentration von 1,7$^0/_0$ erreicht. Der Blutdruck schwankte zwischen 250 und 280 mm Hg. Im weiteren Verlauf trat starke Albuminurie — fast 3$^0/_{00}$ — auf, zunehmende Schwäche, Kachexie und chronische Herzinsuffizienz stellten sich ein, und der Patient starb ein Jahr nach dem Auftreten der Retinitis albuminurica an Herzinsuffizienz (Herzaneurysma) und kruppöser Pneumonie bei einem RN von 42 mg. Die Autopsie ergab große glatte Nieren (Gewicht 175 und 180 g) von braunroter Farbe und mikroskopisch neben einer hochgradigen Arteriosklerose der kleinen und kleinsten Nierengefäße und starker Stauung nur stellenweise tropfige Entmischung an den Epithelien der gewundenen Harnkanälchen.

Danach hat die allgemeine bzw. retinale Ischämie, die den Fall zur Kombinationsform stempelte, schon ein Jahr bestanden, ohne daß es zu deutlicheren Reaktionserscheinungen in den sklerotischen Nieren gekommen wäre.

Der Augenbefund war ein Jahr vor dem Tode (Dr. Bahr):

Links Papillengrenze nach innen und oben verschwommen, nasalwärts davon zwei kleine Plaques. Ebenso an der Makula eine nierenförmige Plaque. Rechts Papillengrenze nasalwärts verschwommen, angrenzend daran ein retinitischer Herd mit feinsten Hämorrhagien. Gefäß nach unten innen geschlängelt. Nach der Makula zu oben zwei Gefäße in ihrem Verlauf mit feinsten weißlichen Stippchen versehen. An der Makula einige feine, weißglänzende, strich- und punktförmige Flecken.

Es ist bekannt, daß die Fälle, die der Kliniker als genuine Schrumpfnieren bezeichnet hat, ebenso wie die sekundären oft lediglich durch die Sehstörung veranlaßt werden, zum Arzte zu gehen, und daß der Augenarzt als erster die Diagnose des Nierenleidens stellt.

Es ist ferner bekannt, daß diese Fälle von Retinitis albuminurica eine schlechte Prognose geben. Diese Erfahrung wird nun verständlich, nachdem wir die Überzeugung gewonnen haben, daß in der Retinitis angiospastica ein wichtiges und sichtbares Symptom der allgemeinen Ischämie zu erkennen ist, welches anzeigt, daß eine gleichartige Störung der Durchblutung und Ernährung in der Niere zu erwarten oder schon eingetreten ist.

Ich habe schon vor der ersten Auflage dieser Darstellung (Volhard und Fahr, 1914) die Retinitis albuminurica als das führende Symptom der „Kombinationsform" betrachtet und damals bereits hervorgehoben, daß die spezifische Netzhauterkrankung sowohl bei der Kombinationsform wie bei der Nephritis nicht an eine Niereninsuffizienz und nicht an eine Azotämie gebunden ist, wohl aber an eine Blutdrucksteigerung, d. h. an eine allgemeine Gefäßkontraktion, die veränderte Zirkulationsbedingungen in der Retina schafft. Die hypertonische Gefäßkontraktion erschien als der eine Faktor, als die eine notwendige, aber allein nicht ausreichende Bedingung für das Auftreten der merkwürdigen Augenerkrankung. Der andere Faktor müsse, so glaubten wir, ein toxisches Agens sein, das möglicherweise bei der chronischen Nephritis die Entzündung unterhält, das gleiche, das bei gesunden, nur in der Zirkulation durch Arteriosklerose beeinträchtigten und dadurch besonders disponierten Nieren „Entzündung" auslöst.

Heute erscheint der Weg, auf den uns die herrschende Lehre von der toxischen Genese der Retinitis albuminurica geführt hatte, als ein Irrweg. Gerade das eingehende Studium der Histologie der Kombinationsform, die unbezweifelbare Abhängigkeit der sekundären, als nephritisch imponierenden histologischen Reaktionen von dem Grade und der Art der Zirkulationsstörung, die in der Endothelwucherung der kleinen Gefäße so klar zum Ausdruck kommt, hat mich dazu gezwungen, sowohl die ganz gleichartigen histologischen Reaktionen in der Niere bei der subakuten, subchronischen und chronischen vaskulären Nephritis, als auch die Retinitis albuminurica allein auf die Zirkulationsstörung zurückzuführen und für beide auf eine toxisch-entzündliche Komponente zu verzichten. Sehen wir doch auch bei der Nephritis die Retinitis albuminurica weder an ein bestimmtes Stadium, noch an eine bestimmte Verlaufsart gebunden, sondern ausschließlich bei solchen Nierenerkrankungen auftreten, bei denen ein hoher Grad von Blutdrucksteigerung besteht oder längere Zeit bestanden hat, und unter Umständen verschwinden, wenn die Gefäßkontraktion nachläßt oder die vis a tergo zunimmt, d. h. die Herzkraft sich dauernd hebt.

Für die Niere wie für das Auge erscheint nunmehr die ischämische Zirkulationsstörung als der alleinige Faktor, der dort für das histologische Bild und den Verlauf, hier für die sichtbare Reaktion verantwortlich gemacht werden muß. Und auch das klinische und histologische Bild der Retinitis albuminurica kann, wie mir scheint, restlos seine Erklärung finden, wenn man es auffaßt als Folge einer hochgradigen arteriellen Ischämie. Das gilt sowohl von der venösen Hyperämie, dem (ischämischen?) Ödem und der Trübung der Netzhaut, wie von der Verfettung und der Lipoideinlagerung, die wir geradezu als Zeichen des Sauerstoffmangels betrachten dürfen. Es gilt aber auch von der sekundären Ersatzwucherung des Pigmentepithels, von dem Ausgang in Atrophie und von den bisweilen so hochgradigen Veränderungen an den Netzhautarterien, die in jedem Falle klinisch stark verengt und blutarm erscheinen, bei längerer Dauer der Blutarmut aber histologisch die gleichen schweren Gefäßveränderungen aufweisen in Form der Endothelwucherung, die wir an den Nierengefäßen sehen und als Reaktionen auf Ischämie angesprochen haben.

Damit hat uns das führende Symptom der bis dahin noch so dunklen Augenhintergrundserkrankung, das uns zuerst irre geleitet hatte, wieder auf den richtigen Weg zurückgeführt, ja noch mehr, es läßt uns auch die der „Kombinationsform" prinzipiell gleichartigen histologischen Veränderungen bei der Nephritis subakuter, subchronischer und chronischer Verlaufsart in einem ganz neuen Lichte erscheinen (vgl. S. 698 und 1734).

Das gelegentliche Auftreten von Blutungen, das bei dem Dauerstadium der Sklerose schon erwähnt wurde, finden wir natürlich auch bei dem Endstadium. Entsprechend dem hohen Blutdruck können sie hier lebensbedrohliche Grade erreichen. Mehrfach wird in der Vorgeschichte erwähnt, daß bei Polypenoperation in der Nase, bei Operation von adenoiden Wucherungen oder von Hämorrhoiden kaum stillbare Blutungen auftraten, daß spontanes Nasenbluten Tamponade nötig machte, daß kleine und größere Hämoptysen sich ereigneten.

Die Häufigkeit des Befundes von Blutungen in das Nierenbecken wurde schon erwähnt.

In einem Falle von typischer „Kombinationsform" bei einer Frau von 55 Jahren kam es plötzlich zu einer gewaltigen subperitonealen Blutung, die den ganzen Ileopsoas bis auf die Beckenschaufel durchsetzte. Die Folge war ein Ileus, der die Anlegung eines Anus praeternaturalis nötig machte.

Auch Aortenzerreißungen kommen vor.

Hanser hat 2 Fälle von dissezierendem Aneurysma beschrieben, die mit heftigsten Schmerzen verliefen. In einem Falle trat eine sehr merkwürdige Hämoglobinurie auf. In einem Fall unserer Beobachtung waren die Erscheinungen weniger dramatisch:

P. M., 63 Jahre. Mutter mit 55 Jahren an Nierenleiden und Pneumonie gest. Seit Februar 1927 Kopfschmerzen über den Augen, abendlicher Schwindel, BD 200. Herbst 1928 Kur in Wiessee, BD 190. Ostern 1929 heftiger Kopfschmerz, Schwindel, Unsicherheit im Gehen und Sprechen, Nykturie ein- bis zweimal.

26. 4. 29. BD 270/160. Alb. Spuren, Blutwerte normal. Wa. neg. Röntgen: weit ausladender Aortenbogen, Verdacht auf Aneurysma der Aorta ascendens, Cor nicht wesentlich verbreitert.

Nierenfunktion gut. Augenhintergrund: hochgradige Sklerose, zahlreiche Blutungen, beginnende Degenerationsherde beiderseits. Durch Behandlung geht der Blutdruck im Mai auf 190/110 zurück, Mitte Juni bei Nachuntersuchung ist er wieder über 250 mm Hg.

6. 7. 29. Beim Spaziergang plötzlich kurzer Schwindel, Schweißausbruch. Aufnahme in die Klinik. BD 240/140. Blutwerte normal. 2 Stunden nach der Aufnahme abermals plötzlicher Schwindel, hochgradigste Dyspnoe, 1 Minute später Exitus.

Autopsie: Ruptur eines Aneurysma dissecans aortae über dem linken Hilus. Breite Perforation in die linke Pleurahöhle mit Blutung von 2 Liter. Erweiterung der Aorta ascendens. Keine Lues. Hypertrophie des ganzen Herzens. Kleine weiße Erweichungsherde im Marklager beiderseits und in der linken Kleinhirnhemisphäre.

Niere mikroskopisch: Arteriosklerose und Arteriolosklerose. Breite Rindennarben.

Allgemeine Symptome. Während die gutartige, stationäre Sklerose das Allgemeinbefinden und den Ernährungszustand, der meist zu gut gefunden wird, intakt läßt, sehen wir bei der malignen Form mit dem Hinzutreten der allgemeinen und renalen Ischämie oft einen mehr oder weniger rapiden Verfall eintreten.

Die Blutzusammensetzung ändert sich mit dem Auftreten der ischämischen Komponente in nephritischem Sinne. Bei den Frühstadien haben wir die Polyzythämie der Hypertoniker und Werte von 5—7 Millionen, in den Spätstadien mehr die **Anämie** und Hydrämie der Nephritiker und Werte von 4 und 3 Millionen Erythrozyten gefunden.

Beispiele (aus Hartwich und May): 1. Schm., 24jähriger Mann, schwer erblich belastet, seit einem Jahre Atemnot, Herzklopfen, Luftmangel. Druck unter dem rechten Rippenbogen. Augenhintergrund: Verengte Arterien. Blutdruck 183/140 mm Hg. U+ im Blute 41,5 mg%, RN 31 mg%. Ambard 0,13. Ind. negativ, Xanthoprot. negativ. Konz. bis 1018. Körpergewicht 66,5 kg. Zahl der Roten 5,9 Mill. Hb. 108. Blutmenge 6258 ccm = 9,9% des Körpergewichts (normal 8,8%).

Plasma   rote BK.

3004	3254
2886	2700

normal nach Körpergewicht.

2. Fr., 56jähriger Mann. Vor 8 Wochen Mattigkeit, Händezittern, starker Durst; seit 14 Tagen Sehstörungen. Vor 8 Tagen Blutdruckerhöhung und Eiweiß festgestellt. Blutdruck 250/150 mm Hg. Retinitis angiospastica. Konz. — 1017.

U+ im Blute 73,8 mg%. RN 57,6 mg%. Ambard 0,22. U− 7,4 mg%. Ind. positiv. Xanthoprot. positiv. Körpergewicht 74 kg. Zahl der Roten 4,9 Mill. Hb. 90. Blutmenge 6295 ccm = 8,94% des Körpergewichtes.

3219	3085
3212	3004

normal nach Körpergewicht.

3. Gl., 64jähriger Förster. Vor 14 Tagen Kopfschmerz und Knöchelödem, vermehrtes Wasserlassen. Sehstörung rechts. Blutdruck 255/125 mm Hg. Neuroretinitis angiospastica. Konz. — 1030.

U+ im Blute 57,5 mg%. RN 49 mg%. Ambard 0,22. U− 8 mg%. Ind. negativ. Xanthoprot. negativ. Körpergewicht 66,5. Zahl der Roten 3,82 Mill. Hb. 76. Blutmenge 5045 ccm = 7,4% des Körpergewichtes.

2983	2062
3407	2700

normal nach Körpergewicht.

4. Kä., 43jähriger Mann. Vor 8 oder 9 Wochen Sehstörungen, gleichzeitig mehr Urin. Blutdruck 225 mm Hg Neuroretinitis alb.
U+: 140,9 mg%. RN 80 mg%. Ambard 0,57. U−: 7,6 mg%. Ind. ++. Körpergewicht 52,5. Zahl der Roten **3,34.** Hb. 60. Blutmenge 5542 ccm = 11,14% des Körpergewichtes.

3608	1934
2265	2119

normal nach Körpergewicht.

Die maligne Sklerose zeichnet sich ferner oft durch eine Zunahme der Blutsenkungsgeschwindigkeit aus. Auch damit kommt zum Ausdruck, daß ein neuer Faktor hinzukommt, der natürlich kein Infekt zu sein braucht; es kann da neben der Anämie auch das Auftreten von Spaltprodukten ischämisch zugrunde gehenden Gewebes eine Rolle spielen.

Fast in jedem Falle wurde eine starke Abmagerung angegeben oder direkt beobachtet. In einigen Fällen konnte man geradezu von einer schweren Kachexie sprechen.

Wir fanden Patienten, die wir bei der ersten Beobachtung in bestem Wohlsein gesehen hatten, nach einem halben Jahre zum Skelet abgemagert in einem unbeschreiblich kläglichen, elenden Zustande wieder vor.

Auf diese terminale Kachexie bei arterieller Hypertension haben auch Lian und Finot (1924) aufmerksam gemacht. Sie nehmen eine Autointoxikation an, die wahrscheinlich durch Fortschreiten der noch unbekannten Grundkrankheit entstehe, die der Hypertension zugrunde liegt. Dafür spreche der in manchen, nicht in allen Fällen gefundene Anstieg des Nichtharnstoff-N im Blute. Dumas glaubt die terminale Kachexie auf das Absinken des Blutdrucks zurückführen zu können, während Lian dieses als Folge der schweren Ernährungsstörung betrachtet.

Auch Murphy und Grill heben in ihrer ausgezeichneten Beschreibung der „sog. malignen Hypertension", in der sie die Befunde von uns und die von Keith, Wagner und Kernohan vollinhaltlich bestätigen, diese auffallende und rasche Abmagerung und den Kräfteverfall besonders hervor.

Diesen rapiden Verfall und die gerade für die maligne Sklerose typische Kachexie haben wir auch bei Frühfällen beobachten können, die noch nicht im Stadium der Niereninsuffizienz angelangt, an chronischer Herzinsuffizienz starben und auch mikroskopisch noch keine erheblichen rückbildungsunfähigen ischämischen Reaktionen am Nierengewebe erkennen ließen.

Mit dieser auffälligen, allerdings wohl stets mit relativer Insuffizienz des starken Herzens verbundenen Abmagerung, die vermutlich auch auf Rechnung der allgemeinen Ischämie zu setzen ist, geht ein Verfall der Körperkräfte einher, der dem geistigen Rückgang nicht nachsteht.

Der vordem rote Hypertoniker wird blaß und immer blässer. Die Hautfarbe bekommt ein charakteristisches, graues, ins gelbliche spielendes Kolorit, das besonders dann ungemein auffällig wirkt, wenn man den Kranken noch vor einem oder einem halben Jahre mit rosiger Farbe und frischem Teint gesehen hatte. Das Gesicht erhält oft einen leicht basedowoiden Charakter mit vorstehenden, aber matten Augen und retrahierten Lidern; der Gesichtsausdruck wird müde, leidend, oder der eines Schwerkranken. Kranke, die vordem, wie sie versichern, das Gefühl der Müdigkeit nicht gekannt haben, sind beständig müde, jeder Gang ist ihnen zuviel, jedes Gespräch, jedes Nachdenken, die kleinen täglichen Verrichtungen, alles erschöpft sie.

Aber trotz ihrer Erschöpfung flieht sie der Schlaf.

Die Schlaflosigkeit gehört mit zu den frühesten und konstantesten Symptomen der mit allgemeiner Ischämie verbundenen malignen Hypertonie. Ursprünglich ist die Schlaflosigkeit rein kardial bedingt; die von der Sklerose her bekannten, nächtlichen Asthmaanfälle kehren in der Vorgeschichte der malignen Sklerose mit noch größerer Häufigkeit wieder.

Sind es nicht die kleinen Anfälle von Lungenödem, die den Schlaf verscheuchen, so ist es ein Gefühl der Engigkeit auf der Brust, ein Druck, eine Beklemmung, die dem Kranken anfangs nur anfallsweise, später immer regelmäßiger die Ruhe rauben.

Im Stadium der Niereninsuffizienz ist die Schlaflosigkeit auch oft kardial bedingt, im urämischen Stadium kommt aber dann noch das toxische Moment hinzu; sei es, daß die Muskelunruhe den Kranken aus seinem Dämmern aufschreckt oder Hautjucken ihn peinigt, sei es, daß die Vergiftung und Übererregbarkeit der Zentren bei aller Müdigkeit den Kranken nicht zu einem erquickenden Schlummer kommen läßt.

Beginn, Verlauf und Ausgang: Nach unseren Erfahrungen kann es als Regel — die wie jede Regel Ausnahmen[1] zuläßt — gelten, daß jede „genuine Schrumpfniere im klinischen Sinne" als einfache und zwar fast immer hypertonische Angiosklerose beginnt und als solche — ob prädestiniert zu der verhängnisvollen Wendung oder nicht — **schon jahrelang bestanden hat.**

Wir haben bisher keinen Grund anzunehmen, daß eine spezifische Ursache diesen schweren Formen von Arteriosklerose der Präarteriolen zugrunde liegt und ihren malignen Verlauf bestimmt, sondern nehmen für ihr rot-hypertonisches Vorstadium die gleiche Entstehungsweise an, wie für die gutartigen — nicht progredienten — Fälle.

Wir wissen natürlich über den **Beginn** des rot-hypertonischen Vorstadiums der genuinen Schrumpfniere ebensowenig, oder noch weniger, als über den Beginn der Sklerose überhaupt. Nach dem Herzbefund in den Frühfällen von „Kombinationsform" können wir nur so viel sagen, daß **Blutdrucksteigerung und Herzhypertrophie meist schon viele Jahre lang bestanden haben, ehe die sekundäre endogene „Nephritis" bzw. die ischämisierende Komponente der aktiven Hypertonie zur passiven Hypertension und Sklerose hinzugetreten ist.**

In drei Fällen unserer früheren Statistik hatten wir zufällig bestimmte Anhaltspunkte, daß die Hypertension schon zehn und mehr Jahre bestanden hat. In einem Falle war vor 12 Jahren schon eine rasch vorübergehende Albuminurie gefunden worden, der andere, ein 30jähriger Kaufmann mit ausgesprochener peripherer Arteriosklerose und Glykosurie, hatte mit 20 Jahren ein halbes Jahr nach dem Militärdienst, der ihn sehr anstrengte, einen Zustand von Herzschwäche, den wir auf eine in ungewöhnlich jungen Jahren einsetzende Hypertonie zurückzuführen geneigt sind.

In dem dritten Falle traten die ersten Erscheinungen in Form der nächtlichen Asthmaanfälle 1901 auf, und es wurden damals schon ein erhöhter Blutdruck, geringe Herzerweiterung und Eiweiß in Spuren gefunden. 1912/13 wurde er als gutartige Hypertonie mit einem Blutdruck von 250 mm Hg und guter Nierenfunktion beobachtet und beschrieben; der Tod trat 1920 unter den Erscheinungen der malignen Verlaufsart (Retinitis albuminurica) ein.

In unserer neuen Statistik finden sich 13 Fälle, in denen ein erhöhter Blutdruck schon 5—17 Jahre vor dem Auftreten der Erscheinungen der malignen Sklerose festgestellt worden ist.

Beispiel: O. Cl., 62 Jahre, Übergangsform? Vor 5 Jahren Kopfschmerzen, Erbrechen, Atemnot beim Treppensteigen, BD 250 mm Hg. Jetzt BD 260—160/110, Konz. bis 1022, Netzhautarterien eng, sklerotische Blutungen. Biolog. Probe positiv.

Oder: W. And. 65 Jahre. Übergangsform. Vor 7 Jahren leichter Insult, BD 260 mm Hg. Jetzt BD 235/130. Kaliberschwankungen der Netzhaut und Blutungen. Blut: biologischer Versuch positiv.

Oder: A. Cla., 44 Jahre. Mal. Sklerose. Vor 7 Jahren 1923 Kopfschmerzen, Flimmern, Schwindel, BD 190 mm. 1928 erste Beobachtung: BD 190/135. Netzhautödem, Blutungen. 1929 Degenerationsherde. Schwere Pseudourämie. 1930 Monate anhaltender Cheyne-Stokes. Exitus.

Oder: Karl Ha., 53 Jahre. 1930 urämisch gestorben. Rechts hydronephrotische Schrumpfniere, lks. maligne Sklerose. Seit 1904 rechts Steinkoliken. 1923 Mattigkeit, Platzangst, BD 200 mm Hg.

---

[1] Die seltenen Ausnahmen wurden in dem Abschnitt Pathogenese S. 1612 erwähnt.

Oder: Phil. Heim. 48 Jahre. Übergangsform: BD 240/130. Netzhaut Kaliberschwankungen, links ödematöse Trübung. Vor 10 Jahren Schwindel, Vergeßlichkeit, hoher BD festgestellt.

Oder: Otto Humb., 58 Jahre. 1927—1928 in Beobachtung. Typische genuine Schrumpfniere mit Retinitis und Retention. 1928 auswärts Exitus. Vor 10 Jahren fürchterliches Nasenbluten, BD 230—240 mm Hg.

Oder: Marie Phil., 52 Jahre. Mal. Sklerose. Retinitis, beginnende Retention. BD 278 bis 180/110. Bohnsche Probe positiv. Vor 11 Jahren, Herzklopfen, Klopfen in den Fingern, BD weit über 200 festgestellt.

Oder: Dr. Scho., Arzt, 33 Jahre. Im Felde 1917 spasseshalber BD bei sich gemessen: 170 mm Hg. Anfang 1926 BD 220. Netzhaut: Silberdrahtarterien und Degenerationsherde. Ende 1926 Exitus.

Oder: Dr. M. R., 55 Jahre. Typische genuine Schrumpfniere, autoptisch bestätigt, mit schwersten Augenhintergrundsveränderungen, U+ 168, Ind. ++, Xanth. +. Herzinsuffizienz. Exitus 1927 nach angiospastischem Insult. Vor 17 Jahren bei sich selbst BD gemessen, 175 mm Hg gefunden.

Machwitz und Rosenberg konnten bei 16 ihrer 36 Fälle ein mehrjähriges „blandes Vorstadium" nachweisen. In einem Falle, der 1915 starb und 1905 und 1906 wegen Gicht behandelt worden war (leider fehlt die Blutdruckmessung), war 1908 Eiweiß im Urin festgestellt worden. 1913 zeigte er die Symptome einer beginnenden malignen Sklerose, 1914 hatte er bereits ausgesprochen urämische Erscheinungen. Ein anderer Fall starb 1915 an Herzschwäche und hatte eine typische maligne Sklerose mit Azotämie. Er wurde zum ersten Male 1909 wegen Gicht und „Nephritis chronica" behandelt, ebenso 1912 und 1913 und hatte noch keine Erscheinungen von maligner Sklerose.

Ehrström gibt an, daß sämtliche Fälle von maligner Sklerose, die er längere Zeit hat beobachten können, erst das Bild einer benignen Nephrosklerose geboten haben, ehe die Zeichen „entzündlicher" Nierenveränderungen manifest wurden. Von 13 Fällen sind mindestens 7 beweisend, da die Beobachtungszeit sich über 3 (zum Teil 5 und 7) Jahre erstreckt, ehe Zeichen der Malignität auftraten. Er erwähnt noch einen Arzt, der plötzlich eine Sehstörung bekam infolge Retinitis albuminurica und einige Monate später an Urämie gestorben ist. 8 Jahre vorher hatte er ihn für eine Lebensversicherung untersucht und den Puls abnorm gespannt gefunden.

Keith, Wagener und Kernohan haben unter ihren 81 Fällen von maligner Hypertension, unter denen sich freilich auch einige sehr nach chronischer Nephritis aussehende Fälle finden, 2 Kranke, bei denen sich 5 und 10 Jahre vor dem Auftreten der Retinitis bei zufälliger Untersuchung keine Blutdrucksteigerung gefunden hatte, 4 Kranke, bei denen 3, 5 und 7 Jahre vor der Aufnahme eine sichere benigne Hypertonie festgestellt worden war und einen Kranken, der 13 Jahre eine Hypertonie hatte, und in den letzten 4 Jahren die typische Retinitis.

Andererseits haben wir eine ganze Reihe von Fällen gesehen (vgl. Beispiele S. 1717, Blutmenge), bei denen das typische Krankheitsbild der genuinen Schrumpfniere mit Retinitis, Herzhypertrophie und schwerer Störung der Nierenfunktion schon recht ausgebildet war, die Kranken aber erst seit Wochen oder höchstens Monaten subjektiv etwas an ihrem Gesundheitszustand auszusetzen gehabt hatten, und endlich Kranke mit maligner Hypertonie und Retinitis mit und ohne Nierenfunktionsstörung, bei denen der geringe Grad der Herzhypertrophie dagegen zu sprechen schien, daß ein längeres rot-hypertonisches Vorstadium voraufgegangen ist.

Als Beispiel für die Symptomlosigkeit des — bei der Größe des Herzens sicher längeren — hypertonischen Vorstadiums und für den überstürzten subakuten Verlauf zur Niereninsuffizienz nach Eintritt der ersten Erscheinungen gebe ich die Krankengeschichte des Falles, dessen gelbgefleckte Niere S. 1581 abgebildet worden ist:

Magdalene R., 59 Jahre. Vater mit 50 Jahren an Herzasthma, Mutter mit 67 Jahren an Hirnschlag †! Anfang Dezember 1928 heftige Kopfschmerzen. Kurz vor Weihnachten Blutsturz, hellrotes schaumiges Blut aus Mund und Nase. Damals im Urin Blut und Eiweiß gefunden. Wegen beständiger starker Kopfschmerzen, besonders morgens nach dem Erwachen, bettlägerig. 1/2 Jahr leidliches Wohlbefinden, Mai 1929 linksseitige Fazialislähmung, Zuckungen im linken Bein. 1 Tag später Verlust der Sprache, die nach weiteren 3 Tagen wieder auftrat. Nachlassen der Sehfähigkeit, durch Brille nicht gebessert. In den letzten Wochen sehr viel Durst, 3—4mal nachts zum Urinieren aufgestanden. Unerträgliche

Kopfschmerzen. Kurzatmigkeit und Atemnot. In den letzten Tagen sehr müde und schläfrig.

Befund 20. 6. 29: Hautfarbe sehr blaß, gelb; Ödem des linken Armes und linken Beines. Fibrilläre Muskelzuckungen. Große Atmung. Zunge strohtrocken, braun, borkig. Benommenheit, reagiert auf Anruf, ist orientiert.

Augenhintergrund: r. verwaschene Papille, punktförmige und flächenhafte Blutungen. Beiderseits reichlich Degenerationsherde.

Herz nach links sehr groß, Spitzenstoß hebend in der mittleren Axillarlinie, 2. A.T. laut akzentuiert. Blutdruck 210/145 mm Hg, Venendruck 195 mm H_2O. Venenstauung am Hals. Leber 2 Querfinger unter dem rechten Rippenbogen.

Deutlicher Knipsreflex, Muskelhüpfen beim Beklopfen der Muskulatur. Parese des linken Armes und linken Beines.

Urin: Spez. Gewicht 1009, sehr hell, Alb. $5^0/_{00}$, Sediment vereinzelte Erythrozyten.

Blutwerte: U^+ 238, U^- 8,9 mg%, Indikan +, Xanthoprotein ++. Zunehmende tiefe Benommenheit. BD schwankt systolisch zwischen 200 und 225, diastolisch zwischen 95 und 140; Albumen zwischen 3 und $5^0/_{00}$. Spez. Gewicht des Urins zwischen 1009—1013.

24. 6. U^+ 344, U^- 11,7 mg%, Xanthoprotein +++, Indikan ++. Peptidasen 1 : 16.

26. 6. U^+ 395, U^-12,5 mg% Indikan ++, Xanthoprotein +++. Völlige Benommenheit, große Atmung, Exitus.

Sektion: Genuine Schrumpfnieren. Hochgradige Herzhypertrophie, besonders links, (Gew. 490 g), Lungenödem. Ausgedehnte konfluierende Bronchopneumonie, besonders der rechten Lunge. Pleuritis serofibrinosa beiderseits. Pericarditis serofibrinosa. Starke Sklerose der Koronararterien und der basalen Hirnarterien. Erweichungszyste in den Stammganglien links (halberbsengroß, mit Flüssigkeit gefüllt) und in der Brücke (von gleicher Art und Größe).

Die Nieren sind stark verkleinert, ihre Oberfläche ist gleichmäßig granuliert, teils grau, teils rötlich gefärbt, überall einzelne ganz kleine schwarzrote Pünktchen. Die Rinde ist schmal, bis zu 3 mm Dicke, von grauer Farbe. Die Kapsel löst sich sehr schwer, ein wenig Nierensubstanz geht mit ab.

Mikroskopisch (F. Koch): Bindegewebe durchweg, herdweise verschieden stark verbreitert, hin und wieder mäßig Rundzelleninfiltration. Tubuli in verschiedenen Stadien des Unterganges mit engem Lumen und abgeflachtem Epithel, andere stark erweitert mit abgeplattetem, zum Teil nur noch endothelartigem Epithel.

Nur wenig Glomeruli völlig verödet, homogene schmutzig gefärbte Massen mit pyknotischen Kernresten. Die anderen Glomeruli sehr erythrozytenarm, die meisten völlig erythrozytenleer, nur selten einige strotzend gefüllte Schlingen. Wenig Schlingenblähung, meist der Knäuel in der Zeichnung verwaschen, ödematös durchtränkt, oft einzelne Schlingen deutlich verdickt und von da laufende Übergänge zur völligen Verödung einzelner Schlingen oder ganzer Schlingenteile. Kapselraum frei, keine Verklebungen, zartes Kapselepithel.

Arterien durchweg von kräftiger Muskularis. In den größeren geringe grobe Aufsplitterung der Elastika, die stromabwärts abnimmt, hochgradige Endarteriitis bis weit in die Interlobularis hinauf, in den kleinsten Arterien oft bis zum völligen Verschluß (hyaline Durchtränkung, Verfettung bis zum nekrotischen Zerfall), hin und wieder die Wand mit Erythrozyten durchsetzt, Blutungen ins Interstitium.

Fälle wie dieser, in denen die ersten Erscheinungen — Kopfschmerzen — erst einige Monate vor dem Tode aufgetreten sind, sind häufig.

Z. B. Händler Be...., 62 Jahre. Seit 4 Monaten Atemnot und Ödeme. BD bei der Aufnahme 185/105. Retinitis ++, Blut U^+ 349, U^- 7,5 mg%, Ind. +++. Xanth. +++. Alb. $1^0/_0$. Nach 8 Tagen Tod im Koma (Herzgew. 440 g).

Oder: St...., Ehefrau, 43 Jahre. Seit $^1/_2$ Jahr Atemnot. Befund: Ödem +, Retinitis +++, BD 245/142. U^+ 232,5. RN 137 mg%. Ind. +++. Nach 8 Tagen Tod an Urämie.

Oder: Na.... 57 Jahre, Arbeiter. Vor einem $^1/_2$ Jahr Nasenbluten und Hämoptoe. Aufnahmebefund: Blutdruck 200/130, U^+ 181, RN 100 mg%, Ind. +++. 3 Wochen später Exitus.

Oder: H...., Landwirt, 61 Jahre. Seit $^1/_2$ Jahr Herzklopfen und Kopfschmerzen. Aufnahmebefund: Ödem +, BD 195/105, U^+ 173, U^- 6 mg%. Ind. ++, Xanth. ++. 8 Tage später Tod im Koma (Herzgew. 710 g).

Oder: Schö...., Postbeamter. Seit 2 Monaten Kopfschmerzen. Aufnahmebefund: Retinitis +++. BD 258/150, U^+ 116, U^- 4 mg%, Ind. +, Xanth. neg. 5 Wochen später Tod im Koma.

Weitere Beispiele vgl. Anmerkung zu den Abb. 209 S. 1586, 211 u. 212 S. 1588.

Besonders wichtig und praktisch enorm bedeutungsvoll ist die andere Frage nach dem Beginn der „Kombination" mit der renalen und allgemeinen Ischämie, die einen so gewaltigen Einfluß auf den Verlauf der Sklerose ausübt, nach dem Zeitpunkte des Umschlagens aus dem roten in den blassen Hochdruck.

Es wurde oben schon erwähnt, daß wir in manchen Fällen die verhängnisvolle Wendung schon am Augenhintergrunde, an der retinalen Ischämie erkennen können, noch ehe es klinisch zu einem Nachlaß der Nierenfunktion, histologisch zu Veränderungen an dem Nierengewebe gekommen ist, die man bisher zum Teil als degenerative, zum Teil als entzündliche bezeichnet hat. In anderen atypischen Fällen ohne Augenhintergrundsveränderung bleibt die Verlaufsänderung länger verborgen und wird erst dann deutlich offenbar, wenn die Nierenfunktion sich verschlechtert.

Auch dann kann der Verlauf sehr verschieden sein; so verschieden wie bei einer subakuten und einer ganz chronischen Nephritis. Der Verlauf ist gewöhnlich um so langsamer, je älter, umso stürmischer, je jünger die Kranken sind. Hier gibt es alle Übergänge zwischen der relativ gutartigen hochgradigen genuinen Nierenschrumpfung mit Niereninsuffizienz infolge hochgradiger Atheroangiosklerose, die wir als III. Stadium der gutartigen Nephroangiosklerose bezeichnen können, und der subakut verlaufenden malignen Sklerose bei großer Niere mit hypertrophischen Gefäßen.

Als Beispiel führe ich einen Fall an, in dem mindestens 10 Jahre vor dem Tode Hochdruck bestanden hat, und das Stadium der Niereninsuffizienz mit hohen Blutwerten mindestens 3 Jahre gut ertragen worden ist.

Marie La...., 64 Jahre. Vater mit 66 Jahren an Gehirnverkalkung, Mutter 74 Jahre an Altersschwäche gestorben. Selbst: Menopause seit 1919. Seit 1920 viel Kopfschmerzen. Seit 1920 Tachykardie, Kurzluftigkeit bei Anstrengungen. 1921 zum erstenmal der BD gemessen: 220 mm Hg, Herz nach links verbreitert. Wiessee ohne Erfolg. Seit 1924 Angina pectoris. Nykturie. Keine Polyurie. Spez. Gew. 1010—1013.

1. Aufnahme: 11. 10. 27. BD 180/105. Alb. Spuren, Sed. o. B. Augenhintergrund normal. Aortenkonfiguriertes Herz mit stark sklerosierter Aorta.

Blut-U+ 127,6 mg%/ . Ind. ++. Xanth. +. Cholest. 125 mg%/$_0$.

Dann 3 Jahre wohl gefühlt. Beim Treppensteigen immer etwas Atemnot, hält salzfreie und fleischarme Diät ein.

Seit Juli 1930 kurzluftig, nächtliche Anfälle von Asthma cardiale.

2. Aufnahme 3. 10. 30. Kardial dekompensiert. BD 155/58. Alb. 0,4%/$_{00}$, Sed.: chron. Zystitis mit Bact. coli.

Blut-U+ 134,3 mg%/$_0$, Ind. ++, Xanth. +.

Nach wenigen Tagen kardiale Dekompensation und Anfälle von Asthma card. beseitigt. BD steigt auf 170/90 an.

14. 10. Blut-U+ 217, RN 127 mg%/$_0$, Xanth. +++, Ind. +++, Ninhydrin ++. Alb. 0,3%/$_{00}$, Lipoide neg. Zystitisches Sediment. Augenhintergrund: sehr enge Netzhautarterien, Sternfigur in der linken Makulagegend, auch rechts Herde mit glänzenden Reflexen.

Nach großen Infusionen von Aqua dest. am 18. 10. eklamptischer Anfall.

Lumbalpunktion: Druck 220 mm Wasser. BD im Anfall 300/160, nach Lumbalpunktion 140/70.

Blut-U+ 250, U- 4,9, Chol. 110, Xanth. +++, Ind. +++. Alkalireserve 21,1 Vol.%/$_0$.

In den folgenden Tagen starke Wadenschmerzen, Brechreiz, Durchfälle, schwer besinnlich.

25. 10.: U+ 315,2 mg%/$_0$. Xanth. ++++. Ind. ++++. Alkalireserve 19,6%/$_0$.

Vom 28. 10. ab bewußtlos, am 31. 10. Exitus.

Im Herzpunktionsblut U+ 484 mg%/$_0$. Alkalireserve 22,5%/$_0$. Im Liquor p. m. U+ 466 mg%/$_0$.

Sektion: Doppelseitig sehr kleine rote Granularniere (Gew. 55 g). Nierenbeckenschleimhaut von feinen Blutungen übersät (Abb. 202 u. 203, S. 1582). Geringe Hypertrophie des linken Herzens, sehr starke Verkalkung der Aorta.

Mikroskopisch (F. Koch): Interstitium eigentümlich gleichmäßig verbreitert, zum Teil kernarm, fädig, zum Teil stärker mit Rundzellen infiltriert; das letztere bis unter die Kapsel. Tubuli an einzelnen Stellen im Untergang mit engem Lumen, abgeflachtem Epithel, an anderen Stellen stark erweitert mit erheblich abgeplattetem Epithel.

Unmittelbar unter der Rinde zieht sich eine Zone hin, in der fast alle Glomeruli verödet sind. Die verödeten Glomeruli liegen unmittelbar unter der Kapsel, das normalerweise über ihnen liegende Parenchym ist also verschwunden. Im Innern der Rinde Glomeruli streng herdweise verödet, die meisten aber noch wohl erhalten: ein Teil der Schlingen fein und zart, der größere Teil aber deutlich hyalin verdickt, selten Verödung einer Schlinge oder eines ganzen Knäuelteils. Der Gehalt an Erythrozyten ist durchweg normal. Verödete Schlingen sind ohne Aktivierung des Kapselepithels verklebt, Kapselbindegewebe hin und wieder zwiebelschalenartig aufgefasert.

Die großen Arterien muskelkräftig, zeigen aber doch einschließlich der mittleren eine erhebliche grobe und vor allem exzentrische Aufsplitterung der Elastika. Die allerkleinsten haben eine einfache oft gestreckt verlaufende Elastika mit normal weitem Lumen. Scheinbar nur an Stellen der Glomeruliverödung und auch dann nur äußerst selten in den allerkleinsten eine Endothelwucherung bis zum Verschluß. Dagegen zeigt die Wand der kleinsten Arterien bis weit in die Interlobularis hinaufreichend deutliche Verquellungen und Einlagerungen von Hyalin in Massen zum Teil mit noch pyknotischen Kernen. In den Arteriolen oft die ganze Wand hyalin.

Derartige Fälle können in noch höherem Alter noch symptomloser und langsamer verlaufen; sie entsprechen dann dem, was als Greisenniere wiederholt beschrieben worden ist.

Pasteur Vallery-Radot und Delafontaine haben ihr neuerdings eine Studie gewidmet. Sie haben 72 Leute über 63 Jahre untersucht und in $20^0/_0$ Albumen, in $16^0/_0$ Zylinder, in $87^0/_0$ eine Ambardsche Konstante über 0,09, in $90^0/_0$ eine verminderte Phenolrotausscheidung (in $70^0/_0$ unter $40^0/_0$) gefunden. Es handele sich um eine veritable, meist latente „Nephritis" (?). Leichte Grade von Azotämie sind recht häufig und auffallend konstant. Sie haben nicht einen Fall gefunden, in dem die Azotämie progressiv gewesen ist. Azotämien über 1 g sind relativ selten (10 Fälle unter mehreren tausend Insassen des Hospizes von Bicêtre). Das klassische Bild der großen Azotämie haben sie nie gesehen, auch nicht Anämie, Retinitis, Perikarditis.

Nur in einem Fall hat der U^+-Spiegel $2^0/_{00}$ überschritten (2,8 g). Trotzdem ist die Prognose dieser Azotämie schlecht. In 2 Fällen war die Azotämie vorübergehend, von den 8 permanenten sind 5 innerhalb des Beobachtungsjahres gestorben in einem Subkoma. Blutdrucksteigerung ist häufig, aber nicht konstant, die Störungen der Nierenfunktion, insbesondere der Phenolausscheidung sind häufiger bei den Fällen mit Blutdrucksteigerung; Ödeme sind immer kardialen Ursprungs, und kardiale Erscheinungen beherrschen das Krankheitsbild.

Bemerkenswert ist, daß Delafontaine unter 42 Sektionen nur 5mal, unter den klinisch Untersuchten 3mal Nierengewichte unter 100 gefunden hat, die niedrigsten waren:

Fall 86: 69 Jahre, Kopfschmerzen, Erbrechen, Koma. Blutdruck 220/100, Blut-U^+ 1,20 $g^0/_{00}$. Nierengröße 95 und 90 g. Typische „chronische Nephritis", sklerosierte Gefäße.

Fall 87: 78 Jahre, Herzinsuffizienz. Blutdruck 170/80. Blut-U^+ 1,05 g. Normaler Augenhintergrund. Nach 2 Monaten Blut-U^+ 0,7 $g^0/_{00}$. Wiederaufnahme ein halbes Jahr später. U^+ 0,35 $g^0/_{00}$. Bronchopneumonie, Exitus. Herz 340 g. Pyloruskarzinom. Niere 95 und 85 g. Gefäßveränderungen vorherrschend.

Fall 90: 72 Jahre Atemnot, Kachexie, Abmagerung. Blutdruck 145/85. Blut-U^+ 1,9 $g^0/_{00}$. Zunehmender Torpor. Blut-U^+ 2,80 $g^0/_0$, Subkoma, Exitus. Herzhypertrophie, Niere 75 und 85 g. Starke Atheromatose der Nierenarterien. Starke Rindenatrophie, enorme Rinden- und Marksklerose, schwere Gefäßveränderungen (Endarteriitis bisweilen völlig obliterierend).

Diese Fälle hatten alle Herzhypertrophie.

Der einzige Fall von seniler Granularniere ohne Blutdrucksteigerung ist der Fall 17. 82 Jahre. Blutdruck 140/70. Konstant leichte Albuminurie, intermittierend granulierte Zylinder. Blut-U^+ März 65, April 50, August 83, September 70 mg$^0/_0$. Phenolsulphophthalein 15$^0/_0$, Augenhintergrund normal.

Tod an Bronchopneumonie. Sektion: Herz 250 g, weder hypertrophisch noch dilatiert. Niere: 95 und 105 g, höckerig und granuliert. Zahlreiche Zysten. Atrophie der Rinde. Mikroskopisch: Einige Glomeruli fibrös oder hyalin. An zahlreichen Stellen Glomeruli vollkommen intakt. Sehr diskrete diffuse interstitielle Sklerose in Rinde und Mark. Leichte Periarteriitis ohne Endarteriitis, keine lymphozytäre Infiltration.

„Die sehr bescheidenen histologischen Veränderungen stehen mit dem makroskopischen Befund einer atrophischen und granulierten Niere nicht in Einklang."

Diesen Fällen stehen durch alle möglichen Übergänge verbunden diejenigen gegenüber, in denen der angiosklerotische Prozeß in jüngeren Jahren oder im mittleren Lebensalter den renalen Verlauf nimmt und die Niereninsuffizienz nach Einsetzen des blassen Hochdruckes wie eine Katastrophe hereinbricht.

Der bösartige Verlauf zur Niereninsuffizienz kommt besonders kraß bei solchen Fällen zum Vorschein, die noch mit guter Nierenfunktion und normalen Blutwerten zur Aufnahme gekommen sind, und bei denen der Übergang in die tödliche Niereninsuffizienz verfolgt werden konnte. Die folgenden Blutwerte reden eine eindringliche Sprache:

Beispiel 1: Schl., Ehefrau, 45 Jahre. Beginn der Krankheitserscheinungen mit Atemnot vor 5 Monaten. Retina $+++$. Kein Ödem. Wa.R. neg. Aufnahme am 1. 5.

Datum	Blutdruck	Blut-U+	Blut-U−	Indikan	Xantho.	Chol-esterin	Alb. im Harn
1. 5.	240/130	**43,8**	—	0	—	—	3
21. 5.	205/115	88,2	6,3	(+)	(+)	—	0,5
29. 5.	180/110	84,3	—	+	(+)	—	1,2
2. 6.	185/110	81,4	8,2	(+)	+	—	3
14. 6.	200/140	160,0	12,0	++	+++	—	4
18. 6.	220/130	187,2	9,2	+	++	120	6,5
20. 6.	220/125	254,1	11,6	+	++	—	2
22. 6.	220/125	299,5	—	+	++	205	4
23. 6.	225/125	334,3	11,1	++	++	—	4

24. 6. Tod im Koma an Urämie.

Beispiel 2: Schaffner, 38 Jahre. Beginn vor 2 Jahren mit Kopfschmerz. Retina $+$, kein Ödem, Wa.R. negativ.

Datum	Blutdruck	Blut-U+	Blut-U−	Indikan	Xantho.	Chol-esterin	Alb. im Harn
29. 1.	240/135	39,4	—	0	0	185	Spuren
2. 3.	230/165	**36,2**	—	0	0	220	0,1
25. 7.	200/140	97,2	4,1	+	+	—	0,8
1. 8.	195/140	117,9	10,0	+	+	165	12,0
7. 8.	215/145	231,8	10,6	+	++	125	4,5

10. 8. Tod im Koma an Urämie.

Beispiel 3: Ehefrau, 36 Jahre. Beginn vor 1 Jahr mit Atemnot. Retina $+++$, kein Ödem, Wa.R. negativ.

Datum	Blutdruck	Blut-U+	Blut-U−	Indikan	Xantho.	Chol-esterin	Alb. im Harn
15. 7.	220/130	43,5	4,0	0	0	—	0,2
24. 7.	220/130	**23,6**	2,7	0	0	175	3
16. 8.	220/110	41,9	2,4	0	0	—	0,2
14. 9.	185/140	153,7	10,3	0	+	140	1,5
16. 9.	210/140	129,1	—	0	+	—	18,0
18. 9.	195/135	153,0	12,0	+	+++	—	—

18. 9. Tod an Urämie.

Beispiel 4: Inspektor, 47 Jahre. Vor 4 Jahren Blutdrucksteigerung zufällig festgestellt. Kein Ödem (ab 31. 12. Ödem +). Retina $+++$, Wa.R. negativ.

Datum	Blutdruck	Blut-U+	Blut-U−	Indikan	Xantho.	Chol-esterin	Alb. im Harn
8. 7.	285/152	**36,3**	1,3	0	0	155	2
2. 8.	250/130	35,9	4,1	0	0	130	0,8
28. 12.	270/140	227,1	11,6	(+)	+	150	5,0
31. 12.	250/115	202,8					8
2. 1.	250/130	239,6		0	++		7
4. 1.	245/135	249,2		+	++		

5. 1. Tod an Urämie.

Mit dem Auftreten der Retinitis angiospastica ist klinisch der Zeitpunkt gegeben, von dem ab die Sklerose aufhört, eine gutartige Hypertension zu sein. Noch scheint das Allgemeinbefinden ungestört, ja selbst das Sehvermögen kaum beeinträchtigt.

Aber in rascher Folge überstürzen sich nun die Symptome, die der Katastrophe vorausgehen. Es ist, als ob von allen Seiten die Angriffe gegen den Kräftezustand erfolgten.

Das Herz beginnt zu versagen, die nächtlichen Asthmaanfälle häufen sich und trotzen der bis dahin so glücklichen Behandlung. Aus der Nykturie wird die Polyurie. Die arteriellen Symptome, bis dahin relativ harmlos, werden ernster, als ob auch die Arteriosklerose ein schnelleres Tempo einschlüge.

Anginöse Beschwerden nehmen zu. Zerebrale Störungen treten auf. Das Allgemeinbefinden leidet. Der Kranke magert ab, die Abmagerung wird zur Kachexie. Die körperliche und geistige Leistungsfähigkeit nimmt ab, grenzenlose Müdigkeit und Mutlosigkeit stellen sich ein. Der Verfall ist rapide, ein jammervolles Siechtum bricht herein, in dem kardiale, arterielle und renale Ausfallserscheinungen um den Vorrang streiten. Und wenn nicht vorzeitig das Herz oder die Gefäße versagen, oder eine bronchiale, pneumonische Komplikation das Ende herbeiführt, so ist die tödliche Urämie der sichere Ausgang.

In wenigen Monaten kann sich das Schicksal entscheiden; nur selten läßt die Katastrophe länger als 1—2 Jahre auf sich warten; ihre Abwendung scheint — oder schien bisher — ausgeschlossen zu sein. Es ist derselbe kardiorenale Zusammenbruch wie bei der subakuten und chronischen vaskulären Nephritis, der sekundären Schrumpfniere.

Die akute — exogene — nephritische Ischämie, die eine vordem gesunde Niere befällt, ist eine bei rechtzeitiger Behandlung fast stets heilbare Krankheit von günstiger Prognose.

Die sekundäre — endogene — (Spät-) Ischämie, die eine arteriosklerotische Niere befällt, macht aus der primären, gutartigen Nephroangiosklerose eine trotz rechtzeitiger Behandlung fast stets unheilbare Krankheit von ungünstigster Prognose.

Die Todesursache ist entweder eine zerebrale Erweichung oder Apoplexie — Guggenheimer hat apoplektiforme Insulte 14 mal unter 30 Fällen von maligner Sklerose, nur 10 mal unter 72 stationären Hypertensionen beobachtet —, oder die je nach dem Zustande des Herzens auf- und abschwankende oder plötzlich einsetzende und rasch zum Tode führende Urämie, oder das Versagen des Herzens; ein kardiales Siechtum mit schwerer der Behandlung kaum zugänglicher Wassersucht kann sich lange hinziehen. Glücklich der, dem ein schneller Herztod ein längeres Leiden erspart.

Es fehlt noch an einer größeren Statistik über die Todesursachen unter scharfer Unterscheidung der Art der zu Hochdruck führenden Erkrankungen und vor allem der beiden Mechanismen des Hochdruckes. Über die Todesursache der Hochdruckfälle insgesamt liegen außer der schon mitgeteilten Statistik von Janeway S. 1691 verschiedene Angaben vor. Es starben in Prozenten nach

	v. Romberg	G. Fahr	Bell u.Clawson	Christian	Granger	Ehrström (46 F.)	Benni		Stat. d. Lebensvers. S. 1749
							i.d.Klin. (34 F.)	später (112 F.)	
an Apoplexie...	45	45—46	19,3	25	31,5	—	47	36	21,5
am Herzen	45	50—55	44,3	32	52	30		38,4	29,2
anKoronarskler.			13,6			30	32	15	
an Urämie.	10	10	8,6	4,5	5,5	26!	6	0,9	20,9
Interkurr. .			11,7	11		13	15	10	

Die Todesursachen bei 35 katamnestisch verfolgten Fällen von essentieller Hypertonie und 44 Fällen von maligner Sklerose in Halle waren:

	Die Todesursachen				Die Altersverteilung		
	essent. Hypertension	%	maligne Sklerose	%	Alter	essent. Hypertension	maligne Sklerose
Apoplexie . . .	13	37,1	26	59,1	20—29	—	2
Urämie	—	—	10	22,7	30—39	—	2
Herz	9	25,7	5	11,3	40—49	6	19
					50—59	9	16
Lungenkompl. .	4	11,4	—	—	60—69	14	5
Unbekannt oder Kompl. . . .	9	25,7	3	6,8	70—79	6	—
	35		44			35	44

Nach dieser Zusammenstellung scheint die Apoplexie bei beiden Formen des genuinen Hochdruckes eine sehr häufige, bei der malignen Form die häufigste Todesursache zu sein.

Auch hier ist die Altersverteilung der Fälle (vgl. Tabelle) sehr lehrreich, die Höchstzahl liegt bei der benignen Sklerose in der 6., bei der malignen in der 4. Dekade.

Besonders wichtig wäre eine Statistik, wieviel Fälle von genuiner Hypertension die bösartige renale Verlaufsart einschlagen. Aus den Todesfällen an Urämie in der gemischten Statistik geht das nicht hervor, da die Fälle noch häufiger an Apoplexie sterben. Wenn ich die S. 1630 u. 1697 statistisch verarbeiteten Fälle von benigner und maligner Sklerose zusammenzähle, so sind es 876 Fälle von genuinem Hochdruck, von diesen sind 157 = 18 % maligne; bei den Frauen sind es 34 von 331 = 10,3 %, bei den Männern 123 von 545 = 22,6 %!

Prophylaxe. Ob es gelingen wird, die verhängnisvolle Wendung im Krankheitsbilde der Sklerose zu verhindern? Diese Frage ist eine der wichtigsten der ganzen Nierenpathologie. Sie zu beantworten wird Aufgabe der Zukunft sein, nachdem es gelungen ist, den innigen Zusammenhang der genuinen Schrumpfniere mit der gutartigen Sklerose aufzudecken und damit, sowie durch den Nachweis pressorischer Stoffe im Blut bei jener, ihres Fehlens bei dieser, einen gewissen Einblick in die Pathogenese dieser bis dahin ganz rätselhaften Krankheit zu gewinnen.

Eine sorgfältige Überwachung der beginnenden und vor allem der „geborenen" Sklerosen, der Lebensgewohnheiten der Hypertoniker, die sich auf Jahre und Jahrzehnte erstrecken muß, wird es sicher dem Arzte der Zukunft ermöglichen, den Verlauf der allgemeinen und renalen Angiosklerose zu verlangsamen, ihr Fortschreiten und damit in manchen Fällen den Eintritt der ungünstigen, beschleunigten Verlaufsart zu verhüten.

Die Prophylaxe kann nur darin bestehen, den Blutdruck und die Belastung der Nierengefäße womöglich v o r dem ominösen Umschlag des roten in den blassen Hochdruck so niedrig wie möglich zu halten.

Denn wenn auch Alter und Konstitution, zwei ätiologische Faktoren von unentrinnbarer Wirkung, die größte Rolle spielen, so ist doch die Beanspruchung der Nierengefäße durch Druck und Gebrauch wohl nicht ohne Einfluß auf Grad und Tempo der Angiosklerose und sicherlich nicht ohne Einfluß auf den verhängnisvollen Umschlag des roten in den blassen Hochdruck, und zwar um so mehr, je jünger das Individuum mit Hochdruck ist.

Die Diagnose und Differentialdiagnose der Sklerosen.

Für die Diagnose der Hypertension sind zwei Regeln zu beachten:
1. die, daß in den Frühstadien der ganz schleichend beginnenden genuinen Hypertension, ja sogar im voll ausgeprägten Dauerstadium der Erkrankung alle subjektiven und objektiven Krankheitserscheinungen mit Ausnahme der Blutdrucksteigerung fehlen können, so charakteristisch auch die subjektiven Beschwerden (vgl. S. 1688) in ihrer Zusammenstellung im Einzelfalle sein können; und
2. daß die einfache Methode der Pulsfühlung keineswegs die Blutdruckmessung ersetzen kann. Auch der Geübteste kann dabei groben Täuschungen unterliegen.

Es bleibt gar keine andere Wahl: die Blutdruckmessung muß in das alltägliche Rüstzeug des praktischen Arztes aufgenommen werden und zum mindesten bei allen Kranken von der absteigenden Periode (Aschoff) des Gefäßwachstums ab, d. h. in der Periode der weiblichen — und männlichen — Wechseljahre regelmäßig bei jedem neu zugehenden Krankheitsfalle angewandt werden.

Es ist nicht zu verstehen, daß die Lebensversicherungsgesellschaften noch nicht darauf gedrungen haben, daß bei allen Versicherungsnehmern jenseits des 30. oder 40. Lebensjahres die Höhe des Blutdrucks auf Grund einer exakten, mit zuverlässigen Apparaten ausgeführten und mehrfach wiederholten Blutdruckmessung im ärztlichen Zeugnis angegeben wird. Es wäre natürlich ganz verkehrt, wollte man alle beginnenden Hypertoniker, die unter Umständen noch zwei Jahrzehnte oder mehr zu leben haben, von der Wohltat der Versicherung ausschließen, aber die stärkere Gefährdung müßte immerhin in der Prämienbemessung zum Ausdruck kommen. Unter den vorzeitigen Todesfällen, welche die Prämien der auf Gegenseitigkeit Versicherten in die Höhe treiben, spielen die an Herz- und Gefäßkrankheiten eine große, wie mir scheint, die größte Rolle. Ich kenne Fälle von Hypertonie, die kurz vor dem durch Schlaganfall erfolgten Tode noch unerkannt die Schranke der ärztlichen Untersuchung passiert, und hoch versichert, die Versicherungsgesellschaften schwer belastet haben.

Seit dem Erscheinen der ersten Auflage (1918) haben sich diese Verhältnisse noch nicht wesentlich geändert. Wie mir von einer führenden Lebensversicherungsgesellschaft mitgeteilt wird, steht der Forderung einer regelmäßigen Blutdruckmessung „die betrübliche Tatsache im Wege, daß zahlreiche Ärzte einen gebrauchsfähigen Apparat nicht besitzen, oder wenn sie ihn besitzen, nicht zu behandeln verstehen. In Amerika, dessen fortgeschrittene Zustände häufig nur eine Folge des Geldüberflusses sind, ist man insofern besser daran, als die Lebensversicherungsgesellschaften dort ihren Vertrauensärzten den Apparat zur Verfügung stellen."

Die Bedeutung der regelmäßigen Blutdruckmessung gerade in der Hand der Hausärzte für die Hygiene des Alterns und für die Erhaltung zahlreicher wertvoller Menschen, die viel zu früh auf der Höhe des Schaffens und aus der unausgenützten Fülle beruflicher Fähigkeiten und angesammelter Lebenserfahrungen herausgerissen werden, kann gar nicht hoch genug eingeschätzt werden.

Für die Frühdiagnose der beginnenden Hypertension kommt fast nur der Hausarzt, der die Familien kennt und auch die gesunden Familienmitglieder überwacht, in Betracht. Die geringen Blutdrucksteigerungen von 140—160 mm Hg sind sehr oft, aber auch höhere Werte von 180—200 und darüber nicht selten ein Zufallsbefund. In anderen Fällen weist die charakteristische Vorgeschichte auf eine Störung der Organdurchblutung hin, der Extremitäten (leichte Ermüdbarkeit), des Gehirns (Kopfschmerz, „Neurasthenie", Insuffizienzgefühle), des Pankreas (Zuckerausscheidung). Es kommt auch vor, daß sich schon ungewöhnlich früh das Herz meldet, sei es bei linker Seitenlage, sei es beim Berg- oder Treppensteigen. Wahrscheinlich gehören hierher auch die merkwürdigen Fälle, die sich früh durch auffallend große Herzen auszeichnen, aber in der Ruhe keine sichere Blutdrucksteigerung aufweisen. Sie erinnern an die ganz gleichartigen Fälle von chronischer Nephritis, die zu der Vermutung Anlaß gegeben haben, daß die Herzhypertrophie vor der Blutdrucksteigerung einsetze (vgl. S. 1393). Um Verwechslungen der beginnenden Hypertension mit vasomotorisch übererregbaren Neurasthenikern zu vermeiden, erinnere ich an die Notwendigkeit, den Blutdruck vielfach hintereinander zu messen und auf vollkommene Ruhe und Ablenkung des zu Untersuchenden zu achten.

Ayman macht besonders auf die Schwierigkeit aufmerksam, emotionelle Blutdrucksteigerung, die bei Fortdauer der erregenden Momente noch monatelang anhalten kann, von essentieller Hypertonie zu unterscheiden. Als Beispiel führt er eine Beobachtung von Pratt an. Dieser hat einen Kranken 27 Jahre in Beobachtung. 1903 mit 26 Jahren wurden ein Blutdruck von 155 gefunden mit Kopf- und Rückenschmerzen, Nausea. Es bestand Fettsucht. Im Juli 1918 betrug der Blutdruck 208/120, 200/118—176/116 mit Klagen über Müdigkeit, Schlaflosigkeit, Kopfschmerzen usw.

Februar 1919 Blutdruck 160/100—130/100. Juli 1919 140—132/84. Wohlbefinden.
Januar 1925 (49 Jahre) Blutdruck 154/96—136/100.
Oktober 1925 Blutdruck 170/106, 168/106 (deprimiert).
September 1927 Blutdruck 143/100 verschiedene Klagen.
Februar 1929 Blutdruck 132/92 Wohlbefinden.
September 1929 Blutdruck 124/90, 106/70. Keine Symptome. Orthodiagramm normal. Radialarterien stets weich.

Umgekehrt kämen auch bei Hypertonikern mit weitverbreiteten Gefäßveränderungen zeitweise besonders nachts und nach vollständiger Entspannung normale Blutdruckwerte vor. Man dürfe sich daher nie mit einer einmaligen Messung begnügen.

Wenn die subjektiven Beschwerden, die bei einer labilen Hypertension viel erheblicher zu sein pflegen als bei einer stabilen (vgl. S. 1688), auf starke Blutdruckschwankungen hinweisen, so ist es notwendig, den Blutdruck nicht nur morgens, sondern auch abends zu messen. Auch aus prognostischen Gründen ist es wichtig, sich über die Variabilität oder Konstanz der Blutdrucksteigerung zu orientieren und vor allem auch den diastolischen Blutdruck zu messen.

Daß es sehr nützlich und auch in der Praxis möglich ist, die Blutdruckkontrolle in Form der in der Klinik üblichen Blutdruckkurve durchzuführen, hat Fahrenkamp bewiesen.

Die Erkennung des voll ausgesprochenen Krankheitsbildes bereitet keinerlei Schwierigkeiten, wenn die grundlegende Beobachtung der dauernden und hochgradigen Blutdrucksteigerung einmal gemacht worden ist, und ich kann diesbezüglich auf die Symptomatologie verweisen.

Differentialdiagnose: Ist einmal die „Hypertension" und ihr Grad und Charakter, ob labil oder mehr stabil, transitorisch oder permanent, nur systolisch oder auch diastolisch festgestellt, so ist es theoretisch wie praktisch sehr wichtig zu entscheiden, welchem Mechanismus der Hochdruck seine Entstehung verdankt; das war bisher abgesehen vom Augenhintergrundsbefund nur mit Hilfe der sehr subtilen und umständlichen Adrenalinprobe nach Hülse-Deicke möglich, insofern bei dem aktiven Mechanismus der allgemeinen Gefäßkontraktion eine Überempfindlichkeit gegen kleinste Adrenalindosen sich nachweisen läßt, die bei dem passiven Mechanismus fehlt.

Heute können wir in der Klinik die Entscheidung sicherer treffen, und zwar auf Grund der sehr sorgfältigen und wertvollen Versuche meines Mitarbeiters Bohn durch Untersuchung des Alkoholextraktes des Blutes auf biologischem oder chemischem Wege (vgl. S. 472).

Für die Praxis bleibt vorläufig noch der Augenhintergrundsbefund, der in jedem Falle von Hochdruck zu erheben ist, das einzige differentialdiagnostische Merkmal für den Mechanismus der Blutdrucksteigerung.

Rein ärztlich sind in jedem Einzelfalle folgende Fragen zu beantworten:

1. Ist der Hochdruck ein primärer, konstitutioneller, angiosklerotischer oder nicht?

2. Ist die Niere in Mitleidenschaft gezogen, und wenn, ist die Nierenerkrankung angiosklerotischer oder anderer Art?

3. Wie ist die Nierenfunktion? Wenn eine Niereninsuffizienz besteht, handelt es sich um eine genuine angiosklerotische oder um eine anderweitig bedingte, insbesondere sekundäre Schrumpfniere?

4. Wenn eine Nephrosklerose angenommen werden darf; wie ist die Verlaufsart, handelt es sich um eine gutartige, stationäre oder um eine bösartige, progrediente, maligne Sklerose oder um eine andere Form der „malignen Hypertension"?

5. Um eine akute Nephritis?

6. Um ein Epinephrom?

1. Der Hochdruck. Die Annahme eines primären, roten, angiosklerotischen Hochdrucks setzt eine tadellose Nierenfunktion und das Fehlen jedes krankhaften Harnbefundes voraus, solange die Herztätigkeit gut ist. In diesem Stadium ist eine Verwechslung nur selten möglich. Sekundäre Hypertonien ohne jeden Harnbefund sind eine extreme Seltenheit. In dem Falle Umbers (S. 1431) lag eine solche vor.

In einem anderen Falle, der ebenfalls einen Hauptmann in den dreißiger Jahren betraf, habe ich irrtümlich längere Zeit eine primäre Hypertension (um 200 mm Hg) angenommen, die schmerzhafte Leberschwellung bei den Klagen über Atemnot auf kardiale Stauung bezogen. Bei der Autopsie fand sich ein Hypernephrom mit Lebermetastasen.

Ob die Bleihypertonie sich anders als ätiologisch [durch die Adrenalinreaktion, biologisch und chemisch (Bohn)?] von der essentiellen Hypertension unterscheiden läßt, vermag ich, da wir seit Jahren keinen derartigen Fall gesehen haben, nicht zu sagen.

Daß die summarische, den Gesamteindruck der klinischen Bilder kennzeichnende Unterscheidung zwischen rotem und blassem Hochdruck nicht im Einzelfall aus dem stärkeren oder geringeren Grade der Hautdurchblutung eine Diagnose des Mechansimus der Blutdrucksteigerung gestattet, versteht sich bei der individuellen Verschiedenheit der Hautfarbe von selbst.

Eher ist schon der Blutbefund zu verwerten; eine Polyglobulie spricht ebenso wie erhöhter Eiweißgehalt des Serums fast mit Sicherheit für roten Hochdruck; das Gegenteil besonders bei gestörter Nierenfunktion nicht etwa für Nephritis und gegen Nephroangiosklerose, aber für einen blassen Hochdruck.

2. Die Niere. Eine gewisse Beteiligung der Niere, wenigstens im Sinne organischer, angiosklerotischer Veränderungen (Elastose) der Nierengefäße, darf fast in jedem Falle von rotem Hochdruck angenommen werden. Sie braucht aber klinisch selbst dann nicht zum Ausdruck zu kommen — von Spuren Eiweiß abgesehen —, wenn bereits anatomisch eine rote Granularniere besteht. Anatomische Veränderungen können andererseits aber auch ausnahmsweise noch ganz oder fast ganz fehlen, wenn klinisch die Niere unter dem Bilde der Stauungsniere bereits erheblich beteiligt zu sein scheint. Über den Grad der die Hypertension fast regelmäßig begleitenden gleichsinnigen angiosklerotischen oder arteriolomalazischen Veränderungen an den Nierengefäßen ein Urteil abzugeben, solange die Nierenfunktion gut erhalten ist, ist nicht möglich. Nur die Tatsache der Nierenbeteiligung geht aus der, oft sehr geringfügigen, Eiweiß- und Zylinderausscheidung hervor; diese kann auch bei bereits sehr weit vorgeschrittener Nephrosklerose minimal sein.

In solchen Fällen von Hochdruck mit Albuminurie und Zylindrurie, aber guter Nierenfunktion, kommen differentialdiagnostisch gegenüber der benignen hypertonischen Nierensklerose alle anderen hypertonischen Nierenerkrankungen im Stadium guter Nierenfunktion in Frage, und gerade hier wäre es von größter Bedeutung, wenn es gelänge, nach dem Mechanismus, ob aktiv oder passiv, und nach der Ursache, ob renal oder extrarenal, scharf zu unterscheiden.

Wirkliche Schwierigkeiten macht es klinisch hier eigentlich nur, die Fälle von sekundärer Hypertonie der chronischen kardiovaskulären Verlaufsart der diffusen Nephritis bzw. Endarteriitis von der primären Hypertension zu unterscheiden. Oft wird eine sorgfältige Erhebung der Vorgeschichte die Frage entscheiden, den konstitutionellen Charakter der primären Hypertension, die nephritische Entstehung der sekundären Hypertonie aufdecken. Doch ist dabei wohl zu beachten, daß auch genuine Hypertensionen bisweilen in der Vorgeschichte eine — ausgeheilte — Nephritis, chronische Nephritiden eine ausgesprochene familiäre Neigung zur Schrumpfniere aufweisen können. Andererseits kann auch bei beiden, insbesondere bei den unbemerkt entstandenen und schleichend verlaufenden Nephritiden die Vorgeschichte ganz leer sein.

Zweifel über den sekundären Charakter der Hypertonie können besonders entstehen in den nicht sehr häufigen Fällen chronischer vaskulärer Nephritis im zweiten Stadium, in denen die nephritischen Veränderungen an der Mehrzahl der Glomeruli fast oder ganz ausgeheilt oder gar nicht zustande gekommen sind, die Nierenfunktion sehr lange erhalten bleibt und nur die Blutdrucksteigerung zurückgeblieben ist. Unter diesen aber sind es wieder nur die selteneren Ausnahmen, die im akuten Stadium nicht nur keine schwereren Krankheitserscheinungen, keine Wassersucht, keine Zeichen von Urämie, sondern auch keine leichteren, wie Müdigkeit, Kopfschmerz, Atemnot geboten und keine Ahnung von einer durchgemachten Nephritis haben.

Bei Frauen kann die Feststellung einer vorausgegangenen Schwangerschaftsnephritis einige Schwierigkeit bereiten, wenn keine präeklamptischen Erscheinungen, sondern nur Ödeme, die ja an sich in der Schwangerschaft so häufig vorkommen, bestanden haben.

In zweifelhaften Fällen spricht ein sehr großes Herz mehr für einen primären roten Hochdruck, doch kommen bei solchem auch relativ kleine und umgekehrt gerade bei einzelnen sehr gutartigen und außerordentlich chronisch verlaufenden sekundären Hypertonien begreiflicherweise auch recht große und muskelstarke Herzen vor.

Die gleiche Unsicherheit haftet dem Ergebnis der Blutdruckmessung an. Der Blutdruck ist bei den chronischen Nephritiden des zweiten und dritten Stadiums oft niedriger als bei den genuinen Hypertensionen und ihren Endstadien, den genuinen Schrumpfnieren. Es kommen aber auch enorm hohe Blutdrucksteigerungen bei der postnephritischen allgemeinen Gefäßkontraktion vor.

Ich kann R. Schmidt nicht zustimmen, daß Druckwerte von 190 mm aufwärts bei akuter und subakuter Nephritis so gut wie überhaupt nicht vorkommen und auch bei sekundärer Schrumpfniere durchaus nicht die Regel sind.

Diese Regel hat zu viele Ausnahmen (vgl. die Synopsis der Blutdruckwerte S. 1701).

Sekundäre Schrumpfnieren, die 200 mm überschreiten, habe ich oft gesehen, auch akute Nephritiden mit 200 mm Blutdruck, ja sogar Fälle dieser Art, die so wenig Eiweiß ausschieden, daß die Unterscheidung von einem herzinsuffizienten genuinen Hochdruck tagelang unmöglich war.

Ein wichtiges Unterscheidungsmerkmal bildet das Alter der Kranken. Je älter der Kranke, desto unwahrscheinlicher ist der ehemals akute nephritische Ursprung der Gefäßerkrankung. Man darf aber wiederum nicht vergessen, daß es gerade die jugendlichen Fälle von Hypertension in den dreißiger Jahren sind, die differentialdiagnostische Schwierigkeiten bereiten, und daß auch ältere Leute eine akute Nephritis bekommen können, die vielleicht gerade dann mit Vorliebe chronisch wird, wenn bereits sklerotische Gefäßveränderungen bestehen.

Wichtige Anhaltspunkte gibt ferner der Harnbefund. Urobilin und Urobilinogen haben wir und auch R. Schmidt fast stets im Harn der chronischen Nephritiker vermißt, auch wenn Stauungsleber bestand; bei der genuinen

Hypertension kommt Urobilinausscheidung häufig vor; sie kann gegebenenfalls zugunsten der Sklerose verwendet werden.

Zucker findet sich bei chronischen Nephritiden kaum je im Harne, bei Sklerose nicht selten, wenn auch nur vorübergehend, oder bei alimentärer Belastung (vgl. S. 1645).

Für durchaus beachtenswert, weil im Sinne einer Stoffwechselstörung sprechend, hält R. Schmidt die Beobachtung, daß die Harne bei essentiellem Hochdruck nicht selten die Neigung zeigen, auffallend rasch, oft schon kurze Zeit nach der Entleerung Harnsäure und Oxalatniederschläge auszuscheiden, auch ohne daß der Harn besonders hochgestellt wäre, und bei ganz gewöhnlicher Kost. Das gleiche ist mir freilich auch bei akuter Nephritis aufgefallen.

Eiweiß und Formelemente fehlen bei der primären Hypertension sehr lange Zeit, viele Jahre, eigentlich fast so lange, als die Herzkraft gut ist. Das kommt bei der sekundären Hypertonie, der chronischen Nephritis sozusagen niemals oder wenigstens sehr selten vor. Ist aber erst einmal Eiweiß im Harne bei der Hypertonie aufgetreten, so bildet die Eiweißmenge oder der Zylinderbefund kein Kriterium mehr für die Unterscheidung von der chronischen Nephritis, denn es kommen bei dieser auch sehr kleine, bei den kardial dekompensierten genuinen Hypertonien auch große Eiweißmengen und hyaline wie granulierte Zylinder, aber keine doppeltbrechenden Lipoide vor.

In solchen Fällen kann dann, wenn starke kardiale Wassersucht vorhanden ist, die für die Prognose wichtige Frage an den Arzt herantreten, ob es sich um eine subchronische, ödematöse, „parenchymatöse" Nephritis vom glomerulären Typus oder um eine kardial dekompensierte, chronische vom vaskulären Typus = sekundäre Hypertonie, oder um eine dekompensierte primäre Hypertension handelt. Es kann sogar noch die Frage auftauchen, ob nicht eine mit genuinem Hochdruck und Angiosklerose der Nierengefäße vergesellschaftete Nephrose vorliegt.

Große Schwierigkeiten für die Entscheidung bot ein Fall, in dem ein Biersäufer mit sehr großem Herzen eine subchronisch verlaufende Nephritis ohne klare Ursache erworben hatte.

Für die Annahme einer Kombination von hypertonischer Arteriosklerose plus Nephrose habe ich mich z. B. trotz negativem Wassermann entschieden in dem Falle eines 60jährigen Großindustriellen, der mäßigen Hochdruck, hochgradige Albuminurie, starke Ödeme, doppeltbrechende Lipoide aufwies und außerdem sehr häufige Anfälle von Angina pectoris hatte. Schließlich wurde auch eine Infectio venerea vor drei Jahren zugegeben, und die Erscheinungen der Nephrose verschwanden nach spezifischer Behandlung.

In solchen komplizierten Fällen kann nur eine genaue klinische Beobachtung und der Verlauf entscheiden. Für primäre Hypertension spricht besonders die rasche und günstige Wendung, die das Krankheits- und Harnbild nach Wiederherstellung der Herzkraft erfährt, gegen Stauungsniere bei rotem Hochdruck und für chronische Nephritis oder Kombination mit Nephrose der Befund doppeltbrechender Lipoide im Harnbodensatz; doch kommen solche wie bei jedem blassen Hochdruck auch bei der malignen Sklerose und genuinen Schrumpfniere vor.

Grad und Dauer der Ödembereitschaft spielen bei der Differentialdiagnose eine große Rolle. Jene pflegt nach kardialer Kompensation der Hypertension rasch wieder zu verschwinden, bei der Nephrose und subchronischen Nephritis, bei der auch die Herzhypertrophie viel geringer zu sein pflegt, viel länger anzudauern.

Je älter die Nephritis, je unklarer die Ätiologie, je leerer die Vorgeschichte, um so schwieriger wird die Entscheidung zwischen einer ganz chronisch verlaufenden Nephritis des zweiten Stadiums und einer hypertonischen Sklerose. Ich habe Fälle von sekundärer Hypertonie und rein kardialem Gepräge mit

Nephritis in der Vorgeschichte gesehen, die klinisch nicht von einer herzinsuffizienten Sklerose zu unterscheiden waren, aber anatomisch statt der Elastikahypertrophie eine fast reine Endarteriitis aufgewiesen haben. Verschieden ist
hier nur die Ätiologie und der Mechanismus der Blutdrucksteigerung, und dementsprechend ist auch die Reaktion der Nierengefäße verschieden.

Es erscheint daher begreiflich, daß auch der Erfahrenste intra vitam eine
Entscheidung bisweilen nicht treffen kann, wenn jeglicher Anhaltspunkt für
eine vor vielen Jahren erworbene Nephritis oder für eine erbliche Neigung
zu Arteriosklerose fehlt.

Findet man eine vorübergehende Störung der Nierenfunktion, d. h. geht ein
stark erhöhter RN-Wert oder eine hohe Ambardsche Konstante nach Besserung
der Herzkraft zur Norm zurück, so spricht das mehr für eine arteriosklerotische Durchblutungsstörung der Niere.

3. Das Stadium der Niereninsuffizienz: Die Diagnose der genuinen
Schrumpfniere gründet sich auf die Kombination des kardiovaskulären
Krankheitsbildes der genuinen Hypertension mit den renal-ischämischen Zügen
der Nephritis. Ist ein „nephritisches" Krankheitsbild gegeben, so ist der genuine
Charakter des kardiovaskulären Syndromes, der „endogene" der „Nephritis"
sicher zu stellen; ist das typische Bild der hochgradigen Hypertension und
ihr genuiner Ursprung gegeben, so ist bei Verdacht auf genuine Schrumpfniere
nach Erscheinungen von Niereninsuffizienz (renale, nicht kardiale oder
vaskuläre Störung des Wasserausscheidungsvermögens, Konzentrationsbeschränkung oder -unfähigkeit, Erhöhung des Rest-N-Spiegels im Blute, besser der
Ambardschen Konstante) zu fahnden.

Das klinische Bild der Niereninsuffizienz ist bei allen Formen von Schrumpfniere das gleiche, daher sind alle bei der Differentialdiagnose zu berücksichtigen.
Sie sind bereits bei der Differentialdiagnose der sekundären Schrumpfniere
aufgeführt worden.

Bei älteren Männern ist besonders an die hydronephrotische Schrumpfniere infolge Prostatahypertrophie, bei älteren Frauen an die pyelonephritische,
porogene Schrumpfniere, bei beiden an Steinschrumpfniere zu denken.
Alle drei können mit erheblicher Blutdrucksteigerung und Herzhypertrophie
einhergehen.

Bei der luischen (endarteriitischen) Schrumpfniere (vgl. S. 1541), die klinisch,
wenn sie überhaupt zu Niereninsuffizienz geführt hat, ganz unter dem Bilde der
genuinen Schrumpfniere verläuft, findet man anatomisch mit Vorliebe eine ungleichmäßige Beteiligung beider Nieren, z. B. eine hochgradige Nierenschrumpfung
auf einer Seite, große flache Narben auf der anderen Seite. Eine solche darf man
daher mit Zurückhaltung dann vermuten, wenn bei positivem Wassermann
eine starke Funktionsdifferenz zwischen beiden Nieren sich nachweisen läßt.

Doch kommt eine sehr hochgradige Schrumpfung nur einer Niere auch ausnahmsweise bei atheromatösem Herd im Hauptstamm einer Nierenarterie vor.

Eine Schrumpfniere infolge von Periarteriitis nodosa ist von einer ge-
nuinen Schrumpfniere klinisch nicht zu entscheiden, wenn nicht das übrige
Krankheitsbild die Erkennung der seltenen Erkrankung gestattet (Fieber,
Schmerzen, Knötchenbildung in der Haut usw. [vgl. S. 1536].)

Auch eine Amyloidschrumpfniere kann ganz ausnahmsweise so aussehen wie eine genuine, doch pflegt hier die harte Leber und Milzschwellung
auf die besondere und sehr selten mit Hochdruck einhergehende Form dieser
exogen bedingten Arterienerkrankung hinzuweisen.

Ich habe auch mehrere Fälle von Zystenniere gesehen, die unter dem
Bilde der genuinen Schrumpfniere mit hoher Blutdrucksteigerung und starker

Herzhypertrophie verliefen (vgl. S. 436). Die Diagnose ist, wenn man nur an diese Möglichkeit denkt, leicht durch Palpation zu stellen.

Von solchen Raritäten abgesehen wird sich die Differentialdiagnose auch in diesem Stadium immer zuerst um die Frage drehen, handelt es sich um das Endstadium einer primären endogenen arteriosklerotischen Nierenerkrankung oder um das Endstadium einer exogenen diffusen Nephritis, um eine genuine oder um eine sekundäre Schrumpfniere.

Für diese Unterscheidung gelten dieselben Gesichtspunkte wie für die unter 2. besprochene Unterscheidung der Dauerstadien. Meist liefert schon eine sehr genaue Erhebung der Vorgeschichte die Entscheidung.

Gewöhnlich wird auch im Stadium der Niereninsuffizienz die Diagnose genuine Schrumpfniere durch das Alter, den exzessiv hohen Blutdruck, die Größe des Herzens erleichtert. Es ist aber bemerkenswert, daß nicht nur ganz chronisch verlaufende vaskuläre Nephritiden, deren akutes Stadium unbekannt geblieben ist, und chronische Bleinieren einer genuinen Schrumpfniere zum Verwechseln ähnlich sehen können, sondern auch Nephritiden von rascherer Verlaufsart. Wir haben nicht ausgeheilte Nephritiden von einjähriger Dauer im Endstadium gesehen, die Blutdruckwerte von über 220 mm Hg und recht starke Herzhyper-trophie aufgewiesen haben. Hier kann die Schwere der Niereninsuffizienz, eine ausgesprochene Isosthenurie und Oligurie, die von der genuinen Schrumpf-niere nur selten erreicht wird, den Ausschlag für Nephritis geben. Gewöhnlich entscheidet die Vorgeschichte und die Herzgröße, ob eine „genuine" oder „sekundäre" Schrumpfniere angenommen werden muß.

Ob wirklich der Ausfall des Rumpel-Leedeschen Phänomens, die größere Neigung zu Hautblutungen (Stephans Endothelsymptom) eine Entscheidung zugunsten der genuinen Schrumpfniere gestattet (vgl. S. 1686), lasse ich dahingestellt.

Der Blutbefund ist nicht charakteristisch; die Neigung zu Anämie ist bei beiden vorhanden, bei der genuinen vielleicht weniger stark ausgesprochen.

Bei älteren Leuten mit unbestimmten Beschwerden, Abmagerung und Poly-urie ist an die Möglichkeit zu denken, daß sich eine senile athero-arteriosklero-tische, genuine Schrumpfniere auch ohne nennenswerten Hochdruck entwickeln kann, und eine genauere Prüfung der Nierenfunktion nicht zu ver-säumen.

Die Diagnose der genuinen Schrumpfniere setzt also immer wieder in erster Linie die Diagnose der genuinen Entstehung der Erkrankung auf dem Boden der Angiosklerose voraus. Ist diese gegeben, so ist die Diagnose des End-stadiums unschwer auf Grund der Prüfung der Nierenfunktion zu stellen.

4. Die maligne Sklerose: Mit der Abgrenzung des Endstadiums der Sklerose vom Dauerstadium der Hypertension sind aber die Aufgaben der Dia-gnose noch nicht erschöpft.

Wie bei den Nephritiden, so ist auch bei den Sklerosen die Diagnose der Verlaufsart von großer Bedeutung. Denn wir müssen zu den malignen Sklerosen auch, und zwar gerade die Frühstadien rechnen, die noch nicht in das Stadium der Niereninsuffizienz eingetreten sind, aber doch eine Neigung zu Niereninsuffizienz, ein progredientes Verhalten, erkennen lassen und die charakteristische Beschleunigung der Verlaufsart aufweisen.

Wir haben diese Verlaufsänderung ebenso wie die Neigung zu Nieren-insuffizienz auf den Eintritt einer allgemeinen und renalen Ischämie zurück-geführt und müssen uns bemühen, auch das ischämische oder ischämi-sierende Stadium der Sklerosen, d. h. den Eintritt der allgemeinen Gefäß-kontraktion, die das Wesen der malignen Sklerose ausmacht, zu diagnosti-zieren. Wir werden daher für die Frühdiagnose der „Kombinationsform" auch alle Zeichen peripherer Ischämie heranziehen müssen. Sie sind für die

Diagnose und damit für die Prognose von großer Bedeutung, gerade dann, wenn die Nierenfunktion noch relativ gut oder ganz gut gefunden wird (vgl. Beispiele S. 1704 u. 1724), denn auch ihre Störung ist in diesen Fällen ausschließlich die Folge der längerdauernden lokalen Ischämie der Niere, und diese pflegt im weiteren Verlauf nicht auszubleiben, sobald einmal sichere Zeichen extrarenaler Ischämie aufgetreten sind.

Unter diesen ist in erster Linie gegenüber der roten, benignen Hypertension als differentialdiagnostisch und prognostisch gleich bedeutungsvoll die Retinitis angiospastica zu nennen.

Gemeint sind damit die Papillitis, d. h. die Schwellung der Papille, die Neuroretinitis und die Spritzfigur, während Blutungen im Augenhintergrund und einzelne gröbere Degenerationsherde nicht für die beschleunigte renale Verlaufsart entscheiden. Erstere kommen ebenso wie enge Netzhautarterien bei hochgradigen Hypertensionen — vielleicht im präischämischen Stadium? — letztere auch bei Arteriosklerose vor (vgl. S. 1684).

Der Typus der Retinitis, den Wagener als den der schweren benignen Hypertension bezeichnet, ist dadurch gekennzeichnet, daß zu der Arteriosklerose verstreute Blutungen und weiße Flecke (baumwollartige Exsudate) hinzukommen.

Jede deutliche Vasokonstriktion und jedes deutliche Ödem ist gewöhnlich beschränkt auf die Gegend dieser Blutungen oder Exsudate. Diese Form kann in leichtem Grade und vorübergehend bei relativ benignem Hochdruck vorkommen, aber gewöhnlich neigt sie zu periodischem Erscheinen oder zu Wiederkehr, und die mit ihr verbundene Hypertension muß als relativ gefährlich angesehen werden, wenn sie auch gewöhnlich ebenso wie die Retinitis der Behandlung zugänglich ist.

Der 2. Typus, die Retinitis der malignen Hypertension, ist davon deutlich verschieden. Hier ist gewöhnlich, und immer im Frühstadium, eine deutliche und allgemeine spastische Konstriktion der Netzhautpartien vorhanden. Sie ist verbunden mit generalisiertem Ödem der Netzhaut, mit Blutungen, Baumwoll-Exsudaten und besonders mit Hyperämie und meßbarem Ödem der Papille, das die Höhe von 5—6 Dioptrien erreichen kann. Die Sternfigur entspreche mehr einer späteren Phase und sei nicht von diagnostischer Bedeutung. Die Papillenschwellung hängt möglicherweise mit der Erhöhung des Lumbaldruckes zusammen, die in der Mehrzahl dieser Fälle gefunden wird. Der Ausgang ist in typischen Fällen dieser Art von Retinitis immer unweigerlich ungünstig, und zwar in relativ kurzer Zeit. Sehr wenige der Kranken leben länger als 18 Monate oder 2 Jahre.

Es gibt, wie zu erwarten, auch Fälle von rasch progressiver Hypertension, in denen diese typische Retinitis nicht gefunden wird, oder solche, deren Retinitis von dem schweren benignen Typus ist, mit leichtem diffusen Ödem der Retina ohne deutliche Schwellung der Papillen. Solche Fälle werden als Grenz- oder Übergangsfälle betrachtet.

Es wird eine wichtige Aufgabe der Zukunft sein, die Veränderungen am Augenhintergrund mit dem Gehalt des Blutes an vasoaktiven Stoffen zu vergleichen und festzustellen, welche Veränderungen ausschließlich bei blassem, welche auch noch bei rotem Hochdruck vorkommen. Soweit ich sehe, ist nicht nur die schwerste, angiospastische Form, sondern auch die mildere schwerbenigne Form an den blassen Hochdruck gebunden, aber ein wichtiges Merkmal für einen weniger malignen Verlauf. Ich möchte davon noch eine „arteriosklerotische Form" mit ganz zirkumskripten Degenerationsherden abtrennen und diese könnte man, da sie wohl nur bei — rotem — Hochdruck vorkommt, als „hypertonische" Retinaveränderung im engsten Sinne bezeichnen.

Die ausgezeichneten Beobachtungen von Wagener und seinen Mitarbeitern, die an dem außergewöhnlich reichen und außergewöhnlich gut untersuchten Material der Mayo-Klinik gewonnen sind, bestätigen in besonders überzeugender Weise meine Angabe, daß das Auge der Spiegel der Niere ist. Der Zustand der sichtbaren Netzhautgefäße verrät uns nicht nur die Art des krank machenden Vorgangs in Gestalt der spastischen Kontraktion der Arterien, sondern er gibt uns auch Anhaltspunkte für den Grad der Gefäßkontraktion und für die Schwere und den mutmaßlichen Verlauf der angiospastischen Nierenerkrankung.

Als Symptom allgemeiner Ischämie ist noch die zunehmende Blässe der Haut und Schleimhäute, das fahlgraugelbliche Kolorit, das für die „Schrumpfnieren"kranken charakteristisch ist, zu erwähnen. Sicherlich hängt auch die starke Abmagerung, ja hereinbrechende Kachexie, mit dieser allgemeinen Störung der Blutzirkulation zusammen.

Die Besichtigung der Kapillaren des Nagelfalzes (vgl. S. 410) scheint auch zur Feststellung des ischämischen Stadiums beitragen zu können, nur ist dabei zu berücksichtigen, daß das gleiche Bild ebenso wie alle anderen ischämischen Phänomene auch bei der sekundären Schrumpfniere, ja auch bei der subakuten Nephritis beobachtet werden kann und nach unseren Erfahrungen später eintritt als die Retinitis.

Zu den extrarenalen ischämischen Symptomen gehören ferner die Zeichen von Blutleere im Gehirn, besonders Müdigkeit, Denkunlust und Gedächtnisschwäche, endlich auch die ernsteren, nicht streng auf ein Gefäßgebiet beschränkten pseudourämischen angiospastischen Phänomene (vgl. S. 561) und eklamptische Äquivalente. So sicher es ist, daß beide auch ohne Störung der Nierenfunktion und wohl auch im rot hypertonischen Vorstadium beobachtet werden können, so weisen sie doch eindringlich auf die Möglichkeit hin, daß das ischämische Stadium der Sklerose zum mindesten nahe bevorsteht.

Die Beobachtung von retinaler oder zerebraler Ischämie ohne ausgesprochene Niereninsuffizienz, d. h. ohne manifeste renale Ischämie, spricht nur dafür, daß eine gewisse Unabhängigkeit der einzelnen Gefäßgebiete neben der sicherlich verschiedenen Empfindlichkeit der einzelnen Zellsysteme gegen Ischämie besteht oder bestehen kann. Von großem Einfluß auf den Grad der Zirkulationsstörung muß dabei der außerordentlich verschiedene Grad der herdförmigen Atherosklerose der größeren und Arteriosklerose der kleineren Gefäße sein, die ja in den vorgeschritteneren Stadien der hypertonischen Angiosklerose nie ganz zu fehlen pflegt.

Je mehr die elastische Kapazität eines Gefäßes gelitten hat, um so stärker wird nach der S. 481 entwickelten Vorstellung stromabwärts die Belastung und Hypertrophie der Arteriolenmuskulatur, um so leichter wird es infolge von Hypertonus zur Störung der Durchblutung kommen, um so stärker wird diese bei Auftreten vasoaktiver Stoffe im Blute ausfallen.

Als ein Beispiel für eine derartig lokal bedingte ungleiche Verteilung und lokalisierte Vorzeitigkeit der Ischämie kann z. B. das übrigens recht seltene Vorkommen einer einseitigen Retinitis albuminurica betrachtet werden.

Als wichtigster pathogenetischer Teilfaktor der Ischämie gehört endlich zum Bilde der malignen Sklerose beschleunigten Verlaufes auf der einen Seite die exzessive Erhöhung des diastolischen Blutdrucks, auf der anderen die chronische, nie wieder ganz verschwindende Insuffizienz des maximal hypertrophischen Herzens, die zu demselben kardio-renalen Zusammenbruch führt, wie bei dem Endstadium der chronischen Nephritis.

In zweifelhaften Fällen entscheidet schließlich der weitere Verlauf, der die Progredienz, ja oft das überstürzte Tempo erkennen läßt, in dem die „Kombinationsform" der Niereninsuffizienz und der Katastrophe zueilt.

Den gleichen malignen — subakuten — Verlauf können aber auch die Fälle von „vaskulärer" Schrumpfniere nehmen, die nicht auf dem Boden der Arteriosklerose entstehen, sondern sich aus einer unbemerkt gebliebenen Nierenischämie — scheinbar genuin — entwickeln. Sie gehören im Prinzip zur Nephritis und sekundären Schrumpfniere und sind mit ihr klinisch wie histologisch durch alle Übergangsstadien verbunden, nur treten die Glomeruliveränderungen stark zurück gegenüber der Endarteriitis.

Daß solche Fälle verschiedentlich irrtümlich als maligne Sklerose aufgefaßt und beschrieben worden sind, wurde S. 1569 schon erwähnt. Sie haben mit dieser gemeinsam den aktiven chemischen Mechanismus der allgemeinen Gefäßkontraktion; sie unterscheiden sich aber dadurch von der Sklerose, daß dieser Mechanismus nicht erst infolge einer primären, arteriosklerotischen Angiopathie der Niere eingetreten ist, sondern von vornherein bestanden hat, wie bei der Nephritis. Es handelt sich also bei dieser Form von vaskulärer (sekundärer) Schrumpfniere (wie bei der Bleiniere) um eine primär angiospastische Nierenkrankheit mit sekundärer Angiopathie und Dauerangiospasmus, nicht um eine primär angiopathische Nierenerkrankung mit sekundärem Angiospasmus.

Auch unter den Fällen von Murphy und Grill finden sich sehr verdächtige maligne Sklerosen, z. B. bei einem 17jährigen und 19jährigen Mädchen ohne Nephritis in der Vorgeschichte, einem 24jährigen Mann mit Scharlach in der Kindheit ohne Angabe, daß dabei eine Nierenerkrankung bestanden hat, und sogar bei einem 10jährigen Mädchen.

Aus der Beschreibung läßt sich kein sicherer Anhaltspunkt gewinnen, ob es sich hier wirklich um maligne Sklerosen oder um sekundäre Nephritiden gehandelt hat, die sich unbemerkt entwickelt haben. Bei dem 10jährigen Mädchen nehme ich das letztere als sicher an, aber beweisen kann ich es nicht: Kopfschmerzen, Schwindel, Schlaflosigkeit seit 1 Jahr. Blutdruck 205/155 mm. Kurz vor der Aufnahme Sept. 1927 einige eklamptische Krämpfe. Nierenfunktion ungestört. Ausgesprochene Herzhypertrophie. Retinaarterien sehr eng, in ihrem Verlauf Blutungen. Während der 2jährigen Beobachtung ging der Blutdruck bis 130/70 herab. Ein halbes Jahr nach der ersten Aufnahme, April 1928 plötzlich Blutdruckanstieg auf 260/150. Oktober Nierenblutung. Allmählich entwickelt sich Herzschwäche, Exitus Mai 1929.

Sektion: Herz 315 g. Beide Nieren geschrumpft und granuliert. Gewicht rechts 75, links 25 g!. Mikroskopisch: Viele Glomeruli gut mit Blut gefüllt, keine Nekrosen, viele Glomeruli atrophisch zugrunde gegangen. Alle Arteriolen verengt und viele obliteriert. Die Hauptveränderung ist eine bindegewebige Intimawucherung, zum Teil mit fettiger Degeneration. Elastikahyperplasie in den „kleinsten" Arterien. Media in Arteriolen und kleinsten Arterien zum Teil dicker, zum Teil dünner als normal. Tubulusepithelien geschwollen, granuläre Degeneration.

Deutliche Mediahypertrophie in den kleinsten Arterien und Arteriolen der Leber, teilweise verschließend, leichte Intimadegeneration. Arterien und Arteriolen der Milz schwer erkrankt. Meist Lumen stark verengert, bisweilen verschlossen. Wandverdickung fast ganz auf die Intima beschränkt, die von hyaliner Substanz erfüllt ist, gelegentlich die ganze Gefäßwand in homogene Masse verwandelt. Fett zwischen der Media und der gewucherten Intima. Pankreas: Einige kleinere Arterien geringe Mediahypertrophie, sonst wie Leber. Pektoralis: Adventitia und Media so verdickt, daß Lumen meist verschlossen. Intima normal. Lunge: Viele Arteriolen verdickt infolge Mediahypertrophie.

Ein außerordentlich lehrreiches Gegenstück dazu ist der folgende Fall, der zwar auch als „maligne Hypertension" bezeichnet werden kann, sogar klinisch und histologisch ganz als maligne Sklerose imponiert, aber dennoch eine sichere sekundäre Schrumpfniere gewesen ist.

W. Sp., 20 Jahre. Vater viel Kopfschmerzen, BD 180. Mutter 48 Jahre, auch viel Kopfschmerzen.

1925 tritt Patient in einen Ruderklub ein, hat nie Beschwerden. 1928 bemerkt er beim Training, daß ihm das Blut in den Kopf stieg, und daß er nach dem Rudern Kopfschmerzen hatte. Sollte in die Rennmannschaft eintreten, wird vom Sportarzt untersucht, der einen BD von über 200 und 1 °/₀₀ Alb. feststellt. Der Arzt verordnet viel Obst und verbietet Fleisch und Bohnenkaffee. Mai 1929 mehr Kopfschmerzen, nach Anstrengungen stärker werdend, hat dennoch viel gepaddelt. BD unverändert hoch. Mai 1930 bemerkt er, daß nach Alkohol auch in mäßigen Mengen sehr starke, für mehrere Tage anhaltende Kopfschmerzen auftreten. Alb. $3^{1}/_{2}$ °/₀₀, Nykturie 3mal. BD über 200. Nach einer 14tägigen Beobachtung im Krankenhaus wird ihm eine salzfreie und fleischarme Kost verordnet.

Anfang Oktober 1930 Aderlaß von 400 ccm, BD danach 190, Kopfschmerzen besser.

Ende Oktober werden die Kopfschmerzen stärker, Brechreiz.

Am 26. 10. leichter eklamptischer Anfall, Aderlaß 200 ccm, aber auch danach noch Kopfschmerzen, Schwindel und Erbrechen.

Nachtrag zur Vorgeschichte: Bei genauerem Befragen läßt sich feststellen, daß Patient 1922 mit 12 Jahren eine 4tägige fieberhafte Angina durchgemacht hat, der Urin wurde nicht untersucht. Einige Zeit später bekam er in der Schule während der Turnstunden beim Geräteturnen starke Kopfschmerzen, beim Ringkampf leicht Atemnot, wurde deshalb vom Turnen dispensiert. Keine Urin- oder BD-Untersuchung. Nach 4 Wochen konnte Patient wieder turnen.

Aufnahmebefund 3. 11. 30: Sehr blaß, starke Kopfschmerzen über den Augen, links mehr als rechts. Erbrechen bei der geringsten Nahrungsaufnahme, Stuhlverstopfung. BD **250/175**. 0,7 °/₀₀ Alb. Lipoide neg. Im Sediment vereinzelt hyal. Zylinder und reichlich

Erythrozyten, Reaktion des Urins alkalisch (Erbrechen). U+ 159,4, U− 6,1, Cholesterin 145 mg%. Xanth. ++. Ind. ++. Alkalireserve 74,8% CO_2 (Erbrechen!). Wa.R. neg. BSG. 25 Min. Blut: bei normalem Differenzbild sek. Anämie mit 66,4% Häm. und 3,12 Mill. Roten. Ninhydrin positiv.

Subokzipitalpunktion: Liquordruck deutlich erhöht. Die Eiweißreaktionen sind schwach positiv, NaCl 0,62 g%, U+ 89,6 mg%. Ninhydrin negativ.

Nach der Subokzipitalpunktion lassen die Kopfschmerzen nur für Stunden nach. Das Erbrechen hält an, dennoch wird in den folgenden Tagen eine durchschnittliche Diurese von 800 ccm mit einem spezifischen Gewicht zwischen 1003 und 1010 erreicht. Am 8. 11. starke makroskopische Hämaturie. Am 11. 11. BD 230/150 mm, die Kopfschmerzen sind stärker, am Abend nach Infusion von 200 ccm Aq. dest. leichter eklamptischer Anfall. Bewußtlosigkeit für etwa 10 Minuten.

Herzröntgenbild: Nach links großes aortenkonfiguriertes Herz (vgl. Abb. 233). Augenhintergrund: Beiderseits Papillen verwaschen, Arterien hochgradig verengt, Venen ganz

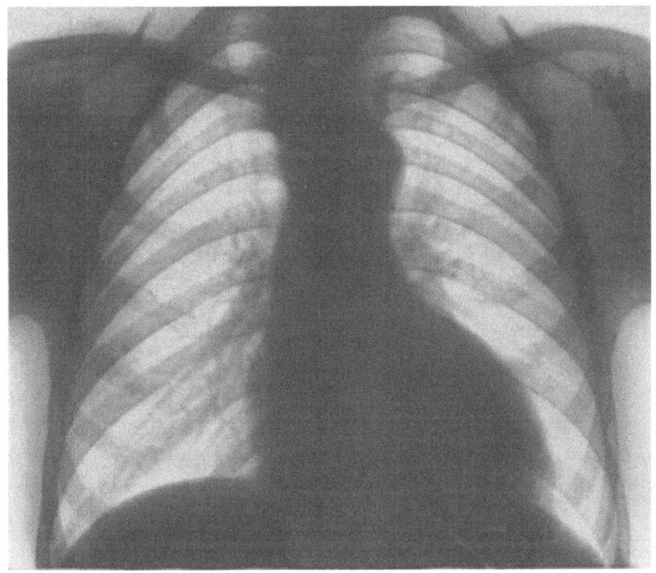

Abb. 233. Herz bei **sekundärer** Schrumpfniere von 8jähriger Dauer.

leicht geschlängelt, in der Netzhaut zahlreiche Degenerationsherde besonders um die Maculae, die grob und plump konfiguriert sind.

Am 12. 11. wird die rechte Niere dekapsuliert und die Arteria renalis mit 5% Phenollösung bepinselt. Bei der Freilegung zeigt sich eine typische sekundäre Schrumpfniere. Versagen des Kreislaufes. BD 110/60 mm. 4 Stunden nach der Operation Exitus unter Versagen des Herzens.

Im p. m. entnommenen Herzblut U+ 224 mg%, Xanth. +++, Ind. ++. Alkalireserve 29,7% CO_2.

Sektion: Herzgewicht 660 g. Ganz enorme rein konzentrische Hypertrophie der linken Kammer.

Niere makroskopisch im ganzen deutlich, aber nur gering verkleinert. Kapsel läßt sich glatt und ohne Substanzverlust abziehen. Oberfläche: zahlreiche flohstichartige Blutpunkte, gleichmäßig granulierte grobe flache Granula, die meist als blasse Herde sich scharf gegen die blaurote Umgebung abheben. Konsistenz zäh. Schnittfläche gut durchfeuchtet. Rinde deutlich verschmälert, Zeichnung völlig verwaschen, auch keine scharfe Unterscheidung mehr gegen die Marksubstanz.

Die mittleren Gefäße sind auf der Schnittfläche mit klaffendem Lumen und deutlich verdickter Wand sichtbar, die kleineren in der äußeren Rinde nicht. Fettgewebe im Hilus nicht vermehrt. Nierenbecken o. B. Gewicht: 110 g.

Histologisch (Dr. F. Koch): Interstitium fast durchweg verbreitert, meist kernarm, fädig; an anderen Stellen, aber nur streng herdweise, mit Rundzellen infiltriert. In diesen Teilen die Tubuli in allen Stadien des Unterganges, vermindertes Epithel, enges Lumen.

Dazwischen eingestreut Tubuli, die anscheinend immer einem Nephron entsprechen, das Lumen mächtig erweitert, darin krümeliges Eiweiß. An einzelnen Stellen massenhaft Erythrozyten, das Epithel abgeflacht, in Degeneration (nur geringe Verfettung), oft nur noch als endothelartiger Streifen erkennbar. Solche Herde erweiterter Tubuli entsprechen den Vorbuckelungen an der Oberfläche.

Völlig verödete hyaline Glomeruli sind überhaupt nicht vorhanden. Bei weitem die Mehrzahl vergrößert, die Kapsel prall ausfüllend; Kapselraum frei, keine Verklebungen, keine Auffaserung des Kapselbindegewebes. Schlingen zart, noch scharf gegeneinander abgesetzt, nur stellenweise keine Erythrozyten enthaltend; an den meisten Glomeruli verschiedene Schlingen mehr oder weniger mit Erythrozyten gefüllt, hin und wieder sogar strotzende Füllung des ganzen Glomerulus. Der Kerngehalt dieser Glomeruli, vorwiegend Endothelien, ist um so stärker, je weniger Erythrozyten im Glomerulus sind.

Von da an finden sich laufende Übergänge verschieden starker Schlingenverödung, oft nekrotischer Zerfall mit Kapselverklebung, aber keine ausgesprochenen Wucherungen des Kapselepithels. Hin und wieder auch gewaltige zwiebelschalenartige Auffaserung des Kapselbindegewebes. Arterien durchweg bis in die kleinsten Verzweigungen mit auffallend kräftiger Muskularis; in den mittleren findet sich geringgradige grobe Elastikahypertrophie; in den kleinen Arterien einfache gestreckt verlaufende Elastika und mächtige wabige Endarteriitis bis fast zum Lumenverschluß. In der Endarteriitis Degenerationserscheinungen, Verfettung, Hyalinisierung und Kernverlust, äußerst selten tropfiger Zerfall. Die Endarteriitis reicht stellenweise, aber nicht immer bis zum Mittelteil der Interlobularis. Ein Teil der V. afferentia bei verdickter Wand kaum Veränderungen, im Lumen Erythrozyten; andere hyalin, in der ganz verdickten Wand nur selten nekrotische Erscheinungen.

Dieser Fall von zweifellos sekundärer Schrumpfniere unter dem Bilde der malignen Sklerose ist aus verschiedenen Gründen von ganz besonderem Interesse. Er zeigt, daß die vermeintlich schleichend verlaufenden, sog. „von vornherein chronischen" Nephritiden doch auf eine akute Nephritis zurückgehen, daß dieses akute — funktionelle — Stadium aber völlig unbemerkt bleiben kann, wenn das in diesem Falle sportgewohnte und besonders kräftige Herz der Änderung im Kreislauf gewachsen ist. Und es ist bezeichnend für das Wesen des Vorgangs der vermeintlichen „Entzündung der Niere", daß der Kranke im Anschluß an die vor 8 Jahren durchgemachte Angina nur bei sportlichen Leistungen über Atemnot und Kopfschmerz zu klagen hatte.

Der Fall lehrt ferner, daß das Wesen der „chronischen" Nephritis in der Fortdauer der allgemeinen Gefäßkontraktion besteht, und daß diese es ist, die bei der sekundären wie bei der genuinen Schrumpfniere das histologische Bild und den Untergang der Nierenelemente bestimmt. Er lehrt aber noch außerdem, daß auch bei der nephritischen Gefäßkontraktion die Tubuli vor den Glomeruli infolge Störung der Nierendurchblutung zugrunde gehen können — wie bei der senilen arteriosklerotischen Schrumpfniere (S. 1581).

Der Fall lehrt endlich, daß die „maligne Hypertension" in der allgemeinen Gefäßkontraktion besteht, und warum manche Fälle von sekundärer Schrumpfniere des vaskulären Typus klinisch und histologisch einer malignen Sklerose zum Verwechseln ähnlich sehen können.

Mit Rücksicht auf die große theoretische Bedeutung solcher Fälle von zweifellos maligner Hypertension, aber nicht Sklerose, und um die Schwierigkeit auch der histologischen Differentialdiagnose hervorzuheben, gebe ich noch 2 Beispiele:

H. Bl., 42 Jahre. Anfang **1926** fühlt sich Patient matt, abgespannt, Übelkeit, Erbrechen. Arzt stellt Nierenleiden fest (Alb. +). 3 Wochen ärztliche Behandlung, dann Erholungsaufenthalt bei salzfreier Kost. Nach einem Vierteljahr Wiederaufnahme der Arbeit bei gewöhnlicher Kost.

Mitte April **1928** Übelkeit, Erbrechen, Mattigkeit. Nach angestrengter Arbeit häufig abends geschwollene Füße, Bettruhe, salzfreie Kost.

1. Aufnahme 11. 6. 28: U+ 91, U− 4,5, Xanth. + (35). Ind. +. Augenhintergrund negativ. Herzhypertrophie. BD 205—240/140. Alb. 0,1⁰/₀₀. Konzentration bis 1021. Leichte Anämie, Hb. 81,5⁰/₀, r. B. 4 Mill.

Gebessert entlassen. Hat strenge Diät nicht eingehalten. Anfang April 1929 Übelkeit, Erbrechen. Flimmern vor den Augen. Fortgeschrittene Neuroretinitis, Opt. hyperämisch, Ödem. Gefäße hochgradig verändert, feine Degenerationsherde und Blutungen.

2. Aufnahme 29. 4. 29: BD 250/150. U^+ 100 mg%, U^- 8. Ind. +, Xanth. —, Alb. +, Hb. 61%, r. B. 3,2 Mill.

19. 5. 29: Beklemmung, Atemnot, Unruhe. Skopolamin. Nach einer halben Stunde eklamptischer Anfall. Reichliches Erbrechen. Babinski +, Sehnenhüpfen +, Verwirrtheit. Bewußtlos. Nachts öfter Krämpfe. Tod im Anfall.

Autopsie: Sek. Schrumpfniere. Frische Hirnblutung in die rechten Stammganglien. Hochgradige Hypertrophie und Dilatation des Herzens (750 g).

Mikroskopisch (Dr. F. Koch): Herdweise Interstitium verbreitert, hin und wieder mit Rundzellen infiltriert. In diesen Teilen Tubuli in allen Stadien des Untergangs mit engem Lumen, abgeflachtem Epithel. Die erhaltenen Tubuli contorti stark erweitert, mit abgeplattetem und feintropfig verfettetem Epithel.

Nur wenig völlig verödete Glomeruli mit pyknotischen Kernresten, die anderen leichte Kernvermehrung (Endothel), meist völlig erythrozytenleer, nur einige Glomeruli mit gutem Erythrozytengehalt. Zeichnung der Knäuel meist verwaschen, ödematös durchtränkt, hin und wieder Schlingenblähung, im Lumen krümeliges Eiweiß; an anderen Glomeruli einzelne Schlingen verdickt, von hier laufender Übergang zur völligen Verödung einzelner Schlingen oder Knäuelteile. Kapselraum meist frei bei zartem Epithel, verödete Schlingen oft mit der Kapsel ohne Wucherung des Epithels verklebt. An den Stellen verbreiterten Interstitiums Kapselbindegewebe oft erheblich zwiebelschalenartig verbreitert, sonst fein und zart.

Arterien durchweg sehr muskelkräftig. In den größeren geringe grobe Aufsplitterung der Elastika, die stromabwärts abnimmt. Sehr starke Endarteriitis in den kleinsten Arterien mit starker Einengung des Lumens und Degenerationserscheinungen (vorwiegend Hyalinisierung) bis zum nekrotischen Zerfall.

In diesem Falle hätte man klinisch eine maligne Sklerose annehmen können, der Obduzent erklärte die Schrumpfniere für sekundär.

In dem folgenden Beispiel lag die Sache umgekehrt:

Joh. Ei., 49 Jahre, Koch. 1915: Im Kriege auf Urlaubsfahrt sehr gefroren und erkältet. Zu Hause mit Fieber und Kopfschmerzen erkrankt. Urin fast schwarz. Keine Schwellungen. Wegen der Nierenerkrankung 3/4 Jahre Lazarettbehandlung. Bei der Entlassung noch Alb. +. Subjektiv Wohlbefinden. Nach 3/4 Jahren wieder eingezogen als Koch; D.B. anerkannt, Rente. Wegen seines Gesundheitszustandes Beruf aufgegeben.

1920 Alb. +. 1924 Sehstörung — nach starkem Alkoholgenuß Schleier vor den Augen, zurückgegangen.

1926 Verschlimmerung. Unruhe, Herzklopfen, Kopf- und Rückenschmerzen. Alb. ++.

1927 Atemnot beim Treppensteigen.

Vor 1/2 Jahr plötzlich starker Husten und sehr heftige Atemnot. Beklemmungsgefühl. Diese Anfälle wiederholen sich mehrfach, nach Nitroglyzerin besser. Starke Durchfälle, häufig Urindrang. Kopfschmerzen. Seit einem Jahr blasse Gesichtsfarbe.

1. Aufnahme 13. 6. 28. Befund: Großes Herz. BD 225/145. Alb. $1^1/_2$%$_{00}$, r. B. 4 Mill. U^+ 89, Ind. +, Xanth. neg. Ambard 0,2. C. V. 1016. Augenhintergrund: Neuroretinitis. Doppelseitige Otitis media. Zahngranulom. Ischias. Gebessert, kardial kompensiert mit BD 195/125 entlassen.

2. Aufnahme 26. 10. Benommen eingeliefert. Frau berichtet, Patient sei 23. 9. erschöpft nach Hause gekommen mit Atemnot nach Hustenanfall. 25. 10. heftige Kopfschmerzen. Nachts wirr gesprochen, morgens ohne Bewußtsein.

Befund: BD 250/150, U^+ 108, U^- 6 mg%, Ind. +, Xanth. +.

28. 10. zwei eklamptische Anfälle. Aderlaß. Lumbalpunktion. Punktat klar. Exitus.

Autopsie: Große Hirnblutung im linken Okzipitallappen mit Durchbruch in den Subduralraum. Ausgesprochene Sklerose der Aorta. Hochgradige Herzhypertrophie besonders links (740 g). Niere: „maligne Sklerose".

Mikroskopisch (Dr. F. Koch): Interstitium herdweise verbreitert mehr ödematös, dazwischen untergehende Tubuli. Keine starke Erweiterung anderer Tubuli.

Glomeruli in mäßiger Zahl völlig verödet, die Schlingen der anderen nicht selten gebläht und leer, oft aber normaler Erythrozytengehalt, nicht selten sogar strotzende Füllung. Vereinzelte Glomeruli sehr groß, vollkommen ausgefüllt durch gewucherte Kapillarendothelien, sie sind auch blutleer. Das Verhalten von Endothel und Epithel ist nicht genauer zu beurteilen (Fäulnis).

Arterien durchweg muskelkräftig, an den größeren und mittleren verschieden starke grobe Elastikavermehrung, die sich mehr feinfädig weit in die Interlobularis fortsetzt; in den kleinsten Arterien hochgradige Endarteriitis, viele durch Intimawucherung verschlossen.

In diesem Falle lautete die Diagnose des Obduzenten auf Grund des makro- und mikroskopischen Bildes maligne Sklerose und typische Arteriolosklerose.

Nach der Vorgeschichte und dem Verlauf kann es sich aber nur um eine sekundäre Schrumpfniere nach Kriegsnephritis gehandelt haben.

Die Unterscheidung dieser Formen von der malignen Sklerose kann klinisch wie histologisch unmöglich werden, weil sich bei der nephritischen Form bei genügend langer Dauer der Blutdrucksteigerung sekundär Elastose der Nierenarterien, bei der malignen Sklerose infolge der angiospastischen Ischämie auch Glomeruliveränderungen nephritischen Charakters entwickeln, und weil beiden die starke Endarteriitis gemeinsam ist. Mit Sicherheit kann man eine maligne Sklerose nur ausschließen, wo die Vorgeschichte auf eine nephritische Erkrankung hinweist, wo das sehr jugendliche Alter der Annahme einer primären Angiosklerose widerspricht und histologisch da, wo die Elastikahypertrophie fehlt.

Keith, Wagener und Kernohan geben an, daß die für Nephritis so charakteristische Anämie und Niereninsuffizienz bei der malignen Sklerose fehlen können, und sie glauben auch, daß die Retinitis bei beiden sich oft unterscheiden lasse. Bei der malignen Hypertension sei das Ödem der Netzhaut weniger ausgedehnt und dicht, und die Neigung zu peripapillärem Schneedamm-(snow-bank) Exsudat sei geringer. Die Hyperämie des Diskus stehe in deutlichem Gegensatz zu der Anämie des Diskus und der Retina bei der nephritischen Retinitis. Sklerose der Netzhautarterien sei stets vorhanden bei der malignen Hypertension und fehle gewöhnlich bei der chronischen Nephritis. Bei dieser sei die Niere schwerer geschädigt und Niereninsuffizienz trete frühzeitig auf, bei der malignen dagegen erst in dem Endstadium, während die Arteriolenveränderung besonders in der Retina frühzeitig erscheine. Doch scheint mir auf diese Unterscheidungsmerkmale gerade bei den chronischen Nephritiden von vaskulärem Typus kein sicherer Verlaß zu sein.

Aber es ist richtig, daß die schwersten Grade der Retinitis häufiger bei Nephritiden im Endstadium angetroffen werden. Auch hier handelt es sich oft um eine finale Beschleunigung des Verlaufes durch Zunahme der allgemeinen Ischämie, und es liegt wohl an der Enge der — jugendlicheren — Gefäße, daß die höchsten Grade der spastischen Durchblutungsstörung eher bei Nephritiden zustande kommen.

Bei diesen pflegt aber auch der Krankheitsverlauf keinen Zweifel über die Art der Nierenerkrankung zuzulassen. Bei der lange latenten sekundären Hypertonie dagegen, die sich zum Schluß wie eine maligne Sklerose verhält, da ist auch der Augenhintergrund der der Sklerose. Im übrigen wird es sich sicher lohnen, das Augenhintergrundsbild und die histologische Reaktion der Retina mit dem der Niere in jedem einzelnen Falle genau zu vergleichen. Man wird hier einen weitgehenden Parallelismus und die gleichen Unterschiede je nach der Verlaufsart, d. h. nach dem langsamen oder überstürzten Verlaufe finden und damit diagnostisch-prognostische Anhaltspunkte aus der Art und Schwere der Augenhintergrundsveränderungen gewinnen.

Besteht schon eine Niereninsuffizienz, so ist im Grunde die Unterscheidung zwischen genuiner und sekundärer Schrumpfniere praktisch unwichtig, wenn auch für die Prognose nicht gleichgültig. Manche Fälle von sekundärer Schrumpfniere verlaufen selbst im Endstadium noch viel weniger rasch progredient als die richtigen malignen Sklerosen.

5. Wichtiger und verantwortungsvoller erscheint aber die Entscheidung, ob ein nephritisches Krankheitsbild bei hochgradiger Blutdrucksteigerung und Herzhypertrophie auf einer genuinen oder sekundären Schrumpfniere, oder aber auf einer akuten, noch heilbaren Nephritis beruht, die sich bei einem Hypertoniker entwickelt, sich auf die Präsklerose der Nierengefäße aufgepfropft hat. Diese Komplikation von Sklerose mit akuter Nephritis kommt möglicherweise vor.

Fahr und ich haben in unserem Atlas einen solchen Fall, der moribund zur Aufnahme kam, beschrieben. Seitdem habe ich einige Fälle, die so gedeutet werden konnten, beobachtet und in einem Falle, der dekapsuliert wurde, schien sich die Diagnose auch histologisch zu bestätigen.

Mir sind allerdings Zweifel aufgetaucht, ob diese Komplikation sich überhaupt anatomisch diagnostizieren läßt, wenn erst einmal eine hochgradige Arteriosklerose der Nierengefäße besteht.

Ich sehe wenigstens keine Möglichkeit, eine akute oder perakute Ischämie endogenen Ursprungs, die sich auf dem Boden einer hochgradigen Angiosklerose entwickelt und klinisch das Bild der akuten oder subakuten Nephritis, anatomisch das Bild der blutleeren Glomerulischlingen mit Endothelproliferation, vereinzelten Halbmonden, oder einer Arteriolonekrose hervorruft, von dem wesensgleichen Vorgang exogener Ätiologie, aber wahrscheinlich gleichfalls endogenen Ursprungs, den wir Nephritis nennen, zu unterscheiden, wenn er sich auf dem gleichen Boden entwickelt. Der Beweis für das Vorkommen einer Komplikationsform wäre histologisch nur da zu liefern, wo der Anatom eine akute Nephritis bei einem als roten Hypertoniker bekannten Individuum feststellt, bei dem die Elastose und Arteriolomalazie der Nierengefäße noch sehr gering entwickelt ist; klinisch nur da, wo bei einer essentiellen Hypertension eine ätiologisch und klinisch eindeutige Nephritis eintritt und ausheilt, um wieder das alte Bild der essentiellen Hypertension zu hinterlassen.

Als Fälle dieser Art sind vielleicht die beiden folgenden zu betrachten:

Ägidius Gold..., 58 Jahre, Heizer. Ende Mai 1930 nach einer Schwellung am linken Backen und Halsschmerzen mit Temperaturen bis 38,8° bettlägerig. Seit dieser Zeit Klagen über Atemnot. Vorher müheloses Treppensteigen.

12. 6. Befund: Haut blaß, bräunlicher Unterton. Leichte Zyanose der Lippen, keine Ödeme. Herz nach rechts und links verbreitert, rechts 2 Querfinger außerhalb des Sternalrandes, links 2 Querfinger außerhalb der Mamillarlinie. Spitzenstoß nicht deutlich palpabel, 1. Ton über der Mitralis unrein. Puls regel- und gleichmäßig, gespannt. BD 210/120. Sediment: Vereinzelt granulierte, reichlich hyaline Zylinder, mäßig Erythrozyten, Leukozyten, Epithelien und Schleimfäden. Albumen +, 0,7⁰/₀₀ nach Esbach. Blutwerte: U⁺ 38,4, U⁻ 5,9 mg%, Xanth., Ind. negativ. Augenhintergrund o. B. Röntgendurchleuchtung des Thorax: Quer gestelltes schlaffes, aber nach links großes Herz. Nach 3 Tagen Hungern und Dursten, 4 Obsttagen Blutdruck 150/95, Eiweiß: leichte Trübung, Reaktion alkalisch. Gewichtsabnahme 10,5 kg. 30 Tage nach Aufnahme ist der Blutdruck zur Norm abgefallen, 115/90. Keine Albuminurie mehr. Im Sediment vereinzelt hyaline, granulierte Zylinder, mäßig Erythrozyten. Mittelwert der täglichen Urin-Kochsalzmenge bei NaCl-freier Kost 0,5 g. Nach 2 g Kochsalzzulage steigt der Blutdruck auf 140/105 im Laufe eines Tages an. 1. 8. 30 Entlassung. Nachuntersuchung war nicht möglich.

Dersch...., Peter, 49 Jahre, Spengler. Vater an Gehirnschlag gestorben.

1905 „Nierenentzündung". Urin rot gefärbt, nicht geschwollen, keine Atemnot, kein Herzklopfen, Blutdruck nicht gemessen. Während des Krieges an der Front.

Mitte April 1930 rote Flecken an den Armen, Oberkörper und Beinen, linker Fuß und Handgelenke geschwollen. 3. 5. Schluckschmerzen, geschwollene Mandeln. Danach Schmerzen in der Nierengegend, Gesicht war stark geschwollen, keine Atemnot, kein Herzklopfen, am Harn ist ihm nichts aufgefallen.

8. 5. 30. Aufnahmebefund: Tonsillen vergrößert, zerklüftet, belegt. Herzgrenzen nach links verbreitert, Akzentuation des 2. A.T., Aktion regelmäßig. Röntgenologisch: Nach links großes aortenkonfiguriertes Herz mit breiter vermehrt schattengebender Aorta. Leber 2 Querfinger unterhalb des Rippenbogens. Blutdruck 165/100. Blutwerte: U⁺ 66,9 mg%, U⁻ 3,4 mg%, Indikan und Xanthoprotein negativ. Urin: Eiweiß +, 0,4⁰/₀₀ nach Esbach. Blut +. Im Sediment reichlich granulierte und hyaline Zylinder, Erythrozyten und Leukozyten. Lipoide negativ. Nach 4 Hunger- und Dursttagen Blutdruck 120/90. 21. 5. Wasserversuch: Größte Halbstundenmenge 125 ccm, niedrigstes spezifisches Gewicht 1002, Gesamtausscheidung in 4 Stunden 525 ccm bei 1500 ccm Aufnahme. Höchstes spez. Gew. 1015 nach 14 Stunden. Wasserversuch vom 30. 5.: Größte Halbstundenportion 180, niedrigstes spez. Gew. 1001, Gesamtausscheidung in 4 Stunden 940 ccm bei 1500 ccm Aufnahme, höchstes spez. Gew. 1020, in 24 Stunden 1565 ccm ausgeschieden. Während des Wasserversuches keine Änderung des Blutdruckes. Tägliche ausgeschiedene Urinkochsalzmenge 0,78 g. Im Sediment reichlich granulierte und hyaline Zylinder, mäßig Leukozyten und Erythrozyten. Eiweiß: leichte Trübung. Unter Digipurat 3mal 20 Tropfen tgl. ist der Blutdruck am 24. 6. auf 165/100 angestiegen. Wasserversuch am 24. 6.: Größte Halbstundenportion 250, niedrigstes spez. Gewicht 1001, Gesamtausscheidung in 4 Stunden 965 ccm bei 1500 Aufnahme, höchstes spez. Gewicht 1022 nach 12 Stunden; die während des Wasserversuchs ausgeschiedene Kochsalzmenge beträgt 9,37 g. 10. 7. zur Tonsillektomie verlegt. 16. 7. zurückverlegt. Befund: Blutdruck 175/100 mm Hg, Eiweiß: Leichte Trübung, im Sediment vereinzelt granulierte, mäßig hyaline Zylinder. Mäßig Erythrozyten, viel Leukozyten. 31. 7. Wasser- und Konzentrationsversuch: Niedrigstes spez. Gew. 1002,

größte Halbstundenportion 330, Gesamtausscheidung nach 4 Stunden 1360 ccm bei 1500 ccm Aufnahme. Höchstes spez. Gew. 1020 nach 21 Stunden, Blutdruck während des Wasserversuchs im Mittel 160/100, kein Anstieg, ausgeschiedene Kochsalzmenge 0,5 g.

Entlassungsbefund: am 28. 8. Blutdruck 170/100, im Sediment vereinzelt hyaline Zylinder, Eiweiß: leichte Trübung, nach Esbach nicht ablesbar.

Nachuntersuchung am 10. 2. 31: BD 185/125 mm Hg. Urin enthält Spuren Eiweiß, Urobilin und Urobinogen leicht pos., im Sed. reichlich Leukoz. und Epith. Patient hat nicht salzfrei gelebt.

6. Ebenso schwierig und verantwortungsvoll ist endlich die Differentialdiagnose zwischen maligner Sklerose und der selteneren Form des blassen Hochdrucks infolge eines Tumors der Marksubstanz der Nebenniere. Auf S. 388 ist das Krankheitsbild an Hand mehrerer Beispiele bereits eingehend geschildert. Ich möchte hier noch ein Beispiel einschalten, das erst nach Abschluß des I. Bandes zur Beobachtung gekommen ist und die Schwierigkeit und Wichtigkeit der Differentialdiagnose grell beleuchtet.

Dr. Ernst Fl....., 38 Jahre. Familienanamnese o. B. Stets gesund, sehr leistungsfähig. Guter Turner und Sportsmann.

1927 Aufnahme in Lebensversicherung. BD 125, kein Alb.

Von März 1929 ab und zu leichte Schwindelanfälle. Im Juni BD 145, Alb. neg. Sediment o. B. Seit August 1929 werden die Schwindelanfälle häufiger, dabei sehr starkes Gefühl körperlicher und geistiger Schwäche, so daß er sich hinsetzen und wiederholt seine Sprechstunde abbrechen mußte. Im September große psychische Erregung (Tod des Schwiegervaters), plötzlich Attacke heftigsten, 3 Minuten anhaltenden, im Hinterkopf lokalisierten Kopfschmerzes. BD einige Zeit danach in anfallsfreier Phase 180 mm Hg. Seit Oktober kommen diese Anfälle häufiger, vor allem beim Rasieren, beim Gurgeln, also beim Hintenüberbeugen des Kopfes. Wa.R. neg. Röntgenuntersuchung der Wirbelsäule negativ, Augenhintergrund o. B. Seit November kommen zu diesen Anfällen von Kopfschmerzen gleichzeitig auftretendes, sehr starkes Herzklopfen, Bradykardie, Vasokonstriktion (blasse Hände, blasse Lippen, kalte Extremitäten). Nach wenigen Minuten klingt der Anfall, auch die Kopfschmerzen ab, dann Tachykardie und Vasodilatation. Dauer 5 Minuten. Im Anfall BD 245, danach 190—180. Alb. Spuren, vereinzelt Zyl. und Erythr. Einer der Ärzte äußert den Verdacht auf Nebennierentumor.

Von Dezember 1929 bis Januar 1930 in Urlaub am Meere, Anfälle werden seltener, Allgemeinbefinden besser, kann baden und schwimmen. Im Februar 1930 werden die Anfälle häufiger und stärker. Genaue klinische Untersuchung ergibt nur normale Resultate. Nierenfunktion o. B., Zuckertoleranz normal. BD 180/130 in anfallsfreier Zeit, Alb. Spuren, nach Anfällen etwas mehr, niemals Makro- oder Mikrohämaturie. Das Auftreten der Anfälle ist von körperlicher Arbeit oder psychischen Faktoren vollkommen unabhängig. Vom April 1930 ab treten die Anfälle etwa 3—4mal am Tage auf, sie sind jetzt von langanhaltenden Depressionen gefolgt. Im Juni klinisch beobachtet: Niere o. B. Im August desgleichen: Niere o. B. BD schwankend. Am 8. 8. 30 in Kissingen im Anfall BD 330/120, sinkt nach kurzem auf 240/120 ab. In anfallsfreier Zeit im Mittel 185/120. Streng durchgeführte salzfreie Diät. Intensive medikamentöse Behandlung. Dreiwöchentliche absolute Bettruhe ohne jeden Einfluß auf Stärke und Häufigkeit der Anfälle. Im September 1930 nach einem Anfall Skotom des rechten Auges.

Aufnahmebefund 25. 9.: Geringe Verbreiterung des Herzens nach links. Nierenfunktion: Alb. 0,2—0,7°/$_{00}$, Höchstwert nach Anfall 1,3°/$_{00}$. Geringe Mikrohämaturie. Ambard 0,08, U+ 22, U− 4,3, Chol. 240 mg°/$_0$. Kein sicherer Palpationsbefund in abdomine. I. V. Pyelogramm o. B., BD schwankend, in anfallsfreier Zeit etwa 225/145, im Anfall 242/148, einmal 265/150. Zuckerbelastung ergibt verzögerte Rückkehr des Blutzuckers zur Norm (an diesem Tage sehr viel Schmerzen). Bei subokzipitaler Punktion am 15. 10. Druck leicht erhöht, Liquor normale Eiweißreaktion, Wa. R. negativ. U+ 38 mg°/$_0$. Am 15. 10. Blut: Ninhydrin positiv.

Auch hier heftigste Anfälle mit enorm starken Kopfschmerzen, wieder hauptsächlich im Hinterkopf, dann aber auch hinter den Augen. Im Gegensatz zu früher jetzt schon im Anfall Tachykardie, nur ganz kurz dauernde Vasokonstriktion, dann Vasodilatation mit diffusen Schweißen. Diese Schweiße sind meist universell, manchmal befallen sie nur den Oberkörper, einige Male nur den Nacken, öfters sind sie auf der linken Seite stärker als rechts. Jede medikamentöse Behandlung des Anfalls erfolglos, nur Morphium hilft ein wenig. Nach den Anfällen keine Polyurie.

Augenhintergrund am 26. 9.: Rechts Optikusgrenzen verschleiert, Gefäße stark sklerosiert, strich- und punktförmige Blutungen, helle Flecken, bedeutende Blutungen und Herdbildungen in der Makula. Links weniger und feinere Herdchen, spärliche Blutungen, nur geringe Verschleierung des Optikus, aber die Makula im Zerfall begriffen.

Am 8. 10. nach einem Anfall Sehschärfe schlechter geworden. Augenhintergrund: rechte Papille leicht ödematös, um die Makula größere, in der Makula stippchenähnliche Degenerationsherde, von Blutungen durchsetzt. Auch nasal der Papille eine Gruppe von Herden und Blutungen. Links in der Makulagegend ältere Veränderungen, vereinzelte weißliche Herde in der Papillenumgebung, geringe Pigmentverschiebung. Gefäße beiderseits: Arterien eng, viele feine Einziehungen, Venen eng, unregelmäßiges Kaliber.

Schon bei Aufnahme der Vorgeschichte habe ich auf Grund der geschilderten Anfälle von maximaler Blutdrucksteigerung mit Vasokonstriktion, von denen ich einen bei der ersten Untersuchung beobachten konnte, die Diagnose auf Nebennierentumor gestellt. Die weitere Beobachtung bestätigte diese Vermutung, es war aber unmöglich, den Sitz des Tumors festzustellen. Der Kranke drängte wegen des unerträglichen Zustandes zur Operation. Nach Rücksprache mit Prof. Schmieden wurde Laparotomie beschlossen, wobei die Gegend der rechten Nebenniere abgetastet und bei negativem Befund die linke exstirpiert werden sollte.

Bei der Operation am 17. 10. 30 konnte rechts ein Tumor nicht gefühlt werden. Das Nebennierengewebe links ist auf etwa das Dreifache des normalen vergrößert, es gelingt, das Gewebe vollständig zu entfernen, es besteht wesentlich aus Marksubstanz. Vor Operation BD 203/158, den Tag über 160/130. Abends Temperaturanstieg bis 39,5, nachts plötzlicher Aufschrei, Bewußtsein geschwunden, kehrt nach Herzmittel wieder, nach wenigen Minuten wieder Bewußtlosigkeit, schlaffe Lähmung, weite Pupillen, Atemstillstand und trotz aller Bemühungen Aufhören der Herztätigkeit. Exitus.

Die Autopsie ergab einen über hühnereigroßen Tumor der rechten Nebenniere, der nach vorn mit dem Unterrand der Leber flächenförmig verwachsen war. Der Tumor besteht aus ziemlich großen Zellen mit reichlichem Protoplasma und einem nicht sehr dunkel gefärbten Kern. Die Zellen sind in Säulen, Strängen oder Alveolen angeordnet. Zwischen diesen Zellsträngen sind sehr dünne feine Kapillaren reichlich vorhanden. Bei der Untersuchung von Stellen, an denen der Tumor makroskopisch von Nebennierenrinde überlagert war, läßt sich feststellen, daß der Tumor im Bereiche des Markes entstanden ist, jedoch mit dem Markgewebe selber nicht in direkter zellulärer Verbindung steht, sondern durch Bindegewebskapsel von dem Mark getrennt ist. Mark und Rinde im Bereich des Tumors atrophisch und zusammengedrückt.

Herz: Hypertrophie des linken Ventrikels (2,7 cm, 445 g).

Niere makroskopisch (Dr. F. Koch): Niere von normaler Größe. Kapsel ohne Substanzverlust abziehbar. Auf der Oberfläche ganz vereinzelt alte, tief eingezogene Narben, sehr selten flohstichartige Blutpunkte. Normale Konsistenz. Schnittfläche gut durchfeuchtet. Rinde von normaler Breite, guter Zeichnung, scharf abgesetzt gegen das Mark.

Mittlere Gefäße in den Pyramiden klaffen mit verdickter Wand, die kleinen in der Rinde nicht sichtbar. Hilusfettgewebe nicht vermehrt. Nierenbecken o. B.

Histologisch: Nur selten, auch dann nur in ganz kleinen Herden Interstitium verbreitert, kernarm, fädig. In diesen Herden hin und wieder ein verödeter, zum Teil völlig hyaliner Glomerulus oder solche mit erheblicher zwiebelschalenartiger Verdickung des Kapselbindegewebes oder wieder andere, die den Schlingenverlauf durch die wenigen, aber in Pyknose begriffenen Kerne noch erkennen lassen. Die Tubuli in allen Stadien des Untergangs, meist mit erheblich hyalin verdickter Basalmembran.

Alle anderen Glomeruli zeigen durchweg das gleiche Bild: Die Schlingen meist scharf konturiert und zierlich, selten gering verdickt; das Lumen nicht erweitert, Endothel und Epithel nicht vermehrt, im Lumen fädiges Eiweiß, meist normaler Erythrozytengehalt, keine Leukozytenvermehrung. Sehr selten strotzende Füllung. An einzelnen Glomeruli sind einzelne Schlingenteile verwaschen, ödematös durchtränkt, nur äußerst selten an solchen Stellen Verklebung mit der Kapsel, aber nirgends Aktivierung des Kapselepithels oder Kapselbindegewebes. Keine Reaktion im anliegenden Interstitium. Kapselraum meist frei, selten krümeliges Eiweiß oder einzelne Erythrozyten. Nur äußerst selten ein in der Zeichnung verwaschener ödematös durchtränkter und erythrozytenleerer Glomerulus im ganzen oder auf größeren Strecken mit der Kapsel verwachsen, dann geringe Aktivierung des Kapselepithels, deutlich hyalin durchtränkte Auffaserung des Kapselbindegewebes und stärkere fädige kernarme Auflockerung des Interstitiums.

An den Arterien durchweg eine sehr kräftige, wohlerhaltene Muskularis, die im umgekehrten Verhältnis zum Kaliber nach der Peripherie deutlich zunimmt. Die Elastika der mittleren Arterien meist einfach, oft geringe, selten stärkere grobe Aufsplitterung. Mit zunehmender Aufsplitterung verliert die Elastica interna ihre regelmäßige Kräuselung. An einzelnen kleinen Arterien deutliche ringförmige bindegewebige Intimaverdickung (Endarteriitis). Die Arteriolen zeigen ebenfalls eine sehr dicke, aber oft völlig homogen hyalinisierte Wand. Diese hyaline Durchtränkung erstreckt sich aufwärts in verschieden starkem Ausmaße bis zu dem mittleren Teil der Interlobularis. Die Tubuli lassen nur eine geringgradige trübe Schwellung erkennen.

Der rasche unglückliche Ausgang in diesem Falle ist wohl darauf zurückzuführen, daß die rechte Nebenniere durch den Tumor komprimiert und funktionsunfähig war, so daß die

Entfernung der kompensatorisch vergrößerten linken nicht ertragen wurde. In Zukunft wird es sich empfehlen, in solchen Fällen, in denen die Seite des Tumors nicht diagnostiziert werden kann, lieber beiderseits extraperitoneal von hinten die Nebennierengegend freizulegen.

Ein ganz ähnlicher Fall ist April 1930 von Labbé, Violle und Azérad beschrieben worden.

G., 29 Jahre. 1921 in Behandlung wegen einer Gesundheitsstörung, die als chronische Nephritis aufgefaßt wurde. Seit 1925 werden richtige Anfälle von Hypertension beobachtet, die sich durch Übelbefinden, profuse Schweiße und Tachykardie verraten. Alb. 1—2°/$_{00}$, U+ 70 mg°/$_0$, BD gewöhnlich 160/100, steigt in den Paroxysmen bis 250, 300 und mehr. Der Anfall beginnt mit Angstgefühl und Blässe, die Augen verstört, die Pupillen erweitert. Dann tritt heftige Palpitation auf mit Zunahme der habituellen Tachykardie, stark erregter Herzaktion und Blutdrucksteigerung. Dauer im Mittel eine Stunde, das Ende kündigt sich an durch eine abundante Schweißkrise.

Der Anfall wiederholt sich bisweilen mehrmals am Tage.

Oktober 1925 rechtsseitige Hemiplegie. Januar 1927 Alb. 0,75—1,5°/$_{00}$. Azotämie 61 mg°/$_0$, Cholesterin 260 mg. BD 160/100. Frequenz 120. 1. 2. plötzliche Übelkeit, Erbrechen, Semi-Koma, BD über 350/220, nach Aderlaß von 700 ccm 170/140. Amylnitrit ohne Erfolg. Exitus.

Autopsie: Linke Nebenniere 7 g, normal, rechte Nebenniere 120 g, Tumor von der Größe einer kleinen Orange, Adenoma medullare. Niere 125 und 115 g, etwas hart, Kapsel schlecht abziehbar. Mikroskopisch: Die Veränderungen einer chronischen Nephritis mit glomerulärer Sklerose.

In diesen Fällen, in denen die Palpation völlig im Stiche läßt, weisen die eigenartigen Anfälle von Extrasteigerung des Blutdrucks mit Blässe, Pulsbeschleunigung und nachfolgenden Schweißen auf die Besonderheit der Genese des — blassen — Hochdrucks hin.

Vielleicht kann eine Röntgenaufnahme mit Luftfüllung des Nierenlagers zur Diagnose dieser merkwürdigen und seltenen Fälle beitragen.

Rätselhaft erscheint, daß es uns (Hessel) auch in diesem Falle nicht gelungen ist, eine Vermehrung von Adrenalin im Arterienblute nachzuweisen.

Aber auch bei Fällen von permanentem Hochdruck ohne derartige paroxysmale Extrasteigerung des Blutdrucks muß man an die Möglichkeit eines Hypernephroms denken und sie durch Palpation ausschließen. S. 389 sind bereits mehrere solche Fälle, in denen die Diagnose rechtzeitig gestellt, und S. 1729 ein Fall, in dem die Diagnose von mir nicht gestellt wurde, erwähnt. Ich habe vor kurzem wieder einen solchen Fall beobachtet.

We., Georg, 49 Jahre. 1915 auf Transport nach Rußland erkältet, Fieber, Urin dunkel, rot und trüb, keine Atemnot, keine Schwellungen. In der folgenden Zeit oft Brennen bei der Miktion, ab und zu Rückenschmerzen, Urin sah grünlich aus.

1917 erneute Erkältung, abermals makroskopische Hämaturie. Deswegen im Heimatslazarett. Alb. positiv, geringe Kopfschmerzen, keine Ödeme. Blutdruck nicht gemessen. Diagnose: Nierenentzündung.

Frühjahr 1918 abermals erkältet, Fieber und Halsschmerzen, Urin rot, Brennen in Urethra. Alb. 0,5—1°/$_{00}$. Arzt sprach von chronischem Nierenleiden, nach 6 Wochen Bettruhe Urin wieder hell, Alb. bis auf Spuren negativ. Rentenantrag: Zusammenhang mit dem Kriegsdienst bejaht, E. M. 40°/$_0$.

Im Sommer 1920 abermals Hämaturie, Trink- und Badekur in Wildungen. 1921 wieder Hämaturie, wieder Brennen bei der Miktion, Rente auf 50°/$_0$ erhöht.

1927 bemerkt er eine nicht schmerzende Schwellung in der linken Bauchseite. Untersuchung im Krankenhaus Da.: Blutdruck 200 mm Hg, chronische Nephritis angenommen.

Mai 1929 Nachuntersuchung in Versorgungsstelle H.: Abermals chronische Nephritis angenommen. Rente 60°/$_0$.

Juli 1930 Stiche in der linken Bauchseite nach der Blase, aber auch nach dem linken Arm ausstrahlend. Allgemeine körperliche Schwäche.

Aufnahme 18. 11. 30: Blasses Aussehen, Patient niedergedrückter Stimmung, apathisch. Blutdruck 215/105. Alb. 8°/$_{00}$, keine Lipoide, reichlich granulierte und hyaline Zylinder, mäßig Erythrozyten. Blutbild außer einer geringen Anämie normal, BSG 3 Std. 40 Min., U+ 47,8 mg, U− 2,9 mg°/$_0$, Cholesterin 170 mg°/$_0$, Xanth. und Ind. negativ. Ninhydrinprobe negativ. Im Augenhintergrund keinerlei Veränderungen der Netzhaut, die Gefäße in geringem Grade deformiert. Beim Wasserversuch mit 0,4 Theozin in 4 Stunden 975 von 1500 ccm ausgeschieden, größte Halbstundenmenge 150 ccm, verdünnt bis 1000.

Beim K.V. in 24 Stunden 1022 erreicht. Röntgenaufnabme: kindskopfgroßer, scharf-randiger Tumor im linken Ober- und Mittelbauch. Das i. v. Pyelogramm zeigt, daß dieser Tumor das linke Nierenbecken und die linken Nierenkelche von unten her eindellt und deformiert und den linken Ureter in seinem obersten Teile deutlich medialwärts verlagert. Zystoskopie: normales Blasenbild. Blauprobe rechts und links nach $5^1/_2$ Minuten positiv.

Diagnose: Hypernephrom.

Die Operation am 27. 11. bestätigte den klinischen Befund, der kindskopfgroße Tumor, der fast die ganze Niere mit einbezog, wurde exstirpiert. Am 30. 11. 30 Exitus an doppel-seitiger Bronchopneumonie.

Sektion: Hypertrophie des linken Herzens, Bronchopneumonie beider Unterlappen. Nierenbefund (Dr. F. Koch), linke Niere (Exstirpation): Interstitium herdweise zum Teil recht stark verbreitert, teils mehr, teils weniger mit Rundzellen infiltriert; darin Tubuli und Glomeruli in allen Stadien des Untergangs bis zur völligen Hyalinisierung. Die anderen Glomeruli sind meist gut durchblutet, oft sogar strotzende Füllung, hin und wieder Schlingen-verdickung und -Verbreiterung, selten Verklebung mit Kapsel.

Arterien durchweg mit muskelkräftiger Wand, in den mittleren mäßig grobe Elastika-aufsplitterung, nirgends Endarteriitis, in der Arteriolenwand geringe Hyalinisierung.

Rechte Niere p. m. faul. Tubuli daher nicht zu beurteilen. Die Gefäße zeigen die gleichen Verhältnisse, doch hat man den Eindruck, daß wesentlich weniger narbiger Unter-gang in der Niere vorhanden ist. Unterscheidung von chronischer Nephritis unmöglich.

Die Prognose der Sklerosen.

Die Vorhersage im allgemeinen ist schon durch die Gegenüberstellung der gutartigen = fast stationären und der bösartigen = progredienten Formen oder Verlaufsarten präzisiert. Gerade der prognostische Gesichtspunkt hat ja zur Unterscheidung der beiden Arten geführt. Der prognostische Unterschied ist, wie wir heute annehmen, in der Verschiedenheit des Mechanismus des Hochdrucks begründet. Gewiß kann auch der blasse Hochdruck der Nephritiker, den wir im chronischen Stadium auf die Nierenerkrankung zurückführen, lange gut ertragen werden, wenn die aus dem akuten Stadium übernommene Nieren-schädigung relativ gering, die Herzkraft sehr gut ist. Aber wenn erst die Blut-druckwerte von 180—200 erreicht werden, wie sie bei dem roten Hochdruck gang und gäbe sind, dann ist die Prognose des blassen Hochdrucks schlecht, die des roten noch keineswegs. Wirklich schlecht wird die Vorhersage eines bis dahin konstitutionellen Hochdrucks erst in dem Augenblick, wo auch bei ihm der Mechanismus des blassen Hochdrucks einsetzt und damit aus der hypertonischen Sklerose ein zur genuinen Schrumpfniere fortschreitendes Nierenleiden wird.

Die schlechte Prognose der „genuinen Schrumpfniere" hat auf die Vor-stellungen vieler Ärzte über die Vorhersage der einfachen (stationären) Hyper-tension und der hypertonischen Nephroangiosklerose, die der ehemaligen „inter-stitiellen Nephritis" zugerechnet worden ist, so abgefärbt, daß die Gutartigkeit dieser Form nochmals ausdrücklich betont werden soll. Gerade die Prognose quoad Niere hat uns ja veranlaßt, das Stadium des roten Hochdrucks als benigne, das Stadium des aufgepfropften blassen Hochdrucks als maligne Sklerose zu bezeichnen. Während in diesem ischämischen Stadium die Gefahr ganz überwiegend von der Niere droht und mit Eintritt der ischämischen Komponente die Lebensdauer sehr beschränkt ist, können wir im Stadium des roten Hochdrucks in der Regel mit einer langen Lebensdauer rechnen.

Die Gefahren drohen hier nicht von der Niere, sondern in erster Linie von seiten des Herzens, in zweiter Linie von seiten des Gehirns (vgl. S. 1692, 1726). Prognostische Anhaltspunkte für die Größe der Gefahr von seiten des Herzens geben die subjektiven Klagen über Dyspnoe, anginöse Beschwerden und der objektive Herzbefund. Doch ist gerade bei der relativen Insuffizienz des starken Herzens, wenn das Herz noch auf die Behandlung anspricht, mit jahrelang dauernden Remissionen zu rechnen.

Die Gefahr von seiten des Gehirns läßt sich nur dann vorhersehen, wenn über angiospastische Insulte, Schwindel, Ohnmachten berichtet und viel über Kopfweh geklagt wird.

Einen gewissen, die Vorhersage ungünstig färbenden Anhaltspunkt geben Gefäßveränderungen im Augenhintergrund, insbesondere die retinalen Blutungen, die auf die Gefahr von Diapedesisblutungen im Gehirn hinweisen.

Es kommt aber nicht ganz selten vor, daß gerade der apoplektische Insult ohne alle Vorboten aus heiterem Himmel eintritt und das Leben beschließt. Auch plötzliche Herztodesfälle kommen vor, ohne daß der Kranke vorher etwas von seinem Hochdruck gemerkt, Beschwerden von seiten des Herzens gehabt oder zu äußern für wert gehalten hätte. Gewöhnlich weist auch in solchen Fällen die Größe des stark hypertrophischen Herzens darauf hin, daß

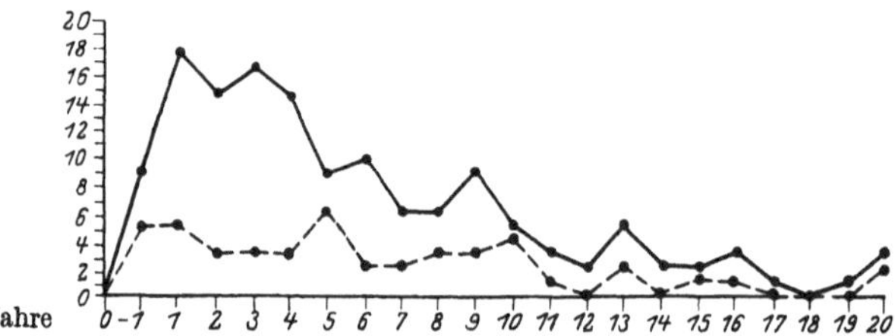

Abb. 234a. Dauer der Erkrankung vom ersten Symptom bis zum Tode; ununterbrochene Linie: Männer (141); unterbrochene Linie: Frauen (46). Zusammen 187.

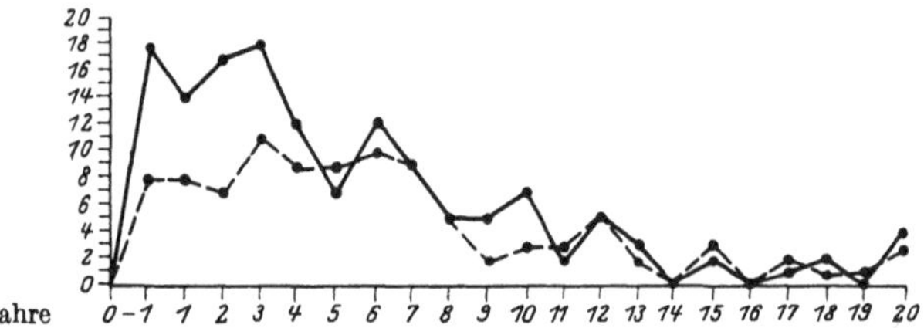

Abb. 234b. Dauer der Erkrankung bei den noch Lebenden vom ersten Symptom bis zum Juni 1912; ununterbrochene Linie: Männer (143), unterbrochene Linie: Frauen (101), insgesamt 244. (Aus Janeway.)

der hypertonische Zustand schon jahrelang symptomlos bestanden haben muß. Gerade die lange Dauer des objektiv symptomlosen Stadiums macht eine richtige Beurteilung der Lebensdauer der Hypertoniker so schwierig.

Ehrström schätzt die Dauer der latenten Krankheitszustände bis zum Auftreten der ersten subjektiven Symptome auf etwa 10 Jahre, die Gesamtdauer durchschnittlich auf 20 Jahre, rund die Hälfte der Fälle mögen einen noch längeren Verlauf von 25, 30 vielleicht 40 Jahren haben. Andererseits gäbe es auch Fälle, in denen der Verlauf kürzer ist als 20 Jahre, und aus denen hervorgeht, daß der Lebensfaden eines Hypertonikers durchschnittlich in einem Alter von etwas über 60 Jahren abgeschnitten ist.

G. Fahr berichtet über 4 dauernd beobachtete Fälle, die einen Blutdruck über 200 mm Hg 12—15 Jahre hatten, ehe deutliche Zeichen von Herzschwäche aufgetreten sind. Ein Kranker von Paulinn hatte 17 Jahre lang einen Blutdruck nie unter 200 mm Hg (Fleischmann).

Ich habe bei einer adipösen Dame, die über anginöse Beschwerden klagte, 1905 einen systolischen Blutdruck von 180 mm Hg und eine Herzhypertrophie gefunden; sie ist 1930 mit über 70 Jahren an zerebraler Arteriosklerose gestorben.

Eine Dame, bei der 1921 zum erstenmal hoher Blutdruck (280 mm Hg) festgestellt worden ist, hatte 1923 einen Blutdruck von 230, Herzhypertrophie, Alb. Spuren, Konz. 1027, U+ 26 mg%. 1925 laut Bericht Befund gut. Blutdruck 215—225, Sp. Alb. 1928 desgleichen. Gutes Allgemeinbefinden. Blutdruck 225. 1930 desgleichen.

Eine jetzt 70jährige Dame, die seit Kindheit an Migräne gelitten hat, hatte vor 12 Jahren wegen benommenen Kopfes und Kopfdruck den Arzt konsultiert, der einen Blutdruck von 220 mm feststellte. Sie kam 1927 mit einem Blutdruck von 250 mm Hg in die Klinik. Unter salzfreier Kost, die sie ganz streng einhält, sind alle subjektiven Beschwerden geschwunden, und der Blutdruck hält sich um 200—170/100—90.

H. Strauß hat einen hohen Beamten mit einem dauernden Blutdruck von 260 und 280 mm Hg über 8 Jahre in Beobachtung gehabt, ehe er seinem in voller Leistungsfähigkeit ausgeübten Beruf durch eine Apoplexie entrissen wurde.

Wenn man die Kurven der Lebensdauer seiner Fälle von Hochdruck in der ausgezeichneten Arbeit von Janeway betrachtet, so könnte man an der guten Prognose irre werden (vgl. Abb. 234 a u. b).

Danach ist die Hälfte der Männer nach 4, der Frauen nach 5 Jahren gestorben und nur $1/4$ von beiden hat seit den ersten Erscheinungen der Erkrankung 10 Jahre und mehr gelebt.

Noch bedenklicher sieht seine über 10 Jahre sich erstreckende Statistik der Lebensdauer von 438 Patienten aus, gerechnet von dem Zeitpunkt an, an dem Janeway den hohen Blutdruck feststellen konnte.

	Es waren gestorben		es lebten bis zum Abschluß der Statistik nach Feststellung des Hochdrucks	
in	von 149 Männern	49 Frauen	von 138 Männern	102 Frauen
	%	%	%	%
weniger als 1 Jahr .	49	55,1	37,0	37,3
1—2 Jahren	21,5	20,4	9,4	11,8
2—3 ,, ...	9,4	4,1	9,4	9,8
3—4 ,, ...	8,0	8,2	13,1	7,8
4—5 ,, ...	6,7	8,2	13,8	11,8
5—6 ,, ...	2,7	2,0	7,2	8,8
6—10 ,, ...	2,7	2,0	10,1	12,7

Danach ist die Hälfte der Hypertoniker aus der Privatpraxis noch in dem Jahre gestorben, in dem der hohe Blutdruck festgestellt worden ist, und nur $2,7\%$ = 4 Männer und 2% = 1 Frau haben die Entdeckung des Hochdrucks mehr als 5 Jahre überlebt.

Die wenigen 6—10 Jahre Überlebenden zeigen immerhin, daß die Dauer der „hypertensive cardiovascular disease" leicht 10 Jahre überschreiten kann.

Dabei ist aber zu berücksichtigen, daß Janeway alle Fälle von hohem Blutdruck in seiner Statistik verarbeitet hat, ohne zu unterscheiden zwischen nephritischem und essentiellem Hochdruck und zwischen diesem und genuiner Schrumpfniere, und daß nicht weniger als $22,6\%$ seiner männlichen und $31,9\%$ seiner weiblichen Kranken an Urämie gestorben sind. Aber es ist von Interesse zu sehen, was der Hochdruck bedeutet, wenn man ihn als Symptom betrachtet.

Noch lehrreicher sind die Zahlen der amerikanischen Lebensversicherungsgesellschaften, die ich einem Aufsatz von Fleischmann entnehme. In den folgenden Tabellen sind alle Fälle, bei denen der Blutdruck durch Diät, körperliche Übungen, Änderung der Lebensweise herabging, ausgeschlossen. Diese transitorischen, leicht durch äußere Momente beeinflußbaren Drucksteigerungen werden ausdrücklich als gute Risiken angesehen. Bei den in der Tabelle aufgenommenen Persönlichkeiten lagen keine anderen Risiken als lediglich der erhöhte Blutdruck vor, also keine klinischen Zeichen von Schrumpfniere oder Arteriosklerose.

Unter 2610 in den Jahren 1907—1910 in die Lebensversicherung aufgenommenen Personen (s. Tabelle 1) im Alter von 40—60 Jahren mit einem Blutdruck von 140—149 mm Hg (Mittel 142 mm Hg), war die Sterblichkeit (Normalsterblichkeit = 100) die erwartete. Also: bei einem Blutdruck bis 12 mm über dem Mittel ist unter den genannten Umständen keine ungewöhnliche Sterblichkeit vorhanden. Dagegen ist für die Altersklassen von 40—60 und besonders für die von 45—53 Jahren (s. Tabelle 2) eine Übersterblichkeit von 17 bzw. 44 % dann vorhanden, wenn der Druck permanent auf im Mittel 152 mm Hg (das ist etwa 25 mm über dem für das Alter Normale) gesteigert ist.

Tabelle 1.

Risiken mit systolischem Blutdruck 140—149, Mittel 142 mm Hg.
Alter 40—60 Jahre einschließlich.

Jahre	Zahl	Todesfälle		Verhältnis
		erwartet	tatsächlich	%
1907	208	32,2	32	99
1908	642	91,9	89	97
1909	944	111,7	108	97
1910	516	86,5	81	93
Total	2310	322,3	310	96
Eintrittsalter 45—53	1340	159,6	167	105

Also bei einem Blutdruck bis 12 mm über dem Mittel zwischen 40 und 60 Jahren ist die Sterblichkeit nicht über Normal.

Tabelle 2.

Sterblichkeit angenommener Risiken in den Jahren 1907—1910 (Endtermin 1919) mit palpatorischem systolischen Blutdruck von 150 mm und darüber mit Mittel von 152.

Eintrittsalter	Zahl	Todesfälle		Verhältnis
		erwartet	tatsächlich	%
40—60	520	77	90	117
45—53	283	36	52	144

Tabelle 3.

Abgelehnte Risiken allein wegen hohen Blutdrucks (von 10—50 mm Hg über dem Mittel für das betreffende Alter).

Eintritts-alter	Zahl der Leben	Erstes Jahr Todesfälle		Ersten 5 Jahre Todesfälle		Nach 5 Jahren Todesfälle		Alle Jahre Todesfälle		Ver-hältnis
		tat-säch-lich	er-wartet	tat-säch-lich	er-wartet	tat-säch-lich	er-wartet	tat-säch-lich	er-wartet	%
16—29	743	5	2,0	16	7,4	2	1,8	18	9,2	195,7
30—39	731	5	2,3	28	9,8	6	3,3	34	13,1	259,5
40—49	1196	20	6,0	106	32,1	75	22,0	181	54,1	334,6
50—60	1495	24	15,3	175	85,6	99	58,0	274	143,6	190,8
Total	4165	54	25,6	325	134,9	182	85,1	507	220,0	230,5
Verhält-nis %		210,9		240,9		213,9		230,5		

Permanente Hypertension bedingt gesteigerte Sterblichkeit (s. Tabelle 3); je höher die Hypertension, desto größer die Mortalität (s. Tabelle 4). Permanente Hypertension von etwa 15 mm über die für das Alter gehörige Höhe ist also die äußerste ohne Risikoerhöhung zulässige Variation. Blutdrucksteigerung von 15 mm über dem Mittel gibt vom Versicherungsstandpunkt aus eine Übersterblichkeit von 20 %.

Tabelle 4.

Allein wegen der Höhe des Blutdrucks abgelehnte Risiken (Jahre 1907—1910) Eintrittsalter 16—60, nach der Höhe des Blutdruckes geordnet.

Millimeter über dem durchschnittl. Blutdruck f. d. Alter	Zahl der Leben	Erstes Jahr tot		Ersten 5 Jahre tot		Nach 5 Jahren tot		Alle Jahre tot		Verhältnis %
		tatsächlich	erwartet	tatsächlich	erwartet	tatsächlich	erwartet	tatsächlich	erwartet	
+10—14	525	3	3,4	21	13,6	5	5,5	26	19,1	136,1
+15—24	1685	16	9,0	88	45,8	37	22,2	125	68,0	183,8
+25—34	909	7	5,8	66	32,0	45	22,3	111	54,3	204,4
+35—49	657	12	4,6	71	26,6	50	22,1	121	48,7	248,5
+50	389	16	2 8	79	16,9	45	13,0	124	29,9	414,7
Total	4165	54	25,6	325	134,9	182	85,1	507	ʼ220,0	230,5
Verhältnis %		210,9		240,9		213,9		230,5		

Von den 507 Gestorbenen sind 109 (21,5%) an Apoplexie, 148 (29,2%) an Angina pectoris, an sonstiger Arteriosklerose sowie an Herzleiden, zusammen 257 (50,7%) gestorben, 20,9% an „Nephritis".

Danach sind also von 4105 im Alter von 16—60 Jahren wegen Hochdrucks Abgelehnten mehr als doppelt so viel wie erwartet, und davon die Hälfte innerhalb von 14 Jahren an Schlaganfall und Herzleiden gestorben.

Eine ähnliche Statistik findet sich bei Bertil Benni:

Dauer der Erkrankung nach dem ersten Aufenthalt in der Klinik.

Während des ersten Aufenthaltes in der Klinik	Gestorben			Jahre nach dem ersten Aufenthalt in der Klinik	Am Leben		
	♂	♀	♂ + ♀		♂	♀	♂ + ♀
	(17)	(17)	(34)				
Während des 1. Jahres	22	15	37	4	2	1	3
„ „ 2. „	9	9	18	5	2	4	6
„ „ 3. „	11	4	15	6	2	3	5
„ „ 4. „	5	6	11	7	1	2	3
„ „ 5. „	1	3	4	8	3	1	4
„ „ 6. „	4	5	9	9	2	1	3
„ „ 7. „	2	3	5	10			0
„ „ 8. „	2		2	11	1		1
„ „ 9. „	2	2	4	12		1	1
„ „ 10. „			0	13		1	1
„ „ 11. „	1	1	2	14	1	2	3
„ „ 12. „	1	1	2				
„ „ 13. „		1	1				
„ „ 14. „			0				
„ „ 15. „	1	1	2				
	61 (78)	51 (68)	112 (146)		14	16	30

Danach sind abgesehen von den in der Klinik Gestorbenen die meisten Fälle binnen der ersten 4 Jahre nach dem Aufenthalt in der Klinik gestorben. Manche haben viel länger, 5 Fälle mehr als 14 Jahre gelebt. „Wenn man berücksichtigt, daß die Krankheit sich meist schon in einem vorgeschrittenen Stadium befindet, wenn der Kranke zum ersten Male die Klinik aufsucht, so kann man daraus schließen, daß die Dauer der Krankheit oft eine sehr lange ist."

Dagegen haben Menschen mit einem Blutdruck von 80—100 mm Hg, also einer Hypotonie, bemerkenswerterweise eine viel günstigere Sterblichkeit

als Personen mit 12 mm Überdruck. Die tatsächlichen Todesfälle betragen
$^1/_3$ unter der zu erwartenden Zahl.

Im einzelnen Falle hängt die Vorhersage begreiflicherweise in erster
Linie davon ab, in welcher Phase des über so viele Jahre sich hinziehenden
Prozesses, auf welchem Punkte der ganz flach verlaufenden Kurve der Kranke
sich befindet. Die Prognose der an sich gutartigen Erkrankung ist um so
günstiger, je früher der Arzt sie entdeckt und den Kranken aus den Gewohnheiten der arbeits- und genußfrohen Jugend in die geruhige Atmosphäre
einer mäßigen und regelmäßigen Lebensweise, wie sie dem Alter ziemt, hinüber-
leitet. Die Vorhersage ist natürlich auch sehr abhängig von dem Verständnis
und der Folgerichtigkeit, mit der der „gesunde" Kranke den Ratschlägen des
Arztes folgt und die Lebensweise und -auffassung ändert.

Frühdiagnose ist also auch hier die beste Prophylaxe, das einzige Mittel,
bei rechtzeitiger — und richtiger — Behandlung das Fortschreiten der Erkrankung zu verlangsamen und den Eintritt der die Vorhersage trübenden
Gefahren zu verhüten.

Die Vorhersage des einzelnen Falles ist in zweiter Linie abhängig von der
Art und dem Grade der Blutdrucksteigerung. Ein labiler Hochdruck ist
prognostisch günstiger als ein stabiler, wenn er auch an sich nicht vor dem Eintritt schwerer Hirnerscheinungen schützt. Fahrenkamp betrachtet es auch als
ein günstiges Zeichen, wenn es der Behandlung gelingt, die „Continua" einer
stabilen Hochdruckkurve in das „amphibole Stadium" überzuführen.

Die Vorhersage eines stabilen Hochdrucks ist — mit Einschränkung — auch
von der Höhe des Blutdrucks abhängig. Sie ist besser bei den Durchschnitts-
werten von 180—200 als bei denen, deren Blutdruck sich auf Werte über 200
eingestellt hat, vorausgesetzt daß die Herzkraft gut ist, denn ein weniger hoher
systolischer Blutdruck kann auch einen Mangel an Herzkraft anzeigen und
von übler Vorbedeutung sein.

Für die Beurteilung des Grades der Widerstandsvermehrung im Kreislauf
ist die Höhe des diastolischen Druckes am wichtigsten (vgl. S. 1652).

Die Gefahr, daß der prognostisch verhängnisvolle Umschlag in den blassen
Hochdruck der malignen Sklerose und der Verlauf zur Schrumpfniere eintritt,
ist um so größer, je höher der systolische und der diastolische Blutdruck ist;
ein hoher diastolischer Druck ist immer prognostisch besonders ungünstig.
Denn er spricht mehr für einen blassen als für einen roten Hochdruck.

Palmer gibt an, daß alle seine Kranken, gleichgültig welche Behandlung ihnen
zuteil wurde, die einen diastolischen Druck von über 120 hatten, entweder in sehr
trauriger Verfassung oder innerhalb von 2 Jahren gestorben waren. Ebenso Forster:
Die Mehrzahl der Fälle mit diastolischem Blutdruck über 120 starb innerhalb von
2 Jahren (aus Allen).

Adams und Brown an der Mayo-Klinik haben ihre Fälle von Hypertension folgendermaßen gruppiert:

a) Mild benigne: Diastolischer Druck unter 115 mm ohne Funktionsstörung von seiten
des Herzens, der Niere oder des Gehirns, mäßige Veränderungen der peripheren Gefäße
ohne Blutungen oder Exsudate im Augenhintergrund. Gute Prognose.

b) Ernst benigne: Diastolischer Druck über 115 mm, Zeichen von Funktionsstörung
des Herzens, der Niere oder des Gehirns. Blutungen und Exsudate und deutliche Gefäßveränderungen im Augenhintergrund. Deutliche Veränderung der peripheren Gefäße.
Prognose meist schlecht, abhängig vom Grad der Gefäßdegeneration in den verschiedenen
Organen.

c) Maligne mit spezifischen Augenhintergrundsveränderungen: Diastolischer Druck
über 130 mm, häufig über 150 mm. Zeichen von ausgesprochener Funktionsstörung von
Herz, Niere und Gehirn. Retinitis albuminurica. Jüngeres Alter als in den vorgenannten
Typen. Prognose: Lebensdauer nicht länger als 2 Jahre.

d) Fraglich oder prämaligne: Diastolischer Druck 130 mm oder mehr, deutliche Funktionsstörung der Organe, Blutungen und Exsudate in der Retina, aber kein Papillenödem,

keine typische Retinitis, Durchschnittsalter geringer als in der Gruppe b. Prognose schlecht, Lebensdauer unbestimmt.

Nach einer Statistik von Hunter und Rogers (vgl. H. Strauß) ist die Übersterblichkeit um so größer, je höher der diastolische Druck; dabei sind in jener die Erfahrungen der amerikanischen Lebensversicherungen wiedergebenden Zusammenstellung die starken Erhöhungen des diastolischen Druckes anscheinend nicht einmal einbegriffen.

Zahl der Fälle	Diastol. Druck üb. d. Durchsch.	Tatsächl. Todesfälle	Erwartete Todesfälle	Verhältnis der tatsächlichen zu den erwarteten Todesfällen
A 1456	10—16 mm Hg	62	38,6	135%
B 824	17—32 ,, ,,	41	21,8	188%
C 364	24—30 ,, ,,	24	11,2	214%

Dem entspricht die Erfahrung, daß die reine oder vorwiegend systolische Hypertension, die wir auf Abnahme der Weitbarkeit der größeren Gefäße zurückgeführt haben (vgl. S. 477), prognostisch günstig zu beurteilen ist (vgl. auch Fineberg).

Die Vorhersage des einzelnen Falles ist in dritter Linie in hohem Grade abhängig von dem Alter der Kranken. Man kann sagen, je älter der Kranke ist, wenn die „Hochdruckkrankheit" einsetzt, um so günstiger, je jünger der Kranke, um so ungünstiger ist die Vorhersage.

Auch diese Erfahrung wird durch die Statistik der Lebensversicherungsgesellschaften bestätigt. Nach Rogers und Hunter (vgl. H. Strauß) ergab sich für die einzelnen Altersgruppen bei Erhöhung des systolischen Blutdrucks um 15—45 mm über dem Durchschnitt:

Alter beim Eintritt	Fälle	Tatsächliche Todesfälle	Erwartete Todesfälle	Verhältnis der tatsächlichen zu den erwarteten Todesfällen
15—39	1619	18	18,5	97% (115%)
40—49	1408	76	33,5	227% (221%)
50—65	1187	76	57,7	132% (140%)
	4214	170	109,7	155% (153%)

(Die betreffenden Zahlen für die Zusammenstellung der Fälle mit erhöhtem diastolischem Druck sind in Klammern beigefügt.)

Eine einwandfreie Erklärung für die geringe Übersterblichkeit der hohen Altersklasse wissen die Autoren nicht zu geben. Sie liegt zum Teil schon darin, daß als Todesursache in 15% Brightsche Krankheit — die das mittlere Alter bevorzugt — angegeben wird, zum anderen Teil wohl auch darin, daß das, was die Durchschnittssterblichkeit, d. h. die Zahl der erwarteten Todesfälle im Alter in die Höhe treibt (von 40—49 Jahren = $2,4\%$, von 50—65 Jahren = $4,8\%$), schon die Altersveränderungen der Gefäße einschließlich des Hochdrucks sind. Die geringere Übersterblichkeit von 50 Jahren ab wird aber zum Teil doch auch darauf beruhen, daß der Hochdruck an und für sich im Alter weniger gefährlich ist als in den mittleren Jahren.

Eine mäßige Steigerung des Blutdruckes im höheren Alter kann man geradezu noch als physiologisch betrachten (vgl. S. 461). Eine im späteren Alter einsetzende Hypertension pflegt im allgemeinen seltener die ganz hohen Blutdruckwerte zu erreichen, z. B. 200 systolisch, 100 diastolisch zu überschreiten, und kann recht lange ertragen werden. Es kann sogar mit zunehmendem Greisenalter der Blutdruck die Neigung zeigen abzusinken.

Tolubejewa hat über 3 Fälle von Hypertension bei Frauen im Alter von 65, 65 und 78 Jahren berichtet, bei denen im Laufe von Monaten bzw. Jahren Blutdruckwerte von über 200 systolisch und unter 120 bzw. 100 diastolisch zur Norm zurückgekehrt sind. Er nimmt daher eine pathologische Einstellung der den Blutdruck regulierenden Zentren oder als weniger wahrscheinlich eine peripher bedingte pathologische Einstellung der Gefäßmuskulatur an, die, wenn sie nicht sehr ausgesprochen sind, zurückgehen können. Ich verweise dabei auf das S. 497 Gesagte und nehme an, daß derartige Senkungen des erhöhten Blutdrucks sowohl durch Abnahme des Minutenvolumens infolge körperlicher und seelischer Ruhe als auch durch Altersektasie der Gefäße eintreten können.

Es kann aber auch die nach unserer Meinung „peripher bedingte pathologische — d. h. hypertonische — Einstellung der Gefäßmuskulatur" mit dem Greisenalter (und zunehmender Atrophie derselben?) zurückgehen.

Ein Hypertoniker von 30—40 Jahren mit sehr reaktionsfähigem Gefäßsystem und kräftigem Herzen hat wenig Aussicht, ein hohes Alter zu erreichen. Denn die jugendliche, angiosklerotische Hypertension ist gleichbedeutend mit schwerer erblicher Belastung und nicht nur kardial und zerebral gefährdet, sondern auch renal; sie hat die größte Neigung, früh in die maligne Sklerose umzuschlagen.

Hier tritt bisweilen die heikle Frage der Eheerlaubnis an den Arzt heran. Wenn die Verhältnisse so liegen, daß die Rücksicht auf das Wohl des Kranken vorangestellt werden darf, wird man eher zu-, als abraten können. Denn das ungeregelte Junggesellen- und Wirtshausleben ist sicher dem Hypertoniker weniger zuträglich, als ein behagliches Familienleben am häuslichen Herd, zumal hier die notwendigen Diätvorschriften viel besser durchgeführt und innegehalten werden können. Der Arzt wird aber nicht umhin können, ja nicht unterlassen dürfen, den Kranken oder die Angehörigen wenigstens dahin aufzuklären, daß die mutmaßliche Lebensdauer beschränkt ist, und ihm anheimgeben, für alle Fälle die Zukunft der zu gründenden Familie zu sichern.

Auch das Geschlecht ist von Einfluß auf die Vorhersage. Volhard und Fahr haben schon angegeben, daß Frauen im allgemeinen die Hypertension länger ertragen als Männer. Ehrström hat das bestätigt und den wichtigen Zusatz hinzugefügt, daß die Krankheit bei beiden Geschlechtern, nach dem ersten Auftreten der Symptome zu urteilen, zur gleichen Zeit beginnt, aber bei Frauen ungefähr die doppelte Zeit dauert, im Durchschnitt beim Mann 6,4 Jahre (von 52,1—58,5 Jahren), bei den Frauen 13,1 Jahre (von 52,7—65,8 Jahren).

Auch die Neigung, in die maligne Form überzugehen, ist nach unseren von Ehrström ebenfalls bestätigten Erfahrungen bei Frauen wesentlich geringer als bei Männern (vgl. S. 1726, Frauen 10, Männer 22,6%).

Die Vorhersage der Lebensdauer wird endlich nicht zum wenigsten beeinflußt von dem kaum abzuschätzenden Grade, in dem sich die — herdförmige — Atherosklerose einzelner Gefäßgebiete, insbesondere von Herz- und Hirngefäßen, im weiteren Verlauf an der allgemeinen, splanchnischen und Nierenangiosklerose beteiligt.

Daß die Komplikation mit Atherosklerose der Koronargefäße oder gar mit Spätlues dieser und der Aorta die Vorhersage bezüglich des Herzens trüben kann, versteht sich von selbst; es ist aber bemerkenswert, daß anginöse Beschwerden beim reinen Hypertoniker eine bessere Prognose zu geben pflegen und häufiger mit Kräftigung des Herzens und Senkung des Blutdrucks verschwinden, als die gleichartigen Erscheinungen bei reiner Koronarsklerose ohne Blutdrucksteigerung.

Daß die häufige Komplikation mit Gicht, Diabetes oder Fettsucht die Vorhersage besonders beeinflußt, kann man kaum sagen. Janeway hat unter 458 Fällen von hohem Druck 36 = 7,9% Diabetiker, doch wird in keinem Falle Diabetes als Todesursache angegeben.

Vielleicht ist die Fettsucht ein Faktor, der die Anpassung des Herzens an den Hochdruck erschwert, die Gicht ein Moment, das zur renalen Verlaufsart disponiert. Doch dürften die Harnsäureinfarkte in den Nierenpapillen darauf ohne Einfluß sein.

Es ist nicht ausgeschlossen, daß die Komplikation mit Lues sowohl die vorzeitige Entwicklung des Hochdrucks als auch die maligne Verlaufsart begünstigt (vgl. S. 466 u. 1650).

Ist eine Sklerose erst in das Stadium der Ischämie getreten und die Diagnose der malignen renalen Verlaufsart gesichert, so bleibt für die Vorhersage des einzelnen Falles nur wenig Spielraum übrig. Wie lange sich der Widerstreit zwischen Gefäßkontraktion und Herzkraft hinzieht, und wie schnell die Nierendurchblutung und Funktion unter diesem Gegenspiel der Kräfte leidet, hängt ausschließlich davon ab, wie weit es gelingt, die Herzkraft zu steigern und die Gefäßkontraktion herabzusetzen.

Die Entscheidung, ob dieser maligne Verlauf eingetreten ist, wird klinisch von dem Augenspiegel gefällt. Von ihm hängt in letzter Linie die Vorhersage über das Schicksal des Hypertonikers ab (vgl. S. 1734).

Von den 81 Kranken von Keith, Wagener und Kernohan mit Retinitis und maligner Hypertension sind 74 (91%) innerhalb von 51 Monaten gestorben, die Mehrzahl im Laufe von 2 Jahren. Nur 5 Kranke lebten 2 Jahre oder länger. Die durchschnittliche Lebensdauer nach der Diagnose war 8 Monate.

Für die Prognose des Zustandes der Niereninsuffizienz ist wie bei der sekundären Schrumpfniere nicht so sehr der Grad der Stickstoffretention als der Ausfall der Indikan- und Xanthoproteinprobe im Blute entscheidend.

Auch hier ist die Verlaufsart, d. h. die Geschwindigkeit, mit der das Endstadium durchschritten wird und damit die Vorhersage der Lebensdauer abhängig vom Alter des Kranken und von der Höhe des Blutdrucks, besonders des diastolischen.

Alles in allem genommen muß ich aber, mit den Einschränkungen, die sich aus dem Gesagten ergeben, besonders hervorheben, daß die Vorhersage in der Mehrzahl der Fälle in hohem Maße abhängig ist von der Behandlung, die auf den Verlauf einen viel größeren Einfluß gewinnen kann, als allgemein angenommen wird.

Die Behandlung der Sklerosen.

Die Behandlung des Hypertonikers muß wie die Prognose mit der richtigen Diagnose beginnen, d. h. damit, daß der Arzt alle Vorstellungen von chronischer oder „interstitieller", oder vaskulärer „Nephritis" oder gar von „Schrumpfniere" über Bord wirft. Es handelt sich, so nehmen wir an, um einen vorzeitigen Alterungsprozeß an den kleinen Gefäßen im allgemeinen, parenchym-gesunder Nieren im besonderen; der Kranke ist also zu beraten wie ein Mensch, der gerne alt werden möchte, und zu behandeln wegen der Angiosklerose wie ein Arteriosklerotiker, wegen der Hypertension wie ein Vasoneurotiker, wegen des Herzens wie eine Aortenstenose, wegen der Albuminurie wie eine Stauungsniere.

Unsere Aufgabe ist es, den Verlauf der an sich progredienten Erkrankung zu verlangsamen und so gutartig wie möglich zu gestalten, die Gefahren des Hochdrucks zu vermeiden und die Entstehung der schweren Formen von verfrühter Nierensklerose, die die Grundlagen der bösartigen Verlaufsart bilden, zu verhüten.

Ich zweifle nicht daran, daß durch eine vorbeugende Beratung der allerfrühesten Stadien nicht nur dieses Ziel oft erreicht, sondern auch die Häufigkeit der Schlaganfälle im besten Mannesalter stark herabgemindert werden kann. Vergessen wir nicht, die größte Mehrzahl aller Apoplexien und Erweichungen betrifft Hypertoniker.

Darum ist es auch hier wie bei der Nephritis von größter Bedeutung, daß die einfachen Hypertensionen und Präsklerosen frühzeitig entdeckt werden.

Es gibt nur einen Weg, die Frühfälle ohne Albuminurie rechtzeitig aufzuspüren, indem man bei allen, auch den leichtesten Herzstörungen, Atemstörungen, hartnäckigen Bronchitiden, Emphysemen, nervösen Beschwerden, kurz bei allen Patienten jenseits der 30—40er Jahre den Blutdruck feststellt, aber auch bei Gesunden, z. B. bei Geschwistern und Blutsverwandten von Hypertonikern. Das Resultat ist oft überraschend und häufiger positiv als negativ. In der periodischen Untersuchung der gesunden Familienmitglieder liegt eine sehr wichtige, viel zu sehr vernachlässigte Aufgabe des Hausarztes.

Ist einmal die Blutdrucksteigerung entdeckt und nach den in der Differential-diagnose erörterten Gesichtspunkten ihr essentieller bzw. konstitutioneller — „angiosklerotischer" — Charakter festgestellt, so steht der Arzt zunächst vor der wichtigen prinzipiellen Frage: Sollen wir uns bemühen den erhöhten Blutdruck herabzusetzen?

Schon über diese Grundfrage besteht keine Einmütigkeit. Diejenigen, welche in dem Hochdruck etwas Nützliches, vom Organismus Gewolltes erblicken (Krehl), halten es für geboten, besser nicht mit roher Hand in den feinen kompensatorischen Mechanismus einzugreifen; sie sprechen von einem Erfordernisdruck (Pal), der nicht herabgesetzt werden dürfe.

Diese Bedenken halten aber vor der ärztlichen Erfahrung nicht stand. Diese lehrt unzweifelhaft, daß — gute Herzkraft vorausgesetzt — der Kranke sich fast immer wesentlich besser fühlt und leistungsfähiger wird, wenn es gelingt, den Hochdruck dauernd herabzusetzen.

Die Verhältnisse sind allerdings viel verwickelter als es den Anschein hat. Ganz allgemein kann man als Regel aufstellen, daß die Mehrzahl der subjektiven klinischen und der objektiven histologischen Erscheinungen auf einer ungenügenden Organ- (Herz-, Gehirn-, Pankreas-, Nieren-) Durchblutung beruhen, also trotz des hohen Blutdrucks nicht infolge der Blutdrucksteigerung auftreten, die ja jahre- und jahrtzehntelang symptomlos ertragen wird.

Das gilt sowohl von dem aktiven Mechanismus der Blutdrucksteigerung infolge allgemeiner Gefäßkontraktion wie für den passiven Mechanismus der Blutdrucksteigerung infolge Abnahme der Weitbarkeit der Gefäße, und in beiden Fällen ist darum eine Abnahme der Herzkraft die erste Gefahr, und Steigerung der Herzkraft die erste Aufgabe der Behandlung.

Man sollte daher erwarten, daß eher eine künstliche Steigerung des Blutdrucks als eine Herabsetzung das Ziel der Behandlung sein müßte. Das wäre wohl auch der Fall, wenn die Arterien bis zu den Kapillaren starre Röhren wären. Dann würde der Grad der Organdurchblutung lediglich von dem Druckgefälle in jenen abhängen. Das würde auch noch zutreffen für die Gefäßgebiete, in denen die Erhöhung der Widerstände durch eine physikalische Abnahme der Dehnbarkeit zustande kommt. Das, was die Verhältnisse so kompliziert, das ist die Tatsache, daß die Arterien eben nicht starre Röhren sind, sondern daß die Blutverteilung auf die Organe jenach Bedarf durch aktive Weiterstellung der Arterien, insbesondere der Präarteriolen und Arteriolen geschieht, und daß diese sich unabhängig vom Blutdruck kontrahieren können und auf passive Dehnung mit Steigerung des Tonus und Abnahme ihrer aktiven oder passiven Weitbarkeit antworten. Infolgedessen kann der die Durchblutung fördernde Effekt, den eine Steigerung des Druckes in passiv gedehnten, aber weniger dehnbaren Gefäßen herbeiführen würde, aufgehoben oder in das Gegenteil verkehrt werden durch die aktive tonische Reaktion der kleinsten nicht verhärteten Gefäße.

Diese Überlegung führt zu der Vorstellung, daß zwar vielleicht ein gewisser Grad von Blutdrucksteigerung notwendig sein mag, um genügend Blut durch die passiv schwerer dehnbaren Präarteriolen zu schicken, daß aber jedes Mehr von Übel ist und durch Mehrdehnung den Tonus der Arteriolen steigert, ihre aktive Weitbarkeit vermindert.

Hier liegen noch wichtige, vielleicht die wichtigsten Probleme der Kreislaufphysiologie und -pathologie, der automatischen Regulation verborgen. Solange wir aber nicht mehr über den Mechanismus des roten Hochdrucks wissen und nicht einmal die Frage des cui bono beantworten können, müssen wir uns vorläufig mit der Erfahrung begnügen, daß die Kranken sich wohler und leistungsfähiger, weniger gedrückt oder nervös und freier fühlen, wenn es gelingt, den Blutdruck auf natürliche Weise auf das Mindestmaß herabzusetzen. Damit ist die Annahme verknüpft, daß dieses Druckminimum zugleich das Optimum für die Organdurchblutung darstellt und — was besonders wichtig ist — auch das Optimum bezüglich der Lebensdauer, insofern die damit verbundene Schonung von Herz- und Gefäßsystem das unvermeidliche Fortschreiten der Erkrankung soweit als möglich verlangsamt.

Denn das ist keine Frage, daß der krankhafte Vorgang, der in der Blutdrucksteigerung zum Ausdruck kommt, in den meisten Fällen eine Neigung zum Fortschreiten hat. Diese Neigung ist je nach dem Alter verschieden, bei Jugendlichen größer als bei Älteren, aber sie ist vorhanden und äußert sich einmal in allmählicher Zunahme der Blutdrucksteigerung, die das Herz gefährdet, zum anderen in dem Auftreten und der Zunahme zwar „kompensatorischer", aber sehr unerwünschter anatomischer und funktioneller Gefäßveränderungen, besonders in der Niere, deren Grad schießlich die Gefahr der bösartigen renalen Verlaufsart heraufbeschwört.

Gelingt es durch Herabsetzung der Blutdrucksteigerung die abnorme Beanspruchung des Herz- und Gefäßsystems zu mindern, so ist zum mindesten mit einer Verlangsamung des Fortschreitens, einer Verminderung und Hinauszögerung der Gefahren, dann aber auch mit einer Verlängerung der Arbeitsfähigkeit, ja des Lebens zu rechnen.

An eine kausale Behandlung, d. h. nach unserer Hypothese an eine Änderung der physikalischen Eigenschaften der Gefäßwand, ist heute nicht zu denken.

Eine ätiologische Behandlung ist schon wegen der Altersbedingtheit und Erblichkeit nicht möglich.

Es kann sich nur darum handeln, die begünstigenden Hilfsursachen möglichst auszuschalten, d. h. die Lebensweise im Sinne der Makrobiotik zu regeln, so daß Gewohnheiten, Schädigungen unterbleiben, die erfahrungsgemäß den Aufbrauch beschleunigen. Hier ist keine das schwarze Fleisch und Gewürze verbietende Nierendiät, sondern eine „Diätetik der Seele" am Platze.

Dazu gehört eine freundschaftliche Beratung über das Maßhalten im Arbeiten und im Genießen, über die Überwindung des Hanges und die Vermeidung der Gelegenheit zu Ärger und Aufregungen, über den inneren Unwert falschen Ehrgeizes und mammonistischer Raffsucht, über den glückspendenden Wert eines ruhigen, behaglichen Familienlebens nach altväterischer Weise, an Stelle des modernen aufreibenden Hastens und Hetzens u. a. mehr, was sich aus liebevollem Einfühlen in den Charakter und die Lebensführung des einzelnen Falles ergibt und hier nicht näher ausgeführt zu werden braucht.

Dazu gehört auch, was sich eigentlich von selbst versteht, aber doch nicht unerwähnt bleiben darf, daß der Arzt nicht mit Blutdruckwerten operiert, die der Kranke sogleich im Gedächtnis oder Notizbuch mit sich trägt, und nicht von Aderverkalkung spricht, ein Ausdruck, der objektiv unrichtig und nur geeignet ist, die modern gewordene Verkalkungsfurcht zu steigern.

Noch unrichtiger und vom ärztlichen Standpunkt unbegreiflicher ist es, wenn Mediziner nicht nur noch immer lediglich auf Grund eines hohen (systolischen!) Blutdruckes eine Schrumpfniere diagnostizieren, sondern sogar dem Kranken mit dieser Krankheitsbezeichnung ins Gesicht springen. Derartiges sollte im Zeitalter der Neuentdeckung der Psychotherapie nicht mehr vorkommen.

Die Behandlung des Hypertonikers ist eine außerordentlich dankbare Aufgabe, sie muß aber von ansteckendem Optimismus und von Zuversicht getragen und darf nicht durch falsche prognostische Einstellung gelähmt sein. Mit Recht wird heute von verschiedenen Autoren, z. B. Goldscheider, die seelische Behandlung an die Spitze gestellt, die bei ängstlichen hypochondrisch veranlagten Kranken vor allem die ungünstigen Vorstellungen, die der Kranke sich über sein Leiden bildet, zu beseitigen, bei leichtsinnig veranlagten erzieherisch zu wirken hat.

Daß es rein psychisch bedingte Hypertonien gibt, wurde S. 463 schon erwähnt, und es versteht sich von selbst, daß für diese auch nur die psychische Behandlung in Frage kommt. Es ist aber auch verständlich, daß durch neurotische Überlagerung eine funktionelle Steigerung einer organisch bedingten Hypertonie zustande kommen kann — Beispiele hat Wittkower mitgeteilt —, und daß hier die seelische Behandlung von großer Bedeutung, ihre Unterlassung von ungünstigem Einfluß auf die organische Grundlage, die Abnutzung des Gefäßsystems sein wird.

Die genaue Beobachtung zahlreicher Blutdruckkranken hat, wie insbesondere die Blutdruckkurven von Fahrenkamp sehr schön zeigen, gelehrt, daß jede seelische Erregung bei einem Hypertoniker einen jähen Anstieg des Blutdrucks bewirken kann, und daß umgekehrt jede intensive Beruhigung einen sichtbaren Abfall zur Folge hat. Infolgedessen ist jede Therapie, die der psychischen Komponente der seelischen Entspannung entbehrt, für den Kranken nutzlos (Fahrenkamp). Um so wichtiger ist die oben angedeutete erzieherische Aufgabe des Arztes, die den Kranken lehrt, sich selbst und die kleinen Nadelstiche des Lebens nicht so wichtig zu nehmen, Ärger und Aufregung aus dem Wege zu gehen und aequam in rebus arduis servare mentem.

Römheld hat als einen Kunstgriff der Psychotherapie die psychische Ablenkung von dem erkrankten Organ auf ein anderes empfohlen. Z. B. konnte er bei manchem Hypertoniker, der beständig an seinen Blutdruck dachte und fortwährend von dem bevorstehenden Schlaganfall sprach, beträchtliche Erniedrigung der Hypertension und zugleich eine andere seelische Verfassung erzielen, wenn er ihn psychisch beruhigte unter Hinweis auf seinen geblähten Darm, den er ihm als wesentliche Ursache der Hypertonie hinstellte und diätetisch und physikalisch behandelte.

Zu den schädlichen Lebensgewohnheiten gehört das unmäßige Rauchen, dem von vielen Ärzten ein begünstigender Einfluß auf die Arteriosklerose zugeschrieben wird. Auch wenn man dem Tabakgenuß keine größere Bedeutung für die Ätiologie gerade des passiven Hochdrucks zuerkennen will, so wird man diese Gewohnheit doch mit Rücksicht auf das Herz und die Herzgefäße wenn auch nicht in jedem Falle ganz verbieten, so doch stark einschränken, zumal das Rauchen nach den Untersuchungen meines früheren eifrigen Mitarbeiters John den Blutdruck steigert und nach den Erfahrungen der Sportsleute die Leistungsfähigkeit des Herzens deutlicher beeinträchtigt als der Alkohol.

Die beiden Fragen, was und wieviel der Hypertoniker trinken darf, spielen in der Literatur gerade unserer, durch ihren Durst sprichwörtlich gewordenen Landsleute eine außerordentlich große Rolle. Die erste ist unter dem Gesichtswinkel der Niere mit einem völligen Alkoholverbot, die zweite unter dem Gesichtswinkel des Herzens mit dem Rat zur Flüssigkeitseinschränkung beantwortet worden.

Beides gilt für das so viele Jahre lang dauernde symptomlose Stadium der Hypertonie nur sehr cum grano salis. In diesem wird selbst eine einmalige Wasserüberschwemmung des Körpers mit einer ganz prompten und restlosen Wasserausscheidung, ja sogar mit Drucksenkung (Orr und Innes) beantwortet. Auch Schill und Patai sahen nach dem Wasserstoß bei Nephrosklerose besonders dann, wenn die Ausscheidung „überschießend" war, eine Senkung des Blutdrucks, die sie auf reflektorische und innersekretorische Einflüsse zurückführen. Da gleichzeitig „selbstverständlich dem Kranken eine salz- und flüssigkeitsarme Kost vorgeschrieben wurde, was den Blutdruck an sich auf dem Wege der Verminderung der Blutmenge zu erniedrigen vermag", so möchte ich den günstigen Einfluß des Wasserstoßes mit auf die von uns stets dabei beobachtete vermehrte Salzausschwemmung zurückführen. Harris und McLoughlin haben nach reichlicher Wasserdiurese diese Blutdrucksenkung ebenfalls beobachtet und dabei eine Abnahme der — bei essentieller Hypertonien fast stets erhöhten — Blutviskosität gefunden, was sie als Ursache der Blutdrucksenkung betrachten.

So glänzend der Erfolg der Trockenkost in den Fällen von exzentrischer Herzhypertrophie ist, in denen die linke Kammer sich nicht mehr vollständig entleert, so unnötig ist in dem Stadium vollster Herzkraft ein zu ängstliches, zur Hypochondrie verleitendes Abmessen der täglichen Flüssigkeitseinfuhr. Es versteht sich aber von selbst, daß man einem Menschen, der „zu altern beginnt", raten muß, jedes Übermaß insbesondere in der Aufnahme alkoholischer Getränke zu vermeiden, nicht weil der Alkohol die — gesunden — Nieren reizen könnte, sondern weil er zumal im Zusammenhang mit großer Flüssigkeitszufuhr für das Herz und die Gefäße nicht gleichgültig ist.

Den gewohnheitsmäßigen Alkoholgenuß wird man um so mehr einschränken, je jünger die Hochdruckkranken sind.

Viele unserer männlichen Hypertoniker sind gewohnheitsmäßige Bier- und Weintrinker und Stammtischgäste gewesen. Wenn es gelingt, solche Leute zu Abstinenten zu machen, so ist das sicherlich gut, besonders dann, wenn es sich noch um Männer in den besten Jahren handelt. Das, was unbedingt zu verbieten ist, ist der nicht nur unhygienische, sondern geradezu unmoralische tägliche Frühschoppen; und ein abendlicher Spaziergang ist dem Hypertoniker wie jedem anderen bei Tage beschäftigten Menschen viel dienlicher, als der allabendliche Dämmerschoppen. Die Sitte des gewohnheitsmäßigen und alltäglichen Alkoholgenusses ist eine Unsitte, die von jedem Arzte auch bei jedem Gesunden bekämpft werden sollte. Eine andere Frage ist es aber, ob man unterschiedlos in jedem Falle den gelegentlichen Alkoholgenuß ganz verbieten soll. Dazu liegt von seiten der angiosklerotischen Nieren sicherlich keine Veranlassung vor, und gerade älteren Herren nimmt man oft durch solche sachlich nicht begründeten Verbote jede Lebensfreude. Das ist wohl zu berücksichtigen.

Höfler gibt an, daß bei jeder Hypertension — abgesehen von den ganz schweren Fällen von Dauerhochdruck um 250 mm Hg und darüber — schon nach geringen Alkoholgaben (1/2 Liter Bier, 1 Glas Tischwein) der Blutdruck in einer zwar individuell verschiedenen, aber stets in die Augen fallenden Weise um etwa 20 mm in die Höhe geht, um etwa 24 Stunden dort zu verharren. Er steht daher auf dem Standpunkt: „Kein Hochdruckleidender darf Alkohol gleichviel in welcher Form und Menge genießen."

Ich kenne Fälle genug, die lieber kurz leben, als sich diese ihre angeblich einzige Freude nehmen lassen wollen, gegen ärztlichen Rat weiter — wenn auch mit Maß — trinken und dabei recht alt werden. Ja ich habe sogar bei derartig unbelehrbaren Fällen im kardialen Stadium erstaunlich gute Diuresen nach Genuß von guten Weinen auftreten sehen. So wichtig es ist, die Trinksucht zu bekämpfen, so muß man da doch Unterschiede zwischen jung und alt, zwischen Mann und Frau machen, und den Gesichtspunkt berücksichtigen, daß es nicht nur darauf ankommt, daß jemand lange lebt, sondern auch darauf, daß ihm das Leben Freude macht.

Der kleine Trost eines gelegentlichen Glases Wein ist schon deshalb in manchen Fällen notwendig, weil wir genötigt sind, dem Hypertoniker die Freude am Essen sehr einzuschränken. Auch sonst muß die Allgemeinbehandlung und Beratung über die Lebensweise selbstverständlich dem Einzelfall sich anpassen, das Alter, das Temperament, die Stimmungslage des Kranken berücksichtigen und vor allem auch den Grad der Erkrankung. So selbstverständlich es ist, daß wir immer nur den Kranken mit Hochdruck, nicht die Hochdruckkrankheit behandeln, so ist unser Ziel doch darauf gerichtet, den Hochdruck als solchen so weit wie möglich und so dauernd wie möglich herabzusetzen.

Die einzige Möglichkeit, dies Ziel zu erreichen, besteht in einer diätetischen Behandlung. Vielleicht haben wir sogar in ihr eine bis zu einem gewissen Grade kausale Behandlung zu erblicken, wenn wir darunter eine Herabsetzung der Beanspruchung des Gefäßsystems verstehen wollen.

Meine Ansichten über die Diät der Hypertoniker haben sich früher gewandelt als die über die Ätiologie der Hypertension. Obwohl ich früher in dem Hochdruck noch eine regulatorische Reaktion auf die prä- oder arteriosklerotisch bedingte Störung der Nierendurchblutung erblickte, riet ich doch ab von einer Nierendiät:

„Es sind keine qualitativen, sondern lediglich quantitative Einschränkungen in der Diät nötig. Meist hört man allerdings, daß die Patienten unmäßig viel Fleisch genießen, und einem instinktiven, vielleicht durch die nahen Beziehungen zwischen Gicht und Arteriosklerose genährten Gefühle, daß die Arteriosklerose durch übermäßigen Fleischgenuß gefördert wird, ist der Rat entsprungen, diesen einzuschränken und nur einmal am Tage Fleisch zu genießen. Vielleicht wird auch die Reaktionsfähigkeit der Gefäße und die Blutdruckerhöhung durch Fleischgenuß gesteigert. Die Hauptsache ist aber das Wenigeressen; durch eine einfache und frugale Ernährung ohne jedes Übermaß soll die — möglicherweise kausale — Überlastung der Nierengefäße vermieden, das Fortschreiten der Präsklerose hintangehalten, und zugleich eine Beseitigung des überflüssigen und lästigen Fettes erzielt werden. Dabei soll aber der Kräftezustand nicht vermindert, sondern gehoben werden. Es muß ein Muskelansatz erzielt werden, da die Herzkraft nicht etwa dem Blutdruck, sondern der Muskulatur proportional wächst. Bei hohem Blutdruck kann jemand ein sehr schwaches Herz haben, wenn er eine elende Körpermuskulatur besitzt.

Die Hypertoniker mit vorübergehender oder dauernder Glykosurie verlieren ihren Zucker oft bei einfacher quantitativer Nahrungs- und insbesondere Fleischbeschränkung. Eine antidiabetische oder gar vorwiegende Fleischdiät ist also in der Regel durchaus nicht am Platze.“

Die guten Erfolge, die ich bei herzinsuffizienten und gehirnbedrohten Hypertonikern mit einer strengen, rein vegetarischen und — zur Vermeidung des Durstes salzarmen — Trockenkost erzielte, haben mich dann aber veranlaßt, eine solche auch schon im früheren Stadium der permanenten Hypertension anzuwenden.

Dabei sahen wir ebenso wie Hirschfeld, der diese Kost bei chronischen Nephritiden auch schon im Stadium noch gut erhaltener Nierenfunktion empfohlen hat, eine Senkung des Blutdrucks, ein Schwinden etwaiger Beschwerden wie Kopfschmerz, Bewegungsdyspnoe usw. und eine wesentliche Besserung der körperlichen und geistigen Leistungsfähigkeit.

Bei tadelloser Nierenfunktion habe ich mich nur auf die Flüssigkeitsentziehung beschränkt und auch von einer gemischten, also fleischhaltigen, nur salzarmen Trockenkost die gleichen erstaunlichen Erfolge gesehen.

Machwitz und Rosenberg haben dies bestätigt, und auch Brack hat neuerdings sehr Gutes von prolongierten Durstkuren berichtet. Meist genügt es, den Kranken anzuweisen, nicht mehr als höchstens $^{1}/_{2}$—$^{3}/_{4}$ Liter Flüssigkeit — alles, was fließt, als solche gerechnet — in 24 Stunden zu sich zu nehmen.

Auf Grund der Mitteilungen Allens habe ich dann die von ihm vorgeschlagene ganz strenge Kochsalzentziehung bei unseren Hypertonikern angewandt und dabei noch bessere Erfolge gesehen. Wir haben den Eindruck gewonnen, daß es in der Tat auf diese Weise gelingt, in noch nicht zu weit vorgeschrittenen Fällen das Fortschreiten der Erkrankung zu verhindern, die Herzerscheinungen zu beseitigen, die Gefahr der Hirnkomplikationen zu bannen und die bösartige renale Verlaufsart zu verhüten. Ein großer Erfolg bezüglich der subjektiven Beschwerden und der Leistungsfähigkeit ist selbst da zu beobachten, wo der Blutdruck nicht sinkt.

Kopfschmerz und Kopfdruck, Atemnot, Ödemneigung, anginöse Beschwerden schwinden sehr rasch, etwaige Nykturie hört auf; eine Flüssigkeitseinschränkung ist unnötig, denn der Kranke hat gar kein Bedürfnis viel zu trinken, und die Harnmenge stellt sich auf 500—1000 ccm in 24 Stunden ein.

Es mag seltsam und wie eine Ironie erscheinen, daß wir heute, wo wir den Hochdruck nicht mehr als die Folge einer anatomischen Veränderung der Nieren, sondern eher für ihre Ursache ansehen, für die Anwendung einer so strengen „Nierendiät" eintreten, die freilich bezüglich Fleisch relativ und bezüglich Gewürze sehr weitherzig ist. Aber an der außerordentlichen Wirkung dieser Salzentziehung kann nach den ausführlich mitgeteilten Krankengeschichten Allens und unseren eigenen Erfahrungen nicht mehr gezweifelt werden.

Ich habe Seite 1469 bereits ausgeführt, daß das Geheimnis des Erfolges unmöglich in einer Schonung der Niere gelegen sein kann, deren Salzausscheidungsvermögen gerade bei der Hypertension vollkommen erhalten zu sein pflegt [1], sondern nur in der Entspannung des Kreislaufes durch Herabsetzung der Blutmenge und der Gewebsflüssigkeit, wie wir sie bereits durch unsere salzarme vegetarische oder gemischte Trockenkost in ähnlichem Grade erreichen wollten und erreicht haben. Daß diese Vermutung zutrifft, geht aus beifolgender Tabelle hervor:

Tabelle.

Einfluß salzfreier Ernährung auf die Blutmenge. (Aus Hartwich und May.)

Nummer	Name	Alter	Diagnose	Körpergewicht in kg	Blutdruck	Zahl der Erythrozyten	Hämoglobin	Gesamtblutmenge in ccm	Blutmenge in % des Körpergewichts
1a	Co.	17	Chron. Nephritis	42,4	160/120	4,2	72	3807,7	9,4474
1b	,,		nach 4wöch. salzfr. Kost .	42,8	145/100	2,94	57	3173,5	7,7707
2a	Kühl	12	Chron. Nephritis	32,7	132/68	4,4	83	3233,2	10,382
2b	,,		nach 8wöch. salzfr. Kost .	33,6	110/58	4,4	60	3151,4	9,8483
3a	Ke.	34	Chron. Nephritis	54,1	260/146	4,4	92	5034,8	9,772
3b	,,		nach 4wöch. salzfr. Kost .	52,3	220/118	5,2	92	3768,8	7,5727
4a	Kü.	68	Essent. Hypertonie	67,9	170/89	6,2	85	8106,0	12,547
4b	,,		nach 3wöch. salzfr. Kost. .	49,2	120/75	7,5	120	3147,2	8,458
5a	Sa.	54	Essent. Hypertonie	62	160/96	4,4	62	6098,6	10,328
5b	,,		nach 5wöch. salzfr. Kost .	60,5	122/75	4,4	84	5136,6	8,918
6a	Mü.	52	Essent. Hypertonie	73,3	210/130	5,2	98	5648,5	8,102
6b	,,		nach 5wöch. salzfr. Kost .	72,2	148/82	4,4	93	5006,0	7,280
7a	Ley.		Maligne Nierensklerose . .	83	247/185	5,0	89	7272,0	9,199
7b	,,		nach 12täg. salzfr. Kost . .	83,5	215/130	4,836	95	6351,9	7,987

Neuere Untersuchungen von Siebeck haben das vollkommen bestätigt und gezeigt, daß die Plasmamenge auch bei Durst bedeutend abnimmt, bei Salz- und Wasserzufuhr gewaltig ansteigt.

In einem Selbstversuch von Marx fiel z. B. die Plasmamenge von rund 4000 nach 4 Tagen Durst auf 2280, um nach 3tägiger Zufuhr von 4,5 l Flüssigkeit + 15 g NaCl auf 6550 anzusteigen.

---

[1] Allen spricht auch von der Möglichkeit, daß bei den Hypertonikern eine Störung des Chlorstoffwechsels überhaupt vorliege, weil Normale eine so salzfreie Kost bis zum Absinken der 24stündigen Ausscheidung auf 0,5 g nicht so lange Zeit ertragen, ohne Erscheinungen von Salzhunger zu bekommen.

Daß der Erfolg der Salzentziehung nichts mit der Niere und nichts mit dem Chlorstoffwechsel zu tun hat, geht auch daraus hervor, daß wir die gleichen erstaunlichen Erfolge auch bei Herzfehlern mit Neigung zu Dekompensation und überhaupt bei allen Herzschwächezuständen sehen. Es handelt sich dabei um eine reine Entlastung und Schonung des Herzens und der Gefäße.

Auf Trockenkost und Kochsalzentziehung zeigten 3 untersuchte Kranke von Kroetz mit abfallendem Blutdruck ein Abfallen des Minutenvolumens. Allerdings hatten diese Kranken zu Beginn der Behandlung Werte um den Durchschnittswert gezeigt.

	Minuten-Volumen		Blutdruck		
	vor	nach	vor	nach	
	Salzentziehung		Salzentziehung		
Sehn.	3,75	3,27	210	190	5 Tage
Engelm.	3,42	2,98	220	200	7 „
Tid.	3,74	3,12	175	162	6 „

im Vergleich dazu eine Mitralstenose:

Marm.	3,78	2,71	102	106	10 „

Luminal senkte Blutdruck und Minutenvolumen.

Einen Vorteil der Allenschen ganz streng salzfreien Kost sehe ich darin, daß die Kranken nicht auf den Genuß von Fleischspeisen zu verzichten und keinen Durst zu leiden brauchen, sondern nach Belieben trinken dürfen, denn der salzarme Körper hält kein Wasser zurück. Freilich steht dieser Erleichterung die Notwendigkeit gegenüber, das Salz so vollständig in der Nahrung zu vermeiden, daß der Geschmack der Speisen und die Freuden der Tafel mehr oder weniger schwer darunter leiden.

Über die Technik der salzfreien Ernährung ist S. 1143 das Wichtigste gesagt worden.

Hier bei der Hypertension ist es noch weniger nötig als bei der Nephrose, Gewürze zu verbieten, im Gegenteil, es ist die wichtigste Aufgabe der Küche unter reichlicher Verwendung aller Gewürze, die es gibt, die salzfreien Speisen einigermaßen schmackhaft zu machen.

Die Schwierigkeit, salzfreies Brot schmackhaft zu machen, ist z. B. durch Kümmelzusatz spielend zu überwinden.

Senf wird auf folgende Weise salzfrei hergestellt: 250 g schwarzes Senfmehl, 250 g weißes Senfmehl, 500 g starker Essig, 250 g Zucker (in 250 g Wasser lösen), alles gut durchmischen, mehrere Tage stehen lassen und oft umrühren, wenn zu dick, noch etwas Wasser zugeben. Zur Konservierung 1 g Benzoesäure auf 1 Liter Menge zusetzen.

Gemüse werden durch das von Allen geforderte dreimalige Brühen und Weggießen der Brühe ungenießbar. Wir geben sie ungebrüht gedämpft, mit ihren eigenen (Kali-) Salzen, ohne davon einen Nachteil zu sehen; ich habe im Gegenteil die Umstellung auf basenreiche Ernährung, wie Lahmann und Ragnar Berg sie empfohlen haben, für nützlich gefunden.

Es ist trotz alledem für den Kranken und seine Köchin keine Kleinigkeit, eine so strenge salzfreie Kost durchzusetzen, daß die 24stündige Kochsalzausscheidung nur 0,5 g beträgt, und es gehört eine gute Portion Heroismus dazu, sich an die nach nichts schmeckende Kost zu gewöhnen und auf die Freuden der Zunge und der Tafel ganz und auf die Dauer zu verzichten. Ohne Erlernung der Kost unter klinischer Kontrolle und genauer Bestimmung der 24stündigen Salzausscheidung geht es anfangs nicht.

Zunächst wird bei salzfreier Kost noch einige Tage mehr Salz ausgeschieden als eingeführt. Immer wird zunächst noch Salz zurückgehalten. In manchen Fällen dauert die Entsalzung Wochen. Die Senkung des Blutdrucks tritt bisweilen schon in einigen Tagen auf, in manchen Fällen ganz allmählich im Laufe von Monaten. Ein Urteil über den Erfolg der salzfreien Diät kann man sich daher, wie Allen mit Recht betont, erst dann erlauben, wenn sichergestellt ist, daß die 24stündige Kochsalzausscheidung weniger als 1 g beträgt, und wenn diese Kost monatelang genau durchgeführt worden ist.

Je rascher und intensiver der Blutdruck bei dieser Diät sinkt, um so günstiger liegt der Fall, und um so eher kann man einen Versuch mit einer Salzzulage von 1—2 g unter Kontrolle des Blutdrucks machen. In sehr vereinzelten Fällen droht bisweilen die Gefahr des Salzmangels (vgl. S. 805), erkennbar an Schwäche und Müdigkeit, Schwindel, Schienbeinschmerzen, Übelkeit, Appetitlosigkeit, Unruhe, Blässe, Depression, sie ist durch 1—2 g Salz sofort zu bannen. Steigt der Blutdruck dabei wieder, so muß man zwischen der Skylla des Salzhungers und der Charybdis des Hochdrucks so durchlavieren, daß ein Zuviel vermieden wird.

Ein ausgezeichnetes Beispiel findet sich bei Allen in seiner zweiten Mitteilung mit Sherrill aus dem Jahre 1922, in der er über 180 Fälle berichtet:

Auktionator von 51 Jahren. Familie: Vater mit 74 Jahren gestorben an Apoplexie, Mutter mit 45 Jahren an Brightscher Krankheit. Onkel der Mutter und Tante gestorben an Apoplexie. Vorgeschichte: Großer Esser. Anstrengende Arbeit, danach viel Alkohol. Seit vielen Jahren hat er ungewöhnlich viel Salz in die Speisen genommen, oft am Schluß der Mahlzeit pures Salz. Höchstes Gewicht 180 Pfund. In den letzten zwei Jahren Gewichtsabnahme.

Jetzige Krankheit: Seit einem Jahre heftige intermittierende und immer stärker werdende Kopfschmerzen, gewöhnlich am Morgen beginnend und über Tag zunehmend. Bei Überanstrengung in seinem Beruf sehr heftig. Blutdruck war vor einem Jahr hoch gefunden worden. Verordnung: Kohlehydrat-Fettdiät, kein Fleisch außer gelegentlich jungem Huhn. Er befolgte die Diät genau und fuhr fort, große Quantitäten Salz zu sich zu nehmen. 10 Tage vor der Aufnahme Anfall von heftigen Schmerzen im Bereich der Stirn- und Hinterhauptgegend, so daß zeitweise Morphium nötig. Trotz Bettruhe Kopfschmerz schlimmer.

Befund: Patient ist etwas stumpf und stuporös, preßt die Hand gegen die Stirn und klagt über fürchterliche Kopfschmerzen, geht langsam, vorsichtig und klagt, daß Mißtöne und Lärm die Schmerzhaftigkeit steigern. Augen normal, Herz etwas nach links vergrößert. Blutdruck: 240 : 150. II. Aortenton akzentuiert. Leichte Verhärtung der Temporal-, Radial- und Brachialarterien.

Behandlung: Diät, unbeschränkte Eiweiß- und Kalorienzufuhr, aber salzfrei. Am zweiten Tag erhebliche Besserung, am vierten Tag Wohlbefinden. Anfangs fand er die salzfreie Kost monoton und unschmackhaft, doch gewöhnte er sich in einigen Tagen daran. Blutdruck nimmt langsam ab, aber der diastolische Druck zeigt deutliche Neigung, auf 120 zu beharren. Urin ergab Spur Albumin. Nach 14 Tagen entlassen, hält die Diät streng ein unter wiederholter Urinkontrolle. Blutdruck sinkt weiter. Keinerlei Beschwerden wieder. Ein halbes Jahr später Spitzenstoß in normaler Lage. Blutdruck **128/78**. Alb. negativ.

Datum	Koch-salz in der Nahr.	Urin				Blut			Blutdruck	
		Menge in ccm	Spez. Gew.	NaCl $^0/_0$	NaCl ges.	Plasma Zucker	Plasma NaCl mg $^0/_0$	Blut-harn-stoff mg $^0/_0$	morgens	abends
18. 6. 22	0	650	1022	0,934	6,07	143	606	24		230/150
19. 6.	0	600	22	0,672	4,03	143	606	24		180/118
20. 6.	0	600	22	0,500	3,00				174/110	202/110
21. 6.	0	650	24	0,144	9,36				170/120	174/100
22. 6.	0	810	23	0,084	?,68					160/96
23. 6.	0	790	23	0,078	?,62				172/110	170/110
24. 6.	0	790	23	0,177	1,39	143	573		184/110	170/100
25. 6.	0	715	22	0,075	0,536				150/90	170/100
26. 6.	0	870	24	0,066	0,574	170		60	150/90	170/116
27. 6.	0	700	25	0,153	1,071				170/110	186/130
28. 6.	0	730	23	0,107	0,787	113	570	19	160/100	
29. 6.	0	725	23	0,086	0,523				160/100	170/120
30. 6.	0	680	25	0,066	0,448				160/120	170/120
1. 7.	0	615	23	0,070	0,430	150	573	50	170/120	
23. 7.	0								128/78	

Auch E. R. Blaisdell berichtet über sehr gute Erfolge mit der salzfreien Diät in 35 Fällen arterieller Hypertension.

Neben der salzfreien Diät wurde eine Eiweißbeschränkung auf 80 g täglich (bei N-Retention weniger) durchgeführt. Bei hohem Blut-N wurde unter anfänglich niedriger Eiweißdiät die vollkommene Entziehung des Salzes nur langsam vorgenommen, um eine Urämie zu verhindern. Die Blutdrucksenkung bis zur Norm kam nur selten vor, aber eine ausgesprochene Herabsetzung des systolischen wie des diastolischen Druckes fast in allen Fällen; damit ging eine entschiedene Besserung aller Symptome Hand in Hand. Die Herabsetzung des Blutdrucks trat innerhalb des ersten Monats ein und blieb stationär, solange die Kranken der Diät treu bleiben. Alle Kranken gingen ihrer Beschäftigung nach und selbst diejenigen, welche an vorgeschrittener Herzkomplikation litten, fühlten sich leistungsfähiger als vor dieser Diät. Bestimmungen der Chloride, die man auf 0,5 g in 24 Stunden Harn zu halten versuchte, wurden während der ganzen Behandlungszeit durchgeführt. Einer Zunahme von 1 g entsprach fast stets binnen kurzem eine Erhöhung des Blutdrucks. Diese Diät erwies sich den niedrigen Eiweiß-, den salzarmen Diäten, Bettruhe und Drogen überlegen.

McLester, O'Hare, Berger und Fineberg haben Kritik an der Allenschen Methode geübt und keine guten Erfolge von der Salzentziehung gesehen.

Doch geht zum Teil aus ihren Angaben hervor, daß sie die Salzentziehung nicht streng genug durchgeführt oder nach voraufgegangener Senkung des Blutdrucks durch Bettruhe mehr von ihr erwartet haben, als zu verlangen ist. Ich verweise diesbezüglich auf die „Antikritik" von Allen.

Dagegen ist Floyd (vgl. Beispiel S. 1471) ein überzeugter Anhänger der salzfreien Diät bei Hypertension.

Er hat unter seinen Sprechstundenpatienten viele Fälle in mittlerem Lebensalter, die mit Blutdruckwerten von 200—240 gekommen waren. Bei salzfreier Kost ohne jede andere Behandlung und ohne jede Änderung ihrer Lebensweise hatten sie 1—2 Wochen später Blutdruckwerte von 140—160, und der Blutdruck blieb so bei vielen, solange sie die Diät befolgten. Einer seiner Fälle, eine Lehrerin, hatte während 3 Jahren einen Blutdruck von 220, nach Durchführung der salzfreien Kost blieb der Blutdruck um 160 für 10 Jahre. Gelegentlich schlug sie über die Stränge der strengen Diät, dann stieg der Blutdruck, um erst wieder zu fallen, wenn die strikte Diät wieder aufgenommen wurde. Floyd hat auch Fälle, in denen der Blutdruck durch die Diätänderung wenig, und solche, in denen er gar nicht herabgesetzt wurde.

Nach seinem Eindruck ist in etwa der Hälfte der Fälle eine erhebliche Reduktion des Blutdrucks auf diese Weise zu erzielen. Die Salzeinschränkung hat gewöhnlich erst Einfluß auf den Blutdruck, wenn die Diät weniger als 2 g enthält, in einigen Fällen erst, wenn die Salzzufuhr unter 1 g fällt.

Nach unseren sehr ausgedehnten Erfahrungen mit einer ganz strengen Salzentziehung ist die Zahl der Versager beim roten Hochdruck noch viel kleiner, besonders seitdem wir den Kunstgriff anwenden, die Entsalzung des Körpers durch Salyrgan noch weiter zu treiben.

Wir haben nämlich die Beobachtung gemacht, daß Hypertoniker bei ganz streng salzfreier Kost und einer der Einfuhr entsprechenden sehr geringen Salzausscheidung doch noch Salz retinieren. Ein Wasserversuch oder eine Salyrganinjektion fördert dann noch erhebliche Salzmengen zutage und der Blutdruck sinkt danach noch bedeutend ab.

Bei der essentiellen Hypertonie sind Senkungen von 180—200 Anfangswert auf 140—150 die Regel, Senkung auf 130—120 keine Seltenheit (vgl. F. Koch).

Von zahlreichen ähnlichen Beobachtungen nur ein Beispiel:
Dr. med. W. M., 41 Jahre. Vater 60 Jahre an Schrumpfniere †, 2 Brüder haben hohen BD!
April 1930 wegen Aufnahme in Lebensversicherung untersucht, dabei BD 200 mm festgestellt, Alb. neg. Hatte subjektiv ab und zu ganz leichte Kopfschmerzen, keine Atemnot. Mehrwöchentliche Kur in Nauheim ohne Erfolg. BD nie unter 200 mm Hg.
Aufnahme 29. 7. 30. BD 240/120, U$^+$ 58, U$^-$ 3,4 mg%, Xanth. (+), Ind. neg. Alb. Spuren. Lipoide neg. Vereinzelt hyal. Zyl. und Erythrozyten. WV ausgezeichnet, CV am Abend 1026. Augenhintergrund: die mittleren und feinen Gefäße zeigen deutliche Spuren der Sklerosierung.
Bekommt streng salzlose Kost, am 2. 8. Salyrgan i. v., danach Diurese 2000 (bei 600 Einfuhr) mit 7,6 g NaCl. Am 7. 8. Wiederholung: Diurese 2700/2000 mit 12,15 g NaCl.

Der Blutdruck war binnen 24 Stunden auf 180/110 abgesunken, bis zum 2. 8. auf 145/100, deutliche Senkung nach den Injektionen um je 20 mm, am 9. 8. mit 125/90 entlassen. Ende November Nachricht: Befinden sehr gut, BD um 150—170.

2. Aufnahme 1.—5. 2. 31. BD 180/110, am 2. Tage 160/100. WV größte Halbstundenportion 270, in 4 Stunden 1570, WV mit Theazin größte Halbstundenportion 550 ccm, in 4 Stunden 2410; mit BD 130/90 entlassen.

Weitere Beispiele siehe S. 1778 und S. 1780.

Wirkliche Versager haben wir nur bei sehr fixierten Blutdruckwerten gesehen, die den Verdacht auf Übergang in den blassen Hochdruck erweckten. Der wesentliche Unterschied gegenüber der bekannten Blutdrucksenkung durch Ruhebehandlung besteht darin, daß der Blutdruck auch bei Wiederaufnahme der Berufstätigkeit bei niedrigeren Werten bleibt, solange der Kranke seine kochsalzfreie Diät streng einhält.

Kehrt der Kranke nach einiger Zeit mit den alten Beschwerden und einem wieder angestiegenen Blutdruck zurück, so findet sich trotz seiner Versicherung, die Diät streng eingehalten zu haben, doch eine zu große Kochsalzausscheidung

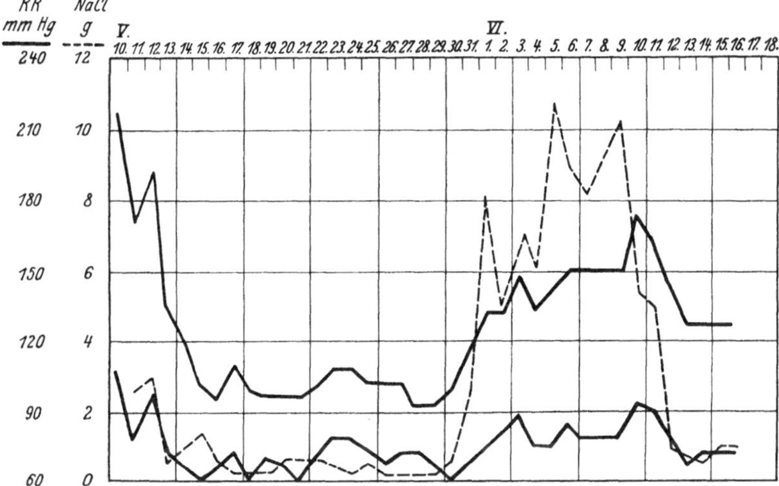

Abb. 235. Kurve von Blutdruck (systolisch und diastolisch) und Salzausscheidung.

im Harn, und eine Salyrganinjektion fördert große Mengen NaCl zutage. Es kommt dann alles darauf an, den Fehler in der Nahrungszubereitung herauszufinden.

In einem Falle, der seine Diät streng eingehalten hatte, aber doch einen Wiederanstieg des Blutdrucks aufwies, war das Trinkwasser sehr NaCl-reich, in einem anderen Falle trat wieder Anstieg des Blutdrucks ein, weil zur Inhalation nach Bronchitis Nauheimer Sole verwendet worden war.

Im Gegensatz zu den Kritikern der salzfreien Kost haben wir oft nach Salzzulage den auf Salzentziehung stark gesenkten Blutdruck wieder ansteigen sehen.

Beispiel: Steig. Olga, 49 Jahre. Vater an Asthma gestorben.

Infectio luica mit 27 Jahren. Mehrere Kuren. WaR. immer positiv. 1927 Myomoperation. November 1928 ¼ Jahr Krankenhausbehandlung wegen doppelseitiger Nierenbeckenentzündung.

2. 5. 29 nach Aufregung plötzlich Atemnot, Angstgefühl, Druck auf der Brust, Rasseln bei der Atmung. Zunahme der Beschwerden in den nächsten Tagen; 9. 5. eingewiesen. Die rasche Senkung des Blutdrucks, besonders des systolischen, nach Salzentzug und sein Wiederanstieg nach Salzgabe geht aus der Kurve (Abb. 235) hervor.

Bienstock hat bei sich selbst die interessante Beobachtung gemacht, daß seine Krankheitserscheinungen bei einer konstanten Hypertonie von 205/115 mm Hg, bestehend aus Schwäche, Müdigkeit, Poly- und Nykturie, Durst, Kongestionszuständen, vor allem Glaskörperblutungen, vollständig verschwunden sind, seit er eine streng vegetarische Lebensweise einhält. Aufnahme von Eiereiweiß oder Fleisch führte jedesmal zu Wiederauftreten der Beschwerden und zu Glaskörperblutungen. Er hält es daher für möglich, daß die Ursache der Hypertonie in einer Tiereiweißanaphylaxie zu suchen sei. Ich glaube nach unseren Erfahrungen nicht, daß sich diese höchst interessante Beobachtung verallgemeinern läßt, auch nicht, daß die Hypertension — der Blutdruck ist auf die vegetarische Diät nicht heruntergegangen — oder die der Hypertension zugrunde liegende Sklerose die Folge dieser Eiweißtoxikose ist. Aber ich halte es für sehr möglich, daß die auf die Hypertension aufgepfropften Gefäßspasmen in diesem Falle, in dem es sich anscheinend um eine Überempfindlichkeit gegen Tiereiweiß handelt, auf diese zurückzuführen sind, und nicht für ausgeschlossen, daß bei einem gewissen Grade der angiosklerotischen Nierenerkrankung tierisches Eiweiß überhaupt zu Angiospasmen führt, bzw. das Auftreten der pressorisch wirkenden Stoffe begün tigt, auf die wir den chemischen Mechanismus des aktiven Hochdrucks zurückführen. Ich erinnere an das Auftreten der Blutdrucksteigerung bei Halbnierenhunden nach Fleischfütterung.

Wie wenig aber solche Einzelbeobachtungen zu verallgemeinern sind, geht daraus hervor, daß Lukin, ebenfalls auf Grund der Selbstbeobachtung eines Arztes eine Kost bei Hypertension befürwortet, die neben viel frischen sauren Früchten viel Fleisch enthält, wegen des relativ geringen Kaloriengehaltes und der geringeren Belastung des Verdauungstraktus, als es bei Vegetabilien der Fall ist. Daneben empfiehlt er viel Kaffee, weil er die Zirkulation anregt und die Koronararterien erweitert.

In schweren Fällen von bedrohlichem Hochdruck oder Komplikation mit Gicht hat sich mir nach wie vor eine Fastenkur sehr bewährt; sie eignet sich auch sehr gut als Übergang zu der salzfreien Kost.

Bei der Fastenkur erhält der Kranke nichts außer höchstens eine Kleinigkeit Obst mit Zucker, auch wohl eine gesüßte Zitronenlimonade. Zu Beginn der Kur ist unbedingt für Reinigung des Darmes zu sorgen. Nach 1—2 Tagen, wenn die bedrohlichen Erscheinungen verschwunden sind, besonders die Herzgefahr vorüber ist, stellt man die Flüssigkeitsaufnahme frei, läßt aber weiter fasten, bis der Blutdruck ganz erheblich heruntergegangen ist. Die Dauer des Fastens richtet sich nach dem Ernährungs- und Kräftezustand und dem Auftreten des Hungergefühls und beträgt 5 bis 8 bis 10 Tage. Durch Darreichung von Obst und Zucker oder Honig kann man nach einigen Tagen oder von Anfang an die Strenge der Kur mildern und allmählich zu der streng salzfreien gemischten Kost überleiten, die nun nach Auftreten eines bis dahin nie gekannten Hungergefühls mit großer Begeisterung genommen wird.

Hat man Gründe, die gänzliche Nahrungsentziehung zu scheuen, z. B. bei alten oder unterernährten Kranken, so kann man auch statt des Fastens eine mehrtägige Rohobstkur durchführen oder „Rohkost" geben, und dann zur streng salzfreien gemischten Kost übergehen. Ähnlich wirkt und gleichfalls recht wirksam ist die Schrothsche Kur. Sie besteht darin, daß die Kranken wochenlang nur von Semmel und Grütze leben, wobei Trockentag, halber Trockentag ($^1/_2$ l Wein) und ganzer Trinktag (1 l Wein) abwechseln und allabendlich eine feuchte Ganzpackung gemacht wird.

Bei alten Leuten sind schroffe Diätänderungen zu vermeiden; meist genügt hier eine Einschränkung des Salzgehaltes der Nahrung. Forcierte Diätkuren, wie Fasten oder Rohkost werden im Alter meist schlecht vertragen.

Wo es nicht gelingt oder unmöglich ist, die ganz strenge salzfreie Kost durchzuführen, auch aus sozialen oder beruflichen Gründen nicht in der gemilderten Form, daß salzfrei gekocht und bei Tisch 1—2 g Salz täglich zugefügt wird, da empfehle ich nach wie vor die salzarme gemischte oder noch besser vegetarische Trockenkost mit einem Einschlag von Rohkost und jedenfalls reichlich rohem Obst.

Die physikalische Behandlung: Die Regelung der Bewegung und Kräftigung der Muskulatur sind wichtige Aufgaben des Arztes bei der Beratung der Frühfälle von Hypertonie.

Die meisten, insbesondere die männlichen Hypertoniker essen zuviel und haben zu wenig Bewegung. Die Muskeln sind schlaff, der Bauch ist dick, das Zwerchfell steht hoch, und das Lungenfeld ist, wie man bei der Orthodiagraphie regelmäßig erkennen kann, auffallend klein.

Hier muß in erster Linie der Hebel angesetzt werden, damit das Herz für die kommenden Jahre erstarkt.

Der Rat zu körperlicher Ruhe und Schonung gilt schon nur in sehr eingeschränktem Maße für die chronischen Nephritiden mit Hypertension, und nur dann, wenn es sich um dauernd kränkliche, anämische Patienten handelt mit labilem Herzen, wieviel weniger für die plethorischen und herzgesunden Hypertoniker. Viel Bewegung in frischer Luft, leichte Gymnastik, ja Bergsteigen, das Edel zuerst für Fälle von „interstitieller" Nephritis empfohlen hat, ist unzweifelhaft im Frühstadium von größtem Nutzen. Das schließt natürlich nicht aus, daß in manchen Fällen, bei sehr abgehetzten Männern und vielgeschäftigen unruhigen Frauen im Beginne der Behandlung eine Ruhekur angezeigt sein kann, deren Vorteil hauptsächlich in der geistigen und seelischen Ruhigstellung liegt.

Immer wieder ist der Kranke auf den Nutzen der Atemgymnastik hinzuweisen. Ich mache dazu mit Vorliebe von der Kuhnschen Saugmaske Gebrauch.

Mit ihrer Anwendung ist der Zwang verbunden, 3mal am Tage $^1/_2$ Stunde flach zu liegen (womöglich im Freien oder bei offenem Fenster), womit zugleich der Vorteil der seelischen und körperlichen Entspannung erreicht wird.

Ich befinde mich auch hier im Gegensatz zu Höfler, der körperliche Übungen aller Art und seien es die mildesten, Zimmer-, Atemgymnastik usw. verbietet, und im Einverständnis mit Goldscheider, der ebenfalls Leibesübungen empfiehlt und auf die psychischen Wirkungen der Bewegung aufmerksam macht. „Erzwungene zu weit getriebene Ruhe und Schonung kann andererseits einen sehr ungünstigen psychischen Einfluß ausüben."

Ebenso sind Adams und Brown überzeugt, daß ein gewisses Maß von kontrollierter körperlicher Übung deutlich günstig wirkt, wie Christian und O'Hare sich ausdrücken: „Zu oft wird der Fehler gemacht und Ruhe von körperlicher Übung angeraten, während das, was not tut, Ruhe von Arbeit und Ärger ist und Steigerung der körperlichen Übung."

Kurorte: Es ist sehr ratsam, den Hypertoniker, ich habe da besonders die häufigen Fälle der überarbeiteten, geschäftlich und gesellschaftlich stark in Anspruch genommenen besseren Stände im Auge, zu veranlassen, jeden Sonntag im Freien zuzubringen, auf Jagd- oder Fußwanderungen, und möglichst oft im Jahre, wenn auch jedesmal nur für wenige Tage auszuspannen, abgesehen von der üblichen Ferienreise. Für diese kommen CO_2-Bäder (Sprudelbäder sind bei hohem Blutdruck besser zu vermeiden), Luftkurorte im deutschen Mittelgebirge, aber auch die See in Frage. See- und Luftbäder werden ebenso wie tägliche Flußbäder sehr gut vertragen, und es ist ganz unnötig, diese etwa der Niere wegen zu verbieten. Im Gegenteil. Mit Auswahl darf man solche Fälle, wenn keine Zeichen zerebraler Arteriosklerose bestehen, ruhig auch in das Hochgebirge schicken, doch wird man vorsichtshalber eine Zwischenstation zur Erleichterung der Anpassung an die große Höhe anraten, und hier die ersten Tage Ruhe halten lassen. Stäubli und Schrumpf haben während des Hochgebirgsaufenthaltes ein Herabgehen des Blutdrucks beobachtet. Fälle mit anginoiden Beschwerden vertragen oft die Höhe nicht.

Ein Aufenthalt im Süden kommt weder der Hypertension noch der Niere wegen in Frage, höchstens deshalb, weil da eine vorwiegend aus Obst und frischen Gemüsen bestehende Kost und reichlicherer Aufenthalt in frischer Luft sich leichter durchführen läßt.

Bei der Wahl von Erholungsorten ist die Hitzeempfindlichkeit mancher Hypertoniker zu berücksichtigen.

Höhn sah bei warmer schwüler Witterung den Blutdruck stets erheblich ansteigen. Er bezeichnet als schädlich, zuweilen verderblich, wiederholte stärkere Luftdruckschwankungen bei bereits minderwertigem Gefäßsystem.

Das erste Erfordernis für jeden Kuraufenthalt ist aber, daß die Möglichkeit der Durchführung einer streng salzfreien Kost gewährleistet ist.

Unter dieser Voraussetzung ist auch gegen Kaltwasserkuren bei herzkräftigen, nierengesunden Hypertonikern nichts einzuwenden. Wichtiger ist, daß der Kranke auch zu Hause durch Luft- und Sonnenbäder, durch kalte Ganzwaschungen, denen zweckmäßig eine kräftige Bearbeitung der Haut mit einer scharfen Wurzelbürste vorausgeht, die Haut pflegt und die Hautgefäße übt, und daß er durch allmorgendliche einfache Freiübungen seine Muskeln kräftigt und sich „jung und elastisch" hält. Aus dem gleichen Grunde ist regelmäßige Massage zu empfehlen.

Trinkkuren sind nicht angezeigt bei Hypertonikern; ich habe allerdings keine Erfahrung darüber, wie sie neben der Salzentziehung angewandt wirken. Gegen ableitende Brunnenkuren, wobei nur die glauber- und bittersalzhaltigen, nicht die kochsalzhaltigen Quellen in Frage kommen, ist nichts einzuwenden.

Neuerdings sind die Jodquellen und Bäder Tölz und Wiessee für die Behandlung der Hypertoniker in Mode gekommen. Eine überzeugende Wirkung auf den Blutdruck habe ich nicht gesehen.

Von anderen physikalischen Heilmitteln werden noch zur Herabsetzung des Blutdrucks empfohlen: Hochfrequenzströme, die Bühler lobt, Lawrence „entmutigende" Resultate gegeben haben — Bühler sah davon eine Herabsetzung der Blutviskosität, Bergonié hat bei Anwendung des großen Solenoids einen sicheren hypotonisierenden Einfluß auf das Gefäßsystem nicht nachweisen können —; galvanische Vierzellenbäder, ferner Teil- oder Ganzpackungen, Halbbäder; die Lichtbestrahlung, die allgemeine und auf das Herz beschränkte Diathermie, elektrische oder Sauerstoffbäder, heiße Sitzbäder, heiße Packungen, Glühlichtbäder 2—3 mal wöchentlich (Singer), heiße Hand- und Fußbäder und heiße Einläufe (Pal). Jede dieser Maßnahmen kann im Einzelfalle günstig und subjektiv angenehm wirken, aber keine von ihnen vermag den Blutdruck auf die Dauer herabzusetzen und die Erfolge der diätetischen Behandlung zu erreichen, geschweige denn zu übertreffen.

Lazlo und Weisel haben an der Eppingerschen Klinik von einer einstündigen Diathermie des Kopfes (eine Elektrode auf die Stirn, die zweite auf den Hinterkopf) sehr günstige Erfolge, eine — vorübergehende — Senkung des Blutdrucks und Nachlaß der Kopfschmerzen gesehen.

Höfler empfiehlt sehr die tägliche morgens nach dem Aufwachen im Bett vorgenommene Massage in Form einer kurzen allgemeinen Streichmassage (etwa 10—15 Minuten).

Dagegen rät er, den Kranken die Benutzung von Vollbädern ganz zu untersagen. In der überwiegenden Mehrzahl der Fälle antworte der hochdruckkranke Organismus auf jede Art des Vollbades, auch das warme, mit der paradoxen Wärmereaktion, mit einer Drucksteigerung. Die einzige hydrotherapeutische Prozedur, welche, von erfahrenen Händen bedient, bei der Blutdruckkrankheit von Nutzen sein könne, sei das allmählich ansteigende heiße Teilwasserbad nach Hauffe (Armbad, Beginn mit 37^0, allmähliches Zugießen von heißem Wasser bis 40—45° C; Dauer etwa 30 Minuten; nachfolgendes Trockenschwitzen), und das von Grödel empfohlene natürliche CO_2-Halbbad.

Dagegen fanden Lange und Störmer an der von Rombergschen Klinik, daß sich auch der Hypertoniker gut an kühle Kohlensäurevollbäder gewöhnen läßt, wenn man mit warmen Bädern beginnt und allmählich zu kühlen Temperaturen bis 33° herabgeht; dann läßt sich die Blutdrucksteigerung vermeiden, Blutdrucksenkung und Pulsverlangsamung erzielen. Nur wenn Frostgefühl auftritt und das Wasser, unabhängig von seiner wirklichen Temperatur als kühl empfunden wird, kommt es zu Blutdrucksteigerung. Kapillarmikroskopisch fanden sie eine vermehrte Durchströmung der Hautblutbahn.

Firnbacher hat bei Bädern der verschiedensten Art von 30—35° erst einen Anstieg, dann einen erheblichen Abfall des Blutdrucks gemessen, den er auf die ermüdende Wirkung des Bades zurückführt. Eine Dauerwirkung auf den Blutdruck konnte durch die subjektiv besonders bei labilem Hochdruck gut wirkenden Bäder selbst bei langer und häufiger Anwendung nicht beobachtet werden.

Messerle empfiehlt feuchte kalte Wickel, systematisch verabreichte Einpackungen und findet nach einer Serie von 20—30 solcher bei fast allen Hypertonien eine mehr oder weniger starke Blutdrucksenkung, die noch 3—4 Wochen anhält.

Der schließliche Erfolg derartiger Kuren läßt sich nicht nach der Beeinflussung des Blutdrucks durch die einzelnen Maßnahmen beurteilen — der Schaden einer kurz dauernden Steigerung des Blutdrucks scheint mir da ebenso überschätzt zu werden wie der Nutzen einer vorübergehenden Senkung —, sondern nur nach der Beeinflussung des Blutdrucks auf die Dauer, der des Herzens und des Allgemeinbefindens, der Leistungsfähigkeit usw.

Die Arzneimittelbehandlung: Es ist eine durch Alter geheiligte Überlieferung, bei Arteriosklerose Jod zu verordnen, und die meisten einmal entdeckten Hypertoniker nehmen irgendein Jodpräparat bis an ihr Lebensende. Ich muß es dem Bearbeiter des Kapitels Arteriosklerose überlassen, sich mit dem Problem des Nutzens der Jodtherapie abzufinden. Einen unzweifelhaften Einfluß auf den Blutdruck habe ich weder bei kleinen noch auch bei großen Dosen gesehen, auch ein Einfluß auf die Viskosität wird bestritten. Man hört aber nicht selten von einer unzweifelhaften Besserung der subjektiven, z. B. der anginösen Beschwerden oder der Schwindelgefühle.

Nach Schade besteht der Alterungsprozeß im Bindegewebe in einer Umwandlung der jugendlich weich gequollenen Kolloide in harte, fast feste Gele.

Bei Prüfung der Quellung des Bindegewebes in verschiedenen Salzlösungen fand Schade unter allen Salzen beim Jodid die stärkste Bindegewebsquellung. „Die Quellungssteigerung des Bindegewebes durch die Jodsalze mitsamt ihren Folgen für die Bindegewebsfunktion (namentlich erhöhte Diffusionsdurchlässigkeit) dürfte einen Hauptgrund für die an allen Organen sich zeigende, am auffallendsten anscheinend am Nervensystem (Gehirn) zutagetretende Besserung der bislang lediglich als arteriosklerotisch aufgefaßten Erscheinungen geben."

Guggenheimer und Fischer haben angegeben, daß Jod eine gefäßerweiternde Wirkung entfaltet, aber nur in sehr hochgradiger Verdünnung. Im biologischen Versuch am Katzenherzen war eine Erweiterung der Kranzgefäße erst unterhalb einer Jodnatriumkonzentration von 1 : 100000 zu beobachten, die optimale Wirkung erst bei einer Verdünnung von 1 : 1 Million. Klinisch ergab sich, daß Joddosen von 15—30 mg täglich, verteilt auf 3 bis 6 Einzelgaben, angiospastische Zustände ebenso günstig zu beeinflussen vermögen wie die zehnfach höheren bisher als kleine Dosen angesehenen Tagesmengen von 0,2—0,3 g.

Jene Dosen liegen bemerkenswerterweise auch im Bereich der bei Trinkkuren mit natürlichen Jodwässern zugeführten Jodmengen. Die Tölzer Adelheidquelle enthält 30 mg⁰/₀₀, die stärkste Quelle Wiessees 34 mg$^0/_{00}$.

Außerdem beobachtete Guggenheimer eine Abnahme der Hubhöhe des Herzens bei jeder Dosierung; damit hängt wohl zusammen, daß er bei essentieller Hypertonie eine Abnahme der Tagesschwankungen der Blutdruckkurve und ein allmähliches Absinken des Blutdruckes nach Jodgaben von 10—30 mg täglich gesehen hat.

Andere Autoren vermochten weder die gefäßerweiternde noch die Herzwirkung der niedrigen Jodkonzentrationen zu bestätigen (Freund und König, Barkan und Prick, Mancke).

Bei einmaliger Anwendung großer Dosen (0,125 g JK) konnte Friedmann in mehr als einem Drittel der Fälle keine deutliche Beeinflussung der Blutdrucksteigerung feststellen; bei Fällen, die Zeichen einer Nierenschädigung boten, trat unmittelbar im Anschluß an die Jodkaligabe eine ziemlich steile Blutdrucksteigerung von 15—55 mm Hg ein; in anderen, und zwar den relativ gutartigen Hypertonien von 170—190 mm Hg und normalem Kreislauf setzte etwa eine halbe Stunde nach der Jodgabe eine Blutdrucksenkung von 10—25 mm ein.

Wenn man Jod verordnet, soll man es nur intermittierend geben, und man soll die Jodgaben stark beschränken oder aussetzen, wenn es den Appetit stärker beeinträchtigt oder schlecht ausgeschieden wird, oder wenn Kropf und Neigung zu basedowoiden Symptomen besteht. Unbedingt unangebracht und auszusetzen ist jede Joddarreichung, wenn auch nur der Verdacht auf maligne Sklerose gerechtfertigt ist.

Nach Siebeck verbieten Veränderungen am Kreislauf, vor allem Hypertension die Anwendung von Schilddrüsenpräparaten; Grober empfiehlt sie. Ich sah danach anginöse Beschwerden einsetzen, mit Absetzen verschwinden.

Ob es zweckmäßig wäre, arzneilich den Blutdruck künstlich herabzusetzen, darüber ließe sich erst entscheiden, wenn wir über derartige Mittel verfügten. Durch Vasotonin wird diese Absicht, wie Leva an unseren Fällen gezeigt hat, ebensowenig erreicht, wie durch Guipsine.

Nach Pal setzt das von Pauli empfohlene Rhodan den hohen Blutdruck häufig allmählich herab, führt jedoch bei Arteriosklerotikern, namentlich solchen mit Arteriosklerose der Hirngefäße nicht selten zu toxischen Erscheinungen von psychischer Verwirrtheit, die allerdings nach Aussetzen des Rhodan und gleichzeitiger Opiumdarreichung bald verschwinden sollen. Pal gibt Rhodannatrium 1,0—3,0 g pro die.

Ich habe davon zwar gelegentlich Drucksenkungen, aber auch so unangenehme und langanhaltende Geistesstörungen gesehen, daß ich bei schweren Fällen von Sklerose zu großer Vorsicht raten möchte.

Die Rhodantherapie ist von Westphal neuerdings wieder aufgenommen worden, auf Grund seiner theoretischen Vorstellung, daß der Hypertonie eine gesteigerte cholesterinbedingte Verdichtung der Membranen der glatten Muskulatur mit sekundärer Entquellung zugrunde liegt. Unter dem Einfluß der Anionen Jod und Rhodan erwartet er das Gegenteil, eine starke Quellung, Wassereintritt und Dehnung der glatten Muskelfasern und damit ein Sinken des peripheren Widerstandes und des Blutdrucks. Auch er hat bei großen Dosen unangenehme Nebenwirkungen gesehen, gibt nur noch kleine Dosen und glaubt davon gute Erfolge und Senkung des Blutdrucks gesehen zu haben.

Er verordnet dreimal täglich 0,1 in der ersten, zweimal 0,1 in der zweiten, einmal 0,1 in der dritten Woche. Nach einer Woche Pause beginnt der Turnus von neuem. Für eine monatelange Dauerkur hat sich ihm 0,1—0,05 täglich oft gut bewährt. In neuester Zeit verwendet Westphal ein Komplexsalz des Rhodanammoniums mit Koffein (Rodapurin), um die gefäßerweiternde Eigenschaft des Koffeins mit dem Rhodaneffekt zu verbinden.

Palmer und Sprague berichten über ungünstige Folgen der Blutdrucksenkung durch Rhodan, Auftreten unangenehmen Schwächegefühls oder einer Angina pectoris.

Es ist bemerkenswert, daß sich das Rhodan am isolierten Gefäßstreifen als starker Kontraktionsauslöser erwies, und daß unter der Rhodanwirkung im Blute eine „Verschiebung der Eiweißkörper nach links" eintritt, wie im Fieber und bei Infekten. Die nicht durch halbgesättigte Ammonsulfatlösung ausfällbare Fraktion der Albumine verschwindet nach den Angaben Westphals fast völlig im Serum, die Serumeiweißkörper scheinen alle in „Globulin" umgewandelt. Nach Absetzen des Rhodans findet wieder eine Rückkehr zur Norm statt.

Wir haben uns bei diätetisch auf ein konstantes Minimum der Blutdrucksteigerung eingestellten Fällen nicht von dem Nutzen der Rhodandarreichung überzeugen können.

Subjektiv günstig wirken oft die Nitrite. Man kann z. B. wochen- und monatelang zweistündlich oder sogar stündlich eine MBK-Komprette von Nitroglyzerin (0,5 mg) nehmen lassen. Eine sichere blutdruckherabsetzende Wirkung auf die Dauer habe ich aber auch davon noch nie gesehen.

Kauffmann rät, bei Kranken mit hohem stabilem Blutdruck gleichsam stoßweise in längeren Abständen Nitroglyzerin zu verabfolgen und zu versuchen, einen hochfixierten Blutdruck in das Stadium der amphibolen Kurve überzuführen.

Rosin empfiehlt Nitroglyzerin in 1⁰/₀₀iger weingeistiger Lösung (Nitroglyc. 0,02, Sp. vin. ad 20). 10 Tropfen entsprechen ¹/₂ mg Nitroglyzerin. Rosin verordnet mindestens dreimal, später fünfmal täglich 10 Tropfen auf Zucker (nicht in Wasser, da unlöslich). Man brauche sich nicht zu scheuen, das Mittel wochen-, ja montelang ununterbrochen und unter mehrwöchentlichen Pausen das ganze Jahr hindurch zu geben, besonders bei Apoplexiegefahr und Neigung zu stenokardischen Zuständen.

Diese Daueranwendung des Nitroglyzerin findet sich schon bei Huchard, der es gerne mit Jod abwechselnd nehmen ließ.

Da die Nitrite bekanntlich besonders rasch von der Mund- und Zungenschleimhaut aufgenommen werden, nach Großmann und Sandor sogar am stärksten wirken bei perlingualer Applikation, so empfiehlt es sich mehr, das Nitroglyzerin in 1⁰/₀iger Lösung 3—5mal täglich so anzuwenden, wie es bei Angina pectoris und beginnenden Schmerzen angewandt zu werden pflegt, daß der Kranke das Fläschchen mit der Zunge verschließt und mit dem Inhalt eben die Zungenspitze netzt.

Zinn empfiehlt das Erythroltetranitrat. Man gibt 3—4mal täglich eine MBK-Komprette à 0,005 in Wasser in dreiwöchentlichen Kuren mit Pausen von 8 bis 14 Tagen.

v. Romberg tritt warm für die Lauder Bruntonsche Salpetermischung ein, die diesem bei Gicht und hoher Arterienspannung so gute Dienste geleistet hat.

Die Beobachtung seiner Patienten, daß der aus einem Ölladen oder von einem Pulvermacher bezogene Salpeter viel besser wirkte als der aus der Apotheke, hatte Lauder

Brunton auf den Gedanken gebracht, daß die gute Wirkung des unreinen Salpeters auf einer Verunreinigung mit Nitriten beruhe, und er fügte daher seiner Mischung etwas Nitrit bei. Die Vorschrift lautet: Kali bicarbonici 1,8, Kali nitrici 1,2, Natrii nitrosi 0,03. Morgens in $^1/_4$ Liter Wasser innerhalb einer halben Stunde zu nehmen.

Lepehne fand Natrium nitrosum noch wirksamer bei intravenöser Injektion. Er gibt 1—2mal wöchentlich eine Einspritzung von erst $^1/_2$, dann 1 ccm einer $2^0/_0$igen Lösung und sah in etwa der Hälfte der Fälle nach 12 bis 15 Injektionen erhebliche subjektive Besserung — manche Kranke fühlten sich wie neugeboren —, und eine, allerdings nur selten vorhaltende Blutdrucksenkung. Da die Lösung leicht verdirbt, soll man nur kleine Mengen in brauner Flasche verschreiben. Ein haltbares Ersatzpräparat ist das Nitroskleran, über das bereits eine große Literatur entstanden ist. Es kommt in sterilen Ampullen von 1 ccm in Stärke von 0,02 und 0,04 Nitrit in den Handel und besteht aus Natriumchlorid 6,0, Natriumnitrit 20,0 bzw. 40,0, Natriumphosphat 3,6, Kaliumphosphat 2,0, Wasser zu 1000. Neben dieser Lösung wird das Nitroskleran auch in Salzform für den internen Gebrauch geliefert (Tosse & Co.). Man beginnt mit 0,02 subkutan oder intravenös in Pausen von 2—1 Tag und steigt langsam auf 0,04 und eventuell 0,1. Nach einer derartigen Kur von 6 bis 8 Wochen wird das Salz weiter per os gegeben, entweder nüchtern ein Meßglas in $^1/_4$ Liter Wasser oder über den Tag verteilt $^1/_4$ Meßglas vor der Mahlzeit in 4 Eßlöffel Wasser. Die subjektiven Erfolge werden von den verschiedensten Seiten hervorgehoben, die Kranken fühlen sich wesentlich wohler, fühlen sich 10 Jahre jünger, „wie neugeboren", die Leistungsfähigkeit wächst, die Beschwerden, wie Atemnot, Kopfschmerzen, Schlaflosigkeit usw. schwinden. Der Blutdruck wird bisweilen, aber nicht anhaltend gesenkt.

Klein hat sich das von Schwerdtfeger in die Therapie der Ohrenkrankheiten eingeführte Panitrin Ingelheim bei denjenigen Formen von Blutdrucksteigerung bewährt, die über starkes Schwindelgefühl, Ohrensausen, Flimmern und sonstige Ohrengeräusche zu klagen hatten.

Munk und Dresel haben eine von Goldschmidt und Neuß hergestellte, als Hypotonin bezeichnete Verbindung einer Diaminogruppe mit der Isovalariansäure als blutdrucksenkendes Mittel empfohlen (2—3mal täglich 0,3 g) und in den Frühstadien der Hpertonie bei klimakterischen Frauen eine gute Beeinflussung der vasomotorischen Störungen und der subjektiven Symptome gesehen. In den späteren Stadien wurde zwar Besserung der subjektiven Symptome, aber keine wesentliche Herabsetzung des dauernd erhöhten Druckes gefunden. Wir haben das Präparat wieder aufgegeben. Der Nutzen schien in keinem Verhältnis zu den Nachteilen zu stehen; das Präparat darf nicht mit den Fingern angefaßt werden, da sonst der widerliche Geruch den ganzen Tag den Kranken verfolgt.

Neuerdings ist auch eine Kombination des Hypotonins mit Brom, das Bromatonin aufgetaucht.

Firnbacher hat in der Grafeschen Klinik recht Günstiges gesehen von Desencin, einem hypotonisch und spasmolytisch wirkenden Jod-Benzylpräparat in Gaben von 3mal täglich eine halbe Tablette.

Sedativa sind ebenfalls vielfach bei Hypertension angewandt worden, besonders da, wo man glaubte, auf psychische Erregungen und nervöse Überreizung die Erhöhung des Blutdruckes zurückführen zu dürfen.

Fahrenkamp, Henius, haben Brom (3—4mal täglich 2—3 Wochen ein Eßlöffel oder eine Komprette Mixturae nervina Merck) mit gutem Erfolg, Singer Ersatz des Chlornatriums durch Bromsalze unter den von mir betonten Kautelen empfohlen. Lichtwitz sah gelegentlich Erfreuliches in bezug auf Blutdrucksenkung und Nachlassen der Kopfschmerzen von Adalin (0,5—1,0 abends gereicht oder dreimal täglich 0,25).

Schlayer empfiehlt kleine Luminaldosen à 0,15 (Bayers Luminaletten) zur Bekämpfung der Schlaflosigkeit und der inneren Unruhe bei psychischen Alterationszuständen an Stelle von Brom und Opium. Er gibt im Laufe des Nachmittags in Abständen von 2—3 Stunden 3—5mal eine Luminalette, eventuell schon am Vormittag. Bei mit Hypertonie einhergehenden Beschwerden ließ sich die sedative Wirkung auch objektiv durch Senkung des Druckes und einer Beruhigung der Nerven kontrollieren.

Impens und Gregor haben eine blutdruckerniedrigende Wirkung des Luminals beobachtet.

Auch Gruber und Baskett beobachteten bei der Anwendung von Luminal und Luminalnatrium in Fällen von Schlaflosigkeit bei Hypertonikern einen deutlichen Abfall des Blutdrucks. Wegen der Gefahr der Kumulation muß ab und zu ausgesetzt werden. Bei längerem Gebrauch nimmt die Phenolphthaleinausscheidung ab nach einer Periode gesteigerter Ausscheidung. Wegen seiner Eigenschaft, die Koronargefäße zu erweitern, scheint das Mittel auch bei Angina pectoris verwendbar.

Im Tierversuch sahen sie Beschleunigung und Abflachung der Atmung, bei großen Dosen Atemlähmung, bei intravenöser Gabe Verlangsamung des Herzschlages, Abnahme seiner Kraft und leichte Erweiterung des Herzens. Das Volumen von Milz, Niere und Darm nahm ab, das der Beine zu. Durchströmungsversuche zeigten, daß das Mittel peripher angreift, es machte sowohl Erweiterung als Verengerung der Gefäße. In kleinen Dosen ohne Einfluß auf die Diurese, macht es in großen Dosen infolge des Blutdruckabfalls Abnahme der Diurese bis zur Anurie. Die Gehirngefäße werden erweitert, darauf mag der gute Einfluß bei Epileptikern beruhen.

Guggenheimer und Fischer bestätigen die gefäßerweiternde Wirkung kleiner Gaben von Luminal und noch kleinerer Gaben von Chloralhydrat, das daneben bei den nicht selten zentral übererregbaren Kranken eine heilsame dämpfende Wirkung ausübt. Sie empfehlen neben den bewährten diätetischen und physikalischen Verfahren die Kombination von Chloralhydrat (0,25 g 3mal tägl.) mit kleinen Brom- und Jodgaben: Kal. jodati, Kali bromati āā 0,1, Chloral. hydrat. 5,0 : 240, Mucilago gummi arab. 30,0, Sir. simpl. ad 300, 3mal tägl. 1 Eßlöffel.

Von verschiedenen Autoren wird die Kombination von Jod und Brom in sehr kleinen Mengen in Form des Jobromag, das 0,01 g Jod und 0,025 g Brom in jeder Tablette enthält, warm empfohlen, in Gaben von 2—4 Tabletten täglich über Wochen und Monate.

Während die sedative Behandlung auf eine Herabsetzung der psychischen Übererregbarkeit des Vasomotorenzentrums und damit des Sympathikustonus abzielt, geht Kylin von dem entgegengesetzten Standpunkt aus, daß eine Störung der Gleichgewichtslage des vegetativen Systems zuungunsten des Sympathikus und eine Senkung des Kalziumspiegels besteht. Kylin empfiehlt daher das Übergewicht des Vagus durch Atropin zu mindern und die sympathische Erregbarkeit durch Kalzium zu steigern. Er gibt viermal täglich CaCl$_2$ und 0,25 mg Atropin. Eine ausgesprochene Wirkung auf den Blutdruck haben wir davon nicht gesehen. Ebensowenig in bezug auf Blutdrucksenkung von dem Kalziumdiuretin.

Auch Altnow und Hare konnten weder durch Kalzium und Atropin (1 g CaCl$_2$ und 0,00025 g Atropin 4mal täglich durch 3—4 Wochen) noch durch Epithelkörperchenextrakt 0,0065 g (Lilly) 4mal täglich per os oder intramuskuläre Injektion von Hansons Parathyreoidextrakt bis zu 0,039 g pro die eine irgendwie konstante Beeinflussung des Blutdrucks bei Fällen arterieller Hypertension erzielen.

Askanazy empfiehlt die Kombination von Kalziumdiuretin 0,5 mit Rhodankalium 0,1 in Form des Rhodan-Kalziumdiuretins (Knoll) und hat entschieden den Eindruck, daß dieses an Wirksamkeit unseren bisher bekannten Mitteln gegen Hochdruck überlegen ist. Er sah rasche, mitunter ganz auffallende Besserung der subjektiven Symptome und meist eine Senkung des Blutdrucks besonders bei Fällen mit labilem Hochdruck.

Eine erhebliche Besserung der subjektiven Symptome ohne wesentliche Beeinflussung des Blutdrucks sah Laufers von dem Subtonin (Löwenstein), eine Kombination von Kalzium, Atropin, Pituitrin und Cholin.

R. Schmidt sah — paradoxerweise — recht günstige Erfolge von Adrenalin (1 : 1000) in einer Einzeldosis von $^1/_2$ ccm subkutan. Bei dieser Dosis kam es meist zu keiner nennenswerten Blutdrucksteigerung, dagegen machte sich subjektiv vielfach ein die Kranken sehr wohltuend berührendes Gefühl freierer Atmung geltend. Schmidt läßt es unentschieden, ob hier der dilatatorische Effekt auf die Koronararterien im Spiele ist oder eine Lösung von Bronchospasmen oder eine Anregung der allerdings strittigen vasomotorischen Triebkräfte der Peripherie im Sinne von Hasebroek. Ich möchte dabei die gewaltige Herzwirkung des Adrenalin (Erhöhung seines diastolischen Tonus?) nicht unterschätzen.

Auch von Pilokarpin, intravenös oder subkutan (von Riegel zuerst angewandt), sah Schmidt einen wohltuenden Einfluß auf das subjektive Befinden, andererseits aber auch objektiv eine über Stunden sich erstreckende, unter Umständen recht beträchtliche Herabsetzung des Blutdruckes, die in einzelnen Fällen bis 50 mm betrug; auch bestehender Kopfschmerz wurde meist günstig beeinflußt.

Auch Kahler erzielte durch subkutane Injektion von 0,01 Pilokarpin oft recht erhebliche Blutdrucksenkung.

Ein gleichfalls vagusreizendes Mittel ist das Cholinderivat Pacyl, das von Ganter, Lewy, empfohlen worden ist, nachdem Schliephake gezeigt hat, daß Azetylcholin beim Hypertoniker den Blutdruck senkt. Lewy hat im Tierversuch bei Durchspülung der Kopfgefäße eine ausgesprochen erweiternde Wirkung des Pacyls auf die Hirngefäße festgestellt, und beim Kranken eine Besserung der subjektiven Beschwerden, wie Kopf- oder Extremitätsschmerzen, Schwindel, Ohnmachtsneigungen, auch dann, wenn der Blutdruck nicht meßbar zurückgeht.

Parade hat von Pacyl weder bei peroraler noch bei rektaler Anwendung einen deutlichen Einfluß auf den Blutdruck gesehen.

Pacyl wird in Tabletten zu 5 mg 2—6mal täglich gegeben. Lewy gibt an, daß auch die Ausscheidung der Verdauungsdrüsen, von Speicheldrüsen über Magen, Pankreas und Leber bis zum Darm, sowie der Niere quantitativ erheblich gesteigert und gleichzeitig qualitativ verbessert und daß nach Abl Harnsäure in erheblicher Menge ausgeschieden wird.

Ähnlich scheint der Knoblauch zu wirken, der in manchen Gegenden des südöstlichen Europas als Volksmittel gegen Arteriosklerose verwertet wird. Da es nicht jedermanns Sache ist, Knoblauch zu verzehren, so wird statt dessen das Präparat Allisatin empfohlen, das in Gaben von 6—12 Tabletten = 6—12 g Knoblauch gegeben wird.

Schlesinger, May, sahen danach auffallende Besserung der subjektiven Beschwerden (Schwindelzustände, Kopfdruck, Beklemmungsgefühle usw.). Sie führen diese günstige Wirkung auf Umstimmung der wilden Darmflora und Verhinderung der Toxinbildung zurück.

Wilkinson, Althausen und Kerr haben das Glukosid-Saponin Kukurbozitrin empfohlen, das aus dem Samen von Wassermelonen gewonnen wird. Es erweitert die Kapillaren und senkt den Kapillardruck. Die Autoren haben bei Hypertension eine deutliche Blutdrucksenkung und vollständige oder deutliche Beseitigung der Symptome gesehen. Kukurbozitrin wird per os in Kapseln à 50 mg 3× täglich gegeben.

In einer gewissen noch nicht genauer bestimmten Beziehung zum vegetativen Nervensystem steht auch die Proteinkörper- oder Reiztherapie.

Hierher gehört die Behandlung mit Schwefeleinspritzungen, über die Rusznyák berichtet hat. Er verwendete anfangs die von Meyer-Bisch empfohlene 1%ige Schwefelsuspension in Olivenöl, später eine 1%ige Schwefellösung „Sulfolein" der Firma Egger in Budapest. Davon wurden in 2—5tägigen Intervallen steigende Dosen von 1—5 ccm eingespritzt. Die Senkung des Blutdruckes beruht auf der fieberhaften Reaktion, wahrscheinlich erfolgt eine periphere Vasodilatation, wenn das Stadium der erhöhten Wärmeabgabe eintritt. Merkwürdig ist, daß die Blutdruckherabsetzung oft noch Monate nach der Fieberreaktion bestehen bleibt. „Man hat den Eindruck, als ob durch den Durchbruch des peripheren Gefäßkrampfes (?) ein Circulus vitiosus durchbrochen würde" (Rusznyák). Da Rusznyák die Schwefeltherapie mit allabendlicher Darreichung von Veronal, mit Bettruhe, salz- und flüssigkeitsarmer Kost und Aderlässen kombiniert hat, so ist die Zurückführung seiner Erfolge auf die Schwefeleinspritzung nicht sehr überzeugend. Die Behandlung hat außerdem den Nachteil, daß die Einspritzungen sehr schmerzhaft sind.

Lichtwitz hat aber auch in solchen Fällen, in denen nach Durchführung einer Ruhekur und dem Gebrauch von Sedativa nach 10—14 Tagen der Hochdruck konstant blieb, von der Schwefeltherapie Erfolge gesehen, selbst bei Verwendung geringerer Dosen und Vermeidung von Fieberreaktionen.

Im gleichen Sinne einer Zellaktivierung wirken auch Tuberkulineinspritzungen, von Braun-Wien, Bakterienpräparate, wie das Vakzineurin Döllken, von Holler und Kahler-Wien empfohlen, das Protopressin Zülzer und die Vakzine von Cilimbaris, der „die Arteriosklerose" auf Resorption von Bakterientoxinen aus dem Darm zurückführt, aus der Darmflora Bazillen züchtet, die aus dem Nährboden Kalk und Cholesterin abspalten und von der Einspritzung dieser Bakterien in abgetötetem Zustande die Bildung von Antitoxinen erhofft, welche Cholesterin zu lösen vermögen!

Die unmögliche Begründung schließt nicht aus, daß auch mit diesen Präparaten unspezifische Erfolge erzielt werden.

Ähnlich steht es mit dem Telatuten, dem Gefäßpräparat Heilners, das eigentlich auf organotherapeutische Wirkung abzielt. Wir haben davon oft subjektive Besserung und bescheidene Blutdrucksenkung gesehen, jedenfalls mehr als von dem per os angewandten Organopräparat Animasa, das aus der Intima und Media junger Schlachttiere und Feten und einem Abbauprodukt der Erythrozyten gewonnen wird. Andere (Griesbach, Blumenfeld und Cohn) haben auch von diesem Präparat subjektiv und objektiv günstige Wirkungen gesehen, während Stadler sich ebenfalls von einer eindeutigen Wirkung des Mittels nicht hat überzeugen können.

Neuerdings wird auch ein Telatutenpräparat aus den Innenwänden der Gefäße junger Tiere für den oralen Gebrauch hergestellt. Was Priesack über den Erfolg oraler Telatutenkuren berichtet, wirkt nicht sehr überzeugend.

Es wäre denkbar, daß alle diese Mittel, insbesondere die Schwefel- und Tuberkulinbehandlung, den Tonus der glatten Muskulatur herabsetzen und dadurch günstig wirken.

Eine andere Form der Organtherapie gründet sich auf die Vorstellung, daß auch endokrine Störungen der Hypertension zugrunde liegen könnten, und hat dazu geführt, Substitutionspräparate der Sexualhormone zu verwenden. Besonders die „klimakterische" Blutdrucksteigerung ist vielfach mit Corpus luteum bzw. Ovarialpräparaten angeblich mit Erfolg behandelt worden.

Ein so zuverlässiger und kritischer Beobachter wie John berichtet aber schon 1913, daß er nach Verabreichung von Eierstocksubstanz wohl zuweilen ein Schwinden der klimakterischen Beschwerden, aber kein Absinken des Blutdruckes gesehen habe. Dagegen rät Lichtwitz bei Frauen immer erst einen Versuch mit Ovarialpräparaten zu machen. Ebenso haben sich Matthes Ovarialpräparate beim klimakterischen Hochdruck bewährt, und er weist auf das neue Kombinationspräparat Klimakton hin. Auch Kylin hat neuerdings der Einspritzung der Extrakte der weiblichen und männlichen Sexualdrüsen das Wort geredet. In einem Falle stieg der Blutdruck nach Ovarialparenchymextrakt, um nach Injektion von Follikularflüssigkeitsextrakt wieder zu sinken.

v. Rutich hat mit der längere Zeit fortgesetzten Darreichung von Ovarialpräparaten nicht mehr erreicht als mit jeder anderen sedativen oder roborierenden Behandlung: „Das Aufhören der Ovarialfunktion ist nicht die primäre Ursache der klimakterischen Hypertonie, sondern nur ein beförderndes, evtl. ein auslösendes Moment."

Bei der von Gram neuerdings beschriebenen uns wohlbekannten Trias: Fettsucht mit schmerzhaften Hautinfiltraten, chronische Arthritis der Kniegelenke und Hochdruck („adiposalgia arthritico-hypertonica"), die fast nur bei Frauen nach der Menopause, aber hier nicht selten vorkommt, ist neben diätetischer Entfettung und Massage eine Behandlung mit Schilddrüsen von ausgezeichneter Wirkung, der Blutdruck sinkt mit Abnahme des überhöhten Körpergewichtes.

Major und Mc. Donald geben an, mit Injektionen von Leberextrakt Blutdruckerkrankung erzielt zu haben. Möller aus der Lundgaardschen Klinik hat das mit einem gewissen Vorbehalt bestätigt.

Neuerdings ist auch das Kallikrein genannte sog. Kreislaufhormon von Frey und Kraut, das bei angiospastischen Zuständen, z. B. bei Fällen von intermittierendem Hinken günstig wirkt, zur subkutanen Einspritzung bei Hypertension empfohlen worden (Schauder, Leschke).

Auch von Insulin (Kallikrein soll aus dem Pankreas stammen) hat man deutliche Blutdrucksenkung — unabhängig von seiner blutzuckersenkenden Wirkung — gesehen (Strisower, Jung und Auger, Kisthinios).

Am Schlusse dieser noch nicht einmal vollständigen Aufzählung der empfohlenen Medikamente und Drogen muß angeführt werden, daß Ayman (Boston) bei einer Reihe von 40 unausgewählten Hypertonikern, die „ernsthaft und enthusiastisch" mit einigen Tropfen verdünnter Salzsäure „behandelt" wurden, in 82% eine deutliche Besserung erhalten hat. Er schließt daraus, daß die gute Wirkung der zahlreichen Mittel auf Suggestion beruht, und daß die Symptome der Hypertension, die ja auch durch Sedativa gebessert werden können, häufig psychogenen Ursprungs sind.

Mein Urteil möchte ich über die medikamentöse Behandlung dahin zusammenfassen, daß alle diese Mittel, soweit sie nicht wie die Sedativa nur eine Beruhigung der Nerven bezwecken, für die Senkung des Blutdruckes bei der oben angegebenen diätetischen Behandlung gewöhnlich nicht nötig sind, und daß sie da auch zu versagen pflegen, wo jene uns im Stiche läßt. Man wird aber auf die medikamentöse Behandlung besonders in den Fällen nicht verzichten können, die sich den strengen und wenig angenehmen Diätvorschriften nicht fügen können oder wollen, und es wird von besonderem Interesse sein, zu beobachten, was die arzneiliche Behandlung noch zu leisten vermag in Fällen, bei denen das individuelle Optimum der diätetischen Behandlung erreicht ist.

Ich habe bisher nicht den Eindruck gewinnen können, daß in solchen diätetisch optimal eingestellten Fällen von permanentem Hochdruck durch eines der empfohlenen Präparate noch eine weitere dauernde Senkung des Druckes erreicht wird. Das Ideal der medikamentösen Behandlung würde ein Mittel darstellen, das den Tonus der Gefäßmuskulatur dauernd mindert, wie eine Tuberkuloseinfektion.

Mit einer vorübergehenden arzneilichen Drucksenkung ist, wie ich glaube, den Kranken nicht gedient.

Kroner und Tobias haben Fälle mitgeteilt, in denen im Anschluß an brüske Senkung des stark erhöhten Blutdrucks, z. B. durch Desencin schwere, z. T. bedrohliche zerebrale Schädigungen aufgetreten sind, Schädigungen, die auf eine lokale Ischämie in cerebro zurückgeführt werden mußten.

Anmerkung bei der Korrektur:

Neuerdings hat Stieglitz (Chicago) das Bismutum subnitricum für die Behandlung aller Formen des Hochdrucks empfohlen und über sehr gute Erfolge, Senkung des systolischen Druckes zur Altersnorm in 60%, des diastolischen Druckes in 83% der Fälle berichtet. Im Durchschnitt von 200 Fällen fiel der systolische Blutdruck von 191 auf 159, der diastolische von 114 auf 94 mm Hg.

Bei Fällen mit Arteriosklerosis — das Vorhandensein oder Fehlen von ausgedehnten sklerotischen Veränderungen wurde ermittelt aus der Reaktion des Blutdruckes auf Amylnitriteinatmung, aus der Gegenwart oder der Abwesenheit von Gefäßveränderungen der Netzhaut und der Dauer der Krankheit — fiel im Durchschnitt von 78 Fällen der systolische Blutdruck von 203 auf 178, der diastolische von 119 auf 106, und die Alterswerte des systolischen Druckes wurden in 39%, des diastolischen in 46% erreicht.

Der gute Erfolg blieb auch bestehen, wenn nach 3—4 Monaten die Medikation abgesetzt wurde. Bismutum subnitricum ist schwer löslich und gibt beständig kleine Mengen von Nitrationen ab, die unter dem Einfluß der Kolibakterien in Nitrite verwandelt werden. Außerdem machen die Nitrationen eine Chloriddiurese und bei der Behandlung mit Bismutum subnitricum soll sich eine geringe, aber deutliche Abnahme des Chloridgehaltes des Blutes einstellen.

Besondere Anzeigen: Der Aderlaß ist das souveräne Mittel gegen akut bedrohliche Zustände von Überhöhung des Blutdrucks. Er wird aber auch in symptomenfreien Dauerstadien vielfach angewendet und ist besonders angezeigt bei den nicht seltenen Fällen, in denen eine Hyperglobulie besteht.

In solchen Fällen, in denen die Zahl der roten Blutkörper im Kubikmillimeter 5 Millionen überschreitet, ist eine Rückkehr zu dem alten Gebrauch der Bauern, sich zweimal im Jahre zur Ader schlagen zu lassen, sehr zu empfehlen.

Man braucht in solchen Fällen mit dem Aderlaß nicht ängstlich zu sein und kann bis zu $^{1}/_{2}$ Liter Blut auf einmal ablassen. Die Wirkung ist wohltätig und wohl auch vorbeugend sehr von Wert.

Bemerkenswert ist, daß der Blutdruck danach nur wenig und nur vorübergehend zu sinken pflegt, aber die arterielle Stauung wird geringer.

Ich erinnere mich eines Falles, bei dem innerhalb einiger Tage nicht weniger als 2 Liter Blut aus der Ader entnommen wurden mit günstigstem Erfolg.

Pal hat bei einer Hypertonie eine schwere Darmblutung mit einem Verlust von mehr als 2 Liter Blut beobachtet. Dabei sind die ursprünglich weiten hypertonischen Arterien ganz eng geworden und hypertonisch geblieben. Der Blutdruck, der Wochen hindurch fast unverändert geblieben war, sank von 240 auf 175 mm, um sich alsbald wieder auf etwa 200 mm zu erheben.

Pal ist jedoch kein Freund der Aderlaßbehandlung der Hypertoniker. Nach seiner Ansicht ist die Blutentziehung nur bei den akuten Komplikationen am Platze: „Die Verminderung des Betriebsmateriales ist von einer Verengerung der Arterie gefolgt, die hervorzurufen gerade beim Hypertoniker nicht ratsam ist, zumal der hohe Tonus die Erweiterung der Arterien behindert — abgesehen davon, daß sie eine große Druckschwankung herbeiführt — und dadurch nachteilig wirkt".

Auch Clifford Albutt lehnt die systematische Anwendung des Aderlasses ab und empfiehlt ihn nur bei kritischen Zuständen von Überlastung des Herzens, drohendem Schlaganfall und als unentbehrlich bei Lungenödem in Kombination mit einer Atropineinspritzung.

Dagegen ist für Höfler der Aderlaß das Haupt- und Kernstück der Hochdruckbehandlung, er soll jeder anderen Behandlung vorangehen und die Grundlage für sie vorstellen. Er stellt als allgemeine Regel auf:

Jeder Dauerdruck von über 180 mm Hg erfordert Aderlaß alle $^{1}/_{2}$ Jahre,
    ,,   ,,   ,,   ,,   200   ,,   ,,   ,,   ,,   ,, $^{1}/_{4}$,,
    ,,   ,,   ,,   ,,   220   ,,   ,,   ,,   ,,   ,, Monate.

Derartigen Widersprüchen begegnen wir öfter in der Literatur über die Behandlung des Hypertonikers.

Höflers Standpunkt ist begreiflich; denn er kennt abgesehen von strengem Alkohol- und Kaffeeverbot keine andere diätetische Behandlung des Hypertonikers als die, Magenüberfüllung, Darmgärungen zu vermeiden und für glatten Stuhl zu sorgen. Er bekennt sich auf das Bestimmteste zu der Auffassung von Bergmanns „von übertriebenen diätetischen Maßnahmen, so Salz- und Fleischfreiheit, wenn die Nierenfunktion intakt ist, sah ich keine Vorteile, ebensowenig von allzustrengem Dursten". Unsere im Laufe der Zeit recht groß gewordenen Erfahrungen sind ganz andere, und seit wir die Trockenkost und die Salzentziehung anwenden, haben wir den Aderlaß kaum mehr nötig gehabt.

Die Bedenken Pals teile ich allerdings nicht. Ich halte jede Entspannung des überdehnten und darum hypertonischen Gefäßsystems für erwünscht, aber wir erreichen sie
unblutig durch unsere Diät. Wenn Höfler sagt, daß bei geeigneter Lebensweise des
Patienten mit Hilfe von Aderlässen und Nitroskleran man das Schicksal des an essentieller
Hypertonie Leidenden, soweit Menschenkräfte zulangen, in Händen hält, so kann ich mit
Unterstreichung dieser Einschränkung das gleiche ohne Aderlaß und Nitroskleran für die
beschriebene Diät behaupten.

Die Lumbalpunktion: Der auffallend günstige Einfluß dieses Eingriffes,
der uns bei der eklamptischen Urämie so gute Dienste geleistet hat, auf das
Hochspannungsasthma wurde schon erwähnt. Ob man aus dieser Wirkung
einen Schluß auf den zerebralen Charakter der Dyspnoe ziehen und sie als
ein bulbäres Reizsymptom (Meyer-Bisch) betrachten darf, ist fraglich,
nachdem Kahler in manchen Fällen nach dem Eingriff einen starken Abfall
des Blutdruckes hat beobachten können. Noch weniger aber möchte ich mit
Kahler diese Wirkung der Lumbalpunktion auf eine Entgiftung des Gehirns
beziehen und daraufhin von einem zentral-toxisch bedingten Hochdruck sprechen.

Meyer-Bisch fand in solchen Fällen zerebraler Dyspnoe nicht nur wie Kahler eine
Erhöhung des Zucker-, sondern auch des Kochsalzspiegels in der Lumbalflüssigkeit,
unabhängig von dem Gehalt des Blutes in beiden Substanzen.

Die Beobachtung Kerppolas, daß der Lumbaldruck häufig, besonders
bei Verdacht auf Zerebralsklerose gesteigert ist, wurde oben bereits erwähnt.
In Fällen von anhaltendem Kopfschmerz wirkt die Lumbalpunktion hier
ebenso wie bei der Nephritis sehr günstig.

Um die oft (nicht nur bei Hypertonikern) sehr unangenehmen Folgen der Lumbalpunktion zu vermeiden, empfehle ich, den Kranken danach eine Zeitlang auf dem Bauche
liegen zu lassen. Als Ersatz der Lumbal- oder der Okzipitalpunktion, über deren Vorzüge
mein Mitarbeiter Hartwich berichtet hat, kommt zur Entlastung der Schädelhöhle die
Darreichung großer Dosen von Magnesiumsulfat in Frage (vgl. S. 795).

In der Regel kommt der Hypertoniker leider erst in dem Stadium des kardialen
Asthmas und aus diesem Grunde in ärztliche Behandlung. Dieses Warnungs-
signal bedeutet, daß das Herz aus dem Zustande reiner Hypertrophie und
vollständiger Kompensation in ein Stadium der Dilatation mit Neigung zu
unvollständiger Entleerung und labiler Kompensation übergetreten ist. Dieses
Stadium, dessen Eintritt durch die vorher angegebene Beratung des zufällig
entdeckten oder aufgesuchten Hypertonikers und durch eine konsequente Kräftigung des Herzens bei diätetischer Behandlung sicher sehr lange hinausgeschoben werden kann, bedeutet keineswegs den Anfang vom Ende. Meist ist es
auch jetzt noch an der Zeit, durch eine Umgestaltung und Anpassung der Lebensweise einen lange anhaltenden Erfolg zu erzielen; nun pflegt auch der Kranke
dem Arzte williger sein Ohr zu leihen, und nunmehr ist auch eine sorgfältige
und dauernde ärztliche Überwachung nötig.

Das Stadium der kardialen Insuffizienz. Wenn schon die charakteristischen, oben eingehend geschilderten Beschwerden und neben der arteriellen
Stauung auch eine Überfüllung und Drucksteigerung im Venensystem und
Stauung im kleinen Kreislauf bestehen, so kann der Zustand durch einen energischen Aderlaß rasch wirksam bekämpft werden. Dieser Eingriff ist unverzüglich
geboten, wenn die Gefahr akuten Lungenödems droht. Die Entstehung des
Lungenödems kann weiterhin verhindert, ein schon vorhandenes beseitigt werden
durch intravenöse Einspritzung von 10 ccm $10^0/_0$iger $CaCl_2$-Lösung, von Afenil,
einer hochprozentigen Traubenzuckerlösung oder durch $^1/_2$ ccm Adrenalin
subkutan. Bei starker kardial bedingter Atemnot kann eine Herabsetzung
der Erregbarkeit des Atemzentrums durch Morphium oder Heroin große
Erleichterung bringen. Eppinger hat neuerdings die Anwendung von Pituitrin
empfohlen (vgl. S. 648).

Ist der Zustand nicht gar zu bedrohlich, so kann dieselbe Entspannung wie durch einen Aderlaß auch wie bei der akuten Nephritis unblutig erreicht werden, durch vollständige Einstellung der Flüssigkeitszufuhr, wobei man am besten gleichzeitig auch einen Tag fasten läßt.

Es ist erstaunlich, wie schnell sich dabei oft ein Herz erholt, das schon zu einer quälenden Stauungsbronchitis, zu nächtlicher Ruhedyspnoe, zu leichtem Ödem usw. geführt hat. Während einer auch nur etwa 12—24stündigen Einstellung jeglicher Nahrungs- oder Flüssigkeitsaufnahme wird reichlich Urin entleert, und der Kranke fühlt sich meist schon nach der ersten Nacht wie erlöst. Auf eine darauffolgende Unterernährung, wie sie z. B. die strenge Carellsche Kur (4 × je 200 g Milch) neben dem Vorzug der Salzarmut bietet, oder auf einige Fast-, Obst- oder Rohkosttage mit obligater Darmentleerung wie bei der akuten Nephritis, lege ich, wenn es sich nicht ausnahmsweise um schwächliche und schon heruntergekommene Kranke, alte oder sehr schwache Herzen handelt, großen Wert. Es ist, wie wenn der Überfluß an Körpersäften aufgebraucht würde; jedenfalls erholt sich das Herz gewöhnlich sehr rasch ohne medikamentöse Nachhilfe, der Venendruck und der bei insuffizientem Herzen oft überhöhte Blutdruck sinkt, die Pulsfrequenz wird langsamer, und Husten und Auswurf schwinden sehr rasch. Wir geben, wenn irgend möglich, erst dann, nachträglich, zur Befestigung des Erfolges Herzmittel, wenn die Kompensation schon fast eingetreten ist.

Oft kann man nach einer derartigen Fastenkur der Herzmittel ganz entraten, wenn man nunmehr zu vollständig salzfreier Kost übergeht. Ist man des Herzens nicht ganz sicher, oder handelt es sich um ältere, oder schon abgemagerte Kranke, so geben wir während des Fastens täglich eine intravenöse 20%ige Traubenzuckereinspritzung.

Ist der Puls nicht ganz regelmäßig, und tritt keine Verlangsamung der Herzaktion ein, so geben wir kleine Dosen Strophantin (0,3—0,5 mg) mit Kardiazol in 20 ccm 20%iger Traubenzuckerlösung.

E. Meyer hat gezeigt, daß der Traubenzucker in hypertonischer Lösung intravenös injiziert in die Reihe der Mittel gehört, die die Krampfbereitschaft der Gefäße herabsetzen. Bei Hypertonikern erfolgt dabei eine unter Umständen für mehrere Stunden anhaltende Blutdrucksenkung. Nach den Untersuchungen von Wollheim und Brandt scheint es sich dabei um einen Regulationsmechanismus der zirkulierenden Blutmenge zu handeln. Sie fanden, daß es nach intravenöser Injektion von 10 ccm Aqua destillata, 0,2% und 20% Traubenzuckerlösung zu einer Verminderung der zirkulierenden Blut- und Plasmamenge um 400—1000 ccm, d. h. um 10—30% kommt, und sprechen von einem „unblutigen Aderlaß", der zur fortlaufenden Behandlung verwendet werden kann.

Bei dieser Behandlung pflegt der Blutdruck rasch und erheblich zu sinken und bei salzfreier Kost sich auf ein konstantes Niveau einzustellen, das je nach der Schwere des Falles verschieden ist. Aber selbst dann, wenn der Blutdruck Werte von 180—200 beibehält, tritt eine rasche Erholung des Herzens ein, und Kranke, die vorher schon auf ebenem Wege unter Atemnot zu leiden hatten, können wieder beschwerdelos gehen und Treppen steigen.

In diesem Stadium kommen unter Beibehaltung der salzfreien Kost Kuren in den bekannten CO_2-haltigen Bädern oder Terrainkuren im Mittelgebirge mit dosierbaren Steigübungen, aber meist nicht mehr im Hochgebirge in Frage.

Bei vorgeschritteneren Fällen von Herzinsuffizienz mit sehr hohen oder auch schon gesunkenen Blutdruckwerten oder bei Fällen mit schwieligen oder sklerotischen Veränderungen im Herzmuskel gelingt es schließlich nicht mehr, eine länger dauernde und befriedigende Kompensation zu erreichen. Manche haben selbst jetzt noch keine Beschwerden und lassen sich durch die allabendlich auftretenden Ödeme, die über Nacht verschwinden, nicht weiter stören. Andere leiden unter fast ständiger Bewegungsdyspnoe oder Beklemmung und Asthmaanfällen, dann ist neben der diätetischen eine länger fortgesetzte oder dauernde Behandlung mit herz- und harntreibenden Mitteln oft noch von sehr guter Wirkung.

Im Anfall von Asthma cardiale — von seiner Verhütung durch Trockenkost war schon die Rede, das gleiche läßt sich auch durch Salyrgan (eigene Erfahrungen, Brunn) erreichen — ist Morphium von zauberhafter, aber bisher noch unerklärlicher Wirkung. Eppinger hat gezeigt, daß es die Blutstromgeschwindigkeit und das Minutenvolumen herabsetzt, und daß Pituglandol Roche (1 ccm subkutan und 1 ccm intravenös) merkwürdigerweise die gleiche günstige Wirkung hat (vgl. S. 803).

Der gleiche unmittelbare, immer wieder überraschende Erfolg läßt sich auch durch eine Einspritzung von Strophantin, hier am besten kombiniert mit Koffein, erreichen.

Auch ein ausgiebiger Aderlaß oder das alte schon den griechischen Ärzten bekannte Verfahren des Abbindens der Glieder (Peller), das als unblutiger Aderlaß wirkt, können zur Entlastung des überfüllten Kreislaufes und überdehnten Herzens mit großem Nutzen verwandt werden.

Ein Kranker Eppingers versicherte, daß unmittelbar nach dem Anlegen der Binden ihm das Atmen viel leichter falle, als hätte man ihm auf der Brust etwas aufgemacht.

Bei ambulanten Fällen ist eine lang fortgesetzte Digitalisbehandlung zweckmäßig, man versucht erst das Optimum der Digitaliswirkung durch große Dosen zu erreichen und sucht dies durch Fortreichung kleiner Dosen zu unterhalten. (3 × täglich 0,05 pulv. fol. dig. titr. oder 3 × täglich $^1/_2$ Tablette Digipuratum oder abwechselnd 1 Tag eine, 1 Tag zwei Tabletten oder sogar fortlaufend täglich zwei [und mehr] Tabletten Digipuratum.)

Die häufig anzutreffende Furcht vor großen Dosen ist unbegründet; man muß mit der Dosis steigen, wenn die kleinen Dosen nicht wirken. Ich habe seit vielen Jahren den Eindruck gewonnen, daß in der Praxis sehr selten zuviel, viel häufiger zuwenig Digitalis gegeben wird.

Aber man braucht viel weniger und seltener Digitalis, wenn man besser diätetisch behandelt.

Bei stärkerer venöser Stauung wird Digitalis in jeder Form oft schlecht vertragen und ist dann auch gewöhnlich unwirksam. Fränkel vermutet mit Recht, daß ein Stauungskatarrh des Magens (bzw. die Pfortaderstauung) die Resorption beeinträchtigt. In solchen Fällen ist oft Strophantin, das wir bei klinischer Behandlung der Digitalis entschieden vorziehen, noch von vortrefflicher Wirkung, aber nur bei intramuskulärer oder intravenöser Injektion. Sehr selten ist das Umgekehrte der Fall, daß ein Herz auf Digitalis (per os) anspricht, wenn die Strophantininjektion versagt hat.

Man gibt entweder das von Fränkel empfohlene Böhringersche Strophantin in Ampullen in Dosen von 0,3—0,6 bis höchstens 1,0 mg (Vorsicht!) oder 0,6—1,0 einer 10%igen Verdünnung der titrierten Tct. strophanti in physiologischer NaCl-Lösung. Für die intramuskuläre Injektion wird zweckmäßig Eukain (Tct. stroph. titr. 2,5, Eucaini 0,75, Aq. dest. ad 25) zugefügt wegen der oft unangenehmen lokalen Schmerzen, die evtl. durch essigsauren Tonerdeumschlag gemildert werden müssen. Es gibt Fälle, die eine Zeitlang täglich, später 3—2—1 × wöchentlich eine Strophantininjektion nötig haben, um sich über Wasser zu halten.

Ich erinnere hier noch an die günstige Wirkung des Strophantin bei den Blutungen der Hypertoniker.

Der Neigung zu Ödemen begegnet man durch Darreichung von Diureticis, wie Diuretin oder Kalziumdiuretin oder Theophyllin oder Euphyllin (in Zäpfchen), die bisweilen schon vor, oft aber erst nach Eintreten der Digitaliswirkung ihre wassermobilisierende und harntreibende Wirkung entfalten, aber meist unangenehme Nebenwirkungen auf den Magen und den Appetit ausüben. Sie wirken bisweilen besser, wenn man reichlicher dabei trinken läßt. Im übrigen ist in diesem Stadium salzfreie Trockenkost auch der Ödembereitschaft wegen einzuhalten.

In neuerer Zeit haben wir bei schon dekompensierten Hypertonien, die mit hochgradiger Wassersucht aufkamen, nur noch die neuen Quecksilberpräparate Novasurol oder Salyrgan (vgl. S. 362) mit ausgezeichnetem Erfolge angewandt und die Diuretika der Purinreihe fast ganz verlassen. Ich habe freilich auch gesehen, daß ein Fall, der nicht mehr auf Novasurol ansprach, mit einem Mal auf Diuretin mit schöner Diurese antwortete. Wenn Venen nicht oder nicht mehr zur Verfügung stehen, kann man Salyrgan auch intramuskulär geben; auch darf man sich des Kalomels wieder erinnern.

Bei Anfällen von Herzjagen ist schon wegen der späten Wirkung bei mündlicher Darreichung nur eine intravenöse Strophantininjektion angezeigt und von zauberhafter Wirkung.

Auch die intravenöse Einspritzung von Chinin hat sich als wirksam erwiesen, und auch von Cholin (0,2 ccm einer $6^0/_0$igen Azetylcholinlösung) haben Stepp und Schliephake prompte Erfolge, übrigens auch gewaltige Senkung des Blutdrucks gesehen.

Die Strophantuspräparate sind bei der unmittelbaren Einbringung auf dem Blutwege zweischneidige Mittel und ebenso segensreich wie gefährlich. Ein Überschreiten der wirksamen Dosis kann plötzlichen Herztod zur Folge haben. Wenige Tropfen der per os fast unwirksamen Strophantustinktur können die schwersten Vergiftungserscheinungen mit 24 Stunden anhaltendem Erbrechen und hochgradiger Pulsverlangsamung bis zum Herzblock auslösen. Bei der Dosierung ist um so größere Vorsicht geboten, je schlechter das Herz ist, und die Einspritzung in die Vene muß sehr langsam ausgeführt werden. Man soll nach Fränkel bei Fällen, die schon Digitalis bekommen haben, Strophantin nicht vor Ablauf von zweimal 24 Stunden nach der Digitalisgabe anwenden.

Doch muß man von dieser Vorsichtsmaßregel der Not gehorchend nicht selten Abstand nehmen. Die Gefahr einer Kumulation wird dabei nach unserer Erfahrung überschätzt, wenn die voraufgegangenen Digitalisgaben wirkungslos gewesen sind.

Wir geben das Salyrgan wie das Strophantin — mit Vorliebe beide zusammen und mit Kardiazol — wenn intravenös stets in 10 ccm $20^0/_0$iger Traubenzuckerlösung.

Fahrenkamp hat darauf aufmerksam gemacht, daß Kampferpräparate (Coramin und Kardiazol) intravenös die Wirkung von Strophantin steigern, so daß kleinere Dosen ($^1/_4$—$^1/_3$ mg) schon wirksam sind, und daß dieser Zusatz auch die Gefahr der Strophantinanwendung vermindert.

Die gleiche Wirkung wird von Bischoff dem Koffein zugeschrieben auf Grund von Tierversuchen von Preobraschensky, nach denen die Resistenz des Frosch- wie Katzenherzens gegenüber der toxischen Strophantindosis durch Koffein erhöht wird. Er empfiehlt, $^1/_4$ mg Strophantin Böhringer mit 0,1 g Koffein zusammen zu geben.

Ich kann nicht genug auf den Nutzen der Entsalzung und Austrocknung des Körpers beim herzinsuffizienten Hypertoniker — wie bei jeder Herzschwäche mit Neigung zu Stauung, insbesondere bei Herzfehlern — hinweisen. Es dauert in schweren Fällen oft lange, bis wirkliche Entsalzung erreicht ist. Die Salzausscheidung sinkt bei salzfreier Kost auf ein Minimum, aber eine intravenöse Salyrganinjektion fördert immer noch große Kochsalzmengen zutage. In solchen hartnäckigen Fällen, in denen die Kranken auch die minimalen, in der kochsalzfreien Diät enthaltenen Salzmengen retinieren, geben wir gern intermittierend, je nach dem Verhalten des Körpergewichts, dem Grade der Leberschwellung alle 8 oder 14 Tage oder in noch größeren Abständen zur Sicherung eine Salyrganinjektion (und evtl. gleichzeitig reichlich Wasser zur Förderung der NaCl-Ausscheidung), so lange bis ein Zustand vollständiger Kompensation erreicht ist. Auch mit Wasser allein kann man bei kochsalzfreier Diät die Entsalzung befördern, wovon man sich leicht beim Wasserversuch überzeugen kann. Man kann zu dem Zweck von der sehr salzarmen Georg Viktor-Quelle Wildungens ($0{,}0075^0/_{00}$ NaCl) Gebrauch machen.

Eine sorgfältige diätetische und medikamentöse Behandlung des dekompensierten Hypertonikerherzens vermag selbst in hoffnungslos erscheinenden Fällen mit schwerer und lang anhaltender Wassersucht schließlich doch noch einen jahrelang befriedigenden Zustand herbeizuführen und Wiederholungen der Herzschwäche durch genaue Überwachung und rechtzeitiges Eingreifen zu verhüten.

Nur ein sehr überzeugendes Beispiel von vielen: Rechtsanwalt Br.., geb. 1888, groß, herkulisch gebaut. Vater mit 61 Jahren an „Herzverfettung" gestorben.

Patient selbst nie wesentlich krank. 1915—1919 im Felde.

Februar 1925 plötzlicher Anfall von Atemnot. In den folgenden Tagen völlig erschöpft, erst nach 6 Wochen erholt.

1926 nervöse Schlaflosigkeit, Atembeschwerden auch in der Ruhe, besonders nachts. BD 190 mm Hg, Albumen 0,05$^0/_{00}$. Sommer 1927 Wildungen: Besserung. Hat 1927/28 sehr viel arbeiten müssen. 1928 Frühjahr wegen Leberschwellung nach Karlsbad. Schlaflosigkeit, Atembeschwerden. In Karlsbad $8^1/_2$ Pfund abgenommen. Nach Rückkehr BD 200, abendliche Beinödeme. 1928 Sommer Sanatorium, sehr starke Ödeme. Strenge Diät ohne Erfolg. Anschließend nach Nauheim, dort bei geringsten Anstrengungen starke Kurzluftigkeit. Blutdruck 230—210/140—130. Arrhythmia perpetua. Alb. 2—$9^0/_{00}$. Besserung.

1. Aufnahme 24. 10. 28: BD 222/124 mm Hg, Alb. 1,5—$3^0/_{00}$. Blutwerte normal. Ambard 0,09. Blutsenkung 50 Min., Erythrozyten 5,36 Millionen. Augenhintergrund: normale Netzhautgefäße. Herz 4,3 : 14,3 cm. Spitzenstoß nicht fühlbar, Puls irregulär. Herzinsuffizienz, Atemnot. Leber stark vergrößert, hart. Deutliche Ödeme. 29. 10. Hemiplegie links, nach 24 Stunden verschwunden. Behandlung mit salzfreier Kost, Herzmittel, Salyrgan. BD bei der Entlassung 210/118. Kardiale Dekompensation beseitigt. Pulsus alternans.

Patient hat nach seiner Entlassung die Diät streng eingehalten, 2mal Salyrgan bekommen, fühlt sich wohl, ist voll arbeitsfähig.

Nachuntersuchung 27. 2. 29: BD 220/120. Blutwerte normal. $0,5^0/_{00}$ Alb. Herzgrenzen unverändert, Spitzenstoß hebend in Axillarlinie, Puls ist regelmäßig geworden, deutlicher Pulsus alternans. Leber 2 Querfinger unter dem Rippenbogen. Elektrokardiogramm: Gespaltene Vorhofszacke, kleine Aufsplitterung des Kammerkomplexes (Myokardschädigung). Leber 2 Querfinger unter dem Rippenbogen. Nach Salyrgan 2766/750 ccm mit 15,46 g NaCl.

Bericht vom 22. 5. 29. Sehr guter Befund. 5mal Salyrgan bekommen (alle 14 Tage) und fortlaufend Kardiotonin.

Nachuntersuchung 27. 7. 29: Leber etwa handbreit unter dem Rippenbogen, systolischer Kollaps des Leberpulses. BD 200/130. Deutlicher Pulsus alternans. Im Elektrokardiogramm linksventrikuläre Kammeranfangsschwankung. Nach $^1/_4$ mg Strophantin und 2 Amp. Salyrgan große Diurese. BD 200/120—130. Alb. +. (Ninhydrin schwach pos.).

Nachuntersuchung 15. 1. 1930: Befund unverändert. Wegen mäßiger Leberstauung Salyrganinjektion. Chron. Digitaliskur. Alle 14 Tage Salyrgan.

Nachuntersuchung 20. 2.: Befinden sehr gut. BD 180/105. Keine Leberschwellung. Keine Ödeme. Pulsus alternans.

Kur in Gastein, die ihn sehr anstrengte; er war zuletzt so schlapp, daß er kaum noch gehen konnte. Das Herz sei unruhig gewesen, der Puls offenbar irregulär; im rechten Oberbauch Druckgefühl (Leberschwellung). Im Anschluß 8tägige Erholung, danach besser.

2. Aufnahme 21. 5. 30: Gehäufte Extrasystolen, Pulsus alternans. An der Spitze leiser präsystolischer Vorschlag und systolisches Geräusch. 2. A. T. laut und klappend. BD 205/120, Venendruck 122 mm. Leber 4 Querfinger unter dem Rippenbogen. Deutliche epigastrische Pulsation. Ambard: 0,22, U+ 48,5, U– 6,3 mg$^0/_0$. Cholesterin 135 mg$^0/_0$, Xanth. und Ind. negativ. Urin $2^1/_2$$^0/_{00}$ Alb., vereinzelt granulierte und hyaline Zylinder und Erythrozyten.

Nach Salyrgan Diurese von 3000 ccm mit 8,4 g NaCl (bei 1000 Zufuhr). Chinidin. Alternans bleibt. BD sinkt bei Bettruhe bis 170/120 ab, steigt nach dem Aufstehen wieder auf 190/125 an. Alb. in den letzten Tagen um $0,2^0/_{00}$. Kardiale Dekomp. bei Entlassung am 4. 6. beseitigt.

Nachricht vom 17. 6. 30: Herz noch ruhiger geworden, Befinden ausgezeichnet.

Nachricht vom 23. 8. 30: Gesamtzustand ganz hervorragend gebessert. Fühlt sich so ausgezeichnet wie seit Jahren nicht vor 1928. BD 155 und 160 mm Hg, Alb. $^1/_4$—$^1/_2$$^0/_{00}$. Lebt noch immer streng salzfrei. 18. 7. Salyrgan: 4000 ccm.

Ist 3mal auf Hasenjagd gewesen und 3—4 Stunden gelaufen. Mitte August Moseltour gemacht, danach Podagra 6 Tage. 10. 9. bis auf die Haut durchgeregnet, schwer erkältet. Am 17. 9. zu Fuß auf die Wartburg gegangen.

18. 9. Befund: BD 200—170/120—130. Alternans. Allgemeinbefinden sehr gut. Leber nicht vergrößert.

Bericht 18. 12. 30: Hat seither 3 Salyrganspritzen bekommen. Allgemeinbefinden noch besser geworden. Übt seine Praxis jetzt ohne Hilfsarbeiter aus. Geht einmal wöchentlich auf Jagd.

3. Aufnahme 27. 1. 31: BD bei der Aufnahme 215/125, vom nächsten Tage ab 160—180/110—120, nach Strophantin nnd Salyrgan dauernd 135—150/90—95. Pulsus alternans. Alb. anfangs 0,5, später 0,1 $^0/_{00}$. WV. ohne Theozin größte $^1/_2$ Std.-Portion 120, in 4 Std. 1310, mit Theozin größte $^1/_2$ Std.-Portion 300, in 4 Std. 1560. Allgemeinbefinden sehr gut, geht stundenlang spazieren ohne jede Spur von Atemnot.

Was die Behandlung der arteriellen Symptome der Hypertension betrifft, so fällt sie zum Teil in das Gebiet der Behandlung der Arteriosklerose überhaupt. Hier soll nur erwähnt werden, daß die sog. Gefäßkrisen, die paroxysmalen Blutdruckanstiege sowohl wie etwaige eklamptische Äquivalente und ischämische Phänomene beim Hypertoniker mittelbar auch auf einer relativen Herzinsuffizienz beruhen können und nach kardialen Gesichtspunkten mit Aderlaß, evtl. Lumbalpunktion, Ruhe und Fasten bzw. kochsalzfreier Kost, später Herzmittel behandelt werden müssen. Auch das Cheyne-Stokessche Atmen, das durch Morphium verstärkt, durch O_2-Atmung vermindert wird, verschwindet meist mit Besserung der Herzkraft.

Gegen die anginösen Beschwerden wird, abgesehen von Nitriten, Diuretin $(3 \times 0,5—1,0 \text{ g})$, evtl. in Verbindung mit Jod (z. B. Eustenin 2,5 täglich) oder mit Rhodannatrium (Antistenintabletten) oder mit Kalzium (Kalziumdiuretin) oft mit Nutzen gegeben. Fast stets erweist sich auch daneben noch die Anwendung von Digitalis als wesentlich. Hürter empfiehlt folgende Kombination:

Camphorae monobromatae   4,0
Diuretin   4,0
Coff. natr. salicyl.   2,0
Mass. pil. q. s. f. pil. Nr. L
     D. S. 3stündl. 2 Pillen zu nehmen.

Aus der Klinik von Moritz stammt die Empfehlung einer Kombination von Theobromin plus Luminal in Form der Theominaltabletten (3 × täglich 1—2 Tabletten).

Erstaunlich ist die günstige Wirkung der Entsalzung und salzfreier Kost bei manchen Fällen von Angina pectoris.

Auch bei örtlichen und allgemeinen Gefäßkrisen kommt nach Ausschaltung bzw. Beseitigung der kardialen Komponente die Anwendung der Nitrite in Betracht, z. B. bei drohenden ischämischen Insulten des Gehirns mit Blässe des Gesichtes. Bei den kongestiven Zuständen dagegen mit Röte des Gesichtes, bei denen das von Kollert beschriebene subjektive Phänomen des „Rotsehens" die drohende Apoplexie ankündigt, ist ein schleuniger Aderlaß geboten (vgl. S. 673).

Über die **Behandlung** der renalen Verlaufsart, **der malignen Sklerose und der genuinen Schrumpfniere** war bisher wenig Rühmliches zu sagen. Das Handeln des Arztes wird hier nicht von dem sicheren Optimismus getragen wie bei der einfachen Sklerose, weil er das unabwendbar erscheinende Schicksal so nahe vor Augen sieht. In den Übergangsstadien ist es oft immer wieder und ausschließlich das nur zu rasch wieder erlahmende Herz, das anzuspornen ist. Doch ist in manchen Fällen gerade die Kraft des konzentrisch hypertrophierten Herzens daran schuld, daß die Kranken von ihren Leiden erst in dem Stadium etwas merken, in dem die Urämie vor der Tür steht.

Sobald die Gefahr einer renalen Verlaufsart aus der Permanenz der systolischen Hypertonie, der Höhe des diastolischen Blutdruckes, einer Retinitis, oder gar schon einer Störung der Nierenfunktion erkannt ist, kommt neben der strengen Kochsalzentziehung die Einschränkung der Eiweißzufuhr wie bei der sekundären und jeder Schrumpfniere in Frage (vgl. S. 1473).

Aber selbst in einzelnen Fällen von maligner Sklerose mit noch guter Nierenfunktion, aber schon mit Retinitis angiospastica kann man von dieser diätetischen Behandlung noch Wunder erleben.

Als Beispiel bringe ich einen Auszug aus der Krankengeschichte einer Dame von 43 Jahren, deren Vater 56 Jahre alt an Nierenleiden gestorben ist. Seit 1898 ist ihr aufgefallen, daß sie sich über Kleinigkeiten schwer ärgerte und dann Herzklopfen bekam. 1914 bei Tätigkeit im Dienste des roten Kreuzes bemerkte sie, daß das Herz stark arbeitete. 1918 Schleiergefühl vor den Augen, Netzhautblutungen, Arzt konstatiert Albuminurie. Herzvergrößerung und „Nierenreizung“. 1919 bei Anstrengung Atemnot. März 1922 habe ich sie zum ersten Male gesehen, einen Blutdruck von 210 mm Hg festgestellt, Sterilisatio artificialis durch Röntgenbestrahlung veranlaßt. Ende 1924 10 Minuten lang Taubheitsgefühl der rechten Hand, Seh- und Sprachstörung, was sich 8 und 10 Tage später wiederholte. Mai 1925 Blutdruck 200. Flimmern vor den Augen.

August 1925 Klinik: Blutdruck **236/146** bei der Aufnahme, 205/130 bei der Entlassung, Ambard 0,096, Blut - U$^+$ 38,5, -U$^-$ 3,6, -NaCl 620 mg%. Rote Blutkörperchen 6 Millionen. Herzspitzenstoß außerhalb der Mamillarlinie. Harn auf Obsttag nicht alkalisch. Augenhintergrund: Gunnsche Silberdrahtarterien, Hämorrhagien und Degenerationsherde, Gefäßobliterationen.

Verordnung: Salzarme, trockene, fleischfreie Kost.

Ende 1925 plötzlich benommen, starke Kopfschmerzen, anschließend Harnflut.

März 1926 beim Abendessenabtragen plötzlich taubes Gefühl im linken Arm, Teller fiel aus der Hand, Zittern der Zunge, Halbschlafzustand, nach 15 Minuten behoben. Schriftlich vollständig salzfreie Kost verordnet, die streng durchgeführt wird.

II. Aufnahme 10. 5. 26: BD 185/110. 2. 6. 26: 175/105. 5 Tage Fasten senkte den Blutdruck nicht weiter. Ambard 0,06, U$^+$ 19,4, U$^-$ 4,1. Cholesterin 210, NaCl 610 mg%. Patientin lebt zu Hause (Spanien) streng salzfrei, nicht fleischfrei. Keine subjektiven Störungen mehr, ist voll arbeitsfähig.

III. Aufnahme 26. 3. 28: BD 192/112, Ambard 0,07, U$^+$ 42,8, U$^-$ 2,4, Cholesterin 175, NaCl 600. Augenhintergrund: Gefäße eingescheidet, hochgradig verändert. Netzhaut rings um die Papille — Zeichen der abgelaufenen Neuritis —, wie feinst gesandelt, aber keine Degenerationsherde oder Blutungen. „Es ist dem Ophthalmologen sehr selten beschieden, einen derartigen Fall zu sehen, der auf eine völlige Ausheilung der lokalen Störungen hinweist“ Prof. Schnaudigel.

Beobachtung 24.—29. 7. **1929:** Blutdruck 160—175/105—110. Blut: 4,1 Mill. Rote, 4700 Weiße, Blut U$^+$ 44, U$^-$ 1 mg%. Ambard 0,12. WaR. neg. Cholesterin 110 mg%. Blutsenkung 3 Stunden 40 Min. Harn: Auf Obsttag nicht, auf 5,0 Magn. usta in 1^1/$_2$ Stunden alkalisch. Alb. 0. Sediment: Leukozyten, vereinzelt Erythrozyten und Epithelien, keine Zylinder. Wasserversuch: In 4 Stunden 1500 ccm, höchste Halbstundenportion 340. Konzentration 1025 am Abend des 2. Tages. Es besteht völliges Wohlbefinden. Es macht der Patientin keinerlei Schwierigkeit, Kochsalz völlig zu vermeiden. Nach Entlassung sehr gut gefühlt. Streng salzfreie Kost außer auf einer Autoreise im Herbst 1929. BD um 190, Alb. stets negativ.

Im April 1930 plötzlich morgens beim Frisieren Lähmung des linken Armes gefühlt, keine Einschränkung der Bewegung des Beines, keine Fazialisparese, keine Sprachstörung. Nach 8 Tagen Bewegungsfähigkeit im linken Arm wieder normal, es bleibt eine kleine Schwäche zurück.

Aufnahme 21. 5. 30. BD 225/125. Alb. neg., Sediment o. B., Lipoide neg. Ambard 0,10, U$^+$ 48, U$^-$ 1,5 mg%. WV. normal: größte Halbstundenmenge 405/1001, in 4 Stunden 1800. KV. 1027 in 48 Stunden. Beim protrahierten WV. in 12 Stunden 3727 ccm mit 8,2 g NaCl ausgeschieden, größte Halbstundenmenge 707 ccm. Augenhintergrund: keine Herde oder Blutungen, Maculae frei, kleines Gliagespinst als Rest des Ödems und der Entzündung. Gefäße in ihrer Wandung verändert, ab und zu kleiner zirsoider Gefäßknäuel. Röntgenbefund: nach links großes Aortenherz.

Nach 2 Tagen BD 190/115, nach 11 Tagen 175/120. Nachturinmengen zeitweilig größer als Tagmengen.

Bei der großen Neigung gerade der präsenilen (43 Jahre!) und erblich belasteten Sklerose rasch fortzuschreiten und nach Eintreten der Retinitis unaufhaltsam zu Niereninsuffizienz zu führen, ist der überaus günstige Verlauf der seit mindestens 14 Jahren, wenn nicht länger, bestehenden Erkrankung und die Ausheilung einer vor 5 Jahren aufgetretenen Retinitis als ein ganz großer und unbestreitbarer Erfolg der diätetischen Behandlung mit strenger Salzentziehung zu buchen.

Ebenso überzeugend ist der Erfolg der Kochsalzentziehung in folgendem, erblich schwerst belasteten und schon wegen des Alters (46 Jahre) prognostisch sehr ungünstigen Falle.

Gei., Georg, geb. 1. 8. 84.

Vater mit 53 Jahren an Aderverkalkung, Mutter mit 57 Jahren an Schrumpfniere und Schlaganfall gestorben, Schwester 1916 Schlaganfall, schwer nierenkrank (Schrumpfniere?) (inzwischen 49³/₄ Jahre an Urämie gestorben).

1902 und 1916 Gelenkrheumatismus ohne Beteiligung des Herzens. 1914 Appendektomie. 1925 Grippebronchitis, dabei BD gemessen und Urin untersucht. Der Arzt sagte, es sei alles in Ordnung. Im April 1927 nachts plötzlich furchtbare Kopfschmerzen, die nach Veramon besser werden, und die sich nach einer Radtour im Mai 1927 wiederholen und so stark sind, daß „er kaum die Augen aufhalten kann". Im Juni 1927 merkte er, daß die Sehkraft geringer wird, sieht eine gelbgrüne Scheibe von Pfennigstückgröße im Gesichtsfeld. Geht deswegen zum Augenarzt, der ihn dem Hausarzt überweist; es wird eine „Nierenentzündung" festgestellt, Alb. und Zyl. +. BD nicht gemessen. Verordnung Bettruhe.

Aufnahmebefund 18. 7. **1927**: BD 220/160, Alb. Spuren, vereinzelt gran., hyal. Zyl. und Erythroz., Ambard 0,07, 0,09, U⁺ 39,5 mg⁰/₀, Blutbild normal, BSG. 3 Stunden. Augenhintergrund: Neuroretinitis albuminurica, ohne Blutungen, Netzhaut ödematös, Venen geschlängelt, Papillen etwas geschwellt. WV. größte Halbstundenmenge 50/1008, in 4 Stunden 295. In 12 Stunden bis 1020 konzentriert. Beim protrah. WV. (in der ersten Menge 0,4 Theozin) größte Halbstundenmenge **750**, in 12 Stunden 11 950 ausgeschieden.

Bei der Entlassung am 6. 8. BD 190/140, normale Blutwerte, Alb. Spuren.

Pat. hat salzfreie Diät streng eingehalten, 2 Fleischtage, 1 Fischtag. Befinden gut. September 1927 in einem Sanatorium bei Dresden durch die Reichsversicherung. BD dort 165 mm, Alb. Spuren. Im Oktober berufliche Tätigkeit als Kaufmann wieder aufgenommen; im Winter ab und zu Kopfschmerzen, Druckgefühl im Kopfe; im April 1928 wird ein BD von 220 mm festgestellt, Alb. neg., keine Augenstörungen.

2. Aufnahme 12. 4. 28: BD 235/150, Alb. ¹/₂⁰/₀₀, Sed. vereinzelt hyal. Zyl. und Erythr. Ambard 0,09, U⁺ 42,8 mg⁰/₀, Xanth. und Ind. neg. Cholest. 125 mg⁰/₀. Blutbild o. B. WV. größte Halbstundenmenge 400 ccm, Konz. in 36 Stunden bis 1030.

Augenhintergrund: Es besteht beiderseits volles Sehvermögen, der linke Optikus hat noch etwas verwaschene Grenzen, in beiden Augen die Gefäße typisch hypertonisch verändert, vereinzelte gelbe Degenerationsherde. Im Vergleich zur letzten Untersuchung wesentliche Besserung.

BD bei der Entlassung 190/130, Alb. 0,2⁰/₀₀.

19. 11. 30. Diät eingehalten, sehr angestrengt tätig. BD 210/140, Alb. Spur.

Augenbefund Prof. Schnaudigel: Sehkraft ⁵/₆ statt ⁵/₁₂ 1927, wo eine Neuritis optica bestand. Heute beide Optici scharf konturiert, leicht hyperämisch. Maculae frei, die Gefäße sind hypertonischen Charakters. „Der Befund stellt eine Seltenheit dar."

25. 11. 30. Diät nicht ganz streng gehalten, ab und zu etwas Wurst gegessen; ist voll arbeitsfähig und sehr angestrengt. BD 240/140.

3. Aufnahme 15.—19. 2. 31: BD 235/140, nach Salyrgan auf 175—205/130—145 mm Hg. Alb. 2—1⁰/₀₀, Conz. 1032. Blut U⁺ 39 mg⁰/₀. Augenhintergrund: Sklerose der Arterien, keine Retinitis mehr.

Bei der malignen Sklerose oder gar im Endstadium der genuinen Schrumpfniere sind seltener Aderlaß oder Entfettungskuren angezeigt, die Kranken werden von selbst anämisch und magern ab. Die Frage der Flüssigkeitsmenge schwankt zwischen dem Dilemma: Rücksicht auf Herz oder Niere? Die Herzinsuffizienz gebietet Trockenkost, die Niereninsuffizienz Polyurie. Dazwischen muß man die Mitte halten, und man kann bei der NaCl-freien und N-armen Kost leicht das Zuviel an Flüssigkeitszufuhr vermeiden und bald einen Trockentag, bald einen Trinktag einschalten.

Medikamentös bleibt, solange wir kein Mittel haben, den ischämisierenden Faktor der allgemeinen Gefäßkontraktion dauernd zu bekämpfen, nichts anderes übrig, als in dem bestehenden Mißverhältnis zwischen Gefäßkontraktion und Herzkraft das Herz zu unterstützen und anzutreiben, und von den gefäßerweiternden Mitteln reichlich Gebrauch zu machen.

Über die Bedeutung der Darmfäulnis und ihrer Einschränkung für die Entstehung und Hinauszögerung der echten Urämie und deren Behandlung vgl. S. 804.

An der Mayo-Klinik hat man in einem Falle von maligner Sklerose wegen des hohen Blutdrucks (230/130 mm Hg) die Ganglien des II.—IV. Lumbalsegments auf abdominalem Wege entfernt (Rowntree und Adson). Der Blutdruck fiel vorübergehend auf 150/90 ab, stieg aber dann allmählich wieder auf die frühere Höhe. Abgesehen von einem anhaltenden unangenehmen Hitzegefühl in den Beinen trat subjektiv Besserung ein, die 16 Monate anhielt. Der Kranke starb zu Hause, Todesursache unbekannt (Adams und Brown).

Die Hoffnungslosigkeit des Endstadiums verpflichtet den Arzt, durch rechtzeitige Erkennung und Herabsetzung des Hochdrucks, d. h. der Ansprüche an das Gefäßsystem das Fortschreiten der Arterienverhärtung, die Zunahme des Hypertonus zu verhüten. Wir haben den bestimmten Eindruck gewonnen, daß durch Herabsetzung und Niedrighalten des Blutdrucks die Gefahr des malignen Verlaufes lange beschworen, zum mindesten hinausgeschoben werden kann. Das spricht doch sehr dafür, daß wir es mit einem unglückseligen Zirkel zu tun haben: Hypertension steigert den Hypertonus — hypertonische Durchblutungsstörung der Niere führt zum hämatogenen Mechanismus und zur allgemeinen Gefäßkontraktion. Gerade wegen ihrer prophylaktischen Bedeutung sehe ich in der Entspannung des Kreislaufes durch die von mir empfohlene kochsalzarme Trockenkost und durch die strenge Kochsalzentziehung nach Allen einen wichtigen, vielleicht den wichtigsten Fortschritt in der Behandlung des konstitutionellen Hochdrucks, der allgemeinen und renalen Angiosklerose.

Literatur.

VIII. Nephrose.

Albert, B.: Beitrag zur Methodik der Eiweißquotientbestimmung im Harn und Blutserum. Dtsch. Arch. klin. Med. **128**, 280 (1919). — Albrecht, Eugen: Über die Bedeutung myelinogener Substanzen im Zelleben. Verh. dtsch. path. Ges. Kassel **1903**. — Über trübe Schwellung und Fettdegeneration. Verh. dtsch. path. Ges. Kassel **1903**. — Experimentelle Untersuchungen über die Kernmembran. Beitr. path. Anat. **1903**. — Albrecht, H. U. u. A. v. Brochowski: Über die Bedeutung der Serumeiweißkörper für Tonusschwankungen der Gefäßmuskulatur. Z. klin. Med. **107** (1928). — Aldrich: The treatment of nephrosis. Amer. J. Dis. Childr. **32**, 163 (1926). — Almquist: Beiträge zur Kenntnis der Ausscheidung des Quecksilbers, insbesondere durch den Magen-Darmkanal. Arch. f. exper. Path. **82**, 221. — Zit. nach Lomholt. — Anitschkow: Dtsch. med. Wschr. **1913**, Nr 16. Russk. Wratsch **1915**, Nr 8 u. 9. Beitr. path. Anat. **70** (1922). Virchows Arch. **249** (1924). — Anitschkow u. Chalatow: Zbl. Path. **24** (1913). — Asch, Paul: Über den Einfluß der bakteriellen Stoffwechselprodukte auf die Niere. Straßburg: Beust 1904. — Aschoff, L.: Ein Beitrag zur Myelinfrage. Verh. dtsch. path. Ges. 10. Tagg **1906**. — Über Fettinfiltration und fettige Degeneration. Dtsch. med. Wschr. **1911**, Nr 24. — Zur Frage der tropfigen Entmischung. Verh. dtsch. path. Ges. München 1914. — Über den Begriff der „Nephrosen" und „Sklerosen". Dtsch. med. Wschr. **1917**, Nr 42. — Über Nierenerkrankungen mit Brightschem Symptomenkomplex. Med. Klin. **1927**, Nr 39. — Ascoli: S. Kap. V, Urämie. Askanazy: Pathologisch-anatomische Beiträge zur Kenntnis des Morbus Basedowii, insbesondere der dabei auftretenden Muskelerkrankung. Dtsch. Arch. klin. Med. **61** (1898).

Bang: Biochem. Z. **40**, 383 (1918). — Bannick, E. G. u. K. C. Greene: Renal insufficiency associated with Bence-Jones proteinuria. Arch. int. Med. **44** (1929). — Bannick, E. G. and N. M. Keith: The treatment of nephritis and nephrosis with edema. J. amer. med. Assoc. **91** (1928). — Barker: A renal lesion following plasmapheresis. Proc. Soc. exper. Biol. a. Med. **27**, 608 (1930). — Barker and Kirk: Experimental edema (nephrosis) in dogs in relation to edema of renal origin in patients. Arch. int. Med. **45** (1930). — Barmvater, K.: Orientierende Untersuchungen über den Cholesteringehalt des Blutes bei verschiedenen Krankheiten. Hosp.tid. (dän.) **70** (1927). — Bartels: Die allgemeine Symptomatologie der Nierenkrankheiten und die diffusen Erkrankungen der Niere. Ziemssens Handbuch der speziellen Pathologie und Therapie Bd. 9, 1875 (2. Aufl., 1877). — Bauer, R. u. P. Habetin: Weitere Erfahrungen über luetische und postluetische Erkrankungen der Niere. Wien. klin. Wschr. **1913**, Nr 27. — Baumann, Louis u. G. H. Hansmann: Lipuria associated with chronic nephritis. J. amer. med. Assoc. **74** (1920). — Beitzke: Zur Ätiologie der chronischen Amyloidnephrose. Wien. klin. Wschr. **1925**, Nr 31. — Bell, E. T.: Lipoid nephrosis. Amer. J. Path. **5** (1929). — Beneke: Zuelzer-Oberländers Handbuch der Krankheiten der Harn- und Sexualorgane 1. Marchand-Krehls Handbuch der allgemeinen Pathologie, Bd. 2. 1912. — Bennhold, H.: Über die Ausscheidung intravenös einverleibten Kongorotes bei den verschiedensten Erkrankungen, insbesondere bei Amyloidosis. Dtsch. Arch. klin. Med. **142**, H. 1/2. — Über die Adsorptionsfähigkeit der Serumkolloide tubulär Nierenkranker gegenüber Farbstoffen. Z. exper. Med. **48**. — Über die Beziehungen des Kongorotes zur amyloiden Substanz und über den Mechanismus der beschleunigten Farbstoffausscheidung bei tubulären Nierenkrankheiten. Klin. Wschr. **3**, Nr 38. — Eine spezifische Amyloidfärbung mit Kongorot. Münch. med. Wschr. **1922**, Nr 44. — Über den Einfluß von Serum auf die Diffusion saurer Farbstoffe in Gelatinegelée. Kolloid-Z. **43** (1927). — Über den Einfluß von Serumeiweiß auf Diffusionsvorgänge. Verh. dtsch. Ges. inn. Med. Wiesbaden 1928. — Über die Funktion der Serumeiweißkörper im tierischen Organismus. Verh. dtsch. Ges. Wiesbaden **1929**. — Berberich, J.: Neue Untersuchungen über den Cholesterinstoffwechsel. Klin. Wschr. **1914**, Nr 44. — Berberich, J. u. K. Kotta: Cholesterinuntersuchungen an Tauben bei experimentellen beriberiartigen Erkrankungen. Beitr. path. Anat. **73**. — Bergstrand, Hilding: Niereninsuffizienz infolge Rindenatrophie, wahrscheinlich durch Kalkinkrustation des Markes verursacht. Virchows Arch. **245** (1923). — Bernard, Léon: La néphrite hydropigène tuberculeuse. Extrait de la Presse méd., 15. Okt. **1910**, No 83. — Bernard, Laudat et Maisler: Néphrite aiguë mercurielle. Etude sur les rapports de l'azotémie, de la chlorémie et de la réserve alcaline. Bull. Soc. méd. Hôp. Paris **1929**, No 35. — Ber-

nard u. Lichtwitz: Intoxication grave par le bichromate de potasse. Néphrite aiguë.
Guérison. Bull. Soc. méd. Hôp. Paris **1929**, No 6. — Bernert: Über milchige, nicht fett-
haltige Ergüsse. Arch. f. exper. Path. **49**, 32. — Bernheim, Ernst: Studien über das
Verhalten der Niere nach Inhalationsnarkosen. Arch. klin. Chir. **132** (1924). — Beumer, H.:
Über nephrotische Hypercholesterinämie und die Frage ihrer diätetischen Beeinflußbarkeit. Arch. Kinderheilk. **48**. — Über die Verteilung des Cholesterins in einigen Organen
bei Nephrose und Nephritis im Kindesalter. Mschr. Kinderheilk. Orig. **58**, Nr 5. — Gibt
es einen intermediären Cholesterinabbau? Dtsch. med. Wschr. **1925**, Nr 6. — Bing, H. I.
u. H. Heckscher: Untersuchungen über Lipämie. I, II u. III. Biochem. Z. **149**, 79, 83
u. 90 (1924). — Die quantitative Bestimmung des primären Ätherextraktes des Blutes.
Biochem. Z. **158** (1925). — Der Fett-Cholesteringehalt des Blutes bei Patienten mit Morbus
Basedowii. Biochem. Z. **158** (1925). — Untersuchungen über Fett-Cholesterinmengen im
Blute bei Adipositas und Myxödem. Biochem. Z. **162** (1925). — Bing, H. J., H. Heckscher u. J. Jessen: Studies on the fat-cholesterol-contents of the blood in rabbits suf-
fering from an artificial nephritis. Acta path. scand. (København.) **2** (1925). — Bloch, E.
u. O. Einstein: Zur Differentialdiagnostik der Nierenkrankheiten. Z. exper. Med. **40**,
331 (1924); Klin. Wschr. **1924**, Nr 6. — Bloor: J. of biol. Chem. **31** (1917); **49** (1921). —
Blum, L.: Recherches sur le rôle des sels alcalins dans la pathogénie des oedèmes. Presse
méd. **1920**, No 70. — Bock, G. u. E. Mayer: Ein Fall von genuiner Nephrose mit Pneumokokkenperitonitis als Ausgang. Med. Klin. **1920**, Nr 4. — Bönniger: Z. exper. Path.
u. Ther. **4** (1907); **7** (1909). — Boggs and Morris: J. of exper. Med. **11**, 553 (1909).
Bohnenkamp, H.: Zur Frage der Nephrosen. Virchows Arch. **236**, 380 (1922). — Born-
stein: Die spezifisch-dynamische Wirkung der Nahrungsmethode. Dtsch. med. Wschr.
1928, Nr 37. — Borst: Lehrbuch der Kriegschirurgie von Borchard und Schmieden
1917. Slg klin. Vortr. Nr 17 u. 753. — Bradke: Einteilung der kindlichen Nierenerkrankungen nach dem System von Volhard-Fahr. Jb. Kinderheilk. **89** (1919). — Breitner, B.
u. F. Starlinger: Ein Beitrag zur Nierenfunktionsprüfung. Z. exper. Med. **41** (1924). —
Brodersen: Die Veränderungen der Niere nach dreistündiger Unterbindung der Arteria
renalis. Med. Diss. Rostock 1904. — Brown, George E. and L. G. Rowntree: Blood
volume in edema of glomerular nephritis and nephrosis. Arch. int. Med. **41** (1928). — Bruck:
Z. exper. Path. **6**, 700 (1909). — Burgerhout: Nederl. Tijdschr. Geneesk., 4. Febr. **1922**;
1920, 26 u. 49. Zit. nach Rombach.

Campanacci, D.: Die Thyreoidinbehandlung der Nephrosen. Wien. klin. Wschr.
1924, Nr 11. — Ceelen, W.: Über tuberkulöse Schrumpfnieren. Virchows Arch. **219**
(1915). — Chalatow: Über flüssige Kristalle im tierischen Organismus. Beitr. path. Anat.
57 (1913). — Die anisotrope Verfettung im Lichte der Pathologie des Stoffwechsels. Jena:
Gustav Fischer 1922. — Chalier, Brochier, A. Chaix et Grandmaison: Beitrag zum
Studium der Rolle der Nieren und Nebennieren bei der malignen Form der Diphtherie.
Münch. med. Wschr. **1928**, Nr 6. — Chamberlain, E. Noble: The significance of cholesterol in physiology and pathology. Brit. med. J., Nov. **1929**. — Chatellier et Lau-
rientier, C.: Aplasie Rénale Gommeuse Hérédo-Syphilitique Tardive. Ann. de Dermat.
1927. — Chauffard: La néphrite par le sublimé. Semaine méd., Jan. **1905**. — Semaine
méd. **23** (1912). — Chiari, O. M.: Experimentelle Untersuchungen über Fettablagerungen
in der Kaninchenniere. Dtsch. Z. Chir. **172** (1922). — Christian, H. A.: Nephrosis: a
Critique. J. amer. med. Assoc. **93** (1929). — Cipriani, C.: Die Nephritiden bei Mißbildung
der Niere. 2 Fälle von Nephritis bei angeborenem Vorhandensein einer einzigen Niere.
Policlinico, sez. med., **31** (1924). — Clausen, S. W.: Parenchymatous nephritis.
I.—III. Amer. J. Dis. Childr. **29** (1925). — Mc Clendon, S. J.: Thyreoid extract in
the treatment of nephrosis. J. amer. med. Assoc. **94**, 1202 (1930). — Cohen, M. B.:
Observations on the relation of urinary p_H to salt and water metabolism in a case of
nephrosis. J. Labor. a. clin. Med. **10** (1925). — Cohnheim: Amyloidentartung. Virchows
Arch. **54**, 271. — Vorlesungen über allgemeine Pathologie, Bd. 2. 1880. — Cornil et
Brault: Études sur la pathologie des reins. Paris 1884. — Cox, G. J. and L. Hudson:
The nephropathogenic action II. J. Nutrit. **2** (1930). — Cox, G. J., C. V. Smythe
and C. F. Fishback: The nephropathogenic action of cystine. J. of biol. Chem. **82** (1929). —
Crouzon: Zit. nach Roger, Clin. méd. de l'hotel dieu, 1906. — Curtis, George M.: The
action of the specific diuretics. J. amer. med. Assoc. **93** (1929). — Mc Cutcheon, M.:
The relation of Addisons disease to amyloidose. Amer. J. med. Sci. **166** (1923).

Daniels, Worth B.: Plasma lipoids in renal diseases. Brit. J. exper. Path. **6** (1925). —
Davidson, J. R.: Nephrosis of thyreoid origin. Canad. med. Assoc. J. **16** (1926). —
Deicke u. Hülse: S. Kap. IV. — Derra, Ernst: Klinische und experimentelle Beiträge zur Wismutintoxikation mit besonderer Berücksichtigung der basophilen Tüpfelung
der Erythrocyten. Fol. haemat. (Lpz.) **38** (1929). — Deussing, R.: Glomerulonephritis
bei Diphtherie. Dtsch. Arch. klin. Med. **122**, 453 (1917). — Dieballa u. Illyés: Stoff-
wechseluntersuchungen an Brightikern unter Schilddrüseneinwirkung. Arch. f. exper.

Path. **39**, 273. — Diebold, Otto: Zur Frage der Lipoidnephrose. Dtsch. med. Wschr. **1929**, Nr 37. — Dietrich, A. u. J. Kleeberg: Die Störungen des zellulären Fettstoffwechsels. Erg. Path. II **20**. — Dieulafoy: S. Kap. VII, Geschichte und Einteilung. — Dinkin, L.: Kardiovaskuläre Schädigungen und Urämie beim Coma diabeticum. Klin. Wschr. **1927**, Nr 28. — Dinkin u. Metzger: Über die Veränderungen der Niere bei insulinbehandeltem Coma diabeticum mit Ausgang in Urämie. Klin. Wschr. **1928**, Nr 46. — Dörle, M. u. R. Sperling: Über den Einfluß von Cholesterin auf Blut und Körpergewicht. Klin. Wschr. **1924**, Nr 34. — Domagk, Gerhard: Untersuchungen über die Bedeutung des retikuloendothelialen Systems für die Vernichtung von Infektionserregern und für die Entstehung des Amyloids. Virchows Arch. **253**. — Dorner: Über Cholesterinurie und Indigourie. Münch. med. Wschr. **1922**, Nr 18. — Dresel, Kurt: Chondroitinschwefelsäure im Serum. Klin. Wschr. **2**, Nr 52. — Cholesterinämie bei Nephritis. Klin. Wschr. **1923**, Nr 52. — Dunn, J. Sh. and Nora A. Jones: The excretion of water urea and chlorides in experimental oxalate nephritis. J. of Path. **28** (1925). — Dyke, S. C.: On the pathology of nephritis associated with edema, as illustrated by six cases. Quart. J. Med. **18** (1924).

Ebel, Alfred: Bluteiweißbild und Ureatherapie bei Nephrosen im Kindesalter. Mschr. Kinderheilk. **29** (1924). — Eckstein: Zur Klinik der „Lipoidnephrosen" im Kindesalter. Klin. Wschr. **1926**, 1782. — Edelmann, Fritz: Über Ursache und Entstehung der Aderlaßlipämie. Z. exper. Med. **30** (1922). — Ehrlich, Wilhelm: Lipoid Nephrosis of unusual duration. Arch. int. Med. **45** (1930). — Ehrmann, H. u. H. Taterka: Nephrosen bei Gelenkerkrankungen. Med. Klin. **1925**, Nr 39. — Elba: Die Nieren- und Darmveränderungen bei der Sublimatvergiftung des Kaninchens in ihrer Abhängigkeit vom Gefäßnervensystem. Virchows Arch. **182** (1905). — Ellermann u. Meulengracht: Ugeskr. Laeg. København **1917**, 1287. — Mc Elroy, J. B.: Nephroses. J. amer. med. Assoc. **8—9** (1927). — Elwyn, Herman: The pathogenesis of lipoid nephrosis. Arch. int. Med. **38** (1926). — Eppinger, H.: Zur Pathologie und Therapie der menschlichen Ödeme, zugleich ein Beitrag zur Lehre der Schilddrüsenfunktion. Berlin: Julius Springer 1917. — Eppinger u. Hofer: Regeneration und Schilddrüsenfunktion. Mitt. Grenzgeb. Med. u. Chir. **31** (1918). — Eppinger, Laszlo, Rein u. Schürmeyer: Über Zirkulationsstörungen innerhalb der kranken Niere. Klin. Wschr. **1930** I, 633. — Epstein, Albert A.: Further studies on the chemistry of blood serum. J. of exper. Med. **17** (1913). — Studies on the chemistry of serous effusions. J. of exper. Med. **20** (1914). — Concerning the causation of edema in chronic parenchymatous nephritis, method for its alleviation. Amer. J. med. Sci. **1917**, Nr 5. — Further observations on the nature and treatment of chronic nephrosis. Amer. J. med. Sci. **1922**, Nr 2. — Thyreoid Therapy and thyreoid tolerance in chronic nephrosis. J. amer. med. Assoc. **87** (1926). — Über Diabetes albuminuricus, die sog. chronische Nephrose. Arch. Verdgskrkh. **44** (1928). — Epstein, A. and H. Lande: Studies on blood lipoids. Arch. int. Med. **1920**, 563. — Epstein u. Rothschild: J. of biol. Chem. **29** (1917). — Erben: S. Kap. V, Urämie. — Ernst, P.: Die Degenerationen und die Nekrose. Handbuch der normalen und pathologischen Physiologie, Bd. 5. — Die Bedeutung der Zelleibstruktur für die Pathologie. Verh. dtsch. path. Ges. 17. Tagg **1914**.

Faccini, Ugo: Ricerca comparativa sulla alterazioni dei reni e delle ghiandole sudorifere in due casi di avvelenamento da sublimato corrosivo. Pathologica **4** (1912). — Fahr, Th.: Über die Herkunft des Glykogens in der Diabetikerniere. Zbl. Path. **22** (1911). — Zur Frage der sog. hyalintropfigen Zelldegeneration. Verh. dtsch. path. Ges. 17. Tagg **1914**. — Kurzer Beitrag zur Frage der Nephrose. Zbl. Path. **1918**, Nr 21. — Über Nephrose. Dtsch. Arch. klin. Med. **125**, 66 (1918). — Zur Frage der Nephrose. Berl. klin. Wschr. **1918**, Nr 42. — Beiträge zur Frage der Nephrose. Virchows Arch. **239**, 40 (1922). — Pathologische Anatomie des Morbus Brightii. Handbuch der speziellen pathologischen Anatomie und Histologie von Henke-Lubarsch, 1925. — Über die Nierenveränderungen bei der Eklampsie und ihre Abgrenzung gegen andere Formen des Morbus Brightii. Zbl. Gynäk. **1928**, Nr 8. — Fahr, Th. u. C. Stamm: Zur Frage der sog. Lipoidzellenhyperplasie. Klin. Wschr. **3**, Nr 27. — Fanconi, G.: Zur Ödemfrage. Genuine Nephrose und idiopathisches Ödem. Jb. Kinderheilk. **110** (1925). — Fantus, Bernard: J. Labor. a. clin. Med. **1**, 879 (1916). — Favilli, Giovanni: Ricerche sulla amiloidosi sperimentale. Sperimentale **82** (1928). — Feigl, Johann: Über das Vorkommen und die Verteilung von Fetten und Lipoiden im Blut nach Blutentziehung. Biochem. Z. **115**. — Felber, Ernst: Heilung der genuinen Lipoidnephrose. Wien. klin. Wschr. **1928**, Nr 27. — Fischer, A.: Über die chemischen Grundlagen und die klinische Bedeutung der Eiweißdifferenzierung im Blutserum. Klin. Wschr. **1929**, Nr 50. — Fischer, B.: Virchows Arch. **172** (1903). — Über Nierenveränderungen bei Tuberkulösen. Beitr. path. Anat. **47**. — Fischer, W.: Histologische Untersuchungen über den Fettgehalt der Nieren unter normalen und pathologischen Verhältnissen. Beitr. path. Anat. **49**, 34 (1910). — Fischer, M. H. u. M. O. Hooker: Über die Nachahmung einiger anatomischer Strukturen. Kolloid-Z. **19**, H. 5. — Fishberg, Ella H.: The relations of the serum proteins and lipvids to the osmotic pressure. J. of biol. Chem. 81, Nr 1 (1929). — Fishberg, E. H. and A. M. Fishberg: The mechanism of the lipemia of bleeding. Proc. Soc. exper. Biol. a. Med. 25 (1928). — Floyd, R.: Nephritis: Autopsied cases and recent views. Amer. J. med. Sci. 155 (1923). — Földes, E.: Funktionsstörungen der Schilddrüse und durchschnittliches Volumen derb roter Blutkörperchen. Z. klin. Med. 100, H. 1/4 (1924). — Forschbach: Über Chromatvergiftungen. Berl. klin. Wschr. 1919, Nr 16. — Fournier: Traité de la syphilis. Paris 1899. — Fraenkel, E. u. M. Simmonds: Zur Histologie der Choleraniere. Zbl. klin. Med. 1892, Nr 50. — Frandsen: S. Kap. I u. II. Physiologie und pathologische Physiologie der Nierenfunktion. — Frank, A.: Die amyloide Degeneration als der Ausdruck einer primären oder sekundären Infektion mit Kapselbazillen (Gruppe Friedländer). Münch. med. Wschr. 1916, Nr 13. — Die Genese des Amyloids. Beitr. path. Anat. 67. — Frank, Max: Beitrag zur Kenntnis der Nierenerkrankungen bei kongenitaler Lues. Z. Kinderheilk. 33, H. 5/6 (1922). — Frey, W. v.: Beitrag zur Untersuchung der Serumeiweißkörper. Biochem. Z. 148, 53 (1924). — Frola, E.: Contributo alla conoscenza della lipoidosi renale. Pathologica (Genova) 21 (1929). — Funke, A. u. E. Homann: Über eine anscheinend pyonephrotische Schrumpfniere. Dtsch. med. Wschr. 1924, Nr 44. — Furtwaengler, A.: Diffuse Rindennekrose beider Nieren nach Leberruptur. Krkh.forschg 4, H. 5.

Gainsborough, H.: A study of so-called lipoid-nephrosis. Quart. J. Med. 23 (1929). — Galdi, Fr. e C. Cassano: La nefrosi lipoidea come diabete lipurico. Fol. med. (Napoli) 14 (1928). — Gallavardin, P. Delore et Josserand: Un cas de néphrose lipoidique. J. Méd. Lyon, Nov. 1927. — Gandin: Pathogenese und Klassifikation der milchartigen Ergüsse. Erg. inn. Med. Berlin: Julius Springer 1913. — Gavrila, J. u. C. Berariu: La cholesterinémie dans les néphrites chroniques. C. r. Soc. Biol. Paris 98 (1928). — Geelmuyden, H. Chr.: Die Hyperlipämie beim Diabetes mellitus des Menschen. Erg. Physiol. 26 (1928). — Geill: S. Kap. VI, Albuminurie. — Genck: Dtsch. Arch. klin. Med. 125. — Ghiron, M.: Die Nierenfunktion bei der durch Sublimat erzeugten Nierenentzündung. Klin. Wschr. 1913, Nr 37. — Gierke, E. v.: Allgemeine pathologische Anatomie des Organismus. II. Störungen des Stoffwechsels. Path. Anat. Jena: Gustav Fischer 1923. — Glaser u. Hart: Über Lungenstreptotrichose. Z. klin. Med. 90 (1921). — Gorke, H. u. G. Töppich: Zur Klinik und Pathologie der Sublimatnephrose. Z. klin. Med. 92, 113 (1921). — Govaerts u. Cordier: Contribution à l'étude clinique et anatomique de la néphrose lipoidique. Bull. Acad. Méd. Belg., 30. Juni 1928, 510. — Graupner: Nierenveränderungen beim Morbus Basedowii. Münch. med. Wschr. 1910, Nr 32. — Groll, H.: Untersuchungen zur Frage der trüben Schwellung. Verh. dtsch. path. Ges. Danzig 1927. — Groß: Fütterung von Urankaninchen mit Cholesterin. Dtsch. Arch. klin. Med. 133 (1920). — Groß, O.: Über die Bedeutung anisotroper Substanzen im Harn für die Diagnose der sog. „Lipoidnephrose". Dtsch. Arch. klin. Med. 133, 9 (1920). — Groß u. Vorpahl: Beitrag zur Lehre von der Verfettung parenchymatöser Organe. Arch. f. exper. Path. 76, 336; 77, 317. — Großmann, M.: Novasurol und Salyrgan. Med. Klin. 1925, Festschrift für Ortner. — Ein neues Gebiet der Lebertherapie. Die genuine Lipoidnephrose. Wien. klin. Wschr. 1928, Nr 13. — Grünmandel, S. u. B. Leichtentritt: Der Gehalt des kindlichen Serums an trypanozider Substanz. Jb. Kinderheilk. 106. — Grutta, La L.: Il comportamento del tessuto reticolare nella degenerazione amiloide. Sperimentale 82 (1928). — Guggenheimer, H.: Beteiligung der Nieren im Krankheitsbild der multiplen Myelome. Z. Urol. 18 (1924). — Gutzeit, Kurt: Über die Verteilung der Albumine und Globuline im tierischen Organismus. Dtsch. Arch. klin. Med. 143, H. 4.

Hackradt: Über akute tödliche vasomotorische Nephrosen nach Verschüttung. Inaug.-Diss. München 1917. — Haessner, H.: Über Regeneration von Nierenepithelien bei Diphtherie. Beitr. Klin. Inf.krkh. 1 (1912). — Hahn, A. u. E. Wolff: Über das Verhalten des Cholesterins im Blute von Nierenkranken. Z. klin. Med. 92, 393 (1921). — Hahn, R.: Über fötale und infantile Nierensyphilis. Z. Kinderheilk. 2, 161 (1912). — Über hämorrhagische Nephritis bei hereditärer Lues. Dtsch. med. Wschr. 1912, Nr 16. — Hansemann, D. v.: Über den Entzündungsbegriff mit besonderer Berücksichtigung der trüben Schwellung und der fettigen Degeneration. Med. Klin. 1920, Nr 10. — Hanssen: Ein Beitrag zur Chemie der amyloiden Entartung. Biochem. Z. 13 (1908). — Harrison and Pilcher: Studies in congestive heart failure. I. The effect of edema on oxygen utilization. J. clin. Invest. 8, 259 (1930). — Hartl, K. u. W. Starlinger,: Über das physikochemische Verhalten der elektrodialytisch gereinigten und in Natriumsalzform gelösten Eiweißkörpergruppen pathologischer menschlicher Blut- und Exsudatplasmen 1, 2, 3. Z. exper. Med. 60, H. 3/4. — Hartman, F. W.: Experimental nephritis. Ann. Clin. med. 5 (1927). — Haskell, Chas. G. and J. C. Forbes: The employment of strontium thioacetate as an antidote in poisoning by mercuric chloride. J. of Pharmacol. 35 (1929). — Hawkins, J. A., E. M. Mac Kay and D. D. van Slyke: Glucose excretion in Brights disease. J. clin. Invest. 8, Nr 1 (1929). — Heckscher, Hans: Über die Fett-Cholesterinmenge des Blutes bei

Kretinen. Biochem. Z. **158** (1925). — Untersuchungen über den Fett-Cholesteringehalt des Blutes bei thyreoidektomierten Pferden. Biochem. Z. **158** (1925). — Über die nephelometrische Bestimmung der Neutralfett-Cholesterininfraktion im Blute nach Bing und Heckschers Methode. Biochem. Z. **181** (1927). — Hegler: Lehrbuch der Infektionskrankheiten für Ärzte und Studierende von G. Jochmann, neubearbeitet von C. Hegler. Berlin: Julius Springer 1924. — Heim, F.: De l'hypochlorémie dans l'intoxication au sublimé. Schweiz. med. Wschr. **1925**, Nr 46. — Hein, Joachim: Zur Frage einer Glomerulonephritis haemorrhagica acuta luica praecox. Zbl. inn. Med. **1927**, Nr 10. — Heineke: Die Veränderungen der menschlichen Niere nach Sublimatvergiftung mit besonderer Berücksichtigung der Regeneration des Epithels. Beitr. path. Anat. **45**, 197 (1909). — Held, A.: Über Nephrosen und Glomerulonephrosen nach Sublimatvergiftung. Z. exper. Med. **61** (1928). — Herringham and Trevan: The localization of function in the kidney. Quart. J. Med. **1913**, Nr 24. — Herrnstadt, Fritz: Über das Verhalten des Lipoidstoffwechsels bei einem Fall von Lipoidnephrose. Inaug.-Diss. Breslau 1920. — Herxheimer, Gotthold: Die Pathologie von heute und ihr Verhältnis zu Virchows Zellularpathologie. Klin. Wschr. **1927**, Nr 37. — Die pathologische Anatomie der angeborenen Syphilis. Abdr. Verh. dtsch. path. Ges., April **1928**. — Herz, A. u. G. Herrnheiser: Die Bakteriurie von Typhus- und Paratyphusbazillen während und nach typhösen Erkrankungen. Wien. Arch. inn. Med. **8**, 413 (1924). — Herzog, G.: Über hyaline Thrombose der kleinen Nierengefäße und einen Fall von Thrombose der Nierenvene. Beitr. path. Anat. **56**, 175 (1913). — Hesse, Erich: Versuche zur Therapie der Quecksilbervergiftung. I. u. II. Mitteilung. Arch. f. exper. Path. **117**, H. 5/6; **107**, H. 1/2. — Die Entgiftungsmöglichkeiten der Metalle. Co, Ag, Sb und As. Arch. f. exper. Path. **122**, H. 5/6. — Neuere Untersuchungen über die Physiologie und Pharmakologie der Lipoide. Med. Klin. **1929**, Nr 1. — Zur Therapie der Quecksilbervergiftung. Arch. f. exper. Path. **144** (1929). — Hetényi: Die alimentäre Glykosurie bei den diffusen hämatogenen Nierenkrankheiten. Z. klin. Med. **98**, 357 (1924). — Heubner: Bemerkungen zur Kenntnis der Scharlach- und der Diphtherienephritis. Charité-Ann. **27**. — Heynemann: Die Nierenerkrankungen während der Schwangerschaft. Zbl. Gynäk. **1920**, Nr 18. — Zur Diagnose und zum Wesen der Schwangerschaftsnierenerkrankungen. Zbl. Gynäk. **1921**, Nr 24. — Hijmans van den Bergh, A. A.: Genuine Nephrose. Nederl. Tijdschr. Geneesk. **1928**, 4892. — Hiller, A., G. C. Linder, C. Lundsgaard and D. van Slyke: Fat metabolism in nephritis. J. f. exper. Med. **39** (1924). — Hindhede, M.: Saure oder basische Diät. Ugeskr. Laeg. (dän.) **1929** II, 1067. — Hirsch, O.: Syphilis und Schrumpfniere. Med. Klin. **1912**, Nr 28. — Hoffmann: Über akute syphilitische Nierenentzündung in der Frühperiode (Nephritis syphilitica acuta praecox). Dtsch. med. Wschr. **1913**, Nr 8. — Beitr. klin. Chir. **131**, 202 (1924). — Hofmeister, F.: Experimentelle Untersuchungen über die Folgen des Schilddrüsenverlustes. Bruns' Beitr. **11**, 441 (1894). — Hoppe-Seyler: Beitrag zur Kenntnis der trüben Schwellung auf Grund chemischer Untersuchungen. Krkh.forschg **6**, H. 5. — Über die chemische Zusammensetzung der Niere bei Krankheiten und ihre Beziehung zum anatomischen und klinischen Bilde. I. Dtsch. Arch. klin. Med. **156** (1927). — Horiuchi, Y.: J. of biol. Chem. **44**, 345 u. 360 (1920). — Hueck, Werner: Referat über den Cholesterinstoffwechsel. Verh. dtsch. path. Ges. Würzburg **1925**. — Huismans: Über streifenförmige Nephritis bei Basedow. Münch. med. Wschr. **1914**, Nr 20. — Hunter, Warren C.: Regeneration of tubular epitheliom in the human kidney following injury by mercuric chloride. Ann. int. Med. **1** (1928). — Experimental study of acquired resistance of the rabbit's renal epithelium to uranyl nitrate. Ann. int. Med. **1** (1928). — Husten, K.: Über einen eigenartigen Fall von allgemeiner Amyloidose. Virchows Arch. **248**, 450 (1924).

Ignatowski: Virchows Arch. **198** (1909). — Mc Intosh, John F. and Hobart A. Reimann: Kidney function in pneumonia. J. clin. Invest. **3** (1926). — Israel, W.: Die Syphilis der Harnorgane. Handbuch der Urologie von A. v. Lichtenstein. — Iversen, P.: Untersuchungen über die Aszitespathogenese. Klin. Wschr. **1928**, Nr 42. — Über Aszitespathogenese. Klin. Wschr. **1929**, Nr 4. — Milzexstirpation in einem Falle von Polyserositis. Klin. Wschr. **1929**, Nr 8. — Iwantscheff: Die Bedeutung der Lipoidarten in Niere und Leber bei pathologischen Zuständen. Z. klin. Med. **101**, 85 (1924). — Iwatsuru, Ryuzo: Untersuchungen über Fette und Lipoide im Blut. I. u. III. Pflügers Arch. **202** (1924).

Jaccond: Lésions rénales d'origine syphilitique. Gaz. Hôp. **61** (1888). — Les néphrites syphilitiques précoces. Union méd. **56** (1893). — Jacobi, J.: Quecksilberoxyzynidvergiftung. Sammlung von med. Vergiftungsfällen, Bd. 1, Lief. 1. 1930. — Jaffé u. Sternberg: Virchows Arch. **227** (1920); **231** (1921). — Jancso, N. von, jun.: Die Untersuchung der Funktion des Retikuloendothels mit Durchströmungsversuchen. Z. exper. Med. **64** (1929). — Janowski: Zum gegenwärtigen Stande der Diätetik bei Nephritis. Med. Klin. **1913**, Nr 35. — Jehle: Sitzgsber. Ges. Ärzte Wien, 15. Jan. 1926. Wien. klin. Wschr. **1926**, Nr 4. — Jessen, Jes.: Neue Untersuchungen über die Urannephritis. Hosp.tid.

(dän.) **68** (1925). — Jochmann: Lehrbuch der Infektionskrankheiten, 1914. — Jochmann u. Schumm: Z. klin. Med. **46**. — Johnson: S. Kap. VII, Geschichte und Einteilung. — Jores: Über den pathologischen Umbau von Organen (Metallaxie) und seine Bedeutung für die Auffassung chronischer Krankheiten, insbesondere der chronischen Nierenleiden (Nephrozirrhosen) und der Arteriosklerose; nebst Bemerkungen über die Namengebung in der Pathologie. Virchows Arch. **221** (1916). — Josefson: Amyloidosis, diagnosticerad histologiski intravitalt efter mjältpunktion. Sv. Läk.sällsk. Hdl. **1916**. — Jowett, Maurice and John Brooks: The effect of metallic salts on the glycolysis and respiration of tissues. Biochem. J. **22** (1928). — Jungmann: Dtsch. med. Wschr. **1928**. — Zur Klinik des Gelbfiebers. Klin. Wschr. **1929**, Nr 1.

Kaburaki, Hironori: The influences of kidney irritants on the gaseous metabolism of kidney. Proc. imp. Acad. Tokyo **3** (1927). — Kahlden, v.: Über Nephritis bei Phthisikern. Zbl. Path. **2**. — Kaiserling u. Orgler: Virchows Arch. **167** (1902). — Kakowski: Materialien zur Diätetik bei Nephritis. Berl. klin. Wschr. **1911**, Nr 43. — Gewürze bei Nephritis. Z. physik. u. diät. Ther. **16** (1912). — Die gegenwärtige Diätetik der Nierenkranken. Berl. klin. Wschr. **1912**, Nr 38. — Weitere Beiträge zur Diätetik. Ther. Mh., April **1913**. — Karacsony: Über einen Fall von chronischem Nierenleiden, geheilt durch Hinzukommen von Pneumonie. Klin. Wschr. **1925**, 455. — Karger, P. u. H. Ullmann: Kasuistischer Beitrag zur Frage der Ausheilung der Lipoidnephrose. Klin. Wschr. **4**, Nr 11. — Karvonen: Über den Einfluß des Quecksilbers auf die Nieren. Dermat. Z. **5** (1898). — Die Nierensyphilis. Berlin: S. Karger 1901. — Kaufmann: Die Sublimatintoxikation. Breslau 1880 u. 1888. — Kaufmann, Josef u. Edward Mason: Nephrosis. A clinical and pathological study. Arch. int. Med. **35** (1925). — Kawamura: Cholesterinesterverfettung. Jena 1911. — Mac Kay, E. M. and Christopher Johnston: Lipoid Nephrosis. Arch. int. Med. **45** (1930). — Keeser, E. Studien über Cholesterin und seine Ester I. und II. Biochem. Z. **154**, H. 3/6. — Kerr, Hurwitz u. Whipple: Amer. J. Physiol. **47**, 356 (1918/19). — Kieffer, Otto: Zur Klinik und Pathologie der Nierenerkrankungen im Verlaufe der Lungentuberkulose. Z. Tbk. **33**, H. 1. — Killian: J. Labor. a. clin. Med. **7**, 129 (1921). — Kirch, Eugen: Über Wesen und Entstehung der xanthomatösen Geschwülste. Klin. Wschr. **3**, Nr 32. — Kleeberg, J.: Untersuchungen über den Fettstoffwechsel der Gewebe. Virchows Arch. **244**, 237. — Klemperer, G.: Über Verfettung der Nieren. Dtsch. med. Wschr. **1903**, Nr 3. — Klemperer u. Umber: Z. klin. Med. **61** (1907). — Klinke, K.: Neuere Ergebnisse der Kalziumforschung. Erg. Physiol. **26**. — Nephrose und Tetanie. Jb. Kinderheilk. **123** (1929). — Klotz: Behandlung der Nierenleiden im Kindesalter. III. Nephrose. Münch. med. Wschr. **1923**, Nr 41. — Knauer, H.: Ist die Nephrose eine Nierenerkrankung? Med. Klin. **1927**, Nr 23. — Neue Befunde bei der Lipoidnephrose. Klin. Wschr. **1928**, Nr 21. — Koch, Fritz: Vergleichende klinische und pathologisch-anatomische Untersuchungen zum Morbus Brightii, I.—IV. Krkh.forschg **4**, H. 4. — Niereninsuffizienz bei Oxalsäurevergiftung. Dtsch. Arch. klin. Med. **169** (1930). — Kötschau, K.: Kasuistischer Beitrag zur Klinik der Nephrosen mit besonderer Berücksichtigung der Harnstofftherapie. Zbl. inn. Med. **1925**, Nr 17. — Kofler, L., V. Kollert u. O. Susani: Steigerung der Cholesterinmenge des Serums durch intravenöse Saponininjektionen. Klin. Wschr. **1924**, Nr 42. — Kolb: Über Blutdruckuntersuchungen bei Sublimatnephritis. Münch. med. Wschr. **1903**, 582. — Kollert, V.: Über das Wesen der Nephrosen. Z. klin. Med. **97**, 287 (1923). — Das Problem der Lipoidnephrose. Klin. Wschr. **1926**, Nr 11. — Kollert, V. u. H. Grill: Über die Einwirkung von Injektionen des Saponins der Primula clatior auf den Cholesteringehalt des Kaninchenserums. Z. exper. Med. **49** (1926). — Kollert, V. u. W. Starlinger: Über die Bedeutung des Plasmaeiweißes für die Klinik und Behandlung von Nierenleiden. Wien. klin. Wschr. **1922**, Nr 7. — Albuminurie und Bluteiweißbild. Z. klin. Med. **99**, 426 (1924). — Kollert, V. u. O. Susani: Über den Wert der Harnstoffverabreichung bei nephrotischem Symptomenkomplex. Wien. Arch. inn. Med. **9**, 105 (1924). — Kollert, V., U. Strasser u. R. Rosner: Trépol und Niere. Wien. klin. Wschr. **1923**, Nr 3. — Koppanyi u. Dooley: Responses of the kidney and spleen to subcutaneously injected epinephrin. Proc. Soc. exper. Biol. a. Med. **26** (1929). — Kosugi, Toraichi: Beiträge zur Morphologie der Nierenfunktion. I. Das Granuloid. Beitr. path. Anat. **77** (1927). — Kraus, E. J. u. H. Selve: Über die Veränderungen der Niere beim insulinbehandelten Coma diabeticum mit Ausgang in Urämie. Klin. Wschr. **1928**, Nr 35. — Krauß, Erich: Studien zur Bence-Jonesschen Albuminurie. Dtsch. Arch. klin. Med. **137**, 257 (1921). — Krehl: Pathologische Physiologie, 11. Aufl. 1921. — Kretschmer u. Frieder: Cholesterinuntersuchungen bei Bleivergiftung. Biochem. Z. **164** (1925). — Kriser: Nierenbestrahlung bei Nephrose. Wien. klin. Wschr. **1923**, Nr 27. — Krüger, Friedrich: Aufnahme, Wirkung und Schicksal des Quecksilbers im syphilitischen Organismus und Versuche über den histochemischen Nachweis im Gewebe. Inaug.-Diss. Heidelberg 1921. — Kuczynski, M.: Über die Rückbildung des Amyloids. Klin. Wschr. **1923**. Nr 48. — Weitere Beiträge zur Lehre vom Amyloid. Klin. Wschr. **2**, Nr 48. — Kürten, H.: Cholesteringehalt und Suspensionsstabilität des Blutes während Gravidität und Puerperium. Klin. Wschr. **1924**, Nr 27. — Untersuchungen über die Wirkungsweise von Formaldehyd auf Organkolloide. I., II. Biochem. Z. **133**, 126, 536 (1922). III. Z. exper. Med. **40**, 244 (1924). — Über den Globulin- und Albuminkoeffizienten des Serums, besonders während der Schwangerschaft. Arch. f. exper. Path. **103**, 237 (1924). — Weitere Untersuchungen am Endocarditis lenta-Serum. Klin. Wschr. **1929**, Nr 37.

Labbé, M., Nepveux et A. Seligmann: Sur un syndrome nephropancréatique diabète et néphrose associés. J. Méd. Paris **1928**, No 7. — Labbé, M., Fl. Nepveux, Gilbert - Dreyfus et Jung: Un cas de néphrose lipoidique. Bull. Soc. méd. Hôp. Paris, Jan. **1929**. — Lambert and Patterson: Arch. int. Med. **15**, 865 (1915). — Landouzy: Leçons cliniques de la Charité. J. Méd. et Chir. prat. **1883**. — Landouzy et Bernard: La néphrite parenchymateuse chronique des tuberculeux. Presse méd., 16. März **1901**. — Langhans: S. Kap. VII, Geschichte und Einteilung. — Larbeck: S. Kap. IX—X, Nephritis. — Lasch, C. H.: Ein Beitrag zur Frage der Nierendekapsulation. Z. Urol. **19**, (1925). — Lawrynowicz: Über die Ausscheidung anisotropen Fettes mit dem Harn in Zusammenhang mit dessen Ablagerung in den Organen. Z. klin. Med. **80**, 389 (1914). — Mc Lean: J. amer. med. Assoc. **92**, 2134 (1929). — Lecorché et Talamon: Traité de l'albuminurie. Paris **1888**. — Lehmann-Facius u. Loeschcke: Münch. med. Wschr. **1926**, 1578. — Leichtentritt, B.: Die Bedeutung der trypanoziden Serumkörper in der Kinderheilkunde. Klin. Wschr. **4**, Nr 40. — Leichtentritt u. Opitz: Untersuchungen über die trypoziden Serumsubstanzen bei Hämophilie. Med. Klin. **1927**, Nr 2. — Leichtweiß: Nierenveränderungen bei Tuberkulösen. Beitr. Klin. Tbk. **26**, 2. — Leiter, Louis: The surface tension of the blood serum in nephritis. J. clin. Invest. **5**, Nr 2, 3 (1926). — Experimental edema. Proc. Soc. exper. Biol. a. Med. **26** (1928); **27** (1930). — Lemierre, A. et E. Bernard: Néphrite suraiguë mercurielle avec ascension de l'urée du sang à 7 gr. 29. Guérison. Bull. Soc. méd. Hôp. Paris **48**, No 24 (1924). — Lemke, R.: Über Quecksilbernephritis. Münch. med. Wschr. **1924**, Nr 2. — Letterer, Erich: Studien über Art und Entstehung des Amyloids. Beitr. path. Anat. **75** (1926). — Experimentelle Studien über Art und Entstehung des Amyloids. Zbl. inn. Med. **1926**, Nr 18. — Leube: S. Kap. IX—X, Nephritis. — Leupold: Beziehungen zwischen Nebennieren und männlichen Keimdrüsen. Sitzgsber. physik.-med. Ges. **1919**. — Untersuchungen über die Mikrochemie und Genese des Amyloids. Beitr. path. Anat. **64**. — Cholesterinstoffwechsel und Spermiogenese. Beitr. path. Anat. **69**. — Leupold, E. u. L. Bogendörfer: Die Bedeutung des Cholesterins bei Infektionen. Dtsch. Arch. klin. Med. **140**, 28 (1922). — Leupold, E. u. F. Seisser: Experimentelle Untersuchungen über die Bedeutung des Cholesterinstoffwechsels für die weiblichen Keimzellen. Arch. Gynäk. **119**, 552 (1923). — Leutert: Über die anatomischen Veränderungen der Sublimatintoxikation. Fortschr. Med. **1895**. Berlin-Prag 1895. — Leva, J.: Der Chlor- bzw. Chlornatriumgehalt der gebräuchlichen menschlichen Nahrungs- und Genußmittel. Arch. Verdgskrkh. **16**, 3 (1910). — Zur Praxis der kochsalzarmen Ernährung. Med. Klin. **1910**, Nr 20. — Zur Technik der kochsalzarmen Ernährung. Med. Klin. **1911**. — Über die Beziehungen des Bromnatriums zur Bildung nephritischer Hydropsien. Z. exper. Path. u. Ther. **10** (1912). — Levi, Guiseppe: Delle alterazioni prodotte nel rene. Sperimentale **49**. — Lewis and Rivers: Bull. Hopkins Hosp. **27**, 193 (1916). — Lewis, D. S. and W. de M. Scriver: The response of chronic nephrosis to parathyroid and thyroid medication. Ann. int. Med. **2** (1928). — Leyden, v.: Klinische Untersuchungen über Morbus Brightii. Hamb. med. Überseeh. **1914**, Nr 6. — Lichtwitz: Die Praxis der Nierenkrankheiten. Berlin: Julius Springer 1923. — Lifschütz, L.: Über das Schicksal des Cholesterins in den tierischen Organen. Hamburg: Beiersdorf. Ref. Brief **31** (1926). — Lignac, G. O. E.: Über Erkrankungen (u. a. Nephrose und Nephritis) mit und durch Zystenablagerungen in verschiedene Organe. Krkh.forschg **2** (1925). — Linder, G. C., C. Lundsgaard and D. D. van Slyke: The globulin and albumin content of the plasma in nephritis. Proc. Soc. exper. Biol. a. Med. **20** (1923). — Linder, G. C., C. Lundsgaard, D. D. van Slyke and E. Stillman: Changes in the volume of plasma and absolute amount of plasma proteins in nephritis. J. of exper. Med. **39** (1924). — Linder, Lundsgaard and van Slyke: The concentration of the plasma proteins in nephritis. J. of exper. Med. **39**, 887. — Linder, Lundsgaard, van Slyke and Hiller: Fat metabolism in nephritis. J. of exper. Med. **39**, 887. — Litten: Amyloidosis. Virchows Arch. **66**. — Liu, Shih - Hao: The effect of thyroid medication in nephrosis. Arch. int. Med. **40** (1927). — Löhlein: Über die in pathologisch veränderten Nieren sichtbar werdende fettähnliche Substanz. Verh. dtsch. path. Ges. 8. Tagg, Sept. **1904**. — Über Fettinfiltration und fettige Degeneration der Niere des Menschen. Virchows Arch. **180** (1905). — Pathologische Anatomie der hämatogenen Nephritis. Erg. Path. **14** (1911). — Über die entzündlichen Veränderungen der Glomeruli der menschlichen Nieren. Arb. path. Inst. Leipzig H. 4. Herausgeg. von F. Marchand. — Über Schrumpfnieren. Beitr. path. Anat. **63**, 570 (1916). — Über Nephritis nach dem heutigen Stande der pathologisch-anatomischen Forschung. Erg. inn. Med. **5**, 411. — Nephritis und Nephrose, mit besonderer Berücksichtigung der Nephropathia gravidarum. Dtsch. med. Wschr. **1918,** Nr 43. — Zur Pathogenese der Nierenkrankheiten. II. Dtsch. med. Wschr. **1918,** Nr 43. — Lomholt, B.: Zusammenstellung über analytische Organuntersuchungen verschiedener Autoren über die Verteilung des Quecksilbers im menschlichen und tierischen Organismus. Handbuch der Haut- und Geschlechtskrankheiten, Bd. 18. 1928. — Loeschcke, H.: Vorstellungen über das Wesen von Hyalin und Amyloid auf Grund von serologischen Versuchen. Beitr. path. Anat. **77** (1927). — Loeschcke u. Lehmann-Facius: Klin. Wschr. **1926.** — Löwenthal, Karl: Zur Frage der Lipoidnephrose. Virchows Arch. **251** (1926). — Weitere Beiträge zur Frage der Lipoidnephrose. Beitr. path. Anat. **79** (1928). — Lubarsch, O.: Amyloidentartung. Realenzyklopädie der gesamten Heilkunde, 4. Aufl. — Die albuminösen Degenerationen. Erg. path. Morph. u. Physiol. **1895.** — Zur Frage der experimentellen Erzeugung von Amyloid. Virchows Arch. **150,** 471 (1897). — Über spontane Amyloiderkrankung bei krebs- und sarkomkranken weißen Mäusen. Zbl. Path. **21** 97 (1910). — Generalisierte Xanthomatose bei Diabetes. Dtsch. med. Wschr. **1918,** Nr 18.

Machwitz u. Rosenberg: Münch. med. Wschr. **1916,** Nr 36. — Magnus-Levy, A.: Natrium- und Kalziumsalze bei Wassersucht. Z. klin. Med. **107** (1928). — Das Ammoniak bei der Nephrose. Z. klin. Med. **112** (1930). — Major, Ralph H.: Clinical and pathological studies on chronic nephrosis. Bull. Hopkins Hosp. **35** (1925). — Chronic nephrosis: Is it a clinical entity? West Virginia med. J. **25,** Nr 8. — Major, R. H. and F. C. Helwig: Clinical and pathological studies on chronic nephrosis. Bull. Hopkins Hosp. **36** (1925). — Mariantschik, L. P.: Zur Lehre von der gummösen Nierenaffektion. Zbl. Chir. **1927,** Nr 29. — Matsumoto, K.: Über das Verhalten des Organpräzipitins bei der Anaphylaxie. Sci. Rep. Gov. Inst. inf. Dis. **6** (1927). — Matti: Thymus und Basedow. Berl. klin. Wschr. **1914,** Nr 28. — Maxwell, James: The significance of the blood cholesterol in genito-urinary surgery. Brit. J. Surg. **16,** Nr 62 (1928). — The blood cholesterol in nephritis. Quart. J. Med. **21** (1928). — Mayer, A. u. G. Schaeffer: Recherches sur la teneur des tissues en lipoides. J. Physiol. et Path. gén. **15,** No 5 (1913). — Recherches sur les constantes cellulaires. J. Physiol. et Path. gén. **16** (1914). — Variations de la teneur des tissues en lipoides et en eau au cours de l'ination absolue. J. Physiol. et Path. gén. **16** (1914). — Mayer, E.: Das Verhalten der Nieren bei akuter gelber Leberatrophie. Virchows Arch. **236,** 279 (1922). — Merklen, Pr., Le Breton et M. R. Cahn: Sur un cas de néphrose lipoidique. Bull. Soc. méd. Hôp. Paris, Febr. **1929.** — Merklen u. Heuyer: Über trockene Nephritis und Syphilis. Presse méd. **1917,** No 5. — Metraux, P.: Über Rückbildungsvorgänge bei menschlicher Amyloidose. Frankf. Z. Path. **37** (1929). — Metzger, H. Über Nierenbefunde beim Coma diabeticum. Med. Klin. **1927,** Nr 16. — Meyer, E.: Münch. med. Wschr. **1916,** Nr 16. — Michaud, L.: Recherches sur l'intoxication mercurielle. Rev. méd. Suisse rom. **1928,** No 4/6. — Miloslavich, Edward L.: Occurence of lipoid in urine and their diagnostic importance. J. Labor. a. clin. Med. **13** (1928). — Minam, S.: Über Nierenveränderungen nach Verschüttung. Virchows Arch. **245,** 247 (1923). — Miwa, Y. Beiträge zur Kenntnis der hyalintropfigen Degeneration der Niere. Sci. Rep. Gov. Inst. inf. Dis. **6** (1928). — Mjassnikow, A. u. B. Iljinsky: Über das Schicksal des Nahrungscholesterins nach seiner Resorption im Darm. Z. exper. Med. **53** (1926). — Monakow, v.: Beitrag zur Kenntnis der Nephropathien. II. u. III. Dtsch. Arch. klin. Med. **115** u. **116** (1914). — Morawitz u. Pratt: Münch. med. Wschr. **1908,** Nr 35. — Morgenstern, Zacharias: Zur Frage über Amyloidose und Resorption. Virchows Arch. **259.** — Moritz: Alfred: Beitrag zur Kenntnis der Nierensyphilis. Inaug.-Diss. Heidelberg 1912. — Mosler, Ernst u. Maria Edelstein: Kochsalzfreie Entfettungskuren mit Hosalzusatz. Z. physik. Ther. **36** (1929). — Muehlmann: Strahlenbehandlung bei Nephrose. Strahlenther. **15,** Nr 5. — Müller, E. F.: Verh. Kongr. inn. Med. Wiesbaden **1930.** — Müller, Fr. v.: Bezeichnung und Begriffsbestimmung auf dem Gebiet der Nierenkrankheiten. Veröff. Mil.-san.wes. H. 65. — Morbus Brighti. Verh. dtsch. path. Ges. **1905.** — Müller, J.: Über Maskierung des Blutfettes und der Blutlipoide sowie über Verdauungslipämie beim Menschen. Z. physiol. Chem. **86,** 469 (1913). — Tierexperimentelle Untersuchungen über die Verteilung des Quecksilbers im Organismus und klinische Erfahrungen über die Ausscheidung desselben nach Salyrganinjektionen. Arch. f. exper. Path. **141** (1929). — Munk: Klinische Diagnostik der degenerativen Nierenerkrankungen. Z. klin. Med. **78,** H. 1/2. — Die Nephrosen. Med. Klin. **1916,** Nr 39/41. — Munk, F.: Zur Pathogenesis der nephrotischen Schrumpfniere. Virchows Arch. **22,** 82 (1919). — Über die Behandlung der Nierenbegleiterkrankungen (= Nephrosen). Ther. Gegenw. **1927.** — Munk, F. u. I. Rother: Beitrag zur Lehre von der Verfettung parenchymatöser Organe und über die Bedeutung anisotroper Substanzen im Harn für die Diagnose der sog. „Lipoidnephrose". Dtsch. Arch. klin. Med. **140,** 137 (1922). — Munter, Friedrich u. Hermann Steinitz: Hämoglobinurie und Nephritis bei Neosalvarsan-Wismutkur. Klin. Wschr. **1920,** Nr 7. — Murphy, Francis: Chronic nephritis with and without edema. J. clin. Invest. **5** (1927). — Chronic glomerulonephritis with lipoid changes. Arch. int. Med. **45** (1930). — Murphy, Francis D. and Louis M. Warfield: Lipoid nephrosis. Arch. int. Med. **38** (1926).

Nador, H.: Über die akute luetische Nephritis im Zusammenhang mit einem durch Salvarsan geheilten Fall. Dtsch. med. Wschr. 1911, Nr 18. — Nakata, T.: Die Stadien der Sublimatniere des Menschen nach ihren makroskopischen und mikroskopischen Besonderheiten. Beitr. path. Anat. 70, 282 (1922). — Natus u. Ricker: Zit. nach Ricker. — Nauwerck: S. Kap. VII, Geschichte und Einteilung. — Neale, A. Viktor: The kidneys in pneumococcal infections. Brit. med. J. 1928, Nr 3541, 891. — M'Nee, J. W.: On lipoid degeneration of the kidney, and the so-called „Myelin kidney". J. of Path. 25 (1922). — Néfédieff, Nicolas: Sérum néphrotoxique. Ann. Inst. Pasteur 15 (1901). — Neisser u. Bräuning: Z. exper. Path. u. Ther. 4. — Neuendorff, R.: Wismutbehandlung bei Syphilis (Bismogenol). Dermat. Wschr. 1923, Nr 14. — Weitere Erfahrungen mit der Wismutbehandlung bei Syphilis und Bemerkungen über Vanadiumbehandlung. Dermat. Wschr. 1924, Nr 19. — Neumann: Syphilis. Wien 1896. — Newburgh, L. H.: The etiology of nephritis. Medicine 2 (1923). — Newburgh, L. H. and A. C. Curtis: Abhängigkeit der Nephropathie von Konzentration, Art und Dauer der Eiweißnahrung. Proc. Soc. exper. Biol. a. Med. 24 (1927). — Newburgh and Marsh: Renal injuries by aminoacids. Arch. int. Med. 36 (1925). — Mac Nider, W. de B.: Concerning the type of injury to renal epithelial cells, which increases the susceptibility of the cells to the action of the general anesthesies. Boston med. J. 186 (1922). — Studies concerning the influence of the disturbance in the acid-base-equilibrium of the blood on renal function and pathology. J. metabol. Res. 3 (1923). — A review of acute experimental nephritis. Physiol. Rev. 4 (1924). — Nitschke, A.: Über den Einfluß von Aminosäureverabreichung auf die Struktur der Plasmaeiweißkörper, sowie auf die Funktionsstörungen bei einigen Nierenerkrankungen. Z. exper. Med. 64. — Über den Einfluß der Plasmaeiweißstruktur auf die Senkungsgeschwindigkeit der roten Blutkörperchen. Z. exper. Med. 64, H. 1/2. — Noeggerath, C.: Über die akute infantile Nephropathie nebst Vorbemerkungen zur Art der Harnausscheidungsstörungen in den verschiedenen Stufen des Kindesalters. Z. klin. Med. 99, 295 (1923). — Noeggerath u. Eckstein: Pfaundler-Schloßmanns Handbuch der Kinderheilkunde, Bd. 4, 3. Aufl. 1924. — Nonnenbruch: Z. ärztl. Fortbildg 1924, Nr 4, 107. — Noorden, C. v.: Über die Grundsätze der Nephritisbehandlung. Med. Klin. 1913, Nr 1. — Nuzum, F. R. and Ruth Garland: The quantitative amount of lipoid material in the kidney and its relation to the functional response in experimental nephritis. Arch. int. Med. 34, 108 (1924).

Oberling, Charles: Le problème de l'amylose. Ann. d'Anat. path. 4, No 7 (1927). — Oehlecker, F.: Lipoidnephrose und Dekapsulation. Z. urol. Chir. 23 (1927). — Oigaard: Nephritis syphilitica. Zbl. Herzkrkh. 7, H. 19. — Oka: Zur Frage der postmortalen Autolyse der Zellgranula. Virchows Arch. 228, 200 (1920). — Okuneff, N.: Zur Frage über den Zustand der Nieren während des Hungerns. Arch. f. exper. Path. 100 (1923). — Oser, Bernard and W. G. Karr: The lipoid partition in blood in health and in diseases. Arch. int. Med. 36 (1925). — Osman, A. A.: Studies in Bright's disease. Guy's Hosp. Rep., Juli u. Okt. 1927.

Päßler u. Heinecke: S. Kap. IV. — Pagniez, Ph.: La néphrose lipoidique. Presse méd. 1929, No 30. — Paschkis, Karl: Zur Biologie des retikuloendothelialen Apparates. Z. exper. Med. 67 (1929). — Pasteur Vallery-Radot: Maladies des reins. Paris: Masson u. Co. 1926. — Patrassi: Lesione glomerulari del rene provocate sperimentalmente con tossina difterica. Pathologica (Genova) 21, 339 (1929). — Pawlicki: Die Veränderungen der Niere des Kaninchens nach zweistündiger Unterbindung der Vena renalis. Inaug.-Diss. Rostock 1906. — Pentimalli, F.: Über chronische Proteinvergiftung und die durch sie bewirkten Veränderungen der Organe (experimentelle Untersuchungen). Virchows Arch. 275 (1930). — Peters, J. P. and H. A. Bulger: The relation of albuminuria to protein requirement in nephritis. Arch. int. Med. 37 (1926). — Petschacher, L., R. Rittmann u. O. Galehr: Kolloidzustand und chemische und physikalische Konstitution des Blutserums. I. u. IV. Z. exper. Med. 48 (1926). — Pettavel: Beiträge zur pathologischen Anatomie des Morbus Basedowii. Dtsch. Z. Chir. 116 (1912). — Weitere Beiträge zur pathologischen Anatomie des Morbus Basedowii. Mitt. Grenzgeb. Med. u. Chir. 27 (1914). — Photakis, B. A. u. Em. Nikolaidis: Experimentelle Untersuchungen über die Veränderungen der Nieren bei akuter Sublimatvergiftung. Dtsch. Z. gerichtl. Med. 13 (1929). — Pick, Ludwig: Läßt sich der Nebennierenursprung der hypernephroiden Nierengeschwülste beweisen? Berl. med. Ges. 1926. — Plass: Variations in the distribution of the non-protein nitrogenenous constituents of whole blood and plasma during acute retention and elimination. J. of biol. Chem. 1923. — Platt, R.: An inquiry into the fate of thyroxin in the treatment of nephrosis. Quart. J. Med. 23 (1929). — Le Play, Sézary et Pasteur Vallery-Radot: Sur l'Histo-Microbiologie des Néphrites Syphilitiques. Séance Soc. Biol. 73, 635, 14. Dez. 1912. — Ponfick: Untersuchungen über exsudative Nierenentzündungen. Jena 1914. — Porges, O.: Heilung der genuinen Lipoidnephrose durch Leberdiät. Wien. klin. Wschr. 1927, Nr 52. — Pulay: Stoffwechsel und Haut. Berlin u. Wien 1923. —

Port, F.: Über Cholesterinämie bei Nephropathien. Dtsch. Arch. klin. Med. **128**, 61 (1918).
Prym: Die Lokalisation des Fettes im System der Harnkanälchen. Frankf. Z. Path. **5**, H. 1.

Rabinowitch: Arch. int. Med. **32**. — Rabinowitch, I. M. and M. C. C. Childs: A contribution to the biochemistry and treatment of chronic nephrosis (Epstein). Arch. int. Med. **32** (1923). — Randerath, E.: Die Pneumokokkeninfektion im Kindesalter und ihre Bedeutung für die pathologische Anatomie der Nierenerkrankungen im Kindesalter. Z. Kinderheilk. **43** (1927). — Seltene Hyalinablagerung im Gehirn, in der linken Lunge, den beiden Nebennieren und der Schilddrüse. Beitr. path. Anat. **81** (1928). — Rathery, Pr.: Les maladies des reins et leur traitement. Paris 1930. — Raubitschek: Über Nieren-amyloidose. Virchows Arch. **182**. — Rehsteiner, Carl: Eiweißkristalle in den Nieren. Zbl. Path. **33** (1923). — Reiche, F. u. F. Fretwurst: Plasmaproteine und Senkungs-geschwindigkeit der roten Blutkörperchen. Beitr. klin. Tbk. **72** (1929). — Reinicke, E.: Lipoidsubstanzen im Urinsediment beim Kinde. Dtsch. med. Wschr. **1914**, Nr 47. — Rémond, Colombiès et Bernardsberg: Sur le métabolism de la cholesterine. C. r. Soc. Biol. Paris **90**, 1029 u. 1385 (1924). — Reuter, F. R.: Beitrag zur experimentellen Amyloiderzeugung. Z. exper. Med. **61** (1928). — Richards: S. Kap. I u. II, Physiologie und pathologische Physiologie der Nierenfunktion. — Ricker: S. Kap. V, Urämie. — Ricker u. Regendanz: Zit. nach Ricker. — Ridder: Lipurie bei chronischer parenchy-matöser Nephritis. Berl. klin. Wschr. **1912**, Nr 1. — Riebold, Georg: Komplikationen der Malaria von seiten des Gefäßapparates. Münch. med. Wschr. **1919**, Nr 15. — Ritter, S. Brandenburg: Umfrage über die Entkapselung der Niere. Med. Klin. **1913**, Nr 27. 1104. — Rockwood, Mussey and Keith: Nephritis in pregnancy. Surg. etc. **42** (1926). — Rössle, R.: Allgemeine pathologische Anatomie. I. Allgemeine Pathologie der Zelle und der Gewebe. Path. Anat. **1** 291, 6. Aufl. Jena: Gustav Fischer 1923. — Rohaçek, L.: Zur Frage der Lipoidnephrose. Bratislav. lék. Listy **6** (1926). — Die Therapie der Nephrose mit Leberextrakten. Zbl. inn. Med. **1929**, Nr 15. — Rohrschneider, Wilhelm: Über den Arcus lipoides coronae senilis, seine Entstehung und seine Beziehungen zu Verfettungs-zuständen anderer Organe, insbesondere zur Atherosklerose. Klin. Mbl. Augenheilk. **74** (1925). — Beitrag zur Kenntnis der experimentellen Hypercholesterinämie des Kaninchens. Virchows Arch. **256** (1925). — Rolly: Nephrotyphus. Münch. med. Wschr. **1907**, H. 4. — Rombach, K. A.: Nephritis syphilitica praecox. Nederl. Tijdschr. Geneesk. **1922**, Nr 24. — Rosenberg: Klinik der Nierenkrankheiten. Berlin: S. Karger 1927. — Rosenfeld, Georg: Zu den Grundlagen der Entfettungsmethoden. Berl. klin. Wschr. **1899**, Nr 30. — Fettbildung. II. Erg. Physiol. **2** (1902). — Der Prozeß der Verfettung. Berl. klin. Wschr. **1904**, Nr 22/23. — Entgegnung. Berl. klin. Wschr. **1904**, Nr 31. — Studien über Organ-verfettungen. Arch. f. exper. Path. **55** (1906). — Die Herkunft des Fettes. Verh. 17. Kongr. inn. Med. — Zur Verfettung der Niere. Verh. 23. Kongr. inn. Med. **1906**. — Verfetten em-bryonale Zellen? Biochem. Z. **190** (1927). — Rosenstein: Die Nierenkrankheiten. Ber-lin 1894. — Rothschild, M. A.: Zur Physiologie des Cholesterinstoffwechsels. III. Beitr. path. Anat. **60** (1914). — Rovsing: Bericht über chirurgische Behandlung der Nephritis. Verh. dtsch. Ges. Urol. 6. Kongr. **1924**, 141. — Rowntree, L. G. and George E. Brown: Studies in blood volume with the dye method. Ann. int. Med. **1**, Nr 11 (1928). — Rubri-tius: Die reflektorische Anurie. Wien. klin. Wschr. **1925**, Nr 27. — Beitrag zur Behand-lung der kalkulösen Anurie. Z. Urol. **23** (1929). — Rumpf u. E. Fraenkel: Klinische und pathologisch-anatomische Beiträge zur Choleraniere. Dtsch. Arch. klin. Med. **52**, 21 (1894). — Ruppel, W.: Lyophile und lyophobe Eiweißkörper als Antigen und Anti-körper. Dtsch. med. Wschr. **1923**, Nr 2. — Ruppel, W. G., O. Ornstein, J. Carl u. G. Lasch: Lyophile und lyophobe Eiweißkörper als Antigen und Antikörper. Z. Hyg. **97**, 188 (1922). — Ruszniak, Barat u. Kürthy: Untersuchungen über die klinische Bedeutung der Eiweißfraktionen des Blutplasmas. Z. klin. Med. **98**, 337 (1924). — Rus-znyak u. Nemeth: Die Entstehung der Albuminurie. Z. exper. Med. **70** (1930). — Rybak, A. M. u. E. A. Stern: Zur Frage der Röntgentherapie der Nieren bei Sublimatvergiftungen. Münch. med. Wschr. **1930**, Nr 15.

Sachs, H.: Antigenstruktur und Antigenfunktion. Erg. Hyg. **1928**. — Salomon, Alfred: Über die Senkungsreaktion der roten Blutkörperchen und ihre Beziehung zu den Globulinen des Blutes. Z. klin. Med. **99** (1924). — Salvesen, Harald A.: Hyperproteinemia in a case of nephrosis. Acta med. scand. (Stockh.) **65** (1926). — Plasma proteins in normal individualis. Acta med. scand. (Stockh.) **65** (1926). — Variations in the plasma proteins in non-renal conditions. Acta med. scand. (Stockh.) **72** (1929). — Eine fast 3 Jahre lang beobachtete schwere Azidose bei einem Fall von Amyloidschrumpfniere. Z. klin. Med. **111** (1929). — Salvesen u. Linder: S. Kap. I u. II, Physiologie und patho-logische Physiologie der Nierenfunktion. — Satler: Röntgenbestrahlung bei Anurie und Oligurie. Wien. klin. Wschr. **1925**, Nr 50. — Saxl, Paul u. Siegfried Becker: Über die Beeinflussung der nephrotischen Albuminurie durch die Hg-Diuretika (Novasurol, Salyrgan. Kalomel). Wien. klin. Wschr. **1928**, Nr 4. — Schauwecker, Karl: Über Nierenvenenthrombose. Ein Fall mit Gasbildung in der Niere bei Pyelonephritis und Diabetes. Ein Fall mit Amyloid. Virchows Arch. **274**, H. 1 (1929). — Schifani: Sublimatnephritis. Riforma med. Neapel **20**, 6 (1927); Z. Urol. **22**, H. 4 (1928). — Schilling: Virchows Arch. **135** (1894). — Schlayer: Über die Nephrose. Med. Klin. **1918**, Nr 3. — Schmidt, Ad.: Berl. klin. Wschr. 1898, 69. — Schmidt, M. B.: Referat über Amyloid. Verh. dtsch. path. Ges. 7. Tagg **1904**. — Über die Verkalkung der Nierenepithelien bei Sublimatvergiftung und bei Dysenterie. Zbl. Path. **30** (1928). — Schmidtmann, M.: Experimentelle Beeinflussung der Zellreaktion. Verh. dtsch. path. Ges. Freiburg **1926**. — Über intrazelluläre Wasserstoffionenkonzentration und ihre praktische Bedeutung. Z. ärztl. Fortbildg **1927**, Nr 2. — Untersuchungen über intrazelluläre Wasserstoffionenkonzentration. II. Mitt. Z. exper. Med. **57** (1927). — Über intrazelluläre Wasserstoffionenkonzentration. Z. exper. Med. **57**, H. 1/2. — Schmitz, Ernst u. Felix Koch: Über Veränderungen der Blutphosphatide bei der Aderlaßlipämie. Biochem. Z. **223** (1930). — Schnapp, Ph.: Beiträge zur Kenntnis der chemischen Veränderungen der Nierenlipoide bei der Nierenzelldegeneration. Z. physiol. Chem. **133**, 62 (1924). — Schneider, P.: Über die Organveränderungen bei der angeborenen Frühsyphilis. Abdr. aus Verh. dtsch. path. Ges., April **1928**. — Schönberg, S.: Über tuberkulöse Schrumpfnieren. Virchows Arch. **220**, 285 (1915); Z. klin. Med. **78**. — Schönheimer, Rudolf: Über die Resorptionsbeschleunigung des Cholesterins bei Anwesenheit von Desoxycholsäure. Bioch. Z. **147** (1924). — Über die experimentelle Cholesterinkrankheit der Kaninchen. Virchows Arch. **249**, 1 (1924). — Schultz, A.: Über Cholesterinesterverfettung. Verh. dtsch. path. Ges. Würzburg **1925**. — Schultz, Arthur u. Löhr: Zur Frage der Spezifität der mikrochemischen Cholesterinreaktion mit Eisessig-Schwefelsäure. Zbl. Path. **36** (1925). — Schulz, Fr. N.: Stoffwechsel der Phosphatide. IV, VII, VIII. Handbuch der Biochemie, Bd. 8. 1925. — Schwarz u. Cohn: Studies on nephritis of children. I. Nephrosis. Amer. J. Dis. Childr. **24** (1922). — Bacteriemia and skin manifastations in lipoid nephrosis. Amer. J. Dis. Childr. **38** (1929). — Scriver, W. de M.: Observation on the excretion of calcium in two cases of nephrosis treated with parathyroid extract. J. clin. Invest. **6** (1928). — Sega, Achille: Nefrosi genuina e lipoidea. (Contributo clinico e patogenetico.) Probl. Nutriz. **2**, 141 (1925). — Service, S. F.: Nephrosis. A survey of the literature, and report of four cases. Amer. J. med. Sci. **1930**, Nr 5. — Seyderhelm u. Lampe: S. Kap. III, Wassersucht. — Siebeck, R.: Über die Nephrose. Jkurse ärztl. Fortbildg **1921**, H. 4. — Sieben, Hubert: Beitrag zur Kenntnis der Hg-Salvarsanschädigung. Dermat. Wschr. **71** (1920). — Simmonds: Über den anatomischen Befund beim Morbus Basedow. Dtsch. med. Wschr. **1911**, Nr 47. — Simon, Siegfried: Zur Klinik der Nephrose bei Knochen- und Gelenktuberkulose. Dtsch. Arch. klin. Med. **163** (1929). — Slyke, van: S. Kap. III, Wassersucht. — Slyke, van u. Harkins: J. of biol. Chem. **83** (1929). — Sörensen, S. T.: Fettinfiltration der Muskeln und klinische Erscheinungen bei Schlunddiphtherie. Z. Hyg. **81** (1916). — Sollmann, Barlow and Biskind: Eggs and milk as antidotes against mercuric chloride. J. amer. med. Assoc. 88, 623 (1927). — Sonnenburg, E. u. P. Tdelunarke: Die Verbrennungen und die Erfrierungen. Stuttgart 1915. — Starlinger, W. u. V. Kollert: Über die Bedeutung des Plasmaeiweißes für die Klinik und Behandlung von Nierenleiden. Wien. klin. Wschr. **1922**, Nr 7. — Starlinger, W. u. E. Winands: Über das Verteilungsverhältnis der zirkulierenden Eiweißkörper im Verlaufe krankhafter Zustände. Z. exper. Med. **60**, H. 1/2. — Steinitz, Hermann: Zur Prognose der genuinen chronischen Nephrosen. Dtsch. med. Wschr. **1925**, Nr 46. — Stepp, W.: Über den Cholesteringehalt des Blutserums bei Krankheiten. Münch. med. Wschr. **1918**, Nr 29. — Über den Cholesteringehalt des Blutes bei verschiedenen Formen der Brightschen Krankheit. Dtsch. Arch. klin. Med. **127**, 439 (1918). — Stepp, W. u. Th. Petri: Kasuistischer Beitrag zur Klinik der Nephrosen. Med. Klin. **1918**, Nr 10. — Sterling-Okuniewski et Wegierko: Le métabolisme basal et les maladies du rein. Paris méd. **17**, 196 (1927). — Stern, Rudolf: Über die klinische Bedeutung des Cholesterins in der Galle und im Blutserum. Habil.schr. Breslau 1926. — Über die gegenseitige Beeinflussung von Cholesterin und Cholesterinestern in kolloidaler Lösung. Biochem. Z. **203** (1928). — Stockenius, W.: Über fast vollständige doppelseitige Nierenrindennekrose bei Diphtherie. Beitr. path. Anat. **69**. — Stoeltzner: Chlorarme Kost mit Natriumnitrat statt Kochsalz. Klin. Wschr. **1929**, Nr 7, 334. — Stoerk, Oskar: Über „Protagon" und über die große weiße Niere. Sitzgsber. Akad. Wiss. Wien, Math.-naturwiss. Kl. III, **91** (1906, Febr.) — Zur Nierenpathologie. Ges. physik. Med. Wien **1912**. — Stoffel, Rudolf: Pseudochylöser Aszites und Lipoidämie bei Lipoidnephrose. Med. Klin. **1924**, Nr 34. — Stolte, K.: Beziehungen zwischen Niere und Gesamtorganismus. Arch. Kinderheilk. **87**, H. 4. — Stolte, K. u. H. Knauer: Zur Ödem- und Nephrosenfrage. Jb. Kinderheilk. **115** (1926). — Stolz, E.: Über die sog. Pneumokokkennephrose. Med. Klin. **1922**, Nr 43. — Strache, E.: Mikroskopische Beobachtungen an der Niere des mit Sublimat vergifteten lebenden Kaninchen. Inaug.-Diss. Breslau 1920. — Strasburger, J. u. O. Thill: Klinik der Weilschen Krankheit. Klin. Wschr. **1929**, Nr 30. — Strasser, U.: Über experimentelle Amyloidose. Z. exper. Med. **36**, 388 (1923). — Zur klinischen Diagnose amyloider Veränderungen mittels Kongorot. Wien. Arch. inn. Med. 14 (1927). — Die Kongorotprobe auf Amyloid bei nephrotischem Symptomenkomplex. Med. Klin. 1929, Nr 12. — Straub, H. u. Kl. Gollwitzer-Meier: Die Transmineralisation bei Sublimatvergiftung. Dtsch. med. Wschr. 1925, Nr 16. — Straub, H., Klotilde Meier: Die Alkalireserve der Nierenkranken. Biochem. Z. 124, H. 1/6. — Strauß, H.: Praktische Winke für die chlorarme Ernährung. Berlin: S. Karger 1910. — Die Diätbehandlung bei Herz- und Gefäßkrankheiten. Med. Klin. 1912, Nr 18. — Die Diät bei Nierenkrankheiten (besonders bei Nierenentzündungen). Dtsch. med. Wschr. 1911, Nr 52. — Strauß, H. (Halle): Probleme des Cholesterinstoffwechsels. Med. Klin. 1921, Nr 1. — Strauß, H. (Halle) u. W. Schubardt: Über den Cholesteringehalt des Blutserums. Zbl. inn. Med. 1922, Nr 26. — Stroomann, G.: Ein Fall von Hypernephrom mit Amyloiddegeneration. Münch. med. Wschr. 1917, Nr 14. — Stukowski: Dtsch. med. Wschr. 1923, Nr 49. — Surbek, K. E.: Vier Fälle von Quartananephritis. Geneesk. Tijdschr. Nederl.-Indië 69 (1929). — Suzuki: Zur Morphologie der Nierensekretion. Jena 1912. — Swingle: S. Kap. V, Urämie. — Szenkier: Über den renorenalen Reflex. Z. Urol. 23 (1929).

Thannhauser, S.: Über den Cholesterinstoffwechsel. Dtsch. Arch. klin. Med. 141, 290 (1923). — Referat über den Cholesterinstoffwechsel. Verh. dtsch. path. Ges. Würzburg 1925. — Thannhauser u. Krauß: Über eine degenerative Erkrankung der Harnkanälchen (Nephrose) bei Bence-Jonessscher Albuminurie. Dtsch. Arch. klin. Med. 133, 183 (1920). — Thannhauser, J. S., v. Miller, H. Schaber u. C. Moncorps: Über den Cholesterinstoffwechsel und seine Beziehungen zur Gallensäureausscheidung. Verh. 34. Kongreß dtsch. Ges. inn. Med. Wiesbaden 1922. — Thannhauser, S. J. u. Hans Schaber: Über die Beziehungen des Gleichgewichtes vcn Cholesterin und Cholesterinester im Blut und Serum zur Leberfunktion. Klin. Wschr. 1926, Nr 7. — Tietz, L.: Über das Verhalten der Cholesterine im Blut und in den Nieren, sowie über die pathologisch-anatomischen Veränderungen derselben bei Cholesterinurie. Frankf. Z. Path. 27, 353 (1922). — Tillgren, J.: Zur Differentialdiagnose zwischen Nephritis und Nephrose. Acta med. scand. (Stockh.) Suppl. 26 (1928). — Trusler, Fischer and Richardson: Chemical changes in the blood in mercuric chloride poisoning. Arch. int. Med. 41, 234 (1928). — Tsukioka, Michiyasu: Histological changes in the kidney caused by kidney stimulants and irritants. Proc. imp. Acad. Tokyo 3 (1927). — Tullio, Renato de: Die Lipoide des Blutes bei Leber- und Nierenerkrankungen. Fol. med. (Napoli) 13 (1927).

Ullmann: Zit. nach Lomholt.

Vándorfy, J.: Ein mit Pneumokokkenperitonitis verlaufender Fall von Nephrose. Med. Klin. 1921, Nr 22. — Veil: Über Diurese. Klin. Wschr. 3, Nr 36. — Versé, M.: Über Cholesterinesterverfettung. Beitr. path. Anat. 52 (1912). — Über die experimentelle Lipo-Cholesterinämie. Beitr. path. Anat. 63 (1916). — Über die Blut- und Augenveränderungen bei experimenteller Cholesterinämie. Münch. med. Wschr. 1916, Nr 30. — Über einige Organveränderungen bei der experimentellen Lipo-Cholesterinämie. Verh. dtsch. path. Ges. Göttingen 1923. — Über die Augenveränderungen (Lipoidosis oculi) bei der experimentellen Lipoidcholesterinämie des Kaninchens. Virchows Arch. 250 (1924). — Cholesterinstoffwechsel und Atherosklerose. Sitzgsber. Ges. Bef. ges. Naturwiss. Marburg 1924, Nr 7. — Über den Cholesteringehalt des Blutes beim Arcus lipoides coronae senilis des Menschen. Klin. Mbl. Augenheilk. 74 (1925). — Referat über den Cholesterinstoffwechsel. Verh. dtsch. path. Ges. Würzburg 1925. — Villa, Luigi: Colesterinuria, colesterinemia e nefropatie. Arch. Pat. e Clin. med. 5 (1926). — Virchow: Virchows Arch. 6, 562. — Volhard, Franz: Chirurgische Behandlung der Nephritis. Verh. dtsch. Ges. Urol. 1924. — Volhard u. Fahr: Klinik, Pathologie und Atlas der Brightschen Nierenkrankheit. Berlin: Julius Springer 1913. — Vorpahl: Spirochätenbefund im Urin bei Nephritis syphilitica. Münch. med. Wschr. 1912, Nr 51.

Wagner: Dtsch. Arch. klin. Med. 28 (1888). — Wahl, Robert: Le problème de la néphrose lipoidique. Paris: G. Doin & Cie. 1929. — Waldenström, Henning: Über das Entstehen und Verschwinden des Amyloids beim Menschen. Klin. Wschr. 1927, Nr 47. — Om amyloidens uppkomst och försvinnande hos människan. Sv. Läk.sällsk. Hdl. 1927. — Waldvogel: Die durch Fermente bewirkten Umwandlungen bei der fettigen Degeneration. Hoppe-Seylers Z. 42 (1904). — Watjeff, S.: Über den Fettgehalt des Blutes bei Nierenkranken. Dtsch. med. Wschr. 1897, 559. — Weber, F. P.: Lipoid speckling of the renal cortex — the so — called „Myelin kidney". Proc. roy. Soc. Med. 17 (1924). — Weber, Max: Vom Cholesterinstoffwechsel und seinen Beziehungen zur Involution der Nebennierenrinde beim Säugling. Z. Kinderheilk. 42 (1926). — Weigert: Gesammelte Abhandlungen. Berlin: Julius Springer 1906. — Weil: Über Lipoidämie. Münch. med. Wschr. 1912, Nr 39. — Weiler: Die anatomischen Veränderungen bei der Sublimatvergiftung des Kaninchens in ihrer Abhängigkeit vom Gefäßnervensystem. Virchows Arch. 212 (1913). — Weiß, Theodor: Über die Veränderungen der Niere beim insulinbehandelten Coma diabeticum mit Ausgang in Urämie. Klin. Wschr. 1929, Nr 12. — Welander: Studien über Nierenaffektionen bei Syphilis. Arch. f. Dermat. 37 (1890). — Albuminurie und Zylindrurie durch Quecksilber. Nord. med. Ark. (schwed.) 23 (1891). — Welker: S. Kap. VI, Albuminurie. —

Weltmann, Oskar u. Paul Biach: Zur Frage der experimentellen Cholesteatose. Z. f. exper. Path. **14** (1913). — Welz, A.: Nierensyphilis. Dtsch. med. Wschr. **1913**, Nr 25. — Wendt, H.: Lipoidstoffwechselstudien am Hungertier. Klin. Wschr. **1928**, Nr 46. — Widal: La reduction des liquides dans le mal de Bright. Bull. Acad. Méd. Paris, 18. Febr. **1908**. — Widal u. Javal: La chlorurémie et la cure de déchloruration dans le mal de Bright. J. Physiol. et Path. gén., Nov. **1903**, No 6. — La cure de déchloruration. Extrait des Bulletins et mémoires de la société méd. des hôp. de Paris, 26. Juni 1903. — Widal, Lemierre, Pasteur Vallery-Radot: Pathologie des reins. Nouv. traité de méd. Facs. 17. Paris 1929. — Widal, F., A. Weill, et Pasteur Vallery-Radot: Le pronostic au cours des néphrites chroniques par le seul dosage de l'urée dans le sang. Recherches sur la constante uréo-sécrétoire de'Ambard. Presse méd. **1914**, No 43. — Wilk, G.: Ein Beitrag zur Klinik der Weilschen Krankheit. Inaug.-Diss. Frankfurt 1929. — Willis, David A. u. A. Bachem: Die Wirkung der Röntgenstrahlen auf die Niere. Strahlenther. **27** (1927). — Winternitz, H.: Über den Ursprung des Fettes im Harne bei nephritischen Prozessen. Verh. 22. Kongr. inn. Med. — Wohlwill, Friedrich: Pathologisch-anatomische Untersuchungen über die Syphilis des uropoetischen Systems. Z. urol. Chir. **22**, H. 1/2. — Wolbach, S. B. and K. D. Blackfan: Clinical and pathological studies on nephrosis. J. amer. med. Assoc. **92**, 2134 (1929). — Wolff, E.: Experimentell-pathologische Untersuchungen über den Fettstoffwechsel. Virchows Arch. **252**, 298 (1924). — Wrede: 10. Tagg Ver.igg mitteldtsch. Chir. Halle a. S., 28. Nov. 1926. Zbl. Chir. **1927**, Nr 17.

Yamamoto, T.: Experimentelle Erzeugung von Amyloidose durch Injektion der Natriumsilikatlösung. Mitt. med. Ges. Osaka **27** (1928). — Yoshikawa: Über die experimentelle Amyloidose beim Kaninchen. Trans. jap. path. Soc. **15** (1925).

Zadek, Ernst: Über Urämie bei Amyloidniere. Klin. Wschr. **1929**, Nr 6. — Zondek, Hermann: Untersuchungen über die Arbeit der kranken Niere. Z. klin. Med. **87**, H. 5/6.

IX. und X. Nephritis.

Achard u. Aynaud: Les Globulins dans L'anaphylaxie. C. r. Soc. Biol. Paris **67** (1909).
Addis: s. Kap. I u. II, Physiologie und pathologische Physiologie der Nierenfunktion. —
Adler, A. E.: Über die Ursachen und die Therapie der Hypertonie bei den Nephritiden mit
einem Beitrag zur Pathogenese der akuten Nephritis. Schweiz. med. Wschr. **1921**, Nr 31. —
Alder: s. Kap. IV. — Allen, F. M.: Treatment of kidney diseases and high blood pressure.
Psych. Inst. Morristown, N. J. 1925. — Observations on sweating. New England med. J. **201**,
Nr 17 (1929). — Allen, R. B.: Rekonstruktion der Nierenkörperchen bei chronischer Glomerulonephritis. Anat. Rec. **34** (1926). — Alport, A. Cecil: Familiär-hereditäre, kongenitale hämorrhagische Nephritis. Brit. med. J. **1927**, Nr 3454. — In Nephritis. London:
W. Heinemann 1929. — Alwens, Walter: Kochsalzarme Diät zur Beseitigung des Ascites
tuberculosus. Ther. Gegenw. **1910**. — Alwens u. Moog: Das Verhalten des Herzens bei
der akuten Nephritis. Dtsch. Arch. klin. Med. **133**, H. 5/6 (1920). — Angerer, v.: Einseitige
chronische und hämorrhagische Nephritis. Arch. klin. Chir. **88** (1906). — Anschütz:
Hämaturie im Gefolge schwerer eitriger Appendizitis. Münch. med. Wschr. **1918**, Nr 30. —
Anthon, W. u. Max H. Kuczynski: Untersuchungen über die tonsillären Infektionen
der Erwachsenen. Z. Hals- usw. Heilk. **6** (1923). — Antonius, E. u. A. Czepa: Über die
Bedeutung infektiöser Prozesse an den Zahnwurzeln für die Entstehung innerer Krank-
heiten. Wien. Arch. inn. Med. **2** (1921). — Arnold, Rudolf: Erfahrungen bei Nieren-
kranken mit den Heilmitteln von Bad Ems. Bade- u. Brunnendir. Bad Ems, 1917. —
Arnoldi, Walter: Fastenkuren und Fastentage. Dtsch. med. Wschr. **1927**, Nr 31. —
Arnoldi, W. u. G. Brückner: Der Einfluß des Chlorkalziums auf die Diurese bei chronischer
Nierenentzündung, nebst einem Beitrag über den Wasserstoffwechsel. Z. klin. Med. **79**,
H. 3/4. — Arnozan, X.: Etat actuel de l'opothérapie. Soc. Méd. Bordeaux **1903**. —
Aron, H. u. L. Mendel: Trinkkuren bei der Behandlung der Nierenentzündungen im
Kindesalter. Jb. Kinderheilk. **92** (1920). — Aschoff: Über den Krankheitsbegriff und
verwandte Begriffe. Dtsch. med. Wschr. **1909**, Nr 33. — Spezielle pathologische Anatomie.
Harnapparat, Bd. 2. 1911; s. auch Kap. XI, Die Sklerosen. — Ask-Upmark: s. Kap. IV. —
Askanazy: Die Entzündung. Handbuch der normalen und pathologischen Physiologie von
Bergmann-Bethe-Embden-Ellinger, Bd. 13. Berlin 1929. — Aubertin, Ch. et J. Yacoel
L'anémie grave dans la néphrites azotémique. Presse méd. **1920**, No 47. — Sur l'anémie
dans la néphrite azotémique. Bull. Soc. méd. Hôp. Paris **40** (1924). — Aufrecht: Die
septische Scharlachnephritis. Dtsch. Arch. klin. Med. **52**, 339 (1894). — Zur Pathologie
und Therapie der diffusen Nephritiden. Berlin: August Hirschwald 1918. — Zum Nachweis
zweier Nephritisarten. Dtsch. Arch. klin. Med. **43**, 531. — Glomerulonephritis oder vaskuläre Nephritis. Dtsch. Arch. klin. Med. **122**. — Aupérin: Thèse de Paris **1926**, No 193.

Baar, H. A. Grabenhofer, G. Krausz: Immunbiologische Studien über das zweite
Kranksein beim Scharlach. Z. Kinderheilk. **46** (1928). — Babes: La néphrite hypogénéti-
que. Semaine méd. **25** (1905). — Bachmann, Werner: Studien zur Erkältungsfrage.
III. Mitt. Arch. f. Hyg. u. Bakteriol. **102**. — Bachmann, W. u. L. Fleischer: Haut-
temperatur und Wohlbefinden. Med. Welt **1927**, Nr 9. — Studien zur Erkältungsfrage.
I. u. II. Z. Hyg. **107** (1927). — Baehr: Glomerular lesions of subacute bacterial Endocarditis. J. of exper. Med. **15**, Nr 4 (1912). — Über experimentelle Glomerulonephritis.
Beitr. path. Anat. **55** (1913). — The significance of the embolic glomerular lesions of
subacute streprococcus endocarditis. Arch. int. Med. **27** (1921). — A benign and
curable form of hemorrhagic nephritis. J. amer. med. Assoc. **86** (1926). — Baehr,
George u. Hermann Lande: Glomerulonephritis and a complication of subacute streptococcus endocarditis. J. amer. med. Assoc. **75** (1920). — Baehr, G. and S. A. Ritter:
The arterial supply of the kidney in nephritis. Arch. of Path. **7** (1929). — Baehr, G. and
B. Sacks: The occurence of glomerulonephritis in association with verrucous endocarditis.
Proc. N.Y. path. Soc. **23** (1923). — Bannick, Edwin: Schwere chronische Glomerulonephritis ohne Hypertonie, Herzhypertrophie und Retinaveränderungen. Arch. int. Med.
39 (1927). — Bannick, E. G. and N. M. Keith: The treatment of nephritis and nephrosis
with edema. J. amer. med. Assoc. **91** (1928). — Bansi, H. W.: Zur Klinik der Periarteriitis
nodosa. Z. klin. Med. **106** (1927). — Barre, C. O.: Albuminurie und Kriegsnephritis unter
den britischen Truppen in Frankreich. Tidskr. Mil. Hälsovård (schwed.) **1920**, H. 3. —
Bartels: Die allgemeine Symptomatologie der Nierenkrankheiten und die diffusen

Erkrankungen der Niere. Ziemssens spezielle Pathologie und Therapie, Bd. 9, 1875 (2. Aufl. 1877). — Basch, Felix: Die Ursachen der Beeinflussung des Wasserhaushalts durch die Körperhaltung. Klin. Wschr. 1930, Nr 18. — Battaglia, H. Filippo: Die Bleiniere. Vorläufige Mitteilung. Atti Soc. lombarda Sci. med. e biol. 15, H. 5. — Baudelier u. Roesske: Zit. nach Loewenstein, S. 392. — Bauer: Entstehungsbedingungen der Feldnephritis. Zit. nach Kollert. — Bauer, Julius: Die konstitutionelle Disposition zu inneren Krankheiten, 3. Aufl. Berlin: Julius Springer 1924. — Bauer u. Habetin: Wien. klin. Wschr. 1913, Nr 27, 1101. — Baumgart: Die Verhütung der Eklampsie. Zbl. Gynäk. 1929, Nr 11. — Becher, Erwin: Über Unterschiede im Leukozyten- und Erythrozytengehalt des Blutes an verschiedenen Stellen des Gefäßsystems und deren Ursache und Bedeutung. Med. Klin. 1920, Nr 42. — Vorkommen und Ursachen der Anämie bei Nierenkrankheiten. Münch. med. Wschr. 1930, Nr 39. — Beitzke, H.: Über die pathologische Anatomie der ansteckenden Gelbsucht (Weilsche Krankheit). Berl. klin. Wschr. 1916, Nr 8. — Beitzke u. Seitz: Untersuchungen über die Ätiologie der Kriegsnephritis. Berl. klin. Wschr. 1916, Nr 49. — Bell, E. T. and T. B. Hartzell: The etiology and development of glomerulonephritis. Arch. int. Med. 29 (1922). — Benda: Berl. klin. Wschr. 1908, 355; s. auch Kap. IV, Veränderungen am Herz- und Gefäßapparat. — Beneke: s. Kap. V, Urämie. – Beneke u. Steinschneider: Zur Kenntnis der anaphylaktischen Giftwirkungen. Zbl. Path. 23, Nr 12 (1912). — Benjamin, Karl: Einige Beobachtungen an Scharlachkranken. Dtsch. Arch. klin. Med. 152 (1926). — Bennett: Nephritis. Oxford med. publications. London 1929. — Benoit, W.: Über die Guajakolvergiftung des Kaninchens unter besonderer Berücksichtigung der Veränderungen an den Nieren. Inaug.-Diss. Freiburg 1928. Berlin, W. C. K.: Bacteriemia, infections, and Brights' disease. Zbl. ges. inn. Med. 10, H. 3. Bermann, Alexander: Nephritis chronica parenchymatosa und interstitialis auf Grund der Krankengeschichten und Sektionsprotokolle. Inaug.-Diss. Berlin 1912. — Bianchi, D. Cesa: Le nefropatie durante il perioda bellico. Ann. Clin. med. e Med. sper. 10, H. 1 (1920). Biebl: s. Kap. IV. — Biedel u. Krauss: Beiträge zur Ausscheidung der Mikroorganismen. Z. Hyg. 26. — Bier: s. Kap. IV. — Billings: Zit. nach E. C. Rosenow. — Bittorf, A.: Hämoglobinurische Nachschübe bei abklingender akuter hämorrhagischer Glomerulonephritis. Münch. med. Wschr. 1921, Nr 26. — Blaskovicz, v.: s. Krankheiten der Harnorgane von A. v. Korányi, Diagn.-therap. Irrtümer H. 5, Leipzig 1918. — Block, Walter u. Ernst Koenigsberger: Scharlach und vegetatives Nervensystem. I. u. II. Mitt. Z. Kinderheilk. 38 (1924). — Bluhm, Agnes: Zur Ätiologie des Morbus Brightii. Inaug.-Diss. Leipzig 1890. — Blum, J.: Auslöschungsphänomen und Scharlachdiagnose. Münch. med. Wschr. 1922, Nr 13. — Blum, L., van Caulaert et P. Grabar: Phénomènes d'hypochloruration apparaissant chez un urémique traité par le régime sans sel. Nécessité du contrôle de l'état de la chloruration au cours du traitement des néphrites azotémiques. Bull. Soc. méd. Hôp. Paris 1929, No 6. — Les différents types de néphrite avec azotémie. Presse méd. 1929 I, 90. — Blum, L. u. Plyrabes: Troubles de la fonction rénale par hypochloruration. Monde méd. 1928, No 731. — Boas u. Mufson: s. Kap. XI, Die Sklerosen. — Bode, Paul: Zur Frage der familiären Disposition bei der Scharlachnephritis. Jb. Kinderheilk. 79 (1914). — Boeminghaus: Nierenentnervung an Hunden. Chir.kongr. 1923. — Zur Feststellung des Einflusses der Blasenfüllung auf die Funktion der Nieren, speziell die Wasserausscheidung. Dtsch. med. Wschr. 1925, Nr 4. — Über den Wert der Xanthoproteinreaktion für die Beurteilung der Nierenschädigung bei chronischer Harnstauung. Z. Urol. 20 (1926). — Über die Niereninsuffizienz bei chronischer Harnstauung, insbesondere bei Prostatikern. Dtsch. med. Wschr. 1927, Nr 6. — Klinischer Beitrag zur Genese und Therapie der postoperativen (reflektorischen?) Anurie und Darmlähmung. Dtsch. Z. Chir. 214 (1929). — Bohn: Verh. dtsch. Ges. inn. Med. Wiesbaden 1930. — Borchardt: Die Störung der Nierenfunktion bei der Nephritis. Dtsch. med. Wschr. 1912, Nr 25. — Borst: Beitr. path. Anat. 63 (1916). — Bouchut, L. et P. P. Ravault: Les néphrites chroniques azotémiques sans hypertension artérielle. Presse méd. 1926, No 5. — Brack, E.: Nierenerkrankungen als Ursache plötzlichen unerwarteten Todes. Dtsch. Z. gerichtl. Med. 13 (1929). — Zur pathologischen Anatomie aktiver Organlues. Dermat. Wschr. 1929, Nr 2. — Brandt, M. u. A. Hilse: Beitrag zur Unterbindung der Nierenvene. Virchows Arch. 276 (1930). — Brasiello, E.: Über den Wert der modernen diagnostischen Mittel für die Frühdiagnose postskarlatinöser Nephropathien. Policlinico, sez. prat., 36, No 2. — Brasser, Alfred: Zur Frage der Periarteriitis nodosa. Münch. med. Wschr. 1924, Nr 33. — Brinkmann: Zur Klinik der Periarteriitis nodosa. Münch. med. Wschr. 1922, Nr 19. — Bronner, H. u. J. Schüller: Zur Diathermie der Niere. Münch. med. Wschr. 1927, Nr 43. — Brosch, A.: Was ist die Kriegsnephritis? Wien. med. Wschr. 1917, Nr 5. — Brown, G. E. and G. M. Roth: Prognostic value of anemia in chronic glomerularnephritis. J. amer. med. assoc. 81 (1923). — Brown u. Rowntree: s. Kap. III, Wassersucht. — Brückner, G.: Zur sog. Kriegsnephritis. Dtsch. med. Wschr. 1917, Nr 51. — Bruening, F. u. O. Stahl: Über die physiologische Wirkung der Exstirpation des periarteriellen sympathischen Nervengeflechtes. Klin. Wschr. 1, Nr 28. — Brunn u. Jedlicka: Zbl. inn. Med. 1920, Nr 39. — Bruns: Z. klin. Med. 83 (1916). — Budde, Werner u. H. Kürten:

Über Thrombenbildung nach Gefäßoperationen und ihre Verhütung. Zbl. Chir. **1924**, Nr 49. Bürgers: Studien zur Erkältungsfrage. Z. Hyg. **107** (1927). — Studien zum Erkältungsproblem. Schr. Königsberg. gelehrten Ges., Naturwiss. Kl. **6**, H. 3 (1929). — Burwinkel, O.: Über Arteriosklerose und ihre Behandlung. Ärztl. Rdsch. **1914**, Nr 6.

Cabot: Klinische Urinuntersuchung. J. amer. med. Assoc. **1905**. — Carles, Jaques: Quelques remarques sur l'emploi de la macération de rein dans les néphrites. Soc. Méd. Bordeaux **1905**. — Carrel: A method for the physiological study of tissues in vitro. J. of exper. Med. **38**, Nr 4 (1923). — Nouvelle technique pour la culture des tissues. C. r. Soc. Biol. Paris **89** (1923). — Doppelte Nephrektomie und Reimplantation einer Niere. Arch. klin. Chir. **88**. — Carrel and Burrows: J. of exper. Med. **13** (1911). — Casper: Aus dem Gebiete der Nephritis. Münch. med. Wschr. **1909**, Nr 42. — Über Koliknephritis. Berl. klin. Wschr. **1917**, Nr 42. — Nierenentnervung und Dekapsulation. Verh. dtsch. Ges. Urol. Berlin, Okt. **1924**. — Nierenstein und Nephritis. Med. Klin. **1927**, Nr 28. — Castaigne, J.: Les néphrites chroniques. Cons. méd. franç. **1**, No 1. — La rétention azotée et le régime hypo-azoté au cours des néphrites. Cons. méd. franç. **27**. — Castaigne et Rathery: Néphrites primitivement unilatérales et lésions consécutives de l'autre rein. Semaine méd. **1902**, No 34, 1273. — Toxicité de la substance rénale et néphrotoxines. Presse méd. **1902**, No 65. — Du rôle de l'hérédité en pathologie rénale. Semaine méd. **1904**, No 45. Cederberg, Armas: Der hämatologische Grundversuch. Die proteotoxischen Anämien und ihre Beziehungen zur perniziösen Anämie. Duodecim (Helsingfors) **44**, 860. — Ceelen, W.: Über Plasmazellen in den Nieren. Virchows Arch. **211** (1913). — Über tuberkulöse Schrumpfnieren. Virchows Arch. **219**, 68 (1915). — Über „essentielle" Nierenblutungen. Virchows Arch. **275** (1930). — Chevallier, Paul: La fibrose atrophique isolée des reins. Bull. méd. **1928**, No 42. — Chodounsky: Erkältung als Krankheitsursache, 2. Aufl. Zit. nach Meyer, Lierheim und Siegel. — Choupin, F.: Opothérapie rénale. Rev. Méd. **1905**, No 1. — Christian, H. A.: Classification of chronic nephritis. J. amer. med. Assoc. **5**, 85 (1925). — Cicconardi: Durch Erkältung hervorgerufene histologische Nierenveränderungen. Arch. Sci. med. **43**, 247 (1920). — Citron: Dtsch. med. Wschr. **1920**, Nr 13. — Clauss, Hugo: Beiträge zur Lehre der Nierenerkrankungen des Hundes. Inaug.-Diss. Bern 191. — Claus, Richard, Max Plaut u. Felix Reach: Studien zur Pathologie und Therapie der Nephritis. Med. Klin. **1905**, Nr 26. — Clausen, S. W.: Die parenchymatöse Nephritis der Kinder. Amer. J. Dis. Childr. **1925**, H. 4/5. — Coplin: Unilateral renal hypoplasia and dysphasia due to defective arteriogenesis. Amer. J. med. Sci. **153** (1917). — Corson, Hiram: Four cases of Brights disease in one family. Philad. med. Tim. **1884**. — Councilman: Rep. Boston Hosp. **1897**. J. of exper. Med. **3** (1898). — Creveld, van: Über die Chlorverteilung im Blute. Biochem. Z. **123** (1921). — Crone-Münzebrock: Die chirurgischen Nierenerkrankungen. Med. Klin. **1926**, Nr 44. — Curschmann: Über die diagnostische Bedeutung der Sehnen- und Hautreflexe bei Nephritis und Urämie. Verh. dtsch. Ges. inn. Med. Wiesbaden **1909**. — Über die diagnostische Bedeutung des Babinskischen Phänomens im präurämischen Zustand. Münch. med. Wschr. **1911**, Nr 39.

Dake, Toshi: Beiträge zur Kenntnis d r akuten Nephropathien durch Bakterientoxine. I—IV. Mitt. Path. (Sendai) **2**, H. 3 (1926). — Dapper-Saalfels, Carl v.: Über Hungerkuren und über einseitige Nährstoffentziehung. Z. klin. Med. **109**. — Davidsohn: Über die akute eiweißfreie Nephritis. Dtsch. med. Wschr. **1919**, 98. — Davis: Zit. nach Kayser-Petersen und Schwab. — Davis, Ulrich: Die histologischen Veränderungen bei der Nephritis des Hundes. Inaug.-Diss. Bern 1908. — Day, H. B.: The relation of nephritis in Egypt to intestinal infection. Lancet **209** (1925). — Delezenna: Sur l'influence de la refregesation de la peau sur la sécrétion urinaire. Arch. de Physiol. **1894**, 446. — Dembowski: Inaug.-Diss. Königsberg 1914. — Denny, E. R. and B. M. Baker: Varicella complicated by acute nephritis. Bull. Hopkins Hosp. **44** (1929). — Determann, H.: Praktische Anwendung dosierten Hungers. Verh. Ges. Verdgskrkh. 8. Tgg. **1928**. — Deussing: Zur Ätiologie der Glomerulonephritis. Dtsch. med. Wschr. **1920**, Nr 3. — Dias, Annes: Le pronostic des néphrites chroniques. Presse méd. **1928**, No 78. — Dick, G. F. and G. R. Dick: The bacteriology of the urine in nonsuppurative nephritis. J. amer. med. Assoc. **65** (1915). — The bacteriology of the urine in focal infections: its relation to nephritis. Arch. int. Med. **19** (1917). — Dickinson: Diseases of the kidney and urinary derangements. London 1877. — Diem, Franz: Beitrag zur Behandlung der akuten Nephritis. Ther. Gegenw. **1928**, Nr 4. Dietlen, Hans: Die Nierentuberkulose im Röntgenbilde. Mitt. Grenzgeb. Med. u. Chir. **23** (1911). — Dietrich, A.: Überraschende Todesfälle durch Nephritis. Berl. klin. Wschr. **1917**, Nr 22. — Pathologisch-anatomische Beobachtungen über Influenza im Felde. Münch. med. Wschr. **1918**, Nr 34. — Dieulafoy: Manuel de Pathologie interne. Zit. nach Widal, Lemierre, Pasteur Vallery-Radot: Nouveau traité de medicine, Tome 17. Paris: Masson & Cie. 1929. — s. auch Kap. VII, Geschichte und Einteilung. — Dodds and Baker: Brit. J. exper. Path. **6** (1925). — Doenecke: Thrombozytenzahlen bei akuten Nierenerkrankungen. Klin. Wschr. **1930**, Nr 17. — Doll u. Siebeck: Untersuchungen an Nierenkranken. II. Über die träge Einstellung der Sekretion bei Belastung. Dtsch. Arch. klin. Med. **116**, 549 (1914). — Domagk, Gerhard: Betrachtungen über die Anfänge der Glomerulonephritis. Med. Welt **1927**, Nr 16. — Domagk, Gerhard u. Carl Neuhaus: Die experimentelle Glomerulonephritis. Virchows Arch. **264** (1927). — Doppler, Karl: Zur Pathogenese und Therapie des angiospastischen Diathese der Extremitätengefäße. Med. Klin. **1929**. — Dorner, G.: Über Beziehung zwischen Blutdruck und Wasserzufuhr bei Nephritiden, insbesondere bei der Feldnephritis. Dtsch. Arch. klin. Med. **133**, H. 1/2 (1920). — Dresel, E.: Beiträge zur Klinik der Nierenentzündung. Dtsch. Arch. klin. Med. **121**, 75 (1916). — Düttmann, Gerhard: Die Behandlung der Niereninsuffizienz bei Prostatahypertrophie. Z. Urol. **20** (1926). — Dumitresco-Mante: Rein unique et ectopique. Phlegmon parotidien afébrile. Mort à 22 ans par néphrite azotémique. Bull. Soc. Méd. Bukarest **1929**, No 5. — Duval, Ch. W.: Afebrile post-scarlatinal nephritis. Proc. Soc. exper. Biol. a. Med. **25** (1928). — Duval, Ch. W. and R. J. Hibbard: Experimental production of acute glomerulonephritis. J. amer. med. Assoc. **87** (1926). — The nature of the toxic principle of the scarlet fever streptococcus for rabbits. Proc. Soc. exper. Biol. a. Med. **23** (1926). — Scarlatinal nephritis experimentally induced in the dog. Proc. Soc. exper. Biol. a. Med. **24** (1927). — Nature of the toxic moiety of streptococcus scarlatinea. J. of exper. Med. **96** (1927).

Eason, J., G. J. M. Smith and G. Buchanan: Hereditary and family nephritis. Lancet **207** (1924). — Edelmann, J. A.: Über den Blutdruck bei Scharlach. Jb. Kinderheilk. **75** (1929). Edepohls: Nierendekapsulation, Nephrokapsectomie und Nephrolysis. Zbl. Chir. **1904**, Nr 7; s. auch bei Ruge, Erg. Chir. **6** (1913). — Eichbaum, Franz: Das Verhalten des arteriellen Blutdruckes im menstruellen Zyklus und seine Abhängigkeit vom vegetativ hormonalen System. Inaug.-Diss. Frankfurt 1929. — Eichhorst: Über eine nephritische Form der Werlhofschen Blutfleckenkrankheit. Med. Klin. **1912**, Nr 1. — Nothnagel, Spezielle Pathologie und Therapie, Bd. 2, S. 823. — Eichhorst, Hermann: Über Impetigo-Nephritis. Dtsch. Arch. klin. Med. **118** (1916). — Eisenlohr, C.: Zur Entwicklung der Schrumpfniere aus akuter Nephritis bei Infektionskrankheiten. Dtsch. med. Wschr. **1892**, Nr 32. — Eliassow, Walter: Über akute Nephritis nach Pneumonie und Grippe. Z. Urol. **14** (1920). — Els: Einseitige renale Hämaturie infolge Kresolschwefelsäureintoxikation, geheilt durch Dekapsulation. Münch, med. Wschr. **1915**, 367. — Elwyn, H.: Nephritis. New York: The Macmillian Company 1926. — Some present-day concepts in nephritis. Amer. J. med. Sci. **179**, Nr 2 (1930). — Elze u. Dehoff: s. Dehoff, Die arteriellen Zuflüsse des Kapillarsystems in der Nierenrinde der Menschen. Virchows Arch. **228**, 134 (1920). — Emerson: The acute element in the chronic nephropathies. J. amer. med. Assoc. **77**, H. 10 (1921). — Engel: Zur therapeutischen Bewertung des Wüstenklimas bei Nephritis. Z. physik. u. diät. Ther. **12** (1908/09). — Glomerulitis adhaesiva. Virchows Arch. **163**. — Engel-Reimers: Mschr. prakt. Dermat. **1892**, Nr 10. — Engelen: Kaiser-Friedrich-Quelle bei Nephritis. Ärztl. Rdsch. **1914**, Nr 19. — Enriques: Massive Zuckerinjektionen in das Blut (3% Serumglykose) bei infektiösen und schweren toxischen Zuständen prolongierter Inanition und bei Oligurie mechanischer Ursache. Münch. med. Wschr. **1914**, Nr 12. — Eppinger: Zur Therapie der akuten Nephritis. Wien. med. Wschr. **1912**, Nr. 24. — Zur Diagnostik einseitiger Nephropathien. Dtsch. med. Wschr. **1929**, Nr 14. — Eppinger, Hans: Zur Therapie der akuten Nephritis. Klin. Wschr. **1930**, Nr 44. — Eppinger, Laszlo, Rein u. Schürmeyer: Über Zirkulationsstörungen innerhalb der kranken Niere. Klin. Wschr. **1930** I, 633. — Epstein, Albert A.: Clinical types of chronic parenchymatous nephritis their treatment and results. Med. Clin. N. Amer. **4** (1920). — Epstein, Albert E.: The diagnosis of nephritis. N. Y. State J. Med. **1919**. — Epstein, E.: Beiträge zur Theorie und Morphologie der Immunität. Histiozytenaktivierung in Leber, Milz und Lymphknoten des Immuntieres (Kaninchen). Virchows Arch. **273** (1929). — Euler: Die Gefahren der Wurzelerkrankungen für den Gesamtorganismus. Dtsch. zahnärztl. Wschr. **1927**, Nr 21.

Faber: J. exper. Med. **26**, 139 (1917). — Faber u. Murray: J. f. exper. Med. **26**, 707 (1917). — Fahr: Über herdförmige Glomerulonephritis. Virchows Arch. **225**, 24 (1918). — Fahr, Th.: Die Haut unter dem Einfluß der Röntgenstrahlen. Virchows Arch. **254** (1925). — Zur Pathogenese der akuten Glomerulonephritis. Dtsch. med. Wschr. **1926**, Nr 18. — Morphologische Grundlagen der Anurie. Dtsch. Ges. Urol. 7. Kongr. Wien **1926**. — Falkenhausen, von: Zur „Defektheilung" der Kriegsnephritis. Münch. med. Wschr. **1917**, Nr 35. — Falta, W.: Klinik der Nephritis. Wien. med. Wschr. **1921**, Nr 28/29. — Falta, W. u. F. Depisch: Über interne Komplikationen nach Tonsillektomie und Wurzelspitzenresektion. Wien. klin. Wschr. **1923**, Nr 33. — Fanconi: Jb. Kinderheilk. Beih. **13** (1926). — Abh. Kinderheilk. **1926**, H. 13. — Feller, A.: Ein Beitrag zur Frage der Periarteriitis nodosa. Wien. med. Wschr. **1929**, Nr 14. — Finger, A. u. V. Kollert: Über das Verhalten der Lipoide bei der akuten Nephritis im Kriege. Med. Klin. **1917**, Nr 31. — Zur Frage der Eosinophilie bei der akuten Nephritis im Kriege. Med. Klin. **1918**, Nr 11. — Fischer: Über die Ausgänge der Kriegsnephritis. Bl. Vertrauensärzte Lebensvers. **9** H. 2 (1920). — Fischer, K.: Untersuchungen über die Wirkung der Nierenentkapselung mit onkometrischer Methode. Dtsch. med. Wschr. **1926**, Nr 24. — Anatomie und Physiologie der Nervi proprii der Nierenkapsel und ihre Bedeutung für die Nierenchirurgie, insbesondere für die Wirkungsweise der Nierenentkapselung. Dtsch. Z. Chir. **222** (1930). — Fischer, Rudolph:

Tonsillektomie bei inneren Krankheiten. Z. klin. Med. **111** (1929). — Fischer, W.: Über Nierenveränderungen bei Tuberkulösen. Beitr. path. Anat. **47**, 372. — Fischer, Martin H. and Marian O. Hooker: „Trench" Nephritis. Internat. Assoc. Med. Mus. **1918**, Nr 7. — Fischer u. Tannenberg: Die lokalen Kreislaufstörungen. Handbuch der normalen und pathologischen Physiologie, Bd. 2, II, 2. Teil. — Fischl: Weitere Mitteilungen über mechanische Erzeugung von Albuminurie und Nephritis bei Tieren. Mschr. Kinderheilk. **9** (1911). — Über experimentelle Erzeugung von Albuminurie und Hervorrufung von Nephritis bei Tieren auf mechanischem unblutigen Wege. Z. exper. Path. u. Ther. **9** (1911). — Fishberg, A. M.: Zur Kenntnis der Periarteriitis nodosa, insbesondere der Histiopathogenese. Virchows Arch. **240** (1923). — The arteriolar lesions of glomerulonephritis. Arch. int. Med. **40** (1927). Flandrin: Zit. nach Legueu, J. d'Urol. **1924**, No 1. — Flaskamp, Wilhelm: Über Lokal- und Allgemeinschädigungen des menschlichen Körpers durch Röntgenstrahlen und radioaktive Substanzen. Ber. Gynäk. **6 u. 8.** — Fornaroli, Ettore: Sull' opoterapia renale. Pavia 1904. — Frandsen, J.: Eiweißausscheidung bei chronischen Nephritikern. Acta med. scand. (Stockh.) **65** (1927). — Frank, Heinz: Zum Scharlachproblem. Klin. Wschr. **1927**, Nr 39. — Frank u. Behrenroth: Über funktionelle Nierenschädigung nach Infektionskrankheiten. Verh. 30. Kongr. inn. Med. **1913**, 217. — Franke, M.: Über alimentäre Lävulosurie bei chronischen Nephritiden und über den Zusammenhang zwischen der Funktionsstörung der Niere und der Leber. Wien. klin. Wschr. **1913**, Nr 28. — Beiträge zur Nephritisfrage. 1. Über das Verhalten des Herzens und der großen Gefäße bei akuten Nierenentzündungen. Dtsch. Arch. klin. Med. **122** (1917). — Franke, Maryan u. Andreas Gottesmann: Akute funktionelle Nierenadynamie — akute analbuminurische Nierenentzündung? Z. klin. Med. **86**, H. 5. — Frehse: Über die Dauer der chronischen Nephritis. Dtsch. med. Wschr. **1922**, Nr 46. — Frenzel: Atypischer Paratyphus B mit letalem Ausgang. Dtsch. med. Wschr. **1916**, Nr 32. — Frey: Zur Pathologie der chronischen Nephritiden. Dtsch. Arch. klin. Med. **106**. — Die hämatogenen Nierenerkrankungen. Erg. inn. Med. Berlin: Julius Springer 1920. — Friedemann, U.: Das Scharlachproblem. Klin. Wschr. **1928**, Nr 48/49. — Friedemann, U. u. H. Deicher: Weitere klinische und experimentelle Untersuchungen über den Scharlach. XII. Mitt. Z. klin. Med. **108** (1928). — Friedländer: Arch. f. Physiol. **1881**, H. 1/2, 168. — Über Nephritis scarlatinosa. Fortschr. Med. **1** (1883). Fritsch, Hans: Zur Behandlung der Urämie bei akuter Nephritis mit Röntgenstrahlen. Münch. med. Wschr. **1923**, Nr 26. — Frölich: Norsk Mag. Laegevidensk. **1904**, 505. Ref. Jb. Kinderheilk. **64**, 244. — Frontali-Cagliari, G.: Drucksteigerung von Capillaren und Arterien bei der Glomerulonephritis des Kindes. Arch. Pat. e Clin. med. **1929**, No 9. — Full: Beitrag zur spontanen Arterienrhythmik. Z. klin. Med. **91**. — Furtwaengler, A.: Diffuse Rindennekrose beider Nieren nach Leberruptur. Krkh.forschg **4**, H. 5.

Gabriel: Experimentelle Untersuchungen über die Einwirkung der Röntgenstrahlen auf die Gefäße. Fortschr. Röntgenstr. **34**, 358 (1926). — Weitere experimentelle Untersuchungen über die Einwirkung der Röntgenstrahlen auf die Gefäße. Naturforschertag Innsbruck **1924**. — Gabriel, G.: Die Röntgentherapie der Nierenerkrankungen. Zbl. inn. Med. **1925**, Nr 2. — Gaisböck, Felix: Zur Pharmakodynamik und therapeutischen Verwendung der Adrenalinwirkung. Ther. Mh. **26** (1912). — Experimentelle und anatomische Untersuchungen zur Frage der Kältenephritis. Wien. Arch. inn. Med. **3** (1922). — Galton: J. Antrop. Inst. Great Britain a. Ireland **5**, 391 (1876). — Ganter: s. Kap. IV. — Garceau, E.: A case of chronic glomerulonephritis in which double decapsulation was done. Boston med. J. **1909**. — Garofeano, M. et Blanche Labin: Valeur thérapeutique et mode d'action du lactate de calcium dans les néphrites hydropigenes. C. r. Soc. Biol. Paris **88** (1923). — Gaskell, J. F.: Brights disease. Brit. med. J. **1912**. — Gawzilow, N. G.: Über den Mechanismus der Wirkung der Edebohlsschen Operation (Nierendekapsulation) bei puerperaler Eklampsie und anderen Störungen der Blutzirkulation und Funktion der Niere. Brat. Gaz. (russ.) **1909**, H. 2/4. — Gayler: Zur Histologie der Schrumpfnieren nach chronischer Bleivergiftung. Beitr. path. Anat. **2** (1888). — Gaza, W. v. u. B. Brandi: Beziehungen zwischen Wasserstoffionenkonzentration und Schmerzempfindung. Klin. Wschr. **1926**, Nr 25. — Geiger O.: Über Nephritisformen bei Sepsis. Inaug.-Diss. Tübingen 1911. — Gerhardt, C.: Zit. nach v. Noorden, Grundsätze der Nephritisbehandlung. — Gerhardt, D.: Über einige neuere Gesichtspunkte für die Diagnose und Therapie der Nierenkrankheiten. Würzburg. Abh. **7** (1906). — Über Ausgangsweisen der Kriegsnephritis. Münch. med. Wschr. **1919**, Nr 6. — Gerhardt, D., jun.: Kongr. inn. Med. **1911**, 273. — Giglioli, George: Malarial nephritis. London: J. and A. Churchill 1930. — Glaesgen, jun.: Über Nierenreizung durch Salizylpräparate und ihre Aufhebung durch Alkalizufuhr. Münch. med. Wschr. **1911**, Nr 21. — Glaser, F.: Über juvenile primäre Schrumpfniere. Jb. Kinderheilk. **87** (1918). — Glax: Über den therapeutischen Wert der Einschränkung der Flüssigkeitsaufnahme bei chronischen Herzkrankheiten. Zbl. Ther. **1891**, H. 3. — Gluzinski: Zur Frage der Ausscheidung der Chloride im Harne bei Nierenerkrankungen. Wien. klin. Wschr. **1908**, Nr 14. — Goecke, H.: Zur Entstehung der Endarteriitis obliterans. Virchows Arch. **266** (1928). — Goldscheider: Unfälle und Nierenerkrankungen. Berl. klin. Wschr. **1914**, Nr 1. — Die Behandlung der Nierenentzündung.

Z. ärztl. Fortbildg **1927**, Nr 11. — Goldstein, Walter: Schwere Nierenschädigung und Urämie nach Anwendung von „Chloramin-Heyden". Dtsch. med. Wschr. **1925**, Nr 4. — Goodhart, James F.: On acute dilatation of the heart as a cause of death in scarlatinal dropsy. Guy's Hosp. Rep. **24**, 153 (1879). — Gottschalk, Alfred: Umstimmung des Zellstoffwechsels als Grundlage pathologischer Reaktionen. Klin. Wschr. **2**, Nr 3. — Untersuchungen über den Mechanismus der unspezifischen Therapie I. u. II. Arch. f. exper. Path. **96** (1922). — Gräff: Untersuchungen über das Verhalten der Leukozyten im Glomerulusgebiet bei der akuten Glomerulonephritis. Dtsch. med. Wschr. **1916**, Nr 36. — Gräff, Siegfried: Über die Vorgänge im Beginn der Glomerulonephritis. Verh. dtsch. path. Ges. Freiburg **1926**. — Grahe, Karl: Hör- und Gleichgewichtsstörungen bei Nephritis. Z. Hals- usw. Heilk. 8 (1924). — Gray, John: Causes and sequences in nephritis. J. of Path. **31** (1928). — Grober, J. u. R. Kaden: Zur Ätiologie der sog. Kriegsnephritis. Münch. med. Wschr. **1921**, Nr 4. — Groedel: Zur Behandlung der chronischen Nierenaffektionen. Dtsch. med. Ztg **1900**, Nr 27. — Groll: Experimentelle Untersuchungen zur Lehre von der Entzündung. Krkh.forschg 2, Nr 3. — Gros, A.: Zur Prognose der akuten Nephritis. Münch. med. Wschr. **1929**, Nr 16. — Gross, W.: Frische Glomerulonephritis (Kriegsniere). Beitr. path. Anat. **65**. — Grote, L. R.: Der Konzentrations- und Wasserversuch als einfachstes Hilfsmittel zur Beurteilung der Kriegsnephritis. Münch. med. Wschr. **1917**, Nr 21. — Gruber, G. B.: Periarteriitis nodosa. Klin. Wschr. 4, Nr. 41. — Zur pathologischen Anatomie der Periarteriitis nodosa. Virchows Arch. **245** (1923). — Zur Frage der Periarteriitis nodosa, mit besonderer Berücksichtigung der Gallenblasen- und Nierenbeteiligung. Virchows Arch. **258** (1925). — Kasuistik und Kritik der Periarteriitis nodosa. Zbl. Herzkrkh. 18, H. 8/14 (1926). — Grunke, W. u. E. Barth: Über die scharlachtoxischen Eigenschaften der hämolytischen Anginastreptokokken. Z. Hyg. **110** (1929). — Guggenheimer, Hans: Zur Behandlung der akuten Nierenentzündung mit besonderer Berücksichtigung der Feldnephritis. Z. physik. u. diät. Ther. **21** (1917). — Wasserausscheidungs- und Konzentrationsvermögen im Rekonvaleszentenstadium akuter Kriegsnephritis. Berl. klin. Wschr. **1918**, Nr 9. — Zur Frage der Entstehung der Feldnephritis. Z. Urol. **1919**, Nr 12. — Digitalisindikation bei akuter Glomerulonephritis. Dtsch. med. Wschr. **1919**, Nr 9. — Guggenheimer, Hans u. Paul Hirsch: Über den Nachweis latenten Ödems aus dem Verhalten intrakutaner Quaddeln einer Normosallösung. Klin. Wschr. **1926**, Nr 16. — Gumprecht: Die Fragmentation der roten Blutkörperchen und ihre Bedeutung für die Diagnose der Hämaturien. Dtsch. Arch. klin. Med. **53** (1894). — Guttentag: Studien über die Retention einiger harnfähiger Substanzen bei beginnender Niereninsuffizienz Diss. Halle-Wittenberg 1925.

Haastert, F.: Der diagnostische und prognostische Wert der Nierenfunktionsprüfung nach Strauss. Dtsch. Arch. klin. Med. **133** (1920). — Haberer, H. v.: Beitrag zur Nierenchirurgie an der Hand von 100 Fällen. Arch. klin. Chir. **110**. — Haemaelaeinen: Experimentelle Untersuchungen über die Pathogenese der hämatogenen Staphylokokkennephritiden. Arb. path. Inst. Univ. Helsingfors **1928**. — Hamburger, Carl: Über das Erweichungsprinzip in der Glaukombehandlung. Dtsch. med. Wschr. **1926**, Nr. 3. — Hansborg, Harald: Untersuchungen über die Prognose der Scharlachnephritis. Acta med. scand. (Stockh.) **61** (1925). — Hansen-Pruss, C., W. T. Longcope and D. P. O'Brien: Skin reactions to filtrates of haemolytic streptococci in acute and subacute nephritis. J. clin. Invest. 7 (1929). Hanser, N.: Zur Scharlachfrage. Med. Klin. **1924**, Nr 35. — Harald, Ernberg: Über akute Nephritis in den Kinder- und Jugendjahren mit besonderer Berücksichtigung der Prognose. Nord. med. Ark. (schwed.) II **1911**, H. 2. — Harbitz, H. Fr.: Akute hämorrhagische Nephritis nach Appendektomie. Norsk. Mag. Laegevidensk. 86 (1925). — O'Hare, J. P., W. G. Walker and M. C. Vickers: Heredity and hypertension. J. amer. med. Assoc. **5**, 83 (1924). — Harmsen: Zur Kriegsnephritis. Brem. Ärztebl., 4. Juli **1919**. — Nierenentzündungen im Feldlazarett. Z. klin. Med. 87, H. 1. — Harmsen, Ernst: Kriegsnephritis. Klin. ther. Wschr. **25**, Nr 39/42. — Harris, J. W.: The after-effects of the late toxemias of pregnancy. Hopkins Hosp. Bull. **35** (1924). — Harrison: Lancet, 4. Jan. **1896**. Brit. med. J., 19. Okt. **1901** u. 17. Okt. **1906**. — S. Kap. III, Wassersucht. — Hartwich, A.: Über die chirurgische Behandlung der „Nephritis". Erg. inn. Med. **26** (1914). — Hartwich, Adolf u. Gertrud May: Blutmengenbestimmungen mittels der Farbstoffmethode. Z. exper. Med. **1926**. — Hauser, Heinz: Beitrag zur Frage der Periarteriitis nodosa. Frankf. Z. Path. **36** (1928). — Havlicek, Hans: Die Leitungsunterbrechung der Splanchnikusbahn zur Behebung der Nierengefäßabdrosselung. Zbl. inn. Med. **1925**, Nr 20. Haymann, J. M. and Isaac Starr: Experimentelle Untersuchung über die glomeruläre Verteilung des Blutes in der Säugetierniere. J. of exper. Med. **42** (1925). — Hecht: Ruhr und chronische Nephritis. Ärztl. Rdsch. **1928**, Nr 7. — Hedinger: Experimentelle Studien über die Wirkungsweise von Nieren- und Herzmitteln auf kranke Nieren. Verh. dtsch. Kongr. inn. Med. 27. Kongr. Wiesbaden **1910**. — Über die Wirkungsweise von Nieren- und Herzmitteln bei nierenkranken Menschen. Münch. med. Wschr. **1912**, Nr 20. — Hegglin, Anton: Beeinflussung der nephrogenen Albuminurie durch Medikamente und Diät. Inaug.-Diss. Zürich. — Hegler, C.: Die Ernährung des Nierenkranken. Med.

Welt **1930**, Nr 9. — Hein, Joachim: Zur Frage einer Glomerulonephritis haemor-rhagica acuta luica preacox. Zbl. inn. Med. **1927**, Nr 10. — Heinecke: Ein Beitrag zur septischen Nephritis. Sep.-Abdr. Ann. städt. allg. Krk.häuser München **14** (1906—1908). — Hellendal, H.: Heriditäre Schrumpfniere im frühen Kindesalter. Arch. Kinderheilk. **22**. — Hennoch: Berl. klin. Wschr. **1873**. — Henschen, F.: Nephritis in dogs and cats. Acta med. scand. (Stockh.) **53**. — Harnorgane in Joest: Spez. pathol. Anatomie der Haustiere, Bd. 3. — Hering, Erwin: Impetigo-Nephritis. Zbl. inn. Med. **1922**, Nr 39. — Hertz, Wilhelm: Über renalen Zwergwuchs. Z. Kinderheilk. **48** (1929). — Herxheimer: Über das pathologisch-anatomische Bild der „Kriegsnephritis". Dtsch. med. Wschr. **1916**, Nr 29/32. — Über die sog. hyaline Degeneration der Glomeruli der Niere. Beitr. path. Anat. **45**. — Herxheimer, G.: Kurzer Beitrag zur Pathologie der Weilschen Krankheit. Berl. klin. Wschr. **1916**, Nr 19. — Herxheimer, Gotthold: Nierenstudien. II. Über Anfangsstadien der Glomerulonephritis. Beitr. path. Anat. **64**. — Einleitendes Referat zur Diskussion über die Feldnephritis. Zbl. Path. **27** (1916). — Akute Erkrankungen der Nieren (Feldnephritis). Path. Anat. 8 (1921). — Herz u. Herrnheiser: s. Kap. VIII, Nephrose. Herzen: Über das Nephrolysin. Berlin: Allg. med. Verlagsanstalt 1912. — Herzog, F.: Weitere Untersuchungen über die phagozytären Funktionen der Gefäßendothelien. Arch. f. exper. Path. **112**, H. 1/2 (1926). — Herzog, Georg: Über hyaline Thrombose der kleinen Nierengefäße und einen Fall von Thrombose der Nierenvene. Beitr. path. Anat. **56** (1913). — Hess: Nierenentzündungen im Felde. Verh. außerord. Tagg. dtsch. Kongr. inn. Med. Warschau **1916**. — Über das Brightsche Ödem. Z. klin. Med. **82**, H. 1/2. — Hess, Leo: Periarteriitische Schrumpfniere. Med. Klin. **1924**, Nr 15. — Über die hämorrhagische Form des chronischen Morbus Brightii. Z. klin. Med. **83**, H. 1. — Hess, L. u. Wiesel: Über die Wirkung von Adrenalin bei akuten experimentellen Nephropathien. Wien. klin. Wschr. **1913**, Nr 9. — Heubner: Über chronische Nephritis und Albuminurie im Kindesalter. Berlin: August Hirschwald 1897. — Über chronische Nephrose im Kindesalter. Jb. Kinder-heilk. **77**, 3. Folge 27, H. 1. — Zur Kenntnis der chronischen Nephritis im Kindesalter. v. Leuthold Gedankenschr., Bd. 1. — Chronische Nephritis. Berl. klin. Wschr. **1902**, Nr 34. — Heubner, O.: Bemerkungen zur Kenntnis der Scharlach- und der Diphtherie-nephritis. Charité-Ann. **27**. — Heuseler, Karl: Über einen intra vitam histologisch unter-suchten Fall von hochgradiger lipoider Verfettung der Niere. Dtsch. Arch. klin. Med. **143** (1923). — Heye, Arthur: Die disseminierte Nephritis bacillaris Tuberkulöser ohne Nierentuberkel. Virchows Arch. **165** (1901). — Hinselmann: Der Schwangerschafts-angiospasmus. Z. Geburtsh. **84**, 674. — Die Kapillarströmung bei der Eklampsie. Arch. Gynäk. **1922**. — Die Eklampsie. Bonn 1924. — Hirose: Experimentelle Studien über hämatogene Staphylokokkeninfektionen der Niere. Tohoku J. exper. Med. **1929**, Nr 12. — Hirsch, C.: Zur Behandlung der Nierenkranken. Ther. Gegenw., Jan. **1922**. — Hirsch-berg, B. S. u. M. E. Ssucharewa: Zur Frage der Klinik der Scharlachnephritis. Jb. Kinderheilk. **122** (1928). — Hirschfeld, F.: Weitere Beiträge zur Lehre von den Nieren-krankheiten. Med. Klin. **1916**, Nr 50/51. — Die Wiederherstellung der geschädigten Nieren-funktionen bei chronischen Nephritiden. Berl. klin. Wschr. **1918**, Nr 21. — His: Zit. nach Zondek, Untersuchungen über die Arbeit der kranken Niere. Z. klin. Med. 87, H. 5. — Hoehn, Josef: Über das ätiologische Moment der Heredität bei Nephritis. Wien. med. Wschr. **63** (1913). — Beitrag zur Frage der Heredität als ätiologisches Moment bei Nephritis. Wien. klin. Rdsch. **31** (1917). — Höppli, R.: Über das Strukturbild der menschlichen Hypophyse bei Nierenerkrankungen. Frankf. Z. Path. **1921**, Nr 26. — Hoeßlin, v.: Über die Abhängigkeit der Albuminurie vom Säuregrad des Urins und über den Einfluß der Alkali-zufuhr auf Azidität, Albuminurie, Diurese und Chloridausscheidung, sowie auf das Harn-ammoniak. Dtsch. Arch. klin. Med. **105** (1911). — Hoffmann, Victor: Theorie und Praxis der Nierendekapsulation bei akut eintretender schwerer Niereninsuffizienz. Bruns' Beitr. **81**, H. 1. — Zur Frage der Nierendekapsulation bei akuten Schädigungen der Niere. Arch. klin. Chir. **120** (1922). — Hollmann, W.: Zur Theorie der chronisch-septischen Infektionen. Z. klin. Med. **108** (1928). — Holzknecht: Worauf beruht die Heilwirkung der Röntgen-strahlen? Verh. dtsch. Röntgenges. **14**, 69. — Honigmann, G.: Zur Beurteilung und Be-handlung kardiovaskulärer Erkrankungen in der Praxis. Berl. klin. Wschr. **1911**, Nr 12/13. Horder, Thomas: Treatment of subacute nephritis by kidney decapsulation. Brit. med. J., Nov. **1920**. — Horn, Paul: Über Nierenleiden nach Unfall. Med. Klin. **1916**, Nr 26. — Hornicker u. Schütz: Beobachtungen an nierenkranken Kriegsteilnehmern. Mil.arzt **1916**, Nr 16. — Huebner, A.: Die Tuberkulose der Harnorgane. Münch. med. Wschr. **1923**, Nr 45. — Experimentelle Untersuchungen über den Einfluß kurzdauernder Gefäß-stielabklemmung auf die Niere. Arch. klin. Chir. **141** (1926). — Der Einfluß temporärer Gefäßstielabklemmung auf die Arbeitsleistung der Niere. Klin. Wschr. **1927**, Nr 16. — Huebschmann: Beiträge zur Ätiologie der akuten Glomerulonephritis. Med. Klin. **1920**, Nr 51. — Die pathologisch-anatomischen Formen der Nierenerkrankungen. Münch. med. Wschr. **1926**, Nr. 22. — Scharlach und Nephritis. Klin. Wschr. **1929**, Nr 38. — Huebsch-mann, P.: Pfeiffersche Endotoxinlehre und Pathologie. Zbl. Bakter. **106** (1928). — Hückel, R.: Anatomischer Beitrag zur Klärung dunkler Nierenblutungen. Dtsch. Z.

Chir. **201** (1927). — Beiträge zur Frage der sog. essentiellen Hämaturie. Z. urol. Chir. **25**, H. 3/4. — Die Veränderungen im Beginn der diffusen Glomerulonephritis. Münch. med. Wschr. **1928**, Nr 35. — Über eine seltene Form von frischester Glomerulonephritis. Virchows Arch. **268** (1928). — Beitrag zu den Veränderungen im Beginn der diffusen Glomerulonephritis. Virchows Arch. **271** (1929). — Hülse, Walter: Zu Volhards Lehre von der akuten diffusen Glomerulonephritis. Dtsch. med. Wschr. **1920**, Nr 45. — Über den Einfluß der Kalksalze auf Hydrops und Nephritis. Zbl. inn. Med. **1920**, Nr 25. — Hülse u. Litzner: Untersuchungen über die Wirkung der Nierendekapsulation. Z. exper. Med. **52** (1916). — Experimentelle Untersuchungen über die Wirkung der Nierendekapsulation. Z. exper. Med. **52** (1926). — Hülse u. Strauß: s. Kap. IV. — Hürter: Über den Einfluß kohlensäurehaltiger Bäder auf den Blutdruck Nierenkranker. Z. physik. u. diät. Ther. **12**, H. 6 (1908/09). — Hürter, J.: Die Behandlung der diffusen Nierenerkrankungen. Ther. prakt. Arztes 1. Berlin: Julius Springer 1914. — Hume, W. E. and F. J. Nattrass: The late effects of war nephritis. Quart. J. Med. **21** (1927). — Huntemüller: Über das Vorkommen von Mikroorganismen in den Körperorganen und ihre „Ausscheidung" durch Leber und Niere. Münch. med. Wschr. **1923**, Nr 39. — Hurst, A. F.: Hereditary familial congenital haemorrhagic nephritis. Med. Chron., Jan. **1915**. — Hurst, Arthur F. and M. D. Oxon: The constitutional factor in disease. Brit. med. J. Mai **1927**. — Husler, J.: Zur Frage der Impetigonephritis. Klin. Wschr. **1922**, Nr 37. — Hutinel: Déterminations rénales et hépatiques de la scarlatine. J. Méd. et Chir. prat. **1889**, 14241. — Hutinel et Merklen in Hutinel. Mal. Enf. **3**, 599 (1909).

Ishiyama, N.: Über physikochemische Veränderungen des Blutes und histologische Veränderungen der Nieren bei experimentellen Nephritiden. I. und II. Z. exper. Med. **63** (1928). — Isobe: Experimentelles über die Einwirkung einer lädierten Niere auf die Niere der anderen Seite. Mitt. Grenzgeb. Med. u. Chir. **26**, H. 1 (1913). — Israel: Chirurgische Klinik der Nierenkrankheiten. Berlin: August Hirschwald 1901. — Ivens, W.: La périartérite noueuse. Arch. Mal Coeur, April **1924**. — Iwai, Y.: Über die Beziehungen zwischen Retikuloendothelialsystem und Anaphylaxie. Fol. endocrin. jap. **4** (1928).

Jacobowitz, Leo: Über die Dicksche Reaktion mit besonderer Berücksichtigung des Auslöschphänomens. Zbl. inn. Med. **1927**, Nr 25. — Jacobs, Carl: Über Granularatrophie der Nieren im Kindesalter. Berl. klin. Wschr. **1913**, Nr 52. — Jaeger, Oskar: Über Chlornatriumentziehung bei Erkrankungen der Harnwege während der Schwangerschaft. Dtsch. med. Wschr. **1909**, Nr 41. — Jakobj: s. Kap. V, Urämie. — Jakoby u. Eisner: Über die Einwirkung von Kalksalzen auf die Niere. Zbl. inn. Med. **7**, H. 5. — Jaksch von Wartenhorst: Münch. med. Wschr. **1925**, 974. — Janowski, Th.: Zum gegenwärtigen Stand der Diätetik bei Nephritis. Med. Klin. **1913**, Nr 35. — Jehle: s. Kap. VI, Albuminurie. Jendrassik: Weitere Untersuchungen über die Quecksilberdiurese. Dtsch. Arch. inn. Med. **47**, 226. — Jessen, Ernst: 50 Jahre Nephritis in Basel 1875—1924. Schweiz. med. Wschr. **1928**, Nr 25. — Jianu u. Meller: Einige Bemerkungen über hypogenetische Nephritis. Zbl. Path. **23** (1912). — Joest, E. J. Lauritzen, K. Degen u. F. Brücklmayer: Untersuchungen über die akute interstitielle Herdnephritis des Schweines. Frankf. Z. Path. **9**, 179 (1912). — Johanessen, Axel: Beobachtungen während einer gut abgegrenzten Scharlachfieberepidemie 1883/84. Arch. Kinderheilk. **6** (1885). — Johnson: s. Kap. VII, Geschichte und Einteilung. — Jores: s. Kap. XI, Die Sklerosen. — Joseph u. Rabau: Neue Beobachtungen über die Wirkung der Dekapsulation bei experimenteller Nierenschädigung am Kaninchen. Bruns' Beitr. **136** (1926). — Juliusberger, Ernst: Über die Beziehungen der multiplen Infarzierung der Niere zum klinischen Bild des Morbus Brightii. Inaug.-Diss. Breslau 1912. — Jungmann: Über akute Nierenerkrankungen bei Kriegsteilnehmern. Z. klin. Med. **84**, H. 1/2. — Über akute Nierenerkrankungen bei Kriegsteilnehmern. Dtsch. med. Wschr. **1916**, Nr 32. — Wien. klin. Wschr. **1918**, Nr 28. Münch. med. Wschr. **1918**, Nr 30. Zit. nach Kollert.

Kadir, Abdul: Malaria und akute Nephritis. Dtsch. med. Wschr. **1914**, 832. — Kaewel, Rudolf: Zur Kalziumtherapie. Z. klin. Med. **100** (1924). — Kahlden, v.: Die Ätiologie und Genese der akuten Nephritis. Beitr. path. Anat. **11**. — Über die Glomerulonephritis bei Scharlach. Beitr. path. Anat. **15**. — Über Nephritis bei Phthisikern. Zbl. Path. **2**. — Kahler: Zur Frage der Hyperglykämie bei Krankheitszuständen mit Hochdruck. Wien. Arch. inn. Med. **4** (1922). — Die Blutdrucksteigerung, ihre Entstehung und ihr Mechanismus. Erg. inn. Med. **25** (1924). — Kahn, Max: The protein and lipin content of blood serum in the nephritides. Arch. int. Med. **25** (1920). — Kakowski, A.: Materialien zur Diätetik bei Nephritis. Berl. klin. Wschr. **1911**, Nr 43. — Die gegenwärtige Diätetik der Nierenkranken. Berl. klin. Wschr. **1912**, Nr 38. — Gewürze bei Nephritis. Z. physik. u. diät. Ther. **16** (1912). — Weitere Beiträge zur Diätetik. Ther. Mh. **27** (1913). — Kaliebe, Hans: Verhalten des Blutdrucks bei der Kriegsnephritis in den Anfangsstadien. Münch. med. Wschr. **1917**, Nr 33. — Kannenberg: Z. klin. Med. **1** (1880). — Kappis, Max: Die chirurgische Behandlung der Nephritis. Zbl. inn. Med. **1927**, Nr 7. — Karassik, Wlad. u. L. M. Schabad: Z. exper. Med. **67** (1929). — Karo: Nierendekapsulation und Nephritis.

Münch. med. Wschr. 1920. — Karo, Wilhelm: Klinik der Nierentuberkulose. Tuberculosis (Berl.) 1912, Nr 11. — Karvonen: Über den Einfluß des Quecksilbers auf die Nieren. Dermat. Z. 5 (1898). — Katz u. Lichtenstern: s. Kap. V, Urämie. — Katzenstein: Über die Möglichkeit der Ausbildung eines arteriellen Kollateralkreislaufs der Niere. Berl. klin. Wschr. 1911, Nr 36; Z. exper. Path. u. Therap. 9 (1911). — Kaufmann: Organotherapie der Nephritis. Fortschr. Med. 23, H. 22 (1905). — Kaufmann u. Mohr: Beiträge zur Diätetik der Nierenkrankheiten. 1. Mitt.: Über die Anwendung der verschiedenen Fleischsorten bei Nierenkranken. Z. klin. Med. 44, H. 5/6. — Kaumheiner: Mschr. Kinderheilk. 1911. — Kawasoye, M.: Über den Zusammenhang zwischen Funktionsstörung der Niere und Kochsalzinfusion. Z. gynäk. Urol. 1909, Nr 6. — Kayser-Petersen, J. E. u. Ernst Schwab: Über Nierenerkrankungen nach Angina. Münch. med. Wschr. 1922, Nr 16. — Keegan, J. J.: Primary vascular nephritis, or renal periarteriitis nodosa. Arch. int. Med. 36 (1925). — Keith, Norman M., Ch. W. Barrier and M. Whelan: Treatment of nephritis and edema with calcium. J. amer. med. Assoc. 83 (1924). — Keith, N. M. and W. W. D. Thomson: War nephritis. Quart. J. Med., April 1918. — Kemp, R. C.: The premonitary stage of scarlatinous nephritis. Repr. from pediatr., Okt. 1900, 241. — Kerger, Hermann: Verh. dtsch. Ges. inn. Med. Wiesbaden 1930. — Kerppola: Über verschiedene Formen der Niereninsuffizienz. Acta med. scand. (Stockh.) 63, H. 5/6 (1926); Duodecim (Helsingfors) 42, Nr 5 (1926). — Kidd, J.: The inheritance of Brights disease of the kidney. Practitioner 29 (1882). — Kieffer, O.: Zur Klinik und Pathologie der Nierenerkrankungen im Verlaufe der Lungentuberkulose. Z. Tbk. 33, H. 1. — Kinsella, R. A. and C. C. Sherburne: Experimental production of streptococcus endocarditis with glomerular nephritis. Proc. Soc. exper. Biol. a. Med. 20 (1923). — Kirch, E.: Über tuberkulöse Leberzirrhose, tuberkulöse Schrumpfnieren und analoge Folgeerscheinungen granulierender tuberkulöser Entzündung in Pankreas und Mundspeicheldrüsen. Virchows Arch. 219, 129 (1918). — Kirchberg, Franz: Mechanotherapie bei Nierenerkrankungen. Ther. Mh. 37 (1913). — Kirsch, O.: Funktionsstörungen des Blut- und Lymphgefäßsystems der Haut als Folge des Scharlachexanthems. Beziehungen derselben zur Scharlachnephritis und Hautwassersucht. Z. Kinderheilk. 4 (1912). — Die Abblassungserscheinungen des Scharlachexanthems in ihrer weitreichenden Bedeutung. Wien. klin. Wschr. 1913, Nr 45. — Kjelland-Mördre: Om Svangerskapsmyren. Norsk Mag. Laegevidensk. 1929, Nr 5. — Klebs: s. Kap. VII, Geschichte und Einteilung. — Klein, Paul: Zur Heilung der Ureterfisteln durch Nierenausschaltung mittels Röntgenbestrahlung. Strahlenther. 28 (1928). — Klewitz, Felix: Einteilung und Therapie der Nierenkrankheiten. Z. ärztl. Fortbildg 1925, Nr 1. — Klingmüller, M.: Über Präkapillarrhythmen. Z. exper. Med. 56 (1927). — Kapillarstudien. Z. exper. Med. 46 (1925); 55 (1927). — Klotz, M.: Behandlung der Nierenleiden im Kindesalter. Münch. med. Wschr. 1923, Nr. 34—36. — Knack, A.: Die Brightsche Nierenerkrankung im Kriege. Med. Klin. 1916, Nr 19 bis 21. — Knack, A. V.: Das Verhalten der Nieren bei der Grippe. Med. Klin. 1918, Nr 37. — Kobes, R.: Das spätere Schicksal eklamptischer und präeklamptischer Frauen. Zbl. Gynäk. 1930, Nr 11. — Koch, Fritz: Klinische Beobachtungen bei Scharlachnephritis. Z. klin. Med. 102 (1925). — Vergleichende klinische und pathologisch-anatomische Untersuchungen zum Morbus Brightii. I.—IV. Krkhforschg. 1927. — Niereninsuffizienz bei Oxalsäurevergiftung. Dtsch. Arch. klin. Med. 169 (1930). — Vergleichende klinische und pathologisch-anatomische Untersuchungen zum M rbus Brightii. V. Die herdförmige interstitielle Nephritis. Virchows Arch. 279 (1930). — Die diffuse Glomerulonephritis subakuter Verlaufsart. Z. klin. Med. 115 (1931). Köhler: Die Beeinflussung der Nierentätigkeit durch die Thermalbäder. Prag. med. Wschr. 36, Nr 18, 225 (1911). — Koenigsfeld, H.: Über eine eigenartige Nierenerkrankung (Nierengrippe). Med. Klin. 1918, Nr 26. — Kövesi u. Róth-Schulz: Die Therapie der Nierenentzündungen. Berl. klin. Wschr. 1904, Nr 24/26. — Kohn, Hans: Impetigo-Nephritis. Berl. klin. Wschr. 1921, Nr 2. — Zur Impetigo-Nephritis. Berl. klin. Wschr. 1921, Nr 6. — Kolischer, G.: Aseptic protein shock in nephritis. J. amer. med. Assoc. 92 (1929). — Kollert, Viktor: Über die Entstehungsbedingungen der Feldnephritis. Wien. klin. Wschr. 1919, Nr 8. — Über den nephrotischen Symptomenkomplex bei Nephritiden. Verh. dtsch. Ges. Urol. Wien 1921. — Therapie der Erkrankungen der Niere. Akute diffuse Glomerulonephritis. Therapie an den Wiener Kliniken. Leipzig u. Wien: Franz Deuticke 1930. — Kollert, V. u. A. Finger: Über die Beziehungen der Nephritis zum Cholesterin (Lipoid)-Stoffwechsel. Münch. med. Wschr. 1918, Nr 30. — Kollert u. Paschkis: Das weiße Blutbild bei Nephritis. Z. klin. Med. 112 (1930). — Kollert, V., E. Suchanek u. S. Singer: Grundlagen der ätiologischen Behandlung der Nierenentzündungen. Leipzig u. Wien: Franz Deuticke 1929. — Konrich, F. u. E. Scheller: Über den Einfluß von Röntgenstrahlen auf Cholesteringehalt, Wasserstoffionenkonzentration, Gefrierpunktserniedrigung und Oberflächenspannung des Blutes. Strahlenther. 18 (1924). — Koppany u. Dooley: s. Kap. IV, die Veränderungen am Herz- und Gefäßapparat. — Korányi, v.: Kausale Behandlung der Nephritis, 2. Aufl. 1922. — S. Kap. I. u. II. Physiologie u. path. Physiologie der Nierenfunktion. — Kortum: Zahnbetterkrankungen bei Allgemeinerkrankungen. Dtsch. zahnärztl. Wschr. 1928, Nr 10. — Krehl: Zit. nach

Siegel. — Kroetz, Chr.: Zur Klinik der Periarteriitis nodosa. Dtsch. Arch. klin. Med. **135** (1921). — Der Einfluß kurzwelliger Strahlen auf das Säurebasengleichgewicht im Körper, im besonderen auf die Blutreaktion. Erg. med. Strahlenforschg **2** (1926). — Kretschmer: Essentielle Nierenblutung. Z. Urol. **1**, 490 (1900). — Kuczynski, M.: Beobachtungen und Versuche über die Pathogenese der Skarlatina. Klin. Wschr. **3**, 1303. — Kuczynski, Max H.: Die pathologisch-anatomische Beteiligung der Niere bei schweren Fällen von Influenza. Dtsch. Arch. klin. Med. **128** (1919). — Über Nierenschädigungen bei experimenteller Streptokokkenerkrankung der Maus in ihrer Beziehung zu den Befunden und Problemen der menschlichen Nephritis. Virchows Arch. **227** (1920). — Von den ersten Anfängen und der Heilung der Glomerulonephritis. Krkh.forschg **1**, H. 4 (1925). — Kuczynski, M. H.: Versuche über Änderungen der Zelldurchlässigkeit während des Lebens. Klin. Wschr. **1923**. — Kuczinski, M. u. E. Wolff: Untersuchungen über die experimentelle Streptokokkeninfektion der Maus. Ein Beitrag zum Problem der Viridanssepsis. Berl. klin. Wschr. **1920**, Nr 33. — Kümmell: Die chirurgische Behandlung der verschiedenen Formen der Nephritis. Berl. klin. Wschr. **1912**, Nr 49, 1310. — Kümmell, H.: Die chirurgische Behandlung der Nephritis. Z. urol. Chir. **17** (1925). — Kümmell, Hermann: Die Erfolge der chirurgischen Behandlung der Nephritis im Krieg und Frieden. Dtsch. med. Wschr. **1920**, Nr 11/12. — Die Dauererfolge der chirurgischen Nephritisbehandlung. Klin. Wschr. **4**, Nr 10. — Kürten: s. Budde und Kürten. — Kuhlmann, B.: Die Allgemeinwirkung der Röntgenstrahlen. Strahlenther. **19** (1925). — Kundratitz, Karl: Eine Belastungs- und Resistenzprobe der Niere. Z. Kinderheilk. **1929**, H 2. — Kutner: s. bei Schücking. — Kylin, Eskil: Über Hypertonie und Nierenkrankheit. Zbl. inn. Med. **1921**, Nr 22. — Ist die sog. akute diffuse Glomerulonephritis eine primäre diffuse Gefäßaffektion? Zbl. inn. Med. **1922**, Nr 4.

Langhans: Über die Veränderungen der Glomeruli bei Nephritis usw. Virchows Arch. **76**. Über die entzündlichen Veränderungen der Glomeruli. Virchows Arch. **112**. — Langley, J. N.: The course of the blood of the renal artery. J. of Physiol. **60** (1927). — Lasègue: Zit. nach Kayser-Petersen und Schwab. — Lauenstein, C.: Über 2 Fälle von einseitiger Niere, wegen hochgradiger Beschwerden behandelt mit Entkapselung und Sektionsschnitt. Dtsch. Z. Chir. **98**. — Lazarew, N. W. u. Anna Lazarewa: Über die Veränderungen des funktionellen Zustandes der Blutgefäße nach Röntgenbestrahlung. Strahlenther. **25** (1927). — Mc. Lean, H. and O. L. V. de Wesselow: An investigation into the effects of war nephritis on kidney function. Quar. J. Med., Juli **1919**. — Legueu, M.: Atrophie du rein après énervation. J. d'Urol. **1924**, No 1. — Lehmann, K. B.: Die wirksamen und wertvollen Bestandteile des Kaffeegetränks mit besonderer Berücksichtigung des koffeinfreien Kaffees HAG und des Thumkaffees. Münch. med. Wschr. **1913**, Nr 6. — Lehner, E.: Ein Beitrag zur Frage der entzündungshemmenden Wirkung des Kalziums. Klin. Wschr. **1925**, Nr 44. — Leichtweiß, F.: Nierenveränderungen bei Tuberkulösen. Beitr. Klin. Tbk. **19**. — Leiter, L.: Experimental chronic glomerulonephritis. Arch. int. Med. **33** (1924). — Lemière, A.; Etienne Bernard u. A. Lambling: Peracute Arsenobenzolnephritis. Arch. Mal. Reins, Juni **1925**. — Lemke, Rudolf: Ein Beitrag zur Frage der Periarteriitis nodosa. Virchows Arch. **240**, H. 1/2 (1922). — Arterienverkalkungen bei Infektionserkrankungen. Virchows Arch. **243** (1923). — Ein weiterer Beitrag zur Frage der Periarteriitis nodosa (ein intra vitam diagnostizierter Fall mit Überimpfungsversuchen auf Meerschweinchen). Virchows Arch. **245** (1923). — Lennander: Akute Nephritis. Grenzgeb. Med. u. Chir. **10** (1902). — Lenné, Albert: Nierenheilwasser. Dtsch. mil.ärztl. Z. **1918**, H. 15/16. — Lepehne, G.: Über Fragmentation der roten Blutkörper. Beitr. path. Anat. **67**. — Pathologisch-Anatomisches zum Paratyphus abdominalis mit besonderer Berücksichtigung eines Falles von Nephroparatyphus B. Med. Klin. **1917**, Nr 50. — Leube: Behandlung der diffusen Erkrankungen der Nieren. Handbuch der Therapie der inneren Krankheiten, Bd. 7, 1898. — Die Behandlung der Nephritis, Stauungs- und Amyloidniere. Handbuch der Therapie der inneren Krankheiten, 1903. 3. Aufl. — Leube, W.: Die Behandlung der Nephritis, Stauungs- und Amyloidniere. Handbuch der Therapie der inneren Krankheiten, 3. Aufl. 1903. — Über Ausgleichungsvorgänge in Krankheiten. Dtsch. Arch. klin. Med. **66**. — Leva, J.: Zur Praxis der kochsalzarmen Ernährung. Med. Klin. **1910**, Nr 20. — Der Chlor- bzw. Chlornatriumgehalt der gebräuchlichsten menschlichen Nahrungs- und Genußmittel. Arch. Verdgskrkh. **16** (1910). — Die anhydropische Chlorretention vom Standpunkt der Therapie. Med. Klin. **1913**, Nr 36. — Levy: Klinische Beiträge zu den Urogenitalerkrankungen. Z. Kinderheilk. **43** (1927). — Levy, I. J.: The cardiac response in acute diffuse glomerularnephritis. Amer. Heart J. **5** (1930). — Lian, C. et V. Heimann: La méthode de Whipple dans les anémies avec azotémie. Bull. Soc. méd. Hôp. Paris. **45** (1929). — Lian, C., S. Nicolau et P. Poincloux: Histopathologie du nodule d'Osler. Etude sur l'indothéliite de l'endocardite maligne à évolution lente. Presse méd. **1929** I. — Libman: Proc. N. Y. path. Soc., Dez. **1911**. — Lichtwitz: Nierenentzündungen im Felde: Verh. außerord. Tgg. dtsch. inn. Kongr. Warschau **1916**. — Liebenstern u. Katz: Wien. med. Wschr. **1906**, H. 18/19; Wien.

klin. Wschr. **1909**, Nr 45; Dtsch. Ges. Urol. 3. Kongr. Wien **1911**. — Liebermeister, G.: Nierensteine und Nierentuberkulose. Dtsch. Arch. klin. Med. **140** (1922). — Lieck, E.: Experimentelles über Kollateralkreislauf der Niere. Dtsch. Z. Chir. **93** (1908). — Zur Frage des Kollateralkreislaufs der Niere. Berl. klin. Wschr. **1911**, Nr 32. — Ein weiterer experimenteller Beitrag zur Frage des arteriellen Kollateralkreislaufs der Niere. Arch. klin. Chir. **106**, H. 3. — Die arteriellen Kollateralbahnen der Niere. Virchows Arch. **220** (1915). — Lilienstein: Der „unblutige Aderlaß" (Phlebostase). Med. Klin. **1912**, Nr 8. — Linder, G. C., A. Hiller a. D. D. van Slyke: Carbohydrate metabolism in nephritis. J. clin. Invest. 1 (1925). — Lippmann: Über hämorrhagische Nephritis bei Purpura. Dtsch. med. Wschr. **1912**, Nr 30. — Über hämorrhagische Nierenaffektionen bei chronischer ulzeröser Endokarditis (embolische nichteitrige Herdnephritis). Med. Klin. **1910**, Nr 10. — Die neueren Methoden der Nierenfunktionsprüfung und ihre Ergebnisse für Diagnose, Behandlung und Einteilung des Morbus Brighti. Hamburg. med. Überseeh. **1914**, Nr 6. — Litzner: Das Schicksal der Nierenkranken. Med. Klin. **1929**, Nr 43. — Litzner, Stillfried: Studien über die Ausscheidung körperfremder Stoffe bei Nierenkranken und ihre Beziehungen zur Prognose. Z. klin. Med. **94** (1922). — Lode, A. u. J. Burtschcr: Über das Verhalten der Alkalireserve bei Abkühlungen. (Versuche an Kaninchen). Arch. f. Hyg. **102**. — Löffler, Wilhelm: Über Aortenruptur bei chronischer Nephritis. Korresp.bl. Schweiz. Ärzte **1918**, Nr 36. — Spontanruptur der Aorta bei Nephritis chronica. Zbl. inn. Med. **1919**, Nr 37. — Löhlein: Über die entzündlichen Veränderungen der Glomeruli der menschlichen Nieren und ihre Bedeutung für die Nephritis. Arb. path. Inst. Leipzig **1907**.— Über hämorrhagische Nierenaffektionen bei chronischer ulzeröser Endokarditis (embolische nichteitrige Herdnephritis). Med. Klin. **1910**, Nr 10. — Pathologische Anatomie der hämatogenen Nephritis. Erg. Path. **14** (1911). — Bemerkungen zur sog. „Feldnephritis". Med. Klin. **1916**, Nr 35. — Zur Pathogenese der Nierenkrankheiten. Dtsch. med. Wschr. **1918**, Nr 31. — Über Nephritis nach dem heutigen Stande der pathologisch-anatomischen Forschung. Erg. inn. Med. **5**. — Löhr, Hanns: Die Beeinflussung der Blutkörperchensenkungsgeschwindigkeit durch Reizstoffe. Z. exper. Med. **27** (1922). — Löhr, W.: Über Allgemeinreaktionen des Körpers bei der Wundheilung nichtinfizierter Wunden und inkomplizierter Frakturen. Dtsch. Z. Chir. **183** (1923). — Löhr, Wilhelm u. Hanns Löhr: Über die Veränderung der physikalisch-chemischen Struktur der Blutflüssigkeit bei beschleunigter Blutkörperchensenkung im Gefolge von Reizkörpertherapie, chirurgischen Operationen und Erkrankungen. Z. exper. Med. **29** (1922). — Blutzucker und alimentäre Glykosurie bei Proteinkörpertherapie und chirurgischen Erkrankungen, sowie ihre Beziehungen zur Hämagglutination und spezifischen Agglutination. VII. Z. exper. Med. **31** (1923). — Loeschcke: Histologische Beiträge zur Frage des Glykogenstoffwechsels in der Diabetikerniere. Zbl. Path. **21**, Nr 21. — Loewenstein: Vorlesungen über Tuberkulose. Jena: Gustav Fischer 1920. — Löwenthal, Karl: Zur Frage der Lipoidnephrose. Virchows Arch. **261** (1926). — Lohmann, A.: Die Bedeutung des Rhodans im Speichel. Münch. med. Wschr. **1913**, Nr 2. — Lomnitz: Med. Klin. **1907**, Nr 2. — Long, Esm. R. and L. L. Finner: Experimental glomerulonephritis produced by intrarenal tuberculin reactions. Amer. J. Path. **4** (1928). — Long, Huggins and Vorwald: Results following intrarenal arterial tuberculin injections in normal and tuberculous monkeys, goats and swine. Amer. J. Path. **6** (1930). — Longcope, W. T.: Protein hypersensitiveness and its importance in the etiology of disease. J. amer. med. Assoc. **5**, 77 (1921). — The pathogenesis of glomerular nephritis. Bull. Hopkins Hosp. **45** (1929). — Longcope, O'Brien, McGuire, Hansen and Denny: Relationship of acute infections to glomerular nephritis. J. clin. Invest. **5**, Nr 1 (1927). — Longcope, W. T. and F. M. Rackemann: Severe renal insufficiency associated with attacks of urticaria in hypersensitive individuals. J. of Urol. **1**, Nr 4 (1917). — Lopatizki, R.: Zur Kenntnis des Dickschen Scharlachtoxins. Jb. Kinderheilk. **126** (1930). — Lorrain-Smith: Über die Brightsche Nierenkrankheit. 80. Jverslg Brit. med. Assoc. Liverpool **1912**. Münch. med. Wschr. **1912**, Nr 41. — Lucet: Le régime hypocholestérinique des artério scléreux. Rev. mod. Thér. **1913**, No 9. — Lübbert: Die Edebohlssche Nierendekapsulation bei 2 Fällen von Eklampsie post partum. Münch. med. Wschr. **1920**, Nr 48. — Lüdke: Über Albuminurie und Nephritis. Fortschr. dtsch. Klin. **2** (1911). — Lüthje: Die Krankheiten der Harnorgane in Krehl-Mehring, Jena 1915. — Lundberg: Zit. nach Kylin.
Machwitz u. Rosenberg: Über Urämie. Dtsch. med. Wschr. **1915**, Nr 38. — Klinische und funktionelle Studien über Nephritis. Münch. med. Wschr. **1916**, Nr 36, 1285: Nr 44, 1543. Klinische und funktionelle Studien über Nephritis. 3. Die Therapie der Nephritiden. Münch. med. Wschr. **1916**, Nr 50. 1752; Nr 51, 1791; Nr 52, 1824. — Zur Klinik der „vaskulären Schrumpfniere". Die benigne und maligne Nierensklerose. Dtsch. med. Wschr. **1916**, Nr 39/41. Machwitz, Rosenberg u. Tschertkoff: Beitrag zur Pathologie der Nephritiden und ihrer funktionellen Diagnostik. Münch. med. Wschr. **1914**, Nr 23, 1268. — Magnus-Alsleben, E.: Über die Nephritis im Felde. Münch. med. Wschr. **1916**, Nr 52. — Beiträge zur Pathologie der akuten Nierenentzündung. Münch. med. Wschr. **1919**, Nr 10. — Über die Folgezustände der Kriegsnephritis. Dtsch. med. Wschr. **1928**, Nr 46. — Magnus, Lewy, A.: Kochsalz und salzlose Diät. Ther. Gegenw. **1907**. — Mahler-Pastorny: Klinische Beobachtungen

über Insulinwirkung bei Diabetes mellitus. Med. Klin. **1924**, Nr 11. — Mahomed, F. A.: The etiology of Bright's disease and the prealbuminuric stage. Brit. med. J. **1**, 585 (1874). — Mahomed: Chronic Brights disease without albuminuria. Guy's Hosp. Rep. **1881**. — Some of the clinical aspects of chronic Bright's disease. Guy's Hosp. Rep. **24**, 363 (1879). — Maier, F.: Münch. med. Wschr. **1917**, 215. — Mainzer: Zur Frage des Kochsalzersatzes bei Nierenkranken (nach Versuchen mit Hosal). Münch. med. Wschr. **1930**, Nr 28, 1192. — Untersuchungen über die Bicarbonatausscheidung im Harn. VIII. Mitt. Über Kochsalzersatzmittel mit verbrennbarem organischem Anion. (Nach Versuchen mit Hosal). Z. klin. Med. **114** (1930). — Major, R.: The production of acute and chronic kidney lesions with bacillus mucosus capsulatus. J. med. Res. **37**, Nr 1 (1917). — Mandelstamm, M.: Über den Einfluß alkalisch-muriatischer Säuerlinge (Kaukasus) auf chronische Nephritiden. Arch. klin. exper. Med. **1923**, Nr 7. — Mannaberg: Medizinische Klinik der Krankheiten der Niere und des Nierenbeckens. Handbuch der Urologie, 1905. — Manson: Henochs Purpura. Brit. med. J. Dez. **1910**. — Mahrenholtz, v.: Über angiospastische, nichtembolische Entstehung von totaler Nierennekrose. Z. gerichtl. Med. **12**, H. 6. — Mark, R. E.: Ergebnisse partieller Nierenexstirpation am Tiere. Z. exper. Med. **46** (1925). — Ergebnisse partieller Nierenarterienunterbindung am Hunde. Dtsch. Kongr. inn. Med. Wiesbaden **1927**. — Maschke, W.: Experimentelle Untersuchungen über Nephritis. Berl. klin. Wschr. **1912**, Nr 4. — Mathies: Gibt es für Scharlach und seine Komplikationen eine familiäre Disposition und andere Scharlachfragen. Jb. Kinderheilk. **78** (1913). — Mauriac, P.: Contribution à l'étude de la néphrite expérimentale chez le chien; de l'influence des régimes chlorurés et déchlorurés sur le sang. C. r. Soc. Biol. Paris **99** (1928). — Maxwell, James: The blood cholesterol in nephritis. Quart. J. Med. **21**, Nr 82 (1928). — Mayer, Laura: Zur Frage der akuten eiweißfreien Nephritis. Z. klin. Med. **93** (1922). — Meier: Mandelentzündungen und innere Erkrankungen. Ärztl. Rdsch. **23**. — Meinertz, J.: Tuberkulose und Blutströmung. Habil.schr. Berlin 1908. — Mendl, Josef: Über den Harnstoffgehalt des Harnes bei den verschiedenen Formen von Nephritis. Z. Heilk. **26** (1905). — Merklen et E. Aron: La lipoidémie dans les néphrites. Rev. Méd. **1929**, No 8. — Merklen, P. et M. Wolf: Participation des endothéliites artério-capillaires au syndrome de l'endocardite maligne lente. Presse méd. **1928**, No 7. — Merklen, Wolf u. Oberling: Néphrites simultanées chez la mère et l'enfant et diabète congénital. Presse méd. **1925**, 71. — Mertens, Emil: Über Periarteriitis nodosa mit Massenblutung ins Nierenlager. Klin. Wschr. **1922**, Nr 37. — Mertz, Albrecht: Über die quantitativen Zellverhältnisse der Glomeruli bei Glomerulonephritis. Zbl. Path. **29** (1918). — Meyer, Erich: Die militärärztliche Begutachtung Nierenkranker. Straßburg. med. Ztg **1917**, H. 9. — Meyer, Hans: Studien über die Einwirkung von kleinen Röntgendosen auf den respiratorischen Gaswechsel des normalen Menschen bei Bestrahlung drüsiger Organe. Z. physik. Ther. **27** (1923). — Meyer, L. F.: Über Albuminurie beim Stehen. Med. Klin. **1917**, Nr 17. — Meyer, O.: Virchows Arch. **225** (1918). — Meyer, Selma u. Erich Burghard: Familiäre Erkrankungen an Scharlach. Mschr. Kinderheilk. **30**. — Meyer-Lierheim u. Siegel: Erkältung als Krankheitsursache Z. f. exper. Path. **9** (1911). — Michel, Joseph: Contribution à l'étude de l'opothérapie rénale. Bordeaux 1905. — Mönckeberg, J. G.: Über Periarteriitis nodosa. Beitr. path. Anat. **37** (1904). — Die anatomischen Grundlagen der sog. Kriegsnephritis. Straßburg. med. Ztg **1917**, H. 3. — Infektionen der Mundhöhle und Allgemeinerkrankungen Dtsch. zahnärztl. Wschr. **1922**, Nr 26. — Mohr u. Dapper: Beiträge zur Diätetik der Nierenkrankheiten. 2. Mitt.: Über den Einfluß vermehrter und verminderter Flüssigkeitszufuhr auf die Funktion erkrankter Nieren. Z. klin. Med. **50**, H. 5/6. — Monakow, v.: Beitrag zur Funktionsprüfung der Niere. Dtsch. Arch. klin. Med. **102**, 248 (1911). — Beitrag zur Kenntnis der Nephropathien. 1., 2. und 3. Teil. Dtsch. Arch. klin. Med. **115** u. **116**. — Untersuchungen über die Funktion der Niere unter gesunden und krankhaften Verhältnissen. Habil.schr. München 1917. — Moog, O. u. J. Schürer: Die Blutdruckkurve der Kriegsnephritis. Dtsch. med. Wschr. **1919**, Nr 17. — Moore, R. A.: The circulation of the normal human kidney. Anat. Rec. **40** (1925). — Morawitz: Zit. nach Nonnenbruch. — Moschcowitz, Eli: Pseudo- or transient arteriosclerosis. J. amer. med. Assoc. **90** (1928). Mosenthal, H. O.: The influence of protein food on increased blood-pressure. Amer. J. med. Sci. **160**, Nr 6 (1920). — Mosonyi, Johann: Chemische und physikalisch-chemische Veränderungen im Blute bei experimentellen Nephritiden. Z. klin. Med. **99** (1924). — Mühlmann: Über Röntgenbestrahlung. Strahlenther. **15**. — Müller, Coloman: Über den Einfluß der Hauttätigkeit auf die Harnabsonderung. Arch. f. exper. Path. **1**, 429. — Müller, E. F.: Die Bedeutung des vegetativen Nervensystems für die Entstehung der primären Nierenschädigungen im Anschluß an Erkältungen und Infektionen. Dtsch. Kongr. inn. Med. Wiesbaden **1930**. — Müller, F.: Morbus Brighti. Dtsch. path. Ges. Meran **1905**. — Müller-Deham, A. u. K. Kothny: Hämorrhagische Nephritis und Tuberkulinüberempfindlichkeit. Wien. Arch. inn. Med. **2**, 510 (1921). — Münzer: Klinische Betrachtungen zur Lehre von den Erkrankungen der Nebennieren bzw. des chromaffinen Systems. Med. Klin. **1910**, Nr 24. — Gefäßsklerosen. Erg. Med. **4**. — Zur Lehre von den vaskulären Hypotonien. Wien. klin. Wschr. **1910**, Nr 38. — Gefäßsklerosen und der arterielle

Hochdruck. Zbl. Herzkrkh. **1924**, H. 8/10. — Munk, F.: Über die „interstitielle Nephritis",
ihre Bedeutung bei der Scharlacherkrankung („Scharlachnephritis") und ihr Vorkommen
bei hämorrhagischen Pocken. Virchows Arch. **227**, 210 (1920). — Munk: Nierenerkrankungen. Berlin und Wien 1925. — Murphy, F. D.: Chronic glomerularnephritis with
lipoid changes. Arch. int. Med. **45** (1920). — Mussey, Robert D. and N. M. Keith:
Significance of nephritis of pregnancy. J. amer. med. Assoc **91** (1928).

Nassau: Über die Bedeutung der Reaktion des Harnes für das Auftreten der statischen
Albuminurien im Kindesalter. Z. Kinderheilk. **33** (1922). — Die Albuminurie des Stehens.
Z. klin. Med. **84**. — Nassau, Erich: Über monosymptomatische Hämaturien im Kindesalter. Z. Kinderheilk. **29** (1921). — Nauheim, S.: Zur Kenntnis der Periarteriitis nodosa.
Frankf. Z. Path. **36** (1928). — Naunyn, B.: Bemerkungen zur urinogenen Entstehung der
Kriegsnephritis. Dtsch. med. Wschr. **1917**, Nr 13. — Nauwerck: Beiträge zur Kenntnis
des Morbus Brighti. Beitr. path. Anat. 1, 1. — Neisser: Warschauer Kongr. **1916**, per-
sönliche Mitteilung vom 24. Mai 1916. — Neisser, M.: Die Staphylokokken. Handbuch
der pathogenen Mikroorganismen, Bd. 4, 1927. — Neubürger: Einiges über die Bedeutung
funktioneller Gefäßstörungen in der Pathologie. Jkurse ärztl. Fortbildg, Jan. **1926**. —
Neuhaus, C.: Wachstum und Stoffwechsel. Dtsch. med. Wschr. **1929**, Nr 17. — Neuwirt:
Ein Beitrag zur Therapie der Reflexanurie. Z. urol. Chir. **11** (1923). — Nevermann:
Kapillarbeobachtungen bei Eklampsie. Zbl. Gynäk. **1920**, Nr 50. — Zur Bedeutung der
kapillarmikroskopischen Befunde bei der Eklampsie. Zbl. Gynälk. **1922**, Nr 16. — Newburgh
u. Curtis: s. Kap. V, Urämie. — Newburgh, Marsh, Clarkson and Curtis: The dietetic
factor in the etiology of chronic nephritis. J. amer. med. Assoc. **85** (1925). — Nicolich:
Über zwei Fälle sehr schmerzhafter sklerosierender Entzündung der Capsula adiposa der Niere.
Zbl. inn. Med. 8, H. 1. — Nicolich, Giorgie: Nierenoperationen an Patienten mit einer einzigen Niere. Z. Urol. 1 (1907). — Reperto anatomici ed istologico di un rene oparato nove
anni prima die nefrolitotomia. Fol. urol. (Lpz.) 4 (1909). — Mac Nider, Wm. de B.: Studies
concerning the influence of a disturbance in the acid-base equilibrium of the blood on renal
function and pathology. J. metabol. Res. 7/8, Nr 1/6 (1925/26). — The development of
the chronic nephritis induced in the dog by uranium nitrate. J. cf exper. Med. **49** (1929). —
The functional and pathological response of the kidney in dogs subjected to a second sub-
cutanous injection of uranium nitrate. J. of exper. Med. **99**, Nr 3 (1929). — The development of the chronic nephritis induced in the dog by uranium nitrate. A functional and
pathological study with observations on the formation of urine by the altered kidneys.
J. of exper. Med. **99**, Nr 3 (1929). — Studies concerning the value of a solution of glucose
in maintaining the acid-base equilibrium of the blood in pregnant animals. J. of Pharmacol.
35, Nr 1 (1929). — Urine formation during the acute and chronic nephritis induced by
uranium Nitrate. Amer. J. med. Sci. **178**, Nr 4 (1929). — Niedermeyer, A.: Lebensrettende
Wirkung einseitiger Nierendekapsulation bei eklamptischem Koma. Dtsch. med. Wschr.
1923, Nr 23. — Nobécourt, P. et R. Voisin: L'appareil cardio-vasculaire dans les néphrites
de l'enfance. Arch. Mal. Enf. **12** (1909). — Noeggerath, C.: Über die akute infantile
Nephropathie nebst Vorbemerkungen zur Art der Harnausscheidungsstörungen in den verschiedenen Stufen des Kindesalters. Z. klin. Med. **99**, 295 (1923). — Noeggerath u. Eckstein: Pfaundler-Schlossmanns Handbuch der Kinderheilkunde, Bd. 4, 3. Aufl. 1924.
Le Noir, P. et P. Baize: Le rein dans l'endocardite maligne lente. Presse méd. **1928**, No 78.
Nonnenbruch: Beobachtungen über chronische Nierenerkrankungen bei Endocarditis
lenta. Klin. Wschr. **1922**, Nr 45. — Therapie der Nierenkrankheiten. Z. ärztl. Fortbildg
1924, Nr 7. — Nonnenbruch, Wilhelm: Klinische Beobachtungen bei der akuten Nierenentzündung im Felde. Habilschr. Leipzig 1917. — Beobachtungen über die Pathologie
und Therapie der Kriegsniere. Z. klin. Med. **87**. H. 5. — Klinische Beobachtungen bei der
akuten Nierenentzündung im Felde. Habil.schr. Leipzig 1917. — Die Therapie der „Kriegsniere". Münch. med. Wschr. **1918**, Nr 23. — Noorden, v.: Über die Behandlung der akuten
Nierenentzündung und der Schrumpfniere. Slg klin. Abh. Path. u. Ther. Stoffwechsel- u.
Ernährungsstörungen, H. 2. Berlin 1902. — Die physikalische Behandlung der Nierenkrankheiten. Wien. med. Wschr. **1907**, Nr 50. — Über die Grundsätze der Nephritisbehandlung. Med. Klin. **1913**, Nr 1. — Nordgren, R. E.: Über die Behandlung akuter Glomerulonephritis mit eingeschalteten eiweiß- und kochsalzfreien Tagen. Sv. Läkartidn. **23** (1926).

Oberling, Ch.: Les néphrites chroniques d'origine ascendante. Strasbourg Méd. **1928**,
No 18. — Oberndorfer: Pathologisch-anatomische Erfahrungen über innere Krankheiten
im Felde. Münch. med. Wschr. **1918**, Nr 43. — Oeconomos: Le traitement des hématuries
par le chlorhydrate d'émétine. Gaz. Hôp. **94**, No 90, 1270 (1921). — Oehlecker, F.:
Chirurgische Behandlung der „Nephritis" (Glomerulonephritis, Nephrose und Nephrosklerose. Handbuch der Urologie, Bd. 3. — Oertel, Horst: The cyanotic of the kidney.
J. med. Res. **26** (1912). — Ophüls, W.: Nephritis. J. amer. med. Assoc. **65** (1915). —
The etiology and development of nephritis. J. amer. med. Assoc. **69** (1917). — Nephritis.
Northwest Med. **1921**. — Ophüls, W. and Geo. W. Mc. Coy: Spontaneous nephritis in
wild rats. J. med. Res. **26** (1926). — Oppenheimer, B. S. und A. M. Fishberg: Lipemia
and the reticulo-endothelial apparatus. Arch. int. Med. **36** (1925). — Orth: Über chronische

Nephritis und ihre Beziehung zur Arteriosklerose. Virchows Arch. **195** (1909). — Orth, Oskar: Klinische Erfahrungen bei Tuberkulose der einen und toxischer Nephritis der anderen Niere. Z. urol. Chir. **23** (1927). — Osman, A. A.: Behandlung von Nephritis mit Ödemen mit größeren Alkalidosen. Guy's Hosp. Rep. **76** (1926). — Studies in Brights disease. IV. Guy's Hosp. Rep., Jan. **1929**. — Studies in Brights disease. V. Guy's Hosp. Rep., Jan. **1929.**

Päßler, H.: Das Krankheitsbild der permanenten Mandelgrubeninfektion und seine Behandlung. Verh. 28. dtsch. Kongr. inn. Med. Wiesbaden **1911**. — Sind die sog. Diathesen Konstitutionsanomalien? Münch. med. Wschr. **1913**, Nr 47. — Paesson: Nephritis und chirurgischer Eingriff. 8. franz. urol. Tagg **1904**. Ref. Münch. med. Wschr. **1904**, Nr 49. Palante, B. L. et V. J. Koudriavtzeva: De la filtrabilité du streptocoque. C. r. Soc. Biol. Paris **46** (1927). — Papin: De l'énervation des reins dans les affections douloureuses de cet organe. Arch. franco-belg. Chir. **1923**, No 7. — Parrisius, W.: Nephritis und Hautkapillaren. Z. Urol. **19** (1925). — Paul: Zit. nach Gruber, Kasuistik und Kritik der Periarteriitis nodosa. Z. Herzkrkh. **1926**, H. 8/14. — Paul, Fritz: Zur Histogenese der Periarteriitis nodosa und ihre Stellung im System der Gefäßerkrankungen. Krkheitsforschg 5, H. 3, 192. — Paunz: s. Kap. VI, Albuminurie. — Payr, E.: Die operative Behandlung — Ignipunktur — mancher Fälle polycystischer Nierendegeneration. Bemerkungen zur Pathologie und Klinik. Z. urol. Chir. **12** (1923). — Pel: Die Ernährung unserer Nierenkranken. Z. physik. u. diät. Ther. **7** (1903/04). — Die Nierenentzündung vor dem Forum der Chirurgie. Grenzgeb. inn. Med. u. Chir. **8**, 443. — Pel, P. K.: Die Erblichkeit der chronischen Nephritis. Z. klin. Med. **38** (1899). — Pentimalli, F.: Über den Stoffwechsel des regenerierenden Gewebes. Z. Krebsforschg **25** (1927). — Penzoldt, F.: Beitrag zur Ätiologie der Albuminurie und der Nierenkrankheiten. Sitzgsber. physik.-med. Soc. Erlangen, 19. Juni 1882. Pepper, Perry: The importance of fluid intake in the treatment of kidney insufficiency. Pennsylvania med. J. **1922**. — Pepper, Perry and Baldwin Lucke: Fatal chronic nephritis in a fourteen year old girl with only one kidney and a history of scarlet fever. Arch. int. Med. **27** (1921). — Percival and Stewart: Edinburgh med. J. **33** (1926). — Peter: Der Einfluß der Zelltätigkeit auf die Zellteilung. Klin. Wschr. **1929**, Nr 31. — Petrén, Karl: Etude sur la néphrite aiguë. Ann. Méd. **9** (1921). — Pflaumer: Der Ureterstein als selbständige Krankheit. Erfahrungen in Diagnose und Behandlung von 160 Uretersteinanfällen. Klin. Wschr. **1929**, 627. — Pick, Friedel: Akute Nierenentzündung im Krieg. Med. Klin. **1916**, Nr 6. — Picker, R.: Ein Fall von Staphylokokkenausscheidung durch die Harnorgane geheilt nach Tonsillektomie. Z. urol. Chir. **11**, 86 (1922). — Pickert-Menke, Hedwig: Über einen Fall von Periarteriitis nodosa. Inaug.-Diss. Frankfurt 1920. Pirquet, v.: s. Moser und v. Pirquet. Wien. klin. Wschr. **1912**. — Polak: Wien. klin. Wschr. **1910**, Nr 10. — Pollag, S.: Die Ödemkrankheit. Berlin: August Hirschwald 1920. Über Kochsalzdiurese. Schweiz. med. Wschr. **1920**, Nr 2. — Pollitzer: Ren juvenum. Beiträge zur Kenntnis der orthostatischen Albuminurie. Wien u. Berlin: Urban & Schwarzenberg 1913. — Ponfick: Über Morbus Brighti. Verh. dtsch. path. Ges. 9 Tagg Meran 1905. — Porges, M. u. W. Preminger: Über Mineraltherapie bei Nephritis. Med. Klin. 1919, Nr 10. — Pospischil u. Weiß: Scharlach. Berlin: S. Karger 1911. — Pousson: J. d'Urol. **5** (1914). — Zit. nach Posner, Verh. dtsch. Ges. Urol. **1908**; Ärzt. Sachverst.ztg 1915, Nr 21. — Precht, Ed.: Fokale Infektion. Dtsch. med. Wschr. **1927**, Nr 27. — Preminger, Wilhelm: Nierenerkrankungen bei Kriegsteilnehmern. Wien. med. Wschr. **1917**. Weitere Beiträge zur Kriegsnephritis. Wien. klin. Wschr. **1917**, Nr 47. — Erfahrungen bei Behandlung der Nierenkrankheiten im Wüstenklima Helouans. Med. Klin. **1929**, Nr 14. Proell, Fr. u. O. Stickl: Streptokokkenbefunde bei Zahnerkrankungen in Beziehung zur Lehre von der oralen Sepsis. Zbl. Bakter. **108** (1928).

Rackemann, F. M., W. T. Longcope and J. P. Peters: The excretion of chlorids and water and the renal function in serum disease. Arch. int. Med. 18 (1916). — Randerrath, E.: Über die Beteiligung der Glomeruluskapsel bei der diffusen Glumerulonephritis. Virchows Arch. **271** (1929). — Rappaport: Z. Kinderheilk. **18** (1925). — Rathery, Thoyer et Waitz: Néphrite syphilitique subaiguë. Bull. Soc. méd. Hôp. Paris **1930**, No 5. — Reiche, F.: Zum Kapitel der „stillen" Urämie. Med. Klin. **1929**, Nr 19. — Über Scharlachnephritis. Münch. med. Wschr. **1929**, Nr 14. — Reichel: Über Nephritis bei Scharlach. Z. Heilk. **26**, H. 1 (1905). — Reicher: Zit. nach Meyer-Lierheim und Siegel. — Reith, A. F., L. M. Warfield and N. Enzer: Attempts to produce acute glomerularnephritis in rat bits with the peritoneal lysate of streptococcus scarlatinae. J. inf. Dis. **46** (1930). — Reitter: Die Indikationen für den Aderlaß mit nachfolgender Kochsalzinfusion in der Therapie der urämischen Störungen. Wien: Franz Deuticke 1907. — Renault, M. J.: Pouvoir sécrétoire et siginification glandulaire des épithéliums des tubes contournés du rein et valeur thérapeutique de leurs préproduits solubles dans l'eau. Bull. gén. Thér. **1894**. — Rhoads, P. S., and G. F. Dick: Efficacy of tonsillectomy for the removal of focal infection. — J. amer. med. Assoc. **91** (1928). — Ribbert: Über Nephritis und über Entzündung parenchymatöser

Organe. Dtsch. med. Wschr. 1909, Nr 46. — Ribstein: Zur Frage der Streptococcus viridans-Sepsis. Inaug.-Diss. Heidelberg 1914. — Rich, A. R., J. H. Bumstead and M. Frobisher: Hemorrhagic glomerular lesions produced by filtrates of streptococcus viridans cultures. Proc. Soc. exper. Biol. a. Med. 26 (1929). — Richards, A. N.: Kidney function. Amer. J. med. Sci. 163 (1922). — Richards, A. N. and C. F. Schmidt: A description of the glomerular circulation in the frogs kidney and observations concerning the action of adrenalin and various other substances upon it. Amer. J. Physiol. 71 (1924). — Richet fils et Dublineau: Le régime hypoazoté. Progrès méd. 1928, No 2. — Richter, P. F.: Kraus-Brugsch, Bd. 7. 1920. — Ricker: s. Kap. V, Urämie. — Ridder: Terpentinölvergiftung mit Nierenschädigung durch äußerliche Anwendung des Öls. Dtsch. med. Wschr. 49, Nr 43, 1369. — Rieder, Wilhelm: Gefäßmechanik und Wundheilung. Arch. klin. Chir. 130 (1924). — Riegel: Berlin. klin. Wschr. 1882, 345. — Riegel, Franz: Über die Veränderungen des Herzens und des Gefäßsystems bei akuter Nephritis. Z. klin. Med. 7, 260 (1884). — Riess, L.: Bemerkungen zur Beobachtung der Hautausscheidung, speziell bei Nierenkranken. Arch. f. exper. Path. 69 (1912). — Ritter, S. A. u. G. Baehr: The arterial supply of the congenital policystic kidney and its relation to the clinical picture. J. of Urol. 21 (1929). — Rochs, K.: Ein Beitrag zur Kenntnis der häm-rrhagischen Glomerulonephritis. Virchows Arch. 225 (1918). — Rössle, R.: Wesen und Erscheinung der akuten Entzündung. Jahresk. ärztl. Fortbildg 1924, H. 1. — Rojas, F. and J. T. Morengo: Uncinarial Nephritis. Arch. int. Med. 28 (1921). — Rolly: Nephrotyphus. Münch. med. Wschr. 1907, 193. — Romberg, v.: Über die Behandlung der chronischen Nephritis. Dtsch. med. Wschr. 1912, Nr 23. — Romberg, E. von: Über Nephritis. Med. Klin. 1922, Nr 2. — Rosenblath: Ein seltener Fall von Erkrankung der kleinsten Arterien der Muskeln und Nerven, die klinisch als Dermatomyositis imponierte. Z. klin. Med. 33 (1897). — Rosenmöller, Helene: Zur Prognose der Nierenerkrankungen im Kindesalter. Arch. Kinderheilk. 84 (1928). — Rosenow, E. C.: Focal infection and elective localization. Internat. Clin. 2, 40 (1930). — Herdinfektion und elektive Lokalisation. Verh. 42. Kongr. inn. Med. Wiesbaden 1930. — Rosenow, Georg: Anwendung und Grundlagen des Aderlasses. Dtsch. med. Wschr. 1926, Nr. 20. — Rosenstein, Paul: Klinische Erfahrungen über die Dekapsulation der Nieren beim Morbus Brightii. Dtsch. med. Wschr. 1904, Nr 31. — Rossiysky, D. M.: Über die Wirkung einiger ätherischer Öle auf die Nieren. Z. klin. Med. 105 (1927). — Roth: s. Kap. XI, die Sklerosen. — Roth, Willy u. Karl Bloss: Über die experimentelle Nephritis (Glomerulonephritis). Virchows Arch. 238 (1922). Rovsing, Thorkild: Über chirurgische Nephritiden. Hosp.tid. (dän.) 64, Nr 34 (1921). — Sur le traitement chirurgical des néphrites et néphroses aseptiques. Acta chir. scand. (Stockh.) 55 (1923). — Rubritius, H.: Die chirurgische Behandlung der Nephritis. Z. urol. Chir. 6 (1921). — Die chirurgische Behandlung der Nephritis. Beitr. ärztl. Fortbildg 5, Nr 4. — Der Zusammenhang von Infektion und Funktion im Bereiche des Urogenitalsystems. Wien. klin. Wschr. 1925, Nr 1. — Rubritius, R.: Über Nierendekapsulation. Wien. med. Wschr. 1926, Nr. 41. — Rübsamen, W.: Über Indikanämie und Hyperindikanämie in der Schwangerschaft bei Nierenkranken und Nierengesunden. Zbl. Gynäk. 1918, Nr 21. — Rueff, Marie: Über die kutane Adrenalin Empfindlichkeit bei Masern und Scharlach im Kindesalter mit Berücksichtigung des Hauptkapillarbildes. Arch. Kinderheilk. 86, H. 1. — Ruge, E.: Über den derzeitigen Stand einiger Nephritisfragen und der Nephritischirurgie. Erg. Chir. 6 (1913). — Ryti, Elsa: Über die Behandlung der akuten Nephritis. Duodecim (Helsingfors) 42 (1927).

Sahler, Josef: Röntgenbestrahlung bei Anurie und Oligurie. Wien. klin. Wschr. 1925, Nr 50. — Salton: Zit. nach Weitz, s. Kap. IV. Die Veränderungen am Herz und Gefäßapparat. — Samelsohn, F.: Über hereditäre Nephritis und über den Hereditätsbegriff im allgemeinen. Virchows Arch. 59 (1874). — Saundby, R.: Vorlesungen über die Brightsche Krankheit. Dtsch. Ausg. Berlin 1890. — Saxl, Paul: Zur Balneotherapie der Nierenkrankheiten. Wien. klin. Wschr. 1928, Nr 12. — Scarlett, E. P.: The significance of high-grade anemia in chronic nephritis. Amer. J. med. Sci. 78, Nr 2 (1929). — Schacht, E.: Klimatisches von Ägypten. Z. angew. Meteorol. 1928, Nr 1. — Schade, H.: Untersuchungen in der Erkältungsfrage. Münch. med. Wschr. 1919, Nr 36. — Scheele: Perinephritische Eiterungen. Klin. Wschr. 1924, Nr 19. — Scheele, Karl u. Heinrich Klose: Gibt es eine essentielle Hämaturie? Ein Beitrag zur Klinik und Pathologie der Nierenblutung aus kleinem Herd. Arch. klin. Chir. 34, 388 (1925). — Scheidemantel: Die infektiösen Erkrankungen der Nieren und Harnwege. Würzburg. Abh. 13, H. 7/8 (1913). — Über die Bedeutung der bakteriologischen Harnuntersuchung für die Diagnose und Therapie der Nierenkrankheiten (speziell der akuten Nephritis). Münch. med. Wschr. 1913, Nr 31/32. — Schenk, P.: Über den Einfluß der intravenösen Infusion hypertonischer Natrium- und Kalziumchloridlösungen auf den Blutzuckerspiegel, die Diurese und die Durchlässigkeit der Nieren. Z. exper. Med. 12 (1921). — Schick: Jb. Kinderheilk. 65 (1907), s. Escherich u. Schick, Nothnagels Handbuch, 1912. — Schiele, Georg: Zur Frage des zeitlichen Ablaufes der embolischen Herdnephritis. Med. Klin. 1928, Nr 2/3. — Schirokauer, Hans:

Über den Ausgang der sog. Kriegsnephritis. Med. Klin. 1920, Nr 33. — Schittenhelm: Behandlung der diffusen Erkrankungen der Niere. Penzoldt-Stinzings Handbuch der gesamten Therapie. Bd. 3, 5. Aufl. — Schittenhelm, Alfred: Über Rohkost und ihre Verwendung in der Krankenküche. Med. Klin. 1928, Nr 43. — Schlayer: Neuere klinische Anschauungen über Nephritis. Med. Klin. 1912, Beih. 9 und andere daselbst zitierte Arbeiten. — Nierenleiden und Heeresdienst. Württemberg. med. Korrespbl. 1917. — Die Behandlung der nierenkranken Heeresangehörigen. Med. Klin. 1918, Nr. 18. — Über die Ausgänge der Kriegsnephritiden. Med. Klin. 1919, Nr 39. — Harnkrankheiten. Die Therapie der akuten Nephritis. Jkurse ärztl. Fortbildg 1919. — Über die Prognostik der Nierenkrankheiten. Jkurse ärztl. Fortbildg 1922, H. 4. — Stauungsniere, essentielle Nierenschädigung und Novasurolanwendung. Med. Klin. 1922, Nr 45. — Schlayer, C. R.: Die physikalisch-diätetische Therapie bei Nierenkranken. Z. ärztl. Fortbildg 1926, Nr 24. — Die Praxis der Anwendung von Diureticis bei Nierenkrankheiten. Ther. Gegenw., März 1926. — Schliep, Leopold: Die Balneologie im Dienste der Kriegsbeschädigten bei Erkrankungen des Stoffwechsels, der Verdauungsorgane und der Nieren. Allg. med. Z.ztg 1920, Nr 35. — Schlomka: Untersuchungen über den Einfluß äußerer Abkühlungen auf die Nierentätigkeit. Z. exper. Med. 61 (1928). — Schmidt: Studien zur Frage der Entstehung des anaphylaktischen Anfalles. Z. Hyg. 83 (1916). — Schmidt, R.: Proteinkörpertherapie bei Erkrankungen des Digestionstraktes und Stoffwechsels. Verh. 4. Tagg Verdgskrkh. — Zur Klinik der akuten und subakuten Nephropathien entzündlich degenerativer Natur. Med. Klin. 1917, Nr 8. — Schoen, R.: Erfahrungen über den Wert der Tonsillektomie bei inneren Krankheiten. Dtsch. Arch. klin. Med. 159 (1928). — Schönbauer, L. u. L. R. Whitaker: Experimentelle Untersuchungen über den Einfluß des vegetativen Nervensystems auf die Funktion experimentell geschädigter Nieren. Wien. klin. Wschr. 1925, Nr 22. — Schönberg, S.: Über tuberkulöse Schrumpfnieren. Z. klin. Med. 78, H. 5/6. — Schott, E.: Zur Klinik der Weilschen Krankheit. Münch. med. Wschr. 1916, Nr 43. — Schottmüller: Über das Wesen der Endokarditis. Med. Klin. 1928, Nr 37. — Schottmüller, H.: Zur Frage der Nieren- und Nierenbeckeninfektion. Hamburg. med. Überseeh. 1914, Nr 2/3. — Die Bedeutung der fokalen Infektion vom Standpunkt der inneren Medizin. Münch. med. Wschr. 1927, Nr 36. — Über Scharlach. Münch. med. Wschr. 1929, Nr 15. — Schridde, Hermann: Untersuchungen zur Entzündungsfrage. Die Entstehung der kleinzelligen Inflitrate in der Niere bei Scharlach und Diphtherie. Beitr. path. Anat. 55, 345 (1913). — Schrumpf: Blutdruckuntersuchungen und Energometerstudien im Hochgebirge bei Herz- und Kreislaufstörungen. Dtsch. Arch. klin. Med. 113 (1914). — Schücking: Das Eisen zur methodischen Behandlung der chronischen Nephritis. Z. ärztl. Fortbildg 1913, Nr 9. — Schücking u. Kutner: Das Eisen zur methodischen Behandlung der chronischen Nephritis. Z. ärztl. Fortbildg 1913, Nr 9. — Schürer: Über septische Rheumatoide. Münch. med. Wschr. 1912, 2440. — Schütz, Julius: Über Begutachtung von Nierenkranken. Med. Klin. 1917, Nr 14. — Neuere Probleme der Nephritispathologie und -therapie. Wien. med. Wschr. 1918, Nr 25. — Über den Einfluß der Diät auf Blutdruck und Eiweißausscheidung Nierenkranker. Z. physik. u. diät. Ther. 23 (1919). — Schütz, J. u. R. Reitler: Über „geheilte" Nephritiden, zugleich ein Beitrag zur orthotischen („lordotischen") Albuminurie. Wien. klin. Wschr. 32, Nr 16. — Schultz, Werner: Die Bedeutung der Tonsillen für die Infektion. Klin. Wschr. 1930, Nr 14. — Schultz u. Charlton: Serologische Beobachtungen am Scharlachexanthem. Z. Kinderheilk. 17 (1918). — Schur, Heinrich: Die Behandlung der Nierenkrankheiten im Lichte neuerer Forschungen. Wien. klin. Rdsch. 1907, Nr 1/2. — Schwenkenbecher, A.: Über die Bedeutung von Schwitzkuren bei inneren Krankheiten. Med. Klin. 1913, Nr 30. Sebert, Friedrich: Intermittierendes Hinken mit Gangränfolge bei Jugendlichen. Münch. med. Wschr. 1928, Nr 36. — Segeßer: Die Hungerkuren. Physiologisches, Methodik, Erfolge, Mißerfolge. Dresden: Holze u. Pahl 1914. — Semsroth, K. and R. Koch: Studies on the pathogenesis of bacterial endocarditis. Arch. Path. 8 (1929). — Über Gefäßläsionen bei Allgemeininfektionen. Krkh.forschg 8, H. 3. — Senator: Virchows Arch. 73 (1878)· Berl. klin. Wschr. 1880, Nr 29, Sitzgsber. Berl. med. Ges. — Die Albuminurie. Berlin 1882, S. 105 (2. Aufl. 1890, S. 139). — Die Erkrankungen der Nieren. Nothnagels spezielle Pathologie und Therapie, Bd. 19, 2. Aufl. Wien 1906. — Siebeck, R.: Die Therapie hydropischer Nierenerkrankungen. Fortschr. Ther. 1926, Nr 14. — Über funktionelle Schwankungen der Plasmamenge. Verh. dtsch. Ges. inn. Med. Wiesbaden 1928. — Sieben, Hubert: Zur Frage der Impetigo-Nephritis. Klin. Wschr. 1, Nr 18. — Über Nephritis traumatica. Münch. med. Wschr. 1920, Nr 31. — Siegel: Z. exper. Path. u. Ther. 5, H. 2. Experimentelles zur Frage der Erkältungsnephritis. Verh. 25. Kongr. inn. Med. 1908. — Abkühlung als Krankheitsursache. Dtsch. med. Wschr. 1908, 454. — Silberberg, M. u. A. Lublin: Pathologie und Klinik der Periarteriitis nodosa und Arteriitis syphilitica. Virchows Arch. 252 (1924). — Silbermann, Oskar: Über die Entstehung der exzentrischen Hypertrophie und der akuten Dilatation des linken Ventrikels im Verlaufe der Scharlachnephritis. Jb. Kinderheilk. 17, 178 (1881). — Sippel, Albert: Ein neuer Vorschlag zur

Bekämpfung schwerster Eklampsieformen. Berl. klin. Wschr. 1906, Nr 49. — Zur Nieren-
aushülsung oder Nierenspaltung bei Eklampsie. Zbl. Gynäk. 1907, Nr 51. — Die Entkapselung der Nieren bei puerperaler Eklampsie. Mschr. Geburtsh. 30 (1909). — Die Nierenentkapselung bei puerperaler Eklampsie. Z. gynäk. Chir. 2 (1910). — Über Eklampsie
und die Erfolge der Nierendekapsulation bei Eklampsie. Z. gynäk. Chir. 3 (1912). — Skomlo-
dowski: Über die diuretische Wirkung des Kalomels in Nierenkrankheiten. Dtsch. Arch.
klin. Med. 52 (1894). — Sörensen, S. T.: Über Scharlachnephritis. Z. klin. Med. 18, H. 3.
Spieler, Fritz: Zur familiären Häufung der Scharlachnephritis. Jb. Kinderheilk. 64
(1906). — Starck, v.: Über Nierenerkrankungen im Felde und Maßnahmen zu ihrer Verhütung. Münch. med. Wschr. 1917, Nr 6, 193—195. — Steiner, Béla: Über die Veränderungen des Blutplasma-Eiweißbildes im Verlauf des Scharlachs. Jb. Kinderheilk. 65 (1927.)
Stengel, Franziska: Zur Frage der Periarteriitis nodosa. Dtsch. Arch. klin. Med. 167
(1930). — Stephan: Über die Steigerung der Zellfunktion durch Röntgenenergie. Strahlenther. 11 (1920). — Stepp, Wilhelm: Behandlung akut bedrohlicher Erscheinungen der
Zoonosen. A. Schwalbe, Leipzig: Georg Thieme 1920. — Stern: Contribution à l'étude
de la roentgenothérapie des néphroses et des néphrites. Ann. Roentgenol. et Radiol.
1927. — Sticker: Erkältungskrankheiten und Kälteschaden. Enzyklopädie der klinischen
Medizin, 1915. — Die Erkältungskrankheiten. Berlin: Julius Springer 1916. — Still-
krauth: Ein Wüstenlager für Nierenkranke. Med. Klin. 1908, Nr 48. — Störk:
Embolische eitrige Nephritis in Lubarsch-Henkes Handbuch. — Stolte u. Knauer:
s. Kap. VIII, Nephrose. — Stoltenberg, W.: Über Senkungsgeschwindigkeit bei
Infektionskrankheiten, insbesondere bei Scharlach. Klin. Wschr. 1928, Nr 33. — Stolz,
Ernst: Über die akut entzündlichen hämatogenen Nierenkrankheiten. Wien. Arch. inn.
Med. 11, (1925). — Strantz, Christa Marie v.: Über chemische Einflüsse innerhalb
homologer Zellsysteme. Inaug.-Diss. Göttingen 1927. — Strasburger, J. u. S. Isaac: Fort-
schritte in der Klimatotherapie (Höhenklima und Seeklima). Ther. Mh. 28 (1914). — Strasser,
Alois: Krankheiten der Niere und Harnwege. Physik. Ther. 1908, H. 25. — Strasser, A.
u. Blumenkranz: Die Wirkung indifferenter und schweißtreibender Bäder bei Nephritis.
Med. Klin. 1907, Beih. 6. — Straub: Behandlung der Anurie durch paravertebrale Injektion.
9. Tagg nordwestdtsch. Ges. inn. Med. Stettin 1928. — Straub u. Meier, Klothilde:
Die Alkalireserve bei Nierenkranken. Biochem. Z. 124, H. 1/6 (1921). — Straub, H. u.
Kl. Gollwitzer-Meier: Die Transmineralisation bei Sublimatvergiftung. Dtsch. med.
Wschr. 1925, Nr 16. — Strauß: Weitere Beiträge zur Frage der NaCl-Entziehung bei
Nephritikern. Ther. Gegenw. 1904, H. 12. — Die Diätbehandlung bei Herz- und Gefäß-
krankheiten. Med. Klin. 1912, Nr 18. — Die Diät bei Nierenkrankheiten (besonders bei
Nierenentzündungen). Dtsch. med. Wschr. 1911, Nr 52. — Strauß, H.: Zur Frage der
Kochsalz- und Flüssigkeitszufuhr bei Herz- und Nierenkranken. Ther. Gegenw. 1903. —
Praktische Winke für die chlorarme Ernährung. Berlin: S. Karger 1910. — Über die Diät-
behandlung des Diabetes insipidus und ähnlicher Polyurien. Dtsch. med. Wschr. 1912,
Nr 42. — Über die Rolle des Kochsalzes und Wassers in der Ernährung. Dtsch. med. Wschr.
1912, Nr 45. — Über Kombinationswirkung von Medikamenten bei der Behandlung der
Herz- und Nierenwassersucht. Ther. Mh. 27 (1913). — Zur Prognosenstellung bei Nephritiden. Berl. urol. Ges., 28. Jan. 1913. — Über die Kriegsschädigungen der Harnorgane.
Z. Urol. 13 (1919). — Richtlinien für die militärärztliche Beurteilung Nierenkranker. Veröff.
Geb. Mil.san.wes. H. 70. — Einige Bemerkungen zur „Kombinationstherapie" bei Herz-
und Nierenkranken. Ther. Gegenw. 1923. — Zur Frage der chirurgischen Behandlung
interner Nierenkrankheiten. Z. Urol. 19 (1925). — Zur Behandlung der Anurie und maximalen Oligurieen bei Nephritikern. Ukrain. med. Visti 1928, Nr 7/8. — Über Erythrozyten-
befunde im Urin bei Minimalläsionen der Niere. Z. klin. Med. 87, H. 1/2. — Strauß, Karl
Richard: Die akute Nephritis mit besonderer Berücksichtigung ihrer anomalen Formen.
Inaug.-Diss. Uster-Zürich 1891. — Strévenin, H.: Les formes cliniques des néphrites
de l'enfant. Rev. mod. Thér. et Biol. 1913, No 7. — Stukowski, J.: Zur Klinik und Therapie
der Sublimatnephrose. Dtsch. med. Wschr. 1923, Nr 49. — Suzuki, Tatsuo: Experimentelle „Habu"-Gift-Nephritis. Mitt. Path. (Sendai) 1, H. 2 (1921). — Experimentelle Studien
über die chronische Nephritis, welche aus der akuten hervorgeht. Mitt. Path. (Sendai) 1,
H. 1 (1921). — Swoboda: Klin. ther. Wschr. 1907, Nr 21. — Szontagh, Felix, v.:
Über das wesentliche Moment in der Pathogenese des Scharlachfiebers. Mschr. Kinderheilk. 40 (1928).
      Tachau: Untersuchungen über den Stickstoff- und Kochsalzgehalt des Schweißes von
Nierenkranken. Dtsch. Arch. klin. Med. 107 (1912). — Taddei: Sulle consequenze della lega-
tura dell arteria e della vena amulgente nei reni precedentemente decapsulati e rivestiti
di omento. Clin. chir. 16, No 8, 1229 (1908). — Takenomate: Mitt. Path. (Sendai) 2, 15
(1923). — Tannenberg: Bergmann-Bethe-Embden-Ellinger, Bd. 7, 2. Hälfte,
2. Teil, Tannenberg-Fischer, S. 1526. — Tarruella, J.: Sobre opoterapia renal.
13. Congr. internat. Med. Paris 1900. — Teissier, J.: Traitement de l'insuffisance rénale,
effets de l'opothérapie. Bull. méd. 1904. — Des néphrites azotémiques. J. Méd. Lyon

1921, No 33. — Teissier, J. et H. Frenkel: Effets physiologiques des injections sous-cutanées d'extrait rénale (méthode de Vrown-Séquard). Arch. de Physiol. **1898**, No 1. — Thannhauser, S. J.: Studien zur Kriegsnephritis. Z. klin. Med. **89**, H. 3. — Thévenot, Lucien: Traitement thyréoidien des néphrites. Progrès méd. **44**, No 19 (1913). — Thinnes, P.: Periarteriitis nodosa, bei einem Säugling. Frankf. Z. Path. **30** (1924). — Tidy, Letheby H.: Remarks on acute haemorrhagic nephritis. Brit. med. Journ., Dez. **1928**. — Tillgren, J. u. E. Nakamson: Zur Röntgenuntersuchung der Größe der Nieren, besonders bei Schrumpfniere vom Standpunkt der inneren Medizin. Hygiea (Stockh.) **91**, 345 (1929). — Tillgren, J. und T. Nyrén: Lungentuberkulose und Glomerulonephritis. Beitr. Klin. Tbk. **64**, H. 1. — Tinti, M.: Studi selle nefriti. II. Riv. Clin. med. **29** (1928). — Tobiesen, F.: Über akute hämorrhagische Nephritis bei Lungentuberkulose. Beitr. path. Anat. **24**, 131. — Toenniessen, E.: Klinische und funktionelle Beobachtungen über die Feldnephritis und ihre Verwertung für die allgemeine Pathologie der Niere. Dtsch. Arch. klin. Med. **129** (1919). — Trask, J. D. and F. G. Blake: Observations on the presence of a toxic substance in the blood and urine of patients with scarlat fever. J. of exper. Med. **40**, Nr 3 (1924). — Traube: s. Kap. VI, Geschichte und Einteilung. — Tröscher: Nierenschädigung ohne Eiweiß. Dtsch. med. Wschr. **1919**, 213. — Tscherning, Rüdiger: Über Salyrgan. Dtsch. med. Wschr. **1927**, Nr 35. — Tschistowitsch: Die Verödung und hyaline Entartung der Malpighischen Körperchen der Niere. Virchows Arch. **171**. — Tuch, Friedrich: Über familiäre Häufung der Scharlachnephritis. Jb. Kinderheilk. **28** (1888). — Twort, C. C.: The experimental production of a fatal nephritis with a filter-passing virus of nervous origin. Lancet **204** (1923). — Tyson, J.: A treatise on Brights diseases and diabetes. Philadelphia 1881. — Tytler, W. H. and J. A. Ryle: Clinical and pathological notes on trench nephritis. Quart. J. Med., Jan. **1898**.

Umber: Richtlinien in der Klinik der Nierenkrankheiten. Berl. klin. Wschr. **1916**, Nr 47.

Valdoni, P.: Sul mecanismo d'azione della decapsulazione renale. Policlinico, sez. chir., **35** (1928). — Vechiu, O.: Vasomotorische Reaktionen der Niere nach Injektion von Formaldehyd. C. r. Soc. Biol. Paris **96** (1927). — Veeder u. Johnston: Amer. J. Dis. Childr. **19** (1920). — Veil: Die klinischen Erscheinungen der Zystennieren. Dtsch. Arch. klin. Med. **115**. — Veil, H.: Beitrag zum Studium der gutartigen Albuminurien. Münch. med. Wschr. **1913**, Nr 49. — Versé, M.: Zur pathologischen Anatomie der doppelseitigen, hämatogenen, degenerativen und entzündlichen Nierenerkrankungen. Wildunger Vortr. Urol. **1925**. — Volhard, F.: Über die funktionelle Unterscheidung der Schrumpfnieren. 27. Kongr. inn. Med. **1910**. — Merkblatt über die Behandlung der akuten diffusen Nierenentzündung. Münch. med. Wschr. **1916**, Nr 37. — Die Pathogenese der Nephritis. Kkh.forschg **1**, H. 4 (1925). — Über die chirurgische Behandlung der Nephritis. Klin. Wschr. **4**, Nr 4. — Bemerkung zu der vorstehenden Mitteilung von Kylin. Zbl. inn. Med. **1920**, Nr 29. — Sparsame, sachgemäße Behandlung Nierenkranker. Reichsgesundheits-Amt. Berlin: Julius Springer 1926. — Volhard u. Fahr: Die Brightsche Nierenkrankheit. Berlin: Julius Springer 1913. — Volhard, F. u. Ed. Müller: Erkrankungen der Harnorgane. Ther. prakt. Arzt. **3** (1920). — Volicer, L.: Röntgenotherapie der akuten Glomerulonephritis. Čas. lék. tesk. **1926**, Nr 38. — Volterra, Mario: Widerstandsfähigkeit der Kapillarwand und Kapillarblutungen. Klin. Wschr. **1928**, Nr 31.

Wagner: Beiträge zur Kenntnis des Morbus Brightii. Dtsch. Arch. klin. Med. **25** (1880). — Dtsch. Arch. klin. Med. **28** (1888). — Der Morbus Brightii. Ziemssens Handbuch, Bd. 9. — Waldenström, Henning: On the formation and disappearence of amyloid in man. Act. chir. scand. (Stockh.) **63** (1928). — Wallgren, Arvid: Méningite cérébrospinale avec néphrite aiguë simulant l'urémie. Acta med. scand. (Stockh.) **53** (1920). — Walsh, E. F. and J. P O'Hare: A nephritic diet sheet. Amer. med. Sci. **159** (1920). — Walter, Hermann: Beitrag zur Histopathogenese der Periarteriitis nodosa. Frankf. Z. Path. **25**, H. 2. — Walthard, Hermann: Klinisches und Experimentelles über den Einfluß der einen kranken Niere auf die andere gesunde Niere. Schweiz. med. Wschr. **1926**, Nr 22. — Warburg, O.: Ist die ärobe Glykolyse spezifisch für die Tumoren? Biochem. Z. **204** (1929). — Warner: Über Dekapsulation bei Hämaturie. Z. Urol. **23**, H. 12 (1929). — Watson: On the causation of parenchymatous Nephritis. Brit. med. J., 13. April **1912**. Weber, H.: Über Nephritiden. Schweiz. med. Wschr. **1928**, Nr 32. — Wehner, Ernst: Die chirurgische Behandlung der „Nephritis". Z. urol. Chir. **12** (1923). — Weigeldt, W.: Klinische Beiträge zur Periarteriitis nodosa. Dtsch. Z. Nervenheilk. **100** (1927). — Gesammelte Abhandlungen. Berlin: Julius Springer 1906. — Die Brightsche Nierenerkrankung vom pathologisch-anatomischen Standpunkt aus. Slg klin. Vortr. **162**—**163**, 1414—1415. — Weigert: Klinische und experimentelle Beiträge zur Behandlung der Nierenentzündung im Kindesalter. Mschr. Kinderheilk. **1906**, Nr 4. — Weiland: Über Alkalibehandlung der Albuminurien. Med. Klin. **1913**, Nr 13. — Weiler, Felix: Beobachtungen über Nephritis nach Salvarsanbehandlung. Münch. med. Wschr. **1911**, Nr 15. — Weitz, Rudolf, Fritz: Der Aderlaß in der Hypertoniebehandlung. Ther. Gegenw., Nov. **1926**. — Weitz, Wilhelm: Zur Ätiologie der genuinen oder vaskulären Hypertension. Z. klin. Med. **96** (1923). —

Studien an eineiigen Zwilligen. Z. klin. Med. **101** (1924). — Über Vererbungsfragen in der menschlichen Pathologie. Klin. Wschr. **1926**, Nr 4/5. — Über die Bedeutung der Erbmasse für die Ätiologie der Herz- und Gefäßkrankheiten. Ärztl. Fortbildskurs Nauheim **1926**. — Wells, H. G.: The present status of the problems of anaphylaxis. Physiologic. Rev. **1** (1921). — Welz: s. Kap. VIII, Nephrose. — Werboff, S.: Nephritiden als Folge von Tonsillitis und Appendizitis; Einfluß der Tonsillektomie und Appendektomie auf ihren Verlauf. Z. Urol. **22** (1928). — Wertheimer: vgl. Siegel. — White, H. L.: Observations on the nature of glomerular activity. Amer. J. Physiol. **90**, Nr 3 (1929). — Some observations on circulatory changes in a renal glomerulus. Proc. Soc. exper. Biol. a. Med. **27** (1930). — Wichert: Die Bedeutung der chronischen Tonsillitis für die chronische Nephritis. Münch. med. Wschr. **1926**, Nr 46. — Wickbom, H.: Nephropathia acuta sine albuminuria. Dtsch. Arch. klin. Med. **162** (1928). — Widal: Cure de déchloruration dans l'albuminurie brightique. Soc. Biol., Juli 1914. — Widal, Froin et Digne: La chloruration et le régime déchloruré chez les cardiaques. Bull. Soc méd. Hôp. Paris **1903**. — Widal, F. u. A. Javal: La chlorurémie et la cure de déchloruration dans le mal de Bright. J. de Physiol. **1903**, No 6. — La cure de déchloruration, son action sur l'oedème, sur l'ydratatien et sur l'albuminurie à certaines périodes de la néphrite épithéliale. Bull. Soc. méd. Hôp. Paris **1903**. — Influence de la cure de déchloruration sur l'albuminurie Brightique. C. r. Soc. Biol. Paris **57** (1904). — Widal, Weill, Pasteur Valery-Radot: Le pronostic au cours des néphrites chroniques par le seul dosage de l'urée le sang. Recherches sur la constante uréo-sécrétoire d'Ambard. Presse méd. **1914**, No 63. — Wiechmann, E. u. F. Koch: Über extradiabetische Hypotonie der Bulbi im Coma. Münch. med. Wschr. **1928**, Nr 27. — Wiesel u. Heß: Über experimentellen Morbus Brighti. Z. exper. Path. u. Ther. **17**. — Wieszeniewski: Beitr. path. Anat. **53** (1912). — Wildbolz, H.: Über traumatische Nephritis. Korresp.bl. Schweiz. Ärzte **1918**, Nr 35. — Wilk: Chirurgische Behandlung der Nierenentzündung. Münch. med. Wschr. **1916**, Nr 3. — Wilkie, D. P. D.: Remarks on the gall-bladder in relation to focal infection. Brit. med. J. **1929**, Nr 35, 75. — Wilson, George W. and Jean Oliver: Experiments on the production of specific antisera for infections of unknown cause., III. J. of exper. Med. **1920**, Nr 2. — Winkler: Frankf. Z. Path. **17** (1915). Zit. nach Walthard. — Wittkower, E.: Die Veränderungen des Blutes bei der Anaphylaxie. Z. exper. Med. **34** (1923). — Wohlwill, Friedrich: Über die nur mikroskopisch erkennbare Form der Periarteriitis nodosa. Virchows Arch. **246** (1923). — Über syphilitische Erkrankungen der Niere. Z. urol. Chir. **1929**. — Wolf, Ella: Über Nierenveränderungen bei Ruhr. Berl. klin. Wschr. **1919**, Nr 6. — Wolff, Siegfried: Beitrag zur Therapie der hämorrhagischen Nephritis. Ther. Mh. **31** (1917). — Wolff-Eisner: Der Scharlach als Toxikose und ihre invasive Streptokokken-Erkrankung. Z. Kinderheilk. **48**, H. 4. — Worms u. Hamaut: Du traitement chirurgical des néphrites médicales aiguës. Ann. Mal. genito-urin. **29** (1911).

Yater, W. M.: The status of focal infection. Internat. J. Orthodont. etc. **16** (1930).

Zander, E. jun.: Zur Frage der Salzwirkung auf die Funktion insuffizienter Nieren. Z. exper. Path. **12** (1913). — Zangemeister, W.: Über eklamptische Oligurie, zugleich eine Kritik der Nierendekapsulation bei Eklampsie. Z. gynäk. Urol. **2** (1910). — Zangger, Theodor, Albert: Klinische Untersuchungen über Schrumpfniere. Inaug.-Diss. Zürich 1891. — Zehbe: Beitrag zur Klinik und Differentialdiagnose der hämorrhagischen Nierenentzündung. Z. klin. Med. **90**, H. 1. — Zeltin, Malka: Über Nierenschrumpfung im Kindesalter. Inaug.-Diss. Zürich 1912. — Ziegler, K.: Der gegenwärtige Stand der Aderlaßfrage. Z. ärztl. Fortbildg **1921**, Nr 9. — Zieler: Nierenschädigungen ohne Eiweiß. Dtsch. med. Wschr. **1919**, 404. — Ziehmann, H. u. Oehring: Bemerkungen über Nephritis und Albuminurie im Stellungskriege. Med. Wschr. **1916**, Nr 31. — Zikowsky, Josef: Tonsillektomie und Scharlach. Wien. klin. Wschr. **1929**, Nr 2. — Zinn, W.: Über die metastatischen Nieren- und paranephritischen Abszesse, ausgehend von Furunkeln. Ther. Gegenw., April **1912**. — Zlatogoroff, S.: De l'étiologie de la scarlatine. C. r. Soc. Biol. Paris **46** (1927). — Zlatogoroff, S. J.: Ätiologie, Epidemiologie, Prophylaxe und Serotherapie des Scharlachs. Dtsch. russ. med. Z. **1927**, Nr 7. — Zlatogoroff, S. I. u. W. S. Derkatsch: Über das Wesen des Auslöschphänomens. Klin. Wschr. **1926**, Nr 11. — Zollinger: Beiträge zur Frage der traumatischen Nephritis. Schweiz. Rdsch. Med. **1913**, Nr 20. — Zondek: Funktionsprüfungen bei der hämorrhagischen Nierenentzündung von Kriegsteilnehmern. Berl. klin. Wschr. **1916**, Nr 17. — Zondek, Hermann: Untersuchungen über die Arbeit der kranken Niere. Habil.schr. Berlin 1919. — Zondek, M.: Die chirurgische Behandlung der Nephritis. Z. Urol. **19** (1925).

XI. Sklerosen.

Abel: Science (N. Y.), N. s. 45, 165 (1915). — Adams, S. F. and G. E. Brown: Considerations on the treatment of essential hypertension. Ann. of Clin. med. 5 (1927). — Agatson, S. A.: Retinal angiospasm: its relation to arteriolar disease. Amer. J. Ophthalm. 13, Nr 4 (1930). — Aiello, G.: Sui rapporti tra glicemia, pressione arteriosa e funzione renale. Riforma med. 40, No 10 (1924). — Albutt, Sir T. Clifford: Arteriosclerosis, a summary view. London 1925. — Allen, F. M.: Treatment of kidney diseases and high blood pressure. Psychiatr. Inst. Morristown, N. J. 1925. — Further comments on the attacks ageinst salt-free diet. J. med. Soc. New Jersey 1930. — Allen and Sherill: The treatment of arterial hypertension. J. metabol. Res. 2, Nr 4 (1922). — Althausen u. Kerr: Watermelon-seed extract in the treatment of hypertension. Amer. J. med. Sci. 178 (1929). Althausen, T. L., W. J. Kerr and T. C. Burnett: Liver extract in the treatment of hypertension. Amer. J. med. Sci. 177, Nr 3 (1929). — Altnow and Hare: Observations on the action of atropin and calcium and parathyroid preparations in arterial hypertension. Ann. int. Med. 1 (1927). — Alvarez, Wulzen, Taylor u. Starkweather: Bloodpressure in university freshmen and office patients. Arch. int. Med. 26 (1920). — Arnoldi, Walter: Fastenkuren und Fastentage. Dtsch. med. Wschr. 1927, Nr 31. — Aschner, B.: Über das spätere Befinden von Frauen nach Uterusexstirpation mit Erhaltung der Ovarien. I. u. II. Arch. Frauenkde und Konstit.forschg 15, H. 3/4 (1929); Zbl. Gynäk. 1929, Nr 31. — Über das spätere Befinden von Frauen. Zbl. Gynäk. 1929, Nr 15. — Aschoff: Zur Pathogenese der Schrumpfniere. Zbl. inn. Med. 9, H. 5, 329. — Krankheit und Krieg. Akademische Rede, 1915. — Aschoff, L.: Plethora. Verh. dtsch. path. Ges. Berlin 1930. — Die Arteriosklerose. Beih. Med. Klin. 1930, H. 1. — Ascoli, M.: Ricerche sul funzionamento dei glomeruli renale. Policlinico, sez. med., 36, 149 (1929). — Askanazy: Münch. med. Wschr. 1922, Nr 26. — Askanazy, S.: Rhodan-Kalzium-Diuretin gegen Hypertonie. Münch. med. Wschr. 1927, Nr 42. — Aubertin: L'hypertension paroxystique dans l'angine de poitrine. J. Med. franç. 1927, No 2. — Aufrecht: Zum Nachweis zweier Nephritisarten. Dtsch. Arch. klin. Med. 53. — Die hyalin-vaskuläre Nephritis (arteriosklerotische Schrumpfniere) und die Arteriosklerose. Dtsch. Arch. klin. Med. 123 (1917). — Ayman, David: An evaluation of therapeutic results in essential hypertension. J. amer. med. Assoc. 95 (1930). — Normal blood pressure in essential hypertension. J. amer. med. Assoc. 94 (1930). -

Bacq: Altérations générales de l'électrocardiogramme dans les états hypertensifs. Arch. internat. Méd. expér. 4 (1929). — Baehr and Ritter: The arterial supply of the kidney in nephritis. Arch. of Path. 7 (1929). — Bäumler: Behandlung der Blutgefäßkrankheiten. Handbuch der gesamten Therapie, Bd. 3. 1914. — Bansi, H. W.: Zur Hypertoniefrage. Klin. Wschr. 4, Nr 9. — Bansi, H. W. u. G. Groscurth: Klin. Wschr. 1930, Nr 41. — Barach, Joseph H.: The constitutional factors in hypertensive disease. J. amer. med. Assoc. 91 (1928). — Barath, Eugen: On the amphotropic effects of drugs upon the vegetative nervous system and on their physiological and clinical significances. Amer. J. med. Sci. 1926, Nr 1. — Barkan, G. u. S. Prikk: Zur Frage der Gefäßwirkung kleinster Jodidkonzentrationen. Klin. Wschr. 1930, Nr 40. — Barker, L. F.: The causes and treatment of the conditions underlying high blood pressure. Ohio State med. J. 1920. — Barksdale, I. S.: Studies on the blood-pressure lowering principle in the seed of the watermelon (Cucurbita Citrullus). Amer. J. med. Sci. 171 (1926). — Bartels: Die allgemeine Symptomatologie der Nierenkrankheiten und die diffusen Erkrankungen der Nieren. Ziemssens spezielle Pathologie und Therapie, Bd. 9, 1875 (2. Aufl. 1877). — Basch, v.: Berl. klin. Wschr. 1887, 285. — S. auch Kap. V, Urämie. — Battaglia, Filippo: Die Bleiniere. Atti Accad. Sci. med. e natur. Ferrara 15 (1926). — Il rene saturnino. Policlinico, sez. med., 34 (1927). — Bauer, Julius: Zur Kenntnis des permanenten arteriellen Hochdrucks. Verh. 33. Kongr. dtsch. Ges. inn. Med. 1921. — Bayer, E.: Über den Einfluß des Kochsalzes auf die arteriosklerotische Hypertonie. Arch. f. exper. Path. 57, 162. — Bayer, G.: Normale und pathologische Physiologie des chromaffinen Gewebes der Nebennieren. Erg. Path. II 14. — Behrens, H. O.: Rhodan als blutdrucksenkendes Mittel. Arch. f. exper. Path. 131 (1928). — Bell, E. T. an B. J. Clawson: Primary (essential) hypertension, a study of 420 cases. Arch. of Path. 5 (1928). — Bell u. Hartzell: s. Kap. IX—X, Nephritis. Benni, B.: Ein Beitrag zur Prognose der Hypertension. Acta med. scand. (Stockh.) 64

(1926). — Berg, R.: Berl. klin. Wschr. 1919, Nr 11. — Berger, S. S. u. M. H. Fineberg: The effect of sodium chloride on hypertension. Arch. int. Med. 44 (1929). — Bergmann, v.: Die Blutdruckkrankheit als Problem. Jkurse ärztl. Fortbildg, Febr. 1924. — Biebl: Die Bedeutung der Phenol- und Indolkörper für den Darmverschluß und für die Ätiologie der Hypertonie. 53. Tagg dtsch. Ges. Chir. Berlin 1929. Klin. Wschr. 1929, Nr 26. — Biebl, M.: Die Autointoxikation durch die Phenol-Indolkörper. Habil.schr. Leipzig 1929. — Die pathologische Anatomie der akuten, subakuten, chronischen und latenten Intoxikation durch die Phenol-Indolkörper im Tierexperiment. Beitr. path. Anat. 84, H. 2 (1930). — Bienstock: Die Hypertonie — eine chronisch-allergische Tierproteintoxikose. Münch. med. Wschr. 1929, Nr 16. — Biermer: Über Nierenschrumpfung. Breslau. Z. 1882, Nr 1/2. Bischoff, L.: Weiteres über die intravenöse kombinierte Strophantin-Koffein-Injektion. Z. Kreislaufforschg 1930, H. 17. — Blaisdell, E. R.: Behandlungsresultate mit salzfreier Diät in 35 Fällen arterieller Hypertension. Boston med. J. 196 (1927). — Blum, Robert: Vom Rhodangehalt im Serum und Liquor cerebrospinalis. Z. klin. Med. 107 (1928). — Das Krankheitsbild der genuinen Hypertension. Erg. inn. Med. 35 (1929). — Blumenfeld u. H. Cohn: Die Beeinflussung des Blutdrucks durch innerliche Darreichung von Animasa. Med. Klin. 1924, Nr 38. — Boas, E. P. and M. H. Fineberg: Hypertension in its relationship to mitral stenosis and aortic insufficiency. Amer. J. med. Sci. 172 (1926). — Boas, E. P. and S. Frant: The capillary blood pressure in arterial hypertension. Arch. inn. Med. 30 (1922). — Boas, E. P. and I. Mufson: The capillary blood pressure in arterial hypertension and in nephritis. J. Labor. a. clin. Med. 9 (1923). — Bohn, Hans: Mechanismus des blassen Hochdrucks. Verh. Kongr. inn. Med. Wiesbaden 1930. — Bonnin, Leo: Beitrag zur internen Jodtherapie. Med. Welt 1927, Nr 47. — Brack, E.: Über prolongierte Durstkuren. Z. Urol. 21 (1927). — Bradford: Disease of the kidney. Albutt a. Rolleston Syst. med., 1910. — Branch, Arnold and G. C. Linder: The association of generalized arteriolar sclerosis with high blood pressure and cardiac hypertrophy in chronic nephritis. J. clin. Invest. 3 (1926). — Brauer: Über das diastolische Brustwandschleudern. Kongr. inn. Med. Leipzig 1904. — Braun, Ludwig: Herz und Psyche. Wien: Franz Deuticke 1920. — Zur Frage der renalen Herzhypertrophie. Dtsch. Arch. klin. Med. 141 (1922). — Über Gefäßkrankheiten, besonders die „allgemeine" Arteriosklerose. Wien. med. Wschr. 1924, Nr 48/52; 1925, Nr 5/7. — Brogsitter, Adam M.: Zur Anatomie der Splanchnikusgefäße beim Hochdruck. Münch. med. Wschr. 1924, Nr 31. — Brogsitter, Adam M. u. H. Wodarz: Nierenveränderungen bei Bleivergiftung und Gicht. Dtsch. Arch. klin. Med. 139 (1922). — Brunten: Über die Anwendung von Kaliumnitrat und -nitrit bei chronischer Steigerung der Arterienspannung. Dtsch. med. Wschr. 1902. — Bühler, A.: Erfolge der Hochfrequenzströme bei Arteriosklerose. Med. Klin. 1914, Nr 2. — Versuche über die elastische Kapazität der Arterien. Korresp bl. Schweiz. Ärzte 1916, Nr 32. — Bühler, A.: Statistische Untersuchungen über den Blutkreislauf. Vjschr. naturforsch. Ges. Zürich 64 (1919). — Burwinkel, O.: Über klimakterische Beschwerden. Med. Klin. 1928, Nr 4. — Buß, G.: Gibt es urämische Reizungen der Glomeruli? Beitr. path. Anat. 78 (1927).

Chantraine: Über ein Verfahren zur Bestimmung des wahren Blutdruckes. Zbl. inn. Med. 1920. — Cilimbaris: Ein neues Verfahren zur Behandlung des Arteriosklerose. Berlin 1921. — Cornil: s. Kap. VII, Geschichte und Einteilung.

Delafontaine, Pierre: Le rein de vieilliards. Paris: Doin & Cie. 1929. — Delezumé: Sur l'existence des nerfs vasosensibles régulateurs de la pression sanguine. C. r. Acad. Paris 124, 700. — Deusch, G. u. R. Frowein: Untersuchungen über die Wirkung von Jodkalien auf die Viskosität des Blutes. Dtsch. Arch. klin. Med. 140. — Deusch, G. u. A. Liepelt: Die Hautkapillaren beim arteriellen Hochdruck und ihre Beeinflussung durch Nitrite. Dtsch. Arch. klin. Med. 160 (1928). — Diehl and Sutherland: Systolic blood pressure in young men. Arch. int. Med. 36 (1925). — Dresel, Kurt: Der Einfluß des vegetativen Nervensystems auf die Adrenalinblutdruckkurve. Z. exper. Path. u. Ther. 22 (1921). — Experimentelle Untersuchungen zur Anatomie und Physiologie des peripheren und zentralen vegetativen Nervensystems. Z. exper. Med. 37 (1923). — Die Bedeutung der vegetativen Zentren für die innere Medizin. Med. Klin. 1923, Nr 43. — Der Wert der subkutanen Adrenalinblutdruckkurve. Z. klin. Med. 101 (1924). — Dumas: s. Kap. IV Veränderungen am Herz- und Gefäßapparat.

Edel: Über Wesen und Ätiologie der Schrumpfniere und ihre erfolgversprechende Behandlung. Münch. med. Wschr. 1903, Nr 43. — Über den Einfluß des alpinen Klimas auf Nephritis und „zyklische" Albuminurie. Münch. med. Wschr. 1904, Nr 19. — Ehrström, Robert: Nefrosklerosen. Finska Läk.sällsk. Hdl., April 1918. — Über die Prognose der essentiellen Hypertonie. Klin. Wschr. 1926, Nr 11. — Eimer, Karl: Kochsalzarme Ernährung und Magensaftsekretion. Dtsch. med. Wschr. 1930, Nr 24. — Elschnig: s. Kap. V, Urämie. — Elwyn: Nephritis. New York: Macmillian Co. 1926. — Eppinger, H. Über die Bedeutung des Strychnins bei der Behandlung inkompensierter Herzfehler. Wien. med. Wschr. 1928, Nr 43. — Eppinger, H. u. K. Hinsberg: Über die Möglichkeit einer peripheren Behandlung der Herzkrankheiten. Klin. Wschr. 1928, Nr 48. — Ewald: Über die Veränderungen kleiner Gefäße bei Morbus Brightii und die darauf bezüglichen Theorien. Virchows Arch. **71** (1877), Sond.abdr.

Faber, A.: Ursachen der Blutdrucksteigerung, speziell der dauernden. Ugeskr. Laeg. (dän.) **86**, Nr 8 (1924). — The causes of the increase of blood pressure — especially the permanent one. Acta med. scand. (Stockh.) **61** (1925). — Faber u. Gottlieb: Z. physik. u. diät. Ther. **23**, 434 (1919). — Fahr, George: Hypertension heart. J. amer. med. Assoc. **80** (1923). — Work in the left ventricle in normal, hypertension and arteriosclerosis. Proc. Soc. exper. Biol. a Med. **24** (1927). — Fahr, Th.: Ergebnisse aus der Pathologie des Gefäßsystems mit besonderer Berücksichtigung der Arteriolen. Zbl. Ophthalm. **5**, H. 1. — Über chronische Nephritis und ihre Beziehung zur Arteriosklerose. Virchows Arch. **195** (1909). — Beiträge zur Nierenpathologie. Congr. internaz. Pat. Torino 1911. — Sektionserfahrungen bei Kriegsteilnehmern. Jb. Hamb. Staatskrk.anst. 1918. — Pathologie des Morbus Brightii. Erg. Path. **19** (1919). — Über Nephrosklerose. Virchows Arch. **226** (1919). — Über atypische Befunde aus den Kapiteln des Morbus Brightii nebst anhangsweisen Bemerkungen zur Hypertoniefrage. Virchows Arch. **248** (1924). — Zur pathologisch-anatomischen Unterscheidung der Schrumpfniere nebst Bemerkungen zur Arteriosklerose der kleinen Organarterien. Frankf. Z. Path. **9**, H. 1. — Fahr u. Volhard: Beiträge zur Nierenpathologie. Inernat. Kongr. Path. Turin 1911. — Fahrenkamp, K.: Zur Kenntnis der kombinierten intravenösen Strophantin-Kampferbehandlung. Med. Klin. 1927, Nr 6. — Ungewöhnlich hohe Blutdrucksteigerungen und Harnbefund. Fortschr. Med. **45** (1927). — Zur Kenntnis der Kreislaufwirkung bei der kombinierten Digitalis-Kardiazol-Koramin-Behandlung. Med. Klin. 1927, Nr 24. — Hypertension und Bäderbehandlung. Z. wiss. Bäderkde 1927, H. 10. — Die psychophysischen Wechselwirkungen bei den Hypertonieerkrankungen. Hippokrates-Verlag, Stuttgart-Berlin. — Psychosomatische Beziehungen beim Herzkranken. Nervenarzt 1929, H. 12. — Über kombinierte intravenöse Strophantin-Cardiazol-Behandlung des chronisch Herzkranken. Ther. Gegenw. 1929, H. 8. — Falta, Depisch u. Högler: Über den permanenten arteriellen Hochdruck und seine Beziehungen zur Niereninsuffizienz. Wien. Arch. inn. Med. **6** (1923). — Farini: Gaz. Osp. Zit. nach Marañon. — Fehniger, Herbert: Über Jobramag. Med. Klin. 1926, Nr 26. — Felix, Willy: Versuch einer Behandlung der arteriellen Hypertonie im Tierexperiment. Arch. klin. Chir. **157** (1929). — Fineberg, M. H.: Systolic hypertension, its relationship to arteriosclerosis of the aorta and larger arteries. Amer. J. med. Sci. **173** (1927). — Potassium thiocyanate in the treatment of patients with hypertension. J. amer. med. Assoc. **94** (1930). — Firnbacher, E.: Klinische Studien über arteriellen Hochdruck und seine therapeutische Beeinflußbarkeit. Dtsch. Arch. klin. Med. **161** (1928). — Fishberg, Arthur M.: The interpretation of increased blood uric acid in hypertension. Arch. int. Med. **38** (1925). — Anatomie findings in essential hypertension. Arch. int. Med. **35** (1925). — Fishberg, A. M.: Arteriosclerosis in thyroid Deficiency. J. amer. med. Assoc. **82**, 463 (1924). — Fisher, I., H. Guggenheimer u. E. A. Müller: Über die Beeinflussung von Koronardurchblutung und Herztonus durch Theophyllinpräparate und Strophantin nach Untersuchungen am Starlingschen Herz-Lungenpräparat. Dtsch. med. Wschr. 1928, Nr 38. — Fleischmann, Paul: Die Bedeutung des Blutdruckes für die Lebensversicherungsmedizin. Z. Versich.wiss. **27**, H. 2. — Floyd: s. Kap. VII, Geschichte und Einteilung. — Fraenkel: Über die Behandlung der Arteriosklerose. Berl. klin. Wschr. 1913, Nr 17. — Frank: Über die Beziehungen zwischen Niere, Nebenniere und hohem Blutdruck in der menschlichen Pathologie. Berl. klin. Wschr. 1911, Nr 14. — Bestehen Beziehungen zwischen chromaffinem System und der chronischen Hypertonie des Menschen? Dtsch. Arch. klin. Med. **103**, 397. — Frank, E.: s. Kap. IV, Veränderungen am Herz- und Gefäßapparat. — Frank, Otto: Die Elastizität der Blutgefäße. Z. Biol. **71** (1920). — Das Altern der Arterien. Sitzgsber. Ges. Morph. u. Physiol. München 1926. — Die Elastizität der Blutgefäße. II. Mitt. Z. Biol. **88**, H. 2 (1928). — Franke, Kurt: Blutdruckschwankungen infolge klimatischer Einflüsse. Med. Klin. 1929, Nr 49. — Frerichs: Die Brightsche Nierenkrankheit. Braunschweig 1851. — Freund, Hermann u. W. König: Über die angebliche Gefäßerweiterung durch Jodsalze in starken Verdünnungen. Arch. f. exper. Path. **133** (1928). — Friedemann: Über die Veränderungen der kleinen Arterien bei Nierenerkrankungen. Virchows Arch. **159**, 541. — Friedemann, L.: Über den Einfluß kleiner Jodkalimengen auf den erhöhten Blutdruck. Dtsch. Arch. klin. Med. **165** (1929). Frugoni, Cesare: Emorragia sottoaracnoidea per pouss ipertensiva in campo di uremia per rene grinzo gottoso. Riforma med. 1928 II. — Funck, C.: Neuere therapeutische Gesichtspunkte betr. die permanente Drainage, speziell bei Nährschäden Erwachsener. Münch. med. Wschr. 1927, Nr 6. — Nährschäden Erwachsener, Hypertonie und Arteriosklerose. Fortschr. Med. 1927, Nr 7. — Funck, Carl: Nutrive Allergie in der Pathogenese innerer Erkrankungen als Nährschaden Erwachsener. Berlin: S. Karger 1928.

Gänsslen: Über den Gefäßaufbau gesunder und kranker Nieren. Verh. dtsch. inn. Med. Wiesbaden 1930. — Galabin: On the connection of Brights Disease with Changes in the vascular system. London 1873. — Ganter, G.: Über die „Blutkrankheit" und ihre Therapie. Münch. med. Wschr. 1928, Nr 5. — Gaskell, J. F.: On the changes in glomeruli and arteries in inflammatory and arteriosclerotic kidney disease. Brit. J. exper. Path. 16 (1912). Gehrmann, J.: Kombinierte Herzbehandlung mit g-Strophantin in Zuckerlösung (Strophantose). Zbl. inn. Med. 1929, Nr 16. — Geis: Die Beziehungen der Gefäßerkrankungen der Netzhaut zu denen des Gehirns. Klin. Mschr. Augenheilk. 49 (1911). — Gelmann: Hypertoniestudien I.—III. Z. klin. Med. 106 (1927). — Glaser, F.: Die therapeutische Bedeutung des vegetativen Nervensystems bei der Entstehung der Arteriosklerose. Ther. Gegenw., Aug. 1927. — Glatzel, H.: „Essentielle" Hypertonie und Grundumsatz. Dtsch. Arch. klin. Med. 166 (1930). — Gönczy, v.: Zit. nach v. Korányi. — Goldscheider: Über atypische Gicht und ihre Behandlung. Z. physik. u. diät. Ther. 14 (1912). — Physikalische Behandlung der Herz- und Gefäßkrankheiten. Z. ärztl. Fortbildg 1926, Nr 7. — Grainger Stewart: On Brights diseases of the kidneys. II. Ed. Edinburgh 1871. — Gram, H. C.: A symptom-triad of the post-climacteric period. Acta med. scand. (Stockh.) 73 (1930). — Granger, A. St.: The present conception of essential hypertension. J. amer. med. Assoc. 93 (1929). — Gregor: Ther. Mh. 36, 418 (1912). — Grendelmeyer, Johannes: Über Bleischrumpfniere. Inaug.-Diss. Zürich 1904. — Griesbach: Münch. med. Wschr. 1922, Nr 49; Zbl. Herzkrkh. 1923, H. 9. — Griesbach, H.: Arteriosklerose und Hypertonie unter Berücksichtigung ihrer Beziehung zur Gewerbehygiene. Gießen: Töpelmann 1923. — Beobachtungen über Blutdruck und dessen Verhalten bei Arbeiten in einigen gewerblichen Betrieben. Arch. f. Hyg. 94. — Grober, J.: Untersuchungen über den Einfluß der Höhenlage auf den Blutdruck. Z. physik. Ther. 32 (1926). — Groedel, Franz M.: Die Wirkung der Kohlensäurebäder auf den erkrankten Zirkulationsapparat. Handbuch der Balneologie. Leipzig 1926. — Großmann u. Sandor: Zur klinischen Pharmakologie des Nitroglyzerins. Klin. Wschr. 1923, Nr 40, 1833. — Grotel, D. M.: Beiträge zur Konstitutionsforschung. 1. Urikämie und Konstitution. Z. klin. Med. 105 (1927). — Gruber and Baskett: The effect of phenobarbital (Luminal) and sodium phenobarbital (Luminal-Sodium) upon blood pressure and respiratio. J. of Pharmacol. 25 (1925). — The points of actions of sodium phenobarbital in lowering blood pressure. J. Labor. a. clin. Med. 50. St. Louis 1925. — Gudzent: Das Harnsäureproblem in der Medizin. Z. klin. Med. 99, 20 (1923). — Zit. nach Fleischmann: Der hohe Blutdruck. Entstehung, Prognose und Behandlung. Dtsch. med Wschr. 1925, Nr 50/51. — Guggenheimer: Vergleichende Untersuchungen über Stickstoffausscheidung kranker Nieren mittels Harnstoffbelastung und Ambardscher Konstante. Biochem. Z. 99, 297 (1919). — Zur frühzeitigen Feststellung geschädigter Nierenfunktion bei Nephritiden. Berl. klin. Wschr. 1920, Nr 41. — Funktionsprüfung der Niere. Erg. Med. 3. — Guggenheimer, H. u. I. L. Fisher: Neue experimentelle Ergebnisse über den Einfluß des Jods auf Herz- und Gefäßsystem und ihre klinische Bewertung. Med. Klin. 1927, Nr 11. — Die Wirkung des Jods auf Herz- und Gefäßsystem. Z. exper. Med. 54 (1927). — Über die Wirkung kleiner Konzentrationen von Brom und anderen Anionen auf Herz- und Gefäßsystem. I. u. II. Arch. f. exper. Path. 126 (1927). — Über die gefäßerweiternde Wirkung kleiner Jod- und Bromdosen. Dtsch. med. Wschr. 1928, Nr 47. — Experimentelle und klinische Beobachtungen über die gefäßerweiternde Wirkung einiger Hypnotika, insbesondere kleiner sedativer Dosen von Chloralhydrat. Dtsch. med. Wschr. 1929, Nr 5. — Gull, William and Henry G. Sutton: s. Kap. IV, Veränderungen am Herz- und Gefäßapparat. — Gutzeit, K.: Hochfrequenzbehandlung und Diathermie. Handbuch der gesamten Therapie, Bd. 5.

Hach: Die Arterien der gesunden und kranken Niere im Röntgenbilde. Fortschr. Röntgenstr. 20. — Hagelberg: Hypertension und Blutzucker. Berl. klin. Wschr. 1912, Nr 40. — Hahn, Leo: Beiträge zur Klinik des Hochdrucks. Zbl. inn. Med. 1924, Nr 46. Hall, F. de H., Lancet 1915 II, 329. — Hall, S. Barton: The blood pressure in psychoneurosis. An investigation of 71 cases. Lancet 213, Nr 11 (1927). — Hanser: Vom Aneurysma dissecans der Aorta zugleich über eine neue Entstehungsweise der Hämoglobinurie. Dtsch. Arch. klin. Med. 152, H. 1/2. — O'Hare, J. P.: Glucose tolerance test in chronic vascular hypertension. Amer. J. med. Sci. 160 (1920). — The heart and its management in hypertensive disease. Rhode Island med. J., Jan. 1926. — Arteriosclerosis, hypertension and chronic nephritis. Social Worker, Sept. 1927. — O'Hare, J. P. and W. G. Walker: Observations on salt in vascular hypertension. Arch. int. Med. 32 (1923). — O'Hare, Walker and Vickers: Heridity and hypertension. J. amer. med. Assoc. 83 (1924). — Harpuder, Karl: Arteriosklerose, Schrumpfniere und Blutdruck. Dtsch. Arch. klin. Med. 129, H. 1/2. — Harris, J. and G. McLoughlin: The viscosity of the blood in high blood pressure. Quart. J. Med. 23 (1930). — Hartwich: Zur Subokzipitalpunktion. Zbl. inn. Med. 1924, Nr 24. — Hartwich, A. u. Gertrud May: Blutmengenbestimmungen mittels der Farbstoffmethode. Z. exper. Med. 1926. — Hasebrock: Über Arteriosklerose und aktive Zander-Gymnastik. Dtsch. klin.-ther. Wschr. 1906, Nr 23. — Hasenfeld, Artur: Über einige Fragen der Diagnostik, Klinik und Therapie der Herzkrankheiten. Med. Klin. 1927, Nr 44. — Hauffe, Georg: Die ursächliche Behandlungsweise der Störungen der Herztätigkeit, besonders seiner Schlagfolge. Ther. Gegenw., Okt. 1930. — Hayasaka, E.: On the basal metabolism in hypertension. Tohoku J. exper.

Med. **12** (1929). — **Henius, Kurt:** Systematische Brombehandlung der Hypertonie. Klin. Wschr. **3** (1921). — **Abasin.** Klin. Wschr. **4**, Nr 30. — **Herbst, Robert:** Über Gasstoffwechseluntersuchungen bei Hypertonie. Verh. dtsch. Ges. inn. Med. Wiesbaden **1929**. — **Herxheimer, Gotthold:** Niere und Hypertonie. Verh. dtsch. path. Ges. 15. Tagg Straßburg, April **1912**. — Über das Verhalten der kleinen Gefäße der Milz. Berl. klin. Wschr. **1917**, Nr 4. — Über den jetzigen Stand unserer anatomischen Kenntnisse der Nephritis und Nephropathien. Münch. med. Wschr. **1918**, Nr 11. — Über die genuine arteriosklerotische Schrumpfniere. Beitr. path. Anat. **64**. — Zur Frage der Arteriolosklerose. Zbl. Path. **33** (1923). — Über Arteriolonekrose der Niere. Virchows Arch. **251** (1924). — **Herzog, Franz:** Über den Blutdruck in den Hautgefäßen. Dtsch. Arch. klin. Med. **164** (1929). — **Heß, Fr. O.:** Über salzarme Kost und das neue Geschmackskorrigens „Hosal". Münch. med. Wschr. **1929**, Nr 14. — **Hesse, Margarete:** Zur Statistik der Atherosklerosesterblichkeit. Frankf. Z. Path. **35** (1927). — **Hetényi, St.:** Zur Frage des Zusammenhanges zwischen Hyperglykämie und Hypertonie. Med. Klin. **1923**, Nr 26. — **Heymans, C. and J. J. Bouckaert:** Sinus caroticus and respiratory reflexes. J. of Physiol. **69**, 13 (1930). — **Hildebrand:** Experimentell erzeugte lokale Atherosklerose und ihre Beziehungen zur Niere. Inaug.-Diss. Heidelberg 1912. — **Hirsch:** Dtsch. Arch. klin. Med. **38**. — **Hirsch, Willy:** Hypophyse und Hypertonie. Dtsch. med. Wschr. **1930**, Nr 29. — **Hirschfeld:** Zit. nach **Schilling:** Die Nierenkrankheiten in neuerer Gruppierung. Würzburg. Abh. **17** (1917). — **Hitzenberger, K.:** Über den Blutdruck bei Diabetes mellitus. Wien. Arch. inn. Med. **2** (1921). — **Hitzenberger u. Richter-Quittner:** Ein Beitrag zum Stoffwechsel der vaskulären Hypertonie. Wien. Arch. inn. Med. **2**, H. 2. — **Hochrein:** Münch. med. Wschr. **1926**. — Über den Kreislaufmechanismus bei der Hypertension. Arch. f. exper. Path. **133** (1928). — **Hochrein, M. u. W. Lauterbach:** Richtlinien für die Beurteilung und die Behandlung der Hypertension. Dtsch. Arch. klin. Med. **166** (1930). — **Hoefler, Edmund:** Die Behandlung der Blutdruckkrankheit durch den praktischen Arzt. Würzburg. Abh. **4** (1927). — **Höhn:** Beitrag zur Frage der Einwirkung des Luftdruckes auf den Blutdruck der Menschen. Wien. klin. Rdsch. **1916**, Nr 19/20. — **Hofmann, Dolf:** Über die Hypertoniebehandlung mit Rhodan-Kalzium Diuretin. Münch. med. Wschr. **1929**, Nr 13. — **Huchard:** Les maladies de l'Hypertension artérielle. Paris 1891. — Allgemeine Betrachtungen über Arteriosklerose. Vortr. **175**, Nr 561 (1909). — **Hueck, W.:** Anatomisches zur Frage nach Wesen und Ursache der Arteriosklerose. Münch. med. Wschr. **1920**, Nr 19/21. Über das Mesenchym. Beitr. path. Anat. **66**. — **Hückel, R.:** Beiträge zur malignen Nephrosklerose. Virchows Arch. **276** (1930). — **Hülse, W.:** Zur Frage der Blutdrucksteigerung. I. u. II. Z. exper. Med. **30**, H. 1/6. — Experimentelle Untersuchungen zur Genese des essentiellen Hochdrucks. Arch. f. exper. Path. **146** (1929). — **Hürter:** Über den Einfluß kohlensäurehaltiger Bäder auf den Blutdruck Nierenkranker. Z. physik. u. diät. Ther. **12** (1908/09).

Idelson, H.: Über angiospastische Insulte. Dtsch. med. Wschr. **1930**, Nr 22. — **Impens:** Dtsch. med. Wschr. **1918**, Nr 38, 945.

Jaffé: Diskussionsbemerkungen zu **Neubürger:** Über den Begriff der weißen Hirnerweichung durch Störung der Gewebsfunktion nach Trauma. Verh. dtsch. path. Ges. 21. Tagg **1926**. — **Jaffé, R. H.:** The vascular changes of the kidney in hypertension. Amer. J. med. Sci. **169**, Nr 1 (1925). — **Jagić, N.:** Herz und Kreislauf bei Hypertonie. Wien. klin. Wschr. **1930**, Nr 11. — **Jagić, N. u. R. Klima:** Über cardiotonische Therapie und Beeinflussung der Diurese. Med. Klin. **1929**, Nr 46. — **Janeway:** A clinical study of hypertensive cardiovascular disease. Arch. int. Med. **12**, 755 (1913). — **John:** Über Vorkommen und Bedeutung arterieller Hypertension. Med. Klin. **1913**, Nr 24. — **Johnson:** Die Krankheiten der Nieren. Aus dem Englischen übersetzt von B. **Schuetze,** 1854; 2. Aufl., 1856, S. 68—330 und Lectures on **Brights** disease. New York 1874. Med. Trans. **52**, 57 (1868); Med. Tim. **3** (1869). — **Johnson, G.:** On the forms and stages of Brights diseases of the kidneys. Med. Trans. **42** (1859). — **Jores, Leonhard:** Wesen und Entwicklung der Arteriosklerose. Wiesbaden: J. F. Bergmann 1903. — Über die Beziehung der Herzhypertrophie zum Gewebsuntergang in den Schrumpfnieren. Dtsch. path. Ges. Kiel **1908**. — Über den gegenwärtigen Stand unserer Kenntnis der hämatogenen diffusen Nierenerkrankungen nach pathologisch-anatomischen Gesichtspunkten. Med. Klin. **1909**, Nr 12. — Über die Beziehungen der Schrumpfniere zur Herzhypertrophie vom pathologisch-anatomischen Standpunkt. Dtsch. Arch. klin. Med. **94**. — Über die Arteriosklerose der kleinen Organarterien und ihre Beziehung zur Nephritis. Virchows Arch. **178**. — Warum schreiben wir der Sklerose der Nierenarteriolen eine Bedeutung für das Zustandekommen gewisser Formen von Schrumpfnieren zu? Virchows Arch. **223** (1917). — Über den pathologischen Umbau von Organen (Metallaxie) und seine Bedeutung für die Auffassung chronischer Krankheiten, insbesondere der chronischen Nierenleiden (Nephrozirrhosen) und der Arteriosklerose nebst Bemerkungen über die Namengebung in der Pathologie. Virchows Arch. **221**. — **Joslin:** Treatment of diabetes mellitus. Sec. Edit. sca. u. Febijer Philadelphia a. New York, S. 413. — **Josué, O. u. Alexandrescu:** Contribution à l'étude de l'artériosclérose du rein. Arch. de Méd. **19** (1907).

Jung, L. et L. Auger: Insuline, tension artérielle et vagotomie. C. r. Soc. Biol. Paris **47** (1927). — Action des fortes doses d'insuline sur la tension artérielle. C. r. Soc. Biol. Paris **49** (1928). — Insuline et tension artérielle. C. r. Soc. Biol. Paris **55** (1926). — Insulin, arterieller Blutdruck und Glykämie. C. r. Soc. Biol. Paris **96**, No 4.

Kahler, H.: Zur Frage der Hyperglykämie bei Krankheitszuständen mit Hochdruck. Wien. Arch. inn. Med. **4** (1922). — Die Blutdrucksteigerung, ihre Entstehung und ihr Mechanismus. Erg. inn. Med. **25** (1924). — Kaiser, H. u. R. Loebel: Wirkung der Galvanisation des Nervus sympathicus auf die Hypertonie. Z. physik. u. diät. Ther. **34** (1927). — Katsch u. Pansdorf: Schlafbewegungen des Blutdruckes. Münch. med. Wschr. **1922**. — Katz-Klein, Frida: Diabetes und Hypertonie. Med. Klin. **1924**, Nr 51. — Kauffmann, Fr.: Über die Häufigkeit einzelner wichtiger Fragen und anamnestischer Angaben bei Kranken mit arterieller Hypertension. Münch. med. Wschr. **1924**, Nr 36. — Klinisch-experimentelle Untersuchungen zum Krankheitsbilde der arteriellen Hypertension. Habil.schr. Ffm. 1924. — Pathologie des arteriellen Hochdrucks. Handbuch der normalen und pathologischen Physiologie 7 (1926). — Über Blutdruckschwankungen und ihre Bedeutung für den Organismus. Ärztl. Fortbildgskurs Nauheim **1926**. — Keith, H. M.: Influence of various factors on experimental convulsions. Proc. Staff Meetings Mayo Clin. **5**, Nr 29 (1930). — Keith, Wagener and Kernohan: The syndrome of malignant hypertension. Arch. int. Med. **41** (1928). — Kernohan, Anderson and Keith: The arterioles in cases of hypertension. Arch. int. Med. **44** (1929). — Kerppola: Über verschiedene Formen der Niereninsuffizienz. Acta med. scand. (Stockh.) **63** (1926). — Kerppola, William: Zur Kenntnis der sog. essentiellen Hypertonien. II. Acta med. scand. (Stockh.) **61** (1924). — Beitrag zur Symptomatologie und Pathogenese der sog. essentiellen Hypertonie. Saertryk XI. Nord. med. Kongr. — Zur Kenntnis der essentiellen Hypertonie. Acta med. scand. (Stockh.) **57**, Nr 6. — Über die essentielle Hypertonie und die Verwendung des Adrenalins als Funktionsprobe. Acta soc. med. Fenn. Duodecim (Helsingfors) **9** (1928). — Khanolkar: s. Kap. I/II., Physiol. und pathologische Physiologie der Nierenfunktion. — Kieffer, Otto: Zur Klinik und Pathologie der Nierenerkrankungen im Verlaufe der Lungentuberkulose. Z. Tbk. **33**, H. 1. — Kisch, Bruno: Gefäßbedingte Störungen der Herztätigkeit. Erg. inn. Med. **25** (1924). — Experimentelle Untersuchungen über die Funktion der Nebennieren. Klin. Wschr. **3**, Nr 37. — Kisch, Franz: Essentieller Hochdruck und Nierenfunktion. Wien. Arch. inn. Med. **9** (1924). — Experimentelle Untersuchungen über die Beeinflußbarkeit der Sauerstoffsättigung des arteriellen Blutes und des Herzminutenvolumens durch Änderungen der Atemgröße und der Atemfrequenz. Klin. Wschr. **1926**, Nr 27. — Der Kalium- und Kalziumgehalt des Gesamtblutes Kreislaufkranker und das Verhalten desselben unter dem Einfluß körperlicher Arbeit. Klin. Wschr. **1926**, Nr 34. — Zur Frage der Adrenalinreaktion. Klin. Wschr. **1928**, Nr 13. — Kisthinios, N.: Actions des extraits pancréatiques (insuline) sur l'hypertension artérielle. Bull. Acad. méd. Paris **100** (1928). — Klein, Otto: Über den Reststickstoffgehalt des Blutes bei arteriosklerotischen Hypertonien, ein Beitrag zur Kenntnis der Nierenfunktion bei der benignen Nierensklerose. Dtsch. Arch. klin. Med. **138** (1921). — Über die Rolle der transitorischen Niereninsuffizienz im Krankheitsbild der arteriosklerotischen Hypertonie. Med. Klin. **1926**, Nr 32. — Klein, Richard: Über den permanenten arteriellen Hochdruck und seine therapeutische Beeinflussung. Z. ärztl. Fortbildg **1924**, Nr 23. — Klemperer u. Otani: N. Y. path. Ges., 2. Mai 1929. — Klinkert: Die Pathogenese der sog. primären Hypertonie. Berl. klin. Wschr. **1919**, Nr 32. — Koch, Fritz: Über kochsalzfreie Ernährung. Ärztl. Rdsch. **1929**, Nr 19. — Die maligne Sklerose. Z. klin. Med. **1931**. — S. auch Kap. VIII, Nephrosen, Kap. IX u. X, Nephritis. — Köster: Über Endarteriitis und Arteriitis. Sitzgsber. niederrhein. Ges. Natur- u. Heilk. Bonn **1875**. Berl. klin. Wschr. **1876**, Nr 31. — Literatur s. auch bei Jores: Wesen und Entwicklung des Blutdrucks. — Kollert: Entstehungs- und Heilungsbedingungen der Retinitis nephritica. Z. klin. Med. **106** (1927). — Kollert, Suchanek u. Singer: Die Grundlagen der ätiologischen Behandlung der Nierenentzündungen, S. 121. Wien 1929. — Korányi, v.: Vorlesungen über funktionelle Pathologie und Therapie der Nierenkrankheiten. Berlin: Julius Springer 1929. — Korth, Carl: Über die Plasmamenge und ihre diätetische Beeinflußbarkeit. Inaug.-Diss. Bonn 1928. — Kramer, Robert: Über die Behandlung der Hypertension mit Rhodansalzen. Med. Klin. **1926**, Nr 51. — Kraus, Goldschmidt u. Seelig: Analyse des Pulsrhythmus mit dem Pulsresonator. Z. exper. Med. **53**, H. 1/2 (1926). — Krogh: s. Kap. III, Wassersucht. — Kroner, K. u. E. Tobias: Nutzen und Gefahren der Hypertoniebekämpfung. Z. physik. u. diät. Ther. **35** (1928). — Kuczynski: s. Kap. IV. Veränderungen am Herz- und Gefäßapparat, Kap. IX—X, Nephritis. — Külbs: Beiträge zur Pathologie des Blutdrucks. Dtsch. Arch. klin. Med. **89** (1907). — Kuttner, L.: Über Wechselbeziehungen zwischen Störungen des Magens und der Zirkulationsorgane. Med. Klin. **1928**, Nr 43. — Kylin, Eskil: Die Behandlung der Hypertoniekrankheiten. Ther. Gegenw., Juli **1927**. — Die Behandlung der Krankheiten mit Blutdruckerhöhung. Nord. Bibl. ter. (dän.) **6** (1928). — Über die essentielle arterielle Hypertonie. Erg. inn. Med. **13** (1929).

Labbé, Violle et Azérad: L'adénome médullaire surrénal avec hypertension paroxystique. Presse méd. **1930**, No 33. — Lanceraux: s. Kap. VII, Geschichte und Einteilung. — Lange, Fritz u. Alfred Störmer: Kohlensäure-Wasserbäder bei Hypertonie. Z. Kreislaufforschg **1927**, H. 23. — Lange, F. u. E. Wehner: Das Herz bei Hypertonie und bei Arteriosklerose. Dtsch. Arch. klin. Med. **160** (1928). — Lange, Ilse u. Fritz Lange: Über Augenhintergrundsblutungen bei Hypertonie. Klin. Wschr. **1928**, Nr 48. — Larsen, v.: Diabetes und Hypertension. Ugeskr. Laeg. (dän.) **1929** II, 695. — Laszlo, D. u. E. Weisel: Über einige weniger bekannte Anwendungsmöglichkeiten der Diathermie. Klin. Wschr. **1930**, Nr 34. — Lauder-Brunton: Über die Anwendung des Kaliumnitrats und -nitrits bei chronischer Steigerung der Arterienspannung. Dtsch. med. Wschr. **1902**, Nr 16. — Laufer, O.: Hyperthyreose und Hochdruck. Med. Klin. **1929**, Nr 6. — Lawrence, Charles H.: The effect of pressure lowering drugs and therapeutic measures on systolic and diastolic pressure in man. Zbl. inn. Med. **2** (1912). — Lebermann, F.: Zur Differential-diagnose der Stauungsniere. Münch. med. Wschr. **1930**, Nr 12. — Leimdörfer: Wien. klin. Wschr. **1926**, Arch. f. exper. Path. **1926**. — Lemke: Zit. nach O. Meyer. — Lepehne, G.: Intravenöse Natrium nitrosum-Injektion bei Hypertonie. Ther. Gegenw., März **1924**. Leschke: Erfahrungen mit dem Kreislaufhormon Kallikrein. Münch. med. Wschr. **1930**, Nr 36, 1924. — McLester, J. S.: The influence of rigid salt restriction in the diet of chronic nephritis. Amer. J. med. Sci. **163** (1922). — Leva: s. Kap. IX—X, Nephritis. — Levine, Samuel, A.: Coronary thrombosis. Its various clinical features. Medicine 8 (1929). — Lewy, Benno: Theoretische Betrachtungen zur Lehre von der Hypertonie und Arteriosklerose. Z. klin. Med. **113** (1930). — Lewy, F. H.: Der Einfluß eines peroral verabreichten Cholinderivates (Pacyl) auf den hohen Blutdruck und die Adynamie der Verdauungsdrüsen. Z. klin. Med. **107**, H. 1/2. — Perorale Behandlung des hohen Blutdruckes mit dem Cholinderivat Pacyl. Dtsch. med. Wschr. **1927**, Nr 52. — Leyden: Klinische Untersuchungen über Morbus Brighti. Z. klin. Med. **2**, 133 (1881). — Lian, Camille: Forme cachectique terminale de l'hypertension artérielle. Bull. Soc. méd. Paris 44 (1928). — Lian et Finot: s. Kap. IV, Veränderungen am Herz- und Gefäßapparat. — Lichtwitz: Praxis der Nierenkrankheiten. Berlin: Julius Springer 1925. — Lichtwitz (mit E. Steinitz): Die Gicht. Handbuch der inneren Medizin, Bd. 4, I. Teil, S. 830. — Lintz, W.: Remarks on blood pressure. Med. J. a. Rec., Juni **1926**. — Consideration of high blood-pressure; small lungs. Internat. Clin., XXXVII s. 4 (1927). — Important phases of essential hypertension. Med. J. a. Rec., Juli **1927**. — Litarczek, G.: Considérations sur un cas de néphrite chronique hypertensive avec chloropénie. Bull. Soc. méd. Hôp. Bucarest **1929**, No 8. — Löhlein, M.: Über Schrumpfnieren. Beitr. path. Anat. **63** (1916). — Zur Pathogenese der vaskulären Schrumpfnieren. Med. Klin. **1916**, Nr 28. — Zur vaskulären Nierensklerose. Med. Klin. **3**, Nr 40 (1916). — Zur Nephrocirrhosis arteriolosclerotica. IV. u. V. Med. Klin. **1917**, Nr 26. — Beobachtungen über chronische Nierenleiden bei Kriegsteilnehmern. Med. Klin. **1917**, Nr 42. — Erwiderung auf Th. Fahrs: „Über maligne Nierensklerose" in Nr 21 Zbl. Path. **28** (1917). — Löwenstein: s. Kap. IV, Veränderungen am Herz- und Gefäßapparat. — Lukin: Unusual menagement of essential hypertension. Report of a case. Ann. int. Med. **1**, Nr 3 (1927). — Lundsgaard, C. u. E. Rud: Röntgenologischer Nachweis der peripheren Arteriosklerose und seine klinische Bedeutung. Z. klin. Med. **109** (1928). — Lupu, N. Gh., R. Papazian et I. Daniel: Les troubles des échanges de l'eau dans les états pathologiques. (Ier Mémoire. Chez les hypertendus.) Bull. Soc. méd. Hôp. Bucarest **1929**, No 2.

Macdonald, W. I.: Proc. Soc. exper. Biol. a. Med. **22**, 483 (1925); Canad. med. Assoc. J. **15**, 697 (1925). — Machwitz u. Rosenberg: Klinische und funktionelle Studien über Nephritis. Münch. med. Wschr. **1916**, Nr 36. — Mahomed: Chronic Brights disease without albuminuria. Guy's Hop. Rep. **1881**. — Some of the clinical aspects of chronic Brights diseases. Guy's Hosp. Rep. **1897**. — Major, R. H.: J. amer. med. Assoc. **85**, 251 (1925). — Renal function in arterial hypertension. Amer. J. Sci. **1928**, Nr 5. — Malten, Hans: Rohkostdiät. I. u. II. Münch. med. Wschr. **1927**, Nr 25. — Mancke, Rudolf: Untersuchungen über die Natriumjodidwirkung auf das Warmblüterherz. Arch. f. exper. Path. **149** (1930). — Mannaberg: Über Hochdrucktachykardie. Wien. klin. Wschr. **1922**, Nr 7. — Weiteres über die Hochdrucktachykardie. Wien. Arch. inn. Med. **6** (1923). — Arterieller Hochdruck und gesteigerter Grundumsatz. Wien. klin. Wschr. **1924**, Nr 4. — Marañon: Blutdruck und Kohlenwasserstoffwechsel. Med. ibera **9** (1925). — Marchand: Über Arteriosklerose. Verh. Kongr. inn. Med. Leipzig **1904**. — Mark, Robert E.: s. Kap. IV, Veränderungen am Herz- und Gefäßapparat. — Martin, Hippolyte: Recherches sur la production des artères. Rev. Méd. **1881**; Acad. Méd. **1882**. — Marx: s. Kap. III, Wassersucht. — Marx, Hellmut: Über die Wirkung von Li htbädern auf den erhöhten Blutdruck. Klin. Wschr. **1928**, Nr 17. — Matthes: Die Hypertonie. Med. Klin. **1925**, Nr 7/8. — May, S.: Zur Behandlung arteriosklerotischer Beschwerden. Fortschr. Ther. **1927**, Nr 21. — Messerle, N.: Experimentelle Untersuchungen über feuchte Einpackungen.

Ein Beitrag zur Behandlung der Hypertonie. Z. physik. Ther. **34** (1927). — Meyer, Er.: Über Uterusblutungen bei Kreislaufstörungen und ihre Behandlung. Arch. Gynäk. **107**. — Praktische Therapie angiospastischer Zustände. Handbuch der praktischen Therapie. Leipzig 1927. — Meyer, Oskar: Über das Vorkommen und die Bedeutung entzündlicher Gefäßveränderungen in den Nieren mit besonderer Berücksichtigung der Glomerulitis, der sekundären und genuinen Schrumpfnieren. Verh. dtsch. path. Ges. **1923**. — Meyer-Bisch: s. Kap. IV, Veränderungen am Herz- und Gefäßapparat. — Middleton, W. S.: Further experiences with venesection in congestive heart failure. Amer. Heart. J. **4** (1929). Mirtl, Carl: Darmtoxine und Hypertonie. Münch. med. Wschr. **1928**, Nr 23. — Zum Arteriosklerose- und Hypertonieproblem. Mitt. Ver. Ärzte Steiermark **1928**, H. 4. — Zur Frühdiagnose der „Hochdruckerkrankung". Mitt. Ver. Ärzte Steiermark **1928**, H. 7. — Mislowitzer, Ernst: Über fermentative Abspaltung der Halogene aus Jod-Brom-Eiweiß-verbindungen. Med. Klin. **1929**, Nr 12. — Mjassnikow, A. L.: Beiträge zur Konstitutions-forschg II. Blutcholesteringehalt und Konstitution. Z. klin. Med. **105** (1927). — Mönckeberg, J. G.: Zur Genese des „Tübinger Herzens". Zbl. Herzkrkh. **1920**, H. 20. — Møller, Eggert: Die Behandlung von Hypertension mittels Leberextrakt. Dtsch. Arch. klin. Med. **155** (1927). — Behandlung der Hypertension mit Leberextrakt. Ugeskr. Laeg. (dän.) **1927**, Nr 13. — Monakow, v.: Blutdrucksteigerung und Niere. Dtsch. Arch. klin. Med. **133**, H. 3/4. — Mond, H. and E. T. Oppenheimer: Galloprhythm in hypertension. Arch. int. Med. **43** (1929). — Moore, R. A. u. G. F. Lukianoff: Der Einfluß einseitiger Nephr-ektomie auf die Zahl der offenen Glomeruli beim Kaninchen. J. of exper. Med. **50** (1929). — Morawitz, P.: Über Hypertension und ihre Behandlung. Fortschr. Ther. **1926**, Nr 17. — Pathogenese Diagnose und Therapie der Angina pectoris. Dtsch. med. Wschr. **1929**, Nr 48. Moritz: Zur graphischen Blutdruckmessung. Verh. dtsch. Kongr. inn. Med. Wiesbaden **19,27**. — Moritz u. v. Tabora: Bestimmung des Venendruckes. Dtsch. Arch. klin. Med. **98** 475. — Müller, C. bei Kylin: Hypertoniekrankheiten, 1923. — Müller, Friedrich Wilhelm: Untersuchungen über die Einwirkung der strahlenden Wärme auf Hypertonien. Inaug.-Diss. Bonn 1927. — Müller, Otfried: Über konstitutionelle Blutdrucksteigerung und die sog. paradoxe Reaktion. — Dtsch. med. Wschr. **1929**, Nr 31. — Müller, Otfried u. K. S. Bock: Über konstitutionelle Blutdrucksteigerung und paradoxe Reaktionen. Dtsch. med. Wschr. **1929**, Nr 31. — Münzer, E.: Zur Lehre von den vaskulären Hyper-tonien. Wien. klin. Wschr. **1910**, Nr 38. — Die Erkrankungen des Herzgefäßsystems im Lichte moderner Untersuchungsmethoden. Prag. med. Wschr. **38** (1913). — Münzer u. Selig: Vaskuläre Hypertonie und Schrumpfniere; gleichzeitig ein Beitrag zur Lehre von der vaskulären Hypertonie überhaupt. Prag. med. Wschr. **39**, Nr 21 (1914). — Munk: Zur klinischen Diagnose der Schrumpfniere. Med. Klin. **1916**, Nr 51/52. — Munk, Fritz: Über Arteriosklerose, Arteriolosklerose und genuine Hypertonie. Erg. inn. Med. **22** (1922). Munk u. Dresel: siehe Dresel. — Murphy, F. D. and J. Grill: So-called malignant hypertension. Arch. int. Med. **46** (1930).

Neubürger, Karl: Über angiospastische nichtembolische Entstehung von Nieren-infarkten und von Extremitätengangrän. Virchows Arch. **265** (1927). — Newburgh, L. H., M. Falcon-Lesses and M. W. Johnston: The nephropathic effect in man of a diet high in beef muscle and liver. Amer. J. med. Sci. **179**, Nr 3 (1930). — Noorden, Carl von: Über Obstkuren und über Rohkost. Ther. Gegenw., Juli **1928**. — Nyiri, Wilhelm: Die Altersniere. Wien. Arch. inn. Med. **5** (1922).

Oberling, Ch.: La sclérose rénale d'origine vasculaire. Arch. franç. Path. gén. et expér. **1923**, No 1. — Oberling, Ch. et P. Hickel: Le rôle du rein dans l'hypertension dite essentielle. Bull. Soc. Anat. Paris **1923**, No 10. — Ophüls, W.: Arteriosclerosis and cardiovascular disease. J. amer. med. Assoc. **76** (1921). — Arteriosclerosis. Northwest med., Nov. **1921**. — Oppenheim: Frankf. Z. Path. **21** (1918). — Orlandi, Noël: Das Verhalten des elastischen Gewebes in den Aortaklappen bei Blutdrucksteigerung. Virchows Arch. **233** (1921). — Orr and Innes: The effect on arterial hypertension of increased fluid intake. Brit. J. exper. Path. **3** (1922). — Orth: Über eine Geschwulst des Nebennieren-markes nebst Bemerkungen über die Nomenklatur der Geschwülste. Sitzgsber. preuß. Akad. Wiss., Physik.-math. Kl. **2** (1914). — Ortner: Zur Klinik der Angiosklerose der Darm-arterien. Wien. klin. Wschr. **1902**, 1166; Slg klin. Vortr., N. F. Nr 347. — Osler: Transient attacks of aphasia and paralyses in states of high blood pressure and arteriosclerosis. Canad. med. Assoc. J. **1911**. — High blood pressure, its associations, advantages and disadvantages. Brit. med. J. Nov. **1912**.

Päßler, H.: Über Ursache und Bedeutung der Herzaffektion Nierenkranker. Slg klin. Vortr. **1906**, Nr 408 (inn. Med. Nr 123). Experimentelle Untersuchungen über die all-gemeine Therapie der Kreislaufstörung bei akuten Infektionskrankheiten. Dtsch. Arch. klin. Med. **64**; Verh. dtsch. Ges. inn. Med. Wiesbaden **1929**. — Päßler u. Heinecke: Versuche zur Pathologie des Morbus Brighti. Verh. dtsch. path. Ges. Meran **1905**. —

Pfaffrath: Inaug.-Diss. 1916. — Pal, J.: Gefäßkrisen. Leipzig 1905. — Über permanente Hypertonie. Med. Klin. 1909, Nr 35/36. — Die arteriosklerotische Niere und ihre Beziehung zur Schrumpfniere. Wien. klin. Wschr. 1921, Nr 41. — Die Behandlung der Hypertonie und die Hypertension. Wien. med. Wschr. 1926, Nr 26/27. — Palmer, R. St.: Note on the relation of vertigo in hypertension and of cerebral accidents to the weather. New England J. Med. 202, Nr 2 (1930). — The significance of essential hypertension in young male adults. J. amer. med. Assoc. 94 (1930). — Palmer, R. S., L. S. Silver and P. D. White: The clinical use of potassium sulphocyanate in hypertension. New England J. Med. 201, Nr 15 (1929). — Palmer and Sprague: Four cases illustrating the untoward symptoms which may be produced by the use of potassium sulfocyanate in the treatment of hypertension. Med. Clin. N. Amer. 13, 215 (1929). — Pansdorf, H. u. W. Nell: Die Blutdruckschwankungen nach Röntgenbestrahlungen und ihre klinische Bedeutung. Strahlenther. 38 (1930). — Parade, G. W.: Über das Cholin und seine therapeutische Bedeutung. Ther. Gegenw. 1929, H. 4. — Pasteur Vallery-Radot et P. Delafontaine: Les reins des viellards. Presse méd. 1930 I, 265. — Péhu: s. Kap. VI, Albuminurie. — Peiser, Fritz: Über den hypertonischen Diabetes. Klin. Wschr. 1927, Nr 30. — Pel, P. K.: Die Erblichkeit der chronischen Nephritis. Z. klin. Med. 38 (1899). — Pepper, Perry: Medical aspects of retinal hemorrhage. Med. Clin. N. Amer. 4, 1091. — Perlmann: Zur Behandlung der Hypertonien und der Angina pectoris mit Betilon, einem neuen Benzylpräparat. Med. Klin. 1928, Nr 6. — Perutz, F.: Über abdominale Arteriosklerose (Angina abdominis) und verwandte Zustände. Münch. med. Wschr. 1907, Nr 22/23. — Peters: s. Kap. IV, Veränderungen am Herz- und Gefäßapparat. — Petoe, Andreas: Zur Beeinflussung des erhöhten Blutdruckes durch physikalische Maßnahmen. Med. Klin. 1927, Nr. 25. — Port: s. Kap. IV, Veränderungen am Herz- und Gefäßapparat. — Preobraschensky: Zit nach Bischoff. — Preuß, Leo: Über Erfahrungen mit Viscysat bei Hypertonie. Med. Klin. 1927, Nr 8. — Přibram, H. u. O. Klein: Über den Cholesteringehalt des Blutserums bei arteriosklerotischem Blutdruck. Med. Klin. 1924, Nr 17. — Priesack, August: Über orale Telatutenkuren. Münch. med. Wschr. 1928, Nr 44. — Prym: Über die Veränderungen der arteriellen Gefäße bei interstitieller Nephritis. Virchows Arch. 177 (1904).

Quincke: s. Kap. VI, Albuminurie.

Raither: s. Kap. V, Urämie. — Raymond-Hamet: Yohombin und Quebrachin. C. r. Soc. Biol. Paris 96 (1927). — Recklinghausen, v.: Neue Wege der Blutdruckmessung. Z. klin. Med. 113 (1930). — Reggiani u. Parenti: Pletora e ipertensione. Contributo alle indagini volumetriche del sangue negli ipertesi. Giorn. Clin. med. 10 (1929). — Renand et Roland: Les fonctions rénales dans les néphrites sclérosantes. Critique des différents precédés d'exploration. Bull. Soc. méd. Hôp. Paris 1926, No 15. — Hypertension artérielle et néphrite sclérosante dans l'âge mûr. Bull. Soc. méd. Hôp. Paris 1926, No 20. — Ribbert: Über die Schrumpfniere. Virchows Arch. 222 (1916). — Richards: s. Kap. I/II., Physiologie und pathologische Physiologie der Nierenfunktion. — Richter, Arthur: Über Blutdruck im höheren Lebensalter. Dtsch. Arch. klin. Med. 148 (1925). — Rigler, R. u. O. Schaumann: Beeinflussung der Weite der Herzkranzgefäße durch Produkte des Zellkernstoffwechsels. Klin. Wschr. 1930, Nr 37. — Risemann, J. E. F. and S. Weiss: The age and sex incidence of arterial hypertension. Amer. Heart J. 5 (1929). — Roemheld: Über Psychotherapie. Verh. dtsch. Kongr. inn. Med. Wiesbaden 1927. — Rogers and Hunter: Proc. Assoc. Life Assoc. Med. Dir. 6, 92 (1919); 8, 130 (1921/22). — Romberg, E. von: Klinik und Behandlung der Arteriosklerose. Stoffwechselkrankheiten. Berlin: S. Karger 1926. — Rosenthal, Karl Oskar: Zur Frage der benignen und malignen Arteriosklerose der Nieren. Dtsch. Arch. klin. Med. 133 (1920). — Rosin, H.: Über den jetzigen Stand der Lehre von der Hypertonie. Dtsch. med. Wschr. 1921, Nr 39/41. — Roth, Ernst: Über Schrumpfnieren ohne Arteriosklerose. Virchows Arch. 188 (1907). — Roth, W.: Die Arteriosklerose. Klin. Wschr. 4, Nr 1. — Rottsahl, Walter: Zur Pathogenese der Schrumpfnieren, insbesondere einseitiger Schrumpfungsvorgänge. Inaug.-Diss. Stettin 1920. — Roux: Berichtigungen zu den Aufsätzen R. Thomas: Über Histomechanik des Gefäßsystems und die Pathologie der Angiosklerose sowie über Synostosis suturae sagittalis cranii, ein Beitrag zur Histologie des Skeletts usw. Virchows Arch. 206 (1911). — Rowntree, G. L. and A. W. Adson: Bilateral lumber sympathetic neurectomy in the treatment of malignant hypertension. J. amer. med. Assoc. 85, Nr 13. — Rühl, A.: Wie weit ist der genuine arterielle Hochdruck anatomisch bedingt? Dtsch. Arch. klin. Med. 156 (1927). — Wege zur hypertonischen Sklerose im Tierexperiment. Arch. f. exper. Path. 140 (1929). — Über die Gangarten der Arteriosklerose. Jena: Gustav Fischer 1929. — Runeberg: Om arteriosclerosens clinisca bild, symptom, förlopp och behandling. Finska laekaresälskapets handlingar 1900. Förh. andra nord. kongr. för invertes med. Christiania 1898. — Rusznyak: Untersuchungen zur Frage der Gesamtblutmenge des Menschen unter normalen und pathologischen Verhältnissen. II. Mitt. Dtsch. Arch. klin. Med. 158 (1927). — Die Schwefelbehandlung der arteriellen Hypertonie. Klin. Wschr. 3, Nr 7. — Rutich, E. v.: Über die klimakterische

Hypertonie. Endokrinologie 3 (1929). — Ryle, John A.: Physical type and reactions to disease. Guy's Hosp. Gaz., Nov. 1926. — Chronic Bright's disease without albuminuria. Guy's Hosp. Rep., Juli 1927.
    Sachs, A.: Schrumpfniere und Hochdruck. Abh. Gesamtgeb. Wien 1927. — Saile: Über die Abhängigkeit des Blutdrucks von der Ernährung. Stuttgart. ärztl. Ver., 2. Mai 1929. Münch. med. Wschr. 1929, Nr 30, 1275. — Saile, F.: Über den Einfluß der vegetarischen Ernährung auf den Blutdruck. Med. Klin. 1930, Nr 25. — Saller, K.: Über die Altersveränderungen des Blutdruckes. Z. exper. Med. 58 (1928). — Schade: Von der klinischen Bedeutung des Bindegewebes. Jkurse ärztl. Fortbildg, März 1923. — Schauder, Hermann: Zur Behandlung des intermittierenden Hinkens. Münch. med. Wschr. 1930, Nr 12. — Scheel: s. Kap. IV, Veränderungen am Herz und Gefäßapparat. — Schill, E. u. J. Patai: Über die Beeinflussung des Blutdruckes durch den Wasserstoß. Wien. Arch. inn. Med. 10 (1925). — Schlayer: s. Kap. I/II., Physiologie und pathologische Physiologie der Nierenfunktion. — Schlesinger: Wien. med. Wschr. 1926, Nr 36. — Schmidt: Zur Klinik des „essentiellen Hochdrucks" und zur Kenntnis seines konstitutionellen Milieus. Med. Klin. 1916, Nr 29/30. — Die senile arteriosklerotische Niere und die arteriosklerotische Schrumpfniere. Z. ärztl. Fortbildg 1922, Nr 9. — Schmidt, Rudolf: Klinik des „sthenischen" Überdruck-Diabetes. Klin. Wschr. 1930, Nr 42. — Zur Pathogenese und Klinik der „anginösen" Schmerzzustände. Med. Klin. 1930, Nr 14/15. — Schoenholz, L. u. C. Werner: Zur Behandlung der vasomotorischen Störungen im Klimakterium. Klin. Wschr. 1929, Nr 48. — Schrumpf, P.: Blutdruckuntersuchungen und Energometerstudien im Hochgebirge bei Herz- und Kreislaufstörungen. Dtsch. Arch. klin. Med. 113 (1914). — Schultz, J. H.: Das Problem der Konstitutionstherapie mit besonderer Berücksichtigung der Psychopathien. Dtsch. med. Wschr. 1927, Nr 32. — Autogenes Training. Med. Welt 1929, Nr 47. — Psychotherapeutisches zur Hypertoniefrage. Dtsch. med. Wschr. 1929, Nr 37. — Schultz, J. H. u. Werner Biehn: Über die Häufigkeit einzelner wichtiger Klagen und anamnestischer Angaben bei Kranken mit arterieller Hypertension. Dtsch. med. Wschr. 1925, Nr 1. — Schulz, Bruno: Über die hereditären Beziehungen der Hirnarteriosklerose. Z. Neur. 120 (1929). — Schwahn, H.: Hypertonie und Knoblauch. Schweiz. med. Wschr. 1928, Nr 5. — Schwalbe: Welchen Einfluß hat die Jodtherapie auf die Arteriosklerose? Dtsch. med. Wschr. 1914, Nr 15/16. — Secher, Knud: Eine Untersuchung über die Ursachen der Hypertonie. Acta med. scand. (Stockh.) 73 (1930). — Seelig, S.: Die Beziehungen zwischen arterieller Hypertension und Pulsstarre. Z. klin. Med. 108 (1928). — Senator: Virchows Arch. 73 (1878); Sitzgsber. Berl. med. Ges.; Berl. klin. Wschr. 1880, Nr 29. — Die Albuminurie S. 105 (2. Aufl. 1890, S. 139). Berlin 1882. — Die Erkrankungen der Niere. Nothnagels spezielle Pathologie und Therapie, 1. Aufl., 1889 u. 2. Aufl., 1906. — Senator, Hans: Zur Behandlung des arteriellen Hochdruckes. Dtsch. med. Wschr. 1928, Nr 42. — Über Arbeitsfähigkeit bei arterieller Hypertonie. Zbl. inn. Med. 32 (1929). — Shuman, J. W. C. C. Cowin, A. E. Mark, V. L. Andrews and R. W. Meals: Med. J. a. Rec., Febr. 1930. Siebeck: s. Kap. IV, Veränderungen am Herz- und Gefäßapparat. — Siebeck, R.: Über funktionelle Schwankungen der Plasmamenge. Verh. dtsch. Kongr. inn. Med. Wiesbaden 1928. — Singer, Gustav: Über arteriellen Hochdruck und seine Behandlung. Med. Klin. 1923, Nr 13. — Sjövall, Einar: Über die anatomischen Formen der Nephrosklerose. Acta med. scand. (Stockh.) 65. — Smith, F. M., R. B. Gibson and N. G. Ross: The diet in the treatment of cardiac failure. J. amer. med. Assoc. 88 (1927). — Sotnischewsky: Über das Verhalten der kleinen Körperarterien bei Granularatrophie der Niere. Virchows Arch. 82 (1880). — Spengler, Gustav: Chloralhydrat und Hypertonie. Dtsch. med. Wschr. 1929, Nr 25. — Stadler: Zbl. Herzkrkh. 1924, Nr 14, 217. — Staemmler, M.: Die Entstehung der arteriosklerotischen Schrumpfniere. Beitr. path. Anat. 85 (1930). — Stäubli: Kasuistische Beiträge zur Kenntnis der Wirkung des Hochgebirgsklimas. Z. Baln. 1910. — Das Höhenklima als therapeutischer Faktor. Erg. inn. Med. 2 (1913). — Starr, P. and F. Ballard: The blood-urine urea concentration ratio in hypertension. J. clin. Invest. 5 (1927). — Staunig, K.: Über Röntgentherapie der Stenokardie. Wien. med. Wschr. 1929, Nr 44. — Stein, F. W.: Hypotonia nervosa, ein konstitutionelles Krankheitsbild. Med. Klin. 1929, Nr 5. — Stephan, Richard: Über das Endothelsymptom. Berl. klin. Wschr. 1921, Nr 14. — Stepp u. Schliephake: Cholin bei paroxysmaler Tachykardie. Münch. med. Wschr. 1925, Nr 47. — Stern: Über einen besonderen akut verlaufenen Fall von Arteriolonekrose der Nieren. Virchows Arch. 252 (1924). — Stieglitz: Bismuth subnitrate in the treatment of arterial hypertension. J. amer. med. Assoc. 1930. — Straub: Störungen der physikalisch-chemischen Atmungsregulation. Erg. inn. Med. 25 (1924). — Strauß, H.: Über Hirsutismus suprarenalis. Klin. Wschr. 1928, Nr 1. — Z. physik. u. diät. Ther. 10 (1906/07). — Über menstruelle und hypertonische Hämaturien. Nebst Bemerkungen über Kristallverklumpung. Z. urol. Chir. 12 (1923). — Hypertonie und Durstkuren. Z. Urol. 22 (1928). — Über die Bewertung ausschließlicher Rohkost für die Ernährung des Gesunden und Kranken. Z. ärztl. Fortbildg 1929, Nr 19. — Das Schicksal des Hypertonikers. Med. Welt 1930, Nr 39. — Klinisches und Kritisches über Hypertonie. Med.

Klin. **1930**, Nr 47. — Strauß, J.: Des lésions rénales dans leur rapport avec l'hypertrophie cardiaque. Arch. gén. Méd. Jan. **1882**. — Strisower, R.: Insulin und Blutdruck. Wien. Arch. inn. Med. **14**, Nr 3 (1927). — Experimenteller Beitrag zur Frage der permanenten Hypertonie. Wien. Arch. inn. Med. **18** (1929).

Tavaststjärna: Skand. Arch. Physiol. (Berl. u. Lpz.) **21** (1909). — Thannhauser: Lehrbuch des Stoffwechsels und der Stoffwechselkrankheiten. München 1929. — Die Nukleine und der Nukleinstoffwechsel. Handbuch der normalen und pathologischen Physiologie, Bd. 5, S. 1047. — Thoma: Über einige senile Veränderungen des menschlichen Körpers und ihre Beziehungen zur Schrumpfniere und Herzhypertrophie. Leipzig: F. C. W. Vogel 1884. — Untersuchungen über die Histogenese und Histomechanik des Gefäßsystems. Stuttgart: Ferdinand Enke 1893. — Zur Kenntnis der Zirkulationsstörungen in den Nieren bei chronischer interstitieller Nephritis. Virchows Arch. **71**. — Die Viskosität des Blutes und seine Strömung im Arteriensystem. Dtsch. Arch. klin. Med. **99** (1910). — Über die Histomechanik des Gefäßsystems und die Pathogenese der Angiosklerose. Virchows Arch. **204** (1911). — Anpassungslehre, Histomechanik und Histochemie. Virchows Arch. **210** (1912). — Anpassungslehre, Histomechanik und Histochemie mit Bemerkungen über die Entwicklung und Formgestaltung der Gelenke. Virchows Arch. **207** (1912). — Die Strömung an den Verzweigungsstellen der Blutbahn. Z. f. exper. Path. **11** (1912). — Über die Strömung des Blutes in der Gefäßbahn und die Spannung der Gefäßwand. Beitr. path. Anat. **66** (1920). — Über die Elastizität der Arterien und die Angiomalazie. Virchows Arch. **236** (1922). — Thomas: Health of carnivorous race, a study of the Eskimo. J. amer. med. Assoc., Mai **1927**. — Tolubejewa, N.: Zur Frage der Pathogenese und Prognose der essentiellen Hypertonie. Klin. Wschr. **1927**, Nr 6. — Traube: Über den Zusammenhang von Herz- und Nierenkrankheiten. Berlin 1856. Dtsch. Klin. **1859**, Nr 31 u. 32; Allg. med. Ztg **1858**, Nr 65 u. **1860**, Nr 29, S. 2; Dtsch. Klin. **1863**, Nr 17, 1. — Tschernorutzky, M. W. u. E. Glinka-Tschernorutzky: Beiträge zu der biochemischen Charakteristik des Blutes unter dem Einfluß der Konstitution. II. Ther Arch. **5** (1927).

Uhlenbruck, Paul: Das Verhalten des Reststickstoffs im Blut bei Hypertonien. Dtsch. Arch. klin. Med. **154** (1927). — Umber: Berl. klin. Wschr. **1916**, Nr 47. — Urech, Eugène: Les fonctions rénales des diabétiques. Inaug. Diss. Lausanne **1925**.

Vanysek, F.: Verteilung des Harnstoffes in der Körperflüssigkeit bei Nephrosklerosen. Čas. lék. česk. **1927**, Nr 18. — Vaquez: Hypertension. Bull. Soc. méd. Hôp. Paris, 5. Febr. **1904**. — La tension artérielle dans le saturnisme aigu et chronique. Semaine méd. 30. Sept. **1904**. — Des effets mécaniques de l'hypertension sur le système cardioaortique. Semaine méd., 10. Mai **1905**. — Vaquez, P. et Leconte: Le passé, le présent et l'avenir des hypertendus. Paris méd. **1921**, No 27. — Vogl, Alfred: Über den Mechanismus und die Behandlung der zentralen Dyspnoe. Klin. Wschr. **1930**, Nr 17. — Volhard, Franz: Über Venenpulse. Verh. 20. Kongr. inn. Med. **1902**. — Verh. dtsch. path. Ges. Meran **1904**. Über Leberpulse und über die Kompensation der Klappenfehler. Berl. klin. Wschr. **1904**, Nr 20/21. — Über den Pulsus alternans und pseudoalternans. Münch. med. Wschr. **1905**, Nr 13. — Über die Beziehungen des Adams-Stokesschen Symptomenkomplexes zum Herzblock. Dtsch. Arch. klin. Med. **97** (1909). — Über die funktionelle Unterscheidung der Schrumpfnieren. 27. Kongr. inn. Med. **1910**. — Zur Klassifikation der Schrumpfnieren. Congr. internaz. Pat. Torino **1911**. — Volhard u. Fahr: Die Brightsche Nierenkrankheit. Berlin: Julius Springer 1913.

Wagener, H. P.: Retinal vascular changes in hypertension. Proc. Staff. Meetings Mayo Clin. **5**, Nr 29 (1930). — Wagenmann: Beitrag zur Kenntnis der Zirkulationsstörungen in den Netzhautgefäßen. Graefes Arch. **44**, 219 (1895). — Waldbott, G. L. Hypertension associated with allergy. J. amer. med. Assoc. **94** (1930). — Wallgren: s. Kap. IV., Veränderungen am Herz- und Gefäßapparat. — Walterhöfer: Experimentelle Untersuchungen über das Endothelsymptom. Münch. med. Wschr. **1925**, Nr 43. — Wassermann: s. Kap. V, Urämie. — Weigert: Die Brightsche Nierenerkrankung vom pathologisch-anatomischen Standpunkt aus. Slg klin. Vortr. 162—163. — Weiland: s. Kap. IV, Veränderungen am Herz- und Gefäßapparat. — Weiß, R. F.: Klassifikation und Terminologie der arteriellen Hypertonie. Z. Kreislaufforschg **1928**, H. 24. — Die Stadieneinteilung der konstitutionellen arteriellen Hypertonie als Grundlage einer rationellen Hypertoniebehandlung. Fortschr. Ther. **1928**, H. 21. — Weiß, Soma and L. B. Ellis: Amer. Heart J. **5**, Nr 4, 1930. — Weitz, Rudolf Fritz: Der Aderlaß in der Hypertoniebehandlung. Ther. Gegenw., Nov. **1926**. — Weitz, Wilhelm: Zur Ätiologie der genuinen oder vaskulären Hypertension. Z. klin. Med. **96** (1923). — Studien an eineiigen Zwillingen. Z. klin. Med. **101** (1924). — Über die Bedeutung der Erbmasse für die Ätiologie der Herz- und Gefäßkrankheiten. Ärztl. Fortbildgskurs Nauheim **1926**. — Über Vererbungsfragen in der menschlichen Pathologie. Klin. Wschr. **1926**, Nr 4/5. — Ätiologie der Hypertension. Verh. dtsch. Ges. inn. Med. Wiesbaden **1929**. — Westphal: Untersuchungen zur Frage der Entstehungsbedingungen des genuinen arteriellen Hochdrucks. Z. klin. Med. **101**, H. 5/6 (1925). — Über die Entstehung des Schlaganfalls. Dtsch. Arch. klin.

Med. 151 (1926). — Westphal (mit Blum): s. Kap. IV, Veränderungen am Herz-
und Gefäßapparat. — Wiechmann, E.: Hypertension und Blutzucker. Dtsch. Arch.
klin. Med. 161 (1928). — Wiechmann, Ernst u. Hermann Paal: Über Hypertonie,
insbesondere über die Blutgruppen der Hypertoniker. Dtsch. Arch. klin. Med. 154 (1927). —
Wikner: Zit. nach Kylin, Hypertoniekrankheiten, 1923. — Wilkinson: Further studies
on the blood pressure lowering effect of cucurbocitrin in man. Read before the South Caro-
lina Med. Assoc. Anderson, S. C., 21. April 1927. — Wilks, S.: Guy's Hosp. Rep. 8 (1853).
Wittkower, Erich: Zur Psychotherapie in der inneren Klinik. Nervenarzt 1930, H. 4. —
Wollheim, Ernst u. Fritz Brandt: Zur Wirkung der intravenösen Injektion kleinster
Wassermengen. Z. klin. Med. 106 (1927).

Yater, W. M.: „Malignant hypertension", a critique with remarks on the nature of
hypertension. South. med. J. 23, Nr 5 (1930). — Yater, W. M. and H. P. Wagener:
Ophthalmoscopic signs in disease of the heart. Amer. J. med. Sci. 178, Nr 1 (1929).

Zacharjewskaja, M. A.: Klinische und histologische Untersuchungen über die Arteriosklerose der Nieren. Virchows Arch. 276 (1930). — Ziegelroth, P.: Kochprozeß und
Katalase. Münch. med. Wschr. 1928, Nr 30. — Ziegler: Über die Ursachen der Nierenschrumpfung nebst Bemerkungen über die Unterscheidung verschiedener Formen der
Nephritis. Dtsch. Arch. klin. Med. 25. — Zinn u. Liepelt: Über das Erythroltetranitrat
in der Behandlung der Koronarsklerose und mancher Formen von Hypertonie. Ther. Gegenw.,
Sept. 1921. — Ziskin, Thomas: The electrocardiogram in hypertension. Arch. int. Med.
42 (1928).

Die ein- und beidseitig auftretenden Nierenkrankheiten (sog. chirurgische Nierenaffektionen).

Von

F. Suter-Basel.

Mit 46 Abbildungen.

Der folgende Abschnitt umfaßt diejenigen Nierenaffektionen, die man als die chirurgischen zu bezeichnen pflegt. Sie charakterisieren sich dadurch, daß sie einseitig auftreten können und deshalb der chirurgischen Therapie zugänglich werden. Ihre klinische Erkenntnis verdanken wir den modernen urologischen Untersuchungsmethoden, die uns die Feststellung des anatomischen und funktionellen Zustandes jeder Niere für sich gestatten. Einleitend soll die allgemeine Symptomatologie dieser Gruppe von renalen Erkrankungen und sollen die Untersuchungsmethoden als Fortsetzung der Darstellung der Diagnostik der Blasenkrankheiten im Zusammenhang besprochen werden.

I. Allgemeiner Teil.

1. Allgemeine Symptomatologie.

a) Objektive Symptome.

Die objektiven |Symptome der chirurgischen |Nierenerkrankungen betreffen einmal Veränderungen in der Gestalt und der Größe der Niere und Veränderung ihrer Lage, dann die Veränderungen des Urins und endlich Veränderungen der Funktion. Die Veränderungen von Gestalt, Größe und Lage der Nieren werden im Zusammenhang mit den Untersuchungsmethoden besprochen werden. Die Veränderungen des Urins kommen zum Teil bei Besprechung der Blasenkrankheiten S. 1988 f. zur Erwähnung. Es handelt sich vor allem um pathologische Beimengungen, Blut, Eiter und Epithelien, die für die chirurgischen Nierenaffektionen in erster Linie in Frage kommen.

α) Mikroskopische Veränderungen des Urins.

Die **Hämaturie** ist ein sehr häufiges Symptom der chirurgischen Nierenaffektionen und kommt eigentlich bei sämtlichen gelegentlich vor. Sichere Anhaltspunkte, welche die Feststellung der Provenienz des Blutes ermöglichen, gibt es nicht. Nur wenn sich mikroskopisch im Urin Elemente finden, die sicher aus der Niere stammen, also Zylinder und insbesondere hämorrhagische Zylinder, darf man mit einiger Sicherheit auf den renalen Ursprung der Blutung schließen. Für alle anderen Fälle kann nur das Zystoskop uns darüber Aufschluß geben, woher die Blutung stammt. Es ist deshalb auch von großer Wichtigkeit im Moment der Blutung zystoskopisch zu untersuchen. Wenn es aus der Blase

blutet, ist es ja nicht immer möglich, Details zu sehen und die Ursache der
Blutung festzustellen, weil die Füllungsflüssigkeit in der Blase sich zu rasch
durch das Blut trübt. Aber für die renalen Blutungen ist der Moment
der Blutung die richtige Zeit zur Untersuchung, weil der aus dem
Ureter austretende blutige Urinstrahl uns die Seite feststellen läßt, aus welcher
das Blut stammt.

Im folgenden möchte ich eine kurze Übersicht geben über die renalen
Affektionen, die zur Blutung führen.

Am regelmäßigsten kommt Hämaturie bei Nierensteinen vor, in vielen Fällen
aber nicht so stark, daß die Blutung als solche makroskopisch zu erkennen ist, sondern es
besteht entweder nur eine ganz leichte, nubekulaartige Trübung des Urins, oder der Urin
setzt ein leichtes bräunliches Depot, das nur mikroskopisch als Blut zu erkennen ist. Die
Nierensteine können auch zu profusen Blutungen Veranlassung geben. In vielen Fällen
ist es charakteristisch, daß stärkere Blutungen nach körperlichen Anstrengungen auftreten.
Anamnestisch spielt aber beim Nierenkonkremente nicht die Blutung gewöhnlich die
Hauptrolle, sondern der Schmerz. Die Blutung stellen **wir** erst fest, wenn wir den Urin
mikroskopisch untersuchen, um zu erfahren, ob bei der Kolik die Niere eine Rolle spielt.
Anders verhalten sich die Nierentumoren; hier ist die Blutung in der Mehrzahl der Fälle
das erste Symptom und die Schmerzhaftigkeit kommt erst in zweiter Linie (s. S. 1944).
Die Blutung beim Tumor ist meist eine unregelmäßige, von jeder äußeren Beeinflussung
unabhängige. Sie setzt plötzlich und gelegentlich sehr heftig ein und kann ebenso unerwartet wieder aufhören. Oft blutet es in großen Intervallen und in der Zwischenzeit ist
der Urin ganz blutfrei. Zur Ausnahme zeigt die Blutung den Typus der Steinblutung.
Bei der Tuberkulose ist die Hämaturie ein fast konstanter Befund. Meist ist das
Blut allerdings nur mikroskopisch nachzuweisen und in den Anfangsstadien regelmäßiger
vorhanden als in den älteren Fällen. In den meisten Anamnesen von Patienten mit Nierentuberkulose hören wir aber etwas von Blutabscheidung mit dem Urin. In seltenen Fällen
kommen profuse Blutungen vor, und zwar meist im Frühstadium, manchmal als erstes
Symptom. Häufig stammen allerdings bei den Nierentuberkulosen wenigstens die von
bloßem Auge erkennbaren Blutungen aus der Blase.
Bei den akuten entzündlichen Prozessen der Niere und des Nierenbeckens
gehören die Blutungen, auch die mikroskopischen nicht zur Regel, hingegen findet man
sie nicht selten.
Bei den sogenannten essentiellen Blutungen und Blutungen aus nephritisch veränderten Nieren interessiert uns die Form der Blutung. Hier sind beide Typen vertreten,
die Massenblutung mit blutfreien Intervallen, also nach Art der Tumorblutung und die
mehr beständige Hämaturie. Bei den Retentionszuständen gehören Blutungen zu
den Ausnahmen, kommen aber vor.

Differentialdiagnostisch gegenüber der Blasenblutung hat die renale
Hämaturie in ihrem Auftreten nichts Charakteristisches. Auch Blasenblutungen
können unter den oben erwähnten Formen auftreten. Differentialdiagnostisch
lassen sich nur lange, regenwurmartige Gerinnsel verwerten, die sich als
Ausguß des Ureters gebildet haben. Es ist aber daran zu erinnern, daß auch
eine vesikale Hämaturie solche bis 30 cm lange Gerinnsel liefern kann, wenn
das Blut im Katheter gerinnt.

Wichtig zur Erkennung der Provenienz des Blutes sind die Symptome
(Nierenkoliken), welche die Hämaturie begleiten; aber nur positive; denn die
heftigsten renalen Blutungen mit Bildung der größten Koageln in der Blase
können ohne irgendwelche renale und nur mit vesikalen Symptomen (Retention,
Blasenschmerzen) verlaufen. Man muß sich dann vorstellen, daß das Blut
noch flüssig den Ureter passiert und erst in der Blase die Koageln bildet. Umgekehrt ist auch das Zusammentreffen von Nierenschmerz mit vesikaler Hämaturie möglich, so bei Blasentumoren, die das Ureterostium stenosieren, oder
bei der so häufigen Kombination von Nieren- und Blasentuberkulose. Die
Sicherheit über die Provenienz der Blutung kann also nicht die Anamnese
durch die Feststellung der subjektiven Symptome oder die Art der Blutung
geben, sondern allein die zystoskopische Untersuchung.

Das gleiche gilt für die **Pyurie.** Eiweißgehalt über $1^0/_{00}$ spricht für renale Albuminurie, aber nicht mit Sicherheit für renale Pyurie. Die Absonderung eines diluierten eitrigen Urins spricht für Mitbeteiligung der Nierenbecken oder der Niere am entzündlichen Prozeß, besonders dann, wenn das spezifische Gewicht unabhängig von der Größe der Flüssigkeitsaufnahme konstant ein geringes bleibt, aber auch nicht mit Sicherheit, denn Schrumpfniere und Zystitis in Kombination können die gleiche Erscheinung verursachen. Die Bedeutung der im Urin ausgeschiedenen **Epithelien** für die topische Diagnostik hat unter den Erkrankungen der Harnblase ihre Besprechung gefunden. Wiederholt sei nur, daß Nierenbecken, Ureter und Blase vom gleichen Übergangsepithel ausgekleidet sind.

Die bei entzündlichen Zuständen der Harnorgane festgestellten **Bakterienbefunde** sind von größter diagnostischer Wichtigkeit, gestatten aber im allgemeinen keine topisch-diagnostischen Schlüsse zu machen mit einer wichtigen Ausnahme, den Tuberkelbazillen. Der Befund von Tuberkelbazillen und von Eiter im Urin spricht mit Sicherheit für Nierentuberkulose, wenn nicht eine vom Genitaltraktus ausgehende Harnröhren-Blasentuberkulose vorliegt, eine Möglichkeit, die nur beim Manne in Erwägung zu ziehen ist. Bei vorhandener Genital-Blasentuberkulose ist aber immer an die so häufig vorkommende Mitbeteiligung der Niere zu denken und in dieser Richtung mit Zystoskop und Ureterkatheter zu suchen.

β) Veränderungen der Harnmenge.

Die **Polyurie.** Die Veränderungen der Harnmenge sollen nur soweit hier besprochen werden, als sie für die einseitigen oder chirurgischen Erkrankungen der Niere eine Rolle spielen und insofern sie sich an der Gesamtmenge des Urins äußern. Es handelt sich auf der einen Seite um Polyurie, auf der anderen um die Anurie. Die Ausscheidungsverhältnisse der einzelnen Niere im Verhältnis zum anderen Organ sollen mit der funktionellen Diagnostik zur Sprache kommen.

Die Polyurie kann entweder ein Zeichen von Minderwertigkeit der Nierensubstanz als Ganzes genommen sein (Hyposthenurie im Sinne von Korányi) und ist dann ein Symptom der geschädigten Nierenfunktion, oder sie kann rein reflektorisch sein, wobei die auslösende Ursache in den zentralen oder peripheren Harnorganen liegen kann, oder sie kann verursacht sein durch vorhergegangene Retention von Wasser und harnfähigen Substanzen als Folge mechanischer oder falscher Anurie oder Oligurie, wie diese besonders nach Einklemmung von Konkrementen oder nach Retention in Hydronephrosen zur Beobachtung kommen.

Die chronische Polyurie als Ausdruck geschädigter Nierenfunktion beobachtet man insbesondere bei doppelseitiger Pyelonephritis banalen oder tuberkulösen Ursprungs, bei doppelseitiger Hydronephrose, Steinniere usw. Sie kommt aber auch zur Beobachtung bei einseitiger Erkrankung, z. B. bei Nierentuberkulose und ist dann so zu erklären, daß zwar die eine Niere als Folge ihrer Erkrankung den diluierten Urin liefert, die andere aber als Folge reflektorischer Beeinflussung von der kranken Niere oder von der erkrankten Harnblase aus in ihrer Funktion in polyurischer Richtung beeinflußt wird. Eine solche Polyurie, die man sich zum Teil als reflektorisch durch Pollakurie bedingt denken, hauptsächlich aber durch Schädigung der Nieren durch Stauung erklären kann, kommt bei der Prostatahypertrophie, bei Strikturen und bei anderen Behinderungen des Urinabflusses in den peripheren Harnwegen vor. Durch Guyon, Féré u. a. ist gezeigt worden, daß der normale Mensch seine Nieren zur Polyurie anregen kann, wenn er, ohne Bedürfnis zu empfinden, die Blase häufig entleert, oder wenn bei ihm durch einen instrumentellen Eingriff in der Harnröhre oder Blase ein Reiz auf die Harnorgane ausgeübt wird. Auch allgemein bekannt ist die Tatsache, daß das Einführen des Ureterkatheters in den Harnleiter nicht allzuselten eine Polyurie der betreffenden Niere erzeugt.

Solche Beobachtungen führen nun hinüber zu den vorübergehenden Polyurien, wie wir sie nach Einklemmung von Steinen und nach Retention in Hydronephrosen sehen. In beiden Fällen handelt es sich um Ausscheidung von in den Geweben retinierter Flüssigkeit und harnfähigen Substanzen. Beim Stein ist das ohne weiteres einleuchtend. Wenn auch durch die Einklemmung nur eine Niere in ihrer Funktion behindert war, so war während dieser Zeit die andere doch reflektorisch beeinflußt. — Auch bei der Retention in Hydronephrosen — es handelt sich in diesen Fällen meist um kleine Hydronephrosen, wo der Inhalt weniger als 100 g beträgt —, ist die Polyurie, die der Lösung der Retention folgt, nicht sowohl auf Entleerung der Hydronephrose zurückzuführen, die sich wohl selten überhaupt leert, sondern auf Nachlassen der reflektorischen Beeinflussung der anderen, gesunden Niere.

Selten wird beobachtet, daß die Einklemmung einer Niere (Wanderniere) eine Polyurie erzeugt, die nach Reposition der Niere und Aufhören der Schmerzen verschwindet, wie das in einem Falle von Apolant beobachtet wurde.

Die Anurie. Wir beschäftigen uns hier nur mit der Obstruktionsanurie, bei der es sich nicht um Sistieren der Nierenfunktion infolge Erkrankung des Parenchyms handelt, sondern als Folge eines Verschlusses der ableitenden Harnwege. Wir verzichten darauf die Oligurie gesondert zu besprechen, da ihre leichteren Formen sich an den Grenzen des Normalen halten und ihre schweren zur Anurie hinüberführen. Man unterscheidet die hier zu besprechenden Anurien als falsche (Guyon) von den wahren, welche die Folgen von Parenchymerkrankungen der Niere sind.

Obstruktionsanurie kommt am häufigsten beim Nierenstein vor, der eine einseitige Anurie verursacht, wenn er sich im Ureter einklemmt; gewöhnlich wird aber auch die andere Niere in ihrer Funktion beeinflußt. Auf der kranken Seite stellen sich Ureterkrämpfe ein und die Sekretion der Niere geht weiter bis die peripheren Widerstände, die durch die Spannung des mit Harn gefüllten Ureters gebildet werden, so große sind, daß die Urinabsonderung aufhört. Es findet dann eine ödematöse Durchtränkung des Nierengewebes — oft auch des pararenalen Gewebes statt und ein Teil des Beckeninhalts scheint resorbiert zu werden, da man bei der Nephrotomie das Nierenbecken oberhalb des eingeklemmten Steines nicht immer erweitert findet, obschon hier auch periureterale Verwachsungen eine Rolle spielen können. — Die völlige Anurie entsteht, wenn entweder im Falle der Okklusion nur eine funktionierende Niere da ist, sei es daß angeborener Nierenmangel besteht, sei es daß die Funktion der anderen Niere durch Krankheitsprozesse zugrunde ging, oder wenn beide Harnleiter verschlossen werden, oder wenn reflektorisch die zweite Niere zum Sekretionsstillstand gebracht wird.

Die Frage der reflektorischen Anurie, die lange umstritten war, ist heute durch eine große Zahl klinischer und experimenteller Untersuchungen klarer gestellt, und ihr Vorkommen wird allgemein angenommen, allerdings mit der Beschränkung, daß meist nur solche Nieren reflektorisch anurisch werden, die anatomisch nicht absolut intakt sind (Israel). — Die reflektorische Anurie bildet ein Analogon zu anderen Formen von Anurie, so der hysterischen, die von Charcot beschrieben ist und bei der, wie man annimmt, als Folge von Krampf der Nierengefäße die Urinbildung tagelang fehlen kann. Auch reflektorisch von Traumen aus ist Anurie beobachtet worden (Nepweu zit. bei Blum) und bei der Frau von genitellen Leiden aus, wo die Beseitigung der genitellen Affektion die Nierentätigkeit wieder in Gang bringt. Der Reflex von einer Niere zur anderen scheint durch den Splanchnikus zu verlaufen, und es konnte auch in einem Falle von Neuwirt durch Splanchnikusanästhesie nach Kappis eine reflektorische Oligurie behoben werden.

Es liegen auch pathologisch-anatomische Befunde vor, die beweisen, daß bei Okklusion der einen Niere, die andere anurisch werden kann, ohne daß bei der histologischen Untersuchung irgendwelche gröberen Veränderungen gefunden wurden (Israel S. 331).

Aber nicht nur Steine können zu einseitiger und totaler Anurie führen, sondern auch Okklusionszustände in Hydronephrosen, Verstopfung des Ureters durch Gerinnsel und Durchwachsung des Ureters durch Karzinome besonders beim Uteruskarzinom. Die Verhältnisse entsprechen bei diesen Harnleiterverschlüssen durchaus dem, was für den Ureterverschluß durch Stein gesagt wurde. Auch hier die Möglichkeit der Anurie.

Sehr schön illustrieren Fälle von Israel die weiter oben gegebene Erklärung für die Polyurie nach Aufhören der Okklusion. In zwei Fällen wurde eine Retention in einer geschlossenen, Anurie resp. Oligurie bedingenden Hydronephrose operativ durch Nephrotomie beseitigt, so daß eine Entleerung des Hydronephroseninhaltes nach der Blase zu ausgeschlossen war. In beiden Fällen zeigte sich im Anschluß an die Operation Polyurie sowohl von seiten der gesunden als der operierten Niere.

Die Symptome und der Verlauf der Anurie sind sehr verschieden, je nach der Ursache der Okklusion. Schmerzen sind meist da, aber in ihrer Intensität sehr wechselnd. Meist nimmt ihre Stärke nach den ersten Tagen ab, wenn die Niere ihre Funktion eingestellt hat. Das Befinden kann dabei tagelang ein relativ gutes sein, dann kommen urämische Symptome, die manchmal nur ganz kurz dauern, und der Exitus tritt unter Versagen der Herzfunktion ein. In anderen Fällen sind die urämischen Symptome ausgesprochen, wie neuerdings wieder die Beobachtungen von Brasch und Chiari zeigen, so daß die Frage, ob zwischen Urämie und Urinämie ein prinzipieller Unterschied festgehalten werden soll, noch nicht definitiv zu beantworten ist.

Bei der sog. chirurgischen oder wahren Urämie sind die ersten Symptome meist Benommenheit, Kopfweh und Appetitlosigkeit, seltener Erregtheit. Häufig setzt eine tiefe Atmung schon relativ früh ein, die Reflexe werden verstärkt und es zeigen sich kleine Zuckungen in den Extremitäten, manchmal heftige nächtliche Wadenkrämpfe. Bald folgt diesen Symptomen eine tiefe Somnolenz, die bis zum Tode andauert. Der Reststickstoffgehalt des Blutes ist dabei stark vermehrt.

Bei Tieren ist die Anhäufung von Stickstoff im Organismus bei experimenteller (Nephrektomie) Anurie eine sehr große, und findet vor allem in den Muskeln statt. Die Menge des Reststickstoffs ist eine größere als in der gleichen Zeit von einem gleichschweren hungernden Tiere im Urin ausgeschieden wird; also vermehrter Eiweißzerfall (Becher). (Siehe auch das Kapitel über Anurie und Urämie bei Volhard.)

Die Anurie kann sehr lange bestehen, bevor sie zum Tode führt. Es kommen natürlich die Fälle hauptsächlich zur Publikation, bei denen es auf operativem oder anderem Wege gelungen ist, die Okklusion zu heben und den Kranken zu retten. Es sind Heilungen nach Anurie von 2—3 Wochen beschrieben worden; ob dann die geschädigte Niere sich wieder ganz erholt, erscheint zum mindesten fraglich. — Nach den Erfahrungen Israels wird vom 6. Tag ab die Wahrscheinlichkeit, den Anurischen durch einen operativen Eingriff zu retten, eine geringe, so daß Heilungen nach 8 Tagen und mehr zu den Ausnahmen gehören.

b) Subjektive Symptome.

Von den subjektiven Symptomen sind die reflektorisch auf die Blase übergeleiteten **Miktionsstörungen,** auf S. 1977 und 1981 dieses Bandes erwähnt. Es handelt sich um schmerzhafte Sensationen und um Vermehrung oder Erschwerung des Miktionsaktes hauptsächlich bei Nephrolithiasis, Tuberkulose, Wandernieren, aber gelegentlich auch bei allen anderen Nierenaffektionen unseres Kapitels. — Die Blasensymptome bei Nierenaffektionen haben also diagnostisch nur den Vorteil, daß sie uns auf die Harnorgane im allgemeinen hinweisen und sind mit ein Grund dazu, daß wir bei den Affektionen dieser Organe die Diagnose nur durch Zystoskopie und Ureterkatheterismus stellen können.

Diagnostisch viel wichtiger sind die **Nierenschmerzen,** insbesondere die Kolikschmerzen, denen eine große Bedeutung zukommt.

Die Lokalisation der Nierenschmerzen kann sehr eindeutig sein, wenn sie deutlich in die Nierengegend geschieht; die Schmerzen können aber auch irradiiert werden, besonders in der Richtung des Ureterverlaufs gegen die Blase, gegen die Hoden, oder die Schamlippen, seltener gegen den Magen oder nach oben in die Schulter. Nach unten strahlen sie gelegentlich bis ins Knie aus. Sehr wichtig ist es zu wissen, daß hier und da auch die gesunde Niere allein der Sitz des Schmerzes ist und relativ häufig in beiden Organen Schmerzen empfunden werden, wenn auch nur das eine krank ist. — Auffällig ist es auch, daß gewisse schwere Prozesse der Niere ganz ohne Schmerzen verlaufen, so fehlt der Schmerz sehr oft bei Nierentuberkulose und auch bei großen Steinen und bei Tumoren kann er fehlen.

Nach den Erfahrungen beim Ureterenkatheterismus sind es Dehnungen des Nierenbeckens und Spannungen der Kapsel, die Schmerzen verursachen. Nach Jungmann und Meyer enthalten die Nierenkapsel, das Bindegewebe der Nieren und das Nierenbecken sensible Fasern. Nach Durchschneidung des Rückenmarks in der Höhe des 8.—9. Dorsalsegmentes wird die Niere schmerzlos (Kappis).

In gewissen Fällen fehlt jeder Anhaltspunkt dafür, daß Schmerzen in der Bauchhöhle mit der Niere im Zusammenhang stehen. Nicht nur fehlen Veränderungen der Miktion, sondern es fehlt auch jede typische Lokalisation. Es sind das dann Schmerzen, die in die Magengegend oder in die Mitte des Abdomen verlegt werden und scheinbar durch eine Affektion des Magendarmkanals bedingt sind. Oft kommt noch dazu, daß solche Schmerzen sich mit intestinalen Symptomen (Magenstörungen, Verstopfungen, Aufgetriebensein usw.) kombinieren, so daß ihre Deutung eine ungemein schwierige wird.

Auch die Art der Schmerzen hat für die Niere nichts Charakteristisches; der Schmerz kann jeden möglichen Charakter haben und tritt auch in jeder Intensität auf, von Schmerzen, die eben nur als etwas Störendes empfunden werden, bis zu Schmerzparoxysmen, die zur Bewußtlosigkeit führen können. Mit diesen starken Schmerzanfällen, die sich unter der Form der Nierenkolik äußern, haben wir uns eingehender zu beschäftigen, da sie nicht nur eine Eigentümlichkeit der Steine sind, sondern eigentlich bei fast allen uns interessierenden Nierenaffektionen vorkommen können.

Nierenkolik. Die sogenannte Nierenkolik kann sowohl als erstes Symptom einer Nierenaffektion auftreten, oder auch als Steigerung schon vorhandener subjektiver Beschwerden. In ihrer Lokalisation, in der Irradiation der Schmerzen und in ihrer Intensität kennen wir alle die Variationen, die weiter oben für den Nierenschmerz kurz angedeutet wurden. Bei der Schilderung der einzelnen Krankheitszustände der Nieren, die Koliken verursachen, wird, soweit das möglich ist, versucht werden, das Eigentümliche des Anfalls für den jeweiligen Krankheitszustand hervorzuheben, hier soll hauptsächlich die Erklärung der Koliken versucht werden.

Am besten zu begreifen sind die Nierenschmerzen, die durch ein Abflußhindernis verursacht werden. Sie führen zu einer Ansammlung von Urin oberhalb des Abschlusses, welche Ureter und Becken oder nur das Becken und damit auch die Niere und die Kapsel über die Norm hinaus dehnt.

Wir können solche Schmerzen experimentell provozieren, wenn wir einen Harnleiterkatheter in Ureter oder Becken einführen und dann soviel Flüssigkeit einspritzen, daß die Kapazität des Beckens überschritten wird, vorausgesetzt, daß der Katheter dick genug ist, um den sofortigen Abfluß der Flüssigkeit zu hindern. Man beobachtet solche experimentelle Okklusionskoliken gelegentlich beim diagnostischen Ureterenkatheterismus, wenn der Ablauf durch den Katheter stockt, oder wenn dem Katheterismus ein Krampf der Uretermuskulatur oder eine starke Schwellung der Ureterschleimhaut folgt. Nicht selten folgen der Pyelographie mehr oder weniger starke Koliken.

Solche Koliken werden am häufigsten durch Steine verursacht, die im Anfangsteil oder im Verlaufe des Ureters sich einklemmen, durch Blutgerinnsel, die nur mit Mühe den Harnleiter passieren, durch Eiterbröckel und Fibrinflocken. Sie werden verursacht durch entzündliche Schwellung der Schleimhaut des Nierenbeckens und des Ureters, durch Abknickung des Harnleiters bei Verlagerung der Niere, oder durch äußere schnürende oder drückende pathologische Veränderungen wie peripelvische oder periureteritische Adhäsionen, Entzündungszustände, Tumoren usw. Die Retention im Nierenbecken kann dabei eine sehr kleine sein.

Ich habe in zwei Fällen bei Ureterstenosen unbekannter Natur (wohl Schnürung durch paraureteritische Entzündung) im Momente heftigster Kolik, die in beiden Fällen mehr an Darm- als an Nierenokklusion erinnerte und mit heftigem Brechen einherging, mit der Uretersonde nur 15—20 ccm Urin entleeren können und sah darauf den Kolikanfall sofort aufhören. Das erklärt sich durch die Tatsache, daß die Kapazität des Nierenbeckens unter normalen Verhältnissen eine minimale ist und oft nicht einmal 5 ccm beträgt.

Es kommen aber auch Nierenkoliken ohne Okklusion vor, die also nicht durch Urinretention zu erklären sind. Für diese Fälle muß man sich die Entstehung der Schmerzen durch plötzliche Volumzunahme der Nierensubstanz selbst und dadurch bedingte Spannung der Kapsel erklären. Bei der akuten Nephritis, der Nephritis apostematosa, bei Blutungen ins Nierenparenchym ist das ohne weiteres denkbar. Für andere Fälle sind wir gezwungen, zirkulatorische Verhältnisse anzunehmen und uns die Spannung der Kapsel durch akute, starke Hyperämie der Niere zu erklären (angioneurotische Kolik). Hierher gehören die Koliken bei Arteriosklerose, bei chronischer schwieliger Perinephritis, bei sog. Nierenneuralgien, bei Embolie der Arteria renalis, bei beginnender Nierentuberkulose, bei Wandernieren.

Die Kolikanfälle, die bei Wanderniere vorkommen, sind verschiedenen Erklärungsarten zugänglich. Man vermutet für einen Teil der Fälle Stauung des Urins durch Abknickung des Ureters, für einen anderen Teil die sog. Niereneinklemmung und denkt an Stieldrehung mit konsekutiver venöser Stase oder an Zerrung der Nerven mit zirkulatorischen zur Kongestion führenden Störungen (Landau).

Bei einem Fall von Wanderniere hatte ich Gelegenheit, im Moment der Kolik das Nierenbecken zu sondieren; der Abfluß war ein durchaus normaler, es bestand keine Retention.

Bei den Nierentumoren sind für die Entstehung von Schmerzen und Koliken jedenfalls noch mehr Möglichkeiten vorhanden. Neben Okklusionszuständen durch Blutgerinnsel kommen einfache Kongestionen in Betracht und dann das Wachstum des Tumors als solches und Blutungen in den Tumor hinein.

Die diagnostische Bedeutung der Nierenschmerzen ist häufig eine sehr große; sie läßt uns die vermutete Nierenaffektion richtig lokalisieren und macht uns bei Veränderungen des Urins mit Blasenbeschwerden an die Niere denken. Die Tatsache, daß bei der Tuberkulose der Harnwege Nierenschmerzen eigentlich die Ausnahme sind und daß die Blasensymptome so sehr im Vordergrunde stehen, erklärt uns die späte Erkenntnis über den Entwicklungsgang dieser Erkrankung. So war es möglich, daß bis zur Entdeckung des Ureterenkatheterismus die Lokalisation in der Blase für die primäre und die in der Niere für die sekundäre gehalten werden konnte, während wir heute wissen, daß das Umgekehrte der Fall ist.

Für die diagnostische Verwertung der Nierenschmerzen ist es auf der anderen Seite hinderlich, daß die Lokalisation und der Charakter der Schmerzen oft so undeutlich sind, daß Nierenschmerzen und Nierenkoliken oft auf andere Organe bezogen werden.

2. Allgemeine Diagnostik.

Die Diagnostik der einseitigen Nierenerkrankungen fordert Methoden, die gestatten, den anatomischen Zustand und die Funktion jeder Niere für sich festzustellen. Nur so gelingt die Diagnose der Nierenerkrankungen, die einseitig auftretend weder durch Schmerzen noch durch Veränderung des palpatorischen Nierenbefundes sich bemerkbar machen, und nur auf Grund dieser Diagnostik hat sich die moderne Behandlung der chirurgischen Nierenerkrankungen entwickelt. Die Besprechung der klinischen objektiven und subjektiven Symptome der Erkrankungen der Harnorgane lehrt uns, daß einmal viele pathologische Veränderungen dieser Organe ohne typische Anzeichen verlaufen, daß anderseits Erkrankungen von Nachbarorganen sich symptomatisch unter dem Bilde von solchen der Harnorgane äußern und daß endlich auch in den Fällen, wo die Symptome mit Sicherheit eine Erkrankung der Harnorgane anzeigen, aus diesen Symptomen die Entscheidung, ob der obere oder untere Abschnitt des uropoetischen Systems Sitz der Erkrankung sei, oft unmöglich ist.

Bei Besprechung der allgemeinen Symptomatologie der Krankheiten der Harnorgane ist auch über die diagnostische Bedeutung der subjektiven Symptome und der Veränderungen des Harns das Nötigste angedeutet worden. Ein weiteres Eingehen auf diese Punkte scheint unnötig, da heutzutage für jeden Fall, der eine exakte Diagnose verlangt, die modernen Untersuchungsmethoden in Frage kommen. Es sei nur noch kurz des palpatorischen Befundes Erwähnung getan, da die Erkennung einzelner krankhafter Zustände der Niere allein durch die manuelle Untersuchung möglich ist.

a) Palpation.

Die Palpation der Nieren führen wir gewöhnlich bimanuell in Rückenlage des Kranken aus; manchmal kann halbe oder ganze Seitenlage oder Knie-Ellenbogenlage nützlich sein; für die Erkennung der Wanderniere ist die Untersuchung im Stehen oft von Vorteil. Hauptsache dabei ist, daß der Kranke seine Muskulatur entspanne. Unter Ballotement rénal versteht man das Palpationsgefühl, das ein beweglicher, zu tief gelagerter Nierentumor gibt, wenn man ihm mit der einen Hand von der Lumbalgegend her einen Stoß versetzt, den man mit der flach auf den Bauch unterhalb des Rippenbogens aufgesetzten anderen Hand auffängt. Das Resultat der palpatorischen Untersuchung kann der Nachweis einer verlagerten, einer vergrößerten, einer beweglichen oder unbeweglichen, einer in ihrer Form oder in ihrer Konsistenz veränderten Niere sein. Es sind das oft wertvolle Aufschlüsse, die in Kombination mit den anderen Symptomen von diagnostischer Bedeutung sein können, aber nur in Übereinstimmung mit den funktionellen Untersuchungsbefunden zwingende Schlüsse gestatten. Auch vergrößerte und schwer erkrankte Nieren (Stein, Tuberkulose, Tumor) sind oft gar nicht zu fühlen, sei es, daß der Kranke zu fettleibig ist, sei es, daß er seine Muskeln nicht entspannen kann, sei es, daß die Niere unter dem Rippenbogen versteckt liegt. Anderseits kann mit dem Nachweis eines Tumors der Beweis, daß es sich um die Niere handle, noch nicht erbracht sein (Gallenblase, Milz usw.), oder die Frage offen bleiben, ob die vergrößerte Niere einem kranken oder dem gesunden hypertrophischen Organ entspricht.

b) Die Bedeutung der Zystoskopie für die Diagnostik der Nierenerkrankungen.

Bei der Besprechung der Diagnose der Blasenkrankheiten hat die Zystoskopie, soweit sie für die Erkennung der Blasenkrankheiten eine Bedeutung hat, ihre Besprechung gefunden. Dort sind auch die Bedingungen angegeben, die von seiten der Harnröhre und der Blase erfüllt sein müssen, damit diese Methode überhaupt zur Verwendung kommen kann.

Bei der Erkennung der Nierenerkrankungen durch das Zystoskop handelt es sich in erster Linie um die Beantwortung der Frage, ob die Blase oder die Niere, oder ob beide Organe Sitz der Erkrankung seien. Meist ist dabei die Entscheidung nötig, ob Eiter oder Blut, die sich im Urin finden, aus den oberen oder unteren Harnwegen stammen. Diese Feststellung kann sehr einfach sein, wenn wir bei einer Hämaturie oder Pyurie die Blase normal finden und beobachten können, wie aus der einen Harnleitermündung Blut oder Eiter heraustritt. Das Blut kann entweder dem Urin beigemischt sein und dem in Intervallen aus dem Ureterostium austretenden Urin eine braune oder blutige Färbung verleihen, oder das Blut kann, wenn die renale Hämaturie sehr stark ist und die Urinsekretion eine geringe, in Form von flüssigem Blut aus dem Ureter herauslaufen oder in Form von Koageln an dessen Mündung erscheinen.

Bei der Pyurie können die Verhältnisse ähnliche sein. Entweder ist der Urinstrahl trübe, oder der Eiter läuft im Strom aus der Uretermündung heraus.

In Fällen, wo die Blut- oder Eiterbeimengung zum Urin eine geringere ist, liegen die Verhältnisse komplizierter, da hier zystoskopisch nicht sofort zu sehen ist, von welcher Niere die pathologischen Bestandteile kommen. Das gleiche gilt, wenn die Blase sich krank findet, aber der Verdacht, daß die Niere auch krank sei, besteht. Für diese Fälle kommt der Ureterkatheterismus in Frage.

Weiterhin gibt uns das Zystoskop wertvolle nierendiagnostische Aufschlüsse durch Feststellung des anatomischen Verhaltens der Uretermündung. Bei Eiterung aus den Nieren erkrankt mit Vorliebe die Blasenseite, die der kranken Niere entspricht und am ausgesprochensten die Uretermündung selbst. Das gilt in erster Linie für die Tuberkulose. In einer großen Zahl von Nierentuberkulosefällen können wir allein schon durch die Zystoskopie die Diagnose der kranken Niere machen. Nicht nur, daß wir aus den typischen tuberkulösen Veränderungen der Blase (s. S. 2011) überhaupt die Tuberkulose als solche erkennen, sondern daß wir auch sofort feststellen, welche Niere die kranke ist.

Die Tuberkulose lokalisiert sich sehr frühe am vesikalen Ureterostium und macht hier typische Veränderungen. In frühen Fällen sieht man oft nur Hyperämie, Rötung und Lockerung oder Ödem der Schleimhaut, oder man beobachtet einzelne Tuberkelknötchen. Späterhin entwickeln sich durch Zerfall Ulzerationen und Erweiterung des Ostiums, dazu kommen Narben, Bildung von Granulationen und Oedema bullosum. Wenn der Ureter stark erkrankt ist und sich narbige Prozesse um denselben bilden, wird die Einmündungsgegend des Harnleiters retrahiert und in der Richtung des Harnleiters ausgezogen. In Fällen sehr alter Tuberkulose überwiegen in der Blase manchmal die Rückbildungsprozesse in Form von Narbenbildung. Typisch zeigt dann die der kranken Niere entsprechende Blasenseite deutliche Schrumpfung, gelegentlich springen starke Narbenzüge ins Blaseninnere vor, die Uretermündung bildet ein scharf umrandetes Loch und die Mündung des anderen Harnleiters ist durch den Retraktionsprozeß im Blasenboden gegen die Mittellinie zu herübergezogen (s. Abb. 19 und 20, S. 1905 und Abb. 21, S. 1909).

Auch bei anderen eitrigen Nierenaffektionen zeigt die Schleimhaut der Blase in der Umgebung der Uretermündung Veränderungen. Beim Nierenstein kann gelegentlich ein Offenstehen des Harnleterostiums beobachtet werden, wenn das Konkrement im unteren Ende des Ureters festgeklemmt ist. Wenn der Stein im vesikalen Ureterteil sitzt, so kann der Ureterwulst tumorartig aufgetrieben sein und Blutungen aufweisen oder das Konkrement kann in der Harnleitermündung selbst sichtbar werden.

Von großer Wichtigkeit ist auch die Feststellung, daß zwei Uretermündungen vorhanden sind. Nicht so selten ist der einseitige Nierenmangel, und Einzelnieren erkranken besonders häufig, so daß Einnierige nicht so selten zur Untersuchung und Beobachtung kommen (s. S. 1853). In der Mehrzahl der Fälle gelingt schon zystoskopisch der Nachweis, daß eine Niere fehlt, wenn auch die zugehörige Uretermündung mangelt. In den Fällen allerdings, in welchen die letztere vorhanden ist, kann nur durch den Nachweis der mangelnden Funktion festgestellt werden, daß auf der einen Seite die Niere fehlt.

Damit kommen wir zur Besprechung der Bedeutung der Zystoskopie für die Erkennung der Nierenfunktion. Aus der Tatsache, daß wir den Austritt von Urin aus einer Uretermündung beobachten können, schließen wir, daß der Uretermündung eine funktionierende Niere entspricht, wobei allerdings Aufschluß über die Qualität der Funktion noch nicht erhalten ist. In nicht so seltenen Fällen genügt dieser Nachweis unseren diagnostischen Bedürfnissen. In der Mehrzahl der Fälle verlangen wir allerdings eingehendere Kenntnisse über die Funktion einer Niere, die uns auch das Zystoskop gelegentlich geben kann, wenn wir die Zystoskopie mit der intramuskulären oder intravenösen Injektion eines Farbstoffes kombinieren, dessen Ausscheidungsverhältnisse durch die Nieren uns bekannt sind. Man hatte früher zu diesem Zwecke Methylenblau und Rosanilin benützt und braucht heute fast ausschließlich Indigokarmin nach Voelcker und Joseph, welche diese Untersuchungs- methode Chromozystoskopie genannt haben.

Man benützt nach den obengenannten Autoren eine $4^0/_0$ige Lösung von Indigokarmin in physiologischer Kochsalzlösung und spritzt davon 4 ccm intramuskulär ein. Nach 6—10 Minuten beginnt aus einer normalen Niere die Ausscheidung des Farbstoffs, was am Austritt eines blaugefärbten Harnstrahls aus der Uretermündung zu erkennen ist. Wenn beide Nieren normal sind, so fällt der Beginn der Farbausscheidung an beiden Ostien auf den gleichen Moment. Bei der Vornahme der Chromozystoskopie muß man dafür sorgen, daß der Urin konzentriert ausgeschieden werde, was man durch Regelung der Flüssigkeits- aufnahme bei dem zu Untersuchenden leicht erreichen kann, da die Farbausscheidung, wenn sie konzentriert geschieht, viel leichter zu erkennen ist. Es kann das Indigokarmin auch intravenös eingespritzt werden; der Farbstoff erscheint dann schon nach 2 Minuten im Urin. Von kompetenter Seite wird der Methode der Einwand, nicht ganz ungefährlich zu sein, gemacht (Casper, Wildbolz).

Der Wert der Methode ist ein beschränkter; sie dient zur Orientierung über die Nierenfunktion. Wir werden sie z. B. gebrauchen, um vor der Operation eines radiographisch nachgewiesenen Nierensteins uns über die Anwesenheit und Funktion der anderen Niere zu vergewissern. Wir werden sie anwenden, wenn es sich darum handelt, bei einem Tumor im linken Hypochondrium die Differentialdiagnose zwischen Nieren- und Milzgeschwulst zu stellen. Von großem Vorteil kann sie manchmal sein, wenn es sich darum handelt, versteckte Uretermündungen aufzufinden, wenigstens dann, wenn diese gut funktionieren- den Nieren entsprechen. Dann gibt der Ort, wo die blaue Urinwolke aufsteigt, die Stelle an, wo das Harnleiterostium zu finden ist. In Blasen mit normaler blasser Schleimhaut ist es leicht, die blaue Farbe zu erkennen, wenn aber starke zystitische Veränderungen vorhanden sind, so hebt sich der oft schwach gefärbte ureterale Urinstrahl schlecht von dem dunkelroten Grund ab, und damit verliert die Beurteilung der Farbausscheidung an Sicherheit.

c) Die Bedeutung des Ureterenkatheterismus für die Feststellung des anatomischen Zustandes der Nieren.

Für die Technik des Ureterenkatheterismus sei auf die Lehrbücher der Zystoskopie verwiesen. Grundbedingung für die Ausführbarkeit dieser Untersuchungsmethode ist die Möglichkeit der Zystoskopie. Die Bedingungen, die dafür erfüllt sein müssen, sind auf S. 1993 angegeben. Auch dann, wenn die Zystoskopie ausführbar ist, stellen sich gelegentlich an der Uretermündung der Einführung der Katheter in die Harnleiter noch Hindernisse entgegen, wie narbige Stenosen, Granulationen, Falten usw., in denen der Ureterkatheter sich fängt. — Je nach dem Zweck der Untersuchung sondiert man nur einen Harnleiter oder beide zu gleicher Zeit. Besonders für die funktionelle Nieren- untersuchung ist die gleichzeitige Gewinnung des Urins aus beiden Nieren nötig.

Der Ureterkatheter wird bei gewöhnlichen Untersuchungen zum Auffangen des Harns 5—10 cm weit in den Harnleiter vorgeschoben. Nur dann, wenn wir entweder den Ureter in seinem ganzen Verlauf untersuchen wollen, oder

das Nierenbecken sondieren müssen, führen wir den Katheter weiter in die
Höhe.

So leicht der Ureterkatheterismus bei normaler Blase, besonders bei der
Frau, sein kann, so schwierig ist er oft beim Manne und bei kranker Blase. Bei
Kindern wachsen die Schwierigkeiten, besonders bei Knaben, bei denen das
Kaliber der Urethra erst vom 8. bis 10. Jahre ab die Einführung der Instrumente
erlaubt; bei Mädchen ist die Methode schon im zartesten Alter anwendbar. —
Bei Kindern, speziell bei Knaben, ist die Narkose nötig, während sie bei Erwachsenen nur in seltenen Ausnahmefällen in Frage kommen wird, da eine sakrale
oder parasakrale Anästhesie genügende Unempfindlichkeit und Dehnbarkeit
der Blase gibt. In erfahrenen Händen wohnt der Methode kaum eine Gefahr
inne. Die Möglichkeit der Ureterverletzung besteht nicht; die Infektion des
Ureters kommt wohl kaum vor, wenn mit aller Vorsicht gearbeitet wird. Auch
bei der Tuberkulose, bei welcher die Furcht, aus einer tuberkulösen Blase eine
gesunde Niere zu infizieren ja nicht unbegründet erscheint, hat die allgemeine
Erfahrung gelehrt, daß solche Infektionen kaum vorkommen.

Es ist versucht worden, den Ureterenkatheterismus durch andere Methoden zu ersetzen
und schon vor der Einführung des Ureterenkatheterismus hat man sich bestrebt, auf andere
Art den Urin von jeder Niere zu gewinnen. Von solchen Versuchen sei das Prinzip der **Harnscheider** erwähnt. Heute kommen höchstens noch die Instrumente von Cathelin und von
Luys zur Verwendung, mit denen man im Blaseninnern zwischen den zwei Uretermündungen
eine Membran aufspannen kann, welche den getrennten Ablauf des Urins von jeder Niere
nach außen veranlassen soll. — Der Methode hängt viel Unsicherheit an, weil man nie weiß,
ob die Trennung in der Blase wirklich eine richtige ist, und weil bei kranker Blase (z. B.
Tuberkulose) auch aus der Blase Entzündungsprodukte zum Nierenharn hinzugelangen
können, wodurch dann das Resultat ein unsicheres wird. — Auch die Anwendung der Instrumente ist keine leichte, so daß diese nur in geübte Hände gehören, die auch den Katheterismus ausführen können. Unter allen Umständen ist an die mit dem Harnscheider erhaltenen
Resultate strengste Kritik zu legen, ehe sie die Indikation für folgenschwere therapeutische
Eingriffe geben dürfen.

Durch den Ureterenkatheterismus erhalten wir Aufschlüsse über das anatomische Verhalten von Harnleiter, Nierenbecken und Niere und über die Nierenfunktion.

Für das anatomische Verhalten der oberen Harnwege kommt in erster
Linie die chemische und mikroskopische und die bakteriologische Unter-
suchung des Urins in Betracht im Vergleich zu den Ergebnissen, die uns diese
Untersuchungen für den Gesamtharn ergaben. In der Regel finden wir den
Urin aus normalen Nieren ohne Eiweiß und ohne mikroskopische Bestand-
teile. Oft finden wir aber im Katheterurin aus einer normalen Niere Blut-
zellen und Epithelzellen. Die letzteren werden bei der Einführung des
Katheters von der Ureterwand losgestreift und können sich auch, wenn der
Katheter liegt, durch die peristaltischen Bewegungen des Harnleiters loslösen.
Das gleiche gilt auch von den roten Blutzellen, die entweder schon zu Anfang
der Gewinnung des Nierenharns sich finden, oder erst im Laufe der Untersuchung sich dem Urin beimengen. Nach Casper finden sich etwa in der
Hälfte der normalen Fälle Blutzellen im Katheterurin. Blutkörperchen können
also nur dann eine diagnostische Bedeutung erlangen, wenn sich solche schon
im Gesamtharn finden. — Man vermeidet solche artefiziellen Blutungen einmal
durch sehr zartes Manipulieren mit dem Katheter und dann dadurch, daß man
den Katheter, wenn es blutet, weiter nach oben schiebt. Unter allen Umständen
ist bei der Deutung eines Blutbefundes im Ureterkatheterurin sehr kritisch zu
verfahren und nur bei Verwertung aller Anhaltspunkte, die sich aus Anamnese,
Zystoskopie, Palpation und Funktionsprüfung ergeben, eine zwingende Diagnose
möglich.

Für den Eiter- und Bakterienbefund liegen die Verhältnisse einfacher. Hier ist Verwechslung nicht möglich. Das gleiche gilt von Zylindern und evtl. anderen Nierenbestandteilen und vom Eiweiß.

Der Ureterkatheter gibt uns weiterhin Anhaltspunkte über das anatomische Verhalten des Ureters, seine Länge, seinen Verlauf, über evtl.

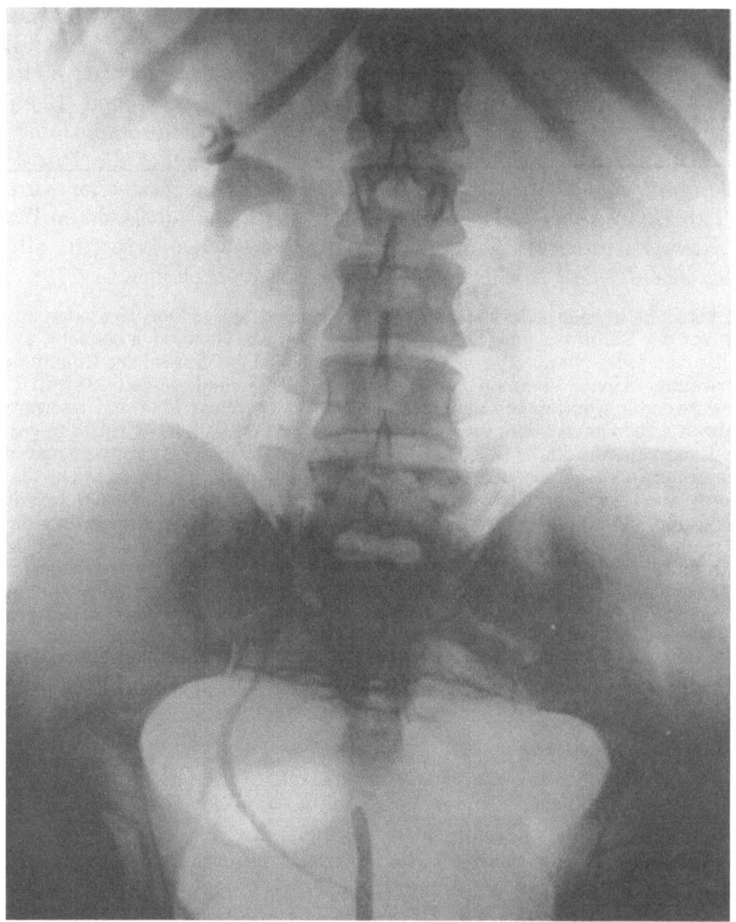

Abb. 1. Pyelo-Ureterographie mit Umbrenal. 35 jährige Frau.

Hindernisse in demselben. — Wie oben schon angeführt, kann die eine Uretermündung bei Einnierigen fehlen; die Mündung kann aber auch vorhanden sein und in einen blindendigenden Harnleiter führen. Der Ureterkatheter wird uns über diese Verhältnisse aufklären, ebenso über Narbenstenosen und Steinokklusionen, die wir dann annehmen dürfen, wenn der Ureterkatheter bei fehlender Nierenfunktion und entsprechenden Symptomen an der gleichen Stelle immer auf ein Hindernis stößt. Die Länge des Harnleiters bestimmen wir durch Messung der Distanz vom Ureterostium bis zu dem Punkt, wo wir den Katheter nicht mehr vorschieben können und wo eine kontinuierliche Urinsekretion beginnt; die normale Ureterlänge beträgt etwa 30 cm. Bei Tiefstand

der Niere und kurzem Ureter (ektopische Niere und nicht Wanderniere) beträgt
die Ureterlänge entsprechend weniger.

Von großem Vorteil ist es, die Uretersondage mit der Röntgenphotographie zu kombinieren (Loewenhardt, Schmidt und Kolischer), wenn

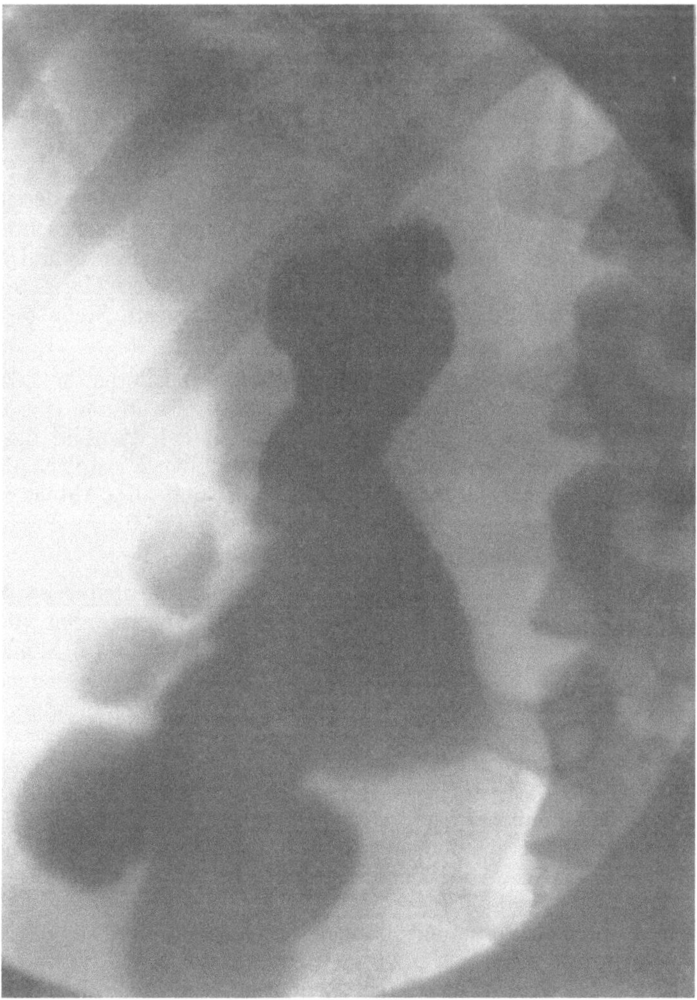

Abb. 2. Pyelographische Aufnahme. Infizierte Hydronephrose bei 26jähriger
Patientin. Kapazität des Nierenbeckens 150 ccm.

man den Ureterverlauf genau feststellen will. Man verwendet dazu mit Mennige
imprägnierte Ureterkatheter, die für Röntgenstrahlen undurchlässig sind. Man
kann auch, wie für die Pyelographie, Ureterkatheter und Ureter mit einer Kontrastflüssigkeit füllen (s. unten S. 1840). Es wird so auch möglich, Schatten,
die auf Steine verdächtig sind und im Ureterverlauf sitzen, richtig zu lokalisieren
und sie von außerhalb des Ureters liegenden, schattengebenden Veränderungen
(verkalkte Drüsen, Phlebolithen usw.) zu unterscheiden.

Für die Untersuchung des Nierenbeckens ist die Sondage desselben unerläßlich; wir erhalten durch den Katheter den Inhalt des Nierenbeckens zur histologischen Untersuchung auf Eiter, Blut usw. und erfahren vor allem, ob eine Retention im Nierenbecken besteht und von welcher Größe sie ist. Wenn wir ein normales Nierenbecken sondieren, so tropft der Urin kontinuierlicher ab als aus dem Harnleiter, aber oft auch intermittierend, wie aus diesem, wenn nicht eine Retention vorhanden ist. Ist diese vorhanden, dann wird der Ablauf ein reger bis das Nierenbecken sich geleert hat; die Menge des so entleerten Urins gibt die Größe der Retention im Becken. Wenn wir nun durch den Ureterkatheter Flüssigkeit einspritzen, bis der zu Untersuchende Druck in der Nierengegend äußert, messen wir die Kapazität des Nierenbeckens (Eichung des Nierenbeckens). Bei normalem Becken beträgt die Kapazität etwa 5 g, bei erweitertem Becken stimmt sie ungefähr mit dem Residualharn überein. Wenn es sich nicht nur um Erweiterung des Beckens, sondern auch um eine solche des Ureters handelt, dann beginnt der kontinuierliche Urinabfluß schon weiter unten, während wir den Katheter durch den Harnleiter in die Höhe schieben, und zwar sofort, wenn wir die stenosierte Stelle des Ureters überschritten haben (Hydro-Ureter).

Wenn wir statt Borwasser oder einer anderen indifferenten Lösung zur Füllung des Nierenbeckens eine Kontrastflüssigkeit benützen und eine Röntgenaufnahme der Niere machen, so bekommen wir ein Schattenbild des Nierenbeckens, das uns dessen Form aufs genaueste darstellt. Pyelographie nach Voelcker und v. Lichtenberg (s. Abb. 1 u. 2 und die Abbildung unter Hydronephrose).

d) Röntgendiagnostik, Pyelographie.

Für die Röntgenuntersuchung der Nieren und der Harnleiter ist die Übersichtsaufnahme das Richtigste; sie zeigt uns in sehr vielen Fällen die Größe, Form und Lage der Nieren und beantwortet uns die Frage, ob Konkremente vorhanden sind. Die Übersichtsaufnahme soll immer die Blasengegend einschließen, da Uretersteine mit Nierensymptomen häufig im untersten Ureterabschnitt sitzen.

Über die Vorbereitung zu diesen Aufnahmen sind die Meinungen geteilt. Die einen führen die Patienten von oben ab und geben ihnen Kohle, um die Gase im Dickdarm möglichst zu beseitigen, andere lassen nur den Enddarm durch ein Klysma entleeren, da sie die Beobachtung machen, daß bei dieser Vorbereitung die Gasblasen im Dickdarm seltener sind. Ich persönlich verfahre nach der letzteren Methode.

Die Aufschlüsse, welche die gewöhnliche Aufnahme ergibt, hängen natürlich von der Güte des Radiogramms ab, die wiederum durch die Vollkommenheit der Technik und die Konstitution der Patienten bestimmt wird. Diese Aufschlüsse dürfen aber nur im Zusammenhang mit den übrigen Befunden verwertet werden. Diese Aufschlüsse können sehr wertvoll sein. Am wertvollsten ist der Nachweis von Steinen in der Niere oder im Ureter.

Von ganz besonderer Bedeutung für die Diagnostik der chirurgischen Nierenkrankheiten sind die Aufnahmen mit Kontrastfüllung der Ureteren und der Nierenbecken, die von v. Lichtenberg und Voelcker erfunden worden sind.

Pyelographie und Ureterographie.

Zur Pyelographie werden dünne Ureterkatheter (Nr. 4) möglichst hoch eingeführt und dann die Kontrastflüssigkeit eingespritzt. Man benützt heute fast ausschließlich entweder Jodlithium in Form des Umbrenals oder eine 20—25$^0/_0$ Bromnatriumlösung. Umbrenal gibt die stärkeren Kontraste, reizt aber mehr als das Bromnatrium, das immer gut brauchbare Bilder gibt. Als neues Kontrastmittel empfiehlt sich das Uroselektan in etwa $40^0/_0$ Lösung. Das Mittel ist für die Harnwege ganz reizlos (Praetorius). Die Menge der Kontrastmittel, die man injiziert, hängt von der Weite des Nierenbeckens ab, die man bei einer früheren Katheterisierung oder vor der Pyelographie erfahren kann, wenn man den Beckeninhalt durch den Katheter abtropfen läßt. Man soll immer nur soviel von der Kontrastflüssigkeit einspritzen, als der Patient ohne Spannung erträgt, und sobald vom Patienten die ersten unangenehmen Sensationen gemeldet werden, die Aufnahme machen. Nach der Aufnahme läßt man die Füllungsflüssigkeit durch den Katheter abtropfen. (Abb. 1 zeigt die Aufnahme eines mit $2^1/_2$ ccm Umbrenal gefüllten Nierenbeckens und Harnleiters.)

Nach dieser Methode erhält man gewöhnlich ein Bild des Nierenbeckens und des Ureters. Ist eine Hydronephrose vorhanden, so bleibt oft die ganze Kontrastflüssigkeit im Becken, und der Ureter ist nur durch die Abbildung des Katheters markiert. Will man in solchen Fällen den Ureter auch darstellen, so muß man den Katheter gegen das untere Harnleiterende zurückziehen und den Ureter retrograd füllen.

Man macht die Füllung von Nierenbecken und Ureter auch mit Luft oder mit Sauerstoff (v. Lichtenberg und Dietlen), aber die Methode hat der Kontrastflüssigkeitsfüllung gegenüber eigentlich nur bei Steinen einen Vorteil, die eventuell in einem gasförmigen Kontrastmedium besser sichtbar werden.

In einzelnen Fällen ist es auch wertvoll, die Entleerung des Beckens und die Tätigkeit des Ureters vor dem Röntgenschirm zu beobachten (Pyeloradioskopie). Bei Wandernieren geben Aufnahmen am liegenden und stehenden Patienten oft sehr instruktive Aufschlüsse (s. Abb. 11 a und b, S. 1874).

Wenn der Verschluß der Ureteren ein insuffizienter ist, und man füllt die Blase mit einer Kontrastflüssigkeit, so steigt diese retrograd in die Ureteren und in die Nierenbecken hinauf (Ureterreflex), und man erhält dann bei der Röntgenaufnahme der Blase zufällig zugleich auch ein Bild der Harnleiter und Nierenbecken. — Dieser Zustand kommt bei Nierentuberkulose, bei angeborenen Anomalien, bei Insuffizientwerden des Ureterverschlusses durch periphere Abflußhinderungen vor.

Schon seit längerer Zeit hat man auch versucht, die zur Darstellung der ableitenden Harnwege nötige Kontrastsubstanz auf dem Blutwege in diese zu bringen: intravenöse Pyelographie (Roseno). Mit der Darstellung des Uroselektans (v. Lichtenberg und Swick [Natriumsalz der 2-Oxo-5-Jodpyridin-N-Essigsäure]), das einen Jodgehalt von $42^0/_0$ hat und in der Menge von 40 g in etwa 120 ccm Wasser gelöst beim Erwachsenen intravenös eingespritzt werden kann, scheint das Problem eine Lösung gefunden zu haben. — $85—95^0/_0$ der Substanz werden in unveränderter Form durch den Urin ausgeschieden, und zwar abhängig von der Funktion der Nieren. Man macht eine Röntgenaufnahme 10—15 Minuten nach Einverleibung des Mittels, eine zweite nach 30—40 Minuten, bei schlechter Nierenfunktion eine dritte nach 2 bis 3 Stunden. Man bekommt ein Bild des Nierenbeckens, der Harnleiter und der Blase und zu gleicher Zeit auch Aufschluß über die Nierenfunktion. Das Uroselektan liefert also zweierlei: anatomische und funktionelle Aufschlüsse[1]. — Funktionslose Nieren lassen sich durch die Methode nicht darstellen. Sehr bewährt hat sich die Methode schon bei Kindern, hauptsächlich Knaben, bei welchen die Füllung des Harnsystems von unten oft auf große Schwierigkeiten stößt (Drachter). Es ist bestimmt zu erwarten, daß die intravenöse Methode die Pyelographie zu einer noch viel mehr verwendeten klinischen Untersuchungsmethode machen wird.

---

[1] Gissel, Münch. med. Wschr. **1930**, Nr 21.

Die Ergebnisse der Röntgenuntersuchung. Die diagnostischen Aufschlüsse, welche die Übersichtsaufnahme gibt, sind weiter oben angedeutet worden. Sehr wichtig ist die Differentialdiagnose zwischen Konkrementen der Harnwege und Schatten anderer Natur: verkalkte Drüsen, Phlebolithen, Beckenflecke, Fremdkörper im Darm usw. Wenn man bei der Röntgenaufnahme einen schattengebenden Ureterkatheter einlegt oder wenn man der Übersichtsaufnahme das Pyelogramm folgen läßt, schützt man sich vor möglicherweise verhängnisvollen Verwechslungen. — Die Differentialdiagnose zwischen Nierenstein und Gallenstein kann durch seitliche Aufnahme gemacht werden; das Bild des Nierensteins fällt in den Schatten der Wirbelsäule, der Gallensteinschatten, eventuell auch der Schatten einer verkalkten Mesenterialdrüse liegt vor den Wirbeln. — Gute Röntgenbilder erlauben natürlich weitgehende Beurteilung der Größe, der Form und der Lage der Niere; es erübrigt sich auf alle Einzelheiten einzugehen. Daß alle diese Ergebnisse einer Kontrolle durch andere klinische Untersuchungsmethoden bedürfen, ist selbstverständlich. Man wird nie aus einem Röntgenbefund allein verantwortungsvolle Schlüsse ziehen.

Die Beurteilung des Pyelogrammes bedarf einer gewissen Erfahrung. Die Formen der Nierenbecken sind ungeheuer verschieden, wie schon die früheren Feststellungen an Korrosionspräparaten ergeben haben. Daß leichte Verschiebungen der Nieren nach unten, die sich dem palpatorischen Nachweis entziehen, sehr häufig sind, hat sich erst durch die Pyelographie ergeben. Auch Drehungen der Niere um die Längsachse sieht man nicht selten, ebenso Drehungen um eine sagittale Achse. Bei den ektopischen und dystopischen Nieren sind alle diese Lageveränderungen am ausgesprochensten.

Triumphe feiert die Pyelographie bei den kongenitalen Mißbildungen. Beim einseitigen Nierenmangel, bei der angeborenen Hypoplasie, bei der Nieren- oder Harnleiterverdoppelung, bei Nierenverschmelzung (Hufeisenniere). Bei den infektiösen Prozessen der Niere und des Harnleiters gibt uns das Pyelogramm wichtige Aufschlüsse über die Pathogenese, das Zustandsbild, die Prognose und Therapie. Die Einschätzungen des Wertes der pyelographischen Untersuchungen bei der Tuberkulose gehen noch stark auseinander. Daß das Pyelogramm zur Beurteilung des anatomischen Zustandes einer tuberkulösen Niere von Bedeutung ist, scheint einleuchtend. Ob diese Feststellungen nötig sind, ist diskutabel. Daß in gewissen schwierig zu diagnostizierenden Fällen gelegentlich ein Pyelogramm die Klarheit bringt, ist sicher.

Für die Beurteilung der Retentionszustände in Niere, Nierenbecken und Harnleiter ist das Pyelogramm von ausschlaggebender Bedeutung. Das gleiche gilt für die Konkremente, deren exakte Lokalisation nur durch die Pyelographie möglich ist und deren Einwirkung auf die weiter oben gelegenen Abschnitte des Harnsystems mit Sicherheit nur aus der Kombination Funktionsprüfung und Pyelographie möglich wird. Auch beim Nierentumor hat man mit zunehmender Erfahrung gelernt, aus dem Pyelogramm wichtige diagnostische Schlüsse zu ziehen.

Beim Verschluß des Harnleiters (Stein, Narbe) oder bei der Unmöglichkeit den Harnleiter zu sondieren, Zustände, bei denen bis heute das Pyelogramm unmöglich war, bietet uns die intravenöse Methode wertvollste Dienste. Nur wo die Niere ihre Tätigkeit völlig eingestellt hat, wird, soweit wir das heute schon beurteilen können, das Resultat ein negatives sein. Für die Fälle, in denen oberhalb der verlegten Stelle Stauung vorhanden ist, wird die Methode die besten Resultate ergeben.

e) Die Funktionsprüfung der Nieren im chirurgischen Sinne.

Die Funktionsprüfung der Nieren soll im folgenden nun soweit besprochen werden, als sie die in diesem Abschnitt zu besprechenden einseitig auftretenden Nierenaffektionen betrifft; die verschiedenen Formen von Nephritis finden also keine Berücksichtigung in den folgenden Auseinandersetzungen. — Die Fragestellung wird also wesentlich die sein: Wie unterscheidet sich die kranke Niere vom gesunden Schwesterorgan bei der funktionellen Prüfung? Wie weisen wir die Gesundheit einer von beiden Nieren nach? Wird die gesunde resp. weniger kranke Niere nach Entfernung des kranken Schwesterorgans die gesamte Nierentätigkeit übernehmen können? · Welche Veränderungen der Funktion stellen sich ein, wenn beide Nieren von einer der uns interessierenden Krankheit befallen werden? — Wir werden die Beantwortung der beiden ersten Fragen gemeinsam vornehmen bei der Schilderung der verschiedenen Methoden, die zur Funktionsprüfung dienen und dann zum Schluß den Nachweis der Niereninsuffizienz besprechen (Richter, Casper).

Zur Prüfung der Nierenfunktion dient uns einmal die Bestimmung der normalerweise durch die Nieren ausgeschiedenen Stoffe. Da es hier keine absoluten, normalen und pathologischen Werte gibt, haben diese Bestimmungen ihren großen Wert dann, wenn sie mit Harnproben ausgeführt werden, die zu gleicher Zeit den beiden Nieren entnommen worden sind. In zweiter Linie stellen wir den Nieren experimentelle Aufgaben, deren Lösung durch die Niere wir beobachten und die uns Rückschlüsse auf die Funktion gestatten. Diesem Zweck dienen Farbstoffe, die wir in den Körper einverleiben, und deren Ausscheidungsverhältnisse durch die Niere wir feststellen. Ferner können wir die Reaktion der Nieren auf eine Phloridzinvergiftung beobachten, wir können den Nieren Konzentrations- und Verdünnungsaufgaben stellen, um die gebräuchlichsten experimentellen Methoden zu erwähnen.

Von fundamentaler Bedeutung für diese Methode der Nierenfunktionsprüfung war die exakte Beantwortung der Frage, ob die beiden Schwesterorgane in gleichen Zeitabschnitten das gleiche Sekret liefern.

Suter und Meyer haben diese Frage bejaht, bevor Instrumente zum gesonderten Auffangen des Nierenurins zur Verfügung standen, indem sie bei einem Patienten mit Blasenektopie durch Tage hindurch den Urin direkt von den Ureterenmündungen abgefangen und analysiert haben. Seither sind über diesen Punkt tausendfache Erfahrungen gesammelt worden, aus denen hervorgeht, daß die Sekrete, die von jedem von zwei gesunden Organen in der gleichen Zeit geliefert werden, bis auf geringe Differenzen die gleiche Zusammensetzung haben. Aus dieser Feststellung folgt also, daß Differenzen in der Zusammensetzung auf abnorme Funktion auf der einen Seite schließen lassen. Im Durchschnitt liegen normalerweise die Differenzen unter $5^0/_0$ und erreichen nur ausnahmsweise $10^0/_0$.

Harnmenge. Bei der Funktionsprüfung der Nieren messen wir in erster Linie die Harnmenge, die in einer bestimmten Zeit von jedem der Organe geliefert wird. Diese Menge kann nun beim Ureterenkatheterismus nicht genau bestimmt werden, da die Möglichkeit besteht, daß ein Teil des von der Niere gelieferten Urins am Katheter vorbeiläuft. Diesen Fehler haben die Harnscheider nicht, wenn sie gut funktionieren, was wir nach dem oben Mitgeteilten eben nie ganz sicher wissen. Es sind ja allerdings von Nitze Harnleiterkatheter angegeben worden, die den Ureter ganz abschließen (Okklusivureterkatheter), aber es sind das komplizierte Apparate. — Wir werden also nur mit großer Vorsicht aus Differenzen in der Harnmenge Schlüsse auf die

Funktion der Niere ziehen und nur dann, wenn die übrigen Ergebnisse der Untersuchung damit im Einklang sind, oder wenn Kontrolluntersuchungen uns die Konstanz des Befundes erwiesen haben. — Dabei ist auch zu berücksichtigen, daß die Uretersondage manchmal im Sinne eines Sekretionsreizes auf die Niere wirkt oder gelegentlich auch Ureterkrampf oder ein vorübergehendes Sistieren der Urinabsonderung verursacht. Allerdings verlieren sich solche reflektorischen Sekretionsanomalien bei längerdauernder Untersuchung.

Molekulare Konzentration. In zweiter Linie bestimmen wir die molekulare Konzentration der gesammelten Urinproben, indem wir die Gefrierpunktserniedrigung messen (v. Korànyi), am besten mit dem Beckmannschen Apparate. Diese Methode der Gefrierpunktsbestimmung hat die der Feststellung des spezifischen Gewichtes verdrängt, da sie viel besser die Nierenarbeit mißt und unabhängig von pathologischen Beimengungen zum Urin bleibt. Normale Nieren haben in hohem Grade die Fähigkeit, den Gefrierpunkt des Urins innerhalb weiter Grenzen variieren zu machen, je nach den im Organismus vorhandenen harnbereiten Salz- und Wassermengen, eine Tatsache, die wir auch am Gesamturin feststellen können, dessen Gefrierpunkt je nach der Wasserzufuhr bei normalen Nieren zwischen $-0,90^0$ und $-2,30^0$ (Kümmel und Rumpel) variieren kann; diese Werte sind übrigens nicht die extremen, indem man bei experimenteller Polyurie beim Ureterkatheterismus wenigstens in der Richtung der Verdünnung noch niedrigere Werte aus gesunden Nieren feststellen kann ($-0,02^0$).

Bei kranken Nieren geht diese Fähigkeit, die Konzentration des Urins innerhalb einer großen Breite ändern zu können, meist verloren. Die kranke Niere hat eine viel konstantere Funktion als die gesunde und ihre Funktion variiert um so weniger, je mehr ihr Parenchym zerstört ist (Albarran).

Die absolute Tiefe des Gefrierpunkts hat keinen sicheren Wert; nur wenn eine Niere eine starke Erniedrigung erzielt, dürfen wir schließen, daß sie funktionell vollwertig sei, während mittlere und hohe Gefrierpunktswerte von normalen und von kranken Nieren geliefert werden können. — Wenn wir die Urinproben von zwei Schwesterorganen gesammelt haben und finden auf der einen Seite einen mittleren und auf der anderen Seite einen höheren Gefrierpunkt, dann wissen wir aus diesem Befund nur, daß die zwei Organe verschieden funktionieren, wir wissen aber nicht, welches von den zwei Organen das kranke ist. Ein Beispiel mag das illustrieren.

Bei einer 57jährigen Frau mit normalem Urin, die aber kolikartige Schmerzanfälle hatte, die auf die Mitte mehr links lokalisiert wurden, finde ich, daß die rechte Niere in 20 Minuten 10 g eines gelben Urins liefert mit einem Gefrierpunkt von $-1,03^0$; die linke Niere liefert in der gleichen Zeit 77 g eines weißhellen Urins mit dem Gefrierpunkt von $-0,64^0$.

Dieses Untersuchungsergebnis würde uns auf eine Affektion der linken Niere schließen lassen, wenn wir nicht folgendes in Rechnung ziehen würden. 1. Die Patientin hat zu Beginn der Untersuchung 300 ccm Wasser getrunken. 2. Indigokarmin, das zu Beginn der Untersuchung intramuskulär injiziert wurde, ist von der rechten Seite gar nicht, von der linken aber von 9 Minuten ab ausgeschieden worden. 3. Die Kranke hat einen Tumor rechts im Hypochondrium. — Hier hat also das Wasser, das Patientin zu Beginn der Untersuchung getrunken hat, auf der gesunden Seite (Indigokarminausscheidung normal!) eine starke Flüssigkeitsabsonderung provoziert, während die kranke rechte Seite auf die Wasserzufuhr nicht reagierte.

In der Mehrzahl der Fälle ist das Resultat allerdings ein anderes und der tiefere Gefrierpunkt entspricht der gesunden, der höhere der kranken Niere resp. dem besser und schlechter funktionierenden Organ. Wir werden weiter unten zu zeigen haben, daß wir die Reaktion der Niere auf Wasserzufuhr direkt zur experimentellen Funktionsprüfung verwenden können.

Praktisch wird die Harngefrierpunktsbestimmung mit dem Ureteren-katheterismus sehr viel verwendet. Die Methode ist exakt, leicht auszuführen und gibt sehr brauchbare Werte, sobald die Ergebnisse der Untersuchung mit der nötigen Kritik verwertet werden.

Zur Bestimmung der molekularen Konzentration des Urins sind auch andere Methoden angegeben worden; sie haben sich aber, da sie keine Vorteile vor der Gefrierpunktsbestimmung haben und komplizierter in der Ausführung sind, keine Verbreitung verschaffen können. Diese Methoden sind die Bestimmung des Brechungsexponenten (Strubell) und die Messung der elektrischen Leitfähigkeit (Loewenhardt).

Harnstoffbestimmung. Man hat nun, statt die Gesamtheit der mit dem Harn ausgeschiedenen festen Stoffe durch die Konzentrationsbestimmung festzustellen, die Ausscheidungsverhältnisse für einzelne Stoffe z. B. für den Harnstoff oder das Kochsalz bestimmt. Die Ausscheidungsverhältnisse dieser Stoffe gehen im allgemeinen dem Gefrierpunkt parallel, und man erhält auch durch Harnstoffbestimmungen brauchbare Werte zur Beurteilung der Konzentrationskraft der Nieren, aber immerhin ist es wertvoller die Gesamtleistung eines Organs zu messen, als die Leistung nur für einen einzelnen Bestandteil, ganz abgesehen davon, daß die Gefrierpunktsbestimmung die exaktere Methode ist und nicht schwieriger als eine Harnstoffbestimmung. Die Harnstoffbestimmung ersetzt deshalb die Gefrierpunktsbestimmung nicht, sie kann sie nur ergänzen. Das gleiche gilt von der Kochsalzbestimmung.

Diastasebestimmung. Kurz sei der Bestimmung der Diastase- oder Fermentwirkung des Harns nach Wohlgemuth gedacht, die sich die Tatsache zu Nutzen macht, daß im Urin aus gesunden Nieren sich immer amylolytische Fermente finden, deren Menge bei Erkrankung der Nieren abnimmt oder die ganz verschwinden. Die Menge der ausgeschiedenen Diastase dient bei dieser Methode als Maßstab für die Nierenfunktion. Für die Ausführung der Methode sei auf Casper verwiesen. Die Methode hat keine allgemeine Anwendung gefunden, da sie vor den einfacheren und exakteren keine Vorzüge hat.

Wir kommen zu den ungemein wichtigen experimentellen Methoden der Funktionsprüfung der Niere.

Experimentelle Polyurie. Die Methode, die sich am meisten an die normale Funktion anlehnt, ist die oben im Prinzip schon erwähnte Methode der experimentellen Polyurie (Kövesi und Roth, Albarran), mit der wir die Verdünnung resp. Konzentrationsfähigkeit der Niere bestimmen. Erwähnt wurde schon, daß normale Nieren innerhalb sehr weiter Grenzen die Konzentration ihres Sekretes entsprechend der Wasserzufuhr ändern können, während bei der kranken Niere entsprechend der Funktionsschädigung diese Fähigkeit abnimmt oder ganz verloren geht, so daß das Sekret des Organs unter allen Verhältnissen immer ungefähr die gleiche Konzentration behält, die meist eine niedrige ist, also einem hohen Gefrierpunkt entspricht. — Bei der Methode katheterisiert man die Ureteren, bestimmt den Gefrierpunkt für jede Niere, läßt einen halben Liter Wasser trinken und beobachtet nun an Hand von weiteren Gefrierpunktsbestimmungen, wie jede Niere auf diese Wasserzufuhr reagiert. Je größer dabei die Wasserausscheidung und Erhöhung des Gefrierpunktes, um so besser die Funktion der Niere. — Die Methode hat für die praktische Verwendung einen Nachteil, sie verlangt eine sehr lange Beobachtungszeit, was sie für viele Kranke unmöglich macht, da das lange Liegenbleiben der Untersuchungsinstrumente doch in vielen Fällen mit großen Unbequemlichkeiten, wenn nicht mit gewissen Gefahren (Tuberkulose) verbunden ist.

Phloridzin. Die Phloridzinmethode gründet sich auf die von v. Mering festgestellte Tatsache, daß nach subkutaner Injektion von Phloridzin nach einiger Zeit Zucker im Urin erscheint, der seine Entstehung einer aktiven Tätigkeit des Nierenparenchyms verdankt. Hellin und Spiro wiesen nach, daß durch Schädigung des Nierenparenchyms diese zuckerbildende Funktion beeinträchtigt oder aufgehoben wird, und Casper und Richter arbeiteten die Methode für den klinischen Gebrauch aus. Man kombiniert die experimentelle Glykosurie mit dem Ureterenkatheterismus, injiziert 0,01 Phloridzin subkutan und bestimmt den Moment des Beginns der Zuckerausscheidung und seine Intensität. Nach Kapsammer kann man auch nur den Beginn der Glykosurie feststellen, die Größe der Verspätung resp. Verminderung der Zuckerausscheidung hängt von der Größe der Funktionsschädigung ab.

Die Methode ist vielfach im Gebrauch, aber so einwandfreie Resultate, wie die obengenannten Autoren das annehmen wollen, gibt sie nicht. Es scheinen auch gesunde Nieren nicht immer prompt auf den Phloridzinreiz zu reagieren (Albarran u. a.).

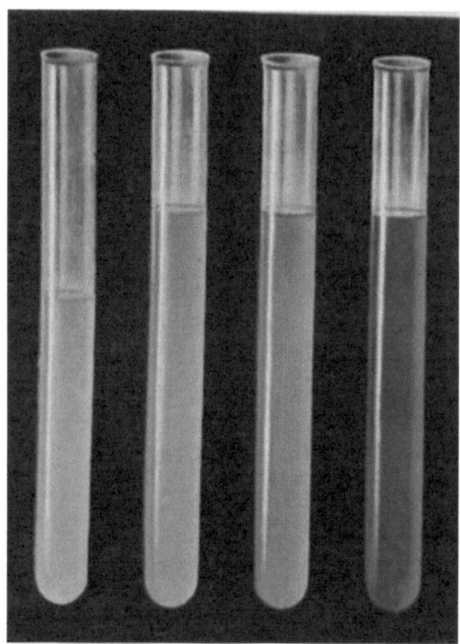

Abb. 3. Indigoausscheidung einer normalen (Solitär-) Niere in der ersten halben Stunde nach intramuskulärer Einspritzung von 0,16 Indigokarmin.

Indigo. Die Farbstoffmethoden haben weiter oben bei Besprechung der Chromozystoskopie schon Erwähnung gefunden. An Stelle des ursprünglich angewandten Methylenblau (Kutner) ist heute das Indigokarmin (Völcker und Joseph) getreten, das von Heidenhain beim Studium der Nierenphysiologie Verwendung fand und dessen Ausscheidung durch die Epithelien der Harnkanälchen er nachgewiesen hat. Für die funktionelle Prüfung injiziert man 0,08—0,16 g Indigokarmin intramuskulär oder intravenös und beobachtet den Beginn und die Intensität der Ausscheidung aus jeder Niere. — Die Methode ist bequem, weil die Beobachtung der Farbausscheidung ohne weiteres vorgenommen werden kann. Der Beginn der Ausscheidung erfolgt nach intramuskulärer Injektion bei gesunden Nieren nach 6—12 Minuten, je nach der Intensität der Sekretion. Die beigegebene Abbildung zeigt die Ausscheidungsverhältnisse bei einer gut funktionierenden (Solitär-) Niere; die einzelnen Gläser enthalten die Urinmengen, die in je 5 Minuten abgeschieden wurden, von der 10. Minute ab nach der Injektion.

Bei einer funktionell geschädigten Niere erscheint das Indigo verspätet nach 15, 20 usw. Minuten oder erst nach einer Stunde oder gar nicht. Die Intensität der Ausscheidung ist auf der geschädigten Seite geringer als auf der gesunden Seite.

Auf S. 1844 ist der Untersuchungsbefund bei einer 57jährigen Frau erwähnt worden, bei welcher die rechte Niere einen Urin vom Gefrierpunkt von $-1{,}03^{\circ}$ gab ohne Indigo, während die linke Niere eine Polyurie aufwies mit Gefrierpunkt von $-0{,}64^{\circ}$ und prompte Indigoausscheidung nach 9 Minuten; die Intensität der Färbung war entsprechend der geringen molekulären Konzentration des Urins eine wenig intensive. — Aus der prompten Farbstoffausscheidung war trotz der geringen Gefrierpunktserniedrigung auf gute Funktion zu schließen.

Die Methode hat nach dem Urteil einer großen Zahl kompetenter Beobachter großen Wert bei der Diagnose einseitiger Nierenkrankheiten, da normale Nieren mit großer Konstanz die Farbe prompt ausscheiden und schon geringe Schädigungen des Parenchyms in deutlicher Verlangsamung des Erscheinens des Farbstoffs sich äußern.

Die **Säure-Alkaliausscheidungsprobe** nach Rehn. Die Methode benützt die Eigenschaft der Nieren auf feinste Änderungen der Reaktion des Blutes anzusprechen und wird wie folgt ausgeführt (Pannewitz): 2 Stunden vor der Untersuchung erhält der Patient 2 dl Wasser, 1 Stunde vorher 25 Tropfen verdünnte Salzsäure. Es wird nun im getrennt gesammelten Nierenharn nach der Methode von Michaelis die Wasserstoffzahl bestimmt, dann dem Patienten zur Alkalibelastung 50 ccm einer frisch bereiteten $4\,^0/_0$ Natr. bicarbonat-Lösung intravenös eingespritzt und die Wasserstoffzahl fortlaufend alle 3 Minuten bestimmt, bis das Maximum der Alkaliausscheidung erreicht ist. — Die Methode läßt sehr feine Differenzen in der Nierenfunktion erkennen. Die Säure-Alkali-ausscheidung wird aber durch Nahrungsmittel, Medikamente und durch psychische und organische Zustände stark beeinflußt. — Über die praktische Verwertbarkeit der Methode fehlen einstweilen noch ausgedehnte Erfahrungen, jedenfalls hat sie sich noch nicht allgemein eingeführt.

In Kürze ist das die Zusammenstellung der gebräuchlichen Methoden, um bei einseitigen Nierenerkrankungen die Diagnose zu machen, d. h. um fest-zustellen, welche Niere die kranke, welche die gesunde sei. Ich verweise für die technischen Einzelheiten auf die zystoskopischen Lehrbücher von Nitze und von Casper und für die theoretische Begründung der Methode auf die Dar-stellung von Blum, Roedelius, Baetzner, Joseph, Marion und Heitz-Boyer, Casper und Picard. Im folgenden sollen noch kurz die Methoden Erwähnung finden, die gestatten, die Gesamtfunktion der Nieren zu beurteilen, und dann soll die praktische Verwertung der eben geschilderten funktionellen Prüfungsmethoden kurz besprochen werden.

Gesamtfunktion der Niere. Da die einseitig auftretenden Nierenaffektionen auch beide Nieren befallen können, so ist es von Wert gelegentlich, vor dem Ureterenkatheterismus und der funktionellen Untersuchung jeder Niere für sich, sich ein Urteil zu verschaffen, ob die Gesamtfunktion der Nieren auf wenigstens ein gesundes Organ, oder auf einen Nierenrest schließen läßt, der die Arbeit einer gesunden Niere leistet. Wir haben weiter oben schon festgestellt, daß die Bestimmung der Gefrierpunkts-erniedrigung des Urins nur einen relativen Wert hat. Wenn wir allerdings bei einer normalen Ernährung und normaler Wasserzufuhr konstant einen Gefrierpunkt beobachten, der nicht unter $-1,0^0$ hinuntergeht, oder sich sogar darüber hält, so wird der Verdacht wachgerufen, daß beide Nieren insuffizient seien; es bleibt aber beim Verdacht, denn es ist auf S. 1829 erwähnt worden, da eine Polyurie auch nur reflektorische Ursachen haben kann. Für diese Fälle ist die Untersuchung des Blutgefrierpunktes wichtig.

Blutgefrierpunkt. Nach v. Koranyi ist die molekulare Konzentration des Blutes eine konstante und der Blutgefrierpunkt beträgt $-0,56^0$. Wenn die sekretorische Leistungsfähigkeit der Nieren so weit geschädigt ist, daß eine Retention von harnfähigen Stoffen im Blute eintritt, dann sinkt der Blut-gefrierpunkt unter das Normale auf $-0,58$ und bis auf $-0,80$. In solchen Fällen steht dem Organismus die Funktion einer ganzen Niere nicht mehr zur Verfügung, denn eine Niere allein kann ja leicht die ganze Funktion übernehmen, und wir müssen annehmen, daß es sich um eine doppelseitige Nierenaffektion mit beidseitiger schwerer Schädigung handle (Kümmell). Ausnahmen machen zwar Fälle von Diabetes, von pulmonalen Erkrankungen und zirkulatorischen Störungen mit starkem Kohlensäuregehalt des Blutes, die auch bei normaler Nierenfunktion eine abnorm tiefe molekulare Blutkonzentration haben. — Auf der anderen Seite bedeutet aber normaler Blutgefrierpunkt nicht unter allen Umständen normales Funktionieren beider Nieren, wie das Kümmell ursprünglich annahm, sondern es bedeutet nur, daß in toto, also auf die zwei Nieren verteilt, noch so viel funktionstüchtiges Nierengewebe da ist, daß es die normale Blutkonzentration erhalten kann. — Also auch bei normalem Blutgefrierpunkte können beide Nieren erkrankt sein und nur der zu tiefe Blutgefrierpunkt hat einen positiven Wert. Nach Kümmell sind Kranke mit einem Gefrierpunkt von $0{,}60^{0}$ oder darunter nicht zu operieren, bei ihnen droht eine postoperative Niereninsuffizienz.

Von großer Bedeutung für unsere Zwecke ist wieder die Indigokarminprobe. Da geringe anatomische Schädigungen der Niere auf den Zeitpunkt des Beginns der Indigoausscheidung einen Einfluß haben, so bedeutet eine wesentliche Verspätung, z. B. über 15 Minuten hinaus, immer eine gewisse funktionelle Schädigung beider Nieren und wird uns veranlassen, bei der eingehenden Untersuchung und Beurteilung des Falles größte Sorgfalt walten zu lassen.

Reststickstoff. Die Ambardsche Konstante. An Stelle des Blutgefrierpunktes, welcher die Gesamtkonzentration bestimmt, können wir auch die Messung einzelner Blutbestandteile setzen, die bei der Retention von harnfähigen Substanzen im Blut eine Rolle spielen: Reststickstoff, Harnstoff, Indikan, Kreatinin. Praktisch kommt vor allem der Reststickstoff- oder der Harnstoffspiegel in Frage, der auch von chirurgischer Seite oft als Maßstab für die Funktion der Niere benützt wird. Besonders bei der Prostatahypertrophie, bei der eine Schädigung der Niere oft einen operativen Eingriff verunmöglicht, wird die Bestimmung des Reststickstoffes häufig als Indikator benützt.

Ambard hat das Verhältnis von Blutstickstoff zu Harnstickstoff zur Beurteilung der Nierenfunktion zu verwenden versucht und gezeigt, daß unter normalen Bedingungen dieses Verhältnis ein konstantes ist (siehe diesen Band bei Volhard). Die Methode findet in Frankreich auch bei chirurgischen Nierenaffektionen viel Anwendung und besonders Legueu geht soweit, für die Fälle, in denen durch die klinische Untersuchung (Tumor usw.) die Affektion auf die eine Niere lokalisiert werden kann, vom Ureterenkatheterismus abzusehen und bei günstigem Verhalten der Konstanten ohne weitere Untersuchung zu operieren. Legueu nimmt in allen Fällen Einseitigkeit des Prozesses an, in denen die Konstante unter 0,100 bleibt, hält sich aber die Möglichkeit offen, bei der Operation die beidseitige Probefreilegung der Nieren zu machen, um das so als krank befundene Organ zu exstirpieren. Wenn die Konstante 0,120 oder mehr ist, ist Vorsicht am Platze und die Operation nur dann möglich, wenn mit der Nephrektomie kein sezernierendes Parenchym entfernt wird, die eine Niere also als funktionierendes Organ keine Rolle mehr spielt. — Es ist klar, daß dieser Methode Legueus, die für einen so wichtigen Eingriff wie eine Nephrektomie nur auf das Ergebnis einer einzigen Untersuchung abstellt, theoretisch widersprochen wird und daß sie praktisch zu Unglücksfällen führen muß. — (Gregoire, Pasteau, Marion, Casper 1921, Chevassu, Christian, Panlesco, Soc. internat. d'Urol. 1927.)

Phenolsulfonphthaleinmethode. (Rowntree und Geraghty.) Nach der Injektion von 0,06 Phenolsulfonphthalein bestimmt man die Ausscheidungsverhältnisse dieser Substanz im Harn. In alkalischer Lösung hat sie eine stark rote Farbe und kann mit dem Kolorimeter von Autenrieth leicht quantitativ bestimmt werden. Normale Nieren scheiden in den ersten zwei Stunden nach der Injektion 70—85°/$_0$ des intramuskulär injizierten Farbstoffes aus. Nicht normal ist die Funktion der Nieren, wenn in der ersten Stunde weniger als 45°/$_0$, in den zwei ersten Stunden nicht 70°/$_0$ ausgeschieden werden. — Die Methode kann nicht nur zur Beurteilung der Gesamtnierenfunktion benützt werden, sondern auch in Kombination mit dem Ureterkatheter; unter diesen Verhältnissen wird man auch den Zeitpunkt des Auftretens der Farbe im Urin feststellen. Die Methode hat den Vorteil, daß sie für den Gesamtharn absolute Werte gibt. Wenn sie mit dem Ureterkatheterismus kombiniert wird, so leidet sie an der Unsicherheit, daß das Auffangen des Urins nicht sicher quantitativ geschieht. — Auch bei dieser Farbstoffprobe, wie übrigens auch bei der Indigoprobe kommen gelegentlich Unregelmäßigkeiten in der Ausscheidung vor, die den anderen Untersuchungsergebnissen nicht parallel gehen und zeigen, daß wir mit diesen Methoden immer nur eine spezielle Funktion der Niere untersuchen und daß die Schädigung der einzelnen Funktionen durch die Krankheit nicht immer parallel zu gehen braucht (Blum, Walthard, Keyes und Stevens, Fromme und Blumer, Cohnstein).

Als Beispiel sei ein Fall angeführt mit schwerer eitriger Affektion der Harnorgane und starken zystitischen Beschwerden, bei dem vor dem Ureterkatheterismus, der wegen der schweren Blasenerkrankung schwierig schien, zuerst die Frage beantwortet werden sollte, ob überhaupt noch eine Niere funktionstüchtig sei. Hier wurde das Indigo erst eine Stunde nach der Injektion im Urin ausgeschieden und von 0,06 Phenolsulfonphthalein erschienen nur 45°/$_0$ in den nächsten zwei Stunden im Harn und die Ausscheidung setzte erst nach 30 Minuten ein, während normalerweise das schon nach 6—8 Minuten geschieht. In diesem Falle funktionierte also keine der Nieren mehr normal.

Es bleibt uns noch übrig, die **praktische Verwertung der angegebenen funktionellen Untersuchungsmethoden** zu besprechen. Es ist klar, daß verschiedene Untersucher sich auf verschiedene Methoden einarbeiten und dann für die von ihnen bevorzugten die größte Erfahrung besitzen. Meist kombiniert man zwei Methoden oder mehr, z. B. Gefrierpunkt und Indigo, oder Gefrierpunkt, Indigo und Phloridzin, oder man wiederholt die Untersuchung und verwertet dann eine andere Kombination.

Ich habe oben über einen Fall berichtet, bei dem ich in einer ersten Sitzung den Urin von jeder Niere aufgefangen und Gefrierpunktsbestimmung und Indigoprobe ausgeführt habe. Es war festzustellen, daß die linke Niere das Indigo prompt ausscheide und den Gefrierpunkt stark erhöhe nach Zufuhr von reichlich Flüssigkeit, während der Gefrierpunkt rechts ein mittlerer blieb und die Farbe nicht ausgeschieden wurde. In einer zweiten Sitzung wurden die Ureteren katheterisiert und Phenolsulfonphthalein eingespritzt; Wasser wurde vor der Untersuchung nicht getrunken. Die linke Niere gab einen gelbgefärbten Urin, der von der 12. Minute ab den Farbstoff enthielt, und zwar schied sie in 30 Minuten 21 ccm aus mit einem Gefrierpunkt von 1,23°. Auf der rechten Seite wurde der Ureterkatheter bis ins Nierenbecken vorgeschoben; es entleerten sich 280 g bräunlich gefärbten, klaren Urins vom Gefrierpunkt von 1,12°, auch nach 30 Minuten war kein Farbstoff im Urin der rechten Niere zu finden. Als der Ureterkatheter im Nierenbecken lag, tropfte der Urin kontinuierlich ab, wenn man auf den Tumor im rechten Hypochondrium einen Druck ausübte, floß der Urin im ununterbrochenen Strahl aus dem Katheter.

Die Schlüsse, die wir aus diesem Untersuchungsergebnisse ziehen, sind die folgenden: Die linke Niere funktioniert normal; sie hat bei den zwei Untersuchungen den Uringefrierpunkt zwischen —0,64° und —1,23° verändert, sie hat 9 Minuten nach der Injektion Indigo ausgeschieden und 12 Minuten nach der Injektion Phenolsulfonphthalein. Die Polyurie bei der ersten Untersuchung (s. S. 1846) war eine experimentelle, also ein günstiges Zeichen für die Funktion.

Die rechte Niere ist hydronephrotisch verändert und enthält einen Residualharn von 280 ccm. Sie ist funktionell geschädigt. Sie scheidet weder Indigo noch Phenolsulfonphthalein aus. Der Gefrierpunkt ihres Sekretes ist ein ziemlich konstanter (— 1,03° und — 1,12°); sie reagiert nicht auf den experimentellen Verdünnungsversuch.

Das Resultat der Untersuchung in diesem Falle ist ein durchaus eindeutiges. Es handelt sich um rechtsseitige Hydronephrose mit gestörter Funktion, der Tumor im rechten

Hypochondrium ist die Niere und die Darmsymptome sind entweder Irradiationen von Retentionen auf den Darm oder Folge des Druckes und Zuges der Geschwulst.

Relativ häufig kommen wir in den Fall, die funktionellen Methoden anwenden zu müssen, um für einen Tumor in der Bauchhöhle die Frage zu entscheiden, ob er von den Nieren oder von einem anderen Eingeweide ausgehe. Ich habe ein prägnantes Beispiel gewählt, das einen für die Nieren positiven Befund gegeben hat. In anderen Fällen findet man beide Nieren in normaler Funktion, oder es handelt sich dann um Kombination von Nierenaffektion mit einem Tumor anderer Provenienz. In unserem Falle war der Beweis, daß der Tumor die hydronephrotische Niere sei, mit aller Sicherheit zu erbringen; nach Entleerung des hydronephrotischen Nierenbeckens war die Geschwulst verschwunden.

In der Mehrzahl der Fälle, die zur funktionellen Untersuchung kommen, weist ein pathologischer Urinbefund von vornherein auf die Harnorgane. Wählen wir als Beispiel einen Fall mit Pollakiurie und dem Befund von Eiter und Tuberkelbazillen im Urin.

35jähriger Mann. Seit 2 Monaten Blasenbeschwerden und trüber Harn. Vorübergehend anfänglich Nierenschmerz rechts.

25. II. 08. Urin leicht trübe, enthält Eiter, Tuberkelbazillen, $^1/_4\,^0/_{00}$ Eiweiß.

Zystoskopisch ist die Blase fast normal. Nur die Umgebung der rechten Uretermündung gerötet, gelockert; die Mündung selbst klafft etwas.

Urin der rechten Niere: 11 g, leicht trübe, Eiter, Tuberkelbazillen, Eiweiß. Gefrierpunkt −1,30°. Indigo wird von 10 Minuten ab ausgeschieden, nach 20 Minuten immer nur spärlich, der Urin bleibt hellblau.

Urin der linken Niere 8 g, klar. Ohne mikroskopischen Befund, ohne Eiweiß. Gefrierpunkt − 2,83°. Indigo wird von der 8. Minute ab ausgeschieden. Der Urin wird dunkelblau.

Am 5. VI. 08. Nephrektomie. Abbildung der Niere siehe Abb. 15, S. 1899. Seither geheilt. Urin absolut normal. (Kontrolle 1926.)

Die zwei Beispiele illustrieren das Vorgehen in einfachen Fällen, in denen die eine Niere sicher krank und die andere sicher gesund war. — Für unsere diagnostischen Bedürfnisse stellt sich immer die Frage, welches ist die kranke Niere und für die therapeutischen meist die, ob wir die kranke Niere entfernen und der zurückbleibenden die ganze funktionelle Arbeit überlassen können.

Auf Krankheit der einen Niere schließen wir aus pathologischen Veränderungen des Urins und funktioneller Minderwertigkeit gegenüber der anderen. Haben wir Mittel um die Gesundheit einer Niere festzustellen? Mit absoluter Sicherheit können wir das nicht. Ein normaler Urin läßt nicht auf jeden Fall auf eine normale Niere schließen. Es kann z. B. eine Hydronephrose oder es kann ein kleiner Tumor vorhanden sein oder die Niere kann hypoplastisch, der Urin aber normal sein. Auch die funktionellen Methoden haben fast alle nur relativen Wert. Gewisse pathologische Veränderungen der Niere können bei sehr gutem funktionellen Befund bestehen, z. B. ein Neoplasma, ein kleiner Stein usw. Aber praktisch, zur Beantwortung der Frage, ob die Niere die Operation aushält, geben uns unsere Methoden sicheren Aufschluß. — Ein Organ, das normalen Urin gibt und z. B. in normaler Weise Indigo ausscheidet, wird sicher nach der Nephrektomie nicht versagen (Suter, Wildbolz); es muß nicht normal sein, aber es wird die Funktion beider Nieren übernehmen. Man hat mit der Möglichkeit einer kongenital schlecht oder zu klein angelegten, aber normal funktionierenden Niere argumentiert. Die Erfahrung hat aber gelehrt, daß solche Nieren auf unsere Untersuchungsmethoden auch funktionell nicht normal reagieren (Baetzner, Renner, Roedelius, Schwarz).

Finden wir beide Nieren nicht normal, dann werden die Verhältnisse für unsere therapeutischen Entscheidungen viel schwieriger; hier spielt natürlich die Art der Erkrankung eine ausschlaggebende Rolle und dazu die Beurteilung des allgemeinen körperlichen Zustandes. Bei Nierentuberkulose und bei Steinkrankheit der Niere stehen wir oft derartigen schwierigen Entscheidungen gegenüber. In solchen Fällen werden wir sämtliche Prüfungsmethoden anwenden, um ein Urteil über die Leistungsfähigkeit des noch vorhandenen Nierengewebes und seine Verteilung auf die zwei Organe zu erlangen.

Besondere Schwierigkeiten machen auch die Fälle, in denen der Ureterenkatheterismus nicht anwendbar ist, in denen aber die Frage entschieden werden muß, ob eine funktionierende Niere da ist. Für solche Fälle kommen die Blutmethoden und Farbmethoden, das Phloridzin, die Ambardsche Konstante in Frage und bei günstigem Ausfall dieser Proben die probatorische Freilegung der Nieren. Wieviel uns in solchen Fällen das intravenöse Pyelogramm mit Uroselektan helfen kann, muß eine weitere Erfahrung lehren.

Wir kommen mit der Besprechung dieser Verhältnisse allerdings schon weit in chirurgische Fragen hinein, aber die wichtigste diagnostische Aufgabe der Nierenchirurgie, die Beurteilung der Nierenfunktion, interessiert die innere Medizin in eben so hohem Grade wie die Chirurgie.

II. Spezieller Teil.

1. Angeborene Anomalien der Niere, des Nierenbeckens und des Harnleiters.

Die klinische Bedeutung der Anomalien in der Entwicklung der Nieren und des Harnleiters ist eine durchaus moderne. Erst die intensive diagnostische Beschäftigung mit den chirurgischen Nierenkrankheiten hat das Bedürfnis nach genauer Kenntnis dieser Anomalien gezeitigt, weil einmal angeboren anormal entwickelte Organe und speziell Nieren eine große Disposition zu späterer Erkrankung aufweisen und weil andererseits für unser therapeutisch-chirurgisches Handeln gewisse Formen dieser Anomalien, speziell der Mangel einer Niere von größter Bedeutung sind. Alle diejenigen, die sich mit Nierenchirurgie beschäftigen, sind einig in der hohen Einschätzung der Bedeutung und des häufigen Vorkommens dieser Anomalien, und zwar verursachen diese angeborenen Bildungsfehler nicht sowohl im kindlichen Alter, sondern meist erst im späteren Alter Störungen, die ein ärztliches Eingreifen erfordern.

Über die Häufigkeit der Bildungsfehler im allgemeinen geben uns folgende Zahlen Auskunft.

Naumann fand unter 10 177 Sektionen 100 Mißbildungen der Nieren, so daß also ungefähr $1^0/_0$ der Menschen Nierenanomalien aufweisen. Die Häufigkeit der einzelnen Anomalien ist eine sehr verschiedene und wird durch folgende Zahlen aus der Statistik von Naumann illustriert:

Hufeisenniere	1: 528
Linksseitige Nierenverlagerung	1: 848
Linksseitiger Nierendefekt	1: 1272
Rechtsseitiger Nierendefekt	1: 3392
Links- oder rechtsseitige Atrophie	1: 3392.

Andere Angaben lassen die Bildungsfehler der Nieren seltener erscheinen; so fanden Guizzetti und Pariset unter 20 000 Sektionen 88 Fälle $(4,4^0/_{00})$ von Nierenanomalien, und zwar

39 mal Mangel einer Niere $1,95^0/_{00}$,
31 mal Verschmelzung der Nieren $(1,55^0/_{00})$,
15 mal Dystopien $(0,9^0/_{00})$.

Morris fand auf 14 318 Sektionen 9 Hufeisennieren und Socin bei 1630 Sektionen 5 Hufeisennieren, also 1:1591 resp. 326. Nach Botez ist unter 51 504 Autopsien das Verhältnis der Hufeisenniere zum normalen Verhalten 1:715 und nach Guizzetti und Pariset (20 000 Sektionen) 1:1333.

Wir werden weiter unten bei Besprechung der einzelnen Bildungsfehler noch statistisches Material über die Häufigkeit der einzelnen Anomalien beibringen und hier nur noch die Frage der Häufigkeit bei den beiden Geschlechtern streifen. Es scheint, daß beim Mann häufiger angeborene Anomalien des uropoetischen Systems vorkommen als bei der Frau. Winter fand den angeborenen Nierendefekt 124 mal bei Männern und nur 76 mal bei Frauen. Guizetti und Pariset fanden in 39 Fällen von kongenitalem Defekt auf 20 000 Autopsien 27 Männer und 12 Frauen. Ihr Sektionsmaterial erstreckt sich über 9882 Männer und 10 118 Frauen. Einseitiger Nierenmangel kommt also doppelt so oft bei Männern als bei Frauen vor. Andere Anomalien scheinen häufiger bei der Frau zu sein, so besonders die Dystopie. Die Statistiken aber, die diese Fragen betreffen, rechnen wegen Seltenheit der Affektion mit so bescheidenem Zahlenmaterial, daß ihre Schlüsse keine maßgebenden sein können (Papin und Palazzoli).

Nach Adrian und von Lichtenberg läßt sich die Häufigkeit der verschiedenen Anomalien etwa so schätzen, daß am häufigsten die Varianten der Gefäßversorgung sind. Es folgt dann die teilweise oder komplette Verdopplung des Harnleiters, die im dichotomischen Becken vielfach angedeutet ist. Seltener sind die angeborenen Formveränderungen, die Lageanomalien und die Defekte.

Die linke Seite scheint für Bildungsfehler der rechten gegenüber bevorzugt. Kongenitaler Nierendefekt und einseitige Verschmelzungsniere sind häufiger beim Mann als bei der Frau, während die letztere durch die Häufigkeit der in Erscheinung tretenden Dystopien ausgezeichnet ist.

Für die Diagnosenstellung ist es von Wichtigkeit, daß in gewissen Familien Anomalien der Harnorgane erblich zu sein scheinen, oder bei verschiedenen Geschwistern vorkommen und daß sich Bildungsfehler der Nieren mit solchen der anderen Harnorgane, der Geschlechtsorgane oder auch anderer Organe vergesellschaften. Bei der Frau kommt die Kombination der Anomalien der Geschlechts- und Harnorgane viel häufiger vor als beim Manne (Ballowitz). Die abnormen Organe liegen dann meist auf der gleichen Seite.

a) Angeborene Bildungsfehler der Nieren.

Mit der Einteilung der verschiedenen Nierenanomalien haben sich besonders Küster, Papin, Wimmer, Adrian und von Lichtenberg, Gruber und Bing beschäftigt. Es scheint am übersichtlichsten, wenn man, wie die zwei letzten Autoren es tun, nach Abweichungen in der Zahl, Gestalt und Lage unterscheidet. Wir hätten dann:

1. Abweichungen der Zahl.
   a) Nierenmangel auf beiden Seiten.
   b) Einzelniere, wobei auf der anderen Seite ein Ureter vorhanden sein oder fehlen kann, und die Einzelniere in seltenen Fällen in bezug auf die vesikale Uretermündung auf der anderen Körperseite (gekreuzt) liegen kann.
   c) Überzählige Niere. Entweder sind auf beiden Seiten zwei Nieren vorhanden oder nur auf der einen Seite.

2. Abweichungen der Form.

Lange Form, kurze Form, kuglige Form. Niere mit ausgeprägter fötaler Lappung. Nieren mit ausgesprochener Zweiteilung des Nierenbeckens und entsprechender Entwicklung der Nierensubstanz.

Verschiedenheit der Größe der beiden Nieren (Dystrophie der einen Niere).

3. Abweichung der Lage.

I. Ohne Verschmelzung der beiden Organe.

a) Gleichseitige Dystopie, einseitig oder doppelseitig, d. h. die Niere liegt auf der gleichnamigen Seite in der Lendengegend oder im großen oder kleinen Becken.

b) Gekreuzte Dystopie, einseitig oder doppelseitig, d. h. die verlagerte Niere liegt auf der anderen Körperseite oder bei der doppelseitigen Affektion kreuzen sich die Ureteren und die rechte Niere liegt im linken Körperabschnitt und umgekehrt.

II. Mit Verschmelzung der beiden Organe.

a) Mit medianer Lagerung.

Hufeisenniere (mit oberer oder unterer Konkavität).

Kuchenniere: die beiden Nieren sind mit ihrer Konkavität verschmolzen.

Klumpenniere: die beiden Nieren bilden eine unförmliche Masse.

b) Mit seitlicher Lagerung.

S- und L-förmige Niere: beide Nieren liegen auf einer Körperseite untereinander, der untere Pol der einen mit dem oberen der anderen verschmolzen; S-förmig, wenn das obere Nierenbecken medial, das untere lateral schaut; L-förmig, wenn das obere medial, das untere nach oben schaut.

Langniere: beide Nieren der Länge nach verschmolzen; die Nierenbecken beide medialwärts gerichtet.

Diese Zusammenstellung gibt eine möglichst vollständige Übersicht über die verschiedenen Formen. Es kann sich im folgenden nicht darum handeln, alle diese Formen, für welche die Kasuistik zum Teil eine äußerst kleine ist, im Detail zu durchgehen, sondern es soll nur im allgemeinen die Bedeutung dieser Bildungsfehler für die Klinik und ihre Diagnose besprochen werden.

Es ist weiter oben schon auf die relative Häufigkeit der Einzelniere hingewiesen worden, ferner auf die Tatsache, daß die Solitärniere häufiger beim Mann als bei der Frau vorkommt und links häufiger als rechts. Es sei noch auf die bekannte Statistik von Morris aufmerksam gemacht, der auf je 3370 Sektionen 1 Solitärniere fand. Ferner auf die Zusammenstellung von Mankiewicz und von Winter. Mankiewicz hat 234 Fälle gesammelt, die ebenfalls in der Winterschen Statistik verwertet sind. In weitaus der Mehrzahl der Fälle fehlten die Nierengefäße und der Ureter; selten ist ein Ureterrudiment vorhanden, das sondierbar ist. In einem Drittel der Fälle fehlt die Harnleitermündung in der Blase.

Ihre klinische Bedeutung gewinnt die Solitärniere durch ihre Neigung zur Erkrankung. Unter den kranken Nieren sind die Einzelnieren in einem viel höheren Verhältnis vertreten als 1:3000. Nach meinen persönlichen Erfahrungen kommen auf ungefähr 500 Nierenoperationen 4 an Einnierigen, und zwar sah ich

3 mal Nierendefekt rechts und 1 mal links. Die Solitärniere war einmal tuberkulös erkrankt (41 jähriger Mann); hier ließ sich klinisch nachweisen, daß auf
der einen Seite, welcher eine stark erkrankte Blase entsprach, eine funktionierende
Niere sich nicht fand, während die andere Niere sich als tuberkulös erwies.
Die Probenephrotomie auf der ersteren Seite ergab Nierenmangel. In den drei
anderen Fällen meiner Beobachtung handelte es sich um Nierenstein in Einzelniere. Das eine Mal bei einem 24 jährigen Mann, bei dem die Diagnose Stein

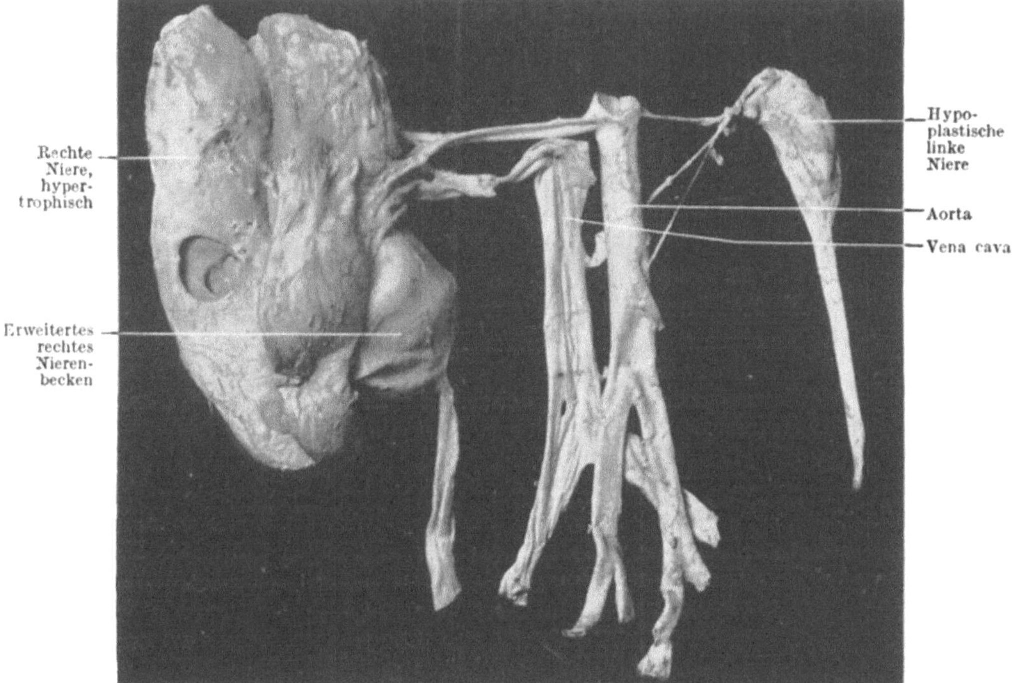

Abb. 4. Hypoplasie der linken Niere.
Präparat der Sammlung des Pathologisch - anatomischen Instituts der Universität Basel.

in einer hydronephrotischen Solitärniere zu stellen war. Hier war eine Uretermündung links sondierbar auf $^1/_2$ cm; eine Funktion war aber nicht nachzuweisen. Auf der rechten Seite fand sich bei der Operation eine hydronephrotische Niere durch Stenose des Abgangs des Ureters aus dem Nierenbecken
die einen Uratstein enthielt. Nach der Operation entleerte sich vorübergehend
aus der rechtsseitigen Nephrotomie aller Urin, so daß mit Sicherheit auf das
Fehlen der anderen Niere durfte geschlossen werden. — Die zwei anderen Fälle
von Stein in Solitärnieren betrafen einen 65 jährigen Mann und eine 40 jährige
Frau, bei denen ein kleiner eingeklemmter Stein zur Anurie führte, die trotz
Nephrotomie tödlich verlief. Die Autopsie deckte die anatomischen Verhältnisse
auf (s. auch Schultz).

Aus der Statistik von Winter ergibt sich, daß von 236 Solitärnierenfällen,
die gesammelt wurden, 66 (38%) ein krankes Organ hatten. Es entspricht
diese Tatsache der Regel, daß kongenital nicht normal angelegte Organe in
erhöhtem Maße zur Erkrankung disponieren; für die Solitärniere ist es vor
allem die Nephritis, an der etwa 32% der Menschen mit Solitärniere erkranken.

Von den chirurgischen Affektionen sind am häufigsten die Steine, seltener Pyonephrosen, Hydronephrosen, Tuberkulose und Tumoren.

Dem Nierenmangel entspricht, wenigstens zum Teil, in den praktischen Konsequenzen die Hypoplasie der Niere (Abb. 4).

Es ist hier nicht der Ort, auf die Bedeutung der Solitärniere für die Nierenchirurgie einzugehen. Die weiter oben gebrachte Kasuistik zeigt zur Evidenz, von welcher ausschlaggebenden Bedeutung die Diagnose der Anomalie ist, wenn es sich um operative Eingriffe handelt. Nach Winter endeten von 11 operierten Fällen von Solitärniere 7 letal, weil infolge eines diagnostischen Irrtums in diesen Fällen die Entfernung des Einzelorgans vorgenommen worden war.

Überzählige Nieren gehören zu den großen Seltenheiten. — Die Literatur kennt ungefähr 30 Fälle. Die Anomalie kommt meist einseitig vor, auf der anderen Seite muß das Vorhandensein einer Niere nachgewiesen werden, weil sonst die Möglichkeit einer Verlagerung beider Nieren in eine Körperhälfte nicht ausgeschlossen ist (Suter).

Pathologisch-anatomisch gehört zur überzähligen oder Doppelniere in ausgesprochenen Fällen getrenntes Parenchym, doppeltes Becken, doppelter Hilus, doppelter Ureter. Die Trennung des Parenchyms ist in den publizierten Fällen eine sehr verschiedene, bald ist Parenchymverbindung, bald nur bindegewebige Vereinigung und bald sind die zwei Organe ganz unabhängig voneinander. — Die Ureteren sind in ungefähr der Hälfte der Fälle verdoppelt; dann gehört es zur Regel, daß der Ureter der akzessorischen Niere peripher und medial vom Ureter der normalen Niere in die Blase mündet; gelegentlich mündet er auch außerhalb der Blase in die Harnröhre oder die Sexualorgane.

Das männliche und weibliche Geschlecht sind ungefähr gleich vertreten. Die linke Seite erkrankt etwas häufiger als die rechte. Das akzessorische Organ kann oberhalb und unterhalb des normalen Organs liegen. Oft ist das akzessorische Organ hypoplastisch. Wenn die überzählige Niere oberhalb der normalen liegt, so wird sie oft hydronephrotisch.

Klinisch kann die überzählige Niere ganz symptomlos verlaufen und autoptischer Nebenbefund sein. Macht sie Symptome, so sind diese entweder die Folge von hydronephrotischer Degeneration, oder von Infektion, oder von Einklemmung. In letzterem Falle weisen die Symptome nicht deutlich auf die Harnorgane und dann sind Verwechslungen möglich.

In der intravenösen Pyelographie mit Uroselektan besitzen wir eine schonende Methode, die uns in allen solchen Fällen, ganz besonders bei Kindern und da wo es nicht gelingt von der Blase her mit der Uretersonde in die verschiedenen Ureteren und Nierenbecken zu gelangen, sehr aufschlußreiche Bilder liefert.

Viel häufiger als die überzähligen Nieren sind Verdoppelungen des Kelchsystems, des Beckens und des Ureters. Der Ureterfissus kann total oder partiell angelegt sein (s. Abb. 5).

Auch bei solchen Verdoppelungen hat man nicht selten klinische Symptome in Form von Koliken und nicht selten lokalisiert sich in diesen abnorm angelegten Organen eine Infektion in nur einem oder in beiden Abschnitten. Stark gelang zuerst der Nachweis der Infektion nur eines Abschnittes einer solchen Doppelniere, indem er mit der Harnleitersonde aus dem gleichen Ureter bald trüben, bald klaren Urin erhielt.

Auf die Veränderungen der Nierenform einzutreten, scheint nicht nötig zu sein. Diese Bildungsanomalien haben wesentlich pathologisch-anatomisch ein Interesse und spielen klinisch keine Rolle. Darüber, ob z. B. fötal gelappte Nieren zur Krankheit mehr disponieren als normale Nieren, sind die Autoren nicht einig. Auf die Bedeutung der Hypoplasie der Niere, welche die

Bedeutung des Mangels erreichen kann, wenn sie ausgesprochen ist, ist bei der Besprechung der Solitärniere hingewiesen worden.

Eine größere Bedeutung haben die Dystopien, d. h. die ein- oder doppelseitige Verlagerung der Niere und besonders die Verlagerung ins kleine Becken. Man unterscheidet pathologisch-anatomisch die Dystopia abdominalis, d. h. Verlagerung in die Bauchhöhle, die Verlagerung auf das Promontorium oder die Linea innominata (Dystopia abdomino-pelvica) und die Dystopia pelvica ins kleine Becken. Die abdominalen Dystopien sind die häufigsten und werden bei der Besprechung der Wanderniere Erwähnung finden. Sehr selten sind die gekreuzten Dystopien (Papin und Palazzoli).

Die dystopen Nieren sind immer in Größe und Form anormal. Fast immer zeigt das Nierenbecken und der Ureter abnormes Verhalten, die Zahl der Gefäße ist meist vermehrt, ihr Ursprung ist ein abnormer (s. Abb. 6).

Die Symptomatologie ist eine sehr verschiedene. Symptome treten meist erst in einem bestimmten Alter auf, selten in den Jugendjahren. Es sind einmal Koliken, welche durch Retentionszustände und Einklemmung verursacht werden oder auch Folge sekundärer Infektion sind (Albrecht), dann Darmsymptome in Form der chronischen Obstipation und vor allem auch Kreuzschmerzen. Die Obstipationserscheinungen können gelegentlich ileusartig werden. Ferner können Symptome von seiten des Magens in den Vordergrund treten, auch die Harnblase kann große Beschwerden verursachen.

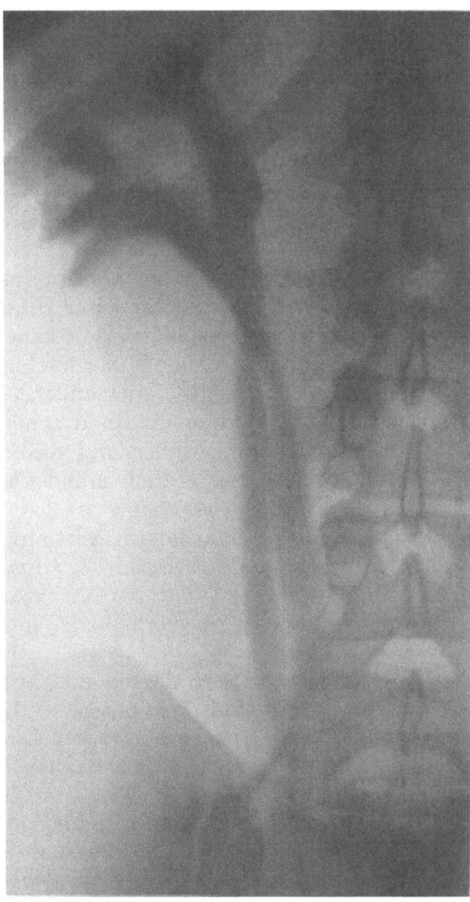

Abb. 5. Pyelogramm bei 29 jährigem Manne, der wegen Nierenkoliken in Behandlung kam. Doppeltes Nierenbecken, doppelter Ureter, vesikal nur eine Uretermündung.

Das letztere Verhalten beobachtete ich bei einer 56 jährigen Frau, deren Niere auf dem Promontorium lag; es bestand eine Pollakiurie, bedingt durch abnorme Reizbarkeit der Blase und dabei neuralgieartige Schmerzen in der Harnröhre, welche durch die Bewegung provoziert wurden. Ähnliches Verhalten hat Strube beobachtet. Eine geringe Rolle spielen in der Symptomatologie der Beckenniere Schmerzen, die in der Richtung der unteren Extremität ausstrahlen.

Eine besondere Bedeutung hat die dystope Niere für die Geburtshilfe bekommen, indem nach Veit die auf das Promontorium verlagerte Niere in kausalen Beziehungen zur Entstehung des sog. infantilen Beckens zu stehen scheint, und indem sie für den Geburtsmechanismus von Bedeutung ist. Sie führt zur Verlängerung der Austreibungszeit, zu Lageveränderungen des Kindes (Steißlage), ja zu absoluter Behinderung der Geburt (Kehrer) und Uterusruptur (Müllerheim).

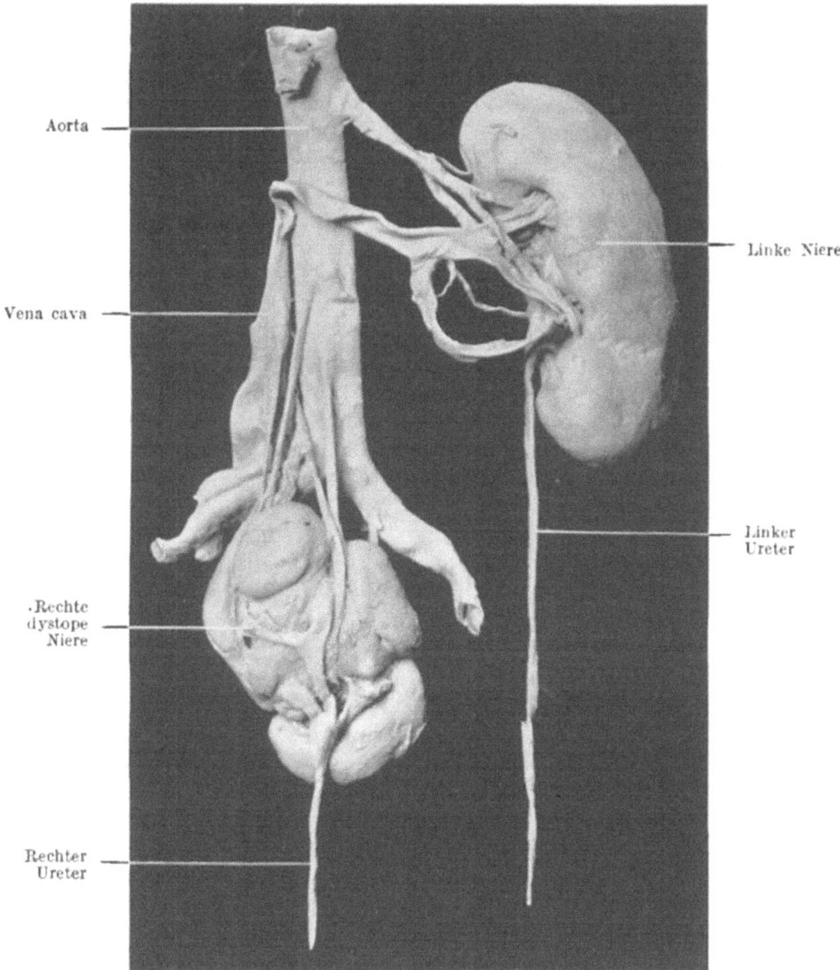

Abb. 6. Dystopie der rechten Niere.
Präparat der Sammlung des Pathologisch-anatomischen Instituts der Universität Basel.

Dystope Nieren haben eine große Disposition zur Erkrankung. Sträter fand unter 58 Fällen dieser Anomalie 12 Hydronephrosen und 6 Pyonephrosen, also in fast $^1/_3$ der Fälle war die abnorm gelagerte Niere krank.

Auch die Dystopie von Solitärnieren ist beobachtet worden. Nach Hochenegg gingen von 9 Fällen, die operiert wurden, 3 an Anurie zugrunde. Ballowitz fand von 213 Fällen von Solitärnieren 12 in Dystopie.

Eine weitere Bedeutung der dystopen Niere liegt darin, daß sie zu differentialdiagnostischen Schwierigkeiten Veranlassung geben kann; besonders bei der Frau sind Verwechslungen mit Adnextumoren, Ovarialgeschwülsten, intraligamentären Tumoren die Regel; auch Verwechslung mit Appendizitis, mit Sarkom des retinierten Hodens, mit sakralem Lipom sind beschrieben worden.

Wiederholt (Israel, Hochenegg, Albrecht, Lukina) ist das Zusammentreffen von Nierendystopie mit psychischen Störungen beobachtet worden; es scheint sich nicht um Zufälligkeit zu handeln, sondern beide Affektionen sind wohl als Degenerationsstigmata zu bewerten.

Die Diagnose der dystopen Niere ist bei entsprechender Untersuchung zu stellen, aber noch nicht regelmäßig vor der Operation gemacht worden, weil nicht immer an die Affektion gedacht wird. Da, wo die Diagnose gemacht wurde, geschah es durch Palpation des Tumors auf dem Promontorium oder dem Os sacrum, Nachweis von Arterien auf der Vorderseite des Tumors (Hohenegg), zystoskopischer Nachweis von auffallender Pulsation des Trigonums (Albrecht) auf der einen Seite, entsprechend dem abnormen Verlauf der größten Nierenarterie. Von größter Bedeutung ist die Sondierung des Nierenbeckens und Feststellung der Kürze des Ureters, und die Röntgenaufnahme des mit einer Kontrastlösung gefüllten Nierenbeckens. Die letzteren Untersuchungsmethoden setzen natürlich die Permeabilität des Ureters für die Sonde voraus, geben aber absolut klaren diagnostischen Aufschluß, ebenso wie die intravenöse Pyelographie.

Therapeutisch ist für die erkrankte dystope Niere die Nephrektomie am Platze. Die normale dystope Niere, die große Beschwerden verursacht, wird man entfernen, wenn die Verhältnisse nicht so liegen (überwindbare Verwachsungen, Länge der Gefäße und des Ureters), daß eine konservative Fixation im großen Becken möglich ist.

Von den verschmolzenen Nieren soll als Paradigma die Hufeisenniere besprochen werden. Die anderen, oben angeführten Formen der verschmolzenen Nieren sind so selten und decken sich in ihrer Symptomatologie mit der Hufeisenniere so weit, daß auf ihre gesonderte Behandlung verzichtet werden darf. Für die Literatur über diese Formen sei auf das Buch von Küster und die Arbeit von Adrian und v. Lichtenberg, und auf das Handbuch der Urologie (Bd. 3) hingewiesen.

Über die Häufigkeit des Vorkommens der Hufeisenniere ist weiter oben Material mitgeteilt worden. Unter meinen etwa 500 Nierenoperationen habe ich nur 2 Fälle von hydronephrotischer Hufeisenniere beobachten können. In einem anderen nicht operierten Fall glaubte ich sie palpatorisch nachgewiesen zu haben, doch war ein operativer Eingriff nicht nötig, so daß die Richtigkeit meiner Diagnose eine Bestätigung nicht fand. Israel hat 1901 unter einem Material von etwa 300 Operationen 2 Hufeisennieren gesehen, im Jahre 1908 kamen auf 800 Nierenoperationen 7 Fälle von Verschmelzungsnieren, und zwar 5 Hufeisennieren und 2 einseitige Langnieren. — Von den Hufeisennieren kam nur die gewöhnliche, mediangelagerte Form mit Verschmelzung der unteren Pole zur Beobachtung. In den Fällen von Langnieren lagen beide Organe in derselben Körperhälfte mit mediangerichtetem Nierenbecken.

Hufeisennieren liegen meist weiter unten als normale Nieren, das ganze oder halbe Organ liegt median. Die Nierenbecken sind meist in der oberen Konkavität, selten vorne, die Ureteren verlaufen über die Vorderfläche des Organs. Eine scharfe Grenze zwischen beiden Nieren ist selten erkennbar; bisweilen hat das Verbindungsstück eine eigene Gefäßversorgung (s. Abb. 7).

Die Hufeisenniere hat eine große Disposition zur Erkrankung; das geht klar aus den oben angegebenen Zahlen hervor, die zeigen, daß auf kranke Nieren Hufeisennieren in viel größerem Verhältnis vorkommen, als auf gesunde. Botez hat aus der Literatur 320 Fälle von Hufeisenniere zusammengetragen; von diesen waren 52 Fälle erkrankt, was 16,25% entspricht.

Über die Art der Erkrankung geben die Arbeiten von Botez und von Adrian und v. Lichtenberg, die ein großes statistisches Material aufbringen, Auskunft. Danach kommt am häufigsten die Hydronephrose und als sekundärer Zustand die infizierte Hydronephrose oder die Pyonephrose zur Beobachtung. Seltener sind Steine in einem oder beiden Abschnitten der Hufeisennieren, noch seltener ist die Tuberkulose (9 Fälle bei Adrian und v. Lichtenberg) und sind Neubildungen zur Beobachtung gekommen.

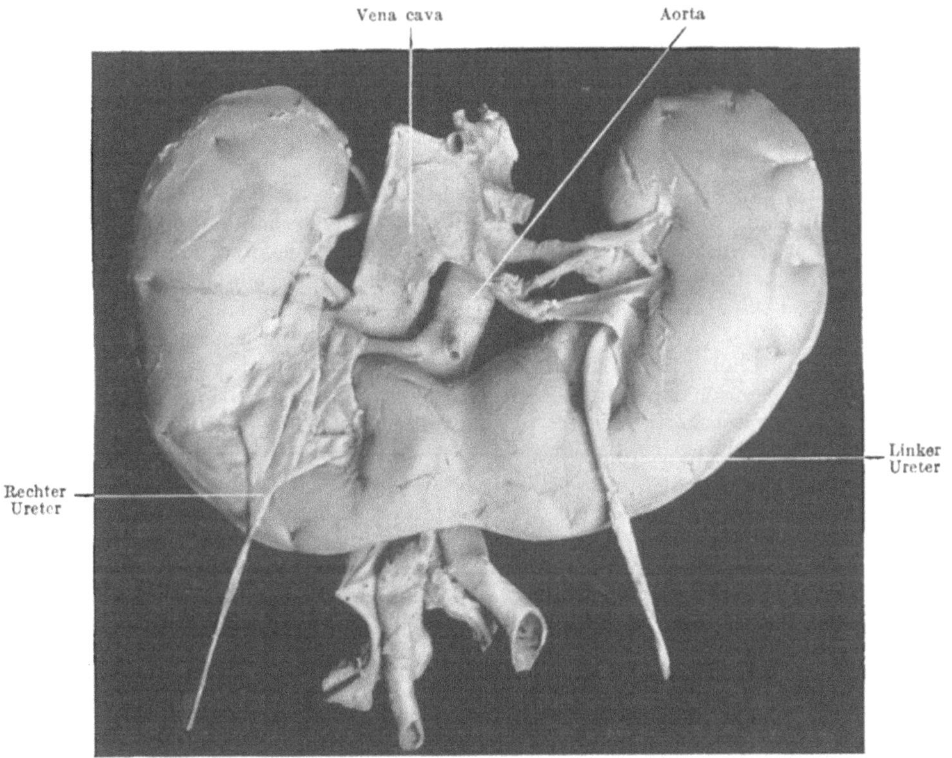

Abb. 7. Hufeisenniere.
Präparat der Sammlung des Pathologisch-anatomischen Instituts der Universität Basel.

Mit der Symptomatologie der unkomplizierten Hufeisenniere hat sich Rovsing beschäftigt, da er vier derartige Fälle zu beobachten Gelegenheit hatte. Typisch sind Schmerzen, die drückend oder spannend geschildert werden und ihren Sitz quer im unteren Teil des Epigastrium haben und bei körperlichen Anstrengungen und besonders beim Rückwärtsbeugen des Rumpfes stark werden. Im Liegen fehlen die Schmerzen. — Die Schmerzen strahlen nach der Nierengegend aus und können sehr heftig sein. Von selteneren Symptomen sind zu erwähnen Symptome von seiten des Magens und von seiten des Nervensystems. Blasensymptome fehlen meist.

Für das Zustandekommen dieser Symptome ist der direkte Druck der Hufeisennieren — am stärksten beim Beugen nach rückwärts — auf die großen

117*

Gefäße und die sie begleitenden Nervenstämme verantwortlich zu machen. — Davidsohn glaubt, daß diese Kompression zu einer Herzhypertrophie führen kann, und daß der arterielle Druck in den Abschnitten peripher von der Hufeisenniere vermindert sein muß. Andere Autoren (Fedoroff) erklären die Beschwerden anders. Sie nehmen an, daß Hufeisennieren beweglich werden können und durch diesen Zustand Beschwerden machen.

Bei der erkrankten Hufeisenniere sind die Symptome, die bei der unkomplizierten gelegentlich fehlen können, viel ausgesprochenere. Je nach der Art der Erkrankung sind Kolikanfälle (Retentionsgeschwülste) häufig, oder allgemeine Symptome, wie Fieber und Abmagerung (Infektion) oder mehr Blasensymptome (Tuberkulose) vorhanden.

Die Diagnose der Hufeisenniere ist vor der Operation nicht häufig gestellt worden. Gesunde Hufeisennieren sind vor der Operation nach Botez nur 4 mal diagnostiziert worden, während die Diagnose erkrankter Hufeisennieren nach ihm 7 mal beschrieben worden ist. Es ist in erster Linie die Palpation, die uns zur Diagnose führen kann, dabei muß aber der Untersucher entweder durch die von Rovsing gekennzeichneten Symptome oder durch die der erkrankten Niere zukommenden Symptome auf die Niere als krankes Organ hingewiesen sein. Wenn Steine in der Hufeisenniere vorhanden sind, so kann die Lage der Steinschatten auf der Röntgenplatte auf das Vorhandensein der Nierenanomalie hinweisen. Durch die beidseitige retrograde oder durch die intravenöse Pyelographie gelingt die Diagnose mit Sicherheit. Es ist so die abnorme Lage der Nierenbecken nachzuweisen. Die Längsachsen der Becken laufen nicht parallel, sondern sie konvergieren nach unten zu. Der Ureterschatten trifft den Beckenschatten nicht seitlich, sondern in der Mitte. Gewöhnlich sind es aber nur kranke Hufeisennieren, die so erkannt werden, während gesunde Hufeisennieren selten so diagnostiziert worden sind.

Therapeutisch kommt bei den unkomplizierten Hufeisennieren nach Rovsing Schonung in Frage in Form der Vermeidung aller derjenigen Anstrengungen, welche die Symptome provozieren können. Operativ ist versucht worden durch Durchtrennung des die beiden Nieren verbindenden Isthmus die großen Gefäße vom Druck der Hufeisenniere zu befreien. Sind Komplikationen vorhanden, so geben diese die Indikationen zum chirurgischen Eingreifen.

b) Bildungsfehler des Nierenbeckens und Harnleiters.

Selbständige Bildungsfehler des Nierenbeckens sind ein seltenes Vorkommnis. Eine ausgesprochene Zweiteilung des Nierenbeckens gehört noch zum normalen Verhalten (dichotomisches Becken) und erst höhere Grade sind zu den eigentlichen Bildungsfehlern zu rechnen.

Abb. 8 stellt ein dreigeteiltes Nierenbecken vor, das mit einem erweiterten Ureter und einer hydronephrotisch degenerierten Niere in Verbindung steht. — Das Präparat stammt von einem 52 jährigen Mann, der 25 Jahre lang Pyurie und intermittierende Kolikanfälle hatte. Der Ureter teilt sich hier in ein dreiarmiges Becken und ist selbst erweitert. Als Grund der Erweiterung ist eine Stenose des vesikalen Ureterendes anzunehmen. Das Ureterostium war nicht sondierbar. Die andere Niere war normal.

Selten ist ein Verschmelzen der Nierenbecken beobachtet worden, d. h. ein Kommunizieren der Nierenbecken verschmolzener Nieren direkt oder durch Vermittlung einzelner Kalizes.

Erweiterung der Nierenbecken als Folge kongenitaler Anomalien des Harnleiters sind häufig. Diese Bildungsfehler werden, soweit sie den Harnleiter

betreffen, weiter unten besprochen und soweit die Hydronephrose in Frage
kommt, beim Kapitel dieser Nierenerkrankung zur Sprache kommen.

Von Bedeutung für Erkrankungen des Nierenbeckens sind angeborene
Varietäten des Verlaufs und der Zahl der Nierenarterien. Solche Ano-
malien sind sehr häufig und spielen bei der Entstehung der Hydronephrosen
eine Rolle (Israel, Seldowitsch, Pousson), ebenso wie bei der abnormen
Beweglichkeit und angeborenen Dislokation. Das Genauere soll unter dem
Kapitel Hydronephrose zur Besprechung kommen.

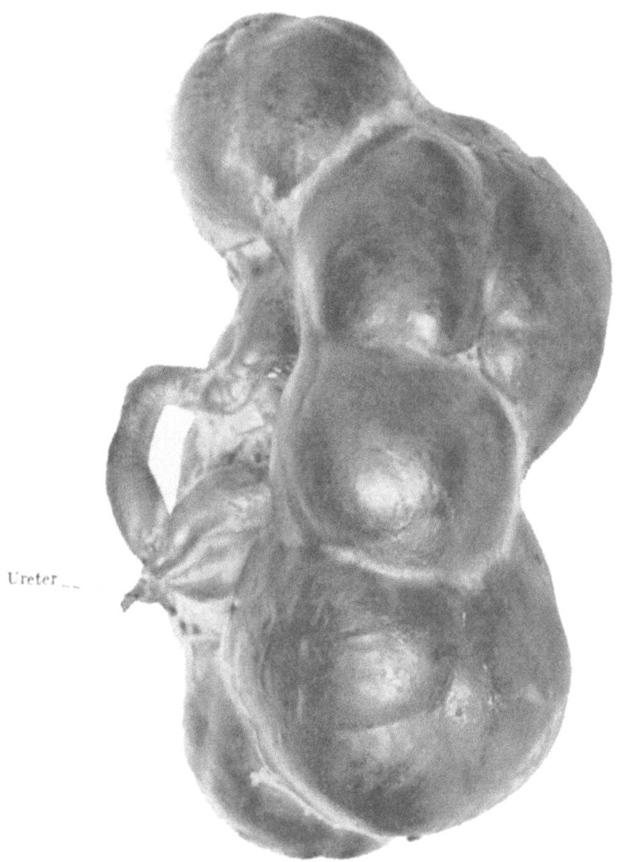

Abb. 8. Linke Niere eines 52jährigen Mannes. Niere hydronephrotisch degeneriert.
Nierenbecken dreiteilig. Ureter erweitert (fehlt an dem durch Operation gewonnenen
Präparat). (Eigene Beobachtung.)

Relativ häufig kommen Mißbildungen des Harnleiters vor. Sie
betreffen die Verlaufsrichtung, die Zahl, die Länge, die Einmündungsverhältnisse und das Kaliber des Ureters. Die Verlaufsrichtung des Harnleiters
ist eine abnorme bei gekreuzten Dystopien der Niere, bei einseitig liegenden
Organen, bei der Einzelniere, wenn sie zwei Ureteren hat. Die Verdopplung
des Harnleiters kann die verschiedenste Ausdehnung haben. Von zwei Nieren
einer Seite, oder von zwei Nierenbecken einer Niere können zwei Ureteren abgehen, die sich weiter oben oder weiter unten vereinigen, oder getrennt in die
Blase münden. Die in Abb. 9 abgebildete Doppelniere hatte zwei Ureteren

aber nur eine Uretermündung auf der entsprechenden Seite, ähnliche Verhältnisse zeigt das Pyelogramm in Abb. 5; die beiden Harnleiter vereinigten sich vor dem Eintritt in die Blase zu einem Stamm. Es kann auch ein Schenkel des gegabelten Ureters blind enden (J. und P. Delmas). Selten kommt eine Doppelbildung des vesikalen Ureterendes mit zwei vesikalen Ureterostien zur Beobachtung.

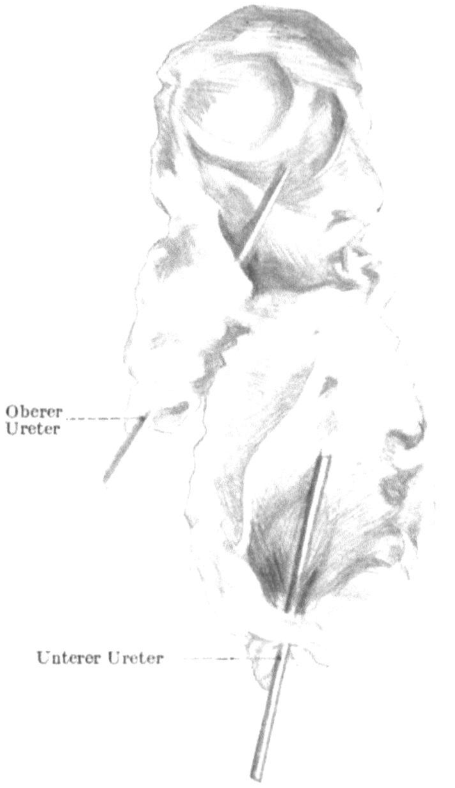

Alle diese Ureteranomalien führen oft zu hydronephrotischen Erkrankungen der Nieren und sekundär häufig zu eitriger Infektion. Es ist klar, welche großen diagnostischen Schwierigkeiten dann entstehen können, wenn aus der gleichen Uretermündung ein Ureterteil zu einem kranken, der andere Ureterteil zu einem gesunden Nierenabschnitt führt. (Kasuistische Zusammenstellung dieser Verhältnisse findet sich bei Adrian und v. Lichtenberg, bei Delmas und bei Braasch und Scholl.)

Eine große klinische Bedeutung kommt der Tatsache zu, daß überzählige Ureteren häufig an abnormer Stelle ausmünden. Es ist immer der Harnleiter des oberen Nierenabschnittes, der bei der Frau in die Urethra, in das Vestibulum vaginae oder die Scheide, beim Manne in die hintere Harnröhre, die Prostata oder die Samenblase mündet.

Anomalien der Harnleiterlänge finden sich bei den dystopischen Nieren; der Harnleiter ist hier kürzer als normal, entsprechend dem Tiefstand der Niere. Gelegentlich ist aber bei dystoper Niere auch ein zu langer, geschlängelter Harnleiter beobachtet worden (Israel).

Abb. 9. Verdopplung der linken Niere bei einer 46 jährigen Frau. Die Sonden bezeichnen die Ureteren. Beide Nieren sind hydronephrotisch. Operationspräparat. Eigene Beobachtung.

Die Einmündungsanomalien und die Veränderungen des Kalibers des Harnleiters werden bei der Hydronephrose zur Sprache kommen. — Verengerungen des vesikalen Ureterendes können von zystischen Erweiterungen desselben gefolgt sein, die tumorartig in die Blase vorspringen. Auch abnorme Mündungen von überzähligen Harnleitern können die gleichen Veränderungen erfahren. In den leichteren Fällen füllt sich diese zystische Erweiterung nur in dem Moment, wo von der Niere der Urin kommt, um sich langsam im Intervall zwischen den einzelnen Ureterkontraktionen in die Blase zu entleeren. In schweren Fällen besteht ein ins Blaseninnere je nach der Größe des Dilatationszustandes mehr oder weniger weit vorragender Tumor, auf dessen Kuppe sich die stenosierte oder obliterierte Ureteröffnung findet. — In hochgradigen Fällen kann der zystisch dilatierte Ureter in den Blasenhals gelangen oder fällt bei der Frau

sogar durch die Harnröhre vor. In diesen Fällen entstehen schwere Miktionsstörungen.

Die Affektion kann durchaus symptomlos verlaufen. In einzelnen Fällen
ist es die Niere, die Beschwerden macht, wenn sie hydronephrotisch verändert
wird, in anderen Fällen sind es Blasensymptome, die auf die Affektion hinweisen.
Diese Symptome werden durch den Tumor verursacht, der einmal als solcher
raumbeschränkend und dann durch seine Beziehungen zur inneren Harnröhrenmündung störend wirkt.

Die Diagnose der zystischen Ureterdilatation kann zystoskopisch gestellt
werden. Der Tumor präsentiert sich als transparente Schleimhautzyste, auf
deren Wand oft durchscheinend Gefäße erscheinen. Differentialdiagnostisch
kommen Tumoren in Betracht, mit denen die Affektion wiederholt verwechselt
wurde, und evtl. die seltenen Zysten der Prostata (Brongersma).

Die Therapie kann in den geeigneten Fällen in der intravesikalen Spaltung
der Zyste mit der Koagulationssonde bestehen. In den Fällen, wo die zugehörige
Niere infiziert ist oder wo eine Erkrankung oder Anomalie dieser Niere besteht,
ist eine chirurgisch-operative Behandlung dieses Organs nötig.

2. Wanderniere.

(Ren mobilis s. migrans, Ectopia renis acquisita.)

Allgemeines Vorkommen. Unter Wanderniere versteht man einen erworbenen abnormen Zustand von Beweglichkeit der Niere, der sich von der dystopen
Niere dadurch unterscheidet, daß er nicht angeboren ist. Die dystope Niere
ist meistens in ihrer abnormen Stellung fixiert, während die Wanderniere in
den meisten Fällen aus ihrer fehlerhaften Lage in die Normalstellung zurückzubringen ist oder beim Liegen von selbst zurückgeht.

Diese Auffassung über das Wesen der Wanderniere steht allerdings in
Widerspruch zu der Ansicht von Oppolzer u. a., die auch in der Wanderniere
einen angeborenen Zustand sehen. Die Bildung des Mesonephron und die
Beobachtung, daß bei der Wanderniere regelmäßig zu lange und oft abnorm
entspringende Gefäße beobachtet werden, dienen dieser Annahme als Beweis-
mittel für ihre Berechtigung. Mit Küster schließen wir uns aber der Auffassung an, daß die Wanderniere ein erworbener Zustand sei, glauben aber mit
Israel, daß es Formen von dislozierten Nieren gibt, für welche die Entscheidung,
ob sie erworben oder angeboren seien, schlechterdings unmöglich ist. Weiter
unten wird zu erwähnen sein, daß in der Ätiologie der Wanderniere konstitutionelle Besonderheiten eine große Rolle spielen.

Bei der Operation von Wandernieren beobachtet man nicht so selten Fälle,
in denen die Niere nicht an ihren normalen Platz gebracht werden kann. Die
Nierennische ist durch die Leber ausgefüllt und das Peritoneum geht bis an
die 12. Rippe. Diese Fälle imponieren klinisch als Wandernieren, gehören
aber dem anatomischen Befund nach zu den ektopischen Nieren.

Sehr wichtig ist die Abgrenzung der Wanderniere gegenüber den mit
der Respiration beweglichen und dadurch heruntersteigenden und palpabel
werdenden Nieren. Nach Israel haben wir kein Recht, einen pathologischen
Zustand anzunehmen, solange die Niere in der Respirationspause wieder an
ihre normale Stelle zurückkehrt und keinerlei Beschwerden macht, wenn sie
auch bei der Respiration noch so weit herabsteigt oder manchmal aus dem
Bereich des Brustkorbs herabzuziehen ist.

Penzoldt unterscheidet nach dem Grade der Beweglichkeit 1. respi-
ratorisch bewegliche Nieren, die inspiratorisch mehr oder weniger

ausgedehnt palpabel werden. 2. Umgreifbare bewegliche Nieren, wobei die
Niere in toto palpatorisch umgriffen, disloziert und wieder reponiert werden
kann, und 3. Wandernieren, d. h. die Fälle, in denen die Niere noch weiter
entfernt von ihrer normalen Lage im Bauchraum zu finden ist. — Pathologisch
ist nach dieser Einteilung die umgreifbare Niere und die Wanderniere. Wir
werden also unter den Begriff Wanderniere alle diejenigen Nieren zusammenfassen, die beim Stehen oder bei tiefer Inspiration in toto palpabel sind.

Es ist klar, daß diese Abgrenzung etwas Willkürliches an sich hat, und
wenn wir die Wanderniere nicht nur vom Standpunkt der Beweglichkeit ein-
schätzen, sondern auch die Beschwerden in Rechnung ziehen, so sehen wir,
daß viele nur physiologisch bewegliche, d. h. nur zum Teil palpable Nieren
Beschwerden machen und daß viele eigentliche Wandernieren durchaus symptomlos bestehen können.

Wenn wir uns nun nach Abgrenzung des Begriffes Wanderniere der Frage
der physiologischen Beweglichkeit der Niere zuwenden, so finden wir auch
hier sehr geteilte Ansichten: Israel — wie oben angeführt — rechnet noch
zur physiologischen Verschieblichkeit, wenn die Niere während der Inspiration
in toto palpabel ist, wenn sie nur in der Respirationspause zurückgeht. —
Kuttner im Gegensatz hält jede palpable Niere für einen pathologischen
Zustand. Litten, der eine große Zahl von Männern und Frauen in bezug auf
die Tastbarkeit der Nieren untersucht hat, fand bei 6—8 $^0/_0$ der Männer, bei
Frauen in 30 $^0/_0$ die linke und in 75 $^0/_0$ die rechte Niere palpabel. Er hält nach
Ausschluß der Wandernieren und aller Fälle, die Symptome machten, diesen
Zustand für physiologisch. — Wagner konnte nur ganz ausnahmsweise bei
Kindern beiderlei Geschlechtes und bei Männern das untere Ende der Nieren
palpieren. Dagegen konnte er bei Mädchen über 15 Jahren und bei Frauen
unter günstigen Verhältnissen, d. h. bei nicht zu starker Spannung der Bauchdecken und bei nicht zu kleinem Abstande der unteren Rippen vom Darmbein-
kamme, sehr häufig die rechte Niere, seltener die linke in ihrem unteren Drittel
oder höchstens in ihrer unteren Hälfte abtasten und dabei eine deutliche
respiratorische Verschieblichkeit nachweisen, ohne daß irgendwelche Krankheitserscheinungen vorlagen. Wenn Wagner bei tiefer Inspiration eine Niere
in weiterer Ausdehnung als in ihrer unteren Hälfte palpieren konnte, so fanden
sich stets auch verschiedenartige Störungen, ebenso auch dann, wenn man
die Niere aus dem Bereiche des Brustkorbes dislozieren und wieder reponieren
konnte.

Am besten verständlich werden diese verschiedenen Ansichten jedenfalls
dann, wenn man neben der Tastbarkeit der Nieren auch die Körperform im
allgemeinen berücksichtigt, wie das Becher und Lennhoff (zit. bei Wagner)
getan haben. Sie fanden bei den Frauen Samoas die Nieren dann palpabel,
wenn die Gestalt schlank und gefällig war, der Thorax lang und schmal, das
Abdomen länglich, leicht abgeflacht, seitlich sanft abfallend. Wenn die Gestalt
kurz und breit war, dann waren die Nieren nicht zu fühlen. Diesen Befunden
entspricht auch das, was man bei der operativen Freilegung der Nieren immer
wieder erlebt, daß nämlich bei schlankem Thorax und großem Abstand zwischen
Rippenbogen und Crista ilei die Niere weit unten liegt und leicht zugänglich
ist, während bei den Individuen, die einen großen Tiefendurchmesser des Thorax
und eine kleine Distanz zwischen den knöchernen Begrenzungen der seitlichen
Bauchpartien haben, die Niere meist nicht so leicht zu erreichen ist, sondern
unter den Rippen versteckt liegt. Wir werden weiter unten noch weiter auf
diese Verhältnisse eingehen müssen.

Die Häufigkeit des Vorkommens der Wanderniere ist sehr schwer
einzuschätzen. Alles, was an statistischem Material vorliegt, betrifft nur die

Häufigkeit der Wanderniere unter dem Material von Kranken, die sich einem bestimmten Untersucher vorgestellt haben. — Auf wieviel Gesunde ein Fall von Wanderniere kommt, ist unbekannt. Lindner rechnet z. B. auf jede 5.—6. Frau eine Wanderniere, Küster auf 22 Frauen 1 mal einen Fall von Wanderniere. Aus den Sektionsprotokollen von pathologischen Instituten lauten die Angaben ganz anders. Landau fand unter 6000 Sektionen nur 4 Fälle, dabei ist aber zu bedenken, daß vor nicht allzulanger Zeit von pathologisch-anatomischer Seite die Existenz der Wanderniere überhaupt bezweifelt wurde, und daß eine große Zahl von Nieren, die in aufrechter Stellung als Wandernieren imponieren, im Liegen an ihren normalen Ort zurückkehren.

Im Gegensatz zu Lindner und Küster gibt Senator an, daß er erst auf 139 kranke Frauen 1 Fall von Wanderniere rechne. Ich denke, daß dieses Verhältnis der Wirklichkeit näher kommt, weil es von einer allgemeinen Spitalabteilung stammt. Bei den Frauenärzten und Chirurgen häufen sich die Fälle von Wandernieren. Ich möchte nur als Paradigma anführen, daß ich unter den letzten 300 Patienten, die sich bei mir zur Untersuchung stellten, 17 Fälle von Wanderniere sah, die Beschwerden machten: 15 Frauen, 2 Männer. — Die Verteilung auf die verschiedenen Altersklassen wird von allen Autoren ungefähr gleich eingeschätzt. Die Fälle verteilen sich in der Hauptsache ungefähr gleichmäßig auf das 3.—5. Dezennium. Vorher und nachher sind die Fälle selten. Küster sah von 101 Fällen 86 in diesem Alter. 4 Fälle fielen ins zweite Dezennium, 10 Fälle ins sechste und 1 Fall ins siebente. Hahn fand unter 50 Kindern unter 10 Jahren nur 1 Wanderniere bei einem 8jährigen Mädchen.

Über die Verteilung der Wandernieren auf die zwei Geschlechter variieren die Angaben sehr, je nachdem sie von Frauenärzten stammen oder von Ärzten mit chirurgischer oder allgemeiner Praxis. So findet Hahn unter 19 Wandernieren 1 beim Manne. Mein Material zeigt unter 17 Wandernieren 2 beim Manne. Küster findet auf 17 Wandernieren 1 beim Manne, Dietl (zit. bei Küster) findet auf 100 Wandernieren 1 beim Manne.

Mit Recht betont Küster, daß die Wanderniere nicht in besonders großem Maße bei der arbeitenden Bevölkerung vorkommt. Auch die Häufigkeit der Geburten scheint keine wesentliche Rolle zu spielen, wenigstens fand Küster auf 26 verheiratete Frauen 14 ledige und bei den Verheirateten war ein besonderer Kinderreichtum nicht zu konstatieren.

Endlich sollen einige Zahlen die Beteiligung der beiden Körperseiten illustrieren. Küster findet von 94 Wandernieren 6 beidseitig, 81 rechts, 6 links allein und 1 mal eine Hufeisenniere.

Wuhrmann findet unter 25 Fällen von Wanderniere 22 rechts und 3 beidseitig; in den letzteren Fällen handelt es sich links immer um einen geringeren Grad von Beweglichkeit. Ich selbst sah keine einseitig linke Wanderniere, auch bei Israel und Wagner vermisse ich Angaben über solche Fälle.

Ätiologie. Aus den eben gemachten statistischen Angaben geht hervor, daß die erworben dislozierte Niere vor allem beim weiblichen Geschlecht vorkommt, und daß von der Veränderung vor allem die rechte Niere betroffen wird. Das ist die Regel, aber als häufige Ausnahme findet sich auch beim Manne die Affektion und sie findet sich selten auch auf der linken Seite. Sie findet sich meist bei der Frau, die geboren hat, sie findet sich relativ oft aber auch bei Nulliparen; wir werden weiterhin zu zeigen haben, daß es kein bekanntes ätiologisches Moment gibt, das für alle Fälle passen würde, wollen wir nicht unbekannte angeborene Prädispositionen zur Erklärung zu Hilfe rufen und für unser Nichtwissen in die Lücke treten lassen.

Es muß angeborene Prädispositionen für die Entstehung der Wanderniere geben. Nur ihre Existenz erklärt es, daß die gleichen Schädlichkeiten bei dem einen Individuum die Lockerung und Loslösung einer Niere bewirken, während sie bei einem anderen keinerlei Schaden anrichten.

Von solchen vorhandenen Prädispositionen ist in erster Linie das anatomische Verhalten der rechten Niere der linken gegenüber zu nennen. Schon physiologischerweise liegt die rechte Niere tiefer als die linke; das rechte Hypochondrium ist durch die voluminöse Leber ausgefüllt, die ihre Lage einmal mit der Respiration wechselt und dann mit allen denjenigen Bewegungen oder Zuständen, die eine Verkleinerung des Raumes in den seitlichen unteren Thoraxabschnitten herbeiführen, wie das beim Bücken, beim Rückwärtsbeugen, beim Pressen, beim Drücken und bei vielen anderen körperlichen Anstrengungen vorkommt.

Bei der Frau spielt eine bedeutsame Rolle die Enge des unteren Thoraxendes, die schon physiologischerweise vorhanden ist, dann sich aber auch durch Mangel an körperlicher Übung und Entwicklung vermehrt und durch unzweckmäßige Kleidung noch gesteigert wird. Von Bedeutung dürfte auch die Weite der Beckenapertur sein.

Wolkow und Delitzin haben versucht, durch anatomische Studien diesen Verhältnissen näher zu kommen und konnten als Resultat ausgedehnter Leichenuntersuchungen feststellen, daß die Nischen, in denen die Nieren liegen, beim Mann viel tiefer und deutlicher ausgebildet sind als bei der Frau. Bei dieser sind diese Nierennischen besonders auf der rechten Seite flacher, weniger oval, mehr zylindrisch und nach unten offen. Wolkow und Delitzin nehmen an, daß diese flachen offenen Nischen das prädisponierende Moment für die Entstehung der Wanderniere seien, und daß diese Prädisposition angeboren und erblich übertragbar sei.

In nahem Zusammenhang mit diesen Verhältnissen scheint die von Stiller beobachtete abnorme Beweglichkeit der 10. Rippe zu stehen, die er bei Wanderniere und Enteroptose häufig fand. Die Beweglichkeit dieser Rippe läßt sich sehr wohl mit abnormer Konfiguration der Nierennische vereinigen.

Die Patienten mit Wanderniere zeichnen sich gewöhnlich durch den sog. asthenischen Habitus aus (Hiller), für den eine hereditäre schlechte Anlage des Mesenchyms, speziell der des Bindegewebes typisch ist. Für diese Menschen sind Hernien, Prolapse, schlaffe Bauchdecken, Varizen, Senkung der Baucheingeweide in toto (Maladie de Glénard) charakteristisch. Eine Teilerscheinung ist die Wanderniere.

Als weiteres Beweismaterial dafür, daß die Annahme angeborener ätiologischer Momente das Richtige sei, führt Israel die Häufigkeit des abnormen Gefäßverlaufes bei den Wandernieren an. Ferner betont er, wie oft die Wanderniere vererbt ist und wie oft auch unter Geschwistern Wandernieren in der Mehrzahl vorkommen. Er erinnert ferner an die Tatsache, daß Hysterie, Neurasthenie und Nervosität sehr oft mit abnormer Beweglichkeit der Niere zusammentreffen und daß für die Zustände nicht ein kausaler Zusammenhang besteht, sondern daß sie wohl beide als Ausdruck einer minderwertigen körperlichen und psychischen Veranlagung gelten dürfen. Albarran, der die ähnliche Auffassung hatte, bezeichnet die Wanderniere direkt als Degenerationsstigma.

Von den erworbenen pathologischen Zuständen, die für die Entstehung der Wandernieren beschuldigt worden sind, können wir nur die hauptsächlichsten erwähnen. Es sind solche, die beide Geschlechter treffen können, und dann vor allem solche, die nur für die Frau in Betracht kommen. — Von den ersteren ist zu erwähnen der Fettschwund, dem vor allem Landau eine große Bedeutung beimißt. Mir scheint es aber, daß man sich mit Recht der Kritik Küsters anschließen darf, der dem Schwinden des Körperfettes weniger eine Bedeutung für die Entstehung der Wanderniere beimißt als für deren Erkennung und annimmt, daß die Abmagerung ein Prägnantwerden der Symptome der vorher latent bestehenden Wandernieren verursacht.

Klemperer macht auf die Erfahrungen während des Krieges aufmerksam, die ergeben, daß trotz der allgemeinen Abmagerung die Wanderniere nicht häufiger wurde. Im Gegensatz dazu stehen allerdings Beobachtungen von Fedoroff und von Pawlenko. Ersterer fand ganz allgemein bei Patienten mit großen Gewichtsverlusten während der Kriegshungerjahre auch Nierensenkung, letzterer fand bei Autopsien in $76\,^0/_0$ Nephroptosen und auffallenderweise bei Männern doppelt so oft als bei Frauen. Dieses ungewöhnliche Verhältnis dürfte dafür sprechen, daß die Abmagerung in gewöhnlichen Zeiten keine so ausschlaggebende Rolle spielt, wo doch die Frauen das Hauptkontingent der Wandernieren stellen.

Eine einwandfreie Rolle für die Entstehung der Wandernieren scheint das Größer- und Schwererwerden der Nieren zu spielen. Das gilt für Tumoren und für Hydronephrosen. Es wird auch ein hypothetisches Schwererwerden der Nieren im Momente der Menstruation durch Kongestion als ätiologisches Moment angeführt, aber tatsächlich wohl keine bedeutsame Rolle spielen.

Es sind im Zusammenhang mit diesen Zuständen vielleicht auch noch andere Prozesse zu nennen, welche eine Niere nach unten dislozieren können, wie entzündliche Retraktion des Ureters speziell bei der Tuberkulose und retrahierende entzündliche Prozesse im paraureteralen Gewebe. Alle diese Affektionen führen aber zu sekundären Wandernieren und nicht zu der Form, der wir unsere Besprechung widmen.

Von weiteren bei beiden Geschlechtern vorkommenden krankhaften Zuständen, die für die Entstehung der Affektion verantwortlich gemacht worden sind, ist die Verminderung des Bauchinhalts zu erwähnen, wie sie Folge der Entfernung großer Geschwülste, oder der Punktion einer Flüssigkeit, oder des Vorfalls von größeren Darmteilen in eine Hernie ist. Solche Zusammenhänge sind als Einzelfälle beobachtet worden (Israel); sicherlich haben sie keine allgemeinere Bedeutung.

Eine klare Ursache für das Auftreten einer Wanderniere ist die Skoliose oder Kyphoskoliose der Lendenwirbelsäule, die schon in ihren leichteren Graden mit einer starken Seitwärtsdrehung der Wirbelkörper einhergeht. — Durch diese Verbiegung und die damit verbundene Adduktion der Rippen wird die Nierennische so eng, daß die Niere hinausgedrückt wird, während auf der entgegengesetzten Seite der Raum so groß wird, daß die Niere weit hinaufsteigt.

Von den erworbenen abnormen Zuständen, die bei der Frau im speziellen eine Rolle spielen, werden in erster Linie die Folgen der Schwangerschaft und die genitellen Affektionen genannt. — Da sind es wieder die Frauenärzte, welche diesen Veränderungen eine ausschlaggebende Rolle beimessen (Landau), während von anderer Seite darin nur prädisponierende Momente gesehen werden (Israel, Küster). Daß die Erschlaffung der Bauchwandung von bedeutsamem Einfluß auf den Inhalt des Abdomens ist, wird allgemein zugegeben. Experimentell haben Wolkow und Delitzin gezeigt, daß nach Durchschneidung der Bauchdecken sich die Nieren an der aufrecht gestellten Leiche nicht unerheblich senken. Viel weniger sicher ist ein Einfluß von genitellen Affektionen nachzuweisen. Sogar für den Uterus- oder den Vaginalprolaps wird es schwer, einen kausalen Zusammenhang anzunehmen (Küster), ganz abgesehen davon, daß ein Zusammentreffen von dislozierter Niere und von Genitalerkrankung bei der Frau gar nicht die Regel ist.

Alle bis jetzt angeführten Momente können nur das Vorhandensein einer angeborenen oder erworbenen Disposition begreiflich machen. Das eigentliche letzte Zustandekommen, das Beweglichwerden der Niere muß durch aktive Kräfte erklärt werden.

Es ist das Verdienst Küsters, diese Kräfte im akuten und im chronisch wirkenden Trauma gefunden zu haben.

Das akute Trauma ist selten die Ursache einer Wanderniere. Doch führt Küster aus der Literatur eine ganze Reihe von Fällen an, wo nachgewiesenermaßen die Entstehung der Erkrankung auf ein heftiges Trauma zurückzuführen war, und auch Bürger ist der Ansicht, daß eine heftige Gewalteinwirkung die Ursache der Dislokation der Niere sein könne, oder doch wenigstens Ursache einer solchen Verschlechterung des Zustandes, daß die vorher symptomlos bestehende Anomalie durch Beschwerden in die Erscheinung tritt. Die gewöhnlichen traumatischen Veranlassungen sind Fall auf die Füße oder das Gesäß, Stoß in die Lendengegend, Zusammenpressung des Brustkorbs oder endlich heftige Muskelanstrengungen in bestimmten Positionen. Für alle diese Möglichkeiten kennt die Literatur Beispiele (s. bei Küster).

Unter den von mir beobachteten letzten 17 Fällen von Wanderniere wird zweimal deutlich ein einmaliges heftiges Trauma als Ursache angegeben. Einmal von einer 38jährigen Frau, die im Alter von 32 Jahren von einer Leiter direkt auf das Gesäß gefallen war und bei der sich eine jetzt bestehende rechtsseitige Nierensenkung direkt an den Fall anschloß. Wenigstens bestehen seit dem Sturz Beschwerden, die anfänglich ein wochenlanges Krankenlager verursachten.

Im zweiten Falle handelt es sich um einen 23jährigen grazilen Mann, der gewöhnlich als Maler arbeitete und nur ausnahmsweise veranlaßt wurde, mit anderen Arbeitern eine schwere Eisenlast zu tragen. Bei einer solchen Arbeit versagte einer der anderen Träger, so daß dem Patienten plötzlich eine viel zu große Last übertragen wurde. Er wollte stürzen, konnte sich aber mit Aufwendung aller Kräfte wieder aufrichten und hatte von diesem Moment Schmerzen in der rechten Nierengegend, die zuerst auf Muskelzerrung zurückgeführt wurden. Erst später wurde konstatiert, daß die bewegliche rechte Niere den Schmerz verursache, der nur beim Bewegen sich zeigte und beim Liegen mangelte.

Das sind aber Ausnahmen. Die meisten Kranken können ihre Beschwerden nicht auf ein einmaliges Trauma zurückführen, sondern der Zustand hat sich langsam entwickelt und ist nach Küster auf Traumen zurückzuführen, die sich häufig wiederholen und so nach und nach die Lockerung der Niere herbeiführen.

Von solchen Traumen sind zu nennen: das Heben schwerer Lasten, angestrengtes und wiederholtes Hochlangen, Pressen beim harten Stuhlgang, Preßwehen. Weiterhin wird die starke Inspiration und stoßweise Exspiration, wie sie beim Husten gemacht werden, beschuldigt und ferner das Reiten bei der Frau, bei dem einmal das Aufstoßen des Pferdes und dann auch die Verengerung der rechten Lendennische durch Hochstand der rechten Beckenhälfte, tiefe Inspiration und Adduktion der beweglichen Rippen eine Rolle spielt.

Als weitere Illustration dazu, wie stark relativ mäßige Traumen auf die Nieren einwirken können, sei daran erinnert, daß Payr (zit. bei Wagner) beobachtet hat, daß durch starke Massage der Lenden- und Bauchmuskulatur Wanderniere entstehen kann in Fällen, in denen die Dislokation des Organs sicher vor der Massagebehandlung gefehlt hat.

Eine ganz besondere Rolle in der Diskussion über die Entstehung der Wanderniere spielt die Frage des Schnürens, wobei nicht nur das Zusammenpressen der unteren Thoraxteile mit dem Korsett in Frage kommt, sondern ebensosehr das Schnüren mit den Rockbändern, die über die 10.—12. Rippe verlaufen, so daß also die Niere in den Bereich der Schnürfurche fällt. — Durch das Zusammenschnüren der unteren Thoraxteile wird der hypochondrische Raum so verengt, daß einmal die Leber Schaden leidet, was sich in der Entstehung einer Schnürleber dokumentiert, die ja auch beim Mann vorkommt. Dann wird aber durch völlige Ausfüllung dieses Raumes durch die Leber die Niere nach unten zu verdrängt. — Diese mechanischen Erklärungsversuche bauen sich nicht nur auf Hypothesen auf, sondern haben ihre Stütze in Leichenversuchen von v. Fischer-Benzon, der an der geöffneten Bauchhöhle die Wirkung der Schnürung der unteren Thoraxpartien direkt beobachtete. — Sehr interessant sind auch die Beobachtungen und Überlegungen Wuhrmanns, der versucht, mechanisch in die Einzelheiten der Dislokation der Niere einzudringen. Er zeigt, wie bei normalen Verhältnissen der hintere Leberrand vor dem oberen Pol der Niere liegt. Ist eine angeborene Disposition zur Wanderniere da, z. B. durch das Vorhandensein einer flachen Nierennische, so sinkt dadurch der obere Nierenpol nach vorn und kommt vor den hinteren Leberrand. Bei der Schnürung, bei der tiefen Respiration und allen jenen angeführten Schädlichkeiten drängt sich nun der dicke hintere Leberrand keilförmig zwischen Niere und Rückseite des Nierenlagers und bewirkt die Lockerung der Niere, die Drehung des oberen Pols um eine horizontale Achse nach vorn und die Senkung des Organs. Ist die Niere einmal los und aus der direkten Wirkung der Leber und des drückenden, geschnürten Rippenbogens heraus, dann ist es die eigene Schwere des Organs und alle jene obengenannten Erschütterungen, die tätig sind, um aus der beweglichen Niere eine Wanderniere zu machen.

Aus der Aufzählung aller dieser Erklärungsversuche für die Entstehung der Wanderniere folgt, daß wir noch auf unsicherem Boden stehen. Wir sehen auch, daß die kompetentesten Beurteiler dieser Verhältnisse verschiedener Ansicht sind. Küster und Wagner stellen die mechanischen Schädlichkeiten in den Vordergrund, Israel, Albarran und Cheyne mehr die angeborenen Dispositionen. — Mit Recht betont wohl Israel, daß die mechanischen Ursachen, wenn ihnen die ausschlaggebende Wirkung zukommen würde, wie es Küster will, viel regelmäßiger und häufiger zur Wanderniere führen müßten, da ja die erworbenen prädisponierenden pathologischen Zustände so allgemein verbreitet sind. — Wie ungezwungen erklärt sich alles, wenn man mit Wolkow und Delitzin als prädisponierend gewisse abnorme oder nicht ganz normale anatomische Verhältnisse ansieht, die beim Mann und bei der Frau und häufig sogar familiär vorkommen. Weil rechts die große Leber den Zwerchfellraum ausfüllt, ist die Dislokation rechts viel häufiger als links. Weil die Frau einen enger gebauten Thorax hat und sich oft schnürt und weil ihre Bauchwandung sehr oft erschlafft, kommt die Affektion bei der Frau viel häufiger vor als beim Mann. Die letzten Ursachen für das Mobilwerden der Niere sind die verschiedenen, oben erwähnten traumatischen Schädlichkeiten, die ihre Wirkung an einer prädisponierten Niere entfalten.

Anatomisches und Physiologisches. Wie man bei den Nephropexien beobachten kann, sinkt die Niere nicht aus ihrem Fettlager nach unten, sondern sie sinkt mit dem Fettlager nach unten und trennt sich von der Nebenniere. Es sind also die Verbindungen zwischen der Nierenfaszie und dem Nierenfett, die sich lockern. Bei der Freilegung der beweglichen Niere trifft man sehr häufig in der Nierengegend abnorme Peritonealverhältnisse an; man kommt nach Durchtrennung der Fascia retrorenalis sofort auf das Peritoneum selbst und in einzelnen Fällen gelingt es überhaupt nicht, die Niere in ihren Raum vor der letzten Rippe zu bringen, da das Peritoneum hier anliegt und die Leber den vorhandenen Raum ausfüllt (s. oben). In solchen Fällen fehlen die Nierennischen überhaupt und man steht vor der Frage, ob hier Fälle von angeborener Dystopie vorliegen oder erworbene Ektopien und rechnet diese Fälle wohl mit Recht zu den Grenzfällen. In den klassischen Fällen läßt sich die Niere wieder an ihren Platz bringen.

In hochgradigen Fällen schwindet das Nierenfett und die Niere erlangt dadurch hinter dem Peritoneum eine abnorm große Beweglichkeit. In solchen

Fällen bildet sich oft auch eine eigentliche Bauchfellausstülpung, ein Meso-nephrom, durch das sich die Niere einer freien Beweglichkeit innerhalb des Bauchraums erfreut.

Mit dem Sinken der Niere verlängern sich die Gefäße und Nerven des Organs. Die Arterie verläuft in einem spitzen Winkel gegen die Aorta, kann eine Länge von 8—10 cm bekommen, verliert aber an Stärke des Kalibers durchaus

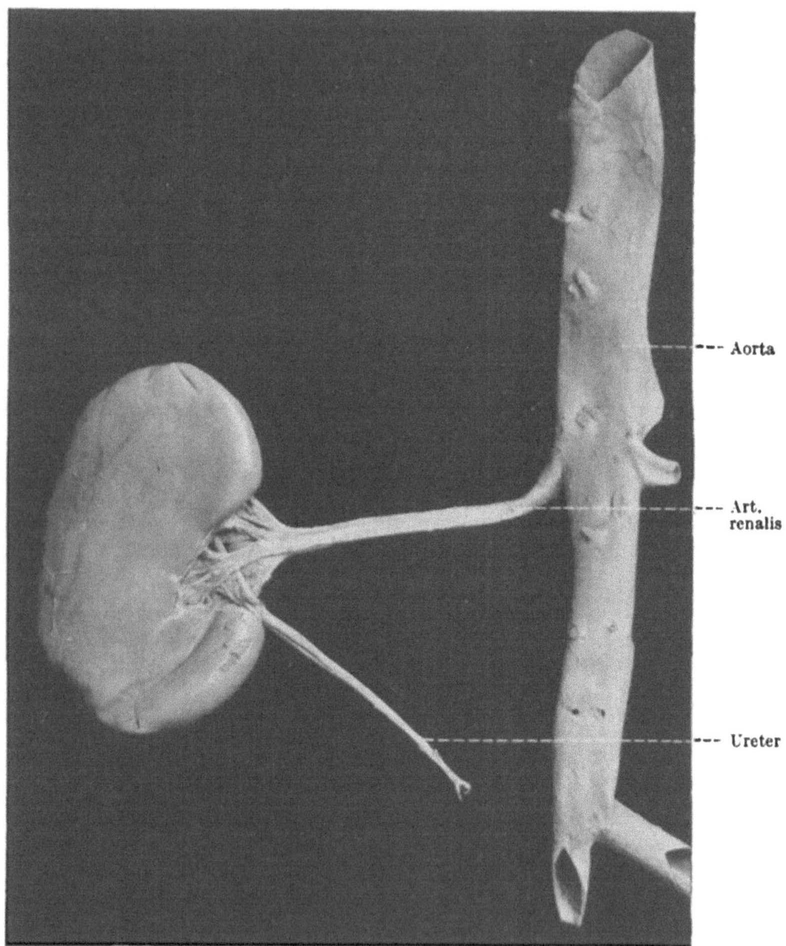

Abb. 10. Wanderniere mit verlängerter Arteria renalis.
Präparat der Sammlung des Pathologisch-anatomischen Instituts der Universität Basel.

nicht, wie die beigegebene Abbildung zeigt (Abb. 10). — Sehr deutlich zeigt sich der Gegensatz gegenüber der dystopen Niere in Abb. 6; dort nimmt die Nierenarterie einen abnormen Ursprung, während bei der erworbenen Form der Ektopie die Nierenarterie an normaler Stelle entspringt.

Die Stellung der Wanderniere im Bauchraum ist je nach der Körper-haltung eine verschiedene. Wie oben erwähnt, betont Wuhrmann als typische Lageveränderung neben dem Sinken das Vornüberkippen der Niere, wobei sich der obere Pol nach vorne wendet, bis die Längsachse der Niere in einem

Winkel von 90° zur Längsachse des Körpers steht; das natürlich nur im Stehen. Selbstverständlich ist ferner, daß die Exkursion der Niere in maximo nur auf einer Kugeloberfläche geschehen kann, deren Radius die Nierenarterie ist. Beim Liegen fühlt man deshalb auch die Wanderniere in ausgebildeten Fällen meist so liegen, daß ihre Achse nicht parallel der Körperachse verläuft, sondern daß sie mit ihr einen Winkel bis zu einem rechten bildet. Hilus und Becken sehen dabei nach oben und innen, der Ureter verläuft hinter dem unteren Pol (Küster).

Wichtig sind die Beziehungen der Niere zu den Nachbarorganen. Typisch ist die Trennung der Wanderniere von ihrer Nebenniere. Häufig, weil gleicher Ätiologie, findet sich die Schnürleber mit der Wanderniere zusammen. Die anatomischen Beziehungen der Wanderniere zum Magen und zum Darm sind inkonstante und in vielen Fällen, wo Dislokationen von Niere und Darm und Magen sich zusammenfinden, mag das gleiche ätiologische Moment für beide Anomalien gelten, häufiger wohl, als daß ein kausales Verhältnis besteht.

Das anatomische Verhalten der Wanderniere selbst ist meist ein normales. Gewöhnlich leidet das Organ unter der Beweglichkeit nicht. Allerdings sind pathologische Veränderungen oft bei der Wanderniere beobachtet worden, wie Stein, Tuberkulose und andere infektiöse Prozesse. Diese Krankheiten zeigen aber keine Besonderheiten. Über das Verhältnis von Wanderniere und Hydronephrose werden wir bei der Besprechung der renalen Retentionen zu reden haben.

Wichtig ist es zu wissen, daß die Wanderniere gelegentlich an abnormer Stelle durch paranephritische Prozesse gefesselt werden kann und dann nicht mehr reponierbar ist. — Diese Prozesse geben oft Veranlassung zu heftigen Schmerzen und können auch schuld an Abknickungen des Ureters mit ihren wichtigen Konsequenzen werden.

Die Funktion der Wanderniere ist eine normale. Ich habe 13 Fälle von Wanderniere durch Separation funktionell geprüft und überall gleiches Verhalten der beiden Nieren gefunden. Man wird also in allen Fällen, in denen man eine funktionelle Inferiorität einer wandernden Niere konstatieren kann, an eine sekundäre Affektion des Organs denken müssen. Zu dem gleichen Resultate kommt auch Flörcken, während Gandiani bei seinen Fällen Herabsetzung der Funktion fand.

Symptomatologie. Subjektive Symptome. Die Symptomatologie der Wanderniere ist eine sehr mannigfaltige und bezieht sich einmal auf lokale Symptome, dann auf solche, die von den Baucheingeweiden im allgemeinen ausgehen und endlich auf Symptome von seiten des Nervensystems. In manchen Fällen fehlen die Symptome überhaupt lange Zeit, oder sind so unbedeutend, daß die Patienten ihnen keine Bedeutung zumessen. Die leichtesten Symptome bestehen in geringen Schmerzen in der Nierengegend, die bei Ermüdungen, bei Erschütterungen und Anstrengung des Körpers auftreten. Dann haben die Kranken nicht selten direkt die Empfindung, daß sich ein Körper in ihrem Leib bewege und bei gewissen Stellungen fühlbar werde. Werden die Beschwerden stärker, so zeigen sich Schmerzen, die in die Lendengegend oder die seitliche Bauchgegend lokalisiert werden und gelegentlich entweder nach unten zu gegen Blase, Schamlippe, Hoden, Oberschenkel, ja bis in die Füße hinab ausstrahlen, oder sich mehr gegen den Magen, gegen die andere Niere, das Herz oder die Schulter ausbreiten. Die Schmerzen haben die Eigentümlichkeit, nachts im Bette zu fehlen und hauptsächlich nach Anstrengungen und gegen Abend stärker zu werden. — Nicht selten finden sich im Bereiche der Interkostalnerven oder der lumbalen Wurzeln hyper-, hyp- oder anästhetische Zonen; erstere speziell auch unter der Form der Mastodynie (Küster) oder, wie ich es mehrere Male sah, in Form der Urethralneuralgie.

Nicht unwichtig scheinen mir die Blasensymptome, die von den Autoren als selten angegeben werden. Bei einem großen Teil der von mir beobachteten Fälle von Wanderniere standen diese im Vordergrund oder waren überhaupt die einzigen Symptome, obschon die zystoskopische Untersuchung völlige Intaktheit des Organs feststellen ließ.

Von großer Wichtigkeit sind die Symptome von seiten des Magens, deren Mannigfaltigkeit alle Magenaffektionen vortäuschen können und sich vom leichtesten Magendruck und von den unbedeutendsten Verdauungsbeschwerden bis zu schweren Okklusionssymptomen äußern können. Von seiten des Darms besteht meist Verstopfung, doch kommt auch der gegenteilige Zustand vor, chronische Diarrhöe und relativ häufig Colitis pseudomembranacea.

Zur Erklärung dieser Symptome werden Reizung von lumbalen Nervenwurzeln angenommen und Zerrung der sympathischen Nervengeflechte der Niere, deren Reiz dann auf weitere Abschnitte des sympathischen Nervensystems irradiiert (Lindner). Die Magensymptome erklären sich zum Teil nach den eben gegebenen Suppositionen, zum Teil spielen aber auch rein mechanische Einflüsse hier eine ausschlaggebende Rolle. Die nach unten gesunkene Niere drückt auf die Pars perpendicularis des Duodenums, verursacht so dessen Stenosierung und konsekutiv die Retentionszustände im Magen. Besonders klar und einleuchtend erklären diese Verhältnisse Alglave und Riedel für die schwersten Fälle von Wanderniere, indem sie darauf hinweisen, daß es besonders die fixierten Wandernieren sind, welche die schweren Störungen machen. Hier spielt die chronische Perinephritis die ausschlaggebende Rolle, indem sie sowohl die Wirkung der dislozierten Niere auf die nervösen Apparate, als ganz besonders auf Darm und Magen verschärft. In solchen Fällen liegt (siehe die anatomischen Befunde von Alglave) die rechte Niere hinter dem Duodenum seitlich an der Wirbelsäule fest. Das Duodenum ist nach rechts und vorne verschoben und mit der Gallenblase und der Leber verwachsen. Zuweilen bestehen dabei Adhärenzen zwischen Leber, Mesokolon der Flexura hepatica, der Flexur selbst und der Pars pylorica des Magens. Alglave glaubt, daß die Niere bei diesen Zuständen das ausschlaggebende Moment ist und auch die Senkung von Kolon und Zökum verursacht.

Diese eben gegebenen Ausführungen, die bei der Wanderniere auch die sekundären Verwachsungen in Rücksicht ziehen, machen auch die Anfälle von Ikterus, die bei Wanderniere beobachtet werden, erklärlich. Durch den Zug am Duodenum und an dem die Gallengänge einschließenden Ligamentum hepato-duodenale können Abknickungen der letzteren zustande kommen, die die Gallenstauungen verursachen. Für die Fälle, wo auch im Liegen die Schmerzen nicht aufhören, ist wohl in den meisten Fällen das Vorhandensein einer Perinephritis anzunehmen.

Relativ häufig findet man bei der Wanderniere das Nervensystem im allgemeinen affiziert und Symptome von leichter und schwerer Neurasthenie und Hysterie stehen dann oft im Vordergrund und das gelegentlich in Fällen, wo lokale Symptome fast fehlen und die Kranken nichts von der Existenz ihrer Nierendislokation wissen. Ob in solchen Fällen ein direkter kausaler Zusammenhang besteht, ist unklar, denn eine neuropathische Veranlagung und Wanderniere können ganz wohl nebeneinander existieren, ganz besonders, wenn man die Wanderniere als Degenerationsstigma auffaßt.

Eine sehr wichtige Komplikation der Wanderniere ist die Einklemmung oder Stielzerrung (Dietl). Die Symptomatologie entspricht der Nierenkolik, wie wir sie bei eingeklemmten Steinen beobachten. Akut unter heftigsten Schmerzen in der Nierengegend mit den oben erwähnten Ausstrahlungen mit aufgetriebenem Leib, Frostgefühl, Brechneigung oder Brechen und Gefühl von großer Hinfälligkeit tritt der Anfall auf, manchmal nach einer größeren Ermüdung, oft ohne äußere Ursache. Die Urinausscheidung ist sehr gering, manchmal besteht ein beständiger Urindrang, ohne daß nennenswerte Quantitäten Harn ausgeschieden würden. Die Schwere des Leidens zwingt die Kranken meist ins Bett; die Dauer des Anfalls beträgt meist einige Stunden. Die

Schmerzen lösen sich allmählich unter Ausscheidung von reichlichem Urin. Hier und da bestehen während des Anfalls Temperatursteigerungen.

Die Erklärung dieses Symptomenkomplexes ist auf verschiedene Art verursacht worden. Landau glaubt an eine Zirkulationsstörung infolge der Abknickung der Nierengefäße. Dietl nimmt an, daß das Organ in den Maschen des Bindegewebes gefangen werde. Israel glaubt an eine mit der Dislokation verbundene Zerrung der sensiblen und vasomotorischen Nerven des Nierenstiels. Von vielen wird vermutet, es handle sich um Abknickung des Ureters und Harnstauung im Nierenbecken. Riedel hinwiederum glaubt, daß es sich um einen akut entzündlichen Schub in einer Hydronephrose handle, fieberlos und mit unverändertem Urin, wenn sie aseptisch blieb, mit Eiweiß im Urin und Fieber, wenn sie infiziert war. In anderen Fällen sind es die perinephritischen Verwachsungen, welche die Niere fesseln und die Anfälle verursachen. Nach meinen eigenen Erfahrungen will es mir scheinen, daß die sehr beweglichen Nieren wohl eher zu Retentionszuständen neigen, während die „fixierten" Wandernieren wohl im Sinne Riedels zur Einklemmung disponiert sind. Ich habe bei Nieren mit starker chronischer Perinephritis, die nicht disloziert waren, genau die gleichen Einklemmungssymptome gesehen, wie wir sie bei der Wanderniere beobachten können. Ich habe in solchen Fällen auch festgestellt, daß man mit der Sondage des Nierenbeckens Erleichterung schaffen kann, ohne daß Retention im Nierenbecken vorhanden gewesen wäre. — Jedenfalls paßt nicht für alle Fälle die gleiche Erklärung.

Objektive Symptome. Diagnose. Das wichtigste objektive Symptom, aus dem wir auch die Diagnose stellen, ist die Palpation der Niere an abnormer Stelle. In vielen Fällen gelingt das leicht, besonders bei weichen Bauchdecken, und wenn die Niere sehr beweglich ist, auch wenn wir den Kranken in gewöhnlicher Rückenlage untersuchen. Typisch für die dislozierte Niere ist die Nierenform mit Hilus, Konvexität und glatter Oberfläche, die Möglichkeit, den Tumor an die Nierenstelle zu reponieren, und dann sehr typisch das glatte, aalartige Entschlüpfen der Geschwulst zwischen den Händen heraus bei bimanueller Palpation. — Wenn man bei Verdacht auf Wanderniere bei liegendem Patienten die Niere nicht finden kann, so wird man im Stehen untersuchen und zur Entspannung der Bauchmuskulatur den Patienten auffordern, sich so weit vornüber zu beugen, bis die Erschlaffung der Bauchwand erreicht ist. Beim Stehen wird man die Niere immer in ihrer größten Dislokation finden. Ein weiteres Mittel, eine bewegliche Niere aus ihrer Lage unter den Rippenbogen hervorzubringen besteht darin, daß man den zu Untersuchenden zu tiefer Respiration auffordert, oder daß man ihn aufsitzen läßt, oder ihn veranlaßt, auf die Seite zu liegen. — Auch die Knieellenbogenlage kann von Vorteil für den Nachweis der Wanderniere sein. — Inspektion und Perkussion geben in allen Fällen ganz unsichere Anhaltspunkte.

Wichtig ist es, nach Palpation des fraglichen Tumors den Urin auf Eiweiß zu untersuchen. Menge fand bei 21 weiblichen Patienten mit Wanderniere nach der Palpation des dislozierten Organs in 14 Fällen Eiweiß im Urin. In 5 von diesen Fällen fand sich mikroskopisch Blut im Urin. Die Albuminurie ist eine rasch vorübergehende. Gelegentlich kann dieser Befund eine große diagnostische Bedeutung haben, indem er bei unsicherer Deutung der Natur des palpierten Tumors mit Sicherheit auf die Niere schließen läßt.

Die Erklärung für das Zustandekommen dieser renal-palpatorischen Albuminurie geben uns die Untersuchungen Schreibers, nach dem die Kompression der Aorta resp. der Nierenarterie die Eiweißausscheidung provoziert, ein Eingriff, der bei der Wanderniere besonders leicht ausführbar ist.

Ausnahmsweise wird bei der Wanderniere auch Hämaturie beobachtet.

Ich beobachtete bei einem 27jährigen Offizier nach sehr starken körperlichen Anstrengungen (Reiten) eine Hämaturie unter leichten rechtsseitigen Koliken. Durch Bettruhe verschwand die Blutung nach einigen Tagen. Die Palpation ließ eine sehr bewegliche rechte Niere nachweisen, die ganz ohne Symptome bestanden hatte.

Bei korpulenten Menschen wird die Wanderniere nicht selten übersehen, und es wird mit Vorliebe bei der Frau eine genitelle Affektion und bei beiden Geschlechtern eine Blinddarmentzündung oder ein Gallensteinleiden diagnostiziert.

Der palpierte Tumor kann verwechselt werden mit langgestielten Ovarialtumoren, mit gestielten Gallenblasen, mit Schnürlappen der Leber, mit Zysten im Mesenterium und Netz, mit Tumoren (Karzinomen) des Pylorus, des Kolon, mit Wandermilz oder mit einem beweglichen und prall gefüllten Zökum. In den meisten Fällen wird die Differentialdiagnose bei sorgfältiger Palpation möglich sein. Am meisten Schwierig-

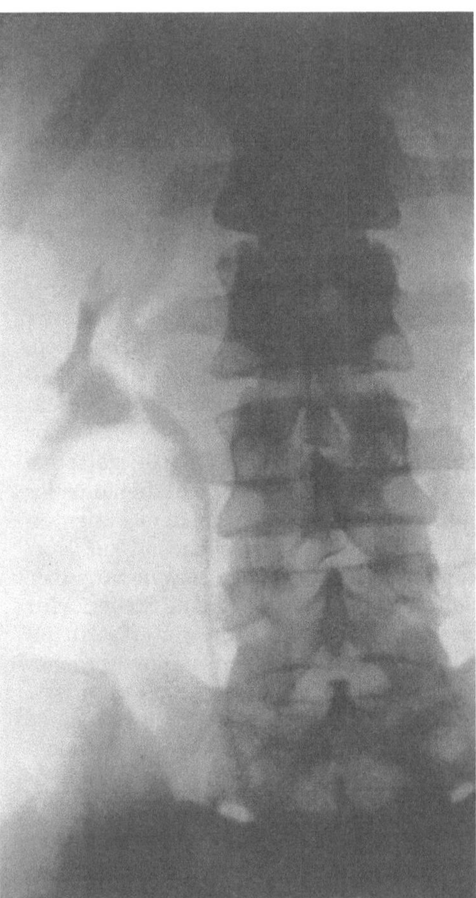

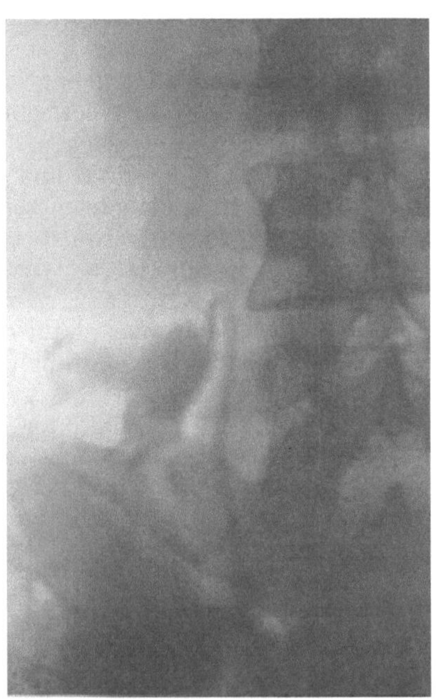

Abb. 11a. 22jährige Patientin mit Wanderniere.
Pyelogramm rechts liegend aufgenommen.

Abb. 11b. Aufnahme beim Stehen.

keiten machen natürlich die fixierten Wandernieren, da ihnen das Charakteristikum der Beweglichkeit fehlt.

In seltenen Fällen wird man mit Vorteil in Narkose untersuchen.

Wichtig für die Diagnose ist die Pyelographie; durch sie kann der Ort und die Form des Nierenbeckens dargestellt werden. Von Wichtigkeit ist es, die Aufnahme mit erhöhtem Oberkörper zu machen, damit die Niere sicher heruntersinkt. Die Pyelographie zeigt uns auch sofort, ob das Becken normal oder als Folge von Abflußhemmung erweitert ist. Man sieht auch die Einmündungsverhältnisse des Ureters ins Becken, und man kann den Verlauf des Ureters beurteilen. Abb. 11a zeigt das Pyelogramm einer Wanderniere im Liegen, Abb. 11b den gleichen Fall im Stehen.

Verlauf und Prognose. Für die meisten Fälle von Wanderniere ist die Annahme berechtigt, daß die Affektion in dem Momente, in dem wir sie diagnostizieren, weil stärkere Beschwerden den Kranken zum Arzt führen, schon längere Zeit bestand. Sehr oft verschwinden die subjektiven Symptome auch für längere oder kürzere Zeit, um erst wieder nach Jahren zu erscheinen. So erfahren wir in vielen Anamnesen von Wandernierenpatienten, daß leichte und vorübergehende Beschwerden seit dem jugendlichen Alter bestanden; ihre Natur wird aber erst durch den späteren Nachweis der dislozierten Niere klar. In vielen Fällen wird durch eine geeignete Therapie und Lebensweise eine durch ihre Symptome unangenehm ins Bewußtsein getretene Wanderniere wieder für lange Zeit latent, bis eine Periode von körperlichen oder auch psychischen Überanstrengungen das alte Übel wieder weckt. Die Mehrzahl der Fälle haben diesen günstigen Verlauf.

Anders die Fälle, bei denen es zu schweren Magenstörungen kommt, oder bei denen häufig schwere Kolikanfälle vorkommen und die Fälle, in denen die gewanderte Niere in falscher Stellung fixiert wird. Hier leidet das Allgemeinbefinden oft sehr schwer und die Arbeitsfähigkeit und die Lebensfreudigkeit werden oft total aufgehoben. Solche Fälle sind oft nur operativ zu bessern und zu heilen. Die Kranken magern unter solchen Verhältnissen oft sehr ab, werden bettlägerig, weil die Bewegung die Symptome akzentuiert und die Ernährung leidet sehr schwer. Es liegen auch einzelne kasuistische Mitteilungen vor, die es möglich scheinen lassen, daß infolge einfacher Wanderniere der Tod eintrat (Keppler, zit. bei Küster).

Sehr wichtig sind die hydronephrotischen Zustände, die sich als Folge der Beweglichkeit der Niere entwickeln können. Ihre Bedeutung wird im Abschnitt über die Retentionszustände im Nierenbecken gewürdigt werden, doch wollen wir hier andeuten, daß durch diese nicht selten die Erhaltung einer Niere verunmöglicht wird, ganz besonders wenn sich die Retention mit Infektion kompliziert.

Auch schwere Nephritis mit Infarkten und schwere Blutung als Folge von Einklemmung ist beobachtet worden (Marion).

Die Prognose für das Leben ist also eine gute; die Prognose für die Niere nicht ohne Ausnahme gut. Bei sekundären Komplikationen ist die Wahrscheinlichkeit anatomischer Restitution ohne Operation eine geringe, wenn auch Symptomlosigkeit oft erzielt wird. Auch mit der Operation sind nicht in allen Fällen die Beschwerden zu beseitigen.

Therapie. Prinzipiell hat die Therapie der Wanderniere die Reduktion des dislozierten Organs an seinen normalen Platz und die Fixation dort zu erstreben. Zur Erreichung dieses Zieles stehen uns einmal orthopädische Methoden, und dann die Operation zur Verfügung und in denjenigen Fällen, in denen die Niere beim Liegen von selbst in ihre Nische zurücktritt, können wir auch den Versuch machen, durch eine längere Liegekur die Heilung zu erreichen.

Wenn wir in einem Falle von Wanderniere den Versuch machen, mit unserer Hand die Niere beim stehenden Kranken am Hinuntergleiten zu hindern, oder wenn wir gar versuchen, die dislozierte Niere nach oben zurückzubringen und dort festzuhalten, so brauchen wir eine große Kraft, oder sind nicht imstande, die Niere zurückzuhalten und verursachen dem Patienten Schmerz. Was die Hand nicht kann, kann noch viel weniger ein Apparat. Es gibt keine Bandage, die, ohne Schmerzen zu machen, eine Wanderniere zurückhalten kann. Was wir mit einer Bandage erreichen können, ist ein Zusammenpressen des Abdomens und der Eingeweide und damit eine Verminderung der Beweglichkeit der Niere zwischen den Eingeweiden. Als Konsequenz dieser Vorstellungen über die Wirkung der Nierenbinden beobachten wir auch eine günstige Wirkung der Bandagen in Fällen schlaffer Bauchwand, während der Erfolg bei straffer Bauchwand, also hauptsächlich bei Virgines eine viel unbedeutendere ist.

Auf die Wahl der Binde ist große Sorgfalt zu legen, da zu starke Binden von empfindlichen Kranken oft schlecht ertragen werden. — Die Binde muß elastisch sein; sie muß vor allem die unteren Teile des Abdomens intensiv komprimieren, was mit Vorteil durch einen Verstärkungsgurt erreicht wird, sie soll die oberen Teile des Bauches nur sehr mäßig komprimieren. Sie muß durch geeignete Vorrichtungen am Hinaufrutschen verhindert werden. Sie soll bis zum Schambein reichen, darf aber das Sitzen nicht behindern. — Israel empfiehlt, ein Luftkissen zur speziellen Kompression der rechten Bauchseite einzulegen; mir hat sich diese Einrichtung nicht bewährt.

Was nun die Behandlung im einzelnen Falle anbetrifft, so muß vor allem eine genaue Analyse der Beschwerden das erste sein und eine exakte Feststellung der Umstände, welche in letzter Linie die Beschwerden der Wanderniere veranlaßt haben. Meistens finden wir dann körperliche, in seltenen Fällen psychische Überanstrengungen, welche die Symptome einer vorher latenten Wanderniere geweckt haben. Man wird in einem Falle mehr auf eine körperliche Ruhekur dringen, im anderen Falle eher die Neurasthenie zu behandeln haben. In allen Fällen ist ganzes oder beschränktes Liegen von Bedeutung, da durch die Vermeidung aller Traumen die Niere oft rasch ihre große Empfindlichkeit verliert. Bei mageren Patienten werden wir auf Überernährung dringen, bei großer Empfindlichkeit der Nieren hydropathische Applikationen verordnen. Bei großer Schlaffheit der Bauchdecken kann Massage und Elektrisieren von Nutzen sein. In allen Fällen ist einer regelmäßigen Darmfunktion große Aufmerksamkeit zu schenken, da, wo Magenstörungen vorhanden sind, ist deren Natur festzustellen, um zu eruieren, ob es sich mehr um ein selbständiges Leiden oder um einfache Reizsymptome handelt. Die Art der Behandlung hängt von diesen Feststellungen ab.

Wenn wir so für die erste Zeit der Behandlung und für Fälle mit großer Empfindlichkeit der Niere eine strenge Kur durchführen, so werden in der Mehrzahl der Fälle die Beschwerden sich bedeutend vermindern, und es sind weiterhin dann gewisse Vorschriften wie Liegen nach dem Essen, Vermeiden von Erschütterungen und Überanstrengungen, Tragen der Leibbinde usw. genügend, um den Zustand erträglich zu erhalten oder gut zu machen. In relativ seltenen Fällen gelingt das nicht; die Beschwerden bleiben dauernd sehr störend; hier ist die Operation, die Nephropexie zu empfehlen.

Die Fälle, die hauptsächlich für die operative Behandlung in Frage kommen, sind diejenigen, bei denen sich Retentionszustände in der Niere einstellen oder die mit häufigen Einklemmungserscheinungen verlaufen, dann vor allem die Fälle, wo als Folge von Perinephritis die Niere an abnormer Stelle fixiert ist und die Fälle mit schweren Magenstörungen, — vorausgesetzt, daß die orthopädische diätetische Therapie keinen Erfolg hatte. — Im ganzen ist heutzutage der Standpunkt Israels akzeptiert worden, der mit sorgfältiger Auswahl operiert, und der Küstersche verlassen, der schon allein in der Tatsache der Dislokation der Niere einen Grund zum Eingreifen findet.

Die Nephropexie hat nach der Zusammenstellung Wagners eine Mortalität von 1%, nach Edebohls $1,65\%$. Die Dauererfolge der Operation sind nach Wagner 65% völlige Heilungen, 15% Besserungen und 20% Mißerfolge. Lucas-Championnière hat bei 60 Operationen schwerer Fälle nur 2 mal Mißerfolg zu verzeichnen, Suckling sogar bei 400 Nephropexien an 303 Patienten nur in 5 Fällen; 43 Fälle von wirklichen Psychosen seien nach der Nephropexie dauernd geheilt.

Meine Erfahrungen geben den Erfolgen Wagners recht. Die Zahl der operativen Mißerfolge ist nicht zu unterschätzen. Wenn es auch gelingt, die Wandernieren zu fixieren, so hören in gewissen Fällen die Schmerzen nicht auf und in anderen Fällen entwickeln sich trotz der Nephropexie späterhin Retentionen. Ich habe 3 Fälle nephrektomieren müssen, in denen früher die Niere von anderer Seite angeheftet worden war. In diesen Fällen hatte sich später eine Hydronephrose ausgebildet, die sich infizierte und deshalb entfernt werden mußte. Solche Erfahrungen sprechen dafür, die Nephropexie für die Fälle zu reservieren, bei denen die konservative Therapie keine erträglichen Zustände schafft.

3. Die infektiösen, nicht tuberkulösen Erkrankungen der Niere und oberen Harnwege.

Aus praktischen Gründen, weil wir so übersichtliche Krankheitsgruppen erhalten, teilen wir die infektiösen Erkrankungen der Nieren in solche nicht-tuberkulöser Natur und in tuberkulöse ein und vereinigen in einer dritten Gruppe die seltenen Affektionen wie Lues und Aktinomykose.

Diese Affektionen haben das Gemeinsame, daß sie infektiöser Natur sind, und zeichnen sich klinisch durch den Befund von Infektionserregern und meist auch von Eiter im Urin aus. Die differentialdiagnostische Abgrenzung der einzelnen Gruppen voneinander geschieht unter den entsprechenden Kapiteln.

Allgemeines. Pathogenese. Die infektiösen, nicht tuberkulösen, eitrigen Affektionen der Niere und der oberen Harnwege können eingeteilt werden entweder nach pathologisch-anatomischen Prinzipien, oder nach ihrer Pathogenese oder nach den bakteriologischen Befunden.

Wenn die Einteilung nach pathologisch-anatomischen Prinzipien geschieht, so unterscheiden wir 1. die Nephritis suppurativa, die mehr oder weniger ausgebreitete eitrige Entzündung des Nierenzwischengewebes, die sich in sehr vielen Fällen auch mit Eiterung des Beckens und des Harnleiters kompliziert (Nephropyelitis oder Pyelonephritis); 2. den Nierenabszeß und den Nierenkarbunkel, die zirkumskripte, gelegentlich multiple Einschmelzung des Nierengewebes mit verschiedener Beteiligung proliferativer Vorgänge. 3. Die mehr oder weniger selbständige Entzündung des Nierenbeckens, die Pyelitis. — Es sind noch Endausgänge dieser Affektionen anzuführen, wie das sog. Empyem des Nierenbeckens (Küster) oder die primäre Pyonephrose (Israel). Das sind Formen, die einer Selbständigkeit entbehren und dadurch entstehen, daß der Abfluß des Eiters aus dem Nierenbecken durch stenosierende Prozesse des Ureters gehindert wird. Hier wäre auch der pyelonephritischen Schrumpfniere Erwähnung zu tun. Diese pathologisch-anatomische Einteilung ist wohl die praktischste und entspricht auch innerhalb gewisser Schranken den klinischen Formen.

Die Einteilung nach den Entstehungswegen der Infektionen der oberen Harnwege bietet theoretisch großes Interesse und ist praktisch von großer Wichtigkeit und bedarf einer eingehenden Besprechung, da aber hier viele Fragen noch einer definitiven Beantwortung harren und da auf verschiedenen Infektionswegen die gleichen pathologischen Veränderungen entstehen können, kann nach diesem Prinzip eine brauchbare Einteilung der uns interessierenden Krankheitsbilder nicht erfolgen. Aus den gleichen Gründen kann auch nicht nach dem bakteriologischen Befunde eingeteilt werden.

Der Infektionsmodus ist für die eitrigen Entzündungen der oberen Harnorgane entweder ein endogener — deszendierender, oder ein exogener — aszendierender. Absichtlich unterscheiden wir nicht hämatogen und urogen, weil sich unter endogen der lymphogene und der hämatogene Weg vereinigen lassen und weil wir für die häufigsten Infektionserreger, die Kolibakterien, noch nicht mit Bestimmtheit wissen, ob sie durch das Blut oder durch die Lymphwege in die Nieren gelangen. Andererseits wissen wir durch neuere Untersuchungen, daß auch beim urogenen Infektionsmodus der Weg von der Harnröhre oder der Blase in die Niere nicht immer auf dem Harnwege, sondern oft auf dem Lymphweg und manchmal vielleicht auch auf dem Blutweg geht. Die direkte Kontaktinfektion der Niere bei Traumen oder durch Operation spielt hier keine Rolle.

Man spricht auch von deszendierender und aszendierender Infektion um zu bezeichnen, ob die oberen oder die unteren Harnwege zuerst von der Infektion ergriffen wurden (Hellström). Necker unterscheidet endogene und urinogene Infektionen und versteht unter den letzteren solche, die in einer primären Erkrankung des Urogenitaltraktus ihre Entstehung nehmen. — Wenn wir die Begriffe Deszension und Aszension allein für das Nierenbecken und die Niere anwenden wollen, werden wir wohl von endogenem cder deszendierendem und urinogenem oder aszendierendem Infektionsweg sprechen. Wenn wir aber das ganze Organsystem ins Auge fassen, sprechen wir vielleicht besser von der endogenen Infektion, bei der die Infektionserreger aus einem primären sich im Körper befindlichen Herde auf dem Blut- oder Lymphweg in die Harnorgane gelangt sind im Gegensatz zur exogenen Infektion, bei welcher die Infektion von außen in die Harnwege eindrang. Für die Art der Weiterverbreitung der Infektion in den Harnwegen, deszendierend auf dem Urinweg oder Lymphweg, oder aszendierend, wobei der Urinweg, der Blut- oder Lymphweg möglich ist, präjudizieren dann diese Bezeichnungen noch nichts. In allen Fällen muß man durch weitere Beiworte den Infektionsweg im Innern der Harnorgane präzisieren.

Über die Bedeutung und die Häufigkeit der verschiedenen Infektionsarten herrscht heute noch relativ wenig Einigkeit; es ist das zum Teil wenigstens auf äußere zufällige Ursachen zurückzuführen, weil die spezialistische Arbeit auf unserem Gebiet hauptsächlich von den Gynäkologen und Urologen geleistet wird und die ersteren bei der Frau mit ihrer leichten Infektionsmöglichkeit der Blase häufiger exogene Infektionen glauben sehen zu dürfen, während die Urologen beim Manne, für dessen Harnwege eine spontane Infektionsmöglichkeit weniger wahrscheinlich scheint, eher dazu neigen, endogene Infektionen anzunehmen.

Der endogene Infektionsweg ist selbstverständlich ein hämatogener bei allen Infektionskrankheiten, bei denen die Bakterien im Blut zirkulieren, und die sich mit eitrigen Affektionen der oberen Harnwege komplizieren. Hierher gehören: Typhus, Paratyphus, die Strepto- und Staphylomykosen (bei Pyämie, Bakteriämie, Endokarditis, Osteomyelitis, Scharlach, Pocken, Grippe, Dysenterie usw.). Vielfach tritt die eitrige Affektion der Nieren bei diesen Krankheiten ganz in den Hintergrund und führt zu keinem selbständigen Krankheitssymptom. Die Form der Nierenerkrankung hängt in diesen Fällen wesentlich davon ab, ob die Aussaat der Bakterien durch das Blut mehr in Form von Embolien geht, oder ob eine eigentliche Bakteriämie besteht. In den Fällen des ersteren Modus werden eher lokalisierte Prozesse, in den Fällen des letzteren Modus wahrscheinlicher diffuse Affektionen des Nierenparenchyms entstehen. — Von anderen Krankheiten, die sich nicht so selten mit eitrigen Nierenaffektionen komplizieren, seien erwähnt: Eiterungen der Haut wie Furunkel, Karbunkel, infizierte Wunden, dann Affektionen der Tonsillen und der Nebenräume der Nase, Entzündungen der Gallenblase, des Wurmfortsatzes, der Vorsteherdrüse (Metastasen auf dem Blutweg), der weiblichen Genitalien. Es ist aber zu betonen, daß das Auftreten einer Koliinfektion der Harnwege bei einer Angina, bei

Morbillen usw., wie man das ja nicht selten speziell bei Kindern beobachtet, uns durchaus nicht das Recht gibt einen Zusammenhang der beiden Affektionen auf dem Blutweg anzunehmen. Die primäre Erkrankung kann vielmehr nur die Prädisposition für eine sekundäre Infektion geschaffen haben, für die sogar ein exogener Infektionsweg nicht ausgeschlossen werden darf.

Im einzelnen Falle ist es oft unmöglich mit Sicherheit aus der klinischen und selbst aus der pathologisch-anatomischen Beobachtung etwas Sicheres über den Infektionsweg festzustellen, da die Bilder beider verschiedenen Arten der Infektion dieselben sein können.

Für den Lymphweg, dessen Bedeutung schon lange als wahrscheinlich angenommen wurde, haben Untersuchungen von Franke präzisere Vorstellungen geschaffen. Durch anatomische und experimentelle Untersuchungen konnte Franke nachweisen, daß Lymphgefäßverbindungen vom Colon ascendens, Zökum und von der Appendix zur rechten Niere bestehen. Die Lymphgefäße im Mesocolon descendens verlaufen vor der linken Niere und machen dadurch auch Anastomosen hier wahrscheinlich. Bakterien treten schon bei geringer Schädigung der Darmfunktion aus dem Darm in die Lymphgefäße über. Diese Schädigung der Darmfunktion ist in vielen Fällen von Infektion der Nieren durch Darmbakterien tatsächlich relativ oft vorhanden, da nach allgemeiner Erfahrung sich bei Kindern und Erwachsenen diese Infektion oft an Darmkatarrhe und wohl auch an hartnäckige Verstopfungen anschließen, die wahrscheinlich durch mechanische Schädigungen der Darmwand und Virulenzsteigerung der betreffenden Bakterien deren Einwanderung in die Lymphbahnen veranlassen können. Daß aber der Lymphweg bis in die Niere von den Infektionserregern wirklich durchschritten wurde, konnte bis jetzt nicht einwandfrei nachgewiesen, sogar im Tierexperiment gelang dieser Nachweis nicht (Necker).

Die Vorstellung, daß auch aus dem Darm die Infektion auf hämatogenem Wege vor sich gehe, hat deshalb mehr für sich und die Autoren, die zwischen Verdauungsstörungen und Koliinfektion nahe Zusammenhänge sehen (Heitz-Boyers enterorenaler Symptomenkomplex), supponieren deshalb auch symptomlose Kolibakteriämieschübe, um den Wechsel im Symptomenbild chronischer und rezidivierender Koliinfektionen der Harnwege zu erklären, obschon wissenschaftlich die Zusammenhänge noch nicht bewiesen sind. Ob die Obstipation, die bei Frauen so häufig ist, wirklich eine Rolle für das Zustandekommen der Koliinfektion spielt, bleibt unter diesen Umständen eine offene Frage.

Der exogene oder urinogene, aszendierende Wege der Infektion ist für die Fälle, in denen die Infektion der Blase exogen zustande kam und die Harnleiter durch chronische Urinstauung geschädigt sind, klar gezeichnet. Dietlen und v. Lichtenberg gelang es zum erstenmal das Aufsteigen von Flüssigkeit aus der Blase in die Harnleiter auf dem Radiogramm festzuhalten. Seither ist der Reflux des Blaseninhalts häufig beobachtet worden und wird gelegentlich auch nach Nephrektomie gesehen, wenn an der Amputationsstelle des insuffizienten Ureters die Unterbindung nicht hält.

Nicht so einfach liegen die Verhältnisse, wenn der Ureterverschluß ein normaler ist und dem Aufsteigen des Blaseninhalt seinen Widerstand entgegensetzt. — Aber auch für diese Fälle ist der aszendierende Weg nicht ausgeschlossen. Zuerst im Tierversuch, später auch beim Menschen vor dem Röntgenschirm konnte gezeigt werden, daß bei mäßig gefüllter Blase und geringer mechanischer Beanspruchung der Ureterverschluß nachgeben und aus der Blase Flüssigkeit retrograd in die Harnleiter und ins Nierenbecken aufsteigen kann (antiperistaltische Infektion). Daß bei vorhandener Zystitis mit ihren krampfhaften Harnentleerungen und ihrer entzündlichen Schädigung der Blasenwand und der Ureterostien die Verhältnisse für Retroperistaltik günstig liegen, ist sehr wahrscheinlich.

Nun stehen für die Aszension der Infektion aus der Blase und auch aus der Harnröhre und aus der Prostata noch weitere Möglichkeiten zur Diskussion. In den meisten Fällen, in denen die aszendierende Infektion in Frage kommt, handelt es sich um die beweglichen Kolibakterien, denen eine aktive Beteiligung an der Aszension darf zugeschrieben werden. Auch passiv werden auf Schleimhäuten nach Untersuchungen Goldmanns u. a. feinste Partikel auf antiperistaltischem Wege aufwärts befördert.

Weitere Bahnen, welche die von der Blase zur Niere aufsteigende Infektion benützt, sind die Lymphbahnen der Ureterwand, deren Kontinuität zwischen Urethra und Nierenkapsel über Blase und Ureter nachgewiesen ist. Nach Bauereisen und Sugimura pflanzt sich die Entzündung im Ureter vor allem in den Lymphbahnen der Submukosa und Adventitia fort. Dann kann in gewissen Fällen auch die direkte fortschreitende Entzündung der Schleimhaut die Infektion von der Blase in die Niere hinauf vermitteln, wie neuerdings von Necker mitgeteilte Fälle in überzeugender Weise zeigen. — Endlich kommt auch der hämatogene Weg in Frage, der von einem Infektionsherd der Harnröhre oder der Blase aus die Infektionserreger unter Umgehung der abwärtsführenden Harnstraße direkt in die Niere bringt. Bekannt ist das Katheterfieber mit dem Übergang von Bakterien in die Blutbahn, an der sich unter bestimmten Umständen eine entzündliche Komplikation in den Nieren anschließen kann.

Auch in der Niere selbst kann die Infektion unter Umgehung der Harnkanälchen auf dem Lymphwege fortschreiten, wie Müller in Fortsetzung der Untersuchungen von Bauereisen nachweisen konnte. Nach seinen Beobachtungen folgen die Entzündungserreger den Lymphbahnen, welche die Arterien und Venen begleiten nach aufwärts bis zur Nierenrinde, und von hier geht dann die Entzündung peripherwärts längs der Vasa recta in das Mark und in die Papillen. Nach Ribbert geht die Infektion aszendierend vom Becken nach der Rinde auf dem Wege der Kapillaren der Markkegelspitzen, der Venen und sekundär der aufsteigenden Harnkanälchen.

Absichtlich ist auf die Tierexperimente, die in diesen Fragen Klärung bringen sollten, hier nicht eingetreten worden, weil deren Wert nicht zu hoch eingeschätzt werden kann. Die Läsionen des Darms, die gesetzt werden, um den Übergang der Darmbakterien in die Harnorgane zu veranlassen, entsprechen doch zu wenig der menschlichen Pathologie, wo so häufig irgendeine Störung in der Darmfunktion überhaupt fehlt. Immerhin sei aber auf Untersuchungen von Helmholz hingewiesen, der mit einer kaninchenvirulenten Kolikultur durch einfache Infektion der Blase eine aszendierende Infektion der Nierenbecken erzielen konnte. Hingegen sind Tatsachen aus der menschlichen Pathologie zu erwähnen, die bei der Diskussion über unser Thema von Bedeutung sind.

In erster Linie sei die Beobachtung angeführt, daß es im jugendlichen Alter meistens Mädchen sind, die von der Kolibakterieninfektion der Harnwege betroffen werden. Samelson ist es gelungen, aus dem Urin normaler weiblicher Säuglinge in 90% der Fälle Kolibakterien nach einwandsfreier Methode zu züchten. Die Affektion ist bei Knaben viel seltener als bei Mädchen. Göppert rechnet für das weibliche Geschlecht $90—98\%$, ich selbst sah z. B. auf eine große Zahl von Pyelitiden bei Mädchen nur 2 bei Knaben, Wieland bei 45 Fällen 35 Mädchen und 10 Knaben. Diese Tatsache spricht für die exogene Infektion, die vom Anus beim weiblichen Geschlecht leicht ins Vestibulum und durch die kurze Urethra in die Harnorgane geht. Daran ändert auch die Tatsache nichts, daß katarrhalische Erkrankungen des Darms von Infektionen der Harnorgane häufig gefolgt werden; im Gegenteil, die virulente en Kolibakterien werden mit dem flüssigen Kote leichter eine Infektion der Harnwege verursachen können. — In zweiter Linie sei daran erinnert, daß Alsberg im Vestibulum vulvae und in der Urethra von anscheinend gesunden Wöchnerinnen in $40—50\%$ Kolibakterien fand und daß nach Schottmüller (siehe dieses Handbuch Bd. I) die Infektion der Harnwege mit Typhusbakterien beim Typhus beim weiblichen Geschlecht viel häufiger ist als beim männlichen.

Auch auf Untersuchungen von Levy sei hingewiesen, der bei 40 Fällen von infiziertem Abort kulturell im Blut Kolibakterien nachwies, aber nie Pyelonephritis feststellen konnte. In der Hälfte der Fälle fand sich wohl eine vesikale Bakteriurie, für deren Zustandekommen Levy aber den urethralen Weg annimmt.

Endlich seien die Untersuchungen von Albeck erwähnt, der speziell die Infektionen der Harnorgane der schwangeren Frau eingehend untersucht hat. Er fand bei fast $6^0/_0$ der Gebärenden Pyurie, meist ohne, selten mit Fieber. Viel häufiger war die Bakteriurie, die in vielen Fällen als ein Vorstadium und später als Folgestadium der Pyurie konnte nachgewiesen werden. Ferner stellte Albeck fest, daß in den ersten Monaten der Schwangerschaft die Bakteriurie eine vesikale ist und daß erst im weiteren Verlauf die Ureteren und das Nierenbecken infiziert werden und die Pyurie meist eine pyelitische ist (Zimmermann).

Auf der anderen Seite sei aber auf die Beobachtungen an Männern hingewiesen, bei denen doch häufig, ohne daß vorher Symptome von seiten der Harnorgane bestanden hätten, eine akute infektiöse Erkrankung der Nieren und des Nierenbeckens einsetzt. Dann sei darauf hingewiesen, daß auch experimentell (Posner und Levin, Riedl und Kraus, Marcus) hämatogene Pyelonephritis provoziert worden ist, und daß auch von namhafter klinischer Seite die endogene Infektion der Harnorgane als sehr häufig angenommen wird (Kapsammer, Rovsing, Albarran). Ferner sei erwähnt, daß auch Zusammenstellungen von Kinderpyelozystitis existieren, bei denen das männliche Geschlecht stark vertreten ist, so die von de Lange, in der auf 40 Mädchen 20 Knaben kommen und die von Friedenwald, die neben 58 Mädchen 22 Knaben zählt.

Nach allem ergibt sich, daß die endogene Entstehung der Niereneiterungen für die Fälle klar feststeht, wo es sich um Metastase anderer Eiterungen handelt; das gilt hauptsächlich für die Infektionen mit Eiterkokken und die mit spezifischen Bakterien. Für die Infektion mit Kolibakterien sind die Ansichten über den Infektionsweg geteilt und stehen sich teilweise diametral gegenüber. Man wird hier einstweilen wohl am richtigsten gehen, wenn man für die Fälle, für die eine aszendierende Infektion im Bereiche der Möglichkeit liegt, diese als die wahrscheinlichere annimmt und den endogenen Infektionsmodus für die Fälle reserviert, wo eine andere Erklärung nicht tunlich scheint. Für diejenigen zahlreichen Fälle, in denen jede anatomische Disposition durch starke Erkrankung der Blase oder Insuffizienz der Ureteren mangelt, wird man dem Lymphweg eine Bedeutung zusprechen müssen (Posner).

Über die bakteriologischen Befunde bei den Eiterungen der Nieren und oberen Harnwege ist einiges schon im vorhergehenden erwähnt worden. Das Bacterium coli commune spielt bei diesen Erkrankungen die Hauptrolle, die anderen Bakterienarten treten neben ihm weit in den Hintergrund. Nachgewiesen sind neben einigen ganz seltenen und sonst nicht bekannten Arten: Staphylococcus aureus und albus, verschiedene Arten von Streptokokken, Pneumokokken, Proteus Hauser, Bac. pneumoniae Friedländer, der Typhus-, Paratyphus- und Milchsäurebazillus, der Influenzabazillus, Bacillus pyocyaneus, der Gonokokkus. Dann verursachen Pyelitis, aber wohl kaum als selbständige Erkrankung, der Erreger der Cholara, der Pocken und des Typhus exanthematicus.

Bei der Pyelitis resp. Pyelonephritis ist die Häufigkeit der verschiedenen Bakterien nach verschiedenen Autoren die folgende.

Scheidemantel fand unter 100 Fällen:

Bacterium coli typ.	$76^0/_0$
Bacterium coli atyp.	9 „
Proteus	3 „
Paratyphus	1 „
Diplokokken	1 „
Feine Stäbchen (Influenza)	2 „
Staphylococcus albus	2 „
Kokken und Koli	4 „
Gonokokken	2 „

Lenhartz fand bei 80 Fällen 66mal Bacterium coli, je 2mal Milchsäurebazillen und Proteus, 3mal Paratyphus und 1mal Proteus und Koli. — Albeck fand bei 55 Schwangeren mit Pyurie

Bacterium coli in Reinkultur 43mal
Streptokokkus . . . . 9 „
Staphylokokkus . . . . 3 „

Hellström (1924) fand bei 242 Fällen von spontan entstandener Pyelitis bei Erwachsenen (d. h. Individuen über 15 Jahren) Bacterium coli in 74%, bei Frauen in 86%, in 30% fand er Staphylokokken (in 12% Mischinfektionen). Bei der Pyelitis der Jugendlichen (unter 15 Jahren) ist das Verhältnis von weiblichem zum männlichen Geschlecht 140:16, bei den Erwachsenen 80% Männer und 20% Frauen. Bei den Jugendlichen fanden sich Kolibakterien in 92% der Fälle.

Die Zusammenstellung ergibt also das gewaltige Überwiegen der Kolibakterien.

Der Gonokokkus, der früher sehr oft für die Entstehung der Pyelitis verantwortlich gemacht worden ist, findet sich relativ selten. v. Frisch glaubt, daß dieser Infektionserreger nicht nur auf dem Harnweg nach oben gelangen kann, sondern auch per contiguitatem in der Schleimhaut des Harnleiters nach oben wächst oder auf dem Blutweg in das Nierenbecken gelangt. Ob der Gonokokkus wirklich nur so selten die ausschlaggebende Rolle für die Infektion spielt, wie aus einer Mitteilung von Hahner hervorzugehen scheint, der in der Literatur nur 9 Fälle von reiner Gonokokkenpyelitis fand, während Mischinfektionen der oberen Harnwege bei Gonorrhöe relativ häufig sind, scheint mir doch sehr fraglich.

Eine bedeutsame Rolle spielen Prädispositionen der oberen Harnwege für das Zustandekommen einer Infektion. Die größte Bedeutung kommt wohl der Stauung des Harns zu, denn der im Nierenbecken stagnierende Harn bietet der bakteriellen Infektion einen ungemein günstigen Nährboden und der im Ureter und in der Blase stagnierende Inhalt den Krankheitserregern den Weg, auf dem sie sich nach oben ausbreiten. Dazu kommt dann noch, daß die überdehnte Wand dieser Organe dem Eindringen und der Propagation der Entzündung keinen Widerstand entgegensetzt. Als Veranlassung für solche Stauungen kommen alle Abflußhindernisse für den Urin in Betracht von der äußeren Urethralöffnung an bis hinauf zum zentralen Ureterende, also Phimosen, Verengerungen des Meatus urethrae, Verengerungen der Harnröhre, angeborener und erworbener Natur (Divertikel, Falten, abnorme Lage der Urethralöffnung, erworbene Strikturen, eingeklemmte Steine usw.), dann die Affektionen der Prostata mit den konsekutiven Retentionszuständen in der Blase, die Blasenlähmung spinaler Provenienz, bei der auch die Ureterfunktion zu leiden scheint. Weiterhin haben jedenfalls eine Bedeutung entzündliche Zustände der Blasenschleimhaut und der Uretermündungen, die auf der einen Seite zu heftigen und wohl auch unkoordinierten (Sphinkterkrampf) Kontraktionen der Blasenmuskulatur führen (Israel) und andererseits die Widerstandskräfte gegen das Regurgitieren von Urin in die Ureteren schädigen. — Lewin und Goldschmidt nehmen geradezu eine antiperistaltische Bewegung des Ureters an, welche den Blaseninhalt ins Nierenbecken hinaufsaugt. Für Fälle von Dilatation der Harnwege haben Dietlen und Lichtenberg röntgenologisch direkt das Hinaufsteigen des Kollargols aus der gefüllten Blase ins Nierenbecken nachgewiesen. — Eine ganz besondere Rolle spielen Stenosen des Ureters, die eine Erweiterung der zentralwärts gelegenen Abschnitte des Harnleiters und des Nierenbeckens herbeiführen; diese Zustände werden in den Einzelheiten im Abschnitt „Hydronephrose" zur Besprechung kommen.

Ungemein wichtig ist das Verhalten des Ureters und des Nierenbeckens in der Gravidität, da hier wohl die größte Prädisposition zur Entstehung von Pyelitis vorhanden ist, wie aus den weiter oben mitgeteilten Zahlen Albecks hervorgeht. In erster Linie spielt hier die Stauung des Urins eine Rolle, in zweiter Linie wohl auch die Auflockerung und Hyperämie der Schleimhaut. Für die Stauung sprechen mit Sicherheit die durch die modernen Untersuchungsmethoden gewonnenen Befunde. Durch den Ureterkatheter ist bei der Graviden die Urinretention im oberen Ureterabschnitt (Hydrureter — Stoeckel) und im Nierenbecken nachgewiesen und die Erweiterung dieser Organe röntgenologisch nach Kontrastfüllung dargestellt worden. Diese Anomalien finden sich hauptsächlich auf der rechten Seite; daher die Prädispositionen des rechten Nierenbeckens für die Infektion. Die Kompression des Ureters scheint an der Linea innominata zu geschehen, daher die Erweiterung nur in seinem oberen Abschnitt. Die Bevorzugung der rechten Seite erklärt sich dadurch, daß in 70 $^0/_0$ der Fälle der kindliche Kopf wegen Rechtslagerung des Uterus in der rechten Beckenseite liegt (Kehrer).

Neben der Stauung spielen noch andere krankhafte Zustände im Nierenbecken die Rolle der Prädisposition: in erster Linie Steine, selten Tumoren, Blutgerinnsel und Parasiten (Echinokokkus, Filaria sanguinus, Eier von Distoma haematobium). Steine komplizieren sich häufig mit Entzündungen, die dann oft zu schweren destruktiven Prozessen in der Niere führen (s. unter dem Abschnitte Steinkrankheit der Nieren). Ob aber für diese Formen speziell dem Bacterium coli die Hauptbedeutung zugeschrieben werden darf, wie es Barth tut, scheint mir nicht ganz einwandfrei bewiesen zu sein. Barth sieht in den Eitersteinnieren, d. h. vereiterten Nieren mit sekundärer Steinbildung, den Endausgang ungeheilter Kolipyelitiden. Dieser Auffassung gegenüber ist aber doch zu erwähnen, daß Rovsing im Gegenteil den Kolibakterien einen destruierenden Einfluß auf die Konkremente zuschreibt und daß die sekundäre Steinbildung aus dem alkalischen Urin erfolgt, während die Kolibakterien die Eigenschaft, den Harnstoff zu zersetzen, nicht besitzen. — Ganz wohl möglich aber ist es, daß in solchen Fällen Staphylokokken, welche die alkalische Harngärung hervorrufen können, für die Steinbildung verantwortlich zu machen sind, dann aber von einer sekundären Invasion von Kolibakterien überwachsen wurden.

Pathologische Anatomie. Die pathologische Anatomie beschreibt uns hauptsächlich die schweren Formen der eitrigen Affektionen der Niere und der ableitenden Harnwege. Die leichteren Formen, die nicht zur Autopsie kommen, und deren pathologischer Befund uns ganz besonders interessieren würde, weil sie häufig sind, entgehen dem Messer des Pathologen und verfallen — allerdings nur in vereinzelten Fällen — etwa dem Messer der Chirurgen.

Die eitrige hämatogene Nephritis tritt je nach der Menge der importierten Bakterien und je nach deren Virulenz bald beidseitig und mehr diffus oder dann nur einseitig oder nur an isolierter Stelle auf. Die Bakterien gelangen in die Kapillaren der Glomeruli und verursachen kleine oder durch Konfluenz größere eitrige Herde, die von einem roten Hofe umgeben sind. An diese Rindenabszesse können sich längliche streifige Abszesse im Mark anschließen. — In einzelnen Fällen können große Abszesse entstehen, die sich oft gegen die Umgebung sehr scharf demarkieren; ihr Ausgang ist Perforation ins Nierenbecken oder ins paranephritische Gewebe, selten kapseln sie sich definitiv ein und ihr Inhalt verfällt den bekannten Rückbildungserscheinungen.

Die Pyelonephritis — endogene und aszendierende Infektionen scheinen die gleichen pathologischen Bilder zu liefern — zeigt in der Marksubstanz die typischen streifigen, durch Konfluenz verschieden breiten Eiterherde, die sich je nach der Ausdehnung bis zur Rinde ausbreiten. Wenn die Rinde mitbefallen ist, so zeigen sich an der Nierenoberfläche die kleinen charakteristischen gelblichen allein oder in Gruppen stehenden, von rotem Hof umgebenen, zum Teil konfluierenden Eiterherde. Bei schweren Formen, die sich vom Nierenbecken aus in die Niere fortsetzen, sind oft die Papillen in besonders hohem Maße betroffen und durch die Eiterung zerstört. Bei der Heilung entstehen an Stelle der kleinen Abszesse Narben, die oft Einziehungen der Oberfläche bedingen; große Zerstörungen des Nierengewebes, speziell der Papillen, verursachen Erweiterungen der Kalizes und bei Retention des Eiters Pyonephrosen.

Die Frage, ob eine isolierte akute Pyelitis vorkommt, ist mit Bestimmtheit nicht zu beantworten. In der Regel handelt es sich jedenfalls um Pyelonephritis; auch bei den aszendierenden Formen ist die Miterkrankung der Papillen wohl das Wahrscheinlichere

(v. Frisch). Bei den aszendierenden Formen erkrankt der Ureter relativ oft (Zystoureteropyelitis oder -pyelonephritis), er kann aber auch bei aszendierender Form der Pyelitis übersprungen werden (s. Ribbert).

Je nach der Intensität der Erkrankung und nach dem pathologischen Befund unterscheidet man eine Pyelitis catarrhalis, purulenta, haemorrhagica, pseudomembranacea (Rovsing), crouposa, diphtherica.

Die chronische Pyelitis kommt jedenfalls als selbständige Erkrankung vor, ganz besonders bei Erweiterungen des Nierenbeckens. Bei der chronischen Pyelitis ist die Schleimhaut des Nierenbeckens verdickt, grau oder rotgefleckt; sehr häufig sind papilläre Exkreszenzen, selten bilden sich auch Polypen. Als seltenere Zustände seien erwähnt die Pyelitis cystica und die Pyelitis granulosa und follicularis und die Leukoplakie der Schleimhaut.

In den akuten und in den chronischen Fällen kann die Entzündung entweder nur die Schleimhaut (Pyelitis superficialis) oder auch die Muskelschicht des Beckens (Pyelitis interstitialis) befallen. Im letzteren Fall wird die Funktion der Beckenmuskulatur mehr oder weniger schwer beeinträchtigt, was für die Zukunft des Beckens und der Niere von schwerwiegender Bedeutung sein kann.

Vorkommen. Über das Vorkommen der eitrigen Affektionen der Nieren und oberen Harnwege ist bei Besprechung der Ätiologie das Wichtigste gesagt worden. Es sei hier nur kurz im Zusammenhang rekapituliert, daß diejenigen Individuen, die an angeborenen oder erworbenen Anomalien und entzündlichen Veränderungen der unteren oder oberen Harnwege leiden, insbesondere diejenigen, bei denen in den oberen Harnwegen aus irgend einem Grunde Stauung besteht, in hohem Maße zur Infektion dieser Organe disponiert sind. Auch angeborene Anomalien infizieren sich oft erst im mittleren Alter.

Für die scheinbar spontan auftretende (Koli-) Pyelonephritis stellen das große Kontingent die kleinen Kinder (über das Verhältnis der beiden Geschlechter sind weiter oben [S. 1880] einige Zahlen beigebracht worden) und in zweiter Linie die Schwangeren. Unter dem Material von 120 Fällen von Scheidemantel betrafen $20^0/_0$ gravide Frauen; $50^0/_0$ der pyelitiskranken Frauen hatten noch nicht geboren. Beim Manne ist die spontan auftretende Form der Pyelonephritis seltener als bei der Frau, hingegen nicht so selten wie es Zusammenstellungen, die von Frauenärzten stammen, glauben machen. Von Scheidemantels 125 Fällen gehörten 12 dem männlichen Geschlecht an, unter 80 Fällen von Lenhartz fanden sich 6 Männer.

Interessant ist das Vorkommen der Zystopyelonephritis bei jungverheirateten Frauen (Deflorationspyelitis), die von Rovsing und Wildbolz beschrieben wurde, da diese Fälle auch auf den Entstehungsmechanismus der Affektion ein interessantes Licht werfen. Wildholz nimmt eine Infektion von Hymenalrissen aus an, während andere (Sippel) an rein mechanisches Hineinbringen der Keime in die Urethra denken. Ich schließe mich der letzteren Auffassung an, da ich bei zwei älteren Frauen wiederholte Rezidive von Kolizystitis durch den Koitus sah, nachdem vorher jedesmal durch die lokale Behandlung eine Heilung der Zystitis erfolgt war. In einem der Fälle bestand erst eine Pyelitis, der zweiten Infektion nach Koitus folgte eine Zystitis und der dritten wieder eine Pyelitis. Dann folgten einige Zystitisrezidive und dann wieder eine sehr schwere Cystopyelonephritis duplex. Bakteriologisch handelte es sich um Koliinfektionen, einmal fanden sich gelbe Staphylokokken in Reinkultur, bei der letzten schwersten Infektion um Kolibakterien und Staphylokokken. Zwischen den verschiedenen Schüben wurde der Urin immer steril und die Blasenschleimhaut zystoskopisch normal gefunden. Die Beobachtungszeit dauerte 20 Jahre.

Kurz sei noch darauf hingewiesen, daß die rechte Niere viel häufiger von der Affektion befallen ist als die linke. Nach Opitz fand sich die Graviditätspyelitis 50 mal rechts und 30 mal links; unter Scheidemantels Frauen hatten

45 die rechte, 13 die linke und 22 beide Nieren affiziert. Beim Mann scheint die rechte Seite keine besonderen Dispositionen zu haben.

Symptomatologie und Diagnostik. Rein praktisch können wir zur Abgrenzung der sich in ihrem Verlauf gut charakterisierenden klinischen Krankheitsbilder unterscheiden:

1. die eitrige Nephritis, den Nierenabszeß und den Nierenkarbunkel ausschließlich hämatogenen Ursprungs, meist provoziert durch Eiterkokken;

2. die Pyelonephritis und Pyelitis acuta, mit spontanem Auftreten endogenen oder exogenen Ursprungs fast ausschließlich provoziert durch Kolibakterien;

3. die chronische Pyelitis;

4. die typisch aszendierenden Formen von Pyelonephritis, die sich an infektiöse Zustände der Blase anschließen und durch Kolibakterien und in ihren schweren Formen durch Kokken provoziert werden;

5. die Bakteriurie.

1. Die Formen der eitrigen Nephritis, die sich bei akuten Infektionskrankheiten finden — Typhus, Paratyphus, Pneumonie, Staphylo- und Streptomykosen, Diphtherie — machen in der Regel so wenig prägnante Symptome, daß von einer Symptomatologie nicht gesprochen werden kann. Nur die Urinanalyse führt zu ihrer Entdeckung. Selten — beim Typhus — komplizieren sich diese Affektionen mit Pyelitis und Zystitis und diese treten dann symptomatologisch in Erscheinung. In anderen Fällen aber, wenn die primäre Krankheit keine, oder undeutliche Symptome macht, tritt die Nephritis in den Vordergrund und es kann dann der Nachweis, daß der nephritische Urin Eitererreger enthält, die Spur nach dem primären Infektionsherd weisen. Scheidemantel teilt derartige instruktive Fälle mit, welche die Bedeutung der bakteriologischen Untersuchung des Urins bei hämorrhagischer Nephritis sehr schön beweisen; nach ihm ist für solche Fälle typisch der Urinbefund, der sich durch großen Bakterien- (Kokken-) Reichtum auszeichnet, durch Eiterkörper- und Blutgehalt, während die Zylinder nur spärlich vorhanden sind. Allerdings läßt der Urinbefund nicht mit Sicherheit auf Abszeßbildung schließen, da dem gleichen Urinbilde auch infektiöse Nephritis ohne Abszeßbildung entspricht.

Viel typischer sind die Fälle, wo im Verlaufe einer Furunkulose, nach einem Panaritium, einer eitrigen Knochen- oder Periostaffektion, im Verlaufe einer infektiösen Gelenkaffektion oder nach einer anderen Lokalisation einer Eiterung plötzlich unter mehr oder weniger ausgesprochener Temperatursteigerung eine Schmerzhaftigkeit der einen Nierengegend einsetzt. Irgendwelche Veränderungen von seiten des Urins brauchen in diesem Moment nicht vorhanden zu sein. Je nach der Virulenz der Infektion sind die Temperaturen bald sehr hohe, von Schüttelfrösten und Remissionen unterbrochene, bald sind nur subfebrile Temperaturen vorhanden mit wenig ausgesprochenen Exazerbationen.

Ich verfüge über die Beobachtung eines Nierenabszesses, der 5 Monate lang Temperaturen zwischen 37° und 38° verursachte und bei dem als Folge der entzündlichen Mitbeteiligung des Zwerchfells ein beständiger Reizhusten bestand, so daß an Bronchialdrüsentuberkulose gedacht wurde. Als im linken Hypochondrium ein Tumor erschien, glaubte man an pseudoleukämischen Milztumor und erst das Erscheinen von großen Eitermengen im Urin 5 Monate nach Beginn der Affektion wies die Diagnose auf die richtige Spur.

Die Schmerzen sind beim Nierenabszeß oft sehr heftige, ganz besonders, wenn das peri- und paranephritische Gewebe durch Perforation des Abszesses mitbeteiligt ist, wie das häufig der Fall ist (s. Paranephritis).

Je nach der Größe und dem Sitz des Abszesses ist die Niere entweder palpabel oder nicht. Eine Druckdolenz der Niere besteht wohl in den meisten Fällen, doch sind auch hier Täuschungen möglich. So sah ich in einem Falle von Osteomyelitis, bei dem sich Pyurie mit großer Dolenz und Schmerzhaftigkeit der rechten Nierengegend eingestellt hatte, zystoskopisch (resp. mit dem Ureterkatheter) den Eiter aus der linken Niere kommen. Rechts entwickelte sich dann später ein pleuritisches Exsudat.

Das Allgemeinbefinden leidet bei den akuten Abszeßbildungen aufs schwerste; alle Symptome schwerster Infektion stellen sich ein. Bei den subakuten und mehr chronischen Formen sind alle Symptome milder.

Der Urin kann beim Vorhandensein eines Nierenabszesses makroskopisch und chemisch völlig normal sein. Bei dem von mir weiter oben erwähnten Falle wurde der Urin 5 Monate lang normal gefunden. In anderen Fällen enthält er Blut. Bakteriologisch-kulturell aber scheint der Urin oft nicht normal zu sein, sondern die Bakterien zu enthalten, welche die Niere infiziert haben, wie man aus Beobachtungen von Baum folgern darf.

Vom Augenblick an, wo der Abszeß aus dem Nierenparenchym ins Becken perforiert, enthält der Urin Eiter, oft in großen Mengen, Blut, Eiweiß und die Bakterien, welche den Abszeß provoziert haben. Durch Abschluß der Kommunikationsöffnung des Abszesses mit dem Nierenbecken kann die Pyurie intermittierend werden; meist setzt mit der Eiterretention auch das Fieber wieder ein.

Die Diagnose des Nierenabszesses kann sich in den Fällen, in denen eine Kommunikation mit dem Nierenbecken nicht vorliegt, auf das ätiologische Moment des vorausgegangenen Furunkels, Panaritiums oder einer anderen Eiterkokkenlokalisation, dann auf die lokale Schmerzhaftigkeit, das Fieber, die Blutveränderungen und den bakteriologischen Urinbefund (s. Baum) gründen. In diesem Stadium sind Verwechslungen mit Pleuritis, Pneumonie, Appendizitis, Cholezystitis, Milzaffektionen und anderen fieberhaften Erkrankungen leicht möglich. Die Differentialdiagnose zwischen Nierenabszeß und Paranephritis ist meist nicht möglich, weil beide genau die gleichen Symptome machen können und oft zusammen vorkommen. In gewissen Fällen konnte beim Abszeß die geschädigte Funktion der erkrankten Niere Anhaltspunkte geben, die beim paranephritischen Abszeß fehlen. Wenn der Abszeß in das Becken perforiert ist und Pyurie besteht, wird die Diagnose leichter; dann wird zur genauen topischen Diagnose das Zystoskop und der Ureterkatheter nötig werden.

Der Verlauf der Nierenabszesse ist verschieden je nach der Virulenz der Infektion. Die schwersten Fälle (s. Kasuistik von Israel) führen zum Tode. Fälle, die ins Paranephrom perforieren, heilen nur mit der Operation. Fälle, die ins Becken durchbrechen, können spontan ausheilen oder zu chronischer Pyurie führen; auch für die letzteren Fälle wird die Operation nötig sein. Fälle, die sich abkapseln, können wohl selten ohne Perforation ausheilen.

Therapeutisch kommt für die Fälle mit spontaner Perforation ins Nierenbecken eine abwartende Therapie in Frage, für die anderen Fälle die Operation, und zwar je nach der Lage des Falles die Nephrotomie oder Nephrektomie.

Eine mehr oder weniger selbständige Form des Nierenabszesses ist der Nierenkarbunkel, bei dem es zu einer entzündlichen Geschwulstbildung kommt, die scharf gegen das umgebende Gewebe abgesetzt ist, und aus Eiter- und Granulationsherden besteht, die in Narbengewebe eingeschlossen sind (Israel).

2. Die Pyelonephritis und Pyelitis acuta mit spontanem Auftreten und in der Regel bedingt durch Kolibakterien ist, wie aus den Angaben hervorgeht, die weiter oben gemacht worden sind, eine relativ häufige Affektion. Ich rechne hierher auch die von verschiedenen Seiten operativ behandelten

Fälle von Nephritis apostematosa, bei denen sich im Nierenparenchym viele kleine Abszesse finden, deren Eiter Kolibakterien enthält, indem ich mich der Ansicht Scheidemantels, v. Frischs, Eckehorns u. a. anschließe, daß wohl die meisten Fälle von Kolipyelonephritis, die mit akuten Erscheinungen verlaufen, pathologisch-anatomisch das Bild der kleinen miliaren Abszesse (surgical Kidney) bieten.

Die Frage, ob es eine akute, fieberhafte, isolierte Pyelitis gibt, oder ob es sich bei diesen Affektionen immer um Pyelonephritis handelt, wobei ja nur einzelne kleine Infiltrate im Nierenparenchym resp. den Nierenpapillen vorhanden zu sein brauchen, wird von klinischer Seite verschieden und in sehr entgegengesetzter Weise beantwortet. Da einstweilen die sichere Beantwortung der Frage nicht möglich ist, treten wir auf diesen Punkt nicht ein. Nach meiner Überzeugung sind wohl immer größere und kleinere Infiltrationsherde im Nierengewebe vorhanden.

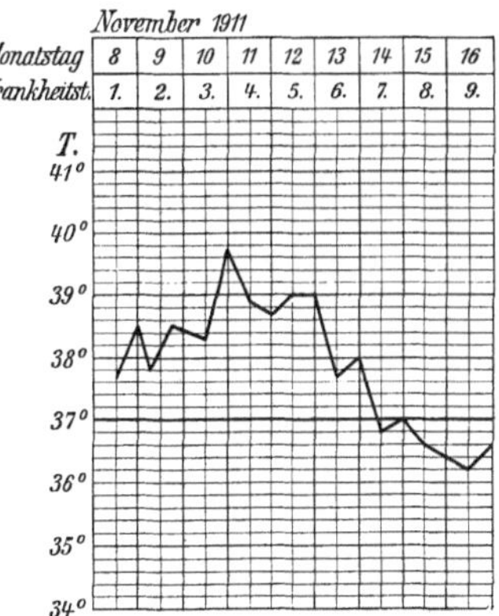

Abb. 12. Temperaturkurve bei akuter Pyelonephritis resp. Pyelitis. 25jähriger Mann.

Die Pyelitis oder Pyelonephritis acuta setzt meist unter sehr heftigen Erscheinungen ein, nachdem in vielen Fällen vorher während einiger oder mehrerer Tage leichte Symptome von Blasenreizung sich bemerkbar gemacht haben. Hohes Fieber gehört zur Regel; Temperaturen bis zu 40° sind keine Ausnahme. Schüttelfrost gehört nicht zur Regel, kommt aber vor und wiederholt sich in Fällen, wo das Fieber einen remittierenden Typus annimmt, gelegentlich mehrere Male. In den gewöhnlichen Fällen besteht für einige (4—6) Tage

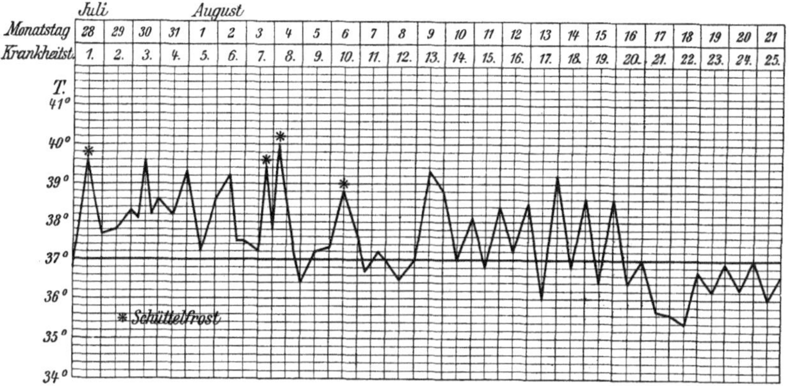

Abb. 13. Temperaturkurve bei akuter Pyelonephritis mit wiederholten Schüttelfrösten. (*) 30jähriger Mann.

hohes Fieber, das dann kritisch oder lytisch abfällt. Manchmal kommt nach Tagen oder auch nach 1—2 Wochen ein Rezidiv vor, das gelegentlich seine Ursache in der Infektion der anderen Niere hat. Während der Fieberperiode ist der Puls und die Respiration relativ ruhig.

In anderen Fällen, wo wohl meist der nephritische Prozeß vorherrscht, folgen sich während Wochen Rückfälle, die jeweils wieder mit mehr oder weniger hohem Fieber verlaufen.

Ich füge als Beispiele des Fieberverlaufs einige Kurven bei. Abb. 12 stammt von einem 25jährigen Mann, bei dem vor Einsetzen der Temperatur einige Tage lang Störung des Allgemeinbefindens und vermehrte nächtliche Miktionen die Affektion der Harnorgane ankündigten. Dann trat die Affektion mit deutlichen Blasenerscheinungen und undeutlichen Nierenerscheinungen auf, die auf die linke Niere wiesen. Die Zystoskopie und der Ureterkatheterismus sowie die bakteriologische Urinuntersuchung 10 Tage nach Einsetzen des Fiebers ergab Pyelitis links und Zystitis durch Bacterium coli. In dem Falle trat völlige Heilung ein durch Nierenbecken- und Blasenspülung und den Gebrauch innerer Harndesinfizienten.

Die Kurve in Abb. 13 stammt von einem 30jährigen Mann: Hier wiederholte Schüttelfröste und Remissionen. Der kritische Fieberabfall erfolgte, als mit Aspirinbehandlung begonnen wurde. — Auch hier vollständige Klärung des Urins.

Die Kurve in Abb. 14 stammt von einer 32jährigen Patientin mit doppelseitiger Affektion und sicher aszendierender Infektion. Im Jahre 1900 perforierte bei ihr ein appendizitischer Abszeß in die Blase. 1903 erfolgte bei ihr die Infektion der Nierenbecken während der Gravidität. 1905 machte sie ein neues schweres Rezidiv der Pyelonephritis in einer weiteren Gravidität durch. Von dort ab bestand zwischen den einzelnen schweren Anfällen eine Kolibakteriurie. 1912 trat wieder ein schwerer Anfall von Pyelonephritis mit Albuminurie auf; von diesem Anfall stammt die Kurve. Damals bestand eine Albuminurie mit 1—2$^0/_{00}$ Eiweiß und Pyurie; bakteriologisch waren Kolibakterien nachzuweisen. Bei der Nierenuntersuchung erwiesen sich beide Nieren infiziert und beide waren funktionell geschädigt. Sie schieden kein Indigo aus und das Konzentrationsvermögen war ein sehr schlechtes.

Von 1915 ab stellten sich Symptome von seiten des Zirkulationsapparates ein mit Hypertonie. Von 1918 ab urämische Symptome. — 1919 war der Blutdruck 220. Das spezifische Gewicht des Urins dauernd unter 1010. Im Oktober 1920 starb die Patientin. Beide Nieren waren atrophisch, höckrig, derb; die Nierenbecken waren verdickt, das linke etwas erweitert und mit Eiter gefüllt. Ein typischer Fall von Nephrocirrhosis pyelonephritica (Aschoff). Fälle wie sie auch von·Löhlein beschrieben worden sind.

Wichtiger als das Fieber — es verlaufen auch akute Fälle von Pyelonephritis mit ganz leichten Temperatursteigerungen oder ohne solche — ist die Veränderung des Urins, d. h. die Pyurie und der Bakteriengehalt des Urins und die Diagnose gründet sich auf diesen Befund. Die Eitermenge ist sehr verschieden, ebenso der Bakteriengehalt, meist sind aber die Kolibakterien in großer Menge schon im frischgelösten Urin vorhanden. Zylinder fehlen meist oder sind spärlich, Blut wird in nicht zu seltenen Fällen gefunden. Epithelien sind oft vorhanden, haben aber nichts Charakteristisches, wie bei der Symptomatologie der Blasenaffektionen auf S. 1989 ausgeführt ist. Die Reaktion des Urins ist bei der Koliinfektion stets sauer, der Geruch relativ oft unangenehm fade.

Die abakterielle Pyurie ist auf S. 1997 erwähnt. Auch bei typischen Fällen von Pyelonephritis, oft kompliziert mit Zystitis, können Bakterien im Urin fehlen. Die Fälle unterscheiden sich von den bakteriellen Fällen nicht und heilen gewöhnlich aus, wenn nicht durch anatomische Dispositionen die Heilung verunmöglicht wird.

Der Eiweißgehalt ist wechselnd. Eiweißmengen von $^1/_2{}^0/_{00}$ sind anfänglich häufig vorhanden, nicht zu selten auch Mengen von 1—2$^0/_{00}$. Oft nimmt die Eiweißausscheidung sehr rasch ab, in anderen Fällen, wohl mit ausgedehnterer Beteiligung des Nierenparenchyms dauert die Albuminurie auch längere Zeit, gelegentlich über die Fieberperiode hinaus an.

Die Urinmenge ist im akuten fieberhaften Stadium meist vermindert; nach diesem ist sie meist vermehrt. Typisch für die Affektion ist nach Scheidemantel eine nächtliche Vermehrung der Urinmenge (Nykturie).

Die Frage, inwieweit die Niere beteiligt ist, ist im einzelnen Falle schwer zu entscheiden, da auch für die Fälle, in denen wir mit Ureterkatheter und Funktionsprüfung einen genauen Status des Nierenbefundes erheben, die autoptische Kontrolle der Niere fehlt, wie wir sie bei der Tuberkulose durch die Nephrektomie haben. Wenn wir aber von der Tuberkulose, die ja in ihren

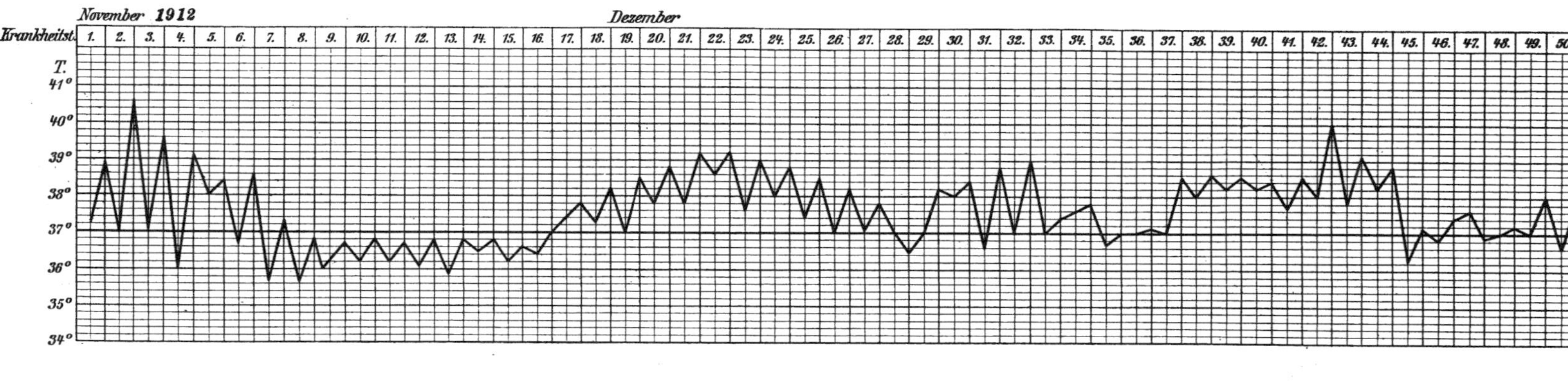

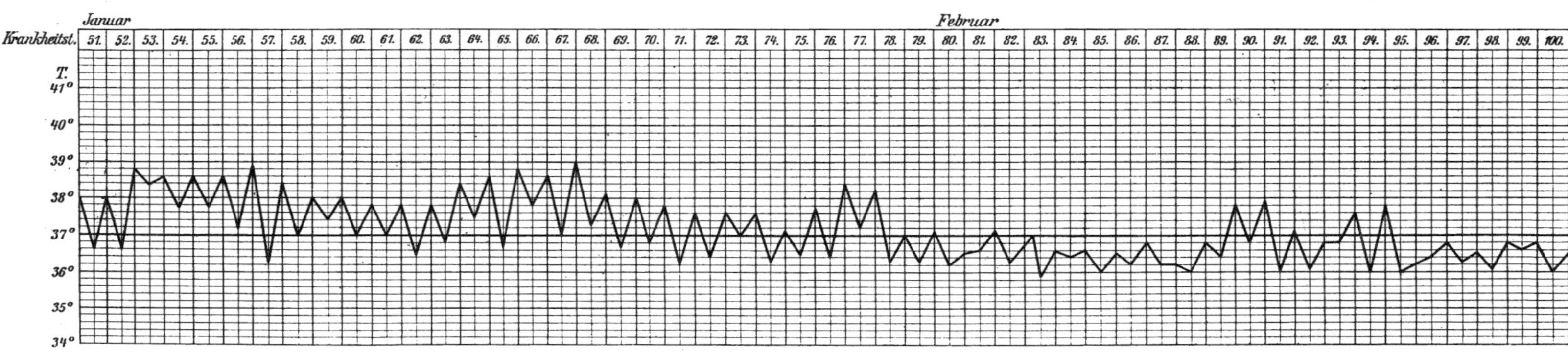

Abb. 14. Temperatur bei Pyelonephritis durch Bacterium coli mit wiederholten Rückfällen und Affektion beider Nieren. 32jährige Frau.

früheren Stadien auch lokalisierte Entzündungsherde setzt, Rückschlüsse tun, so sind eben kleine Infiltrationsherde im Nierenparenchym nicht leicht zu erkennen. Jedenfalls läßt das Fehlen von Zylindern und von einer größeren Eiweißmenge kleine Infiltrationsherde im Nierenparenchym nicht ausschließen; denn bei der Tuberkulose fehlen auch beide.

Von weiteren objektiven Symptomen sei noch erwähnt die Anwesenheit von Kolibakterien im Blut. In schweren Fällen mit Schüttelfrösten werden aus dem Blut die Infektionserreger gezüchtet; in der Mehrzahl der Fälle scheinen sie zu fehlen. Die Serumdiagnostik versagt bei den Koliinfektionen in allen bisher versuchten Modifikationen.

Von den subjektiven Symptomen ist oben der Nierenschmerz erwähnt worden; er kann auch in akuten Fällen fehlen. Oft ist seine Lokalisation sehr undeutlich und weist mehr auf die Gallenblase, die Pleura, die Appendix hin. Manchmal sind die Schmerzen sehr heftig. Ihre Intensität ist jedenfalls bedingt durch starke Schwellung der Niere und intensive Spannung der Kapsel, oder durch Retention im Nierenbecken, die durch starke entzündliche Verdickung der Schleimhaut im Ureteranfang bedingt wird.

Wichtig ist es, zu wissen, daß bei Zystitis Nierenschmerzen vorhanden sein können, ohne daß eine Affektion der Niere oder des Nierenbeckens vorhanden wäre. Ich sah Zystitisfälle durch Kolibakterien mit Fieber und spontanen Schmerzen und Druckdolenz in der einen Nierengegend, bei welchen der Ureterkatheterismus völlig normalen Nierenbefund erheben ließ.

Die Symptome von seiten der Blase sind verschieden; meist sind sie vorhanden, aber nicht auffällig und oft sind sie der fieberhaften Affektion um einige bis 8—14 Tage vorausgegangen. In anderen Fällen, wo die Aszension des Prozesses klarer ist, treten die Blasensymptome mehr in den Vordergrund.

Die Symptomatologie der Graviditätspyelitis zeigt keine Besonderheiten. Die Symptome sind oft besonders schwere, weil in der Gravidität die Retention des eitrigen Urins im Nierenbecken eine große Rolle spielt. Wichtig ist es zu wissen, daß der schmerzhafte Druckpunkt oft entsprechend der Erweiterung des Ureters in der Gegend des Mac Burneyschen Punktes sich befindet.

Die Symptomatologie der Kinderpyelozystitis ist oft sehr unklar. Mit Sicherheit wird die Diagnose nur durch die Mikroskopie des Urins gemacht. Die Blasensymptome sind manchmal sehr deutlich, d. h. es bestehen vermehrte Bedürfnisse, es werden Schmerzen im Momente der Emission geäußert und von älteren Kindern wird das Bett wieder genäßt. Nach Göppert ist eine fahle Gesichtsfarbe, ängstlicher Gesichtsausdruck, Kälte und Blässe der Extremitäten charakteristisch für die Affektion. — Nach ihm soll jede Darmaffektion, die sich bei einem kleinen Kinde in unmotivierter Weise mit Fieber kompliziert und überhaupt jede dunkle fieberhafte Affektion Veranlassung zur mikroskopischen Urinuntersuchung sein (Wieland).

Von seltenen Symptomen der Kolipyelonephritis sei die Leukozytose erwähnt; die Leukozytenzahl stieg in Fällen mit Eiterretention im Nierenbecken bis auf 25 000 (Scheidemantel); gewöhnlich schwankt die Leukozytenzahl zwischen 7000 und 9000.

Kopfschmerzen sind häufig. Gelegentlich kommt Ischias zur Beobachtung. Polyneuritis und Korsakoffsche Psychose ist von Barth bei einer Graviditätspyelonephritis beobachtet worden (s. Semon).

Die lokale zystoskopische Untersuchung ergibt bei der Pyelitis und Pyelonephritis acuta in der Mehrzahl der Fälle (in etwa $^2/_3$ der Fälle nach Culver und Phifer) zystitische Veränderungen leichterer oder schwererer Natur in der Blase. Veränderungen am Ureterostium der kranken Seite fehlen sehr oft. — Die Untersuchung mit dem Harnleiterkatheter erlaubt die Feststellung der entzündlicheitrigen Affektion des Beckens und evtl. der Niere erst mit Sicherheit. Die Resultate der funktionellen Untersuchung sind nach den verschiedenen Autoren inkonstant. Die funktionelle Schädigung des Nierenparenchyms ist bedingt durch die direkte lokale entzündliche Schädigung des Gewebes, durch die toxische Schädigung und durch die Folgen der entzündlichen Rückstauung.

Alle diese Veränderungen sind reversibel und der Ausschlag der Prüfung hängt also sehr davon ab, in welchem Momente der Erkrankung sie gemacht wird. Die Resultate der funktionellen Untersuchung sind also mit großer Vorsicht zu verwerten, ebensosehr wie die Vornahme dieses Eingriffes nur mit Zurückhaltung und nur unter bestimmten Indikationen bei den akuten Fällen anzuraten ist.

Immerhin schließt Bertram aus seinen Beobachtungen, daß im Beginn der Pyelonephritis stets eine Schädigung der Nierenfunktion beim Volhardschen Versuch festzustellen und daß auch in 40% der Fälle die Indigoausscheidung verspätet ist, ferner daß die Geschwindigkeit der Blutkörperchensenkung beträchtlich erhöht ist. Wenn diese Veränderungen rasch zurückgehen, so ist die Prognose des Falles gut und es ist eine rasche Heilung zu erwarten.

Für die Diagnose der Pyelitis gilt, daß jede Harnwegseiterung, die mit hohem Fieber einhergeht und bei der eine Adnexentzündung auszuschließen ist, sehr wahrscheinlich renalen oder pyelitischen Ursprungs ist.

Für die Differentialdiagnose der akuten Pyelonephritis kommt in Betracht Appendizitis, Cholezystitis, Pleuritis, Pneumonie, Adnexerkrankungen, Influenza, Muskelrheumatismus. Alle diese Affektionen differenzieren sich mit Sicherheit von der Pyelonephritis, sobald man die mikroskopische Urinuntersuchung ausführt.

Die Prognose der Kolipyelonephritis ist eine gute, nur bei den schweren Infektionen der Säuglinge ist sie unsicher. Beim Erwachsenen kommen selten Fälle vor, wo die Schädigung beider Nieren eine derartige ist, daß Insuffizienz derselben eintritt und als Folge davon der Patient toxisch-urämisch zugrunde geht. Ebenso selten ist der Ausgang in die Nephrocirrhosis pyelonephritica (s. oben). Im Gegensatz dazu ist die Prognose der durch pyogene Kokken provozierten Pyelonephritis eine ernste; deshalb liegt auch für die Prognosenstellung in der bakteriologischen Diagnostik eine große Bedeutung (Barth, Suter). Die Dauer der Affektion ist allerdings eine sehr verschiedene. Akute, kurz verlaufende Fälle kommen in 10—14 Tagen zur Heilung; schwerere Fälle verlangen 4—6 Wochen; langwierige Fälle mit Rezidiven in großen Intervallen erstrecken sich über Monate. Eine bakteriologische Heilung, d. h. ein Verschwinden der Kolibakterien aus dem Urin kommt allerdings nur in einem Bruchteil der Fälle zur Beobachtung (Scheidemantel 35%, Rovsing 60%). Die anderen Fälle gehen in das Stadium der chronischen Pyelitis resp. Pyelonephritis über oder werden von vornherein kompliziert durch Stein, Geschwulst oder Retention im Nierenbecken. Besonders für die Fälle von Pyelonephritis in Graviditate ist es charakteristisch, daß mit Abbruch der Gravidität die Krankheit in ein günstiges Stadium mit Tendenz zur Abheilung gelangt und wohl auch meist ausheilt, wenn nicht bleibende Retentionen im Nierenbecken der Infektion Veranlassung zum Haften geben. Ein Teil der Fälle geht auch in Bakteriurie über, die speziell nach der Gravidität ebensohäufig eine solche der Blase als des Nierenbeckens ist. Diese Fälle tragen eine Gefahr in sich, da die Möglichkeit von Rezidiven immer droht, wenn wieder prädisponierende Momente sich einstellen. Von verschiedenen Autoren wird auch die Graviditätspyelonephritis zurückgeführt auf Infektionen, die im zarten Kindesalter stattfanden und im Stadium der Latenz unbemerkt jahrelang bestanden. Das ist aber jedenfalls die Ausnahme, und nur einzelne Fälle der Kinderpyelonephritis gehen in ein chronisches Stadium über und verursachen schwere Läsion der Niere (Prätorius).

3. Die chronische Pyelitis ist entweder ein Folgezustand der akuten Pyelonephritis, oder die Affektion tritt von vornherein chronisch auf. Für die

Existenz einer chronischen Pyelitis ist wohl in erster Linie eine Prädisposition des Nierenbeckens nötig, die in den meisten Fällen darin besteht, daß das Nierenbecken sich nicht in normaler Weise entleert, sondern einen Rest- oder Residualurin enthält, der das Haften der Infektion ermöglicht. Voelker betont wohl mit Recht die Bedeutung der Urinretention im Nierenbecken und schreibt ihr die gleiche pathologische Bedeutung zu, wie der Retention in der Blase (Dilatationspyelitis). Die Retention kann natürlich auch der sekundäre Zustand sein, wenn im Verlaufe einer akuten Pyelonephritis Becken und Beckenanteil der Niere (Papillen) so geschädigt werden, daß als Folge davon Dilatation und Retention entsteht (Infektionspyelitis). Neben der Urinretention kommen Schädigungen der Nierenbeckenschleimhaut, Steine, Tumoren, papilläre Exkreszenzen als Prädisposition für die chronische Pyelitis in Frage. Oft ist die chronische Pyelitis die Folge einer chronischen Zystitis (Zystopyelitis). Als Infektionsträger kommen, wie bei der akuten Affektion, die Kolibakterien in erster Linie in Frage, dann aber, und vielleicht häufiger als bei dieser, auch die anderen früher genannten Infektionserreger.

Die Symptomatologie der chronischen Pyelitis ist sehr undeutlich. Manchmal fehlen alle lokalen Symptome und nur gewisse allgemeine Symptome, wie Anämie, Mattigkeit, Magendarmstörungen, hier und da leichte Temperatursteigerungen, die mit der Menstruation zusammenfallen oder häufiger derselben vorausgehen, weisen auf einen Krankheitsherd im Körper. In anderen Fällen weisen Blasenreizsymptome deutlicher auf das uropoetische System. In vielen Fällen sind Schmerzsymptome von seiten der Niere vorhanden, bald als mehr oder weniger beständig bestehender Nieren-, Rücken- oder Kreuzschmerz, bald in Form stärkerer oder leichterer Schmerzanfälle, die durch Steigerung der Retention, welche gelegentlich auch mit Fieber verlaufen kann, bedingt werden.

Die Diagnose kann nur mit Zystoskop und Uretersonde gestellt werden durch Nachweis des eiter- und bakterienhaltigen, aus dem Nierenbecken stammenden Urins. Bei der chronischen Pyelitis darf aber die Diagnose sich damit nicht erschöpfen, sondern der Ureterkatheter soll ins Nierenbecken eingeführt werden, zum Nachweis des Vorhandenseins der Retention und zur Feststellung ihrer Größe. Zur gleichen Zeit soll auch die Funktion der Niere geprüft und durch Röntgenaufnahme die Frage, ob ein Stein vorhanden sei, beantwortet und durch eine röntgenographische Aufnahme des mit einer Kontrastflüssigkeit gefüllten Beckens ein genaues Bild der Form der Retention gemacht werden.

Selbstverständlich ist es, daß jede chronische, eitrige Affektion der Niere und des Nierenbeckens den Gedanken an Tuberkulose sofort wachruft, und in allen Fällen ist die Differentialdiagnose in dieser Richtung hin vollständig auszuarbeiten nach den Prinzipien, die bei der Nierentuberkulose besprochen werden sollen.

4. Die Pyelonephritis als Komplikation eitriger Affektionen der unteren Harnwege soll nur insoweit behandelt werden, als sie sich von den eben besprochenen Formen unterscheidet. Es handelt sich dabei um die Nierenaffektionen bei Männern, die sich im Verlaufe einer schweren Gonorrhöe oder einer Zystitis bei Striktur, bei Prostatahypertrophie und bei anderen Blasenaffektionen (Tumoren, Blasenlähmung) einstellen und dann um die Infektionen bei Frauen, wie man sie nach Operationen an den Sexualorganen oder im Verlaufe anderer schwerer Zystitiden sieht. Diese Formen von Pyelonephritis charakterisieren sich nicht als selbständige Krankheitsbilder, sondern sie verschärfen die Symptome der Zystitis und führen schwere Störungen des Allgemeinbefindens herbei und lassen sich häufig nur aus diesen erkennen.

Für alle diese Fälle von Pyelonephritis ist die Pathogenese klar; sie sind die Fortpflanzung der Infektion auf meist seit langem vorbereitetem Boden nach oben ins Becken und ins Nierengewebe; von ihnen hat die Pathologie ihre Vorstellungen entnommen, um auch die Genese der viel weniger klaren Fälle, wie sie im vorigen Abschnitt geschildert wurden, zu begreifen.

Die Diagnose der fraglichen Affektionen wird wahrscheinlich, wenn sich bei einer vorher ohne Fieber verlaufenden Zystitis Temperatursteigerungen und Verschlechterung des Allgemeinbefindens einstellen, die nicht durch Komplikationen in peripheren Organen (Prostata, Samenblasen, Nebenhoden) zu erklären sind. Druckempfindlichkeit der Niere kann vorhanden sein, fehlt aber oft und ebenso die spontane Schmerzhaftigkeit.

Ein höherer Eiweißgehalt des Urins über $1^0/_{00}$ spricht für Mitbeteiligung der Nieren bei einer Zystopyelitis; die Affektion des Nierenbeckens allein bringt natürlich keine Steigerung der Eiweißmengen im Urin mit sich. Die Meinungen sind in dem Punkte, inwieweit der Eiweißgehalt des Urins von der Eiterbeimengung abhängt und wieweit er Schlüsse auf Mitbeteiligung der Nieren am krankhaften Prozesse gestattet, sehr geteilt. Casper z. B. glaubt, daß auch bei starker Eiterabsonderung das Eiweiß nicht über $1^0/_{00}$ steigt. v. Frisch hat bei stärkerem Harndrang größere Eiweißmengen beobachtet, die aus den peripheren Organen (Stauungseiweiß) stammen. Ich selbst habe sehr starke renale, operativ nachgewiesene Pyurien beobachtet mit minimalem Eiweißgehalt und umgekehrt bei Urethrocystitis gonorrhoica mit starkem Harndrang Eiweißmengen bis $2^0/_{00}$ gesehen.

Über die Bedeutung der sog. Nierenbeckenepithelien haben wir uns weiter oben schon geäußert; Zylinder fehlen meist.

Neben Temperatursteigerung, Druckdolenz der Nieren, Eiweißgehalt des Urins spielt dann wesentlich das Allgemeinbefinden eine Rolle: Mangel des Appetits, speziell Abneigung gegen Fleisch und andere feste Nahrung, großer Durst, Schwäche, Hinfälligkeit, toxische zerebrale Symptome, auffallend trockene Zunge: die Symptomatologie, wie sie bei den Infektionen der Prostatiker beschrieben wurde, bei denen sich die Infektion mit der funktionellen Insuffizienz der Niere kombiniert.

Für viele Fälle ist die Polyurie, die oft eine nächtliche ist, typisch.

Im Gegensatze zu der scheinbar spontan auftretenden Pyelonephritis sind diese sekundären Formen oft durch pyogene Kokken provoziert und ihre Prognose ist darum eine viel ernstere. In solchen Fällen (Staphylokokken, Proteus Hauser) ist die Reaktion des Urins alkalisch. Häufig schließen diese Nierenaffektionen das Leben eines Strikturkranken oder eines Prostatikers ab.

5. Die Bakteriurie verdient im Anschluß an die bazillären Infektionen der Niere und des Nierenbeckens Erwähnung, weil sie, wie S. 2004 angedeutet ist, häufig ein Vorläufer oder der Ausgang einer eitrigen Affektion der Niere oder des Nierenbeckens darstellt. Sie charakterisiert sich durch die Anwesenheit meist massenhafter Bakterien im Harn ohne andere pathologische Bestandteile, stellt also eine Infektion des Harns dar. Meist handelt es sich um Kolibakterien, seltener um Typhus, Paratyphus, Milchsäurebakterien, Streptokokken: (Bakteriurien, die sich durch sauren Harn charakterisieren). Bakteriurien mit alkalischem Urin: Staphylokokken, Proteus Hauser sind selten.

Rovsing fand bei 22 Fällen von Bakteriurie 22 mal das Bacterium coli.

Melchior fand bei 4 Fällen 3 mal Bacterium coli, 1 mal Diplococcus liquefaciens mit saurem Urin.

Albeck fand 27 mal Bacterium coli, 7 mal Streptokokken, 1 mal Staphylokokken.

Suter fand in 41 Fällen 35 mal Kolibakterien (s. Merke).

Für die Typhusbakteriurie haben Herz und Herrnheiser nachgewiesen, daß sie von einer spezifischen interstitiellen Entzündung der Niere abhängig ist. Sie tritt in etwa 40% der Typhusfälle erst in einem späteren Stadium auf, heilt gewöhnlich ab und persistiert nur, wenn an irgendeiner Stelle der Harntraktus durch vorhandene oder entstandene Disposition, sich ein Entzündungsherd lokalisiert. Die wichtigste Rolle spielt dabei die Stauung.

Die Bakteriurien, die als Folge von Affektionen der Prostata und der Blase entstehen, sind in den betreffenden Abschnitten erwähnt worden. . Auf die Bakteriurie als Endausgang der Pyelonephritis ist weiter oben hingewiesen worden. Sehr häufig ist die vesikale Bakteriurie nach den Untersuchungen von Albeck im Anfang der Schwangerschaft da, später tritt Ureter - Nierenbecken-Bakteriurie dazu, und nach der Geburt findet man die Bakterien wieder nur in der Blase. Es kommt auch Bakteriurie und Pyurie nebeneinander vor; ich fand bei einer Graviden Pyelonephritis rechts, Kolibakteriurie links.

Die genuinen Formen der Bakteriurie, d. h. solche ohne Zusammenhang mit eitrigen Affektionen der Harnwege, meist Kolibakteriurien, finden sich in jedem Alter und bei beiden Geschlechtern, jedenfalls aber bei der Frau häufiger als beim Manne. Ihr Vorkommen wird allerdings zum Teil in Abrede gestellt (Necker). — Der Urin ist in diesen Fällen charakterisiert durch ein opalisierendes Aussehen und häufig einen faden, fauligen Geruch. Mikroskopisch finden sich massenhaft Bakterien. In seltenen Fällen enthält der Urin Eiweiß in reichicher Menge, als Ausdruck einer renalen Affektion. Über das Kausalitätsverhältnis der beiden Zustände besteht keine Klarheit.

Ob die Vorstellung, daß gewisse Formen von genuiner Bakteriurie durch immer neu erfolgende Einbrüche von Bakterien aus dem Darm in die Blutbahn und von da in die Nieren unterhalten werden (Heitz - Boyer), den wirklichen Verhältnissen entspricht, ist noch nicht bewiesen. Solche direkte Übergänge von Bakterien ohne jede Schädigung des Organs stehen im Widerspruch zu den oben angedeuteten Erfahrungen bei der Typhusbakteriurie.

Subjektiv verläuft die Bakteriurie oft ohne alle lokalen Beschwerden. In anderen Fällen besteht leichtes Brennen bei der Miktion, leichte Vermehrung der Miktionsbedürfnisse, große Empfindlichkeit der Blase gegen Erkältung.

Wichtig sind oft Allgemeinstörungen, deren Ursache nur die bakteriologische Urinuntersuchung aufdeckt, so Blutarmut, Magendarmstörungen, Nervosität, Verdacht auf latente Tuberkulose, Abmagerung, Entwicklungsstörungen.

Die Ausscheidung von Diphtheriebakterien durch den Urin ist in neuester Zeit durch Beyer und durch Conradi und Bierast festgestellt worden.

Die Tuberkelbazillurie bei Phthisikern ist zuerst von Foulerton und Hillier bei vorgeschrittenen Fällen und später von Ritter und Sturm auch in den Anfangsstadien der Phthise konstatiert worden. Sie scheint auch bei klinisch völlig normalen Nieren vorzukommen, eine Behauptung, mit der die Beobachtungen von Kielleuthner allerdings in Widerspruch stehen, der nur bei Albuminurie auch Bazillurie fand. In diesen Fällen sind die Bakterien nur in sehr geringer Zahl im Urin vorhanden und nur durch das Tierexperiment nachzuweisen. Noch mehr sprechen Beobachtungen von Rieder gegen das Vorkommen der Tuberkelbazillurie bei Phthisikern, der nur dann Bazillen fand, wenn ein tuberkulöser Herd im Urogenitaltraktus vorhanden war (136 Fälle).

Therapie. Die Therapie der infektiösen Prozesse der Niere wird je nach dem pathologischen Zustande der Niere eine sehr verschiedene sein müssen. Für die metastatischen Nierenabszesse mit ihrer Neigung zur Perforation ins Paranephrom ist die Therapie eine chirurgische, wobei die Prognose der Operation von der frühzeitigen Stellung der Diagnose abhängt. Für Fälle, in denen der Abszeß ins Nierenbecken perforiert und die Temperatur damit eine normale wird, ist ein ausgiebiges Zuwarten am Platz, da sie oft spontan ausheilen, wenn nicht Fieberrückfälle mit erneuter Schmerzhaftigkeit für Verlegung der Abflußöffnung sprechen. In diesen Fällen wird der Operation eine genaue funktionelle Untersuchung beider Nieren vorausgehen müssen, damit bei der Operation, wenn der autoptische Befund es verlangt, die kranke Niere ohne Bedenken kann entfernt werden. In allen Fällen soll die bakteriologische Diagnose zu Rate gezogen werden und Affektionen mit Staphylokokken und alkalischem Urin viel ernster eingeschätzt werden als solche mit Kolibakterien und saurem Urin, ganz besonders auch für die Diskussion der Frage, ob Nephrotomie oder Nephrektomie.

Für die gewöhnliche Kolipyelitis und Pyelonephritis tritt die chirurgische Therapie in den Hintergrund.

Die akuten Fälle sind in erster Linie mit Bettruhe zu behandeln, dann werden gegen die Schmerzen warme feuchte oder trockene Applikationen sehr geschätzt. Die Diät soll leicht und reizlos sein. Eine Hauptsache ist Verordnung reichlicher Flüssigkeitszufuhr; hierzu eignen sich die verschiedensten indifferenten Teeinfuse ebensogut wie Mineralwässer, oder im akutesten Stadium eine reine Milchdiät. Ein nicht kleiner Prozentsatz der Fälle heilt mit dieser Schonungsbehandlung glatt aus.

Die medikamentöse Therapie bezweckt einmal Linderung der Schmerzen und dann Desinfektion der Harnwege. Von allen Medikamenten hat sich mir im akuten Stadium am besten das Aspirin bewährt, das ich in Dosen von 2—4 g pro die in reichlicher Flüssigkeit, am besten in Tee aufgeschwemmt verordne; ähnliche Wirkung hat das Diplosal in gleichen Dosen. Von anderer Seite wird das Salol empfohlen. Als Ersatz für Aspirin wird in neuester Zeit vielfach Hexal verordnet, eine Verbindung von Urotropin mit Salizylsäure. Man gibt es in Dosen von 2—4 g pro die. So schmerzstillend wie das Aspirin wirkt es nicht. Auch die Kombination Aspirin und Salol ana 0,5 3—6 mal täglich ist sehr empfehlenswert.

In einzelnen Fällen wird man natürlich auch der Narkotika per anum oder per os nicht entraten können (Papaverin, Morphium mit Belladonna).

Die eigentlichen Harndesinfizientien Urotropin und seine Derivate (siehe unter Therapie der Zystitis) eignen sich mehr für die Zeit nach dem Abklingen der akutesten Erscheinungen. In dieser Zeit wird man auch große Flüssigkeitsmengen trinken lassen, und zwar womöglich in Mengen von 2—3 l. Die Hauptsache dabei ist, für jeden Fall die bekömmlichste Form zu finden. Also entweder Lindenblüten-, Bärentrauben-, Birkenblättertee oder Species diureticae oder eine andere Mischung, oder dann Wildunger-, Wernarzer-, Brückenauer-, Fachinger-, Vittel-, Evianwasser, oder eine andere leicht verdauliche diuretische Quelle. Rovsing läßt seine Kranken einfach gekochtes oder destilliertes Wasser in der Menge von 3—5 l täglich trinken.

Im Gegensatz zu dieser geläufigen, für den Kranken angenehmen und auch in ihren Erfolgen befriedigenden Therapie stehen Versuche von Meyer-Betz, die auf der Tatsache basieren, daß das Bakterienwachstum im sauren, konzentrierten Urin verlangsamt wird. Es wird dabei auf die Spülwirkung der reichlichen Diurese verzichtet. Die Behandlung besteht also in Beschränkung der Flüssigkeitszufuhr, in einer Kost, welche die Azidität steigert (Fleisch, Reis, Haferflocken), und in Verordnung einer sauren Limonade (Acid. phosph. 10,0—50,0, Sir. Rub. Jd. 50,0, Aq. dest. ad 1000,0), die im gleichen Sinne wirkt. Zur Eindickung des Harns werden noch Schwitzprozeduren im Phönix angewandt. Die Erfolge dieser Therapie sollen gute sein, besonders wenn sie mit kräftigen Urotropingaben kombiniert wird. Aber diese Behandlungsmethode wird oft nicht gut ertragen und von den Kranken nicht gerne durchgeführt. Sie verursacht Miktionsbeschwerden, gelegentlich Hämaturie und Schädigung der Nieren.

Von anderer Seite wird Alkalisieren des Urins empfohlen, da die Wachstumsverhältnisse für Kolibakterien im sauren Urin bessere sind als im alkalischen (Morawitz).

Zur Alkalisierung des Urins benützt man Kal. citricum, Natr. citricum, Natrium bicarbonicum und verordnet dazu Salol, da das Urotropin im alkalischen Urin kein Formaldehyd abspaltet.

Da die Kolibakterien sehr resistent sind und leicht gegen Medikamente giftfest werden, empfiehlt es sich Perioden von Säurung mit einem Urotropinpräparat mit Perioden von Alkalisierung mit Salol wechseln zu lassen.

Auch die Flüssigkeitsmengen, die man trinken läßt, sollen den Verhältnissen angepaßt werden. Will man eine starke Wirkung der verordneten Medikamente erzielen, empfiehlt es sich die Flüssigkeitszufuhr zu beschränken, bezweckt man starke Durchspülung, wird man sie vermehren. Sehr empfehlenswert ist der Wechsel auch dieser Maßnahmen.

Auch die Kombination der verschiedenen Medikamente wird empfohlen (Urotropin und Salol, Urotropin und Kampfersäure usw.).

In den letzten Jahren wird entsprechend dem allgemeinen Gebrauch auch für die infektiösen Erkrankungen der Harnorgane der intravenöse Weg für die Applikation von Medikamenten vielfach beschritten. Groß, Nathan und Reinecke haben die Neosalvarsantherapie eingeführt, bei welcher einige wenige Injektionen von Neosalvarsan 0,15 gemacht werden und speziell nach dem Urteil der Wiener Schule (J. Necker) oft ganz außerordentliche Wirkung haben. Viel gebraucht wird das $40^0/_0$ige Urotropin und noch mehr das Zylotropin (eine Kombination von Urotropin, Salizylsäure und Koffein), das auch intramuskulär appliziert werden kann. Man kann die Injektionen täglich und unbeschränkt lange machen. Nach meiner persönlichen Erfahrung sind sie hauptsächlich da angezeigt, wo aus irgendeinem Grunde auf dem gewöhnlichen oralen Wege die Heilmittel in nicht genügender Menge genommen werden können. — In schweren Fällen können auch die anderen gebräuchlichen Antiseptika wie Kollargol, Elektrargol, Argochrom, Acriflavin, Trypoflavin, Merkurochrom usw. auf intravenösem Wege Anwendung finden.

Über die Erfolge der Vakzinetherapie nach Wright bei den infektiösen Erkrankungen der oberen Harnwege ein Urteil abzugeben, ist schwierig. Besonders in Frankreich wird sie sehr viel angewandt. Das Richtige ist es, sich einer Autovakzine zu bedienen, aber auch bei dieser Methodik wird kaum mehr erreicht als mit einer anderen Behandlungsmethode und da gewöhnlich Vakzine und Medikament kombiniert werden, wird die Beurteilung der Erfolge um so schwieriger. Wie wenig spezifische Wirkung gerade die Vakzinetherapie hat, geht aus den Beobachtungen von Rovsing und Wulff hervor, die wohl einen Einfluß auf das Allgemeinbefinden, auf das Eiweiß und den Eiter, aber nicht auf die Bakterien konstatieren konnten. — Auch Nogués stellt sich den Erfolgen der Vakzinetherapie sehr kritisch gegenüber, die nach ihm in einzelnen Fällen und speziell bei den Staphylokokkeninfektionen zu beobachten sind. Auch aus den Worten der anderen Diskussionsredner am internationalen Urologenkongreß in Rom 1924 geht hervor (Dudgeon, Pirondini), daß die Resultate keine sicheren und zuverlässigen sind. Auch meine persönlichen Erfahrungen, wie diejenigen Neckers sprechen in diesem Sinne. Auch Casper hat keine Erfolge von der Methode gesehen, während Rovsing, Schneider, Wulff, Michaelis, Zinner, Langstein, Glanzmann u. a. über gute Erfolge berichten. Bei der Koliinfektion der Niere mit ihren wechselnden und unberechenbaren Krankheitsbildern erlauben allerdings vereinzelte Erfolge oder Mißerfolge keine bindenden Schlüsse.

Zur Beurteilung der Heilerfolge mit den verschiedenen Maßnahmen sei noch auf die Arbeiten von Axen und von Bertram hingewiesen. Aus ihrem umfangreichen und genau beobachteten Material geht hervor, daß man bei der akuten Zystopyelitis mit einer rein diätetischen Kohlehydrattherapie bessere Erfolge als mit der meist geübten medikamentösen erzielt. Die Entfieberung ist eine raschere, die Behandlungsdauer eine kürzere.

Für Fälle, die der medikamentösen Therapie trotzen, kommt die lokale Therapie in Frage: die Entleerung und die Spülung der Nierenbecken mit dem Ureterkatheter. Casper hat diese Behandlungsmethode eingeführt und heute herrscht keinerlei Zweifel mehr an ihrer Brauchbarkeit und an ihren Erfolgen.

Sie ist vor allem da indiziert, wo Retentionen im Nierenbecken vorliegen. In solchen Fällen hat sie schon im akuten Stadium ihr Recht, da sie die retinierten Eiter- und Bakterienmengen fortschafft, sie ist also speziell bei der Pyelonephritis in graviditate indiziert. In akuten Fällen, wo keine Retention vorliegt, findet die Uretersonde selten eine Indikation. In chronischen Fällen ist hingegen ihr Anwendungsgebiet ein großes, da ja speziell Retentionen die Chronizität der Pyelitis bedingen.

In akuten Fällen mit Retention und gelegentlich auch in chronischen Fällen ist es von Vorteil, die Uretersonde als Dauersonde für ein bis einige Tage liegen zu lassen, wenn sie gut ertragen wird und keine unliebsamen Reaktionen verursacht. In anderen Fällen wird man alle 2—4 Tage eine Spülung des Nierenbeckens machen, und zwar erst mit Borwasser oder einer $1/10\,^0/_{00}$ Lösung von Hg oxycyanatum, um zu erfahren, ob der Eingriff ertragen wird; nachher wendet man mit Vorteil Argentum nitrium in $1\,^0/_{00}$—$1\,^0/_0$iger Lösung oder Kollargol in 1—$5\,^0/_0$iger Lösung an. Man sieht von dieser Therapie oft rasche und überraschende Erfolge; in anderen Fällen versagt sie. Auch für Mädchen vom 2. Lebensjahre ab ist die Nierenbeckenspülung von Praetorius warm empfohlen worden. Da, wo die Möglichkeit von Stein, Tumor oder Tuberkulose vorliegt, ist sie kontraindiziert.

Für Fälle, die in Bakteriurie ausklingen, ist die Feststellung, ob renale oder vesikale Bakteriurie vorliegt, von Nutzen. Vesikale Formen können nicht zu selten durch Blasenspülungen (am besten Hg oxycyanatum $1/10$ bis $1/5\,^0/_{00}$) geheilt werden.

Für die Graviditätspyelitis ist noch ein wichtiger Punkt zu erwähnen: den Kranken, die ja fast immer rechts affiziert sind, ist eine dauernde Linkslage zu empfehlen, um die Kompression des rechten Ureters zu beseitigen.

Endlich die Frage der operativen Eingriffe bei der Pyelonephritis durch Bacterium coli. Es sind wiederholt mit gutem Erfolg Nephrektomien, Nephrotomien und Dekapsulationen gemacht worden. Mit Scheidemantel glaube ich, daß solche Operationen sehr selten indiziert sind. Die Kolipyelonephritis hat im Gegensatz zu Infektionen mit pyogenen Kokken oder mit Proteus auch in ihren schweren Formen eine gute Prognose. Nur bei Säuglingen hat sie eine Mortalität von 5—$8\,^0/_0$. Auch bei der Pyelocystitis in graviditate sind erst nach Erschöpfung aller anderen Methoden und auch dann wohl nur, wenn ungewöhnliche Zustände den Fall komplizieren, operative Eingriffe an der Niere am Platze.

4. Die Tuberkulose der Niere.

Vorkommen. Die Miliartuberkulose, die als selbständige Erkrankung keine Rolle spielt, fällt außerhalb unserer Betrachtung, für welche nur die chronischen Formen von tuberkulöser Affektion der Niere in Frage kommen.

Die chronische Nierentuberkulose ist eine relativ häufige Affektion, denn nach Kapsammer kamen auf 20 770 Autopsien $1\,^0/_0$ dieser Lokalisation der Tuberkulose. Küster berechnet, daß bei $10\,^0/_0$ tuberkulöser Leichen die Niere miterkrankt ist.

Nierentuberkulose kommt in jedem Alter vor. Das dritte und vierte Jahrzehnt ist aber weitaus am häufigsten befallen, wie aus verschiedenen Statistiken (Küster, Wildbolz) hervorgeht. Wenn auch verschiedene Statistiken ein Überwiegen des weiblichen Geschlechtes bei Nierentuberkulose beobachten, so sind das eben Operationsstatistiken mit willkürlicher Auswahl des Materials. In Wirklichkeit ist die Affektion bei beiden Geschlechtern ungefähr gleich häufig.

Die rechte Niere ist von der Tuberkulose etwas häufiger betroffen als die linke (Küster 189 rechtsseitige und 163 linksseitige; Frank 383 rechtsseitige und 324 linksseitige). Wie häufig beide Nieren und wie oft nur eine Niere affiziert ist, wird wesentlich davon abhängen, in welchem Entwicklungsmoment der Krankheit die Untersuchung gemacht wird. Am Sektionsmaterial findet sich nach Frank bei 65% und nach Brongersma bei 55% eine doppelseitige Nierenaffektion, während klinische Beobachtungen ganz andere Zahlen ergeben: Nach Küster ist die Erkrankung nur in 4,3%, nach Krönlein in 4,5%, nach Frank in 11%, nach Wildholz in 12% doppelseitig. Diese Beobachtungen sprechen dafür, daß die Nierentuberkulose in einem sehr großen Prozentsatz der Fälle einseitig auftritt, und erst im späteren Verlaufe doppelseitig wird. Diese durch die Statistik festgestellten Tatsachen haben eine große klinische Bedeutung, indem sie die Bedeutung der frühzeitigen Diagnose und der frühzeitigen sachgemäßen Behandlung beweisen.

Pathogenese. Für die Nierentuberkulose sind die Beobachtungen auf dem Sektionstisch lange verhängnisvoll gewesen. Auf sie stützten sich die Feststellungen Guyons, nach dem die Tuberkulose der Niere die letzte Lokalisation eines von der Blase aufsteigenden Prozesses ist. Seitdem das Zystoskop uns die Möglichkeit gab, schon in den frühen Stadien der Affektion genaue topische Diagnosen zu stellen, wissen wir, daß das Umgekehrte der Fall ist, daß die Tuberkulose des uropoetischen Apparates in der Niere beginnt, um von dort deszendierend die peripheren Abschnitte zu ergreifen. Die Niere selbst wird auf hämatogenem Wege infiziert.

Die Frage, warum bei einer hämatogenen Infektion nicht beide Nieren, sondern nur die eine infiziert wird und warum es nicht zu einer miliaren Ausbreitung der Tuberkulose kommt, wird erklärt durch die durch experimentelle Untersuchungen festgestellte Tatsache, daß schwach virulente Bazillen nur dort haften, wo eine Schädigung des Gewebes vorhanden ist, und durch die Annahme, daß der Einbruch der Bazillen in die Blutbahn mit der Verschleppung von embolischem Material vergesellschaftet ist. Die Embolie in das Nierengewebe gibt dann den Ort ab, an dem die tuberkulöse Infektion haften kann. Diese Erklärung für die Pathogenese der Nierentuberkulose basiert auf der Annahme, daß diese stets eine sekundäre Lokalisation des Tuberkelbazillus im Organismus sei und daß eine primäre Lokalisation der Tuberkulose in der Niere (protopathische Nierentuberkulose) ohne andere tuberkulöse Herde im Organismus nicht vorkomme. Diese Annahme scheint den Tatsachen zu entsprechen.

Über die Art und Weise, wie die Infektion von der zuerst infizierten Niere auf die zweite übergeht, sind die Meinungen geteilt. Sehr naheliegend und den klinischen Tatsachen wohl am meisten entsprechend ist die Annahme hämatogener Übertragung. Wenn man sie annehmen will, muß man aber entweder eine besondere Disposition dieser zweiten Niere, oder dann eine besondere Affinität der Tuberkelbazillen für das Nierengewebe supponieren. Die in die zweite Niere gelangenden Bazillen könnten dann aus dem zuerst erkrankten Organe oder aus dem primären Herde stammen, aus dem sich die erste Niere infizierte. — Als weiterer Weg, auf dem die Tuberkulose von der ersterkrankten Niere auf die zweite gelangen kann, steht der aszendierende durch den zweiten Ureter in Diskussion. Die tuberkulöse Affektion würde dann von der kranken Niere in die Blase gelangen und von dort auf dem Harnweg oder durch die Lymphbahnen des Ureters in die andere Niere. Auf alle diese Fragen kann eine sichere Antwort noch nicht gegeben werden. Israel hält den hämatogenen Weg für den wahrscheinlicheren, Wildbolz den vesikalen, aszendierenden.

Pathologische Anatomie. Für die entwickelten Formen der Nierentuberkulose hat Israel drei Typen unterschieden: 1. die käsig-kavernöse Form,

2. die tuberkulöse Ulzeration der Papillenspitzen und 3. die chronisch disseminierte Knotenform. Es ist sehr schwierig, im gegebenen Falle eine tuberkulöse Niere jedesmal unter eine der 3 Gruppen unterzubringen, da in den meisten Fällen eine Mischung der Formen vorhanden ist, die oft nur verschiedene Entwicklungsstadien des gleichen Prozesses darstellen. Wir unterscheiden deshalb mit Wildbolz verschiedene Stadien der Nierentuberkulose: 1. das Frühstadium, 2. die entwickelte Nierentuberkulose, 3. das Endstadium. Diese Unterscheidung entspricht dem praktisch klinischen Bedürfnisse ebensowohl als den pathologisch anatomischen Befunden.

In den Frühstadien der Tuberkulose ist das Organ äußerlich normal. Die tuberkulöse Affektion betrifft das Mark oder erst nur eine oder mehrere

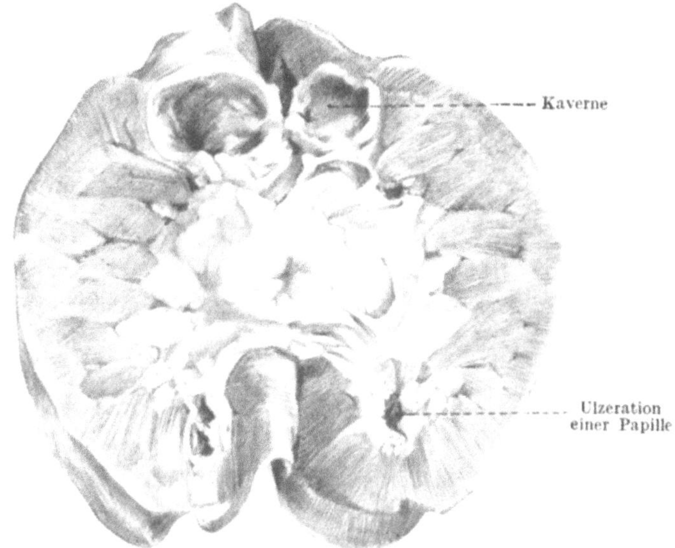

Abb. 15. Rechte Niere eines 35jährigen Patienten. Relativ frühes Stadium der Nierentuberkulose. Nierenbecken kaum verändert. (Eigene Beobachtung.)

Papillen, die entweder nur eine Verdickung und Verfärbung durch tuberkulöse Infiltration zeigen oder schon ulzerös zerstört sind; im weiteren Verlaufe bilden sich an diesen Orten Kavernen (Wegelin und Wildbolz, Eckehorn).

Abb. 15 zeigt ein solches Präparat, das von einem 35jährigen Manne stammt, der seit 2 Monaten an Blasenkatarrh litt. In der Markschicht des oberen Pols findet sich eine abgeschlossene, wohl ältere Kaverne, in einer Papille des unteren Pols eine Ulzeration. Die Rinde ist überall frei von Tuberkulose. (Untersuchungsbefund siehe S. 1850.)

In den vorgeschritteneren Stadien ist das Mark und die Rinde krank, und zwar entwickeln sich durch Konfluenz von gruppenförmig angeordneten Knötchen Herde, die sich zu größeren und kleineren Käseherden umwandeln, und aus denen Kavernen verschiedener Größe entstehen, die von einem mehr oder weniger dicken Infiltrationssaum mit stärkerer oder weniger starker Bindegewebsbildung und in der weiteren Umgebung von dicht stehenden Tuberkeln umgeben sind. Aus den Ulzerationen an den Papillen können große Substanzdefekte entstehen, die ähnliche Bilder wie die Kavernen erzeugen, wenn diese ins Nierenbecken durchgebrochen sind. In einzelnen Fällen ist die Verkäsung wenig ausgesprochen und dafür entwickelt sich mehr Granulationsgewebe.

Aus der Kombination dieser verschiedenen Prozesse entwickeln sich die verschiedenen Bilder von tuberkulösen Nieren, wie Abb. 16 und Abb. 17 sie illustrieren.

Die Endstadien der Nierentuberkulose entstehen durch fortschreitende Verkäsung und fortschreitenden Zerfall des Nierengewebes. Wenn der Eiter

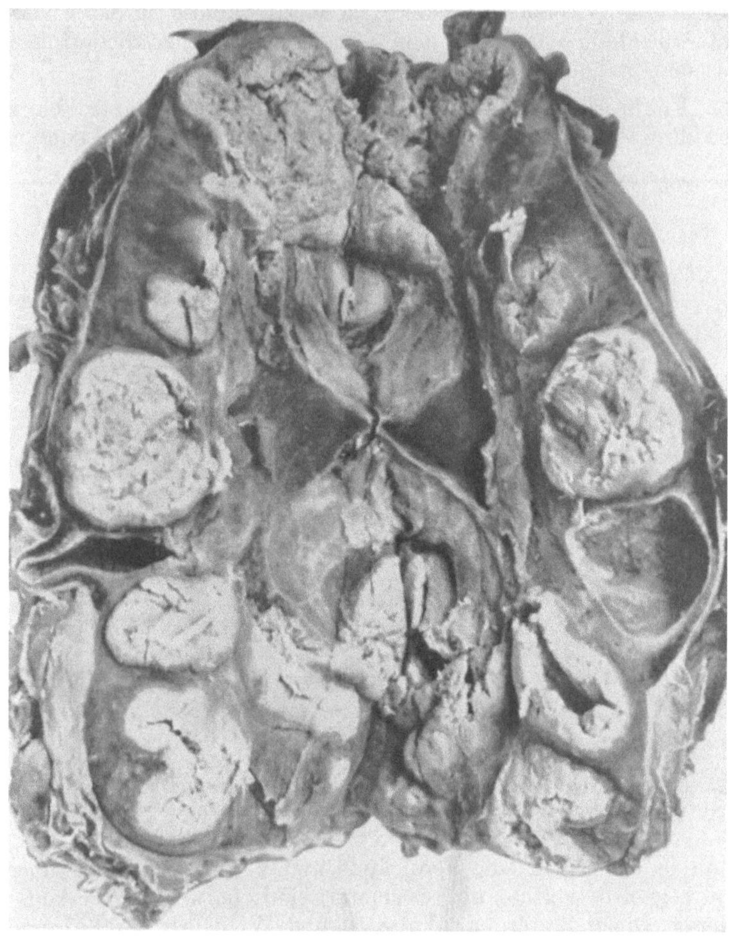

Abb. 16. Linke Niere einer 22jährigen Frau mit multiplen großen tuberkulösen Käseherden und einer großen Kaverne. Nierenbecken relativ wenig verändert. Durch Operation gewonnenes Präparat. (Eigene Beobachtung.)

nach außen gelangt, so schrumpft das Organ zusammen. Wenn die Kavernen sich nicht nach außen entleeren können, so wird die Niere größer und grobbucklig oder es entsteht durch Konfluenz eine tuberkulöse Pyonephrose, die oft von bedeutender Größe werden kann. Durch Kombination von Verkäsung und Schwielen- und Bindegewebsbildung entstehen auch hier verschiedene Formen.

Abb. 18 S. 1903 stellt eine total verkäste Niere dar, bei der die Bindegewebsbildung eine sehr unbedeutende ist.

Die Ausbreitung der Tuberkulose innerhalb der Niere geschieht auf dem Blutweg, dem Urinweg, und zwar deszendierend oder aszendierend, wenn in den

Harnkanälchen Stauung vorhanden ist, und auf dem Lymphweg. Welche Verbreitungsart die häufigste ist, entzieht sich einstweilen unserem Urteil.

In den vorgeschrittenen Fällen ist meist auch die fibröse und adipöse Kapsel der Niere erkrankt. Meist handelt es sich um Vermehrung des Bindegewebes; seltener um sehr harte dicke Schwielen, in denen das Fett schwindet und derb und geschrumpft ist. Selten sind eigentliche tuberkulöse Prozesse in Form von Fungus, Abszessen oder käsigen Knoten im pararenalen Fettgewebe.

Neben diesen gewöhnlichen, käsigkavernösen Formen der Nierentuberkulose kann man nach Wildbolz noch einige andere, seltene Formen unterscheiden, bei denen das pathologisch-anatomische Bild bedingt wird durch ungewöhnliche Reaktionen zwischen Nierengewebe und eingedrungenem Infektionsmaterial. Hierher gehören die disseminierte Knotenform, bei der es nicht zur Verkäsung kommt, die fibrösen oder indurativen Formen, bei denen sich durch fibröse Schrumpfungsprozesse ein Schwund des Parenchyms entwickelt, wodurch infarktnieren- und schrumpfnierenähnliche Bilder zustande kommen. Endlich ist die gewöhnliche tuberkulöse Nephritis zu nennen, die bei Phthisikern relativ oft vorkommt und bei welcher im Urin und in der Niere selbst Tuberkelbazillen gefunden wurden, ohne daß irgendwelche spezifische tuberkulöse Veränderungen sich nachweisen ließen, sondern nur banale parenchymatöse und interstitielle entzündliche Veränderungen.

Selten beginnt die Tuberkulose des uropoetischen Systems primär im Nierenbecken.

Nierenbecken und Harnleiter erkranken meist früh, erst in Form von subepithelialen Knötchen in der Nähe des primären Herdes und dann von da ausgehend nach unten zu in Form von Knötchen, diffusen Infiltrationen und Ulzerationen. Sekundär bilden sich dann durch Bindegewebsbildung Narben, die zu Stenosen und zentral davon zu Dilatationen oder zu ganzer Obliteration des Ureters und Abschluß der Niere führen. Sehr früh wird die Bindegewebsscheide des Ureters infiltriert und es entsteht dadurch eine typische palpable Verdickung des Harnleiters.

Für die Diagnose ist von großer Wichtigkeit, daß das vesikale Ureterende relativ früh typisch erkrankt und zystoskopisch den Sitz der Erkrankung erkennen läßt.

Symptomatologie. Die subjektiven Symptome der Nierentuberkulose weisen auf die Harnorgane hin, etwas Typisches besitzen sie nicht. Von den objektiven Symptomen ist nur der Befund von Tuberkelbazillen im Urin typisch.

Von seiten der Niere beobachten wir Schmerzen, die einmal in Form typischer Koliken auftreten, häufiger aber in Form von undeutlichen, schmerzhaften Sensationen, die in der Nierengegend oder den Ureterverlauf, oder dann in den Rücken oder das Kreuz lokalisiert werden. Starke Schmerzen sind eher die Ausnahme. Schmerzhaftigkeit der Nierengegend, die den Blasensymptomen bei der Nierentuberkulose vorausgeht, wird nach verschiedenen Beobachtern in 20—60% der Fälle angegeben.

Fast ausnahmslos sind Blasenbeschwerden vorhanden. Fälle ohne solche mit längerer Beobachtungsdauer gehören jedenfalls zu den Seltenheiten, da nicht nur die Blasentuberkulose zu Beschwerden führt, sondern reflektorisch von der erkrankten Niere aus Schmerzen und Beschwerden der Blase können provoziert werden.

Die Beschwerden, die durch die Nierenblasentuberkulose verursacht werden, sind bei Besprechung der Erkrankungen der Harnblase skizziert worden; sie haben eine so große Wichtigkeit im Krankheitsbild der Nierentuberkulose, daß sie hier im Zusammenhang mit den anderen Symptomen noch einmal zur Sprache kommen müssen.

Das häufigste Symptom der Nierentuberkulose ist die Pollakisurie, die Vermehrung des Miktionsbedürfnisses und $^3/_4$ der Fälle beginnen mit diesem Symptome. In allen Fällen tritt es im weiteren Verlaufe der Krankheit in die Erscheinung. Der spontan auftretende Blasenkatarrh ist im höchsten

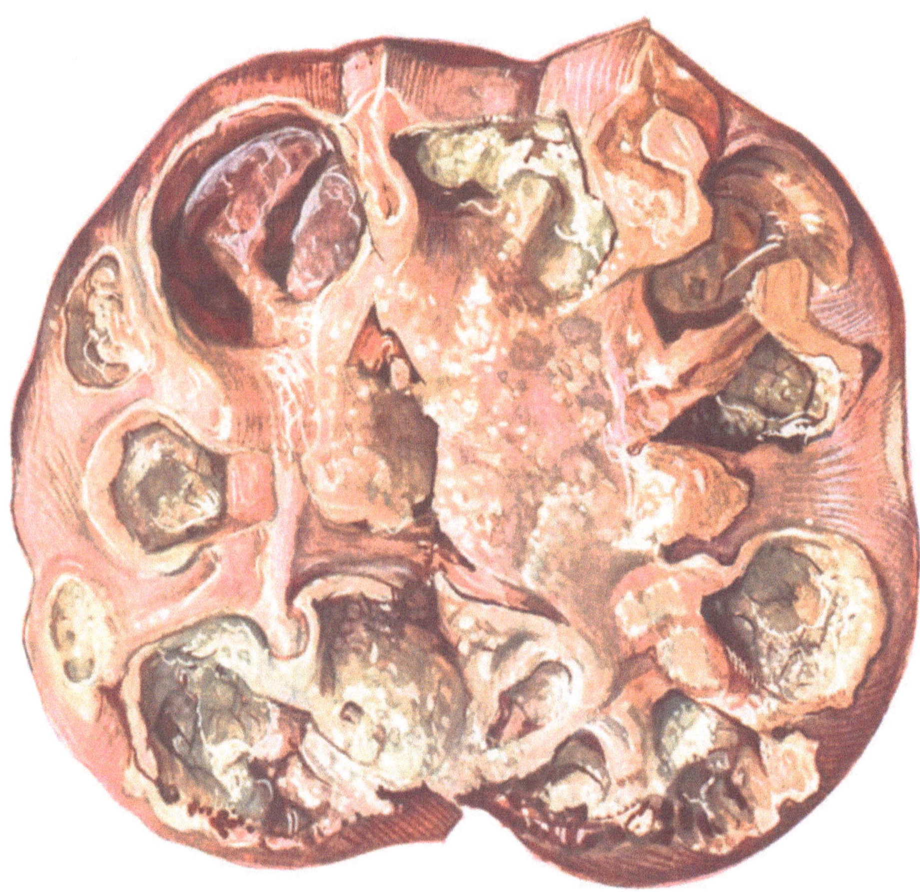

Abb. 17. R. Niere einer 32j. Frau. Durch Operation gewonnenes Präparat. Ausgedehnte kavernöse Zerstörung des Nierenparenchyms. Starke Veränderung des Nierenbeckens. (Eigene Beobachtung.)

Grade verdächtig auf Nierentuberkulose. Die Pollakisurie ist manchmal als erstes Symptom eine sehr lebhafte und ein akuter Blasenkatarrh kann die Symptomenreihe der Nierentuberkulose eröffnen, ohne daß sich zystoskopisch mehr findet als eine Tuberkelaussaat in der Umgebung einer Ureteröffnung. Die Pollakisurie ist eine wechselnde. Perioden mit sehr häufigen Bedürfnissen wechseln mit solchen, in denen die Miktionen seltener sind. In anderen Fällen wiederum zeigen die Blasensymptome einen durchaus progredienten Verlauf. Anfänglich ist die Miktionspause z. B. nachts 5 Stunden; im Verlaufe der Krankheit geht sie auf $^1/_2$ oder $^1/_4$ Stunde herunter. Das sind Fälle, wo entsprechend der Kapazitätsverminderung der Blase die Tuberkulose in diesem Organ ihre Fortschritte macht.

Schmerzen oder wenigstens unangenehme Sensationen bei der Miktion sind sehr häufig vorhanden, meist zu Beginn oder am Ende der Entleerung. Oft bestehen sie auch in den Miktionspausen weiter. Oft sind sie von unerträglicher Stärke und gestalten das Leben der Kranken zur Qual. Auch spontane Schmerzhaftigkeit der Blase besteht häufig. Die Ausstrahlungen dieser Schmerzen sind die typischen.

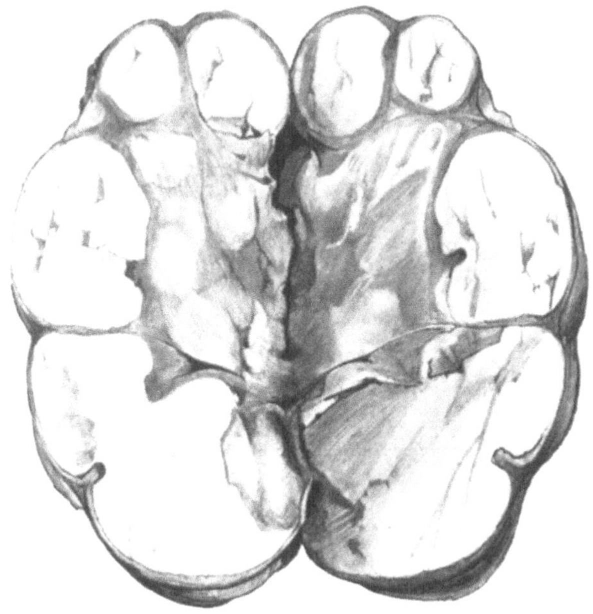

Abb. 18. Linke Niere einer 37 jährigen Frau. Totale Verkäsung (Kittniere). Blasensymptome seit 1$^1/_2$ Jahren. Keine Nierensymptome. (Eigene Beobachtung.)

Incontinentia urinae ist selten ein Frühsymptom. Nicht selten kommt sie vor, wenn die Blase durch schwere, schrumpfende Prozesse in ihrer Kapazität auf ein Minimum reduziert ist.

Auch partielle Urinretention kommt in der Blase vor und ist ein Zeichen tiefergreifender Läsion der Muskulatur oder peripherer Abflußhinderung durch tuberkulöse Urethralstriktur.

Neben diesen lokalen Symptomen sind Störungen des allgemeinen Befindens die Regel. Die lokalen Symptome können so sehr in den Hintergrund treten, daß eine Anämie oder eine chronische Unterernährung durch Appetitmangel allein die Szene beherrscht. Eine deutliche Abhängigkeit zwischen der Ausdehnung des Prozesses in der Niere und der Störung des Allgemeinbefindens besteht nicht; sie scheint vielmehr nach meinen Erfahrungen von der Raschheit der Progredienz der lokalen Affektion beeinflußt zu werden. Erst wenn die Miktionen auch nachts sehr häufig und schmerzhaft werden und den Schlaf intensiv stören, treten schwere Störungen der Leistungsfähigkeit zutage.

Fieber besteht meistens nicht; nicht selten sind leichte Temperatursteigerungen vorhanden. Wenn Fieber vorhanden ist, so ist es durch Komplikationen, meist durch Sekundärinfektion der Niere bedingt.

Objektive Symptome und Diagnose. Die objektiven Symptome betreffen einmal den Urin, dann den Palpationsbefund und endlich den zystoskopischen Blasenzustand und das funktionelle und anatomische Verhalten der Nieren.

Die Veränderungen des Urins sprechen einmal für eine chronische Entzündung der Harnorgane, typisch für die Tuberkulose ist der Bazillengehalt. Die Urinmenge ist nicht typisch verändert. Oft ist eine mäßige Polyurie vorhanden, die als Reaktion der Niere auf die vesikale Pollakisurie oder die Affektion des Nierenbeckens aufgefaßt werden kann. Große Urinmengen sind bei der Tuberkulose eine Ausnahme. Die Reaktion des Urins ist sauer, wenn nicht eine Änderung derselben durch sekundäre Infektion mit harnstoffzersetzenden Bakterien oder aus alimentärer Ursache herbeigeführt wird. Der Eiweißgehalt des Urins ist ein wechselnder, meist geringer; meist bleibt er unter $1^0/_{00}$; häufig stammt ein Teil des Eiweißgehaltes des Urins auch aus der nichttuberkulösen Niere. Der Eiter des tuberkulösen Harns zeigt nichts Typisches. Wohl sind von Colombino vielgestaltete Formen der Leukozyten beschrieben worden, die für Tuberkulose typisch sein sollen, aber andere Autoren haben deren Spezifität nicht bestätigen können. Die Eitermenge ist eine sehr wechselnde. Sie hängt nicht sowohl von der Ausdehnung der tuberkulösen Veränderungen in der Niere ab, sondern mehr davon, inwieweit diese Veränderungen offen mit dem Harnsystem kommunizieren. Bei sekundärer Infektion der tuberkulösen Harnwege ist der Eitergehalt ein besonders starker. Von Wichtigkeit ist der Blutgehalt des Urins. Mikroskopisch ist im Urin immer Blut nachzuweisen. Relativ selten kommen im Frühstadium der Tuberkulose eigentliche Hämaturien zur Beobachtung, in vorgeschritteneren Stadien sind kleine Blutungen häufig; oft stammen sie aus den unteren Harnwegen. Zylinder findet man bei der Nierentuberkulose nur selten; sie sind das Zeichen einer Komplikation mit Nephritis.

Von größter Bedeutung ist die bakteriologische Untersuchung. Gewöhnliche Eitererreger fehlen im Urin von Kranken mit Nierentuberkulose in der Regel; sie werden meistens erst durch instrumentelle Untersuchung und Behandlung in die Harnwege der Kranken eingeschleppt. Bei 78 bakteriologischen Urinuntersuchungen von Kranken mit Nierentuberkulose fand ich nur 8 mal banale Eitererreger; andere Untersucher fanden sie in einem höheren Prozentsatz (Rafin $30^0/_0$). Typisch ist der Befund von Tuberkelbazillen, deren Nachweis in etwa $80-90^0/_0$ der Fälle gelingt. Um Verwechslung mit Smegmabazillen zu vermeiden, wird man bei der Frau den Katheterurin zur Untersuchung benützen und beim Manne dafür sorgen, daß präputiale Verunreinigungen nicht in den Untersuchungsurin gelangen. Typisch ist die Lagerung der Tuberkelbazillen im Urin zu mehreren in größeren Konglomeraten oder Zöpfen; hierin unterscheiden sie sich auch von den Smegmabazillen.

Die palpatorische Untersuchung der Nieren läßt in der großen Mehrzahl der Fälle ganz im Stich. Die tuberkulöse Niere ist meist nicht fühlbar. Gelegentlich findet man durch große Kavernen oder durch Umwandlung in Pyonephrosen vergrößerte Nieren, die der Palpation zugänglich sind. Gelegentlich ist aber auch die durch kompensatorische Hypertrophie vergrößerte gesunde Niere palpabel. Bei der Frau gibt gelegentlich die vaginale Palpation des Ureters gewichtige Anhaltspunkte eine Nierentuberkulose anzunehmen und auch auf die richtige Seite zu lokalisieren. Wir haben weiter oben gesagt, daß der Ureter früh von der Tuberkulose ergriffen und durch Entzündung seiner Bindegewebefetthülle zu einem harten Strang umgewandelt wird. Bei der Frau ist die Palpation eines so veränderten Ureters von der Vagina aus leicht, beim Manne aber erhält man selten durch die rektale Untersuchung Aufschluß über das Verhalten des Harnleiters.

Aus dem Zusammentreffen dieser eben aufgeführten Symptome wird in den meisten Fällen die allgemeine Diagnose Tuberkulose der Harnorgane zu stellen sein. Es soll uns jede Pyurie Veranlassung sein, eine exakte bakteriologische Untersuchung des Urins vorzunehmen, und das ganz besonders, wenn spontan entstandene Blasenbeschwerden den Kranken auf die Affektion aufmerksam machen und wenn der Urin neben Eiter auch Blut enthält. Wenn wir Tuberkelbazillen finden, so ist damit der erste Schritt für die Diagnosenstellung getan. Finden sich keine Tuberkelbazillen und fehlen auch andere Bakterien, dann ist unbedingt eine Tierimpfung mit dem Urin vorzunehmen.

Die Inokulation eines Meerschweinchens mit dem verdächtigen Harne ist das feinste Reagens auf Tuberkulose. In ganz vereinzelten Fällen fällt bei vorhandener Tuberkulose das Experiment negativ aus; es liegt

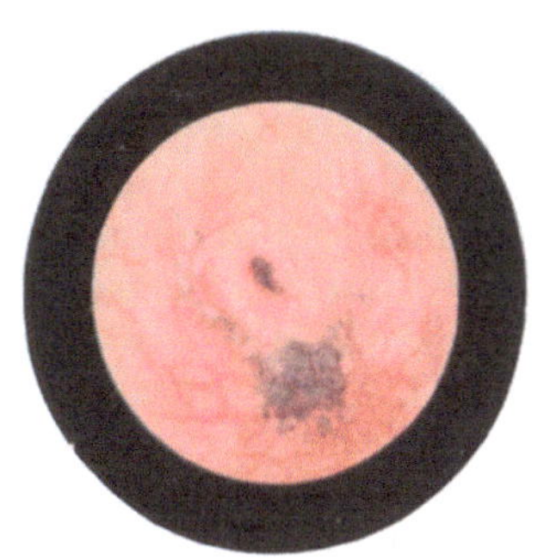

Abb. 19. Rechte Uretermündung gerötet, Umgebung mit entzündlich veränderten Stellen und mit einer Hämorrhagie (Tuberkulose der rechten Niere bei 50 jähr. Mann).

dann entweder ein Versuchsfehler vor oder in dem verimpften Urin waren zufällig keine Bakterien. Liegt Verdacht auf Tuberkulose vor, so ist die Impfung zu wiederholen. In ganz vereinzelten Fällen wurde auch positiver Tierversuch beobachtet, ohne daß bei der Operation sich Tuberkulose herausgestellt hätte; in solchen Fällen handelt es sich um Tuberkelbazillurie, die uns aber nur dann zu einem chirurgischen Eingreifen veranlassen kann, wenn auch renale Pyurie und funktionelle Schädigung der eiternden Niere nachgewiesen ist, wenn also tatsächlich eine Affektion des Organs vorliegt. (S. Seite 1894.)

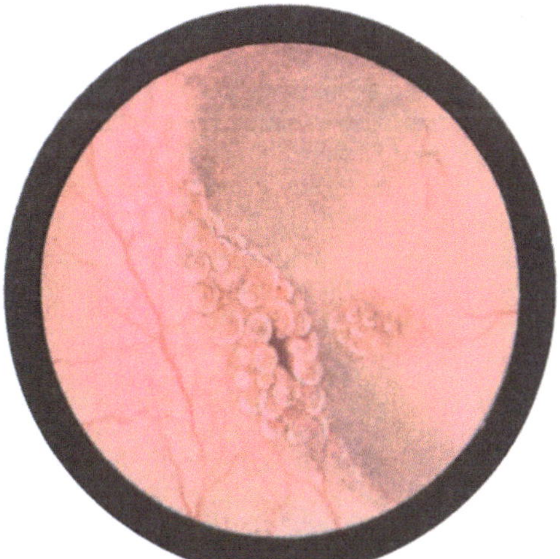

Weitere Befunde, die uns an Tuberkulose denken machen, finden sich beim Manne relativ häufig in Form der Tuberkulose der Sexualorgane (siehe diese). Tuberkulose des Nebenhodens, des Samenstrangs, der Prostata der Samenblasen kann man im Moment, wo die tuberkulöse Nie-

Abb. 20. Uretermündung bei Nierentuberkulose. Ödematöse tuberkulöse Granulationen.

renaffektion aufgedeckt wird, relativ oft konstatieren. Rafin fand die Kombination in 53%, Suter in 57% und Wildbolz in 71% seiner Fälle.

Auf die diagnostische Bedeutung der Pirquetschen Hautreaktion sei nur kurz hingewiesen. Sie wird uns selten in der Diagnosenstellung fördern. Die subkutane Tuberkulininjektion ist als diagnostisches Hilfsmittel bei

der Nierentuberkulose verlassen worden, weil von kompetenter Seite (Hohl-
weg, Israel) die Beobachtung gemacht worden ist, daß der Verwendung des
Tuberkulin oft schwere Schädigungen des Kranken folgten.

Selten kommen Fälle von Nierentuberkulose zur Untersuchung, bei denen
der Urin völlig normal ist, und nur vermehrte Miktionsbedürfnisse an eine
Affektion der Harnorgane denken machen. Man findet eine Blase kleiner
Kapazität, ohne andere Veränderungen als Narben in der einen Uretergegend,
eine Uretermündung fehlt, die andere Niere ist gesund. (S. Abb. 21.) Der Zustand
entwickelt sich gelegentlich fast symptomlos und entspricht einer total ver-
kästen Niere mit narbigem Abschluß des Ureters und Ausheilung der Blasentuberkulose: Spontanheilung einer Nierentuberkulose.

Wir haben bis hierher davon Abstand genommen, von der Bedeutung der
Zystoskopie für die Diagnose der Nierentuberkulose zu sprechen,
um die Untersuchungsmethoden im Zusammenhang zu besprechen, die allgemein ärztlicher Besitz sind. Für viele Fälle gelingt es aber durch die zystoskopische Untersuchung sofort, die Diagnose Nierentuberkulose zu stellen,
indem wir aus typischen Veränderungen im Blaseninnern und an der Uretermündung nicht nur im allgemeinen die Diagnose Tuberkulose stellen, sondern
auch sofort die kranke Seite erkennen.

Wir haben schon weiter oben darauf hingewiesen, daß in fast allen Fällen
von Nierentuberkulose auch Blasensymptome vorhanden sind. In der Überzahl der Fälle entsprechen diesen Symptomen auch objektive Veränderungen.
Am frühesten finden wir in der Blase Veränderungen am Ureterostium, das der
kranken Niere entspricht. Manchmal sehen wir hier eine frische Eruption von
Knötchen, die sich als gelbe oder graue Erhabenheiten in rotem Hof präsentieren.
Oft ist die Umgebung der Ureteröffnung gerötet und zeigt kleine Hämorrhagien
(s. Abb. 19, S. 1905), die Schleimhaut ist aufgelockert, speziell an den
Lippen des Harnleiterostiums. In vorgeschritteneren Fällen ist dann die weitere
Umgebung dieser Öffnung besonders am Blasenboden und an den Seiten-
wänden meist fleckig in zirkumskripten Herden erkrankt, oder es sind kleine
belegte Ulzerationen vorhanden oder Granulationsherde. (Abb. 20.) Früh erkrankt
oft auch der Vertex. Es scheint sich dabei um Kontaktinfektion zu handeln,
indem eine Stelle des Blasenscheitels tuberkulös wird, die bei der leeren Blase
das kranke Ureterostium berührt.

Bei stärkerer Erkrankung wird der Ureter klaffend, seine Lippen sind
ulzerös, durch die entzündliche Retraktion des Harnleiters wird die ganze
Blasenseite mitsamt dem Ostium des Harnleiters in der Ureterrichtung ausgezogen.

Solche Bilder sind typisch für Blasentuberkulose und auch typisch für die
tuberkulöse Niere und erlauben es, auf den ersten Blick die Diagnose zu stellen.
Es gibt aber auch Fälle, wo die Veränderungen in der Blase so wenig ausgesprochen und so wenig charakteristisch sind, daß weder die Diagnose der Tuberkulose und noch weniger die Feststellung der kranken Niere aus der Inspektion
des Blaseninnern mit Sicherheit kann gemacht werden. Für diese Fälle, aber
auch für alle anderen, in denen wir eine exakte topische Diagnose des Leidens
machen wollen, ist mit dem doppelseitigen Ureterenkatheterismus zu entscheiden,
welche Niere den Eiter und die Tuberkelbazillen liefert und ob die andere Niere
anatomisch und funktionell intakt ist.

Wir müssen hier kurz auf die Frage der Gefahr der Zystoskopie und des Ureterenkatheterismus bei der Nierentuberkulose eintreten. Es ist eine Tatsache, die jedem Erfahrenen bekannt ist, daß Kranke mit Tuberkulose des uropoetischen Systems und besonders
Männer mit Urosexualtuberkulose auf die instrumentelle Untersuchung gelegentlich mit
Temperatursteigerung, Blutung und Vermehrung der lokalen Symptome reagieren. Die

Reaktion ist natürlich im gegebenen Falle um so geringer, je geübter Hand und Auge des Untersuchers sind. Es sind nicht sowohl die Gefahren der Infektion, die ja mit der nötigen Asepsis vermieden werden können, die zu fürchten sind, als vielmehr der rein mechanische Insult der Untersuchung. Auch die Möglichkeit der Verschleppung von Tuberkelbazillen mit dem Ureterkatheter in eine gesunde Niere ist verschiedenen Spezialisten ein Grund gewesen, die Sondierung des wahrscheinlich gesunden Harnleiters zu unterlassen und nur aus der voraussichtlich kranken Niere den Urin mit dem Katheter aufzufangen. Heute wissen wir aus einer sehr großen Anzahl von Beobachtungen der kompetentesten Untersucher, daß solche Befürchtungen mehr theoretischer Natur sind, und daß die Zystoskopie in jedem Falle von Nierentuberkulose dringend nötig ist und daß nicht sowohl der Harnleiter der kranken, als vielmehr der der gesunden Niere zu sondieren ist, um vollständigen Aufschluß über den Sitz des Leidens zu bekommen, das eben einstweilen nur mit einer aktiven chirurgischen Therapie erfolgreich zu behandeln ist.

Der weitere Verlauf der Untersuchung in einem Falle von Nierentuberkulose gestaltet sich nach Vornahme der Zystoskopie in einem gewöhnlichen Falle so, daß man entweder beide Ureteren sondiert, um den Urin jeder Niere zur Untersuchung zu gewinnen, oder nur den der einen, voraussichtlich gesunden Niere, wenn die zystoskopische Beobachtung die eine Niere wegen Erkrankung ihrer Uretermündung und Austritt von trübem Urin mit Sicherheit als krank erkennen ließ.

Wenn wir den Urin von jeder Niere durch die Sonde aufgefangen haben, dann läßt sich aus der mikroskopischen Untersuchung feststellen, ob nur eine und welche Niere, oder ob beide Organe Eiter und Tuberkelbazillen liefern. Durch die mit der Uretersondierung kombinierte funktionelle Prüfung der Nieren erfahren wir dann weiter, ob die anatomisch normale Niere auch funktionell normal ist, und inwieweit die Funktion der tuberkulösen Niere geschädigt ist. Wir erfahren also alle nötigen Daten, um eine exakte Diagnose stellen zu können und für unser therapeutisches Handeln die nötigen Indikationen zu gewinnen. Es sind im allgemeinen Teile dieses Abschnittes die Methoden der funktionellen Prüfung der Nieren besprochen worden, die auch hier ihre Verwendung finden.

Gelegentlich stellen sich der Untersuchung nicht nur Schwierigkeiten von seiten der Blase entgegen, sondern auch die Ureteren sind nicht sondierbar. Das tuberkulöse Ostium ist in Granulationen oder in bullösem Ödem versteckt und läßt die Sonde nicht eindringen. In solchen Fällen genügt es zu wissen, daß im Urin Bazillen vorhanden sind, daß eine Uretermündung tuberkulöse Veränderungen zeigt und daß die andere Niere anatomisch und funktionell gesund ist, um mit Sicherheit die Diagnose zu stellen.

In vorgeschrittenen Fällen von Nierentuberkulose gestalten sich diese Untersuchungen ungemein schwierig, und zwar dann, wenn die Blase sehr schwer erkrankt ist. In solchen Fällen macht die Diagnosenstellung große Anforderungen an die technische Fertigkeit und Übung des Untersuchers und verlangt vor allem eine gute sakrale oder parasakrale Anästhesie.

Für derartige schwere Fälle von Nierenblasentuberkulose ist es oft angezeigt zuerst festzustellen, ob überhaupt noch eine normal oder wenigstens einigermaßen normal funktionierende Niere vorhanden ist. Das geschieht sehr einfach mit der Indigoprobe. Man spritzt 4 ccm $4^0/_0$ Indigokarmin intraglutäal ein, legt eine Verweilsonde in die Blase und beobachtet den Beginn der Farbausscheidung. Tritt diese nach 10—15 Minuten deutlich auf, so spricht das für genügendes Funktionieren einer Niere. Jetzt lohnt es sich den Ureterenkatheterismus zu machen, um auch den anatomischen Zustand der besser funktionierenden Niere zu erfahren.

Für solche Fälle haben wir auch in der intravenösen Pyelographie mit Uroselektan ein wertvolles Hilfsmittel. In Fällen, in denen der Ureterkatheterismus sehr schwierig oder unmöglich ist, gibt uns das Pyelogramm die Möglichkeit, die Nierenfunktion zu beurteilen, wir bekommen z. B. auf der einen Seite ein gutes Bild, auf dere anderen einen Defekt. — Daß wir damit über den anatomischen Zustand der Niere nur Ungenaues erfahren, ist einleuchtend.

Über die Nützlichkeit der retrograden Pyelographie sind die Meinungen geteilt. Sie läßt wohl die Veränderungen in der Form des Nierenbeckens erkennen und stellt die mit ihm kommunizierenden Kavernen dar, aber sie ist nicht unerläßlich zur Diagnose und bei der Tuberkulose vielleicht auch nicht immer harmlos.

Verlauf und Prognose. Der Verlauf der Nierentuberkulose ist ein exquisit chronischer und erstreckt sich in den Fällen, in denen das Leiden erst einseitig auftritt, über viele Jahre. Wenn die Affektion doppelseitig beginnt, ist der Ablauf meist ein rascherer und der Tod ist dann meist die Folge von Niereninsuffizienz. Im Abschnitt über Blasen- und Sexualtuberkulose werden pathologisch-anatomische Befunde von an Urogenitaltuberkulose Verstorbenen mitgeteilt. Aus diesen ergeben sich die Komplikationen, die zu der Krankheit meist hinzutreten, und die Todesursachen. Hier seien noch einige Statistiken mitgeteilt, die an klinischen Beobachtungen den Verlauf der Nierentuberkulose illustrieren.

Aus einer Statistik von Kornfeld geht hervor, daß nur 5 von 200 konservativ behandelten Kranken mit Nierentuberkulose länger als 6 Jahre in erträglichem Zustand lebten. Rafin fand von 168 Nichtoperierten im Momente seiner Umfrage 53 % gestorben und noch 47 % lebend, Wildbolz von 316 nicht Operierten 70 % gestorben und 30 % am Leben.

Der Moment des Todes fiel in den beiden Statistiken auf folgende Zeit nach dem Manifestwerden der Symptome

	Wildbolz	Rafin
Innerhalb der ersten 2 Jahre . .	31,3 %	17,2 %
Im 3.—5. Jahre	27,2 „	17,8 „
Im 6.—10. Jahre	6,3 „	16 „
Länger als 10 Jahre	2,5 „	3 „

Aus den erwähnten Statistiken scheint hervorzugehen, daß beim weiblichen Geschlecht die Nierentuberkulose einen langsameren Verlauf nimmt als beim männlichen, aber daß dennoch für beide Geschlechter die Prognose eine recht schlechte ist, ganz besonders, wenn wir in Betracht ziehen, daß von den 84 überlebenden Fällen von Rafin nur 28 (16 % der 168 nichtoperierten Fälle) im Momente der Umfrage mit mehr oder weniger ausgesprochenen Beschwerden arbeitsfähig waren.

Spontane Ausheilungen der Nierentuberkulose gehören zu den großen Seltenheiten und praktisch ist mit diesem Verlauf nicht zu rechnen. Meist handelt es sich, wenn in seltenen Fällen die Bazillen- und Eiterabsonderung aufhört und die Niere wieder besser funktioniert, um narbigen Abschluß der Herde, aber nicht um Heilung. Die sog. Autonephrektomie, d. h. der Abschluß der tuberkulösen Niere nach totaler Verkäsung und Obliteration des Harnleiters darf nicht als Heilung angesprochen werden, da die verkäste Niere durch Toxinwirkung sowohl dem Organismus im allgemeinen schaden kann, als weiterhin eine beständige Gefahr für die Harnorgane bedeutet. Auch Kranke mit autonephrektomierten tuberkulösen Nieren gewinnen meistens nur durch die operative Nephrektomie.

Therapie. Die Ergebnisse der eben mitgeteilten statistischen Erhebungen, welche die Erfolge der nichtoperativen Therapie der Nierentuberkulose beleuchten — denn die nichtoperierten Kranken haben sich wohl doch allen anderen Behandlungsmethoden unterzogen, — ebenso wie die anatomisch feststehende Tatsache, daß die Nierentuberkulose im Gegensatz z. B. zur Lungentuberkulose keine Tendenzen zur spontanen Heilung hat, machen es begreiflich, daß wir in unserer ganzen Darstellung so sehr die Bedeutung einer exakten und frühzeitigen Diagnose hervorgehoben haben, da wir bei einseitiger Nierentuberkulose den Kranken durch die frühzeitige Nephrektomie mit großer Wahrscheinlichkeit Heilung versprechen können, wie aus den sofort mitzuteilenden Operationsresultaten gefolgert werden darf. Aus diesem Grunde gehen wir auch in erster Linie auf die operative Therapie der Nierentuberkulose ein, bevor die diätetisch-hygienischen und medikamentösen Behandlungsmethoden zur Sprache kommen.

Arzt und Patient entschließen sich leicht zur Opferung einer Niere, die durch Tuberkulose in ausgedehntem Maße zerstört ist, ganz besonders auch dann

wenn die Blase schon stark affiziert ist und große Beschwerden macht. Viel
schwerer ist der Entschluß, wenn wir durch die Untersuchung festgestellt haben,
daß die eine Niere im Beginne tuberkulös affiziert ist, wenn das Allgemeinbefinden noch gut und die Beschwerden minimale sind. Man hat auch für
diese Fälle während längerer Zeit von der Operation abgesehen und Heilung
durch andere Maßnahmen erhofft, sie aber nicht erreicht, so daß heutzutage fast
allgemein die Frühoperation angeraten und auch mit den besten Erfolgen ausgeführt wird. Wenn es uns gelingt, die tuberkulöse Niere in einem Moment zu
entfernen, wo die Affektion auf diese allein beschränkt ist, dann entfernen wir
alles Kranke, soweit es wenigstens das Harnsystem angeht, aus dem Körper.
Wenn aber die Blase schon krank ist oder beim Manne diese und die Sexualorgane, dann lassen wir Herde zurück, die der Ausgangspunkt einer neuen Propagation sein können oder doch
der Heilung großen Widerstand
entgegensetzen.

Wir sehen also in dem Nachweis eines größeren oder kleineren tuberkulösen Herdes
in einer Niere die Indikation
zur Nephrektomie; partielle
Operationen an der Niere versprechen keinen Erfolg.

Von den Gegenindikationen
für die Operation ist in erster
Linie die Doppelseitigkeit des
Leidens zu nennen, ganz besonders dann, wenn der Prozeß auf
beiden Seiten ungefähr gleich entwickelt ist. Die Albuminurie
auf der sog. gesunden Seite ist
häufig vorhanden und wird als
eine toxische aufgefaßt, sie ist
keine Gegenindikation, im Gegenteil, sie verschwindet häufig nach
Entfernung des erkrankten Organs. Auch die Tuberkelbazillurie der
gesunden Seite spricht nicht für Tuberkulose der Niere, wenn Eiter im Ureterkatheterurin des betreffenden Organs fehlt, sie kommt bei einseitiger Nierentuberkulose nicht so selten vor. Sie ist keine Gegenindikation, ebensowenig sind
zu diesen zu rechnen Tuberkulose der abführenden Harnwege und der Genitalorgane. Nephritis oder andere Affektionen der bleibenden Niere sind nur eine
Gegenanzeige, wenn dieses Organ durch die Affektion funktionell so geschädigt
ist, daß es der Entfernung des Schwesterorgans nicht gewachsen scheint.

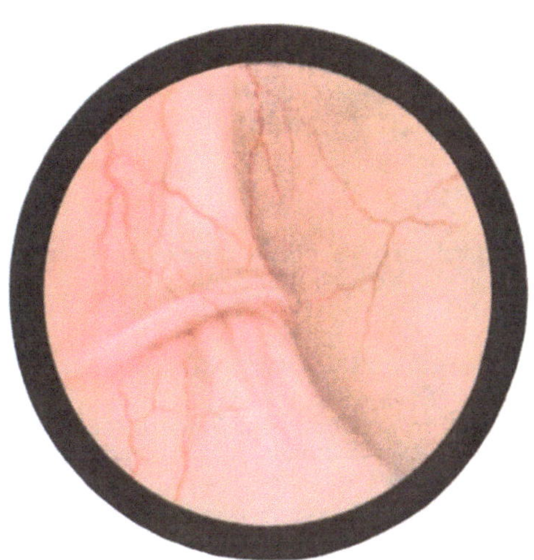

Abb. 21. Vernarbte Uretermündung bei total
verkäster Niere und Ureterenobliteration.
30 jähr. ♀.

Wichtig ist die Kombination von Lungenphthise oder anderer Lokalisationen von Tuberkulose mit derjenigen in der Niere. In solchen Fällen wird
man von Fall zu Fall entscheiden und die Nephrektomie auch in schwereren
Fällen von Lungenaffektion ausführen, wenn man damit die quälenden Harnbeschwerden mildern kann. Bei beginnender Lungentuberkulose bringt die
Beseitigung eines Nierenherdes nur Vorteil.

Einige statistische Mitteilungen aus den letzten Jahren sollen über die Mortalität
der Nephrektomie bei Tuberkulose und über die späteren Heilungsresultate Auskunft
geben.

Sammelstatistiken	Zahl der Operierten	Operations- mortalität	Spättodes- fälle	Gesamt- mortalität
Frank	1331	9,3%	—	—
Boeckel	2289	5,8 „	—	—
Legueu-Chevassu . . .	1539	5,9 „	15,4%	21,3%
Israel	1023	12,9 „	14,2 „	27,1 „
Persönliche Statistiken				
Kümmell	106	4,0%	29 %	33 %
Zuckerkandl	104	7,7 „	13 „	20,7 „
Braasch	203	2,9 „	15 „	17,9 „
Wildbolz	139	2,8 „	14 „	16,8 „
Suter	197	2,5 „	27,5 „	30 „

Wenn wir bei den Nichtoperierten eine Gesamtmortalität bis zum Beobachtungs-
termin von 50—75% hatten, so weisen die Operierten eine solche von 8—33%, im Mittel
wohl etwa von 20% auf.

Von den Gestorbenen sind die meisten (etwa 75%) im Verlaufe der ersten 2 Jahre
ihrer progredienten Tuberkulose erlegen. Von den 70—80%, welche die Krankheit und
die Operation überlebt haben, sind ein Teil gebessert, ein großer Teil geheilt.

Der Prozentsatz der Dauerheilungen durch die Operation beträgt

nach Krönlein 53,5%
   Kümmell . . . . 65,7 „
   Boeckel . . . . 47,0 „
   Wildbolz . . . . 59 „
   Suter . . . . 59 „

Wenn man nur Fälle verwertet, deren Operation mindestens 10 Jahre zurückliegt,
so sind die Verhältnisse die folgenden:

Wildbolz (1921) 104 Nephrektomierte von 1902—1911 ergaben 55,7% Dauerheilung
Rafin (1922) 166   „   „ 1902—1912 „ 44,5 „   „
Suter (1923) 60   „   „ 1906—1912 „ 61,5 „   „

Die Geheilten haben klaren Urin, normale Blasenverhältnisse und sind arbeitsfähig;
die etwa 25% Gebesserten leiden in der Mehrzahl der Fälle an Blasenbeschwerden, weil
für sie die Nephrektomie zu spät kam, als die Blase schon durch schwer reparable tuberkulöse Prozesse verändert war.

Aus allen diesen Gründen, deren Gewicht sich noch durch weiteres Material
vermehren ließe, empfehlen wir für einseitige Nierentuberkulose die
frühzeitige Nephrektomie.

Wenn wir die medikamentöse und diätetisch-hygienische Therapie
der Nierentuberkulose neben der operativen auch besprechen, so geschieht
das, weil wir sehr oft in den Fall kommen, unsere Kranken nach der Nephrektomie noch behandeln zu müssen, weil eben die ableitenden Organe (Ureter,
Blase usw.) noch krank sind, oder weil die Fälle sich nicht zur Operation eignen,
oder weil aus irgend einem Grunde der operative Eingriff aufgeschoben werden
muß.

Die Diät darf bei der Nierentuberkulose nicht die der akuten Nephritis
sein; auch empfiehlt sich die strikte Liegekur nicht. Wenn auch körperliche
Anstrengungen zu vermeiden sind, so ist mäßige Bewegung doch nützlich.
Die Ernährung soll vorwiegend aus Milch, Mehlspeisen, Obst und Gemüse
bestehen. Daneben sind aber auch mäßige und reizlose Fleischkost und Eierspeisen am Platze. Zu vermeiden ist ein Übermaß von Salz, alle Gewürze,
die Alkoholika, alle scharfen Speisen. Die Flüssigkeitszufuhr soll reichlich sein.
Oft sind Mineralwässer (Wildunger, Vittel, Evian) von Vorteil für die vesikalen
Beschwerden.

Von klimatischen Kuren hat man früher viel erwartet und erhofft
man auch heute wieder viel. Es kommen in Frage einmal die subtropischen
Stationen (Helouan, Assouan, evtl. Tunis und Algier) oder dann die Höhen-
stationen. Die mit chirurgisch-tuberkulösen Affektionen Behafteten suchen
heute die Sonne des Gebirges auf und den meisten verspricht eine über Jahre
sich erstreckende Heliotherapie dort Heilung (Leysin). Eine Ausnahme macht

die Nierentuberkulose. Einstweilen scheint es von Vorteil zu sein, erst die Nephrektomie zu machen und dann die Kranken die Vorteile der Heliotherapie genießen zu lassen.

Von Medikamenten sind die Harndesinfizientien (Urotropin und seine Derivate) zu verwerfen; sie reizen die tuberkulösen Harnorgane. Daß alle Medikamente, die bei Tuberkulose überhaupt empfohlen worden sind, insbesondere das Kreosot und seine Derivate, auch bei der Nierentuberkulose Verwendung fanden, ist klar. Ihr Heilwert ist ein sehr problematischer. Das gleiche gilt leider auch für das Tuberkulin und die antituberkulösen Sera. Es sind wiederholt einzelne Heilungen mitgeteilt worden, aber überzeugende Berichte fehlen ganz, und tuberkulöse Nieren, die von Kranken stammten, welche vor der Operation mit Tuberkulin behandelt wurden, haben nie mikroskopisch Zeichen von Heilungstendenzen finden lassen. Daß die Tuberkulinkur auch ihre Gefahren hat, geht aus verschiedenen Mitteilungen hervor (Kümmell, Hock, Blum, Suter, Wildbolz) und deshalb dürfen wir einstweilen die spezifische Behandlung erst in zweiter oder dritter Linie, d. h. hinter die Operation und die Heliotherapie setzen. — Im Gegensatz zu diesen Erfahrungen stehen Beobachtungen von Wossidlo, der bei beginnender Nierentuberkulose mit Alttuberkulin gute Erfolge erzielte.

5. Steinkrankheit. Nephrolithiasis.

Vorkommen und Pathogenese. Über die geographische Verbreitung der Steinkrankheit der Blase ist auf S. 2016 einiges mitgeteilt. Es sei hier noch einmal auf die Untersuchungen von Hirsch und von Ebstein hingewiesen, die sich mit dieser Frage beschäftigen und nachgewiesen haben, daß irgendeine sichere Abhängigkeit der Steinbildung in den Harnwegen von der Bodenbeschaffenheit der bewohnten Gegend nicht existiert; die Verbreitung der Harnsteine ist eine ungemein ungleichmäßige; häufig fallen Zentren mit relativer Häufigkeit der Steinbildung in Gegenden, wo sonst Harnsteine sehr selten sind. Es sind z. B. im westlichen Asien die Steine häufig, im östlichen selten. Im östlichen, steinarmen Asien bildet aber die Stadt Kanton mit ihrer Umgebung eine steinreiche Insel. Ähnliche Verhältnisse sind auch in Europa bekannt, wo Deutschland steinarm ist und nur einige Gegenden wie Altenburg, ein Teil des württembergischen Oberschwabens und die Gegend zwischen München und Landshut durch häufigeres Vorkommen der Steinkrankheit auffallen (Sergievski). Diese statistischen Erhebungen gelten aber im wesentlichen für die Blasensteine und über das Verhältnis der Häufigkeit der Nierensteine zu den Blasensteinen haben wir keine sicheren Anhaltspunkte, da die Annahme, daß die Blasensteine aus heruntergestiegenen Nierensteinen entstehen, einstweilen noch unbewiesen ist und da ganz besonders bei der Frau aus Nierensteinen fast nie Blasensteine entstehen. Interessant ist die Beobachtung, daß die Häufigkeit des Steinleidens eine wechselnde ist (Hirsch); in Holland, wo früher Harnsteine sehr häufig waren, sind sie selten geworden und umgekehrt scheint die Häufigkeit der Harnsteine in der Schweiz zugenommen zu haben (Lardy).

Nach Küster kommt die Steinkrankheit der Nieren bei den beiden Geschlechtern ungefähr gleich häufig vor, hingegen ist die rechte Niere häufiger befallen als die linke; von 764 Fällen waren 90 = 11,8% doppelseitig; 383 Fälle kamen auf die rechte und 288 Fälle auf die linke Seite. Was die Verteilung auf die verschiedenen Altersperioden anbetrifft, so kommt (ebenfalls nach Küster) die Nephrolithiasis zwischen dem 20.—50. Lebensjahre am häufigsten

zur ärztlichen Behandlung, während die Symptome schon oft im ersten Lebens-
dezennium einsetzen und am häufigsten zwischen 10 und 40 Jahren ihren Anfang
nehmen.

Der Entstehung der Harnsteine ist von jeher ein besonderes Interesse
entgegengebracht worden, aber die letzten Ursachen, welche sie bedingen,
bleiben uns in der Mehrzahl der Fälle unbekannt. — Da die Steine aus einem
organischen Gerüst und aus einem Steinbildner bestehen, so haben sich auch
alle Erklärungsversuche mit diesen beiden Komponenten beschäftigt und
unterscheiden sich hauptsächlich durch die verschiedene Wertschätzung der
zwei Substanzen (Posner).

Für Meckel (1856) war das Steingerüst das Wesentliche. Er nahm einen
spezifischen Katarrh der Schleimhaut der Harnwege an, dessen Sekretionsprodukt
die Grundsubstanz des Steins bildete, in welche hinein die Salze aus dem Harn
sich niederschlagen (steinbildender Katarrh). Im Gegensatz dazu war für
Ultzmann (1882) das Gerüst das Nebensächliche, der Steinbildner das Primäre.
Er nahm an, daß infolge zu hoher Konzentration der Salze im Harn die Steinbildner ausfallen und daß sekundär durch diese die Schleimhaut zur Absonderung
von eiweißartiger Substanz gereizt wird, die das Steingerüst bildet. Nach
Ebsteins Theorie (1884) kommt dem Gerüst und dem Steinbildner eine große
Bedeutung zu, beide entstehen zusammen. Er zeigte, daß schon jeder einzelne
Harnsäurekristall, der aus dem Urin ausfällt, ein kolloidales Gerüst hat. Er
nahm an, daß bei der Bildung der Harnsäuresphärolithen in die Nierenepithelien
hinein sehr viel Harnsäure ausgeschieden wird, daß dadurch die Zelle geschädigt
wird und daß die zugrunde gegangene Zellsubstanz das Gerüst für das Harn-
säuresediment bildet. So zustande gekommene Harnsäureniederschläge werden
in die Harnwege geschwemmt und hier zu Steinkernen (Ebstein und Nikolaier). Auch für die Oxalatkonkrementbildung wird ein ähnlicher Vorgang
angenommen: Epitheliale Abschilferung, Ausscheidung hyaliner Substanz aus
den geschädigten Epithelien, sog. epithelialer Katarrh. In diese Substanzen
hinein erfolgt bei Anreicherung der Harnsalze infolge von harnsaurer oder
oxalsaurer Diathese oder bei ammoniakalischer Gärung die Ausscheidung des
Steinbildners.

Schade stellt das Steingerüst mehr in den Vordergrund und nimmt an,
daß das Primäre das Ausfallen der Kolloide aus dem Harn ist, und daß diese
Kolloide die Kristalloide, die Steinbildner mit sich reißen. Die Harnkolloide
sind nach Schade fibrinogene Substanzen, die durch Fermente gefällt und
dabei irreversible Niederschläge geben.

Diesen Auffassungen, welche die Bedeutung des Steingerüstes in den Vordergrund stellen, treten Moritz und besonders Aschoff entgegen; für letztere
erklärt sich die Steinbildung in der Harnblase durch eine Übersättigung der
Flüssigkeit mit Steinbildnern. — Auch Kleinschmidt wird zu dieser Auffassung durch umfangreiche histologisch-chemische Steinuntersuchungen geführt. Er zeigt, daß man zwischen der primären Steinbildung oder Kernbildung
und der sekundären oder Schalenbildung bei den Steinen entzündlicher oder
nicht entzündlicher Pathogenese unterscheiden muß. Die Schwierigkeit liegt
in der Erklärung der Kernbildung. Kleinschmidt hat hauptsächlich Harn-
säurekerne gefunden und nimmt für ihre Entstehung pathologische Ausscheidung
der Harnsäure an, wie sie in der harnsauren Diathese ihren Ausdruck findet.
Er stützt sich für diese Auffassung auf experimentelle Untersuchungen von
Aschoff, Ebstein und Nikolaier, Rosenbach, Studensky und v. Kumita,
die zeigten, daß man beim Tier durch intravenöse Harnsäureinjektion, bei
Hühnern durch Unterbindung des Ureters Harnsäureabscheidungen in den
Harnwegen erzielen kann, oder durch Verfütterung von Oxamid Oxalsäure-

sedimente, während sich um Fremdkörper, die aseptisch ins Nierenbecken oder in die Blase gebracht werden, sich keine Salzablagerungen bilden. — Im speziellen macht er den Harnsäureinfarkt der Kinder verantwortlich für die Steinkernbildung, der durch Überschwemmung des Blutes mit Harnsäure ohne Epithelnekrose (Aschoff) entsteht. Für Kerne anderer Zusammensetzung (Oxalate usw.) dient die Übersättigung des Urins mit dem Steinbildner zur Erklärung. — Die Schalenbildung um den Kern geht durch Apposition vor sich und hängt von der momentanen Konzentration der verschiedenen Salze im Urin ab, so daß die Zusammensetzung eine wechselnde wird.

Diesen Erklärungen stehen die von Lichtwitz durchaus gegenüber. Der Harn ist für Harnsäure, für harnsaure Salze und für Oxalate eine stark übersättigte Lösung. Diese Übersättigung ist nur möglich durch den Kolloidschutz und die Konzentration der Kristalloide spielt für die Sedimentbildung gar keine Rolle, denn dem Bestand der Lösung bei extrem hohen Konzentrationswerten steht ein Ausfallen bei normalen niedrigen Werten gegenüber (Gicht). Der Grund zur Steinbildung liegt also in abnormen Verhältnissen der Harnkolloide, deshalb kann auch beim gleichen Individuum Phosphaturie mit Oxalaturie abwechseln, es kann aus dem gleichen Urin oxalsaurer Kalk und Harnsäure ausfallen, obschon zwischen der Löslichkeit der Harnsäure und des Kalziumoxalats keine Beziehungen bestehen, oder es kann beim gleichen Individuum miteinander oder nacheinander zur Bildung von Steinen verschiedener Zusammensetzung kommen.

Nach Lichtwitz wird also durch eine unbekannte Ursache das kolloidale Gleichgewicht im Harn gestört und es kommt zur Bildung eines Sedimentes. Durch Zusammenkleben von Sediment kommt es zur Kernbildung. Sekundär werden dann an der Oberfläche dieses Kernes Kolloide adsorbiert und gefällt und in sie hinein geht die Ausscheidung von Kristalloiden je nach Reaktion und Konzentration des Harns.

Die Störung im Gleichgewicht der Schutzkolloide im Harn kann bedingt sein durch Ausscheidung von Eiweißkörpern durch die Niere, die zur Ausfällung der normalen Harnkolloide Veranlassung geben, oder es können durch Schwellung oder Epithelabschilferung Veränderungen an der Oberfläche der Harnwege gesetzt werden, an denen Niederschläge von Kolloiden und von Kristalloiden haften. In den Fällen, wo entzündliche Prozesse vorhanden sind, ist die Möglichkeit für die Schaffung solcher Bedingungen natürlich eine viel größere.

Diese Erklärungsversuche für die Entstehung der Harnsteine verzichten also völlig auf die Annahme einer zu hohen Konzentration der Steinbildner im Urin und suchen ganz allgemein die Ursache in einer Störung des gegenseitigen Verhältnisses zwischen Kolloid und Steinbildner. Da die Steinkrankheit mit Gicht, chronischem Rheumatismus und Diabetes auch hereditär oder familiär auftritt, müßte das erwähnte Mißverhältnis die vererbte Störung sein.

Interessante Ausblicke für vielleicht neue Erklärungsmöglichkeiten der Steinbildung geben tierexperimentelle Untersuchungen mit vitaminloser Nahrung. Osborne und Mendel, Leersum, Gasparjan und Owtschinnikow stellten fest, daß bei einer Ernährung mit einem Vitamin-A-losen Futter sich bei Ratten in etwa 10—20% der Fälle Steine in Niere und Blase bilden, die aus phosphorsaurem Kalk und oxalsaurem Kalk bestehen.

Man hat auch in der Resorption von Knochensubstanz eine Ursache für Steinbildung gesucht, da hierbei größere Salzmengen durch die Nieren zur Ausscheidung kommen und da bei der Osteomalazie von Langendorff und Mommsen Steinbildung beobachtet wurde und gelegentlich auch bei Neubildungen und Entzündungen, die größere Teile des Skelettes zum Schwunde bringen (Küster). Auch bei der Leukämie kommt starke Harnsäureausscheidung und Bildung von Sedimenten und Konkrementen oft zur Beobachtung.

Nierensteinbildung nach Rückenmarksverletzungen, die von Müller in einer Reihe von 10 Fällen 8mal gefunden worden ist, und die von Müller als direkte Folge der Rückenmarksquetschung gedeutet wurde, dürfte wohl als sekundäre Steinbildung aufgefaßt werden (Hollaender). Die Verletzung des Rückenmarks führt zur Blasenlähmung und durch Stauung und Harnleiterlähmung zur Dilatation der oberen Harnwege und durch Katheterismus zur Infektion. In ähnlicher Weise ist wohl auch die relativ häufig gemeldete Nephrolithiasis bei Tabikern zu erklären, bei denen vielleicht (Küster) auch noch die vermehrte Salzausscheidung als Folge osteoporotischer Prozesse eine Bedeutung hat.

Alle diese Erklärungsversuche gelten für Einzelfälle. Für die Mehrzahl der Beobachtungen von Nephrolithiasis, wo wir weder lokale Dispositionen, noch Stoffwechselanomalien feststellen können, müssen wir uns damit begnügen, Vermutungen über die Entstehungsursache der Konkremente auszusprechen.

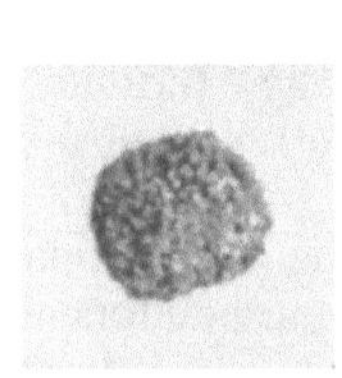

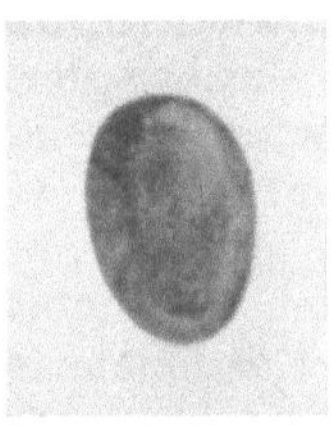

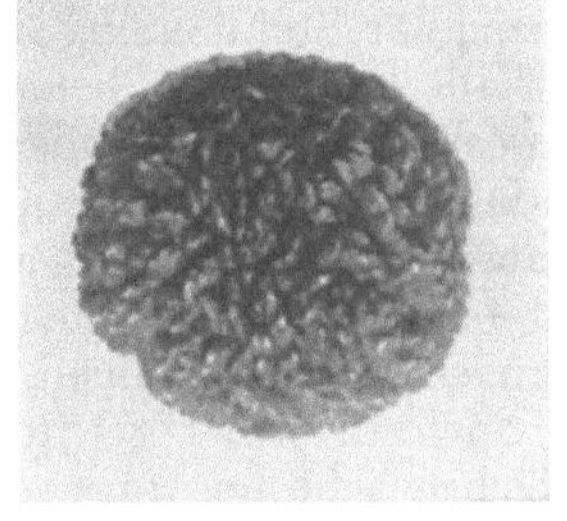

| Abb. 22. Oxalatstein aus der hydronephrotischen Niere eines 22jähr. Mannes. Gewonnen durch Pyelolithotomie. Natürl. Größe. (Eigene Beobachtung.) | Abb. 23. Harnsäurestein aus der hydronephrotischen Niere eines 24jähr. Mannes. Gewonnen durch Nephrotomie. Natürliche Größe. (Eigene Beobachtung.) | Abb. 24. Oxalatstein aus der linken hydronephrotischen Niere einer 53jährigen Frau. Kankroid des Nierenbeckens. Präparat gewonnen durch Nephrektomie. Gewicht des Steins 14 g. Natürliche Größe. (Eigene Beobachtung.) |

Pathologische Anatomie, Steinbefund. Je nach der Größe der Steine unterscheidet man Sand, Grieß und Stein. Die Grenzen zwischen den einzelnen Bezeichnungen sind willkürliche. Nierensteine können sehr groß werden; es sind solche bis zum Gewicht von 1 kg und mehr beschrieben worden. Am häufigsten sieht man die kleinen, bis klein-erbsengroßen Konkremente, die noch spontan abgehen. Nierensteine kommen häufiger solitär als multipel vor. Küster findet unter 709 chirurgisch behandelten Fällen 421mal nur 1 Stein, 47mal 2 Steine und 241mal mehrere bis viele Steine. Die Mehrzahl kann sich auf 1000 und mehr belaufen.

Die Form der Steine ist bedingt, einmal durch den Ort der Entstehung und dann durch die chemische Konstitution. Runde Steine (s. Abb. 22, 23 u. 24) kommen im erweiterten Nierenbecken zur Ausbildung. Im nichterweiterten Nierenbecken nimmt der Stein eine einfach längliche Form an, oder dann eine solche, die der Konfiguration des Nierenbeckens entspricht (Abb. 25). Wenn die Steine in die Kalizes hineinwachsen, so bekommen sie Korallen- oder Hirschgeweihform (s. Abb. 26).

Der chemischen Konstitution nach kennen wir Steine aus 1. Harnsäure, die in den verschiedensten Größen vorkommen; ihre Oberfläche ist oft glatt (s. Abb. 23), oft unregelmäßig warzig, ohne kristallinischen Bau. Auf dem Durchschnitt sind sie meist geschichtet, die Farbe ist gelblich oder braun. Meist sind sie hart.

2. Die Uratsteine bestehen aus harnsauren Salzen; sie finden sich relativ häufig bei kleinen Kindern, wohl als Überbleibsel des Harnsäureinfarktes; sie sind weicher als die reinen Harnsäuresteine und dunkler gefärbt.

3. Die Oxalatsteine bestehen aus oxalsaurem Kalk (s. Abb. 22, 24, 25), sie können groß werden, sind hart, oft durch Blutfarbstoff sehr dunkel pigmentiert und haben eine höckrige, oft spießige, rauhe, eckige Oberfläche (Maulbeersteine). Der Durchschnitt zeigt radiäre Streifung oder wellige kristallinische Schichtung.

4. Die Phosphatkonkremente (Abb. 26) bilden sich aus alkalischem Harn, sind gelbgrau, weiß oder bräunlich; sie sind hart oder porös oder gar breiig. Multiple Steine sind an der Oberfläche wie poliert (s. Abb. 27). Sie

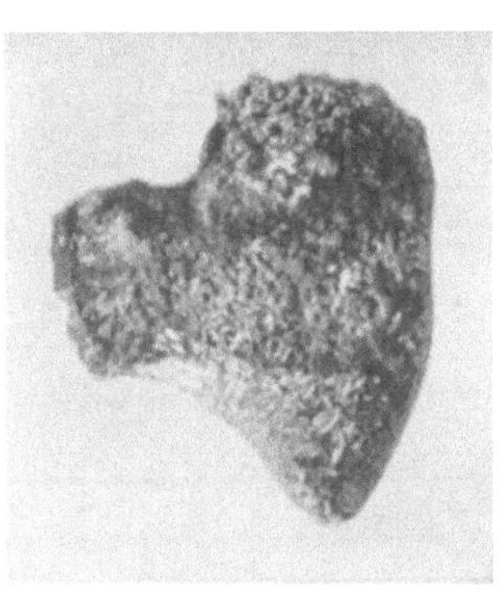

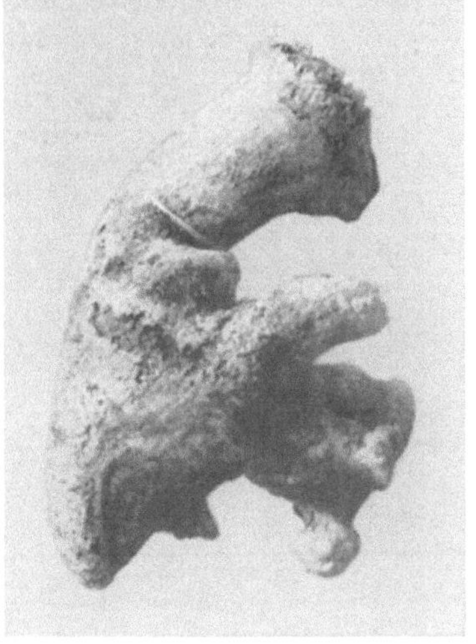

Abb. 25. Oxalatstein in Form des leicht erweiterten Nierenbeckens mit zwei Calixfortsätzen. Durch Nephrektomie gewonnenes Präparat (infizierte Steinniere) von 29jähriger Patientin. Natürliche Größe. (Eigene Beobachtung.)

Abb. 26. Nierenbecken-Calixstein aus Phosphaten. Durch Nephrotomie gewonnenes Präparat. Gewicht 47 g. Natürliche Größe. (Eigene Beobachtung.)

kommen in den verschiedensten Formen und Größen vor (s. Abb. 28). Chemisch bestehen sie aus einfachen phosphorsauren Salzen, dem kristallinischen und amorphen phosphorsauren Kalke, der phosphorsauren Magnesia, oder dann aus Trippelphosphaten, der phosphorsauren Ammoniakmagnesia.

5. Karbonatkonkremente sind sehr selten rein. Relativ oft findet sich kohlensaurer Kalk in Gemischen mit Phosphaten und in Inkrustationen. Die Farbe der Karbonatsteine ist weiß, die Konsistenz derb.

6. u. 7. Seltenheiten sind Zystinsteine und Xanthinsteine (s. darüber Küster); ein Unikum ist der Befund von Schwefel im Nierenbecken (Israel).

8. Eiweißsteine sollen als Anhang erwähnt werden. Sie finden sich einzeln und in Mehrzahl im Nierenbecken. Es handelt sich um geschichtete Fibrinmassen, also um eine Art Steingerüst aus Kolloid ohne Inkrustation mit Kristalloiden (Morawitz und Adrian, Bornemann, M. B. Schmidt). Sehr häufig sind die Steine zusammengesetzt und bestehen aus Mischungen oder Schichtungen mehrerer Körper. Mischung von harnsauren Salzen und

Harnsäure ist häufig, seltener Mischung von Oxalsäure und Harnsäure. Xanthin
kommt relativ oft als Beimengung vor und kohlensaurer Kalk fast nur in Beimengung. Küster gibt eine ausführliche Zusammenstellung über die Häufigkeit des Vorkommens der einzelnen Substanzen in einfachen und in zusammen-
gesetzten Steinen. Nach dieser Zusammenstellung sind die Phosphatsteine die
häufigsten, nach den Erfahrungen Israels die Oxalatsteine. Israel glaubt
aber, daß vielleicht von den spontan abgehenden Steinen die meisten aus Harnsäure bestehen.

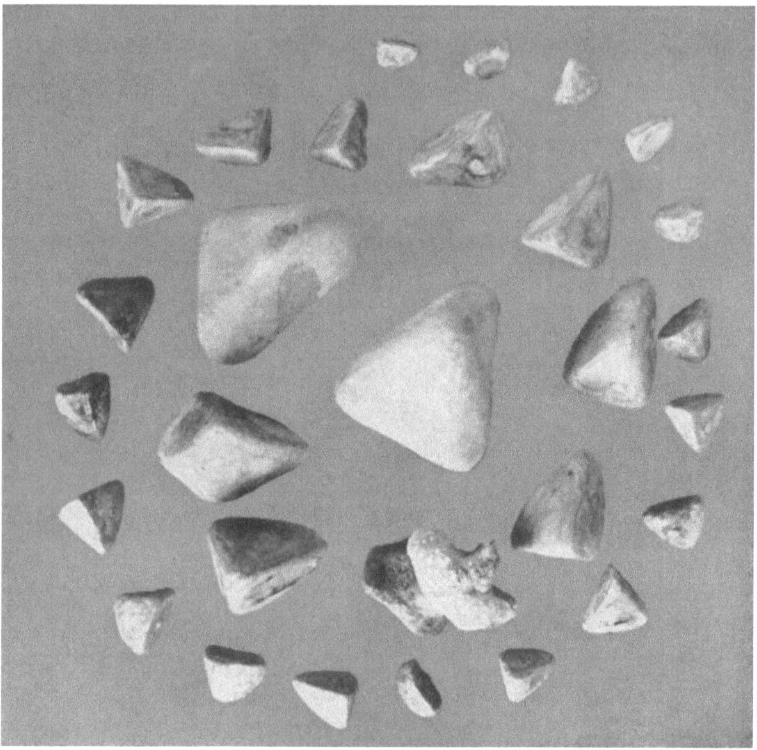

Abb. 27. Facettierte Phosphatkonkremente aus der rechten Niere eines 62jährigen Mannes.
Durch Nephrotomie gewonnen. Gesamtgewicht 116 g. Gewicht des größten Steins 29 g.
Verkleinert. (Eigene Beobachtung.)

Bei Doppelseitigkeit der Kalkulose können in den zwei Nieren verschieden
zusammengesetzte Steine sich befinden; auch in einer Niere kommen gelegentlich
Konkremente verschiedener Konstitution vor (Oxalatsteine und Uratsteine).
Vom gleichen Individuum werden gelegentlich bei verschiedenen Koliken Steine
verschiedener Zusammensetzung entleert.

Befunde an den Nieren. Praktisch wichtig ist es, zwischen aseptischen
und infizierten Steinnieren zu unterscheiden. Bei der aseptischen Steinniere sind die Veränderungen je nach der Dauer der Affektion und der Größe
des Steines und je nachdem die verschiedenen Gewebsteile der Niere und ihrer
Umgebung reagieren, sehr verschieden. In den leichten Fällen, also bei kleineren
Beckensteinen, spielt die Stauung jedenfalls die Hauptrolle und es entwickeln
sich in der Niere reparable Veränderungen. Bei längerer Dauer der Affektion,

bei größeren Steinen, die mechanisch mehr schaden, sind es hyperplastische, chronisch entzündliche, interstitielle Bindegewebsneubildung, Periglomerulitis, Perivaskulitis, Stauung und fibroadipöse Hyperplasie der Kapsel, die zu einer wesentlichen Vergrößerung und Verhärtung der Niere führen. Dann kommt Atrophie der epithelialen Elemente und Schrumpfung des Bindegewebes vor, die zur Atrophie des Organs führen; weiterhin können hydronephrotische Veränderungen des Beckens zugleich mit Atrophie des Parenchyms im Vordergrunde stehen und endlich kann das verödete Nierengewebe durch derbes Fett, das vom Hilus hereinwächst, substituiert werden. Typisch sind Veränderungen der fibrösen und der lipomatösen Nierenhülle. Verdickung der fibrösen Kapsel, bindegewebige Schrumpfung der lipomatösen, Adhärenzen zwischen Parenchym und den verschiedenen Hüllen und Neubildung von derbem, körnigem Fett gehören zur Regel.

Bei der infizierten Steinniere sind die pathologischen Veränderungen viel ausgeprägtere. Sie sind in Abhängigkeit von der Virulenz der Bakterien. Während in leichteren Fällen nur ein Katarrh des Nierenbeckens vorhanden ist, wird in schweren Fällen das Nierenparenchym eitrig infiltriert und in der Umgebung des Steins zerstört, so daß mit dem Becken kommunizierende Kavernen entstehen neben eitrigen im Parenchym sich abspielenden Prozessen. Je nach der Intensität derselben kommt es zu ausgedehnterer oder totaler Zerstörung des Nierengewebes (kalkulöse Pyonephrose).

Die Funktion der Niere. Sobald ein Beckenstein größere Dimensionen erreicht, oder wenn auch ganz kleine Steine längere Zeit im Nierenbecken verweilt haben, entwickelt sich eine Schädigung der Funktion der Niere.

In dem Falle, z. B. von dem das Radiogramm (Abb. 30, S. 1924) stammt, bestanden schmerzhafte Symptome von seiten der affizierten Niere seit 3 Jahren. Bei der funktionellen Untersuchung gab

	Rechte Niere	Linke Niere
Urin	blaßgelb	weingelb
Menge	17 cm	16 cm
Indigoausscheidung nach	20 Minuten	nach 10 Minuten
	grünlich	gut blau
Gefrierpunkt	$-1{,}63^0$	$-1{,}80^0$
Eiweiß	$1/2\,^0/_{00}$	—
Mikroskopisch	spärliche Erythro- und Leukozyten	—

Das Gewicht des Steines betrug in diesem Falle 1,4 g.

In vorgeschrittenen Fällen ist die Differenz in der Funktion der beiden Nieren eine viel größere; die Funktion kann auf der kranken Seite überhaupt fehlen. Bei kleinen Steinen kann eine funktionelle Schädigung, auch wenn wiederholt Koliken vorhanden waren, ganz fehlen, obschon auf der affizierten Seite eine leichte Albuminurie bestehen kann, wie folgender Fall beweist:

49jährige Frau hat seit $5/4$ Jahren anfallsweise heftige Koliken rechts. Die funktionelle Untersuchung der Nieren am 7. 10. 12 ergibt

	Rechte Niere	Linke Niere
Urin	klar, hellgelb	klar, hellgelb
Menge	12 cm	17 cm
Indigoausscheidung nach	9 Minuten	9 Minuten
	wie links	wie rechts
Gefrierpunkt	$-0{,}89^0$	$-0{,}86^0$
Eiweiß	Spur	—
Mikroskopisch	spärliche Eiterkörperchen und rote Blutkörper	—

Wiederholte Röntgenuntersuchung negativ. 15. XI. 12 Abgang eines Oxalatsteins von 0,6 g Gewicht.

Symptomatologie. Die subjektiven Symptome der Nephrolithiasis sind in ihrer Intensität ungemein verschieden, sie können in gewissen Fällen längere oder kürzere Zeit ganz fehlen, in anderen Fällen sind sie sehr undeutlich und wieder in anderen treten akute und heftige Erscheinungen in Form der Nierensteinkolik auf. Der letztere Symptomenkomplex ist den beweglichen und kleinen Steinen eigen und entsteht durch Einklemmung des Konkrementes im Ausgang des Nierenbeckens oder im Ureter. Als Folge der Steineinklemmung tritt endlich als alarmierendstes Symptom die Anurie auf.

Die Störungen, die der Nierenstein macht, sind sehr oft Schmerzen in der Nierengegend, die entweder mehr oder weniger beständig vorhanden sind, oder nur nach körperlichen Anstrengungen und Bewegungen auftreten. Diese Schmerzen können in die Nierengegend lokalisiert sein, entweder in der Gegend

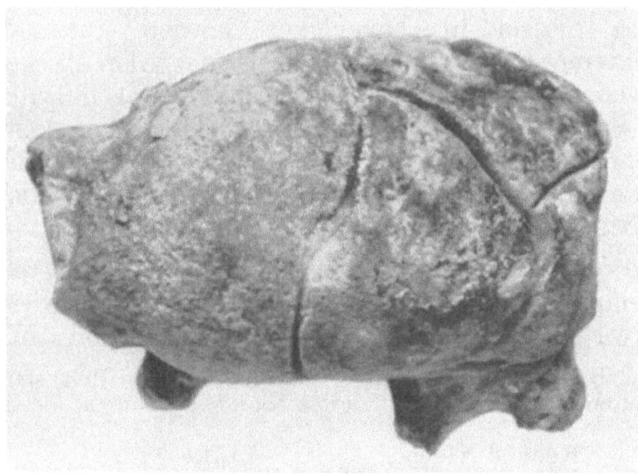

Abb. 28. Phosphatkonkrement, Ausguß des erweiterten linken Nierenbeckens.
Präparat, gewonnen bei der Autopsie des Patienten, aus dessen rechter Niere die in
Abb. 27 abgebildeten Steine stammen.   Gewicht 90 g.

der zwölften Rippe oder in anderen Fällen mehr vorne am Rande des Hypochondriums. Oft strahlen sie nach unten entlang dem Ureterverlauf aus gegen die Blase zu oder gegen die Symphyse, den Hoden, den Oberschenkel, das Knie, in anderen Fällen mehr gegen den Damm und den After. In selteneren Fällen wird der Schmerz in die Kreuz- oder Glutäalgegend lokalisiert. Auch gegen den Magen zu, nach oben in die Schultergegend strahlen die Schmerzen aus. Manchmal werden überhaupt Schmerzen nur an einem dieser Irradiationspunkte geklagt.

Nicht selten sind Blasensymptome, die als reno-vesikale Reflexe zu erklären sind. Sie kommen zur Empfindung in Form von Pollakisurie besonders bei der Bewegung, wie das in exquisiter Weise ein Symptom des Blasensteins ist und dann mehr in Form von Krampfzuständen, die einseitig, von der Niere zur Blase ausstrahlend die Miktion erschweren und schmerzhaft machen.

Alle diese Beschwerden haben durchaus nichts Spezifisches. Sehr häufig werden diese Schmerzen auf eine rheumatische oder neuralgische Affektion, auf andere Baucheingeweide, bei der Frau auf die Unterleibsorgane und beim Mann gelegentlich auf Affektionen der Prostata oder der Blase oder Harnröhre bezogen, und wenn sie in die untere Extremität ausstrahlen als Ischias gedeutet.

Häufig typisch, aber auch in anderen Fällen sehr undeutlich und diagnostisch oft schwierig zu deuten, sind die Nierenkoliken, die im Verlauf der Nephrolithiasis oft auftreten; sie gehören durchaus nicht, wie das weiter oben schon angedeutet wurde, zu jedem Fall von Nephrolithiasis, sondern sind

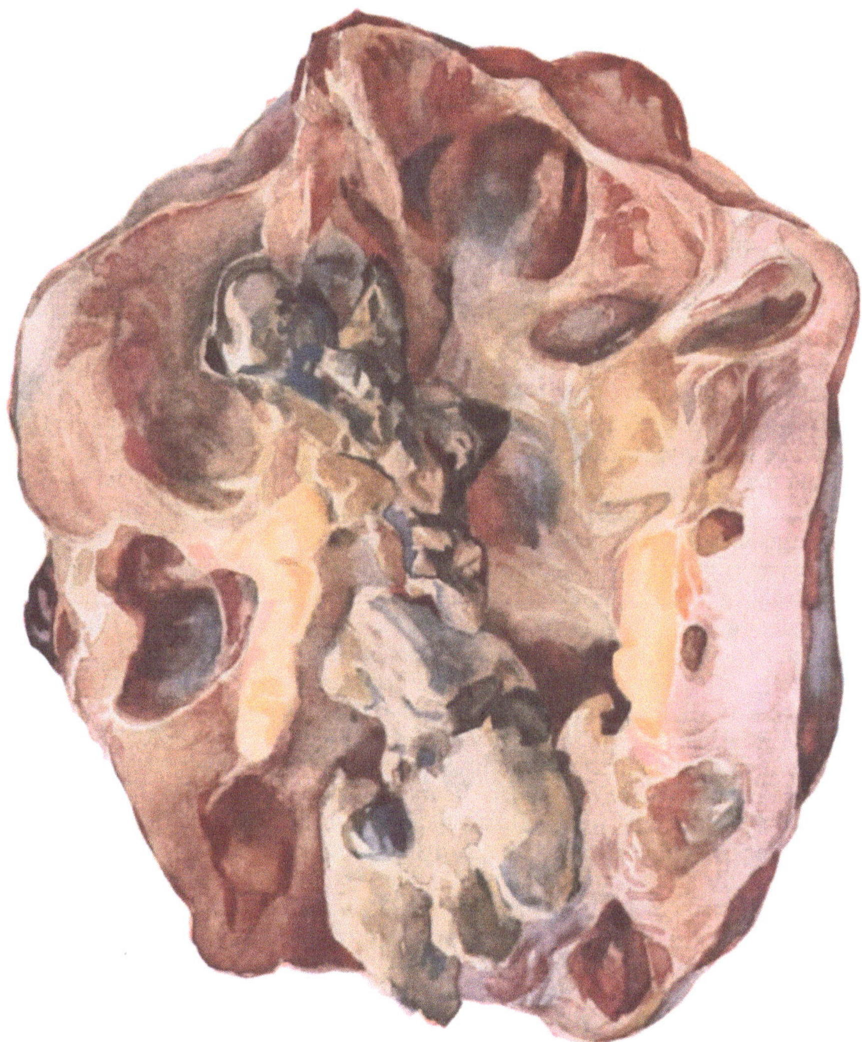

Abb. 29. Infizierte Steinniere eines 36jährigen Mannes. Phosphatstein von 31,5 g Gewicht. Erweiterung des Beckens und der Calices. Abszeßbildung im Parenchym. Durch Nephrektomie gewonnenes Präparat. (Eigene Beobachtung.)

in ihren ganz typischen Formen ein Attribut der kleinen Steine, die sich im Ureter einklemmen können.

Der charakteristische Anfall von Nierensteinkolik setzt mit heftigsten Schmerzen, oft Schüttelfrost, Brechreiz und Brechen, Stuhl- und Windverhaltung, aufgetriebenem Abdomen, Harndrang, oft Harnverhaltung, mit Atembeschwerden und nicht selten mit Temperatursteigerung ein. Die Schmerzen können sehr heftig sein und in ihrer Lokalisation und Irradiation wie angegeben sich verhalten. Der Anfall dauert stunden- bis tagelang in wechselnder Intensität, bis das Hindernis behoben ist, oder wenn die Einklemmung sich nicht löst, bis die zentralwärts gelegenen Abschnitte von Ureter und Niere ihre Widerstandskräfte eingebüßt haben.

Neben solchen typischen Koliken beobachtet man alle möglichen Formen, bei denen nur einzelne Symptome ausgeprägt sind. Oft fehlt das Fieber, oft fehlt der Schüttelfrost, manchmal steht bei mäßigem Schmerz das Brechen im Vordergrund, in anderen Fällen verläuft die Nierenkolik unter dem Bild der Darmokklusion mit aufgetriebenem Abdomen und Stuhl- und Windverhaltung. Oft täuschen die Schmerzen, die irgend wohin im Verlauf des Ureters lokalisiert werden, oder deren genauer Sitz überhaupt nicht angegeben werden kann, oder die in der gesunden Niere am stärksten empfunden werden, über den Sitz des Leidens. Nierensteinkoliken werden deshalb oft mit Koliken anderer Organe verwechselt und auf den Dickdarm, den Blinddarm, die Gallenblase bezogen. Wir haben in der Einleitung zu diesem Abschnitt der Nierenpathologie die Nierenkoliken im allgemeinen besprochen und dort auch die verschiedenen Nierenaffektionen erwähnt, welche Koliken hervorrufen können; hier sei nur noch einmal erwähnt, daß bei der Wanderniere, der Tuberkulose, der Hydronephrose, bei Tumoren- und auch bei Perinephritis Koliken auftreten, die sich in nichts von der Nierensteinkolik, soweit wenigstens die subjektiven Symptome in Frage kommen, unterscheiden.

Auch die Anurie ist im allgemeinen Teile besprochen worden. Die Kranken übersehen manchmal die Anurie vollständig, besonders solche, die noch nie wegen irgend einer vesikalen oder renalen Affektion sich mit diesem Teile ihrer Funktionen zu beschäftigen hatten. Die Anamnese muß den Patienten auf diesen Punkt bringen, sonst tut er desselben gar nicht Erwähnung, wenn nicht, wie das bei der renalen Obstruktionsanurie ja auch vorkommt, heftiger Harndrang vorhanden ist, der nicht befriedigt werden kann.

Von den objektiven Symptomen ist des Palpationsbefundes Erwähnung zu tun. Die Palpation eines Nierensteines oder das Gefühl der Reibung, die verschiedene Steine im Becken geben können, ist jedenfalls nur selten einmal einem Untersucher vergönnt. Ich hatte Gelegenheit, bei einer sehr mageren Frau mit einer rechten nach unten dislozierten Niere, die einen sehr großen (200 g) Becken- und Kalixausgußstein enthielt, der sich aus verschiedenen Teilen zusammensetzte, sehr deutlich den Stein selbst und das Gefühl des Reibens der einzelnen Stücke aneinander zu fühlen. — Die Niere ist beim Nierenstein meist nicht palpabel, wenn nicht sekundäre Erkrankungen — Hydronephrose, Verdickung der Fettkapsel, Pyonephrose — eine Vergrößerung herbeigeführt haben, oder wenn nicht die Niere schon vorher disloziert ist oder durch das Gewicht eines großen Steines disloziert wird. Auch bei der Nierensteinkolik ist die Niere selten vergrößert. Israel sagt: Je negativer der Palpationsbefund der Niere während einer Kolik ist, desto größere Wahrscheinlichkeit hat die Annahme eines Steines. Dazu kommt noch, daß im Momente der Kolik das Abdomen aufgetrieben, die Muskulatur gespannt ist, so daß ein positiver Palpationsbefund schon aus diesen Gründen unwahrscheinlich ist. Jedenfalls hat der Palpationsbefund, abgesehen von den zwei oben erwähnten seltenen Möglichkeiten, nichts Charakteristisches für Steinniere. Von größter Bedeutung für die Steindiagnose ist der Urinbefund. Wenn wir zuerst von aseptischen Steinen sprechen, so ist der Urinbefund bei denselben sehr oft charakterisiert durch völlige oder fast völlige Klarheit, aber durch den mikroskopischen Befund von Blutkörpern und den chemischen von einer kleinen Eiweißmenge. Man darf sich bei Steinverdacht nicht verleiten lassen, aus der

Klarheit des Urins auf die Abwesenheit von Blut zu schließen, sondern muß das Depot resp. die Nubekula des gestandenen Harns oder das Zentrifugat desselben unter dem Mikroskop auf Blut untersuchen. Der Befund von wenigen oder von vielen Blutkörpern spricht dann mit Wahrscheinlichkeit für Stein. Stärkere, makroskopisch als brauner Niederschlag erkennbare Blutungen können bei etwas größeren Steinen häufig nach stärkeren Bewegungen beobachtet werden; in einzelnen Fällen von Nierenstein sieht man nach jeder stärkeren körperlichen Anstrengung das braune Depot im Urin auftreten. Starke Blutungen kommen bei Nierenstein ebenfalls vor, meist haben sie gar nichts Charakteristisches an sich, da sie ebenso spontan auftreten können wie Tumorblutungen oder wie die bei der Tuberkulose. Eiweiß findet sich beim Nierenstein in fast allen Fällen; oft nur in minimalsten Spuren, selten in größerer Menge als $^1/_2\,^0/_{00}$. Eiterkörperchen sind bei der aseptischen Steinniere oft gar nicht oder spärlich vorhanden, meist überwiegt die Zahl der Blutkörper im Verhältnis zu den Leukozyten. Manchmal findet man reichlich Epithelzellen, oft reichlich Kristalle der Substanz, die den Stein bildet. Zylinder fehlen meist oder sind hyaliner Art, wenn nicht eine eigentliche Nephritis die Nephrolithiasis kompliziert. Im Momente der Kolik können oft alle pathologischen Bestandteile im Urin fehlen, wenigstens dann, wenn die nicht affizierte Niere gesund ist und der Ureter auf der kranken Seite durch den eingeklemmten Stein ganz okkludiert wird. Am Ende der Kolik, ganz besonders, wenn ein Stein durch den Ureter durchgetreten ist, zeigt der Urin oft einen ziemlich starken Blutgehalt, eine Regel, die aber auch Ausnahmen aufweist.

Bei der infizierten Steinniere sind diese mehr oder weniger charakteristischen Urinbefunde durch die Eiterbeimengung verwischt, so daß hier meist der Urinbefund nur auf eine eitrige Nierenaffektion mit Neigung zur Blutung hinweist, wie das auch für die Tuberkulose charakteristisch ist.

Nicht ohne Bedeutung ist die zystoskopische Untersuchung; bei undeutlichen Symptomen verlangt die Frage oft Beantwortung, ob eine Affektion der Blase oder der Niere vorliegt. Auch zur Differentialdiagnose zwischen Tuberkulose und Steinniere leistet der Blasenspiegel Wertvolles. Typisch für Tuberkulose sind charakteristische Veränderungen an der Uretermündung. Manchmal ist auch bei Stein die Uretermündung verändert: sie klafft oder ihre Schleimhaut prolabiert, wenn der Stein weit unten im Ureter sitzt. Über den funktionellen Befund an der Niere ist weiter oben schon berichtet worden.

Diagnose. Aus dieser Symptomatologie ergibt sich, daß die Diagnose Stein nur mit Wahrscheinlichkeit zu stellen ist, wenn nicht der Stein mit Sicherheit auf der Röntgenplatte nachgewiesen werden kann. Ganz allgemein aber soll man an Nierenstein denken, wenn Schmerzsymptome, chronische oder akute, vorhanden sind, wie sie oben geschildert wurden. Sie sollen Veranlassung geben zur genauen mikroskopischen und chemischen Untersuchung des Urins. Ist dann im Urin Blut nachgewiesen, dann wird die Diagnose Nierenstein wahrscheinlicher. Unter allen Umständen ist dann die radiographische Untersuchung angezeigt. Bei begründetem Verdacht auf Stein macht man die Untersuchung mit Röntgenstrahlen mit Vorteil vor der funktionellen Prüfung der Nieren. Wenn ein Stein nachgewiesen ist, so ist praktisch nur der Nachweis einer zweiten, funktionierenden Niere zu erbringen — im anderen Falle ist die genaue Funktionsprüfung beider Nieren am Platze.

Man soll aber auch die Möglichkeit der Anwesenheit eines Nierensteines in Erwägung ziehen, wenn die Schmerzen fehlen oder nur ganz unbedeutend sind, wenn Hämaturie und Albuminurie vorhanden sind. Nicht selten denkt man den Symptomen nach an eine Glomerulonephritis und die Radiographie deckt eine Kalkulose auf.

Röntgenologische Untersuchung. In jedem Fall, wo Steinverdacht vorliegt, soll nicht nur eine Aufnahme der Nierengegend gemacht werden, sondern eine Übersicht über das ganze uropoetische System, denn oft ist bei typischer Nierenkolik ein hinter der Blase im untersten Ureterende sitzender Stein der Übeltäter. Die Durchleuchtung wird von einzelnen Autoren als Methode empfohlen, eignet sich aber nur für die sehr Geübten.

Auf einer guten Aufnahme mit leistungsfähigem Apparat und Potter-Bucky-Blende bekommen wir mit dem Steinschatten auch den Nierenschatten auf den Film und sind damit schon über die Lage des Steins zur Niere orientiert. In vielen Fällen bleibt aber doch ein Zweifel, ob der Schatten wirklich einem Nierenstein entspricht und in den Fällen, in denen es sich um einen operativen Eingriff handelt, müssen wir über die Lage des Steins im Beckensystem möglichst genau orientiert sein.

Wenn wir neben der sagittalen Aufnahme eine seitliche, frontale machen (Sgalitzer), so fällt ein Schatten, der der Niere angehört, auf den Lendenwirbelkörper, wenn er im Becken liegt bei normaler Nierenlage auf den zweiten. Schatten, welche Veränderungen im Darm entsprechen, liegen vor der Wirbelsäule.

Nun gibt es aber eine ganze Zahl von Veränderungen in der Niere, die einen Schatten auf dem Film geben, aber keine Steine sind: Tuberkulöse Verkalkungen, Verkalkungen in Tumoren, in Hydro- und Pyonephrosen, bei Nephritis und Paranephritis und Fremdkörper. Zur Differentialdiagnose muß die Form und die Qualität des Schattens, das ganze klinische Krankheitsbild und das Pyelogramm dienen. Von Veränderungen außerhalb der Nieren, die einen Steinschatten vortäuschen können, sind zu erwähnen: Verkalkungen in Muskeln, Gefäßen, Rippenknorpeln, in der Nebenniere, in den Proc. transversi; Abdominalinhalt wie Kot- und Darmsteine, Fremdkörper des Darms, häufig mesenteriale und retroperitoneale Drüsenverkalkung, Netzverkalkungen, Gallensteine, Pankreassteine.

Wenn wir hier auch sofort die Möglichkeiten anführen, welche Uretersteine vortäuschen können, so sind diese noch zahlreicher und häufiger. Außer den oben genannten, die auch weiter unten eine Rolle spielen können, seien genannt: Verkalkungen in Muskeln und Ligamenten, in Venen, in Arterien, bei Frauen in Myomen und Ovarialtumoren und entzündlich veränderten Adnexen.

Vor Täuschungen schützt man sich in Fällen, wo es sich um bewegliche schattengebende Veränderungen handelt, oft schon durch eine zweite Aufnahme. Nierensteine, wenn sie nicht in einer Hydronephrose liegen oder in einer beweglichen Niere, findet man am gleichen Ort, die anderen Schatten wechseln ihren Platz. Durch das Einlegen eines Röntgenkatheters in den Harnleiter erfährt man ob Schatten und Katheter zusammenfallen. Tun sie es nicht, so liegen die Verhältnisse klar, tun sie es, so sind immerhin noch Täuschungen möglich, wenn Katheter und schattengebender Gegenstand in der gleichen Strahlrichtung, aber nicht in der gleichen Horizontalebene liegen. In diesen Fällen kann eine Aufnahme aus anderer Richtung entscheiden.

Das wichtigste Hilfsmittel speziell zur Lokalisation der Nierensteine ist die Pyelographie und Ureterographie. Sie deckt uns das Lageverhältnis zwischen Stein und Nierenbeckensystem auf, sie zeigt uns ob zentral vom Stein Veränderungen des Beckens und der Kelche vorhanden sind, bei Uretersteinen ob der Ureter oberhalb des Steins erweitert ist. — Liegt der Stein überhaupt nicht in der Niere, so fällt er außerhalb des Pyelogramms und dieses ist gewöhnlich normal.

Nun gibt es aber auch für die Röntgenstrahlen unsichtbare Steine und ein negatives Radiogramm bei positiven Symptomen gestattet es nicht, auf die Abwesenheit eines Steines zu schließen. Es kann der negative Ausfall häufig an ungeeigneter Technik liegen, oder der Patient kann durch ungewöhnliche Adipositas die Aufnahme verunmöglichen. Vor allem aber handelt es sich um Steine aus einer Harnsäure, die sich wegen ihrer chemischen Konstitution nicht darstellen lassen. Der Nachweis solcher Steine wird möglich im Pyelogramm: der Stein stellt sich im Kontrastschatten als Aussparung dar, oder man macht eine Radiographie nach Füllung des Nierenbeckens mit Sauerstoff, auch so ist evtl. der Stein darstellbar. Es ist auch versucht worden, den Stein durch den Ureterkatheter mit 5—20 $^0/_0$ Kollargol zu imprägnieren und nach Ablaufen des Mittels eine Aufnahme zu machen.

Für die Differentialdiagnose dem Nierenstein gegenüber kommen die meisten Schmerzen verursachenden Affektionen im Bauch in Frage; es sei erwähnt: Koliken bei Tabes, bei Bleivergiftung, Arteriosklerose, Ischias, Rheumatismus, Lumbago, Appendizitis, Cholelithiasis, Pankreasaffektionen, Ileus, Adnexerkrankungen bei der Frau. Die diagnostischen und therapeutischen Entschlüsse werden dann schwierig, wenn ein Zusammentreffen dieser Krankheiten vorhanden ist, in den anderen Fällen wird die genaue Untersuchung die nötigen Anhaltspunkte zur Diagnosenstellung geben.

Verlauf und Prognose. Der Verlauf des Nierensteinleidens ist ein exquisit chronischer. Ein Nierenstein kann jedenfalls jahrzehntelang symptomlos bestehen. In der Mehrzahl der Fälle aber, auch wenn keine sekundäre Infektion da ist, verursacht ein Stein größere Beschwerden, welche die Leistungsfähigkeit und Lebensgenußfähigkeit beschränken. In jedem Fall ist ein Nierenstein ein Schaden für die Niere und setzt sie vor allem auch der Gefahr der sekundären Infektion aus, die beim Nierenstein wohl meist auf hämatogenem Wege geht (Israel).

Das Wachstum der Steine ist ein sehr verschiedenes. Gewisse Konkremente können der radiographischen Kontrolle nach jahrelang gleich groß bleiben, andere Konkremente entwickeln sich in wenigen Monaten zu ansehnlicher Größe. Aus der Größe des Konkrements kann also nicht auf sein Alter geschlossen werden.

Kleine Steine können spontan unter mehr oder weniger heftiger Kolik in die Blase gelangen und werden, wenn nicht Hindernisse für deren Entleerung vorliegen (Striktur, Prostatahypertrophie) mit dem Urin nach außen befördert. Auch diese wandernden Steine können nicht selten schwere Gefahren für den Organismus bringen; sie können sich im Ureter einklemmen, Anurie verursachen, oder durch längeres Verweilen Ulzerationen mit konsekutiver narbiger Stenose des Harnleiters und Schädigung der Niere bedingen. Sie können in der Blase liegen bleiben und sich als Blasenstein vergrößern. Auch in der Harnröhre bleiben sie gelegentlich stecken und können der Ausgang für schwere Infektionen des peri- und paraurethralen Gewebes werden. Die Mehrzahl der kleinen Steine geht allerdings ohne Schädigung der ableitenden Wege ab.

Kleine Steine rezidivieren relativ oft. Besonders Kranke mit harnsaurer Diathese, deren Äußerung in der Bildung von Nierensteinen besteht, sind dem ausgesetzt; sie dürfen aber darauf hoffen, daß, wenn ein erster Stein spontan abging, auch spätere Konkremente spontan abgehen. Israel konstatiert ausdrücklich, daß die Anamnese bei Nierensteinkranken, die zur Operation kommen, relativ selten früheren Steinabgang feststellen läßt, in 57 von ihm 1901 mitgeteilten Krankengeschichten findet sich dieses Ereignis auch nur 9mal. Von 17 Kranken, die ich persönlich wegen Nierenstein operiert habe, hatte kein einziger früher Steinabgang beobachtet.

Sehr wichtig scheint die Beantwortung der Frage, welche Steine spontan
abgehen und welche zu groß sind, um auf natürlichem Wege nach außen gelangen
zu können. Da die Radiographie uns heute erlaubt, die Größe der Steine festzustellen, hat diese Frage aktuelles Interesse. Die Mehrzahl der spontan abgehenden Konkremente ist erbsengroß oder kleiner, kirschkerngroße Steine

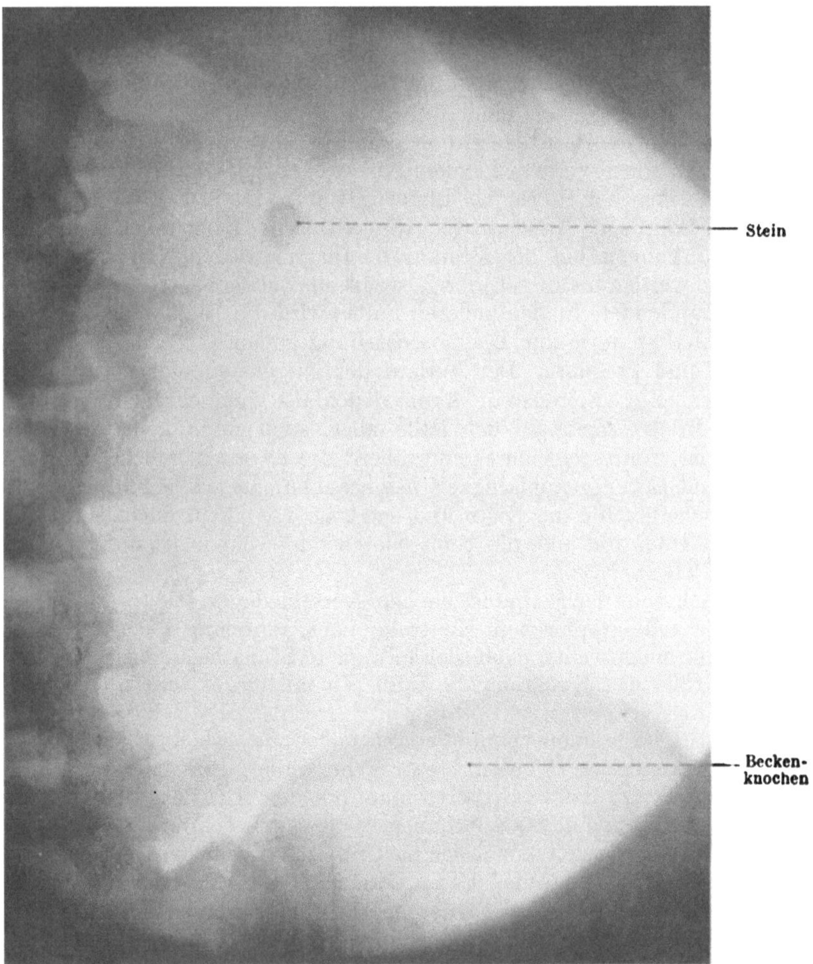

Abb. 30. Radiogramm eines Nierensteins (s. S. 1917).

gehen nur unter günstigen Bedingungen ab; auch hier spielen ja individuelle
Verschiedenheiten eine große Rolle.

Steine, die zu groß sind, um spontan abzugehen, verursachen in der Mehrzahl
der Fälle dem Träger quälende Symptome. Wenn Infektion zum Stein hinzutritt, so wird die Schädigung der Niere eine bedeutende und der Zustand ein
gefährlicher. Nicht nur geht die Niere zugrunde, sondern das Leben ist beständig
gefährdet, indem akute infektiöse allgemeine und lokale Komplikationen
drohen und durch die chronische Eiterung der Allgemeinzustand und auch

einzelne Organe, wie besonders die andere Niere und das Herz gefährdet
werden.

Therapie. In therapeutischer Beziehung trennen wir wohl mit Vorteil die
Nierensteine in solche, die spontan abgehen können, und solche, auf deren
Spontanabgang nicht gerechnet werden darf. Zu den Fällen der ersteren Kategorie gehören auch die Kranken mit Grieß und mit Sand, die nie eigentliche
Konkremente entleeren. Die Behandlung in solchen Fällen bezieht sich einmal
auf den Kolikanfall und dann auf die Zustände, welche die Bildung der Steine
veranlassen.

Beim Kolikanfalle machen wir in ausgedehntem Maße Gebrauch von
den Narkotizis, und zwar empfehlen sich kräftige Dosen in subkutaner Injektion

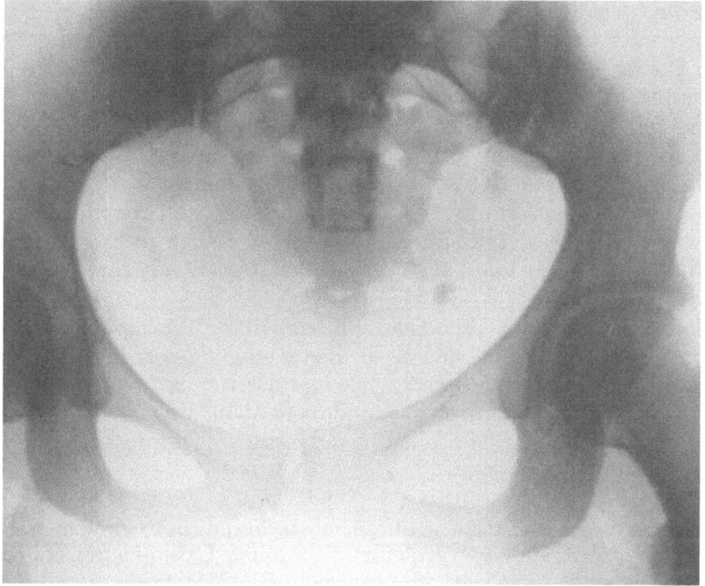

Abb. 31. Harnleiterstein aus oxalsaurem Kalk bei 32jähriger Frau.
Die Patientin hatte während 2 Jahren von Zeit zu Zeit Koliken. Der Stein ging spontan
ab nach Erweiterung des Ureterostiums durch Elektrokoagulation.

(Morph. mur. 0,015—0,03, Pantopon 0,04 usw.) Bei leichteren Koliken kann
man auch mit Papaverin oder Spasmalgin auskommen. Die Narkotika beseitigen
nicht nur die Schmerzen, sondern sie bewirken auch eine Lösung der Krämpfe
der glatten Muskulatur von Nierenbecken und Ureter und ermöglichen so den
Abgang des Steins oder seinen Rücktritt ins Nierenbecken. In ähnlicher Weise
wirken heiße, feuchte Applikationen als Umschläge und Kataplasmen oder
heiße Bäder. Auch die subjektive Wirkung solcher Maßnahmen ist eine gute.
Wenn es angeht, d. h. wenn der Magen des Kranken es duldet, lassen wir reichlich Flüssigkeit genießen: indifferenten Tee, oder ein indifferentes diuretisches
Mineralwasser: Fachinger, Wildunger, Brückenauer, Salvator, Vittel, Contrexeville usw. Die Nahrungsaufnahme wird auf Flüssigkeit beschränkt. Bei stark
aufgetriebenem Abdomen versuchen wir Klysmata; wenn der Magen Flüssigkeitsaufnahme refusiert, werden wir evtl. zu Tropfeinläufen, Nährklistieren,
ja in besonders schweren und andauernden Fällen zu subkutanen Infusionen
unsere Zuflucht nehmen.

Von den Medikamenten, die neben den Narkotizis den Abgang eines Steines unterstützen können, kommt das Glycerinum purissimum in Frage, das von Hermann empfohlen wurde und auch mir scheinbar schon gute Dienste geleistet hat. Jedenfalls darf es versucht werden, da es allen Erfahrungen nach nicht schaden kann.

Casper verordnet: Glycerini purissimi 140,0, Tinct. Cort. aurant. Tinct. amar. āā 5,0, alle 3 Stunden 1 Eßlöffel, im ganzen 2 Flaschen wöchentlich. Ich habe die gleiche Dose auf 2 Tage verteilt in 3 mal nehmen lassen und Sir. Cort. aurant. als Korrigens zugesetzt.

Wenn ein Stein abgegangen ist, wird man mit Rücksicht auf die Läsionen, die er evtl. gesetzt hat, für einige Zeit sorgfältige Diät und eine Trinkkur verordnen. Unter allen Umständen ist die Analyse des Steins am Platze, um auf Grund der Zusammensetzung auf die verursachende Stoffwechselanomalie schließen und entsprechende diätetische Verordnungen machen zu können. Es ist ein Fehler ohne genaue Kenntnis der Zusammensetzung des Steins eingreifende Diätvorschriften zu geben. Für die Diätvorschriften verweise ich auf die Abschnitte über Gicht und Oxalurie in diesem Handbuch Bd. IV/1. Wenn man mit Lichtwitz das Wesentliche der Steinbildung in einer Störung des Verteilungszustandes der Kolloide sieht, spielt die Diät nur eine sekundäre Rolle. Es ist ja auch bei der oft komplexen Zusammensetzung der Harnsteine unmöglich genaue Ernährungsvorschriften zu geben und die eingehenden Ratschläge, wie sie Roseno gibt, sind in den meisten Fällen recht schwer praktisch anzuwenden, ganz besonders bei den Phosphatsteinen mit ihrer relativ großen Tendenz zu Rezidiven.

In allen Fällen ist auf reichliche Flüssigkeitszufuhr ein Hauptgewicht zu legen. Am besten verordnet man 2—5 dl warmes Wasser, evtl. ein alkalisches Wasser morgens nüchtern, entweder in einer Portion zu trinken, oder in zwei Teilen; der zweite Teil dann eine Stunde vor dem Mittagessen. Man erhofft von der dadurch erzeugten starken Flüssigkeitsausscheidung eine Auswaschung der Niere und der Harnwege.

Kranke, die einen Nierenstein haben, werden gezwungen sein, in ihrer Lebensweise sehr sorgfältig zu sein. Alle stärkeren Bewegungen und körperlichen Anstrengungen sind zu vermeiden, um keine Läsionen der Nierenbeckenschleimhaut und Blutungen zu provozieren. Die Nachtruhe werde lange ausgedehnt; bei Tage sind evtl. Stunden des Liegens einzuschalten.

Man hat von jeher nach Mitteln gesucht, die imstande wären, Harnsteine aufzulösen. Leider sind solche Medikamente, deren Wirkung eine zuverlässige wäre, nicht gefunden. Zu erwähnen sind: Urizedin, Piperazin, Urotropin und alle seine Derivate, Sidonal, Chinotropin usw. bei Harnsäurekonkrementen. Neben diesen synthetischen, modernen Medikamenten erfreut sich das Lithium eines gewissen Rufes als harnsäurelösender Körper. Es findet sich in verschiedenen Quellen, wird aber auch als Lithium aceticum oder Lithium citricum in Dosen von 0,1—0,5 mehrmals täglich verordnet. Bei Steinen aus oxalsaurem Kalk käme eventuell das saure Natriumphosphat in Frage, das in der Menge von mehreren Gramm pro die in viel Wasser zu nehmen wäre. Bei Konkrementen aus phosphorsauren oder kohlensauren Erden könnte theoretisch ein starkes Ansäuern des Urins wirken, zu welchem Zweck von Bauer Krappwurzel (Radix Rubiae tinctorum) im Infus oder als Pulver empfohlen wurde, während von anderen Autoren verdünnte Mineralsäuren zu diesem Zwecke verordnet werden. Alle diese Mittel können aber nur vorübergehend gebraucht werden und ihre Wirkung wird darum illusorisch.

Wichtig sind für Kranke mit Disposition zur Nierensteinbildung regelmäßige Trinkkuren, besonders wenn sie an Orten gemacht werden, an denen auch für die richtige Diät Sorge getragen wird. Wildungen, Karlsbad, Vichy,

Brückenau, Vittel, Contrexeville, Evian, Neuenahr, Elster, Franzensbad, Tharasp, Passugg und viele andere Orte kommen hier in Frage und sind den Verhältnissen angepaßt zu empfehlen. Die Wasser dieser Quellen eignen sich auch zu Trinkkuren zu Hause und werden je nach dem gewünschten Erfolge verordnet, so daß man die alkalischen Wässer trinken läßt, wenn man eine zu hohe Azidität des Urin bekämpfen will, und die diuretischen, wenn hauptsächlich die Diurese soll angeregt werden.

Für größere Steine kommt die operative Therapie in Frage. Wenn ein Stein längere Zeit besteht und wenn alle gemachten Versuche fehlgeschlagen haben, ihn zu beseitigen, so wird der Kranke sich relativ leicht zur Operation entschließen, wenn die Beschwerden ausgesprochene sind. In Fällen,

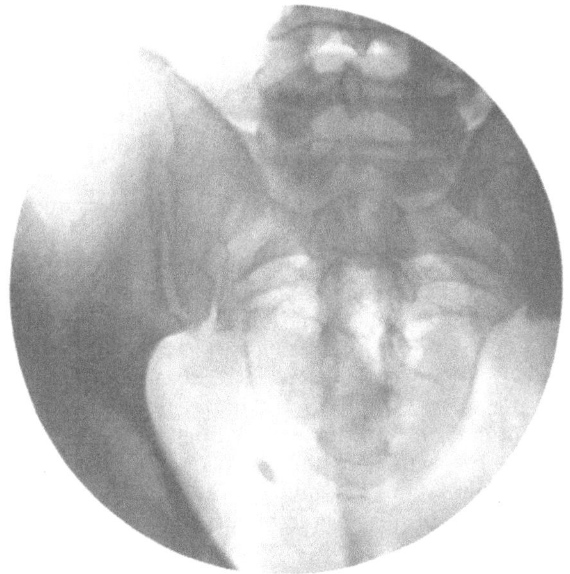

Abb. 32. Harnleiterstein. Oxalatstein im unteren Abschnitt des linken Ureters bei 63jähriger Patientin. Spontanabgang nach heftigen Koliken.

wo die Beschwerden fehlen oder sehr unbedeutende sind, sind die Indikationen zur Operation keine so strikten. Hier sind die Gefahren der Operation den Gefahren des Steines gegenüber abzuwägen. Wenn wir bedenken, daß die Gefahren der Steinoperation um so kleinere sind, je früher und unter je günstigeren Verhältnissen wir den Eingriff ausführen und auf der anderen Seite bedenken, daß früher oder später durch den Stein immer schwere Komplikationen drohen, so werden wir in allen Fällen die Operation anraten, wenn nicht Gegenindikationen aus anderen körperlichen Zuständen gegen den Eingriff sprechen und ganz besonders auch dann, wenn sich der Stein bei einem jugendlichen Individuum findet.

Als Operationsmethode kommt heute in erster Linie die Pyelolithotomie in Frage. Die Nephrolithotomie kommt nur noch in Anwendung in den Fällen, bei denen sich die Steine wegen ihres Sitzes oder ihrer Form nicht aus dem Nierenbecken extrahieren lassen. — Sie schont das Nierengewebe und gibt zu keinen Nachblutungen Veranlassung wie die Spaltung der Niere. Die Angst, daß Fisteln nach ihr zurückbleiben, die früher von ihrer Ausführung abhielt, ist eine durchaus unbegründete.

Die Prognose der Pyelolithotomie ist eine gute. Bei unkomplizierten, nicht infizierten Fällen, also im Anfangsstadium beträgt sie nur wenige Prozente, die darauf zurückzuführen sind, daß die Operation oft bei älteren und adipösen Patienten ausgeführt werden muß. — Die Häufigkeit der Rezidive ist auf etwa $10^0/_0$ zu schätzen. Es sind das Rezidive, die zum Teil auf zurückgelassene Steine, zum größeren Teil auf die weiter bestehende Disposition zur Steinbildung zurückzuführen sind. Gute Resultate geben solitäre Oxalate, schlechte multiple Steine und doppelseitige Steine aus Erdalkalien. Harnsäuresteine der Niere kommen sehr selten zur Operation.

Nach der Entfernung des Steines erholt sich die Niere, wenn sie nicht schwer geschädigt war, wieder vollkommen. Es empfiehlt sich selbstverständlich, dem Patienten die nötigen Diätvorschriften anzuempfehlen und ihn auf die nötige Diurese bedacht sein zu lassen.

Für Fälle, in denen die Niere durch komplizierende Eiterung schwer geschädigt ist, ist die Nephrektomie die Operation der Wahl. Die funktionelle Untersuchung vor der Operation und der Befund bei derselben geben die Anhaltspunkte, welcher chirurgische Eingriff am Platze ist. Auch die primären Nephrektomien geben bei Steinnieren ein gutes Resultat, während die sekundären, die gemacht werden müssen, wenn eine Nephrotomie sich mit Blutung oder mit Infektion kompliziert, weniger günstige Resultate haben.

Uretersteine. Unter Uretersteinen verstehen wir Steine, die auf ihrer Wanderung von der Niere nach abwärts im Harnleiter stecken bleiben und dort nachgewiesen werden. Primäre Uretersteine sind jedenfalls eine Seltenheit, obschon auch da die Meinungen geteilt sind. Ein Ureterstein kann Monate und Jahre im Harnleiter verweilen, ohne sich wesentlich zu verändern, ohne erkennbare Symptome zu machen und ohne die Niere zu schädigen, dann, wenn er den Harnablauf nicht hindert. Gewöhnlich führt aber der lange im Harnleiter liegende Stein durch eine gewisse Störung der Ureterperistaltik zu einer Erweiterung der oberen Teile der ableitenden Kanäle und zu einer Schädigung der Niere, Veränderungen, die rückbildungsfähig sind. — Gefährlich für die Niere sind die Harnsperre und die Infektion, die oft zur fortschreitenden Entzündung in Harnleiter, Becken und Niere führt, aber relativ selten ist.

Die Symptomatologie des Uretersteins ist eine ungemein unsichere und darum werden Uretersteine auch relativ häufig nicht diagnostiziert. Auch bei tiefsitzenden Steinen können nur Nierenschmerzen vorhanden sein und andererseits können solche Steine gelegentlich lebhafteste vesikale Beschwerden verursachen. Aus den Symptomen kann deshalb auch nicht auf Ureterstein geschlossen werden, wohl aber aus dem Urinbefund und dem Radiogramm, das mit aller Vorsicht auszuführen und zu beurteilen ist, wie weiter oben angeführt wurde.

Mit dem Zystoskop lassen sich bei intramural liegenden Steinen Veränderungen der Uretermündung und der umliegenden Blasenschleimhaut nachweisen. Der Ureterwulst kann vorgewölbt sein, die Mündung kann klaffen und der Stein kann seine Nase in die Blase stecken, Ureterschleimhaut kann prolabieren und gelegentlich in ödematösem Zustand zur Bildung geschwulstartiger Veränderung führen. Oft sind in der Umgebung des Ureters petechiale Blutungen zu sehen.

Die Uretersonde bleibt in etwa der Hälfte der Fälle am Stein hängen, in den andern geht sie glatt neben dem Stein vorbei ins Nierenbecken. Ein Steckenbleiben der Sonde ist nicht beweisend für die Anwesenheit eines Steines. Das Instrument kann in einer Falte der Schleimhaut des Ureters oder an einer Knickung sich verfangen. Wichtig ist es, sich über die Funktion der Niere zu orientieren, was am besten mit der Indigoprobe geschieht. Geschädigte Funktion wird uns eher zu einem operativen Eingreifen veranlassen. Wenn die Sonde über den Stein in die Höhe geht, können wir uns auch über einen eventuellen Dilatationszustand der oberen Harnwege durch das Pyelogramm und die Bestimmung des Restharns orientieren. Im anderen Falle kann uns die intravenöse Pyelographie über diese Verhältnisse Aufschluß geben.

Für die Therapie des Uretersteins kommt in erster Linie die Behandlung der Kolik in Frage, die schon besprochen ist. Weiterhin ist die im natürlichen Verlauf liegende Ausstoßung des Steines zu unterstützen. Das geschieht in erster Linie durch eine energische Trinkkur, die durch Zugabe von Glyzerin unterstützt werden kann. Mit der Absicht evtl. Spasmen der Uretermuskulatur zur Erschlaffung zu bringen, kann man zeitweise Papaverin 2×1 Tablette täglich verordnen. Man läßt die Patienten sich bewegen, läßt sie regelmäßige warme Bäder nehmen. Dem subaqualen Darmbade werden in dieser Beziehung besonders günstige Einflüsse nachgerühmt. Als weiteres Unterstützungsmittel wird empfohlen Hypophysin oder Pituglandol regelmäßig einzuspritzen (Kalk und Schoentube); der Nutzen dieser Injektionen wird aber sehr verschieden beurteilt (Pfaumer, Tschernjak). Das gleiche gilt für die paravertebrale Anästhesie. Wirksamer als alle diese Mittel ist jedenfalls der Ureterkatheterismus, mit dem es gelingt den Stein in eine andere Position zu bringen und wenn der Katheter am Stein vorbei in die Höhe geht, den Harnleiter zu entleeren und bessere peristaltische Verhältnisse herbeizuführen. Man hat den Katheter auch als Dauerkatheter liegen lassen, man dehnt den unteren Harnleiterabschnitt mit Sonden und speziellen Dilatationsinstrumenten und endlich sind Instrumente im Gebrauch zur Extraktion des Steins. Die letzteren Methoden gehören nur in spezialistisch geschulte Hände, ebenso die Erweiterung des vesikalen Ureterendes mit der Schere oder der Koagulationssonde, um den dort eingeklemmten Stein zu entfernen.

Für die Operation der Uretersteine, die in den unkomplizierten Fällen keine nennenswerten Gefahren bietet, kommen relative und absolute Indikationen in Frage. — Von relativen ist zu erwähnen sehr lange Dauer des Verweilens des Steins im Ureter, Größe des Steins, gehäufte Koliken, hoher Sitz des Steins. Als absolute Indikationen nach Erschöpfung der konservativen Maßnahmen sind zu nennen: die komplizierende Infektion, die völlige Harnsperre, die totale Anurie durch Steine auf beiden Seiten oder funktionellen oder angeborenen Mangel der Niere auf einer Seite, mit Stein auf der anderen, schwere funktionelle Schädigung der Niere.

6. Aseptische und eitrige Retentionszustände im Nierenbecken, in der Niere und im Harnleiter.

In den letzten Jahren haben sich unsere Ansichten über die Retentionszustände im Nierenbecken wesentlich geändert. Während man früher hauptsächlich nur vollentwickelte Endstadien — Hydronephrosen — als Folge der Abflußbehinderung des Urins kannte, die bei der Operation oder bei der Autopsie zur Ansicht kamen, besitzen wir heute auch reichliche Kenntnisse über die Retentionszustände, die vom normalen hinüberleiten zu jenen eben erwähnten Endstadien. Diese Kenntnisse verdanken wir einmal dem Ureterkatheter, dann aber noch in höherem Grade der Pyelographie oder besser Nephrographie, der Röntgenaufnahme der Niere nach Füllung des Beckensystems mit einer strahlenundurchlässigen Substanz (s. Abb. 1 u. 2, S. 1838, 1839). Wir haben dieser Untersuchungsmethode in der Einleitung zu diesem Abschnitte gedacht (S. 1839 f.), und hier sollen nur die Erfahrungen, die für die Retentionszustände im Nierenbecken von Bedeutung sind und die von Voelcker formuliert wurden, Erwähnung finden.

Während die Anatomen unter dem Nierenbecken nur den Abschnitt des Sammelsystems, der aus der Konfluenz der zwei großen Calices entsteht und der in den Ureter übergeht, verstehen (anatomisches Nierenbecken), so mißt man am lebenden Menschen mit den zur Verfügung stehenden Methoden die Kapazität des ganzen Hohlraums, der aus Nierenbecken und den Calices und deren Verzweigungen besteht; Voelcker bezeichnet diesen Raum als chirurgisches Nierenbecken.

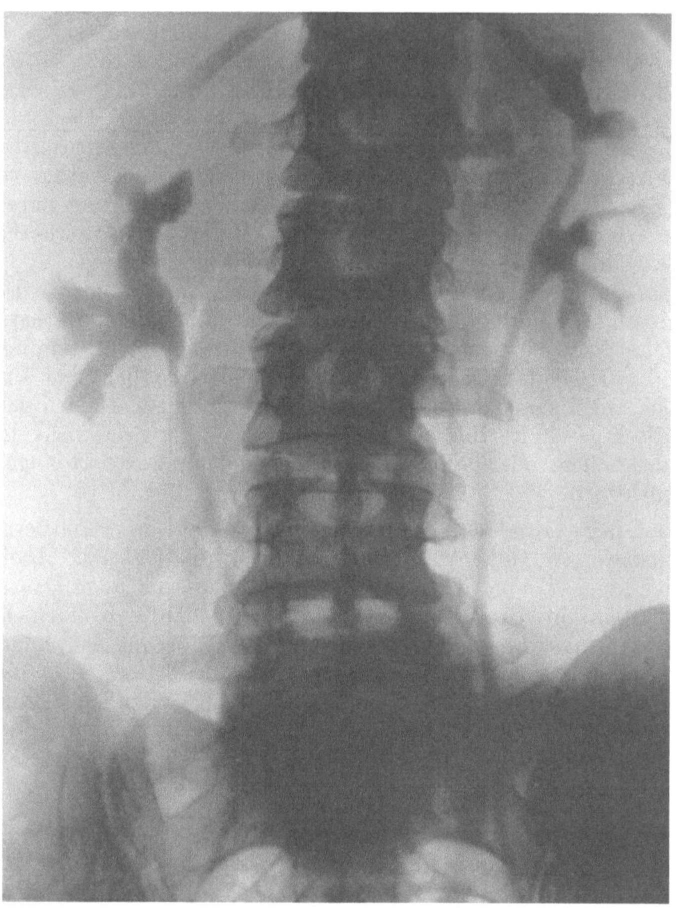

Abb. 33. 40jährige Frau. Doppelseitiges Pyelogramm. Rechts leichter Tiefstand der Niere. Leicht erweiterte Kelche.

Normalerweise entleert sich mit den Kontraktionen das Nierenbecken vollständig. Der pathologische Zustand beginnt dann, wenn nach der Kontraktion noch Urin im Becken zurückbleibt, also ein sog. Residualharn im Nierenbecken existiert (chronische inkomplette Retention analog den Verhältnissen bei der Blase). Das Endstadium ist die chronische komplette Retention, bei der ein Abfluß nicht mehr stattfindet und die Niere ihre sekretorische Tätigkeit eingestellt hat (abgeschlossene Hydronephrose). Zwischen den Anfangs- und Endstadien bestehen alle Übergänge von verschiedener Erweiterung des Beckens, die in jedem Falle so weit geht, bis die austreibenden

Kräfte des Beckens imstande sind, die peripheren Widerstände zu überwinden. Die chronische inkomplette Retention und auch der ganz normale Zustand, kann sich jederzeit mit akuter totaler oder partieller (im letzteren Falle handelt es sich um akute Vermehrung der retinierten Urinmenge) Retention komplizieren. Das ist die Ursache der Koliken, die man bei den chronischen Retentionszuständen beobachtet.

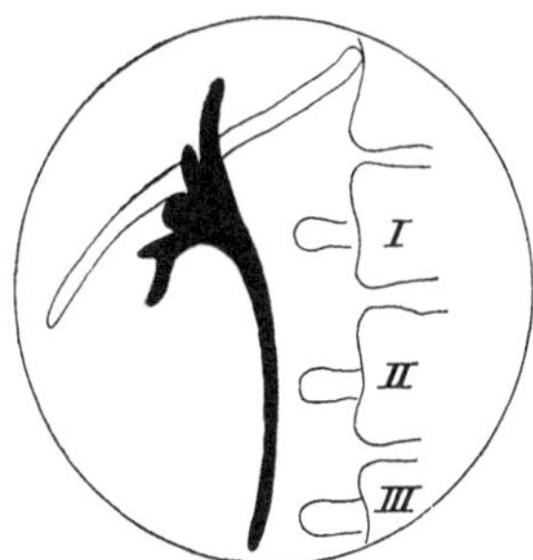

Abb. 34a. Normales Nierenbecken. Pyelographie. (Nach Voelcker.)

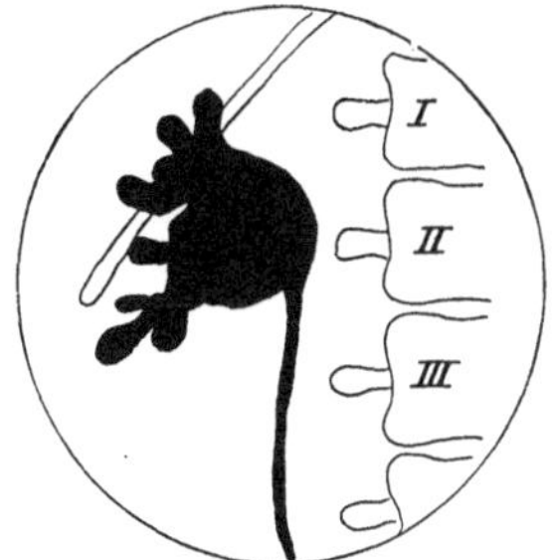

Abb. 34b. Dilatation des Nierenbeckens ohne Kelche (Pyelektasie). (Nach Voelcker.)

Nach Voelcker lassen uns die Röntgenaufnahmen verschiedene Formen von Retention in anatomischem Sinne erkennen.

1. Dilatation des sog. anatomischen Nierenbeckens allein (s. Abb. 34b).

2. Dilatation des anatomischen Nierenbeckens und der Kelche (s. Abb. 34c).

Wenn man über das Nierenbecken hinausgeht, so kommen dazu noch die Dilatationen des Harnleiters, der je nach dem Sitze des Hindernisses an der Erweiterung beteiligt sein kann. Dilatationen der Kelche allein sind die Folgen entzündlich destruktiver Prozesse und sie fallen nicht in unsere Besprechung.

Nach den Entwicklungsgraden der Folgen eines mechanischen Hindernisses unterscheidet Voelcker eine Dilatation des anatomischen Beckens oder Pyelektasie, eine Dilatation von Becken und Kelchen oder Nephrektasie und schließlich eine Hydronephrose, wenn die Niere durch

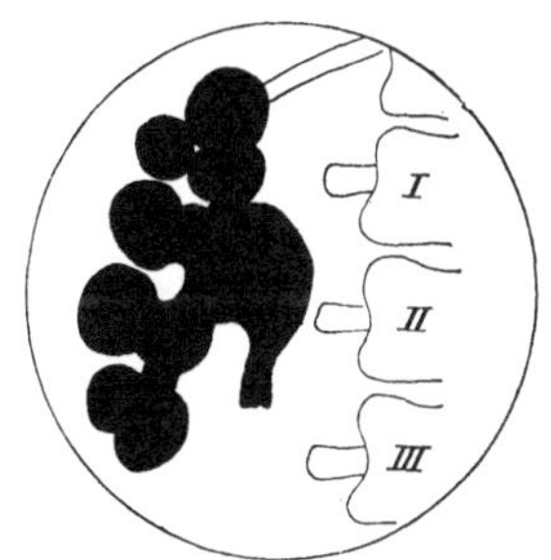

Abb. 34c. Dilatation des Nierenbeckens und der Kelche (Nephrektasie). (Nach Voelcker.)

den Stauungsdruck zugrunde gegangen ist. Wenn man noch die Erweiterungen des Ureters dazunimmt, so wäre dann von Ureteropyelektasie usw. zu sprechen. Die schematischen Abbildungen 34a, b, c erläutern diese Zustände.

Gewöhnlich bezeichnen wir diese Retentionszustände sehr allgemein als Hydronephrose und verstehen darunter seit Rayer den aseptischen Zustand der Retentionsgeschwulst der Niere. Da der Inhalt dabei aus Urin besteht, so spricht Guyon von Uronephrose. Die infizierte Hydronephrose bezeichnen Simon und Roberts als Pyonephrose, Guyon und Albarran als Uropyonephrose, Israel als Hydropyonephrose oder infizierte Hydronephrose. Küster spricht von Sackniere oder Zystinephrose und unterscheidet die vereiterten primären Retentionszustände als Pyonephrosen vom Empyem des Nierenbeckens, d. h. von der primär vereiterten Niere mit sekundärer Retention; unter Nierenabszeß versteht er die durch Vereiterung

in der Niere selbst entstandenen Eiteransammlungen. Das Empyem ist also
ein Ausgang der Pyelonephritis, die Pyonephrose ein Ausgang der Hydronephrose.
Israel dagegen reserviert den Namen Pyonephrose für Küsters Empyem und
Nierenabszeß. Statt von Retention und von Stauung spricht man auch von Verstopfung (Lichtenberg) und bezeichnet die Hydronephrosen als Verstop-
fungsnieren, da unter Stauungsniere schon ein anderer pathologischer Begriff
verstanden wird. — Man spricht auch von Hämatonephrose, einer blut-
haltenden Retentionsgeschwulst und von Pyohämatonephrose bei blutig-
eitrigem Inhalt. Einstweilen ist es also nötig, um überall verstanden zu werden,
alle diese Namen mit Beiworten zu versehen, die sie genügend charakterisieren.

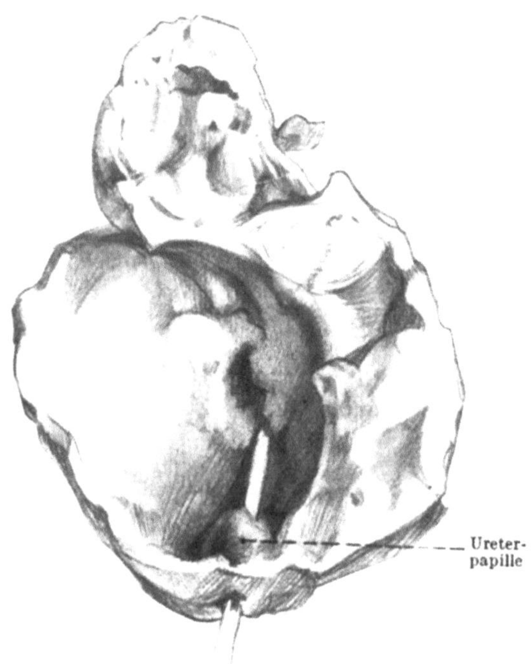

Abb. 35.   Angeborene Hydronephrose bei einem 8jährigen Knaben durch
abnorme Einmündung des Ureters im Nierenbecken auf einer papillenartigen
Erhöhung.
Von Jugend an oft Bauchweh; im Alter von 2 Jahren wurde ein Tumor links im Bauch
konstatiert, der verschwand. Am 4. Februar 1908 Sturz beim Schlittschuhlaufen, daran
anschließend Hämaturie und 14 Tage später hohes Fieber. Pyurie. Am 11. März 1908
Nephrotomie wegen großer linksseitiger Pyonephrose und am 10. April 1908 Nephrektomie. Die primäre Nephrektomie wurde nicht gemacht, weil der Zustand des Kranken
anfänglich ein zu schlechter war. Ausgang: Heilung. (Eigene Beobachtung.)

Vorkommen. Nach der Küsterschen Statistik kommen die Sacknieren
hauptsächlich in zwei Altersperioden zur Beobachtung: in der Zeit nach der
Geburt und im Alter zwischen 20 und 50 Jahren. Sie kommen schon beim Neugeborenen vor, können sich also intrauterin entwickeln und sind gelegentlich
schon zum Geburtshindernis geworden. Das weibliche Geschlecht liefert mehr
Hydronephrosen als das männliche; wenn wir auch die leichten Retentionszustände in Betracht ziehen, auf die bei Besprechung der Schwangerschafts-
pyelonephritis aufmerksam gemacht wurde, so wird das Überwiegen der

Frauen jedenfalls noch ein ausgesprocheneres. Die Häufigkeit der Hydronephrose bei der Frau erklärt sich wohl in erster Linie aus dem eben erwähnten Umstande, dann aber auch aus dem Einfluß, den entzündliche Veränderungen der Genitalorgane auf die oberen Harnwege ausüben können, und aus der Tatsache, daß die Wanderniere in der Ätiologie der Sackniere eine Rolle spielt. Da die Schwangerschaftsretentionszustände und die Wanderniere hauptsächlich rechts vorkommen, erklärt sich das Überwiegen der rechten Seite bei dieser Erkrankung.

Nach der Küsterschen Statistik betrafen von 536 Sacknieren 213 das männliche und 325 das weibliche Geschlecht. Bei 492 Fällen war 236mal die rechte und 217mal die linke Niere erkrankt, 32mal war das Leiden doppelseitig. Die Küstersche Statistik ist aus klinischen Beobachtungen zusammengesetzt. Unter 381 Sektionsfällen fand Morris 274 doppelseitige Hydronephrosen und Neermann in einem gemischten Material von 665 Fällen 446 doppelseitige. Die Erklärung für die Differenzen in den Angaben über die Häufigkeit der Doppelseitigkeit ist darin zu finden, daß unter den Sektionsfällen sehr viele doppelseitige Sacknieren sich finden, die durch periphere Hindernisse wie Prostatatumoren, Uteruskarzinome und andere die Beckenorgane komprimierende Prozesse bedingt sind.

Ätiologie. Die Erkennung der Ursachen für das Zustandekommen einer Hydronephrose ist nicht immer leicht, da die Deutung der vorhandenen Veränderungen im gegebenen Falle nach ihrer Abhängigkeit voneinander oft unmöglich ist, manchmal finden sich auch gar keine. Wenn wir z. B. bei einer Hydronephrose Kreuzung und Abknickung des Ureters durch eine abnorm verlaufende Arterie beobachten zusammen mit einer intensiven Peripyelitis und Periureteritis und Tiefstand der Niere, so ist die Entscheidung sehr schwierig, ob der abnorme Gefäßverlauf eine Zufälligkeit ist, die erst durch die Erweiterung des Nierenbeckens eine scheinbare Bedeutung erlangt hat, oder ob er den Retentionszustand im Becken verschuldet hat. Ebenso kann im gleichen Falle die Peripyelitis ein sekundärer Prozeß sein, aber evtl. auch die Ursache der Ureterabknickung. Das gleiche gilt für den Tiefstand der Niere, der ein sekundärer sein kann, bedingt durch die Vergrößerung der Niere, der aber ebensowohl erst die abknickende Wirkung des abnorm verlaufenden Gefäßes kann veranlaßt haben.

Besonders schwierig wird oft die Entscheidung der Frage sein, ob eine für die Hydronephrose verantwortlich gemachte Veränderung angeboren oder erworben sei. Es ist nicht angängig, alle Fälle, die erst im späteren Alter Erscheinungen machen, zu den erworbenen zu zählen, denn wir haben weiter oben bei den angeborenen Veränderungen der Nieren schon die Tatsache kennen gelernt, daß die Mehrzahl dieser Anomalien erst in einem vorgeschrittenen Alter Symptome machen.

Die Meinungen über die Häufigkeit der kongenitalen Ursachen für die Hydronephrose gehen stark auseinander. Die Mehrzahl der Autoren nimmt nur dann eine kongenitale Ätiologie der Hydronephrose an, wenn die Symptome in die Kindheit zurückreichen, während andere wie Bazy, Duval, Grégoire in der Mehrzahl der Fälle angeborene Anomalien entdecken wollen.

Wenn auch im einzelnen Falle diese Verhältnisse oft unklar bleiben, so unterscheidet man doch praktisch **Hydronephrosen durch Entwicklungsfehler und erworbene Hydronephrosen.**

Für die Hydronephrosen durch Entwicklungsfehler liegt eine große Kasuistik vor, für die auf die Spezialliteratur verwiesen werden muß. Hier können wir nur kurz die verschiedenen Ursachen durchgehen. In erster Linie sind es **Verengerungen der peripheren Harnwege,** die zu allgemeiner Dilatation des ganzen Harntraktus führen. Zu nennen sind Imperforation, Klappen, angeborene Strikturen der Harnröhre, kongenitale Divertikel und Blasenektopie. Alle diese Verengerungen können schon intrauterin in Wirkung treten oder erst nach der Geburt. Häufig komplizieren sich diese Dilatationszustände mit Infektion.

Wichtiger als diese peripheren, zu beiderseitiger Hydronephrose führenden Zustände sind Verengerungen des Ureters selbst, die zu einseitiger Hydronephrose führen. Zu erwähnen sind in erster Linie abnorme Ausmündungen

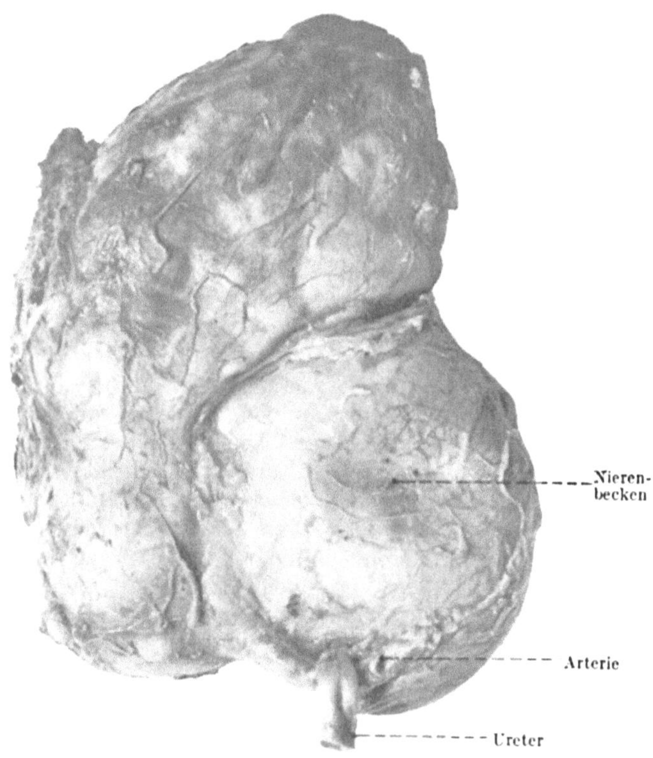

Abb. 36. Linksseitige Wanderniere bei einer Skoliotischen. Hydronephrose durch Kreuzung des Ureters durch abnorm verlaufende Arterie. (Eigene Beobachtung.)

des peripheren Ureterendes in andere Organe wie Darm, Vagina, Urethra, Samenblase usw. Diese Verhältnisse sind schon bei den kongenitalen Anomalien erwähnt worden; hier sei wiederholt, daß alle diese Anomalien sehr oft zur Hydronephrose führen. Weiterhin kann der Ureter an seiner Durchtrittsstelle durch die Blasenwand stenosiert sein. Die zystische Erweiterung des vesikalen Ureterendes, die sich oft mit renaler Retention kompliziert, ist auf S. 1862 erwähnt worden. Auch ein an normaler Stelle die Blase durchsetzender Ureter kann stenosiert sein, oder der Harnleiter tritt zu tief oder zu hoch in die Blasenwand ein und verläuft auf zu langem Wege ab- oder aufsteigend zu seiner vesikalen Ausmündungsstelle und wird auf diesem Wege verengert. In allen diesen Fällen betrifft die Erweiterung Niere und Ureter. Das gleiche gilt auch für die Fälle von doppeltem Ureter und Nierenbecken und von überzähliger Niere, die sehr oft hydronephrotisch entarten.

Wie die Einmündungsstelle des Harnleiters in die Blase, so ist auch der zentrale Anfangsteil des Ureters und die Einmündungsstelle desselben im Nierenbecken oft der Sitz von Anomalien. Auch hier kommt schiefes Einmünden des Harnleiters vor, so daß der Ureter die Beckenwand durchsetzt wie an der Blase. Die beigegebene Abb. 35 zeigt die Einmündung des Ureters auf einer Papille im Nierenbecken; das Präparat stammt von einem 8jährigen Knaben, der an den Symptomen intermittierender Hydronephrose seit den ersten Lebensjahren gelitten hatte und mit dem schwer infizierten Organ zur Operation kam.

Relativ häufige Ursachen der Hydronephrose sind angeborene Verengerungen des Harnleiters durch Klappen, Falten und Strikturen; auch für diese Anomalien ist das zentrale und periphere Harnleiterende prädisponiert.

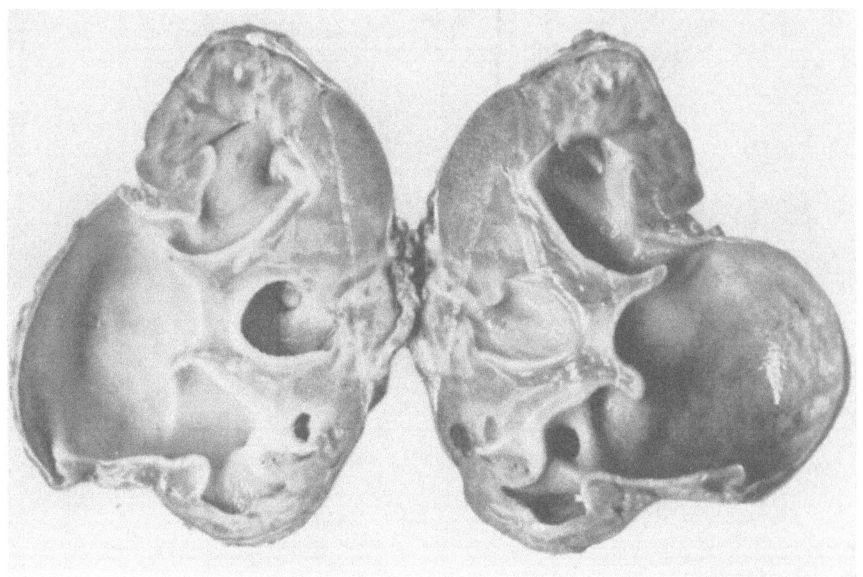

Abb. 37. Hydronephrose. Erweiterung des Beckens und der Calices. Stellt das in Abb. 36 abgebildete Präparat aufgeschnitten dar.

Neben den kongenitalen Ureterveränderungen sind Ektopien der Niere eine wichtige Ursache für Hydronephrosen. Die Beckenniere ist oft hydronephrotisch verändert. Auch verschmolzene Nieren weisen oft ausgeprägte Retentionszustände auf. Die Kasuistik über hydronephrotische Hufeisenniere ist eine sehr große.

Interessant ist das Verhältnis von abnorm verlaufenden Hilusgefäßen zur Entstehung der Hydronephrose (Ekehorn). Die Bedeutung dieser Gefäße wird sehr verschieden eingeschätzt; für viele Fälle haben die Gefäße nur sekundäre Bedeutung und setzen in ihrer Wirkung erst ein, wenn die Niere tiefer tritt oder wenn das Becken erweitert ist und die Arterie dadurch gespannt wird. In anderen Fällen aber, ganz besonders, wenn die Niere an normaler Stelle liegt, so daß die Erweiterung des Beckens nicht durch Senkung zu erklären ist, wird man in der kreuzenden Arterie die Ursache für die Retention im Nierenbecken suchen müssen (Allemann, Marion, Rumpel).

Abb. 36 stellt eine Niere mit den Ureter kreuzender, abnorm verlaufender Arterie vor. Es handelte sich bei der Patientin erst um Wanderniere bei Kyphoskoliose. Die Wanderniere wurde fixiert; später stellte sich aber Hydronephrose ein, die sich dann weiterhin infizierte. Auch für diese Anomalie hat die Literatur eine große Kasuistik (Cohnreich 1907, Ekehorn 1908, Mayo 1909, Borelius 1913).

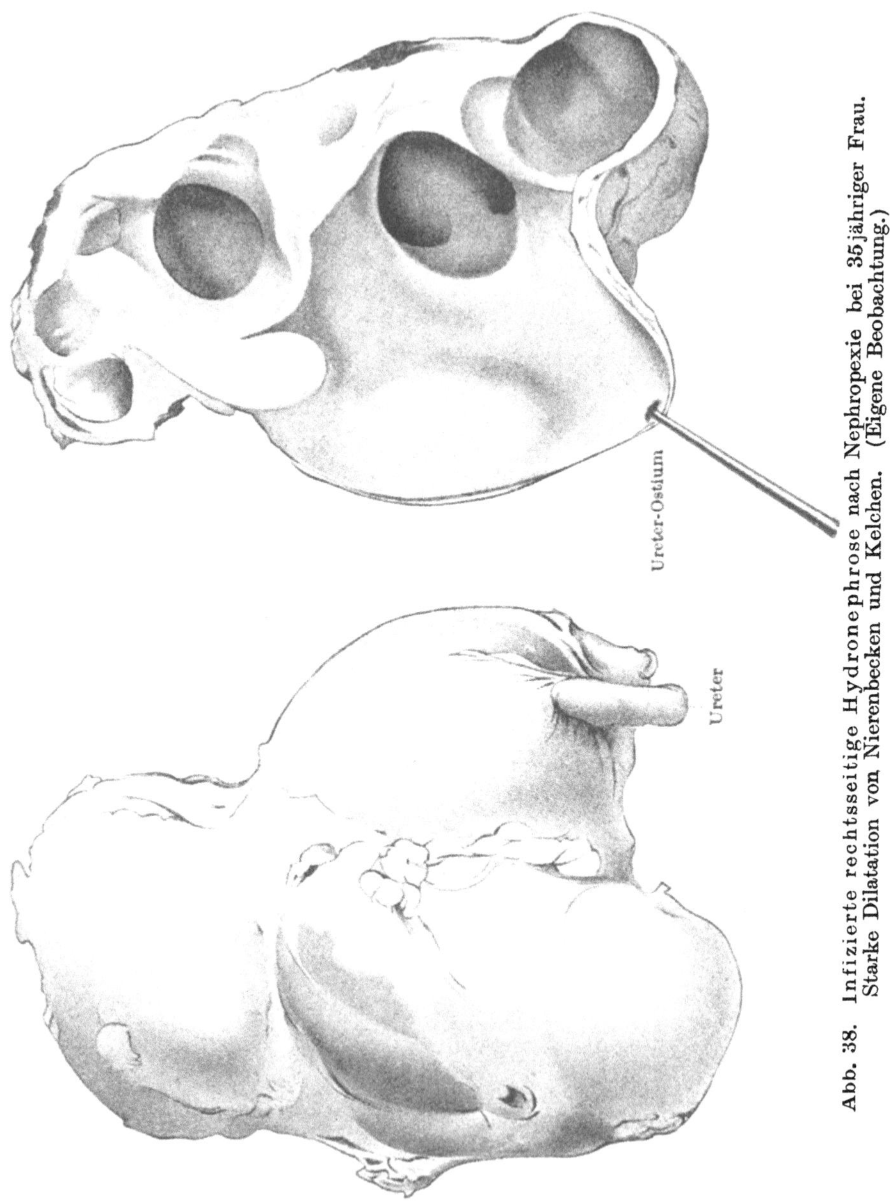

Abb. 38. Infizierte rechtsseitige Hydronephrose nach Nephropexie bei 35jähriger Frau. Starke Dilatation von Nierenbecken und Kelchen. (Eigene Beobachtung.)

Abnorm verlaufende Gefäße scheinen aber noch in anderen Fällen eine Bedeutung zu haben. Es ist weiter oben schon darauf hingewiesen worden, daß relativ häufig bei hydronephrotischen Nieren, die operativ entfernt wurden, eine deutliche mechanische Veränderung, welche den Retentionszustand erklärt hätte, nicht gefunden wurde. Für solche Fälle sind von Bary, Israel, Rumpel nervöse oder funktionelle Störungen im Beckenuretermechanismus verantwortlich gemacht worden und Allemann weist darauf hin, daß hier sehr wohl angeborene Verhältnisse maßgebend sein können, da solche Nieren sich oft sowohl durch abnorme Form, extrarenales Becken und abweichenden Verlauf der Arterien auszeichnen. Mit diesem Erklärungsversuch würden wir für solche Fälle auf eine kongenitale Minderwertigkeit der Beckenureterfunktion abstellen, und damit auch die so häufig vorkommenden Hydronephrosen bei kongenital abnormen Nieren nicht nur auf abnorme anatomische, sondern auch auf minderwertige funktionelle angeborene Verhältnisse zurückführen. Dieser Erklärungsversuch hat sicher viel für sich.

In diesem Zusammenhang sei auch die seltene Ureteratonie (Israel, Karaffa) erwähnt und das seltene Ureterdivertikel.

Von erworbenen Ursachen der Hydronephrose sind in erster Linie Abflußhindernisse in den peripheren Harnwegen zu nennen, als Harnröhrenstrikturen und Prostatahypertrophie. Beide führen nur zu mäßiger Erweiterung von Harnleiter und Nierenbecken, oft aber zu ausgesprochener Atrophie des Nierengewebes und häufig zu komplizierender Pyelonephritis. Wie Strikturen wirken auch eingekeilte Steine der Urethra, Tumoren derselben und in seltenen Fällen der Prostataabszeß (Israel). Selten geben Veränderungen der Blase selbst Veranlassung zur Entstehung von Hydronephrosen. Zu nennen sind Blasentumoren, die das Ureterostium komprimieren, Blasensteine von großem Volumen oder Steine in Divertikeln; ferner sei erwähnt chronische Urinretention bei Rückenmarksaffektionen (Tabes, multiple Sklerose, Querschnittsmyelitis). Selten spielt Zystitis eine Rolle (Spasmen des Sphinkters, Verwachsungen und Narben der Schleimhaut). Größere klinische Bedeutung haben die erworbenen Veränderungen des Ureters, da sie zu einseitigen und klinisch selbständigen Erkrankungen führen. Sehr oft decken sich die pathologisch-anatomischen Befunde mit denjenigen, wie wir sie bei angeborenen Ursachen kennen gelernt haben und darin liegt die große Schwierigkeit zu entscheiden, ob die Ursache einer Hydronephrose angeboren oder erworben sei.

Es entstehen Behinderungen für den Urinabfluß im Ureter durch Veränderung des Ureterverlaufs, durch äußere Kompression des Ureters und durch Veränderungen der Ureterwand.

Über die Bedeutung der Wanderniere für die Entstehung einer Hydronephrose sind die Meinungen geteilt. Daß allein das Beweglichwerden und Herabsinken der Niere Veranlassung zur Harnverhaltung werden kann, ist nicht wahrscheinlich. Durch die Lageveränderung des Organs nimmt der Anfangteil des Ureters einen Verlauf nach aufwärts. Die Änderung der Verlaufsrichtung führt in den seltensten Fällen zu renaler Urinretention. Diese scheint sich erst einzustellen, wenn durch Entzündungsvorgänge im perirenalen Gewebe sich Adhärenzen bilden, welche den abnormen Verlauf des Harnleiters fixieren und dadurch die Abknickung zu einer irreparablen machen. Das Bild der so entstandenen Hydronephrosen ist immer ungefähr das gleiche: das Nierenbecken ist kuglig dilatiert. Die Uretermündung liegt nicht am tiefsten Punkte, sondern oberhalb desselben. Von der Mündung weg steigt der Ureter nach oben fest ans Nierenbecken gefesselt und biegt dann spitzwinklig um. Diese Veränderungen kommen nur unter Mitwirkung der parapelvischen Entzündungszustände zur Entwicklung und ohne deren Mitwirkung ist die Entstehung der Hydronephrose aus Wanderniere höchst unwahrscheinlich. Da man auch Hydronephrosen der gleichen Form ohne Dislokation des Organs sieht, so muß man für das Zustandekommen der letzteren nur die Entzündung des Bindegewebes ums Becken verantwortlich machen, wenn man nicht an angeborene abnorme Verhältnisse denken will, die sich erst sekundär mit Entzündung kompliziert haben. Die Tatsache, daß akute Retentionszustände bei intermittierender Hydronephrose oft mit Fieber einhergehen, läßt es plausibel erscheinen, daß auch hier es Schübe von Entzündung sind, welche die Retention akut vermehren.

Abb. 38 veranschaulicht diese Verhältnisse. Bei der 35jährigen Frau, von der das Präparat stammt, war 2 Jahre vor der Nephrektomie von anderer Seite die Nephropexie wegen schwerer schmerzhafter Störungen gemacht worden. Es fand sich damals keine Retention. Besserung war keine eingetreten. Im Gegenteil, der Zustand hatte sich verschlimmert; Patientin begann zu fiebern und abzumagern und der Urin war zeitweise trübe. Das durch Nephrektomie gewonnene Präparat zeigte eine fluktuierende Niere mit sehr großem Becken; der Ureter mündet an der Vorderseite des Beckens bogenförmig von oben in die Beckenwand und war an seiner Einmündungsstelle durch starke Adhärenzen fixiert. Das Innere des Nierensackes war mit Eiter angefüllt, die Calices stark erweitert, die Nierensubstanz schwielig. Das Ureterostium war eine feine Öffnung, durch welche die Sonde nach oben zu in den Harnleiter gelangte. Der Ureter war durch die Spannung innerhalb der Niere und die Adhärenzen auf der Beckenoberfläche so zusammengedrückt, daß an dem frischen Präparat kein Tropfen Beckeninhalt durch Druck von außen konnte herausgepreßt werden.

Auch experimentell hat Tuffier nachgewiesen, daß bei Hunden, denen man die Niere beweglich macht, etwa in der Hälfte der Fälle eine Hydronephrose entsteht. Hildebrand und Haga mußten bei Kaninchen die Mobilisierung des Organs mit Abknickung des Ureters durch einen Seidenfaden kombinieren, um Retentionszustände zu erzielen.

Eine weitere ergiebige Quelle für Entstehung stenosierender Veränderungen des Ureterverlaufs sind Veränderungen und Erkrankungen der Genitalorgane der Frau. Vor allem sei erwähnt die Gravidität. Entzündungsvorgänge der Parametrien führen zu Narbenbildung und Verzerrung des Ureters; das gleiche kann durch operative Narben entstehen und gelegentlich auch durch Uterusprolaps (Kümmell, Israel).

In der Gravidität kommt die Erweiterung der oberen Abschnitte des Harnleiters und des Nierenbeckens in mindestens $50\,^0/_0$ der Fälle meist auf der rechten Seite vor. Die Kompression des Ureters erfolgt in der Höhe des Eingangs ins knöcherne Becken etwa 10—15 cm oberhalb der vesikalen Harnleitermündung. Die Retention ist durch Einführung einer Sonde und Feststellung des Restharns, oder durch retrograde oder sehr schön auch durch intravenöse Pyelographie nachzuweisen. — Für das Zustandekommen der graviden Ureterdilatation sind verschiedene Erklärungen gegeben worden. In erster Linie steht die mechanische Theorie, die den kindlichen Schädel für die Ureterkompression verantwortlich macht. Kehrer und Sellheim führen die Erweiterung auf eine Atresie des Ureters zurück, nach dem ersteren bedingt durch Hyperämie, nach dem letzteren auf hormonale oder toxische Wirkungen. Sellheim sieht in der Dilatation eine Teilerscheinung der puerperalen Weitstellung aller Beckenorgane (s. Latzko). Auf diese Nierenbecken-Uretererweiterung, die sich nach der Gravidität zurückbildet, aber doch wohl gelegentlich Disposition zu bleibenden Veränderungen gibt, ist bei Besprechung der Pyelonephritis in graviditate hingewiesen worden.

Von erworbenen Veränderungen der Ureterwand, die zu Hydronephrose führen, ist in erster Linie Delbets Pyeloureteritis zu nennen, eine aseptische Entzündung, die nach diesem Autor auch die Ursache vieler angeborener Hydronephrosen abgibt. Auch die Schleimhautschwellung bei Pyelitis kann zur Retention führen (Küster) und ebenso schwere Pyelitis und Ureteritis mit Proliferation, oder Ulzeration und Narbenbildung (Böckel), auch Tuberkulose (Israel) und Ureteritis gonorrhoica. Weiterhin müssen erwähnt werden Tumoren des Beckens und des Harnleiters, im Ureter eingeklemmte Steine, die durch ihre Anwesenheit oder durch die Bildung von Ulzerationen und Narben Veranlassung zur Retention geben, ferner Traumen, Blutgerinnsel (echte traumatische Hydronephrosen durch Läsion des Harnleiters und Pseudohydronephrosen, d. h. Ansammlung von Blut und Urin außerhalb der Niere als Folge traumatischer Läsion der Niere selbst). Wichtig sind auch operative Traumen, die bei Frauen nicht allzuselten zu erworbenen Hydronephrosen führen und bei Uterusexstirpation wegen Fibrom und Karzinom vorkommen.

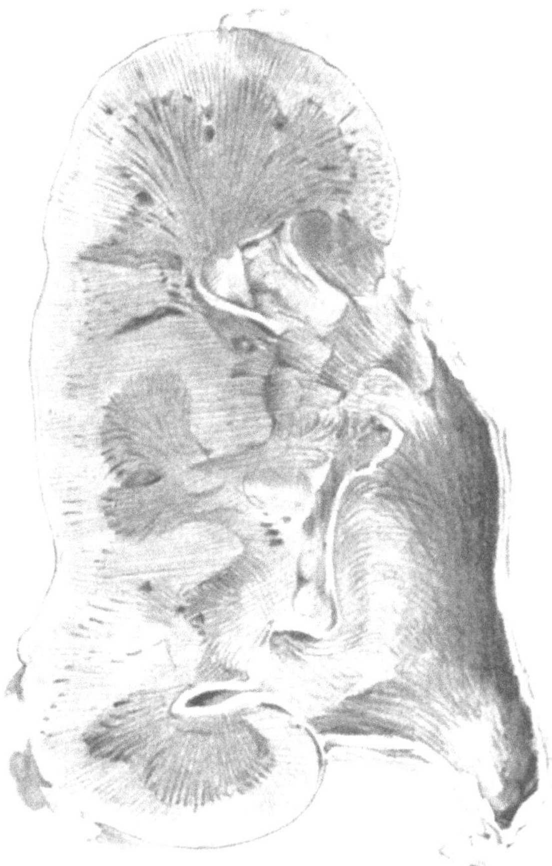

Abb. 39. Mit Streptokokken infizierte rechtsseitige Hydronephrose von 49 jähriger Frau. Ein deutliches Abflußhindernis besteht nicht. (Enger Ureter.) Nephrektomie am 17. Juli 1907. Schmerzen bestanden nur 6 Wochen lang vor der Operation. (Moment der Infektion.) Heilung.

Pathologisch-anatomische Veränderungen. Die Veränderung an der Niere hängt von der Art und der Wirkungsweise des Abflußhindernisses ab. Neben den klinischen Erfahrungen gibt uns über diese Verhältnisse auch das Tierexperiment Aufschluß (Cohnheim 1882, Guyon und Albarran 1890, Hildebrand und Haga 1895, Ponfik 1910), aus diesen ergibt sich, daß die ursprüngliche Cohnheimsche Ansicht, nach der nur die Erschwerung des Abflusses und nicht die totale Behinderung des Abflusses zur Hydronephrose führt, nicht richtig ist. Nach Ponfik führt auch die Ureterligatur zur Hydronephrose, und zwar im Tierexperiment an Kaninchen zu den höchsten Graden.

Die histologischen Veränderungen an der Niere sind von Ponfik eingehend geschildert worden. Auf das erste Stadium der Vergrößerung der Nierenmasse durch Stauung, ödematöse Durchtränkung und Kongestion folgt ein Stadium der Atrophie. Hört die Okklusion auf, so kann sich die Niere wieder ganz erholen, im anderen Falle verfällt sie der Atrophie. Wenn sich die Retention wiederholt, so bleibt eine Dilatation des Nierenbeckens zurück und eine teilweise Schädigung des Parenchyms. In Fällen, wo die Okklusion nie eine totale ist, entwickelt sich die Schädigung von Becken und Parenchym unmerklich.

Man unterscheidet **intermittierende Hydronephrosen**, wenn Retentionszustände mit Rückbildung zur Norm wechseln, von **remittierenden Hydronephrosen**, bei denen auch im anfallsfreien Intervall Retention im Nierenbecken besteht. Man spricht von **offenen Hydronephrosen**, wenn eine Absonderung aus der Hydronephrose vorhanden ist, und von **geschlossenen**, wenn diese aufgehört hat. Ob intermittierende Zustände tatsächlich vorkommen ist nicht bewiesen.

Als Ursache wechselnder Retention wird in erster Linie die Beweglichkeit der Niere angesehen. Sehr häufig kommt diese zur Beobachtung, wenn man die Kolikanfälle bei der Wanderniere als durch Retention verursacht auffaßt (s. S. 1872). Die Remissionen erfolgen in diesen Fällen durch Reposition der Niere, die in vielen Fällen durch Liegen, in seltenen durch manuelle Maßnahmen erfolgt. Wir neigen eher der Annahme zu, daß die Koliken bei der Wanderniere durch Stielzerrung verursacht werden und daß die Retention nur relativ selten eine Rolle spielt. In der Mehrzahl der Fälle wird die Akzentuation der Retention wohl durch Kongestion erfolgen, die entweder die Schleimhaut des Beckens und des Ureters oder die das Becken umspinnenden entzündlichen Gewebe betrifft. Für eine solche Veranlassung würde die Tatsache sprechen, daß Retentionskoliken bei den Hydronephrosen relativ häufig in der Menstruationsperiode, oder nach Alkoholgenuß oder nach sexueller Erregung, in der Schwangerschaft, bei Konstipation usw. eintreten. In gewissen Fällen darf man wohl eine starke Vermehrung der Nierentätigkeit verantwortlich machen, welcher die Abflußverhältnisse nicht gewachsen sind.

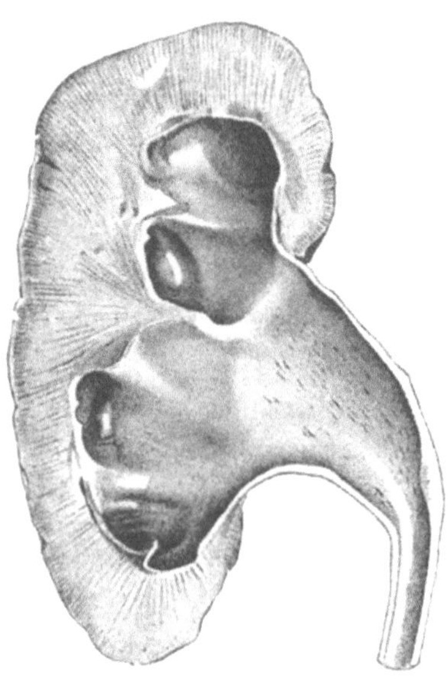

Abb. 40. Hydronephrose mit Erweiterung von Ureter, Nierenbecken und Calices (infiziert). Rechte Niere einer 30jährigen Frau. Folge von Parametritis.

Selten sind es Steine oder Papillome des Nierenbeckens, welche intermittierende Okklusion verursachen. Häufiger sind es Uretersteine, neben denen bald Urin vorbeigeht, bald nicht, wenn der Kontakt von Stein und Ureterwand durch Schwellung der letzteren ein innigerer wird.

Im allgemeinen reguliert sich der Wechsel zwischen Abfluß und Retention durch die Stärke der Okklusion einerseits und andererseits durch die Vitalität der Nierenfunktion und die motorische Kraft des Nierenbeckens.

Die Größe der Hydronephrose ist sehr verschieden; von Retentionszuständen, die nur wenige ccm betragen, kommen alle Übergänge bis zu Hydronephrosen von vielen Litern Inhalt vor. Die Veränderungen an der Niere steigern sich mit der Größe der Retention.

Der Inhalt der Hydronephrose ist in den beginnenden Fällen Urin, der in seiner Konzentration nur wenig hinter dem des gesunden Schwesterorgans zurückbleibt. In ausgesprochenen Fällen wird der Inhalt wässeriger und spezifisch leichter. Selten verschwinden die spezifischen Harnbestandteile. Selten fand sich Gas in einem Hydronephrosensack; meist ist Eiweiß im Urin vorhanden, selten fand man bernsteinsaures Natron, das sonst für Echinokokkenzysten typisch ist und Paralbumin, das in Ovarialzysten vorkommt. Bei Infektion finden sich im Sackinhalt Eiter und Bakterien; bei Blutungen wird der Inhalt bräunlich, bei den geschlossenen infizierten Hydronephrosen dickeitrig.

Symptomatologie. Die Symptome fehlen in nicht allzuseltenen Fällen bei der Hydronephrose bis zur Entwicklung großer Tumoren. Auf der anderen Seite können kleine Hydronephrosen, die Neigung zu akuter Retention haben, oder infiziert sind, große Beschwerden verursachen. Oft machen große Hydronephrosen nur undeutliche Beschwerden, die einfach auf die Entwicklung des Tumors in abdomine zu beziehen und durch Verdrängung anderer Organe und Zug an anderen Organen zu erklären sind: Schmerz in der Nierengegend mit den Ausstrahlungen gegen den Magen, die andere Niere, nach unten zu, Gefühl von Völle und Druck, Magenbeschwerden, Störungen der Verdauung, Verstopfung, Gasansammlungen. In vielen Fällen bleibt es bei diesen Beschwerden. In anderen aber wechseln symptomlose Zeiten oder Perioden mit den eben geschilderten undeutlichen Beschwerden, mit den heftigsten Symptomen der akuten Retention in der Niere. Diese akuten Schmerzanfälle unter-

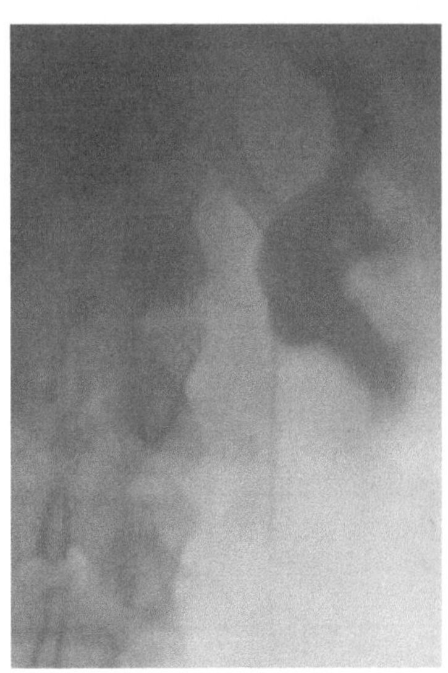

Abb. 41. Pyelogramm mit Umbrenal von 32 jähriger Frau. Leichte Becken- und Calixerweiterung.

scheiden sich nicht von der Nierensteinkolik und haben dort ihre Schilderung erfahren. Als äußere Ursache der Anfälle spielt oft eine körperliche Anstrengung eine Rolle, oft ein Diätfehler oder eine sog. Erkältung. Oft kann der Kranke keine äußere Veranlassung finden.

Während des Anfalls ist die Urinmenge meist vermindert, einmal durch die reflektorische Beeinflussung des Schwesterorgans, dann aber auch durch Mangel der Wasseraufnahme, durch Brechen, durch zirkulatorische Störungen. Nicht selten sieht man nach Aufhören des Anfalls eine reichliche Urinabsonderung, die jedenfalls nur zum Teil auf Konto des in der Hydronephrose retinierten Urins zu setzen ist und nur soweit, als der Größe der Retention entspricht, die in vielen Fällen trotz hef iger Beschwerden gar nicht groß ist, sondern nur 10—20 ccm zu betragen braucht. Die Dauer des Anfalls kann sehr kurz sein, in Form vorübergehender Koliken, sie kann aber auch Stunden und Tage betragen. Zwischen den oben geschilderten undeutlichen Beschwerden und diesen ausgebildeten Retentionskoliken bestehen alle Übergänge.

Die Häufigkeit der Anfälle ist sehr verschieden. Sie können sich täglich wiederholen, sie können aber auch durch monatelange Pausen getrennt sein. Im allgemeinen werden die freien Pausen mit der Dauer der Krankheit kürzer.

Gesteigert werden die Symptome, wenn die Hydronephrose infiziert ist. Je nach der Art der Infektion ist dann das Symptomenbild ein sehr schweres,

da mit der Retention sich akute Urosepsis einstellt — schweres Krankheitsgefühl, Appetitmangel, Fieber, Schüttelfröste usw. — und auch in der Zwischenzeit der chronische renale Eiterungsprozeß den Organismus schädigt und lokal
alle Symptome akzentuiert.

Von den objektiven Symptomen ist das wichtigste die Geschwulst.
Kleine Retentionsgeschwülste sind nicht palpabel, wenn das Organ nicht abnorm
beweglich und heruntergesunken ist. Größere Hydronephrosen werden immer palpabel und kommen von der Nierengegend her unter dem Rippenbogen nach innen und unten zu zur Palpation. Sie zeigen, wenn sie durch entzündliche Prozesse mit der Umgebung nicht verwachsen sind, bei bimanueller Untersuchung das Gefühl des Ballottements. Bei dünnen Bauchdecken und bei tiefem Stande des Tumors ist oft die Form der Niere und des Nierenbeckens deutlich feststellbar. Dann fühlt man auch Fluktuation.

Veränderungen des Urins fehlen bei einseitiger Hydronephrose ganz. Manchmal findet man Eiweiß in Spuren. Bei infizierter Hydronephrose enthält der Harn Eiter, Albumin, Bakterien. Hämaturie kommt bei Hydronephrosen in nicht so seltenen Fällen (nach Rumpel in $10^0/_0$ der Fälle) vor. Bei doppelseitiger Hydronephrose kann der Urin die gleichen Eigenschaften wie bei der Schrumpfniere zeigen.

Diagnose. Die Diagnose der Hydronephrose ist in den meisten Fällen mit Sicherheit zu stellen, wenn die modernen Untersuchungsmethoden herangezogen werden. In allen Fällen ist die Diagnose gesichert, wenn mit der Uretersonde die Urinretention in der Niere nachzuweisen ist. Die Größe der Retention entspricht der durch den Ureterkatheter aus dem Nierenbecken ablaufenden Flüssigkeitsmenge oder derjenigen, die durch den Katheter ins Nierenbecken injiziert werden kann bis Spannungsgefühl oder Schmerz eintritt. (Eichung des Nierenbeckens.) Die genaue Form der Hydronephrose kann durch die Pyelographie auf der Röntgenplatte dargestellt werden.

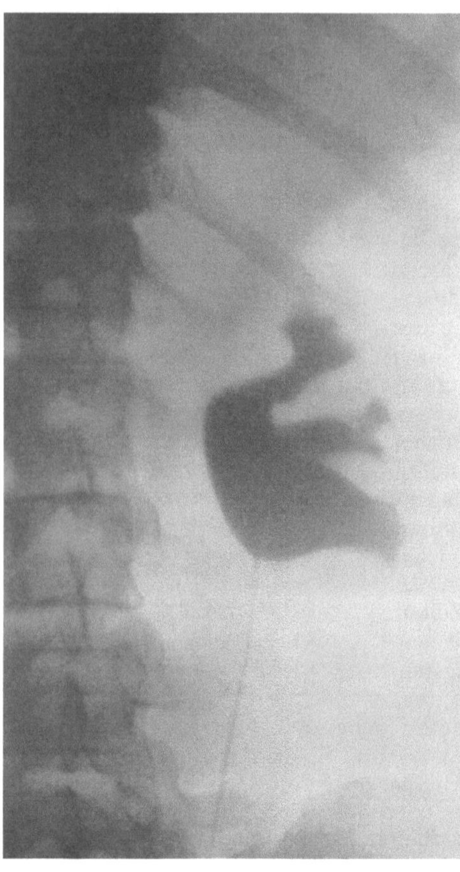

Abb. 42. 45jährige Frau. Pyelogramm mit Umbrenal. Erweiterung des Beckens, chronische Pyelitis, pyelonephritische Schrumpfniere.

In dem Falle, von dem die Abb. 2 stammt, betrug der Inhalt der Hydronephrose an trübeitrigem Urin 144 g und bei der Füllung mit $5^0/_0$ Kollargollösung trat bei 150 g Spannungsgefühl ein und es floß ein Plus der injizierten Lösung neben dem Ureterkatheter ab.

Diese Untersuchungsmethoden gelten natürlich nur für die Fälle, bei denen der Ureterkatheter ins Nierenbecken gelangt. Bei den Fällen, in denen die

Nierenfunktion ganz mangelt (abgeschlossene Hydronephrosen) oder bei denen mit dem Katheter das Nierenbecken nicht sondierbar ist, ist die Diagnose nicht so sicher zu stellen. In den ersteren Fällen können für die Diagnose nur der Palpationsbefund und die anamnestischen Angaben in Frage kommen und evtl. klaren Aufschluß geben. In gewissen Fällen wird es auch mit der intravenösen Pyelographie gelingen, eine Hydronephrose darzustellen, wenn noch genügend sezernierendes Gewebe vorhanden ist. — In den Fällen mit Sekretion zeigt diese oft ein typisches Verhalten, indem aus der Hydronephrose im Gegensatz zur gesunden Niere ein reichlicher und diluierter Urin abgesondert wird mit geringer Gefrierpunktserniedrigung.

Für die Differentialdiagnose kommen in Betracht von anderen Organen die Gallenblase, Echinokokken der Leber, Zysten im Pankreaskopf, Ovarialzystome; durch den Nachweis einer abnorm funktionierenden Niere evtl. von Retention im Nierenbecken sind diese Affektionen auszuschließen. Schwierig kann die Differentialdiagnose zwischen Hydronephrose und anderen Nierenaffektionen werden, wenn es nicht gelingt, mit der Uretersonde das Nierenbecken zu entrieren. Zysten des Paranephron und solitäre Nierenzysten und Echinokokken der Niere können palpatorisch mit Hydronephrosen verwechselt werden. Tumoren unterscheiden sich von der Hydronephrose durch massige Blutungen, die bei den Retentionszuständen meist fehlen.

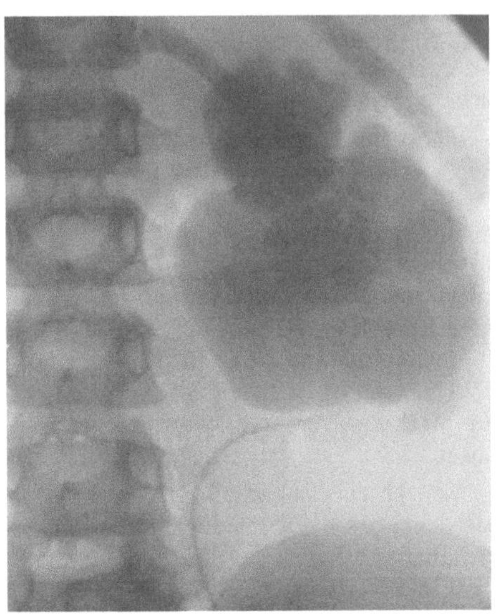

Abb. 43. 15jähriges Mädchen. Angeborene Hydronephrose. Kugelige Erweiterung des Beckens und der Calices. Pyelogramm mit Umbrenal.

Eine besondere Stellung nehmen nur die Tumoren des Nierenbeckens und Ureters ein, für welche die Kombination der Blutung mit der Retention typisch ist.

Besonders ähnlich verlaufen die Anfälle von Okklusion bei Hydronephrose und Nierenstein. Klinisch unterscheidet sich der Stein von der Hydronephrose durch den regelmäßigen makroskopischen oder mikroskopischen Blutbefund im Urin, der mehr oder weniger konstant ist, während die Hydronephrosen gewöhnlich nur bei der akuten Okklusion bluten, mit Ausnahme seltener Fälle, die fast beständig bluten und für die man nach Israel die Aufeinanderfolge kleiner Okklusionsanfälle als Ursache der Hämaturie annehmen muß, oder bei denen, wie in einem Falle von Flörcken, eine ausgedehnte herdförmige interstitielle Nephritis schuld an der Blutung ist. — In diesen Fällen unterscheidet der Röntgenbefund, der auch für die Kombination von Hydronephrose und Stein zusammen mit der Uretersonde und dem Pyelogramm die Diagnose fixieren läßt.

Für die Diagnose der Hydronephrose ektopischer Nieren besitzen wir in der Pyelographie ein sicheres Mittel.

Prognose. Die Prognose hängt in erster Linie vom Verhalten der zweiten Niere ab, die beim Zugrundegehen des Schwesterorgans dessen Funktion übernimmt. Bei doppelseitiger Affektion mit progredientem Charakter ist die Prognose eine schlechte.

Die Prognose für die erkrankte Niere selbst ist immer eine fragliche. Kleinere Retentionszustände können ohne Beschwerden lange stationär bleiben. Wenn das Hindernis zur totalen Okklusion führt, geht die Niere funktionell zugrunde. Die Gefahr der Retention liegt zum großen Teil auch in der Möglichkeit der Infektion des retinierten Niereninhaltes, die nicht nur für die Niere fatal wird, da die Infektion meist die Retention steigert und für Becken und Nierenparenchym alle Komplikationen der Eiterung herbeiführt, sondern auch für den Gesamtorganismus, der von der infizierten Hydronephrose aus den Gefahren ausgesetzt ist, die bei Besprechung der eitrigen Affektionen der Niere Erwähnung fanden.

Therapie. Die Behandlung der Hydronephrose ist im allgemeinen eine chirurgische. Bei intermittierenden Hydronephrosen durch Wanderniere werden Liegekuren und Behandlung mit Bandagen vor der Operation zu versuchen sein, aber nur für die Fälle, bei denen durch den Ureterkatheter und die funktionelle Untersuchung nachgewiesen ist, daß eine bleibende Retention im Nierenbecken nicht vorhanden ist. Für die anderen Fälle ist die frühzeitige Operation zu verlangen, um eine Zunahme der Retention zu vermeiden. Geringe Retentionszustände, die frisch sind, scheinen gelegentlich der Heilung durch die Uretersonde zugänglich zu sein (Albarran, Fedoroff), jedenfalls darf die Methode versucht werden, da sie in geübten Händen keinen Schaden stiftet.

Von chirurgischen Eingriffen kommen in erster Linie die konservativen in Betracht, die die Ursache für die Retention beseitigen und so normale Abflußverhältnisse herstellen. Ihre Prognose ist heute eine gute und in etwa 70% der Fälle werden gute Erfolge erzielt (Kroiß), die allerdings nicht durch Funktionsprüfung und Pyelogramm kontrolliert sind. Da wo die Niere zugrunde gegangen ist oder wo Eiterung den Erfolg einer konservativen Operation in Frage stellt, ist die Nephrektomie angezeigt.

6. Solide Neubildungen der Nieren, des Nierenbeckens und des Ureters.

Die Neubildungen der Niere sind relativ selten und machen nach Küster etwa 10% der chirurgischen Nierenerkrankungen aus. In bezug auf die Therapie gehören die Nierenneubildungen ganz ins Gebiet der Chirurgie, in bezug auf die Diagnose und ganz besonders in bezug auf die Differentialdiagnose gegenüber anderen Affektionen der Niere ist ihre allgemeine medizinische Bedeutung eine sehr große. In der folgenden Darstellung wird deshalb hauptsächlich Gewicht auf die Symptomatologie der Nierentumoren gelegt werden und der komplizierten, interessanten pathologisch-anatomischen Befunde und der Therapie soll nur Erwähnung getan werden, soweit das im Rahmen dieses Handbuches nötig scheint; für diese Kapitel sei auf die Handbücher der Chirurgie verwiesen.

Symptomatologie. Nierentumoren können sehr lange Zeit symptomlos verlaufen. Man palpiert nicht selten große Tumoren, wenn der Kranke durch das erste Symptom, eine Hämaturie, erschreckt wird. Neben Tumorbildung und Hämaturie kommen von Symptomen eigentlich nur noch Schmerzen und beim Manne als relativ seltenes Symptom eine Varikozele in Betracht. Die allgemeinen Symptome haben nichts Spezifisches.

Das wichtigste Symptom ist die Hämaturie; sie findet sich bei Erwachsenen fast in allen Fällen, bei Kindern ist sie seltener. Israel gibt die Hämaturie in $90^0/_0$ seiner Fälle an, Hartmann in $75^0/_0$ der Fälle; Küster sah das Symptom bei Erwachsenen unter 379 Fällen 197 mal, bei 133 Kindern aber nur 21 mal. In $70^0/_0$ der Fälle von Israel war die Blutung überhaupt das erste Symptom. Besonders bei Hypernephromen liegen die ersten Blutungen oft jahrelang zurück, wenn der Nierentumor palpabel wird.

Irgendein sicheres Charakteristikum für die Tumorblutung gibt es nicht. Charakteristisch ist nur die Unabhängigkeit der Blutung von allen äußeren Ursachen. Die Kranken werden ebensowohl in der Nachtruhe, wie bei Tage von der Blutung überrascht; in nur seltenen Fällen spielen körperliche Anstrengungen eine Rolle für das Auftreten der Hämaturie.

Die Stärke der Blutung zeigt alle Varianten von ganz geringen Hämaturien, die sich nur durch ein braunes Depot im Urin kundgeben bis zu abundanten Hämaturien, bei denen fast reines hellrotes Blut entleert wird und bei denen sich die Blase mit Blutgerinnseln so anfüllt, daß die Spontanmiktion unmöglich wird. Man ist in den Fällen letzterer Art leicht geneigt, an eine Blutung vesikaler Provenienz zu denken. Nicht selten beobachtet man bei Nierentumoren als die Folge solcher Blutungen gefahrdrohende Grade von Anämie.

Daß auch sehr kleine Tumoren zu Blutungen führen, die das Leben bedrohen können, beweist ein Fall von Rubritius, in dem ein kleines eben sichtbares Hypernephrom bei einer 68 jährigen arteriosklerotischen Frau so stark blutete, daß eine dringliche Nephrektomie nötig wurde. Der Tumor wurde natürlich erst bei der mikroskopischen Untersuchung der Niere entdeckt.

Die Dauer der Blutung ist unbestimmt. Manchmal ist nur eine Miktion blutig, manchmal dauert die Blutung wochenlang. Manchmal klärt sich im Verlaufe der Blutung der Urin plötzlich, um dann ebenso plötzlich wieder blutig zu werden. Nicht selten beobachtet man, daß die ersten Anfälle von Hämaturie schwächer und kürzer sind als die späteren und daß die Blutungen sich mit Entwicklung der Krankheit immer häufiger folgen.

Blutgerinnsel findet man bei Hämaturie in jeder Form. Man darf aus der Bildung von Koageln in der Blase nicht auf vesikale Provenienz des Blutes schließen. Charakteristisch für renale Provenienz der Hämorrhagie sind nach den Autoren mehr als 10 cm lange regenwurmartige Gerinnsel, die aber jedenfalls sehr selten sind. Ähnliche Gerinnsel können auch aus der Urethra stammen. Ich sah bei einer heftigen Blutung, die durch einen papillomatösen Tumor des Harnleiters bedingt war, eine starke Produktion von Gerinnseln, die Form und Größe vollgesogener Blutegel hatten. Der Austritt dieser Gerinnsel aus dem Ureterostium konnte mit dem Zystoskop direkt beobachtet werden. Nach Israel darf man für wurmförmige Koageln, die mit klarem Urin entleert werden, die Abstammung aus der Niere unabhängig von ihrer Länge annehmen. Solche Gerinnsel, ebenso die langen, wurmförmigen sind aber nur typisch für den renalen Ursprung des Blutes. Typisch für Nierentumor sind nach Israel rötliche, oder schwach gelbliche, oder weiße, bisweilen etwas durchscheinende ganz weiche Gerinnsel von der Größe oder Form von Maden oder kurzen, dicken Tripperfäden, die sich in schwach blutigem oder fast klarem Urin finden. Manchmal sind sie länger, bis zu 2 cm, bei einer Breite von $2-2^1/_2$ mm; dann sind sie stellenweise leicht eingeschnürt, dazwischen etwas ausgebaucht. Mikroskopisch bestehen die Gerinnsel aus einer faserigen und körnigen fibrinösen Grundlage mit eingelagerten Blutkörperchen in verschiedenen Stadien der Degeneration, aus Leukozyten, Fettkörnchenkugeln, Epithelien.

Der Befund dieser Gerinnsel ist jedenfalls ein seltener; ich habe sie bis jetzt in einer größeren Zahl von Tumorfällen nicht finden können, auch von anderen kompetenten Autoren werden sie nicht erwähnt.

Neben dem makroskopischen Blutbefund ist der mikroskopische noch häufiger. Im klaren Urin von 46 Tumorfällen fand Israel 37 mal (80%) mikroskopisch rote Blutkörperchen und glaubt, daß der Befund noch häufiger erhoben werden kann bei sehr sorgfältiger und wiederholter Untersuchung.

Von anderen mikroskopischen Harnveränderungen ist die seltene Anwesenheit von Zylindern zu erwähnen, die auch aus der geschwulstfreien Niere stammen können. Leukozyten finden sich häufig als Zeichen der Reizung des Nierengewebes und der Harnwege. Eiweiß findet sich immer, wenn Blut auch nur in minimalen Mengen vorhanden ist; unabhängig von der Blutung kann es fehlen, ist aber nicht selten vorhanden teils als Ausdruck einer entzündlichen Reizung des restierenden Nierengewebes, teils als Transsudationsprodukt der ins Nierenbecken gewachsenen Geschwulstzapfen.

In letzter Linie sind Epithelzellen zu erwähnen, die im Urin sich finden. Wenn der Tumor mit den Harnwegen durch Einwachsen in dieselben kommuniziert, so können auch Teile des Tumors mit dem Urin zur Ausscheidung kommen. In seltenen Fällen sind sichere Tumorpartikel gefunden worden (Rovsing u. a.). Einzelne Epithelzellen als sichere Tumorzellen anzusprechen, dürfte selten gelingen; die Verwechslung mit den epithelialen Zellen der Nierenbeckenschleimhaut liegt zu nahe. Ich habe in einem Falle die Ausscheidung massenhafter großer, polymorpher Zellen konstatiert, die von anderer Seite für Amöben gehalten wurden. Die Operation ergab ein Hypernephrom. In dem Falle waren aber die Tumorsymptome Geschwulst und Hämaturie vorhanden.

Das zweite Hauptsymptom der Nierengeschwulst ist die Tumorbildung. Leider machen viele Geschwülste erst dann Symptome, wenn sie sich zu einem leicht palpablen Tumor ausgewachsen haben. Nach Küster ist in $^2/_3$ der Fälle ein Tumor nachzuweisen, nach Morris ist der Tumor in 25% der Fälle vorhanden. Israel palpierte in 68 Fällen von Nierentumoren 62 mal die Geschwulst. Viel hängt von der körperlichen Beschaffenheit der zu Untersuchenden (Muskulatur, Korpulenz, Geschlecht) ab und von der persönlichen Übung des Untersuchers. Auch die Entwicklung der Geschwulst in bezug auf die Niere spielt eine Rolle. Tumoren, die unten sitzen oder an der Vorderfläche der Niere, sind der Palpation leicht zugänglich. Tumoren, die sich am oberen Pol entwickeln, entgehen der Betastung leicht, sie schieben aber die Niere nach unten. Umschriebene Knoten, die Auswüchse auf der Niere bilden (Hypernephrome), sind leichter als Neubildungen zu erkennen, als diffus infiltrierende Tumoren, die eine gleichmäßige Vergrößerung des Organs herbeiführen. Bei der bimanuellen Palpation der Nierentumoren hat man das deutliche Gefühl des Ballottements, wenn die lumbale Hand gegen den Tumor stößt, solange noch keine Verwachsungen mit der Umgebung bestehen, welche die Beweglichkeit der Geschwulst aufheben.

Die Differentialdiagnose des Tumors gegenüber anderen Geschwülsten der Baucheingeweide ist nicht immer leicht. Rechts kommt die Leber, die Gallenblase, der Darm in Frage, links die Milz, mit der Verwechslungen möglich sind. Zur Unterscheidung kommt hier das Verhalten des aufgeblähten oder für die Röntgenuntersuchung des mit Wismutbrei gefüllten Darms in Frage. Aber auch so gelingt die Diagnose nicht immer, da sich eben manchmal der Darm, der zwischen Nierentumor und Bauchwand eingeklemmt ist, an der kritischen Stelle nicht aufblähen läßt. Ich habe dieses Verhalten bei einem großen linksseitigen Hypernephrom erlebt, das von kompetentester Seite für einen Milztumor gehalten wurde und bei dem das Verhalten des Darms gegen einen Nierentumor sprach. Hier brachte erst die Uretersonde die Gewißheit, daß die Blutung aus der linken Niere stamme.

Die Form und Konsistenz des Tumors ist je nach der Art und der Entwicklung der Neubildung verschieden.

Die Schmerzen beim Nierentumor hängen im wesentlichen mit der Blutung zusammen. Sie äußern sich entweder als ein Gefühl von Spannung oder als eigentliche Koliken und sind bedingt durch die Blutfüllung des Nierenbeckens und die Passage des Blutes durch den Harnleiter. Auch Schmerzen ohne Blutungen kommen vor, einmal unbestimmter Natur, die durch das Gewicht der Geschwulst und durch die Spannung der Kapsel durch den wachsenden Tumor veranlaßt werden, dann solche mehr in Form von Koliken, die als kongestive Zustände zu deuten oder auf Blutungen in die Neubildung zurückzuführen sind, in seltenen Fällen auch als Dehnung des Stiels, wenn die Niere besondere Beweglichkeit zeigt (Israel). Unter Israels Tumorkranken konnten $60^0/_0$ auf Grund schmerzhafter Empfindungen Auskunft über die erkrankte Seite geben; aber nur $15^0/_0$ hatten Spontanschmerzen, die anderen alle Blutungsschmerzen. Über die Häufigkeit der Spontanschmerzen variieren die Angaben der Autoren. Garré gibt an, daß die Spontanschmerzen bei den Tumoren zu den häufigen Symptomen gehören und bei $35^0/_0$ der Fälle bei Erwachsenen das erste klinische Symptom sind. Im Gegensatz dazu stehen die oben erwähnten Erfahrungen von Israel, der ausdrücklich auf die Seltenheit der Spontanschmerzen bei Nierengeschwülsten aufmerksam macht. Auch nach meinen Erfahrungen sind Spontanschmerzen selten.

Die Variokozele ist ein relativ seltenes Symptom des Nierentumors. Sie findet sich bei großen Tumoren auf der kranken Seite und verschwindet nach der Nephrektomie. Einen Schluß auf Drüsenmetastasen oder auf Thrombose der Vena renalis läßt sie nicht zu. Sie ist auch mit Erweiterung der Skrotalvenen und mit Hydrozele beobachtet worden.

Pyurie bei Nierentumoren ist sehr selten und bedingt entweder durch Pyelonephritis als Komplikation oder Vereiterung des Tumors (W. Israel).

Neben diesen Symptomen, welche auf die Niere als Ausgangsort der Erkrankung hinweisen, kommen Veränderungen an den anderen Baucheingeweiden vor: Störungen der Magenfunktion und Okklusionserscheinungen am Darm. Von Allgemeinsymptomen ist die Kachexie zu nennen. Nicht sehr selten sind Temperatursteigerungen sowohl bei den raschwachsenden Sarkomen der Kinder, als auch bei den Hypernephromen der Erwachsenen. Israel führt die Temperatursteigerung in den letzteren Fällen nicht auf Nekrose im Inneren der Geschwulst zurück, sondern bezieht sie auf Propagation des Tumors über die Niere hinaus, so daß also Temperatursteigerung ein prognostisch sehr ungünstiges Zeichen wäre.

Nach Müller (zit. bei Voelcker und Boeminghaus) soll beim Hypernephrom der Blutdruck erhöht sein, bedingt durch vermehrte Adrenalinbildung in der Neubildung. Ljunggren weist aber darauf hin, daß der exakte Nachweis von Adrenalin noch nicht geleistet wurde und auch nicht erwartet werden darf und hat selbst an seinem Material nie einen erhöhten Blutdruck beobachtet. Auch nach meiner Erfahrung fehlt der hohe Blutdruck. In einem Falle, wo er vorhanden war, erklärte er sich aus dem Bestehen einer arteriosklerotischen Schrumpfniere neben dem Hypernephrom.

Die Urteile über die Zeit des Eintretens und die Häufigkeit der Kachexie variieren sehr. Casper sieht darin ein konstantes Symptom. Israel im Gegenteil hat beobachtet, daß sie oft mangelt. Meine Erfahrungen decken sich mit denjenigen Israels. Man sieht oft große Tumoren und doch fehlt die Kachexie ganz. Eine große Rolle für die Entwicklung der Kachexie spielen natürlich auch die Blutungen.

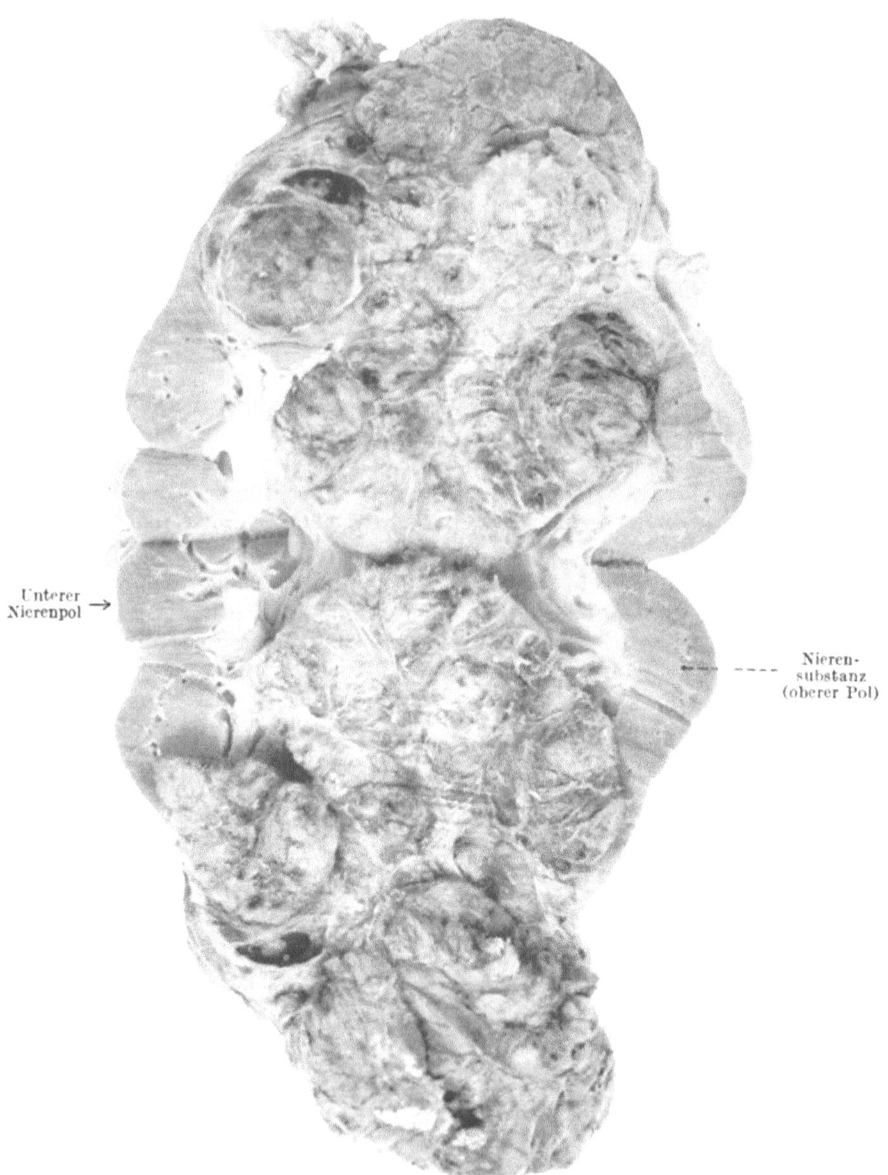

Abb. 44. Hypernephrom in der linken Niere einer 51jährigen Frau.
Untersuchungsbefund s. S. 1950.

Diagnose. Die Diagnose Nierentumor ist eine einfache, wenn Tumor und Hämaturie sich zusammen vorfinden. Wenn nur der Tumor da ist, so wird es in den meisten Fällen gelingen, diesen durch die Palpation auf die Niere zurückzuführen. Schwieriger liegen die Verhältnisse bei der Blutung und gerade dieses

Symptom ist das wichtigste für die Diagnose, da es am häufigsten und am frühesten sich zeigt. Diese Tatsache macht es uns zur Pflicht, jede Hämaturie als ein ernstes Vorkommnis aufzufassen; das unbedingt eine ätiologische Klarstellung verlangt. Jede Hämaturie verlangt also in erster Linie die Zystoskopie, damit festgestellt werde, ob die Niere oder die Blase der Ausgangspunkt der Blutung sei. Man zystoskopiert mit Vorteil im Momente der Blutung, da es dann oft gelingt, nicht nur die Niere im allgemeinen als Quelle der Blutung zu entdecken, sondern auch festzustellen, aus welcher Niere es blutet.

Wenn wir so festgestellt haben, aus welcher Niere es blutet, und aus der mikroskopischen Untersuchung wissen, daß der Mangel von Eiter im Urin die Tuberkulose ausschließen läßt, so kommt weiterhin die Differentialdiagnose gegen Stein in Frage; diese läßt uns das Radiogramm stellen. Nun bleibt noch die Frage offen, handelt es sich um sog. essentielle Hämaturie, Hämaturie bei Nephritis oder Tumor. Bei der hämaturischen Nephritis finden wir meist hämorrhagische Zylinder, die bei dem Tumor fehlen. Bei der essentiellen Hämaturie ist die Niere funktionell normal; beim Tumor ist sie das meist nicht.

Wir kommen hier auf einen Teil der Diagnostik der Nierentumoren zu sprechen, der noch nicht ganz abgeklärt ist, das funktionelle Verhalten der Niere beim Tumor. Nach Casper ist die funktionelle Untersuchung für die Frühdiagnose der Tumoren

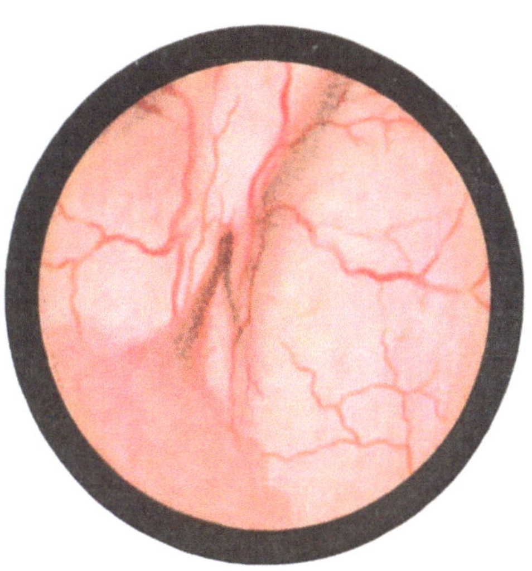

Abb. 45. Blutaustritt aus dem Ureter bei Nierentumorblutung.

sehr wichtig und eine Störung charakteristisch für einen Tumor, der das Nierenparenchym verdrängt hat. Das Fehlen einer funktionellen Inferiorität der Niere spricht im allgemeinen nicht sicher gegen Tumor, da es Tumoren gibt, die das Nierengewebe selbst wenig oder gar nicht alterieren. Israel und Garré äußern sich über die Bedeutung der funktionellen Untersuchung nicht. Wagner verspricht sich in den Frühstadien des Tumors wenig von den funktionellen Methoden. Kapsammer glaubt, daß meistens eine funktionelle Inferiorität auf der kranken Seite vorliege.

Auch nach Baetzner und nach Wildbolz sind die Ergebnisse der funktionellen Untersuchung der Tumorniere nicht in allen Fällen einwandfreie. Meine eigenen Erfahrungen an etwa 40 Fällen stimmen mit dem überein. Es waren jedesmal Differenzen im funktionellen Ergebnis vorhanden, aber sie waren gelegentlich nur so wenig markant, daß sie nur mit einem anderen Symptom — Tumor oder gleichseitige Blutung — eine diagnostische Bedeutung bekommen. Immerhin ist in allen Fällen diese Untersuchung zu machen, um aus der Häufung von Befunden, von denen jeder allein nicht viel besagt, möglichst früh zu einer Diagnose zu kommen.

Sehr wichtige Anhaltspunkte gibt die Radiographie. Größere Tumoren sind ja meist leicht auf dem Film darzustellen. Auch bei kleineren gelingt es meist, die veränderte Form und Größe der Niere zu sehen. Unterstützt kann die Röntgendiagnose durch Füllung des Nierenlagers (Pneumoradiographie) mit Sauerstoff werden. Die Methode ist aber nicht ganz ohne Bedenken (Voelcker), Harmloser und in den meisten Fällen von Nutzen ist die Pyelographie, die in der Mehrzahl der Fälle Befunde aufweist, die zur Diagnose zu verwerten, aber nicht immer leicht zu deuten sind (Ljunggren).

Als Beispiel, wie die funktionelle Prüfung der Nieren beim Tumor ausfällt, lasse ich das Resultat folgen, das bei der Kranken erhalten wurde, von der das in Abb. 44 abgebildete Hypernephrom stammt.

Die 51jährige Frau hatte seit 1 Jahr Schmerz im Rücken und fühlte sich müde. 14 Tage vor der Untersuchung hatte sie die erste Blutung, die jetzt noch in geringer Menge andauert. Der Urin enthält eine Spur Eiweiß und mikroskopisch nur Blut. Die funktionelle Untersuchung ergibt:

	Rechte Niere	Linke Niere
	klar	leicht trübe
Mikroskopisch	—	Blutkörperchen
Menge	24 ccm	12 ccm
Gefrierpunkt	1,22⁰	1,06⁰
Indigoausscheidung	nach 10′ intensiv	nach 15′ spärlich.

Als Resultat erhalten wir eine Niere, die in der Konzentrationsfähigkeit und der Farbstoffausscheidung der gesunden wenig nachsteht, in der ausgeschiedenen Urinmenge aber ziemlich stark; bei der Operation fand sich ein großer Tumor, der ziemlich bedeutende Teile der Niere verdrängt hatte, sie aber funktionell nicht bedeutend schädigen konnte.

Für die Fälle, wo es uns gelingt, eine Blutung aus einer Niere und eine funktionelle Schädigung nachzuweisen, werden wir bei einem Kranken im Tumoralter mit großer Wahrscheinlichkeit auch ohne Palpationsbefund auf einen Tumor schließen und mit allem Nachdruck zur Probefreilegung der Niere raten. Wenn wir eine funktionelle Schädigung nicht nachweisen können, ist die Differentialdiagnose zwischen sog. essentieller Hämaturie und Tumor nicht möglich. Auch hier werden wir, sobald Gründe, wie stärkere Blutung oder Abmagerung da sind, auf die Probenephrotomie drängen und nicht auf die Entwicklung eines palpablen Nierentumors warten wollen; unter allen Umständen werden wir den Kranken genau überwachen. In der Mehrzahl der Fälle werden wir bei exaktester Verwertung aller Symptome (Schmerz, Blutung) und bei intensiver Anwendung aller diagnostischen Hilfsmittel (Urinuntersuchung, Ureterenkatheterismus, Palpation, Radiographie und Pyelographie usw.) zu einem Resultat kommen, das uns erlaubt, dem Kranken in begründeter Weise zu einer Probeinzision auf die Niere mit evtl. Nephrektomie oder zum Abwarten zu raten und in allen Fällen, wo die Verhältnisse nicht bestimmt und eindeutig sind, eher zur Probenephrotomie raten, da wir wissen, daß die Prognose der Nierentumorenoperation nur dann eine gute ist, wenn sie frühzeitig erfolgt.

Diese Ausführungen gelten für die Tumoren der Erwachsenen; bei kleinen Kindern gründet sich die Diagnose der Nierengeschwülste immer auf die Palpation.

Vorkommen. Pathologische Anatomie. Die Schilderung der Symptome, wie sie oben gegeben wurde, bezieht sich ganz auf die malignen Tumoren. Die gutartigen Tumoren kommen klinisch kaum in Frage, in Israels Statistik fehlen sie ganz. Es kommen vor: Lipome der Niere selbst, reine Fibrome, gutartige Adenome und Angiome.

Lipome der Nierenkapsel sind selten beobachtet worden, sie kommen hauptsächlich bei Frauen und im höheren Alter vor und erreichen gewaltige Dimensionen. Ihre Symptome sind die der Abdominaltumoren, ihre Diagnose ist ungemein schwierig, sie sind pathologisch gutartig, aber klinisch wegen ihrer Größe und wegen der Gefährlichkeit ihrer Exstirpation gefährliche Tumoren; pathologisch-anatomisch nicht mehr gutartig sind die sehr seltenen Myxome,

Myxolipome und Fibromyxolipome. (Siehe darüber Küster, Garré und Lehrbücher der pathologischen Anatomie.)

Die malignen Tumoren der Niere kommen hauptsächlich im Kindesalter vor und dann wieder am häufigsten zwischen dem 40. und 60. Lebensjahre. Männer sind häufiger von Nierentumoren befallen als Frauen (nach Küster von 601 Fällen 348 Männer und 253 Frauen). Im ersten Dezennium scheint das weibliche Geschlecht etwas zu überwiegen. Die rechte Niere erkrankt etwas häufiger als die linke.

Über die Häufigkeit der verschiedenen Geschwulstformen gibt die Zusammenstellung der Fälle Israels Auskunft; unter seinen Nephrektomierten fanden sich:

Hypernephrome	17 Fälle
Karzinome	8 „
Maligne papilläre Zystome	4 „
Sarkome	4 „
Teratome	2 „
Nekrotische, daher undefinierbare Fälle	5 „
Epitheliale Tumoren, nicht bestimmt zu rubrizieren . . .	5 „
Zottenkrebs des Nierenbeckens	1 Fall.

Diese Zusammenstellung der klinischen Erfahrung ergibt das Überwiegen der Hypernephrome, die auch nach den pathologisch-anatomischen Beobachtungen die eigentlich typischen Geschwülste der Niere im reiferen und höheren Alter sind (E. Kaufmann). Man unterscheidet das gutartige aberrierte Hypernephrom (Grawitz), das als kleiner zirkumskripter, von einer bindegewebigen Kapsel eingeschlossener Tumor von schwefelgelber Farbe sich aus einem embryonal versprengten Nebennierenkeime entwickelt und sich erst bei älteren Individuen zu einer größeren Geschwulst auswächst, von dem malignen Hypernephrom, das erst im hohen Alter auftritt und alle Eigenschaften des bösartigen Tumors besitzt. Histologisch sind die Grenzen zwischen den zwei Varietäten des Tumors unsichere.

Die Karzinome gehen von den Epithelien der Harnkanälchen aus oder entstehen aus gutartigen Adenomen. Die weichen Formen (Medullarkrebse) haben die Tendenz starker Ausbreitung; sie durchsetzen und ersetzen das ganze Nierengewebe und bilden oft große Tumoren. Die härteren Formen bilden Knoten. Oft handelt es sich um Adenokarzinome oder um Karzinome mit papillärem Bau.

Die Sarkome kommen bei Kindern kongenital vor und bilden oft sehr große Tumoren. Meist handelt es sich um Adenosarkome, deren Genese Birch-Hirschfeld auf die Versprengung von Teilen des Wolffschen Körpers zurückführt, während Wilms sie durch die Versprengung eines gemeinsamen indifferenten Keimgewebes mesodermalen Ursprungs erklären will. Andere Autoren (Busse, Aschoff) halten dafür, daß die Adenosarkome durch exzessives Wachstum und Metaplasie in der embryonalen Niere vorhandener Elemente zu erklären seien.

Histologisch zeichnen sich diese Adenosarkome durch den Befund von reichlichen, drüsenschlauchartigen Gebilden, von quergestreifter Muskulatur, zuweilen von Fettgewebe, Knorpel und Knochen aus.

Die malignen Nierengeschwülste brechen häufig in die Venen und das Nierenbecken ein. Die Hypernephrome machen oft Knochenmetastasen, die gelegentlich durch Knochenbruch Veranlassung werden, einen Nierentumor nachzuweisen, der bisher symptomlos bestanden hatte. Oft sind bei relativ kleinen Tumoren ausgedehnte Metastasen vorhanden und bei großen fehlen sie manchmal ganz. Eine Zusammenstellung Küsters zeigt, daß die Metastasen am häufigsten in die Lunge, dann Leber, Lymphdrüsen, andere Niere, Knochen, Pleura, Peritoneum usw. erfolgen. Der Verlauf der Hypernephrome, wenn man von der ersten Blutung an rechnet, erstreckt sich oft über viele Jahre; während der Mehrzahl dieser Jahre ist die Geschwulst auf die Niere lokalisiert, um dann plötzlich in das Blut- und Lymphgefäßsystem einzubrechen und Metastasen zu machen.

Behandlung. Die Therapie der Nierentumoren kann einstweilen nur eine chirurgische sein, wenn man sie nicht ohne Behandlung lassen will. Die Nephrektomie bei den kleinen Tumoren, die noch nicht mit der Umgebung in engen

Kontakt getreten sind, ist nicht schwieriger als die Operation für andere Affektionen und gibt deshalb gute Resultate. Die Operation für große Tumoren ist technisch schwierig und birgt viele Gefahren in sich. Die postoperative Mortalität ist deshalb viel größer als die, welche für Tuberkulose und Stein erwähnt wurden.

Bloch berichtet über 124 von Israel operierte Nierentumoren, von denen 28 im Anschluß an die Operation (22,2$^0/_0$) starben; 3 Jahre überlebten die Operation 27,7$^0/_0$ aller Operierten oder 32,6$^0/_0$ der die Operation Überlebenden, 5 Jahre überlebten sie 25$^0/_0$ aller Operierten oder 35,9$^0/_0$ der Überlebenden. Von diesem einheitlichen Material starben also $^1/_4$ an den Folgen der Operation, $^2/_4$ starben in den nächsten 5 Jahren, $^1/_4$ lebte länger als 5 Jahre. Die Operationsmortalität betrug bei Krönlein 8$^0/_0$, bei v. Eiselsberg 35$^0/_0$, bei Schede 50$^0/_0$, bei Küster 45$^0/_0$. Von den 25 Fällen Krönleins (11 Hypernephrome, 9 Karzinome, 2 Sarkome, 3 Zystentumoren) starben von 10 die Operation überlebenden Hypernephromkranken 8 an Rezidiv, bei 2 Überlebenden lag die Operation 1$^1/_2$ und 6 Jahre zurück. Von 8 die Operation überlebenden Karzinomkranken starben 5 an Rezidiv, 1 nach 5 Jahren an Arteriosklerose, 2 leben 8 Monate resp. 25 Jahre seit der Operation.

Diese Beispiele genügen, um zu zeigen, wie bösartig die Nierentumoren sind. Die Resultate werden aber bessere sein, wenn die Kranken früher zur Operation kommen, d. h. wenn der ersten Hämaturie die Bedeutung beigemessen wird, die ihr zukommt, und sie Veranlassung zur genauen Untersuchung des Kranken und zur Diagnosenstellung wird.

Die Geschwülste des Nierenbeckens und des Ureters sind sehr selten. Es sind entweder gutartige Fibroepitheliome oder maligne papilläre oder nicht papilläre Karzinome. — Die Papillome, die den gleichen Bau haben wie die Blasenpapillome, haben die Eigentümlichkeit, multipel in Becken, Ureter und Blase vorzukommen. In diesen Fällen läßt in einem Falle von Nierenblutung, ein Blasenpapillom, das zystoskopisch nachgewiesen ist und in der Nähe des Ureters oder in der Uretermündung sitzt, mit großer Wahrscheinlichkeit auf ein Beckenpapillom schließen. — Wenn dann ein Pyelogramm angefertigt wird, das evtl. eine Erweiterung des Beckens und tumorartige Aussparung im Beckenfeld zeigt, so ist die Diagnose sicher. — Die Funktion der Niere ist in solchen Fällen durch die hydronephrotische Schädigung beeinflußt. — Auch die Ureterpapillome lassen sich ureterographisch als Aussparungen darstellen. — Es kommen primäre solitäre Papillome vor, deren Symptomatologie durch Blutung und Sperrung des Ureters gegeben ist.

Die Karzinome des Beckens und des Ureters unterscheiden sich den Papillomen gegenüber dadurch, daß sie gewöhnlich als solitäre Tumoren auftreten, aber einen rascheren Verlauf nehmen; die Blutungen sind heftiger, die Ureterokklusion tritt früher auf, sehr häufig sind Schmerzen. Die Symptomatologie der Beckentumoren deckt sich mit derjenigen der Nierentumoren. Beim Ureterkarzinom entwickelt sich frühzeitig eine hydronephrotische Nierengeschwulst. — Zur Diagnosenstellung sind alle modernen urologischen Hilfsmittel zu verwenden. Therapeutisch kommt nur die operative Behandlung in Frage. — Für Papillome s. Grauhan, Brütt, Steinthal. Für Karzinome s. Spieß, Glas, Klages, ferner Kretschmer, Bachrach.

8. Zystische Neubildungen der Niere.

1. Echinokokkus der Niere.

Der Nierenechinokokkus ist eine seltene Affektion; nach Küster kommt die Lokalisation des Echinokokkus in etwa $4\,^0/_0$ der Fälle in der Niere zur Beobachtung. In Südamerika ist die Affektion häufiger (Pasman, Castano). Meist ist nur eine, selten sind beide Nieren befallen. Der Mann erkrankt häufiger als die Frau. Es handelt sich meist um eine Zyste, die durch Kompression die Niere schädigt. In $75\,^0/_0$ der Fälle erfolgt Durchbruch ins Nierenbecken und damit stellen sich typische Echinokokkussymptome ein, d. h. Übergang von Blasen und Hacken in den Urin. Wenn die Blase infiziert ist, was häufig vorkommt, so verläuft die Affektion unter dem Bilde der Pyelonephritis. Der zystische Tumor als solcher hat nichts Typisches und macht nur durch seine Größe Symptome; die Zysten werden über mannskopfgroß und sind unter Umständen nicht nur palpabel, sondern verursachen sichtbare Deformationen des Abdomens (Balás 1908). Auch radiographisch sind die Echinokokkenzysten festgestellt worden, da die Zystenwand häufig Kalkeinlagerungen enthält.

Die Diagnose des Nierenechinokokkus ist nur dann einwandfrei zu stellen, wenn sich im Urin typische Bestandteile finden lassen, wenn eine sicher der Niere angehörende Geschwulst vorhanden ist und wenn diese sich bei Abgang von Blasen und Membranen unter Kolikschmerzen verkleinert (Becker). Fehlen die letzten Symptome, so kann es sich auch um eine in die Harnwege perforierte Zyste eines anderen Abdominalorgans handeln. Differentialdiagnostisch kommen Ovarialzysten, Mesenterialzysten, Echinokokken der Leber und der Milz und andere Retentionsgeschwülste der Niere in Frage. Wenn eine Perforation der Echinokokkusblase in die Harnwege nicht besteht, so ist die Differentialdiagnose unmöglich und erst die Probepunktion oder besser die Probeinzision führt zur Erkennung der Krankheit, wenn in der entnommenen Flüssigkeit Hacken oder geschichtete Membranen gefunden werden.

Die Therapie kann nur eine chirurgische sein und hat in der Inzision der Echinokokkenblase zu bestehen. Die Resultate der Methode sind vorzügliche. Die Nephrektomie ist nicht am Platze, da sie unnötigerweise größere oder kleinere Abschnitte von funktionsfähigem Nierengewebe opfert.

2. Solitäre Zysten der Niere.

Die solitären Nierenzysten sind Seltenheiten, wenigstens diejenigen, die eine derartige Größe erreichen, daß sie klinisch in Erscheinung treten. Sie kommen nur bei Erwachsenen vor und bei Frauen häufiger als bei Männern.

Es handelt sich um apfel- bis faustgroße, sehr selten um sehr große, mit Flüssigkeit gefüllte Hohlräume, die von der Rinde ausgehen und über die Nierenoberfläche hervorragen. Nach Ansicht der einen Autoren (Virchow u. a.) handelt es sich um Retention im Kanalsystem der Niere, veranlaßt durch interstitiell entzündliche Prozesse, nach Ansicht der anderen (Albarran, Küster) liegt eine echte zystische Neubildung vor, und handelt es sich um Retention in fötalen Absprengungen. Die Zysten entwickeln sich meist vom unteren Nierenpol aus, sind von einer einfachen Lage kubischer oder abgeplatteter Epithelien ausgekleidet, haben meist eine zarte Wand und stehen in inniger Verbindung mit dem Nierenparenchym.

Klinisch treten sie erst in Erscheinung, wenn sie eine gewisse Größe erreicht haben; sie wirken störend auf die anderen Bauchorgane und verursachen gelegentlich typische Kolikanfälle (Bevers). Sehr selten ist Hämaturie beobachtet worden (Wulff).

Die exakte Diagnose der Bildungen ist nur schwer möglich, da die Differentialdiagnose gegenüber Echinokokkuszyste nicht zu stellen ist (Sonntag). Radiographisch kann aber der Tumor dargestellt werden, pyelographisch ist eine Formveränderung des Beckens nachweisbar und jedenfalls die Differentialdiagnose gegenüber Hydronephrose zu machen (Mendelsohn). Früher waren solche Diagnosen sehr schwierig, denn nach Harms ist bei 58 operierten Fällen der Literatur nur 4 mal vor dem chirurgischen Eingriff die Diagnose gestellt worden.

Der Verlauf ist ein exquisit chronischer. Veranlassung zum chirurgisch-therapeutischen Eingreifen gibt die Größe des Tumors oder der Wunsch nach Klarstellung der Diagnose.

Ganz selten sind auch Atheromzysten der Niere beobachtet worden. Sie sind oft multipel. In einem Falle von Schlegtendal war fast die ganze Niere durch die Zyste zum Schwunde gebracht worden.

Endlich seien die pararenalen Zysten erwähnt, die nach Küster sich einteilen in 1. Blutzysten, die sich aus Blutergüssen des Paranephron bilden, 2. epithelhaltige Zysten durch Ausstülpung des Nierenbeckens (Israels parapelvikale Zysten), die in Kommunikation mit dem Nierenbecken stehen, 3. Lymphzysten, 4. Zysten aus Resten des Wolffschen Körpers und endlich 5. Dermoidzysten.

3. Die Zystenniere; polyzystische Nierendegeneration.

Die polyzystische Nierendegeneration kommt sowohl im Fötalleben, als auch bei Kindern und Erwachsenen zur Beobachtung. Bei letzteren ist sie am häufigsten zwischen dem 40. und 60. Lebensjahr. Der Prozeß ist meist doppelseitig und nur in $^1/_5$ der Fälle einseitig (Küster). Nach Lejars ist das einseitige Vorkommen der Affektion die Ausnahme (1 Fall auf 62 Erwachsene). Männer und Frauen sind von der Krankheit gleich oft befallen. Nicht selten spielen hereditäre Verhältnisse eine Rolle (Schüßler).

Bei der polyzystischen Degeneration ist die Niere von kleineren und größeren Hohlräumen durchsetzt oder besteht nur noch aus solchen. Sie ist in der Regel vergrößert und behält nur in Ausnahmefällen ihre normale Größe bei. An der Oberfläche springen die Zysten über das Nierenniveau vor und zeigen die verschiedensten Dimensionen bis zu Walnußgröße. Die Zysten enthalten eine wasserhelle oder durch Eiterung trübe oder durch Blutung dunkel gefärbte Flüssigkeit. Die Flüssigkeit kann in Spuren Harnbestandteile enthalten; häufig ist sie davon frei und entspricht in ihrem chemischen Verhalten dem Kolloid. Mikroskopisch findet man Epithelzellen und häufig lamellös geschichtete, rosettenförmige Gebilde, die auch im Harn gefunden wurden und für die Affektion charakteristisch sind.

Die Wand der Zyste ist bindegewebig und im Innern vom Epithel ausgekleidet, das auch fehlen kann. Das Nierenparenchym ist entsprechend der Entwicklung der Zysten reduziert oder ganz verschwunden.

Der Befund ist bei Kindern und Erwachsenen derselbe. Die meisten Kinder sterben aber vor oder nach der Geburt, so daß die Krankheit in den ersten drei Lebensdezennien selten zur Beobachtung kommt und am häufigsten im fünften Dezennium gefunden wird. Die Frage, ob die Zystennieren der Erwachsenen auch kongenitalen Ursprungs seien, steht deshalb teilweise noch zur Diskussion.

Bei den kongenitalen Fällen wurden neben der Affektion der Nieren oft andere kongenitale Mißbildungen beobachtet. In etwa $20^0/_0$ der Fälle bei Erwachsenen zeigt die Leber auch Zystenbildung (Sieber). Über die Pathogenese der Zystenniere herrscht keine Einigkeit. Auf der einen Seite glaubt

Virchow die Ursache der Zystenbildung in einem einheitlichen Krankheitsprozeß für alle Fälle zu finden, während Nauwerk annimmt, daß verschiedene krankhafte Prozesse die zystische Degeneration herbeiführen können. Virchow suchte in einer obliterierenden Entzündung der Papillen die Ursache der Retention. Er faßte die Zysten also als Retentionszustände auf und verlegte den Beginn der sog. Nephropapillitis ins Fötalleben. Dieser Befund ist aber kein konstanter. Für die Fälle, in denen er fehlt, nahm Nauwerk eine selbständige epitheliale Wucherung an, die mit Zerfall und kolloidaler Umwandlung der Epithelien einhergeht. Der Ausgang der Wucherung wird in Resten der Urniere

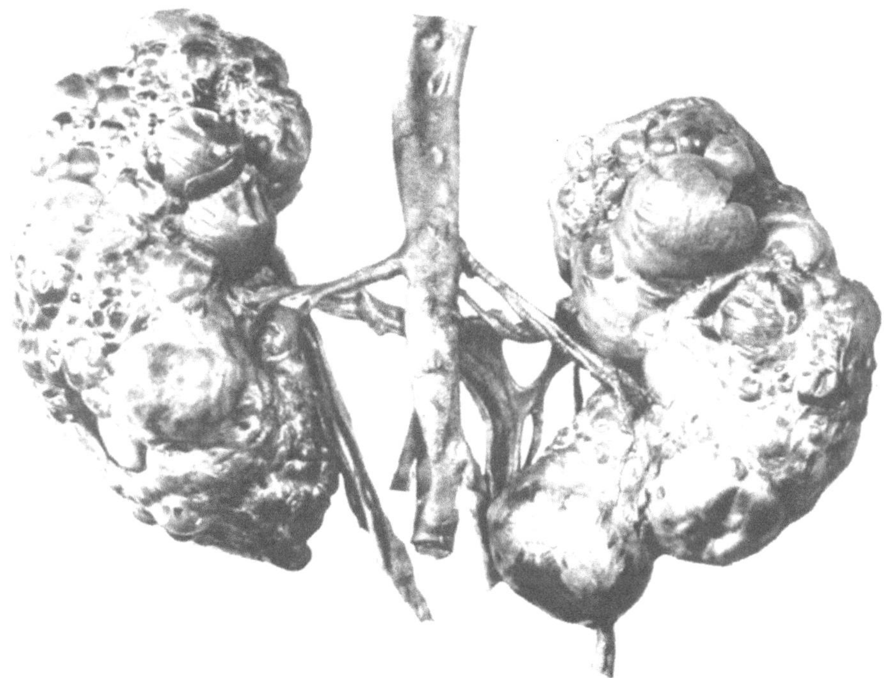

Abb. 46. Polyzystische Nierendegeneration.
(Präparat des pathologisch-anatomischen Instituts der Universität Basel.)

oder des Wolffschen Körpers oder in den Epithelien der Harnkanälchen gesucht. Nach Witte ist die Affektion eine echte Geschwulst (multilokuläres Adenozystom). Für andere Fälle und von anderen Autoren (Küster, Ribbert u. a.) wird eine Hemmungsbildung angenommen; die Glomerulusanlagen kommen nicht in Vereinigung mit den geraden Harnkanälchen; eine Bindegewebswucherung stört die Verbindung.

Diese verschiedenen Theorien haben die verschiedensten Modifikationen erfahren. Einstweilen müssen wir feststellen, daß eine Theorie, welche für alle Fälle die Pathogenese erklären könnte, nicht gefunden ist.

Die Symptomatologie der Zystenniere ist eine sehr unsichere und wechselnde. Symptome können überhaupt fehlen und ein urämischer Anfall ist das erste manifeste Krankheitszeichen. Solche Fälle werden nur durch die Autopsie aufgedeckt. In anderen Fällen verläuft die Affektion unter dem Bilde der Schrumpfniere, und nur ein palpatorischer Nachweis der Nierentumoren läßt die richtige Krankheit vermuten. Wieder andere Fälle verlaufen mit Koliken oder mit Blutungen und lassen an Nephrolithiasis oder Nierentumor denken. In anderen Fällen beherrscht das Bild der chronischen Pyelonephritis die Situation. In etwa 60% der Fälle wird eine Erhöhung des Blutdruckes und die damit einhergehenden Veränderungen am Gefäßapparat beobachtet. Nicht selten sieht man bei den Kranken mit Zystennieren Hautpigmentationen (Clairmont). Wiederholt ist das familiäre Auftreten der Affektion konstatiert worden (Bull).

Die Harnveränderungen sind entsprechend den oben gegebenen verschiedenen Symptombildern sehr verschiedene. Am häufigsten zeigt der Urin die Eigenschaften des Sekretes der Schrumpfniere. In anderen Fällen ist der Befund für Pyelonephritis typisch. Wenn Blutung aus einer Niere da ist und die andere in guter Funktion, kann man einen Nierentumor vermuten.

Die Diagnose ist nur zu stellen, wenn beidseitig ein Nierentumor gefühlt wird, evtl. mit buckliger Oberfläche und dazu die Symptome der Schrumpfniere vorhanden sind. Bei Komplikation mit Eiterung und Blutung wird die richtige Erkennung der Krankheit viel schwieriger. Wenn die weiter oben beschriebenen kolloiden Bildungen im Urin gefunden werden, können diese auf die richtige Spur leiten. In vier Fällen, die ich persönlich beobachtete, war die Symptomatologie sehr verschieden.

Bei einer 50jährigen Frau wurde bei der Untersuchung des Urins wegen schlechten Allgemeinbefindens Albuminurie konstatiert; die Urinmenge war vermehrt, das spezifische Gewicht ein geringes. Der Blutdruck war ein hoher. Bei der Palpation des Abdomens fanden sich zwei den Nieren entsprechende bucklige Tumoren.

Bei einer 62jährigen Frau verlief die Affektion unter dem Bild einer schweren fieberhaften Pyelonephritis. Beide Nieren gaben Eiter und erwiesen sich funktionell geschädigt. Die von anderer Seite ausgeführte einseitige Nephrektomie führte zum Exitus letalis.

Bei einem 55jährigen Manne verlief die Krankheit seit 10 Jahren unter dem Bild einer Affektion des Colon descendens, die mit Koliken einherging. In der letzten Zeit beherrschte starke Hämaturie mit Koliken links die Situation. Da die funktionelle Untersuchung die Intaktheit der rechten Niere und die Funktionslosigkeit der linken Niere ergab, wurde nephrektomiert. Der Patient blieb 8 Jahre geheilt und arbeitsfähig.

Bei einem 45jährigen Mann endlich bestanden seit Jahren Nierenschmerzen. Es waren früher Konkremente unter Kolikschmerzen rechts abgegangen. In der letzten Zeit bestehen leichte Blutungen. Links ist eine vergrößerte Niere palpabel, rechts ist kein palpatorischer Befund. Der Urin wird in der Menge von 2000 ccm ausgeschieden. Eiweiß $^1/_4{}^0/_{00}$, mikroskopisch Harnsäure, Blut, wenig Eiter, keine Zylinder. Gefrierpunkt —1,11°. Die rechte Niere gibt sehr kleine Urinmengen (15 g) mit $^1/_2{}^0/_{00}$ Eiweiß, Gefrierpunkt von —0,73°, ohne Indigo, ohne mikroskopischen Befund. Die linke Niere gibt, während die rechte 15 g Urin absondert, 120 g, mit Spur Eiweiß, Depot aus Blut und Harnsäure, Gefrierpunkt von —1,07°. Sie sondert Indigo normal ab. Der Blutdruck ist stark erhöht (220 mm Hg), das Herz hypertrophisch. Die Röntgenuntersuchung gibt Steinschatten links. Bei der operativen Freilegung der linken Niere fand sich eine Zystenniere, so daß von einem weiteren Eingriff Abstand genommen wurde.

Diese vier Fälle illustrieren die Variabilität des Symptomenbildes und die Schwierigkeit der Diagnose. Auch die modernen Untersuchungsmethoden bringen uns nicht viel weiter. Sie gestatten mit einer gewissen Sicherheit die funktionelle Leistungsfähigkeit der Nieren und durch das Pyelogramm die Form des Nierenbeckens festzustellen und durch Ausschluß gewisser anderer Affektionen (Stein, Hydronephrose) die diagnostischen Möglichkeiten zu reduzieren. Die Nierenbeckenform ist verändert und entspricht am ehesten dem, was man beim Tumor sieht. Die Veränderungen sind aber beidseitig und so kann die Unterscheidung der soliden Neubildung gegenüber möglich werden (Casper - Picard). Bei der Erwägung operativer Eingriffe sind diese Methoden von erster Wichtigkeit.

Die Therapie der Zystenniere kann, wenn die Diagnose überhaupt gestellt wird, nur eine prophylaktische sein, wie sie bei der Schrumpfniere angeordnet wird. Bei Schmerzen, Pyurie und Hämaturie wird man symptomatisch behandeln.

Für Fälle mit schweren einseitigen Symptomen — Pyurie mit Fieber, Koliken, Hämaturie — kommt die Nephrotomie in Frage, wenn der allgemeine Zustand den Eingriff erlaubt, dabei werden die größeren Zysten mit dem Thermokauter eröffnet. Für seltene Fälle, in denen tadelloses Funktionieren der einen Niere und schwere funktionelle Schädigung der anderen mit bedrohlichen Symptomen nachgewiesen sind, kommt die Nephrektomie in Frage. Immerhin wird man nur unter strengen Indikationen und nach sorgfältigster Untersuchung operieren; aber doch nicht, wie Küster es geraten hat, bei der Zystenniere unter allen Umständen von einem operativen Eingriff absehen (Kroiß).

9. Syphilis der Niere. Aktinomykose.

Die relativ häufigen syphilitischen Affektionen der Niere, die als akute oder chronische Nephritis oder als Amyloidentartung auftreten, fanden ihre Besprechung mit den doppelseitigen Erkrankungen der Niere. Sehr selten sind die einseitig auftretenden. Die Literatur verfügt nur über wenige einwandfreie Beobachtungen, bei denen auch der histologische Befund vorliegt und nicht nur die klinische Beobachtung.

Israel hat zwei derartige Fälle operativ behandelt und betont deren differentialdiagnostische Bedeutung gegenüber anderen, das Volumen des Organs vermehrenden Affektionen. Im einen seiner Fälle handelte es sich um interstitielle Nephritis mit hyperplastischer Para- und Perinephritis. Klinisch war ein Nierentumor gefunden worden und im Urin neben Spuren von Eiweiß, speziell nach der Palpation, reichliche Plattenepithelien, und in geringerer Menge Leukozyten und rote Blutkörper, im übrigen war die große Urinmenge auffällig. Der andere Fall verlief unter dem Bilde eines destruktiven Prozesses; der Urin enthielt Eiter, in der Niere hatten sich Erweichungen gebildet und damit Verkleinerung des Organs und an die Niere reaktive paranephritische Schwielen. Niosi beschreibt eine Niere, die unter der Diagnose Tumor bei einer 29jährigen Frau entfernt wurde und mikroskopisch den Befund von Gumma ergab. Die Symptome bestanden bei der Patientin in Schmerzen; Hämaturie und Pyurie fehlte. Nachträglich wurde die Wa.R. positiv gefunden. Ein autoptisch beobachteter Fall Hueters zeigte in der einen Niere Gummabildung und Verkalkung, die andere Niere war hypertrophisch.

Die Literatur kennt noch weitere Fälle und nach J. und W. Israel sollten die Fälle von Nierengumma diagnostiziert und der spezifischen Therapie zugeführt werden, wenn man daran denkt, daß es sich meist um teigige, tumorhafte Vergrößerung der Niere bei relativ jungen Frauen handelt, um Fälle, bei denen die Diagnose Nierentumor also in erster Linie steht. Die Fälle mit Erweichung und Perforation des Gummas in das Nierenbecken zeigen Wechsel zwischen klarem und Detritusurin. Für alle Fälle gestattet die Wa.R. die definitive Diagnose.

Primäre Nierenaktinomykose ist ein sehr seltenes Vorkommnis, während sekundäre Aktinomykose bei Affektion der Abdominalorgane wiederholt beobachtet worden ist. Israel hat 2 Fälle beobachtet. Kunith und Earl je einen; der letzte Fall ist ein unerwarteter Sektionsbefund, in den anderen Fällen wurde die Nephrektomie gemacht. Die Affektion verläuft unter dem Bilde der chronischen Eiterung und zeigt Ähnlichkeit mit der Nierentuberkulose. In Israels zweitem Falle verlief die Affektion mit normalem Urin unter dem Bilde einer eitrigen Perinephritis (Vermehrung der weißen Blutkörper), von der angenommen wurde, daß ihr ein Infektionsherd im Nierenparenchym zugrunde läge. Im anderen Falle fanden sich sowohl im Urin als im Eiter einer lumbalen Fistel die Krankheitserreger. (Siehe weitere Kasuistik bei Rosenstein.)

10. Die akuten und chronischen Entzündungen des Nierenfettes (Peri-, Para-, Epinephritis).

In den Bezeichnungen für die entzündlichen Prozesse der Nierenkapsel und Fettkapsel herrscht keine Einigkeit. Unter der Bezeichnung Perinephritis verstand man früher die Entzündung der Nierenfettkapsel, jetzt verstehen wir darunter die Entzündung der Capsula fibrosa der Niere. Die Perinephritis wird jetzt Paranephritis genannt. Küster versteht unter Perinephritis die Entzündung des peritonealen Überzuges der Niere. Israel nennt die Entzündung der Capsula fibrosa Perinephritis, die der Nierenfettkapsel Epinephritis und versteht unter Paranephritis die Entzündung der Massa adiposa pararenalis oder retrorenalis, die vom eigentlichen Nierenfett durch die Fascia retrorenalis geschieden ist. Pleschner schließt sich Israel an, während Wildbolz unter Paranephritis die Entzündung beider Fettkörper versteht und die Bezeichnung Epinephritis wegläßt. In der folgenden Beschreibung ist unter Perinephritis die Entzündung der Capsula fibrosa und unter Paranephritis die der beiden Fetthüllen verstanden.

Nicht in den Bereich der folgenden Besprechung fallen die Peri- und Paranephritiden, die als Folgezustand und Komplikation eines Nierenleidens auftreten, das durch seine Symptome das Bild beherrscht: Stein, Tuberkulose, eitrige Entzündung, sondern es sollen nur zur Sprache kommen die akuten Paranephritiden, die als selbständige Krankheit auftreten, und auch kurz Erwähnung finden die chronischen Formen dieser Affektion, die als mehr oder weniger selbständige Affektion beobachtet werden.

Die akute infektiöse Paranephritis ist eine relativ seltene Krankheit. Sie kommt bei Männern etwa doppelt so oft zur Beobachtung wie bei Frauen und ist in den jüngeren Lebensjahren (3. und 4. Jahrzehnt) am häufigsten. Sie kommt links und rechts ungefähr gleich oft vor und nur ganz selten ist sie doppelseitig beobachtet worden. Als Infektionserreger kommen die verschiedensten Bakterien in Frage: Staphylokokken, Streptokokken, Kolibakterien, Typhusbazillen, Gonokokken, Pneumokokken usw., die entweder metastatisch von entfernteren Eiterherden ins Nierenfett gelangen oder aus einem benachbarten infektiösen Prozeß — am häufigsten kleine Rindenabszesse der Niere — ins Paranephron einwandern. Von primären, entfernten Eiterherden spielen der Furunkel, der Karfunkel und das Panaritium die Hauptrolle. Selten sind Paranephritiden bei Typhus, Pocken, Masern, Influenza, Ekzemen, Angina usw. beobachtet worden. Man neigt heutzutage der Ansicht zu, daß die Entstehung der Paranephritis den Umweg über einen kleinen renalen Rindenabszeß mache, und daß die direkte Metastase ins Paranephron nicht die Regel sei, obschon ein sicherer Beweis für die Richtigkeit dieser Auffassung durchaus noch nicht erbracht ist.

Je nach der Virulenz der Infektionserreger und nach dem Orte des Eindringens ins Nierenfett, kommt es zu verschiedener Ausbreitung der Entzündung und Eiterung. Am häufigsten entwickelt sich die Entzündung hinter der Niere, aber auch nach oben von der Niere gegen das Zwerchfell zu und nach unten zu kommt sie vor. Entsprechend ihrem primären Sitze drängen sich Abszesse in die Umgebung vor, gegen den subphrenischen Raum, die Pleura und die Lunge oder nach unten zu längs dem Harnleiter ins kleine Becken oder durch das Trigonum Petiti nach außen oder nach vorne zu gegen das Peritoneum.

Die Symptomatologie der akuten Paranephritis ist keine einheitliche. Sie wechselt je nach der Virulenz der Infektionserreger und nach der Lokalisation der Entzündung. Fieber ist fast immer vorhanden, die Intensität ist aber eine sehr wechselnde, typisch ist der Fieberverlauf nicht, ebensowenig die übrigen allgemeinen Symptome. Auf die Nierengegend hin weist der Schmerz, der meist sehr intensiv ist und als Spontanschmerz und als Druckempfindlichkeit besteht. Der Schmerz ist meist unterhalb der 12. Rippe lokalisiert. In vielen Fällen entwickelt sich in der Lumbalgegend bald eine mehr ödematöse, bald eine derbere Schwellung, die der Inspektion und der Palpation zugänglich ist. In anderen Fällen, wenn die Ausbreitung des Abszesses nach oben geht, kann die Schwellung fehlen, sich aber eine Dämpfung über den unteren Partien der Lunge hinten und seitlich ausbilden, welche eine Veränderung des Charakters des Atemgeräusches nicht bedingt. Bei dieser Lokalisation sind oft lebhafte von der Mitbeteiligung des Zwerchfells herrührende Respirationsbeschwerden vorhanden. Bei der Entwicklung der Phlegmone wesentlich vor der Niere kann mehr von vorne, vom Abdomen her ein Tumor palpabel werden, dessen Unverschieblichkeit und teigige Konsistenz auf die Beteiligung des Paranephron weist.

Der Urin selbst ist oft völlig normal, nicht selten enthält er Eiweiß, rote Blutkörper, Leukozyten. Baum hat gezeigt, daß in vielen Fällen, auch bei völlig normalem Urin sich Bakteriurie auf der kranken Seite nachweisen läßt und daß die Bakterien, die der Urin enthält, die gleichen sind wie die, welche im Eiter des Nierenfettes gefunden werden.

Die Diagnose der Paranephritis kann einfach sein, wenn Fieber, Schmerz und Schwellung auf die Niere hinweisen und ein vorher durchgemachter Furunkel oder ein Panaritium auch ätiologisch die Affektion klarstellt. Schwierig wird die Erkennung der Krankheit, wenn diese Symptome undeutlich sind und zum Teil fehlen und wenn auch das ätiologische Moment im Stiche läßt. Dann kommen Verwechslungen mit Lumbago, Typhus, Influenza und anderen akuten Infektionskrankheiten, mit Pleuritis diaphragmatica, entzündlichen Zuständen des Gallensystems und der Leber vor. Besonders schwierig wird die Diagnose auch, wenn es sich um Paranephritis handelt, die eine entzündlich-eitrige Nierenaffektion kompliziert. In den Fällen ersterer Art wird man nach Baum die kulturellle Untersuchung des Urins vornehmen und vor allem auch den Blutbefund feststellen, um aus einer Hyperleukozytose auf eine eitrige Affektion schließen zu können.

Nach Israel kommen für die Diagnosenstellungen in den Fällen ohne Tumorbildung noch folgende Punkte in Frage: Kostale Atmung und geringe Exkursion des Rippenbogens der erkrankten Seite bei der Respiration, Meteorismus, trockene, seröse oder serös-eitrige Pleuritis der kranken Seite (oder auch der anderen Seite), wie Verfasser zu beobachten Gelegenheit hatte, Beugestellung des Oberschenkels, ischiasartige Schmerzen, Feststellung der Lendenwirbelsäule mit oder ohne Skoliose. Israel empfiehlt auch die Punktion; ihr negativer Ausfall ist aber ohne Beweiskraft, nur der positive Ausfall klärt die Situation. In einzelnen Fällen wird man auch von der einfachen Röntgenuntersuchung Aufschlüsse erwarten dürfen. Durch den Ureterenkatheter läßt sich die einseitige, der kranken Seite entstammende Provenienz von Bakterien, Blut und Eiter evtl. nachweisen. Deutliche funktionelle Schädigung der Niere der erkrankten Seite fehlt gewöhnlich (Pleschner), immerhin möchte ich aber darauf hinweisen, daß ich in einem Falle von paranephritischem Abszeß wohl einen positiven Ausfall der Indigoausscheidung, aber einen negativen des Uroselektan sah.

Die Therapie der eitrigen Paranephritis ist eine chirurgische und hat in der breiten Eröffnung des eiternden Nierenfettes zu bestehen; die Prognose der Operation ist eine gute, wenn sie frühzeitig ausgeführt wird. Aus einer Sammelstatistik (Pleschner) ergibt sich eine Mortalität von 15%.

Viel weniger klare und einheitliche Krankbeitsbilder liefern die akuten und chronischen nicht eitrigen Entzündungen des peri- und parenalen Gewebes. In seltenen Fällen kommt es bei der akuten Paranephritis nicht zur Abszedierung, sondern die Symptome bilden sich, ohne daß es zur Eiterung kommt, zurück (Barth, Ehrhardt). Verfasser sah zwei derartige Fälle im akuten Stadium, bei denen sich ein unverschieblicher Nierentumor unter Fieber entwickelte, der sich langsam wieder zurückbildete. In dem einen der beiden Fälle enthielt der Urin der affizierten Seite Eiweiß und Kolibakterien; die Niere selbst war funktionell normal. Die Zahl der Blutleukozyten war auch normal.

In den mehr chronischen Fällen von schwieliger Paranephritis ohne nachweisbare Affektion der Niere, wie sie auch bei der Wanderniere beschrieben worden ist, stehen intermittierend auftretende Kolik- und Schmerzanfälle im Vordergrund. Diese Affektionen kommen im nächsten Kapitel zur Sprache.

11. Hämaturie, Nephralgie und Kolik bei scheinbar unveränderten Nieren. Chirurgische Behandlung der Nierenentzündung.

Nicht allzuselten kommen Fälle von renaler Hämaturie, von Nierenkoliken und Nephralgie zur Beobachtung, bei denen die genaueste spezialistische Untersuchung mit den modernen urologischen Methoden und mit den Röntgenstrahlen irgendeinen pathologischen Befund nicht erheben läßt, und bei denen auch die operative Freilegung des Organs keine der gewöhnlichen Ursachen für die obengenannten Symptome ergibt wie Tumor, Stein oder Tuberkulose. Für derartige Fälle wurde, bevor man sich eingehender mit der histologischen Untersuchung der blutenden oder schmerzhaften Niere beschäftigte, angenommen, daß die Blutung aus einer unveränderten Niere erfolge, oder daß doch die geringen Veränderungen, die nachweisbar waren, nicht in kausalem Zusammenhang mit der profusen Blutung stünden. Man sprach von essentieller Hämaturie (Nitze), von renaler Hämophilie (Schede, Senator) unter der Annahme, daß die Niere lokalisierte hämophile Dispositionen habe, oder beschrieb die Fälle als angioneurotische Nierenblutungen (Klemperer). Die Fälle von Kombination von Hämaturie und Schmerz beschrieb Sabatier als Néphralgie hématurique.

Die Auffassungen über die Bedeutung der im Verhältnis zu den heftigen Blutungen oft geringgradigen histologischen Veränderungen haben sich aber unter dem Einfluß der zunehmenden Erfahrungen geändert, so daß von den meisten Autoren (Albarran, Israel u. a.) angenommen wird, daß zwischen histologischem Befund und Blutung ein kausaler Zusammenhang bestehe. Wenn man alle die Fälle, in denen nur eine teilweise Untersuchung der blutenden Niere an einzelnen exzidierten Proben gemacht wurden, oder bei denen überhaupt nicht histologisch untersucht wurde, wegläßt und nur die Fälle verwertet, wo das ganze blutende Organ zur histologischen Prüfung kam und wo der Befund ein negativer war, so reduziert sich die sehr große Kasuistik auf nur wenige Fälle. Israel und Motz anerkennen nur 2 Fälle, und zwar je einen von Klemperer und Schede, während Kümmell 6 einwandfreie Fälle zählt. Auch diesen Fällen gegenüber ist aber mit Israel eine gewisse Skepsis am Platze, da sie „abweichend von der großen Zahl der Fälle gänzlich unverstanden bleiben", und „es ist jedenfalls besser, solchen Tatsachen gegenüber unsere ungenügende Einsicht zu bekennen, als ihnen willkürliche Deutungen zu geben, die wie die angioneurotische Hypothese weder bewiesen sind, noch klärend wirken". Diesen Äußerungen gegenüber darf aber nicht unerwähnt bleiben, daß von anderer

Seite an der Existenz der isolierten Nierenblutung auf hämophiler Basis festgehalten wird (Senator), für welche auch die Fälle angeborener und heriditärer Hämaturie sprechen würden, wie sie von Aitken beschrieben wurden, der bei 6 Kindern einer Familie, bei der Mutter, der Schwester und einem Bruder des Vaters Hämaturie beobachtete, oder die 2 Fälle von Mankievicz, 2 Patienten mit Hämaturie, die beide Bluter waren und aus Bluterfamilien stammten. — Und dann ist darauf hinzuweisen, daß auch wieder in neuesten Publikationen Fälle von Nierenblutung mitgeteilt werden, bei denen die genaueste histologische Untersuchung des ganzen Organs einen pathologisch-anatomischen Befund vermissen ließ (Schüpbach 1 Fall, Sauer 3 Fälle).

Einen neuen, sehr exakt untersuchten Fall teilt Oehlecker mit, in dem nicht nur an der entfernten Niere nichts gefunden wurde, sondern bei dem auch nachträglich noch der Harnleiter exstirpiert und normal gefunden wurde.

Aus dieser kurzen Übersicht geht jedenfalls hervor, daß die Fälle, für welche die Bezeichnung essentiell einstweilen gilt, sehr selten sind (Schüpbach kennt 4 Fälle) und daß in der Überzahl der Fälle, ein pathologisches Substrat für die Blutung vorliegt. In einer großen Zahl von Fällen handelt es sich um chronische Nephritis, für die von Naunyn das Vorkommen von Massenblutungen beschrieben worden ist. Viele Mitteilungen bestätigen diese Beobachtungen und erweitern sie dahin, daß diese Blutungen auch einseitig auftreten und sich mit einseitiger Kolik kombinieren können (Bérard, Datyner). Neben typischen nephritischen Veränderungen finden sich aber in vielen Fällen auch nur kleine, umschriebene Herde interstitieller Entzündung, deren Ausdehnung kaum in einem Verhältnis zur Größe der Blutung steht (Nephritis circumscripta, Nephrite parcellaire Casper). In anderen Fällen fanden sich Veränderungen der Papillen als kleine Varikositäten (Witney), oder kleine papillomatöse Exkreszenzen (Fenwick), oder eine ganz frische Tuberkeleruption in einer Papillenspitze (Schüpbach). Im Nierenbecken fand den Grund der Blutung v. Frisch als Pyelitis granulosa, Pousson in ganz geringen Retentionszuständen durch abnorm verlaufende Gefäße, Suter in kleinen Teleangiektasien.

Die zuletzt angeführten Blutungsursachen gehören eigentlich nicht mehr in den Bereich unserer Betrachtung, sie zeigen aber, wie vorsichtig man sein muß den Beobachtungen gegenüber, die aus der Intaktheit von Probeexzisionen auf essentielle Hämaturie glauben schließen zu dürfen (Keppeler).

Daß für die Koliken und sog. Nephralgien auch peri- und paranephritische Prozesse in Frage kommen, ist oben bei der Besprechung der Paranephritis schon angedeutet worden. Die Frage, ob solche chronisch-entzündliche Zustände, die sich als narbige Verwachsungen und Schwielen der Fettkapsel darstellen, die mit der Nierenkapsel adhärent sind, auch Ursache der Blutung sein können, steht noch in Diskussion. Jedenfalls findet man nicht allzuselten in Fällen von Nierenschmerzen, die durchaus unter den Symptomen des Nierensteins verlaufen, und bei denen von Zeit zu Zeit typische Kolikanfälle auftreten, die genannten Verwachsungen, ohne daß eine Dislokation vorläge, oder daß Retentionen im Nierenbecken vorkommen würden. In solchen Fällen findet sich die Niere funktionell durchaus normal (Lichtenberg, Stern).

Rovsing und v. Illyés beobachteten Fälle von Nierenkolik mit Hämaturie, bei denen sich bei der Operation eine schwielige Perinephritis fand, die offenbar durch die Ablagerung von Harnsäuremassen, die sich in den peripheren Schichten des Nierengewebes und unter der Kapsel fanden, verursacht war. (Fibröse Perinephritis bei harnsaurer Diathese.)

Als Ursache für Koliken spielen aber auch nephritische Prozesse eine Rolle. Einmal sind es — wie bei der Blutung — typische Nephritiden, dann aber auch Fälle, bei denen als Krankheitsäußerung einer diffusen doppelseitigen Nephritis einzig Koliken und Blutungen bestehen, die ausgesprochen einseitig auftreten. In solchen Fällen fehlen im Urin Eiweiß und Zylinder (J. und W. Israel).

Als weitere Ursache für Koliken sind beobachtet und beschrieben worden: rheumatische Erkrankung, gichtische Entzündung der Niere, starke Harnsäureausscheidung durch die Niere, Phosphaturie.

Blutungen kamen des ferneren zur Beobachtung bei Appendizitis (Hammersley, Anschütz, Becke, Holm, Gottlieb), nach starken körperlichen Anstrengungen, Erschütterungen, speziell beim Reiten, wobei wohl kleine Traumen eine Rolle spielen. Dann kommen in der Gravidität, bei Wandernieren und bei Hydronephrosen Hämaturien vor, bei denen zur Erklärung entweder Retentionszustände (s. oben), oder Kongestionen durch Abknickung von Gefäßen oder auch lokalisierte nephritische Prozesse verantwortlich gemacht werden können.

Die Diagnose dieser Zustände stößt auf große Schwierigkeiten. In allen Fällen von Hämaturie und von Nierenkolik fahndet man in erster Linie nach den gewöhnlichen Ursachen, nach Stein, Tuberkulose, Tumor, Hydronephrose. Der Stein wird gewöhnlich radiographisch nachzuweisen sein, die Tuberkulose durch Eiterbefund im Urin, den Bazillennachweis evtl. den Tierversuch. Schwierig ist die Differentialdiagnose gegenüber Tumor, wenn die Palpation ein negatives Resultat ergibt. Hier spricht eine funktionelle Minderwertigkeit der blutenden Niere für Tumor und ebenfalls eine pyelographisch nachgewiesene Veränderung des Nierenbeckens, die auch gegenüber Hydronephrose differentialdiagnostische Aufschlüsse gibt. — Im Zweifelsfalle ist die Nephrotomie zur Aufklärung des Falles indiziert. Wenn eine hämaturische Nephritis die Ursache der Blutung ist, wird man oft Zylinder im Urin finden können, und damit auf die richtige Diagnose kommen. Für die Fälle, wo eine funktionell intakte Niere blutet, der Urin nur Blut enthält, die andere Niere normal ist und auch aus dem Befunde des Gefäßapparates Schlüsse auf das Bestehen einer Nephritis unmöglich sind, ist die Diagnose nicht mehr weiter zu präzisieren (Strauß). Hier bleiben die oben angeführten Möglichkeiten: zirkumskripte Nephritis, Teleangiektasien, kleine Papillome, essentielle Hämaturie usw.

Die Therapie ist in den Fällen, in welchen nicht der Verdacht auf Nierentumor zur Probenephrotomie drängt oder in denen die Schwere der Blutung zu einem aktiven chirurgischen Vorgehen auffordert, anfänglich eine interne und hat in der Behandlung, wie sie für die Nephritis durchgeführt wird, zu bestehen. Daneben wird man Hämostyptika versuchen (Liq. Ferri sequichlorati, Styptizin, Ergotinpräparate, Gelatine, Kalkpräparate usw.), man wird lokal ableitende Applikationen auf die Haut anwenden und evtl. bestehende Anämien medikamentös behandeln. Erreicht man so kein Resultat und liegt in der Stärke oder in der Dauer der Blutung eine Gefahr, so wird man nach genauester anatomischer und funktioneller Untersuchung der Nieren das blutende Organ freilegen und entweder nur dekapsulieren oder spalten und tamponieren. Die letztere Methode gibt die Möglichkeit, den Nierendurchschnitt und das Nierenbecken mehr oder weniger genau zu inspizieren und Material zur histologischen Untersuchung zu gewinnen. Von beiden Behandlungsmethoden hat man Heilungen gesehen, wobei die erstere den Vorteil der Ungefährlichkeit hat. Steht die Blutung mit diesen Eingriffen nicht, so ist die Nephrektomie indiziert.

Da, wo nur Koliken vorhanden sind, ist die Diagnose schwieriger, da hier die Differentialdiagnose gegenüber Koliken anderer Abdominalorgane nötig ist und hier kommt man nur per exclusionem auf die Niere oder beim Vorhandensein vesikaler Reflexsymptome, die deutlich auf den Harnapparat hinweisen.

Auch für diese Fälle bringt die Freilegung der Niere, Lösung des Organs aus den Verwachsungen und Dekapsulation nach Edebohls (Nephrolysis, Nephroliberation) Heilung.

Die Behandlung der eben besprochenen Fälle mit Operation hat den Weg gewiesen, auch bei Fällen doppelseitiger Nierenentzündung, wenn die interne Therapie versagte oder auch in der Hoffnung Radikaleres zu leisten als sie, chirurgische Eingriffe zu versuchen. Es sei deshalb hier nur übersichtlich noch die Frage des chirurgischen Eingriffs bei Nephritis besprochen. Die Versuche gehen auf Harrison zurück, der unter falscher Diagnose operierte und in einigen Fällen mit Blutung, Albuminurie und Schmerzen gute Erfolge erzielte. Edebohls ging weiter und empfahl seine Dekapsulation oder Nephrolysis als Heilbehandlung für die chronische Nephritis. Es zeigte sich dann leider, daß diese Hoffnung sich nicht erfüllte, denn die von anderen Chirurgen gesammelten Erfahrungen sprachen nicht in diesem Sinne, und auch die Erwartung, daß die Enthülsung der Niere bessere Blutversorgungsverhältnisse herbeiführe, bestätigte sich bei genauer experimenteller und autoptischer Kontrolle nicht.

Die Dekapsulationserfolge, die erzielt wurden, sind nach den verschiedenen Autoren sehr verschiedene. Wenn man die einzelnen Arbeiten und die einzelnen Fälle durchgeht, so hat man den Eindruck, daß die operierten Fälle auch sehr verschieden sind und daß ähnliche Fälle sehr verschieden beurteilt werden, und daß es unmöglich ist, sich ein klares Bild über die wirklichen Folgen der Dekapsulation bei der Nephritis zu bilden. Wehner hat eine solche Zusammenstellung gemacht und aus ihr ist zu entnehmen, daß die Erfolge zwischen 0% und 50% schwanken. Elliot hatte unter 76 Fällen 0 Heilung, Kümmell unter 34 Kranken 11 Heilungen, Rovsing von 43 Operierten 24 Geheilte.

Es gibt wohl kaum ein anderes operatives Verfahren, bei dem die Erfolgsziffern innerhalb so weiter Grenzen liegen, und diese Differenzen sind wohl nur so zu erklären, daß die operierten Fälle ganz verschiedene waren. Es ist einleuchtend, daß Fälle, die ohne Operation heilen würden, auch mit einer solchen eine gute Prognose haben. Für die anderen Fälle nützt leider auch die Dekapsulation nicht, sonst hätte auch Israel bei dieser Krankheit gute Erfolge; er gesteht aber ein, bei 20 Fällen von chronischer Nephritis von der Dekapsulation nie einen Nutzen gesehen zu haben.

Die Indikationen zur Dekapsulation bei doppelseitigen Nierenaffektionen sind allen Erfahrungen nach nur bei den akuten und nicht bei den chronischen Fällen gegeben; sehr gut sind die Erfolge bei den akuten Herdnephritiden. Sehr gute Erfolge sind auch erzielt worden bei der Anurie der akuten Glomerulonephritis (Volhard). Eppinger empfiehlt auch die Dekapsulation im späteren Stadium der Glomerulonephritis, und zwar dann, wenn nach 4 Wochen der Blutdruck noch stark erhöht ist. Von den Geburtshelfern wird bei der Eklampsie, wo eine Zeitlang auch mit gutem Erfolg dekapsuliert wurde, die Operation heute nicht mehr empfohlen. Vielleicht hat Volhard recht, wenn er sagt, daß die Operation wohl darum aufgegeben wurde, weil in der Behandlung der Eklampsie wie in der der Krampfurämie und Nephritis solche Fortschritte gemacht wurden, daß die Anzeige zur Operation wegen lebensgefährlicher Anurie nur noch selten gegeben ist (Dtsch. Ges. f. Urol., 6. Kongr. Berlin).

Etwas weiter in der Indikationsstellung geht Oehlecker, der auch bei den Nephrosen mit Reserve operative Eingriffe empfiehlt. So hält er dafür, daß man bei der Sublimatniere dekapsuliere in der Erwartung, die Mortalität von 100% auf 92% herabzubringen; aber es muß möglichst rasch nach Einsetzen der Anurie operiert werden. Auch in 2 Fällen von Lipoidnephrose hat er durch die Dekapsulation bemerkenswerte Erfolge erzielt.

Auf die Wirkungsweise der Dekapsulation und ihre Erklärung soll hier nicht eingegangen werden. Vom Standpunkt des Chirurgen aus findet sich ein Erklärungsversuch bei Oehlecker, von dem des Internisten aus bei Volhard.

12. Die Thrombose und Embolie der Nierenarterie. Der hämorrhagische Infarkt der Niere. — Die Nierenvenenthrombose. — Das Aneurysma der Nierenarterie. — Massenblutungen ins Nierenlager.

a) Die Thrombose und Embolie der Nierenarterie. Der hämorrhagische Infarkt der Niere.

Die autochthone Thrombose der Nierenarterie ist ein äußerst seltenes Vorkommnis und klinisch nicht bekannt. Sie ist die Folge von endarteritischen Prozessen in der Nierenarterie und führt zur allgemeinen oder lokalen Unterbrechung des arteriellen Blutstroms mit den gleichen Folgen, wie sie beim Infarkt zur Sprache kommen. In einem Falle von Recklinghausen war die Thrombose durch ein Trauma bedingt.

Häufiger sind die Embolien der Nierenarterie, mit denen wir uns hier nur insoweit zu beschäftigen haben, als sie nicht infektiös sind oder nicht aus Tumorgewebe bestehen. Sie haben dieselben Ursachen wie andere Embolien und stammen meist aus der linken Herzhälfte oder aus der Aorta. Weitaus die Mehrzahl der Embolien sind klein, gelangen in die Verzweigungen der Arteria renalis und sind ein autoptischer Befund.

Die Emboli, die in größere Äste der Nierenarterie gelangen, verursachen, da die Äste der Arteria renalis Endarterien sind, die Absperrung des entsprechenden Bezirkes vom Blutstrom und verursachen den hämorrhagischen Infarkt. Nach Litten stellt der Infarkt makroskopisch gewöhnlich eine grauweiße, von einem hämorrhagischen Hof umgebene, keilförmige Zone auf dem Nierendurchschnitt dar. Die Spitze sieht gegen den Hilus, die Basis sitzt an der Nierenoberfläche. Im Zentrum des Infarkts findet sich Nekrose, in der roten Randpartie findet man starke Hyperämie der Gefäße und Blutaustritt ins interstitielle Bindegewebe und von hier aus auch Imbibition der zentralen Partien des Infarkts mit Blutfarbstoff, die bei kleineren Infarkten bis ins Zentrum reichen kann. Der Ausgang des Infarkts ist Narbenbildung nach Resorption der nekrotischen Zentralabschnitte unter bindegewebiger Proliferation von den Randpartien aus. An der Nierenoberfläche bildet sich eine narbige Einziehung, und wenn die Infarktbildung multipel erfolgte, kann es zur Bildung der embolischen Schrumpfniere kommen.

Nach Senator ist die Symptomatologie des hämorrhagischen Infarktes eine sehr undeutliche. — Meist machen die Infarkte klinisch keine Symptome, da sie zu klein sind und weil das meist im Vordergrund stehende Grundleiden leichtere Krankheitszeichen überdeckt. Von solchen sind zu nennen und kommen bei großen Infarkten zur Beobachtung: in erster Linie als Lokalsymptom der Schmerz, der in einem Falle Traubes sehr ausgesprochen war und von der Nierengegend bis in den Oberschenkel ausstrahlte. Die Veränderungen, die der Urin aufweist, sind Blut- und Eiweißgehalt. Der Eiweißgehalt ist aber ein sehr undeutliches Merkmal, da die Erkrankungen, die zur Nierenembolie führen, oft auch die Bildung einer Stauungsniere veranlassen. — Nur in denjenigen Fällen, in denen beim Bestehen einer Herz- oder Gefäßaffektion mit Neigung zu Embolien, unter akutem Nierenschmerz Hämaturie und Albuminurie auftritt, wird man mit einiger Wahrscheinlichkeit den hämorrhagischen Infarkt diagnostizieren können (Kasuistik bei Jagic, Gayet und Favre, Blanc, Bériel, Bull, Duvergey und Dax).

Einen diagnostizierten und mit Nephrektomie behandelten Fall von Infarkt mit Embolie der 3 Hauptzweige der Art. renalis teilt Bull mit bei einer Patientin mit Mitralaffektion und Thrombose im linken Vorhof. Die Symptome waren die oben geschilderten, bei der Untersuchung der Nieren ließ sich Mangel der Funktion auf der erkrankten Seite nachweisen. Einen weiteren Fall teilen Duvergey und Dax mit, bei denen die völlig nekrotische Niere entfernt wurde. Die Patientin überlebte die Operation 1 Jahr.

Nicht allzuselten wird allerdings dem Spezialisten die Frage gestellt, ob bei einem Herzkranken, der an wiederholten Anfällen von Hämaturie mit Nierenschmerzsymptomen leidet, an Embolie oder an eine andere Affektion der Nieren zu denken sei. In solchen Fällen kann gelegentlich die genaue Nierenuntersuchung die Aufklärung bringen, wenn eine andere Nierenaffektion nicht festzustellen ist (Stein z. B.). Es ist ja sehr wahrscheinlich, daß die Niere durch einen größeren Infarkt funktionell geschädigt wird, wie das auch aus dem oben angegebenen Falle Bulls folgt.

b) Die Nierenvenenthrombose.

Die Thrombose der Nierenvene ist eine seltene Affektion, deren klinisches Bild ein so scharf umschriebenes ist, daß auch intra vitam die Diagnose möglich ist. Von Buchwald und Litten ist die pathologische Anatomie der Affektion experimentell studiert worden. Die Autoren fanden nach experimenteller Unterbindung der Nierenvenen starke Vergrößerung des Organs durch Anschoppung der Gefäße mit Blut, Hämorrhagien im Parenchym und unter die Kapsel; späterhin Volumenabnahme und Atrophie. Im Urin der geschädigten Niere fand sich Blut und Eiweiß.

Nach Reese stimmt das klinische Bild der Nierenvenenthrombose durchaus mit diesen experimentellen Ergebnissen. Als Symptome kommen zur Beobachtung: Schmerz in der Nierengegend, starke Albuminurie, meist Hämaturie, Vergrößerung der betreffenden Niere, vorübergehend Verminderung der Harnmenge und Erhöhung des spezifischen Gewichts, meistens Temperatursteigerung.

Im Falle Reeses handelte es sich um eine Chlorotische, bei der es im Verlaufe der Erkrankung zur Thrombenbildung in beiden unteren Extremitäten kam, die sich auf die rechte Nierenvene fortsetzte und unter den oben angegebenen Symptomen verlief. In diesem Falle trat Heilung ein, während andere Fälle an Lungenembolien starben. Spaeth autopsierte einen Fall, der nach schwerer Enteritis auftrat und Biernath operierte eine Patientin, bei der die Affektion im Anschluß an eine septische Frühgeburt aufgetreten war: Fieber, Schmerz und Tumor der linken Nierengegend. Die Patientin erlag aber den in der Cava vorhandenen Thrombosen.

Die Diagnose der Affektion ist aus den angegebenen Symptomen zu stellen, wenn die Thrombose einseitig ist, und ganz besonders dann, wenn andere Thrombosen an die Fortsetzung der Affektion in die Nierenvene denken machen. Schwierig ist die Erkennung der Affektion, wenn die Thrombose primär in der Nierenvene beginnt (Fall von Stabell), oder wenn die Affektion bei Säuglingen auftritt.

Die Prognose der Affektion ist eine sehr ernste, aber immerhin kann bei einseitiger Thrombose, allerdings wohl unter Atrophie der Niere, Heilung eintreten.

Die Thrombophlebitis der Nierenvene tritt im Anschluß an eine eitrige Parenchymerkrankung der Niere auf. Die Literatur kennt einige Fälle. Aschner beschreibt das Krankheitsbild an Hand von 4 eigenen Beobachtungen. Klinisch verliefen die Fälle unter dem Bilde einer eitrigen Pyelonephritis. Ein Fall wurde unter dieser Diagnose mit Erfolg operiert.

c) Das Aneurysma der Nierenarterie.

Das Aneurysma der Nierenarterie ist eine seltene Affektion. Bei diesem beobachtet man Hämaturie, Albuminurie, Tastbarkeit der Nieren, in schweren Fällen Benommenheit und Ikterus. Meist ist die Affektion doppelseitig (Petremand, Oppenheim).

Es handelt sich entweder um Aneurysmata vera oder spuria. Die wahren sind immer kleine Säcke der Nierenarterie selbst oder ihrer Verzweigung. Diese werden zufällig bei Autopsien und einmal bei einer Operation gefunden. Es sind im ganzen 15 Fälle bekannt. Die falschen Aneurysmen entstehen durch Platzen der wahren oder Zerreißung einer Arterie. Von den 15 wahren waren 8 geplatzt und hatten Veranlassung zur Bildung eines Blutsackes gegeben, die anderen 15 bekannten falschen Fälle waren ohne Aneurysma verum entstanden. Diese falschen Aneurysmasäcke wachsen, sie können sehr groß werden, sie können in das Nierenbecken oder ins Peritoneum perforieren. Die Niere leidet in verschiedenem Grade stark durch die mangelnde Blutversorgung und durch Kompression.

Skillern hat 24 Fälle gesammelt, Bonney (zit. v. Casper) kennt 23 Fälle, von denen 13 auf ein Trauma zurückzuführen waren, bei 7 war das sicher nicht der Fall und bei 3 Fällen fehlten genaue Angaben. Neuerdings hat Vogeler die Kasuistik wieder bearbeitet und bringt selber einen neuen Fall. Er kennt 25 Fälle. — Im Falle Skillerns z. B. war der 26jährige Patient im Alter von 12 Jahren vom Pferde gestürzt und hatte sich eine schwere Kontusion der rechten Lumbalgegend zugezogen. Später traten anfallsweise Nierenkoliken mit Hämaturie auf und ein beweglicher Tumor wurde in der rechten Nierengegend gefunden, der ohne exakte Diagnose mit der Niere operativ entfernt wurde und sich als Aneurysma der Nierenarterie erwies. In einem Falle Janssens war ein intrarenales Aneurysma von Pflaumenkerngröße durch Läsion einer feinen Nierenarterie durch einen Nierenstein entstanden und führte nach der Nephrolithotomie zu einer tödlichen Blutung. In einem anderen Falle des gleichen Autors führte das Platzen eines kirschgroßen intrarenalen Aneurysmas, das spontan bei einem Patienten mit schweren Veränderungen des Herzens und des Gefäßsystems entstanden war, durch eine spontane Blutung zum Tode. Gruber und Frank beschrieben ein intrarenales falsches, walnußgroßes Aneurysma (oder Hämatom), das durch Blutung einer arteriosklerotisch veränderten Arterie entstanden war, zu Hämaturie geführt hatte und zur Nephrektomie Veranlassung wurde, weil man einen Tumor annahm.

Die Symptome des Aneurysmas der Nierenarterie sind wechselnde, meist sind sie Geschwulst, Hämaturie und Schmerzhaftigkeit, Symptome, die auch bei anderen Nierenaffektionen gewöhnlich sind. Differentialdiagnostisch ließe sich also evtl. nur ein durch die Anamnese festzustellendes Trauma verwerten, Pulsation des Tumors und ein systolisches Geräusch (Morris). Die letztere Erscheinung kann selbstverständlich fehlen oder der Tumor kann sich unter dem Rippenbogen verstecken, oder, was auch möglich ist, der Tumor kann von einem anderen Organ ausgehen und fortgeleitete Pulsation zeigen. Die Diagnose der seltenen Affektion wird also große Schwierigkeiten machen und meistens unmöglich sein; denn auch darüber haben wir keine Kenntnisse, inwieweit die Niere durch die Veränderungen an der Arterie funktionell geschädigt wird. — Therapeutisch kommt nur die Nephrektomie in Betracht, die nach Vogeler ein gutes Resultat gibt, denn von 25 Fällen, die er gesammelt hat, sind 18 unoperierte gestorben und von den 7 operierten nur 1 Fall.

d) Massenblutungen ins Nierenlager.

Die seltenen, spontan auftretenden Massenblutungen ins Nierenlager, Apoplexie des Nierenlagers (Wunderlich), setzen meist unter schweren allgemeinen Symptomen von Kollaps und peritonitischer Reizung ein mit Schmerzhaftigkeit, die in die eine Bauchseite lokalisiert wird. Der Puls ist schlecht, hier und da besteht Fieber, in einem Teil der Fälle ist in der Nierengegend ein Tumor oder eine undeutliche Resistenz zu fühlen, in anderen Fällen weist der

Befund mehr auf eine akute Appendizitis oder Cholezystitis oder auf Ileus. Der Urin ist in einzelnen Fällen normal, in anderen zeigt er nephritische Veränderungen und enthält Blut.

Nach Coenen beträgt die Mortalität der Affektion 61%, bei chirurgischer Intervention 50%.

Es handelt sich bald um Blutungen unter die fibröse Kapsel der Niere, bald um Blutungen in das Nierenfett selbst (Baggard), in der Mehrzahl der Fälle findet sich Blut in beiden Bezirken und die fibröse Nierenkapsel ist gesprengt, oft sind die Blutungen sehr große und reichen retroperitoneal von der Leber bis hinter das Zökum. Im Peritoneum kann ein blutiger Erguß sein.

Eine makroskopisch wahrnehmbare Quelle für die Blutung findet man nicht immer. Laewen nimmt an, daß die Blutung meist eine nephritische ist; sie ist bei akuter und chronischer Nephritis und auch bei Tumor, Tuberkulose und bei multiplen kleinen Nierenabszessen (Schlichting) beobachtet worden, in einem Falle von Reinhardt durch Zerreißung und Durchbruch eines Aneurysma der rechten Arteria ovariaca, bei Lichtschlag als Folge eines kleinen Nierenabszesses bei einem Hämophilen. Bei Periarteriitis nodosa sind wiederholt Massenblutungen im Nierenlager beobachtet worden (Schmidt, Bloch, Walter, Mertens). Die Blutungen, die primär in das Nierenfett geschehen, sind wohl anders zu erklären (Ausgang von der Muskulatur bei einem Hämophilen), oder bleiben in ihrer Ätiologie überhaupt dunkel.

Die Diagnose der Affektion kann gestellt werden, wenn man den akut auftretenden, sehr schmerzhaften Nierentumor zusammen mit den Symptomen allgemeiner Anämie richtig verwertet. Die Therapie muß eine chirurgische sein und im Freilegen und Ausräumen des Hämatoms und in Tamponade bestehen. Die therapeutischen Erfolge sind einstweilen noch keine glänzenden (Bollag, Sohn, Peters).

Literatur.

Allgemeines.

Albarran: Exploration des fonctions rénales. Paris: Masson 1905. — Apoland: Wien. med. Wschr. 1864. — Autenrieth u. Funk: Über kolorimetrische Bestimmungsmethoden usw. Münch. med. Wschr. 49 (1912).

Baetzner, W.: Diagnostik der chirurgischen Nierenerkrankungen. Berlin 1921. — Becher, E.: Dtsch. Arch. klin. Med. 128. — Blum: Symptomatologie und Diagnostik der urogenitalen Erkrankungen. Wien 1908. — Braasch: Über die klinischen Erscheinungen bei langdauernder Anurie. Dtsch. Arch. klin. Med. 103 (1911).

Casper, L.: Handbuch der Zystoskopie. Leipzig 1911. — Z. Urol. 1921, 330. — Casper, L. u. Richter: Funktionelle Nierendiagnostik. Berlin 1901. — Casper-Picard: Lehrbuch der urologischen Diagnostik. Leipzig: Georg Thieme 1930. — Chevassu: J. d'Urol. 10, 60 (1920). — Chiari: Beiträge zur Lehre von der Urämie. Zbl. Path. 1912, 450. — Christian: J. d'Urol. 21 (1926).

Drachter: Münch. med. Wschr. 1930, Nr 11.

Fromme u. Blumer: Münch. med. Wschr. 11 (1913).

Gottstein: Funktionelle Nierendiagnostik. Erg. Chir. Berlin: Julius Springer 1911. — Grégoire: J. d'Urol. 1920, 405.

Hellin u. Spiro: Über Diurese. Arch. f. exper. Path. 38 (1897).

Israel, I. u. W.: Chirurgie der Nieren. Leipzig 1925.

Joseph, E.: Zystoskopie. Berlin 1929. — Die Harnorgane im Röntgenbild. Leipzig: Georg Thieme 1926. — Jungmann u. Meyer: Arch. f. exper. Path. 73 (1913).

Kappis: Grenzgebiete, Bd. 26. — Keyes u. Stevens: N. Y. med. J. 1912. — Kleiber, N.: Z. Urol. 15, 263 (1921). — Kövesi u. Roth: Pathologie und Therapie der Niereninsuffizienz. Leipzig 1904. — Korányi, v.: Die wissenschaftlichen Grundlagen der Kryoskopie. Mod. ärztl. Bibl. Berlin 1904. — Kapsammer: Nierendiagnostik und Nierenchirurgie. Wien 1907. — Kümmell u. Rumpel: Chirurgische Erfahrungen über Nierenkrankheiten usw. Bruns' Beitr. 1903. — Kutner: Ein Versuch, den Harn zu diagnostischen Methoden mit Methylenblau zu färben. Dtsch. med. Wschr. 1892.

Landau: Die Wanderniere der Frau. Berlin 1881. — Legueu: J. d'Urol. 9 (1920). — Lichtenberg, A. v.: Allgemeine Röntgendiagnostik. Handbuch der Urologie, Bd. 2.

1929. — Lichtenberg v. u. Swick: Klin. Wschr. **1929**, Nr 45 u. Kongr. dtsch. Ges. Urol. **1929**. — Loewenhardt: Zur funktionellen Nierendiagnostik. 31. Kongr. dtsch. Ges. Chir. **1912**. — Lohnstein: Z. Urol. **1917**.

Marion: J. d'Urol. **1920**, 411. — Marion u. Heitz-Boyer: Zystoskopie. Paris 1923. Neuvis: Z. urol. Chir. **11**. — Nitze: Lehrbuch der Zystoskopie. Wiesbaden 1907. Pannevitz: Z. urol. Chir. **20** (1926). — Pasteau: J. d'Urol. **1920**, 411. — Paulescu, Marza u. Trifu: J. d'Urol. **21** (1926). — Pivowaroff: Urol. Jber. **1911**, 141. — Praetorius: Z. urol. Chir. **29** (1930).

Rehn: Z. urol. Chir. **4** (1919); **13** (1923). — Renner, A.: Z. Urol. **16**, H. 6. — Richter, F.: Z. Urol. **1921**, 317. — Roedelius: Nierenfunktionsprüfungen. Berlin 1923. Roseno: Klin. Wschr. **1929**, Nr 25. — Rowntree u. Geraghty: J. of Pharmacol. Juli **1910**; Amer. Assoc. of genito. urin. Surgeons **1910**. — Phthalein test; experimental and clinical study of Phenolsulphonophthalein in relation to Kidney function in health and disease. Arch. int. Med. **1912**.

Schwarz: Z. urol. Chir. **7**, H. 4. — Strubell: Eine neue Methode der Urin- und Blutuntersuchung. Dtsch. Arch. klin. Med. **69** (1901). — Suter, F.: Schweiz. med. Wschr. **1924**, H. 2. — Suter u. Meyer: Arch. f. exper. Path. **1893**. — Swick: Klin. Wschr. **1929**, Nr 45.

Voelcker: Die Diagnose der chirurgischen Nierenerkrankungen usw. Wiesbaden 1906. — Voelcker u. Joseph: Funktionelle Nierendiagnostik ohne Ureterenkatheter. Münch. med. Wschr. **1903**. — Voelcker u. v. Lichtenberg: Münch. med. Wschr. **1906**. —

Walthard, H.: Wert der Phenolsulfophthaleinmethode. Z. urol. Chir. **3** (1916). — Wildbolz, H.: Schweiz. med. Wschr. **1924**, H. 2. — Wohlgemuth: Über eine neue Methode der Prüfung der Nierenfunktion. Berl. klin. Wschr. **31** (1910).

1. Bildungsanomalien.

Adrian u. v. Lichtenberg: Die klinische Bedeutung der Mißbildungen der Niere, des Nierenbeckens und des Harnleiters. Z. urol. Chir. **1** (1913). — Albrecht: Über kongenitale Nierendystopie. Z. Urol. **1908**, 413.

Ballowitz: Über angeborenen einseitigen vollkommenen Nierenmangel. Virchows Arch. **141** (1895). — Botez: La Pathol. et la chir. du rein en fer à cheval. J. d'Urol. **1912**. Braasch: The clinical diagnosis of congenital anomaly in the Kidney and ureter. Ann. Surg. **56**, 726 (1912). — Braasch u. Scholl: J. of Urol. **8**, 507. — Brongersma: Über zwei Fälle von Zysten in der Harnblase. D. Ges. Urol. 1. Kongr. **1907**. Verh. **1908**, 388.

Davidsohn: Charité-Ann. **26**. Berlin 1902. — Dalmas: Sur les anomalies urétérales. Ann. Mal. génito-urin. **1910**.

Gottfried, S.: Z. urol. Chir. **5** (1920). — Gruber u. Bing: Z. urol. Chir. **7**. — Guizzetti u. Pariset: Beziehungen zwischen Mißbildungen der Niere und der Geschlechtsorgane Virchows Arch. **204** (1911).

Hochenegg: Zur klinischen Bedeutung der Nierendystopie. Wien. klin. Wschr. **1900**.

Israel: Chirurgische Klinik der Nierenkrankheiten. Berlin 1901. — Diagnose und Operationen bei verschmolzenen Nieren. Fol. urol. (Lpz.) **1** (1907/08). — Berl. klin. Wschr. **1918**, Nr. 45.

Kehrer: Die klinische Bedeutung der kongenitalen einseitigen Nierendystopie. Beitr. Geburtsh. **1** (1903). — Küster: Chirurgie der Nieren. Dtsch. Chir. **1896—1902**, Lief. 52b.

Lukina: Über einen Fall von Nierendystopie. Z. Urol. **6** (1912).

Mankiewicz: Nierenoperationen bei Mangel oder Erkrankung der zweiten Niere. Mber. Harn- u. Sexualorg. **5** (1900). — Morris: Surgical diseases of the Kidney, 1885. — Müllerheim: Über die diagnostische und klinische Bedeutung der kongenitalen Nierendystopie speziell der Beckenniere. Berl. med. Ges., 5. Nov. 1902. Berl. klin. Wschr. **48**, 1130 (1902).

Naumann: Über die Häufigkeit der Bildungsanomalien der Nieren. Inaug.-Diss. Kiel 1897.

Papin: Anomalies du rein et de l'uretère au point de vue chirurg. Ann. Mal. génito-urin. **1909**, 1214. — Papin et Palazzoli: Le rein ectopique croisé. Ann. Mal. génito-urin. **1910**, 1195. — Pousson: Note sur le rôle pathogénique des artères anomales du rein. Ann. Mal. génito-urin. **1910**, 600.

Rovsing: Beiträge zur Symptomatologie, Diagnose und Behandlung der Hufeisenniere. Z. Urol. **5** (1911).

Schultz: Bruns' Beitr. **111** (1918). — Seldowitsch: Über die Multiplizität der Nierenarterien und deren chirurgische Bedeutung. Arch. klin. Chir. **89** (1909). — Stark: Doppeltes Nierenbecken, das eine infiziert, das andere gesund. Z. Urol. **1911**, 466. — Sträter: Beitrag zur Pathologie und Therapie der kongenitalen Nierendystopie. Dtsch. Z. Chir. **83** (1906). — Strube: Über kongenitale Lage- und Bildungsanomalien der Niere. Virchows Arch. **137** (1894). — Suter, F.: Über überzählige Nieren. Fol. urol. (Lpz.) **1913**, August-H.

Veit: Die Entstehung der Form des Beckens. Z. Geburtsh. **9** (1883).

Wimmer: Doppelbildungen an den Nieren usw. Virchows Arch. **200** (1910). — Winter: Über einseitige angeborene Nierendefekte. Arch. klin Chir. **69** (1903).

2. Wanderniere.

Albarran: Rein mobile. Ann. Mal. génito-urin. **1895**. — Alglave: Contribution à l'étude des accidents provoqués par l'abaissement du rein droit troisième degré. Ann. Mal. génito-urin. **2** (1907).

Bürger, L.: Wanderniere und Trauma. Ärztl. Sachverst.ztg **1908**, 22.

Cheyne, W. W.: An adress on moveable Kidney with details of an operation. Lancet **1909**, 1155.

Dietl: Wandernde Nieren. Wien. med. Wschr. **1846**.

Edebohls: The technics of nephropexy etc. Ann. Surg. **1902**.

Fedoroff: Ref. Z. Urol. **17** (1923). — Fischer-Benzon, v.: Bewegliche Niere. Diss. Kiel 1887. — Floercken: Die Wanderniere. Handbuch der Urologie, Bd. 4. 1927.

Gandiani: Policlinico, sez. prat., **1905**, 14. — Glénard: De l'entéroptose. Lyon méd. **1885**.

Hahn: Die operative Behandlung der beweglichen Niere. Zbl. Chir. **1881**.

Klemperer: Ther. Gegenw., Febr. **1918**. — Kuttner: Über palpable Nieren. Inaug.-Diss. Berlin 1890.

Landau: Die Wanderniere der Frauen. Berlin 1881. — Litten: Lageveränderungen der Nieren. Verh. dtsch. Kongr. inn. Med. Wiesbaden 1887. — Über die Wanderniere der Frauen. Berlin 1888. — Lucas-Championnière: Mécanisme des accidents dus au rein mobile. Acad. de Méd., 11. Juni 1907; Semaine méd. **24**.

Marion: J. d'Urol. **2** (1912). — Menge, C.: Über Urinbefunde nach Nierenpalpation. Münch. med. Wschr. **23** (1900).

Oppolzer: Über bewegliche Nieren. Wien. med. Wschr. **42** (1856).

Pavlenko: Zit. bei J. W. Jorasl. — Penzoldt, F.: Über bewegliche Nieren, 1897.

Riedel, S.: Über die verschobene, an falschem Orte durch Verwachsungen festgelegte rechte Niere. Dtsch. med. Wschr. **1907**, 41/42.

Schreiber: Dtsch. Arch. klin. Med. **97** (1919). — Suckling: Nephroptosis etc. J. amer. med. Assoc., Nov. **1911**. — Stiller: Über Wanderniere. Wien. med. Wschr. **1879**.

Wolkow u. Delitzin: Die Wanderniere. Berlin 1899. — Wuhrmann: Beitrag zur Pathologie und Diagnose der Ren. mobilis. Dtsch. Z. Chir. **53** (1899).

3. Die infektiösen, nicht tuberkulösen Erkrankungen der Nieren.

Albeck: Bakteriurie und Pyurie bei Schwangeren und Gebärenden. Z. Geburtsh. **55** (1907). — Alsberg: Die Infektion der weiblichen Harnwege durch Bact. coli in der Schwangerschaft und im Wochenbett. Arch. Gynäk. **90** (1910). — Aschoff, W.: Veröff. Mil.san.wes. Berlin: August Hirschwald 1917. — Axen, A.: Z. urol. Chir. **30** (1930).

Barth: Die eitrigen, nicht tuberkulösen Affektionen der Niere. Verh. dtsch. Ges. Urol. **1909**, 227. — Bauereisen: Lymphgefäße des menschlichen Ureters. Z. gynäk. Urol. **2**, H. 5; 4 (1919). — Baum: Zur Frühdiagnose der paranephritischen Eiterung und des Nierenabszesses. Zbl. Chir. **28** (1911). — Bertram, F.: Z. urol. Chir. **30** (1930). — Beyer, W.: Diphtheriebazillen im Urin. Münch. med. Wschr. **1913**, Nr 5.

Casper u. Citron: Die Beeinflussung der infektiösen Prozesse der Harnwege. Z. Urol. **5**, Nr 4 (1911). — Conradi u. Bierast: Ausscheidung von Diphtheriebazillen durch den Urin. Dtsch. med. Wschr. **8**, Nr 22 (1912). — Cuhrs: J. amer. med. Assoc. **70** (1918).

Dietlen u. Lichtenberg: Sauerstoffülllung des Nierenbeckens. Münch. med. Wschr. **1911**, Nr 25.

Eckehorn: Verh. dtsch. Ges. Urol. Berlin **1909**.

Fedoroff: Ref. Z. Urol. **17** (1923). — Foulerton u. Hillier: Brit. med. J. **1901**, 774. — Franke, C.: Ätiologisches zur Koliinfektion der Harnwege. Mitt. Grenzgeb. Med. u. Chir. **22** (1911). — Friedenwald, E. P.: Pyelocystitis in infancy. Arch. of Pediatr., Nov. **1910**. — Frisch, A. v.: Die eitrigen, nicht tuberkulösen Affektionen des Nierenbeckens. Verh. dtsch. Ges. Urol. **1909**, 191.

Glanzmann: Korresp.bl. Schweiz. Ärzte **1915**. — Gohlmann: Münch. med. Wschr. **1912**, 629. — Göppert: Über die eitrigen Erkrankungen der Harnwege im Kindesalter. Erg. inn. Med. **2** (1908).

Heitz-Boyer: J. d'Urol. **16**, No. 5. — Hellström: Acta chir. scand. (Stockh.) **6**, Suppl. (1924). — Helmholz, H. F.: J. of Urol. **1922**, 8. — Herz u. Herrnheiser: Wien. Arch. inn. Med. **8** (1924).

Kapsammer: Die Pyelitis. 16. internat. Kongr. **1909**. Ref. Fol. urol. (Lpz.) 4. — Kehrer: Z. gynäk. Urol. **3**, Nr 1. — Kielleuthner: Fol. urol. (Lpz.) **7** (1912).

Lange, Cornelia de: Über Pyelozystitis bei Kindern und im besonderen bei Säuglingen. Geneesk. Bl. (holl.) **14** (1909). — Langstein: Ther. Mh. Jan. **1914**. — Lenhartz:

Über die akute und chronische Nierenbeckenentzündung. Münch. med. Wschr. **1907**, Nr 16. — Levy, A.: Arch. klin. Med. **1922**. — Loehlein: Festschrift für Marchand, 1916.
Melchior, M.: Bericht über 52 bakteriologisch untersuchte Fälle von infektiöser Erkrankung des Harntraktus. Mber. Krankh. Harn- u. Sexualorg. 3 (1898). — Merke: Z. Urol. **1919**, 255. — Meyer-Betz: Über primäre Kolipyelitis. Dtsch. Arch. klin. Med. **105**. Michaelis: Spezifische Behandlung der bazillären Infektionen der Harnorgane. Ref. Berl. klin. Wschr. **1911**, Nr 15. — Müller, A.: Über die Ausbreitung des entzündlichen Prozesses im Nierenparenchym bei Pyelonephritis. Arch. klin. Chir. **97** (1912).
Nathan u. Reinecke: Münch. med. Wschr. **1919**, Nr 22. — Necker, F.: Pyelitis usw. Handbuch der Urologie, Bd. 3. 1928; Z. Urol. 6 (1921).
Pavlenko: Zit. bei J. W. Israel. — Posner: Berl. klin. Wschr. **1915**, Nr 3. — Praetorius: Z. Urol. **10**, 409 (1916).
Rieder, R.: Schweiz. med. Wschr. **1931**, 4. — Ribbert: Virchows Arch. **1915**, H. 3. — Ritter u. Sturm: Tuberkelbazillen im Urin Tuberkulöser. Verh. dtsch. Lungenheilanstalts-ärzte, Juni **1912**. — Rovsing: Die Koliinfektion der Harnwege. 16. internat. med. Kongr. **1909**. Ref. Fol. urol. (Lpz.) 4. — Klinische und experimentelle Untersuchungen über die infektiösen Krankheiten der Harnorgane. Berlin 1898. — Rovsing u. Wulff: Sec. Congr. Soc. internat. Urol. 1 (1914).
Saathoff, L.: Münch. med. Wschr. **1924**, Nr 13, 50. — Samelson: Mschr. Kinderheilk. **21** (1921). — Scheidemantel, E.: Die infektiösen Erkrankungen der Nieren- und Harnwege. Würzburg. Abh. **13**, H. 7/8 (1913). — Schneider: Diskussion zur Vakzinetherapie. Verh. dtsch. Ges. Urol. **1909**. — Semon: Zit. bei Barth, S. 237. — Sergimura: Virchows Arch. **206** (1911). — Sippel: Aufsteigende Infektion der Harnwege bei frisch verheirateten Frauen. Dtsch. med. Wschr. **1912**. — Suter: Die infektiösen Erkrankungen der Harnorgane. Z. Urol. 1 (1907).
Voelker, F.: Über Dilatation und Infektion des Nierenbeckens. Z. urol. Chir. 1 (1913).
Wieland, E.: Korresp.bl. Schweiz. Ärzte 48 (1918). — Wildbolz: Über Deflorations-pyelitis. Korresp.bl. Schweiz. Ärzte **1912**, 12. — Wulff, Ove.: Studien über Phagozytose, Opsonin- und Vakzinebehandlung bei Harninfektionen. Diss. Kopenhagen 1911.
Zimmermann: Münch. med. Wschr. **1920**, Nr 18. — Zinner: Wien. med. Wschr. **1914**, Nr 13.

4. Tuberkulose.

Ekehorn: Z. Urol. **1914**, 321.
Kornfeld: Über Nierentuberkulose. Wien. klin. Wschr. **1908**, 35.
Rafin: De la tuberculose rénale non operée. J. d'Urol. 2, 517 (1912).
Suter, F.: Schweiz. med. Wschr. **1923**, Nr 48.
Wegelin u. Wildbolz: Z. urol. Chir. **1914**. — Wildbolz: Chirurgie der Nierentuber-kulose. Neue dtsch. Chir. 6 (1913). — Wildbolz, H.: Die Tuberkulose der Harnorgane. Handbuch der Urologie, Bd. 4. 1924. — Wosidlo: Zbl. Chir. **1921**, Nr 33.

5. Nephrolithiasis.

Aschoff: Erg. Path. **1904**, 561.
Bauer: Münch. med. Wschr. **1924**, Nr 7. — Bornemann: Frankf. Z. Path. **14** (1914).
Ebstein: Die Natur und die Behandlung der Harnsteine. Wiesbaden. — Ebstein u. Nikolair: Experimentelle Erzeugung von Harnsteinen. Wiesbaden 1891.
Gasparjan u. Owtschinnikow: Z. urol. Chir. **30** (1930). — Gottstein: Nephro-lithiasis. Handbuch der Urologie, Bd. 4 (1927).
Hirsch, A.: Handbuch der historisch-geographischen Pathologie, Bd. 3. Stuttgart 1886. — Hollaender: Berl. klin. Wschr. **1919**, Nr 48. — Holzknecht: Diagnostik der Nephrolithiasis. Verh. dtsch. Ges. Urol. **1907**.
Jeanbrau: Harnleitersteine. Ann. Mal. génito-urin. **1910**.
Kalk u. Schöndube: Dtsch. med. Wschr. **52** (1926). — Kienböck: Verh. dtsch. Ges. Urol. **1907**. — Kleinschmidt, O.: Die Harnsteine. Berlin: Julius Springer 1911. — Kümmell: Diagnostik und Therapie der Nephrolithiasis. Verh. dtsch. Ges. Urol. **1907**. — Kumita: Mitt. Grenzgeb. Med. u. Chir. **20**, 565.
Langendorff u. Mommsen: Beiträge zur Kenntnis der Osteomalazie. Virchows Arch. **69** (1877). — Leersum: J. of biol. Chem. **1928**, 76. — Leonard, J.: Some advances in renal and ureteral diagnosis. J. amer med. Assco., Sept. **1907**. — Lichtwitz: Die Bildung der Harnsedimente und Harnsteine. Z. Urol. **1913**. — Die Bildung der Harn- und Gallen-steine. Berlin 1914.
Meckel u. Humbach: Mikrogeologie. Berlin 1856. — Morawitz u. Adrian: Mitt. Grenzgeb. Med. u. Chir. **1907**, 17. — Moritz: Über den Einfluß von organischer Substanz in den kristallisierten Sedimenten des Harns. Verh. 14. dtsch. Kongr. inn. Med. **1896**. — Müller, K.: Über Nephrolithiasis nach Rückenmarksverletzungen. Arch. klin. Chir. **1895**.
Osborne u. Mendel: J. amer. med. Assoc. **1928**, 69.
Pflaumer: Münch. med. Wschr. **1930**, Nr 39/40.

Rosenbach: Mitt. Grenzgeb. Med. u. Chir. **22** (1911). — Roseno: Beihefte zur Med. Klin. **1927**, H. 8. — Rumpel: Diagnose der Nierensteine. Hamburg 1903. — Verh. dtsch. Ges. Urol. Wien **1921**.

Schade: Münch. med. Wschr. **1909**, H. 1/2; **1911**, Nr 14. — Schmidt, M. B.: Zbl. Path. **1912**, Nr 23. — Sergieski: Ann. Mal. génito-urin. **1912**. — Sgalitzer: Arch. klin. Chir.**116**, H. 2. — Studensky: Dtsch. Z. Chir. **7**, 171.

Tschernjak: Z. urol. Chir. **31**, H. 1 (1930).

Ultzmann: Die Harnkonkretionen. Wien 1882.

6. Retentionszustände.

Albarran: Pathogénie des Uronéphroses. Ann. Mal. génito-urin. **1907**, 801. — Allemann, R.: Bruns' Beitr. **144** (1928).

Borelius: Fol. urol. (Lpz.) **7**, 621 (1913).

Flörcken: Med. Klin. **1920**, Nr 10.

Kroiß, F.: Plastische Operationen am Nierenbecken. Bruns' Beitr. **58**, 19. — Kümmell u. Graff: Nierenchirurgie. Handbuch der praktischen Chirurgie, Bd. 4. 1907.

Latzko, W.: Gynäkologische Urologie. Handbuch der Urologie, Bd. 5. Berlin 1928. — Lichtenberg: Z. Urol. **18** (1924).

Marion: J. d'Urol. **26** (1928). — Michalski, J.: Hydronephrosis intermittens. Bruns' Beitr. **35** (1902).

Ponfik, E.: Über Hydronephrose. Beitr. path. Anat. **49**, H. 1.

Rumpel: Die Hydronephrose. Handbuch der Urologie, Bd. 4. Berlin 1927.

Suter: Hydronephrose. Eulenburgs Realenzyklopädie **6** (1909).

Voelker: Entwicklung der Hydronephrosen und Pyonephrosen. Verh. dtsch. Ges. Chir. Berlin 1912. Zbl. Chir. **1912**, Beil. 74.

7. Solide Neubildungen.

Bachrach, R.: Die Erkrankungen der Harnleiter. Handbuch der Urologie, Bd. 5. Berlin 1928. — Bloch: Über 126 Fälle von Herrn Prof. Israel operierter Nierentumoren. Fol. urol. (Lpz.) **4** (1909). — Brütt: Z. urol. Chir. **4** (1919); **10** (1923).

Garré u. Ehrhardt: Nierenchirurgie. Berlin 1907. — Glas: Wien. klin. Wschr. **39** (1926). — Grauham: Dtsch. Z. Chir. **174** (1922).

Israel, J.: Über Fieber bei malignen Nieren und Nebennierengeschwülsten. Dtsch. med. Wschr. **1911**, Nr 2. — Israel, W.: Z. Urol. **1914**, 527.

Klages, F.: Z. urol. Chir. **28** (1929). — Kretschmer: Surg. etc. **1924**, Nr 38. — Krönlein: Die Prognose und Therapie der Nierentumoren. Fol. urol. (Lpz.) **3** (1908).

Ljunggren, Einar: Studien über Klinik und Prognose der Grawitzschen Nierentumoren. Stockholm 1930.

Morris: Surgical diseases of the kidney and ureter. London 1901.

Rovsing, Th.: Über die Diagnose und die Behandlung der bösartigen Nierengeschwülste. Arch. klin. Chir. **49** (1894). — Rubritius: Beitrag zur Kasuistik der renalen Massenblutungen. Z. urol. Chir. **10**, 333 (1924).

Spieß: Zbl. Path. **1915**, 26. — Steinthal: Münch. med. Wschr. **1924**, 1238.

Voelcker, F. u. H. Boeminghaus: Die soliden Geschwülste der Nieren. Handbuch der Urologie, Bd. 4. Berlin 1927.

8. Zystische Geschwülste der Niere.

Becker, J.: Dtsch. med. Wschr. **1918**, Nr 50. — Bevers: Brit. med. J., 28. März **1914**. Bircher: Über Zystennieren. Fol. urol. (Lpz.) **3** (1908). — Brackel, v.: Ein Fall von solitärer Nierenzyste. Slg klin. Vortr., N. F. **1899**, 250. — Brin: Symptomes, diagnostic et traitement des kystes non hydatiques du rein. Assoc. franç. d'Urol. Paris 1911. — Bull: Infizierte Zystenniere usw. Arch. klin. Chir. **91** (1910).

Casper, L. u. Picard, E.: Lehrbuch der urologischen Diagnostik. Leipzig 1930.

Harms, Cl.: Bruns' Beitr. klin. Chir. **125** (1922).

Kretschmer, W. L.: Surg. etc. **36** (1923). — Kroiß: Wien. klin. Wschr. **1913**, Nr 45.

Lejars: Thèse de Paris **1888**.

Mendelsohn: Z. urol. Chir. **1** (1913).

Pleschner: Zur Klinik der Zystennieren. Wien. med. Wschr. **1911**, Nr 37.

Schüßler: Dtsch. Z. Chir. **142** (1917). — Sieber: Über Zystennieren bei Erwachsenen. Dtsch. Z. Chir. **79** (1905). — Sonntag: Bruns' Beitr. **115** (1919). — Stricker: Z. urol. Chir. **15** (1924).

Wagner: Nierenechinokokken. Zbl. Krankh. Harn- u. Sexualorg. **1899**. — Wulff: Arch. klin. Chir. **106**, 4 (1915).

9. Nierensyphilis. Aktinomykose.

Castaño, Enrique: Semana méd. Ref. Z. urol. Chir. **12**, 227.

Earl, Tr.: R. Acad. Med. Ireland **23**, 343 (1905).

Hueter: Münch. med. Wschr. 1907, 45.

Israel: Nierenchirurgie, 1901. S. 258. — Nierenchirurgie 1901. S. 266. — Israel, J.: Ein neuer Fall von sog. primärer Nierenaktinomykose. Fol. urol. (Lpz.) 5, 7 (1911). — Israel, J. u. W.: Chirurgie der Niere und des Harnleiters. Leipzig 1925.

Janssen, P.: Z. urol. Chir. 10, 130 (1922).

Kunith, D.: Dtsch. Z. Chir. 92 (1898).

Niosi: Ref. Z. urol. Chir. 9, 98.

Pasman (span.): Ref. Z. urol. Chir. 12, 227.

Rosenstein: Berl. klin. Wschr. 1918, Nr 5. — Rosenstein, P.: Die Aktinomykose der Harnorgane. Handbuch der Urologie, Bd. 4. Berlin 1927.

10. Paranephritis.

Baum: Zur Frühdiagnose der paranephritischen Eiterung und des Nierenabszesses. Zbl. Chir. 1911, 956.

Israel: Nierenchirurgie, 1901, S. 592.

Jordan: Renale und perirenale Abszesse nach Furunkeln. Dtsch. Ges. Chir. 1905.

Lichtenstern: 5. Kongr. dtsch. Ges. Urol. 1921.

Maaß: Die eitrigen Entzündungen der Nierenfettkapsel. Slg klin. Vortr. 1896.

Pleschner, H. G.: Paraperinephritis. Handbuch der Urologie, Bd. 3. Berlin 1928.

11. Sog. essentielle Hämaturie usw.

Aitken: Congenital hereditary and family haematuria. Lancet 1909, 444. — Anschütz: Münch. med. Wschr. 69, 42 (1922).

Becke, A. von der: Z. Urol. 16, 50. — Bérard: Lyon méd. 1912, 1283. — Bleeck: Über renale Massenblutungen. Bruns' Beitr. 41, 398 (1909).

Casper: Aus dem Gebiete der Nephritis. Münch. med. Wschr. 1909, Nr 42.

Datyner: Arch. klin. Chir. 104 (1914).

Edebohl: Surgical treatment of Brights disease. New York 1904. — Elliot: N. Y. a. Philad. med. J. 1904, 23. — Eppinger: Therap. Mh. 1921.

Fenwik, E. H.: Renal papillectomy. Brit. med. J., 3. Febr. 1900. — v. Frisch: Zur Ätiologie der renalen Hämaturie. Dtsch. Ges. Urol. 1909.

Gottlieb, J. G.: Z. urol. Chir. 15, 30 (1924).

Hammersley: Appendicitis with haematuria. Lancet 1909, 1366. — Harrison: Lancet 1896. — Holm: Zbl. Chir. 49, Nr 13.

Illiés, v.: Fol. urol. (Lpz.) 6 (1912). — Israel: Nierenchirurgie, 1901, S. 405. — Israel, J. u. W.: Chirurgie der Niere. Leipzig 1925.

Keppeler, E.: Bruns' Beitr. 123, H. 1. — Klemperer: Dtsch. med. Wschr. 1897, Nr 9/10. — Kümmell: In Bergmann und Bruns' Handbuch der praktischen Chirurgie, 1907: Dtsch. med. Wschr. 1920, 11/12.

Mankievicz: Z. Urol. 1913, 865. — Motz: Ann. Mal. génito-urin. 1910.

Naunyn: Mitt. Grenzgeb. Med. u. Chir. 5 (1900).

Oehlecker, F.: Chirurgische Behandlung der Nephritis. Handbuch der Urologie, Bd. 3. Berlin 1928.

Pousson: Anomalie des vaissaux rén. Assoc. franç. d'Urol. 1908.

Rovsing: 3. Congr. scand. Chir. 1921.

Sauer: Dtsch. med. Wschr. 47, Nr 39 (1921). — Schede: Neue Erfahrungen über Nierenexstirpation. Jb. Hamburg. Staatsanst. 1889, 13. — Schüpbach: Zur Kenntnis der sog. essentiellen Hämaturie. Z. urol. Chir. 1913, 270. — Senator: Über essentielle Nierenblutungen und renale Hämophilie. Berl. klin. Wschr. 1910, Nr 5. — Strauß: Berl. klin. Wschr. 1918, Nr 5. — Suter: Einseitige renale Hämaturie, bedingt durch Teleangiektasien des Nierenbeckens. Zbl. Harn- u. Sexualorg. 1902, 27.

Volhard, F.: Klin. Wschr. 4 (1925).

Wehner: Die chirurgische Behandlung der Nephritis. Z. urol. Chir. 12 (1923). — Witney: Persistent haematuria from varicose veins of a renal papilla. Lancet, 27. Juni 1908.

12. Thrombose, Embolie und Aneurysma der Nierenarterie. Nierenvenenthrombose. Massenblutungen ins Nierenlager.

Aschner, P.: J. of Urol. 17 (1927).

Baggard: Bruns' Beitr. 91 (1914). — Bériel u. Dévic: Lyon méd. 1913, 1263. — Biernath, P.: Arch. klin. Chir. 143 (1926). — Blanc-Perducet: Lyon méd. 1913, No 24. — Bloch, V.: Periarteriitis nodosa. Diss. Zürich 1913. — Bollag: Dtsch. Z. Chir. 152 (1920). — Buchwald u. Litten: Über die Strukturveränderungen der Niere nach Unterbindung ihrer Vene. Virchows Arch. 66, 145. — Bull, P.: Diagnostizierte Embolie der linken Arteria renalis. Z. urol. Chir. 14, 201 (1924).

Casper: Lehrbuch der Urologie, 1910. S. 493. — Coenen: Über die Folgezustände der Spontanblutungen in die Umgebung der Niere. Berl. klin. Wschr. 1910.

Duvergey u. Dax: J. d'Urol. **22** (1926).
Gayet u. Favre: Lyon méd. **1914**, 349. — Gruber u. Frank: Z. urol. Chir. **13**, 107 (1923).
Hahn: Großes traumatisches Aneurysma der linken Nierenarterie. Operation. Heilung. Dtsch. med. Wschr. **1894**. — Hochenegg: Großes Aneurysma der rechten Nierenarterie. Operation. Heilung. Wien. klin. Wschr. **1891**.
Jagic, v.: Wien. med. Wschr. **1914**, Nr 6.
Keen: Nephrektomy for a large Aneurysm of the right renl Artery. Philad. med. J. **1900**.
Laewen: Über das sog. perirenale Hämatom und andere spontane retroperitoneale Massenblutungen. Dtsch. Z. Chir. **113** (1912). — Litten, M.: Untersuchungen über den hämorrhagischen Infarkt. Z. klin. Med. **1** (1880) — Lichtschlag: Zbl. Chir. **49**, 262.
Mertens, E.: Klin. Wschr. **1**, Nr 37. — Morris: Aneurysma of the renal artery. Lancet **1900**.
Oppenheim: Z. Kinderheilk. **26** (1920).
Peters: W., Bruns' Beitr. **123** (1921). — Petremand, S.: Klin. Wschr. **2** (1923).
Reese, H.: Zur Symptomatologie der Nierenvenenthrombose. Dtsch. Arch. klin. Med. **78**, 588 (1903). — Recklinghausen: Virchows Arch. **20**, 205. — Reinhardt: Dtsch. med. Wschr. **1918**, Nr 38.
Schmidt: Beitr. path. Anat. **43**, 455 (1908). — Senator: Die Erkrankungen der Nieren. In Nothnagels spezielle Pathologie und Therapie, Bd. 19, S. 1. Wien 1899. — Skillern: A case of traumatic Aneurism of the right renal artery with a review of the Literatur. J. amer. med. Assoc., Jan. **1906**. — Sohn, A.: Dtsch. Z. Chir. **164** (1921). — Spaeth, H.: Med. Klin. **2** (1929).
Voegeler, Carl: Dtsch. Z. Chir. **176**, H. 5/6 (1922).
Walter: Frankf. Z. Path. **25**, 306 (1921).

Erkrankungen der Blase, der Prostata, der Hoden und Nebenhoden, der Samenblasen. Funktionelle Sexualstörungen.

Von

F. Suter-Basel.

Mit 17 Abbildungen.

I. Erkrankungen der Harnblase.

A. Allgemeines.

1. Anatomisches.

Die leere Blase stellt ein solides Organ dar, das hinter der Symphyse liegt. Nur der Blasenboden ist der Umgebung gegenüber fixiert, der übrige Teil der Blase, entsprechend der Funktion, ist den Nachbarorganen gegenüber sehr verschieblich. Die vordere Wand ist durch loses Fettgewebe mit der hinteren Symphysenwand in Verbindung, der hintere obere Wandabschnitt, der sich bei der Füllung der Blase am meisten dehnt, ist vom Peritoneum überzogen und frei beweglich. Die Fixation der Blase wird durch die Fascia endopelvina und durch die Harnröhre, beim Manne durch die Prostata besorgt. Aber doch rückt bei Füllung der Blase der Blasenboden nach unten und der Meatus internus urethrae liegt dann hinter dem Ligamentum triangulare, während er bei leerer Blase hinter der Symphyse liegt (Langer). Bei der Frau ist die Urethra mit der vorderen Vaginalwand verwachsen und deshalb in weitem Maße mit derselben beweglich.

Von großer Bedeutung in pathologischer Beziehung sind die nahen Beziehungen der Blase zu den Nachbarorganen: Bei beiden Geschlechtern die Beziehungen zum Bauchfell, das den oberen und zum größten Teil den hinteren Abschnitt der Blasenwand überdeckt, beim Manne zu den Samenblasen, die der hinteren, unteren Blasenfläche seitlich angeheftet sind, zur Prostata, die dicht unter dem Blasenboden die Harnröhre umschließt, und zum Mastdarm. Bei der Frau liegt die leere Blase der Vagina, die volle mit einem Abschnitt der Cervix uteri an; eine enge Verwachsung zwischen diesen Organen existiert aber nicht.

Die gefüllte Blase nimmt Kugelgestalt an, steigt hinter der Symphyse empor und tritt in Beziehungen zur vorderen Bauchwand. Unter pathologischen Zuständen beobachtet man oft auch eine birnförmige Gestalt der gefüllten Blase; sie hat dann die Form des graviden Uterus, so bei Prostatahypertrophie mit akuter Retention und bei mit Blut gefüllter Blase.

Interessant sind die Beobachtungen der mit Jodkalilösung gefüllten Blase vor dem Röntgenschirm im Stadium der Füllung und Leerung. Bei der Füllung mit wenigen Kubikzentimetern Flüssigkeit gibt die Blase einen queren, platten, halbmond- oder sichelförmigen Schatten, bei 20 ccm hat er die Form eines abgeplatteten Ovals, bei 200 ccm die Form einer Ellipse. In seitlicher Ansicht zeigt die mäßig gefüllte Blase im Schattenriß die Form eines Dreieckes, dessen längste Seite, das Blasendach gegen die Eingeweide gerichtet ist, während die beiden anderen Seiten (Symphysenwand und rektale Wand) im tiefsten Punkt der Blase zusammentreffen. Die Harnröhrenmündung liegt nicht hier, sondern stets ein gutes Stück weiter oben und nach hinten. — Bei stärkerer Füllung nimmt bei seitlicher Beobachtung die Blase mehr viereckige Gestalt an, indem die Symphysenwand winklig wird. Von großem Einfluß auf die Gestalt sind anatomisch begründete Einflüsse der Nachbarorgane, sowie der Druck des Inhalts, der je nach der Körperlage in verschiedenen Richtungen zur Geltung kommt. — Sobald die Blasenmuskulatur sich zur Entleerung kontrahiert, wird der Blasenschatten kreisrund und behält diese Form bis zum Schluß; erst mit der Erschlaffung der Muskulatur wird das Blasenlumen wieder zu einer queren Spalte (Blum, Hryntschak und Sgalitzer).

Die Blasenwand besteht aus glatter Muskulatur, die in drei Schichten angeordnet ist: Eine äußere Längsschicht, die seitlich schwach entwickelt ist, setzt sich nach unten zu zum Teil an der Symphyse fest als Musculus pubovesicalis, zum Teil geht er in die Prostata über und zum Teil in den Sphinkter vesicae und auf die Harnröhre und nach hinten endlich beim Manne auf den Musculus rectovesicalis. Die mittlere Schicht besteht aus zirkulären Fasern und ist stark entwickelt. Am Fundus verdichtet sich diese Schicht und geht in einen ringförmigen Wulst über, welcher die Harnröhre als Sphinkter vesicae in einer schräg nach vorne und unten gerichteten Ebene gelegen umschließt. Die innere Schicht ist dünn und weitmaschig und besteht aus Längsfasern. Die drei Schichten hängen enge zusammen, da die Muskelbündel ineinander übergehen, und werden am besten in ihrer Totalität als Detrusor bezeichnet (Metzner).

Kompliziert sind die Verhältnisse des Schlußapparates, der aus glatter und quergestreifter Muskulatur besteht. Erstens sind es die Muskelfasern, die vom Detrusor her die Anfangsteile der Harnröhre schlingenförmig umgreifen und bei ihrer Kontraktion ein Widerlager an der Uvula vesicae finden (Heiß). Zweitens sind es glatte Muskelfasern der Harnröhre, die sich bei der Frau bis zur Mitte der Harnröhre erstrecken, beim Manne bis etwas unterhalb der Prostata. Nach oben setzt sich diese Muskulatur in das Trigonum hinein fort. Weitere glatte Fasern liegen unter der Schleimhaut vom Trigonum bis zur Pars cavernosa in longitudinaler Anordnung. Endlich findet sich im Schlußapparat quergestreifte Muskulatur (Sphinkter externus), die bei der Frau proximal die Harnröhre ringförmig, distal gemeinsam Urethra und Vagina umfaßt. Beim Mann überdeckt dieser Muskel die Harnröhre von der Pars prostatica bis zur Pars membranacea. Funktionell wohl fast bedeutungslos sind die Längsfasern, die sich als Fortsetzung der Längsbündel der Harnblase beim Mann mehr an der hinteren, bei der Frau an der vorderen Fläche der Harnröhre finden. Von Wichtigkeit für den Verschlußmechanismus ist jedenfalls auch das schräge Einmünden der Urethra in die Blase.

Gegen das Lumen zu ist die Blase von einer Schleimhaut überzogen, deren Epithelbelag ein mehrschichtiger ist. Nach innen zu flache, in der Tiefe zylindrische, dazwischen keulen- und spindelförmige Zellen. Da durch die Füllung die Schleimhaut gedehnt wird, werden auch die Epithelzellen in ihrer Form und in ihrer Lage zueinander verändert. Ferner sei hier schon darauf hingewiesen, daß von dem Nierenbecken an abwärts durch die Ureteren und die Blase bis zum Anfangsteil der Harnröhre der Epithelbelag überall der gleiche ist und daß demnach im Urin gefundene, verschieden geformte Epithelzellen nicht auf den Ort ihrer Abstammung im Harntraktus schließen lassen, sondern daß ihre Form nur bestimmen läßt, ob sie aus einer oberflächlichen oder tiefen Schicht der Schleimhaut stammen (Zuckerkandl).

Die Farbe der Harnblasenschleimhaut ist durch das Zystoskop gesehen blaß graugelblich; meistenteils sind vereinzelte Gefäße sichtbar; in der operativ eröffneten Blase hat die Schleimhaut eine graurote Farbe.

In der leeren Blase ist die Schleimhaut gefältet und bleibt gewöhnlich nur im Trigonium, d. h. in der Gegend der Ureter- und der Harnröhrenmündung, das sich bei der Blasenkontraktion nur wenig zusammenzieht, glatt.

Die innere Harnröhrenmündung liegt beim Stehen etwas nach hinten und oben vom tiefsten Punkt der Blase (Sgalitzer) und bildet ein halbmondförmiges oder ein T-förmiges Grübchen und kleinen Trichter.

Die Blase erhält von der Art. hypogastrica je zwei obere und untere Arterien. Die Venen teilen sich in vordere und hintere und ergießen sich in den Plexus vesicalis. Die Blutfüllung der Blasenwand variiert mit dem Füllungszustand des Organs und ist groß bei gefüllter, gering bei geleerter Blase (O. Zuckerkandl). Die Lymphgefäße ergießen sich in seitliche und vordere Blasenlymphdrüsen; sie kommunizieren mit den Lymphbahnen der Prostata oder der vorderen Vaginalwand und verlaufen weiter gegen Drüsen unterhalb der Arteria iliaca externa und an der Teilungsstelle der Arteria hypogastrica. (Innervation s. unten.)

Experimentellen Untersuchungen nach (Gerota) geht von der normalen Blasenschleimhaut aus keine oder nur minimale Resorption vor sich. Substanzen hingegen, die das Epithel lädieren, werden leicht resorbiert.

2. Physiologisches.

Aus der täglichen Erfahrung ist bekannt, daß der aus den Nieren in die Blase zuströmende Urin in dieser angesammelt wird bis zu einem gewissen Füllungszustand, bei dem wir Harndrang spüren. Geben wir diesem Harndrang nicht nach, so hört derselbe auf, um nach einiger Zeit imperiöser wieder zu erscheinen. In der Zwischenzeit besteht das

Gefühl der vollen Blase. Die Blase entleeren wir meist, wenn wir durch Auftreten dieses Dranges dazu veranlaßt werden. Wir sind aber auch imstande, diesen Akt ohne die vorherige Mahnung von der Blase aus einzuleiten. Der Harndrang ist in weiten Grenzen unabhängig von der Füllung der Blase und viel mehr durch den Tonus, die Dehnbarkeit der Blasenmuskulatur bestimmt. So fanden z. B. Genouville bei 150 mm Wasserdruck und einer Füllung von 230—250 ccm leichten Harndrang, Frankl-Hochwart und Zuckerkandl bei 100—500 ccm und 100—300 mm Wasserdruck leichten, und starken Harndrang bei 400—700 ccm Füllung und 130—530 mm Druck. — Auch aus den Versuchen von Schwarz ergibt sich, daß je nach dem Tonus der Muskulatur bis zum Eintreten des Harndrangs 400—500 ccm in die Blase eingefüllt werden können, ohne daß der Druck über 100—150 mm Wasserdruck hinausgeht. Die sich füllende Blase besitzt eben einen erschlafften Detrusor und einen kontrahierten Sphinkter. — Aus den gleichen Untersuchungen ergibt sich, daß die willkürliche Entleerung der Blase durch eine Druckerhöhung eingeleitet wird, in deren Verlauf dann die Eröffnung des Sphinkters und die Miktion einsetzt, welch letztere zu Ende ist, bevor der Blasendruck zum Nullpunkt abgesunken ist. — Während der Entleerung steigt der intravesikale Druck auf 400—800 mm Wasser.

Der Blasentonus wird, abgesehen von pathologischen Veränderungen, die einen gewaltigen Einfluß ausüben, durch alle möglichen Reize peripherer Natur und auch solche endogener Natur beeinflußt. Zu nennen wären, Affektzustände wie Angst, psychische Vorstellungen, Aufmerksamkeit auf Empfindungen von Seite der Blase, Gewohnheit, Kältereiz von der Peripherie her, Erschütterungen des Körpers. Die Art der Zusammensetzung des Harns scheint innerhalb physiologischer Grenzen beim Normalen keinen Einfluß auf den Harndrang auszuüben (Dennig).

Der Harndrang entsteht durch Dehnung der Blasenwand, die auf diese Dehnung mit einer Kontraktion antwortet. Da auch mechanische und chemische Reizung der Pars prostatica der Harnröhre Harndrang macht, hat man annehmen wollen (Küß 1872), daß bei voller Blase Flüssigkeit in die Urethra posterior eintritt und den Miktionsakt veranlaßt. Das scheint aber für gewöhnlich nicht richtig zu sein, da ja diese Erklärung nur für den Mann gelten würde und da experimentelle Prüfungen (Frankl-Hochwart) und Röntgenuntersuchungen (Leedham-Green, Oppenheim und Löw) nicht für diese Art des Entstehens des Harndranges sprechen.

Der Verschluß der Blase wird durch den Sphinkter vesicae besorgt. Allen Erfahrungen und Experimenten nach steht derselbe unter einem vom nervösen Zentralorgan aus unterhaltenen Tonus. Die willkürliche Unterbrechung des Harnstrahls geschieht durch den quergestreiften Sphinkter urethrae membranaceae, den Musculus bulbocavernosus unter Mithilfe der Dammuskulatur. Die gleiche Muskulatur tritt in Aktion, wenn willkürlich dem sich meldenden Harndrang energisch Widerstand geleistet wird.

Die Austreibung des Urins geschieht durch die Kontraktion des Detrusors. Dabei wirkt vor allem die starke Ringmuskulatur, während die Längsmuskulatur, die nach unten zu an der Symphyse und der Prostata bzw. am Septum urethro-vaginale fixiert ist, dafür sorgt, daß der Endeffekt der Muskelkontraktion nicht ein längliches wurstförmiges Gebilde, sondern die kuglige leere Blase ist. Durch Mithilfe der Bauchpresse kann die Ausstoßung des Urins beschleunigt werden; die letzten Tropfen werden durch Kontraktion der quergestreiften Harnröhrenmuskulatur herausbefördert. Der Austreibung des Urins muß die Eröffnung des Sphinkter vesicae internus vorausgehen, der nicht durch den Druck im Innern der Blase überwunden wird, sondern, wie die Experimente an Tieren und Beobachtungen am Menschen lehren (Zeißl, Rehfisch), bei dem vom Großhirn ausgehenden Willensimpuls zum Miktionsakt erschlafft. Bei der Entleerung der Harnblase wird also die Innervation glatter Muskeln willkürlich veranlaßt. Diese Innervation geht wahrscheinlich über den quergestreiften Sphinkter externus, dessen Relaxation sich auf den glatten Sphinkter fortsetzt und durch den Antagonismus zwischen Sphinkter und Detrusor eine Kontraktion dieses Muskels zur Folge hat. Bei der willkürlichen Unterbrechung des Aktes geht der Impuls wieder auf den Sphinkter externus und von diesem auf die glatte Muskulatur aber in umgekehrten Sinn. Nach anderen Auffassungen (Janet, Schwarz) ist das Willkürliche bei der Miktion die Beseitigung einer Hemmung, die dämpfend auf den Detrusortonus wirkt. Ohne diese Hemmung wäre die Entleerung eine automatische, abhängig vom Druck innerhalb der Blase, der bei einer gewissen Höhe den Sphinkter überwindet und die Blase entleert.

Über die Bedeutung der innersten glatten Muskelschicht in der hinteren Harnröhre sind die Meinungen geteilt. Diese Muskelschicht steht in Verbindung mit der inneren Längsmuskelschicht der Blasenwand und bewirkt bei ihrer Kontraktion eine Verkürzung der Harnröhre. Zuckerkandl glaubt, diese Verkürzung unterstütze die Wirkung des Sphinkter, während Pleschner im Gegenteil im Längsmuskel einen Antagonisten des Sphinkter sieht, der sich im Moment der Miktion kontrahiert und die Urethra posterior offenhält.

Die Innervation der Harnblase geschieht durch Nerven (Nn. vesicales), die aus den seitlich der Blase gelegenen Plexus vesicales kommen; die letzteren setzen sich aus Ästen zusammen, die aus dem Sympathikus (Plexus hypogastricus) und dem dritten und vierten Kreuzbeinnerven (Nervi pelvici) stammen. In und an der Blasenwand liegen zahlreiche Gangliengruppen, welche die Bewegungen der Blasenmuskulatur auslösen. Der Sphinkter vesicae externus wird durch die Nervi pudendi (1.—4. Sakralsegment) versorgt.

Die Beanspruchung dieser Bahnen ist nach Metzner die folgende: Durch die Sakralwurzeln verlaufen Fasern, welche starke Kontraktion der Gesamtmuskulatur bewirken. Von den Lumbalwurzeln stammen (in sympathischen Bahnen verlaufend) Hemmungsfasern für den Detrusor, die eine starke Blasenerschlaffung zustande bringen. Weiterhin kommen auf dieser Bahn konstriktorische Fasern, die die Muskulatur des Blasenbodens, vornehmlich den Sphinkter innervieren; unter ihrem Einfluß steht der Sphinktertonus. Bei der Innervation des Detrusors wird der Sphinktertonus herabgesetzt; der Nachweis dieser hemmenden Fasern ist aber mit Sicherheit noch nicht gelungen. Nach dem Gesetz der gekreuzten Innervation würden diese detrusorreizenden Fasern in den Sakralwurzeln verlaufen (v. Zeißl). Über die Ergebnisse der experimentellen Untersuchungen s. O. Schwarz, Dennig.

Im Rückenmark liegen die Zentren für die Blasennerven in der Höhe der oberen Lumbal- und der 2.—4. Sakralwurzeln. Die höheren Blasenbahnen verlaufen teils gekreuzt, teils ungekreuzt, die motorischen in den Seitensträngen in der Nähe der Pyramidenseitenstränge, die sensiblen wahrscheinlich ebenfalls in den Seitensträngen. Durch die hinteren Rückenmarkswurzeln gehen nur sensible, durch die vorderen nur motorische Nerven zur Blase. Eine Rückenmarkshälfte versorgt beide Blasenhälften.

Das kortikale Blasenzentrum liegt an symmetrischer Stelle beider Hemisphären in der motorischen Rindenzone vielleicht in der Nähe des Hüftzentrums, wohl sicher in der des Fußzentrums (v. Czyhlarz und Marburg, Goldmann, Dennig). Auch subkortikale Zentren sind vorhanden, aber ihre genaue Lokalisation beim Menschen ist noch nicht möglich (Thalamus oder Striatum oder Pallidum).

3. Allgemeine Symptomatologie.

Die Symptome der Blasenerkrankung beziehen sich einesteils auf Veränderungen der Funktion des Organs, anderseits auf Veränderungen des Produktes der Ausscheidung, des Urins. Die Funktion der Blase wird gestört durch Erkrankung des Nervenapparates der Blase, durch Erkrankung der Blasenwand, durch Fremdkörper in der Blase, durch reflektorische Einflüsse, die von der Niere, oder auch von entfernteren Organen ausgehen können; weiterhin kann die Funktion beeinflußt werden durch Prozesse in der Umgebung des Organs und sehr häufig durch pathologische Veränderungen, welche die ableitenden Wege betreffen, also die Harnröhre und das diese beim Mann in ihrem Anfang einschließende Organ, die Prostata. — Die Veränderungen des Urins sind sekundärer Natur und sind bedingt einmal durch Beimengungen, die von der erkrankten Blasenschleimhaut geliefert werden, weiterhin durch Veränderungen, die der Urin während seines Aufenthaltes in der Blase erfährt. In einzelnen Fällen kann auch der von der Niere gelieferte pathologische Urin Ursache von funktionellen Störungen der Blase sein.

a) Störungen der Blasenfunktion.

Die pathologischen Veränderungen der Blasenfunktion beziehen sich einmal auf die Häufigkeit der Entleerung des Urins; meist handelt es sich um Vermehrung, selten um Verminderung; in schweren Fällen läuft der Urin beständig ab oder er kann gar nicht gelöst werden. Weiterhin kann der Miktionsakt selbst verändert sein, dann zeigt der Urinstrahl in seiner Form, in der Projektion Abnormitäten oder der zeitliche Ablauf der Blasenentleerung ist ein abnormer. In dritter Linie treten bei der Blasenentleerung abnorme Sensationen auf. Das normalerweise den Miktionsakt auslösende Dranggefühl kann quantitativ oder qualitativ verändert sein. Im ersteren Falle entweder vermehrt, dann wird das Bedürfnis, die Blase zu entleeren, imperiös, es muß sofort befriedigt werden, oder vermindert, dann fehlt das Bedürfnis zu urinieren mehr

oder weniger völlig. Die qualitativen Veränderungen können sehr verschieden-
artig sein; sowohl vor als während als nach dem Miktionsakt können unangenehme Sensationen empfunden werden in allen Abstufungen zwischen dem
Normalen und heftigen Schmerzen.

Störungen der Miktionsfrequenz.

Während die normale Blase während des Tages ungefähr 4—6 mal entleert wird, in der Nacht während des Schlafes aber nie, ist dieses Verhalten
bei Blasenerkrankungen sehr häufig ein anderes. Die pathologische Steigerung der Miktionsfrequenz (Pollakisurie) ist dann gegeben, wenn öfters
als normal kleinere Urinquanta entleert werden. Es können rein nervöse Einflüsse
das bedingen, die noch innerhalb physiologischer Grenzen liegen, so Abkühlung
des Körpers, manchmal Bewegung, dann Aufregung, Angst, Unruhe, die zu
den pathologischen Einflüssen hinüberleiten, die bei Neurasthenie und selten
bei spinalen Prozessen beobachtet werden. Weiterhin sind es Veränderungen
des Urins, die eine Bedeutung haben. Daß die Vermehrung der Urinmenge bei
Diabetes mellitus und insipidus, bei chronischer Nephritis und beim Genuß von
viel Flüssigkeit die Miktion vermehrt, ist selbstverständlich; hierbei bleibt
die Miktionsgröße aber meist eine normale. Zu klein wird sie, wenn dem Urin
reizende Stoffe beigemengt sind, z. B. die Ausscheidungsprodukte von
Kanthariden, oder wenn der Harn sehr konzentriert oder sehr sauer oder stark
alkalisch ist (Phosphaturie, Kalzinurie, Oxalaturie).

Auch von den oberen Harnwegen aus kann bei gesunder Blase eine
Vermehrung der Entleerungen hervorgerufen werden. Entweder geschieht das
reflektorisch, z. B. bei Wanderniere, bei Hydronephrose, bei Nierensteinen,
manchmal auch bei Nephritis, oder indem die Niere einen abnormen Urin liefert,
der die Blase reizt, z. B. bei Nierentuberkulose. Hier kann oft eine bedeutende
Vermehrung der Miktionsfrequenz vorhanden sein, und doch erweist sich zystoskopisch die Blase als normal, ihre Kapazität ist normal und nach Entfernung
der erkrankten Niere durch Nephrektomie verschwindet das vermehrte Harnbedürfnis.

Am häufigsten wird das Miktionsbedürfnis vermehrt durch Erkrankungen
der unteren Harnwege, und dabei sind es vor allem entzündliche Prozesse, die eine Rolle spielen. Die entzündlich veränderte Blasenschleimhaut
und Blasenwand zeigt der Dehnung gegenüber, die sie durch die Füllung des
Organs erfährt, eine abnorm große Empfindlichkeit, so daß schon bei geringer
Füllung Drang ausgelöst wird. Diese Empfindlichkeit kann eine derartige sein,
daß die Entleerung eigentlich beständig geht und daß beinahe jeder Tropfen, der
von der Niere in die Blase tritt, auch sofort von der Blase wieder ausgestoßen
wird. Zwischen diesem extremen Zustand und dem normalen Verhalten finden
sich alle Übergänge. Der vermehrte Harndrang besteht bei der Entzündung
meist bei Tag und bei Nacht, während z. B. bei nervöser Pollakisurie der vermehrte Drang oft nur bei Tage da ist oder bei der Prostatahypertrophie hauptsächlich des Nachts.

Eine ähnliche Wirkung wie Entzündungen der Blase hat die entzündliche
Erkrankung der hinteren Harnröhre, deren Schleimhaut auf Reize durch
Auslösung des Gefühls von Harndrang reagiert. Entzündliche Veränderungen
der Prostata wirken wie Erkrankungen der hinteren Harnröhre; dabei ist
wohl die Schleimhaut der letzteren meist mit erkrankt; auch Erkrankungen
der Samenblasen können eine ähnliche Rolle spielen.

Steine und Fremdkörper vermehren die Miktionszahl, wenn sie mit Entzündung
kompliziert sind. Aber auch beim aseptischen Blasenstein gehört Vermehrung des

Harndrangs zur Regel, wenn der Stein beweglich ist. Unbewegliche, festsitzende Steine können lange symptomlos bestehen. Der Stein übt seine Wirkung hauptsächlich bei der Bewegung und ganz besonders bei Erschütterungen, also beim Wagen- und Eisenbahnfahren aus. Man muß annehmen, daß es die kleinen Traumen sind, welche den Blasenboden treffen, die den vermehrten Harndrang provozieren. Steinkranke mit aseptischer Blase schlafen meist die ganze Nacht hindurch.

Direkt raumbeschränkend in der Blase wirken nur große Steine, hingegen regelmäßig Tumoren und vor allem maligne Tumoren, welche die Blasenwand infiltrieren und dadurch deren Dehnbarkeit rasch beschränken. Gutartige Tumoren (Papillome) wirken meist nicht auf die Miktionszahl, außer wenn sie im Blasenboden sitzen und lange Zotten haben; dann können diese Zotten bei der Entleerung der Blase in die hintere Harnröhre gelangen, werden hier eingeklemmt und bewirken lebhaften Harndrang.

Sehr häufig wird die Miktionsfrequenz beeinflußt durch Erkrankungen in der Umgebung der Blase. Von der Blasenschleimhaut setzt sich die Entzündung auf die Blasenwand und auf das Zellgewebe um die Blase fort (Parazystitis) und beeinflußt die Kapazität der Blase außerordentlich stark (Schrumpfblase). Das gleiche gilt von Entzündungen im Cavum Retzii, dann von Entzündungen des Bauchfells (Perizystitis) über der Blase und solchen in der Nähe der Blase, die am häufigsten vom Blinddarm ausgehen, aber auch von anderen Darmabschnitten. Bei der Frau spielen die entzündlichen Krankheiten der Sexualsphäre eine sehr große Rolle, aber auch die Gravidität, Verlagerungen, Tumoren, Narben usw., die teils durch Zug, teils durch Kongestion, teils reflektorisch die Tätigkeit der Blase beeinflussen. Häufig ist in solchen Fällen durch Fixation die normale Dehnbarkeit der Blase behindert und so der vermehrte Harndrang bedingt. Das gleiche beobachtet man auch bei Blasenbrüchen durch die inguinalen und kruralen Bruchpforten und in die Vagina.

Ein wichtiger Faktor, der die Empfindlichkeit der Blase steigert, ist die Kongestion. Bei der Menstruation und bei der Gravidität ist der Harndrang gesteigert. Auch Verstopfung, Hämorrhoiden, sexuelle Überanstrengungen und ganz besonders der Coitus reservatus, heiße Bäder, langes Sitzen wirken so, am auffälligsten aber die Prostatahypertrophie.

Wir denken in erster Linie an die Formen, bei denen eine Retention nicht vorhanden ist, also an das sogenannte erste Stadium der Krankheit. Hier ist das vermehrte Harnbedürfnis das am meisten hervortretende Symptom und speziell in der Nacht beim Schlafe, zu der Zeit, da die Unterleibsorgane sich vermehrter Blutfüllung erfreuen. Es kann in diesen Fällen auch die Vergrößerung der Vorsteherdrüse eine Rolle spielen, aber ganz besonders die Tatsache der nächtlichen Pollakisurie weist darauf hin, daß die mit der Hypertrophie einhergehende und in ihrer Intensität wechselnde Kongestion eine Rolle spielt. Sie hat auch in den Fällen von Prostatahypertrophie Bedeutung, bei denen eine partielle Retention da ist, aber nicht die einzige; denn hier wird die Miktionsfrequenz doch wesentlich mit bestimmt durch die Miktionskapazität der Blase, d. h. durch die Urinmenge, die zu dem in der Blase stagnierenden Residualharn hinzukommen kann, bis das Harnbedürfnis geweckt wird und diese ist meist um so kleiner, je größer die Menge des Residualharns ist.

Bei der Harnröhrenstriktur, die auch zu vermehrtem Harnbedürfnis Veranlassung gibt, wenigstens in vorgeschrittenen Fällen, liegen die Verhältnisse ähnlich; auch hier Kongestion der hinteren Harnröhrenabschnitte, einmal durch den starken Druck, der bei der Miktion wirkt, dann durch Urin, der hinter der engen Stelle in der Harnröhre und in der Blase, stagniert und endlich durch eine retrostrikturale Urethritis, die durch diesen stagnierenden Harn hervorgerufen wird.

Eine Verminderung der Miktionsfrequenz ist unter pathologischen Verhältnissen ein seltenes Vorkommen und nie Symptom lokaler Affektion der Blase, sondern immer Symptom einer Erkrankung der nervösen Zentralorgane oder Symptom von Erkrankung der Nieren. In den Fällen ersterer Art liegt eine Herabsetzung der Sensibilität der das Gefühl der vollen Blase übermittelnden Nervenbahnen vor. Derartige Vorkommnisse werden bei Tabikern und bei Paralytikern beobachtet. Den Kranken fehlt das Gefühl des Harndrangs und sie urinieren, mehr dem Bewußtsein, eine volle Blase haben zu müssen, als dem animalischen Gefühle gehorchend.

Bei Erkrankungen der Nieren, bei Bildung von zu wenig Urin bei Nephritikern, bei Anurie infolge von Uretersteineinklemmung oder aus anderer Ursache, bei Produktion von abnorm geringen Urinmengen durch physiologische oder pathologische Flüssigkeitsverluste (Schweiß, Brechen, Diarrhöe, mangelnde Nahrungsaufnahme usw.) sind die Miktionspausen abnorm lange, weil die Füllung der Blase eine abnorm lange Zeit in Anspruch nimmt, bei der Okklusionsanurie kann aber auch das gegenteilige Verhalten vorkommen.

Störungen des Miktionsaktes.

Die Entleerung der Blase erfolgt unter normalen Umständen, wenn einmal der Willensimpuls dazu gegeben ist, sofort und in ununterbrochenem Strahle, dessen Kraft individuell verschieden ist. Am Ende folgen dann in einem oder zwei Absätzen die letzten Tropfen, die durch Kontraktionen der Muskulatur der hinteren Harnröhre herausgestoßen werden. — Dieser normale Miktionsakt kann unter pathologischen Verhältnissen in verschiedener Art modifiziert werden.

Während normalerweise es in unserer Willkür liegt, zwischen dem Auftreten des Harndrangs und der Entleerung der Blase ein kürzeres oder längeres Intervall einzuschieben, tritt bei gewissen Erkrankungen der erste Drang so gebieterisch auf, daß ihm auch sofort Folge geleistet werden muß. Das beobachtet man z. B. bei Steinkranken, wenn sie eine etwas heftige Bewegung machen, ferner bei akutem Blasenkatarrh und vor allem bei Prostatitis und Entzündungen der hinteren Harnröhre.

Im Gegensatz zu dem imperiösen präzipitierten Harndrang steht die Retardation des Harnstrahls, d. h. zwischen dem psychischen Willensimpuls zur Blasenentleerung und dem Beginn der tatsächlichen Entleerung liegt ein kürzeres oder längeres ungewolltes Intervall. Dieses Phänomen beobachtet man bei vielen sonst normalen Menschen unter psychischer Beeinflussung, es kommt bei Innervationsstörungen vor auf der Basis von Neurasthenie, Hysterie und bei spinalen Prozessen. — Regelmäßig ist das Symptom zu beobachten da, wo mechanische Hindernisse der Urinentleerung im Wege stehen, also bei Prostatahypertrophie und bei Striktur der Harnröhre, weniger deutlich bei entzündlichen Veränderungen der Blase, der Prostata und der Harnröhre, die, wie oben erwähnt, den entgegengesetzten Einfluß gelegentlich auszuüben vermögen.

Sehr häufig kommt die Erschwerung des Miktionsaktes (Dysurie, Ischurie) zur Beobachtung, die durch Verlangsamung des Harnstrahls charakterisiert ist. Hierbei kommen alle möglichen Übergänge zur Beobachtung von der Entleerung, die nur wenig hinter dem Normalen zurückbleibt und für das Alter und für beginnende Affektionen charakteristisch ist, und zwischen jenen Formen, wo der Kranke unter Zuhilfenahme der Bauchpresse, in abnormer Stellung, hockend oder auf dem Bauche liegend, den Urin nur in Tropfen herauspressen kann. Solche schweren Miktionsstörungen beobachtet man bei partieller Obstruktion der abführenden Harnwege durch Vergrößerung der Prostata, Striktur, Tumoren usw. Auch entzündliche Veränderungen können so wirken (akute Prostatitis) und raumbeschränkende Erkrankungen, die von außen auf die Harnröhre drücken. Typisch ist, daß die dysurischen Beschwerden bei der Prostatahypertrophie besonders nachts ausgesprochen sind, viel ausgesprochener als bei Tage, da nachts die passive Hyperämie sie verschärft. Anders bei Stein, der speziell beim Stehen in den Blasenboden gelangt und die Miktion erschwert, oder beim Tumor, der sich regellos vor die innere Harnröhrenmündung legt.

Bei den beiden letztgenannten Affektionen kommt als typisches Symptom plötzliche Unterbrechung des Miktionsaktes vor; der Stein oder ein Tumorteil legt sich vor den Meatus internus. Bei der Prostatahypertrophie kommt ähnliches zur Beobachtung: weniger ein plötzliches Unterbrechen des Miktionsaktes als vielmehr ein geteilter und zwar oft mehrfach geteilter Miktionsakt; es scheint, daß die überdehnte Blasenmuskulatur sich nur in Intervallen kontrahieren kann.

Endlich kommt bei akuten entzündlichen Zuständen der hinteren Harnröhre und der Prostata eine Unterbrechung des Harnstrahls zur Beobachtung, die durch plötzlichen Krampf des Schließmuskels der Harnröhre bedingt ist. Erkrankungen des Mastdarms wirken übergreifend auf die Blase in ähnlicher Weise. Weiterhin ist für gewisse spinale Erkrankungen mit erhöhter Reflexerregbarkeit ein stoßweises Entleeren der Blase typisch, wobei der Strahl kräftig ist, und endlich kommt das Symptom bei Neurasthenikern vor (Stottern oder Stammeln der Blase).

Die Veränderungen des Harnstrahls, die man unter diesen pathologischen Verhältnissen beobachtet, sind in ihrer pathognomonischen Bedeutung vorsichtig zu verwerten. Daß mit Verlängerung des Miktionsaktes der Strahl schlechter werden muß, d. h. daß er ein geringeres Kaliber bekommt, ist selbstverständlich. Auch die Propulsion nimmt meist mit dem Kaliber ab. Oft kann man nicht mehr von einem Strahl sprechen, sondern der Blaseninhalt entleert sich in Tropfen. Oft ist die Harnröhrenmündung allein schuld an den Veränderungen des Strahls, indem sie angeborene oder erworbene Veränderungen aufweist (abnorme Enge, abnorme Lage bei Epi- und Hypospadie, Fistelbildung, Verklebung durch Sekret, Phimose usw.), oft sind es Veränderungen entzündlicher oder neoplastischer Natur weiter hinten in der Urethra bis zur Prostata, die aber dem Harnstrahle keine für ihre Art typisches Gepräge geben.

Auch auf rein nervöser Basis kann ein Krampf des Sphinkter das Kaliber des Harnstrahls vermindern. Dabei ist das Symptom aber meist nicht konstant vorhanden. Neben dem Kaliber des Strahls hat die Propulsion desselben eine symptomatische Bedeutung. Die Propulsion entspricht der Kraft der Detrusorkontraktionen. Physiologischerweise nimmt diese Kraft mit dem Alter ab, obschon wir speziell bei der Alterskrankheit der Prostatahypertrophie kompensatorische Hypertrophie des Blasenmuskels sehr ausgesprochen entwickelt finden (Balken- oder Trabekelblase) und im einzelnen Falle große Schwierigkeit haben werden, zu entscheiden, ob es sich um senile Blasenschwäche oder um Prostatahypertrophie handelt. Besonders intensiv beeinflussen die Kraft des Detrusors und damit die Projektion des Harnstrahls nervöse Erkrankungen der Blase infolge von spinalen Prozessen. Auch entzündliche Prozesse der Blasenwand können intensiv die Projektion schädigen. Relativ frühzeitig wirkt auch die Prostatahypertrophie, da sie meist alte, relativ spät erst die Striktur, da sie häufig junge Individuen trifft. — Bei der ersteren werden wir also mit relativ gutem Kaliber schlechte Propulsion, bei der letzteren häufiger schlechtes Kaliber, aber gute Projektion treffen.

Es ist endlich noch darauf hinzuweisen, daß der Strahl in seiner Form Veränderungen erfahren kann: er kann gedreht, abgeplattet, gespalten sein. Meist ist es die äußere Harnröhrenmündung, die diese Veränderungen verursacht, oft aber sind es auch entzündliche Veränderungen oder Verengerungen weiter hinten in der Harnröhre. Eine diagnostische Bedeutung kommt diesen Veränderungen der Form kaum zu.

Abnorme Sensationen.

Abnorme, schmerzhafte Sensationen sind bei Erkrankungen der Blase sehr häufig. Wir werden hier sowohl der Schmerzen Erwähnung tun, die mit dem Miktionsakt zusammenfallen, als auch derjenigen, die unabhängig von ihm auftreten. Die letzteren sind viel seltener.

Schmerzen beobachten wir vor allem bei der Entzündung und besonders während des Miktionsaktes, wenn die kranke Blasenwand sich kontrahiert. Aber auch die Dehnung der Blasenwand macht Schmerz und bewirkt dann den der Blasenentzündung eigenen imperiösen Harndrang. Besonders heftig werden die Beschwerden, wenn sich die chronische Dehnung der Blase, wie wir sie bei Prostatahypertrophie mit Retention beobachten, mit einer akuten Entzündung kompliziert. In solchen Fällen sind die Schmerzen meist am Anfang der Miktion am stärksten und werden nach Ausstoßung des Urins geringer, weil dann die Dehnung des Blasenmuskels etwas nachgelassen hat. In den Pausen zwischen den Miktionen ist der Schmerz meist hinter die Symphyse oder in die Wurzel des Penis lokalisiert. — Wenn die Entzündung die Harnröhre betrifft, so besteht der Schmerz meist nur während der Miktion und wird

gegen Ende der Miktion am stärksten, wenn sich die Muskulatur zur Herausbeförderung der letzten Tropfen intensiv kontrahiert. — Schmerzen bei ent-
zündeter Prostata sind oft am heftigsten zu Beginn des Miktionsaktes oder
dann wieder zu Ende desselben, provoziert durch die Erschlaffung und durch
die Kontraktion des Sphinkters. — Daß auch entzündliche Prozesse, die nicht der Blase angehören, den Miktionsakt empfindlich machen können, ist zu berücksichtigen. Entzündungen der Samenblase beim Manne, Entzündungen der Geschlechtsteile und ihrer Adnexe bei der Frau, Entzündungen des Bauchfellüberzuges der Blase (Perizystitis) und des Cavums praevesicale (Parazystitis); beide machen die Blasenentleerung schmerzhaft und verursachen oft auch Schmerzen, wenn die Blase voll ist. Dabei werden eben die entzündeten und schmerzhaften Nachbarorgane gezerrt. — Chronische Entzündungen machen, wenn sie unkompliziert sind, meist nur geringe Beschwerden beim Miktionsakt. Eine Ausnahme macht die Tuberkulose der Blase, die zu Ulzerationen führt, oft tief in die Blasenwand hineingreift und deshalb und auch durch Narbenbildung heftige Schmerzen verursachen kann.

Bei aseptischer Blase ist es vor allem die Dehnung, die Schmerzen macht, wenn sie akut in Form von Retention auftritt, oder durch Blutung in die Blase aus einem Tumor oder der hypertrophischen Prostata verursacht ist. Ferner macht Schmerz die plötzliche Unterbrechung des Harnstrahls durch einen in die Harnröhre eingeklemmten Stein oder durch ein Stück Tumor, endlich wird die Entleerung von sehr konzentriertem sauerem, oder von stark alkalischem, phosphaturischem Urin schmerzhaft in der Blase und in der Harnröhre empfunden.

Am ausgeprägtesten ist der Schmerz beim Karzinom der Blase und der Prostata; hier bestehen die Schmerzen während und zwischen dem Miktionsakt und haben einen gegen den Rücken und in die Beine ausstrahlenden Charakter. — Wenn das Karzinom sich mit Entzündung kompliziert, erreichen die Schmerzen oft eine unerträgliche Höhe. Gutartige Tumoren (Papillome) verursachen keine Schmerzen, wenn sie nicht mit Entzündung kompliziert sind, und auch dann nur die der Zystitis.

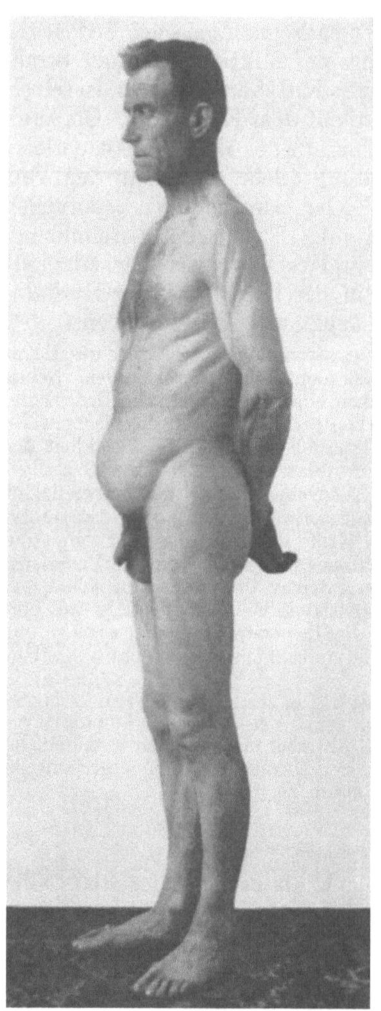

Abb. 1. 56jähr. Patient mit chronisch distendierter Blase. Restharn 2 Liter.

Der aseptische Blasenstein verursacht oft keine Schmerzen, außer bei heftigen
Erschütterungen und oft dann, wenn er mit Prostatahypertrophie kompliziert ist. Die
Zystitis bei Blasenstein ist meist sehr schmerzhaft, besonders am Ende der Miktion, wenn
sich die Blasenwand fest um den Stein schließt. Häufig sind die Schmerzen in die Glans
penis lokalisiert.

Weiterhin sind Schmerzen zu erwähnen, die mit Erkrankungen der
höheren Harnwege im Zusammenhang stehen und mit dem Miktionsakt
zusammenfallen (bei Neoplasma und Stein der Nieren, bei eingeklemmtem

Ureterstein, bei Nierentuberkulose). Zum Teil sind sie reflektorischer Natur zum Teil sind sie Folge der Erkrankung des Harnleiters, zum Teil sind sie wohl auch durch die Passage des abnormen Urins durch die Blase zu erklären. Sie sistieren mit Entfernung des erkrankten Abschnittes der Harnorgane.

In letzter Linie sind Blasenschmerzen ohne Lokalbefund zu erwähnen, die auch unabhängig vom Miktionsakt vorhanden sind (Zystalgien, Zystodynie). Sie entsprechen Neuralgien anderer Lokalisation. Diese Schmerzen können intermittierenden oder remittierenden Charakter haben; manchmal sind sie, wenn sie anfallsweise auftreten, mit Pollakisurie vergesellschaftet. Man beobachtet sie als selbständiges Krankheitsbild, aber auch bei Polyneuritis, bei Herpes progenitalis, bei spinalen Erkrankungen (Tabes, multiple Sklerose, Myelitis, Erkrankungen der Cauda equina) und besonders bei urosexueller Neurasthenie.

Harnverhaltung.

Mit Harnverhaltung (Retention) wird das Unvermögen, die Blase willkürlich ihres Inhalts zu entleeren, bezeichnet. Man nennt die Retention komplett, wenn überhaupt kein Urin spontan mehr abgeht, inkomplett, wenn nach dem Miktionsakt eine größere oder kleinere Harnmenge (Residualharn) in der Blase zurückbleibt. — Beide Arten von Retention können durch die verschiedensten Arten von Erkrankungen der Harnwege hervorgerufen werden und gehen häufig ineinander über, und zwar kann sowohl der inkompletten eine komplette Retention folgen als auch umgekehrt. — Man unterscheidet speziell bei der kompletten Retention eine akute Form, im Moment des Eintrittes der Retention und eine chronische Form, bei der die Möglichkeit, willkürlich Urin zu entleeren, chronisch mangelt.

Zur Retention führen Form- und Lageveränderungen der Blase, Erkrankungen der Blasenwand, mechanische Störungen der Harnentleerung in der Blase und peripher davon in der Harnröhre und Erkrankungen des Nervenapparates der Harnblase.

Bei einer ganzen Anzahl von Harnverhaltungen, die meist chronisch komplett oder inkomplett sind, ist der Mechanismus nicht klar. Es sind das die Doppelblasen und Divertikelblasen und dann gewisse Formen von Prostataveränderungen (Prostataatrophie) und endlich Formen von chronischer Retention, für die eine nachweisbare Ursache mangelt (s. unter Verschiedenem). Bei Divertikeln, die mehr oder weniger mit der Umgebung verwachsen sind, wird durch die Fixation auch die Blase fixiert und in ihrer Beweglichkeit bei der Kontraktion beschränkt. Die gleiche Erklärung gilt für die Retention durch Lageveränderung bei Blasenbrüchen, bei Cystocele vaginalis, bei Lageveränderungen der weiblichen Genitalorgane, bei Myomen und bei anderen Tumoren des Uterus, bei Peri- und Parametritis. In diesen Fällen ist die Retention oft eine chronische inkomplette, seltener eine komplette. Myome des Uterus machen oft akute komplette Retention, die dann für längere Zeit wieder von normalen Verhältnissen gefolgt ist. Anderseits können sich aber gerade bei angeborenen Veränderungen (Doppelblasen, Divertikel) gewaltige chronische Retentionen inkompletter Natur entwickeln, bei denen der Restharn mehrere Liter beträgt.

Die gewöhnlichen Ursachen der Retention sind mechanische Störungen für den Ablauf des Urins. Selten sind es Steine oder Fremdkörper, welche als mechanisches Moment wirken. Häufiger sind es Tumoren, die sich einesteils vor die Mündung der Harnröhre legen können, anderenteils durch Infiltration der Blasenwand in der Umgebung der Harnröhrenmündung ein Abflußhindernis werden, oder bei Durchwachsung anderer Teile der Blasenmuskulatur diese ihrer Kontraktionsfähigkeit berauben. Sehr häufig ist die Prostata Ursache von Retention. Entweder sind es entzündliche Prozesse (Prostatitis, Prostataabszeß) oder vor allem neoplastische: Hypertrophie und Tumor. Speziell bei der Prostatahypertrophie gehören akute und chronische Retention zu den häufigsten Symptomen und häufig folgt der inkompletten

Retention die komplette, aber auch umgekehrt der kompletten akuten die chronische partielle. Es spielen bei diesen Krankheiten zwei Momente eine Rolle: einmal die Neubildung als solche und dann die Kongestion. Die letztere ist einer Rückbildung fähig und bedingt deshalb den Wechsel im Bilde des Retentionszustandes. — Bei diesen Arten von Retention ist das mechanische Moment wohl das ausschlaggebende und funktionelle Störungen wie Sphinkterkrampf und Detrusorparese spielen nur eine untergeordnete Bedeutung.

Eine größere Bedeutung kommt dem Sphinkterkrampf bei der akuten Retention bei Harnröhrenstriktur zu. Die Verschlußstelle ist meist nicht die verengte Stelle der Urethra, sondern der Sphinkter; denn wenn wir eine feine Sonde an oder in die Striktur führen, wird der Sphinkterkrampf in den meisten Fällen gelöst und die Miktion geht wieder spontan.

Als weitere mechanische Ursachen der Retention sind Veränderungen der Harnröhre zu erwähnen: Traumatische Harnröhrenruptur führt zu akuter, kompletter Retention, ferner Verengerungen der Urethra, die meist Folge entzündlicher Prozesse (Gonorrhöe), selten Folge von Traumen sind. Ähnlich wirken die seltenen Tumoren der Urethra, eingeklemmte Steine und Fremdkörper. Angeborenerweise führen zur Retention: Klappen, angeborene Stenosen, die meist am Meatus urethrae sitzen, Divertikel. Ursachen, die von außen die Urethra komprimieren und zur Retention Veranlassung geben, sind Infiltrationen am Perineum, Tumoren und Strangulation des Penis. Stenosierend wirken aber auch Knickungen der Urethra speziell beim Weibe durch Lageveränderungen der vorderen Vaginalwand.

Retention durch Veränderungen der Blasenmuskulatur (Detrusor) sind selten. Bei Prostatahypertrophie wurde von Guyon eine arteriosklerotische Degeneration der Blasenmuskulatur als häufige Ursache der Retention angesehen. Durch die Erfahrungen bei der Prostatektomie, nach deren radikaler Ausführung sich auch schwer degenerierte Blasen wieder funktionell völlig herstellen, wissen wir aber, daß diese Ursache der Retention jedenfalls eine sehr seltene ist[1].

Hingegen kommen mechanische (Geburt, Operation) und entzündliche Schädigungen der Blasenmuskulatur vor, die zur Retention Veranlassung geben, und im Verlaufe der Blasentuberkulose beobachtet man chronische partielle Retention durch tiefgreifende Zystitis und Parazystitis.

Besonderes Interesse bieten die Formen von Retention, deren Ursache in rein funktionellen Störungen oder in Erkrankung des Nervenapparates der Blase liegt. Zur ersten Kategorie gehören die Retention bei Bettlägerigen, bei Individuen, an denen in der Nähe der Blase (Mastdarm, Peritoneum usw.) eine Operation vorgenommen wurde. Der Urindrang ist da, es gelingt aber nicht, die zur Entleerung nötige Innervation der Blasenmuskulatur herbeizuführen. Auch die Retention bei Hysterischen gehört hierher.

Retention durch Erkrankung des Nervenapparates der Blase beobachtet man in erster Linie bei benommenen oder geistig sehr defekten Individuen: Intoxikation mit Alkohol, anästhetischen Mitteln, bei Coma diabeticum und uraemicum, bei Infektionskrankheiten, bei Affektion des Gehirns: Kommotio, Apoplexie, Enzephalomalazie, progressiver Paralyse usw. In diesen Fällen fehlt der Willensimpuls zur Miktion, weil das Sensorium die sensiblen Reize nicht perzipiert, oder es handelt sich um anatomische Schädigungen der kortikalen oder subkortikalen Blasenzentren; in solchen Fällen sind die Rückenmarkszentren intakt und deshalb kann reflektorisch die Blase von Zeit zu Zeit entleert

---

[1] Blum und Rubritius erklären die chronisch partielle Retention bei der Hypertrophie einerseits durch mechanische Momente, andererseits durch passive Dehnung der Muskulatur des Scheitelsegmentes der Blase, die sie in der anatomischen Verteilung der Blasenmuskulatur begründet finden.

werden. Ähnliche Verhältnisse stellen sich ein, wenn durch Trauma oder Erkrankung (Myelitis transversa) die Leitung im Rückenmark oberhalb der spinalen Zentren unterbrochen ist. Auch hier Herstellung eines spinalen, selbständigen nervösen Zentrums (L. R. Müller). Allerdings geht diesem Zustand meist eine Periode voraus, während welcher sog. Ischuria paradoxa besteht, d. h. die Blase füllt sich bis zu einem Druck, der den Sphinkter überwindet, dann laufen geringe Quantitäten Urin ab genügend groß, daß der Sphinkter wieder dem Innendruck gewachsen ist. Späterhin wird das spinale Zentrum dann so selbständig, daß nach längeren Intervallen der Urin in größeren Mengen ausgestoßen und die Blase mehr oder weniger entleert wird. Auch bei Zerstörung des unteren Rückenmarks bilden sich ähnliche Verhältnisse aus (Müller); dabei scheint die Blasenmuskulatur und der periphere sympathische Ganglienapparat eine gewisse Selbständigkeit zu erlangen, so daß aus den Blasensymptomen auf die Höhe der Rückenmarksaffektion kaum Schlüsse möglich sind (Schwarz und Perlmann).

Auf die Beobachtung Goldmanns ist schon weiter oben (S. 1977) hingewiesen worden. Eine reichlichere Kasuistik haben die Kriegsverletzten geliefert. Schwarz hat an Hand eines großen Beobachtungsmaterials die Blasenstörungen nach Schußverletzung des Rückenmarks studiert, und L. R. Müller die nach Gehirnverletzungen.

Von den Systemerkrankungen ist es vor allem die Tabes dorsalis, die zur Retention führt, dabei spielt einmal die Anästhesie der Blasenschleimhaut, der Verlust des Harndrangs eine Rolle und dann in zweiter Linie die Lähmung des Detrusors. Bei der progressiven Paralyse, der Meningitis luetica spinalis, bei Hämatomyelie, bei Syringomyelie und bei multipler Sklerose sind diese Erscheinungen seltener, bei spastischer Spinalparalyse, amyotrophischer Lateralsklerose, hereditärer Ataxie und Poliomyelitis anterior acuta ebenso.

Von Giften, die gelegentlich Urinretention durch Sphinkterkrampf machen können, sei das Morphium erwähnt. Auch beim Botulismus wird Urinretention beobachtet; nach Dennigs Beobachtungen handelt es sich dabei um Detrusoratonie.

Die akute Harnretention dokumentiert sich bei Patienten, deren Sensorium frei und bei denen der Nervenapparat intakt ist, durch die heftigsten Symptome. Trotz des heftigsten Harndrangs ist die Befriedigung desselben unmöglich. Dabei ist die gefüllte Harnblase als kugeliger oder birnförmiger Tumor über der Symphyse palpabel, manchmal auch sichtbar (s. Abb. 1); sie kann aber auch nicht palpabel sein, wenn die Blase aus irgendeinem Grunde (Zystitis, Tumor) eine geringe Kapazität hat. Der Zustand ist nur mit akuter renaler Urinretention zu verwechseln: auch hier, wenigstens sehr oft, häufiger und heftiger Harndrang, ohne daß Urin abgeht. In seltenen Fällen und meist nur bei erkrankter Blasenwand tritt Blasenruptur ein. Meist wird das Miktionshindernis bei sehr hohem Innendruck von der Blase überwunden, und es geht etwas Urin ab (Ischuria paradoxa); dadurch tritt dann Erleichterung ein und der Drang stellt sich erst wieder ein, wenn die Spannung in der Blase wieder die gleich hohe geworden ist.

Die chronische Harnretention ist eine komplette oder inkomplette. Die erstere besteht bei Patienten, die sich katheterisieren. Hier tritt bald rascher, bald seltener Urindrang bei einer bestimmten, vom Zustand der Blasenwand abhängigen Füllung auf, der dann mit künstlicher Entleerung der Blase befriedigt wird. — Es sind hauptsächlich Prostatiker und dann viel seltener Spinalkranke, die an chronischer kompletter Harnverhaltung leiden.

Die chronische inkomplette Retention hat klinisch eine große Bedeutung dadurch, daß ihre Diagnose nicht immer leicht ist, weil die lokalen Symptome von seiten des Harnapparates hinter den allgemeinen Symptomen ganz verschwinden können. Die Größe der Retention wird durch die Menge des Residualharns, d. h. durch die Harnmenge gemessen, die nach dem spontanen Miktionsakt mit dem Katheter der Blase entnommen werden kann.

Bei Vorhandensein einer größeren Menge von Residualharn kann die Blase
auch über der Symphyse zu palpieren sein. — Da bei der durch mechanische
Verhältnisse bedingten chronischen Retention die Blase gegen ein peripheres
Hindernis anzukämpfen hat, entwickelt sich eine exzentrische Hypertrophie
der Muskulatur, die sich in der Bildung von ins Blaseninnere vorspringenden
Muskelgeschwülsten äußert (Trabekelblase, vessie à colonnes). In schweren
Fällen folgt auch eine Dilatation der Ureteren und des Nierenbeckens und
fortschreitend eine Druckatrophie der Nieren. Nach neueren Untersuchungen
von Zuckerkandl und Tandler liegen diese Verhältnisse nicht so einfach
wie es scheint, sondern speziell bei der Prostatahypertrophie geht die Erweiterung
der Ureteren und der oberen Abschnitte der Harnorgane in gewissen Fällen
von einem Druck aus, der von den Vasa deferentia auf die Harnleiter ausgeübt
wird, in anderen Fällen komprimiert der hypertrophische Blasenmuskel die
Pars intraparietalis des Harnleiters und in weiteren Fällen erlahmt der Ureterverschluß dem hohen Blaseninnendruck gegenüber und man sieht bei der
Röntgenuntersuchung die in die Blase eingefüllte Kontrastflüssigkeit in den
Ureter hinaufsteigen.

Klinisch äußert sich die chronisch inkomplette Retention in vielen Fällen
durch vermehrten Harndrang; es werden häufig kleine Quantitäten Urin entleert. Je größer die Retention, je häufiger meist das Miktionsbedürfnis. In
anderen Fällen fehlt dieses Symptom; das Krankheitsbild wird von allgemeinen
Symptomen beherrscht. Vor allem sind es Störungen von seiten der Digestions-
organe, die auffallend sind: Appetitlosigkeit, Durst. trockene Zunge, oft Verstopfung, seltener hartnäckige Diarrhöe. Als Folge davon Abmagerung, geistige
und körperliche Leistungsunfähigkeit. Dabei wird die Urinmenge oft eine
abnorm große. Quanta bis zu 4 l sind nichts Ungewöhnliches. Der Urin kann,
wenn keine Infektion vorliegt, klar sein, er ist wässerig, hat ein geringes spezifisches Gewicht und enthält oft eine geringe Menge von Eiweiß. In schweren
Fällen kommt es zur Hypertonie und zur Erhöhung des Reststickstoffs im Blut
(Monakow und Mayer).

Die Urinveränderungen scheinen, wenigstens zum großen Teil, Folgen des aufsteigenden Druckes zu sein, durch den die gewundenen und geraden Harnkanälchen in den Nieren
in erster Linie betroffen werden, denen die Aufgabe zufällt, aus dem Ausscheidungsprodukt
der Glomeruli Wasser zu resorbieren und Salze in dasselbe abzuscheiden. — Beweis für
diesen Zusammenhang ist der Erfolg der Therapie mit dem Katheter oder durch die operative Beseitigung des Hindernisses für die Miktion; denn die oben erwähnten Allgemeinsymptome der chronischen inkompletten Retention bilden sich bei geeigneter Behandlung
zurück, wenn sie noch reversibel sind.

Harninkontinenz.

Unter Incontinentia urinae versteht man den unwillkürlichen Abgang
von Urin im Strahl oder in Tropfen. Für unsere Betrachtung kommen die
Fälle nicht in Frage, bei denen der Urin auf abnormem Wege abläuft. Harn-
inkontinenz kann durch nervöse und lokale anatomische Erkrankungen der
Blase zustande kommen und bedingt sein einmal durch Insuffizienz des
Sphinkters ohne Erhöhung des Innendrucks in der Blase und dann als Folge
von Nachgeben des Sphinkters bei erhöhtem Druck in der Blase, also bei
Retention.

Die Inkontinenz ohne Harnretention wird in erster Linie beobachtet
bei Zerstörung des Sphinkter urinae, die traumatisch sein kann bei Becken-
frakturen, nach Inzision der Urethra posterior bei Urethrotomie, nach der
Bottinischen Operation, nach Prostatectomia perinealis. Ferner kann der
Sphinkter geschädigt sein durch Neubildungen oder durch entzündliche Infiltration, so vor allem bei Tuberkulose, ferner durch in die Harnröhre ragende

Steine und Fremdkörper, weiterhin durch die Traumen der Geburt und endlich durch die Involution in der Genitalsphäre des Weibes, die oft auch den Blasenschließmuskel betrifft und die häufige Inkontinenz bei älteren Frauen bedingt. In allen diesen Fällen kann die Inkontinenz verschieden entwickelt sein, entweder beständig oder nur bei Nacht (in diesen Fällen scheint der Sphinkter externus bei Tage das Harnträufeln zu verhindern), oder sie zeigt sich nur bei Vermehrung des intravesikalen resp. abdominellen Druckes beim Gehen, beim Husten, Niesen usw.

Auf die Inkontinenz bei Harnverhaltung, bei der durch den hohen intravesikalen Druck der Sphinkterschluß gesprengt wird, haben wir früher schon hingewiesen; diese Form findet sich vor allem bei der mechanisch bedingten Urinretention bei Prostatahypertrophie und Striktur. Bei der Retention infolge spinaler Prozesse, bei denen die Inkontinenz sehr häufig ist, ist der vesikale Innendruck meist kein so hoher wie bei den Formen mechanischer Retention und deshalb wohl auch die antagonistische Kraft zwischen Sphinkter und Detrusor eine geringere.

Auch die durch Retention bedingte Form des Harnträufelns ist in ihrer Ausbildung sehr verschieden und bald nur periodisch, bald immer, bald nur nachts, bald nur bei bestimmten Bewegungen vorhanden.

Harndurchbruch.

Der Abgang größerer Harnmengen im Strahle (Harndurchbruch) kommt außer bei der Enuresis nocturna und diurna fast nur bei Erkrankungen des zentralen Nervensystems zur Beobachtung: im epileptischen Anfall, bei benommenem Sensorium, in der Narkose, ferner bei erhöhter Reflexerregbarkeit der Blase (Kompressionsmyelitis), wobei dann irgendein peripherer Reiz eine ungewollte Miktion hervorruft (Hypertonie).

Im Anschluß an die Inkontinenz sei des Symptoms der Ausdrückbarkeit der Blase Erwähnung getan: durch Druck auf die volle Blase kann man das Ablaufen des Harns bewirken in Fällen von Harnverhaltung. Das Phänomen ist bedingt durch eine Schwäche des Sphinkter vesicae, die durch eine lokale (entzündliche) Affektion oder durch Erkrankung des nervösen Apparates bedingt ist (Kapsammer).

b) Allgemeinsymptome bei Erkrankungen der Harnblase.

Von den Allgemeinsymptomen ist weiter oben schon der dyspeptischen Erscheinungen gedacht worden, die bei chronisch inkompletter Retention mit Distension der Blase auftreten und auf die Schädigung der Niere zurückzuführen sind. Diese Symptome werden in hohem Grade akzentuiert, wenn zur Retention Infektion hinzutritt. Es braucht dabei kein Fieber vorhanden sein, sondern häufiger beobachtet man subfebrile oder auch normale und subnormale Temperaturen. Aber die intestinalen Störungen, die Appetitlosigkeit, der Durst, die große Hinfälligkeit, eine harte, trockene Zunge, eine mehr oder weniger deutliche Benommenheit, Brechreiz, Singultus sind für diese Zustände typisch.

Fieber, das bei infektiösen Prozessen der Harnorgane sehr häufig ist, ist in seiner Provenienz nicht immer leicht zu deuten. Im allgemeinen wird man nicht fehlgehen, wenn man bei Anwesenheit von Fieber in erster Linie an die Niere, das Nierenbecken und die Prostata denkt und berücksichtigt, daß ganz besonders Retention und Stagnation von entzündlichen Produkten heftiges Fieber verursachen können. In zweiter Linie erst denke man an die Harnblase, da, wie weiter oben angedeutet wurde, die Resorptionsfähigkeit der vesikalen Schleimhaut eine geringe ist und daß Läsion derselben erst diese ermöglicht. Eine für die Harnwege typische Form von Fieber ist das Urethralfieber, oder allgemein Harnfieber, das sich an einen aseptischen instrumentellen Eingriff in die Urethra bei infiziertem Urin oder an die Einführung eines infizierten Instrumentes anschließen kann. Dabei braucht es sich keineswegs um einen operativen Eingriff zu handeln, wie eine Lithotripsie oder die Dilatation einer Striktur, sondern schon nach einem leicht ausgeführten Katheterismus kann bald ein heftiger Schüttelfrost folgen, der mit einem Ansteigen der Körpertemperatur bis 40⁰ und mehr einhergeht. Man nahm früher an, daß es sich dabei um eine Reizung der nervenreichen hinteren Harnröhre handelt, weiß aber heutzutage, daß es sich um Übertritt von Bakterien und Bakteriengiften aus dem Urin in die Blutbahn handelt, wobei eben für die Fälle, die ohne instrumentelle Läsion der Harnwege wie bei Sondierungen oder Lithotripsien vorkommen, die Frage offen bleibt, ob ein schonender Katheterismus besonders virulente Bakterien durch die Schleimhaut befördern konnte oder ob eine abnorm empfindliche Schleimhaut die Schuld trägt (Bertelsmann und Man).

c) Pathologische Veränderungen des Harns.

Die Veränderungen, die der Urin in der kranken Blase erfährt, sind verschiedener Natur: einmal gelangen von der pathologisch veränderten Blasenwand Bestandteile in denselben als Eiter, Blut, Epithelien, Bakterien usw. und dann kann der in der Blase stagnierende Urin unter dem Einfluß dieser pathologischen Produkte Veränderungen in seiner chemischen Konstitution erleiden, die bedingt sind durch das Wachstum von Bakterien im Urin (Änderung der Reaktion durch Zersetzung des Harnstoffes, Bildung von verschiedenen Gasen, Ausfallen von Salzen usw.).

Pyurie.

Die häufigste pathologische Beimengung zum Harn ist der Eiter (Pyurie). Von vornherein sei bemerkt, daß der im Urin sich findende Eiter aus den verschiedensten Abschnitten der Harnwege stammen kann und daß sichere mikroskopische Anhaltspunkte fehlen, um zu bestimmen, woher der Eiter kommt. Wichtiger ist es festzustellen, welchen Portionen des entleerten Urins die Eiterbeimengung hauptsächlich angehört. Wenn bei gefüllter Blase in verschiedenen Abschnitten uriniert wird, so stammt eine Eiterbeimengung in der ersten Urinprobe sicher aus der Harnröhre, wenn die zweite Probe klar ist. Bei starker Eiterproduktion in der hinteren Harnröhre ist die erste Urinprobe trübe, die zweite wenig trübe und die dritte fast hell. Ist der Ort der Eiterproduktion die Blase, so sind alle Urinproben gleichmäßig trübe oder evtl. die letzte am trübsten, wenn sich der Eiter im Fundus der Blase sedimentiert hat, wie z. B. bei horizontaler Lage. Das gleiche gilt für Eiter, der aus den Nieren stammt. Wir sind also imstande, Eiterungen aus der Urethra von Eiterungen aus den oberen Harnwegen durch die portionenweise Untersuchung des Urins zu unterscheiden (Dreigläserprobe). Sehr wichtig ist es auch, Eiterungen aus der Prostata von solchen der Harnröhre und Blase zu unterscheiden. Zu diesem Zwecke gibt der Kranke zwei Proben Urin ab, dann wird die Prostata massiert und hierauf eine dritte Urinprobe abgegeben. Wenn die dritte Probe mehr Eiter enthält als die zweite, stammt der Eiter aus der Prostata.

Zur mikroskopischen Untersuchung von eiterhaltigem Urin sollen beim Manne deshalb immer getrennt aufgefangene Urinproben dienen, während bei der Frau nur mit dem Katheter entnommener Harn benutzt werden soll, da Beimengungen, die aus der Vagina stammen, von Trübungen, die aus der Blase stammen, nicht zu unterscheiden sind.

Trübungen des Harns, die mit Eiter verwechselt werden können, sind Salze (Phosphate, Urate), Fett bei Chylurie und evtl. Bakterien bei Bakteriurie. Auch Blut kann in kleinen Mengen makroskopisch im Urin nicht von Eiter unterschieden werden. Im Gegensatz zum eiterhaltigen klärt sich der phosphathaltige Urin bei Säurezusatz, der urathaltige beim Erwärmen. Die Anwesenheit von Eiter, von Bakterien und von Fett wird mit dem Mikroskop konstatiert.

Zur Bestimmung der Eitermenge im Urin, die zu kennen für vergleichende Untersuchungen von Wichtigkeit ist, dient die Zählung der Eiterkörper mit dem Zeiß-Thomaschen Blutkörperchenzählapparat (Posner), oder die weniger exakte Methode, die Durchsichtigkeit des Urins zu bestimmen, bei der man feststellt, durch eine wie dicke Schicht Urin Druckschrift eben noch gelesen werden kann.

Mit Eiter findet sich auch Eiweiß im Urin entsprechend dem Albumin des Eiterserums. Die vom Eitergehalt abhängige Eiweißmenge geht nicht über $1^0/_{00}$. Goldberg hat festgestellt, daß bei reiner pyogener Albuminurie 80 000—100 000 Eiterkörperchen im ccm einem Eiweißgehalt von $1^0/_{00}$, 40 000—50 000 einem solchen von $0{,}5^0/_{00}$, 15 000—20 000 einem solchen von $^1/_3$—$^1/_4{}^0/_{00}$ entsprechen. Man kann also nach Zählung der Eiterkörperchen feststellen, ob der Eiweißgehalt des Urins nur dem Eiter oder einer renalen Eiweißausscheidung entspricht. Zu dieser Untersuchung eignet sich aber nur frischer unzersetzter Urin, da durch längeren Kontakt von Eiter und Urin mehr Eiweiß in den Urin übergeht. Auch muß der Eiter gut im Urin verteilt und die Reaktion sauer sein.

Die mikroskopische Differenzierung des Eiterharns hat zu keinen nennenswerten Schlüssen geführt. Man findet meist polynukleäre und mononukleäre, neutrophile und spärliche eosinophile Eiterzellen. Seltener sind Körnchenzellen und große mononukleäre Zellen mit großem Protoplasmaleib und chromatinreichem Kern. Im sauren Urin sind die Zellkonturen scharf, im alkalischen Urin unscharf und die Zellen von der schleimigen Substanz, in die sie eingelagert sind, oft nur schwer zu unterscheiden.

Bei Pyurie finden sich meist auch Epithelzellen im Harn, die je nachdem sie aus oberflächlichen oder tiefen Schichten der Schleimhaut stammen, verschiedene Form haben, aber in ihrer Form für ihre Abstammung aus den verschiedenen Teilen des Harntraktus nichts Charakteristisches bieten. (Siehe darüber unter Blasengeschwülste S. 2022.) Die Bakterienflora des eiterhaltigen Urins soll bei den entzündlichen Affektionen der Blase besprochen werden.

Hämaturie.

Ein weiteres relativ häufig dem Urin aus der kranken Blase beigemengtes pathologisches Produkt ist das Blut (Hämaturie). Häufig findet sich im Urin Blut und Eiter, seltener Blut allein, wenigstens was die vesikalen Hämaturien anbetrifft. Ist Blut und Eiter vorhanden, so handelt es sich entweder um einen entzündlichen Prozeß, der sich mit Blutung kompliziert (intensive Zystitis, Tuberkulose usw.) oder um eine pathologische Veränderung, die primärerweise sich nur durch Blutung äußert, aber sekundär sich mit Entzündung kompliziert hat (Tumor, Stein). Die vesikale Hämaturie tritt entweder als terminale oder als totale Hämaturie in die Erscheinung. Im ersteren Falle wird das Blut erst unter dem Einfluß der Blasenkontraktion am Ende der Miktion ausgepreßt und erscheint am Ende oder nach der Miktion, im zweiten Falle blutet es beständig und der Gesamturin erscheint blutig, wobei sich terminal die Hämaturie allerdings noch steigern kann, sei es, daß das Blut sich in der Blase sedimentiert hat, sei es, daß die Blutung bei Kontraktion der Blase sich steigert. In seltenen Fällen tritt die vesikale Hämaturie auch wie die urethrale Blutung auf, d. h. das Blut ergießt sich zwischen den Miktionen aus der Harnröhre. Das kommt vor, wenn Zotten von Blasenpapillomen in die hintere Harnröhre eingeklemmt werden und in die Urethra bluten.

Die Ursachen der vesikalen Blutung sind in erster Linie Entzündungen der Blase: Gonorrhöe, Zystitis, Tuberkulose, speziell wenn sie mit ulzerativen Prozessen einhergehen. Ferner alle Neubildungen der Prostata und der Blasenwand, besonders Karzinome und Papillome; weiterhin Steine, Fremdkörper und Traumen und von selteneren Affektionen: Varizen, Parasiten (Bilharzia), Ulcus simplex.

Je nach der Menge des dem Urin beigemengten Blutes zeigt derselbe verschiedenes makroskopisches Verhalten: leichte graue Trübung, leicht rosa bis dunkelblutrote Farbe, bräunliches oder rotes oder graues Sediment. Wo das makroskopische Verhalten keine Sicherheit gibt, läßt das Mikroskop mit Sicherheit das Blut erkennen. Über die Provenienz des Blutes gibt aber auch das Mikroskop keine sicheren Anhaltspunkte. Nach Ultzmann kann auch in der Blase die von Gumprecht und Senator als charakteristisch für Nierenblut angenommene Fragmentation der Erythrozyten zustande kommen. Sichere Anhaltspunkte geben nur typische Nierenelemente wie beigemengte Zylinder oder Nierenepithelien. Der Eiweißgehalt des Urins ist mit Vorsicht zu verwerten, da ja speziell bei Blasenpapillomen gelegentlich starke Eiweißmengen sich im Urin finden.

Bestimmungen der im Urin enthaltenen Blutmengen können durch Zählung der Erythrozyten mit dem Zeiß-Thomaschen Apparat oder durch Hämoglobinbestimmungen gemacht werden.

Chemische Veränderungen.

Die chemischen Veränderungen, die der Urin bei seiner Stagnation in der kranken Blase erfährt, betreffen vor allem die Reaktion. Wenn eine Entzündung in der Blase durch Bakterien bedingt ist, welche die Fähigkeit besitzen, aus dem Harnstoff Ammoniak abzuspalten (Staphylokokken, Streptokokken, Proteus usw.), so wird der Urin alkalisch, vorausgesetzt, daß er lange genug in der Blase verweilt. Bei weitergehender Zersetzung wird der Urin ammoniakalisch, eine Veränderung, die sich dem Geruchssinn zu erkennen gibt, ebenso wie die Zersetzungen durch gewisse Bakterienarten (Bacterium coli), die dem Urin einen ganz bestimmten unangenehmen Geruch verleihen, und gelegentlich Zersetzungsprodukte von zerfallenden Neubildungen.

Eine größere Aufmerksamkeit als solchen übelriechenden Zersetzungsprodukten ist den verschiedenen Gasarten, die sich gelegentlich in der Blase aus dem stagnierenden Urin entwickeln, geschenkt worden, da die Entleerung von Luft mit der Miktion ein sehr auffallendes Symptom darstellt (Pneumaturie). Ohne pathologische Bedeutung ist eine Pneumaturie, die durch das instrumentelle Einbringen von Luft in die Blase erzeugt wird, wie das bei allen möglichen Eingriffen leicht geschieht. Von großer diagnostischer Bedeutung sind Pneumaturien, die auf eine Kommunikation der Blase mit dem gashaltigen Darm zu beziehen sind (Vesiko- und Urethrointestinalfisteln) infolge von Karzinom, Tuberkulose, Perforation von Eiterungen. Mehr wissenschaftliches Interesse beanspruchen Gasbildungen in der Blase durch Zersetzung des Blaseninhalts durch Bakterien. Solche Gärungen kommen einmal bei Diabetikern mit Zystitis vor, bei denen das Gas verschiedenen Befunden nach aus Kohlensäure, Wasserstoff und Stickstoff oder aus Kohlensäure allein (Fr. Müller, Senator, Soerensen, Thevenot und Leboeuf) besteht. Als Ursache der Gärung wurden Hefepilze, Kolibakterien, Streptokokken usw. gefunden. Aber auch aus zuckerfreiem, aber eiweißhaltigem Blaseninhalt kann Gas gebildet werden durch Bacterium coli oder Bacillus aerogenes lactis; in solchen Fällen fanden sich Gemische, die aus Kohlensäure und Wasserstoff bestanden (Adrian und Hamm).
Auffällig ist auch die Bildung von Schwefelwasserstoff aus dem Urin (Hydrothionurie), wobei meist das Symptom der Pneumaturie nicht besteht, aber der Geruch des Urins ein um so auffallender ist. Auch hierbei handelt es sich um Zersetzungsvorgänge, die verschiedenen Untersuchungen nach durch Kolibakterien hervorgebracht werden, die nach einigen Autoren aus dem Neutralschwefel, nach anderen aus den Sulfaten, nach anderen aus den unterschwefligsauren Salzen den Schwefelwasserstoff freimachen (Müller).

4. Allgemeine Diagnostik.

Die Diagnose der Erkrankungen der Blase basiert sich auf die subjektiven Symptome, auf die Untersuchung des Urins, auf die Untersuchung der Blase mit dem Zystoskop und auf die Radiographie.

Es ist bei Besprechung der subjektiven Symptome der Blasenkrankheiten schon wiederholt darauf hingewiesen worden, daß diese uns sehr häufig nur im allgemeinen auf die Harnorgane hinweisen, ohne im speziellen die Diagnose zu erlauben, welcher Abschnitt derselben befallen ist. So seien nur einige besonders auffällige Beispiele angeführt: Die Nierentuberkulose, auch wenn sie nicht mit Blasentuberkulose kombiniert ist, verläuft sehr häufig unter dem Bilde eines Blasenkatarrhs. Nierensteine machen häufig in die Blase oder die Harnröhre ausstrahlende Schmerzen. Die Prostatahypertrophie täuscht häufig die subjektiven Symptome eines Blasenkatarrhs vor. Ferner ist die Tatsache zu erwähnen, daß nervöse Blasenaffektionen und Blasenveränderungen bei Affektionen des peripheren und des zentralen Nervensystems durchaus unter den gleichen Symptomen verlaufen wie die Blasenkrankheiten mit lokalen anatomischen Veränderungen.

Es ist wiederholt betont worden, daß durch die chemische und mikroskopische Untersuchung des Urins nicht mit Sicherheit festgestellt werden kann, welcher Abschnitt der Harnwege Sitz der Affektion ist. Auch wenn der Urin nur Spuren von Eiweiß enthält, kann der beigemengte Eiter aus der Niere oder dem Nierenbecken stammen (Tuberkulose, Pyelitis), und umgekehrt kann eine Eiweißbeimengung von $1\,^0/_{00}$ zum Urin aus der Blase kommen. Nur sichere Nierenelemente gestatten den Schluß der Mitbeteiligung der Nieren, ohne aber die Blase ausschließen zu lassen, da diese bei Nierenaffektionen häufig an dem krankhaften Prozeß mitbeteiligt ist. Auch eine alkalische Urinreaktion ist kein Kriterium für die Blase, da bei Pyelitis oder Pyelonephritis durch Harnstoff zersetzende Bakterien der Urin schon alkalisch der Blase zufließen kann.

Weiterhin ist zu betonen, daß die krankhaften Prozesse in den Harnorganen häufig verschiedene Abschnitte zu gleicher Zeit befallen, wobei dann meist die Blasensymptome die Szene beherrschen. Das gilt vor allem für die entzündlichen Affektionen. Eiterige Entzündungen der Nieren und Nierenbecken kombinieren sich sehr oft mit Entzündungen der Blase und umgekehrt Blasenentzündungen oft mit Pyelitis und Pyelonephritis. Affektionen der hinteren Harnröhre sind oft mit Prostatitis und mit Zystitis kompliziert.

Auch verschiedenartige Affektionen befallen oft zu gleicher Zeit die Blase. Tumoren und Steine kombinieren sich fast regelmäßig früher oder später mit Entzündung.

Aus diesen Ausführungen folgt, daß in jedem Krankheitsfall, der unter Blasensymptomen verläuft, eine genaue objektive Untersuchung, die sich auf den Urin und auf die verschiedenen Abschnitte des Harntraktus erstreckt, vonnöten ist.

Die Urinuntersuchung soll chemisch und mikroskopisch gemacht werden. Ergibt die letztere Untersuchungsmethode die Anwesenheit von Eiter, so ist insonderheit in allen Fällen, in denen den Symptomen nach es sich um eine primäre entzündliche Affektion handelt, die bakteriologische Untersuchung absolut nötig. Zur Untersuchung soll womöglich immer Urin benützt werden, der mit dem Katheter der Blase entnommen worden ist, und nie ein Urin, der längere Zeit an der Luft verweilen konnte. Nicht nur entwickeln sich in solchem Urin sehr rasch verunreinigende Bakterien, sondern auch die Reaktion des Urins ändert sich und der Eiweißgehalt, wenn der Urin Eiter enthält.

Bei der Frau kann zu einer exakten, einwandfreien Urinuntersuchung mit dem Mikroskop nur Katheterurin benutzt werden. Beim Manne soll nur Urin Verwendung finden, der während einer Miktion in zwei oder mehr Gläser abgeteilt entleert wurde, damit die Trübungen aus der Urethra sich nur in der ersten Probe finden.

Der Gang der objektiven Untersuchung verläuft bei Mann und Frau etwas verschieden. Bei beiden soll in jedem Falle von Affektion der Harnorgane die palpatorische Untersuchung der Nieren vorgenommen werden. Die Palpation der Blase kann in verschiedenen Richtungen Aufklärung geben. Vor allem wird sie über den Füllungszustand der Blase orientieren, der von großer Wichtigkeit ist, wenn der Patient vor dieser Untersuchung aufgefordert wurde, zu urinieren. Eine nach dem Miktionsakt über der Symphyse palpable Blase weist auf das Bestehen einer Retentio urinae hin; kleinere Retentionen von 200—300 ccm sind aber mit Sicherheit so nicht nachweisbar. — Bei leerer Blase (die Leerung hat evtl. mit dem Katheter zu geschehen) können durch bimanuelle Palpation, bei der Frau von der Vagina, beim Manne vom Rektum, noch verschiedene Aufschlüsse erhalten werden: Bei der Frau sind Konkremente, Fremdkörper, Tumoren nachweisbar, beim Manne ist die Größe und Verschieblichkeit der Prostata so zu bestimmen und evtl. der Nachweis eines die Blasenwand infiltrierenden Tumors. Daß bei der rektalen Untersuchung beim Manne der Zustand der Samenblasen mit dem der Prostata festgestellt wird, ist selbstverständlich.

Die weitere Exploration der Blase ist eine instrumentelle. Bei der Frau gelingt das Einführen von Instrumenten, falls die Harnröhre nicht durch Vorfall der Scheide oder infolge von Verschiebung durch Geschwulstbildung des Uterus (Myom, Karzinom) Deviationen aufweist, meist leicht. Beim Manne geht der instrumentellen Untersuchung der Blase immer die Untersuchung der Urethra voraus. Diese geschieht am besten mit einer elastischen Sonde mit olivenförmigem Knopfe. Diese orientiert über das Verhalten der äußeren Harnröhrenmündung, die häufig Verengerungen aufweist und die Passage dickern Instrumenten nicht gestattet und über das Kaliber des Kanals, deckt also evtl. Strikturen auf, die eine Blasenuntersuchung unmöglich machen können. Der Untersuchung der Harnröhre folgt die instrumentelle Untersuchung der Harnblase.

Durch das Einführen eines Katheters in die Harnblase orientieren wir uns beim Mann und evtl. auch bei der Frau über das Vorhandensein von Residualharn, wenn vor der Untersuchung die Blase spontan möglichst entleert wurde, was immer zu geschehen hat, wenn nicht durch den eingeführten Katheter Urin zur bakteriologischen Untersuchung gewonnen werden soll. Die Feststellung des Residualharns ist von fundamentaler Bedeutung für die Diagnose und Beurteilung der Prostatahypertrophie und für die Diagnose von nervösen Blasenaffektionen und Blasenstörungen bei Rückenmarkskranken. Benützen wir zur Untersuchung der Blase einen Metallkatheter, was im allgemeinen ohne besondere Indikation nicht geschehen soll, so kann uns derselbe auch über die Anwesenheit eines Konkrementes oder eines harten Fremdkörpers orientieren.

Von großer Wichtigkeit ist die Feststellung der Blasenkapazität. Sie wird bestimmt, indem man durch den Katheter eine lauwarme, indifferente, sterile Flüssigkeit in die Blase einlaufen läßt bis Harndrang entsteht. Wie früher angegeben, schwankt die normale Kapazität innerhalb weiter Grenzen zwischen 300 und 500 ccm. Zu große Kapazität beobachtet man bei Dilatation der Blase infolge chronischer Retention und bei habituell dilatierten Blasen bei Menschen, welche die Gewohnheit haben, den Urin zu lange zurückzuhalten. Zu kleine Kapazität — einige ccm bis in die Nähe des Normalen — bei allen möglichen Affektionen. Stark verminderte Kapazität weist auf frisch entzündliche Prozesse, die einen starken Reiz setzen, auf Reizung der Blasenmuskulatur durch Steine, durch Prostatahypertrophie, auf chronische Entzündungen mit Beteiligung der tieferen Schichten der Blasenwand (Tuberkulose), auf die Blasenwand infiltrierende Tumoren. Normale Kapazität finden wir bei vielen nervösen Störungen der Blase, wo auffallende funktionelle Symptome vorliegen, und dann, wenn Veränderungen des Urins (Pyurie, Hämaturie) nicht aus der Blase, sondern von den Nieren stammen.

Mit der Kapazitätsbestimmung ist eine Spülung der Blase vorzunehmen, da diese verschiedene diagnostische Anhaltspunkte liefert. Sie läßt ein

Eiterdepot oder die Anwesenheit von Blutkoageln in der Blase erkennen; sie fördert evtl. Fremdkörper oder Konkremente aus der Blase, sie läßt Vermutungen über die Provenienz einer Blutung oder Eiterung stellen, da bei renaler Hämaturie und Pyurie das Spülwasser oft sofort klar herauskommt, während das bei vesikaler Herkunft nicht der Fall ist.

Allen diesen orientierenden Untersuchungen hat die **Zystoskopie** als das allein sichere diagnostische Hilfsmittel bei Blasenerkrankungen zu folgen. Es kann sich an dieser Stelle nicht darum handeln, die Theorie und Technik und die Befunde der zystoskopischen Untersuchungsmethode zu schildern, dafür sei auf die verschiedenen Lehrbücher dieser Materie verwiesen; aber darauf ist hinzuweisen, daß hinter dieser Methode alle anderen zurückstehen und an Bedeutung verloren haben. Erkrankungen der Harnblase sind in der Mehrzahl nur mit dem Zystoskop richtig zu erkennen. Wir sind imstande, mit diesem Instrumente das Innere der Blase mit absoluter Deutlichkeit zu übersehen, wir sehen die Konfiguration der Prostata, soweit sie ins Blaseninnere vorspringt, wir erblicken die Ureterenmündungen und den aus denselben austretenden Urin. Das Zystoskop gestattet uns also, wenn die subjektiven und objektiven Symptome auf die Harnorgane hinweisen, die Lokalisationsdiagnose zu machen: zu bestimmen, ob die Blase krank ist oder die Nieren oder alle diese Organe. In der Blase selbst können wir die jeweiligen Veränderungen feststellen. Wir werden Steine und Fremdkörper leicht erkennen, auch Zottenpolypen werden wir sicher diagnostizieren. Schwieriger ist die Deutung der Bilder, die das Karzinom in seinen verschiedenen Formen gibt, und der Veränderungen, welche die verschiedenen Formen der Entzündung setzen. Die Schwierigkeit liegt beim Zystoskop nicht beim Sehen, sondern beim Deuten der Bilder, und besonders die verschiedenen Arten der Entzündung lassen sich nur bei größter Übung unterscheiden, und hier muß die bakteriologische Urinuntersuchung die Diagnose vervollständigen.

Wenn so einesteils der Leistung der Zystoskopie durch die Schwierigkeit der Deutung der gesehenen Veränderungen Schranken gesetzt sind, die natürlich der Geübtheit des Untersuchers entsprechend innerhalb sehr weiter Grenzen variieren, so sind anderseits Grenzen gesteckt durch pathologische Zustände der Harnorgane und die Schwierigkeit der Methode. — Die Zystoskopie verlangt einen ziemlich großen Apparat, sie verlangt einen geübten Untersucher, sie verlangt einen Zustand der Harnröhre, welcher die Passage des Instrumentes gestattet (enger äußerer Meatus, Striktur, sehr große Prostata). Weiterhin muß die Blase eine gewisse Kapazität haben, womöglich mindestens 50 ccm, endlich muß sie reinzuspülen sein, so daß sie mit einer klaren, das Sehen ermöglichenden Flüssigkeit gefüllt werden kann; so machen z. B. vesikale Blutungen die Zystoskopie vorübergehend oft unmöglich.

Diese Hindernisse sind aber zum großen Teil zu beseitigen, und es sind eigentlich nur die Schrumpfblasen, die dauernd der Untersuchung mit dem Zystoskop nicht zugänglich sind, in fast allen anderen Fällen führt geduldige Vorbereitung, richtiges Erkennen des Hindernisses und vor allem große Übung zum Ziel, so daß die Fälle, in denen die Zystoskopie dauernd unmöglich ist oder eine Diagnose nicht stellen läßt, selten sind. Jedenfalls gehört die Zystoskopie in geübter Hand zu den leistungsfähigsten klinischen Untersuchungsmethoden und mit Recht betont Nitze (Lehrbuch der Zystoskopie, S. 294), daß es einerseits eine schlechte Methodik und anderseits Infektionen der Blase und deren Folgen sind, die durch zweckloses und ungeschicktes instrumentelles Untersuchen provoziert werden, welche die zystoskopische Untersuchung scheitern machen.

Es ist klar, daß auch bestimmte Krankheitszustände eine Gegenindikation für die Zystoskopie abgeben: so akute Entzündungen der Blase, Entzündungen der Harnröhre, starke Blutungen, bei denen die Spülung die vesikale Provenienz des Blutes wahrscheinlich macht, Kongestionen der Prostata. In solchen Fällen ist die Zystoskopie nicht zu versuchen, sondern auf einen geeigneten Zeitpunkt zu verschieben.

Aus der ganzen Darstellung der Diagnostik der Blasenkrankheiten ergibt sich, daß die subjektiven Symptome im allgemeinen auf die Harnorgane weisen und nur selten mit Sicherheit eine topische Diagnose gestatten. Die mikroskopische und bakteriologische Urinuntersuchung erlaubt, eine mehr oder weniger sichere Diagnose der Art der Erkrankung zu machen, aber erst die Zystoskopie stellt den Ort und mit möglichster Sicherheit die Natur der Affektion fest. Da sich sehr häufig renale mit vesikalen Prozessen kombinieren oder komplizieren und umgekehrt, ist in vielen Fällen die Diagnose mit dem Nachweis der Erkrankung der Blase nicht erledigt, sondern die Untersuchung des anatomischen und funktionellen Verhaltens der Nieren durch Ureterkatheterismus kombiniert mit einer funktionellen Prüfung hat der Zystoskopie zu folgen und vervollständigt die Diagnose.

Es ist klar, daß es im einzelnen Falle eines genauen Abwägens bedarf, um zu entscheiden, ob der Zystoskopie die genaue instrumentelle Untersuchung der Nieren zu folgen hat oder nicht. — Es gibt aber doch gewisse allgemein gültige Indikationen: so ist es bei der Tuberkulose der Harnorgane direkt ein Kunstfehler, sich mit der Feststellung der Blasentuberkulose zu begnügen, da der primäre Sitz der Affektion **fast** immer die Niere ist. Steine kommen gelegentlich zu gleicher Zeit in Blase und Nieren vor; doch weisen die Symptome hier meist nach der Niere, wenn sie affiziert ist, und zur Diagnosenstellung kommt die Röntgenuntersuchung in erster Linie in Betracht. — Bei Tumoren dürfte der Nachweis eines solchen in der Blase meist genügen, da die Kombination von Nieren- und Blasentumor selten ist und der Sitz des vesikalen Tumors in der Uretermündung dann meist auf die Niere weist. Bei nicht tuberkulösen Entzündungen lassen sich keine bestimmten Indikationen aufstellen; hier ist von Fall zu Fall zu entscheiden und die Untersuchung jedesmal so eingehend zu gestalten, daß die vorhandenen subjektiven und objektiven Symptome durch die Diagnose erklärt sind.

Die **Röntgenuntersuchung** kann bei Steinen, Fremdkörpern und Tumoren eine Bedeutung haben. Im allgemeinen werden wir uns des Zystoskops bedienen, aber es bestehen doch gewisse Indikationen für das Röntgenverfahren. Es sind das vor allem Fälle, in denen die Zystoskopie unmöglich ist; bei kleinen Kindern werden wir die Frage, ob ein Blasenstein vorliegt oder nicht, am sichersten durch ein Radiogramm entscheiden, die Sondenuntersuchung, die evtl. in Narkose geschehen muß, umgehen, und die Diagnose sicherer stellen als bei bimanueller Palpation. Das gleiche gilt für Fremdkörper. Bei Erwachsenen kann die Schwierigkeit, ein Zystoskop einzuführen, Veranlassung für Röntgenuntersuchung werden. Beigegebenes Radiogramm (s. Abb. 12, S. 2019) stammt von einem 70 jährigen Prostatiker mit stark mannsfaustgroßer Prostata, hinter der zwei kleine Steine lagen. Die Einführung des Zystoskops provozierte Blutung aus der Prostata, mit der Sonde ließen sich die tief hinter der gewaltig ins Blaseninnere vorspringenden Prostata liegenden kleinen Steinchen nicht nachweisen und so schien das Radiogramm das schonendste Verfahren. Die Aufnahme ist bei luftgefüllter Blase gemacht, sie zeigt die unregelmäßige Gestalt derselben als Folge von prävesikalen Verwachsungen und sehr deutlich den Prostataschatten. Daß gelegentlich Kalkablagerungen in der Blasenwand Steine vortäuschen können, ergibt sich aus einer Mitteilung von Jeanbrau. Eine weitere Indikation für die Röntgenuntersuchung kann das Bedürfnis der Feststellung der Blasengestalt sein (Divertikel, Verwachsungen) oder der Verdacht auf Anwesenheit eines Steines in einer Divertikel- oder Doppelblase. Auch bei Tumoren kann eine Radiographie Aufschluß darüber geben, ob der Tumor breit aufsitzt oder ob er gestielt ist (s. Schönfeld und Kraft).

Als Kontrastflüssigkeit dient bei Röntgenaufnahmen der Blase 5% Kollargollösung, 10% Jodnatriumlösung, 15—20% Bromnatriumlösung, Umbrenal auf das Vierfache verdünnt und als völlig reizloses Mittel Uroselektan in 20% Lösung.

B. Die speziellen Blasenerkrankungen.

1. Angeborene Veränderungen der Harnblase.

Von angeborenen Veränderungen (siehe Gruber) sind zu erwähnen in erster Linie die Spaltbildungen der vorderen Blasenwand, die teils nur die Blase betreffen, teils aber den gesamten Blasen-Harnröhrentraktus und mit Spaltbildung des Beckenskeletts einhergehen. Diese Anomalien gehören ins Gebiet der Chirurgie (Enderlen). Das gleiche gilt für die seltenen Zysten des Urachus und die umbilikalen Urachusfisteln. Die

Diagnose dieser letzteren Affektionen stößt meist auf keine Schwierigkeiten, wenn man weiß, daß sie häufig erst im späteren Alter Symptome machen, wenn infolge von Harnstauung in der Blase eine Erweiterung des nicht obliterierten Urachus eintritt. Urachuszysten sind meist klein und multipel und haben vorwiegend pathologisch-anatomisches Interesse.

Klinisch interessanter sind die Doppelblasen und Blasendivertikel, die sehr selten sind, aber in ihren Symptomen Veranlassung geben zur Verwechslung mit Prostatahypertrophie. Anatomisch findet man in solchen Fällen horizontale oder vertikale Scheidewände in der Blase, welche das Organ in zwei mehr oder weniger breit kommunizierende Hälften teilen. Unter Doppelblasen versteht man die Fälle, in denen in jedem Abteil ein Ureter einmündet. Als Divertikel bezeichnet man Anhänge, die keine Uretermündung haben. Diese angeborenen Divertikel (auch Blasentaschen genannt) unterscheiden sich von den erworbenen, die als Folge von erhöhtem intravesikalem Druck entstehen und Schleimhautausstülpungen durch die Blasenwand darstellen, durch ihren der Blase entsprechenden Wandbau.

Die Symptome hängen davon ab, ob durch die Anomalie die Blasenentleerung erschwert wird oder nicht. Ist das erstere der Fall, so entwickeln sich die Symptome der chronischen partiellen oder totalen Retention, die sich meist spontan auf endogenem Wege oder durch instrumentelle Infektion mit Zystitis kompliziert. Nicht so selten sieht man bei Divertikeln auch Blutungen. Ein interessantes Symptom ist die „miction en deux temps" (Tuffier): Nach vollendeter erster Miktion folgt eine zweite, nachdem sich das Divertikel in die Blase entleert hat. Bei infizierter Divertikelblase folgt gelegentlich einer relativ klaren Miktion aus der Blase eine trübe aus dem Divertikel; manchmal wechselt auch klarer und trüber Urin ab.

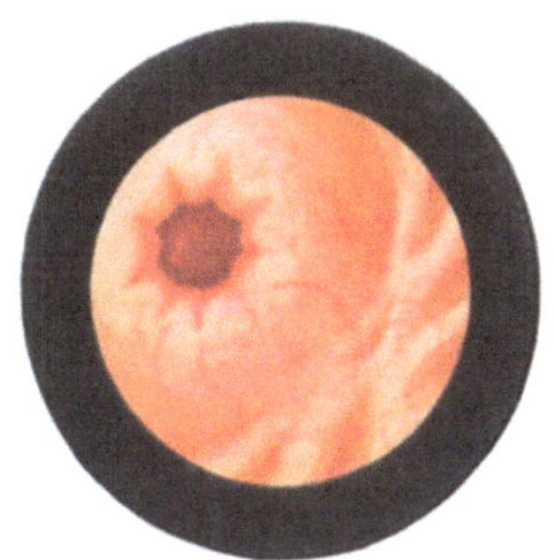

Abb. 2.
Eingang in ein Blasendivertikel.
Trabekelblase. (42 jähriger Mann.)

Die Diagnose von Divertikeln und Doppelbildungen kann gelegentlich palpatorisch bei voller Blase geschehen. Durch Röntgenstrahlen lassen sich bei mit Kontrastflüssigkeit gefüllter Blase deutliche Bilder in der Konfiguration erhalten. Liegt das Divertikel hinten, so sind seitliche Aufnahmen dazu nötig. Durch das Zystoskop wird mit Sicherheit die Anomalie zu erkennen und bei Divertikeln der Sitz der Kommunikation festzustellen sein.

Therapeutisch kommt die Evakuation durch den Katheter und vor allem die Operation und bei Vorhandensein von Komplikationen, die Behandlung dieser in Frage (Englisch, Cathelin, Sempé und Blum).

2. Infektiöse Erkrankungen der Blase.

Ätiologie. Die Ätiologie des Blasenkatarrhs ist erst eine klare geworden, seitdem man angefangen hat, den mit sterilem Instrument der Blase entnommenen Urin bakteriologisch zu untersuchen. Es ist das Verdienst der Schüler Guyons und Rovsings, nachgewiesen zu haben, daß in jedem Falle von Zystitis Bakterien zu finden sind, die als die Erreger des Katarrhs angesehen werden müssen. Dabei ergab die Beobachtung des klinischen Materials und die Resultate von Tierversuchen, die meist nur dann ein positives Resultat lieferten, wenn die Blase vor der Infektion mechanisch geschädigt wurde, daß für das Haften der meisten Zystitiserreger eine lokale Prädisposition nötig ist, das heißt eine pathologische Veränderung der Blase. Zu gleicher Zeit konnte festgestellt werden, daß die Infektion in der Mehrzahl der Fälle auf zwei Wegen geht, entweder durch die Urethra mit Instrumenten oder durch spontanes Einwandern der Bakterien auf diesem Wege (exogene Infektion) oder auf innerem Wege durch den Blutweg und dann meist in die Nieren und von diesen in die Blase (endogene Infektion). Selten gelangen die Infektionserreger nach Durchwanderung oder nach Perforation der Wand in die Blase hinein. Ganz selten ist die embolische Infektion der Blasenschleimhaut (Kaufmann).

Eine große Anzahl von verschiedenen Bakterienarten ist beschrieben worden, die in mehr oder weniger sicher diagnostizierten Fällen von Zystitis gefunden worden sind. Zum Teil stimmen diese Mikroorganismen mit schon bekannten überein, zum Teil sind es neue Formen. Einzelne Arten finden sich in einem großen Prozentsatze der Fälle, andere ganz selten. In vielen Fällen von Zystitis läßt sich aus dem Urin nur eine Bakterienart züchten, in anderen Fällen ist eine Mischinfektion vorhanden, wieder in anderen, die längere Zeit hindurch bakteriologisch beobachtet werden können, wechseln die Floren; eine Bakterienart wird durch eine andere, neu in die Blase hineingebrachte verdrängt; solche Florenwechsel kommen aber meist nur in Fällen vor, wo häufig Instrumente, mit denen neue Infektionserreger eingeschleppt werden können, in die Blase eingeführt werden.

Die aus zystitischem Urin gezüchteten Bakterien lassen sich nach verschiedenen Gesichtspunkten klassifizieren. Häufig sind sie eingeteilt worden nach ihrer Fähigkeit, den Harnstoff zu zersetzen oder nicht, auch nach ihren pyogenen oder nicht pyogenen Eigenschaften hat man sie eingeteilt.

Von Harnstoff nicht zersetzenden Bakterien kommen in erster Linie Formen aus der Gruppe der Kolibakterien vor. Schon die ersten eingehenden Arbeiten auf dem Gebiete der Bakteriologie der Zystitis (Clado, Hallé, Albarran, Melchior, Krogius, Barlow) fanden in der überwiegenden Mehrzahl der Fälle Bakterien aus der Koligruppe, die unter verschiedenen Namen beschrieben wurden (Bactérie septique de la vessie, Clado, Bactérie pyogène, Albarran, Hallé, Coccobacillus pyogenes et non pyogenes ureae, Rovsing). Krogius wies die Identität dieser verschiedenen Bazillenarten nach und konstatierte zugleich, daß die Kolibakterien relativ oft in Fällen gefunden werden, die nicht durch die Harnröhre infiziert worden sind. Von anderer Seite (Rovsing) wurde den Kolibakterien die Bedeutung für die Zystitis abgesprochen, ihre Bedeutung für die Pyelitis aber betont. Soviel steht fest, daß die Kolibakterien im Experiment (Barlow) Zystitis provozieren können und daß sie häufig bei zystoskopisch festgestellter Zystitis (Melchior, Suter) gefunden werden; in vielen Fällen sind sie durch die Harnröhre in die Blase gelangt, häufig aber handelt es sich um hämatogene Infektionen der Nieren, seltener der Prostata, aber auch in solchen Fällen verursachen sie oft in der Blase objektive, durch das Zystoskop festzustellende zystitische Veränderungen. Suter fand z. B. unter 211 bakteriologisch untersuchten Fällen von Infektion der Harnwege 79 mal Bakterien der Koligruppe, 15 mal handelte es sich um spontane Infektion der Harnwege, 23 mal um instrumentelle Infektion der Blase und in 22 Fällen bestand instrumentelle Mischinfektion mit Koli und anderen Bakterien. Faltin fand bei 86 Fällen 40 mal Kolibakterien; Tanaka und andere beobachteten ein ähnliches Verhältnis.

Die Tuberkelbazillen zersetzen den Harnstoff ebenfalls nicht. In der großen Mehrzahl der Fälle von Tuberkulose der Harnwege speziell da, wo instrumentell nicht behandelt wurde, sind sie in Reinkultur im Urin. Da ihre Kultur auf gewöhnlichen Nährböden nicht gelingt, so ist steriles Verhalten der Urinkultur bei infektiöser Affektion der Harnwege sehr auf Tuberkulose verdächtig. In etwa 80% der Fälle gelingt der Nachweis der Tuberkelbazillen im Urin. In Fällen, wo dieser Nachweis nicht gelingt, der Urin kulturell aber steril ist, ist das Tierexperiment herbeizuziehen und hauptsächlich auch auf die zystoskopische Diagnose abzustellen.

Zur Gruppe der nicht den Harnstoff zersetzenden Zystitiserreger gehört ferner der Gonokokkus, der Typhuserreger, das Bacterium aerogenes lactis, verschiedene Arten von Staphylokokken, Streptokokken und andere seltene Bakterienarten, deren genaue Identifizierung und Systematisierung noch aussteht (s. R. Kraus, Handbuch der Urologie, Bd. 1, S. 441, Wien 1904).

Der Gonokokkus ist von Krogius und Barlow zuerst in Reinkultur in der Blase gefunden worden. Die gonorrhöische Zystitis ist aber selten; häufig ist die mit der Urethritis posterior gonorrhoica vergesellschaftete Affektion der Umgebung des Meatus urethrae internus (die sog. Urethrozystitis). Symptomatisch und auch zystoskopisch läßt sich die Gonokokkenzystitis nicht von einer Zystitis anderer Ätiologie unterscheiden; wenn auch in einzelnen Fällen zystoskopisch eine mehr fleckweise Affektion beobachtet wurde, so wurde in anderen Fällen doch wieder eine diffuse katarrhalische Erkrankung der Blasenschleimhaut gesehen. Hämorrhagien in der Schleimhaut sieht man bei Gonokokkenzystitis häufig. Bei chronischer Gonorrhöe, besonders dann, wenn instrumentell behandelt wurde, ist die Zystitis anderer Ätiologie häufig (Kolibakterien, Kokken).

Typhusbakterien finden sich im Harn von Typhuskranken häufig (20—50%). Meist verursachen sie keine Entzündung der Harnwege. In seltenen Fällen sind sie aber doch imstande, eine typische Zystitis zu provozieren (Melchior 1902, Curschmann, Schaedel), die symptomatisch keine Sonderheiten aufweist. Sehr wahrscheinlich besteht in solchen Fällen auch Pyelitis, entsprechend dem Ausscheidungsweg der Bakterien (s. auch Bd. I, 2. Teil, Typhuserkrankungen). Auf die Zystitis und Pyelitis durch den Paratyphusbazillus B hat besonders Schottmüller aufmerksam gemacht (Beitzke, Pick). Es scheint sich dabei um eine primäre Lokalisation des Krankheitserregers in der Blase zu handeln, der besonders bei der Frau auf urethralem Wege einwandert. Das Bacterium aerogenes lactis (Morelle) verhält sich in den Harnwegen sehr ähnlich den Kolibakterien und ist wie diese imstande, Pneumaturie in nicht zuckerhaltigem Urin zu provozieren. Auf die anderen, Harnstoff nicht zersetzenden Bakterien: Kokken, Streptokokken, Diplokokken, kann hier nicht eingegangen werden. Sie finden sich relativ häufig bei instrumentellen Infektionen und finden sich auch zum Teil in der normalen Harnröhre.

Von Harnstoff zersetzenden Bakterien sind in erster Linie die pyogenen Staphylokokken und Streptokokken zu erwähnen, die sowohl durch die Urethra als auch durch die Nieren in die Blase gelangen können. Für diese Bakterien ist aber der letztere Weg der Infektion, im Gegensatz zum Bacterium coli, der viel seltenere; meist werden sie mit Instrumenten in die Blase gebracht. Neben den in der allgemeinen Pathologie wohlbekannten Formen von Staphylo- und Streptokokken hat schon Rovsing eine ganze Anzahl von Kokken mit harnstoffzersetzenden Eigenschaften beschrieben, die der Harnblase eigen sind, und die Zahl solcher Arten ist durch spätere Untersucher beträchtlich vermehrt worden. Um nur ein Beispiel anzuführen, sei erwähnt, daß Faltin in 86 Fällen von infizierten Harnwegen 26 und Tanaka in 50 Fällen 29 verschiedene Bakterienarten gefunden hat.

Die Eigenschaft der Bakterien, den Harnstoff zu zersetzen, scheint entgegen der Ansicht von Rovsing für das Zustandekommen der Zystitis nicht von fundamentaler Bedeutung zu sein (Melchior, Suter, Tanaka). Denn sehr häufig ist der Urin auch bei Zystitis durch harnstoffzersetzende Bakterien gar nicht alkalisch. Der Harn bleibt bei den häufigen Miktionen gar nicht lange genug in der Blase, um zersetzt werden zu können. Und dann sind zystoskopisch so viele durch reine Koliinfektion entstandene Zystitiden festgestellt worden, daß nicht mehr daran zu zweifeln ist, daß nicht nur jene eine chemische Eigenschaft der Bakterien für die Entstehung der Zystitis maßgebend ist, sondern allgemeine, die man als pyogen bezeichnet.

Von weiteren Zystitiserregern sind noch zu erwähnen: Proteus vulgaris Hauser, der den Harnstoff in intensiver Weise zersetzt und imstande ist, in der unverletzten Kaninchenharnblase eine Zystitis zu provozieren (Schnitzler). Albarran und Cottet beschrieben streng anaerobe Formen von Zystitiserregern. Ferner wurden gefunden: der Bacillus pyocyaneus, der Diplococcus Fraenkel-Weichselbaum, der Diplobazillus Friedländer, der Influenzabazillus (Raskay), Soor, Sarzine (s. v. Hoffmann, Wossidlo). Auch durch Amöben wird gelegentlich Zystitis propoziert (Mac Dill, Posner, Fischer). Die Entozoen, die Zystitis provozieren, sollen unter „Verschiedenem" erwähnt werden. Hier sei nur angeführt, daß von Napoleon eine Anzahl von Fällen von hämorrhagischer Zystitis gesammelt wurde, bei denen im Urin die Anguillula aceti sich fand. Daß außer diesen bekannten Formen eine große Zahl weiterer Bakterien als Zystitiserreger beschrieben worden sind, die nur in den Harnwegen gefunden wurden, ist weiter oben schon erwähnt worden.

Selten kommt es vor, daß im eiterhaltigen Urin keine Bakterien gefunden werden, weder durch Färbung, noch durch Kultur, noch durch Tierversuch (abakterielle Pyurie). Es handelt sich dabei um renale, oder seltener um vesikale, aber relativ häufig um prostatische Pyurie (Faltin, Söderlund, Vintici). Für die meisten Fälle darf wohl angenommen werden, daß die Infektionserreger ursprünglich vorhanden waren, aber im Moment der Untersuchung fehlten, in selteneren Fällen kann es sich um Bakterien handeln, die mit den gewöhnlichen Methoden nicht nachzuweisen waren oder um rein toxische Schädigung der Schleimhaut. — In solchen Fällen können die zystoskopisch feststellbaren Veränderungen der Blasenschleimhaut sehr ausgesprochen sein. — Wichtig ist auch die Differentialdiagnose gegenüber der Tuberkulose, für die weiter oben das sterile Verhalten der gewöhnlichen bakteriologischen Kultur als typisch beschrieben wurde. Im Zweifelsfall kann nur der Tierversuch entscheiden.

Über das Verhältnis der verschiedenen Bakterienarten zu den verschiedenen Formen von Zystitis läßt sich allgemein folgendes sagen: Die spontan entstandenen Zystitiden, denen also eine instrumentelle Untersuchung oder Behandlung nicht vorausging, sind in weitaus der Mehrzahl der Fälle bedingt durch die beweglichen Kolibakterien. Diese Bakterien können entweder auf exogenem oder endogenem Wege in die Blase gelangen. Bei der Frau mit ihrer kurzen Harnröhre spielt jedenfalls der urethrale, exogene Weg eine große Rolle.

Es kommen ja auch bei der Frau viel häufiger als beim Manne spontane Koliinfektionen der Blase vor. Von gynäkologischer Seite wird auch der exogene Weg als der weitaus am häufigsten von den Infektionserregern beschrittene angenommen. Von anderer Seite aber (Rovsing) der endogene als der viel häufigere eingeschätzt. Aber nach der Auffassung dieser Autoren geht die Infektion nicht direkt in die Blase, sondern deszendierend von der Niere her. Beim Mann gibt es auch spontan auftretende Kolizystitiden, aber solitäre Kolizystitiden scheinen doch zu den Seltenheiten zu gehören; entweder ist die Niere mitinfiziert oder die Prostata: also Nephropyelozystitis oder Prostatozystitis. Auch für den Mann stehen die beiden Infektionswege zur Diskussion, eine Entscheidung, welcher von beiden gewöhnlich beschritten wird, ist einstweilen nicht zu erbringen (Suter). Der spontan auftretende akute Blasenkatarrh ist jedenfalls bei der Frau viel häufiger als beim Mann.

Auf interessante Zusammenhänge zwischen eitrigen Zahnaffektionen und Tonsillarinfektionen und Infektionen der Harnorgane weisen Untersuchungen von amerikanischen Autoren (Bumpus, Meisser u. a.), die glauben, eine ausgesprochene Affinität der Bakterien der Mundhöhlen- und Racheneiterungen zu den Harnorganen feststellen zu können. Es handelt sich dabei meist um Kokken. Da nun aber in den Harnorganen meistens Kolibakterien eine Rolle spielen, so denken sie an eine sekundäre Einwanderung dieser Mikroorganismen. Auch auf Grund der therapeutischen Erfolge, die durch Behandlung der primären Herde auf die sekundären erzielt wurden, glauben sich die genannten Autoren zu den angeführten Schlüssen berechtigt.

Neben den Kolibakterien spielen die anderen banalen Infektionserreger eine geringe Rolle. Gelegentlich werden alle obengenannten beobachtet und auch für sie ist der Modus der Infektion nicht immer festzustellen, wenn es sich um primäre Infektionen der Blase handelt.

Für die chronischen Formen der spontan entstandenen Zystitis kommen neben den genannten pyogenen Bakterien vor allem die Tuberkelbazillen in Frage. Während die Koliinfektion meist ein akutes Stadium aufweist, fehlt dieses bei der Tuberkulose; für sie ist der spontan auftretende chronische Blasenkatarrh typisch.

Die akuten exogenen, durch instrumentelle Infektion entstandenen Zystitiden sind sehr oft Kokkeninfektionen und häufig finden sich (auch bei saurem Urin) harnstoffzersetzende Mikroben. In den chronischen Formen mit diesem Entstehungsmechanismus sind die Kolibakterien meist in Mischinfektion mit anderen Bakterienarten sehr häufig (Suter, Tanaka, Baisch). Bei diesen Formen ist ein Florenwechsel häufig und dabei verschwinden die Kokken leichter und häufiger als die Kolibakterien, die, wenn sie sich einmal in der Blase angesiedelt haben, sehr fest haften.

Die auf urethralem Wege mit Instrumenten in die Harnblase gelangenden Bakterien stammen entweder direkt aus der Außenwelt und haften am Instrument, oder sie kommen aus der Harnröhre. Die normale Harnröhre des Mannes und der Frau beherbergt eine große Zahl von Bakterien, die imstande sind, Zystitis zu erregen (Rovsing, Kraus). Die auf endogenem Wege in die Harnwege und die Harnblase gelangenden Bakterien stammen aus dem Darm (Koli, Typhus, Paratyphus); bei den Koliinfektionen der Erwachsenen fehlt meist jede vorausgegangene Krankheit, die auf einen primären, virulenten Herd würde schließen lassen. Bei der Koliinfektion der kleinen Kinder geht der Krankheit der Harnwege oft eine Enteritis oder eine Bronchitis voraus (Wieland). Klar sind die Verhältnisse dann, wenn die Zystitis eine Metastase bei einer pyogenen Allgemeininfektion darstellt.

Ein direktes Überwandern von Bakterien aus dem Darm in die Blase läßt sich experimentell nur nach schwerer Schädigung beider Organe beobachten (Faltin); das gleiche gilt auch für die Einwanderung in die Nieren. Die pathologischen Vorgänge, wie wir sie beim Typhus kennen, bei dem ja so häufig die Krankheitserreger in die Harnwege gelangen, werden für unsere Vorstellung über das Zustandekommen anderer endogener Infektionen ausschlaggebend sein müssen.

Neben diesen hämatogen-endogenen Infektionen entsteht Blasenkatarrh durch Perforation eiteriger Prozesse in das Organ. Vor allem sind es perityphlitische Abszesse und andere vom Darm ausgehende entzündliche Affektionen und in zweiter Linie infektiöse Prozesse, die von den weiblichen Genitalien ausgehen (Parametritis, verjauchende Tumoren, Pyosalpinx usw.). In solchen Fällen kommt auch ein Übergreifen des entzündlichen Prozesses auf die Blase vor ohne Perforation.

Sehr oft endlich entsteht die Zystitis durch Fortleitung des entzündlichen Prozesses von den oberen oder unteren Harnwegen und den männlichen Sexualorganen. Absteigend von einer Nephropyelitis und Ureteritis und aufsteigend von einer Urethritis oder Prostatitis. Am typischsten sind diese beiden Wege für den Tuberkelbazillus und für die Gonokokken, aber auch alle anderen Bakterien können auf diese Art eine Zystitis erregen.

Die Prädisposition der Blase für die Infektion spielt eine bedeutsame Rolle. — Aus der täglichen Erfahrung und aus dem Tierexperiment wissen wir, daß die normale Blase die meisten von außen in sie hinein gebrachten Bakterien eliminiert und dabei keinen Schaden nimmt. Ausnahmen machen nur die Tuberkelbazillen, das Bacterium coli, der Gonokokkus, Proteus usw. Die Prädisposition kann gegeben sein durch Trauma, wobei nicht nur ein äußeres Trauma, sondern besonders das instrumentelle und das operative Trauma eine große Rolle spielen, weiterhin durch Zirkulationsstörungen, besonders nach gynäkologischen Operationen, in der Gravidität, im Puerperium, durch Retention bei Prostatahypertrophie, bei Striktur, bei spastischer Retention (Geburt, Bettliegen, Hysterie, Verletzung des Rückenmarks, Krankheiten des Nervensystems usw.), durch Erkrankungen der Blasenwand (Tumoren); durch Steine und Fremdkörper, durch angeborene Veränderungen der Blase usw. Diese Tatsache, daß für das Haften der banalen Infektion eine pathologische Disposition der Blase häufig vorhanden ist, hat diagnostisch eine sehr große Bedeutung, da sie uns veranlassen soll, in jedem Falle von Zystitis nach dieser Disposition zu fahnden und für den Fall, daß eine solche fehlt, daran zu denken, daß es sich am wahrscheinlichsten um Infektion mit Tuberkel- oder Kolibazillen handeln wird, vorausgesetzt, daß nicht eine Gonorrhöe ätiologisch in Frage kommen kann.

Zur Erklärung der zur Beobachtung kommenden Tatsachen sind wir häufig gezwungen, eine größere oder geringere Virulenz der Bakterien anzunehmen. Die gleichen Kolibakterien können z. B. anfänglich eine schwere Pyelozystitis provozieren und später in den gleichen Harnwegen mehr nur als Schmarotzer leben und eine Bakteriurie unterhalten. In anderen Fällen sehen wir pyogene Staphylokokken bald eine leichte Zystitis hervorrufen, bald eine schwere Form, die mit Metastasen in den Nieren und in entfernteren Organen einhergeht.

Pathologische Anatomie. Akute Zystitis: Je nach der Intensität der Entzündung können wir verschiedene Formen von Zystitis unterscheiden. Die einfachsten Formen verlaufen mit Hyperämie, Infiltration und Ödem der Schleimhaut. Bei intensiveren Formen nimmt die Infiltration in diffuser oder zirkumskripter Weise zu und hauptsächlich das subepitheliale Gewebe und das Epithel sind von mono- und polynukleären Rundzellen durchsetzt. Häufig

finden sich solche Infiltrate mit mononukleären Zellen in Form schon makroskopisch sichtbarer Knötchen, die nach den einen follikelartige Gebilde sind,
nach anderen einfache entzündliche Rundzellenansammlungen darstellen
(Cystitis follicularis). — In schweren Formen gesellen sich zu diesen Veränderungen Blutungen in und unter die Schleimhaut (Cystitis haemorrhagica), die
teils aus den strotzend gefüllten normal schon vorhandenen Kapillaren, zum
Teil aus solchen, die unter dem Epithel neugebildet sind, stammen. In den
schwersten Fällen kommt es zu einer Nekrose der Blasenschleimhaut, die zum
Teil durch eine fibrinöse Masse substituiert wird (Diphtherie der Blase). Diese
letzteren Veränderungen können sich nur auf einzelne Stellen der Schleimhaut beschränken, wo sich dann kleine Ulzera bilden, oder sich auf die ganze Oberfläche der Blase ausdehnen und zur Exfoliation der ganzen Schleimhaut führen. In solchen Fällen kann sich der Prozeß bis in die Muskularis fortsetzen. — Vom Krupp der Blase spricht man, wenn die fibrinöse Substituierung nur die oberflächlichen Schichten des Epithels betrifft.

Von seltenen anatomischen Befunden bei Zystitis ist das Emphysem der Harnblasenschleimhaut zu erwähnen (Cystitis emphysematosa), ein Befund, der bis jetzt nur postmortal erhoben wurde, aber doch intra vitam zu entstehen scheint (Ruppanner).

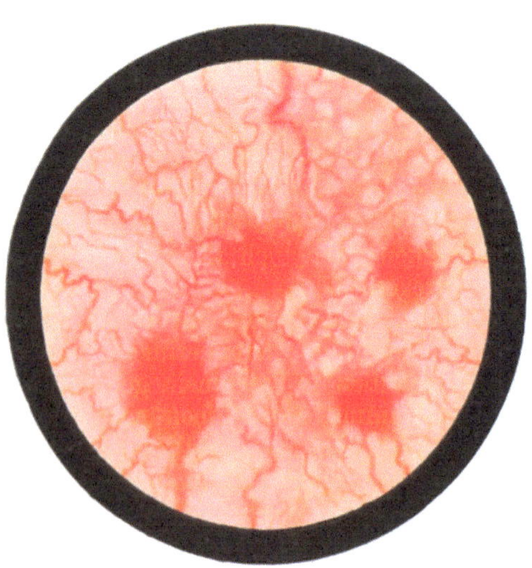

Abb. 3. Fleckförmige Entzündungsherde in stark
hyperämischer Blase. Die Herde zeigen zum
Teil Blutungen. Cystitis haemorrhagica.

Bei der chronischen Zystitis sind die pathologisch-anatomischen Veränderungen der Blasenschleimhaut sehr mannigfaltige. Dabei sind die tieferen Schichten der Blasenwand miterkrankt und
neben Veränderungen diffuser Art findet man auch wesentlich lokalisierte,
grob anatomische Affektionen, die sehr häufig im Fundus zu finden sind.

Vor allem ist die Schleimhaut verdickt, gewulstet, von starrer Beschaffenheit, sie ist nicht glatt, sondern unregelmäßig rissig, uneben körnig. Bei ausgesprochenen Veränderungen finden sich warzige Wucherungen der Schleimhaut, die wieder zystenartig entarten können und dann in Form kleinerer oder
größerer, mehr in der Schleimhaut sitzender oder öfters auch flottierender
Gebilde sich zeigen. In anderen Fällen geht das Epithel der Blase Veränderungen ein und die Schleimhaut ist dann von einer Epithelschicht bedeckt,
die durchaus dem der äußeren Haut gleicht und ein dickes Stratum corneum
aufweist (Leukoplakie).

Der chronisch entzündliche Prozeß geht von der Submukosa auch auf die
Muskularis über und weiter auf das perivesikale Bindegewebe (Perizystitis,
Parazystitis) — kommt es dabei zur Eiterung, so entsteht die Phlegmone der
Blasenwand, die zu Erweichungsherden mit Perforation nach außen oder nach
innen führen kann. Wenn der Ausgang ein Schrumpfungsprozeß ist, so entsteht die sog. Schrumpfblase, bei der die schwielig veränderte Blasenwand
ihre Dehnbarkeit verliert und die Blasenkapazität auf ein Minimum zurückgeht.

Häufig sind bei diesen Vorgängen auch Substanzverluste, die größer oder kleiner und mehr oder weniger tiefgreifend zu Ulzerationen führen. Diese Ulzera sind mit Nekrosen und eitrigen Gerinnseln belegt, die sich in einzelnen Fällen aus dem alkalischen Urin mit Kalksalzen inkrustieren können und bald mehr kalkig-breiige Beschaffenheit zeigen, bald eigentliche harte Inkrustationen darstellen.

Unter Malakoplakie (Hansemann) versteht man Stellen der entzündeten Harnblase von verschiedener Größe, die makroskopisch gelbe, zuweilen rot umrandete, im Fundus gelegene weiche Plaques darstellen, die mikroskopisch aus eigentümlichen, großen proto-plasmareichen Zellen bestehen und immer ulzeriert sind. Nach den einen handelt es sich um einen chronisch entzündlichen Prozeß, nach den anderen um Tuberkulose (Kimla, Zangemeister, Wildbolz). Nach einer neuesten Zusammenstellung von Blum der 33 bekannten Fälle und von Oppermann ist Tuberkulose auszuschließen und die Malakoplakie eine eigentümliche Reaktion der Blasenschleimhaut auf entzündlich-infektiöse Reize.

Bei der Tuberkulose der Blase handelt es sich meist um lokalisierte Prozesse; oft ist die Umgebung der Uretermündung der miterkrankten Niere oder die entsprechende Blasenseite allein befallen. Der Prozeß beginnt mit Knötcheneruption in der Schleimhaut, von Hyperämie begleitet und von Zerfall gefolgt. Charakteristisch ist ein rasches Fortschreiten des Prozesses in die Tiefe, die Ulzeration und die

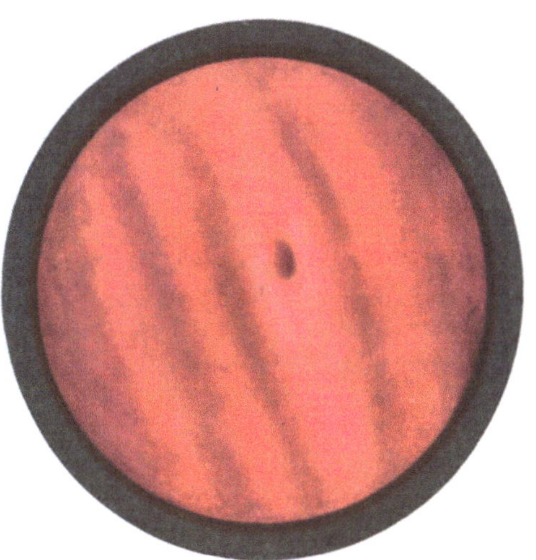

Abb. 4.
Cystitis acuta simplex. Intensive Schwellung und Wulstung der Schleimhaut im Blasenboden. 60jährige Frau. (Mischinfektion.)

Komplikation mit allen jenen pathologischen Veränderungen, die bei der chronischen Zystitis erwähnt worden sind. Häufig ist der Ausgang eine Schrumpfblase durch starke Narbenbildung.

Symptomatologie der Zystitis. Bei der akuten Zystitis sind die lokalen Symptome sehr ausgesprochen. Häufige Miktionen, Schmerz oder Brennen in den verschiedenen Phasen der Harnentleerung und oft auch Schmerzen zwischen diesen, die entweder in die Blasengegend hinter die Symphyse oder meist in die Harnröhre lokalisiert werden. Der Harndrang ist imperiös und oft so häufig vorhanden, daß gelegentlich Inkontinenz vorgetäuscht wird (falsche Inkontinenz). Wenn die Zystitis sich zu einem schon in der Blase bestehenden pathologischen Prozeß hinzugesellt, so sind diese Symptome am ausgesprochensten (Retention, Stein, Tumor usw.). — Diesen Symptomen entspricht der pathologische Urinbefund und die objektiv feststellbare Veränderung der Blasenfunktion. Die Blase ist für Berührung (Katheter) sehr empfindlich; sie erträgt nur eine minimale Ausdehnung und reagiert auf diese mit heftigem Schmerz und häufig mit einem schmerzhaften Krampf, währenddessen die Ausdehnungsfähigkeit gleich null ist, und infolge der Kontraktion um den Katheter sich aus der hyperämischen Schleimhaut Blut ergießt.

Das Allgemeinbefinden ist bei der akuten Zystitis je nach der Intensität derselben in verschiedener Weise beteiligt. Intensives und andauerndes

Fieber findet sich nur in sehr schweren Fällen mit Beteiligung der tieferen Teile der Blasenwand oder dann, wenn die Zystitis mit Affektion des Nierenbeckens, der Niere, der Prostata oder des perivesikalen Gewebes oder mit Urinretention kompliziert ist. Initiale oder rasch vorübergehende Temperatursteigerungen sind hingegen häufig. Störungen der Darmfunktion und vor allem Störungen des Schlafes durch die häufigen Miktionen sind regelmäßig vorhanden. Schwere Störungen des Allgemeinbefindens sollen immer die Veranlassung sein, sich mit der Diagnose Zystitis nicht zu beruhigen, sondern nach Komplikationen zu forschen.

Die Symptome der chronischen Zystitis sind die der akuten, nur in weniger ausgesprochenem Maße. Auch hier entsprechen diesen Krankheitserscheinungen die erhöhte Empfindlichkeit der Blase und speziell auch der Harnröhre gegen Berührung und gegen Dehnung. Die Symptome sind bald sehr undeutlich, fast fehlend, bald andauernd sehr heftige, besonders wenn die Affektion mit ulzerösen Prozessen einhergeht, oder wenn die Zystitis die Komplikation eines anderen primären Blasenleidens darstellt. Schmerzen mit neuralgieartigem Charakter sind bei älteren Frauen nicht selten (Cystitis dolorosa). In vielen Fällen bestehen Perioden fast ohne Symptome neben Zeiten, in denen der chronische Prozeß zu akuter Intensität aufflackert. Für solche Exazerbationen scheinen äußere Temperatureinflüsse eine merkliche Rolle zu spielen, da man nicht selten bei chronischer Zystitis regelmäßige Besserung in der warmen Jahreszeit mit Verschlimmerung in der kalten abwechseln sieht.

Allgemeinsymptome fehlen bei der chronischen Zystitis meist völlig, wenn sie nicht durch Störung der Nachtruhe und bei großer Schmerzhaftigkeit durch den Gebrauch der Narkotika verursacht werden, da diese den Gesamtorganismus schädigen. Fieber, Abnahme des Appetits, Abmagerung sind meist nicht durch die entzündliche Affektion der Blase bedingt (Tuberkulose ausgenommen), sondern fast immer durch Komplikationen von seiten der Niere oder durch den Umstand, daß die Entzündung selbst eine andere Blasenaffektion kompliziert.

Die Veränderungen des Urins bei der akuten Zystitis sind durch die pathologischen Absonderungen der Schleimhaut — Eiter, Blut, Epithelien, Eiweiß, schleimartige Substanzen — bedingt; dazu kommen Bakterien und als Folge von deren Anwesenheit Veränderung der Reaktion des Urins, die sich durch die Ausscheidung von Trippelphosphatkristallen (Sargdeckel) mikroskopisch dokumentiert. Man kann gelegentlich mikroskopisch die Entwicklung der Urinveränderungen verfolgen und z. B. bei einer Urinretention, die sich mit Zystitis kompliziert, beobachten, daß erst eine leichte Trübung des Harns durch Bakterien auftritt mit ganz spärlichen Formelementen, und daß erst nach und nach die Eiterung zunimmt. Bei Blutbeimengung stammt diese oft aus den letzten Urintropfen und wird durch die Kontraktion der Blase aus der kongestionierten Schleimhaut ausgepreßt. Hämaturie, oft nur mikroskopische, ist häufig beim akuten Blasenkatarrh zu beobachten. Bei 74 Patientinnen mit Kolizystitis in 23%.

In schweren Formen von Zystitis, die mit Nekrose einhergehen, finden sich im Urin neben den erwähnten Bestandteilen in wechselnder Menge Teile der Blasenschleimhaut, fibrinöse Bildungen, Blutkoageln, Detritus.

Bei chronischer Zystitis ist der Harnbefund ein sehr wechselnder, besonders die Menge des Eiters großen Schwankungen unterworfen. Besonders bei Blasenkatarrhen, die durch Bakterien der Koligruppe unterhalten werden, finden wir oft bei starker Trübung des Urins mikroskopisch wenig Eiter, dafür

massenhaft Bakterien. — Regelmäßig finden sich Beimengungen von Blasen-
epithelien der verschiedenen Schichten und dann entsprechend den pathologischen Veränderungen der Schleimhaut Blut, wenn Ulzerationen oder Hämorrhagien da sind, fibrinöse Gerinnsel, wenn kruppöse Veränderungen Plattenepithelien in großer Menge, wenn Xerosis vorhanden ist. Von Bakterien sind,
wie wir früher erwähnt haben, speziell die Formen der Koligruppe häufig, allein
oder mit anderen vergesellschaftet, aber auch andere Arten finden sich oft.
Über das Verhalten der Urinreaktion ist das Nötigste früher (S. 1990) gesagt
worden.

Diagnose. Wir erkennen die akute Zystitis aus den subjektiven Symptomen und den Veränderungen des Urins. Bei Formen, die der Einführung
eines Instrumentes folgen oder die
Fortleitung eines urethralen Prozesses
sind, kommen beim Manne differentialdiagnostisch akute Entzündungen
der Prostata in Frage, die wir durch
eine sorgfältige Untersuchung des in
mehreren Proben entleerten Urins
kombiniert mit Palpation und Massage der Vorsteherdrüse von der Zystitis unterscheiden können (siehe unter
Prostatitis S. 2036) eine Affektion, die
sich aber auch mit Zystitis zusammen
finden kann. Auch Affektionen der
Samenblasen und akute Entzündungen des perivesikalen Gewebes
(Phlegmone des Cavum praevesicale)
können differentialdiagnostisch in
Frage kommen, lassen sich aber bei
sorgfältiger palpatorischer Untersuchung und genauer Verwertung des
Urinbefundes von der Zystitis wohl

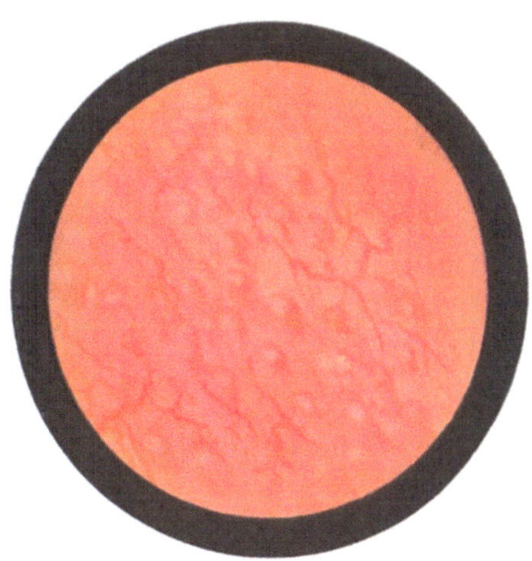

Abb. 5. Cystitis follicularis des Blasenbodens
50jährige Patientin. Koli-Infektion.

unterscheiden. Häufig kombinieren sich übrigens diese Prozesse. Rein symptomatisch können heftige Blutungen in die Blase verbunden mit Retention
die Erscheinungen einer akuten hämorrhagischen Zystitis vortäuschen: sehr
häufiger Drang, Entleerung von wenig blutigem Urin. Dabei palpieren wir
die Blase aber als harten Tumor über der Symphyse und entleeren bei Einführung eines gewöhnlichen Katheters gelegentlich gar nichts, wohl aber durch
einen Metallkatheter, oft allerdings nur bei Gebrauch einer Aspirationsspritze
massenhaft Blut.

Bei der akuten Zystitis, die ohne nachweisbare Ursache entstanden ist,
haben wir immer daran zu denken, daß hinter den Symptomen einer Zystitis
sich eine Pyelitis verbergen kann, daß der Ursprungsort der Blasenaffektion
also in der Niere zu suchen ist. Bevor wir also ein spontanes Einwandern der
Bakterien durch die Urethra in die Blase annehmen, werden wir durch sorgfältige Palpation der Nieren und Ausschluß der Druckempfindlichkeit derselben und durch mikroskopisches und chemisches Untersuchen des Urins feststellen, daß die Niere intakt ist. Beim Manne haben wir auch die spontan
entstandene Prostatitis durch Palpation der Prostata auszuschließen.

In allen Fällen hat die mikroskopische Urinuntersuchung stattzufinden,
nicht nur in bezug auf Eiter, Epithelien, Blut usw., sondern es soll auch ein
Bakterienpräparat aus frisch gelöstem Urin angefertigt werden, wenn die Ent-

126*

nahme von Katheterurin und seine kulturelle Untersuchung nicht tunlich ist; dadurch kann besonders bei den spontanen Infektionen die Ätiologie der Affektion festgestellt werden. Wir werden weiter unten sehen, daß auch die Therapie davon Nutzen zieht.

Da meist eine Zystitis trotz sachgemäßer Therapie nur dann chronisch wird, wenn entweder besondere Dispositionen der Blase vorhanden sind, oder wenn sie durch Tuberkulose bedingt ist, so ist in jedem Falle, in dem die Symptome auf eine chronische Affektion der Harnorgane hinweisen, mit allen Mitteln eine exakte Diagnose zu machen. Wir schützen uns dadurch vor schwerwiegenden Irrtümern.

Chronische Zystitiden, die sich an die Einführung eines Instrumentes anschließen, sollen in uns immer die Frage anregen: Wodurch ist das Chronischwerden der Affektion bedingt? Die Untersuchung wird uns immer eine Antwort geben. Es handelt sich entweder nicht um eine einfache Zystitis, sondern die Zystitis ist mit Pyelitis oder Prostatitis (beim Manne) kombiniert. Oder es handelt sich um Striktur der Harnröhre mit chronischer Retention, oder um Retention bei Prostatahypertrophie, oder um Tumor, Stein, Fremdkörper der Blase. Zur Diagnose dieser Affektionen werden wir den Katheter, die Sonde, das Zystoskop gebrauchen.

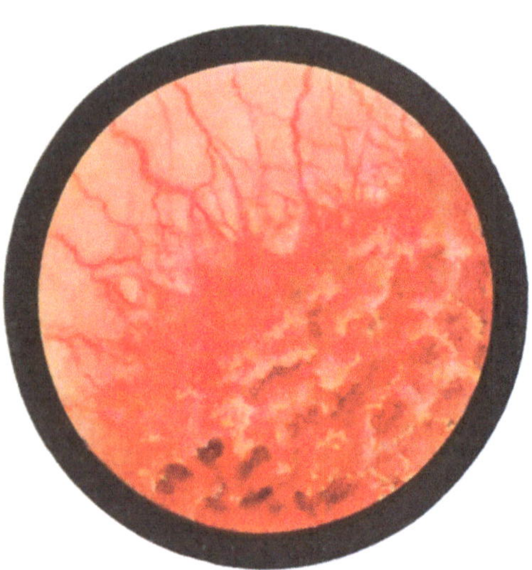

Abb. 6. Cystitis subacuta mit fibrinös - eitrigen Auflagerungen und Blutungen bei 70 jähriger Patientin. Mischinfektion von Koli, grampositiven Diplokokken und Streptokokken. Urin alkalisch.

Bei chronischer Zystitis, die spontan als solche entstanden ist, oder die sich aus einem akuten spontan entstandenen Blasenkatarrh entwickelt hat, sollen wir immer an die Möglichkeit der Tuberkulose denken. Ist diese auszuschließen, so werden wir eine andere bakteriologische Ätiologie feststellen können (meist Kolibakterien, seltener Kokken, Typhusbakterien usw.), und dann aber auch durch die zystoskopische Untersuchung feststellen, ob nicht auch lokale Prädispositionen vorliegen, ob nicht eine Pyelitis oder die Perforation eines Entzündungsherdes in die Harnorgane vorliegt. Wir müssen hier die Bedeutung der instrumentellen Untersuchung bei der Zystitis berühren.

Bedeutung der instrumentellen Untersuchung (Zystoskopie).

Bei der akuten Zystitis werden wir uns im allgemeinen eines instrumentellen Eingriffs, auch der Zystoskopie enthalten, wenn nicht besondere Indikationen vorliegen. Therapeutische Indikationen werden weiter unten erwähnt werden, von diagnostischen käme in Betracht die Frage, ob bei einer akuten Zystitis ein Stein oder Fremdkörper in der Blase vorhanden ist. In solchen Fällen bestände die Berechtigung der instrumentellen, evtl. zystoskopischen Untersuchung, aber auch da wird man die ersten Tage vorbeigehen lassen, bis man die instrumentelle Untersuchung wagt.

Wird eine Zystitis subakut oder chronisch oder tritt sie von vornherein chronisch auf, dann ist in den meisten Fällen eine Indikation für eine fachmännische zystoskopische Untersuchung da, denn in den meisten Fällen wird uns allein das Zystoskop sicher Aufschluß darüber geben: erstens welche pathologisch-anatomischen Veränderungen der Affektion zugrunde liegen, zweitens ob besondere prädisponierende pathologische Zustände der Blase vorliegen und endlich ob es sich wirklich um Zystitis handelt, oder ob diese vorgetäuscht wird durch eine Pyelitis, einen mit der Blase kommunizierenden Abszeß, eine Darmfistel, oder um einen außerhalb der Blase gelegenen pathologischen Zustand, oder endlich ob die Symptome rein nervöser Natur sind. In den letzteren Fällen werden wir eine normale Blase finden, bei perforierten Abszessen werden wir eine Perforationsstelle und den Eintritt von Eiter durch diese beobachten können. Bei Pyelitis werden wir die Blase im allgemeinen normal finden und höchstens an der Uretermündung und in deren Umgebung Abnormales entdecken.

Die zystoskopischen Befunde der zur Zystitis disponierenden Blasenveränderungen (Tumor, Stein, Divertikel usw.) sind hier nicht festzustellen. Hingegen haben wir auf die zystoskopischen Bilder der Zystitis einzugehen.

Zystoskopisch können wir in erster Linie die Ausdehnung der Entzündung feststellen. Häufig ist die ganze Blase gleichmäßig erkrankt, noch öfters aber auch bei den akuten und besonders bei den chronischen Prozessen, nur einzelne Gegenden derselben, besonders der Blasenboden (Cystitis trigoni). Oft finden wir nur eine Blasenseite krank, ganz besonders wenn die Zystitis mit einer Pyelitis kombiniert ist. In Fällen, wo sich die Blasenaffektion aszendierend aus einer Urethritis entwickelt hat, ist besonders intensiv oder auch ausschließlich die Umgebung der inneren Harnröhrenmündung verändert (Cystitis colli).

Sehr deutlich prägt sich im zystoskopischen Bilde meist die pathologisch-anatomische Form der Zystitis aus. Diffuse oberflächliche Zystitis verursacht eine allgemeine Hyperämie, Schwellung und Lockerung der Schleimhaut. Die normalerweise sich im Zystoskop hellgelbrötlich darstellende Schleimhaut ist dann diffus gerötet, im Gegensatz zur einfachen Hyperämie, bei der die einzelnen Gefäße und Gefäßchen in einer sonst normalen Schleimhaut zu erkennen sind. Bei stärkerer Infiltration der Schleimhaut sieht man Falten, die oft tumorartig erscheinen, bei lokalisierten Wucherungen, die besonders im Blasenboden vorkommen, erscheinen diese sehr deutlich im zystoskopischen Bilde (Cystitis proliferans, papillaris, villosa je nach der Ausdehnung und der speziellen Form dieser Prozesse). Follikuläre Infiltrate geben der mehr oder weniger stark entzündlich veränderten Blase ein chagriniertes Aussehen (Cystitis granulosa oder follicularis). Von Cystitis cystica spricht man, wenn sich auf der entzündlichen Schleimhaut zystenartige Gebilde finden. Bei Leukoplakie stellen sich die erkrankten Stellen als weiße, scharf begrenzte, unregelmäßige Flecke dar, die nicht über das Niveau der Schleimhaut ragen. Ulzera beobachtet man meist mit einem weißen oder gelben oder hämorrhagischen Belage bedeckt und mit roter entzündlicher Umgebung (Cystitis ulcerosa). Sehr häufig beobachtet man bei der akuten Zystitis Hämorrhagien in der Schleimhaut, nicht nur in schweren Fällen, sondern auch in leichten, wobei dann die einzelnen entzündlich veränderten Stellen in ihrem Zentrum eine kleine Blutung aufweisen; speziell bei der akuten Kolizystitis ist diese Form nicht selten. Sehr häufig sind größere und kleinere Eiter- und Fibrinauflagerungen, in schweren Fällen oft ausgedehnte, der Schleimhaut anhaftende Beläge.

Die durch das Zystoskop gewonnenen Befunde sind von großer Bedeutung, da sie die Art und Lokalisation der entzündlichen Affektionen erkennen und dadurch genaue therapeutische Indikationen stellen lassen.

Einteilung der Zystitis. Man kann die Zystitiden nicht nach einem einheitlichen, praktischen Unterscheidungsmerkmal einteilen, da praktisch ebensosehr die Ätiologie der Zystitis als die Disposition der Blase eine Rolle spielt. Man hat allerdings nach den Bakterienarten eingeteilt, man hat auch nach der Reaktion des Urins unterschieden, man hat nach den prädisponierenden Momenten zu unterscheiden versucht, aber alle diese Unterscheidungsmerkmale komplizieren sich und genügen nicht zur Unterbringung aller Möglichkeiten. Deshalb sollen wir für den einzelnen Fall eine exakte ätiologische, topisch-pathologisch-anatomische Diagnose machen. Zum Beispiel Cystitis granularis trigoni durch Kolibakterien oder Cystitis diffusa bei Prostatahypertrophie mit partieller Retention und Konkrementbildung durch harnstoffzersetzende Staphylokokken usw. Rein praktisch werden wir die akute und die chronische Form der Zystitis unterscheiden und die Tuberkulose der Harnblase von den anderen Formen von Zystitis abtrennen.

Verlauf und Prognose der Zystitis. Bei der Beurteilung des Verlaufs eines Falles von Blasenkatarrh hängt alles von einer exakten Diagnose ab. In erster Linie ist maßgebend der anatomische Zustand der Blase. Bei einer sonst gesunden Blase wird durch eine rationelle Therapie im allgemeinen jede Zystitis zu heilen sein, wenigstens praktisch zu heilen sein, d. h. die Symptome werden verschwinden, wenn vielleicht auch zystoskopisch nachweisbare kleine Veränderungen der Blasenschleimhaut persistieren oder bakteriologisch sich noch Kolibakterien im Urin finden. Hat die Blase vor der Infektion schon anatomische Veränderungen aufgewiesen, so wird der Verlauf der Affektion durch diese bestimmt sein. Handelt es sich z. B. um eine akut infizierte Steinblase, so wird nach Entfernung der Steine auch der Katarrh verschwinden. Handelt es sich um chronische Zystitis mit Steinbildung, so wird, wenn die Zystitis die primäre Affektion war, auch nach der Entfernung der Steine keine sichere Heilung erzielt werden. Ähnliches gilt für die Zystitis bei Retention, bei Tumoren usw. Da, wo das prädisponierende Moment zu beseitigen ist, heilt die Zystitis meist anstandslos, außer wenn sie durch langen Bestand irreparable pathologisch-anatomische Veränderungen in der Blasenwand gesetzt hat.

In zweiter Linie spielt die Art der Infektionserreger eine Rolle. Durch Kokken bedingte Zystitiden sind therapeutisch leichter zu beeinflussen als durch Kolibakterien bedingte, sie heilen speziell bei Retentionszuständen deshalb viel leichter aus. Koliinfektionen haften auch in der sonst normalen Blase viel fester als Kokkeninfektionen und sind, wie das weiter oben ausgeführt wurde, oft durch Pyelitis kompliziert. Wenn nun auch die durch pyogene Kokken provozierten Formen therapeutisch oft besser zu beeinflussen sind als die Koliinfektion, so ist ihre Prognose doch ernster, da sie bei Aszension ins Nierenbecken und die Niere das Leben bedrohende eitrige Entzündungen zu machen imstande sind, während das bei einer Koliinfektion doch seltener der Fall ist.

Das Vorkommen der Zystitis. Zystitis kommt in einzelnen Lebensaltern besonders häufig vor, in denen die Gelegenheit zur Infektion eine vermehrte und in denen auch die Prädisposition verbreitet ist. Beim Manne ist es einmal das Alter zwischen 20 und 30, in dem die gonorrhöische Infektion eine Rolle spielt mit ihren Konsequenzen und Komplikationen, dann wieder das höhere Alter, wo die Prostatahypertrophie, dann aber auch Stein- und Geschwulstbildung Prädispositionen bildet. Bei der Frau ist es hauptsächlich die Gravidität und das Puerperium mit ihren Gefahren und dann wieder das höhere Alter, wo durch die Involution der Genitalien auch die Blase und die Urethra beeinflußt und Veranlassung geschaffen wird zur Einwanderung und zum Haften von Infektionserregern, speziell von Kolibakterien.

Es wird die Zystitis bei der Frau als eine besondere Form beschrieben; die Besonderheit liegt aber nicht in der Zystitis als solcher, sondern in den prädisponierenden Momenten und wird auch durch diese bestimmt. Der Blasenkatarrh in der Gravidität und im Puerperium zeichnet sich hie und da durch seine Schwere aus, heilt aber meist mit dem Abschluß des Puerperiums aus; die Zystitis der alten Frauen dagegen ist durch ihre Hartnäckigkeit charakterisiert, entsprechend den involutiven Veränderungen der Blase, die sich nicht mehr restituieren.

Auf die Kolizystitis der Kinder, die von Escherich und von Trumpp
zuerst beschrieben wurde, sei noch besonders hingewiesen. Sie verläuft bald
unter lebhaften lokalen und allgemeinen Symptomen, bald fast symptomlos;
sie kommt selten bei Knaben und häufig bei Mädchen vor und trifft manchmal
mit Darmaffektionen zusammen. Für den Modus der Infektion steht bei Knaben
wohl nur der hämatogene, bei Mädchen dieser und der urethrale Weg in Frage.
Die Prognose dieser Form ist in bezug auf Heilung keine absolut gute; viele Fälle
werden chronisch mit Neigung zu Exazerbationen, andere verlaufen symptomlos.
Symptome, Harnveränderungen und auch die Therapie sind die der Kolizystitis
der Erwachsenen. Sehr häufig sind die oberen Harnwege miterkrankt.

Therapie. Die Behandlung der akuten Zystitis soll im allgemeinen eine
medikamentöse und diätetische sein. Wir werden dem Kranken vor allem Bettruhe anempfehlen, so lange die akutesten Symptome dauern und Temperatursteigerung vorhanden ist, da Ruhe und Wärme die Heftigkeit der lokalen Symptome vermindern. Wir werden lokal Wärme applizieren lassen in Form von
Thermophorkompressen oder warmen feuchten oder Breiüberschlägen auf den
Damm oder in die Blasengegend. Wir werden warme Sitzbäder und Vollbäder
verordnen. Auch lokale Dampfapplikationen spielen eine große Rolle. — Innerlich sind warme Getränke in Form von Tee beliebt und von gutem Erfolg:
Folia uvae ursi, Herba Herniariae glabrae, Herba Chenopodii ambrosioides,
Radix graminis, Stigmata Maïdis, schleimige Abkochungen von Sem. Lini.
Ferner verordnen wir mit Erfolg milde alkalische Quellen, die in größeren
Quantitäten und gewärmt zu trinken sind. Als Ersatz dafür kann Natr. bicarbon.
in viel Wasser gelöst dienen.

Von Medikamenten kommen in erster Linie die Narkotika in Betracht,
die den Miktionsschmerz mildern und den vermehrten Tonus der Blasenmuskulatur herabsetzen. Am besten werden sie in Form von Suppositorien verordnet: Morphium hydrochlor. 0,01—0,02, Opium 0,02—0,05—0,1, Heroin 0,005,
Extr. Belladonnae 0,02—0,04 usw. mit 2,0 Ol. Cacao. In schweren Fällen
wird man Morphium subkutan geben. Von sehr guter Wirkung sind kleine
Klysmen von folgender Zusammensetzung: Antipyrin 1,0—1,5, evtl. Pyramidon 0,25—0,5 mit Tinctura opii gtt. 10—20 oder Morphium 0,01—0,02 in
5 Aqua destillata. — Per os hat sich mir Aspirin (Acid. acetylo-salicyl.) und
Diplosal (Salizylester der Salizylsäure) in Dosen von 0,5 pro die 2—6mal oft
sehr gut bewährt. Antipyrin und Pyramidon kann auch in Suppositorien
gegeben werden.

Direkt gegen die Infektion verordnen wir die Harnantiseptika, unter denen
die Formaldehydderivate in erster Reihe genannt seien: Urotropin (3—6×0,5 pro
die) (Hexamethylentetramin), Urotropin neu (2—3 × 1,0 pro die) (Verbindung
von Anhydromethylenzitronensäure mit Hexamethylentetramin = Helmitol),
Borovertin in den gleichen Dosen (Hexamethylentetramintriborat), Hetralin
(2,0—3,0 pro die) (Dioxybenzolhexamethylentetramin). Nach Forcart wirken
Urotropin, Hetralin und Borovertin am kräftigsten von diesen Präparaten,
Helmitol wirkt weniger stark und Hippol (Methylenhippursäure) hat nur geringe
Einwirkung. Von weiteren wirksamen Urotropinderivaten sind zu erwähnen:
das Hexal und das Neohexal, Verbindungen mit Sulfosalizylsäure, das Sali-
formin, salizylsaures Urotropin, das Amphotropin, Verbindung mit Kampfersäure, das Allotropin, phosphorsaures Hexamethylentetramin, das Azidolamin
eine Verbindung von Azidol und Hexamethylentetramin, das Cystopurin, ein
Doppelsalz von Urotropin und Natriumazetat, das Myrmalid (Hexamethylentetramin und Natriumformial) und das Antistaphin (Methylhexamethylen-
pentaborat). Von Medikamenten anderer Zusammensetzung seien noch erwähnt:
Das Salol, das in Dosen von 2,0—4,0 pro die gegeben wird, die Kamphersäure

3—4×1,0. Beide Medikamente bewähren sich speziell bei der Koliinfektion. Besonders mit der Kamphersäure erzielt man sehr oft raschen Erfolg. Die Kombination von Salol und Aspirin (3× täglich āā 0,5) empfiehlt sich wegen ihrer desinfizierenden und anästhesierenden Wirkung ganz besonders bei akuter schmerzhafter Zystitis. Gelegentlich gebraucht werden Borsäure (1,0—2,0 pro die), Natrium benzoicum (3,0—4,0 pro die), Methylenblau (3×0,1—0,2 in Pillen oder Kapseln), die alle in ihrer desinfektorischen Kraft weit hinter den Formaldehydpräparaten zurückstehen. Erwähnt seien auch die amerikanischen Produkte: Caprocol und Pyridium, das letztere von guter Wirkung in Dosen von 4—6×0,1.

Zur Verstärkung der Wirkung der Formaldehydderivate wird versucht durch Konzentrierung und Sauermachen des Urins die Formolabspaltung zu erhöhen (s. bei Haas). Dazu wird die Flüssigkeitsaufnahme des Kranken auf 6 dl pro die reduziert und eine Phosphorsäuremixtur und 3 g Urotropin und 4 g Melubrin oder Aspirin pro die gegeben. Daneben werden Schwitzprozeduren gemacht, so daß die Konzentration des Urins beständig über 1020 bleibt. Die Methode ist nach meinen Erfahrungen recht kompliziert, für die Patienten unangenehm und in ihren Erfolgen nicht entsprechend radikal.

Bei der Wahl der verschiedenen Mittel waltet noch in weitem Maße die Empirie, doch läßt sich im allgemeinen sagen, daß bei Infektionen mit Kolibakterien die Salizylsäurederivate wirksamer scheinen als die Formaldehydpräparate, während diese besonders bei Kokkeninfektionen wirksam sind. Gewöhnlich wird man aber beide versuchen.

Als reizmildernd sind häufig noch die Balsamika in Gebrauch: Ol. Santali, das Fluidextrakt von Pichy Pichy, Santalderivate (Gonosan, Santyl usw.).

Die lokale Behandlung der akuten Zystitis ist neben der medikamentösen aufs angelegentlichste zu empfehlen. Sie muß aber vorsichtig und schonend und aseptisch gemacht werden, und es sollen nur weiche und dünne Instrumente zur Einführung in die Blase benützt werden.

Als heroische Methode empfiehlt Schottmüller die Einspritzung von 100 ccm 2%iger Höllensteinlösung in die leere Blase. Das Medikament wird 5 Minuten belassen und mit physiologischer Lösung nachgespült. Gewöhnlich sind zur Heilung 3—4, gelegentlich 10—12 Behandlungen nötig. Schottmüller empfiehlt die Methode aufs wärmste, nach meiner Erfahrung ist sie nur mit Vorsicht anzuwenden. Zweckmäßiger scheinen mir kleine Einspritzungen in die Blase von wenigen Kubikzentimetern einer schwachen etwa $^{1}/_{8}$—$^{1}/_{2}$%igen Argentum Nitricumlösung. Bewährt haben sich auch Einspritzungen von 1—2% Kollargol in der Menge von 5—10 ccm. Ich gebrauche sehr häufig das 10%ige Gomenolöl oder eine Guajacolöllösung von 2—5%. Spülungen sind mit großer Vorsicht zu machen, ohne die Toleranzbreite der Blase zu überschreiten. Reizlos ist eine 3%ige Borlösung oder $^{1}/_{10}$—$^{2}/_{10}$%ige Lösung von Hydrarg. Oxycyan. Nach diesen Spülungen kann man eine der oben angegebenen Instillationen machen. Die Wiener Schule (Blum-Glingar) empfiehlt 4%iges Silberchlorid-Metem in der Menge von 10 ccm oder das Agoleum (1%iges kolloidales Silber in Öl). Ich gebrauche im allgemeinen bei den Koliinfektionen bei sehr empfindlicher Blase Instillationen mit Kollargol oder mit Guajacol oder Gomenolöl, wenn die Blase weniger empfindlich ist, und man spülen darf, die Spülung mit Hydrarg. Oxycyan. mit nachheriger Instillation eines der erwähnten Mittel. Bei Kokkeninfektion haben sich mir die schwachen Höllensteininstillationen besser bewährt. Bei den letzteren verordne ich innerlich ein Urotropinpräparat, bei den ersteren Kamphersäure, Salol, Aspirin.

Bei der chronischen Zystitis werden wir der allgemeinen diätetischen und medikamentösen Behandlung nicht entraten können; nach exakt gestellter

Diagnose wird aber eine lokale Therapie einzusetzen haben. — Außer den oben angeführten Medikamenten, die bei akuter Zystitis Verwendung finden, sind allgemeine hygienische und diätetische Vorschriften von großer Wichtigkeit: Vermeiden von Erkältungen und Durchnässungen, Tragen von warmen Unterkleidern, Regelung des Stuhlgangs, Vermeiden von jeder reizenden Nahrung (Pfeffer, gesalzene Speisen, Senf usw.), Beschränkung des Alkoholkonsums, häufige warme hydriatische Prozeduren (Sitzbäder, Vollbäder). Ferner sind von Vorteil Kuren in mildem Klima und Trinkkuren. Trinkkuren zu Hause steigern die Diurese und vermehren die Harnmenge, solche an Kurorten verbinden mit diesen Maßnahmen den Vorteil körperlicher und geistiger Erholung und evtl. lokaler Behandlung (Ems, Karlsbad, Marienbad, Wildungen usw.). Man wird natürliche Säuerlinge, Natronthermen oder erdige Eisensäuerlinge wählen je nach der Lage des Falles.

Die lokale Therapie hat sich in erster Linie gegen die prädisponierende Ursache der Zystitis zu wenden, wenn das möglich ist. Entfernung von Blasenstein, Blasentumor, Fremdkörper; Beseitigung einer Striktur, Bekämpfung der Retention durch regelmäßigen Katheterismus evtl. durch Prostatektomie, wenn die Retention Folge von Prostatahypertrophie ist. Mit Beseitigung solcher kausalen Momente sehen wir die entzündlichen Veränderungen der Blase oft überraschend schnell heilen und deshalb soll auch nie die Behandlung eines subakuten oder chronischen Blasenkatarrhs aufgenommen werden, wenn der Fall nicht ätiologisch-diagnostisch durchaus klargelegt ist.

Grundbedingung für den Erfolg jeder lokalen, instrumentellen Blasentherapie ist die Asepsis, da sonst durch das Einführen von Instrumenten mehr geschadet als genützt werden kann. Die Industrie liefert uns heute Gummi- und Seidenkatheter, die ohne Schaden zu nehmen, wiederholt ausgekocht werden können. Das Kathetergleitmittel (am besten Olivenöl) soll vor dem Gebrauch sterilisiert werden, Spritzen oder Irrigatoren mit den nötigen Verbindungsstücken sind auszukochen. Zur Spülung sollen nur sterile Lösungen in Verwendung kommen. Bei der Frau gebrauchen wir auskochbare Glaskatheter oder weiche oder halbfeste Katheter, die mechanisch weniger reizen als die ersteren, beim Manne nur bei speziellen Indikationen Metallkatheter, da deren Einführung eine geübte Hand verlangt, in der Regel die weichen oder halbfesten Instrumente. — Zur Einspritzung kleinerer Mengen von Medikamenten in die Blase brauchen wir den weichen Instillationskatheter von Guyon mit einer dazu passenden Spritze. Auch dieses Instrument ist exakt sterilisierbar.

Das, was wir mit der lokalen Therapie bei der chronischen Zystitis erreichen wollen, ist einmal Evakuation von eiterhaltigem und infiziertem Urin, sofern er nicht spontan entleert wird, dann mechanische Reinigung der Blaseninnenfläche und Beeinflussung der kranken Stellen der Schleimhaut durch medikamentöse Applikationen. — Die Bedeutung des evakuatorischen Katheterismus soll bei der Therapie der Prostatahypertrophie besprochen werden. Zur Spülung der Blase brauchen wir, wie oben betont, den sterilen Katheter, eine Spritze oder den Irrigator und die Spülflüssigkeit. Der Kranke soll zur Spülung horizontal gelagert werden. Nach Einführung des Katheters läßt man den in der Blase sich findenden Urin ablaufen und hierauf unter geringem Drucke die körperwarme Flüssigkeit einlaufen. Die Menge des auf einmal in die Blase eingeführten Spülwassers sei immer weniger als die Kapazität der Blase beträgt; man gehe nicht bis zum Punkt, wo der Kranke Drang empfindet, sondern bleibe darunter und benutze im Maximum 250 ccm. — Man spüle bis die Flüssigkeit klar zurückläuft. Anschließend an die Spülung wird oft durch den gleichen Katheter eine medikamentöse Einspritzung gemacht.

Zur mechanischen Reinigung der Blase kann gekochtes Wasser oder physiologische Kochsalzlösung dienen. Will man eine Flüssigkeit von leicht antiseptischem Vermögen ohne Reizung verwenden, so gebraucht man $3\,^0/_0$ Borwasser, Hydrargyrum oxycyanatum 1:10000—5000, Salizylsäure 1—3:1000, $^1/_2$—$1\,^0/_0$ige Karbolsäure oder Lysollösung usw. Kräftiger, aber auch schon reizend wirkt das Kaliumpermangat in Lösungen von $^1/_3$—$1\,^0/_{00}$; die letztere Konzentration ist oft schon schmerzhaft. Das wirksamste Mittel zur Behandlung der Zystitis ist das Argentum nitricum, das zur Spülung in Lösungen von $^1/_{10}\,^0/_{00}$—$1\,^0/_{00}$ gebraucht wird, je nach der Empfindlichkeit der Blase. Das Mittel kann auch instilliert werden in der Konzentration von $^1/_2$—$3\,^0/_0$ und in Mengen von 10—5 ccm je nach der zu erzielenden Wirkung. Es ist auch vorteilhaft, nach Borsäurespülung größere Mengen (z. B. 100 ccm einer $1\,^0/_0$igen Lösung) für 5—10 Minuten in die Blase zu bringen und dann wieder auslaufen zu lassen. An Stelle des Argentum nitricum kann auch gebraucht werden: Argolaval, Protargol 0,1—$0,5\,^0/_0$, Largin 0,25—$1\,^0/_0$, Ichthargan 0,25 bis $1\,^0/_{00}$, Argonin 1—$5\,^0/_{00}$, Itrol $^1/_3$—$^1/_4\,^0/_{00}$, Aktol $^1/_4\,^0/_{00}$ usw. Dem Argentum nitricum steht in seiner Wirkung nahe das Cuprum sulfuricum in 1—$2\,^0/_{00}$igen, das Zincum sulfuricum in 1—$3\,^0/_{00}$igen Lösungen. Als reines Adstringens sei das Tannin in 3—$5\,^0/_0$iger Lösung erwähnt. Neuerdings wird auch mit Vuzin und mit Rivanol gespült, auch die speziell bei Blutungen wirksame essigsaure Tonerde $^1/_2$—$1\,^0/_0$ wird benützt, von Amerika aus wird Acriflavin (1:5000) und besonders Merkurochrom, eine Verbindung von Fluoreszin und Quecksilberjodid empfohlen.

Im allgemeinen ist davor zu warnen, diese Medikamente der Reihe nach bei einem Falle von Zystitis durchzuprobieren. Ich komme in allen gewöhnlichen Fällen mit Hydrargyrum oxydatum und mit Argent. nitr. aus. Das erstere verwende ich bei den Infektionen mit Kolibakterien, das letztere bei anderen, hauptsächlich Kokkeninfektionen, evtl. beide abwechselnd. Die unten zu erwähnenden öligen Präparate gebrauche ich nach der Spülung in Fällen mit starkem Reizzustand, oder wo Auflagerungen auf der Schleimhaut vorhanden sind. Kommt man mit diesen Mitteln nicht ans Ziel, dann ist der Mißerfolg meist durch eine nicht genügend exakte Diagnose bedingt oder durch anatomische Zustände verursacht, die sich überhaupt nicht durch Spülungen mit Medikamenten beseitigen lassen. In allen Fällen, die der Therapie trotzen, untersuche man deshalb bakteriologisch und zystoskopisch immer wieder.

Für Zystitisfälle mit heftigem Reizzustand besitzen wir eine Reihe von symptomatischen Mitteln mit oft guter Wirkung: 1—$2\,^0/_0$ Mentholöl, das in Mengen von 10—20 ccm eingespritzt wird. Antipyrin, das in $10\,^0/_0$iger Lösung zu Instillationen (5 ccm) oder in $5\,^0/_0$iger zu Spülungen dienen kann, $5\,^0/_0$ Guajakolöl, $10\,^0/_0$ Jodoformöl, Jodoformemulsion in der Mengen von 5—10 ccm. Die letzteren Mittel haben auch antiseptische Eigenschaften und werden besonders bei Blasentuberkulose Verwendung finden.

In Fällen heftiger chronischer Zystitis, besonders wenn sie in einer Blase mit Retention spielt, deren Ursache nicht zu beseitigen ist, hat das Einlegen eines Verweilkatheters oft ausgezeichneten Erfolg. Man führt einen ausgekochten roten Gummikatheter möglichst großen Kalibers ein und fixiert ihn am Penis mit Leukoplast evtl. mit einem der käuflichen oder improvisierbaren Kautschukapparate. Das Ende des Katheters oder eines mit dem Katheter verbundenen Schlauches taucht in ein Gefäß, das mit $3\,^0/_0$ Karbolsäurelösung oder mit $1\,^0/_{00}$ Sublimat zum Teil gefüllt ist. Durch den Katheter werden mit Vorteil 2—3 Borsäurespülungen täglich gemacht, evtl. nimmt man gelegentlich Argent. nitr. Der Katheter wird alle 2—5 Tage gewechselt, da meist eine Urethritis entsteht. Um den Penis wird ein Okklusivverband gelegt. Da der Verweilkatheter die Blase ruhig stellt und drainiert, hat er oft eine ausgezeichnete Wirkung.

Andere chirurgische Maßnahmen kommen nur in besonderen Fällen zur Anwendung: Inkrustierte Geschwüre sind zu exzidieren nach breiter Eröffnung der Blase durch Sectio

alta. Hartnäckige und schmerzhafte Formen von Zystitis der Frau, bei denen hauptsächlich der Blasenboden befallen ist, sind mit lokalen Ätzungen durch einen Urethraltubus zu
behandeln (s. Knorr), polypöse Exkreszenzen sind auf endoskopischem evtl. zystoskopischem
Wege durch Elektrokoagulation zu entfernen, bei Fällen von übermäßigem Sphinkterkrampf bei der Frau ist evtl. die forcierte Dilatation der Harnröhre von Nutzen (siehe
Zuckerkandl). Endlich ist der Anlegung einer suprapubischen Fistel Erwähnung zu
tun, die als palliatives Mittel vorübergehend oder dauernd etabliert wird, aber nur in
seltenen Fällen eine Indikation finden wird.

Blasentuberkulose.

Die Blasentuberkulose verlangt eine besondere Besprechung, wie sie in
ihrer klinischen Bedeutung den anderen Zystitisformen gegenüber eine besondere
Stellung einnimmt.

Die Blasentuberkulose ist ein sekundäres Leiden in der übergroßen Mehrzahl
der Fälle. Wenn auch einige Fälle primärer Tuberkulose beschrieben sind,
so hat diese Form doch keine praktische Bedeutung; in jedem Falle, in dem wir eine Blasentuberkulose diagnostizieren, sollen wir nicht ruhen, bis wir den Ausgangspunkt der
Tuberkulose in einer Niere festgestellt haben, falls wir nicht eine primäre Genital-
tuberkulose als primären Sitz feststellen und die Nieren ausschließen können.

Beim Mann sind die Formen sog. kombinierter Urogenitaltu-
berkulosen häufig. Niere, Blase, Prostata, Hoden, Samenblase
können zu gleicher Zeit erkranken oder die Erkrankung der einzelnen Organe kann in größeren oder kleineren Intervallen nacheinander erfolgen. Bei der Frau kombiniert sich die genitale Form
der Tuberkulose selten mit der-jenigen der Harnorgane.

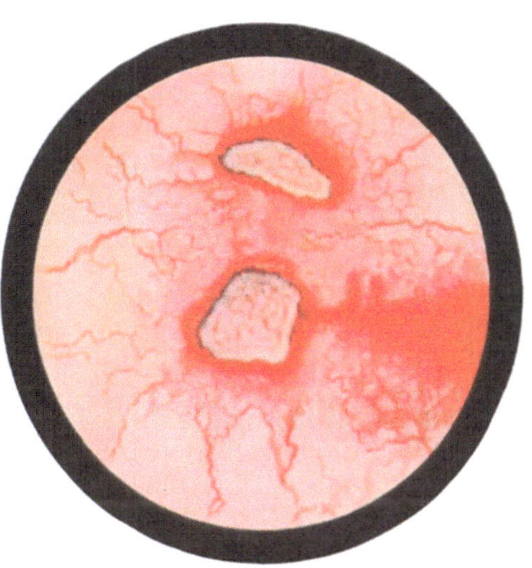

Abb. 7.
Tuberkulöse flache Ulcera an der Vorderwand der
Blase. (25 j. ♀, linksseitige Nierentuberkulose.)

Obschon nach diesen Ausführungen die Blasentuberkulose nur ein sekundäres Leiden darstellt, verdient sie dennoch eine gesonderte Darstellung, weil
ihre große praktische Bedeutung darin liegt, daß sie uns auf die Nierenaffektion
aufmerksam machen soll, und weil sie oft auch nach Beseitigung der primär
erkrankten Niere als selbständiges Leiden weiter besteht.

Es seien hier nur die Fälle von Blasentuberkulose besprochen, in denen
diese als Fortleitung einer Tuberkulose der Niere entstanden ist.

Die **Symptomatologie** der Erkrankung ist die der Zystitis: vermehrte Bedürfnisse, schmerzhafte Miktion, Pyurie, Hämaturie und vor allem das spontane Auftreten der Affektion. Meist erfahren wir durch eine genaue Anamnese,
daß der Kranke schon längere Zeit, bevor er sich beim Arzte meldet, leicht
vermehrte Bedürfnisse gehabt hat. Er weiß meist nicht anzugeben, ob sein
Urin schon zu dieser Zeit trübe war. Haben wir aber Gelegenheit, Fälle dieser
Art zu untersuchen, weil der Kranke durch diese leisen Symptome beunruhigt
wird, so finden wir trüben Urin, der mikroskopisch Eiter und meist auch einzelne

Blutkörper enthält. Zystoskopisch können wir in solchen Fällen meist nur eine tuberkulöse Affektion der Uretermündung konstatieren, die der kranken Niere entspricht, manchmal fehlen auch Veränderungen in der Blase und dann müssen wir annehmen, daß die Reizung der Blase durch den eiterhaltigen Urin oder durch den sog. reno-vesikalen Reflex hervorgebracht sei, evtl. ist es auch der kranke Ureter, der die Ursache der vesikalen Symptome ist.

Hat die Affektion schon einen längeren Bestand oder verläuft sie von vornherein in einem rascheren Tempo, so sind die Symptome sehr prägnante: häufige Miktionen bei Tage und bei Nacht, unabhängig von der Bewegung, häufig brennende Miktionssensationen evtl. Schmerzen; selten fehlt die Hämaturie; sie tritt meist in terminaler Form auf, d. h. die letzten Tropfen der Miktion kommen blutig; der Harn ist trübe. Die Bedürfnisse können sich sehr häufig melden, stündliche, ja halbstündliche Bedürfnisse sind keine Seltenheiten. — In solchen Fällen finden wir dann meist schon eine stark veränderte Blase mit geringer Kapazität, die gegen Dehnung äußerst empfindlich ist und zystoskopisch zum Teil typisch tuberkulöse Veränderungen als Ulzerationen und Knötchenbildung, teils diffuse und herdförmige zystitische Veränderungen aufweist. Charakteristisch ist in der Mehrzahl der Fälle — es gibt aber auch Ausnahmen — das vorherrschende Befallensein der der Nierenaffektion entsprechenden Blasenseite.

In Fällen, die oft instrumentell behandelt werden, gesellt sich zur Infektion mit Tuberkelbazillen eine sekundäre mit anderen Bakterien, die die Beschwerden vermehrt, den Urin evtl. alkalisch macht und ihm in allen Fällen seine charakteristische Sterilität nimmt.

Wenn der tuberkulöse Prozeß ausgedehnt in die Tiefe der Blasenwand vorgedrungen ist, entsteht die Schrumpfblase, evtl. bewahrt die Blase eine gewisse Kapazität, ist aber infolge der Zerstörung der Muskulatur nicht mehr imstande, sich völlig zu entleeren. Es entsteht dann chronische partielle Retention.

In der Minderzahl der Fälle von Blasentuberkulose weist ein Tumor oder spontane oder Druckschmerzhaftigkeit einer Niere auf diese als Ausgangsort der Affektion hin.

Die Veränderungen des Urins weisen auf einen Eiterungsprozeß in den Harnwegen. Mikroskopisch finden sich Eiter und rote Blutkörper. Zylinder sind sehr selten; Epithelien können fehlen oder vorhanden sein; sie haben nichts Charakteristisches. Eiweiß findet sich auch bei sicherer Beteiligung der Nieren meist nur in geringer Menge $^1/_4$—$^1/_2\,^0/_{00}$, seltener $1\,^0/_{00}$. Die Reaktion des Urins ist sauer.

Typisch für die Affektion ist die Anwesenheit von Tuberkelbazillen, die mindestens in 80% der Fälle zu finden sind (Rovsing, Suter), und die Abwesenheit anderer Bakterien, vorausgesetzt, daß man Katheterurin zur Kultur oder ganz frisch gelösten Spontanharn zur mikroskopischen Untersuchung benützt. Das sterile Verhalten des Harns bei Tuberkulose auf gewöhnlichen Nährböden ist so charakteristisch für Tuberkulose, daß wir selten fehlgehen, wenn wir bei diesem Befunde an diese Affektion denken (s. S. 1997 über abakterielle Pyurie).

Vorkommen. Tuberkulose der Blase resp. Harnwege kommt bei Männern und Frauen ungefähr gleich häufig vor und betrifft vorwiegend das dritte und vierte Dezennium. Sehr häufig geht sie ohne Fieber mit sehr gutem Allgemeinbefinden einher, und ein blühendes Aussehen und völlige Arbeitsfähigkeit spricht durchaus nicht gegen Tuberkulose der Harnorgane.

Die **Diagnose** ist nach den obigen Ausführungen ungemein einfach, sobald wir wissen, daß jede spontan entstandene Zystitis den Verdacht auf Tuberkulose wachruft und daß eine Gonorrhöe selten die Veranlassung einer chronischen Zystitis wird oder wenn sie das wird, die Zystitis häufig tuberkulös ist. In allen Fällen spontan entstandener Zystitis soll die bakteriologische

Untersuchung des Urins gemacht werden. Schon die mikroskopische Betrachtung eines gefärbten Präparates aus frisch entleertem Urin genügt, um die Abwesenheit von Bakterien erkennen zu lassen, da ja die meisten Fälle spontaner Zystitis mit anderen Infektionserregern dem Bacterium coli ihre Entstehung verdanken, einem Infektionserreger, der meistens massenhaft im Urin zu finden ist. — Der negative Bakterienbefund wird uns veranlassen, den Urin mit dem sterilen Katheter zur Kultur der Blase zu entnehmen und mikroskopisch nach Tuberkelbazillen zu suchen. Finden wir die Bakterien nicht, ist die Kultur aber steril, dann sollen wir verfahren, als ob es sich um Tuberkulose handeln würde, evtl. noch die Tierimpfung herbeiziehen.

Bei positivem Bakterienbefunde resp. steriler Kultur werden wir zur Zystoskopie schreiten, um die Ausbreitung des Prozesses in der Blase festzustellen und einen Anhaltspunkt für die Erkrankung der Nieren zu gewinnen. Die genauere Feststellung, welche Niere krank und ob die eine gesund ist, ist dann durch den Ureterenkatheterismus zu machen. Diese Untersuchungsmethode verlangt eines pezialistische Ausbildung in diesen Technizismen. Der Geübte ist auch imstande, in weitaus den meisten Fällen aus dem zystoskopischen Blasenbefund mit Sicherheit die Diagnose auf Tuberkulose zu stellen.

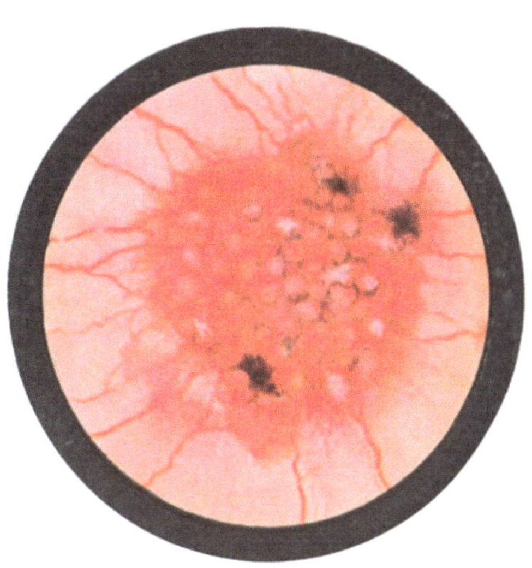

Abb. 8. Tuberkulöse Granulationen im Vertex der Blase mit zarten Bläschen und Hämorrhagien.

Behandlung. Die Therapie der Blasentuberkulose ist die Nephrektomie; wo diese nicht zu machen ist, ist das Leiden meist unheilbar. Das gilt allerdings nicht ohne Ausnahme, da wir uns an die genitelle Entstehung der Blasentuberkulose erinnern müssen. Nach der Nephrektomie heilt in einer großen Zahl von Fällen die Blasentuberkulose spontan aus, in den meisten Fällen allerdings unter Mithilfe einer allgemeinen diätetischen und hygienischen Behandlung. Dabei spielt die Hauptrolle allgemeine Kräftigung durch gute Ernährung, Ruhe, Liegekuren in guter Luft und Heliotherapie: für empfindlichere Naturen in einem warmen südlichen Klima (Ägypten), für kräftige Naturen evtl. im Hochgebirge.

Dauern die Blasenbeschwerden nach der Nephrektomie an oder ist wegen Doppelseitigkeit der Nierenaffektion oder aus einem anderen Grunde die Nephrektomie nicht indiziert oder muß die Blase vor der instrumentellen Untersuchung gebessert werden, da sie so reizbar ist, daß sie die Einführung von Instrumenten nicht erlaubt, dann kommt neben den oben erwähnten allgemeinen Behandlungsfaktoren auch die lokale Therapie in Frage. — Vorbedingung für einen Erfolg ist großes Individualisieren, große Zartheit und sorgfältigste Aseptik. — Spülungen mit indifferenten Flüssigkeiten sind nur mit großer Vorsicht vorzunehmen. Wirksamer sind Instillationen mit 5% Guajakolöl oder 5% Jodoformemulsion (Jodoform 5,0, Gummi arab. 10,0, Gummi Tragac. 1,0, Ol. amygd. dulc. 20,0. Aq. steril. ad 100,0), 1% Eukupinöl oder $5—10\%$

Gomenolöl. Davon werden 2—3 mal wöchentlich 5—10 ccm in die Blase eingespritzt. Man kann auch Guajakol und Jodoform kombinieren.

Von heroischeren Mitteln hat Guyon Instillationen mit Sublimat 1:10000
bis 1:1000 in den Mengen von einigen ccm empfohlen, Rovsing (Arch. f.
klin. Chirurg. Bd. 82, S. 22) die Behandlung mit $6^0/_0$iger Karbolsäurelösung.
Beide Applikationen sind sehr schmerzhaft und ihr therapeutischer Wert ist
nicht allgemein anerkannt. Ungünstig wirkt die Behandlung mit Höllenstein.

Holländer (b. Casper) bringt eine Kalomelaufschwemmung in die Blase
und gibt innerlich vorher Jodkalium, um so eine Jodwirkung zu erzielen
(Kalomel 2,0, Guajakol 5,0, Ol. oliv. steril ad 100, zweimal wöchentlich in der
Menge von 10 ccm einzuspritzen). Nach Casper sollen die Erfolge sehr gut
sein. Für tuberkulöse Ulzerationen eignet sich sehr gut das moderne Elektrokoagulationsverfahren.

Von günstiger Wirkung scheint die Verordnung von Methylenblau ($3 \times 0,1$
in Gelatinekapseln) zu sein. Das Medikament kann auch in $1^0/_0$ Lösung mit
gutem Erfolg in die Blase instilliert werden.

Nicht unerwähnt darf bleiben, daß auch die Tuberkulinkur gegen die
Blasentuberkulose versucht wird. Von verschiedenen Seiten werden Erfolge
gemeldet, von anderen wird der Methode kein Wert beigemessen. Ein abschließendes Urteil läßt sich noch nicht fällen.

Auch die Röntgenbestrahlung der tuberkulösen Blase hat gelegentlich Erfolg,
wenn sie auch anfänglich oft reizt.

Die operative, direkt die Blase angreifende Therapie hat keine guten Resultate gegeben.
Sie ist früher viel versucht worden. Eine permanente Blasenfistel, durch die der sekundären Infektion Tor und Tür geöffnet wurde, war meist die Folge. — Eine Indikation
für das Anlegen einer Fistel kann höchstens in beständigen, unerträglichen Schmerzen,
die jeder anderen Therapie trotzen, gefunden werden.

Bakteriurie.

Wenn konstant Bakterien in den Harnwegen in großer Menge vorhanden
sind, so daß sie durch ihre Anwesenheit den Urin trüben, und wenn bei der
mikroskopischen Harnuntersuchung und bei der Zystoskopie Zeichen von
Zystitis fehlen, bezeichnet man den Zustand als Bakteriurie. In solchen
Fällen wird ein gleichmäßig opaleszenter Urin entleert; die Trübung verschwindet nicht auf Säurezusatz und nicht bei Erwärmen und erweist sich bei
der mikroskopischen Untersuchung als aus Bakterien bestehend. Leukozyten und
Epithelien fehlen oder sind in spärlicher Anzahl vorhanden. Zwischen diesem
Urinbefund und dem für Zystitis charakteristischen finden sich alle Übergänge.

Die Bakteriurie stellt entweder den Rest einer entzündlichen Affektion der
Harnwege dar, d. h. es ist mit Ablauf der Entzündung der Eiter aus dem Urin
verschwunden und nur die Bakterien sind geblieben, ohne mehr einen entzündlichen Reiz auf die Harnwege auszuüben (sekundäre Bakteriurie), oder die
Bakteriurie ist als solche von vornherein aufgetreten (primäre Bakteriurie).
Im letzteren Falle hatten die eingedrungenen Bakterien nie genügende Virulenz,
um einen entzündlichen Zustand der Harnwege zu verursachen, sondern waren
nur imstande, sich in mehr saprophytischer Art in den Harnwegen zu halten
und zu vermehren. Endlich sei die Ausscheidungsbakteriurie erwähnt, die vor
allem beim Typhus und Paratyphus beobachtet wird (S. Schottmüller,
Bd. 1 dieses Handbuches).

Gewisse prädisponierende Momente wie Retention in der Blase bei Prostatahypertrophie, bei Striktur, ferner maligne Tumoren der Blase und der Nieren und Retention
im Nierenbecken begünstigen das Entstehen der Bakteriurie und unterhalten sie. Ferner
ist beim Manne immer die Prostata und sind die Samenblasen zu untersuchen, da entzündliche Herde in diesen häufig eine Bakteriurie unterhalten.

Meist sind es Bakterien der Koligruppe, welche die Bakteriurie provozieren; gelegentlich sind es Arten, die Gas, in einzelnen Fällen solche, die Schwefelwasserstoff bilden können.
Seltener finden sich Typhus- oder Paratyphusbakterien, die bleibende Bakteriurie veranlassen und deren Träger dann neue Infektionen veranlassen können (s. darüber auch
S. 1996) oder Bact. lactis aerogenes, Staphylokokken, Pyozyaneus (Sommerfeld), Streptokokken, evtl. auch Kombinationen von Kokken mit Kolibakterien usw. (Suter, Merke).

Die Bakteriurie scheint bei der Frau häufiger vorzukommen als beim Manne und ist
nach den Untersuchungen Albecks bei Graviden und Gebärenden sehr häufig. Hier finden
sich auch alle Übergänge zu entzündlichen Zuständen, die sich nach der Geburt wieder
verlieren, um wieder in Bakteriurie überzugehen. Nach Albeck und nach Kornfeld
sind viele Bakteriurien auf die Blase beschränkt und gehen nicht auf die höheren Harnwege über.

Symptome. Subjektive Symptome fehlen bei der Bakteriurie häufig ganz,
in anderen Fällen besteht ein leichtes Brennen bei der Miktion, eine leichte
Vermehrung der Miktionsbedürfnisse. Oft fällt dem Kranken oder dessen Umgebung der unangenehme Geruch des Urins auf, wenn es sich um Kolibakteriurie
handelt. Wenn die Bakteriurie durch Bakterien bedingt ist, die den Harnstoff
zersetzen können, und der Urin alkalisch ist, so kann beim Manne durch die
Ausscheidung dieses Urins eine immer wieder rezidivierende Urethritis unterhalten werden. In anderen Fällen bestehen Symptome leichter Pyelitis oder
Prostatitis, oder Urethritis posterior, wenn der Ausgangspunkt der Bakteriurie
in diesen Organen sich findet.

Auch allgemeine Symptome können vorhanden sein. Mattigkeit, Blässe,
Verdauungsstörungen werden besonders bei Kindern gelegentlich auf eine
Bakteriurie zurückgeführt werden können, manchmal ist auch der Grund
unmotivierter Fieberanfälle im Vorhandensein der Affektion zu finden.

Der **Verlauf** der Bakteriurie ist ein exquisit chronischer, da viele Fälle der
Heilung sich entziehen, aber ein durchaus gutartiger.

Die **Behandlung** besteht in erster Linie im Trinken reichlicher Flüssigkeitsmengen (diuretische Wässer) und dann in der Verordnung der Harnantiseptika
in starken Dosen. Man soll diese Mittel immer wieder verordnen und erzielt
gelegentlich so einen definitiven Erfolg, oft allerdings nur einen vorübergehenden,
solange das Mittel gebraucht wird. Bei Kolibakteriurie lasse ich lange Zeit
jeden Monat 10 Tage lang je 3 g Acid. camphor. nehmen und sehe nicht so
selten Sterilwerden des Urins. Kornfeld empfiehlt für die vesikalen Formen
Sublimatinstillationen in die Blase (1 : 10000—1 : 1000), mir haben sich in
diesen Fällen Spülungen mit $^1/_{10}$—$^2/_{10}$ $^0/_{00}$ Hydrargyrum oxycyanatum bewährt.
Rovsing will vom Einlegen eines Verweilkatheters und reichlichem Trinken
Gutes gesehen haben. — Die Vakzinationstherapie von Wright, auf die man
für die Kolibakteriurie viel Hoffnung setzte (Schneider), hat versagt.

3. Die Steinkrankheit der Harnblase.

Ätiologie. Die Steine in der Harnblase können entweder in dieser selbst
entstehen, oder es kann aus der Niere ein Stein in die Blase gelangt sein, der
in dieser zurückgehalten wurde und sich zum Blasenstein entwickelte. Wie
zur Entstehung der Nierensteine, so gehört auch zur Entstehung der Blasensteine nicht nur ein organischer oder anorganischer Steinbildner (Harnsäure,
Kalziumphosphat usw.), sondern auch eine organische Gerüstsubstanz, in die
hinein die Absonderung der Steinmasse vor sich geht (Ebstein). Die letzten
Gründe für die Entstehung eines Blasensteins sind uns nicht bekannt (siehe
das Kapitel über Nierensteine), aber aus allen Beobachtungen geht hervor, daß
Prädispositionen der Blase von Bedeutung sind, denn in Gegenden, wo die
Steinkrankheit nicht endemisch ist, sind es vor allem die älteren Männer, bei
denen durch Prostatahypertrophie eine größere oder geringere Stagnation des

Urins in der Blase bedingt wird, die steinkrank werden, während jüngere Männer und Frauen es selten sind. In Gegenden aber, in denen der Stein endemisch vorkommt, sind mindestens die Hälfte der Erkrankten Kinder unter 16 Jahren, in einzelnen Statistiken bis zu $85^0/_0$ (Gontscharow).

Es sind eingehende Untersuchungen darüber angestellt worden, ob das endemische Vorkommen der Blasensteinkrankheit mit irgend besonderen lokalen Verhältnissen, die durch die geologische Formation des Bodens, die Beschaffenheit des Wassers oder die Art der Ernährung gegeben seien, zusammenhänge. Preindlsberger glaubt aus seinen Beobachtungen in Bosnien schließen zu dürfen, daß die Lithiasis der Harnwege dem Triaskalk folge, andere Untersuchungen, die sich auf breiterer Basis bewegen (Serguiewsky), können einen Zusammenhang zwischen Blasensteinkrankheit und der geologischen Beschaffenheit des Bodens nicht feststellen, so daß jeder Anhaltspunkt, warum in einzelnen Gegenden der Blasenstein endemisch auftritt, vollständig fehlt. Einzig für Ägypten läßt sich die Bilharziakrankheit verantwortlich machen. Nur so viel scheint sicher, daß auch in den Steingegenden vorwiegend die Kinder, und zwar die Kinder der unteren Volksschichten befallen sind, so daß man annehmen darf, daß gewisse Mängel der Ernährung und Pflege maßgebend sind, durch welche die Retention von Teilen des Harnsäureinfarktes der Nieren verschuldet wird, die dann die Veranlassung zur Steinbildung geben.

Erfahrungsgemäß spielt die Heredität eine Rolle in der Steinbildung und wahrscheinlich ist es die Vererbung der sog. harnsauren Diathese, die maßgebend ist. Für die Entstehung von Zystinsteinen ist das Vorhandensein von Zystinurie nötig. Oxalurie scheint ohne Einfluß auf die Entstehung der Oxalatsteine zu sein, während die Phosphaturie bei anatomischer Prädisposition der Harnwege Veranlassung zur Entstehung von Konkretionen in der Blase werden kann. Vgl. auch Kapitel Stoffwechselkrankheiten in diesem Buch.

Rein lokalen Ursachen verdanken die Steine ihre Entstehung, die sich entweder um Fremdkörper gebildet haben, die in die Blase gelangt sind, oder die in zystitisch veränderten Blasen entstanden sind. In letzterem Falle sind es Schleim- oder Eiterklümpchen oder Blutgerinnsel, die im alkalischen Urin von Phosphaten und Karbonaten inkrustiert werden und zur Entstehung von Steinen Veranlassung geben. Inkrustationen aus saurem Urin sind selten. Ich fand in einem Fall von multiplen kleinen Oxalatsteinen im Zentrum der Steine Blutgerinnsel. — Bei der Frau kommen fast nur sekundäre Steine vor, Inkrustationen um Fremdkörper, die von außen oder innen (Seidenfäden nach gynäkologischen Operationen) in die Blase gelangt sind.

Die **chemische Zusammensetzung** bedingt meist auch die Gestalt der Steine. Steine aus reiner Harnsäure oder Uraten sind meist rundlich oder eiförmig, von gelblicher oder bräunlicher Farbe. Uratsteine können sehr groß werden (bis zu Kindskopfgröße), sie zeigen auf der Bruchfläche kristallinisches Gefüge. Sie verbrennen auf dem Platinblech ohne Flamme und geben die Murexidprobe.

Steine aus oxalsaurem Kalk sind meist bräunlich, haben drusige oder spießige Oberfläche (Maulbeersteine, Morgensternform), werden selten groß, und sind auf dem Durchschnitt in gekrümmten Linien geschichtet. Sie sind feuerbeständig und brausen in geglühtem Zustand mit Salzsäure auf, während sie das in ungeglühtem Zustand nicht tun.

Phosphatsteine sind weiß, rauh, porös, ohne bestimmte Form, auf dem Durchschnitt meist körnig, selten geschichtet. Sie bestehen aus amorphem, basisch phosphorsaurem Kalk, phosphorsaurer Ammoniakmagnesia, aus kristallinisch phosphorsaurem Kalk und phosphorsaurer Magnesia. Ihr Pulver ist feuerbeständig und zeigt weder geglüht noch ungeglüht Aufbrausen mit Salzsäure.

Karbonatsteine sind selten; sie sind besonders hart, weißgrau, metallglänzend und ihr Pulver braust ungeglüht mit Salzsäure auf.

Zystinsteine sind selten; sie sind gelblich, gekörnt, wachsartig; sie verbrennen mit bläulicher Flamme und mit brenzlichem Geruch.

Steine aus Xanthin und Indigo sind Raritäten (O. Zuckerkandl).

Häufig kommen in einzelnen Steinen Schichtungen aus verschiedenem
Material vor. Urate kombinieren sich mit Oxalaten und beide mit Phosphaten.
Der Durchschnitt eines Steines erzählt oft seine Entwicklungsgeschichte. Liegt
z. B. auf einem Uratkern ein Phosphatmantel, so darf man annehmen, daß der
erstere gebildet wurde, als die Blase noch gesund,
der letztere, als sie infiziert und zystitisch erkrankt war.

Steine sind einzeln oder multipel in der Blase
vorhanden. In dem Falle, von dem Abb. 9 stammt,
fanden sich 110 kleine Uratsteine in der Blase.
Große Steine sind meist Solitärsteine.

Die **Form der Steine** wird einmal durch die chemische Konstitution bestimmt, dann aber auch
durch die Form des Entwicklungsortes. Steine in
Divertikeln nehmen die Form des Divertikels an,
wachsen sie heraus, so bekommen sie einen Hals
und einen dicken pilzförmigen Kopf (s. Abb. 10).
Steine, die sich in einer Spalte hinter der Prostata
entwickeln, sind abgeplattet. Bekannt ist die
Form der Blasen - Harnröhrensteine. Steine aus

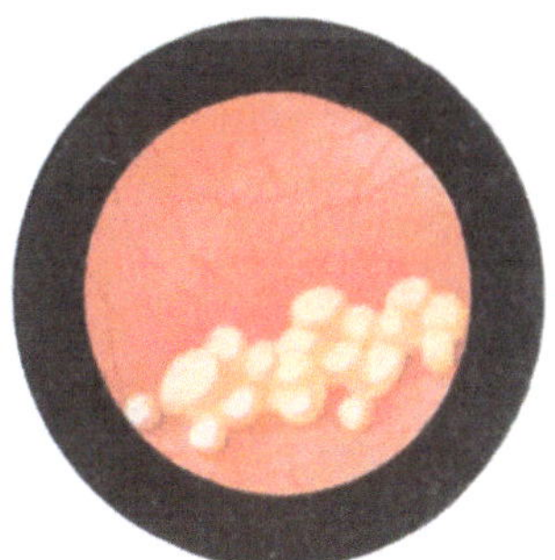

Abb. 9. Multiple kleine
Blasensteine aus Harnsäure.
(63 jähriger Mann.)

Schrumpfblasen nehmen die Form dieser an und stellen gelegentlich das Negativ einer prominenten Prostata dar, sehr große, die ganze Blase füllende Steine
nehmen deren Form an, Steine um Fremdkörper folgen der Gestalt dieser.

Gewöhnlich sind die Steine in der Blase beweglich und liegen am tiefsten
Punkte in derselben. Selten sitzen sie in Divertikeln fest, wenn sie größer als
die Divertikelmündung sind, oder wandern, wenn
ihre Größe es erlaubt, aus dem Divertikel in die
Blase und umgekehrt. Steine, die auf Ulzerationen
festhaften oder die sich durch Inkrustation fest-
haftender Fremdkörper oder von Tumoren gebildet
haben, sind ebenfalls unbeweglich.

Symptome. Ein Stein bewirkt durch seine Anwesenheit in der Blase Läsionen der Schleimhaut und
infolgedessen Blutung, Schmerz und vermehrte Miktionsbedürfnisse. Da diese Läsionen hauptsächlich bei
den Bewegungen des Körpers zustande kommen, so
sind die Symptome bei der Bewegung hauptsächlich
vorhanden und fehlen in der Ruhe oft ganz. Die
Intensität der Symptome wechselt von Fall zu Fall;
oft fehlt das eine oder andere. Da wo der Stein mit
anderen Leiden kompliziert ist oder sie kompliziert,
wird die Symptomatologie natürlich undeutlicher (Prostatahypertrophie, Striktur, Zystitis, Tumoren usw.).

Die Blutung ist ein sehr häufiges Symptom,
mikroskopisch wird sie nach starken Bewegungen

Abb. 10. Divertikelstein
mit Hals und abgeplatte-
tem, in die Blase reichen-
dem Fortsatz durch Zysto-
tomie gewonnen bei 85jäh-
rigem Mann mit chroni-
scher Zystitis. Gewicht 17 g.
Zusammensetzung:
Phosphate und Karbonate.

wohl selten fehlen. Sie ist nie profus; meist ist der Urin nur leicht getrübt
oder setzt ein bräunliches Depot. In der Ruhe fehlt die Blutung.

Die Schmerzhaftigkeit kommt in allen Möglichkeiten vor; sie kann
auch ganz fehlen. Die stärksten Schmerzen kommen bei Stein vor, der mit
Zystitis kompliziert ist, wo die Miktionen sich sehr häufig wiederholen und wo
die reizbare Blase sich bei jeder Entleerung krampfhaft um den Stein schließt.
Oft sind die Schmerzen irradiiert und werden in den Penis, in die Spitze der

Glans oder in den Mastdarm lokalisiert. Neben dem Miktionsakt ist es vor allem die Bewegung und hauptsächlich die heftige oder rasche Bewegung, die den Schmerz provoziert.

Das Bedürfnis der Harnentleerung ist bei Steinkranken in den meisten Fällen bei der Bewegung vermehrt. Manchmal so imperiös, daß die Kranken ihre Kleider nässen. Bei Kindern ist die Enuresis ein sehr häufiges Symptom. — Die Unterbrechung des Harnstrahls kommt bei kleinen mobilen Steinen vor, die sich während des Miktionsaktes vor die innere Öffnung der Harnröhre legen.

Die Veränderungen des Urins sind bei unkompliziertem Stein durch ihren Wechsel oft charakteristisch; bei Bewegung enthält der Urin Blut, bei der Ruhe keines. Mikroskopisch finden sich neben dem Blut Kristalle der Substanz, die den Stein bilden. Eiter findet sich bei Komplikation mit Zystitis.

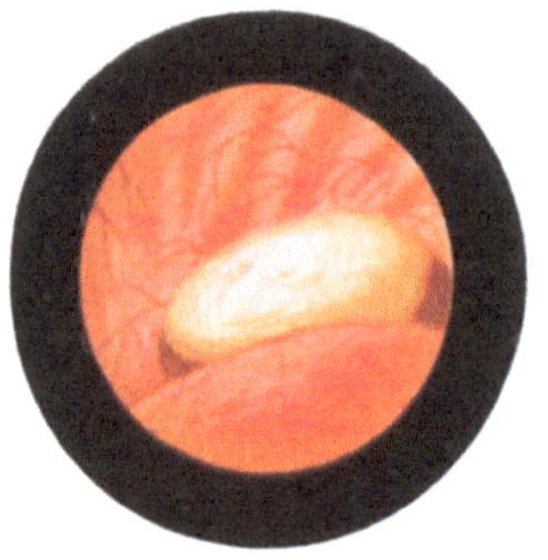

Abb. 11. Phosphatstein zum Teil versteckt durch die ins Blaseninnere vorspringende Prostata. Trabekelblase. (61jähriger Mann.)

Diagnose. Je nach der größeren oder geringeren Prägnanz der Symptome ist die Diagnose Blasenstein aus diesen mit einer gewissen Wahrscheinlichkeit zu stellen; mit absoluter Sicherheit aber nie, da die als charakteristisch genannten Symptome auch bei anderen Krankheiten vorkommen.

Mit Sicherheit kann die Diagnose gestellt werden mit dem Zystoskop oder mit der Sonde oder durch die Röntgenaufnahme.

In allen Fällen, in denen das Zystoskop eingeführt werden kann, läßt es die klarste Diagnose stellen, da es den genauesten Aufschluß gibt über Größe, Zahl und Beschaffenheit der Steine und zugleich auch über die Beschaffenheit der Blasenwand orientiert. Steine, die in Divertikeln liegen, und sich dem Sondennachweis entziehen, können manchmal gesehen werden, und nur hinter einer stark vorspringenden Prostata können sich die Konkremente vor dem Zystoskop verstecken.

Die Steinsonde — eine meist hohle, hier und da mit einem Resonator verbundene gebogene Metallsonde — gibt bei positivem Ausfall der Untersuchung sichere, aber nicht so detaillierte Resultate wie das Zystoskop. Wir fühlen mit der Sonde den harten Stein und hören das Anstoßen der Sonde an denselben. Da, wo der Verdacht auf Stein durch die Symptome wach geworden ist, die Sondenexploration aber negativ ist, werden wir erst nach der Zystoskopie mit Sicherheit den Stein ausschließen.

Auf der Röntgenplatte dürften heutzutage fast alle Steine dargestellt werden können, Harnsäuresteine aber oft nur recht schwierig, wenn man die Blase mit Luft füllt und den Darm vor der Röntgenaufnahme gehörig entleert. Die Röntgenuntersuchung ist jedenfalls die schonendste diagnostische Methode und bei Kindern und bei instrumentenscheuen Kranken von großem Wert. Das Röntgenbild auf S. 2019 zeigt eine Steinaufnahme bei einem 72jährigen Manne, bei dem mit der Metallsonde die zwei kleinen Steinchen hinter der gewaltigen Prostata nicht fühlbar waren und bei dem das Zystoskop einen Einblick in den Cul-de-sac hinter der Prostata nicht nehmen ließ. Der größere Stein hat einen Dickendurchmesser von 8 mm. Das Gewicht beider Steine betrug 2,2 g; es handelte sich um Phosphatsteine.

Der **Verlauf** der Steinkrankheit der Harnblase ist verschieden, je nachdem es sich um primäre oder sekundäre Steinbildungen handelt. Bei der ersteren bleibt die Harnblase meist so lange aseptisch, bis mit instrumenteller Behandlung oder Untersuchung die Gelegenheit zur Infektion gegeben wird. Diese Infektion heilt meist erst mit der Entfernung des Steins. Mit der Infektion werden die Beschwerden größer, und die Möglichkeit weiterer Komplikationen als Epididymitis, Pyelitis, Entzündungen in der Umgebung der Blase usw. sind damit gegeben.

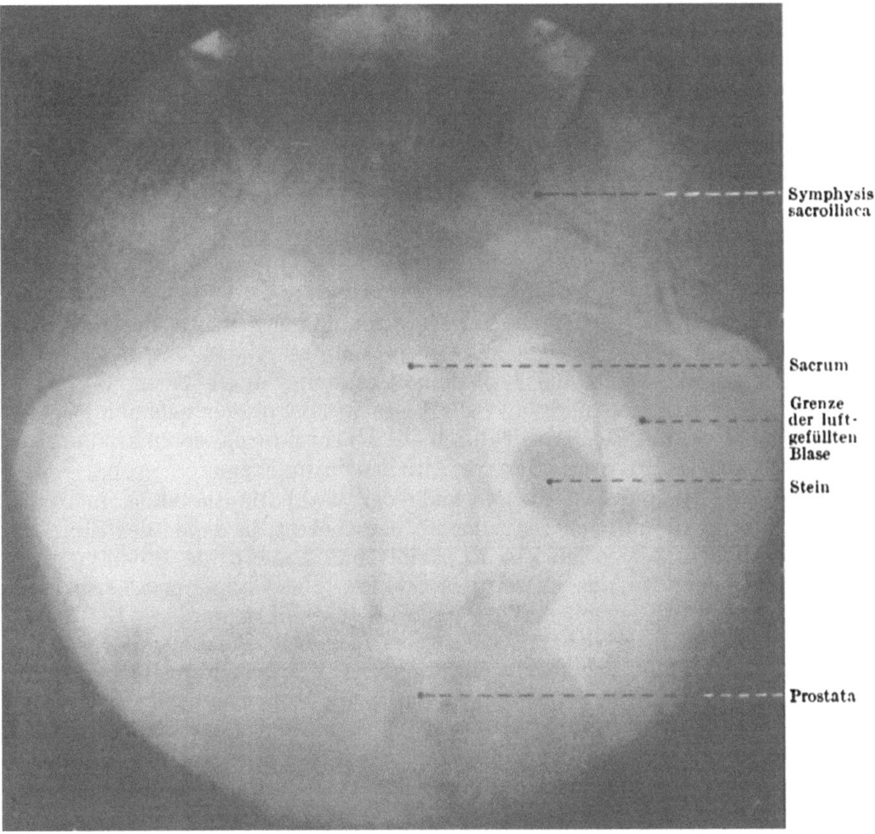

Abb. 12. Radiogramm einer luftgefüllten Blase mit Stein (s. Text S. 1994). Photographische Verkleinerung auf $^2/_3$.

Das Wachstum der Steine ist sehr verschieden rasch; bei Phosphaten am raschesten. Bei Uraten kann es sehr langsam sein und scheint schubweise zu geschehen.

Der sekundäre Stein entsteht als Komplikation in einer entzündeten Blase meist bei Retention. Die Steinbildung akzentuiert die Symptome der Zystitis, ganz besonders verschlechtert sich mit derselben meist die Urinbeschaffenheit. Nach Entfernung der Steine und Andauer der Zystitis sind die Bedingungen zum Rezidiv vorhanden, während nach Beseitigung eines primären Steins die Zystitis meist ausheilt und das Rezidiv relativ selten vorkommt (s. bei Therapie).

Spontanheilungen von Blasenstein sind selten. Sie sind manchmal möglich durch Abgang kleiner Steine per vias naturales oder durch Perforation eines Steines unter Eiterung nach außen. Die Selbstzertrümmerung von Steinen wird selten bei Uraten beobachtet; zur Erklärung des Vorgangs nimmt man teils Blasenkontraktionen an, teils chemische (Harnstoffzersetzung), teils physikalische (Austrocknen, Imbibition mit Harn) Veränderungen im Innern des Steines (Englisch, Kasarnowsky).

Therapie. Die Therapie der Blasensteine ist eine chirurgische. Nur die prophylaktische Therapie kann eine medikamentös-diätetische sein. Sie fällt für Uratsteine mit der Therapie der Gicht zusammen; für Phosphatsteine bei Phosphaturie ohne Zystitis kommt die Therapie der Kalzinurie in Frage, für Zystinsteine die der Zystinurie. In allen Fällen ist eine Hauptsache die regelmäßige Durchspülung der Harnwege mit einer größeren Flüssigkeitsmenge, die am besten nüchtern genossen wird, ferner die Beseitigung lokaler Dispositionen wie Striktur, Retention, Prostatahypertrophie. Da, wo ein Blasenstein sich auf dem Boden einer Zystitis entwickelt hat, ist diese zu beseitigen, um Rezidive zu vermeiden.

Von keinem Medikamente, das zur Auflösung von Harnsteinen empfohlen worden ist, ist ein sicherer Erfolg bekannt geworden. Es ist deshalb in jedem Falle, in dem ein Blasenstein diagnostiziert ist, die mechanische Beseitigung desselben indiziert.

Bei kleinen Steinen kann die Entfernung gelegentlich durch eine weite Metallsonde gelingen. In dem Falle, von dem das zystoskopische Bild S. 2017, Abb. 9 stammt, konnte ich 112 kleine Uratsteine durch einen weiten Metallkatheter herausspülen und fand die Blase zystoskopisch nachher leer. — Für größere Steine, die nicht mehr durch die Harnröhre passieren können, kommt entweder die Lithotripsie oder die Lithotomie in Frage.

Die Lithotripsie ist die Methode der Wahl für die Fälle, in denen die Harnröhre für die nötigen Instrumente passabel ist, in denen der Stein beweglich ist, die Blase eine gewisse Kapazität hat und wo die Prostata nicht ein Hindernis bildet für das Fassen des Steines. Die Lithotripsie kann in vielen Fällen ohne Narkose, mit Lokalanästhesie ausgeführt werden. Die Mortalität beträgt nach Zuckerkandl nach verschiedenen Statistiken 2—4 %. Die Erfolge sind absolut sichere und einwandfreie, wenn nach der Operation zystoskopisch die Kontrolle gemacht wird, ob alle Steinfragmente entfernt sind.

Die Lithotomie wird entweder suprapubisch oder perineal gemacht. Die erstere Methode ist die häufiger ausgeführte. Relative Indikation ist für dieselbe oft die mangelnde Übung in der Lithotripsie. Absolute Indikation ist Unwegsamkeit der Harnröhre für dicke Instrumente, fixierter Stein, sehr großer Stein, Komplikation mit Blasentumor oder mit Prostatahypertrophie, wenn die Prostatektomie angezeigt ist oder wenn bei Zystitis eine Blasenfistel angelegt werden soll. — Während die Heilungsdauer für die Lithotripsie einige Tage beträgt, ist für die Sectio alta, wenn die Blase bei aseptischen oder wenig septischem Urin genäht werden kann, 3—4 Wochen zu rechnen, und wenn sie drainiert werden muß, die doppelte Zeit. Die Mortalität schwankt zwischen 3 % und 24 %, im Durchschnitt etwa 10 %. Sie hängt wesentlich von der Art der Fälle ab. Die Lithotomie bei Kindern hat eine sehr gute Prognose, die bei dekrepiden alten Leuten und in Fällen mit Komplikationen eine bedeutend schlechtere. Spezielle Indikationen können zur Vornahme des perinealen Blasenschnittes veranlassen, evtl. zur perinealen Lithotripsie (d. h. zur Steinzertrümmerung durch die perineal eröffnete Harnröhre). Bei der Frau kann ein Stein durch Kolpozystotomie, d. h. Eröffnung der Blase von der Vagina aus entfernt werden.

Daß Rezidive nach der Steinoperation vorkommen, ist natürlich, da in der Mehrzahl der Fälle die Disposition nicht zu beseitigen ist. Verschiedenen

Statistiken nach gibt aber die Lithotripsie nicht, wie man es ihr vorwirft, mehr Rezidive als die Sectio alta, im Gegenteil, nach v. Frisch stehen 22,3% bei der letzteren 9,8% bei der ersteren gegenüber.

4. Tumoren der Harnblase.

Die Tumoren der Harnblase sollen hauptsächlich nach der klinischen Seite hin berücksichtigt werden, obschon sie pathologisch-anatomisch ungemein interessante Gebilde darstellen.

Die **Ätiologie** der Blasentumoren ist unbekannt. Man weiß nur, daß bei Arbeitern in Anilinfabriken (Rehn) Blasentumoren relativ häufig sind und nimmt an, daß gewisse chemische Stoffe imstande sind, bei ihrer Passage durch die Harnblase diese zur Tumorbildung anzureizen (Rehn, Seyberth, Leuenberger). Tierexperimente haben in der Sache noch keine Klärung gebracht. Man nimmt als hauptsächlich reizend Toluidin, Benzoidin und ähnliche Körper an. Die Tumoren sind in der Mehrzahl der Fälle bösartiger Natur. — Ferner bildet die Bilharziakrankheit eine Veranlassung zur Entstehung echter Blasentumoren. Goebel fand in 34 einschlägigen Fällen 15 mal Papillome oder Granulationsgeschwülste und 19 mal Karzinome (Kankroide, Zylinderzellenkrebse, solide Karzinome).

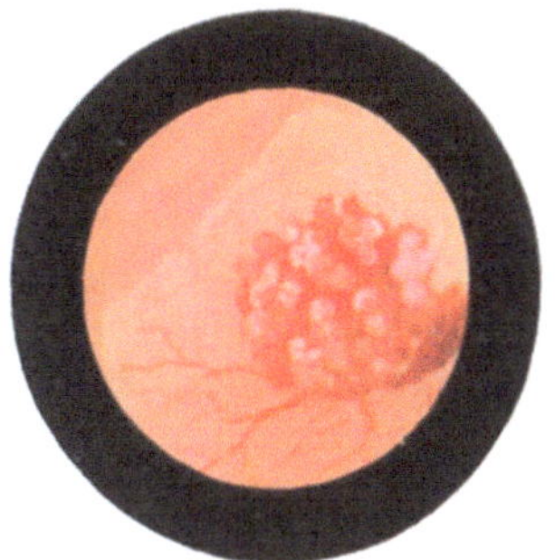
Abb. 13. Blasenpapillom.
(33 jährige Frau.)

Blasentumoren sind relativ selten und kommen beim männlichen Geschlecht mindestens doppelt so häufig vor als beim weiblichen.

Pathologisch-anatomisch handelt es sich einmal um fibro-epitheliale Tumoren (Zottenpolypen, Papillome, Fibroma papillare Virchow), die von der Schleimhaut ausgehen, ein fibröses, astförmig verzweigtes Gerüst besitzen, das mit einem mehrschichtigen Epithel überzogen ist. Durch Wechsel des Anteils des Bindegewebs und des Epithels und durch verschiedene Intensität der Verästlung entstehen verschiedene Formen, zum Teil mit langen zarten, flottierenden Zotten, zum Teil mehr solide Geschwülste von blumenkohlartigem Aussehen. Sie treten in Form zarter Zotten auf und in Form faustgroßer Tumoren; sie finden sich solitär und multipel, ja es können größere Abschnitte der Blasenoberfläche von Zottenpolypen überzogen sein.

In zweiter Linie kommt das Karzinom vor, für welches das atypische Wachstum der epithelialen Zellen charakteristisch ist. Es kommt in Form von papillären Geschwülsten, als unregelmäßig prominenter solider Tumor und in infiltrierter Form vor, d. h. es durchwächst die Blasenwand diffus. Die papillären Karzinome können durch Umwandlung gutartiger Zottenpolypen entstehen, bei denen der Epithelüberzug in den Stiel hinein und in die Blasenwand wächst. Von anderen Formen beobachtet man Plattenepithelkrebse mit der Tendenz der Infiltration der Blasenwand und weiterhin tuberöse und medulläre Formen. Adenome sind selten, ebenso Myxome, Rhabdomyome, Leiomyome, Fibrome.

Auch die Blasensarkome sind selten. Sie kommen häufiger bei jugendlichen, aber gelegentlich auch bei alten Individuen vor. Man kennt tuberöse und gestielte Tumoren und solche infiltrierender Natur. Histologisch kommen alle Varietäten vor. — Dermoide, kavernöse Tumoren, Chondrome sind Raritäten (O. Zuckerkandl, E. Kaufmann).

Symptomatologie. Die Symptomatologie der Blasentumoren ist durch die Blutung ausgezeichnet; nur in seltenen Fällen kommen nie Blutungen vor. Blasentumoren, besonders gutartige, können jahrelang symptomlos verlaufen, dann tritt plötzlich eine starke Blutung ohne äußere Veranlassung auf, geht plötzlich vorüber und erscheint oft erst nach Jahren wieder. In anderen Fällen werden die blutfreien Intervalle nach der ersten Blutung immer kürzer, bis die Blutungen sehr häufig werden. Das gilt für gutartige und bösartige Tumoren.

Bei den bösartigen wird die Blutung in einem vorgeschrittenen Stadium meist eine konstante und oft sehr heftige. Es sind vor allem die zarten polypösen Geschwülste, die starke Blutungen machen, ob sie gutartig oder bösartig seien. Manchmal sind es sehr kleine Zottenpolypen, die sehr stark bluten.

Bei gutartigen Tumoren, wenn sie mechanisch die Miktion nicht hindern, oder wenn sie nicht sehr groß sind, ist das Harnlassen meist nicht gestört. Nur im Moment der Blutung werden vermehrte Bedürfnisse beobachtet. Zottige Tumoren, die in der Nähe des Meatus internus der Urethra sitzen, können rein mechanisch den Ausgang verlegen und zur Retention Veranlassung geben oder auch nur zeitweise den Harnstrahl unterbrechen. Gelangen Teile von ihnen in die hintere Harnröhre, so kann dadurch ein starker Miktionsreiz ausgelöst werden, der von terminaler Hämaturie oder urethralem Blutabgang zwischen den Miktionen begleitet sein kann. — Bei bösartigen Tumoren zeigen sich oft schon früh vermehrte Bedürfnisse besonders dann, wenn der Tumor sich in der Nähe der Harnröhrenmündung entwickelt oder wenn er die Blasenwand infiltriert und so deren Kontraktionsfähigkeit alteriert. Intensiv werden die Beschwerden meist erst vom Moment ab, wo als Komplikation spontan oder infolge einer instrumentellen Untersuchung die Blasenentzündung auftritt. Dann werden die Bedürfnisse häufig und die Emission des Urins schmerzhaft. Oft bestehen — das spricht dann für die Malignität des Tumors — auch zwischen den Miktionen persistierende Schmerzen. Charakteristisch ist auch für die Bösartigkeit des Tumors seine große Prädisposition zur Infektion, während die gutartigen Tumoren sich viel weniger leicht infizieren.

Von den Veränderungen des Urins ist die Hämaturie erwähnt. Ist der Tumor mit Zystitis kompliziert, so besteht eine konstante Pyurie. Charakteristisch für den Tumor sind gelegentlich im Urin sich findende Geschwulstteile. Stücke von zarten Zotten bei Papillomen finden sich relativ häufig im Urin und beweisen dann die Anwesenheit einer zottigen Bildung in den Harnwegen, ohne aber über Gut- oder Bösartigkeit derselben Aufschluß zu geben. Das gleiche gilt von Epithelzellen, die, wenn sie sich in vielgestaltigen Formen in großer Zahl finden, ohne daß für entzündliche Vorgänge Anhaltspunkte vorhanden wären, charakteristisch für das Vorhandensein eines Tumors sind. — Nekrotische Gewebstrümmer bieten wenig Charakteristisches, wenn sie nicht Hämatoidinkristalle enthalten, die nach Ultzmann für Karzinom charakteristisch sind. Typisch für Karzinom ist für den Erfahrenen das Gesamtbild des Urins: übel- oder jauchigriechender, trüber, bräunlich hämorrhagischer, meist alkalischer Urin, der mikroskopisch Blut, Eiter, sehr viele Epithelien und nekrotische Fetzen enthält.

Als seltenes Symptom wird Fibrinurie beobachtet. Im Urin bilden sich entweder schon bei der Entleerung oder erst einige Zeit nachher weißliche gallertartige Gerinnsel.

Verlauf. Auch die gutartigen Tumoren stellen eine sehr ernste Krankheit dar. Einmal haben die Zottenpolypen ausgesprochene Tendenz zum Rezidiv (nicht zum lokalen Rezidiv, sondern als Äußerung einer polypösen Prädisposition der Blase zur Bildung neuer Polypen) und dann degenerieren sie nicht selten karzinomatös. In einzelnen Fällen können Zottenpolypen sich bis zu einem gewissen Punkte entwickeln, Hämaturie machen und dann stationär bleiben, in der Mehrzahl der Fälle ist aber doch andauerndes Wachstum, Multipelwerden und bösartige Degeneration die Regel (siehe darüber Rafin).

Prognose. Die Karzinome geben eine schlechte Prognose. Operative Dauerheilungen sind äußerst selten; in der Mehrzahl der Fälle wird durch den operativen Eingriff die Krankheitsdauer abgekürzt, da die Kranken radikalen Eingriffen oft erliegen und bei partiellen Operationen die nachfolgende Infektion den Verlauf beschleunigt. — In den meisten Fällen treten die prägnanten Symptome — vor allem die Blutung — erst auf, wenn der Tumor sich schon stark entwickelt hat. Zur Blutung, die meist im Laufe von Monaten eine kontinuierliche wird, gesellt sich dann die Infektion und damit die aszendierende Infektion des Nierenbeckens und der Nieren. Eventuell treten lokale entzündliche Komplikationen auf: Perizystitis, Perforationen in den Darm usw. Die Leiden der infizierten Blasenkrebskranken sind oft scheußliche und viele derselben enden im Morphinismus. Metastasen treten relativ spät auf und treffen in der Mehrzahl der Fälle die regionären Lymphdrüsen, seltener sind solche in den entfernteren Eingeweiden.

Die Dauer der Erkrankung ist eine sehr verschiedene, da ein Jahr dauerndes Initialstadium dem gutartigen papillomatösen Zustand des Tumors entsprechen kann. Immerhin zieht sich der Verlauf des nicht frühzeitig schwer komplizierten Blasenkarzinoms über 2—3 Jahre hin.

Diagnose. Es ergibt sich aus der Symptomatologie, daß bei vorhandener Hämaturie und beim Vorhandensein von Tumorbestandteilen im Urin die Diagnose auf Blasentumor mit großer Wahrscheinlichkeit gestellt werden kann. Beim Auftreten reiner profuser Hämaturien ohne Tumorbestandteile und ohne Blasenbeschwerden ist die Differentialdiagnose zwischen Blasen- und Nierentumor nicht mit Sicherheit ohne Zystoskop zu stellen. Das gleiche gilt von den anderen oben erwähnten Symptomen; alle kommen gelegentlich bei anderen Affektionen vor und nur in ihrer Kombination sind sie einigermaßen charakteristisch.

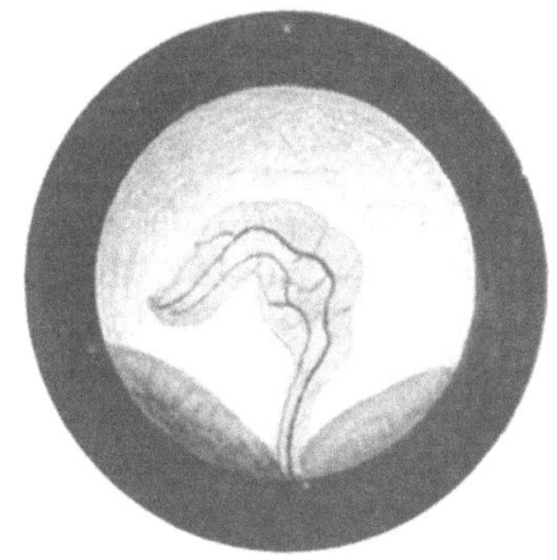

Abb. 14. Zystoskopisches Bild einer zarten polypösen Zotte an der vorderen Kommissur des Meatus internus urethrae, die mehrere starke Blutungen verursachte. Entfernung durch Elektrokoagulation. (52jähriger Mann.)

Verschiedene Untersuchungsmethoden der früheren Zeit, wie bimanuelle Palpation (Scheide resp. Mastdarm und Bauchdecken), Sondenuntersuchung zum Abtasten der Blase, Spülung zur Provokation der Blutung und Gewinnung von Geschwulstmaterial sind unzuverlässig und für den Kranken oft gefährlicher und schmerzhafter als die Zystoskopie (s. Abb. 13 u. 14), die in allen Fällen, wo sie ausführbar ist, d. h. wo das Instrument eingeführt werden kann und die Blase nicht durch Kleinheit ihrer Kapazität oder durch Blutung die Untersuchung verunmöglicht, die gewünschten Aufschlüsse über die Art, die Größe und den Sitz des Tumors gibt. Die wichtigste Bedeutung hat die Zystoskopie zur Stellung der Frühdiagnose, zu einer Zeit, wo die Symptome sehr undeutlich sind, die Operation aber noch gute Resultate geben kann. — Papillome geben zystoskopisch ebenso schöne als instruktive Bilder und bei einiger Übung ist man auch imstande, in der Mehrzahl der Fälle ein zuverlässiges Urteil darüber abzugeben, ob es sich um einen gutartigen oder bösartigen Tumor handelt. — Karzinome sind oft schwer zu erkennen und ganz besonders Tumoren, die die Wand infiltrieren und mit Zystitis kompliziert sind, geben Bilder, deren Deutung sehr schwierig ist. Eine große diagnostische Bedeutung kommt der Röntgenuntersuchung zu. Man füllt zur Aufnahme die Blase entweder mit Luft resp. Sauerstoff oder mit einer Kontrastflüssigkeit (10 % Jodkalilösung, 2—5 % Kollargol, 20 % Uroselektan. Beim Papillom kann man gelegentlich den dünnen Stiel sehen, beim Karzinom gewöhnlich den ins Blaseninnere vorspringenden Tumor mit breiter Basis, der die normale Blasenform zerstört.

Therapie. Die symptomatische Therapie der Blasentumoren spielt eine wichtige Rolle; besonders beim Karzinom verlangen die Kranken sehr nach derselben. Von Medikamenten spielt das Opium und seine Derivate in Form von Suppositorien und auch per os gegeben die größte Rolle. Sehr gute Resultate hat man auch mit dem innerlichen Gebrauch von Aspirin, das oft lange den Kranken große Erleichterung bringt; Klysmata aus Antipyrin und Morphium leisten oft gute Dienste. Sehr schwierig ist die Blutung therapeutisch zu beeinflussen. Die innerlich und subkutan gegebenen Medikamente (Styptika, Gelatine) haben oft keine oder doch nur eine zufällige Wirkung. Ebensowenig ist Bettruhe, die lokale Eisapplikation, die Blasenspülung von Nutzen. Intravesikalen Gelatineinjektionen (100 g $2^0/_0$ige sterilisierte Gelatine) wird von Casper Gutes nachgerühmt. Mir hat sich die Injektion von circa 5 ccm Adrenalinlösung (1:1000) in die blutende Blase besser bewährt. Manchmal wirken Injektionen von Argent. nitricum-Lösungen in die Blase blutstillend, indem sie die Geschwulstoberfläche verschorfen (100 ccm von 1:500 — 10 ccm 1:100 Argent. nitr.). Helfen diese Maßnahmen nicht, so hilft gelegentlich der Verweilkatheter, der aber den großen Nachteil hat, die Blase zu infizieren, was besonders beim Karzinom eine sehr schwere Komplikation bedeutet.

Für die Papillome kommt heutzutage für die radikale Therapie als Methode der Wahl die endovesikale Operation in Frage. Die blutige Operation durch Sectio alta spielt nur noch da eine Rolle, wo die endovesikale Technik fehlt und in einzelnen Ausnahmefällen. Es gelingt ja leicht aus der eröffneten Blase die der Schleimhaut aufsitzenden Papillome zu entfernen, aber man hat mit größter Wahrscheinlichkeit Rezidive zu erwarten. Durch die operative Traumatisierung der Schleimhaut entstehen Impfmetastasen. Diesen Impfmetastasen gegenüber entschließt man sich nicht leicht zu einem neuen Eingriff, solange die Metastasen klein sind und keine Symptome machen. Das gilt für die Operation auch bei kleinen primären Tumoren; man entschließt sich nicht zur Sectio alta bei einem kleinen Zottenpolyp, sondern wartet ab, bis vielleicht multiple Tumoren da sind.

Der endovesikalen Methode fehlen diese Nachteile. Man wird möglichst frühzeitig eingreifen, man wird sich nicht scheuen, ein Rezidiv, solange es noch sehr klein ist, in Angriff zu nehmen. Die Methode verlangt keine Narkose, sie involviert kein Krankenlager, sie ist in geeigneten Fällen ambulatorisch auszuführen.

Die frühere von Nitze eingeführte Operationsmethode mit Schlinge und Kauter erforderte große technische Fertigkeit und war auch nicht leicht an allen Stellen der Blase anzuwenden. Die Methode der intravesikalen Elektrokoagulation oder Thermokoagulation verlangt viel weniger technische Fertigkeit. Sie ist von Beer eingeführt und besteht darin, daß in den Tumor durch eine mit dem Ureterenzystoskop an Ort und Stelle gebrachte Sondenelektrode der hochfrequente Strom eingeleitet wird, der die berührten Tumorteile durch Koagulationsnekrose zum Absterben bringt. Wenn man mit der Sonde an den Stamm der Zotten oder des Tumors gelangt, so stirbt alles peripher von der Brennstelle gelegene Gewebe ab. — Größe und Multiplizität der Tumoren sind keine Gegenindikation, wenn man die Anzahl der Behandlungen vermehrt. Joseph hat empfohlen neben der Elektrokoagulation auch die Chemokoagulation zu verwenden, bei welcher durch einen Ureterkatheter unter zystoskopischer Kontrolle der Tumor mit konzentrierter Trichloressigsäure begossen wird.

Ich persönlich bin immer mit der Thermokoagulation ausgekommen und habe damit große und multiple Papillome entfernen können. Die Resultate sind ausgezeichnet, denn nach der endovesikalen Methode sind die Rezidive nicht so häufig und man kann sie sofort bei ihrem Auftreten in Angriff nehmen.

Man erlebt es nicht mehr, daß ein Jahr nach einer Zystotomie für einen kleinen Zottenpolypen die ganze Innenwand der Blase von multiplen Polypen bedeckt ist. Die Prognose der endovesikalen Behandlung ist eine sehr gute; nach meinen Beobachtungen hören die Rezidive bei den Patienten gewöhnlich auf. Ich habe unter etwa 50 Papillomfällen, die ich endovesikal behandelt habe, nur einmal ein Karzinom auftreten sehen bei einer älteren Frau, bei der ich einige Jahre vorher gutartige Papillome entfernt hatte.

Für die Frage der radikalen Therapie sind die gutartigen Papillome von den Karzinomen zu scheiden.

Für maligne Tumoren kommt nur die Sectio alta in Frage mit Resektion der Blasenwand. Für den Erfolg der Operation ist der Sitz und die Ausdehnung des Tumors maßgebend. Während Tumoren, die im Vertex sitzen, relativ leicht mit einem Stück der Blase radikal zu entfernen sind, gilt das nicht für Tumoren im Fundus, die die Uretermündungen oder die Prostata mitergriffen haben, und Karzinome sitzen meist im Fundus. Für solche Fälle sind sehr eingreifende Operationen nötig, wie Resektionen großer Teile der Blase oder die Totalexstirpation derselben. Bei solchen Eingriffen bildet die Versorgung der Ureteren die Hauptschwierigkeit. Die Prognose dieser Eingriffe ist eine sehr ernste, die des Erfolges eine sehr fragliche. Man zieht deshalb beim Blasenkarzinom, wenn die Lage des Tumors für eine Radikaloperation nicht günstig ist, palliative Eingriffe vor. Am meisten Erfolg scheint die von Joseph warm empfohlene Chemo- und Thermokoagulation zu versprechen. Radium-Mesothorium- und Röntgenbehandlung geben keine oder sehr unsichere Resultate und verschlimmern oft die Situation. Auch die Erfolge der Zystostomie mit Ableiten des Urins durch eine suprapubische Fistel sind vorübergehend. Zum sicheren Ruhigstellen der Blase muß die Pyelo- oder Ureterostomie doppelseitig gemacht werden.

5. Nervöse Erkrankungen der Blase.

a) Allgemeines.

Bei Besprechung der allgemeinen Symptomatologie der Blasenerkrankungen ist darauf hingewiesen worden, daß sämtliche Symptome lokaler Erkrankungen, soweit sie die Funktion der Blase betreffen, gelegentlich auf rein nervöser Basis entstehen, also eines objektiven Substrates entbehren können. — Umgekehrt folgt aus dieser Tatsache, daß wir erst dann eine nervöse Blasenerkrankung diagnostizieren dürfen, wenn wir sicher sind, daß der Urin von normaler Beschaffenheit ist, daß die Blase zystoskopisch einen normalen Befund ergibt und daß auch von keinem der benachbarten Organe, die reflektorisch die Blasenfunktion beeinflussen können, ein Reiz auf das Organ ausgeübt wird (Nieren, weibliche und männliche Sexualorgane, Mastdarm usw.). Im einzelnen Falle ist es natürlich oft sehr schwierig zu entscheiden, ob eine geringe anatomische Veränderung (Cystitis colli, leichte Prostatitis, Lageveränderung des Uterus usw.) wirklich die Ursache der Störung der Blasenfunktion ist oder nicht, oder ob der anatomische Befund nur etwas Zufälliges darstellt. Hier kann nur die richtige Abwägung des lokalen anatomischen und des allgemein nervösen Zustandes, evtl. der Erfolg einer eingeschlagenen lokalen oder allgemeinen Therapie Aufklärung bringen. Jedenfalls ist für jeden Fall eine exakte Lokaluntersuchung vonnöten, aber eine nur zögernde und vorsichtige Anwendung lokaler Therapie.

Auf der anderen Seite muß man sich hüten, bei patenter neuropathischer Konstitution oder bei entwickelter spinaler Erkrankung eine Blasenaffektion von vornherein auf die Erkrankung des Nervensystems zurückführen zu wollen. Erst die exakte lokale Untersuchung wird ergeben, ob dem so ist, denn eine Zystitis kann bei einer nervösen Frau oder eine Prostatahypertrophie bei einem Tabiker vorkommen. Man stelle deshalb immer nur nach vollständiger lokaler und allgemeiner Untersuchung die Diagnose auf ein nervöses Blasenleiden.

b) Verhalten der Blase bei Rückenmarksaffektionen.

Die Erscheinungen an der Blase nach Läsion des Rückenmarks sind bei Besprechung der allgemeinen Symptomatologie erwähnt worden.

Man hat versucht, aus dem Auftreten und aus der Art des Verlaufes der Blasenstörungen diagnostische Schlüsse zu ziehen auf die Stelle der spinalen Affektion. Aber die Deutung der Symptome ist eine ungemein schwierige, werden nicht die anderen nervösen Störungen mit in die Betrachtung gezogen. Aus dem Verhalten der Blase allein ist nicht allzuviel zu folgern (Müller, Frankl-Hochwart, Oppenheim, Raymond und O. Zuckerkandl, Dennig).

Was die Art und die Häufigkeit des Vorkommens von Blasenstörungen bei den einzelnen Rückenmarkserkrankungen anbetrifft, so steht in erster Linie die Tabes dorsalis.

Bei der Tabes gehören die Blasensymptome oft zu den ersten Symptomen und sind sehr ausgeprägt, in anderen Fällen fehlen sie auch ganz. Nach von Frankl-Hochwart und O. Zuckerkandl kommt in $60^0/_0$ der Fälle mit Blasensymptomen eine Herabsetzung des Harndranges vor. Ungefähr ebenso häufig ist Inkontinenz. Meist handelt es sich um nokturne Form, oft aber auch um diurne in Form von Nachträufeln oder von Harndurchbruch in kleineren Quantitäten gelegentlich mit Dranggefühl, dem die Entleerung sofort folgt (Incontinentia falsa) oder auch ohne ein solches. Diese Störungen sind die Folge der Unterbrechung sensibler Bahnen und stimmen nach Dennig mit den Folgen der Durchschneidung der hinteren Wurzeln bei Tieren völlig überein.

Auch gesteigerter und falscher Harndrang kommt vor und häufig dysurische Beschwerden. Partielle Retention ist in fast allen Fällen vorhanden, totale kommt als transitorisches oder konstantes Symptom auch vor. Blasenschmerzen sind selten, können aber gelegentlich in Form von Krisen in der heftigsten Art auftreten.

Das gleiche Verhalten gilt für die progressive Paralyse mit tabischen Symptomen.

Das seltene Vorkommen von Blasensymptomen bei anderen Systemerkrankungen ist im allgemeinen Teil (S. 1985) erwähnt.

Bei den diffusen Rückenmarkserkrankungen nimmt in bezug auf Blasenstörungen die multiple Sklerose den ersten Rang ein. Hier gehört Retardation der Miktion oft zu den ersten Symptomen und ist dann ein sehr wichtiges Unterscheidungsmerkmal der Hysterie gegenüber. Bei der entwickelten Krankheit kommt erschwertes Urinieren in etwa $^1/_3$ der Fälle vor, in $10^0/_0$ Harndurchbruch, selten Harnträufeln, gesteigerter Harndrang. Auch bei Pseudosklerose kommen ähnliche Symptome zur Beobachtung und bei der diffusen Sklerose in $^4/_5$ der Fälle (Berger, Frankl-Hochwart).

Bei der Syringomyelie sind Blasenstörungen relativ selten und dann meist in Form von partieller Retention infolge von vermindertem Harndrang oder von Sphinkterspasmen oder Inkontinenz. Verlust der Sensibilität der Schleimhaut der Blase erklärt die Störungen der Blasenfunktion, die zur Beobachtung kommen.

Bei Rückenmarkstumoren sind im paraplegischen Stadium Blasenstörungen in typischer Weise vorhanden. Gesteigerter Harndrang soll selten auch ein Initialsymptom sein. Deutliche Unterschiede in der Art der Miktionsstörungen sind aber nicht erkennbar, gleichgültig ob es sich um einen Tumor des Conus terminalis oder um eine höhere Querschnittsaffektion handelt.

Bei der Myelitis entsprechen die Blasenfunktionsstörungen denjenigen bei der Kompressionsmyelitis geschilderten.

Bei den diffusen Rückenmarksaffektionen sekundärer Natur, von Wirbelläsionen und Affektionen der Rückenmarkshäute ausgehend (Meningitis und Pachymeningitis in ihren verschiedenen Formen), steht die Störung der Blasenfunktion oft im Vordergrund, ohne sich aber in ihrer Erscheinung — gegenüber den bei Tabes geschilderten Formen auszuzeichnen: Selten Steigerung des Harndrangs, meist Verschwinden desselben, partielle und totale Retention, Schwierigkeit der Emission, Inkontinenz; gelegentlich ist Sphinkterspasmus nachzuweisen.

Es scheinen auch selten isolierte Erkrankungen der Gegend der Blasenzentren (2. bis 5. Sakralsegment) vorzukommen, die zu Urinretention und Inkontinenz führen; so in einem Falle Frankl-Hochwarts Erweiterung des Zentralkanals und axonale Degeneration der dorsolateralen Vorderhornzellen (s. auch Mattauschek). Fuchs hat speziell darauf aufmerksam gemacht, daß man nicht nur bei ausgesprochener Spina bifida, sondern auch bei sakrokokzygealen Narben und Fisteln und bei Spina bifida oculta Störungen der Blasenfunktion beobachtet, Zeichen einer minderwertig angelegten Wirbelsäule und Minderwertigkeit des entsprechenden Rückenmarksabschnittes (Myelodysplasie). Bei Inkontinenz, Retention und Enuresis soll deshalb immer in dieser Richtung untersucht werden, obschon gerade bei Enuresis der Zusammenhang der beiden Affektionen nicht immer sicher ist.

v. Lichtenberg hat in 2 Fällen von Spina bifida occulta lumbosacralis die operative Autopsie ausgeführt, die uns über die anatomischen Verhältnisse in solchen Fällen von Inkontinenz orientiert und gezeigt, daß das Krankheitsbild ein typisches ist und die Therapie eine chirurgische sein soll.

c) Zerebrale Blasenstörungen.

Zerebrale Blasenstörungen werden einmal beobachtet bei benommenem Sensorium; das Wichtigste darüber findet sich im Kapitel über allgemeine Symptomatologie S. 1985. Die Blasenstörung tritt unter dem Bilde der Retention auf, die häufig von Incontinentia paradoxa gefolgt wird oder von Harndurchbruch.

Bei freiem Sensorium sind es hauptsächlich raumbeschränkende zerebrale Prozesse (Blutung, Tumoren, Abszesse) oder Traumen des Gehirns, die zu Blasenstörungen führen. Dabei handelt es sich meist um Unvermögen, den Sphinkter zu erschlaffen. Besonders nach den Kriegserfahrungen scheint es sicher zu sein, daß nur doppelseitige zerebrale Schädigung zu Blasenstörungen führt (Kleine). Das Zentrum liegt beiderseits im Parazentrallappen in der Gegend des Fußzentrums, und die beiden Zentren bilden eine funktionelle Einheit. Auch auf subkortikalem Wege — das Zentrum wird in den Hypothalamus verlegt — entstehen Blasenstörungen (Frankl-Hochwart, Czyhlarz-Marburg, Goldmann, Hamburger, Dennig).

d) Blasenstörungen durch Erkrankung des peripheren Nervenapparates.

Bei Polyneuritis sind Störungen der Blasenfunktion beobachtet worden (bei alkoholischer und diphtherischer Polyneuritis). Ob aber dieselben mit Sicherheit auf den neuritischen Prozeß zurückzuführen sind, steht nicht fest, da bei der histologischen Untersuchung nur in vereinzelten Fällen Intaktheit des Rückenmarks konnte nachgewiesen werden (Remak).

e) Blasenstörungen bei Psychoneurosen.

Bei der Neurasthenie sind Blasenstörungen sehr häufig. Das häufigste Symptom ist die Pollakisurie durch Steigerung des Harndrangs, die auf eine Überempfindlichkeit der Blase gegenüber Dehnung zurückzuführen ist, obschon für diese Fälle typisch ist, daß bei der Kapazitätsbestimmung diese innerhalb der normalen Grenzen fällt. Auffällig ist meistens eine Hyperästhesie des prostatischen Teils der Harnröhre mit Neigung zu Sphinkterkrampf. Die Pollakisurie kann unter den verschiedensten Formen auftreten, oft nur zu bestimmten Zeiten oder bei besonderen Gelegenheiten, oft nur bei Tage, gelegentlich aber auch bei Tag und bei Nacht oder nur in der Nacht. Manchmal handelt es sich auch nur um Angst vor der Pollakisurie.

Sehr häufig kamen während des Kriegs funktionelle Störungen der Blase zur Beobachtung, als Enuresis, Inkontinenz, Pollakisurie. Die Mehrzahl der Erkrankten waren Prädisponierte unter den Soldaten und unter der Zivilbevölkerung. Als auslösendes Moment kommt bei den ersteren Erkältung, Überanstrengung und Unterernährung, bei den letzteren mangelhafte Ernährung mit zuviel Kohlehydraten und Kochsalz und dadurch bedingte Polyurie in Frage (Mohr, Naber, Hülse, Sieber, Weitz usw.). Wie bei der Enuresis ist auch bei diesen Affektionen die Auffassung über die Natur des Leidens eine verschiedene, indem die einen die Störungen in den kortikalen und subkortikalen, die anderen in den peripheren Zentren suchen. Deshalb auch die verschiedenen Standpunkte in der Therapie (s. unten).

Von verschiedenen Autoren sind auch Manometerversuche an diesen Kranken gemacht worden (Stavianicek, Rothfeld und Sumegi, Adler, Schwarz), die zeigen, daß in solchen Fällen bald abnorme Druckverhältnisse in der Blase vorhanden sind, bald auch nicht. Dieser scheinbare Widerspruch ist so zu erklären, daß der Harndrang in weiten Grenzen unabhängig vom Innendruck in der Blase vom Füllungszustand des Organs abhängt. Die Detrusorübererregbarkeit, charakterisiert durch häufige Miktionen, kleine Kapazität und evtl. Trabekelblase kann also ohne Vermehrung des intravesikalen Druckes bestehen (Schwarz).

Häufig ist auch das sog. Nachträufeln; die letzten Urinportionen können nicht mit der nötigen Kraft herausbefördert werden, sondern tropfen nach beendeter Miktion langsam und spät heraus und kommen deshalb oft in die Beinkleider. Nicht selten kommt eine Schwachheit des Urinstrahls zur Beobachtung, häufig auch sind Neurastheniker nicht imstande, in Gegenwart anderer Personen oder an bestimmten Orten zu urinieren. Manchmal sind ganz besondere äußere Umstände nötig, damit die Miktion geht. — Eigentliche Inkontinenz oder Retention sind bei der Neurasthenie Ausnahmen.

Neben diesen funktionellen Störungen sind sensible Anomalien sehr häufig und treten in Form von Schmerzhaftigkeit verschiedener Qualität (Brennen, Stechen, Ziehen usw.) in der Harnröhre und der Harnblase auf. Sehr häufig kombinieren sich diese Anomalien mit sexuellen Beschwerden und treten mit besonderer Häufigkeit bei nervös veranlagten Männern nach oder mit Gonorrhöe oder als Folge von lange Zeit ausgeführter unnormaler oder überanstrengender sexueller Tätigkeit auf. Man erlebt es sehr häufig, daß Patienten, die bei der Konsultation über Miktionsschmerzen klagen, an Impotenz leiden und die ersteren Beschwerden vorschützen, um den Arzt zu konsultieren und von ihm erwarten über ihre sexuellen Anomalien beraten zu werden.

Die Hysterischen zeigen seltener Symptome von seiten der Blase als die Neurasthenischen. Sehr typisch für Hysterie ist die totale Retention, die, bei Frauen vorkommend, oft für längere Zeit den Katheterismus nötig macht. Pollakisurie, partielle Retention, Retardation der Miktion, Nachträufeln sind bei der Hysterie relativ seltene Erscheinungen. Das gleiche gilt von der Inkontinenz. Relativ häufig beobachtet man aber bei Frauen Formen von hochgradiger Schmerzhaftigkeit der Miktion und von Schmerzen, die in die Urethra lokalisiert werden und in Form von Neuralgien auch zwischen den Miktionen vorhanden sind und oft mit Pollakisurie einhergehen.

Die Enuresis infantium ist ein bei Kindern weit verbreitetes Übel, das dadurch charakterisiert ist, daß die davon Betroffenen nachts im Schlafe unbewußt ihre Blase im Strahl entleeren, obschon der Harn und die Harnorgane, soweit wir das beurteilen können, normal sind. Fälle, bei denen die Enuresis Symptom eines lokalen Leidens (Stein usw.) oder eines allgemeinen Leidens (Polyurie, juvenile Tabes) ist, gehören nicht hierher. — Neben der Enuresis nocturna kommt auch eine diurna vor; in seltenen Fällen leiden Kinder mit Enuresis auch bei Tage an Pollakisurie.

Die Enuresis ist in vielen Fällen von der Zeit, da das Kind physiologischerweise nachts das Bett näßte, durch ein Intervall mit normalem Verhalten getrennt; manchmal auch nicht. Meist tritt sie ohne äußeren Grund auf, bald regelmäßig, jede Nacht, selten nur sporadisch; im Winter kommt das Bettnässen bei den davon betroffenen Kindern häufiger als im Sommer vor. — Die Affektion verliert sich oft im Kindesalter, selten persistiert sie über die Pubertätszeit hinaus. In seltenen Fällen beobachtet man bei sonst normalen älteren Kindern oder Erwachsenen vorübergehendes Bettnässen nach großen Ermüdungen oder nach sexuellen Aufregungen.

Die Enuresis kommt bei Knaben etwas häufiger vor als bei Mädchen.

Die Ursache der Enuresis ist in einer funktionellen Anomalie des Inner-vationsapparates der Harnblase zu suchen und alle somatischen und nervösen Störungen, die man bei Bettnässern beobachtet und für die Affektion ver-antwortlich gemacht hat, disponieren wohl nur oder sind zufällige Befunde. Wenn auch die Mehrzahl der Bettnässer nervöse, oder anämische oder schwäch-liche Kinder sind, so beobachtet man doch andererseits wieder körperlich und geistig durchaus normale, die an dem Übel leiden. Auch ist zu betonen, daß viele Kinder oft durch das Übel und die ihm anhaftenden Unannehmlichkeiten, Strafen, ärztliche Behandlungen nervös werden und daß andererseits in der Tatsache, daß durch eine Phimosenoperation oder die Entfernung einer Rachen-mandel die Enuresis beseitigt wird, kein Beweis liegt, daß ein direktes Ab-hängigkeitsverhältnis zwischen den zwei Affektionen bestand. Der suggestive Einfluß irgend eines operativen Eingriffs genügt, eine Enuresis zu beseitigen, und auf der anderen Seite beseitigen solche Operationen oft genug eine Enuresis nicht.

Von psychiatrischer Seite wird die Ursache der Enurese in rein psychogenen Momenten gesucht. Nach Klaesi resultieren die Vorstellungen und Gefühle, die ins Körperliche übertragen Enuresis zur Folge haben, aus Angstzuständen verschiedener Natur (Ansteckung durch einen Bettnässer) oder es sind Schuld-gefühle (Onanie), welchen das Bettnässen als Schuldersatzhandlung zur Äußerung verhilft. In vielen Fällen ergibt allerdings auch die psychische Analyse der Fälle ein negatives Resultat und das Nässen wird dann als schlechte Gewohn-heit oder Erziehungsfehler gedeutet oder als Folgeerscheinung z. B. des Pavor nocturnus.

Es sei hier nur an die Reihe der verschiedensten lokalen und allgemeinen Affektionen erinnert, die für die Entstehung der Enurese von Bedeutung sein sollen: Anomalie der Harnröhrenmündung, Phimose, Balanitis, Vulvitis, Ekzeme der Genitalgegend, Fissuren und Polypen im Mastdarm, Hernien und Hydrozelen; von fernergelegenen: Tonsillarhyper-trophie, adenoide Vegetationen, Dyspepsie; von allgemeinen: Rachitis, Anämie, Skrofulose, nervöse hereditäre Dispositionen. Häufig scheinen Onanisten an Enuresis zu leiden, in seltenen Fällen (Monro) ist direkte Heredität beobachtet worden; auch Schulepidemien von Enuresis sind beschrieben (Thiemich).

Bei der lokalen Untersuchung der Bettnässer ist man auf die verschiedensten Befunde gekommen, bald wurde eine Schwäche, bald eine Reizbarkeit des Sphinkters gefunden und am Detrusor wurden gleiche Beobachtungen gemacht; auch permanente Distension der Blase wurde beobachtet. Demnach ist auch die Auffassung über die Art der Innervationsstörung eine verschiedene: die einen nehmen einen zu geringen Sphinktertonus und die anderen einen gesteigerten Detrusortonus an. Man wird wohl für viele Fälle nicht fehlgehen, wenn man annimmt, daß das Gleichgewicht im Tonus der zwei Muskelgruppen im Schlafe und selten auch bei Tage gestört ist, so daß der Schließmuskel dem Detrusor nachgibt, bevor das Gefühl des Harndrangs die nötige Höhe erreicht hat, um den Schlaf zu stören. So erklärt sich auch die diurne Enuresis; und für die nächtliche kommt dazu, daß die meisten Enuretiker einen abnorm tiefen Schlaf haben.

Beim schweren epileptischen Anfalle ist die Enuresis relativ häufig; sie wird öfters bei nokturnen als bei diurnen Anfällen beobachtet. In seltenen Fällen kommt eine diurne oder nokturne Enuresis mit leichtem Schwindel, eine Forme fruste von Epilepsie vor; in solchen Fällen kann die Diagnose große Schwierigkeiten bereiten. Auch in der Aura des epileptischen Anfalls kommen gelegentlich abnorme Empfindungen in der Blase und Harnröhre zur Perzeption. Auch beim Tic général ist unwillkürlicher Harnabgang be-obachtet worden, bei der Tetanie Retentio urinae (Hagenbach).

Die **Therapie** der nervösen Blasenaffektionen ist in erster Linie die des Grundübels, der Hysterie, Neurasthenie usw. Für die Affektion bei spinalen Erkrankungen kommt der Katheterismus in Frage, wenn Retention vorhanden ist, bei hysterischer Retention ist im Gegenteil der Katheter zu vermeiden und dafür mit Suggestion zu behandeln. — Man sei besonders bei der Hysterie mit lokaler Therapie vorsichtig; bei der Neurasthenie wird man mit Sondierungen bei Pollakisurie und vor allem mit der Elektrizität oft Gutes erreichen. Alle Arten von Elektrizität, verbunden mit der nötigen Verbalsuggestion, können dabei gute Dienste leisten. Auch hydrotherapeutische Applikationen leisten Vorzügliches (warme und kühle Überschläge auf Damm und Blase, Wickel, Sitzbäder, Halbbäder, Duschen verschiedener Form und Temperatur usw.). Allgemeine Regeln für die Verwendung dieser Applikationen gibt es nicht: es handelt sich darum, nach der Lage des Falles und nach der Individualität zu individualisieren. Von Medikamenten seien erwähnt: Kalziumpräparate (Calcium Sandoz, Calcium lacticum, Afenil intravenös) bei Pollakisurie Papaverin, Belladonnapräparate, Antipyrin und ähnliche Mittel bei Sphinkterkrampf und bei den oben genannten Affektionen. Die Hauptsache wird immer sein, den Kranken exakt zu untersuchen und nach Feststellung der nervösen Natur des Harnleidens den Kranken psychotherapeutisch evtl. mit Unterstützung durch lokale Maßnahmen zu beeinflussen.

Sehr wichtig ist das Aufdecken sexueller Mißbräuche und Anomalien bei Männern und bei Frauen. Bei Jugendlichen des Onanismus, bei Erwachsenen von Coitus interruptus, und allen möglichen Formen von sexuellen Schwächezuständen, die sich hinter funktionellen Blasenstörungen verstecken. Der Kranke liebt es in solchen Fällen, dem Arzt seine Blasenstörungen spontan mitzuteilen und die sexuellen Anomalien aber erst auf Befragen zu gestehen. — Für solche Fälle ist der therapeutische Weg gegeben.

Für die Enuresis sollen noch einige spezielle Maßnahmen angegeben werden. In erster Linie ist der Allgemeinzustand der Kinder möglichst zu bessern, daneben ist psychotherapeutische Aufklärung und erzieherische Beeinflussung von größter Bedeutung. Dann sind diätetische Maßnahmen von Bedeutung, wie wasserarme Kost vor dem Zubettegehen; die Kinder sollen zwei Stunden nach dem Zubettegehen geweckt und zur Leerung der Blase angehalten werden. Bei Kindern, die an abnorm tiefem Schlaf leiden, wird empfohlen, einen Mittagsschlaf zu verordnen, sie nachts 2—3mal zu wecken, ihnen Gegenstände auf dem Rücken zu befestigen, die sie bei Bewegungen aus dem Schlafe wecken usw. Von Medikamenten wird empfohlen das Strychnin respektive die Nux vomica, die Belladonna, die Tinctura Rhoïs aromatica, das Chloralhydrat, die Camphora monobromata, das Physostigmin salicylicum, je nachdem man an eine Hyperfunktion des Detrusor oder an eine Dysfunktion des Sphinkter denkt. Von lokalen Applikationen ist viel gebraucht die Faradisation (Elektroden am Bauch und Perineum evtl. im Mastdarm, evtl. in der Blase). Von einzelnen Autoren wird die Massage des Sphinkter (ab ano oder ab vagina) gerühmt. In hartnäckigen Fällen wird man zu Behandlungen der Harnröhre seine Zuflucht nehmen: Sondendilatation der Urethra, bei Knaben mit elastischen, bei Mädchen mit Metallinstrumenten evtl. regelmäßigem Katheterismus, Höllensteineinspritzungen in die hintere Harnröhre, Spülungen der Blase mit einer indifferenten Lösung oder mit einem reizenden Medikament, alles Eingriffe, die ein Empfindlichmachen der Blasenschleimhaut und des Sphinkters bezwecken.

Von neurologischer und psychotherapeutischer Seite wird jede medikamentöse und lokale Therapie zurückgewiesen und das Leiden rein auf psychischem

Wege zu behandeln gesucht, was geschehen kann durch erzieherische Beeinflussung, durch Suggestion, durch Psychoanalyse und durch Hypnose.

Auch größere Eingriffe, die in schweren Fällen von Enuresis besonders bei älteren Individuen wohl berechtigt sind, kommen gelegentlich zur Anwendung: 1. bei Frauen, Vaselineinjektionen nach Gersuny zwischen Vaginalwand und Urethra. Die Methode soll sehr gute Resultate ergeben. 2. Epidurale Injektionen nach Cathelin in den Kreuzbeinkanal. Die Einspritzung wird mit 5—20 g physiologischer Kochsalzlösung gemacht, welche durch die Membrana obturatoria in den Sakralkanal, also auf die Cauda equina gespritzt werden (Hirsch, Sieber). Die Methode scheint gelegentlich sehr Gutes zu leisten; allgemein findet sie aber nicht Anerkennung; sie hat auch in der Behandlung gewisser neurasthenischer Blasenbeschwerden Erfolge aufgewiesen.

Aus diesem therapeutischen Arsenal ist in jedem Fall das Richtige auszuwählen. Oft hilft die verbale Suggestion, gelegentlich hilft alles nicht. Daß die Kriegsenuretiker besonders leicht zu heilen waren, ist bei der Entstehungsart des Leidens und bei der Tatsache, daß es sich um Erwachsene handelt, sehr plausibel. Deshalb auch die vorzüglichen Resultate in den verschiedenen Publikationen mit den oben angegebenen Methoden. Bei Kindern liegen die Verhältnisse anders; je kleiner sie sind, um so schlechter die Erfolge der Therapie.

6. Verschiedenes.

Erworbene Lageveränderungen der Harnblase geben sehr häufig Veranlassung zu Miktionsstörungen. Bei der Frau ist es hauptsächlich der Vorfall der Scheide und des Uterus, welche die Blase mit nach unten ziehen (Zystozele) und manchmal so hochgradig nach unten dislozieren, daß die Harnröhrenmündung den höchsten, die Vertex der Blase den tiefsten Punkt darstellt. Der gravide und der stark anteflektierte und myomatöse Uterus drängen die Blase nach oben und verlängern die Urethra. Exsudate und Narben des Parametrium drängen die Blase zur Seite und hindern sie in ihrer Beweglichkeit. Die Portio des retroflektierten Uterus drückt auf den Fundus der Blase, der retroflektierte gravide Uterus macht Retention und schädigt durch Druck die Blase hochgradig. Nur bei der Frau kommt auch der Vorfall der invertierten Blase durch die Urethra vor, manchmal schon im ersten Lebensjahr und führt zu Inkontinenz und schweren entzündlichen Komplikationen.

Beim Manne, viel seltener bei der Frau kommen Blasenhernien (inguinale, selten krurale) zur Beobachtung. Selten verlaufen diese ohne Blasensymptome, manchmal mit undeutlichen, oft aber mit schweren Störungen (Retention, Dysurie).

Im Anschluß an den Blasenvorfall durch die Urethra sei auch des Vorfalls von Ureterzysten durch die Harnröhre erwähnt, der als seltene Affektion nur bei Frauen zur Beobachtung kommt. Solche Ureterzysten, die, wenn sie nicht vorfallen, durch die zystoskopische Untersuchung zu diagnostizieren sind, machen durch Stauung nach oben Hydround Pyonephrosen und in der Blase Miktionsstörungen (Englisch).

Aktive und passive Hyperämie und Lymphstauung geben in der Blase zu typischen Veränderungen Veranlassung, die das anatomische Substrat für gewisse Reizsymptome abgeben mögen und zystoskopisch interessante Bilder liefern. Die aktive Hyperämie kommt als Vorstufe der Entzündung vor, man sieht sie bei Bakteriurie, bei Überdehnung der Blase, nach langer Untersuchung und bei graviden Frauen im Fundus, passive Hyperämie — Erweiterung der Venen — hauptsächlich in der Gravidität. Man spricht in ausgesprochenen Fällen von Varizen oder Blasenhämorrhoiden. Außerhalb der Gravidität ist die Affektion selten, kommt aber auch bei Männern vor (nach typhöser Thrombophlebitis der Vv. iliacae in einem Falle meiner Beobachtung) und führt in seltenen Fällen zu intensiven Blutungen (Dittel, Proust).

Infolge von Stauung entsteht auch Ödem der Blasenwand, teils mehr universelles z. B. nach gynäkologischen Operationen mit Schädigung der Blase, teils lokalisiertes unter dem Bilde des Oedema bullosum, das sich im Zystoskop unter der Form transparenter traubenartiger Bildungen präsentiert und bei Strikturen der Harnröhre oder chronischer lokalisierter Entzündung oder bei Tumoren der Prostata um die vesikale Urethralmündung sitzt, sich gelegentlich an einer erkrankten Uretermündung findet, oder an einer Stelle der Blasenwand, wo eine Fistel sich bildet oder ein Karzinom einbricht. Die Affektion hat symptomatische Bedeutung.

Die Entozoen der Harnblase haben nicht sowohl bei uns als in den Tropen eine große Bedeutung. (Siehe auch Blutkrankheiten in Band 4/1.)

Die größte Bedeutung hat die in Ägypten endemische und durch Trinken des Nilwassers und durch Waten in demselben übertragene Infektion mit Distoma haematobium (Bilharziosis). Das portale und hämorrhoidale Venensystem enthält Eier und Embryonen in Masse, die in die Gewebe der Blase einwandern und hier durch ihren irritativen Einfluß einesteils zur Entzündung Veranlassung geben, die einen proliferierenden Charakter hat und andererseits zur Bildung von gutartigen und bösartigen Tumoren (siehe unter Blasentumoren) führen. Aus dem alkalischen Urin bilden sich häufig Inkrustationen der Tumoren und freie Konkremente. Die subjektiven Symptome und die Veränderungen des Urins entsprechen denjenigen, die wir bei Zystitis und bei den Blasentumoren kennen gelernt haben, dazu kommt der konstante Befund von Eiern und Embryonen der Trematoden im Urin. Die Erkrankung ist nicht heilbar, vermieden wird sie durch Filtration des Trinkwassers (Goebel, Kutner).

Die Filaria sanguinis ist der Erreger der in den Tropen häufigen Hämatochylurie. Der Wurm (Nematode) lebt in den Lymphgefäßen des Abdomens, die durch die Embryonen verstopft werden, wodurch es zur Bildung von Lymphsäcken kommt, die in die Blase durchbrechen und so zum genannten Symptom führen. Der Harn enthält Blut, Lymphflüssigkeit und Filaria-Embryonen. Die Prognose der Affektion ist eine schlechte.

Echinokokken der Harnblase sind sehr selten: Manasse teilt zwei Fälle der Literatur mit. Echinokokken der Umgebung der Blase sind häufiger, perforieren aber sehr selten in die Blase. Typisch ist der Hydatidenbefund im Urin.

Syphilis der Harnblase ist eine relativ seltene Affektion; sie kommt im sekundären und tertiären Stadium vor. Die Symptome haben nichts Typisches. Es sind die der Zystitis, häufig mit Blutung. Zystoskopisch zeigt sich die Syphilis unter dem Bilde papulöser Infiltrationen, von Ulzeration und von tumorartigen Bildungen, die nichts Typisches an sich haben. — Die Diagnose ist aus dem positiven Ausfall der Wassermannschen Reaktion und dem Erfolg der spezifischen Therapie evtl. Spirochätenbefund zu stellen (Ledermann, Posner, Benda, Margoulies, Mac Gowan, Asch).

Das Ulcus simplex vesicae (Elusive Ulcer der Amerikaner) ist eine hauptsächlich bei Frauen vorkommende Affektion, die sich symptomatisch durch starke zystitische Beschwerden und Hämaturie charakterisiert. Zystoskopisch findet man eine oder mehrere flache Ulzerationen, denen ein Epitheldefekt und eine chronische Entzündung der Schleimhaut entspricht. Die Affektion ist nur durch Exzision oder Thermokoagulation heilbar. Über die bakteriologische Ätiologie der Affektion liegen noch keine zuverlässigen Berichte vor (Hunner, Kretschmer, Paschkis).

Entzündliche Prozesse in dem die Blase umgebenden Zellgewebe — (Perizystitis), Parazystitis, Phlegmone praevesicalis — gehen entweder von der Blase, oder der Prostata, den Samenblasen, oder von den weiblichen Genitalorganen, oder vom Darm aus. Es ist auch eine idiopathische Form der Phlegmone praevesicalis beschrieben (Englisch), die als Metastase eines ferngelegenen primären Infektionsherdes aufzufassen ist. Tuberkulose und infiltrierende maligne Tumoren führen besonders oft zur Perizystitis und Parazystitis und dann meist zu einer schwielig-lipomatösen Form. Anatomisch handelt es sich um entzündliche Infiltration des Zellgewebes um die Blase mit Ausgang in Schrumpfung oder mehr oder weniger rascher Eiterbildung, bald in Form von Abszessen, bald mehr in Form kleiner Erweichungsherde innerhalb des schwielig-ödematösen Gewebes. Gelegentlich, je nach der Art der Infektionserreger, kommen akuteste septische Phlegmonen vor oder jauchige Erweichungen des Gewebes. Fieber, manchmal sehr hohes, ist meist vorhanden.

Die Diagnose der Affektion stützt sich auf die Allgemeinsymptome, die Ätiologie und vor allem auf den palpatorischen Befund: Infiltrat in der Umgebung der Blase, das oberhalb der Symphyse evtl. ab ano zu tasten ist.

Der Verlauf ist ein mehr weniger akuter und führt in einzelnen Fällen ohne oder mit spontanem Durchbruch ohne Operation zur Heilung, während in den meisten Fällen ein chirurgischer Eingriff nötig ist. Meist muß auf suprapubischem Wege eingegriffen werden.

Das Verhalten der Blase ist ein verschiedenes. Oft geht der Prozeß von der kranken Blase aus, dann akzentuieren sich die Blasensymptome: der Miktionsakt wird häufiger und schmerzhafter. Manchmal geht aber umgekehrt durch Übergreifen des entzündlichen Prozesses oder durch Perforation die Entzündung aus dem perivesikalen Gewebe auf die Blase über und der Urin wird erst im Verlauf der Affektion trübe.

Endlich sind Retentionszustände in der Blase, für die ein anatomischer Grund nicht aufzufinden ist, zu erwähnen. Sie kommen sowohl bei Jugendlichen als bei Erwachsenen zur Beobachtung und gehen mit Enuresis, akuter Retention, Pollakisurie, Polyurie einher, wobei die Symptome oft nur einzeln vorhanden sind. Bei Kindern sind die Fälle zur Enuresis gerechnet worden, obschon sie jedenfalls ganz anderer Natur sind (Rochet und Jourdanet), bei Erwachsenen figurieren sie bei der Hypertrophie oder Atrophie der Prostata; man hat zur Erklärung Krampf des Sphinkters oder kongenitale Aplasie von Teilen des nervösen Apparates der Blase angenommen. Eine genauere Kenntnis der Fälle steht noch aus (Albarran und Noguès) (s. auch Blasenstörungen bei spinalen Affektionen). Solche oft stark distendierte Blasen haben eine große Prädisposition zur Infektion und solche relativ jugendliche Retentionisten bieten dann das Krankheitsbild von infizierten Prostatikern.

II. Erkrankungen der Prostata.

A. Allgemeines.

1. Anatomisches und Physiologisches.

Die Prostata umgibt die Harnröhre des Mannes bei ihrem Austritt aus der Harnblase. Sie hat die Gestalt einer Kastanie, ist etwa 15—25 g schwer. Sie besteht größtenteils aus Drüsensubstanz, welche die Harnröhre in ihrem Anfangsteil in Form einer breiten, vorn offenen Spange umgibt, die durch den Musculus prostaticus zum Ringe geschlossen wird. Dieser besteht im oberen Teil aus glatten Fasern, die im Zusammenhang mit dem Sphinkter vesicae stehen, im unteren Teil aus quergestreiften Fasern, die in den Sphinkter urethrae übergehen. Die Drüsensubstanz besteht aus kegelförmigen Läppchen, die zu beiden Seiten des Colliculus seminalis mit kurzen Ausführungsgängen in der Zahl von 20—30 in die Harnröhre münden. Der hintere obere Teil der Prostata wird von den beiden Ductus ejaculatorii durchbohrt, deren urethrale Mündung auf dem Colliculus seminalis liegt. Den Drüsenabschnitt, der zwischen den Duktus liegt, bezeichnet man als Mittellappen. Dieser Drüsenabschnitt ist besonders wichtig, weil aus ihm die Prostatahypertrophie entsteht. Die Drüsenlappen dieses Abschnittes münden oberhalb des Kollikulus und umgreifen auch seitlich verschieden weit die Harnröhre (Tandler und Zuckerkandl). Während die Drüsenlappen der anderen Teile der Prostata außerhalb der Urethralmuskulatur liegen, ihre Ausführgänge also diese Muskulatur durchdringen, liegen die oberhalb des Kollikulus mündenden Drüschen submukös. Die beiden Drüsenabschnitte sind auch entwicklungsgeschichtlich voneinander verschieden (v. Fischer und Orth). Man bezeichnet die ersteren als eigentlich prostatische, die letzteren als urethrale.

Nach hinten zu liegt die Prostata eng dem Mastdarm an, von ihm nur durch lockeres Bindegewebe getrennt, nach vorn der Symphyse, mit ihr durch den Plexus pudendalis verbunden.

Der Funktion nach ist die Vorsteherdrüse einesteils ein Ejakulationsorgan und am Schluß der Blase beteiligt und andererseits ein Sekretionsorgan. Das Sekret der Prostata enthält Eiweißkörper und Lezithin (Lipoide) und scheint auf die Spermatozoen eine bewegungsanregende und aktivierende Wirkung zu haben. Über die Bedeutung der inneren Sekretion der Prostata steht die Diskussion noch offen; es scheinen aber Beziehungen erregender Art zwischen Prostata und Hoden und Harnblase zu bestehen (s. Blum und Rubritius).

Auffällig ist der große Reichtum der Vorsteherdrüse an Nervenfasern. Die Nervi erigentes versorgen die Muskulatur, Fasern der Hypogastrici dienen als Sekretionsnerven. Von der Pars prostatica urethrae aus wird der imperiöse Harndrang ausgelöst, in der Pars prostatica liegen periphere Zentren für die Erektion.

2. Störungen der Prostatafunktion. Allgemeine Symptomatologie.

Die Störungen der sekretorischen Funktion der Prostata haben klinisch bis heute eine sehr geringe Bedeutung und sind noch wenig aufgeklärt.

Man hat durch Prostatektomie experimentell der Frage näher zu kommen versucht, aber bis jetzt noch keine übereinstimmenden Resultate erhalten (Haberern, Bartrina, Serrallach). Nach Posner führt Überproduktion und Retention des Lezithins zu aseptischer Prostatitis; bei Entzündungen der Drüse ist die Lezithinproduktion meist vermindert. In 30 Fällen von Prostatitis, die Goldberg untersuchte, war das 20 mal der Fall. Über die Beeinflussung der Facultas coeundi und generandi durch Erkrankungen der Vorsteherdrüse wird bei den funktionellen Sexualerkrankungen gesprochen werden.

Die Symptomatologie der Prostataerkrankungen deckt sich im wesentlichen mit den Erkrankungen der Harnblase und ist mit diesen besprochen worden. Die Prostata ist anatomisch so eng mit der Blase und der Harnröhre verbunden, daß ihre Veränderungen auf diese beiden Organe irradiieren, und durch ihre Lage und Funktion hat die Prostata eine so bedeutende Rolle für die Harnentleerung, daß ihre Erkrankungen sofort die Blasenfunktion beeinträchtigen. Vergrößerungen der Vorsteherdrüse bilden ein Hemmnis für die Blasenentleerung (partielle und totale Retention des Urins bei Vergrößerung durch Tumor oder Entzündung), Reizzustände und Entzündungen beeinflussen die Häufigkeit der Miktionsakte und verursachen die Symptome des Blasenkatarrhs. Sehr häufig haben diese Zustände auch einen Einfluß auf die Darmfunktion, indem Vergrößerungen ohne Reizzustände hemmend, Reizzustände dagegen anregend auf die Mastdarmfunktion wirken.

Wichtig ist es, die Bahnen zu kennen, auf denen die schmerzhaften Sensationen, die durch Prostataerkrankungen ausgelöst werden, ausstrahlen: Einmal ist es die Tiefe des Perineums und der Darm, dann der Penis, weiterhin die Kreuzbeingegend und oft die Innen- oder Hinterseite der Oberschenkel bis zum Knie hinab.

Unter Prostatorrhöe versteht man den außerhalb der Ejakulation erfolgenden Abgang von Prostatasekret durch die Harnröhre; er erfolgt meist am Ende der Defäkation oder der Blasenleerung (Defäkations- resp. Miktionsprostatorrhöe). Von der Spermatorrhöe wird der Zustand durch die mikroskopische Untersuchung des Sekrets (Lezithinkörner, Körnchenzellen) unterschieden. Als Ursache der Prostatorrhöe kommt Erschlaffung der muskulären Schlußapparate der prostatischen Ausführgänge bei Neurasthenikern und nach chronischer Prostatitis und Urethritis posterior und in seltenen Fällen vermehrte Produktion des Sekretes in Frage (Finger).

3. Allgemeine Diagnostik.

Die Diagnose der Erkrankungen der Prostata stellen wir aus dem rektalen Palpationsbefund, aus der Zystoskopie und aus der Untersuchung des Sekretes. In seltenen Fällen, bei Hypertrophie und bei Steinen, kann die Radiographie zur Diagnosenstellung in Frage kommen. (Siehe das Radiogramm S. 2019.)

Die Palpation geschieht in erster Linie vom Mastdarm aus, wobei der Kranke entweder auf dem Rücken liegt oder mit vornübergebeugtem Oberkörper steht oder sich in Knie-Ellenbogenlage befindet. — Die Palpation erstreckt sich auf die Größe, auf die Konsistenz und auf die Form. — Der Palpationsbefund der normalen Drüse ist kein einheitlicher; sowohl die Größe als die Konsistenz wechselt beim gesunden Mann innerhalb ziemlich weiter Grenzen. Vergrößerungen finden wir bei akuten Entzündungen, Abszessen, bei Hypertrophie und Tumoren. Die Konsistenz ist im allgemeinen vermehrt bei Entzündung, oft bei Hypertrophie, fast immer bei Tumoren. Azinöse Entzündungen verursachen körnige Beschaffenheit, Tuberkulose macht harte, kleinere oder größere Knollen oder verwandelt das ganze Organ in eine fluktuierende oder derbe Masse. Steine fühlen sich als sehr harte Stellen in der Drüse an. Sehr wichtig ist die bimanuelle Untersuchung der Drüse. Die normale Prostata ist von oben nicht zu tasten, aber schon geringe Hypertrophien sind bei nicht fetten Individuen suprapubisch zu tasten und bei ausgesprocheneren Fällen bekommt man bimanuell ein sehr deutliches Bild der Form und Größe des Tumors.

Die Länge respektive Höhe der Prostata können wir auch auf urethralem Wege bestimmen, entweder mit der elastischen Knopfsonde, indem wir uns die Länge des Weges von Meatus internus (Beginn des Widerstandes) bis zum Beginn der Pars membranacea (vom Anus festzustellen) merken, oder indem wir messen, um wieviel Zentimeter wir einen Katheter einführen müssen, von dem zuletzt angegebenen Punkte bis zum Moment, wo Urin aus der Blase fließt.

Über die Konfiguration des in die Blase vorspringenden Teiles der Prostata orientieren wir uns am besten mit dem Zystoskop. Normalerweise stellt sich der Übergang von der Blase in die Urethra zystoskopisch als eine Horizontale vor. Bei der Prostatahypertrophie hingegen, wenn die Drüse eine vesikale Entwicklung hat, springen die Seitenlappen oft als gewaltige Wülste vor, zwischen denen heraus man nach vorne mit dem Instrument wie durch eine Schlucht ins Blaseninnere sieht (s. Abb. 17). Seitlich und nach hinten blickt man über einen Wall ins Blaseninnere. Die Uretermündungen sind in einem Gesichtsfelde mit dem oberen Prostatarande zu sehen, was für Hypertrophie typisch ist, da unter normalen Verhältnissen diese Mündungen und die Übergangsfalte nicht in einem Gesichtsfeld eingestellt werden können. Von Schlagintweit und von Cathelin sind besondere Instrumente konstruiert worden, mit denen sich diese Verhältnisse genauer bestimmen lassen, obschon die Zystoskopie evtl. mit der Untersuchung durch eine Metallsonde kombiniert meist genügende Anhaltspunkte gibt.

Das Prostatasekret wird zur Untersuchung durch Massage gewonnen; oft fließt es dabei aus der Harnröhre nach außen; in relativ häufigen Fällen bleibt es aber in der Pars prostatica urethrae und fließt von da in die Blase. Damit Urethralsekret und Prostatasekret sich nicht mische, läßt man den Patienten in drei Gläser urinieren und massiert zwischen dem zweiten und dritten Miktionsakt die Prostata. Man kann evtl. auch die Blase vor der Massage mit Borwasser füllen und dann mit diesem die Harnröhre durchspülen lassen.

Die mikroskopische Untersuchung des erhaltenen Sekrets gestattet wertvolle Schlüsse auf die Erkrankung der Drüse. Bei Entzündung findet man Eiterkörperchen, oft Blutkörperchen, Tuberkelbazillen, Gonokkokken oder andere Bakterien; sehr häufig Epithelien, selten Corpora amylacea oder kleine Konkremente. Andere Veränderungen des Sekrets sind weiter oben erwähnt worden.

B. Spezielle Krankheiten der Prostata.

1. Entzündungen (Prostatitis).

Allgemeine Ätiologie. Die meisten Entzündungen der Vorsteherdrüse entstehen durch Fortleitung eines entzündlichen Prozesses aus der Urethra; die gewöhnliche Ätiologie ist die Gonorrhöe, denn nach verschiedenen Statistiken kompliziert sich diese Erkrankung in 60—85$^0/_0$ der Fälle mit Vorsteherdrüsenentzündung. Dabei handelt es sich anfänglich oft um Infektion mit Gonokokken, aber in den späteren Stadien der oft chronisch verlaufenden Affektion finden sich Gonokokken selten und dafür verschiedene Arten von Eiterkokken (Staphylokokken, Streptokokken; ich selbst fand in einem Falle neben Staphylokokken Sarzine, verschiedene Diplokokken, Stabbakterien usw.) (Notthaft, Wossidlo u. a.).

Neben der Gonorrhöe spielen andere infektiöse Prozesse der Urethra und der Blase eine Rolle. Für das Zustandekommen der Infektion spielen Traumen eine große Rolle, indem sie die Veranlassung werden zum Eindringen der Infektionserreger in die Prostata. Es sind nicht nur von außen wirkende Verletzungen und Kontusionen (Velofahrer), sondern viel häufiger solche urethraler Natur: Einführung von Instrumenten, unsauberer Katheterismus, endourethrale Eingriffe und nicht in letzter Linie sexuelle Überanstrengungen. Bei der Prostatahypertrophie ist in den Fällen, wo Zystitis besteht und katheterisiert wird, die Entzündung eine ganz gewöhnliche Komplikation.

Als besondere Form der Prostatitis wird die aseptische Form beschrieben, die bei sexuellem Abusus vorkommt und wohl durch die häufigen Kongestionen der Drüse verursacht wird (Masturbation, Coitus interruptus), wobei die oben angeführten, positiv chemotaktischen Eigenschaften des Lezithin eine Rolle mitspielen mögen (Posner).

Seltener, aber klinisch viel interessanter sind die Fälle spontan entstehender Prostatitis. Zur Beobachtung kommen Fälle mit klarer Pathogenese, die als Metastasen einer anderen Infektion sich entwickeln und auch bakteriologisch als solche zu erkennen sind und daneben Fälle mit unklarer Entstehungsart, bei denen die Frage offen bleibt, ob die Einwanderung der Bakterien auf urethralem Wege oder auf hämatogenem erfolgt ist. Die Fälle ersterer Art treten nicht so selten im Verlaufe folgender Affektionen auf: Pyämie, Typhus abdominalis, Variola, Pneumonie, Influenza, Angina, Furunkel, Phlegmone usw. Speziell auf Influenza-Prostatitis haben Wildbolz und Goldberg hingewiesen, die spontan entstehende Koli-Prostatitis (s. auch unter Zystitis) hat Suter genauer beschrieben.

Akute Prostatitis.

Pathologische Anatomie. Die leichteste Form der Prostatitis tritt als akuter Katarrh des Drüsenkörpers der Prostata auf; sie ist sehr häufig. Seltener stagniert das Sekret in den Drüsenlumina und führt zu intensiverer Entzündung, zur sog. follikulären Prostatitis, und zur Bildung eines kleinen Abszesses, der sich durch den Drüsengang in die Harnröhre entleert. Bei der parenchymatösen Prostatitis handelt es sich um einen Entzündungsvorgang in der ganzen Drüse, der mit verschiedener Intensität verlaufen kann. In den leichtesten Fällen handelt es sich um Hyperämie mit ödematöser Durchtränkung des Gewebes, in schwerer Form um entzündliche Infiltration, in den schwersten Formen um eitrige Erweichung dieser Infiltration. Gelegentlich geht diese Entzündung über die Prostata hinaus und führt zur periprostatischen Entzündung resp. Phlegmone. Der prostatische Abszeß kann entweder in die Harnröhre, oder den Darm, oder gegen das Perineum, oder nach oben zu perforieren.

Symptomatologie und Diagnose. Der Katarrh der Prostata bei der Gonorrhöe verläuft unter dem Bilde der Urethrozystitis. Diagnostiziert wird er durch die Dreigläserprobe resp. die Mikroskopie des Prostatasekrets. Häufig ist er die Ursache der Chronizität der Gonorrhöe. In jedem Falle chronischer Gonorrhöe soll die Möglichkeit einer Prostatitis in Erwägung gezogen werden. Die follikuläre Prostatitis charakterisiert sich durch lokale Entzündung und Eiterretention, die Schmerz und auf die Harnröhre wirkend Harndrang verursacht.

Palpatorisch findet man in der Drüse derbere dolente Stellen und beim Massieren starken Eiterabgang.

Bei der parenchymatösen Prostatitis sind die Symptome entsprechend der Entwicklung des Prozesses sehr verschiedene. In den leichteren Formen Druck im Damm, gesteigerter Harndrang, schmerzhafte Miktion. Bei den schwereren Formen sind Temperatursteigerungen meist da, die Miktion ist erschwert, ja gelegentlich spontan unmöglich, oft ist sehr heftiger und häufiger Harndrang da, gelegentlich jedesmal mit Stuhldrang verbunden. Die Schmerzen sind heftig und strahlen nach dem Penis, gegen das Kreuz und gegen die Beine aus. Die Diagnose wird aus dem Palpationsbefund gestellt. Die Prostata stellt sich bei der rektalen Untersuchung als sehr dolenter harter Tumor dar, entweder sind beide Lappen erkrankt oder nur der eine. Das Prostatasekret ist dick-eitrig, oft hämorrhagisch.

Geht die parenchymatöse Form in Eiterung über, so mehren sich die erwähnten Symptome, speziell die Schwierigkeit und Schmerzhaftigkeit der Miktion und der Defäkation. Fieber kann auch beim Abszeß fehlen. Häufig entleert sich der Prostataabszeß nach der Harnröhre, seltener durchbricht er die Kapsel und dringt gegen den Mastdarm oder das Perineum vor. Selten folgen dem Prostataabszeß Eiterungen des prävesikalen Bindegewebes, Perforationen in die Blase und in andere Gegenden (Peritoneum, Nabel, Foramen obturatorium usw.).

Nicht so selten verläuft eine Prostatitis auch ohne lokale Symptome oder mit minimalen Störungen der Miktion. In solchen Fällen wird nur der Palpationsbefund und die Mikroskopie des Prostatasekretes die Diagnose zu stellen gestatten.

Die **Therapie** der akuten Prostatitis ist wesentlich eine symptomatische. In schweren Fällen wird man Bettruhe verordnen und Narkotika in Form von Suppositorien gegen die Beschwerden; daneben spielt die Regelung des Stuhlgangs eine große Rolle. Beim Vorhandensein einer Gonorrhöe wird man alle lokalen therapeutischen Maßnahmen einstellen. Von weiteren Maßnahmen, die zu empfehlen sind, wird von älteren Autoren Blutegelapplikation auf den Damm angeraten; wir ersetzen diese Behandlung heute wohl allgemein durch sehr heiße kurzdauernde Sitzbäder (40—44⁰ C) oder durch die Applikation von Kataplasmen. Auch die Applikation von heißen, im Anfang von kalten kleinen Klistieren wirkt gegen die Schmerzen oft günstig; an Stelle der Klistiere kann der Arzbergersche Apparat oder ein elektrischer Heizapparat, wenn er vertragen wird, zur Anwendung kommen. Den Klistieren kann mit Nutzen Opium (20 Tropfen evtl. Antipyrin 1,0) zugesetzt werden. Bei akuter Retention muß der Katheter möglichst schonend (roter Nelatonkatheter, möglichst dünner Merciekatheter) gebraucht werden. Entwickelt sich ein Abszeß, so soll operiert werden. Der richtigste Weg zur Inzision ist der perineale; weniger günstig ist die Eröffnung vom Darm aus.

Da die akute Prostatitis sehr oft mit einer Entzündung der prostatischen Harnröhre kombiniert ist, erzielen wir durch Behandlung der letzteren oft gute Resultate. Verwendung finden: Instillationen von wenigen Kubikzentimetern einer $^{1}/_{4}$—$1^{0}/_{0}$ Argent. nitr.-Lösung. Bei der Kombination mit Zystitis sind Spülungen am Platz. Wenn bei der digitalen Expression vom After aus reichlich eitriges Prostatasekret auszudrücken ist, bringt diese Maßnahme oft viel Erleichterung. Die Proteinkörpertherapie mit Milch (Aolan) hat sich mir bei der parenchymatösen Prostatitis sehr bewährt.

Chronische Prostatitis.

Verlauf. Jede akute Prostatitis kann in eine chronische übergehen und hat die Tendenz in sie überzugehen. Bei der Gonorrhöe wird das akute Stadium der Affektion oft nicht erkannt resp. mit der Urethritis verwechselt und dann scheint die Krankheit von Anfang an in chronischer Form aufgetreten zu sein. Es ist oben erwähnt worden, daß die Prostatitis catarrhalis nicht durch den Palpationsbefund, sondern nur durch die Mikroskopie des Sekretes diagnostiziert werden kann, das gleiche gilt für die chronische Prostatitis, denn bei dem wechselnden Befunde, den die normale Drüse gibt, können kleine palpatorische Veränderungen nicht entscheidend diagnostisch verwertet werden, wenn auch in einzelnen Fällen der Affektion mit vorwiegend indurativem Charakter Unregelmäßigkeiten und Derbheit der Konsistenz einen typischen Befund darstellen. **Pathologisch-anatomisch** entspricht diesen Veränderungen Infiltration und Narbenbildung in und um das Drüsengewebe und im muskulären Teile der Prostata. Häufig sind Erweiterung von Drüsenlumina und Retention in denselben zu beobachten. Manchmal sind durch Vereiterung größere Hohlräume entstanden, in anderen Fällen ist das Drüsengewebe durch Narbe ersetzt. Wichtig ist es, daß bei diesen Vorgängen häufig auch die Ductus ejaculatorii erkranken, und durch Infiltration ihre Wandungen rigide werden und ihre Lumina manchmal obliterieren.

Symptome. In sehr vielen Fällen von chronischer Prostatitis ist das Vorhandensein einer Urethritis das wesentlichste Symptom, in anderen Fällen wird durch die Prostatitis eine Zystitis unterhalten und Blasenbeschwerden beherrschen die Situation; gelegentlich verläuft die Affektion latent und nur hier und da, wenn Exazerbationen der Entzündung sich einstellen, weisen Fieberanfälle oder dysurische Beschwerden auf die Krankheit hin (Koli-Prostatitis). Daneben her gehen aber oft mannigfaltige funktionelle Störungen, welche einmal die Harnentleerung, dann die sexuelle Sphäre und endlich das Nervensystem in toto betreffen; auch mancherlei schmerzhafte Sensationen beobachtet man bei der chronischen Prostatitis häufig.

Die Harnentleerung kann bei der chronischen Prostatitis in verschiedenster Weise beeinflußt sein. Vermehrte Miktion ist das gewöhnlichste Symptom. Oft ist die Miktion imperiös und schmerzhaft, oft ist die Projektion des Urinstrahles geschädigt. Die Symptome werden manchmal durch die Bewegung gesteigert, in anderen Fällen mehr durch die Hyperämie, welche die Nachtruhe herbeiführt. In einzelnen Fällen entwickelt sich wie bei der Hypertrophie ein Residualurin in der Blase (Goldbergs Prostatitis cystoparetica).

Die Störungen der Genitalfunktionen können sehr verschiedenartige sein: alle Variationen der Impotenz, häufige Pollutionen, Schmerzen bei der Ejakulation und häufig derselben folgende und manchmal Tage andauernde unangenehme Sensationen und Miktionsbeschwerden. Eitergehalt und abnorme Zusammensetzung des Prostatasekretes ist auch wohl relativ häufig der Grund einer Impotentia generandi.

Die Schmerzen bei der chronischen Prostatitis haben den verschiedensten Charakter. Der Lokalisation nach stehen sie in einem Teil der Fälle im Zusammenhang mit der Drüse, haben ihren Sitz also im After, im Damm, strahlen längs der Harnröhre aus oder in die Hoden, in anderen Fällen lokalisieren sie sich unabhängig von der Prostata im Kreuz, in die Glutäalgegend, im Verlaufe des Nervus ischiadicus und in anderer Richtung in die Oberschenkel bis ins Kniegelenk (v. Notthafft). Manchmal sind sie konstant und gleichmäßig vorhanden; manchmal werden sie durch gewisse Vorgänge gesteigert (Miktion,

Defäkation, Ejakulation, gewisse Bewegungen usw.); manchmal treten sie anfallsweise und sehr heftig auf in Form von Neuralgien.

Die Prostatorrhöe (bei der Defäkation oder der Miktion) ist relativ häufig. Selten tritt sie spontan auf in Form einer Feuchtigkeit der Urethralmündung oder in Form der sog. falschen Pollutionen.

Das Prostatasekret wird meist in abnorm großer Menge gebildet; seine Qualität ist eine pathologische. Es sind immer Leukozyten vorhanden, oft sehr viel Epithelien, manchmal (gelegentlich auch als einziger Befund) große (Lezithin-) Körnchenzellen, selten Blutkörperchen.

Der Urin kann bei der chronischen Prostatitis absolut normal sein, wenn entzündliche Miterkrankung von Urethra und Blase fehlt. Ist erstere mitverändert, so enthält die erste Urinportion Filamente oder ist getrübt, ist die letztere miterkrankt, dann ist auch in der zweiten Urinprobe Eiter zu finden. Gelegentlich sind Trübungen des Urins auch nur ausgeflossenes Prostatasekret, ohne daß Harnröhre oder Blase verändert wären. In letzterem Falle folgen oft regellos klare und trübe Miktionen einander, oder es verursacht die Defäkation jedesmal eine Trübung. In gewissen Fällen entleert sich das Prostatasekret am Ende der Miktion und mischt sich dann den letzten Urintropfen bei (Dreigläserprobe). Daß durch eine chronische Prostatitis eine Bakteriurie unterhalten werden kann, ist bei jener Affektion schon erwähnt worden.

Therapie. Bei der chronischen Prostatitis und mit Vorsicht auch in den späteren Stadien der akuten Prostatitis ist die Massage vom Rektum aus das Mittel, das der kausalen Indikation entspricht. Sie entleert das stagnierende Sekret, bewirkt eine aktive Hyperämie und tonisiert die Muskulatur. Sie erfolgt am besten mit dem Finger, da dieser das feinste Individualisieren gestattet. Instrumente sind allerdings zum Ersatz der Finger in großer Zahl angegeben worden. Je nach der Lage des Falles und Reaktion des Patienten wird alle 2—3 Tage massiert. Dauer der einzelnen Behandlung 2—5 Minuten. Die Massage kann durch Faradisation oder Galvanisation (eine Elektrode im Mastdarm, die andere auf dem Abdomen) unterstützt, aber nicht ersetzt werden.

Thermische Applikationen vom Mastdarm aus haben oft gute Wirkung. Man kann kleine heiße Klysmen (evtl. mit Ichthyol oder JK) applizieren lassen. Besser wirkt die Applikation des Arzbergerschen Apparates oder der Modifikation dieses Instrumentes, die einem kolbig erweiterten zweiläufigen kurzen Katheter entspricht, durch den man für längere Zeit ($1/_2$—1 Stunde) heißes Wasser fließen läßt. Auch durch elektrisch heizbare Apparate oder durch den Diathermieapparat kann die Wärmeapplikation geschehen. Man hat auch vom Wechsel der Temperatur Gutes gesehen. Heiße Sitzbäder (s. oben) sind auch bei der chronischen Prostatitis oft von guter Wirkung.

Von Medikamenten spielen Jodkalium und Ichthyol die Hauptrolle; sie werden in Mikroklysmen und in Suppositorien mit Butyr. Cacao verordnet. Auch Extractum Belladonna, Jodoform, Argentum colloidale Credé, Unguentum cinereum werden gelegentlich versucht und sind hauptsächlich dann am Platze, wenn für eine Zeitlang die manuelle und instrumentelle Behandlung einer chronischen Prostatitis soll ausgesetzt werden.

Eine weitere Hauptrolle spielt die Behandlung der Harnröhre evtl. der Blase, die man am besten an die Massage der Prostata anschließt und die sich den vorhandenen Veränderungen der genannten Organe anzupassen hat. Ist die Blase miterkrankt, so sind Spülungen am Platze mit den Medikamenten, die bei der Besprechung der Zystitistherapie angeführt worden sind. Ist nur die Harnröhre krank, so instilliert man in die Pars prostatica mit dem Ultzmannschen oder Guyonschen Instillationskatheter Lapislösung von $1/_2$—5$^0/_0$, Cuprum sulfuricum 2—5$^0/_0$, Protargol 2—10$^0/_0$ usw. Bei schweren Veränderungen des Samenhügels kommt die endoskopische lokale Ätzung mit Argentum uitricum 5—20% evtl. die Galvanokauterisation in Betracht.

Oft wirkt bei chronischer Prostatitis, speziell in Fällen mit geringer Beteiligung der Harnröhre, eine Sondenbehandlung vorzüglich; man benutzt entweder starke Metallsonden (Nr. 20—30) oder Kollmanns Dilatationsinstrumente evtl. die Spüldilatatoren. Gelegentlich wird man auch den Psychrophorkatheter verwenden können.

Daß neben der lokalen Therapie auch eine allgemeine absolut nötig ist, ist selbstredend. Einmal wird man innerlich die Harndesinfizientien verordnen und dann tonisierend auf den Gesamtorganismus und speziell auf das Nervensystem wirken. Dazu gehört auch eine energische psychische Beeinflussung, da die chronische Prostatitis oft zur Neurasthenie führt. Mit Vorteil wird man gelegentlich solche Behandlungen einer chronischen Prostatitis mit einer Ruhekur oder einer Badekur oder Diätkur kombinieren. Auch Trinkkuren sind oft angezeigt, Sitzbäder mit medikamentösen Zusätzen, Duschebehandlungen usw.

Für gewisse seltene Fälle kommt auch eine chirurgische Behandlung in Frage, besonders dann, wenn Residuen von Abszessen vorhanden sind, in denen Sekret und Urin stagniert oder wenn es sich um chronisch fieberhafte Prozesse handelt. In solchen Fällen wird die Prostatotomie vom Perineum aus gemacht, der Abszeß eröffnet und drainiert; die Resultate der Eingriffe sind gut.

Die Therapie der chronischen Prostatitis ist eine ungemein schwierige Aufgabe und verlangt strengstes Individualisieren, da durch unzweckmäßige instrumentelle Eingriffe viel geschadet werden kann. Sehr vorteilhaft ist es, in Fällen, die der Therapie schwer zugänglich sind, lange Perioden ohne Therapie oder mit medikamentöser Behandlung und mit Sitzbädern zwischen die Perioden einzuschalten, in denen lokal behandelt wird. In einzelnen Fällen wird man sich damit begnügen müssen, die Affektion in ein symptomloses Stadium zu bringen, und nicht eine anatomische Heilung erzwingen wollen; in der Mehrzahl der Fälle erzielt man aber mit der nötigen Ausdauer Heilung.

2. Tuberkulose der Prostata.

Die Prostatatuberkulose tritt nur in ganz vereinzelten Fällen als isolierte Krankheit klinisch in die Erscheinung. Meist findet man sie mit der genitellen Tuberkulose, oft mit der Tuberkulose der Harnwege vergesellschaftet. Die Affektion wird deshalb mit der Tuberkulose der Hoden und Samenblasen besprochen werden.

3. Prostatahypertrophie.

Vorkommen und Ätiologie. Die Prostatahypertrophie ist eine Erkrankung des höheren Mannesalters; nach Socin und Burckhardt findet sie sich bei der Autopsie in etwa 14% der Vierzigjährigen, in 31% im Alter zwischen 50 und 60 und in 54% im Alter zwischen 80 und 90 Jahren. v. Frisch meint, daß vor dem 50. Jahre die echte Hypertrophie nicht vorkommt und daß es sich in den jüngeren Jahren um Prostatitis handle, was aber den Tatsachen der obigen Statistik nicht entspricht, ebensowenig den Erfahrungen, die man bei der operativen Therapie sammeln kann. In der großen Zahl der Fälle macht die hypertrophische Vorsteherdrüse aber keine nennenswerten Beschwerden.

Die Ätiologie der Prostatahypertrophie ist unbekannt. Es scheint, daß sitzende Lebensweise ein prädisponierendes Moment ist, vielleicht wirkt sie aber nur wie Exzesse in Venere und Baccho, welche die schon vorhandene symptomlos bestehende Hypertrophie durch Kongestion steigern und in die Erscheinung treten machen. Aus den pathologisch-anatomischen Befunden haben Ciechanowski, Rothschild u. a. beweisen wollen, daß die Hypertrophie entzündlichen Ursprungs und insbesondere auf Gonorrhöe zurückzuführen sei, da diese am häufigsten Veranlassung zur Entstehung von Prostatitis gibt. Das scheint aber der klinischen Erfahrung nach nicht richtig, denn dieselbe hat allgemein ergeben, daß Gonorrhöe und Hypertrophie der Vorsteherdrüse in keinem bestimmten Abhängigkeitsverhältnis stehen. Nach v. Frisch bestätigen solche pathologisch-anatomischen Untersuchungen nur die Tatsache, daß Entzündung die Hypertrophie der Prostata sehr häufig kompliziert (s. auch Raskai). Die Schule Guyons hat in der Arteriosklerose des Harntraktus und der Prostata ein ätiologisches Moment zu finden geglaubt, das in vielen Fällen die Entstehung der Hypertrophie und ihrer Symptome erklären könne. Pathologisch-anatomische Untersuchungen haben das aber nicht bestätigt (Casper u. a.). — Simmonds hat neuerdings zur Erklärung der Entstehung der Prostatahypertrophie innersekretorische Vorgänge herbeigezogen. Das Primäre ist eine präsenile oder senile Atrophie der Vorsteherdrüse, an der sich die periurethralen Drüsen nicht beteiligen. Da der innersekretorische Reiz der Hoden auf die Prostata noch weitergeht, so hypertrophiert das noch reaktionsfähige Gewebe, d. h. eben diese periurethralen Drüsen und oft auch Muskulatur und Bindegewebe (Kornitzer und Zanger).

Walker konnte zur Bestätigung dieser Theorie zeigen, daß Altersschwund der Prostata resp. Hypertrophie und Abnahme der Leydigschen Zellen im Hodenzwischengewebe parallel gehen, während die Spermatogenese keine Störung erlitt.

Zu erwähnen bleibt noch, daß eine hereditäre Belastung bei Prostatikern nicht allzu selten beobachtet wird, daß gewisse konstitutionelle Typen (der Typus digestivus) zur Erkrankung disponiert scheinen (Blatt, Sigaud) und daß bei verschiedenen Menschenrassen die Hypertrophie verschieden häufig vorkommt. Sie ist z. B. in China, Japan und Südafrika sehr selten.

Pathologische Anatomie. Während man früher die Prostatahypertrophie als Hypertrophie der ganzen Drüse auffaßte, wissen wir heute durch die Untersuchungen von Tandler und Zuckerkandl u. a., daß es sich um Atrophie der eigentlichen Prostata und um eine knotige Hypertrophie oder besser Adenombildung der submukösen Drüsen am Orificium internum, zentral vom Colliculus seminalis handelt. Je nach Ausdehnung und Intensität entstehen dadurch am Blasenhals bohnen- bis faustgroße Tumoren, welche ganz oder teilweise die zentralsten Teile der Harnröhre umgeben, und in ihrer äußeren Form sehr häufig mehr oder weniger genau das Bild der normalen Drüse nachahmen. Diese Geschwülste drängen die restierenden Prostatateile nach unten (chirurgische Kapsel des Prostataadenoms) und den Blasenboden in die Höhe. In seltenen Fällen geht die Entwicklung unterhalb des Sphinkters vor sich, meist wird der Sphinkter vom Tumor durchwachsen, auseinander gedrängt, und die sog. hypertrophische Prostata wächst durch den Sphinkterring als rüsseliger Tumor in die Blase hinein, immer von der Blasenschleimhaut bedeckt. Abb. 15 und 16 zeigen diese beiden Arten der Entwicklung. Abb. 15 einen ringförmigen Tumor, der sich unter dem Sphinkter entwickelt hatte und den Blasenboden flach in die Höhe hob. Abb. 16 einen Tumor mit zwei Seitenlappen, die sich unterhalb des Sphinkters entwickelten, und einem rüsselförmigen Mittellappen, der portioartig ins Blaseninnere emporgewachsen war. — Gelegentlich besteht die Hypertrophie aus einzelnen ungleichförmigen Knoten, in einzelnen Fällen gelangt nur ein Adenomknoten zur Entwicklung.

Histologisch gleichen die gewucherten Abschnitte völlig den normalen Prostatadrüsen. Häufig kommt es zu Retentionszuständen in den Lumina. Die Wucherung erfolgt stets in Knotenform, wohl ausgehend von einer ursprünglichen Drüse. Je nach der Entwicklung von Bindegewebe um die Drüsenknoten kommen fibro-adenomatöse Formen vor, selten entwickeln sich auch Myomknoten. Die Prostatahypertrophie ist also in den meisten Fällen eine Adenombildung des submukösen Drüsenanteils der Prostata.

Durch die Vergrößerung der Vorsteherdrüse wird die Urethra prostatica in ihrer Länge und in ihrer Gestalt verändert. Sie wird verlängert, sie wird oft erweitert, sie nimmt durch ungleichmäßige Hypertrophie einen unregelmäßigen, oft S-förmigen Verlauf. Als Folge der Behinderung des Harnablaufs kommt es an der Blase zu einer exzentrischen Hypertrophie, zu einer sog. Balken- oder Trabekelblase (vessie à colonnes). In schweren Fällen der Stauung dehnt sich die Erweiterung in die Ureteren und in die Nierenbecken aus und führt zu Druckatrophie der Nieren. Auch die Blase selbst kann in den höheren Graden der Distension atrophieren und dünnwandig werden.

Symptome. Die Prostatahypertrophie kann symptomlos verlaufen oder nur leichte Veränderungen der Miktion bedingen, obschon die objektiven Veränderungen der Drüse ausgesprochene sind. Sie kann aber auch mit sehr heftigen Symptomen, der akuten Retention, einsetzen bei Kranken, die vorher sich der Störungen ihrer Harnausscheidung nicht bewußt waren. In vielen Fällen entwickeln sich hinwiederum die typischen Symptome: vermehrte Bedürfnisse, Schwierigkeit der Emission, partielle, totale Retention so langsam, daß man in dieser Evolution drei Stadien unterscheiden kann. Eine Abhängigkeit der Symptome von der Größe der Adenombildung besteht nicht.

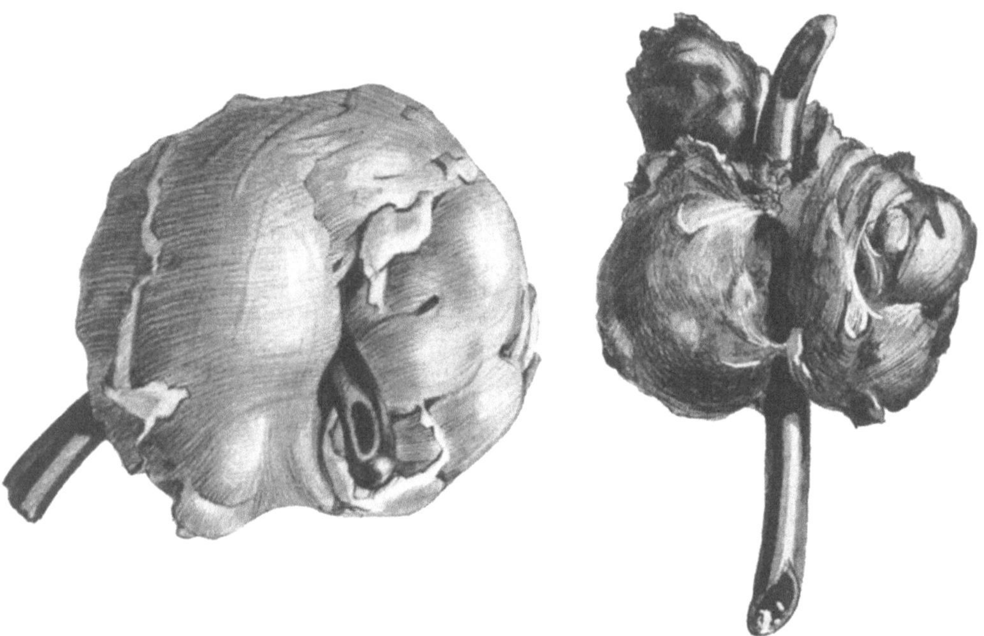

<table>
<tr><td>Abb. 15. Gleichmäßig ringförmige Hypertrophie der Prostata. Operationspräparat von 66jährigem Mann. (Natürl. Größe.)</td><td>Abb. 16. Ungleichmäßige hypertrophische Prostata mit Mittellappen. Operationspräparat von 70jähr. Mann. (Natürliche Größe.)</td></tr>
</table>

Im ersten Stadium besteht vermehrtes Harnbedürfnis und zwar zuerst und am auffallendsten bei Nacht, erschwerte Emission des Urins (fauler Strahl, unterbrochener Strahl), gebieterischer Harndrang, die Notwendigkeit, längere Zeit zu warten, bis nach Auftreten des Miktionsbedürfnisses der Urin erscheint. Das eine oder andere Symptom kann dabei im Vordergrunde stehen und die anderen übertönen. Selten beobachtet man in diesem Stadium vorübergehende oder sich wiederholende Inkontinenz; akute Urinretentionen kommen relativ häufig vor und machen manchmal den Kranken als erstes Symptom in unangenehmster Weise auf seine Prostatahypertrophie aufmerksam. Alle diese Symptome sind einmal durch die mechanische Erschwerung des Urinabflusses, dann aber durch die mit der Hypertrophie zusammenhängende Kongestion der Prostata bedingt, und es ist ganz besonders die Prägnanz der Symptome nachts und die akute Retention so zu erklären. Schädigungen des

Sphinkters, der durch die vergrößerte Drüse teils verzerrt, teils gereizt wird, verursachen die Inkontinenz und zum Teil die Schwierigkeit der Emission. Die Symptome sind in diesem ersten Stadium oft sehr milde, oft aber auch sehr peinlich für die Kranken, besonders wenn häufiger imperiöser Drang und große Schwierigkeit der Miktion sich nachts häufig wiederholen.

Die Dauer des ersten Stadiums kann eine kurze sein, sie kann sich aber auch über Jahrzehnte erstrecken. Das Allgemeinbefinden des Kranken leidet meist dabei nicht.

Im zweiten Stadium tritt nun zu den Symptomen des ersten die partielle Urinretention (s. Allg. Symptomatologie der Blasenkrankheiten), die viel häufiger als im ersten Stadium von totaler Retention unterbrochen werden kann. Häufig findet sich in diesem Stadium Polyurie, die besonders nachts sich geltend macht, wobei dann im Laufe der Nacht viel größere Urinquanta entleert werden als bei Tage. Bei größerer Dysurie wirkt der Miktionsdrang oft auch auf den After und verursacht heftigen Stuhldrang. Oft besteht hartnäckige Verstopfung und infolge der heftigen Anstrengungen zur Miktion treten Hernien, Hämorrhoiden und Prolapse des Anus auf.

Die zunehmende Retention in der Blase führt zur Distension derselben mit Resturinmengen von 1 Liter und mehr und leitet hinüber ins dritte Stadium, das durch eben diesen Zustand der Blase und oft durch Inkontinenz (Ischuria paradoxa) charakterisiert ist. Das Typische dieses Stadiums ist aber die Störung des Allgemeinbefindens, das bedingt wird durch die Schädigung der Nieren durch die Stauung. Die Urinmenge ist dabei vermehrt, das spezifische Gewicht ein relativ konstantes, unabhängig von der Nahrungs- und Flüssigkeitsaufnahme, die Zunge ist trocken, oft belegt; es besteht starkes Durstgefühl und mangelnder Appetit vor allem für trockene Speisen. Oft haben die Patienten Brechreiz, sie sind verstopft, sie magern ab, haben eine trockene Haut, werden hinfällig. Untersucht man in diesem Zustand das Blut, so findet man erhöhte Reststickstoffwerte. Auch der Blutdruck kann erhöht sein (F. Müller). Die angeführten Symptome sind also Zeichen einer Niereninsuffizienz. — Manchmal präsentieren sich die Kranken erst in diesem Stadium beim Arzt, klagen über die allgemeinen Symptome und sprechen von den Blasensymptomen nicht. Ihre Klagen lassen an eine Magenaffektion denken, wenn man nicht palpatorisch die überfüllte Harnblase nachweist.

Komplikationen. Prognose. Die Prostatahypertrophie als solche ist eine ungefährliche Krankheit; gefährlich wird sie dann, wenn sie nicht erkannt und behandelt wird und ins dritte Stadium und zur Schädigung der Nieren führt. Meist liegen die Gefahren der Hypertrophie in der Therapie, d. h. im Katheterismus und in der durch diesen möglichen Infektion.

Eine Komplikation, die sich unabhängig von jedem therapeutischen Eingriff zeigen, aber auch durch einen solchen provoziert sein kann, ist die Hämaturie. Blutungen sind selten ein Frühsymptom, sie treten meist erst im zweiten oder dritten Stadium auf und können in ihrer Stärke sehr variieren. Es kommen gewaltige Blutungen vor, bei denen das Blut koaguliert und die Blase prall anfüllt, so daß auch Retentionen entstehen. Es sind Fälle beschrieben worden, in denen durch Verblutung der Tod eintrat. — Geringe Blutungen machen meist initiale, starke Blutungen, totale Hämaturie, manchmal besteht initiale und terminale Hämaturie. — Gelegentlich entsteht nach der ersten Entleerung einer distendierten Blase eine Blutung; man spricht dann von Blutung ex vacuo und stellt sich vor, daß die vom Innendruck plötzlich entlastete Schleimhaut der Harnwege intensiv hyperämisch wird und daß dadurch die Gefäße bersten und so die Blutung entsteht.

Die wichtigste Komplikation der Prostatahypertrophie ist die **Infektion**, die meist eine instrumentelle ist, aber auch spontan wahrscheinlich von der Harnröhre aus entstehen kann. Keime der Urethra oder Außenkeime werden mit dem Katheter in die Blase gebracht und entwickeln sich hier im stagnierenden Urin und provozieren eine Zystitis. Je stärker die anatomischen Veränderungen der Blase und je schwieriger der Katheterismus, um so leichter kommt es zur Infektion. Durch die Zystitis werden die Beschwerden des Prostatikers gewaltig vermehrt; die Retention wird meist, die Dysurie immer gesteigert. Häufig wird auch die Prostata infiziert, es entsteht eine Prostatitis; häufig ist die Komplikation mit Epididymitis. — Je nach der Art der Infektionserreger ist die Intensität der Zystitis und die Intensität der Urinveränderungen eine verschiedene. Es ist bei Besprechung des Blasenkatarrhs auf diese Verhältnisse hingewiesen und betont worden, daß in Fällen, in denen regelmäßig katheterisiert wird, meist anfänglich eine Kokkenzystitis, in späteren Stadien aber oft eine Koli-Zystitis mit Mischinfektion besteht, und daß bakteriologische Florenwechsel zur Regel gehören. — Da wo längere Zeit eine alkalische Zystitis besteht, ist die Möglichkeit der Blasensteinbildung eine gegebene; es bilden sich dann Phosphatkonkremente.

Besonders schwer verläuft die Infektion bei Prostatikern im dritten Stadium, bei denen Distension des ganzen oberen Harntraktus besteht. Hier kommt es rasch zur Zystitis, Ureteritis und Pyelonephritis, die dann häufig den Tod herbeiführen. Bei Prostatikern im zweiten Stadium ist die Prognose der Infektion günstiger, da hier die Ureteren noch nicht insuffizient sind und das rasche Aszendieren der Entzündung verhindern.

Die **Prognose** der Prostatahypertrophie hängt im wesentlichen von der frühzeitigen und richtigen Erkenntnis des Leidens ab und von einer sachgemäßen Behandlung, die die Infektion der Blase zu vermeiden weiß. — Der Verlauf der Affektion ist ein sehr verschiedener, einmal bleibt die Affektion im ersten oder zweiten Stadium durch Jahrzehnte stationär, in einem anderen Falle folgt sehr rasch dem ersten das zweite und dritte Stadium. Die Größe der Drüse spielt für die Beurteilung der Prognose der Krankheit absolut keine Rolle, sondern allein die Größe der durch die Drüse verursachten Störung in der Harnentleerung, die in weiten Grenzen von der Größe der Hypertrophie unabhängig ist. Je später ein Fall in die Behandlung kommt, um so ungünstiger, je älter der Patient, um so ungünstiger, je schwieriger der Katheterismus, um so ungünstiger; Hämaturien trüben ebenfalls die Prognose, da sie einmal den Kranken schwächen und dann die Blase zur Infektion disponieren. Nach Blum gehen $80\,^0/_0$ der Prostatiker, welche sich wegen chronischer Harnverhaltung dauernd katheterisieren müssen, an Urämie und Infektion zugrunde.

Die **Diagnose** der Prostatahypertrophie ist in den ausgesprochenen Fällen, in denen es sich um einen großen, rektal zu palpierenden Tumor handelt und in denen mit dem Katheter Residualharn nachzuweisen ist, leicht. Schwieriger ist die Diagnose im Anfangsstadium oder bei kleinen Hypertrophien, aber auch hier ist sie durch eine genaue Untersuchung zu stellen. Es sei hier noch einmal an die Bedeutung der bimanuellen Palpation und der Zystoskopie erinnert. Es kommen differentialdiagnostisch in Frage: die Urethralstriktur, der Blasenstein, spinale Blasenaffektionen mit Urinretention, Prostatitis, maligne Prostatatumoren. Die Urethralstriktur sitzt nie in der Pars prostatica der Urethra, sondern immer weiter vorne, meist im Bulbus; mit einer Explorativsonde ist die Differentialdiagnose also zu machen; gelegentlich kommen allerdings beide Affektionen zusammen vor. Das gleiche gilt für den Blasenstein; hier wird die Sondenuntersuchung, die Zystoskopie, evtl. die Radiographie Aufschluß bringen. Schwieriger kann die Differentialdiagnose zwischen spinaler und prostatischer Retention werden; besonders in Fällen, wo tatsächlich eine Spinal-Affektion besteht. Hier wird nur mit der sorgfältigsten Feststellung der Verhältnisse der Prostata durch Palpation und Zystoskopie und unter sorgfältigster Verwertung der Anamnese und aller Symptome (Ausdrückbarkeit der Blase, Reaktion nach Wassermann) eine Entscheidung getroffen werden können. Prostatahypertrophie und Prostatitis kommen häufig zusammen vor. Wo es sich um Retention handelt, liegt meist Hypertrophie vor; eine Ausnahme macht nur die seltene Form der Prostatitis cystoparetica, die aber nie große Retentionen macht. — Die Beobachtung des Verlaufs und der Erfolg der Behandlung bringen hier meist die Entscheidung. Die Differentialdiagnose zwischen malignem Tumor und Hypertrophie der Prostata ist in frühen Perioden der ersteren Affektion oft unmöglich. Für die späteren Perioden werden die differentialdiagnostischen Momente weiter unten angegeben werden.

Zur Diagnosenstellung gehört aber nicht nur die Feststellung der Vergrößerung der Drüse und die Messung der Restharnmenge, sondern auch die Untersuchung der Nierenfunktion, die für die Beurteilung des Falles von ausschlaggebender Bedeutung ist. — Die zu dieser Feststellung gebrauchten Methoden sind verschieden. Am häufigsten beurteilt man nach dem Reststickstoffgehalt des Blutes, nach dem Ausfall des Verdünnungs- und Konzentrationsversuches, nach der Fähigkeit einen Farbstoff auszuscheiden (Indigo, Phenolsulfonphthalein). Die zwei letzteren Methoden sind im 3. Stadium erst dann möglich, wenn der Patient und seine Blase sich an den Verweilkatheter gewöhnt haben.

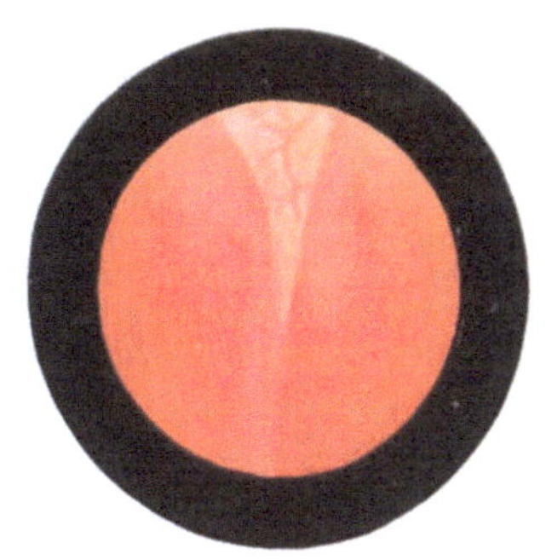

Abb. 17. Übergangsfalte bei Prostatahypertrophie; spaltförmige Übergangsfalte zwischen den ins Blaseninnere vorspringenden Prostatalappen (69 jähr. Mann).

Behandlung. Für die Behandlung ist das Stadium, in dem sich das Leiden befindet, ausschlaggebend. Vor allem ist die Feststellung der Größe des Residualharns oder überhaupt dessen Vorhandensein eine Hauptsache. Der Katheter ist erst dann indiziert, wenn Residualharn da ist, oder wenn im ersten Stadium ohne Residualharn eine akute Retention auftritt. Dann soll der Katheter aber sofort gebraucht und so lange angewandt werden, bis der Residualharn wieder verschwunden ist und die Blase sich wieder ganz leert. Der Katheterismus soll bei der akuten Retention die spontane Miktion ersetzen und deshalb nicht möglichst selten, sondern so oft ausgeführt werden, als es die Bedürfnisse des Erkrankten verlangen.

Abgesehen von diesen akuten Zwischenfällen sind dem Prostatiker im ersten Stadium wesentlich hygienisch-diätetische Vorschriften zu machen. Der Urin darf nicht zurückgehalten werden, es soll durch Trinken indifferenter Flüssigkeit für eine reichliche Diurese gesorgt werden, der Stuhl soll sorgfältig geregelt sein, die Nahrung muß leicht verdaulich sein, und besonders abends soll wenig genossen werden. Bier, starke Alkoholika, Kaffee, starker Wein, sexueller Abusus sind zu verbieten. Regelmäßige Bewegung, regelmäßige Bäder, sorgfältiges Warmhalten der Füße, das Vermeiden jeder Erkältung ist streng anzuempfehlen. — Vorzüglich wirken oft abends zu nehmende sehr heiße Sitzbäder von kurzer Dauer (40° C); man kann zu solchen Bädern auch medikamentöse Zusätze machen.

Innerliche Medikamente haben bei der Prostatahypertrophie keinen Erfolg. Trink- und Badekuren mit indifferenten Wässern und die damit verbundene Ruhe haben oft gute Wirkung, solange keine Retention besteht, nicht auf die vergrößerte Prostata, wohl aber auf die durch die Kongestion verursachten Symptome (Hall, Kreuznach, Tölz, Wildungen, Gastein, Teplitz, Ragaz usw.). v. Frisch empfiehlt südliche Seebäder in der heißen Jahreszeit. — Ob stark radioaktive Quellen eine besonders günstige Wirkung haben, ist fraglich. — Organotherapie hat bei der Prostatahypertrophie keinen Erfolg. Es wurde Prostataextrakt und Hodenextrakt versucht.

Gegen den vermehrten Harndrang in der ersten Periode sind neben den erwähnten Maßnahmen Dilatationen mit starken Metallsonden, Instillationen von Lapislösung, endourethrale Kauterisationen manchmal von Nutzen und jedenfalls in geeigneten Fällen eines Versuches wert.

Versucht wurden auch Massage der Prostata, elektrische Behandlung, Diathermie, Elektropunktion, Elektrolyse aber ohne sicheren Erfolg. Auch die medikamentöse Injektion (Jodtinktur, Lugolsche Lösung, Fibrolysin) scheinen nur manchmal Erfolge zu geben und sind gefährlich. Auch die von Bier inaugurierte Injektion von Blut in die Prostata hat kaum Anerkennung und Nachahmung gefunden. Für das erste Stadium der Hypertrophie kommt auch hier und da ein operativer Eingriff in Frage in Form der Resektion der Vasa deferentia, die manchmal einen sehr guten Einfluß hat, wohl bedingt durch die ihr folgende Dekongestionierung der Sexualorgane. — Die Röntgen- und Radiumbehandlung der hypertrophischen Prostata hat keine zuverlässigen Resultate ergeben.

Vom Moment an, wo ein Residualurin besteht, also im zweiten Stadium der Prostatahypertrophie, kommt der Katheterismus in Frage. — Je nach der Lage des Falles setzt man mit dem evakuatorischen Katheterismus auch bei vorhandener Spontanmiktion, bei einem Residualharn von 150—300 ccm ein. Es wird dann täglich 1—2mal katheterisiert; der Katheterismus zu Beginn der Nacht schafft oft Ruhe für die ganze Nacht. Hier und da gelingt es durch die regelmäßige Evakuation und dadurch bedingte Dekongestion der Prostata, den Residualharn bedeutend zu vermindern, ja für eine kürzere oder längere Zeit zum Verschwinden zu bringen. Bei größeren Mengen von Residualharn und ganz besonders dann, wenn bei voller Blase das Miktionsbedürfnis sich in kurzen Intervallen zeigt und mit unangenehmen Sensationen verbunden ist, muß der Katheter häufiger gebraucht werden; das gleiche gilt für die Fälle, in denen kein Urin spontan mehr geht. Bei diesen Kranken ersetzt der Katheter die spontane Miktion und er ist deshalb 3—5mal in 24 Stunden einzuführen.

Erste Bedingung für Erfolg der Katheterbehandlung ist Asepsis und schonendes Verfahren. Die ersten Katheterisationen soll der Arzt selbst besorgen, um den für den Fall passenden Katheter wählen zu können, um den Einfluß des Katheters auf den Kranken genau zu studieren und um den Kranken in der Asepsis des Katheterismus zu instruieren. — Zeigen sich Anzeichen von Infektion der Blase (leichte Trübung des Urins, vermehrte Miktionsbedürfnisse), so ist der Katheterismus häufiger vorzunehmen, die Evakuation ist mit Spülung zu kombinieren, es sind die Harndesinfektionsmittel zu verordnen (s. Therapie der Zystitis).

Das für den Prostatiker am meisten geeignete Evakuationsinstrument ist ein weicher oder halbfester Katheter mit Mercierscher Krümmung. Vorzüglich eignen sich die roten Tiemankatheter, die man ohne Schaden sehr oft auskochen kann und die durch ihre dicke Wandung auch eine gewisse Steifigkeit besitzen (Kaliber 14—16). — In zweiter Linie kommen Seidenkatheter in Frage. Metallinstrumente sind zu vermeiden, da sie immer lädieren.

Bei der akuten Harnretention setzt man den regelmäßigen Katheterismus so lange fort, bis der Kranke seine Blase entleeren kann und nicht nur bis zum Moment, wo der Patient wieder uriniert, aber noch Restharn hat. — Bei der

chronischen partiellen Retention soll katheterisiert werden, solange der Kranke
durch den Katheter Erleichterung hat.

Bei Prostatikern, die erst im dritten Stadium in die ärztliche Behandlung
eintreten, ist die Wahl der richtigen Therapie eine sehr schwierige. In Fällen,
die sich durch sehr große Distension, große Polyurie und schlechtes Allgemeinbefinden auszeichnen, wird man mit äußerster Vorsicht vorzugehen und die
Evakuation in Etappen vorzunehmen haben, d. h. man wird beim ersten
Katheterismus z. B. 100 ccm und bei jedem weiteren je 100 ccm mehr entleeren. Äußerst selten kommen Kranke in diesem Stadium wieder vom Katheter los. Der Erfolg des Katheterismus und ganz besonders der Erfolg der
Blasendrainage mit dem Verweilkatheter, der für solche Fälle sehr zu
empfehlen ist, ist oft ein hervorragender. Die trockene Zunge wird feucht,
der Appetit kehrt wieder, der Durst verschwindet, die Urinmenge wird normal,
die Funktion der Nieren bessert sich und die Kranken erholen sich wieder.
Macht man in solchen Fällen die Prostatektomie, so werden die Patienten eigentlich verjüngt. Das gilt aber nur für die Fälle, in denen die Nierenveränderungen
reversibel sind, sind sie das nicht, so geht der Kranke gewöhnlich bald an der
Niereninsuffizienz und Infektion zugrunde.

Bei akuter Harnretention kommt in Fällen, in denen der Katheter nicht
eingeführt werden kann, die suprapubische Blasenpunktion in Frage.
Sie wird dicht über der Symphyse mit einer gewöhnlichen Hohlnadel oder
einem Troikart ausgeführt. Man kann den Troikart liegen lassen oder ihn
durch einen Katheter ersetzen, evtl. auch die Punktion beliebig oft wiederholen, bis der Katheterismus gelingt.

Neben diesen palliativen Behandlungsmethoden nimmt heute die radikale
Therapie der Prostatahypertrophie — die sog. Prostatektomie — einen
breiten Platz ein. Die Palliativoperationen wie Zystostomie, Zystopexie, endourethrale und perineale Prostatotomie, partielle Prostatektomie, Bottinis
galvanokaustische Inzision, Unterbindung der Arteriae iliacae, und die sexuellen
Operationen spielen heutzutage der totalen Prostatektomie gegenüber kaum
mehr eine Rolle. Indiziert ist die Operation in den Fällen, in denen das
Katheterleben beginnt und wo keine Gegenindikationen vorhanden sind. Ganz
besonders ist die Operation angezeigt bei Schwierigkeit des Katheterismus,
häufiger Blutung, häufigen Infektionen, Unmöglichkeit den Katheterismus
aseptisch auszuführen, bei Komplikation mit Blasenstein, sehr häufigem Bedürfnis zu katheterisieren und Schmerzhaftigkeit des Katheterismus; meist
gibt auch der direkte Wunsch des Kranken, vom Katheter befreit zu werden,
Veranlassung zur Operation.

Es stehen zwei Wege zur Entfernung der Vorsteherdrüse zur Verfügung, der suprapubische transvesikale und der perineale. — Beide Methoden haben ihre Anhänger, beide
geben in geübten Händen vorzügliche Resultate. Während die Mortalität der suprapubischen
Prostatektomie (Freyer-Fuller) etwas größer ist, sind die Resultate dafür um so sicherer.
Die Mortalität der perinealen Methode (Proust, Albarran, Zuckerkandl) schwankt
zwischen wenigen und 10%, die der suprapubischen zwischen 5 und 12%; die Zahlen
variieren in den einzelnen Statistiken sehr und verbessern sich bei allen Operateuren mit
der Übung, mit guter Indikationsstellung und sehr sorgfältiger Vorbehandlung. Ich selbst
habe bei einer Serie von 200 suprapubischen Operationen 4 Patienten verloren.

4. Die Atrophie der Prostata und verwandte Zustände.

Unter Prostatisme sans Prostate verstehen die Franzosen Krankheitszustände, welche
die klinischen Symptome der Prostatahypertrophie aufweisen, bei denen aber eine adenomatöse Wucherung am Blaseneingang fehlt. Verursacht werden solche Krankheitsbilder
durch Schrumpfungszustände der Prostata (sog. Atrophie), die im höheren Alter
vorkommen und sich pathologisch-anatomisch als Schwund des Drüsenkörpers mit narbiger

Schrumpfung des Interstitiums darstellen. — Manchmal kombinieren sich solche Schrumpfungszustände mit der Bildung kleinster, erbsen- bis bohnengroßer Adenome, deren Entfernung Heilung bringen kann. — Eine andere Ursache für solche Retentionen ist die Sphinkterhyperplasie, die schon im früheren Alter zur Beobachtung kommt und die von einzelnen Autoren auch als Hypertonie gedeutet wird. Die Fälle von Sphinkterhypertonie, wie sie bei Myelodysplasie und bei Tabes beobachtet werden, gehören nicht hierher. — In bezug auf die Therapie gilt für diese Fälle das bei der Hypertrophie Gesagte. Auch diese Erkrankungen sind durch eine operative Therapie heilbar.

5. Maligne Neubildungen der Prostata.

Es sind Karzinome und Sarkome der Prostata bekannt; erstere meist bei Männern im Alter der Hypertrophie, letztere bei Knaben und bei jüngeren Männern. Karzinome sind in den letzten Jahren relativ oft aus Anlaß der Prostatektomie entdeckt worden, indem sich eine als Hypertrophie entfernte Drüse histologisch als Karzinom erwies.

Die **Ätiologie** der Affektion ist unbekannt; nicht selten scheint ein Adenom der Prostata karzinomatös zu degenerieren.

Histologisch sind Rundzellen-, Spindelzellen-, Angio-, Lympho-, Adeno- und Rhabdomyo-Sarkome beschrieben worden, auch ein Sarcoma enchondromatodes (E. Kaufmann).

Die Prostatakarzinome sind entweder adenomatöse oder solide Formen, selten szirrhöse, kolloide oder melanotische.

Einzelne Krebse haben die Eigentümlichkeit, multiple Metastasen im Knochensystem zu machen (v. Recklinghausens osteoplastisches Prostatakarzinom). Zur Regel gehören beim Karzinom frühe Metastasen in den regionären Drüsen und entferntere Metastasen im späteren Verlauf. Bei einem Teil infiltriert die Neubildung auch frühzeitig das die Prostata umgebende Beckenbindegewebe.

Symptomatologie. Das Prostatakarzinom macht die Symptome der Hypertrophie mit dem Unterschied, daß der Verlauf ein rascherer und die Symptome prägnanter und variabler sind und dazu kommen als typische Beigabe Schmerzen, die ins Becken, in den Rücken, das Perineum und in die Beine ausstrahlen; diese Schmerzen bestehen oft unabhängig von der Miktion und können sehr heftig sein. — Die Retention und die Hämaturie zeigen nichts Charakteristisches. Infektionen verlaufen meist heftiger und haften intensiver als bei der Hypertrophie und führen früher zu Komplikationen in den oberen Harnwegen. Alle diese Symptome können aber gelegentlich fehlen und beim osteoplastischen Karzinom stehen oft die Anämie und die Symptome der Knochenmetastasen (Spontanfrakturen, Schmerzen, Knochenauftreibungen) im Vordergrund, und der primäre Tumor wird spät und zufällig oder gar nicht entdeckt. Bei den Sarkomen des Kindesalters ist die akute Retention meist das prägnante und einzige Symptom.

Die Sarkome führen meist in kurzer Zeit zum Tode ($^1/_2$—1 Jahr); die Karzinome haben oft einen langsamen, sich über Jahre erstreckenden Verlauf. Der Tod erfolgt entweder, und das ist meistens der Fall, durch die progrediente Infektion bei dem durch die Kachexie heruntergekommenen Kranken oder durch entfernte Metastasen. Die Prognose, auch der operierten Fälle, ist eine schlechte. Die Dauer der Krankheit meist 2—3 Jahre.

Die **Diagnose** eines Prostatasarkoms beim Kinde, das an Harnretention erkrankt, ist meist leicht, da die lokale Affektion sich meist schon bedeutend entwickelt hat. Die Diagnose des Karzinoms ist leicht in den ausgesprochenen Fällen, wo die Symptome der Hypertrophie sich mit Schmerzen kombinieren und ein großer, harter, unverschieblicher, mit der Mastdarmschleimhaut verwachsener, in Form und Konsistenz unregelmäßiger Tumor, der ohne deutliche Grenzen in die Umgebung übergeht, gefunden wird. An Karzinom soll auch

immer gedacht werden, wenn bei chronischer partieller oder totaler Retention
eine kleine aber sehr harte und sehr wenig verschiebliche Prostata gefunden
wird. — Beginnende, in einer hypertrophischen Prostata sich entwickelnde
Karzinome, die noch keine Schmerzen machen, sind mit Sicherheit nicht zu
diagnostizieren. Nur in Fällen, in denen der rektale Palpationsbefund von früher
her bekannt war und sich rasch im Sinne von derber Tumorbildung verändert,
ist die richtige Deutung mit einiger Sicherheit möglich.

Wichtig ist auch hier die bimanuelle Untersuchung. Die hypertrophische
Prostata entwickelt sich nach der Blase zu und ist deshalb oberhalb des
Schambeins tastbar, das Karzinom — wenn es nicht aus einer hypertrophischen
Drüse hervorgeht — wächst ins Beckenbindegewebe und ist von oben meist
nicht tastbar.

Differential-diagnostisch kommen neben der Hypertrophie Prostatakonkremente und Prostatatuberkulose (beide sehr selten) und Prostatitiden
mit sehr derber Infiltration des Gewebes in Frage; Hypertrophie mit Zystitis
und Blasenstein und Blasentumor machen manchmal die gleichen Symptome.
Hier läßt das Zystoskop sicher die Diagnose machen. Das Prostatakarzinom
stellt, wenn es ins Blaseninnere vorspringt, einen meist unregelmäßigen,
wulstigen, von ödematöser Schleimhaut überzogenen Tumor dar.

Therapeutisch kommt für die Retention und ihre Komplikationen der Katheter
in Betracht wie bei der Hypertrophie, evtl. die suprapubische Zystostomie.
Von Röntgenbestrahlung wurde in einzelnen Fällen ein gewisser Erfolg gesehen,
ebenso vom Radium. Die Narkotika sind nie zu umgehen und in Form von
Suppositorien oft lange von guter Wirkung. Vom Aspirin sieht man gegen
die Schmerzen oft Gutes. — Die radikale — in den Fällen der Wahl perineal
auszuführende — Prostatektomie gibt in frühen Stadien relativ günstige unmittelbare Erfolge, aber äußerst seltene Dauerheilungen. Im vorgeschrittenen
Stadium der Erkrankung ist die Operation sehr gefährlich und nie radikal.
Gewöhnlich kommen die Patienten erst in einem Stadium zur Untersuchung,
in dem die Operation aussichtslos ist.

6. Steine der Prostata.

Steine der Prostata sind selten, besonders dann, wenn man die von der Harnröhre
in die Prostata eingedrungenen und aus der Niere oder der Blase stammenden Steine nicht
hierherzählt. Auch Kalkablagerungen aus dem Urin in tuberkulöse oder andere Abszeß-
höhlen der Prostata sind hier nicht zu besprechen.

In allen Lebensaltern finden sich in der Prostata die sog. Corpora amylacea, die meist
sehr klein sind und keine Symptome machen. Sie bestehen aus Eiweiß und Lezithin und
können durch Apposition bis erbsengroß werden; sie werden zu Prostatasteinen durch
weiteres Wachstum, das durch den Ansatz von Phosphatsalzen geschieht. Prostatasteine
können multipel sein; solitäre Steine können bis hühnereigroß werden. Durch die Steinbildung kommt es zur Atrophie der Prostata, durch Infektion zur Abszeßbildung und
evtl. zur Perforation nach außen.

Die Symptome sind einmal durch die Vergrößerung der Drüse bedingt (Dysurie), dann
durch die Entzündung (Schmerz, Eiterung, Blutung, die Symptome des Prostataabszesses).
Die Diagnose ist meist nicht leicht, da kleine derbe Steinchen mit prostatitischer Infiltration, Karzinomknoten oder Tuberkulose verwechselt werden können. Größere Steine
sind palpatorisch leicht zu erkennen und durch das Radiogramm sicher darzustellen. —
Therapeutisch ist meist die perineale Prostatotomie am Platze. In seltenen Fällen ist
die Entfernung solcher Konkremente durch die Urethra gelungen (Suter).

7. Syphilis der Prostata.

Von Syphilis der Prostata sind einige klinische Fälle beschrieben, bei denen der Pal-
pationsbefund an Karzinom denken ließ, die antisyphilitische Therapie aber die luetische
Natur der Affektion zu beweisen schien. Die Affektion ist jedenfalls äußerst selten
(Grosglik, Cohn, Rush, Frank, Israel).

8. Zysten der Prostata.

Als Zysten der Prostata sind sowohl Retentionszysten im Innern der Drüse, als auch solche, die auf ihrer Oberfläche sitzen, ins Blaseninnere hervorragen und durch diese ihre Lage Miktionsstörungen machen können, beschrieben worden. Eine Diagnose ist in solchen Fällen nur zystoskopisch zu machen und die Therapie kann nur eine chirurgische sein Socin-Burckhardt).

9. Parasiten der Prostata.

Von Prostataparasiten sind nur Echinokokken beschrieben worden. Für die meisten Fälle ist aber der Ursprung der Blasen in der Prostata nicht sicher erwiesen, sondern die Möglichkeit, daß sie im prärektalen Bindegewebe sich entwickelten, nicht von der Hand zu weisen (Nicaise). Es handelt sich dabei um größere oder kleinere Zysten, die je nach der Richtung ihrer Entwicklung bald mehr Harn-, bald mehr Stuhlbeschwerden provozieren und deren Natur nur durch eine Probepunktion mit Sicherheit festzustellen ist.

10. Neurosen der Prostata.

Da die Prostata ihrer Funktion nach teils zum Harnapparat, teils zum Geschlechtsapparat gehört, so fallen auch die funktionellen Störungen zum Teil mit denen bei den Neurosen der Blase geschilderten, zum Teil mit denjenigen zusammen, die bei den funktionellen Störungen der Geschlechtsorgane des Mannes erwähnt werden sollen. Es ist deshalb hier nur in Kürze daran zu erinnern, daß sich die funktionellen Schädigungen einesteils auf den motorischen Teil der Vorsteherdrüse erstrecken und Störungen der Miktion hervorrufen: Pollakisurie, Dysurie, Sphinkterkrampf, anderenteils auf die sekretorische Tätigkeit und Prostatorrhöe provozieren und endlich auf den sensiblen Apparat der Drüse, wobei es zu allgemeinen Hyperästhesien der Drüse oder partiellen, die sich auf die Pars prostatica der Urethra beziehen, und zu Neuralgien im Gebiete der Prostata kommt.

Ätiologisch spielen für das Zustandekommen dieser Neurosen eine nicht unbedeutende Rolle auf der einen Seite angeborene und erworbene Schwächezustände des Nervensystems und auf der anderen Seite die Gonorrhöe (Urethritis posterior und Prostatitis) und geschlechtliche Exzesse (Masturbation, Coitus interruptus). Selten scheint Verstopfung, allgemeiner Schwächezustand, Erkältung und Trauma (therapeutische Traumen!) eine Rolle zu spielen.

Symptome. Die Prostataneurosen kommen am häufigsten im Alter der Gonorrhöe vor, also zwischen 20 und 30. Meist kombinieren sich Symptome der verschiedenen funktionellen Störungen miteinander; so ist meist die schwierige und vermehrte Miktion auch schmerzhaft und die Prostatorrhöe mit unangenehmen Sensationen verbunden; auch Störungen der Potenz finden sich sehr oft mit den Prostataneurosen vergesellschaftet. — Daneben sind sehr häufig Symptome allgemeiner Neurasthenie zu beobachten.

Von objektiven Veränderungen sind beim Sphinkterkrampf Schwierigkeiten für die Einführung von Instrumenten zu konstatieren, solange der Krampf besteht, die Veranlassung geben zu Verwechslungen mit Strikturen; häufig findet man die früher geschilderten Veränderungen des Urins und des Prostatasekrets, wie sie die Prostatitis verursacht.

Die **Diagnose** der Prostataneurosen geschieht nach exaktester lokaler Untersuchung der Blase, der Prostata, der Harnröhre und des Nervensystems im allgemeinen durch Ausschluß aller möglichen anatomischen Affektionen. Beim Bestehen einer Prostatitis oder Urethritis posterior bleibt es der Erfahrung des einzelnen überlassen, die Neurose oder den Entzündungszustand in den Vordergrund zu stellen.

Die **Prognose** der Affektion ist mit Vorsicht in bezug auf Heilung zu stellen; sie ist beherrscht durch den allgemeinen nervösen Zustand.

Die **Therapie** ist einmal diejenige der Prostatitis, wobei man tastend und schonend vorgehen muß, um ja nicht vorhandene Sensibilitätsstörungen zu steigern, und dann hauptsächlich die der Neurasthenie (Psychotherapie, allgemeine Kräftigung). Sexuelle Mißbräuche (Coitus interruptus, Onanie) sind zu bekämpfen. Von besonderen Maßnahmen sind noch zu erwähnen: Elektrisation und Elektromassage der Prostata, Psychrophorkatheter und Mastdarmbirne, lokale hydrotherapeutische Prozeduren (Sitzbäder, Dammduschen usw.). Bei Sphinkterspasmus und oft auch beim Zystospasmus sind starke Metallsonden von guter Wirkung. — Daß daneben auch Suppositorien, kleine medikamentöse Klysmen und für die allgemeine Behandlung die Nervina Verwendung finden, sei nur angedeutet.

III. Erkrankungen der Hoden, Nebenhoden, Samenblasen.

Physiologische Vorbemerkungen.

Die Funktion der Hoden setzt mit der Pubertät ein und besteht einesteils in der Bildung der Samenfäden und andererseits in der nach innen gehenden Sekretion unbekannter Stoffe, welche für die Entwicklung der Männlichkeit von ausschlaggebender Bedeutung sind. Die innere Sekretion ist nicht an die Samenbereitung gebunden, sondern an das Vorhandensein der interstitiellen Stützsubstanz, wie die Untersuchung der Hoden von Kryptorchisten lehrt, bei denen die äußere Sekretion fehlen kann und bei denen sich doch die sekundären männlichen Geschlechtscharakteristika entwickeln.

Der Nebenhoden stellt den Anfangsteil des die Samenfäden ableitenden Samengefäßes dar, hat aber verschiedenen Befunden nach auch sekretorische Eigenschaften.

Auch die Samenblasen scheinen neben ihrer Rolle als Samenbehälter, deren Bedeutung übrigens angezweifelt wird, den Massagebefunden beim lebenden Menschen nach aber nicht zu bezweifeln ist, wesentlich auch Sekretionsorgane zu sein und nach der Auffassung von Exner scheint ihnen auch die Aufgabe zuzufallen, die nicht durch Ejakulation entfernten Samenzellen zu resorbieren.

Die Hoden haben einen Einfluß auf die Entwicklung der Vorsteherdrüse, denn nach Entfernung der Testikel wird diese in ihrem drüsigen Anteil atrophisch. Die Entfernung des einen Hodens bewirkt keine Hypertrophie des anderen Organs.

1. Die Hodenatrophie

ist relativ häufig; sie kann angeboren oder erworben sein. Von allgemeinen Erkrankungen können Phthise, Typhus und Verletzungen des Gehirns und des Rückenmarks, von lokalen traumatische Entzündungen, Syphilis, Tuberkulose, Orchitis bei Parotitis, Typhus usw., Varikozele, Torsion des Samenstrangs, Druck von Hämatozelen usw. zu Hodenschwund führen. Obliteration des Vas deferens durch Epididymitis führt nicht zur Atrophie, wie Hodenpunktionen mit positivem Spermatozoenbefund viele Jahre nach der überstandenen Nebenhodenaffektion beweisen. Ektopische und im Leistenkanal retinierte Hoden sind meist atrophisch. Durch länger dauernde Röntgenbestrahlung kann die spermaproduzierende Hodenfunktion vernichtet werden, während das interstitielle Gewebe weniger zu leiden scheint. Die Atrophie durch Röntgenschädigung kann eine vorübergehende sein und sich noch nach Jahren wieder zurückbilden und die Spermatogenese kann wieder einsetzen.

Hodenatrophie führt je nach ihrem Grade beim entwickelten Mann zur Impotentia generandi und evtl. coeundi, vor der Pubertätszeit hindert nur die hochgradige Atrophie die Entwicklung der sekundären Geschlechtscharaktere. Verlust der Hoden hat nach der Pubertätsentwicklung keinen bedeutenden Einfluß auf die somatischen Funktionen, es kann dagegen der Verlust des Sexualtriebes einen solchen auf die Psyche haben. Es bleiben übrigens viele Männer auch nach Verlust beider Hoden mehr oder weniger potent.

2. Ectopia und Retentio testis.

Wenn der Hoden irgendwo auf dem normalerweise in der Fötalperiode zu durchlaufenden Wege zwischen Nierengegend und Skrotum stehen bleibt, so spricht man von Hodenretention (abdominale, inguinale); weicht er von dieser Bahn innerhalb oder außerhalb der Bauchhöhle ab, von Ectopia testis. Die Ektopie ist bedeutend seltener als die Retention; beide sind auf Hemmungsbildungen zurückzuführen.

Bei kleinen Knaben sieht man die Hodenretention häufig; sie verschwindet aber mit der Zeit; in solchen Fällen handelt es sich um verspätete Deszension. Solche Fälle sind für alle therapeutischen Maßnahmen ein sehr dankbares Gebiet, während die Retentio testis nur durch chirurgische Behandlung zu beseitigen ist, aber leider in sehr vielen Fällen sich auch gegen diese sehr refraktär zeigt.

Wichtig ist die Retentio testis inguinalis durch die Schädigungen, die der Hoden dadurch erfährt. Der Bauchhoden ist gegen Insulte geschützt, der Leistenhoden aber vielen äußeren Traumen ausgesetzt und durch die Enge des Raumes und die Insulten der Muskulatur der Bauchwand in seiner Entwicklung behindert. — Weiter oben ist schon erwähnt worden, daß diese Hoden oft atrophisch und azoosperm sind. Vielleicht ist das nicht Folge der Retention, sondern der gleichen Schädlichkeit, die auch zur Retention geführt hat.

Therapeutisch sind die Fälle von Bauchhoden (Monorchismus, Kryptorchismus) meist nicht zu beeinflussen. Bei den Leistenhoden soll man bis zum 12 Jahre zuwarten, evtl. mit Massage behandeln und beobachten, ob der Deszensus nicht erfolgt, wenn nicht das Vorhandensein einer Hernie eine besondere Indikation gibt. Für das weitere Verfahren gehen die Ansichten weit auseinander. Von der einen Seite wird von der Verlagerung des Hodens in das Skrotum, wenn sie nicht ganz leicht gelingt, abgeraten und die Verlagerung des Organs in das präperitoneale Bindegewebe empfohlen (Schönholzer), von anderer Seite die Orchidopexie in ihren verschiedensten Modifikationen aufs wärmste angeraten, obschon nach verschiedenen Autoren sich der im Skrotum fixierte Hoden selten richtig zu entwickeln scheint (Souligoux und Villard).

3. Entzündungen des Hodens und Nebenhodens, der Samenblase.

Epididymitis.

Der Nebenhoden erkrankt häufiger entzündlich als der Hoden und meist durch Fortleitung entzündlicher Prozesse aus der Blase, der Prostata und der hinteren Harnröhre, selten metastatisch. Der Hoden erkrankt relativ häufig metastatisch, seltener durch direkte Fortleitung der Entzündung vom Nebenhoden aus.

Bei der Epididymitis umschließt auf der Rückseite und oben und unten der harte, vergrößerte, dolente Nebenhoden den weichen kleinen Hoden; umgekehrt liegt bei der Orchitis die verlängerte und verschmälerte Epididymis der Rückseite des vergrößerten empfindlichen Hodens auf.

Ätiologie. Epididymitis durch Trauma ist häufig beschrieben worden. Nach unseren Begriffen über Entzündung hat man sich die Sache aber so vorzustellen, daß durch das Trauma die Prädisposition gesetzt wird, bei welcher

Einwanderung entzündungserregender Bakterien aus der hinteren Harnröhre
veranlaßt wird. Daß auch die Lokalisation des Tuberkelvirus in die Nebenhoden durch Trauma veranlaßt werden kann, ist häufig beobachtet worden.

Metastatische Epididymitis ist selten; sie wurde bei Typhus, Paratyphus und
bei Influenza beschrieben und wird gelegentlich durch Friedlaendersche Bazillen
bedingt. Auch bei der Parotitis epidemica ist als Ausnahme von der Regel gelegentlich
eine Epididymitis zu konstatieren. Ich selbst habe bei einem 16jährigen Jüngling, bei
dem jede urethrale Infektion ausgeschlossen war, bei einer akuten Sommerdiarrhöe eine
akute Epididymitis unter hohem Fieber entstehen sehen, die ohne Abszedierung ausheilte.
Eine Lokalisation von Filarien in den Nebenhoden kann gelegentlich eine Epididymitis
vortäuschen (Brown).

Die Epididymitis urethraler Provenienz kommt weitaus am häufigsten
vor. — Vor allem spielt die Gonorrhöe eine Rolle, die sehr oft zu ein- und zu
doppelseitiger Nebenhodenentzündung Veranlassung gibt. Dann kommen
alle anderen entzündlichen Zustände der Harnwege in Betracht, die bei den
chirurgischen Affektionen dieser Organe eine große Rolle spielen und weiterhin
die spontan entstandenen Infektionen der Harnwege und der Prostata mit
Kolibakterien oder Kokken, die sich relativ oft mit Epididymitis komplizieren.
Sehr häufig handelt es sich um sehr unbedeutende entzündliche Veränderungen
in der hinteren Harnröhre, von deren Existenz der Kranke keine Ahnung hatte,
und die erst bei genauer Untersuchung aufgedeckt werden. Das ausschlaggebende Moment zur Entstehung der Nebenhodenentzündung spielt dann oft
ein äußeres Trauma oder das Trauma eines urethralen Eingriffes. Notwendig
sind aber solche äußere Veranlassungen nicht. — Als Entzündungserreger
funktionieren in diesen Fällen einmal die Gonokokken und dann alle anderen
Bakterienarten, die bei den entzündlichen Zuständen der Blase und hinteren
Harnröhre eine Rolle spielen können (Kolibakterien, Staphylokokken usw.)
(s. Dorn, Kappis).

Symptome, Verlauf. Schmerz, der in den Hoden lokalisiert ist und oft
gegen die Leiste, gegen das Sakrum und gegen die Lenden ausstrahlt, markiert
in den akuten Fällen den Beginn des Leidens. Dazu entwickelt sich die Schwellung der Nebenhoden, deren rasches Auftreten oft sehr auffällt. Es besteht
starke Dolenz des Nebenhodens, oft Ödem der Hodensackhaut, oft kompliziert eine akute Hydrozele die Epididymitis. Häufig besteht Fieber, oft sehr
hohes Fieber. Beim Liegen, in leichteren Fällen beim Tragen eines Suspensoriums,
lassen die Schmerzen meist nach. Die Schwellung zeigt nach 8—10 Tagen
Tendenz zur Rückbildung, braucht aber meist Wochen, oft Monate, bis sie zu
einer kleinen derben Stelle im Nebenhoden zurückgegangen ist.

Die Epididymitis kommt speziell bei Gonorrhöe in ca. $^1/_{15}$ der Fälle doppelseitig vor
und ist dann der gewöhnlichste Grund der Impotentia generandi (in 75—80% führt
sie zur Sterilität).

Bei der gonorrhoischen Epididymitis selten, häufiger aber bei der banalen kommen
Abszesse vor, die ein chirurgisches Vorgehen verlangen.

Die **Diagnose** bietet meist keine Schwierigkeiten. Schwierig ist es aber
oft, eine banale Epididymitis von einer Nebenhodentuberkulose zu unterscheiden.
Denn nicht nur kann die letztere akut einsetzen, sondern die erstere sich auch
sehr langsam und fast unmerklich entwickeln. Ganz besonders schwierig liegt
die Diagnose dann, wenn die Infektionsquellen zu einer banalen Epididymitis
vorhanden wären. In solchen Fällen kann nur der Verlauf Aufschluß geben
evtl. das bakteriologisch untersuchte Sekret der Prostata und der Samenblasen,
wenn dasselbe Tuberkelbazillen enthält.

Die **Therapie** besteht in den leichten Fällen in der Verordnung eines Suspensoriums. Schwerere Fälle müssen das Bett hüten. Man wird anfänglich
Eis oder kalte Umschläge versuchen, in den meisten Fällen aber mit Vorteil

frühzeitig lokale Wärmeapplikationen (Kataplasmen, Thermophore usw.) in Verwendung ziehen. Die Stauung nach Bier kann zur Beschleunigung der Resorption des Exsudates Verwendung finden; es werden ihr von einzelnen Seiten besondere Vorteile nachgerühmt; so soll die Sterilität bei doppelseitiger Epididymitis, die nach Bier gestaut waren, eine bedeutend seltenere sein. Gegen die Schmerzen wird man Morphium, Antipyrin, Aspirin nicht entbehren können. — Sobald das akute Stadium vorbei ist, wird man die Patienten mit dem Suspensorium aufstehen lassen und entweder feuchte Überschläge oder eine Salbe applizieren lassen (Jodkalisalbe, $10^0/_0$ige Guajakolsalbe, Ichthyol, graue Salbe, Belladonnasalbe usw.). — Erwähnt sei, daß in neuerer Zeit auch bei Epididymitis ohne nachgewiesene Abszeßbildung zur raschen Beseitigung der Schmerzen und Beschleunigung der Resorption die Punktion und auch die Inzision gemacht wird (Bärmann, Escat); auch Injektion von Kollargol oder Elektrargol in den Nebenhoden und von physiologischer Kochsalzlösung in die Subkutis des Hodensacks wird zum gleichen Zweck empfohlen. (Über die operative Therapie s. Demel.)

Orchitis.

Die seltenen Orchitiden durch urethrale Infektion kommen meist mit Epididymitis vor und entstehen durch Fortleitung dieser auf den Hoden. Häufig führt diese Form von Orchitis zur Abszeßbildung.

Die metastatische Orchitis kommt ganz besonders oft bei Parotitis epidemica vor, vorwiegend bei Jünglingen über 14 Jahren und bei geschlechtsreifen Männern. Auch Orchitis ohne Parotitis kommt vor. Die Orchitis bei Mumps tritt meist am Ende der ersten Krankheitswoche auf, oft doppelseitig und mit hohem Fieber. Selten tritt Abszedierung ein. Die Schmerzen sind meist sehr heftig (Spannung der Tunica albuginea) und werden durch Bettruhe meist nicht gemildert. — Dauer der Erkrankung 2—4 Wochen. In $^1/_3$—$^2/_3$ der Fälle ist die Orchitis von Hodenatrophie gefolgt.

Relativ häufig ist die Orchitis bei Typhus, selten bei Polyarthritis rheumatica. Auch bei Influenza, Pneumonie, Paratyphus, Malaria, Scharlach und Pyämie kommt die Orchitis vor. Die Orchitis bei Variola wird meist nur auf dem Sektionstisch entdeckt, während die anderen Formen, speziell auch die bei Rotz unter heftigen Symptomen verlaufen.

Die **Therapie** der Orchitis fällt mit derjenigen der Epididymitis zusammen. Auch hier hat man versucht, durch Punktion und durch Inzision den Prozeß abzukürzen.

Spermatozystitis.

Die Entzündungen der Samenblasen beobachtet man meist bei Gonorrhöe, seltener bei anderen urethralen Infektionen. Sie werden oft nicht diagnostiziert, weil sie meist mit Prostatitis und Epididymitis zusammen vorkommen und ihre Symptome dann mit denjenigen der Prostatitis zusammenfallen und weil die Palpation der Samenbläschen bei fetteren Männern oft absolut unmöglich ist. Bei Gonorrhöe ist akute Samenblasenentzündung häufig: bei Urethritis posterior in $35^0/_0$ und bei Epididymitis in $62^0/_0$ der Fälle (s. Wossidlo). Von **Symptomen** sind zu erwähnen Schmerzen im Mastdarm, im Kreuz, in der Inguinal-, in der Blasengegend, Defäkations- und Miktionsschmerz, priapistische Erektionen, häufige Pollutionen, Pyospermie und Hämospermie, nicht so selten peritonitische Reizung. Häufig ist Fieber vorhanden. In chronischen Fällen sieht man manchmal sehr schön das Symptom der terminalen Eiterentleerung, dann gewöhnlich ohne Spermabeimengung.

Der **Verlauf** ist meist ein gutartiger und die totale Ausheilung das Gewöhnliche. Es wird aber auch Abszeßbildung beobachtet mit Perforation ins Rektum, selten ins Peritoneum; ich sah eine Streptokokken-Spermatozystitis, die zu einem Abszeß im Cavum praevesicale führte.

Gelegentlich geht die akute auch in die chronische Spermatozystitis über; der Samen enthält dann Eiter. Symptome fehlen entweder oder es sind die der Urethritis posterior oder der Prostatitis; manchmal beobachtet man auch Koliken in den Tiefen des Rektums, die als Retentionskoliken gedeutet werden; ich selbst sah in einem Falle regelmäßige Koliken in der Blasengegend und in die Hoden ausstrahlend am Ende der Miktion (s. bei Voelcker).

Die **Diagnose** dieser Affektion ist durch die Palpation und die mikroskopische Untersuchung des Sekretes der Samenblasen zu stellen. Für die **Therapie** kommen die bei der Prostatitis angegebenen Maßnahmen in Betracht (Massage, Sitzbäder, medikamentöse Spülungen und rektale Applikationen).

4. Tuberkulose der Nebenhoden, Hoden, Samenblasen und der Prostata.

Tuberkulose ist eine der wichtigsten und häufigsten Affektionen der Genitaldrüsen und kommt am häufigsten im Alter zwischen 20 und 40 Jahren vor, aber auch bei Kindern und im hohen Alter ist die Affektion nicht selten. Klinisch beobachtet man häufig als einzige Lokalisation die im Hoden und Nebenhoden, pathologisch-anatomisch trifft die Affektion sehr oft verschiedene Abschnitte des Genital- und oft des Urogenitalsystems. Oft bildet klinisch eine Nebenhodentuberkulose das erste Glied einer Kette, an das sich im weiteren Verlaufe oft mit langen Intervallen eine Tuberkulose der Prostata, der Nieren, des anderen Hodens, der Blase usw. reiht. Man hat oft den Eindruck, als ob in solchen Fällen eine Disposition dieser Organsysteme eine Rolle spiele.

Der Weg, auf dem der Tuberkelbazillus in den Nebenhoden, respektive in eines der anderen Organe gelangt, ist der Blutweg. Nach v. Baumgarten und Kraemer geht die Ausbreitung von dem primär infizierten Abschnitt aus immer mit und nie gegen den Sekretstrom: also vom Hoden zur Samenblase und zur Prostata und nicht umgekehrt; andere Autoren (E. Kaufmann und v. Baumgarten selbst) nehmen bei Sekretstauung aber auch den anderen Weg als möglich an. — Wiederholt ist die Beobachtung gemacht worden, daß bei Phthisikern in dem gesunden Hoden und in den Samenbläschen Tuberkelbazillen vorkommen; sie erklären die Entstehung der traumatischen tuberkulösen Epididymitis. Klinisch ist es nicht möglich, über die Ausbreitungswege der Tuberkulose eine Aufklärung zu bekommen. Eine Urogenitaltuberkulose kann durch eine Hodentuberkulose eingeleitet sein, an die sich mit Übergehung der Blase eine Nierentuberkulose anschließt. Die Prostata- und Samenblasentuberkulose sind auch nicht immer leicht und sicher zu diagnostizieren.

Pathologisch-anatomisch kommen meist nur die Endstadien der Erkrankung zur Ansicht, dann sind meist viele verschiedene Organe erkrankt.

So fand z. B. Rautberd unter 59 Fällen von Urogenitaltuberkulose affiziert: 49 mal die Nieren (83 %), 27 mal die Blase (46 %), 19 mal den Hoden (32,2 %), 25 mal den Nebenhoden (42 %), 32 mal die Samenblase (54 %), in 25 Fällen das Vas deferens (25,2 %), in 49 Fällen die Prostata (83 %). In 12 Fällen von Samenblasentuberkulose war Hoden und Nebenhoden intakt, in 6 Fällen war der Hoden und die Samenblase erkrankt, der Nebenhoden nicht.

Aus dieser Zusammenstellung ist ersichtlich, wie viele Kombinationen vorkommen, wie relativ oft auch der Haupthoden ohne Epididymitis erkrankt und welche Rolle die Prostata spielt.

Die **Symptome** der Hodentuberkulose sind je nach dem Einsetzen der Affektion entweder die der akuten Epididymitis, oder wenn die Erkrankung einen mehr schleichenden Anfang hat, sehr undeutlich; der Patient wird durch unangenehme Lokalgefühle oder sogar erst durch den Befund der Schwellung auf seine Affektion aufmerksam gemacht. — Weiterhin verläuft die Affektion dann entweder rascher oder weniger rasch progredient, auf den Hoden übergreifend und zur Vereiterung führend, oder sie wird mehr und mehr latent und macht lange keinerlei Symptome. Man beobachtet auch Abkapselung oder nach Entleerung von Eiter spontane Ausheilung der Nebenhoden-Hodentuberkulose. — Die Prostata- und Samenblasentuberkulosen verlaufen meist symptomlos oder verursachen sehr geringe Symptome, die hinter den anderen Komplikationen, besonders den Affektionen der Harnröhre und der Blase verschwinden. — Gelegentlich kommt Perforation in den Darm, gegen das Perineum, in die Urethra oder in die Harnblase vor.

Die **Diagnose** ist einfach in den Fällen, in denen tuberkulöse Prädispositionen vorhanden sind und eine urethrale Infektionsquelle mit Sicherheit ausgeschlossen werden kann. Ist diese vorhanden, dann spricht große Schmerzhaftigkeit gegen, große knollige Härte der Epididymis und Konstanz dieses Befundes für Tuberkulose. Die Prostatatuberkulose zeigt sich als derber Knollen in der mehr oder weniger normalen Drüse, die tuberkulösen Samenblasen sind als harte knollige Stränge zu fühlen. Die kranke Prostata und Samenblase können aber auch völlig normalen Palpationsbefund geben. Wichtig ist die mikroskopische und bakteriologische Sekretuntersuchung. Der Bazillenbefund ist häufig positiv. — Bildet sich bei einer chronischen Epididymitis Fluktuation und Verwachsung mit der Haut, so spricht das für Tuberkulose.

Therapeutisch kommt vor allem der chirurgische Eingriff, wenigstens bei Hodentuberkulose, in Frage, und zwar soll in den Fällen, wo Hoden und Nebenhoden erkrankt sind, kastriert, in den Fällen, wo nur die Epididymis befallen ist, nur diese entfernt werden (Epididymektomie). Selten ist es nötig, die erkrankte Samenblase oder Prostata in Angriff zu nehmen, da erfahrungsgemäß nach der Testektomie diese oft ausheilen und die Eingriffe speziell an der Prostata keine guten Resultate geben.

Wir huldigen der Ansicht, daß Heliotherapie und hygienischdiätetische Kuren nicht vor der Operation zu versuchen sind, wohl aber nach der Operation mit allem Nachdruck angeordnet werden sollen, um den Körper möglichst widerstandsfähig gegen neue Lokalisationen der Affektion zu machen und die bestehenden, nicht zugänglichen zur Ausheilung zu bringen (Demel, Walthard).

Die Entfernung des kranken Hodens hat noch einen weiteren Vorteil, sie schützt den anderen Hoden vor Infektion; denn nach der Statistik von v. Bruns über das Ergehen von 78 einseitig und 33 doppelseitig Kastrierten erkrankte bei den nicht Operierten in 50—70% der Fälle der zweite Hoden früher oder später tuberkulös, während bei den einseitig Kastrierten das nur in 26% der Fälle vorkommt. Von den einseitig Kastrierten wurden durch die Operation 46% dauernd geheilt, von den doppelseitig Operierten 56%. — Nach der eben erwähnten und auch nach anderen Statistiken (Simon, Beck) wird durch die Semikastration die Potenz nicht in nennenswerter Weise beeinflußt; die totale Kastration läßt manchmal noch Reste der Potentia coeundi bestehen und hat bei diesen Beobachtern nie zu psychischen Alterationen geführt. — Muß man nur einseitig kastrieren und kann man auf der anderen Seite die Epididymektomie machen, so bleibt eine gewisse Potentia coeundi erhalten, die nach meinen Erfahrungen den Operierten den Mut gibt, sich zu verehelichen.

Die Komplikation mit Lungentuberkulose, wenn diese nicht zu fortgeschritten ist, kann als Indikation zur Operation gelten. In solchen Fällen ist an eine spontane Ausheilung am wenigsten zu denken.

5. Syphilis der Hoden und Nebenhoden.

Bei Syphilis erkrankt im Gegensatz zur Tuberkulose meist nur der Hoden und sehr spät und sehr selten allein die Epididymis. Hodensyphilis kommt am häufigsten beim geschlechtsreifen Manne vor, meist erst einige bis viele Jahre nach der Infektion. Hodensyphilis kommt auch kongenital vor oder manifestiert sich im Kindesalter und selten im Mannesalter als hereditäre Form. Hier und da spielt in der Anamnese ein Trauma eine Rolle.

Hodensyphilis ist selten; meist tritt sie langsam als unregelmäßige harte Verdickung des Hodens bis zu Gänseei- oder Faustgröße auf und verursacht keinerlei Symptome, bis das Gewicht des Tumors sich durch Zug am Samenstrang schmerzhaft bemerkbar macht. Weiterhin bleibt die Geschwulst dann oft lange stationär oder sie schrumpft bindegewebig oder bricht nach außen auf und es kommt zur Bildung einer Ulzeration und Hodenfistel. — Selten erkrankt der Nebenhoden mit, sehr selten erkrankt er allein. — Oft erkranken beide Hoden, meist aber der eine nach dem anderen.

Für die **Diagnose** kommt vor allem die Anamnese in Betracht, weiterhin das exklusive Befallensein des Haupthodens (gegenüber Tuberkulose), der exquisit-chronische Verlauf gegenüber Tumor, häufige Doppelseitigkeit und Fistelbildung. Wenn Syphilis durch die Anamnese auf der einen Seite, Tuberkulose oder Karzinom auf der anderen Seite in Frage stehen, dann wird die Diagnose sehr schwierig, da die beiden letztgenannten Affektionen sich mit Syphilis kombinieren können. Hier wird die Wassermannsche Reaktion entscheiden müssen.

Die **Prognose** ist für den Hoden keine gute, da er meist seine Funktion einbüßt. Therapeutisch ist eine antisyphilitische Behandlung vorzunehmen, in Fällen totaler Verkäsung mit Aufbruch und Fistelbildung evtl. Kastration.

6. Verschiedenes.

Die Erkrankungen der Scheidenhäute des Hodens, die Neubildungen des Hodens und Nebenhodens, der Hodeninfarkt als Folge der Torsion des Samenstrangs, die Spermatozele sollen hier nicht besprochen werden, da sie unbestritten ins Gebiet der Chirurgie gehören und auch geringe Beziehungen zu inneren Krankheiten haben.

Zu erwähnen ist, daß im Hoden und Nebenhoden (speziell im letzteren) bei der Lepraerkrankung Leprome auftreten, die zu Hodenatrophie und Impotenz führen können. Aktinomykose des Hodens ist äußerst selten und metastatischer Natur. Das Vorkommen von Filarien im Hoden ist weiter oben erwähnt worden; auch Echinokokken kamen zur Beobachtung.

Retentionszustände in den Samenblasen, verursacht durch entzündliche Prozesse in den oder in der Umgebung der Ductus ejaculatorii oder durch sog. Samenblasensteine führen zur Retention der Samenflüssigkeit oder des Sekretionsproduktes der Samenblasen. Symptomatisch beobachtet man in solchen Fällen teils Reizzustände von seiten der Blase, wie sie der beginnenden Prostatahypertrophie oder der Prostatitis eigen sind, dann neuralgische Schmerzen gegen die Hoden oder den Penis und endlich gelegentlich des Koitus eigentliche Samenblasenkoliken (Coliques spermatiques), wenn der Same schlecht oder gar nicht austreten kann.

Tumoren der Samenblasen sind außerordentlich selten (Karzinome, Sarkome).

Hodenneuralgie.

Hodenneuralgien lassen sich sehr oft auf ein pathologisch-anatomisches Substrat zurückführen. Einmal sind es lokale Affektionen, wie Hodenatrophie oder chronische Epididymitis, die zur Reizung der Nerven oder zur Stenosierung des Samengefäßes führen, dann Varikozele, Hernie, Prostatitis, Affektionen der Samenblase, der Urethra posterior (Colliculus seminalis), Blasensteine, Affektionen der Ureteren, der Nierenbecken und der Niere. Auch Myositis in sakralen Muskeln verursacht gelegentlich intensive in die Hoden ausstrahlende neuralgische Schmerzen. Alle diese Affektionen sind auszuschließen bevor man eine Hodenneuralgie annimmt.

Für die **Behandlung** kommt in erster Linie die Psychotherapie in Frage, wenn kein pathologisches Substrat zu beseitigen ist; dann die Antineuralgika, die Hydrotherapie und in letzter Linie evtl. die Resektion des Vas deferens mit den begleitenden Nervenfasern.

IV. Die funktionellen Störungen der männlichen Sexualorgane.

Allgemeine Symptomatologie und Ätiologie.

Die normale Geschlechtsfunktion des Mannes setzt sich aus einer Reihe komplizierter Vorgänge zusammen. Störungen der Geschlechtsfunktion treffen teils den einen oder anderen oder verschiedene dieser Vorgänge in quantitativer oder qualitativer Art, oder ändern den zeitlichen Ablauf des einzelnen Vorgangs oder stören den Zusammenhang mit den anderen. Da wir versuchen wollen, die Einteilung der Störungen der männlichen Geschlechtsfunktion vom physiologischen Standpunkt aus durchzuführen, wie das Blum getan hat, so sei kurz auf die einzelnen Komponenten des Begriffes normale männliche Geschlechtsfunktion hingewiesen. Da diese Funktionen kompliziert sind und innerhalb physiologischer Breite sehr viele Varianten aufweisen, die unmerklich zu pathologischen Zuständen hinüberführen, und da die Störungen im gegebenen Falle sehr vielgestaltig sind und die verschiedenen Teile der Funktion in sehr verschiedener Weise treffen können, ist ein gewisser Schematismus nicht zu vermeiden.

Die Geschlechtsfähigkeit des Mannes teilt sich in die Facultas coeundi und die Facultas generandi. Die erstere ist gebunden an die anatomische Intaktheit der Kopulationsorgane und an deren funktionelle Leistungsfähigkeit, wobei die letztere wiederum abhängt vom Vorhandensein des Bedürfnisses nach geschlechtlichem Verkehr im allgemeinen, das sich unter geeigneten Umständen zur Geschlechtsbegierde (Libido) steigert, mit deren Erwachen sich reflektorisch die Erektion einstellt, die im Laufe des Geschlechtsaktes von der Ejakulation gefolgt wird, die unter Erregung von Wollustgefühlen (Orgasmus) abläuft.

Die Facultas generandi ist gebunden einmal an die richtige Ejakulation des Samens und dann an die physiologisch richtige Beschaffenheit dieses Sekretes.

Fehlt beim geschlechtsreifen Manne die Gelegenheit zur sexuellen Betätigung, so treten in bestimmten, sehr verschiedenen Intervallen nächtliche Pollutionen auf, die in ihrem Verlaufe die Vorgänge beim Koitus nachahmen, aber im Schlafe ablaufen und nicht durch zentripetale, sondern nur durch zentrifugale Reize veranlaßt werden. — Wie der normale Koitus, so ist auch die Pollution von angenehmen somatischen und psychischen Allgemeingefühlen gefolgt.

Alle diese Funktionen sind an die Intaktheit eines komplizierten Apparates gebunden. Vom Großhirn her, veranlaßt durch Gesichts-, Geruchs- oder sensible Reize oder in der Psyche ohne periphere Veranlassung entstanden und ebenso von den Genitalorganen aus werden dem Erektionszentrum im oberen Lendenmark Erregungen übermittelt, die auf dem Wege der Nervi erigentes die Erektion veranlassen. Während des Geschlechtsaktes erhält das Ejakulationszentrum von der Peripherie her sensible Reize, die bei einer gewissen Intensität durch zentrifugale Nerven (N. ejaculatorii) die Ejakulation zustande kommen lassen (L. R. Müller). Sehr wesentlich ist bei diesen Vorgängen ein gewisser „Tonus" dieser Zentren, der einmal durch psychische Stimmungen und dann durch einen gewissen Turgor der peripheren Sexualorgane (Füllung der Samenblasen) bedingt ist (Exner).

Wenn wir an Hand dieser kurzen Übersicht der physiologischen Geschlechtsfunktion die Störungen, die sie treffen, einteilen, so unterscheiden wir nach Blum:

A. Impotentia coeundi,
B. Priapismus,
C. Krankhafte Samenverluste,
D. Männliche Sterilität.

A. Impotentia coeundi.

1. Die organische Impotenz

wird bedingt durch angeborene oder erworbene Anomalien des Penis, die dessen
Gebrauch als Kopulationsorgan verunmöglichen. Hieher gehören die seltenen
Mißbildungen des Penis, dessen traumatischer Verlust, seine Verunstaltung
durch Narben (Chorda), durch plastische Induration des Corpus spongiosum;
ferner können Tumoren, Affektionen des Präputiums, Elephantiasis den Penis
zur Kopulation untauglich machen und endlich spielen Veränderungen der
Umgebung der Genitalorgane eine Rolle, wie exzessiver Schmerbauch, hochgradige Hernien, Elephantiasis des Skrotums, große Hydrozelen usw.

2. Die funktionelle Impotenz

kann veranlaßt sein durch Störungen der Libido, Störungen der Erektion,
Störungen der Ejakulation oder des Orgasmus.

a) Störungen der Libido.

Die Libido kann in ihrer Intensität dem normalen gegenüber vermindert
sein oder sie kann ganz fehlen. Derartige Störungen können provoziert
werden einmal durch psychische Alterationen, dann durch Anomalien der
Genitaldrüsen und durch allgemeine somatische Zustände. — Ferner kann
die Libido qualitativ verändert sein; sie reagiert nicht auf adäquate Reize,
sondern auf anomale und in letzter Linie kann die Libido abnorme Steigerung
erfahren (Satyriasis).

Mangelnde Libido kann bedingt sein durch angeborenen Schwachsinn
und Blödsinn in Fällen, in denen auch meist der Genitalapparat in seiner Entwicklung zurückbleibt, oder durch angeborenen Mangel der Geschlechtsdrüsen
oder Verlust derselben in früher Kindheit, ferner durch Störungen in der Funktion anderer Drüsen mit innerer Sekretion: bei Myxödem, bei Morbus Addisonii,
Akromegalie und Dystrophia adiposa-genitalis. — Auch im späteren Alter hebt
der Verlust der Hoden die Libido meist auf oder vermindert dieselbe doch ganz
bedeutend. Physiologischerweise erfolgt die Abnahme und der Verlust der
Libido mit zunehmendem Alter; der Zeitpunkt des Aufhörens des Geschlechtstriebes ist dabei individuell sehr verschieden.

Die Erkrankungen des Testikels haben sehr verschiedenen Einfluß
auf die Potenz. Es ist schon bei der Besprechung dieser Affektionen darauf
hingewiesen worden, daß frühzeitige Hodenatrophie die Libido stark alteriert,
daß aber die Atrophie im späteren Alter durch Tumoren, Tuberkulose usw.
geringen Einfluß hat. Verlust der Samenproduktion infolge beiderseitiger
Epididymitis alteriert die Libido meist gar nicht, und Erhaltung des einen
Hodens ohne Nebenhoden genügt, um oft eine lebhafte Libido und eine gute
Facultas coeundi zu sichern.

Von allgemeinen Erkrankungen sind es einmal die akuten, fieberhaften, die die
Libido unterdrücken, und ganz besonders die länger dauernden (Typhus), die eine große
Schwächung des Körpers herbeiführen. Das gleiche gilt von großen geistigen und körperlichen Überanstrengungen, die psychische und somatische Erschöpfungszustände veranlassen. — Auch für eine Reihe chronischer Krankheiten ist die Störung und Unterdrückung
der Libido charakteristisch; das gilt speziell von der chronischen Nephritis und vom
Diabetes.

Aber auch hier scheint der Mangel an Libido, wenn auch nicht immer, Folge der körperlichen Schwäche zu sein und nicht Folge der diesen Zuständen eigenen mangelnden Sperma-
produktion. Für andere kachektische Zustände gilt das gleiche und auch für Individuen,

die an allgemeiner Lipomatosis leiden (Kisch). Bei den meisten Männern vermindert neben der somatischen Schwäche in Krankheitszuständen auch das Krankheitsgefühl auf rein psychischem Wege die Libido. Das gilt besonders auch für die Krankheiten der Sexualorgane.

Diese letzteren Störungen der Libido führen uns zu den Fällen, in denen die Libido rein psychisch alteriert ist, bei denen also der Körper im allgemeinen und ebenso die Sexualorgane intakt sind. Hierher gehört die sexuelle Anästhesie oder Frigidität, wobei angeborener- oder erworbenerweise die Libido mangelt.

Fälle ersterer Art sind selten, Fälle der letzteren Art häufiger; dabei haben Erziehung oder erworbene Lebensauffassung oder sexuelle Exzesse bei angeboren schwacher Libido (Krafft-Ebing) die Schädigung herbeigeführt. Auch die Störungen der normalen Libido dem Weibe gegenüber bei Päderastie, Fetischismus, Sadismus usw. sind hier zu rubrizieren (Parästhesien der Libido).

Ob eine lange andauernde sexuelle Abstinenz zur Impotenz durch Mangel der Libido führen kann (Milton), ist nicht wahrscheinlich. Temporär kann die Libido jedenfalls durch intensive geistige Beschäftigung (geistige Ablenkung) unterdrückt werden. Besonders spielt das Studium der Mathematik dabei eine Rolle (Fürbringer).

Auch gewisse Gifte alterieren die Libido, zum Teil erst, nachdem sie dieselbe vorübergehend erregt hatten (Alkohol, Morphium, Opium, Brom, Kampfer, Lupulin, Arsen, Nikotin).

b) Störungen der Facultas erigendi.

Die normalen Erektionen hängen ab einmal von der Intaktheit des spinalen Erektionszentrums, dann von Vorhandensein gewisser Reize, die einmal von der Peripherie her, speziell von der Genitalsphäre aus das Zentrum erregen, von Reizen, die vom Gehirn kommen und entweder durch rein psychische Vorgänge oder durch Sinnesempfindungen produziert werden. In der Genitalsphäre nehmen die Reize ihren Ursprung am Genitalorgan selbst (Vorhaut, Glans), dann aber auch in der nervenreichen Gegend des Colliculus seminalis. Ein richtiges Funktionieren des Erektionszentrums ist endlich an die Intaktheit und an einen gewissen Füllungszustand der Hoden und Samenblase gebunden.

Es sind weiter oben die Zustände erwähnt worden, die mit abgeschwächter oder mangelnder Libido einhergehen. Im folgenden sind die Zustände zu besprechen, bei denen die Libido intakt, die Facultas erigendi aber alteriert ist.

Schon physiologischerweise schwankt die Facultas erigendi, die die wesentlichste Äußerung der Facultas coeundi bildet, innerhalb großer Breite. Die Erektionen stellen sich einmal unabhängig vom Geschlechtsakt in der Nacht, gegen den Morgen zu, bei den meisten Männern regelmäßig ein und sind dann, wie man annimmt, durch Druck der gefüllten Blase auf die Nervenbahnen in der hinteren Harnröhre und wohl ebensosehr durch die damit bestehende Hyperämie dieser Organe bedingt. Beim sexuellen Verkehr stellen sich physiologischerweise die Erektionen prompt ein, aber immer vorausgesetzt, daß die Genitalorgane einen gewissen Grad von Tonus haben, daß die Libido vorhanden und daß die Partnerin imstande ist, die adäquaten Reize auszuüben. Schon innerhalb des geregelten ehelichen Geschlechtslebens treten hier durch Alteration der einen oder anderen Bedingung Störungen auf, die meist vorübergehend die Potenz des Mannes alterieren, in anderen Fällen aber bleibende Störungen bedingen und dann pathologisch genannt werden. Einmal spielt eine Hauptrolle die Tatsache, daß die Potenz eine schwankende ist, abhängig von körperlichen und noch mehr von psychischen Stimmungen, die bei den zwei Ehehälften eine Inkongruenz in ihrem geschlechtlichen Bedürfnis bedingen und so beim Manne eine Impotenz bedingen können, die nur eine relative ist, weil seine Potenz der Begehrlichkeit des Weibes nicht gewachsen ist (Fürbringer). Ferner vermindert sich im Laufe der Ehe nach Forel der Geschlechtsreiz des Weibes auf den Mann, da dem letzteren polygame Instinkte eigen sind, und endlich nimmt mit zunehmendem Alter bald früher, bald später der Geschlechtstrieb ab. — Die Verhältnisse im außerehelichen Geschlechtsverkehr liegen in allen Beziehungen viel komplizierter und wir können hier nicht auf diese eingehen.

Die pathologischen Störungen der Facultas erigendi sind — wenn wir uns an die physiologischen Vorgänge halten — zurückzuführen auf Alterationen des peripheren Nervenapparates, des spinalen respektive nach E. Müller des sympathischen Erektionszentrums, der zerebrospinalen Leitungsbahnen und endlich auf psychische Hemmungen. In bezug auf die letzteren ist zu bemerken, daß das Erektionszentrum nicht nur erregenden Einflüssen vom Zentrum her, sondern ebensosehr hemmenden zugänglich ist. Wir werden auf diese eingehend eintreten müssen.

Selbstverständlich ist eine reine Trennung der verschiedenen Störungen der Erektion nach den oben erwähnten Gesichtspunkten unmöglich, da die Schädlichkeiten, welche den einen Abschnitt des Erektionsapparates, z. B. die peripheren Nerven treffen, auch durch diese das Zentrum schädigen, und Alterationen des letzteren die Psyche in hohem Grade beeinflussen und so indirekt wieder durch Hemmungen auf das spinale Zentrum wirken können.

Die von der Peripherie her die Facultas erigendi störenden pathologischen Zustände sind vornehmlich entzündliche Veränderungen der Urethra posterior, im speziellen des Colliculus seminalis. Hauptursache derselben ist die Gonorrhöe. Nach Finger wirken die Onanie und der Coitus interruptus auch· auf diesem Wege. Sie verursachen durch Kongestion Veränderungen am Kollikulus und diese wieder beeinflussen das spinale Erektionszentrum. Dieser Auffassung stehen allerdings andere Ansichten gegenüber (Fürbringer, Posner usw.), nach denen die Colliculitis seminalis nur eine untergeordnete Rolle spielt und die Onanie und der Coitus interruptus direkt die spinalen Zentren schädigen und so die Potenz beeinträchtigen.

Neben diesen die Facultas erigendi beeinflussenden peripheren Schädlichkeiten spielen andere eine untergeordnete Rolle: Impotenz infolge von Hyperästhesie der Glans, wie sie bei Neurasthenikern beobachtet wird (Fürbringer), mangelnde Erektionen als Folge von Schmerzen bei Phimose und bei zu kurzem Frenulum usw.

Anomalien der Erektion durch Alteration der spinalen Leitungsbahnen beobachtet man hauptsächlich bei Rückenmarkskranken, insbesondere bei der Tabes, während Myelitis und Meningomyelitis weniger ausgesprochene Störungen verursachen. Bei der Tabes tritt die Störung der Potentia coeundi bei voll erhaltener, ja gesteigerter Libido oft als Frühsymptom auf (Erb). In vorgeschrittenen Fällen ist die Potenz meist affiziert, in seltenen Fällen ist die Libido primär affiziert und die Potenz erhalten. — Bei traumatischer Myelitis sind die Verhältnisse manchmal wie oben angegeben, in anderen Fällen besteht auch Priapismus und Spermatorrhöe.

Sehr häufig führen Alterationen des spinalen Erektionszentrums zu Potenzstörungen. Wir haben bei den Störungen der Libido erwähnt, daß nach erschöpfenden Krankheiten, bei chronischer Nephritis, bei Diabetes und Fettsucht die Libido leide. Auch die Potenz leidet und auch gewisse Gifte schaden der Potenz. Ebenso setzt das Senium Potenz und Libido herab und in einzelnen Fällen treten diese Symptome schon in einem Alter auf, wo sie noch nicht als physiologisch zu bezeichnen sind. Wir haben weiter oben darauf hingewiesen, daß derartige Zustände oft als relative, der Ehegattin unbequeme Impotenz zu bezeichnen sind und gelegentlich durch Mangel adäquater sexueller Erregungen resp. durch Angewöhnung an die zur Verfügung stehenden zu erklären sind. In vielen Fällen ist auch solche Impotenz durch Erschöpfung der sexuellen Zentren durch Masturbation oder geschlechtlichen Abusus zu erklären. Oft wird die Anamnese nicht so zu erheben sein, daß der Fall genau analysiert werden kann.

Wir haben weiter oben die Impotenz durch Onanie und durch Masturbation erwähnt und sie der Auffassung Fingers folgend unter der Impotenz, die durch periphere Schädigung bedingt ist, rubriziert. Nach der Auffassung der Mehrzahl der Autoren, denen wir uns anschließen, ist das Wesentliche bei diesen Zuständen die Erschöpfung des spinalen Zentrums und die Colliculitis seminalis nur eine Begleiterscheinung. Auch die sexuelle Neurasthenie und die sexuellen Störungen bei Neurasthenikern, die Finger von den ersteren trennt — er bringt in dieser Kategorie die sexuellen Neurastheniker unter, die nie eine Gonorrhöe hatten oder bei denen ein sexueller Abusus fehlt — sind hier anzureihen, denn auch hier ist die Schädigung des spinalen Erektionszentrums das Wesentliche. — Bei allen diesen Zuständen handelt es sich um verminderte oder fehlende Erregbarkeit des spinalen Erektionszentrums, die verursacht ist entweder durch Überanstrengung bei ursprünglich normalem Verhalten, durch Onanie, die, je früher und je häufiger sie betrieben wird, um so schädlicher wirkt, durch sexuelle Exzesse, durch Coitus interruptus oder durch primäre Schwäche dieses Zentrums, so daß es durch die Anstrengungen des Geschlechtslebens, ohne daß diese besonders groß gewesen wären, oder durch eine Erkrankung der hinteren Harnröhre in seiner Leistungsfähigkeit alteriert wird.

In letzter Linie sind die Alterationen der Facultas erigendi durch psychische Störungen zu erwähnen. Diese Fälle sind häufig und zeichnen sich dadurch aus, daß die Erektionen in vielen Fällen gewöhnlich sehr gut sind, am Morgen vorhanden sind, aber dann fehlen oder verschwinden, wenn der Koitus ausgeübt werden sollte (psychische Impotenz). In solchen Fällen kann die Vorstellungsassoziation, die für das Zustandekommen der Erektionen nötig ist, sich entweder gar nicht bilden, da fremde hemmende Assoziationen die Psyche in Beschlag nehmen, oder aber fremde hemmende Vorstellungen treten ins Bewußtsein im Moment, wo mit einer guten Erektion der Akt soll vollzogen werden, und üben einen lähmenden Einfluß auf das Erektionszentrum aus.

Einen derartigen hemmenden Einfluß können Seelenzustände haben wie Ekel, Trauer, gewisse die Psyche ganz in Anspruch nehmende geistige Beschäftigungen (temporäre Impotenz). Dann sind es besonders Angstzustände, und zwar spielt die Angst vor Infektion oder die Angst zu infizieren, manchmal auch die Angst zu schwängern eine Rolle. — Weiterhin sind gewisse Autosuggestionen (Einbildungen) Ursache psychischer Impotenz. Gewisse Männer, besonders wenn sie in ihrer geschlechtlichen Vergangenheit nicht ganz intakt sind, z. B. onaniert und durch Lektüre über die traurigen Folgen der Onanie sich unterrichtet haben, halten sich für impotent und sind es auch, bis sie eines besseren belehrt werden. Weiterhin spielen hypochondrische Vorstellungen eine Rolle (geschrumpfte, atrophische Genitalien), Störungen, die schon hinüberleiten zu den Formen der Impotenz, die in das Gebiet der Psychiatrie gehören. Auch die Formen relativer Impotenz sind hier zu erwähnen, die zu den Parästhesien und Perversitäten des Geschlechtstriebes hinüberführen und die sich dadurch auszeichnen, daß entweder gewisse Eigentümlichkeiten (Geruch, Haarfarbe, Kleidung) des Weibes, oder gewisse anormale Positionen beim Akt, oder Besonderheiten des Lokals verlangt werden, damit die Erektion möglich wird, oder umgekehrt, daß gewisse Eigentümlichkeiten der Partnerin oder der Umgebung usw. einen hemmenden Einfluß ausüben.

Sehr oft wird die psychische Impotenz bei neuvermählten Ehemännern getroffen und hier spielt wiederum die Angst vor einem sexuellen Fiasko veranlaßt durch schlechtes Gewissen (Onanisten) oder frühere üble Erfahrungen eine Hauptrolle. Daneben kommt Schüchternheit, Ungeschicklichkeit, Angst, durch den geschlechtlichen Akt die Frau zu verletzen, in Betracht.

Endlich sind hier jedenfalls Formen von Impotenz zu rubrizieren, die in ihren Pathogenesen nicht klar sind (sog. idiopathische Formen, Fürbringer), weil entweder der Kranke die Anamnese nicht richtig angeben will oder das nicht tun kann, weil das schädigende Agens aus seinem Bewußtsein verschwunden und nur noch im Unterbewußtsein weiter wirkt. — Hierher gehören nach Steiner Impotenzformen, die in der Jugend erworben sind und deren Klarlegung auf große Schwierigkeiten stößt.

Formen totaler Impotenz, wo also die Erektionen ganz mangeln und oft auch eine atrophische Beschaffenheit der Genitalorgane vorhanden ist, bezeichnet man als paralytische Impotenz. Sie kommt nach lange dauernden und speziell früh einsetzenden sexuellen Überanstrengungen und besonders bei organischen Krankheiten zur Beobachtung.

c) Störungen der Facultas ejaculandi.

Die Ejakulation des Samens kommt unter normalen Verhältnissen als Folge der Erregung des Ejakulationszentrums, das in die Nähe des Erektionszentrums verlegt wird, durch die Reibungsreize des Penis in der Vagina zustande. Samen und Prostatasekret ergießen sich durch Kontraktion der Samenblasen und der Prostata in die Harnröhre und werden durch Kontraktionen des Musculus bulbocavernosus aus der Harnröhre herausgespritzt. Nach Müller geht dabei die Innervation der Prostata und der Samenblasen von sympathischen Ganglien des Beckenbodens aus. — Die Erregbarkeit des Ejakulationszentrums variiert schon unter physiologischen Verhältnissen und ist abhängig von psychischer Beeinflussung (Erregung und Hemmung) und vor allem von einem gewissen Tonus, der durch Füllung der Geschlechtsdrüsen bedingt ist und mit gesteigerter Libido und erhöhter Erregbarkeit des Erektionszentrums einhergeht. — Diese verschiedene Erregbarkeit äußert sich in bald schnellerem, bald langsamerem Eintreten der Ejakulation im Verlaufe des geschlechtlichen Aktes.

Pathologisch werden die Verhältnisse, wenn die Erregbarkeit so alteriert wird, daß die richtige Ausführung des Koitus nicht möglich oder nicht von der physiologischen Befriedigung gefolgt ist; das ist der Fall, wenn die Ejakulation sehr spät oder gar nicht eintritt, oder wenn sie zu früh eintritt, bevor die Immissio penis stattfinden konnte oder beim Versuch sie auszuführen.

Die verzögerte Ejakulation (Ejaculatio retardata) kann Folge peripherer Leitungsanomalie sein, z. B. Folge von Anästhesie der Penishaut bei Tabes dorsalis (s. Blum), oder Folge von Phimose, oder Folge des Coitus condomatus, wobei eben die taktilen Partien der Glans und des Präputium nicht genügend Reize übermitteln. Sie kann Folge von Erschöpfung des Ejakulationszentrums (durch Abusus, senile Impotenz, häufig wiederholten Koitus, Diabetes, chronischen Morphinismus) oder Folge von starken zerebralen Hemmungsreizen sein (psychischer Aspermatismus, siehe diesen weiter unten).

Die verfrühte Ejakulation (Ejaculatio praecox) kann bedingt sein durch zu große periphere Reize (Füllung der Samenblase als Folge längerer Abstinenz), evtl. auch durch psychische Reize oder durch Wegfall psychischer Hemmungen (Blum) oder durch erhöhte Erregbarkeit des Ejakulationszentrums. Casper unterscheidet diese zwei Formen sehr deutlich; bei der ersteren besteht ein absolut normales Nervensystem, die zweite ist durch neurasthenische Symptome charakterisiert und Teilerscheinung allgemeiner oder sexueller Neurasthenie, zu deren typischen Symptomen im ersten Stadium die Ejaculatio praecox gehört. — Für die Herbeiführung des krankhaften Zustandes des Ejakulationszentrums kommen im letzteren Falle auch die peripheren Schädigungen durch Erkrankung des Colliculus seminalis durch Gonorrhöe, Onanie und Coitus interruptus in Betracht, wie wir sie bei Besprechung der Impotentia erigendi erwähnt haben.

Da nach Finger die Erregbarkeit des Erektionszentrums eine größere ist als die des Ejakulationszentrums, zugleich aber das erstere leichter zu erschöpfen ist als das zweite, so beobachtet man auch im Verlaufe der sexuellen Neurasthenie, daß mit beginnender Erschöpfung des ersteren (schlechte Erektionen) eine Reizbarkeit des letzteren besteht (Ejaculatio praecox), ein Zustand, der mit reizbarer Schwäche bezeichnet wird.

d) Störungen des Orgasmus

sind als selbständige Erkrankung selten. Sie finden sich meist koordiniert mit Alterationen der Potentia erigendi oder ejaculandi. In Fällen, in denen die Urethra posterior und die Prostata krank sind, ist die Ejaculatio seminis statt mit Wollustgefühlen gelegentlich mit Schmerzgefühlen verbunden (Urethritis posterior, Erkrankungen des Samenhügels, der Prostata, der Samenblasen).

B. Priapismus.

Man versteht unter Priapismus Erektionen von anormaler Dauer, die meist ohne Libido bestehen und häufig Schmerzen verursachen. Ätiologisch sind die Fälle von Priapismus sehr verschieden; das eine Mal ist die Ursache der krankhaften Erektion in einer lokalen Affektion des Penis, ein anderes Mal in allgemeiner Erkrankung oder endlich in Affektionen der zentralen nervösen Apparate zu suchen. Von der normalen unterscheidet sich die priapistische Erektion meist dadurch, daß an der Versteifung des Penis sich das Corpus cavernosum der Harnröhre und der Glans nicht beteiligt (Lohnstein, Terrier und Dujarier, Blum). Nach dem zeitlichen Ablauf kann der Priapismus vorübergehend oder dauernd sein. Der vorübergehende ist entweder akut oder chronisch und wiederholt sich im letzteren Falle z. B. jede Nacht; der dauernde Priapismus währt mehrere Wochen, ja Monate.

Der Priapismus durch lokale Erkrankung der Schwellkörper des Penis ist einmal auf Entzündung zurückzuführen: Cavernitis acuta, Thrombophlebitis der Corpora cavernosa fortgeleitet von infektiösen Prozessen des Penis, der Harnröhre, der Prostata oder Folge von Trauma; auch metastatisch scheint diese Affektion vorzukommen (Winiwarter). Ferner können in seltenen Fällen Neoplasmen durch ihr Wachstum in die Corpora cavernosa Priapismus hervorrufen, und endlich Hämatome und Thrombosen der Corpora cavernosa, die bedingt sein können durch Traumen akzidenteller Natur oder durch das Trauma forcierter Kohabitationen. Hierher gehören wohl auch die Formen von idiopathischem Priapismus, die am leichtesten zu erklären sind, wenn man die Entstehung eines Hämatoms sub coitu annimmt. Denn auch diese Fälle sind häufig (25%, Lohnstein) von Impotentia erigendi gefolgt.

Priapismus durch Störung der nervösen Zentren beobachtet man bei Verletzungen des Rückenmarks durch Frakturen und Luxationen und durch Blutung; man erklärt sich diese Form durch die Annahme, daß das Trauma des Rückenmarks als Reiz auf das Erektionszentrum wirke, oder daß es hemmende Einflüsse ausschalte. Hierher gehört auch der Priapismus, den man oft bei Erhängten beobachtet. Weiterhin wird Priapismus bei beginnender Paralyse und Tabes und bei Zerebrospinal-Lues beobachtet. Auch als funktionelle Störung bei Neurasthenie kommt nächtlicher chronischer Priapismus vor (der in einem Falle meiner Beobachtung durch einen Aufenthalt im Hochgebirge sofort beseitigt wurde), bei Onanisten als Folge von Überreizung des Erektionszentrums. Hierher wäre auch der Priapismus bei akuter Gonorrhöe, bei Prostatitis und Vesiculitis seminalis zu rechnen, da er als reflektorischer aufzufassen ist.

Von Allgemeinerkrankungen, bei denen Priapismus beobachtet wird, ist in erster Linie die Leukämie zu nennen; man erklärt die krankhaften Erektionen durch die Supposition von Blutungen oder Thrombenbildung in den Corpora cavernosa, aber auch durch Reizzustände der Rückenmarks- oder Sympathikuszentren; in den letzteren Fällen wäre die Thrombose dann ein sekundärer Zustand, denn diese kann in den Fällen, die zur Autopsie kommen, nachgewiesen werden. In zweiter Linie wäre die Lyssa zu nennen und dann der Priapismus durch Intoxikation mit Aphrodisiaca (Kanthariden usw.).

C. Krankhafte Samenverluste.

Es ist oben schon erwähnt worden, daß beim geschlechtsreifen Manne, dem die sexuelle Betätigung fehlt, nächtliche, unbeabsichtigte mit erotischen Träumen und Empfindungen einhergehende Samenentleerungen — Pollutionen — erfolgen, die das Gefühl von Erleichterung oder Befriedigung hinterlassen. Solche Samenentleerungen können krankhaft werden, wenn sie den obigen Bedingungen nicht entsprechen. Ein wesentliches Kriterium für die Krankhaftigkeit von Samenverlusten ist der Mangel des Erleichterungsgefühles, an dessen Stelle das Gefühl der Erschöpfung und Schwächung tritt. So sind schon seltenere Pollutionen mit normalem Verlaufe nicht mehr als physiologischer Vorgang zu betrachten, wenn sie die genannten abnormen Nachwirkungen provozieren. Viel bedeutenderen Einfluß auf den Gesamtorganismus haben aber die schwereren Störungen der Samenentleerung, die wir schildern werden.

Krankhaft werden die Pollutionen, wenn sie zu häufig erfolgen, speziell wenn sie nach dem ausgeführten oder versuchten Koitus sich einstellen. Die Häufigkeit der Erscheinung ist allerdings sehr subjektiv, aber an dem eben angeführten Charakteristikum gemessen, werden wir immer imstande sein, zu entscheiden, ob häufige Pollutionen bei einem Individuum noch innerhalb des Physiologischen fallen oder ob sie schon als krankhaft zu bezeichnen sind.

Abnorm sind weiterhin Pollutionen, die ohne Erektion erfolgen (schlaffe Pollutionen) oder mit ekelhaften oder indifferenten Traumempfindungen einhergehen.

Noch weiter vom physiologischen Verhalten entfernen sich Samenentleerungen, die bei Tage in wachem Zustande auftreten (Wachpollutionen) und meist bei schlaffem Gliede oder nach kurzer und schlechter Erektion
im Anschluß an eine unbedeutende erotische Empfindung sich einstellen und
von schweren krankhaften Allgemeingefühlen gefolgt sind.

Eine Form der Samenentleerung, die nicht mehr an die Pollution erinnert,
ist endlich die Spermatorrhöe, die als Miktions- und Defäkationssper-
matorrhöe in die Erscheinung tritt oder auch in ganz seltenen Fällen bei
Rückenmarksaffektionen und schweren Neurosen unabhängig von jenen Akten
sich als eigentlicher Samenfluß äußert (Fürbringer).

Die geschilderten Formen der krankhaften Samenverluste sind Symptome von Alteration
des Ejakulationszentrums, die Hand in Hand mit solchen des Erektionszentrums geht.
Auf die verschieden rasche Erschöpfbarkeit der beiden Zentren (Finger) ist weiter oben
schon hingewiesen worden. Das Ejakulationszentrum ist das resistentere und dementsprechend folgt auch dem Reizzustand beider Zentren (gehäufte Pollutionen) ein Stadium,
wo die Erektion fehlt, die Ejakulation aber noch da ist und abnorm leicht provoziert wird
(schlaffe Pollutionen, Wachpollutionen), das hinüberführt zum Stadium der atonischen
oder paralytischen Samenverluste (Spermatorrhöe), wobei der Samen infolge der mangelnden Innervation des Schlußapparates der Vesiculae seminales sich mechanisch durch die
Defäkation oder die Miktion auspressen läßt oder auch unabhängig davon spontan ausläuft.

Aus dieser kurzen Übersicht ergibt sich, daß krankhafte Samenverluste
meist Hand in Hand gehen mit Störungen der Potentia coeundi und daß sie
in den sehr variablen und vielfarbigen Bildern der funktionellen Sexualneurosen
nur einen Teil des Bildes ausmachen. Ätiologisch spielen deshalb auch die
gleichen Schädlichkeiten eine Rolle.

Von peripheren Schädlichkeiten ist vor allem die Gonorrhöe der
hinteren Harnröhre und der Prostata anzuführen, die einmal durch direktes
Übergreifen auf die Ausführgänge der Samenblasen diese durch entzündliche
Infiltration motorisch insuffizient macht, und in zweiter Linie als zentripetaler
Reiz auf das Ejakulationszentrum wirkt, wie das schon bei der Störung der
Potentia erigendi ausgeführt worden ist. Auch die Traumen einer zu eifrigen
instrumentellen Therapie spielen eine Rolle.

Von zentralen Ursachen der Samenverluste ist zu erwähnen die Tabes
dorsalis und die Myelitis transversa. Ferner leiden Geisteskranke relativ häufig
an der Affektion, oft aber durch Vermittlung der Masturbation, die nicht nur
bei diesen, sondern auch bei sonst psychisch normalen Individuen oft zu
gehäuften Pollutionen und in späteren Stadien zu Wachpollutionen und zur
Spermatorrhöe führt, durch ihre Schädigung der spinalen Zentren und wohl
auch auf dem Wege der kongestiven Hyperämie der Urethra posterior.

Das größte Kontingent von Spermatorrhoikern endlich stellt die Neurasthenie, da im Krankheitsbilde der sexuellen Neurasthenie die krankhaften
Samenverluste eine wesentliche Rolle spielen.

D. Impotentia generandi.

Die Potentia generandi ist an die Produktion einer normalen Samenflüssigkeit gebunden und an die Möglichkeit einer zweckentsprechenden Ejakulation.
Die Zeugungsfähigkeit ist also bei stark verminderter Potentia coeundi nicht
erloschen, wenn die Ejakulation nur am Eingang der Vagina erfolgt.

Die Störungen der Potentia generandi werden hervorgerufen 1. durch
abnormes Verhalten der Samenflüssigkeit (Azoospermie), 2. durch Behinderung
der Ausscheidung des mehr oder weniger normal gebildeten Samens (Aspermatismus) und 3. durch Deformationen des Penis, durch die der Same an abnormaler
Stelle nach außen abgeleitet wird.

1. Azoospermie.

Bei der Azoospermie und ihren Varianten kann eine normale Potentia coeundi vorhanden sein, das gelieferte Ejakulat ist aber nicht befruchtungsfähig, d. h. es enthält keine Spermatozoen oder nicht befruchtungsfähige Spermatozoen. Man spricht von Azoospermie, wenn Spermatozoen fehlen, von Oligozoospermie, wenn sie spärlich vorhanden sind, von Asthenozoospermie und Nekrozoospermie, wenn die Spermatozoen schlecht oder gar nicht beweglich sind.

Die Azoospermie wird hervorgerufen durch Erkrankung der Hoden; Syphilis, Karzinom und Lues, die je nach ihrer Ausdehnung Oligo- oder Azoospermie bedingen; durch Atrophie beider Hoden infolge von Ektopie und Retention beider Organe, Atrophie infolge von Orchitis usw., durch Druck großer Hernien und Hydrozelen, selten durch Varikozelen. Weiterhin gibt es seltene angeborene oder erworbene Formen von Azoospermie, deren Ursachen nicht bekannt sind (s. Scholtz).

Einzelne Individuen werden durch häufigen Koitus vorübergehend azoosperm oder können es bei hoher Sinnlichkeit auch dauernd werden (Casper). Bei Syphilis, Typhus, Sepsis und Skarlatina, bei chronischen Tuberkulosen, malignen Tumoren und anderen chronischen Krankheiten (Simmonds), bei chronischem Morphinismus und Alkoholismus kommt Azoospermie vor. Durch Röntgenbestrahlung der Hoden ist zufällig und absichtlich Sterilität durch Azoospermie hervorgerufen worden (Albers-Schönberg, Philipp), nach kürzeren Bestrahlungen kann die Schädigung allerdings wieder ausheilen.

Die häufigste Ursache der Azoospermie ist die doppelseitige gonorrhoische Epididymitis, die durch Obliteration der ableitenden Samenwege (Nebenhoden, Vas deferens) dem Hodensekret den Ausweg versperrt, ohne die Produktion von Sperma im Hoden ganz zu unterbrechen.

Die Nekrozoospermie kommt zustande, wenn dem Hodensekret in den abführenden Samenwegen die normalen, die Spermatozoenbewegung aktivierenden Stoffe (s. Prostata) nicht zugeführt werden. Eiter als solcher macht den Samen nicht unfruchtbar, aber bei Eiterungen der Prostata fehlen wohl die normalen Absonderungen und deshalb beobachtet man auch, aber durchaus nicht regelmäßig, bei chronischer Prostatitis und Vesiculitis seminalis den Zustand der Nekrozoospermie. Auch bei sehr großer Inanspruchnahme der Genitaldrüsen beobachtet man gelegentlich diesen Zustand, und auch hier wird die Erklärung im Mangel der aktivierenden Absonderungen der Geschlechtsdrüsen zu suchen sein. Zur Diagnose der Nekrozoospermie muß ganz frisches Sperma zur Untersuchung kommen. Man findet dann die Spermatozoen unbeweglich oder doch auffallend wenig beweglich.

2. Der Aspermatismus

faßt alle die Zustände zusammen, bei denen eine Samenflüssigkeit nicht nach außen gelangt. Dabei kann entweder der Austritt durch mechanische Zustände verhindert werden, der Koitus endet also mit einem Gefühle der Ejakulation, aber nicht mit dem Samenerguß nach außen, sondern nur in die hintere Harnröhre, oder der Koitus endet ohne Ejakulation und ohne Orgasmus, das Ejakulationszentrum tritt also nicht in Tätigkeit. Die ersteren Fälle sind durch periphere, die letzteren durch zentrale Ursachen bedingt.

Durch periphere Ursachen bedingten Aspermatismus beobachten wir bei Strikturen der Harnröhre vor allem organischer Natur, welche die Folgen von Gonorrhöe, Tuberkulose, Trauma, Prostatitis, Prostatahypertrophie, Prostatatumoren, Narben nach Prostatektomie usw. sein können, oder bei funktionellen Strikturen, die provoziert sind durch einen Krampf der Harnröhrenmuskulatur (s. Blum). In allen diesen Fällen, wenigstens da wo die Samenflüssigkeit in die Harnröhre austreten kann, enthält der post coitum gelöste Urin Spermatozoen. — Der Aspermatismus durch zentrale Ursachen bildet das Analogon zur Impotentia erigendi. Auch hier kann entweder psychische Hemmung vom zerebralen Genitalzentrum ausgehen, oder die Erregbarkeit des spinalen Ejakulationszentrums ist vorübergehend oder bleibend erloschen. Dabei zeigt das Erektionszentrum mehr oder weniger normale Funktion, ein Beweis dafür, daß diese beiden Zentren unabhängig voneinander bestehen.

Durch Untererregbarkeit respektive Erschöpfung des Ejakulationszentrums bedingter Aspermatismus kommt schon innerhalb physiologischer Grenzen vor: bei wiederholtem Koitus können bei einzelnen Individuen noch Erektionen, aber keine Ejakulationen mehr produziert werden. Dieselbe Erscheinung zeigt sich als die Folge der oft schon erwähnten sexuellen Exzesse, allerdings viel seltener als Impotentia erigendi, besonders nach Coitus interruptus und willkürlich verlängertem Koitus. Auch bei der Neurasthenie wird der Mangel der Ejakulation beobachtet. Bei der Form des psychischen Aspermatismus, wo zentrale Hemmungen im Spiele sind, sind es wieder gewisse Eigenschaften der Partnerin oder der Umgebung oder besonders psychische Zustände des betreffenden Individuums, die eine Rolle spielen. Oft geht in solchen Fällen die nächtliche Pollution, wo diese Hemmungen fehlen, normal vor sich (s. auch die Störungen der Ejakulation).

3. Die Impotentia generandi durch Penisdeformation,

welche durch Anomalien des Kopulationsorgans bei erhaltener Facultas coeundi bedingt ist, hat ihre Ursache in schwerer Epi- oder Hypospadie oder in erworbenen Fisteln der Harnröhre und sei hier nur erwähnt.

Spezielle Krankheitsbilder.

Die Besprechung der allgemeinen Symptomatologie der funktionellen Störungen der männlichen Sexualorgane vom physiologischen Standpunkte aus hat uns dazu geführt, die Symptome möglichst zu trennen und die Krankheitsbilder zu zergliedern, dabei wurde aber auf die Zusammengehörigkeit gewisser krankhafter Störungen der verschiedenen Funktionen des Sexualapparates aufmerksam gemacht und auch darauf hingewiesen, daß versucht wird, gewisse Krankheitsbilder gemeinschaftlicher Ätiologie aus der Mannigfaltigkeit der Kombinationen dieser verschiedenen Störungen herauszuformen. Dabei darf aber nicht übersehen werden, daß auch innerhalb der Krankheitstypen gleicher Ätiologie die Kombination der Alterationen qualitativ und quantitativ und vor allem auch zeitlich eine so variable ist, daß diese Typen sich sehr oft decken.

Die Fälle, in denen die Störung der Potentia coeundi oder generandi Symptom einer somatischen Affektion ist, sind meist einfach und klar. Viel schwieriger liegen die Verhältnisse da, wo primäre Alterationen der nervösen Apparate, die sich teils als zu hohe, teils als zu niedrige Erregbarkeit der Zentren äußern, ausschlaggebend sind und psychische Alterationen mitspielen. Schwierig ist auch das Primäre vom Sekundären zu unterscheiden: inwieweit pathologisch-anatomische Veränderungen der Sexualorgane eine Rolle spielen, inwiefern krankhafte Disposition der nervösen Zentren oder funktionelle Schädigungen eine Bedeutung haben. Schon bei Besprechung der funktionellen Störungen des Harnapparates und der Prostata wurde darauf hingewiesen, daß diese sich oft mit Störungen der Sexualorgane kombinieren, so daß dadurch die Mannigfaltigkeit der Krankheitsbilder noch gesteigert wird. Diese Kombinationen kommen fast ausschließlich bei der urosexuellen Neurasthenie vor und auf diese und auf die sexuelle Neurasthenie haben wir auch einzutreten, wobei für alles Allgemeine auf den Abschnitt über Neurasthenie dieses Handbuches hingewiesen sei. So treten wir nicht ein auf die Frage der Entstehungsweise der neuropathischen Disposition, die eine angeborene oder erworbene sein kann, betonen aber, daß in vielen Fällen sexueller Neurasthenie die sexuellen den neurasthenischen Symptomen vorangehenden Schädigungen hier und da ganz fehlen, oft aber sehr unbedeutender Art sind, so daß man sich des Eindrucks nicht erwehren kann, daß die neuropathische Disposition das Primäre und die sexuellen Schädlichkeiten nur eine nebensächliche Rolle spielen. Auch für die Fälle sexueller Neurasthenie, die der Urethritis posterior und Prostatitis folgen, ist die präexistierende Disposition immer das Ausschlaggebende.

Symptomatologie. Man kann die Symptome der urosexuellen Neurasthenie in Reizsymptome und in Schwäche- oder Erschöpfungssymptome teilen, wobei die letzteren den ersteren im allgemeinen folgen. Zu den Reiz-symptomen gehören Hyperästhesien im Bereiche der Haut der Glans, des Skrotums; dazu gesellen sich Neuralgien der Hoden, der Dammgegend, der Harnröhre, der Prostata, des Anus. Hyperästhesie der Urethra ist ein gewöhnliches Symptom. Von funktionellen Reizsymptomen sind zu nennen die früher geschilderte Dysurie durch Sphinkterkrampf, Polyurie durch Überempfindlichkeit der Blase gegen Dehnung und das Nachträufeln; von seiten der Sexualorgane gesteigerte Libido, vermehrte Pollutionen, die von Erschöpfung gefolgt sind, die Ejaculatio praecox, oft die Schmerzhaftigkeit der Ejakulation, die Urethrorrhoea ex libidine. Wie die Urethraldrüsen, deren vermehrte Sekretion die Urethrorrhöe bedingt, so sondern auch die Präputialdrüsen abnorm ab und veranlassen einen chronischen Feuchtigkeitszustand des Präputialsackes, und hier und da kommt vermehrte Schweißabsonderung der Haut der Geschlechts-organe zur Beobachtung. Von parästhetischen Empfindungen spielt der Juck-reiz und das Kältegefühl der genannten Hautpartien eine große Rolle; oft geht damit Hand in Hand ein Kontraktionszustand der Hautmuskulatur an Penis und Skrotum. — Es sei nur darauf hingewiesen, daß die Störungen in der Funktion der urosexuellen Organe begleitet sind von solchen in anderen, ferner liegenden Organen, so daß deren Kombination die Mannigfaltigkeit der Krank-heitsbilder ins Unendliche steigert.

Die lokalen Erschöpfungssymptome betreffen weniger die Harnorgane als vielmehr die Sexualorgane. Die Symptome der Erschöpfung der Zentren für die Erektion und Ejakulation sind oben eingehend besprochen worden. Auf die allgemeinen und ferner liegenden spinalen und zerebralen Erschöpfungs-symptome haben wir hier nicht einzutreten.

Diagnose. Die Diagnose der Störungen der Sexualorgane bietet keinerlei Schwierigkeiten, wenn der Kranke sie dem Arzt mitteilt. Oft klagt der Kranke aber nur funktionelle Störungen von seiten der Harnorgane, und in solchen Fällen ist die Anamnese immer auch in der Richtung der Sexualorgane zu ergänzen, da für viele Fälle dieser Art die Sexualsymptome die ganze Diagnose erst stellen lassen und die Therapie auf den richtigen Weg leiten.

Für exakte Diagnosenstellung muß jeder einzelne Fall dieser Störung voll-ständig zergliedert werden, so daß er ätiologisch und symptomatisch ganz klar ist; das ist zu erreichen einmal durch eine ins Detail gehende Anamnese und dann durch eine exakte Untersuchung sowohl der Urogenitalorgane, als auch der Sekrete der Sexualdrüsen, als auch des gesamten körperlichen Zu-standes. Nur auf der Basis einer exaktesten Diagnose wird die Therapie richtig einsetzen und bald eine psychische, bald eine allgemeine und bald eine lokale sein.

Therapie und Prognose. Die Therapie derjenigen Fälle von Impotenz, welche Folge sind von Erkrankungen anderer Organe oder Folge von Intoxikationen (Diabetes, Nephritis, Fettsucht, Morphinismus, Alkohol), fällt mit der Therapie dieser zusammen, und die Prognose ist von der Besserungsfähigkeit der be-treffenden Zustände abhängig. Für die Fälle organischer Impotenz durch mechanische Behinderung des geschlechtlichen Verkehrs kommt eine chirurgische Therapie in Frage und diese kann in passenden Fällen einen vollen Erfolg erzielen (Hydrozele, Hernie usw.).

Die große Mehrzahl der Fälle von Störungen der Funktion der Sexualorgane bedarf einer in erster Linie individualisierenden Therapie, die sich nach genauester Analyse des Falles den speziellen Indikationen anpassen muß, und die je nach den individuellen Reaktionen des Patienten sorgfältig zu variieren ist. Vor Schematismus muß aufs energischste gewarnt werden.

In allen Fällen, in denen die Störungen auf psychischem Gebiete liegen, muß die Therapie eine psychische sein, verbunden natürlich mit allgemein hygienischen, diätetischen und evtl. auch medikamentösen Maßnahmen, die sich im speziellen Falle aus allgemein somatischen Indikationen ergeben, oder durch die ätiologischen Momente verlangt werden. In solchen Fällen ist oft die genaue analytische Diagnose ein guter Teil der Therapie, da sie einmal den Kranken von der Sachkenntnis seines Arztes überzeugt und ihm das Vertrauen in diesen schenkt und da sie in zweiter Linie dem Kranken selbst den Weg weist, auf dem er Heilung finden kann. Für viele Fälle handelt es sich ja darum, dem Impotenten die Überzeugung seiner Impotenz zu beseitigen, um ihn potent zu machen, in anderen Fällen müssen Hemmungsvorstellungen beseitigt werden, in allen muß das Selbstvertrauen gehoben werden. Für alle Fälle ist das Gebot längerer Abstinenz eine Hauptsache; einmal um das deprimierende Gefühl der früheren sexuellen üblen Erfahrungen möglichst in den Hintergrund zu drängen, und dann um die Libido und die geschlechtliche Spannkraft so anwachsen zu lassen, daß sie über die psychischen Hemmungen und oft über das ärztliche Verbot hinweg zum Koitus zwingt. Ganz besonders wirksam erweist sich diese Methode bei den impotenten Neuvermählten, bei denen das Verbot des Koitus unter Mitwirkung der Suggestion und Persuasion und unter Belassung in der Nähe der weiblichen Ehehälfte in vielen Fällen zu dem gewünschten Resultate führt.

Für viele Fälle psychischer Impotenz empfiehlt sich neben der Suggestionstherapie eine roborierende Diät und vor allem psychische Ablenkung, die man durch Sport, Bewegungstherapie, Reisen, Aufenthalt an der See oder im Gebirge usw. erreicht. Die Prognose der psychischen Impotenz ist in vielen Fällen eine gute, fraglich wird sie, wenn die psychischen Hemmungen einen parästhetischen Beiklang haben. Ebenfalls eine relativ günstige Prognose haben die Fälle funktioneller Störung, die auf der Basis einer chronischen Urethritis oder Prostatitis (Impotenz, Spermatorrhöe, reizbare Schwächen) sich entwickelt haben. Mit Beseitigung der lokalen Affektion und mit zweckentsprechender Allgemeinbehandlung heilen solche Fälle oft aus.

Eine weniger gute Prognose geben die Sexualneurastheniker; eine bessere die Fälle mit gutem Allgemeinbefinden und mit vorwiegenden Reizsymptomen, als die, in denen Erschöpfungssymptome das Bild beherrschen. Abhängig ist die Prognose natürlich auch davon, inwieweit die Neurose neben der Urosexualsphäre noch andere Nervengebiete befallen hat. Die Prognose ist immer sehr vorsichtig zu stellen und in Fällen, in denen schon viel therapeutisch ohne Erfolg versucht wurde, ein sehr fragliche.

Die Therapie hat die Aufgabe, vor allem die Schädlichkeiten, welche die Sexualstörungen erzeugt haben, zu beseitigen. Onanisten sind in der richtigen Weise zu belehren und aufzuklären, andere sexuelle Mißbräuche sind abzustellen. Mit Vorteil wird immer für längere Zeit jeder sexuelle Verkehr verboten, und auch die äußere Gelegenheit zu geschlechtlichen Aufregungen, soweit die Verhältnisse es gestatten, beseitigt. Sowohl die überreizte als die erschöpfte Sexualsphäre braucht Ruhe. — Für viele Fälle werden äußere günstige hygienische Verhältnisse, Suggestivbehandlung, Arbeits- und Übungstherapie, gute Ernährung, Selbsterziehung, bessere therapeutische Resultate geben als lokale Behandlungen. Für viele Fälle kann man ihrer aber nicht entraten. Aber auch hier soll man streng individualisieren und tastend vom schwächsten zum stärkeren vorgehen, um ja nicht die überreizten Zentren noch mehr zu irritieren. Bezeichnend ist es, daß alle therapeutischen lokalen Maßnahmen ebenso ihre warmen Verfechter besitzen, wie sie von anderen Autoren gering geschätzt werden. Wir nennen hier folgendes:

Hydrotherapeutische Prozeduren jeder Form sind empfohlen worden; alle Maßnahmen, die einen Reiz ausüben können, eignen sich nicht für die Neurosen, sondern für die psychisch Impotenten. Für die letzteren passen also kräftigere Anwendungen von kaltem oder heißem Wasser, lokale Applikationen, Duschen usw., für die ersteren sind mittlere Temperaturen in nicht reizender Applikationsform das Richtige: also laue Sitzbäder und Vollbäder, ganz schwache Solbäder, laue Teilpackungen. Stärkere Solbäder, Kohlensäurebäder, elektrische Bäder, die einen intensiven Hautreiz ausüben, passen für die psychische Impotenz.

Den gleichen Standpunkt hat man elektrischen Applikationen gegenüber einzunehmen. Galvanisation des Rückenmarks bei Neurasthenikern, Galvanisation und Faradisation der Urogenitalmuskulatur, der Hoden, des Penis bei psychisch Impotenten. Auch lokale Massage ist sehr vorsichtig zu verwenden, während allgemeine Körpermassage häufig zur Anwendung kommen darf.

Die lokale intraurethrale Therapie hat von jeher warme Vertreter gehabt, im allgemeinen gilt aber doch der Standpunkt, daß die Indikation für eine solche Behandlung nur da besteht, wo tatsächlich lokale Veränderungen vorhanden sind, und wo durch die ersten instrumentellen Eingriffe das Befinden des Patienten gebessert und nicht verschlimmert wird. Jedenfalls gehört die instrumentelle Therapie nur in sorgfältige und erfahrene Hände, und im allgemeinen darf wohl gesagt werden, daß durch dieselbe mehr geschadet als genützt wird, da sie zu viel angewandt wird. Auch in den Fällen, wo noch Reste von Urethritis und Prostatitis bestehen, erzielt eine Allgemeinbehandlung oft bessere Resultate als eine Lokaltherapie, und Kranken, die durch sachliche lokale Therapie von einer Prostatitis und Urethritis posterior nicht geheilt sind und in dieser die Ursache ihrer sexuellen Schwäche suchen, wird man mehr dienen, wenn man das darniederliegende Allgemeinbefinden kräftigt und sie von der Harmlosigkeit ihrer anatomischen Affektion überzeugt, als wenn man eine neue Kur mit ihnen beginnt, ihnen neue Hoffnungen auf Beseitigung ihrer Filamente, ihrer abnormen Sensationen und auf Kräftigung ihres Sexualvermögens macht, ihre Widerstandskraft durch neue schmerzhafte Prozeduren in Anspruch nimmt und sie eine neue Enttäuschung erleben läßt. — Für solche Fälle paßt Ruhe, Aufenthalt im Hochgebirge oder am Meere und Weglassen eden instrumentellen Eingriffes.

Die lokalen Maßnahmen, die am häufigsten Verwendung finden, sind Sondenkuren mit Metall- oder elastischen Sonden aufsteigenden Kalibers; die Hyperästhesie soll dadurch vermindert werden. Ferner spielt die doppelläufige Kühlsonde (Psychrophor) eine große Rolle; ihr Gebrauch stellt einen relativ harmlosen Eingriff vor. Viel einschneidender sind Behandlungen der Urethra posterior mit Instillationen, lokalen Dehnungen und endoskopischen Pinselungen, obschon gerade noch die endoskopische Therapie das Gute hat, daß sie wenigstens feststellen kann, ob tatsächlich eine Colliculitis seminalis besteht, oder ob Veränderungen in der Umgebung des Samenhügels vorhanden sind (Wossidlo).

Von Medikamenten kommen für die nervöse Impotenz hauptsächlich jene in Frage, die bei der allgemeinen Neurasthenie indiziert sind. Die Aphrodisiaka sind hier nicht am Platze, wohl aber von gutem Nutzen bei den psychisch Impotenten. Dem Yohimbin (Spiegel) und dem Muiracithin wird von vielen Autoren ein wesentlich suggestiver Nutzen zugeschrieben und die Tinctura cantharidis scheint wenig mehr im Gebrauch zu sein. Auch die Nützlichkeit der organotherapeutischen Präparate wird sehr verschieden beurteilt, man wird sie aber in den geeigneten Fällen doch versuchen. Ich nenne: Spermin, Hormin. masculin., Testestabletten, Testiglandol, Testigan. — Einen guten Erfolg haben gelegentlich bei peripherer und zentraler Hyperästhesie die Narkotika (Brompräparate, Morphium) und bei psychisch Impotenten der Alkohol, da er die Libido anregt und oft psychische Hemmungen beseitigen kann.

Die Therapie der Impotentia generandi erfordert keine eingehende Besprechung; da, wo anatomische Veränderungen vorliegen, sind diese, soweit es möglich ist, zu beseitigen. Psychischer und nervöser Aspermatismus sind analog den Potenzstörungen zu behandeln.

Die Azoospermie durch Epididymitis duplex schien chirurgischer Behandlung durch Anastomosenbildung zwischen Hoden und Vas deferens zugänglich zu werden. Die Hoffnungen haben sich aber nicht erfüllt (Martini). Wichtig ist jedenfalls eine sachgemäße Therapie der akuten Epididymitis, bei der die Kälteapplikation möglichst zu vermeiden ist.

Beim Priapismus muß in erster Linie das Grundleiden behandelt werden (Leukämie). Lokale chirurgische Therapie (Inzision der Corpora cavernosa, Ausräumen der Gerinnsel) ist von Erfolg begleitet, meist aber von Impotenz gefolgt, die übrigens eine abwartende Behandlung oft auch nicht vermeidet. Medikamentös kommen Narkotika und Antaphrodisiaka (hier mit geringem Erfolg) in Frage.

Literatur.

1. Erkrankungen der Harnblase.

A. Allgemeines.

1. Anatomisches, 2. Physiologisches.

Blum, Eisler u. Hryntschak: Zystoradioskopie. Urologic Rev. **24,** 502 (1920). — **Blum u. Rubritius:** Prostata. Handbuch der Urologie, Bd. 5. Berlin: Julius Springer 1928.
Czyhlarz, v. u. Marburg: Jb. Psychiatr. **20** (1901).
Dennig, H.: Die Innervation der Harnblase. Berlin: Julius Springer 1926.
Frankl-Hochwart, v. u. O. Zuckerkandl: Die nervösen Erkrankungen der Blase. Nothnagels Handbuch spezieller Pathologie und Therapie, Bd. 19. 1898.
Gerota: Virchows Arch. 1897, 428. — **Goldmann:** Bruns' Beitr. **42** (1904).
Heiß, R.: Arch. f. Anat. **1915.**
Kalischer: Die Urogenitalmuskulatur des Dammes usw. Berlin 1900.
Leedham-Green: Zbl. Krkh. Harn- u. Sexualorg. **17,** H. 5 (1906).
Metzner: Handbuch der Physiologie von Nagel, Bd. 2. 1906. — **Monakow, v. u. Mayer:** Dtsch. Arch. klin. Med. **128** (1918). — **Müller, L. R.:** Die Blaseninnervation. Dtsch. Arch. klin. Med. **128** (1918).
Oppenheim u. Löw: Zbl. Krkh. Harn- u. Sexualorg. **1906,** H. 6.
Pleschner, H. G.: Zur Physiologie und Pathologie der Miktion. Z. urol. Chir. **5,** 148 (1920).
Schwarz, O.: Mitt. Grenzgeb. Med. u. Chir. **29** (1916). — Pathologische Physiologie der Harnblase. Handbuch der Urologie, Bd. 1. Berlin: Julius Springer 1926. — Z. Urol. **1920,** 103. — **Schwarz u. Perlmann:** Münch. med. Wschr. **1925,** Nr 22. — **Sgalitzer** Münch. med. Wschr. **1918.** — **Sgalitzer u. Hryntschak:** Z. Urol. **1921** u. **1922.** — **Spalteholtz:** Anatomie des Menschen, 1903.
Zeißl, M. v.: Pflügers Arch. **53** (1893). — **Zuckerkandl, E.:** Handbuch der Urologie, Bd. 1. 1904. — **Zuckerkandl, O.:** Über den hohen Blasenschnitt. Wien. klin. Wschr. **1893.** — Handbuch der Urologie, Bd. 1. 1904.

3. Allgemeine Symptomatologie.

Adrian u. Hamm: Mitt. Grenzgeb. Med. u. Chir. **17.**
Bertelsmann u. Man: Münch. med. Wschr. **1902,** 521.
Goldberg: Zbl. med. Wiss. **1893.**
Kapsammer: Wien. klin. Wschr. **1899,** 562.
Müller, Fr.: Berl. klin. Wschr. 1889 (Pneumaturie). — Berl. klin. Wschr. 1887 (Hydrothionurie). — **Müller, L. R.:** Z. Nervenheilk. **21,** 86 f. (1902).
Posner: Berl. Klin. **1893.**
Senator: Beitr. wiss. Med. **3.** — **Soerensen, F.:** Z. Urol. **4** (1910).
Tandler u. Zuckerkandl: Berl. klin. Wschr. **1908,** Nr 47. — **Thevenot u. Leboeuf:** J. d'Urol. **16** (1922).

4. Allgemeine Diagnostik.

Casper: Handbuch der Zystoskopie. Leipzig 1923.
Jeanbrau: 13. Sess. Assoc. franç. Urol. C. r. **1909.** — **Joseph, E.:** Zystoskopische Technik. Berlin 1923.
Knorr: Zystoskopie und Urethroskopie beim Weibe, 1908.
Nitze: Lehrbuch der Zystoskopie, 1907.
Rumpel: Lehrbuch der Zystoskopie, 1910.
Schönfeld u. Kraft: Die Erkrankungen der Harnblase im Röntgenbild. Leipzig-München 1925. — **Stoeckel:** Zystoskopie. Berlin 1910.

B. Spezielle Erkrankungen.

1. Angeborene Veränderungen.

Blum, V.: Chirurgische Pathologie und Therapie der Harnblasendivertikel. Leipzig 1929.
Cathelin, F. et Ch. Sempé: Ann. de Guyon. 1903, 339.
Enderlen: Slg klin. Vortr. Serie 16, H. 22/23. Wiesbaden: J. F. Bergmann 1904. — Englisch: Wien. Klin. 1894, Nr 4.
Frangenheim, P.: Handbuch der Urologie, Bd. 3. 1928.
Gruber, G. B.: Entwicklungsstörungen der Harnblase. Handbuch der Urologie, Bd. 3. Berlin: Julius Springer 1928.

2. Infektiöse Erkrankungen der Blase.

Ätiologie.

Albarran et Cottet: Assoc. franç. Urol. 1889. — Albarran et Hallé: Acad. de Méd., 21. Aug. 1888.
Baisch: Beitr. Geburtsh. 8, H. 2 (1904). — Barlow: Arch. f. Dermat. 25, 355 (1893). — Beitzke: Berl. klin. Wschr. 27 (1918). — Bumpus: Med. Chir. N. Amer. 5, Nr 2 (1921).
Clado: Bull. Soc. Anat. Paris 1887. — Curschmann: Münch. med. Wschr. 1900, Nr 42.
Dill, Mac: Med. new., Dez. 1906.
Faltin: Zbl. Krkh. Harn- u. Sexualorg. 13 (1902). — Experimentelle Untersuchungen über die Infektion der Harnblase. Zbl. Krkh. Harn- u. Sexualorg. 12, 401 u. 465 (1901). — Abakterielle Pyurie. Verh. 8. Kongr. nord. chir. Ver. Helsingfors 1909. — Fischer, W.: Münch. med. Wschr. 1914, Nr 9.
Hofmann, K. v.: Ätiologie der Zystitis. Zbl. Grenzgeb. Med. u. Chir. 7, Nr 20 (1904).
Kaufmann: Lehrbuch der pathologischen Anatomie. — Kraus: Handbuch der Urologie, Bd. 1. — Krogiues: C. r. Soc. Biol. Paris 1890, No 27. — Recherches bact. sur l'infection urinaire. Helsingfors 1892.
Meisser and Bumpus: J. of Urol. 6, Nr 4 (1921). — Melchior: Zystitis und Urininfektion. Berlin: S. Karger 1897. — Morelle: Cellule 7 (1891).
Napoleon: J. Amer. med. Assoc. 20 II (1907).
Pick: Berl. klin. Wschr. 28 u. 29 (1918). — Posner: Berl. klin. Wschr. 1893, 676.
Rovsing: Die Blasenentzündungen usw. Berlin 1890. — Infektiöse Krankheiten der Harnorgane. Berlin 1898.
Schaedel: Mitt. Grenzgeb. Med. u. Chir. 16, H. 4/5. — Schnitzler: Ätiologie der Zystitis. Wien 1892. — Söderlund: Acta chir. scand. (Stockh.) 54 (1921). — Suter: Z. Urol. 1 (1907). — Die spontan auftretende Prostatitis durch Kolibakterien. Schweiz. med. Wschr. 1921, 733. — Handbuch der Urologie, Bd. 3. 1928.
Tanaka: Z. Urol. 3, H. 5 (1909).
Vintici u. Constantinoscu: J. d'Urol. 28 (1929).
Wossidlo: Verh. dtsch. Ges. Urol. 1909, 157.

Pathologische Anatomie.

Hallé u. Motz: Ann. Mal. génito-urin. 1902. — Hansemann: Virchows Arch. 173.
Oppermann, E.: Z. Urol. 18 (1924).
Ruppanner: Frankf. Z. Path. 2 (1908).
Stoerk: Beitr. path. Anat. 26.
Wildbolz: Z. Urol. 1, H. 4 (1907).
Zangemeister: Z. Urol. 1, H. 10 (1907). — Zuckerkandl, O.: Handbuch der Urologie, Bd. 2. Wien 1905.

Vorkommen der Zystitis.

Escherich: Zbl. Bakter. 1894.
Trumpp: Münch. med. Wschr. 1896.

Therapie.

Blum, Glingar u. Hryntschak: Urologie. Wien: Julius Springer 1926.
Forcart: Med. Klin. 1908, Nr 10.
Haas, G.: Dtsch. Arch. klin. Med. 121 (1917). — Hofmann, K. v.: Die moderne Therapie der Zystitis. Wien 1901.
Knorr: Zystoskopie beim Weibe, 1908. S. 226.
Schottmüller: Zbl. Gynäk. 46, Nr 37 (1922).
Zuckerkandl, O.: Handbuch der Urologie, Bd. 2. Wien 1905.

Tuberkulose.

Casper: Z. Urol. 1920, 294.
Rovsing: Arch. klin. Chir. 82, H. 1.

Suter: Z. Urol. 1, H. 2/4 (1907).
Wildbolz: Handbuch der Urologie, 1928.

Bakteriurie.

Albeck, V.: Z. Geburtsh. 9, H. 3 (1907).
Kornfeld: Ätiologie und Klinik der Bakteriurie. Berlin-Wien: Franz Deuticke 1906.
Merke, F.: Z. Urol. 12, 255 (1919).
Rovsing, Wulf: Internat. med. Kongr. Budapest 1909. (Urol. Sektion.) Ref. Fol. urol. (Lpz.) 4, 423.
Schneider: Vakzinetherapie usw. Verh. dtsch. Ges. Urol. 1909, 160. — Sommerfeld, P.: Münch. med. Wschr. 1909, Nr 44. — Suter: 3. internat. Kongr. Urol. Berlin 1914.

3. Steinkrankheit.

Ebstein: Natur und Behandlung der Harnsteine, 1884. — Englisch: Arch. klin. Chir. 76 (1905).
Frisch, A. v.: Wien. klin. Wschr. 1902, Nr 13/15.
Gontscharow: Russ. chir. Arch. 1903, H. 2.
Hottinger, R.: Handbuch der Urologie, Bd. 4. 1928.
Kasarnowsky, Ginda: Fol. urol. (Lpz.) 3 (1909).
Preindlsberger: Wien. klin. Rdsch. 1902, Nr 41.
Serguiewsky: Ann. Mal. génito-urin. 1902, No 3/6.
Zuckerkandl, O.: Handbuch der Urologie, Bd. 2. 1905.

4. Tumoren der Harnblase.

Albarran: Traité des tumeurs de la vessie. Paris 1892.
Beer, E.: Z. Urol. 6, 444 (1912).
Casper: Lehrbuch der Urologie, 1903. — Casper u. Zuckerkandl: Verh. dtsch. Ges. Urol. 1909. — Clado: Traité des tumeurs de la vessie. Paris 1895.
Goebel: Verh. Ges. dtsch. Naturforsch. 1904; Dtsch. Z. Chir. 66.
Joseph, E.: Handbuch der Urologie, Bd. 5. 1928.
Kaufmann, E.: Spezielle pathologische Anatomie, 1907.
Leuenberger: Beitr. klin. Chir. 80.
Rafin: Tumeurs de la vessie. Bull. Assoc. franç. Urol. 1905. — Rehn: Kongr. dtsch. Ges. Chir. 1895, 1904.
Seyberth: Münch. med. Wschr. 1907, Nr 32.
Zuckerkandl, O.: Handbuch der Urologie, Bd. 2. 1905.

5. Nervöse Erkrankungen der Blase.

Adler: Mitt. Grenzgeb. Med. u. Chir. 30 (1918).
Berger: S. bei Frankl-Hochwart S. 828.
Czyhlarz, v. u. Marburg: Jb. Psychiatr. 20 (1901).
Frankl-Hochwart: Dtsch. Ges. Urol. Wien 1908. — Handbuch der Urologie, Bd. 2. 1905. — Frankl-Hochwart u. Zuckerkandl: Die nervösen Erkrankungen der Blase. Nothnagels spezielle Pathologie und Therapie, Bd. 19. 1898.
Goldmann: Bruns' Beitr. 42 (1904).
Hagenbach: Jb. Kinderheilk. 49 (1899). — Hamburger: Neur. Zbl. 1903. — Hirsch: Zbl. Krkh. Harn- u. Sexualorg. 1905. — Hülse: Münch. med. Wschr. 1918, Nr 9.
Klaesi, J.: Z. Neur. 35, H. 4 (1917). — Kleine: Mschr. Psychiatr. 53 (1923).
Lichtenberg, A. v.: Z. urol. Chir. 6 (1921).
Mattauschek, R.: Wien. med. Wschr. 35 (1909). — Meyer, E.: Handbuch der Urologie, Bd. 3. 1928. — Mohr: Med. Klin. 1918, Nr 34. — Monro: Lancet 1896, 304. — Müller: Dtsch. Z. Nervenheilk. 21 (1902).
Naber: Med. Klin. 1918, Nr 34.
Oppenheim: Arch. f. Psychiatr. 20.
Raymond: Handbuch der pathologischen Anatomie des Nervensystems. Berlin 1904. — Remak: Neuritis und Polyneuritis. Nothnagels spezielle Pathologie und Therapie, Bd. 11. 1900.
Sieber: Z. gynäk. Urol. 1 (1909). — Med. Klin. 1919, Nr 28. — Stavianicek, Rothfeld u. Sumegi: Wien. klin. Wschr. 1918, Nr 24.
Thiemich: Berl. klin. Wschr. 1901.
Weitz: Med. Klin. 1919, Nr 31.

6. Verschiedenes.

Albarran et Noguès: 1. Congr. internat. Urol. Paris **1908**, 299. — Asch: Z. Urol. **1911**, 504.

Benda: Z. Urol. **13** (1919).

Casper: Lehrbuch der Urologie, 1903. S. 223.

Dittel: Wien. allg. med. Ztg **1891**.

Englisch: Wien. Klin. **1889**, Nr 25. — Zbl. Krkh. Harn- u. Sexualorg. **1898**.

Goebel: Z. Krebsforschg **3**, H. 3 u. Dtsch. Z. Chir. **1906**, 206. — Mac Gowan: J. cutan. génito-urin. Dis., Juli 1901.

Hunner, G. L.: Boston med. J. **1915**, 172.

Kraske: Kongr. dtsch. Ges. Chir. **1904**. — Kretschmer, H. L.: Z. urol. Chir. **9** (1922). Kutner: Zbl. Krkh. Harn- u. Sexualorg. **16**.

Ledermann: Z. Urol. **13** (1919).

Manasse: Zbl. Krkh. Harn- u. Sexualorg. **9**, 654 (1898). — Margouliès: Ann. Mal. génito-urin. 1902, No 4.

Paschkis, R.: Wien. med. Wschr. **1921**. — Handbuch der Urologie, Bd. 5. 1928. — Posner: Z. Urol. **13** (1919). — Proust: Rev. de Gynéc. **1906**.

Rochet et Jourdanet: Gaz. Hôp. **1897**, 101.

Suter, F.: Perizystitis und Parazystitis. Handbuch der Urologie, 1928.

II. Erkrankungen der Prostata.

Albarran: Médecine opératoire des voies urinaires, 1909.

Bartrina: Ann. de Guyon. **1908** (s. auch 1. internat. urol. Kongr. **1908**). — Blatt: Z. urol. Chir. **20** (1926). — Blum u. Rubritius: Handbuch der Urologie, Bd. 5. 1928.

Casper: Virchows Arch. **76**. — Röntgentherapie. Berl. klin. Wschr. **1908**. — Cathelin: Soc. biol. Paris **63**, 514. — Ciechanowsky: Mitt. Grenzgeb. Med. u. Chir. **7** (1900). — Cohn: Berl. klin. Wschr. **1918**, Nr 50. — Cohn, Th.: Z. Urol. **20** (1926).

Exner: Physiologie der männlichen Geschlechtsfunktion. Handbuch der Urologie, Bd. 1. 1904.

Finger: Blennorrhöe, 1901. S. 225. — Fischer, A. W. u. O. Orth: Z. urol. Chir. **5**, 232 (1920). — Frank, E. R. W.: Z. Urol. **19** (1925). — Frisch, v.: Krankheiten der Prostata. Handbuch der Urologie, Bd. 3. 1905.

Goldberg: Prostatitis cystoparetica. Münch. med. Wschr. **1906**, Nr 37. — Z. Urol. **2** (1908); **1920**, 361. — Grosglik: Wien. med. Presse **1897**.

Israel, W.: Syphilis der Harnorgane. Handbuch der Urologie, Bd. 4. 1928.

Kaufmann, E.: in Socin-Burckhardt, s. u. — Kornitzer u. Zanger: Z. urol. Chir. **11** (1923).

Müller, Fr.: Veröff. Gebiet Mil.san.wes. **1917**.

Nicaise: Bull. Soc. Chir. Paris **1884**. — Notthafft: Arch. f. Dermat. **70**.

Posner u. Haberern: Assoc. internat. Urol. Paris **1908**.

Raskai: Z. Urol. **1908**. — Rothschild: Zbl. Krkh. Harn- u. Sexualorg. **1904**. — Rush: Med. Rec., 6. Dez. **1913**.

Schlagintweit: Prostatahypertrophie. Leipzig 1902. — Serrallach: Ann. Mal. génito-urin. **1908**. — Simmonds: Frankf. Z. Path. **21**, 178 (1918). — Socin u. Burckhardt: Krankheiten der Prostata. Dtsch. Chir. **53** (1902). — Suter: Schweiz. med. Wschr. **1921**, 733. — Prostatakonkremente. Z. Urol. **1914**, 779.

Tandler u. Zuckerkandl: Fol. urol. (Lpz.) **5**, 587 (1911); **6**, 635 (1912). — Studien zur Anatomie und Klinik der Prostatahypertrophie. Berlin: Julius Springer 1922.

Walker, K. M.: Hopkins Hosp. Rep. **16**. — Wildbolz: Korresp.bl. Schweiz. Ärzte **1916**, 169.

III. Erkrankungen der Hoden, Nebenhoden und Samenblasen.

Baermann: Dtsch. med. Wschr. **40** (1903). — Baumgarten, v.: Verh. dtsch. path. Ges. **9** (1906). — Beck: Dtsch. Z. Chir. **89** (1906). — Brown: Proc. N. Y. path. Soc. **1903**. — Bruns, v.: Arch. klin. Chir. **63**, H. 4.

Cappis: Dtsch. med. Wschr. **1919**, Nr 20.

Demel, R.: Chirurgie des Hodens. Stuttgart: Ferdinand Enke 1926. — Dorn: Bruns' Beitr. **120**, H. 1.

Escat, F.: Assoc. franç. Urol. **1903**. — Exner: Physiologie der männlichen Geschlechtsfunktion. Handbuch für Urologie, Wien 1904. Nr 1.

Kocher: Dtsch. Chir. **1887**, 50. — Kraemer: Dtsch. Z. Chir. **69** (1903).

Levin, A.: Die entzündlichen Erkrankungen der Harnröhre und ihrer Adnexe. Handbuch der Urologie, Bd. 3. 1928.

Rautberd: Inaug.-Diss. Basel 1908.

Schönholzer: Bruns' Beitr. **49** (1906). — Simon: 30. Kongr. dtsch. Ges. Chir. **1901**, 125. — Souligoux u. Villard: 19. Congr. franç. de Chir. **1906**.

Voelcker, F.: Chirurgie der Samenblasen. Neue dtsch. Chir. **2** (1912).

Walthard, H.: Die Tuberkulose der männlichen Geschlechtsorgane. Handbuch der Urologie, Bd. 4. 1927. — Wossidlo: Gonorrhöe des Mannes. Leipzig 1909.

IV. Die funktionellen Störungen der männlichen Sexualorgane.

Albers-Schönberg: Münch. med. Wschr. **1903**, Nr 43.

Blum, V.: Wien. klin. Wschr. **1906**, Nr 38. — Symptomatologie und Diagnostik der urogenitalen Erkrankungen 1909.

Casper: Lehrbuch der Urologie, 1923.

Exner, S.: Physiologie der männlichen Geschlechtsfunktion. Handbuch der Urologie, 1904.

Finger: Handbuch der Urologie, Bd. 3. 1906. — Forel: Die sexuelle Frage, 1906. — Fürbringer: Nothnagels spezielle Pathologie und Therapie, Bd. 19, S. 3. 1901. — Störungen der Geschlechtsfunktion des Mannes. Wien 1903. — Eulenburgs Realenzyklopädie, Bd. 7. 1909.

Kisch: Die Fettleibigkeit. Stuttgart 1888.

Martini: Z. Urol. **1908**. — Müller, L. R.: Z. Nervenheilk. **1902**, Nr 21. — Dtsch. Arch. klin. Med. 71 (1912).

Philipp: Fortschr. Röntgenstr. 8 (1905). — Posner: Ther. Gegenw., Juli **1907**.

Scholtz, W.: Arch. f. Dermat. 101 (1910). — Simmonds: Dtsch. Arch. klin. Med. **13** (1898). — Steiner, M.: Wien. med. Presse **1907**.

Terrier, Dujarier: Rev. de Chir. **1907**, No 5.

Winiwarter, A. v.: Handbuch der Urologie, Bd. 3. 1906. — Wossidlo: Kongr. dtsch. Ges. Urol. **1907**, 547.

Namenverzeichnis.

Die *kursiv* gedruckten Zahlen beziehen sich auf die Literaturverzeichnisse.

Aagard 229, *938*.
Abderhalden 114, 119, 120, 419, 424, 615, 620, *915*, *959*, 1091, 1140.
Abe 51, 418, 419, *935*, *976*.
Abe, Katsuma 539, *959*, *985*.
Abel 219, 237, 286, 809, *1815*.
Abel, J. *915*, *985*.
Abelous 721, 722, 723, 725, 726, 727, 730, 731, *985*.
Abesser 822, *1016*.
Abl 1770.
Abrami, P. *938*.
Achard 247, 303, 315, 326, 342, 586, *915*, *938*, *985*, *1003*, *1016*, *1018*, 1231, *1796*.
Achelis, H. 404, 405, 500, *970*, *985*.
Achley 262.
Achutin, M. N. 392, *959*.
Adami 23, *915*.
Adams 1750, 1765, 1781.
Adams, S. F. *1815*.
Adamük, V. *1000*.
Addis 35, 52, 83, 98, 115, 152, 153, 154, 155, 156, 157, 158, 159, 160, 162, 163, 172, 173, 179, 189, 743, *915*, *928*, *934*, 1107, 1404, *1496*.·
Addis, Thomas 909, 910, 911, *915*, *928*, *959*, *985*, *1002*, *1011*, *1021*.
Adler 356, 586, 615, 745, 747, 804, *985*, 1335, *2073*.
Adler, A. E. *1796*.
Adler, E. *915*, *985*.
Adler, Julius *915*.
Adler, Leo *959*.
Adnot 762, *985*.
Adolph 10, 46, 47, 48, 161, 162, 189, *915*.
Adolph, Edward. F. *915*, *985*.
Adrian 1852, 1858, 1859, 1862, 1915, *1968*, *1970*, 1990, *2071*.
Adrian, C. 198, 208, *915*, *959*.
Adson 1781.
Adson, A. W. *1828*.
Agatson, S. A. *985*, *1815*.

Agnew, James Howard 95, *915*.
Aiello, G. *959* .*1815*.
Aitken 1961 *1972*.
Ajazzi Mancini *985*.
Ajello 394.
Akatsuko 1647, 1648.
Akiya, M. *956*.
Albarran 165 171, 437, *915*, *959*, 1844, 1845, 1846, 1869, 1881, 1931, 1939, 1944, 1953, 1960, *1967*, *1969*, *1971*, 1996, 1997, 2033, 2047, *2072*, *2073*.
Albeck 612.
Albeck, V. 1881, 1882, 1893, 1894, *1969*, 2015, *2072*.
Albers-Schönberg 2066, *2074*.
Albert 1108.
Albert, B. 120, 317, *915*, *938*, *1016*, *1783*.
Albrecht 349, 440, *1006*, 1128, 1858, *1968*.
Albrecht, E. 1081, *1783*.
Albrecht, Eugen *1783*.
Albrecht, H. U. *959*, *1783*.
Albu 854, 855, *938*, *1016*.
Albutt 451, 479, 499, 652, 912, *985*, *1021*, *1815*.
Albutt, T. Clifford *959*, 1686.
Alder 1335, *1796*.
Alder, A. E. 382, 424, 441, 442, *959*, *985*.
Alder, E. *985*.
Aldrich 110, 247, 261, 323, 324, 325, *924*, 1049, 1123, *1783*.
Aldrich, C. A. *938*, *949*.
Aldrich, M. *924*.
Alexandrescu 1570, *1819*.
Alglave 1872, *1969*.
Allan 26.
Allan, Edgar v. 489.
Allaria *985*.
Allemann 1935, 1937, *1971*.
Allemann, R. *1016*.
Allen 334, 384, 386, 656, *1006*, 1468, 1469, 1473, 1477, 1750, 1758, 1759, 1760, 1761.

Allen, E. V. *959*.
Allen, Frederick M. *938*, *959*, *985*, *1796*, *1815*.
Allen, R. B. *1796*.
Almeida, Ozorio de *985*.
Almkvist 1164.
Almquist 35, *915*, *1783*.
Alpern, Daniel *938*, *959*.
Alport 911, 912, *1021*, 1262, 1264, 1265.
Alport, A. C. *1021*, *1796*.
Alsberg 1880, *1969*.
Althausen 1771, *1815*.
Althausen, T. L. *959*, *1815*.
Altmann 1082.
Altnow 1770, *1815*.
Altnow, H. O. *959*, *985*.
Alvarez *1815*.
Alvarez, Walter C. *959*.
Alwarez 1635.
Alwens 380, 381, 385, *959*, 1274, *1796*.
Alwens, Walter *1796*.
Ambard 1172, 1321, 1570, 1676, 1848.
Ambard, L. 34, 45, 46, 47, 56, 61, 100, 140, 141, 142, 143, 144, 146, 147, 148, 149, 150, 152, 153, 163, 164, 179, 291, 304, 377, 393, 397, 740, 746, 751, 762, 763, 790, 904, *915*, *916*, *931*, *938*, *957*, *959*, *985*, *1021*.
Ambrosius, W. *976*.
Ammon, R. *938*.
Andersen 482.
Anderson 1624, *1820*.
Anderson, E. W. *971*.
André 25, 29, *920*.
André, Ch. *916*.
Andresen, Gad 746, *993*.
Andrews 117, 132, 246, 268, 749, 750, 765, 776, 818, *916*.
Andrews, E. *1014*, *1016*, *1020*.
Andrews, Edmund *938*, *956*, *985*, *1016*.
Andrews, E. W. *985*.
Andrews, V. L. *1824*.

Sachverzeichnis.

Mikroskopische Anatomie des Harn- und Geschlechtsapparates. ⟨„Handbuch der mikroskopischen Anatomie des Menschen", 7. Band.⟩

Erster Teil: **Exkretionsapparat und weibliche Genitalorgane.** Bearbeitet von Professor Dr. **W. v. Möllendorff**, Freiburg i. Br., und Professor Dr. **R. Schröder**, Universitäts-Frauenklinik, Kiel. Mit 422 zum großen Teil farbigen Abbildungen. VII, 574 Seiten. 1930.   RM 138.—; gebunden RM 146.—

Zweiter Teil: **Männliche Genitalorgane.** Bearbeitet von Dr. **H. Stieve**, o. ö. Professor der Anatomie und Vorstand der Anatomischen Anstalt der Universität Halle-Wittenberg. Mit 245 zum Teil farbigen Abbildungen. VII, 399 Seiten. 1930.   RM 128.—; gebunden RM 136.—

Pathologische Anatomie und Histologie der Harnorgane und der männlichen Geschlechtsorgane. ⟨„Handbuch der speziellen pathologischen Anatomie und Histologie", 6. Band.⟩

Erster Teil: **Niere.** Mit 354 zum Teil farbigen Abbildungen. VIII, 792 Seiten. 1925.   RM 186.—; gebunden RM 189.—

Inhaltsübersicht: A. Niere. 1. Entwicklungstörungen der Nieren und Harnleiter. Von G. B. Gruber, Innsbruck. — 2. Kreislaufstörungen in der Niere. 3. Pathologische Anatomie des Morbus Brightii. Von Th. Fahr, Hamburg. — 4. Embolischeitrige Nephritis. 5. Spezifische Infektionen. Von O. Stoerk, Wien. — 6. Über die pathologischen Ablagerungen, Speicherungen und Ausscheidungen in den Nieren ⟨Lipoid-, Glykogen-, Pigment-, Kalk- und Salzablagerungen⟩. 7. Die hypertrophischen, hyperplastischen und regenerativen Vorgänge. Von O. Lubarsch, Berlin. — 8. Die Nierengewächse. Von Th. Fahr, Hamburg, und O. Lubarsch, Berlin. — 9. Die tierischen Schmarotzer des Harnapparates. Von M. Koch, Berlin. — Namen- und Sachverzeichnis.

Zweiter Teil: **Niere und abführende Harnwege.** Erscheint im Herbst 1931.

Inhaltsübersicht: Zusammenhangstrennungen und durch Gewalteinwirkungen bedingte krankhafte Veränderung der Niere, des Nierenbeckens und des Harnleiters. Von Th. Fahr, Hamburg. — Die Entwicklungsstörungen der Harnblase. Von G. B. Gruber, Göttingen. — Nierenbecken, Ureteren. Harnblase. Von G. B. Gruber, Göttingen.

Dritter Teil: **Männliche Geschlechtsorgane.** Mit etwa 452 zum großen Teil farbigen Abbildungen. Etwa 950 Seiten.   Erscheint im Frühjahr 1931.

Inhaltsübersicht: Die Mißbildungen der männlichen Geschlechtsorgane. Von A. Priesel, Wien. — Penis und Urethra. Von R. Maresch, Wien, und H. Chiari, Wien. — Prostata, Hoden ⟨Samenblasen usw.⟩. Geschwülste. Von S. Oberndorfer, München.

Jeder Band ist einzeln käuflich; jedoch verpflichtet die Abnahme eines Teiles eines Bandes zum Kauf des ganzen Bandes.

Resorption und Exkretion. ⟨„Handbuch der normalen und pathologischen Physiologie", 4. Band.⟩ Mit 186 zum Teil farbigen Abbildungen. XII, 889 Seiten. 1929.   RM 99.—; gebunden RM 107.—

Inhaltsübersicht: Resorption und Ablagerung. Die Resorption aus dem Darm. Von F. Verzár, Debreczen. — Störungen in der Darmresorption. Von R. Seyderhelm, Frankfurt a. M. — Pharmakologie der Resorption im Magendarmkanal. Von P. Trendelenburg, Berlin. — Resorption durch die Haut. Von St. Rothman, Budapest. — Resorption aus dem Peritoneum und anderen serösen Höhlen. Von R. Mond, Kiel. — Vergleichend Physiologisches über Resorption. Von H. Jordan, Utrecht. — Exkretion: Anatomie der Nierensysteme. Von W. von Möllendorff, Freiburg i. Br. — Der Harn. Physikalische Eigenschaften und chemische Zusammensetzung. Von E. Schmitz, Breslau. — Die Absonderung des Harns unter verschiedenen Bedingungen einschließlich ihrer nervösen Beeinflussung und der Pharmakologie und Toxikologie der Niere. Theorien der Harnabsonderung. Von Ph. Ellinger, Heidelberg. — Nierenerkrankungen. Anatomie, Ursachen und Harnveränderungen ⟨auch Urämie⟩ einschließlich Funktionsprüfungen der Niere. Von L. Lichtwitz, Altona. — Nierenartige Exkretionsorgane Wirbelloser. Von O. Fürth, Wien. — Prinzipien der Konkrementbildung. ⟨Bildung der Gallensteine und Harnsteine.⟩ Von L. Lichtwitz, Altona. — Der Darm als Exkretionsorgan. Die Faeces. Von J. Strasburger, Frankfurt a. M. — Die Haut als Exkretionsorgan. Von A. Schwenkenbecher, Marburg. — Die Leber als Exkretionsorgan. Die Herausbeförderung des Harnes. Von A. Adler, Leipzig. — Sachverzeichnis.

Vorlesungen über funktionelle Pathologie und Therapie der Nierenkrankheiten. Von Dr. Baron Alexander v. Korányi, o. ö. Professor, Direktor der III. Medizinischen Klinik der K. Ung. Pázmán Peter Universität der Wissenschaften in Budapest. Mit 37 Abbildungen. VIII, 330 Seiten. 1929.   RM 24.—; gebunden RM 26.80

Lehrbuch der Urologie und der chirurgischen Krankheiten der männlichen Geschlechtsorgane. Von Professor Dr. Hans Wildbolz, Chirurgischem Chefarzt am Inselspital in Bern. ⟨Aus: „Enzyklopädie der klinischen Medizin", Spezieller Teil.⟩ Mit 183 zum großen Teil farbigen Textabbildungen. VIII, 546 Seiten. 1924.   RM 36.—; gebunden RM 38.40